艾滋病学

组织编写　中国性病艾滋病防治协会

顾　　问　尚　红　郝　阳　李长宁　韩孟杰　唐小平

主　　编　蔡卫平　李凌华

副主编　粟　斌　汪　宁　金　聪　沈银忠　赵　燕

人民卫生出版社

·北京·

图书在版编目（CIP）数据

艾滋病学 / 中国性病艾滋病防治协会组织编写；蔡卫平，李凌华主编 . -- 北京：人民卫生出版社，2025.
2. -- ISBN 978-7-117-37689-1

Ⅰ. R512. 91
中国国家版本馆 CIP 数据核字第 2025S25E53 号

人卫智网　**www.ipmph.com**	医学教育、学术、考试、健康，	
	购书智慧智能综合服务平台	
人卫官网　**www.pmph.com**	人卫官方资讯发布平台	

艾 滋 病 学
Aizibing Xue

组织编写：中国性病艾滋病防治协会
主　　编：蔡卫平　李凌华
出版发行：人民卫生出版社（中继线 010-59780011）
地　　址：北京市朝阳区潘家园南里 19 号
邮　　编：100021
E - mail：pmph @ pmph.com
购书热线：010-59787592　010-59787584　010-65264830
印　　刷：人卫印务（北京）有限公司
经　　销：新华书店
开　　本：889×1194　1/16　印张：51
字　　数：1616 千字
版　　次：2025 年 2 月第 1 版
印　　次：2025 年 3 月第 1 次印刷
标准书号：ISBN 978-7-117-37689-1
定　　价：238.00 元

打击盗版举报电话：010-59787491　E-mail：WQ @ pmph.com
质量问题联系电话：010-59787234　E-mail：zhiliang @ pmph.com
数字融合服务电话：4001118166　E-mail：zengzhi @ pmph.com

编　委 <small>（以姓氏汉语拼音为序）</small>

蔡卫平　广州医科大学附属市八医院
陈　鑫　赣南医科大学
陈谐捷　广州医科大学附属市八医院
陈雅红　福建医科大学孟超肝胆医院
陈耀凯　重庆市公共卫生医疗救治中心
代丽丽　首都医科大学附属北京佑安医院
邓　凯　中山大学
丁海波　中国医科大学附属第一医院
冯　毅　中国疾病预防控制中心性病艾滋病预防控制中心
郭朋乐　广州医科大学附属市八医院
韩　晶　首都医科大学附属北京地坛医院
韩　扬　中国医学科学院北京协和医院
何浩岚　广州医科大学附属市八医院
侯　炜　武汉大学
黄晓婕　首都医科大学附属北京佑安医院
金　聪　中国疾病预防控制中心性病艾滋病预防控制中心
况轶群　昆明医科大学第一附属医院
李　林　中国人民解放军军事科学院军事医学研究院
李　侠　云南省传染病医院
李东民　中国疾病预防控制中心性病艾滋病预防控制中心
李敬云　中国人民解放军军事科学院军事医学研究院
李凌华　广州医科大学附属市八医院
吕　玮　中国医学科学院北京协和医院
马　萍　天津市第二人民医院
马艳玲　云南省疾病预防控制中心
聂静敏　重庆市巴南区人民医院
潘品良　中国疾病预防控制中心性病艾滋病预防控制中心
彭　劼　南方医科大学南方医院
钱志平　上海市公共卫生临床中心
阮连国　武汉市金银潭医院
沈银忠　上海市公共卫生临床中心
粟　斌　首都医科大学附属北京佑安医院
孙彩军　中山大学

编 者 (以姓氏汉语拼音为序)

步　凯	中国医学科学院北京协和医学院
曹　烨	上海市公共卫生临床中心
曹文慧	首都医科大学附属北京佑安医院
陈方方	中国疾病预防控制中心性病艾滋病预防控制中心
陈会超	云南省疾病预防控制中心
陈娟娟	南方医科大学南方医院
陈述亮	武汉大学
陈志敏	广州医科大学附属市八医院
戴　洁	云南省疾病预防控制中心
邓　力	上海市公共卫生临床中心
董　薇	中国疾病预防控制中心性病艾滋病预防控制中心
樊立娜	天津市第二人民医院
关家龙	广州医科大学附属市八医院
韩婧婉	中国人民解放军军事科学院军事医学研究院
何佳泽	首都医科大学附属北京佑安医院
何小庆	重庆市公共卫生医疗救治中心
何耀祖	广州医科大学附属市八医院
洪仲思	中山大学附属第五医院
侯慧君	广州医科大学附属市八医院
黄杨卿	上海市公共卫生临床中心
黄湛镰	中山大学附属第三医院
纪留娟	上海市公共卫生临床中心
贾　杰	昆明医科大学第一附属医院
贾瀚璐	中国疾病预防控制中心性病艾滋病预防控制中心
劳云飞	云南省传染病医院
李　垒	上海市公共卫生临床中心
李　双	首都医科大学附属北京佑安医院
李韩平	中国人民解放军军事科学院军事医学研究院
李文伟	上海市公共卫生临床中心
李昕悦	云南省药物依赖防治研究所
练士贤	上海市公共卫生临床中心
梁　丹	昆明医科大学第一附属医院

廖玲洁　中国疾病预防控制中心性病艾滋病预防控制中心
林伟寅　广州医科大学附属市八医院
凌雪梅　广州医科大学附属市八医院
刘　波　广州医科大学附属市八医院
刘　姜　中国疾病预防控制中心性病艾滋病预防控制中心
刘　静　中国疾病预防控制中心性病艾滋病预防控制中心
刘　莉　上海市公共卫生临床中心
刘　佩　中国疾病预防控制中心性病艾滋病预防控制中心
刘炳峰　中山大学
刘康迈　中国疾病预防控制中心性病艾滋病预防控制中心
刘新华　广州医科大学附属市八医院
刘雨秋　中国疾病预防控制中心性病艾滋病预防控制中心
龙　海　贵阳市公共卫生救治中心
罗　巍　中国疾病预防控制中心性病艾滋病预防控制中心
孟　玉　广州医科大学附属市八医院
庞　宇　首都医科大学附属北京胸科医院
沈奎灵　中国人民解放军军事科学院军事医学研究院
宋锦文　中国人民解放军总医院第五医学中心
宋天章　中国科学院昆明动物研究所
孙丽君　首都医科大学附属北京佑安医院
王　芳　首都医科大学附属北京地坛医院
王　虹　吉林大学第一医院
王　虎　首都医科大学附属北京佑安医院
王　茜　首都医科大学附属北京佑安医院
王　宇　中国疾病预防控制中心性病艾滋病预防控制中心
王春燕　上海市公共卫生临床中心
闻子钰　中山大学
吴　亮　首都医科大学附属北京地坛医院
吴庆国　上海市公共卫生临床中心
肖　江　首都医科大学附属北京地坛医院
徐　鹏　首都医科大学附属北京佑安医院
闫红静　江苏省疾病预防控制中心
闫红霞　首都医科大学附属北京佑安医院
杨慧勤　广州医科大学附属市八医院
于　丹　首都医科大学附属北京儿童医院
于凤婷　首都医科大学附属北京地坛医院
蔚家琪　首都医科大学附属北京佑安医院
袁　伟　上海市公共卫生临床中心
张　鑫　中国疾病预防控制中心性病艾滋病预防控制中心
张娅玲　云南省传染病医院
张宇一　上海市公共卫生临床中心
赵　涵　广州医科大学附属市八医院
赵　昱　昆明医科大学第一附属医院

赵和平　广州医科大学附属市八医院
郑宏毅　中国科学院昆明动物研究所
郑洪巧　中国疾病预防控制中心
周　楚　中国疾病预防控制中心性病艾滋病预防控制中心
朱　博　中国人民解放军军事科学院军事医学研究院

秘　书　宫丹丹　郭朋乐　孟　玉

蔡卫平,男,1961 年出生于广东省广州市。二级主任医师,医学学士。1983 年 7 月毕业于广州医学院医疗系。2004 年 2 月获澳门科技大学公共行政管理硕士(MPA)。先后在泰国 HIV 联合研究中心(HIV-NAT)、美国北卡罗来纳大学教堂山分校(University of North Carolina at Chapel Hill, UNC)做访问学者。2002 年晋升为主任医师。享受国务院政府特殊津贴。

现任广州医科大学附属市八医院国家临床重点专科首席专家、国家卫生健康委艾滋病医疗专家组专家、国家卫生健康委全国登革热医疗救治专家组成员、中华医学会感染病学分会艾滋病学组委员、中国性病艾滋病防治协会学术委员会副主任委员、中国性病艾滋病防治协会 HIV 合并肝病专业委员会主任委员、广东省健康管理学会感染病专业委员会主任委员、广东省性病艾滋病防治协会副会长、广州市性病艾滋病防治协会会长。荣获"全国艾滋病防治工作先进个人"荣誉称号。

从 1983 年起一直工作在传染病防治第一线。1997 年开始从事艾滋病的临床诊断、治疗和科研。是我国最早开展艾滋病规范化抗逆转录病毒治疗和机会性感染诊疗的医生之一。参与编写《国家免费艾滋病抗病毒药物治疗手册》、中华医学会《中国艾滋病诊疗指南》、中华人民共和国卫生行业标准《艾滋病和艾滋病病毒感染诊断》(WS 293—2019)等我国最权威的艾滋病相关指南。作为国家"十一五""十二五""十三五"重大科技项目"艾滋病和病毒性肝炎等重大传染病防治"课题负责人,先后在 The Lancet、Journal of Virology 等杂志发表论文 100 余篇(其中 SCI 论文 70 余篇)。获得广东省科技进步奖二等奖、中华预防医学会科学技术奖二等奖、中华医学科学技术奖三等奖、广州市科技进步奖二等奖、三等奖各一项。

主 编 简 介

李凌华，女，1974 年出生。主任医师，博士研究生导师，广州医科大学、中山大学公卫管理学院（深圳）兼职副教授。1997 年毕业于北京医科大学，2011 年获中山大学博士学位。曾在美国杜克大学、北卡罗来纳大学教堂山分校做访问学者 2 年。

现任广州医科大学附属市八医院感染病中心主任、广东省艾滋病丙肝诊疗质量控制中心副主任、中国性病艾滋病防治协会 HIV 合并肝病专业委员会副主任委员、广东省医师协会感染科医师分会第六届主任委员、广东省医学会细菌感染与耐药防治分会第一届副主任委员。

毕业后一直从事传染病防治临床一线和研究工作，主要研究方向是艾滋病抗病毒治疗与艾滋病机会性感染，具有丰富临床经验和较为扎实的研究基础。2018 年被评为广东省杰出青年医学人才、广州市高层次卫生人才医学重点人才，是广州市传染病重点专科、重点学科（病毒性传染病）负责人。参与编写《国家免费艾滋病抗病毒药物治疗手册》、中华医学会《中国艾滋病诊疗指南》等，作为第一负责人，获得国家自然科学基金、美国 NIH Fogarty 基金、广东省自然科学基金、广东省重点科技计划项目等 10 余项课题资助，参与多项国家"十二五""十三五"重大科技专项艾滋病课题，在包括 Cell Metabolism、The Journal of Clinical Investigation 等国内外期刊上发表学术论文 100 余篇（其中 SCI 论文 60 余篇）。

序　言

　　自从 1981 年世界上报告第一例艾滋病患者至今,人类与艾滋病的斗争已持续了 40 余年。目前艾滋病仍然是一个全球重大公共卫生问题,根据联合国艾滋病规划署(UNAIDS)数据,截至 2023 年底,全球累计约有 8 840 万人感染人类免疫缺陷病毒(HIV),4 230 万人死于艾滋病(AIDS),平均每一分钟就有一个人因艾滋病相关疾病死亡。艾滋病不仅严重威胁人类的健康和生命,而且对社会安定和经济发展造成巨大影响。得益于医药技术的快速发展、防治经验的积累、防治策略的逐渐成熟和检测治疗技术的进步,全球艾滋病防治取得了显著成效,艾滋病已成为一种可控制的慢性传染病。2021 年 6 月,联合国大会表决通过政治宣言,承诺到 2030 年要消除艾滋病对公共卫生的威胁。为了实现这个目标,需要全球多层次、多领域的通力合作。

　　然而,艾滋病防治仍面临多个挑战,例如:迄今无有效 HIV 预防性疫苗;HIV 潜伏感染和致病机制仍不清楚;约 1/3 艾滋病患者发现较晚,常合并多种机会性感染或肿瘤;抗病毒治疗无法完全治愈艾滋病,患者需终身服药;随着年龄增长,非艾滋病相关并发症发生率不断增加。

　　近二十年来,国际上艾滋病研究从基础到临床,从流行病学监测到慢病管理,均取得巨大进步。我国从 2008 年开始,在"十一五""十二五""十三五"艾滋病和病毒性肝炎等重大传染病防治重大专项课题的支持下,艾滋病防治取得重大进展,艾滋病新发感染率和病死率呈现双下降趋势,而且在病毒特点、发病机制、免疫机理、临床特征、药物研发、诊断、治疗、预防、反社会歧视和规范化、科学化管理等方面都有突破性研究成果,也发表了很多高水平论文。中国的艾滋病防治模式得到了世界卫生组织和联合国艾滋病规划署等国际组织的高度肯定。

　　鉴于我国近十几年没有出版过全面介绍艾滋病的专著,迫切需要对国内外艾滋病的新进展进行归纳总结。因此,《艾滋病学》一书的出版非常及时。本书全面介绍了国内外艾滋病防控和诊疗的先进理念和具体方案,有很强的实用性,有助于提高艾滋病防治领域工作人员的知识水平和能力,具有重要的参考价值。希望本书的出版,对中国艾滋病防治和研究工作起到积极推动作用,助力 2030 年终结艾滋病流行的实现。

中国工程院院士

中国性病艾滋病防治协会副会长

中国医科大学附属第一医院

2025 年 2 月 28 日

前　言

艾滋病防治关系着人民生命健康及社会和谐稳定,影响深远,责任重大。近十多年来,我国艾滋病防治工作取得显著成效,艾滋病病毒感染者和病人接受抗病毒治疗比例和质量不断提升,新发感染率和病死率逐步下降,社会歧视进一步减轻。为总结我国艾滋病防治成果,进一步提高防治水平,全面贯彻落实国务院《中国遏制与防治艾滋病规划(2024—2030年)》,实现联合国提出的2030年消除HIV对公共卫生威胁的可持续发展目标,迫切需要一本全面介绍艾滋病基础研究、临床救治和科学管理的专著。因此,《艾滋病学》一书应运而生。

与既往出版的艾滋病相关书籍相比较,本书不仅有国外先进诊疗理念,又结合国内艾滋病诊疗与研究实际,基于中国经验全面介绍适合中国国情的诊疗方案,同时还专门介绍了艾滋病全病程管理的最新理念。本书综合了HIV/AIDS的免疫基础、防控、临床诊疗和全生命周期管理的理论、技术、临床诊疗方案,全方位介绍国内外近十年的研究进展。书中除了归纳国内、国外各大指南的推荐和文献外,不少是结合编写者个人和团队的研究成果和诊疗经验,并结合中国实际提出的建议。内容力求符合系统性、科学性、先进性、可操作性的要求。

本书由中国性病艾滋病防治协会组织编写,邀请了国内120余位在艾滋病基础与临床、公共卫生与政策研究等领域颇有建树的顶尖专家参与编写,还邀请了尚红院士、郝阳教授、李长宁教授、韩孟杰教授、唐小平教授作为本书顾问。五位顾问在编写过程中给予了很多非常重要的指导性意见。两位主编负责全书架构的搭建和书稿审核,各位主编和副主编各负责一篇的编写组织工作。粟斌负责第一篇HIV病原学及感染免疫,汪宁负责第二篇艾滋病流行病学与预防控制,金聪负责第三篇HIV感染的检测、诊断与分期,蔡卫平负责第四篇抗病毒治疗,李凌华负责第五篇艾滋病相关疾病,沈银忠负责第六篇非艾滋病相关疾病,赵燕负责第七篇HIV感染者综合管理。

希望本书能成为从事艾滋病基础研究、疾病预防控制、实验室检测、临床诊疗、社会关怀、政策研究和防控管理等工作人员的工具书,也能够成为医学院校学生学习和研究的参考书。

由于艾滋病在基础与临床、疾病管理等各方面的理论更新和研究进展极快,而且本书内容较为广泛,不少内容是编者个人意见,难免有疏漏和前后不一致之处。希望广大读者不吝赐教,提出宝贵意见和建议,再版时会一并修改和完善。

2025年3月7日

目 录

第一篇　HIV病原学及感染免疫

第一章　HIV的发现与溯源 ··· 3

第一节　HIV的发现 ··· 3

第二节　HIV的动物溯源 ··· 4

第二章　HIV的结构组成和复制周期 ·· 7

第一节　HIV的形态结构 ··· 7

第二节　HIV的基因组结构 ··· 8

第三节　HIV编码的蛋白质 ··· 8

第四节　HIV的复制周期 ··· 12

第五节　HIV编码的病毒蛋白与宿主之间的相互作用 ······························· 14

第三章　HIV感染所诱发的免疫应答 ·· 27

第一节　感染相关的免疫细胞数量和功能的变化 ··································· 27

第二节　HIV相关的组织器官的变化 ·· 35

第三节　针对HIV的免疫应答 ··· 38

第四章　异常免疫激活与炎症 ··· 53

第一节　免疫活化产生及异常免疫活化对HIV复制的影响 ······················· 53

第二节　微生物移位与免疫活化及炎症 ··· 57

第三节　免疫活化和炎症相关的临床状况 ·· 61

第四节　基因组学、遗传易感性与HIV感染免疫应答 ································ 62

第五节　艾滋病患者的免疫重建分子机制 ·· 71

第五章　HIV感染自然史 ··· 86

第一节　感染早期与病毒的初始传播 ··· 86

第二节　慢性与持续性感染的建立 ·· 88

第三节　临床感染自然史 ··· 90

第六章　艾滋病动物模型构建及应用 ·· 96

第一节　非人灵长类AIDS动物模型 ··· 96

第二节　人源化小鼠艾滋病模型 ··· 102

第七章　HIV 疫苗 ·· 107

第一节　HIV 疫苗的作用机制及研发历程 ·· 107
第二节　HIV 疫苗的研发难点 ··· 110
第三节　预防性 HIV 疫苗研发现状及未来发展方向 ······························· 112
第四节　治疗性 HIV 疫苗研发现状及未来发展方向 ······························· 115

第二篇　艾滋病流行病学与预防控制

第一章　艾滋病流行病学 ·· 121

第一节　艾滋病发现史 ·· 121
第二节　艾滋病流行状况 ··· 128
第三节　我国艾滋病的流行过程 ·· 139
第四节　艾滋病的监测 ·· 146
第五节　艾滋病疫情估计与预测 ·· 156

第二章　HIV 分子流行病学 ··· 175

第一节　HIV 毒株的全球扩散及分布 ··· 175
第二节　我国 HIV 毒株的起源、传播及扩散 ·· 180
第三节　HIV 分子流行病学研究常用方法及数据库 ································· 184
第四节　HIV 分子流行病学在艾滋病防治中的应用 ································· 188
第五节　HIV-1 耐药监测、分布、趋势 ·· 192

第三章　艾滋病预防干预 ·· 197

第一节　安全套使用 ··· 197
第二节　咨询和检测 ··· 200
第三节　性伴检测和告知 ··· 209
第四节　性病筛查和治疗 ··· 211
第五节　药物预防 ·· 214
第六节　吸毒人群干预 ·· 225
第七节　预防艾滋病母婴传播 ·· 229

第四章　艾滋病的健康教育 ··· 238

第一节　艾滋病健康教育的实践变化 ·· 238
第二节　艾滋病健康教育的理论与方法 ·· 242
第三节　艾滋病健康教育的效果 ·· 248
第四节　拓展艾滋病健康教育理念与价值的视野 ······································· 254

第五章　中国艾滋病防治政策发展 ······································· 258

第一节　国际艾滋病防治策略的演变 ·· 258
第二节　基于系统论分析我国艾滋病防治政策体系和工作机制 ··················· 259

第三节　我国当前艾滋病防治整体策略 ·· 264

第四节　我国艾滋病防治重点策略的关键突破 ····································· 266

第五节　我国艾滋病防治政策策略的展望 ·· 268

第三篇　HIV 感染的检测、诊断与分期

第一章　HIV 感染检测的生物学标志物和检测窗口期 ···················· 273

第一节　HIV 感染检测的生物标志物及变化特征 ······························· 273

第二节　HIV 感染检测的窗口期 ··· 277

第二章　HIV 抗原抗体检测 ·· 281

第一节　HIV 抗原抗体检测方法 ··· 281

第二节　HIV 抗原抗体检测结果的解读和临床意义 ····························· 285

第三章　HIV 核酸检测 ··· 289

第一节　HIV 核酸检测方法 ·· 289

第二节　HIV 核酸检测结果的解读和临床意义 ···································· 300

第四章　HIV 感染的免疫细胞检测及意义 ·· 306

第一节　HIV 感染的免疫细胞检测方法 ·· 306

第二节　免疫细胞检测的临床意义 ··· 309

第五章　HIV 耐药检测 ··· 314

第一节　表型耐药检测方法 ·· 315

第二节　基因型耐药检测方法 ·· 319

第六章　HIV 基因测序 ··· 326

第一节　HIV 基因扩增测序 ·· 326

第二节　HIV 基因亚型及遗传特征分析 ·· 328

第三节　HIV 测序方法的应用 ··· 329

第七章　HIV 的病毒分离和生物学鉴定 ··· 331

第一节　病毒分离 ··· 331

第二节　生物学鉴定方法 ·· 334

第三节　HIV 毒株的应用 ·· 337

第八章　HIV 感染的诊断与分期 ··· 340

第一节　HIV 感染的检测流程 ··· 340

第二节　HIV 感染的临床分期诊断 ·· 344

第三节　HIV 感染的临床分期 ··· 348

第四篇　抗病毒治疗

第一章　抗病毒治疗的发展历史 ··· **355**

第一节　抗 HIV 药物发展时间轴上的重要事件 ··· 355

第二节　抗 HIV 药物获批时间轴 ··· 358

第二章　抗 HIV 药物介绍 ··· **363**

第一节　抗 HIV 药物的作用机制和分类 ··· 363

第二节　核苷类逆转录酶抑制剂（NRTIs） ··· 364

第三节　非核苷类逆转录酶抑制剂（NNRTIs） ··· 370

第四节　整合酶抑制剂（INSTIs） ··· 374

第五节　蛋白酶抑制剂（PIs） ··· 378

第六节　融合抑制剂（FIs） ·· 385

第七节　CCR5 拮抗剂（CCR5 antagonist） ··· 386

第八节　衣壳抑制剂（capsid inhibitor） ··· 387

第九节　附着抑制剂（attachment inhibitor） ·· 388

第十节　单克隆抗体（mAb） ··· 389

第十一节　药物浓度增强剂（pharmacoenhancers） ··· 389

第十二节　单片复合制剂（single-tablet regimen，STR） ··· 391

第十三节　在研药物 ·· 392

第三章　抗病毒治疗的启动与转换 ··· **399**

第一节　抗病毒治疗的目标 ··· 399

第二节　抗病毒治疗的启动时机 ··· 399

第三节　快速启动抗病毒治疗 ··· 400

第四节　抗病毒治疗前准备 ··· 401

第五节　初始抗病毒治疗方案的选择 ··· 402

第六节　平稳转换治疗方案的时机和方案选择 ··· 405

第四章　抗病毒治疗失败的处理 ··· **409**

第一节　治疗失败的定义和原因 ··· 409

第二节　治疗前耐药和获得性耐药 ··· 411

第三节　一线 ART 失败的处理 ··· 413

第四节　二线 ART 失败的处理 ··· 417

第五章　抗病毒治疗后低病毒血症的处理 ··· **423**

第一节　低病毒血症的定义与危害 ··· 423

第二节　低病毒血症的耐药检测现状 ··· 425

第三节　低病毒血症的处理 ··· 426

第六章　药物毒副作用及处理 ··· **431**

第七章　药物相互作用 ··· **436**

第一节　药物相互作用基础知识 ··· 436

第二节　药物体内代谢 …………………………………………………… 437
第三节　抗逆转录病毒药物的相互作用 ………………………………… 438
第四节　临床常用药物与抗逆转录病毒药物相互作用各论 …………… 441

第八章　儿童抗病毒治疗 …………………………………………………… 458
第一节　儿童 ART 的准备 ………………………………………………… 458
第二节　儿童抗病毒治疗的方案选择 …………………………………… 461
第三节　新生儿围产期暴露预防 ………………………………………… 463
第四节　新的 ARV 药物在儿童中的使用 ……………………………… 464

第九章　特殊人群抗病毒治疗 ……………………………………………… 467
第一节　HIV/HCV 合并感染 ……………………………………………… 467
第二节　HIV/HBV 合并感染 ……………………………………………… 469
第三节　合并结核病 ……………………………………………………… 471
第四节　孕产妇 …………………………………………………………… 472
第五节　肾功能不全 ……………………………………………………… 479
第六节　肝功能不全 ……………………………………………………… 489
第七节　老年 HIV 感染者 ………………………………………………… 499
第八节　精英控制者 ……………………………………………………… 502
第九节　HIV-2 感染 ……………………………………………………… 503

第十章　免疫重建不良 ……………………………………………………… 512
第一节　概述 ……………………………………………………………… 512
第二节　免疫重建不良的处理 …………………………………………… 514

第十一章　清除 HIV 潜伏感染储存库和功能性治愈 …………………… 519
第一节　HIV-1 潜伏感染细胞的清除 …………………………………… 519
第二节　功能性治愈 ……………………………………………………… 520
第三节　永久沉默 HIV 潜伏感染储存库 ……………………………… 521

第五篇　艾滋病相关疾病

第一章　艾滋病合并机会性感染 …………………………………………… 527
第一节　概述 ……………………………………………………………… 527
第二节　结核病 …………………………………………………………… 528
第三节　非结核分枝杆菌病 ……………………………………………… 534
第四节　肺孢子菌肺炎 …………………………………………………… 540
第五节　马尔尼菲篮状菌病 ……………………………………………… 547
第六节　隐球菌病 ………………………………………………………… 553
第七节　念珠菌感染 ……………………………………………………… 561
第八节　组织胞浆菌病 …………………………………………………… 565
第九节　巨细胞病毒感染 ………………………………………………… 567
第十节　弓形虫脑病 ……………………………………………………… 574

第十一节　进行性多灶性白质脑病 ……………………………………………… 578

第十二节　神经认知障碍 …………………………………………………………… 581

第十三节　猴痘 ……………………………………………………………………… 584

第十四节　隐孢子虫病 ……………………………………………………………… 587

第十五节　等孢球虫病 ……………………………………………………………… 589

第二章　艾滋病相关肿瘤 …………………………………………………………… **598**

第一节　概述 ………………………………………………………………………… 598

第二节　淋巴瘤 ……………………………………………………………………… 600

第三节　卡波西肉瘤 ………………………………………………………………… 610

第四节　宫颈癌 ……………………………………………………………………… 613

第三章　艾滋病免疫重建炎症综合征 ……………………………………………… **621**

第一节　定义与流行病学 …………………………………………………………… 621

第二节　发病机制、危险因素与预警指标 ………………………………………… 622

第三节　临床特点、诊断与鉴别诊断 ……………………………………………… 623

第四节　治疗、预防及预后 ………………………………………………………… 625

第六篇　非艾滋病相关疾病

第一章　概述 ………………………………………………………………………… **631**

第二章　代谢紊乱 …………………………………………………………………… **635**

第一节　血脂异常 …………………………………………………………………… 635

第二节　血糖异常 …………………………………………………………………… 643

第三章　心脑血管疾病 ……………………………………………………………… **653**

第一节　流行病学 …………………………………………………………………… 653

第二节　发病机制 …………………………………………………………………… 654

第三节　筛查及诊断 ………………………………………………………………… 657

第四节　临床管理 …………………………………………………………………… 659

第四章　骨关节疾病 ………………………………………………………………… **666**

第一节　流行病学 …………………………………………………………………… 666

第二节　危险因素与发病机制 ……………………………………………………… 667

第三节　筛查与诊断 ………………………………………………………………… 670

第四节　临床管理 …………………………………………………………………… 673

第五章　肝肾疾病 …………………………………………………………………… **677**

第一节　非酒精性脂肪性肝病 ……………………………………………………… 677

第二节　慢性肾功能损伤 …………………………………………………………… 682

第六章　非艾滋病相关肿瘤 ………………………………………………………… **688**

第一节　肛门癌 ……………………………………………………………………… 688

第二节　肺癌 ·· 690

第三节　肝细胞癌 ·· 692

第四节　霍奇金淋巴瘤 ·· 694

第七章　外科手术 ··· **699**

第八章　器官移植 ··· **705**

第一节　概述 ·· 705

第二节　HIV 感染者器官移植的需求及结局 ······························ 705

第三节　移植前评估 ··· 706

第四节　免疫抑制和同种异体移植物排斥反应 ···························· 708

第五节　抗病毒治疗与抗排异反应药物间相互作用 ····················· 709

第六节　机会感染的预防 ··· 710

第七节　随访 ··· 711

第七篇　HIV 感染者综合管理

第一章　HIV 感染者管理体系和内容 ······························· **717**

第一节　HIV 感染者管理体系 ·· 717

第二节　HIV 感染者管理的服务对象分类 ·································· 719

第三节　HIV 感染者管理的服务内容 ······································· 720

第四节　HIV 感染者管理的公共卫生意义 ·································· 722

第二章　HIV 感染者管理模式 ······································ **724**

第一节　HIV 感染者管理模式类型 ·· 724

第二节　以患者为中心的服务 ·· 727

第三节　服务的形式及特点 ··· 727

第四节　不同部门服务协作 ··· 728

第三章　HIV 感染者社会心理支持 ································· **731**

第一节　HIV 感染者常见社会心理问题 ···································· 731

第二节　HIV 感染者抗病毒治疗依从性 ···································· 733

第三节　HIV 感染者的社会支持 ··· 736

第四节　HIV 感染者的家庭支持 ··· 737

第五节　HIV 感染者的自我心理调节 ······································· 738

第四章　重点人群管理 ·· **741**

第一节　高传播风险人群的管理 ··· 741

第二节　未成年 HIV 感染者的管理 ··· 742

第三节　孕产妇及单阳家庭的管理 ·· 743

第四节　老年 HIV 感染者的管理 ·· 744

第五节　新发现感染者的管理 ·· 745

第六节　治疗失败人群的管理 ·· 747

第七节　神经精神障碍的管理 749
第八节　缺乏家庭和社会支持的 HIV 感染者的管理 750

第五章　艾滋病管理相关政策 **752**
第一节　艾滋病管理国际策略及进展 752
第二节　艾滋病管理国内相关政策和法规 756

第六章　艾滋病相关伦理学 **764**
第一节　艾滋病伦理问题总述 764
第二节　艾滋病临床治疗与关怀中的伦理问题 765
第三节　健康宣教中的伦理问题 767
第四节　临床试验中的伦理问题 768
第五节　艾滋病的临终关怀 769

第七章　HIV 感染者医疗关怀 **772**
第一节　医疗关怀的原则 772
第二节　HIV 门诊提供的治疗与关怀 773
第三节　病情复杂的 HIV 感染者治疗与关怀 776
第四节　不同生命周期阶段的 HIV 感染者 777

第八章　艾滋病抗病毒治疗质量控制和管理 **780**
第一节　质量控制的概念 780
第二节　艾滋病抗病毒治疗质量控制的内容 781
第三节　质量控制管理的措施 782
第四节　抗病毒治疗保障机制 783
第五节　信息化质控管理建设 784
第六节　质量控制指标和要求 786

索引 **788**

第一篇

HIV 病原学及感染免疫

第一章　HIV 的发现与溯源

第一节　HIV 的发现

获得性免疫缺陷综合征（acquired immunodeficiency syndrome，AIDS），又称艾滋病，已是大家所熟知的传染病。AIDS 首次报道于 20 世纪 80 年代初，此后，科学家们就一直致力于寻找导致 AIDS 的病原体。

1983 年，法国巴斯德研究所的 Luc Montagnier 等从一例患有多种淋巴结病，同时感染了巨细胞病毒、EB 病毒和单纯疱疹病毒的同性恋患者的淋巴结中分离出一种新的逆转录病毒。该病毒和此前发现的同属逆转录病毒的人 T 细胞白血病病毒（human T-cell leukemia virus，HTLV）不同，可能与包括艾滋病在内的几种病理综合征有关，被称为淋巴结病相关病毒。

1984 年，美国国家癌症研究所的 Robert Charles Gallo 等使用肿瘤性非整倍体 T 细胞系建立了一套新的 HTLV 培养体系，并利用该体系从 AIDS 患者的 T 细胞中分离出一种新的逆转录病毒。由于该病毒与此前发现的 HTLV-Ⅰ 和 HTLV-Ⅱ 均不同，所以被命名为 HTLV-Ⅲ。同年，美国加利福尼亚大学旧金山分校的 Jay Levy 等随机选择了 45 例 AIDS 患者，从其中的 22 例患者中分离出了一种逆转录病毒，该病毒被称为艾滋病相关病毒。由于艾滋病相关病毒与此前分离的淋巴结病相关病毒具有相同的逆转录酶阳离子偏好和电镜形态，同时与 HTLV-Ⅲ 具有相似的细胞病变效应，表明三者属于相同的逆转录病毒亚群。

1986 年，国际病毒分类委员会建议停止使用淋巴结病相关病毒、HTLV-Ⅲ、艾滋病相关病毒三种名称，将导致 AIDS 的病毒正式命名为 "human immunodeficiency virus"，简称 "HIV"，中文翻译为 "人类免疫缺陷病毒"。

由于逆转录病毒变异迅速，因此不同分离株之间通常具有高度变异性。然而，最初从法国巴斯德研究所分离的分离株 Lai/LAV 和从美国国家癌症研究所分离的分离株 Lai/ⅢB 在基因序列上却惊人地相似，表明这两种分离株实际上是相同的，很可能具有相同来源。

1990 年，美国国立卫生研究院科学诚信办公室试图澄清这一问题，委托罗氏公司分析 1983 年至 1985 年法国巴斯德研究所和美国国家癌症研究所的留档样本。由美国流行病学家 Sheng-Yung Chang 等检查了留档样本，发现法国巴斯德研究所的 LAV 是一种来自某一例患者的病毒，该病毒污染了另一例患者的培养细胞，然而当时 Luc Montagnier 团队对此并不知情。应 Robert Charles Gallo 的要求，Luc Montagnier 于 1983 年 9 月将该培养物的样本寄给了 Robert Charles Gallo，然后它污染了 Robert Charles Gallo 正在研究的混合培养物。因此，Sheng-Yung Chang 等认为美国的样本实际上来自法国的实验室，HTLV-Ⅲ 和 LAV 是相同的。

2008 年，Luc Montagnier 和他的同事 Francoise Barre-Sinoussi，以及德国科学家 Harald zur Hausen 因为发现了 HIV 和人乳头瘤病毒（human papilloma virus，HPV）而获得了当年的诺贝尔生理学或医学奖。

（陈　鑫　郑永唐）

第二节　HIV 的动物溯源

根据遗传距离、流行模式、临床特征等差异,HIV 可以分为两个型——HIV 1 型(HIV type 1,HIV-1)和 HIV 2 型(HIV type 2,HIV-2)。HIV-1 可进一步分为 M、N、O、P 四个组。其中 M 组病毒最为流行,是造成 HIV/AIDS 患者感染的主要病原体。HIV-2 可进一步分为 A～H 共 8 个组,其中只有 A 组和 B 组是大流行性的。

一、HIV-1——从黑猩猩和大猩猩到人类

科学家们普遍认为,已知的 HIV-1 毒株与猴免疫缺陷病毒(simian immunodeficiency virus,SIV)关系最为密切(图 1-1-2-1)。SIV 主要流行于西非和中非森林中的野生猿群。研究发现,HIV-1 M 组和 N 组毒株来源于一种能够感染黑猩猩的 SIV(SIV of chimpanzees,SIVcpz)。SIVcpz 流行于喀麦隆的黑猩猩 Pan troglodytes troglodytes 亚种。HIV-1 O 组和 P 组毒株来源于一种能够感染大猩猩的 SIV(SIV of gorillas,SIVgor)。SIVgor 流行于喀麦隆的大猩猩 Gorilla gorilla gorilla 亚种。

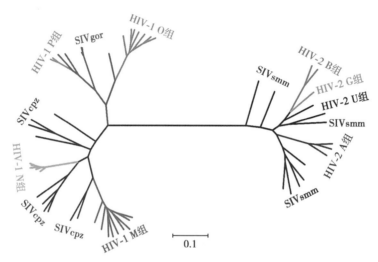

图 1-1-2-1　基于病毒近全长基因组的无根最大似然树

由于与 HIV-1 M 组毒株遗传关系最近的 SIVcpz 采集于喀麦隆东部省的热带雨林,因此该地区可能是病毒最初从黑猩猩传播给人类的地方。然而,对中非早期的艾滋病病例以及储存的早期 HIV-1 感染者的血液样本进行分析之后,许多科学家认为,HIV-1 M 组早期在人类流行的中心可能不是喀麦隆,而是比其更靠南的刚果民主共和国(当时为比属刚果,Belgian Congo),具体地点可能是其首都金沙萨(Kinshasa,当时称为利奥波德维尔,Leopoldville)。

利用保存在人类生物样本中的 HIV-1 序列,科学家们通过病毒突变率估算出了病毒从黑猩猩传播到人类的时间——19 世纪末或 20 世纪初。一些研究利用分子钟原理,推算出 HIV-1 M 组的最近共同祖先(the most recent common ancestor,tMRCA),也即开始在人类中传播的时间是在 20 世纪初,具体时间可能是在 1915 年至 1941 年之间。2008 年,Worobey M. 等从 1960 年采集于金沙萨的人体活组织中发现了 HIV-1 序列,与之前已知的序列合并后一起分析,发现 HIV-1 M 组的 tMRCA 在 1873 年至 1933 年之间。

基因重组最初被认为"严重混淆"了系统发育分析,但后来的"研究表明,重组不太可能系统地偏向(结果)",尽管重组"预计会增加方差"。Worobey M. 等的系统发育学研究结果支持了后来的工作,并表明艾滋病病毒的进化"相当可靠"。由于灵长类动物处于极度濒危状态,所以已发表的研究使用的样本量都很少,同时进一步的研究也将受到阻碍。然而,研究人员仍然能够从收集到的数据中推测出关于病毒起源的假说,同时利用特定 HIV 毒株的分子钟来确定最初的传播日期——大约在 1915 年至 1931 年。

二、HIV-2——从乌白眉猴到人类

关于 HIV-2 的起源，研究人员利用采集于塞拉利昂、利比里亚和科特迪瓦等西非国家的野生乌白眉猴的 SIV（SIV of sooty mangabeys，SIVsmm）进行了相似的研究。SIVsmm 流行于乌白眉猴的 *Cercocebus atys atys* 亚种。系统发育分析结果表明，人类中广泛传播的 HIV-2 A 组和 B 组毒株与科特迪瓦西南部塔伊森林的乌白眉猴中发现的 SIVsmm 遗传距离最相近。分子年代测定研究表明，HIV-2 A 组和 B 组毒株在 1905 年至 1961 年开始在人类中传播。

另外还有六个已知的 HIV-2 组，每个组均只在一个人身上发现——C 组和 D 组发现于利比里亚，E 组和 F 组发现于塞拉利昂，G 组和 H 组发现于科特迪瓦。HIV-2 C～H 组似乎都来源于乌白眉猴向人类的独立传播，它们中的每一种都与发现有人类感染的同一国家的 SIVsmm 毒株关系最为密切。

三、猎人理论

关于 SIV"跨物种传播的最简单、最合理的解释"是猎人理论（也称为"自然转移理论"或"丛林肉理论"）。该理论认为当猎人、丛林肉小贩或处理者在狩猎或屠宰动物时可能被咬伤或割伤，病毒则从猿类或猴子传播给人类。部分非洲农村居民不愿意在丛林中从事农业生产，转而将野生动物作为他们的主要肉类来源。与丛林肉的过度接触和不规范的屠宰行为，增加了血液与血液的接触机会，从而增加了病毒跨物种传播的可能性。血清学调查结果显示，在中非，人类感染 SIV 并不罕见，且接触丛林肉的人群的 SIV 抗原阳性率显著高于普通人群。

虽然自然选择倾向于筛选能够感染人类 T 细胞并在其中繁殖的病毒，但是，SIV 感染猎人或丛林肉处理者后是如何转化为 HIV 的，这仍然是一个有争议的问题。

（陈　鑫　郑永唐）

参 考 文 献

［1］BARR-SINOUSSI F，CHERMANN J C，REY F，et al. Isolation of a T-lymphotropic retrovirus from a patient at risk for acquired immune deficiency syndrome（AIDS）. Science，1983，220（4599）：868-871.

［2］POPOVIC M，SARNGADHARAN M G，READ E，et al. Detection，isolation，and continuous production of cytopathic retroviruses（HTLV-Ⅲ）from patients with AIDS and pre-AIDS. Science，1984，224（4648）：497-500.

［3］LEVY J A，HOFFMAN A D，KRAMER S M，et al. Isolation of lymphocytopathic retroviruses from San Francisco patients with AIDS. Science，1984，225（4664）：840-842.

［4］WAIN-HOBSON S，SONIGO P，DANOS O，et al. Nucleotide sequence of the AIDS virus，LAV. Cell，1985，40（1）：9-17.

［5］RATNER L，HASELTINE W，PATARCA R，et al. Complete nucleotide sequence of the AIDS virus，HTLV-Ⅲ. Nature，1985，313（6000）：277-284.

［6］WAIN-HOBSON S，VARTANIAN J P，HENRY M，et al. LAV revisited：Origins of the early HIV-1 isolates from Institut Pasteur. Science，1991，252（5008）：961-965.

［7］CHANG S Y，BOWMAN B H，WEISS J B，et al. The origin of HIV-1 isolate HTLV-ⅢB. Nature，1993，363（6428）：466-469.

［8］GAO F，BAILES E，ROBERTSON D L，et al. Origin of HIV-1 in the chimpanzee Pan troglodytes troglodytes. Nature，1999，397（6718）：436-441.

［9］SALEMI M，STRIMMER K，HALL W W，et al. Dating the common ancestor of SIVcpz and HIV-1 group M and the origin of HIV-1 subtypes using a new method to uncover clock-like molecular evolution. FASEB J，2001，15（2）：276-278.

［10］LEMEY P，PYBUS O G，WANG B，et al. Tracing the origin and history of the HIV-2 epidemic. Proc Natl Acad Sci U S A，2003，100（11）：6588-6592.

［11］KALISH M L，WOLFE N D，NDONGMO C B，et al. Central African hunters exposed to simian immunodeficiency virus. Emerg Infect Dis，2005，11（12）：1928-1930.

［12］SANTIAGO M L，RANGE F，KEELE B F，et al. Simian immunodeficiency virus infection in free-ranging sooty mangabeys

（Cercocebus atys atys）from the Taï Forest, Côte d'Ivoire: Implications for the origin of epidemic human immunodeficiency virus type 2. J Virol, 2005, 79(19): 12515-12527.

[13] KEELE B F, VAN HEUVERSWYN F, LI Y, et al. Chimpanzee reservoirs of pandemic and nonpandemic HIV-1. Science, 2006, 313(5786): 523-526.

[14] VAN HEUVERSWYN F, LI Y, NEEL C, et al. Human immunodeficiency viruses: SIV infection in wild gorillas. Nature, 2006, 444(7116): 164.

[15] WOROBEY M, GEMMEL M, TEUWEN D E, et al. Direct evidence of extensive diversity of HIV-1 in Kinshasa by 1960. Nature, 2008, 455(7213): 661-664.

[16] PLANTIER J C, LEOZ M, DICKERSON J E, et al. A new human immunodeficiency virus derived from gorillas. Nat Med, 2009, 15(8): 871-872.

[17] TAKEHISA J, KRAUS M H, AYOUBA A, et al. Origin and biology of simian immunodeficiency virus in wild-living western gorillas. J Virol, 2009, 83(4): 1635-1648.

[18] WOROBEY M, TELFER P, SOUQUIÈRE S, et al. Island biogeography reveals the deep history of SIV. Science, 2010, 329 (5998): 1487.

第二章　HIV 的结构组成和复制周期

人类免疫缺陷病毒（human immunodeficiency virus，HIV），又称艾滋病病毒，为有包膜的 RNA 病毒，属于逆转录病毒科慢病毒属中的人类慢病毒组，根据病毒基因的差异，可分为 HIV 1 型（HIV-1）和 HIV 2 型（HIV-2），二者基因组的氨基酸序列同源性为 40%～60%。本章将从 HIV 的形态结构、HIV 的基因组结构、HIV 编码的蛋白质、HIV 的复制周期和 HIV 编码的病毒蛋白与宿主之间的相互作用这五个方面对 HIV 的病原学特征进行介绍。

第一节　HIV 的形态结构

成熟 HIV 的病毒颗粒呈球形，直径约为 100～120nm，由外层的包膜和内部的核心两部分组成。

位于最外层的病毒包膜来源于宿主细胞，在病毒成熟时以出芽方式获取宿主细胞的细胞膜结构作为病毒包膜框架。在病毒颗粒装配过程中，包膜糖蛋白被宿主细胞的蛋白酶剪切为外膜糖蛋白 gp120 和跨膜糖蛋白 gp41，二者以非共价键连接成异源二聚体，进而组成 Env 同源三聚体，镶嵌在病毒包膜表面形成刺突，在病毒感染宿主细胞的过程中起重要作用。此外，包膜上还包含多种从宿主细胞上获取的蛋白，如 MHC Ⅱ类抗原等。这些宿主蛋白和糖基化程度较高的 gp120 与 gp41 在 HIV 的免疫逃逸中发挥重要作用。

病毒包膜和核心之间是由基质蛋白（MA，p17）组成的基质，内衬于包膜结构之下，形成病毒的内壳。基质蛋白可通过募集核心蛋白前体 Gag 到细胞膜上进行病毒组装、促进 Env 蛋白并入病毒颗粒等参与病毒的成熟组装等过程。

病毒内部为致密的子弹头样病毒核心。其中，最外层是由衣壳蛋白（CA，p24）组成的衣壳。衣壳由约 1 200～1 500 拷贝的 p24 单体组成，排列成约 200～250 个六聚体和 12 个五聚体，形成一种高度有序的结构，这种结构的完整性对病毒的传染性至关重要。衣壳内包含病毒基因组、核衣壳蛋白（NC，p7）组成的核衣壳、病毒蛋白（Vpr、Nef）和病毒复制所需要的酶类如逆转录酶、整合酶等（图 1-2-1-1）。

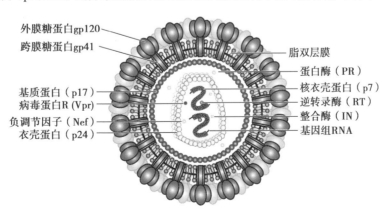

图 1-2-1-1　HIV 形态结构模式

（王　虎　徐　鹏）

7

第二节　HIV 的基因组结构

　　HIV 的基因组由两条完全相同的单股正链 RNA 组成,以非共价键结合形成二聚体。基因组全长约为 9 700bp,其中,HIV-1 基因组长为 9 181bp,HIV-2 基因组长为 10 359bp。

　　逆转录后形成的前病毒 DNA 两端是长末端重复序列(long terminal repeat, LTR),包含启动子、增强子以及其他与转录调控因子结合的序列,可在调节 HIV 基因整合、表达和病毒复制等过程中发挥作用。

　　从 5′ 端 LTR 之后,依次为组抗原基因(group specific antigen gene, gag)、多聚酶基因(polymerase gene, pol)、包膜蛋白基因(envelop gene, env)三个结构基因,负责编码组成 HIV 的主要结构蛋白质或酶类。其中, env 基因变异率较高,突变位点主要位于编码 gp120 的区域,这些变异是导致 HIV 免疫逃逸的重要原因之一。

　　根据 HIV-1 基因组变异情况和系统进化分析结果,将 HIV-1 分为 M 组、O 组、N 组和 P 组四个组。其中,M 组可分为 10 个亚型,亚型间通过重组形成独特重组型毒株(URF),当独特重组型毒株广泛流行,则可形成流行重组型毒株(CRF)。O 组和 N 组由于目前序列数量较少,无亚型之分。HIV-2 目前至少分为 9 个组(详见第二篇第二章第一节)。

　　此外,HIV 的基因组中还含有 HIV 所特有的基因,包括两个调节基因反式激活因子基因(transactivator gene, tat)和病毒蛋白表达调节因子基因(regulator of expression of virion proteins, rev),以及附属基因负调节因子基因(negative regulatory factor gene, nef)、病毒颗粒感染因子基因(virion infectivity factor gene, vif)、病毒蛋白 R 基因(virion protein R gene, vpr)、HIV-1 病毒蛋白 U 基因(virion protein U gene, vpu)、病毒蛋白 X 基因(virion protein X gene, vpx)等。其中, vpu 为 HIV-1 所特有,而 vpx 为 HIV-2 所特有(图 1-2-2-1)。

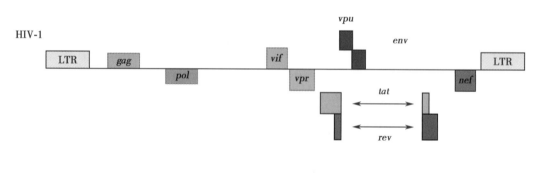

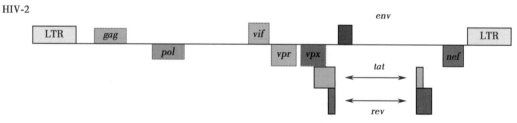

图 1-2-2-1　HIV 基因组结构示意

（粟　斌　蔚家琪）

第三节　HIV 编码的蛋白质

　　HIV 基因组包含 9 个可读框,共编码 16 种蛋白质,在 HIV 生命周期中发挥重要作用。其中,由结构基因 gag、pol 和 env 分别编码的前体蛋白质、病毒酶类和包膜糖蛋白构成了病毒颗粒和包膜蛋白等结构成分,并为 HIV 复制周期提供必要的酶功能;调节基因 tat 和 rev 编码调节蛋白质 Tat 和 Rev,发挥重要的基因调控功能；附属基因 *nef*、*vif*、*vpr*、*vpu/vpx* 编码附属蛋白 Nef、Vif、Vpr 或 Vpu/Vpx，辅助病毒颗粒的组装与成熟（表 1-2-3-1）。为实现高效的病毒复制，HIV 不同蛋白之间通过相互切割、抑制和激活等，在 HIV 生命周期的特定阶段发挥了重要作用。

表 1-2-3-1　HIV 基因编码的蛋白质及其功能

类型	基因	编码蛋白质名称	分子质量/kDa	功能	位置
结构蛋白质	*gag*	衣壳蛋白 CA（p24）	24	形成病毒核心的壳鞘；诱导 Gag 自组装	病毒核心壳鞘
		基质蛋白 MA（p17）	17	促进 Env 并入组装病毒颗粒；参与 Gag 等结构蛋白在细胞膜下集聚、装配以及出芽等过程	病毒包膜内
		核衣壳蛋白（p7）	7	促进 gRNA 二聚体成熟；募集 gRNA 到组装位点，参与 tRNA 启动、gRNA 包装；作为 RNA 分子伴侣参与逆转录过程	病毒核心内
		核衣壳蛋白（p6）	6	参与病毒组装，促进病毒粒子的芽生和释放；将 Vpr 蛋白定位至病毒组装位点，引导 Vpr 包装进入出芽病毒粒子	病毒包膜内
	pol	蛋白酶（PR）	10	介导 Gag 和 Gag-Pol 蛋白水解过程，促进病毒颗粒成熟	病毒包膜内
		逆转录酶（RT）	66/51	催化逆转录，具有 RNA 酶 H、DNA 聚合酶活性	病毒核心内
		整合酶（p32）	32	催化 HIV 双链线性 DNA 整合至宿主染色体 DNA 中	病毒核心内
	env	外膜糖蛋白（gp120）	120	与靶细胞表面的 CD4 和 CCR5 或 CXCR4 结合，决定病毒亲嗜性，是广谱中和抗体的结合靶位	病毒包膜表面
		跨膜糖蛋白（gp41）	41	介导病毒包膜与宿主细胞膜的融合	跨病毒包膜
调节蛋白质	*tat*	转录反式激活因子（Tat）	14	反式激活作用，与 TAR 结合，刺激 HIV RNA 的转录；与 P-TEFb 相互作用促进转录延伸；诱导部分淋巴细胞凋亡；抑制宿主固有免疫	细胞核内
	rev	病毒蛋白表达调节因子（Rev）	19	反式激活作用，与 RRE 结合，转运 HIV RNA 出核；增强病毒 mRNA 的翻译水平；负调控 HIV-1 整合	细胞核/细胞质
附属蛋白质	*nef*	负调节因子（Nef）	27	拮抗 SERINC5 等，增加病毒颗粒的感染性；促进 MHC 和 CD4 内吞，下调其表达；抑制受感染细胞凋亡	细胞质/细胞核/病毒核心内
	vif	病毒颗粒感染因子（Vif）	23	作为 RNA 分子伴侣，可调节 RNA 二聚化和 HIV-1 逆转录的早期步骤；拮抗 APOBEC3G，促进 HIV 的复制	细胞质
	vpr	病毒蛋白 R（Vpr）	15	反式激活 HIV LTR，增强病毒基因的表达；促进 PIC 入核；诱导细胞凋亡；阻滞细胞周期在 G_2 期；拮抗 HLTF、REAF 等因子，促进 HIV 的复制	细胞质/细胞核/病毒核心内
	vpu	病毒蛋白 U（Vpu）	16	在 HIV-1 和 SIV 中表达，拮抗 Tetherin，促进病毒颗粒组装及释放；介导 CD4 降解，阻止 CD4-Env 结构复合体在内质网中聚集，促进病毒感染；调节 DNA 修复防止重叠感染	细胞膜
	vpx	病毒蛋白 X（Vpx）	15	在 HIV-2 和 SIV 中表达，拮抗 SamHD1，促进病毒在淋巴细胞和巨噬细胞中增殖，促进病毒颗粒形成	细胞质/细胞核/病毒核心内

PIC. 整合前复合体。

HIV 基因表达具有显著的时间特点。根据是否依赖 Rev 蛋白进行 mRNA 胞质定位,将 HIV 编码的蛋白质分为早期和晚期表达蛋白,其中,Tat、Rev 和 Nef 为早期基因表达的产物;Gag、Pol、Env、Vif、Vpr 和 Vpu 为晚期基因表达的产物。

一、结构蛋白质

在 HIV 基因转录和翻译过程中,结构蛋白或酶类需要先合成前体蛋白,经病毒或细胞内蛋白酶剪切后成为成熟蛋白质,参与病毒颗粒组装。gag 基因编码核心蛋白前体 Gag(p55);pol 基因编码病毒复制所需的三种酶,蛋白酶(protease,PR)、逆转录酶(reverse transcriptase,RT)和整合酶(integrase,IN);env 基因编码 160kDa 的包膜糖蛋白前体 gp160,在病毒装配过程中可被宿主细胞蛋白酶剪切成 gp120 和 gp41。

1. **核心蛋白前体 Gag(p55)**　由 gag 基因编码,大小为 55kDa。在病毒蛋白酶的作用下,Gag 裂解产生四种成熟的结构蛋白,基质蛋白(MA,p17)、衣壳蛋白(CA,p24)、核衣壳蛋白(NC,p7)和 C 端 p6 Gag。Gag 的表达足以产生病毒样颗粒(virus-like particle,VLP)。

p17 位于 Gag 融合蛋白的 N 端,对 HIV 的 Gag 等结构蛋白在细胞膜下集聚、装配以及出芽等过程中起着关键作用。晶体学结构显示,出芽或成熟的病毒颗粒中,p17 为三聚体结构,其通过自身孔道等结构为 HIV Env 的 C 端尾部提供结合位点,并促进 Env 并入组装病毒颗粒。衣壳蛋白 p24 是包裹病毒核心衣壳的蛋白质,由 Gag 蛋白的中段被蛋白酶切割而来。在病毒颗粒组装和成熟之前,p24 通过蛋白 - 蛋白相互作用诱导 Gag 自组装,优先结合病毒基因组中的包装信号(ψ,psi)、Rev 应答元件(Rev response element,RRE)以及富含 GU 的 mRNA 序列。核衣壳蛋白 p7 和 p6,依次排列于 Gag 蛋白的 C 端。其中,p7 蛋白负责将病毒 RNA 基因组(gRNA)募集到组装位点,参与 gRNA 的选择性包装、病毒粒子的出芽释放等过程,并且在逆转录过程中起 RNA 分子伴侣作用。p6 蛋白可通过晚期结构域与宿主细胞内的内体分选转运复合体(endosomal sorting complex required for transport,ESCRT)相互作用,促进病毒粒子的出芽和释放。此外,HIV-1 p6 还可介导辅助蛋白 Vpr 与病毒粒子的结合,从而促进 Vpr 诱导的病毒复制。

2. **Gag-Pol 前体蛋白 p160**　由多聚酶基因 pol 表达。在成熟过程中,该前体蛋白被病毒蛋白酶剪切生成病毒复制所必需的 PR、RT 和 IN。由于 gag 和 pol 可读框之间存在部分重叠,在 Gag 翻译过程中,HIV-1 Pol 通过核糖体移码机制以 5%~10% 的频率被翻译为 Gag-Pol 融合蛋白。Gag-Pol 维持低表达水平对病毒组装至关重要,这与 PR 激活的时空调控导致的 Gag 裂解增强或过早发生有关。

蛋白酶 p10 在结构上嵌于 Gag-Pol 前体蛋白中。在病毒组装和出芽过程中,Gag-Pol 二聚化触发 PR 激活,随后以自催化方式将自身从前体蛋白中切割释放出来,介导 Gag 和 Gag-Pol 的蛋白水解过程,该过程对于病毒获得传染性非常重要。逆转录酶 p66/51,具有 RNA 酶 H、DNA 聚合酶活性。HIV 复制时,首先在 p51 N 端 DNA 聚合酶功能区的作用下,以 RNA 为模板合成互补的 DNA,表现出逆转录酶活性。RT/RT 相互作用也可通过促进 Gag-Pol 二聚化影响 PR 的激活,进而影响病毒颗粒的成熟。此外,在 p51 的协助下,p66 C 端 RNA 酶 H 功能区通过降解 RNA/DNA 双链中的 RNA 链,以单链 DNA 为模板,由 p66 亚单位合成互补 DNA 形成双链 DNA,表现出 DNA 聚合酶功能。整合酶 p32 可将逆转录后的双链 DNA 整合入宿主基因组。

3. **包膜糖蛋白前体**　gp160 由 env 编码,大小为 160kDa,在病毒组装过程中被宿主蛋白酶切割为病毒包膜表面的外膜糖蛋白 gp120 和镶嵌于病毒颗粒脂膜中的跨膜糖蛋白 gp41。其中,gp120 分子质量为 120kDa,gp41 分子质量为 41kDa。gp120 含有 5 个可变区(V1~V5)和 5 个保守区(C1~C5)。其中,V3 区是 HIV 广谱中和抗体结合的主要靶点之一。gp120 在病毒感染过程中可介导病毒与受体及辅助受体蛋白的结合,从而决定病毒的亲嗜性;而 gp41 介导病毒包膜与宿主细胞膜的融合。除可介导病毒进入宿主细胞外,最新研究发现,游离的 gp120 衍生的淀粉样多肽 GAPs 可形成淀粉纤维 GEVIs 并促进病毒的感染。

二、调节蛋白质

HIV 的调节蛋白质包括 Tat 蛋白和 Rev 蛋白,对 HIV 复制具有反式激活作用。

1. **Tat 蛋白**　转录反式激活因子,是 HIV 复制和基因表达所必需的一种早期调节蛋白。作为一种 RNA 结合蛋白,Tat 入核结合至新生 mRNA 的反式激活应答(trans-activation response,TAR)元件序列上,通过与正向转录延伸因子 b(positive transcription elongation factor b,P-TEFb)相互作用激活转录延伸和起始。同时,Tat 可显著上调 HIV LTR 的启动子活性,提高病毒基因转录效率,反式激活 HIV-1 基因表达。当 tat 基因突变时,子代病毒颗粒的产生受阻,因此,Tat 蛋白是启动 HIV 基因组转录所必需的病毒调节因子。目前认为,Tat 蛋白还具有多种其他生物学功能,包括诱导 CD4$^+$ T 淋巴细胞(即 CD4$^+$ T 细胞)等凋亡,通过促进巨噬细胞中干扰素 α、IL-10 等免疫抑制细胞因子的产生,抑制宿主固有免疫等。Tat 在 HIV-1 复制中所起的关键作用以及 Tat 结构的高度保守性使其成为抗艾滋病药物的重要靶点。

2. Rev 蛋白　HIV 蛋白表达调节因子,对 HIV 结构基因和酶基因的表达具有正向调控作用,而对调节基因具有负向调控作用。Rev 蛋白由两个外显子编码,包含两个功能结构域:①N 端的精氨酸富集区域,作为 Rev 的核定位信号介导蛋白的核定位功能,并通过与核内病毒 RNA 上 RRE 茎环发夹结构结合,介导 Rev 单体间的聚合;②疏水性亮氨酸富集区域,包含核输出信号,通过与染色体区域维持蛋白 1(chromosomal region maintenance 1,CRM-1)结合,介导 mRNA 出核。此外,在 HIV-1 复制过程中,Rev 蛋白还可提高病毒 mRNA 的翻译水平,促进病毒基因组核体化,以及负调控 HIV-1 整合,从而保护受感染细胞免于过早死亡。作为 HIV 复制过程中的一个反式激活因子,Rev 蛋白可促进 HIV 的基因转录由早期向晚期转变,即由调节蛋白基因的转录向结构蛋白基因的转录进行转变。

三、附属蛋白质

HIV 附属蛋白质 Nef、Vif、Vpr、Vpu 和 Vpx,通常分子质量小,对病毒复制不是必需的,但其对病毒在体内的免疫逃逸和传播起着复杂且重要的作用。

1. Nef 蛋白　大小为 7~32kDa,位于病毒颗粒的核心区域。早期研究认为,Nef 是 HIV 负调节因子。作为 HIV 早期表达的 Rev 非依赖性病毒基因产物,Nef 可通过抑制 HIV LTR 转录从而下调病毒的复制,但越来越多的证据提示,其除了负性调节作用外,Nef 还具有多重功能。具体包括:①下调细胞表面宿主限制性因子 SERINC5,以及少量 SERINC3,通过拮抗其抑制病毒与靶细胞膜融合的抗病毒能力,增加 HIV 的复制和病毒颗粒的感染性;②通过与囊泡外壳的物理相互作用,破坏包被囊泡通路,进而下调受感染细胞表面关键分子(如 CD4、MHC Ⅰ类分子和 T 细胞受体等)的表达;③抑制受感染细胞的凋亡。

2. Vif 蛋白　病毒颗粒感染因子,作为辅助蛋白发挥 RNA 分子伴侣作用,可调节 RNA 二聚化和 HIV-1 逆转录的早期步骤。具体机制为 Vif 蛋白可通过拮抗宿主限制因子(APOBEC3G)的抗病毒作用,促进 HIV 在细胞内复制。研究发现,HIV 感染长期不进展者(long term non-progressor,LTNP)存在突变或缺陷的 vif 序列;也有研究称,精英控制者(elite controller,EC)中 Vif 蛋白拮抗 APOBEC3G 的活性减弱,但序列中并未发现常见的 vif 突变。因此,Vif 功能减弱的基因型或表型变异与 HIV 感染疾病进展之间的关系仍不完全清楚。此外,Vif 蛋白还可通过"劫持"泛素连接酶复合物从而诱导 G_2/M 细胞周期阻滞。这种 Vif/PPP2R5 轴可增强 HIV-1 基因组的转录和翻译,进而促进病毒颗粒的产生。

3. Vpr 蛋白　通过与 Gag 前体蛋白 p55 作用,被组装在核衣壳中,是病毒在宿主体内复制所必需的蛋白质。Vpr 具有许多功能,包括激活 HIV LTR 转录、促进整合前复合体(pre-integration complex,PIC)入核、诱导细胞凋亡、阻滞细胞周期在 G_2 期等。近年的研究发现,Vpr 可通过抵消多种宿主抗病毒因子如解旋酶样转录因子(helicase-like transcription factor,HLTF)、与 RNA 相关的早期抗病毒因子(RNA-associated early-stage antiviral factor,REAF)、TET2 依赖的 IFITM3 以及 LAPTM5 等介导的抗病毒活性,进而促进 HIV 的复制。最新研究认为,巨噬细胞特异性宿主限制因子凝溶胶蛋白(gelsolin,GSN)通过抑制 HIV-1 Env 的表达降低病毒感染性,而 Vpr 可诱导 GSN 降解,从而抵消其抗病毒活性。

4. Vpu 蛋白　在病毒复制周期的后期阶段由双顺反子 RNA 表达,并且只存在于 HIV-1 和 SIV 中。Vpu 的主要功能是促进 Env 蛋白整合入新的病毒颗粒以及促进病毒从细胞膜上释放,对 HIV-1 的有效复制及病毒的装配和成熟必不可少。干扰素 α 诱导产生的宿主限制因子 Tetherin 可将 HIV 子代病毒"束缚"在细胞表面,阻止其释放进而限制 HIV 的细胞间传播,而 Vpu 则可通过拮抗 Tetherin 蛋白的作用促进病毒释放,是 HIV-1 完成跨种传播的重要毒力因子。此外,Vpu 还可通过调节 DNA 修复机制,促进已经被感染的细胞中核病毒互补 DNA 降解,从而防止重叠感染。HIV-2 无 vpu 基因,取而代之的是 vpx 基因。

Vpx 可拮抗宿主限制因子 SAMHD1 蛋白对 HIV-2 感染的抑制作用,从而促进 HIV-2 在淋巴细胞和巨噬细胞中增殖。

(闫红霞　蔚家琪)

第四节　HIV 的复制周期

HIV 从与受体结合进入宿主细胞,到合成并释放完整的子代病毒的过程被称为 HIV 的复制周期,也称 HIV 生命周期。该过程主要包括病毒与靶细胞受体和辅助受体结合,病毒包膜与细胞膜融合,病毒核心进入细胞质,病毒 RNA 逆转录,病毒 DNA 进入细胞核整合至宿主 DNA,病毒 RNA 转录和出核,病毒蛋白翻译,以及病毒颗粒的装配、出芽和成熟等过程。本节以"吸附、膜融合与穿入,逆转录、入核与整合,转录与翻译,装配、出芽与成熟"四个阶段进行介绍(图 1-2-4-1)。

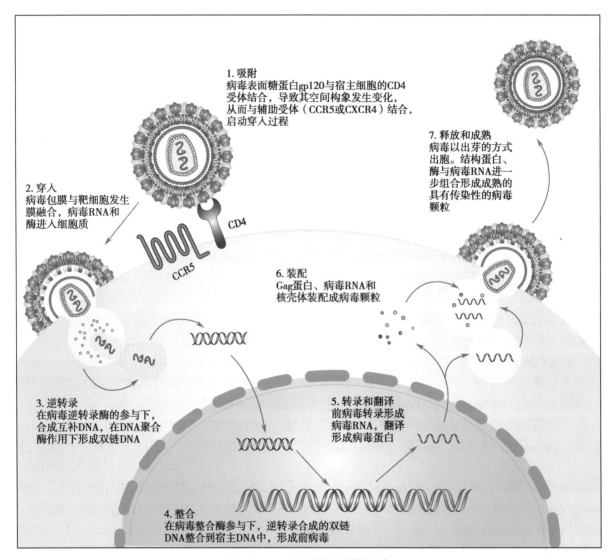

图 1-2-4-1　HIV 的复制周期示意

一、吸附、膜融合与穿入

HIV 的生命周期始于病毒颗粒通过包膜糖蛋白选择性地与靶细胞表面的受体和辅助受体结合。这一阶段首先由病毒表面的外膜糖蛋白 gp120 通过特定的结合域与靶细胞表面的受体 CD4 结合。CD4 分子包含 D1~D4 4 个胞外结构域,主要表达于 T 淋巴细胞(T 细胞)表面,也可在单核巨噬细胞和树突状细胞表面表达。

病毒外膜 gp120 分子与 CD4 受体结合后发生构象改变，暴露出隐藏的 gp41，进一步诱导 gp120 与 CCR5 或 CXCR4 等辅助受体结合。gp41 通过氨基酸卷曲结构的构象改变使其内部的两个七肽重复区域 NHR 和 CHR 暴露形成六聚螺旋束（6-helix bundle，6-HB）结构，从而将病毒包膜与细胞膜拉近，引发二者融合并形成融合孔，实现 HIV 的遗传物质及相关酶进入靶细胞这一过程。

CCR5 和 CXCR4 在 T 细胞、巨噬细胞和树突状细胞表面均有表达，但在不同细胞表面的表达存在差异。其中，初始 T 细胞高表达 CXCR4，而记忆 T 细胞、巨噬细胞和树突状细胞高表达 CCR5。在 HIV 感染的早期阶段，病毒常利用 CCR5 作为辅助受体感染宿主细胞；而在疾病的晚期阶段，HIV 常利用 CXCR4 作为辅助受体进入宿主细胞。根据 HIV 对辅助受体的利用特征，HIV 被分为 X4、R5 和 R5X4 嗜性毒株。X4 嗜性毒株通常利用 CXCR4 受体，R5 嗜性毒株通常利用 CCR5 受体，而 R5X4 嗜性毒株则可同时利用 CCR5 和 CXCR4 两种辅助受体。

HIV 还可通过内吞途径进入靶细胞内。通过该途径，HIV 以小囊泡的形式被靶细胞吞噬并将蛋白质和核酸传送至细胞核。这一过程需要 VOR 蛋白复合物的参与，该复合物由囊泡关联膜蛋白相关蛋白 A（vesicle-associated membrane protein-associated protein，VAP-A）、氧化固醇结合蛋白相关蛋白 -3（oxysterol-binding protein-related protein-3，ORP3）和 Ras 相关蛋白 -7（Ras-associated protein 7，Rab7）组成。

HIV 也可通过细胞 - 细胞融合（cell-cell fusion）或细胞之间的免疫突触介导的细胞间传播（cell to cell transmission）方式，实现由感染细胞到未感染细胞之间的传播。这种方式的传播效率更高，在 HIV 感染者体内更占优势，也是造成 CD4$^+$ T 细胞大量凋亡的主要原因之一。

树突状细胞表面表达的 C 型凝集素受体（如 DC-SIGN）也可通过与 gp120 高亲和力的特异性结合，将 HIV 限制在树突状细胞内而逃避免疫监视，在合适的时机再将 HIV 传递给 CD4$^+$ T 细胞，从而提高感染效率。

二、逆转录、入核与整合

膜融合后，病毒核心脱壳进入宿主细胞质，释放病毒 RNA 并开始通过逆转录进行病毒 DNA 的合成。

关于病毒核心何时或如何发生脱壳，目前学术界有四种不同的假说：第一种认为病毒的核衣壳在与细胞膜融合时立刻发生脱壳，直接将与逆转录、整合相关组件注入细胞；第二种认为病毒核心向细胞核转移的过程中发生了脱壳；第三种认为病毒核心被转运到细胞核附近后，在核孔旁通过一些辅助因子的协助发生了脱壳；第四种认为病毒核衣壳以一个整体通过核孔进入宿主细胞的细胞核之后发生脱壳，并利用细胞核内的原料进行逆转录。

近期的研究发现，越来越多的证据支持第四种假说，即完整的衣壳能够绕过细胞核保护机制直接进入细胞核。在该过程中，HIV 的病毒衣壳可以充当核转运蛋白的角色并对 HIV 基因组起到保护作用，直接突破细胞核屏障和病毒防御系统，穿过核孔进入细胞核，在逆转录成 DNA 后整合到宿主的遗传物质。上述四种脱壳机制可能在 HIV 感染的不同阶段或不同细胞中同时存在，本文重点介绍学术界目前广泛认可的第一种经典机制。

HIV 的逆转录过程首先以病毒自身 RNA 为模板，在逆转录酶的作用下，合成一条负链 DNA。在 RNA 酶 H 将 RNA 降解后，再以新合成的负链 DNA 为模板，在 DNA 聚合酶的作用下，合成一条正链 DNA，从而形成完整的双链线性 DNA。

双链线性 DNA 在细胞质合成完成后，需要移动到细胞核内整合入宿主 DNA。逆转录产生的 DNA 与其他病毒蛋白，包括磷酸化的 MA 蛋白、整合酶、Vpr 蛋白和其他胞内蛋白组装成 PIC，穿过核孔进入细胞核。在病毒的核转位过程中，磷酸化的 MA 蛋白（p17）、病毒的衣壳蛋白 CA（p24）、病毒 DNA 上的"翻卷"结构、HIV 的整合酶以及 Vpr 蛋白都起到了不可或缺的作用。Vpr 蛋白是第一个被证明参与 PIC 与核孔复合体（nuclear pore complex，NPC）对接并与核孔蛋白（nucleoporin，NUP）结合的病毒蛋白质之一，该蛋白可以将细胞周期阻滞在 G_2/M 期，还可以在细胞质和细胞核之间移动，或许与病毒 DNA 的运输有关。作为 PIC 的重要组成部分，基质蛋白所具有的核定位信号在非分裂细胞的核输入过程中起作用。

与一般的 C 型逆转录病毒不同,HIV 可感染处于分裂静止期的细胞。这是由于 HIV 具有以下两个显著特点:一方面,HIV 逆转录酶可利用静止期细胞内极低的 dNTP 浓度进行缓慢的 DNA 合成;另一方面,HIV 的 PIC 可穿过静止期细胞核膜上的核孔进入宿主细胞的细胞核。但是,静止期细胞内合成的逆转录 DNA 并不稳定,除非细胞短期内被激活,否则很难被整合到宿主细胞的基因组中。目前,已鉴定出多种宿主限制因子在 HIV 逆转录过程中发挥重要作用,如 TRIM5α 可在病毒脱壳阶段发挥作用,SAMHD1 和 APOBEC3 可在逆转录阶段发挥作用,MxB 可在整合阶段发挥作用等,但与此同时,HIV 自身也通过不断变异而进化出逃逸机制以对抗这些限制因子的抗病毒作用。

逆转录合成的 DNA 进入细胞核后,在病毒整合酶的作用下,双链 DNA 3′ 末端的核苷酸在被切割后可产生两个黏性末端,从而促进其整合到宿主的基因组中。整合过程优先发生在具有高基因密度和转录活性的基因组区域,而整合位点的选择可受到多种因素的影响,包括 PIC 与宿主蛋白之间的相互作用、核进入途径、染色质可及性以及局部核环境等。这种整合至宿主 DNA 中的病毒 DNA 被称为前病毒(provirus)。目前认为发生 DNA 整合的部位较为随机,通常发生在转录比较活跃的区段。

三、转录与翻译

前病毒在潜伏若干年后可在某些因素下被活化,从而进行自身的转录与翻译。HIV 的转录受到宿主细胞 RNA 聚合酶(RNA polymerase, RNA Pol)的转录调节,并由 5′LTR 驱动。5′LTR 的 U3 区包含各种增强子和启动子,也是多种宿主细胞转录因子的结合位点,如 NF-κB 等。在转录初始阶段,P-TEFb 被 NF-κB、超级延伸复合物(super elongation complex, SEC)和 Tat 招募至 RNA Pol Ⅱ。这一过程需要 TAR 的参与,三者结合形成 Tat/P-TEFb/TAR RNA 复合体。P-TEFb 中的细胞周期蛋白依赖性激酶 9(cyclin-dependent kinases 9, CDK9)能够促进 RNA Pol Ⅱ 磷酸化,从而诱导转录延长。

转录形成的 RNA 有两种结局,一种是经过修饰后形成子代病毒 RNA;另一种是经过修饰后形成 mRNA,在细胞内进行翻译并进行一系列磷酸化、糖基化、酰基化等修饰和剪接后,合成子代病毒的结构蛋白(Gag、Gag-Pol、Env 前体蛋白)和非结构蛋白。这些病毒蛋白经过内质网核糖体的糖化和加工,在蛋白酶作用下裂解,最后产生子代病毒的蛋白质和酶类。

翻译过程主要由 Rev 蛋白与 RRE 结合来发挥调节作用。在翻译早期 Rev 浓度较低时,病毒 mRNA 会被剪接成编码早期蛋白质的 mRNA 片段,如 Tat、Rev 和 Nef 等;当 Rev 蛋白达到一定浓度后,Rev 蛋白与 RRE 相结合,促使未剪接的 mRNA 进入细胞质进行翻译,合成 Gag、Pol、Env、Vpr、Vpu、Vpx 等蛋白质。

四、装配、出芽与成熟

转录形成的子代病毒基因组 RNA 转移至细胞膜内面后进行包装。病毒子代基因组 RNA 的 5′ 末端存在一个特异性序列,其作为包装信号可以被 Gag 蛋白识别并进行特异性结合,形成病毒核心并被包装进入病毒颗粒。此过程中,包膜蛋白前体 gp160 可被蛋白酶切割成为 gp120 和 gp41,在细胞膜处与 Gag 结合而镶嵌于正在出芽的病毒颗粒上。

在出芽的过程中,部分融合蛋白如 Gag-Pol 会形成二聚体产生蛋白酶活性,通过识别特殊位点,将 Gag 蛋白切割形成 p6、p7、p17、p24 等结构蛋白,将多聚酶 Pol 蛋白切割形成蛋白酶(PR)、逆转录酶(RT)和整合酶(IN)等子代病毒复制所需的酶。这些结构蛋白、酶与 RNA 进一步组合,形成成熟的病毒颗粒并获得传染性。

(栗　斌　李　双)

第五节　HIV 编码的病毒蛋白与宿主之间的相互作用

HIV 能够破坏人的免疫系统引发机会性感染或恶性肿瘤,是艾滋病的主要病原体,一旦感染宿主,它和相关的灵长类慢病毒一样,都具有高效的复制能力。HIV 感染会诱发宿主免疫反应,激活干扰素信号通路,并经历宿主限制因子的抗病毒作用,如可由干扰素诱导产生的天然宿主限制因子 APOBEC3、

SAMHD1 等作为宿主抵抗病毒病原体的第一道防线的组成部分，在 HIV 复制周期的各个环节起到抑制 HIV 复制的作用。HIV 为了能够在靶细胞中有效复制，一方面通常依赖宿主机器如各种合成酶系统、细胞运输系统等进行复制，另一方面通过其编码的病毒蛋白，利用宿主因子，通过经典的拮抗宿主限制因子的抗病毒作用机制（图 1-2-5-1）及其他作用途径，实现逃逸。本章节重点阐述 HIV 结构蛋白（Gag、Env）、调节蛋白（Tat）、附属蛋白（Vif、Vpr、Vpu、Nef）与宿主因子之间的相互作用关系，更好地了解宿主细胞免疫防御及病毒克服防御机制的对策。

一、HIV 结构蛋白与宿主因子之间的相互作用

（一）Env 蛋白与宿主因子的相互作用

1. Env 蛋白结合宿主因子促进病毒入侵过程　Env 蛋白与细胞表面 CD4 分子结合，触发三聚体构象中 gp120 构象变化，进而促进 Env gp41 亚基的构象变化，推动 gp41 亚基插入细胞膜，以此促进病毒与宿主膜融合过程。研究人员现已使用冷冻电子断层扫描技术监测到 Env 能通过与 1 个、2 个 CD4 分子结合促使 Env 进入开放状态。一旦病毒包膜与细胞膜融合，三聚体形式的 Env 以非依赖或依赖网格蛋白和转录因子 AP-2 介导的内吞途径进入细胞，在细胞中的 Env 可由内体循环系统运输回细胞膜，促进子代病毒颗粒的组装或被溶酶体降解。Env 在细胞内再循环至细胞膜的过程具有细胞依赖性，如在永生化的 T 细胞系中，Env 可进入运输适配器 FIP1C（Rab11 家族相互作用蛋白 1C）与 Rab14 形成的细胞内体循环系统，促进 Env 再循环到细胞膜的病毒出芽位点进行病毒组装，但 Env 的细胞质尾（cytoplasmic tai, CT）（WE790-791 及 WW796-797）的部分缺失或突变将使其脱离细胞内体循环系统，降低子代病毒组装效率。但在原代 CD4⁺ T 细胞中，Env 的再循环过程并不依赖 FIP1C 与 Rab14 运输复合物，尚不清楚其再循环运输机制。另外，Env 可通过自噬途径诱导 CD4⁺ T 细胞中过氧化氢酶体相关蛋白 CAT 和 FXC14 降解，产生活性氧和氧化应激反应促进 T 细胞凋亡过程，这与 HIV 感染机体后会引起 CD4⁺ T 细胞耗竭这一临床症状具有一致性。

2. 宿主限制因子调控 Env 蛋白抑制病毒入侵及组装过程　在病毒组装形成子代病毒的过程中，一些宿主跨膜蛋白也会随之进入病毒颗粒，靶向调控 Env 蛋白，抑制病毒侵染细胞，包括干扰素诱导的跨膜蛋白（IFITM）、P 选择素糖蛋白配体 -1（PSGL-1）、CD43 和 SERs 等。

IFITM 蛋白是一种小的跨膜蛋白，由跨膜结构域、疏水膜内相关结构域和高度保守的细胞结构域组成，其中 IFITM1、2、3 抑制 HIV-1 感染。早期研究表明，这些 IFITM 蛋白可调节靶细胞膜的流动性或刚性，从而抑制病毒与细胞膜的融合。IFITM 蛋白除了在靶细胞中发挥作用外，产病毒细胞中的 IFITM 蛋白也通过被包装进入病毒颗粒或抑制 Env 加工，减弱病毒与细胞膜融合。IFITM3 直接或间接地影响病毒颗粒表面的 Env 构象，阻碍病毒的感染过程。

PSGL-1 是黏蛋白样 I 型跨膜糖蛋白，CD43 是载唾液酸蛋白 I 型跨膜糖蛋白，可参与调控细胞的黏结和滚动，促进细胞向炎症组织迁移。已知 PSGL-1 和 CD43 也可通过其胞外结构域阻止细胞间相互作用。PSGL-1 和 CD43 与产病毒细胞的细胞膜上 HIV-1 结构蛋白 Gag 结合，并被包裹到新生病毒颗粒中，降低子代病毒颗粒的感染性。无论介导病毒与靶细胞结合的分子如何，PSGL-1 和 CD43 能有效抑制病毒附着到靶细胞的过程，且 PSGL-1 发挥作用需要完整的胞外结构域。由于其胞外结构域比介导 HIV-1 与细胞结合的受体和配体对的总长度长，使得病毒颗粒结合的 PSGL-1 和 CD43 产生了一个物理屏障，从空间上阻止 HIV 与靶细胞结合或将其融合肽插入靶细胞膜，同时 PSGL-1 胞外结构域的高度 O-糖基化修饰从空间上阻碍病毒颗粒与细胞膜的结合。另外 PSGL-1 也被证实能够与 Env 亚基 gp41 结合，抑制 Env 组装进子代病毒颗粒中，进一步抑制病毒组装过程。

Env 与宿主膜蛋白之间的相互作用关系，体现了其调控病毒入侵和组装的重要性。尽管与 HIV 逆转录酶或蛋白酶等病毒蛋白相比，Env 具有更大的多样性，但 Env 促进融合的构象变化过程暴露了一些高度保守、功能关键的区域，可为开发广泛有效的融合抑制剂提供有吸引力的靶点。此外，融合抑制剂或疫苗不需要穿过细胞膜即可到达病毒表面靶点 Env，能更有效地发挥抗病毒活性。Env 没有明显的细胞同源物，它更可能是具有高特异性且副作用最小的抑制剂靶标。因此，靶向 Env 的竞争性多肽抑制剂或疫苗

研发成为领域内重要的研究方向。

（二）结构蛋白 Gag 与宿主的相互作用

HIV-1 的 Gag 蛋白在宿主细胞的细胞质溶胶中被翻译生成，大小为 55kDa，该蛋白由多个结构域组成，并在病毒出芽阶段被切割成独立的蛋白质。这些切割后的 Gag 蛋白能够召集宿主因子、病毒蛋白和RNA，共同完成新病毒颗粒的组装过程（图 1-2-5-1）。

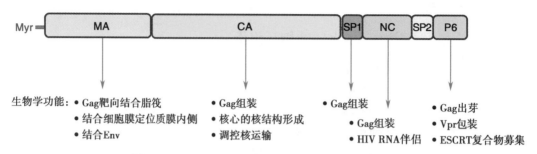

图 1-2-5-1　HIV Gag 蛋白结构域及其生物学调控功能

在组装过程中，宿主因子 N-甲基转移酶促使 Gag 蛋白的 MA 结构域发生肉豆蔻酰化修饰，这一过程通过肉豆蔻酸与 MA 的 N-末端结构域形成共价键来实现。随后，肉豆蔻酰化的 MA 与磷脂酰肌醇 -4,5- 二磷酸（PIP2）及细胞膜上的特定磷脂特异性结合，不仅增强了 MA 与细胞膜的亲和力，还使得 Gag 能够更准确地导向膜内，并促进病毒包膜蛋白 Env 正确整合到出芽的病毒颗粒中。此外，MA 还能募集宿主细胞内的 tRNAs，这些 tRNAs 调控 Gag 定位，促进病毒复制过程。Gag 中的 CA 结构域则参与调控逆转录过程，它通过调控细胞转运蛋白和核孔成分促进病毒预整合复合物进入细胞核。CA 的 C 末端结构域还负责将 Gag 蛋白聚合形成六聚体。

在 HIV-1 的复制周期中，NC 结构域作为核酸伴侣在多个步骤中发挥作用。它的正电荷特征和两个锌指基序使其能够与病毒基因组 RNA 相互作用，从而推动病毒基因组进入病毒颗粒进行组装。p6 参与细胞膜和肌动蛋白细胞骨架重塑的宿主调控因子 PACSIN2，促进 Gag 与肌动蛋白细胞骨架结合以增强HIV-1 的细胞间传播能力，同时募集运输所需的复合物以促进病毒出芽和最终释放。另外，p6 还可以通过募集辅助蛋白 Vpr 并结合，使 Vpr 进入正在装配的病毒衣壳。

HIV-1 的组装是一个动态的、RNA 依赖的过程，主要分为两个阶段。首先，Gag 蛋白聚集成六聚体，进一步装配成非成熟状态的六角形栅格结构。随后，当 Gag 被酶切之后启动成熟过程时，非成熟栅格结构解聚，释放出的 CA 结构域重新装配为成熟状态的圆锥样衣壳。在这个过程中，IP6 与 Gag 蛋白的 MA和 NC 结构域相互作用，促进了 CA 六聚体的形成，并最终稳定了病毒衣壳结构。每个 HIV-1 病毒颗粒都包含超过 300 个 IP6 分子，这些分子在病毒的生命周期中发挥着关键的多重作用。

二、病毒调节蛋白 Tat、HIV LTR 与宿主因子的相互作用

Tat 蛋白是 HIV 转录的关键调节者，其 N 末端富含半胱氨酸的结构域对二聚化、蛋白稳定性、金属离子结合以及 HIV 基因组 DNA 的转录至关重要。HIV LTR 上的特定序列与 NF-κB 等转录因子结合，启动病毒基因表达，而 HIV 在整个复制过程中精细调节 NF-κB 活性以对抗其抗病毒作用。

HIV LTR 上具有与 NF-κB 及其他转录调控元件 Sp1、C/EBPβ 结合的区域，LTR 与 NF-κB 等信号通路因子结合可有效启动 HIV 基因表达。HIV 在其整个复制周期中紧密调节 NF-κB 活性，以应对该信号通路引起的抗病毒复制作用。Tat 可以与 HIV LTR 上的 TAR 结合促进 HIV 转录过程。在病毒进入细胞后，首先在 RNA 聚合酶Ⅱ（pol Ⅱ）的作用下产生短转录本，该短转录本被转移到细胞质中并被翻译成 Tat 和 Rev蛋白，新翻译的 Tat 进入细胞核，通过结合由 CDK9、Cyclin-T1 组成的 P-TEFb 复合物激活 RNA pol Ⅱ驱动的转录延伸。Tat-P-TEFb 复合体能有效刺激病毒基因表达。虽然 Tat 本身能够利用宿主细胞蛋白达到促进病毒转录的作用，但其蛋白翻译后修饰作用进一步促进其参与 HIV 基因转录激活的过程。

催化组蛋白和其他细胞蛋白关键赖氨酸残基乙酰化和脱乙酰化的酶可调控基因转录。核小体组蛋

白内赖氨酸乙酰化促进染色质结构松弛,有助于 HIV LTR 转录激活。许多转录共激活因子,如 GCN5、p300、p300/CBP 相关因子(PCAF)和类固醇受体共激活因子 -1(SRC-1)具有内在的组蛋白乙酰转移酶活性,HIV Tat 在多个赖氨酸残基上的乙酰化修饰作用有助于其招募上述转录共激活因子,增强 HIV LTR 的转录。针对 HIV LTR/Tat 的转录激活策略已成为抗病毒研究热点(图 1-2-5-2):发现了干扰素诱导因子 IFI16 通过竞争性结合 HIV LTR 上的 Sp1,抑制病毒复制;通过直接识别病毒衣壳蛋白从而抑制 HIV 逆转录过程的 TRIM5α 也被揭示还可以招募脱乙酰酶抑制 HIV LTR 转录活性;长链非编码 RNA(Lnc RNA)uc002yug.2 能够通过诱导 RUNX1 pre-mRNA 的可变剪接和病毒蛋白 Tat 的表达来调控 HIV LTR 的活性,并激活潜伏的 HIV;长链非编码 NKILA 等因子通过抑制 NF-κB 信号,下调 HIV LTR 转录激活途径,抑制病毒复制和潜伏的 HIV 激活;近期研究(未发表数据)揭示了 RPLP1 是抑制 HIV-1 复制及维持病毒潜伏的新因子,HIV 感染会导致 RPLP1 入核,入核后的 RPLP1 通过竞争性结合 HIV-1 LTR 上的 C/EBPβ 结合位点,阻碍转录因子 C/EBPβ 与 LTR 的相互作用,抑制 B 亚型 HIV-1 的转录,而转录过程不依赖 C/EBPβ 的 HIV-1 其他亚型则不受 RPLP1 的调控。

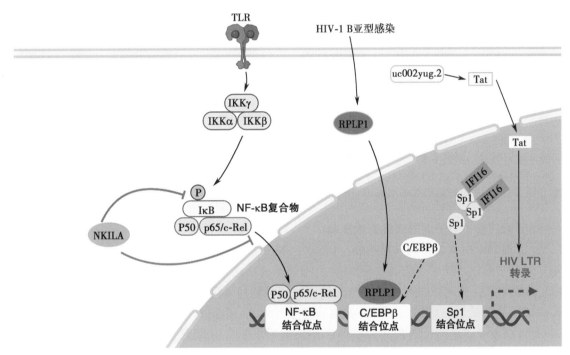

图 1-2-5-2　宿主因子 IFI16、RPLP1、LncRNA uc002yug.2 和 NKILA 调控 HIV LTR 转录激活的作用机制
HIV LTR 具有转录激活因子的结合位点如 NF-κB、C/EBPβ、Sp1 等,能够募集相应宿主因子激活 HIV 的转录过程。IFI16 能够竞争性结合 Sp1,抑制由 Sp1 诱导的 HIV 转录激活;感染 HIV-1 B 亚型病毒后,宿主限制因子 RPLP1 入核,能够直接结合并占据 HIV LTR 上的 C/EBPβ 结合位点,阻断 C/EBPβ 诱导的转录激活过程,达到抗病毒作用;uc002yug.2 能够促进 Tat 蛋白的表达,激活 LTR 的转录;NKILA 能够抑制 IκB 的磷酸化及 NF-κB 复合物形成,进而抑制 NF-κB 依赖的 HIV LTR 转录激活。

许多研究人员已经尝试了各种筛选策略来识别能够破坏 Tat-LTR 相互作用的化学分子,仍没有成功地识别出可以开发成潜在药物的先导化合物,基于靶向 HIV Tat 及其蛋白翻译后修饰的分子相互作用有望在今后的研究中作为新的靶点。

三、HIV 附属蛋白与宿主因子之间的相互作用

HIV 附属蛋白通过多种途径促进病毒的复制,其中 Vif、Vpu、Vpr/Vpx 均能通过招募细胞因子形成泛素连接酶,靶向降解宿主限制因子这一经典作用途径,促进病毒复制(图 1-2-5-3),此外还具有其他多效性调控作用机制。

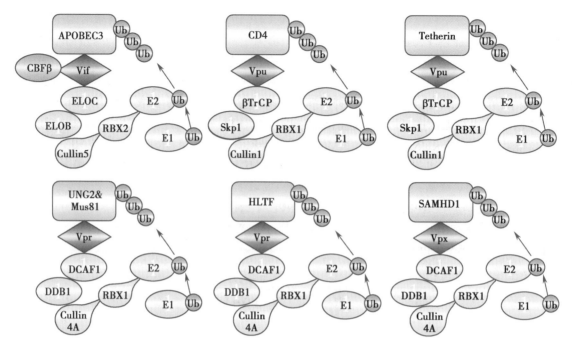

图 1-2-5-3　HIV/SIV 附属蛋白促进病毒复制的经典作用机制

Vif、Vpu、Vpr 和 Vpx 均能招募宿主因子形成 E3 泛素连接酶复合物，抵抗宿主蛋白的调控作用和/或诱导宿主限制因子的多泛素化降解。Vif"劫持"Cullin5、ELOB/C、CBFβ、RBX2 形成 E3 泛素连接酶，靶向诱导宿主限制因子 APOBEC3 泛素化降解；Vpr"劫持"DCAF1、Cullin4A、DDB1、RBX1 形成 E3 泛素连接酶复合物，靶向诱导宿主蛋白 HLTF、Mus81 等泛素化降解；Vpx"劫持"DCAF1、Cullin4A、DDB1、RBX1 形成 E3 泛素连接酶复合物，靶向诱导宿主蛋白 SAMHD1 泛素化降解；Vpu"劫持"Skp1、Cullin1、βTrCP、RBX1 形成 E3 泛素连接酶复合物，靶向诱导宿主蛋白 CD4、Tetherin 泛素化降解。

（一）Vif 调控宿主因子促进病毒有效复制

1. Vif 促进 HIV 复制的经典作用机制　1987 年，Klaus Strebel 和 Amanda G. Fisher 团队揭示了 Vif 蛋白在 HIV 复制中的核心作用。他们发现，HIV 并非能够成功感染所有细胞，因此将细胞分为两类：允许细胞和非允许细胞。在非允许细胞中，缺失 Vif 的 HIV 感染性显著降低；而在允许细胞中（如 SupT1 或 293T 细胞系），即使病毒缺乏 vif 基因，也能感染并产生子代病毒，但这些子代病毒无法感染非允许细胞。随后，在非允许细胞中鉴定出了脂蛋白 B mRNA 编辑酶催化多肽 3（简称 A3），它是阻止 Vif 缺失病毒复制的关键因子。

2003 年，于晓方团队进一步揭示了 HIV-1 Vif 的作用机制。Vif 能够"劫持"宿主细胞内的特定蛋白（如 ELOB、ELOC、Cullin5 和 RBX1），诱导形成 E3 泛素连接酶，从而降解 A3G（APOBEC3G）这一重要的宿主限制因子。通过这种方式，Vif 有效抑制了 A3G 的抗病毒功能。随着研究的深入，2012 年张文艳等人及 Nevan J. Krogan 团队发现转录调控因子 CBFβ 在 Vif 诱导 A3G 泛素化降解过程中扮演了新角色。CBFβ 与 Vif 的直接结合稳定了 Vif-Cul5-ELOB/C 复合物的形成，对 A3G 的泛素化和抑制至关重要。同时，RBX2 和 RBX1 也在调控 Vif-Cul5 复合物的功能上发挥了作用，但 RBX2 的调控效果更为显著。至此，HIV-1 Vif 蛋白促进病毒复制的经典作用机制得以明确：Vif 通过"劫持"宿主细胞内的特定蛋白，形成 E3 泛素连接酶复合物，对 APOBEC3 蛋白进行泛素化修饰，导致其降解失活。

灵长类动物表达的 A3 家族蛋白在抗病毒方面发挥着重要作用。它们通过自身的胞嘧啶脱氨酶活性在 HIV 逆转录过程中导致碱基 G 突变成 A，进而抑制病毒复制。此外，A3 蛋白包装进入子代病毒颗粒是抗病毒的另一机制，其与宿主内 7SL RNA 的特异性结合是抗病毒作用的必要条件。

HIV Vif 蛋白通过其独特的机制逃逸宿主免疫，这一发现不仅深化了我们对 HIV 复制机制的理解，也推动了对其他种属逆转录病毒如 SIV、猫免疫缺陷病毒（feline immunodeficiency virus, FIV）、牛免疫缺陷病毒（bovine immunodeficiency virus, BIV）、杰迈布兰病病毒（Jembrana disease virus, JDV）、山羊关节炎脑炎病毒(caprine arthritis encephalitis virus，CAEV)等的附属蛋白 Vif 的作用机制的研究。这些逆转录病毒的 Vif 蛋白均通过结合宿主内的 ELOB/C，再"劫持"Cullin 因子(Cul2 或 Cul5)，形成 E3 泛素连接酶复合物，进而对其相应宿主的 A3 蛋白进行泛素化降解。尽管逆转录病毒 Vif 蛋白的作用机制在促进病毒复制方面表现出一定的相通性，但 HIV、SIV、BIV、FIV 等病毒的附属蛋白 Vif 的作用机制又各具特色。例如，SIV Vif 与 HIV Vif 类似，通过"劫持"Cul5 形成 E3 泛素连接酶复合物降解宿主 A3 蛋白，但这一过程依赖于宿主内转录调控因子 CBFβ 的稳定作用；而 FIV Vif 虽也形成 E3 复合物降解宿主的 A3 蛋白，却无需 CBFβ 的参与；BIV Vif 和 JDV Vif 则通过"劫持"Cul2 实现其功能；FIV Vif 和 CAEV Vif 在形成 E3 复合物时，CYPA 在 CAEV Vif-Cul5 复合物中扮演了类似 CBFβ 的角色，但 FIV Vif 与 Cul5 结合的稳定机制尚未明确(图 1-2-5-4)。

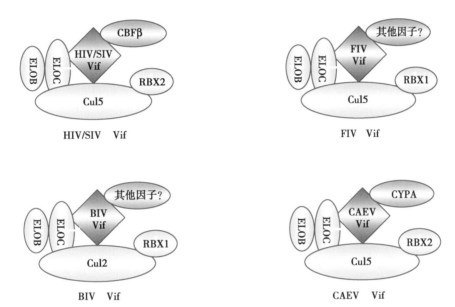

图 1-2-5-4　不同逆转录病毒的 Vif 蛋白募集细胞因子形成 E3 泛素连接酶复合物

HIV/SIV Vif"劫持"Cul5、ELOB、ELOC 及 RBX2 等因子形成 E3 泛素连接酶复合物，此过程需要 CBFβ 因子；FIV Vif"劫持"Cul5、ELOB、ELOC 及 RBX1 等因子形成 E3 泛素连接酶复合物，BIV Vif"劫持"Cul2、ELOB、ELOC 及 RBX1 等因子形成 E3 泛素连接酶复合物，二者不需要 CBFβ 因子参与稳定其复合物的形成，可能存在与其功能类似的宿主因子；CAEV Vif"劫持"Cul5、ELOB、ELOC 及 RBX2 等因子形成 E3 泛素连接酶复合物，CYPA 发挥类似 CBFβ 的功能稳定 Vif 复合物的形成。

　　APOBEC 家族蛋白与 Vif 的相互作用对病毒复制调控的重要性，一方面，推动了开展以 APOBEC 家族蛋白的广谱抗病毒作用机制的研究，如其他逆转录病毒、RNA 病毒 EVD68、DNA 病毒人类乳头瘤病毒(human papillomavirus，HPV)和乙型肝炎病毒(hepatitis B virus，HBV)等，发现了其依赖酶活性或不依赖酶活性的抗病毒作用机制。另一方面，不同逆转录病毒 Vif"劫持"宿主因子对 APOBEC 家族蛋白调控的作用关系，推进了靶向 Vif-APOBEC 结合界面的小分子抑制剂如 VEC-5、RN18 的开发，为抗病毒药物的开发提供了新的思路。

　　2. Vif 蛋白促进 HIV 复制的其他调控作用机制　本章第三节已经提到，Vif 蛋白可通过"劫持"泛素连接酶复合物，诱导 G_2/M 细胞周期阻滞。具体过程是 Vif 通过"劫持"宿主因子形成 Vif-Cul5-E3，靶向结合并降解蛋白磷酸酶 2A(PP2A)调节因子 PPP2R5 家族的多个成员，诱导细胞 G_2 周期阻滞，并抵消被 PP2A 抑制的 IL-2 产生能力，促进 IL-2 的产生，导致 T 细胞活化，同时 Vif 还可以靶向调控 STING 免疫信号通路的激活，抑制宿主的抗病毒反应，为病毒复制提供更宽松的环境。这种诱导细胞周期阻滞的生物学功能是多种病毒病原体如猴空泡病毒 40(simian vacuolating virus 40，SV40)、人类嗜 T 淋巴细胞病毒-1(human T-cell lymphotropic virus-1，HTLV-1)、腺病毒和埃博拉病毒等用来创造有利于病毒复制环境的一种保守机制,HIV 可依靠 Vif 及 Vpr 诱导细胞 G_2 周期阻滞,促进病毒复制,然而尚不明确 Vif 和 Vpr 在诱导细胞周期阻滞的调控中是否具有协同作用和/或提供代偿功能。

Vif 还可以调控 A3 mRNA 水平,下调 A3 蛋白表达,进一步抵消 A3 的抗病毒作用。在维持正常的生命活动中,CBFβ 作为 RUNX 蛋白的天然结合体,维持细胞因子 mRNA 翻译水平,包括维持 A3 mRNA、IL-2 mRNA 的翻译水平,因此在 HIV 感染过程中,Vif 与 RUNX 蛋白竞争性结合并"劫持"CBFβ 后,不但可以诱导 A3 蛋白降解,而且会通过 A3 mRNA 的 5′-UTR 区域调控其 mRNA 翻译水平。Harris 教授证实了 HIV 在缺失 Vif 及 CBFβ 的细胞中产生的子代病毒感染性更高,尽管这种病毒缺乏 Vif 蛋白降解 A3 的作用途径,但是由于缺乏 CBFβ 从而影响 CBFβ/RUNX 调控的 A3 mRNA 翻译,使得 A3 蛋白的表达量非常低,导致其具有较低的抗病毒活性。因此,CBFβ 因子在 Vif 与 A3 的对抗机制中扮演着重要的角色。

(二)Vpr 调控宿主因子促进病毒复制的作用机制

1. Vpr 促进病毒复制的经典机制 系统进化分析揭示 HIV-1 与 HIV-2 源自不同 SIV,它们在病毒蛋白的编码上存在差异。在逆转录病毒进化中,*vpr* 基因可能重组产生 Vpx。大多数慢病毒编码 Vpr,而仅 HIV-2 和少数 SIV 编码 Vpx。Vpx 与 Vpr 均含 3 个 α 螺旋及非结构 N 和 C 末端,并整合入病毒颗粒。

Vpr 在灵长类慢病毒中高度保守,可穿梭于细胞核与细胞质间,依赖 Gag 的 p6 的 LXSLFG 基序结合进入病毒颗粒。Vpr 在 PBMC 和巨噬细胞中定位于核/核膜,但研究未证实其在首轮感染中的必要性。Vpr 通过"劫持"CRL4A-DCAF1 E3 泛素连接酶复合物,降解宿主限制因子和 DNA 修复酶,促进病毒复制,并增强 HIV 在终末分化髓系细胞中的感染。此外,Vpr 还能抑制 IFITM3 的抗病毒作用,稳定 Env 表达,促进 HIV 复制。

Vpx 功能较单一,不诱导 G_2 期阻滞,但同样"劫持"CRL4A-DCAF1 E3 泛素连接酶靶向 SAMHD1,促进 HIV 感染骨髓细胞。Vpx 与 SAMHD1 共同进化,将其降解以解除抗病毒作用。Vpr 及 Vpx 的差异性调控对 HIV/SIV 进化研究有重要意义。另外,Vpx/Vpr 均能通过降解 HUSH 复合物元件 FAM208A,解除对 HIV 基因组的转录抑制,进一步促进病毒感染。

2. Vpr 的其他调控机制 Vpr 通过抑制前信使 RNA 剪接,干扰细胞蛋白质合成。它竞争性结合剪接因子 SF3B2,抑制 S3B 复合物形成,影响 mRNA 内含子剪接,降低细胞蛋白表达,并导致基因组不稳定和 G_2 细胞周期阻滞。此外,Vpr 与病毒调控蛋白 Tat 协同作用,促进 HIV-1 LTR 转录,并降低 IFN-α 及 IFN-β 转录,抑制干扰素产生,从而促进病毒复制。

(三)Vpu 促进病毒复制的调控作用机制

1. Vpu 促进病毒复制的经典作用机制 Vpu 是一种特异性存在于 HIV-1 和 SIV 的跨膜蛋白,在病毒复制的晚期阶段发挥关键作用。它由腔结构域、跨膜结构域及胞质尾部组成,细胞定位因 HIV 亚型而异,例如 HIV-1 M 亚型的 Vpu 主要定位于囊泡系统内。Vpu 的 DSGxxS 基序中 52 和 56 位点的丝氨酸残基被细胞酪蛋白激酶-2(CK-Ⅱ)磷酸化,导致募集含 β 转导蛋白重复序列的蛋白 1 或 2(βTrCP1/2)亚基的 Skp、Cul1 形成 F-box(SCF)-βTrCP1/2 E3 泛素连接酶复合物,诱导膜结合宿主蛋白 CD4 和 BST-2/Tetherin 的泛素化及降解,重塑细胞表面结构,促进病毒从细胞膜出芽,以实现其促进病毒复制的功能。其中 Vpu 蛋白的胞内结构域和含有 S52/S56 磷酸丝氨酸残基的 DSGxxS 基序对于 CD4 的蛋白酶体降解是至关重要的。此外,Vpu 还直接结合 BST-2/Tetherin,抑制其再循环,下调其表达,增加病毒释放。另外,Vpu 也可以通过募集非典型的 Cul1-βTrCP-Skp1-RBX1 E3 连接酶复合物或溶酶体途径降解 BST-2/Tetherin。慢病毒通过不同方式如 Nef、Env 来中和 BST-2/Tetherin,突显了这一限制因子在病毒致病性中的重要性。

2. Vpu 促进病毒复制的其他作用机制 Vpu 可以抑制 NF-κB 信号的激活从而实现免疫逃逸。BST-2/Tetherin 除了具有抑制病毒出芽的作用外还能激活 NF-κB 通路,因此,Vpu 诱导细胞膜上 BST-2/Tetherin 的减少及降解,抑制了 NF-κB 信号通路的激活。另外,SCF-βTrCP 连接酶能够降解 NF-κB 抑制因子 IκB,促进 NF-κB 信号通路的激活,Vpu"劫持"SCF-βTrCP 进而阻止了 NF-κB 抑制因子的降解,进一步抑制了 NF-κB 信号通路的激活。

(四)Nef 与宿主抗病毒蛋白的直接结合作用促进病毒复制

Nef 是最重要的 HIV 调节蛋白之一,其缺失或突变会延缓病毒进展。到目前为止,Nef 蛋白还没有被发现具有催化活性,人们普遍认为 Nef 的功能是与细胞因子直接结合,直接中和细胞因子的调控作用。更具体地说,HIV Nef 蛋白在艾滋病的发病机制中发挥着重要作用,"劫持"宿主膜运输途径以转移宿主蛋白,将病毒蛋白输送到支持病毒复制的亚细胞位置,同时还可降低细胞表面蛋白表达,以抑制抗原呈递,调节 T 细胞活化,促进完全感染性病毒颗粒的有效释放,以逃避免疫监测。在此过程中,尽管 Nef 存在单体、二聚体或多聚体的多种形式,但位于细胞膜以及反式高尔基体网络中的 Nef 二聚体发挥主要调节功能。Nef 的表达通过正向调节 TNF、LIGHT、DC-SIGN 和未成熟 MHC Ⅱ的细胞表面表达,显著而特异性地重塑感染细胞的表面特征。此外,它还可以负调控 CD4、CD3、BST-2、CD8、CD28、CXCR4、CCR5、CD80/CD86、CTLA-4 和 MHC Ⅰ等的表达(图 1-2-5-5)。Nef 增强 HIV 颗粒的传染性,降低静止 T 细胞的激活阈值,并诱导趋化因子和 T 细胞激活因子的合成,为 HIV 复制提供更宽松的环境。

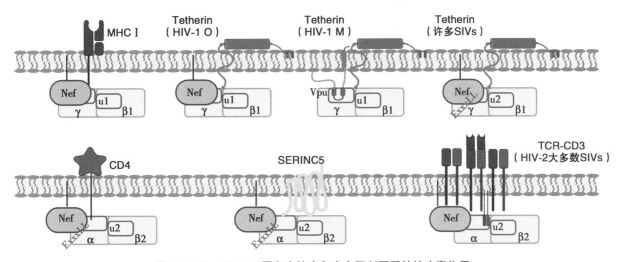

图 1-2-5-5　HIV Nef 蛋白直接中和宿主限制因子的抗病毒作用

Nef 募集 AP-1 或 AP-2 复合物至宿主跨膜蛋白如 MHC Ⅰ、CD4、Tetherin 等,调控靶蛋白的功能或诱导其经内吞溶酶体途径降解。

2015 年,Usami Y. 和 Rosa A. 团队发现并阐述了 HIV Nef 抵消跨膜 SER3 和 SER5 蛋白抗病毒作用的调控机制,并且发现 SER5 较 SER3 表现出更强的抗病毒作用。一般来说,只有当 SER5 蛋白被包装成病毒颗粒时,它的抗病毒活性才会对缺失 Nef 的 HIV-1 发挥作用。各种 SER 蛋白整合到出芽病毒膜中,并以其糖基化形式有效地结合在一起,这表明 SER5 与病毒关联的一种被动机制,SER 的限制性活性主要发生在病毒进入、病毒与细胞膜融合阶段。研究发现,细胞与 HIV-1 WT 或 ΔNef 的融合过程与细胞内 SER5 表达高低无关,二者具有相同的融合能力,因此,SER5 的抑制作用可能是调控病毒入侵过程。

2021 年郑永辉教授进一步阐述了 HIV Nef 招募细胞周期蛋白 K(CCNK)和细胞周期独立激酶 13(CDK13),使得 SER5 的细胞内环 4(intracellular loop 4, ICL4)结构域中的 360 位点丝氨酸被磷酸化,导致 SER5-ICL4 构象变化,从而增加了残基 SER5 的 L350/I352 氨基酸位点与 Nef 的结合作用。这种增强的磷酸化 SER5 与 Nef 的结合降低了 SER5 的抗病毒作用。研究也证实了 HIV Nef 使细胞表面 SER5 的水平减少 70%~90%,豆酰化的 Nef 以同型二聚体的形式与细胞膜结合促进了其与 SER5 相互作用。但研究同时也发现 Nef 仅调节细胞表面的 SER5 定位,而不会改变细胞中的 SER5 水平。郑永辉教授继续聚焦 Nef 下调细胞表面 SER5 蛋白的机制,研究发现 Cul3-KLHL20 E3 泛素连接酶复合物诱导了 SER5 在 K130 位点上发生 K33 和 K48 泛素化修饰,促使 SER5 在细胞膜表面定位从而发挥抗病毒活性,该泛素化修饰也是 Nef 下调 SER5 的必要条件(图 1-2-5-6)。此外,SER5 还能结合 HIV 包膜蛋白 Env 并改变其构象抑制 HIV 复制;反过来,病毒通过 Env 的细胞质尾(cytoplasmic tai, CT)结构域的进化突变,逃逸 SER5 的抗病毒作用。尚不清楚为什么 HIV 使用 Env 和 Nef 两种病毒蛋白拮抗 SER5 的策略来逃逸其限制作用。

目前 SER5 及其家族蛋白 SERs 在其他病毒如乙型肝炎病毒、流行性感冒病毒复制中也能起到较强的抗病毒作用,其细胞功能以及不同的逆转录病毒拮抗 SERs 的作用机制仍有待深入挖掘。

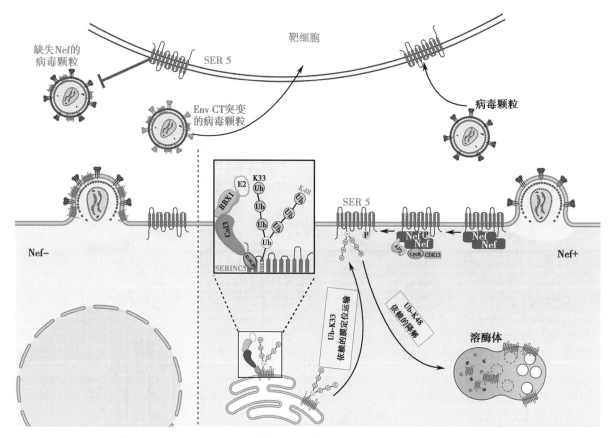

图 1-2-5-6　HIV Env、Nef 蛋白逃逸宿主限制因子 SER5 抗病毒作用的机制

病毒 Env 突变策略逃逸 SER5 抗病毒作用的机制：在不存在 Nef 的情况下，带有 Env CT 尾端突变的病毒颗粒在包装过程中，SER5 也被包装进入子代病毒，但该子代病毒的感染性不受 SER5 的影响，即 Env CT 突变逃逸 SER5 的限制作用。Nef 抵消 SER5 抗病毒作用的机制：Cul3-KLHL20 处催化 SER5 多聚泛素化，并在 SER5 的 K130 处产生 K33/K48 分支链。K33 连接 Ub 链（Ub-K33）增强 SER5 运输到细胞膜，在不存在 Nef 的情况下，位于细胞膜上的 SER5 被包装成病毒颗粒以抑制病毒感染。当存在 Nef 时，HIV Nef 蛋白招募 CycK/CDK13 复合物促使 SER5 的 ICL4 磷酸化。这种磷酸化触发 SER5 构象改变，导致通过 Nef 将 AP-2 复合物募集到 SER5，并经内吞途径使 K48 连接的 Ub 链（Ub-K48）SER5 在溶酶体中降解。

　　在过去的十年中，阐明 HIV-1 蛋白的结构和功能方面取得了显著进展。其中，HIV 和其他慢病毒附属蛋白与细胞防御机制之间复杂的相互作用远远超出了上述概括的内容。病毒附属蛋白发挥多种活性并靶向调控宿主蛋白的表达和功能，在体内病毒复制和传播中发挥重要作用。其附属蛋白的多功能性可能有助于灵长类慢病毒跨越物种屏障，使灵长类慢病毒具有惊人的可塑性，有助于其扩散到新的宿主物种中传播。在整个慢病毒复制周期中，附属蛋白不仅可以通过不同的机制协同作用，还可以发挥相反的活性微调病毒和抗病毒基因的表达。针对这些慢病毒辅助蛋白的进一步研究不仅将发现新的抗病毒防御机制，而且将为对抗病毒病原体的策略发展及基本细胞功能提供新的见解。

（张文艳　王　虹）

参 考 文 献

[1] 徐志凯，郭晓奎. 医学微生物学. 2 版. 北京：人民卫生出版社，2021.

[2] 黄文林. 分子病毒学. 3 版. 北京：人民卫生出版社，2016.

[3] 中华医学会感染病学分会艾滋病学组，中国疾病预防控制中心. 中国艾滋病诊疗指南（2024 版）. 中华传染病杂志，
2024，42（5）：257-284.

[4] BEKKER L G, BEYRER C, MGODI N, et al. HIV infection. Nat Rev Dis Primers, 2023, 9(1): 42.

[5] 粟斌，吴昊，张彤. HIV-2 型感染流行病学诊疗方案及防控策略. 中国艾滋病性病，2019，25（7）：756-759.

［6］ BRIGGS J A, KRAUSSLICH H G. The molecular architecture of HIV. J Mol Biol, 2011, 410(4): 491-500.

［7］ BRIGGS J A, WILK T, WELKER R, et al. Structural organization of authentic, mature HIV-1 virions and cores. EMBO J, 2003, 22(7): 1707-1715.

［8］ FRANKEL A D, YOUNG J A. HIV-1: Fifteen proteins and an RNA. Annu Rev Biochem, 1998, 67: 1-25.

［9］ CAMPBELL E M, HOPE T J. HIV-1 capsid: The multifaceted key player in HIV-1 infection. Nat Rev Microbiol, 2015, 13 (8): 471-483.

［10］ CHECKLEY M A, LUTTGE B G, FREED E O. HIV-1 envelope glycoprotein biosynthesis, trafficking, and incorporation. J Mol Biol, 2011, 410(4): 582-608.

［11］ BELL N M, LEVER A M. HIV Gag polyprotein: Processing and early viral particle assembly. Trends Microbiol, 2013, 21 (3): 136-144.

［12］ REIN A. RNA packaging in HIV. Trends Microbiol, 2019, 27(8): 715-723.

［13］ HSIEH S H, YU F H, HUANG K J, et al. HIV-1 reverse transcriptase stability correlates with Gag cleavage efficiency: Reverse transcriptase interaction implications for modulating protease activation. J Virol, 2023, 97(9): e0094823.

［14］ TAVASSOLI A. Targeting the protein-protein interactions of the HIV lifecycle. Chem Soc Rev, 2011, 40(3): 1337-1346.

［15］ WARD A B, WILSON I A. Insights into the trimeric HIV-1 envelope glycoprotein structure. Trends Biochem Sci, 2015, 40 (2): 101-107.

［16］ TAN S, LI W, YANG C, et al. Gp120-derived amyloidogenic peptides form amyloid fibrils that increase HIV-1 infectivity. Cell Mol Immunol, 2024, 21(5): 479-494.

［17］ TIPO J, GOTTIPATI K, SLATON M, et al. Structure of HIV-1 RRE stem-loop Ⅱ identifies two conformational states of the high-affinity Rev binding site. Nat Commun, 2024, 15(1): 4198.

［18］ TRONO D. HIV accessory proteins: Leading roles for the supporting cast. Cell, 1995, 82(2): 189-192.

［19］ SHORTRIDGE M D, WILLE P T, JONES A N, et al. An ultra-high affinity ligand of HIV-1 TAR reveals the RNA structure recognized by P-TEFb. Nucleic Acids Res, 2019, 47(3): 1523-1531.

［20］ FAUST T B, BINNING J M, GROSS J D, et al. Making sense of multifunctional proteins: Human immunodeficiency virus type 1 accessory and regulatory proteins and connections to transcription. Annu Rev Virol, 2017, 4(1): 241-260.

［21］ SAKURAI A, JERE A, YOSHIDA A, et al. Functional analysis of HIV-1 vif genes derived from Japanese long-term nonprogressors and progressors for AIDS. Microbes Infect, 2004, 6(9): 799-805.

［22］ LI Y L, LANGLEY C A, AZUMAYA C M, et al. The structural basis for HIV-1 Vif antagonism of human APOBEC3G. Nature, 2023, 615(7953): 728-733.

［23］ KIKUCHI T, IWABU Y, TADA T, et al. Anti-APOBEC3G activity of HIV-1 Vif protein is attenuated in elite controllers. J Virol, 2015, 89(9): 4992-5001.

［24］ SALAMANGO D J, HARRIS R S. Demystifying cell cycle arrest by HIV-1 vif. Trends Microbiol, 2021, 29(5): 381-384.

［25］ YAN J, SHUN M C, ZHANG Y, et al. HIV-1 Vpr counteracts HLTF-mediated restriction of HIV-1 infection in T cells. Proc Natl Acad Sci U S A, 2019, 116(19): 9568-9577.

［26］ BOUWER-HERTZBERGER S A, MOSSEL D A. Morbidity and etiology of diseases transmitted by food in the Haarlem area. Ned Tijdschr Geneeskd, 1980, 124(35): 1460-1463.

［27］ WANG Q, SU L. Vpr enhances HIV-1 Env processing and virion infectivity in macrophages by modulating TET2-dependent IFITM3 expression. mBio, 2019, 10(4): e01344-19.

［28］ ZHAO L, WANG S, XU M, et al. Vpr counteracts the restriction of LAPTM5 to promote HIV-1 infection in macrophages. Nat Commun, 2021, 12(1): 3691.

［29］ FABRYOVA H, KAO S, SUKEGAWA S, et al. HIV-1 Vpr induces degradation of gelsolin, a myeloid cell-specific host factor that reduces viral infectivity by inhibiting the expression and packaging of the HIV-1 Env glycoprotein. mBio, 2023, 14(1): e0297322.

［30］ VOLCIC M, WIESMÜLLER L, KIRCHHOFF F. Small but highly versatile: The viral accessory protein Vpu. Annu Rev Virol, 2023, 10(1): 243-259.

［31］ FREED E O. HIV-1 assembly, release and maturation. Nat Rev Microbiol, 2015, 13(8): 484-496.

［32］ CHEN B. Molecular mechanism of HIV-1 entry. Trends Microbiol, 2019, 27(10): 878-891.

［33］ BERGER E A, MURPHY P M, FARBER J M. Chemokine receptors as HIV-1 coreceptors: Roles in viral entry, tropism, and disease. Annu Rev Immunol, 1999, 17: 657-700.

［34］SANTOS M F, RAPPA G, KARBANOVA J, et al. HIV-1-induced nuclear invaginations mediated by VAP-A, ORP3, and Rab7 complex explain infection of activated T cells. Nat Commun, 2023, 14(1): 4588.

［35］GALLOWAY N L, DOITSH G, MONROE K M, et al. Cell-to-cell transmission of HIV-1 is required to trigger pyroptotic death of lymphoid-tissue-derived CD4 T cells. Cell Rep, 2015, 12(10): 1555-1563.

［36］IMLE A, KUMBERGER P, SCHNELLBACHER N D, et al. Experimental and computational analyses reveal that environmental restrictions shape HIV-1 spread in 3D cultures. Nat Commun, 2019, 10(1): 2144.

［37］JANG S, ENGELMAN A N. Capsid-host interaction for HIV-1 ingress. Microbiol Mol Biol Rev, 2023, 87(4): e0004822.

［38］MULLER T G, ZILA V, MULLER B, et al. Nuclear capsid uncoating and reverse transcription of HIV-1. Annu Rev Virol, 2022, 9(1): 261-284.

［39］FU L, WEISKOPF E N, AKKERMANS O, et al. HIV-1 capsids enter the FG phase of nuclear pores like a transport receptor. Nature, 2024, 626(8000): 843-851.

［40］LUSIC M, SILICIANO R F. Nuclear landscape of HIV-1 infection and integration. Nat Rev Microbiol, 2017, 15(2): 69-82.

［41］CARY D C, FUJINAGA K, PETERLIN B M. Molecular mechanisms of HIV latency. J Clin Invest, 2016, 126(2): 448-454.

［42］DHARAN A, BACHMANN N, TALLEY S, et al. Nuclear pore blockade reveals that HIV-1 completes reverse transcription and uncoating in the nucleus. Nat Microbiol, 2020, 5(9): 1088-1095.

［43］WANG Z, CHAI K, LIU Q, et al. HIV-1 resists MxB inhibition of viral Rev protein. Emerg Microbes Infect, 2020, 9(1): 2030-2045.

［44］GANSER-PORNILLOS B K, PORNILLOS O. Restriction of HIV-1 and other retroviruses by TRIM5. Nat Rev Microbiol, 2019, 17(9): 546-556.

［45］BHARGAVA A, LAHAYE X, MANEL N. Let me in: Control of HIV nuclear entry at the nuclear envelope. Cytokine Growth Factor Rev, 2018, 40: 59-67.

［46］LESBATS P, ENGELMAN A N, CHEREPANOV P. Retroviral DNA integration. Chem Rev, 2016, 116(20): 12730-12757.

［47］SUZUKI Y, CRAIGIE R. The road to chromatin-nuclear entry of retroviruses. Nat Rev Microbiol, 2007, 5(3): 187-196.

［48］OTT M, GEYER M, ZHOU Q. The control of HIV transcription: Keeping RNA polymerase II on track. Cell Host Microbe, 2011, 10(5): 426-435.

［49］PEREZ-CABALLERO D, ZANG T, EBRAHIMI A, et al. Tetherin inhibits HIV-1 release by directly tethering virions to cells. Cell, 2009, 139(3): 499-511.

［50］DWIVEDI R, PRAKASH P, KUMBHAR B V, et al. HIV-1 capsid and viral DNA integration. mBio, 2024, 15(1): e0021222.

［51］KIRSCHMAN J, QI M, DING L, et al. HIV-1 envelope glycoprotein trafficking through the endosomal recycling compartment is required for particle incorporation. J Virol, 2018, 92(5): e01893-17.

［52］BOU-NADER C, MUECKSCH F, BROWN J B, et al. HIV-1 matrix-tRNA complex structure reveals basis for host control of Gag localization. Cell Host Microbe, 2021, 29(9): 1421-1436.

［53］BASSI G, MANCINELLI E, SPAGGIARI S, et al. Attachment style and its relationships with early memories of separation anxiety and adult separation anxiety symptoms among emerging adults. Int J Environ Res Public Health, 2022, 19(14): 8666.

［54］MARIE V, GORDON M L. The HIV-1 Gag protein displays extensive functional and structural roles in virus replication and infectivity. Int J Mol Sci, 2022, 23(14): 7569.

［55］ETIENNE L, HAHN B H, SHARP P M, et al. Gene loss and adaptation to hominids underlie the ancient origin of HIV-1. Cell Host Microbe, 2013, 14(1): 85-92.

［56］ZHANG W, HUANG M, WANG T, et al. Conserved and non-conserved features of HIV-1 and SIVagm Vif mediated suppression of APOBEC3 cytidine deaminases. Cell Microbiol, 2008, 10(8): 1662-1675.

［57］WANG Y, QIAN G, ZHU L, et al. HIV-1 Vif suppresses antiviral immunity by targeting STING. Cell Mol Immunol, 2022, 19(1): 108-121.

［58］SALAMANGO D J, IKEDA T, MOGHADASI S A, et al. HIV-1 Vif triggers cell cycle arrest by degrading cellular PPP2R5 phospho-regulators. Cell Rep, 2019, 29(5): 1057-1065.

［59］ZHAO Z, LI Z, HUAN C, et al. CAEV Vif hijacks ElonginB/C, CYPA and Cullin5 to assemble the E3 ubiquitin ligase complex stepwise to degrade oaA3Z2-Z3. Front Microbiol, 2019, 10: 565.

［60］DU J, ZHAO K, RUI Y, et al. Differential requirements for HIV-1 Vif-mediated APOBEC3G degradation and RUNX1-mediated transcription by core binding factor beta. J Virol, 2013, 87(3): 1906-1911.

［61］WANG J, ZHANG W, LV M, et al. Identification of a Cullin5-ElonginB-ElonginC E3 complex in degradation of feline immunodeficiency virus Vif-mediated feline APOBEC3 proteins. J Virol, 2011, 85(23): 12482-12491.

［62］ZHANG W, WANG H, LI Z, et al. Cellular requirements for bovine immunodeficiency virus Vif-mediated inactivation of bovine APOBEC3 proteins. J Virol, 2014, 88(21): 12528-12540.

［63］KIM D Y, KWON E, HARTLEY P D, et al. CBFbeta stabilizes HIV Vif to counteract APOBEC3 at the expense of RUNX1 target gene expression. Mol Cell, 2013, 49(4): 632-644.

［64］JAGER S, KIM D Y, HULTQUIST J F, et al. Vif hijacks CBF-beta to degrade APOBEC3G and promote HIV-1 infection. Nature, 2011, 481(7381): 371-375.

［65］ZHANG W, DU J, EVANS S L, et al. T-cell differentiation factor CBF-beta regulates HIV-1 Vif-mediated evasion of host restriction. Nature, 2011, 481(7381): 376-379.

［66］MERCENNE G, BERNACCHI S, RICHER D, et al. HIV-1 Vif binds to APOBEC3G mRNA and inhibits its translation. Nucleic Acids Res, 2010, 38(2): 633-646.

［67］ANDERSON B D, HARRIS R S. Transcriptional regulation of APOBEC3 antiviral immunity through the CBF-beta/RUNX axis. Sci Adv, 2015, 1(8): e1500296.

［68］BENNETT R P, SALTER J D, SMITH H C. A new class of antiretroviral enabling innate immunity by protecting APOBEC3 from HIV Vif-dependent degradation. Trends Mol Med, 2018, 24(5): 507-520.

［69］SU X, WANG H, ZHOU X, et al. Jembrana disease virus Vif antagonizes the inhibition of bovine APOBEC3 proteins through ubiquitin-mediate protein degradation. Virology, 2018, 519: 53-63.

［70］WANG T, TIAN C, ZHANG W, et al. 7SL RNA mediates virion packaging of the antiviral cytidine deaminase APOBEC3G. J Virol, 2007, 81(23): 13112-13124.

［71］ZHANG W, DU J, YU K, et al. Association of potent human antiviral cytidine deaminases with 7SL RNA and viral RNP in HIV-1 virions. J Virol, 2010, 84(24): 12903-12913.

［72］APOLONIA L, SCHULZ R, CURK T, et al. Promiscuous RNA binding ensures effective encapsidation of APOBEC3 proteins by HIV-1. PLoS Pathog, 2015, 11(1): e1004609.

［73］LI Z, YANG X, ZHAO Z, et al. Host restriction factor A3G inhibits the replication of enterovirus D68 by competitively binding the 5′ untranslated region with PCBP1. J Virol, 2022, 96(2): e0170821.

［74］LIM E S, FREGOSO O I, MCCOY C O, et al. The ability of primate lentiviruses to degrade the monocyte restriction factor SAMHD1 preceded the birth of the viral accessory protein Vpx. Cell Host Microbe, 2012, 11(2): 194-204.

［75］BERGER G, LAWRENCE M, HUE S, et al. G_2/M cell cycle arrest correlates with primate lentiviral Vpr interaction with the SLX4 complex. J Virol, 2015, 89(1): 230-240.

［76］SU J, RUI Y, LOU M, et al. HIV-2/SIV Vpx targets a novel functional domain of STING to selectively inhibit cGAS-STING-mediated NF-kappaB signalling. Nat Microbiol, 2019, 4(12): 2552-2564.

［77］YURKOVETSKIY L, GUNEY M H, KIM K, et al. Primate immunodeficiency virus proteins Vpx and Vpr counteract transcriptional repression of proviruses by the HUSH complex. Nat Microbiol, 2018, 3(12): 1354-1361.

［78］FREGOSO O I, AHN J, WANG C, et al. Evolutionary toggling of Vpx/Vpr specificity results in divergent recognition of the restriction factor SAMHD1. PLoS Pathog, 2013, 9(7): e1003496.

［79］SRIVASTAVA S, SWANSON S K, MANEL N, et al. Lentiviral Vpx accessory factor targets VprBP/DCAF1 substrate adaptor for cullin 4 E3 ubiquitin ligase to enable macrophage infection. PLoS Pathog, 2008, 4(5): e1000059.

［80］LAHOUASSA H, BLONDOT M L, CHAUVEAU L, et al. HIV-1 Vpr degrades the HLTF DNA translocase in T cells and macrophages. Proc Natl Acad Sci U S A, 2016, 113(19): 5311-5316.

［81］BERGAMASCHI A, AYINDE D, DAVID A, et al. The human immunodeficiency virus type 2 Vpx protein usurps the CUL4A-DDB1 DCAF1 ubiquitin ligase to overcome a postentry block in macrophage infection. J Virol, 2009, 83(10): 4854-4860.

［82］SU B, BIEDMA M E, LEDERLE A, et al. Dendritic cell-lymphocyte cross talk downregulates host restriction factor SAMHD1 and stimulates HIV-1 replication in dendritic cells. J Virol, 2014, 88(9): 5109-5121.

［83］HRECKA K, HAO C, GIERSZEWSKA M, et al. Vpx relieves inhibition of HIV-1 infection of macrophages mediated by the SAMHD1 protein. Nature, 2011, 474(7353): 658-661.

［84］BALDAUF H M, STEGMANN L, SCHWARZ S M, et al. Vpx overcomes a SAMHD1-independent block to HIV reverse transcription that is specific to resting CD4 T cells. Proc Natl Acad Sci U S A, 2017, 114(10): 2729-2734.

［85］SCHINDLER M, MUNCH J, KUTSCH O, et al. Nef-mediated suppression of T cell activation was lost in a lentiviral lineage that gave rise to HIV-1. Cell, 2006, 125(6): 1055-1067.

［86］LIU Y, WANG H, ZHANG J, et al. SERINC5 inhibits the secretion of complete and genome-free hepatitis B virions through interfering with the glycosylation of the HBV envelope. Front Microbiol, 2020, 11: 697.

［87］SHI J, XIONG R, ZHOU T, et al. HIV-1 Nef antagonizes SERINC5 restriction by downregulation of SERINC5 via the endosome/lysosome system. J Virol, 2018, 92(11): e00196-18.

［88］LEONHARDT S A, PURDY M D, GROVER J R, et al. Antiviral HIV-1 SERINC restriction factors disrupt virus membrane asymmetry. Nat Commun, 2023, 14(1): 4368.

［89］LI S, LI R, AHMAD I, et al. Cul3-KLHL20 E3 ubiquitin ligase plays a key role in the arms race between HIV-1 Nef and host SERINC5 restriction. Nat Commun, 2022, 13(1): 2242.

［90］ROSA A, CHANDE A, ZIGLIO S, et al. HIV-1 Nef promotes infection by excluding SERINC5 from virion incorporation. Nature, 2015, 526(7572): 212-217.

［91］BOUR S, PERRIN C, AKARI H, et al. The human immunodeficiency virus type 1 Vpu protein inhibits NF-kappa B activation by interfering with beta TrCP-mediated degradation of Ikappa B. J Biol Chem, 2001, 276(19): 15920-15928.

［92］TOKAREV A A, MUNGUIA J, GUATELLI J C. Serine-threonine ubiquitination mediates downregulation of BST-2/tetherin and relief of restricted virion release by HIV-1 Vpu. J Virol, 2011, 85(1): 51-63.

［93］MAGADAN J G, PEREZ-VICTORIA F J, SOUGRAT R, et al. Multilayered mechanism of CD4 downregulation by HIV-1 Vpu involving distinct ER retention and ERAD targeting steps. PLoS Pathog, 2010, 6(4): e1000869.

［94］HAIDER T, SNETKOV X, JOLLY C. HIV envelope tail truncation confers resistance to SERINC5 restriction. Proc Natl Acad Sci U S A, 2021, 118(21): e2101450118.

［95］HOTTER D, BOSSO M, JONSSON K L, et al. IFI16 targets the transcription factor Sp1 to suppress HIV-1 transcription and latency reactivation. Cell Host Microbe, 2019, 25(6): 858-872.

［96］GAO W, LI G, ZHAO S, et al. Deubiquitinating enzyme USP21 inhibits HIV-1 replication by downregulating Tat expression. J Virol, 2021, 95(13): e0046021.

［97］HUAN C, LI Z, NING S, et al. Long noncoding RNA uc002yug.2 activates HIV-1 latency through regulation of mRNA levels of various RUNX1 isoforms and increased Tat expression. J Virol, 2018, 92(9): e01844-17.

［98］WANG H, LIU Y, HUAN C, et al. NF-kappaB-interacting long noncoding RNA regulates HIV-1 replication and latency by repressing NF-kappaB signaling. J Virol, 2020, 94(17): e01057-20.

第三章　HIV 感染所诱发的免疫应答

HIV 感染后患者出现强烈的免疫反应,伴随着多器官发生病变,如淋巴结肿大、皮肤和口腔病变、肺部感染和胃肠道消化不良等。患者体内的免疫反应主要由固有免疫以及适应性免疫应答所组成,其中后者包括体液免疫和细胞免疫。病毒对固有免疫反应的影响可能是直接或间接感染调节的结果,HIV 感染者固有免疫应答和适应性免疫应答相互促进,刺激细胞功能并调节表型,从而影响感染。在 HIV 感染的起始,多种固有免疫细胞,如黏膜上的树突状细胞(dendritic cell, DC)、组织中的巨噬细胞(macrophage)和黏膜驻留的 T 细胞可先被 HIV 感染,后者引起的固有免疫反应可释放细胞因子和趋化因子,并招募相应新细胞到相应的部位,如中性粒细胞(neutrophil, Neu)、自然杀伤细胞(natural killer cell, NK 细胞)。常驻 DC 和新招募的感染细胞迁徙到引流的淋巴结,并与 $CD4^+ CCR5^+$ T 细胞进行相互作用,造成 HIV 感染的传播,随后抗原呈递细胞(antigen presenting cell, APC)携带病毒抗原在次级淋巴器官扩散,并建立全身性感染。$CD4^+$ T 细胞作为 HIV 主要的靶细胞,在 HIV 检测、个体患者免疫力评估,以及储存 HIV 潜伏病毒库方面具有重要的作用,$CD8^+$ T 细胞则可以介导持久的 HIV 抑制。除此之外,B 细胞免疫应答异常也是 HIV 感染者的突出特征之一,HIV 急性或慢性感染可造成 B 细胞异常活化、细胞数量减少、细胞出现凋亡和耗竭,由此引起 B 细胞的功能受损。

本章将介绍 HIV 感染后患者体内几类适应性免疫细胞($CD4^+$ T、$CD8^+$ T、B 细胞)和固有免疫细胞(单核/巨噬细胞、NK 细胞)的数量及功能变化,随后介绍 HIV 感染后个体淋巴组织、肠道黏膜组织和其他相关组织的病理变化,以及几种重要的固有免疫信号通路和适应性免疫细胞免疫应答的特征和具体机制。

第一节　感染相关的免疫细胞数量和功能的变化

HIV 感染可导致患者个体免疫缺陷,降低多种免疫细胞的数量,促进免疫细胞功能异常,而这些功能异常的细胞则在很大程度上受到细胞表面受体表达水平的影响,在病毒抗原的持续刺激下,细胞表面受体的表达发生改变,使细胞的功能出现失衡和损伤,进而导致机体的免疫功能出现异常。因此,HIV 感染通过影响患者免疫细胞的数量和功能来影响患者的疾病状态。本节将选取 HIV 感染中发挥免疫应答作用的几种主要细胞,介绍其在 HIV 感染后细胞数量的改变,以及细胞表面受体和所分泌因子的表达变化和细胞功能之间的联系。

一、$CD4^+$ T 细胞

(一)$CD4^+$ T 细胞数量的变化

HIV 感染主要导致 $CD4^+$ T 细胞产生减少。外周初始 $CD4^+$ T 细胞库通过成熟的幼稚型 $CD4^+$ T 细胞的稳态增殖和胸腺产生新的初始 $CD4^+$ T 细胞来维持动态平衡,HIV 的感染加速 $CD4^+$ T 细胞的产生和死亡。在感染的早期阶段,死亡的 $CD4^+$ T 细胞不断被来自胸腺的幼稚型 $CD4^+$ T 细胞补充。随着 HIV 不断感染 $CD4^+$ T 细胞,HIV 最终扩散到胸腺的记忆 $CD4^+$ T 细胞,并在其中进行复制。HIV 侵犯到胸腺,导致胸腺功能下降,胸腺中初始 CD4$^+$T 细胞的产生减少,输出到外周 CD4$^+$T 细胞库中的幼稚型 CD4$^+$T 细胞减少,CD4$^+$T 细胞稳态失调,最终导致 CD4$^+$T 细胞数量减少。

HIV 发挥对 CD4$^+$T 细胞的杀伤作用主要通过以下几种方式:①HIV 感染后,机体产生针对 HIV 抗原的特异性 CD8$^+$细胞毒性 T 细胞(cytotoxic T lymphocyte, CTL),通过细胞毒效应直接杀伤被感染的 CD4$^+$T 细胞。②CD4$^+$CTL 的细胞毒作用受 MHC Ⅱ类分子限制,HIV gp120 与活化的 CD4$^+$T 细胞表面受体结合后,CD4$^+$CTL 通过 Fas/FasL 介导的途径杀伤靶细胞。③HIV 感染后,通过 HIV 基因编码的蛋白 Nef、Tat、Vpr 和 Vpu 导致机体持续免疫激活,诱导邻近未感染的 CD4$^+$T 淋巴细胞表达 Fas 和 FasL,缩短其寿命并提高其对活化诱导的细胞死亡(activation induced cell death, AICD)的敏感性,导致 CD4$^+$T 细胞耗竭。④在 HIV 感染中,免疫检查点受体(immune checkpoint receptor, ICR),如 PD-1、CTLA-4、TIGIT、TIM-3、LAG-3 的表达上调,导致 CD4$^+$T 细胞耗竭。⑤在 HIV 感染中,gp120 可与未感染 HIV 的 T 细胞表面 CXCR4 结合,诱导 gp41 发生构象改变,导致 gp41 上的病毒融合肽插入靶 T 细胞膜内;同时在未感染细胞与感染细胞间密切接触的条件下,介导未感染 CD4$^+$T 细胞死亡。

此外,HIV 可诱导 CD4$^+$T 细胞凋亡或焦亡,主要通过以下几种方式实现:①被 HIV 感染的 CD4$^+$T 细胞表面包膜蛋白(Env)与未感染细胞表面的 CD4 相互作用,形成病毒突触,介导 HIV 的细胞间传播。该传播方式主要由 Env 诱导的肌动蛋白依赖性病毒突触介导。通过细胞间传播,HIV 从感染细胞传递到未感染靶细胞,进而激活 caspase-1,介导 CD4$^+$T 细胞大量焦亡。②HIV 感染静止的"旁观者"CD4$^+$T 细胞后,由于这类细胞不能使 HIV 在其中复制出成熟的子代病毒颗粒,因此导致非整合性病毒 DNA 在胞质中大量积累。这些病毒 DNA 片段通过 γ 干扰素诱导蛋白 16(interferon gamma inducible protein 16, IFI16)介导启动固有免疫,导致 caspase-1 激活,造成"旁观者"CD4$^+$T 淋巴细胞焦亡。③肿瘤坏死因子相关凋亡诱导配体(tumor necrosis factor-related apoptosis-inducing ligand, TRAIL)是 TNF 超家族的一员,HIV 感染后,可导致 TRAIL 的表达上调,它的受体即死亡受体 5(recombinant death receptor 5, DR5)在 CD4$^+$T 细胞表面的表达也会上调。TRAIL 通过与感染和未感染 T 细胞表面的 DR4 和 DR5 相互作用,介导 CD4$^+$T 细胞凋亡。④HIV gp120 与 CD4 和/或趋化因子受体的结合导致可溶性和膜结合的 Fas 及其配体 FasL 的表达增加,诱导感染和未感染的外周血 CD4$^+$T 细胞凋亡。⑤感染细胞表面表达的 gp120 可与邻近的未感染细胞表面表达的 CD4 和/或 CXCR4 相互作用,强烈的相互作用导致细胞膜融合,形成一种被称为合胞体的多核巨细胞,进而通过内源性线粒体途径诱导 CD4$^+$T 细胞凋亡。

(二)CD4$^+$T 细胞功能的变化

CD4$^+$T 细胞是 HIV 感染的主要靶标,CD4$^+$T 细胞的耗竭是 HIV 感染的标志。在病毒感染初期,HIV 主要以 CCR5 为辅助受体感染靶细胞,CCR5 主要存在于记忆 CD4$^+$T 细胞中。来自循环和淋巴结的 CD4$^+$T 细胞中少数表达 CCR5,而大多数表达 CXCR4,但胃肠道中含有大量表达 CCR5 的 CD4$^+$T 细胞。因此,HIV 优先感染胃肠道中表达 CCR5 的记忆细胞,导致胃肠道中的 CD4$^+$T 细胞大量耗竭。在 HIV 感染中,促炎细胞因子 IFN-γ、TNF-α 的产生造成炎症环境。此外,Th17 细胞和 Th22 细胞对维持肠道上皮结构完整性和稳态起着重要作用,但这两类细胞在 HIV 感染中大量耗竭,导致 IL-17 和 IL-22 的产生减少,最终导致肠道通透性急剧增加,微生物产物如脂多糖(lipopolysaccharide, LPS)通过受损的黏膜屏障转移到体循环中,造成微生物易位和全身免疫激活。

健康个体的 Th17 细胞和调节性 T 细胞(regulatory T cell, Treg)的比值处于动态平衡,然而 HIV 感染破坏了 Th17/Treg 的正常比值。HIV 感染导致 Th17 细胞数量迅速减少,而 Treg 数量逐渐增加,从而导致 Th17/Treg 比值下降,这与免疫激活和疾病进展有关。吲哚胺 2,3-双加氧酶(indoleamine 2,3-dioxygenase, IDO)通过分解代谢色氨酸产生的代谢物犬尿氨酸可导致 Treg 数量增加,同时消耗 Th17 细胞。因此 IDO 可能导致 Th17/Treg 比值异常。

在 HIV 感染中,持续的抗原暴露和炎症导致 CD4$^+$T 细胞功能失调,阻碍机体免疫对病毒的控制。功能失调的 CD4$^+$T 细胞表现出代谢异常,基因表达和表观遗传谱改变,分泌细胞因子 IL-2、IL-21、TNF-α 和 IFN-γ 的能力减退,抗病毒和黏膜保护功能丧失,向滤泡辅助性 T 细胞(follicular helper T cell, Tfh)亚群倾斜,免疫检查点 PD-1、TIGIT、LAG-3 和 CTLA-4 等的表达上调,增殖能力减退。PD-1 是最具特征的免疫检查点，可促进 HIV 特异性 CD4⁺ T 细胞功能障碍，并与疾病进展和抗病毒功能丧失相关。对不同的 CD4⁺ T 细胞亚群进行 PD-L1 阻断，发现 Tfh 细胞亚群对 PD-L1 阻断的反应性较低，而 Th1、Th17 和 Th22 细胞的反应性较高，表明免疫检查点抑制剂在恢复 CD4⁺ T 细胞功能方面具有潜在作用。

HIV 感染也会导致 CD4⁺ T 细胞线粒体功能障碍。肠道来源的细菌毒素对甲酚硫酸盐（para-cresyl sulfate，PCS）能阻断 CD4⁺ T 细胞增殖，诱导细胞凋亡，并减少线粒体蛋白的表达，造成 CD4⁺ T 细胞线粒体功能障碍。脂质代谢物二十碳烯酸（cis-11-eicosenoic acid）通过诱导 TP53 基因表达、增加线粒体活性氧（reactive oxygen species，ROS）水平导致 CD4⁺ T 细胞线粒体功能障碍。

二、CD8⁺ T 细胞

（一）CD8⁺ T 细胞数量的变化

HIV 感染后，胃肠道中 CD4⁺ T 细胞（尤其是 Th17 细胞）的大量耗竭，导致肠道相关淋巴组织和上皮组织严重受损，HIV 在肠道中持续存在、肠道通透性急剧增加、微生物易位和慢性免疫激活。CD8⁺ T 细胞对抗原刺激、免疫激活以及 CD4⁺ T 细胞耗竭作出反应，导致 CD8⁺ T 细胞数量增加。此外，合并感染巨细胞病毒（cytomegalovirus，CMV）也是造成 CD8⁺ T 细胞数量增加的驱动因素。因此，CD4⁺ T 细胞的持续耗竭和 CD8⁺ T 细胞的持续扩增造成 CD4/CD8 比值倒置。即使经过抗逆转录病毒治疗（antiretroviral therapy，ART）使 CD4⁺ T 细胞的数量恢复，但由于 CD8⁺ T 细胞的数量持续增加，CD4/CD8 的比值仍低于健康人参考水平。低 CD4/CD8 比值反映了潜在的炎症、氧化应激、胸腺输出量减少，以及对 CMV、EB 病毒（Epstein-Barr virus，EBV）等潜伏病毒或 HCV 等活动性合并感染的低效控制，最终导致严重非 AIDS 事件的风险增加。

端粒缩短是细胞增殖减少的标志，也是细胞衰老的特征，可以激活导致细胞凋亡或细胞衰老的途径。HIV 感染后，CD8⁺ T 细胞端粒显著缩短。低 CD4/CD8 比值使机体具有明显的免疫衰老特征，包括 CD8⁺ 幼稚型 T 细胞减少、效应记忆 CD8⁺ T 细胞亚群富集以及 CD8⁺ T 细胞活化和衰老水平升高。HIV 感染后，细胞表面衰老标志物 CD28 表达降低，即表型为 CD28⁻ CD57⁺ 的 CD8⁺ T 淋巴细胞扩增，其中 CD57 表达升高与 CD8⁺ T 细胞增殖能力降低有关。CD8⁺ T 细胞经过多次增殖后，端粒缩短，最终表现为增殖能力受损和细胞衰老。

（二）CD8⁺ T 细胞功能的变化

HIV 感染诱导机体抗原特异性 CD8⁺ T 细胞对病毒抗原产生强烈的免疫应答。CD8⁺ T 细胞通过 MHC Ⅰ 依赖的方式识别被感染的细胞，并通过分泌穿孔素和颗粒酶裂解携带病毒的细胞。CD8⁺ T 细胞通过分泌 IFN-γ、IL-2 和 TNF-α 发挥抗病毒作用。CD8⁺ T 细胞通过分泌的三种 β 趋化因子巨噬细胞炎性蛋白 MIP-1α（CCL3）、MIP-1β（CCL4）和 RANTES（CCL5）的协同作用，竞争性结合 HIV 的辅助受体 CCR5，从而阻断病毒结合和进入靶细胞。这种病毒抑制作用主要对依赖 CCR5 的结合以进行融合和进入靶细胞的 HIV，即 R5 嗜性病毒有效。HIV 特异性 CD8⁺ T 细胞能够靶向 HIV-1 Gag 表位，然而其对 HIV 施加的细胞毒性免疫压力导致靶细胞中的 HIV-1 Gag 表位内和周围发生突变，产生逃逸突变体，从而逃避特异性 CD8⁺ T 细胞的识别。病毒逃逸导致 HIV 特异性 CD8⁺ T 细胞反应模式持续转变，新的 CD8⁺ T 细胞反应不断出现。随着疾病的进展，HIV 在体内不断复制，病毒抗原水平不断升高，特异性 CD8⁺ T 细胞的杀伤能力减弱，出现功能障碍。此外，感染期间 CD4⁺ T 细胞的大量耗竭也是造成 CD8⁺ T 细胞功能障碍的重要因素。

免疫检查点受体（ICR）表达上调是 T 细胞衰竭的特征。ICR 在不同的记忆 CD8⁺ T 细胞亚群中的表达水平有所不同，其中 PD-1 主要在中央记忆（central memory，CM）、过渡记忆（transitional memory，TM）和效应记忆（effector memory，EM）CD8⁺ T 细胞表面表达；CD160 主要在 CM 和 TM CD8⁺ T 细胞表面表达；LAG-3 主要在 CM CD8⁺ T 细胞表面表达；CD244 在 CD8⁺ T 细胞表面的表达水平随着细胞逐渐成熟而提高，因此，CD244 在 EM 和效应 CD8⁺ T 细胞表面的表达水平最高。HIV 感染后，CD8⁺ T 细胞表面 ICR 表达上调，如 PD-1、CD160、2B4、LAG-3、TIGIT、TIM-3 和 CTLA-4，这些受体通过与共刺激配体竞争性结合、调节细胞内通路或诱导 T 细胞中的抑制分子来干扰 TCR 信号转导，从而降低抗原特异性 CD8⁺

T 细胞对同源刺激的反应,加上 CD4$^+$ T 细胞大量耗竭造成的辅助功能丧失以及 CD8$^+$ T 细胞长期暴露于病毒抗原中,最终导致 CD8$^+$ T 细胞衰竭、免疫功能丧失,表现为 CD8$^+$ T 细胞的分化和成熟不均衡,幼稚型 CD8$^+$ T 细胞在早期感染中被耗尽、端粒缩短、增殖能力降低、对 Fas 介导的细胞凋亡易感性更高、细胞因子(IL-2、TNF-α、IFN-γ)的分泌减少。此外,受损的 CD8$^+$ T 细胞表面共刺激分子 CD27 的表达水平升高,与低表达 CD27 的效应 T 细胞相比,CD27 表达水平升高的 HIV 特异性 CD8$^+$ T 细胞的脱颗粒能力降低,导致颗粒酶和穿孔素释放减少,对 HIV 感染的靶细胞的杀伤能力降低。针对 HIV 感染期间 ICR 表达上调,可通过抑制免疫检查点来进行干预,如阻断 PD-1 可以改善 CD8$^+$ T 细胞功能,使其增殖能力和细胞溶解活性增强,但仅阻断 PD-1 的作用效果有限,须与其他干预措施相结合。

HIV 感染期间,耗竭的 CD8$^+$ T 细胞出现代谢障碍,表现为葡萄糖转运蛋白-1(glucose transporter-1,Glut-1)的表达水平升高、氧化磷酸化水平降低、活性氧(ROS)水平异常以及线粒体功能障碍,不能提供满足记忆 CD8$^+$ T 细胞活化为效应 CD8$^+$ T 细胞所需的生物能量,导致 CD8$^+$ T 细胞的抗病毒功能障碍。IL-15 可促进 CD8$^+$ T 细胞的脂肪酸氧化(fatty acid oxidation,FAO)和线粒体生物合成,并提高 HIV 特异性 CD8$^+$ T 细胞的存活率,增强其功能。因此,将线粒体靶向治疗和 IL-15 治疗相结合,可进一步促进 HIV 感染中耗竭的 CD8$^+$ T 细胞功能恢复。线粒体可成为与其他治疗手段进行联合的一个潜在治疗靶点。

在 HIV 感染过程中,除了 CD8$^+$ CTL 所发挥的 HIV 特异性细胞毒作用外,CD8$^+$ T 细胞还发挥着非细胞毒性抗病毒应答(non-cytotoxic antiviral response,CNAR)。与 CD8$^+$ CTL 细胞毒作用相比,CNAR 抑制 HIV 复制而不杀伤靶细胞。CNAR 具有固有免疫应答的特征:在 HIV 感染早期发生;不需要识别 TCR 介导的 HLA 呈递的特定病毒表位,不受 MHC 限制,也不需要细胞间接触;具有广泛的抗逆转录病毒活性。CNAR 由阻断 HIV 转录的 CD8$^+$ T 细胞抗病毒因子(CD8$^+$ T-lymphocyte antiviral factor,CAF)介导,能抑制多种 HIV-1 和 HIV-2 毒株的复制。CD8$^+$ T 细胞的这种 CNAR/CAF 活性仅限于逆转录病毒,而对其他病毒家族没有影响。虽然 CD8$^+$ T 细胞的 CNAR 也可能导致 HIV 突变体出现,但这些病毒将会受到比 CTL 活性更好、更持久的 CNAR 介导的免疫控制。因此,开发诱导 CNAR/CAF 的疫苗具有促进早期固有免疫应答的优势,为 HIV/AIDS 的治疗、治愈和预防提供帮助。

三、B 细胞

(一)B 细胞数量的变化

无效的体液免疫应答是 HIV 感染的标志之一。B 细胞是适应性免疫系统的重要组成部分,记忆 B 细胞是感染后在生发中心(germinal center,GC)形成的一个 B 细胞亚群,对诱导长期体液免疫记忆至关重要。B 细胞亚群可分为未成熟/过渡性 B 细胞、活化记忆(activate memory)B 细胞、成浆细胞(plasmablast)、组织样记忆(tissue like memory)B 细胞、静息记忆(resident memory)B 细胞,HIV 感染可导致 B 细胞亚群的数量发生变化。

CD10 可用于区分未成熟和成熟 B 细胞,在 HIV 感染者中通过观察 CD10 的表达情况发现未成熟 B 细胞的数量增加,并且未成熟 B 细胞的扩增与 CD4$^+$ T 细胞减少和血清 IL-7 水平升高有关。

CD27 是通常用于定义记忆 B 细胞的标记。活化记忆 B 细胞和组织样记忆 B 细胞均低表达 CD21,但前者表达 CD27,而后者不表达 CD27。HIV 感染后,异常 B 细胞亚群、活化记忆 B 细胞、组织样记忆 B 细胞和成浆细胞的数量都会增加,在有效的 ART 后可恢复。组织样记忆 B 细胞代表了 B 细胞耗竭,导致无法维持持久的体液免疫应答。以上这些异常变化都会导致 HIV 感染者缺乏有效的广谱中和抗体(broadly neutralizing antibody,bnAb)。

静息记忆 B 细胞表达 CD27 和 CD21,在健康个体的记忆 B 细胞中占绝大多数,对维持体液免疫反应至关重要,但其特别容易受到持续 HIV 复制和免疫激活的不良影响,导致数量显著下降,并且通过 ART 减轻病毒血症后也不能完全恢复正常。

循环记忆 B 细胞的丢失是 HIV 感染的特征之一,从感染开始发生,一直持续到感染的慢性阶段,即使接受 ART,也无法逆转其丢失的情况。这些细胞丢失的一部分原因是记忆 B 细胞下调 B 细胞活化因子

（B-cell activating factor, BAFF）受体的表达，BAFF 受体对于传递维持记忆 B 细胞存活所需的生存信号至关重要。此外，记忆 B 细胞还表达细胞凋亡标志物，如 CD95（Fas）、叉头框 O3（Foxo3a）和 TRAIL，这些标志物与细胞死亡有关。CD95 由干扰素刺激基因 *ISG* 编码，主要存在于 CD21^{low} B 细胞亚群。CD95 表达上调增加了 B 细胞对 CD95 介导的细胞凋亡的敏感性。

（二）B 细胞功能的变化

HIV 病毒血症个体可出现异常 B 细胞亚群扩增，B 细胞功能失调，抑制性受体 PD-1、Fc 受体样蛋白 4（Fc receptor like 4, FCRL4）、细胞毒性 T 淋巴细胞相关抗原 4（CTLA-4）、炎症趋化因子受体 CXCR3 和整合素受体 CD11c 表达增加。其中，组织样记忆 B 细胞表达多种高水平的 B 细胞抑制性受体，包括 CD22、CD72、白细胞相关免疫球蛋白样受体 1（leukocyte associated immunoglobulin like receptor 1, LAIR-1）、CD85j（也称为 LILRB1 和 ILT2）和 CD85k（也称为 LILRB4 和 ILT3）。在功能上，组织样记忆 B 细胞对来自 BCR 的刺激反应较差，并且增殖、亲和成熟和分泌细胞因子或抗体的能力降低。

HIV 感染后，非特异性 B 细胞异常激活可导致 B 细胞功能障碍。B 细胞异常激活主要由过量的促炎细胞因子如 IFN-α 和 TNF-α 推动，肠道相关淋巴组织中大量 HIV 复制相关的微生物易位通过模式识别受体（pattern recognition receptor, PRR）参与，以及高水平的 BAFF 作用引起。B 细胞过度激活的特征有：高丙种球蛋白血症、自身抗体水平升高、对特定抗原的抗体反应不佳、浆母细胞分化增加、细胞更新增加、激活标志物表达增加、B 细胞恶性肿瘤的发病率增高等。高丙种球蛋白血症由 B 细胞过度激活导致循环 IgG 浓度升高引起，是 HIV 相关 B 细胞失调的主要特征之一，也是 HIV 感染者中最早出现的特征之一。

GC 中的滤泡辅助性 T 细胞（follicular helper T cell, Tfh 细胞）是 CD4$^+$ T 细胞中的一个特殊亚群，主要表达 CXCR5、ICOS、PD-1 和 Bcl-6，与 B 细胞相互作用可促进 GC 形成、B 细胞免疫球蛋白类别转换、亲和力成熟和分化为浆细胞和记忆 B 细胞，是慢性 HIV 感染期间的首选靶标。尽管在感染早期和中期，Tfh 细胞的数量显著增加，但 HIV 感染仍会诱导 B 细胞功能障碍，因此 HIV 优先感染 Tfh 细胞会损害其辅助 GC 中 B 细胞产生有效的广谱中和抗体（bnAb）的能力。在外周血中发现了与 GC Tfh 细胞具有相似特征的 CD4$^+$ T 细胞，被称为循环 Tfh 细胞（circulating Tfh cell, cTfh 细胞）。与 GC Tfh 细胞不同，cTfh 细胞具有记忆表型，并且缺乏 Bcl-6 的表达。cTfh 细胞可以辅助 B 细胞成熟和 HIV 感染后中和抗体的产生。慢性 HIV 感染会损害 cTfh 细胞的数量和功能，并破坏 cTfh-B 细胞间相互作用，从而阻碍机体对 HIV 产生有效的体液免疫反应。

Tfh 细胞在抗 HIV 反应中发挥着重要作用，通过增强 Tfh 细胞功能以获得更有效的疫苗是一种治疗 HIV 的策略。最近，一种封装在脂质纳米颗粒（mRNA-LNP）中的 mRNA 疫苗已用于抑制 HIV 感染。这种方法可在 GC 反应中诱导 Tfh 细胞和 B 细胞，促进 bnAb 的产生。目前该疫苗正在不同的动物模型中进行实验，并且显示出积极的结果。因此，mRNA-LNP 的应用可能有助于遏制 HIV 感染。

病毒蛋白 Nef 在 HIV 的感染机制中起着至关重要的作用，能够驱动病毒复制、促进受感染细胞逃避 CD8$^+$ T 细胞的识别以及宿主的固有免疫限制。在一项过继转移小鼠模型和人扁桃体组织的体外 HIV 感染的研究中，发现表达 Nef 的 CD4$^+$ T 细胞中建立 T 细胞和 B 细胞免疫突触所需的 B 细胞肌动蛋白聚合显著减少、T 细胞对 B 细胞的辅助功能受损，Nef 通过损害早期 B 细胞信号转导来阻止 GC 形成、限制 B 细胞的增殖和分化，使 B 细胞在 GC 中经历体细胞超突变的能力受损。因此，HIV 感染中，表达 Nef 的 CD4$^+$ T 细胞会损害抗原特异性 B 细胞的功能，阻止 B 细胞成熟为浆细胞，从而破坏抗体的生成，最终导致 B 细胞介导的体液免疫反应受损。

四、单核/巨噬细胞

（一）单核/巨噬细胞数量的变化

CD4$^+$ T 细胞作为 HIV 感染的主要靶标，在感染的过程中通过各种细胞凋亡和细胞焦亡途径被大量杀伤，导致其数量显著降低。与 CD4$^+$ T 细胞一样，单核细胞和巨噬细胞表面表达 CD4 和趋化因子受体 CCR5 和 CXCR4，从而对 HIV 易感，是 HIV 感染的另外靶标，在 HIV 感染中起着关键作用。但与 CD4$^+$ T

细胞不同的是,单核细胞群在持续活跃的病毒复制下不会被耗尽。这主要是由于单核细胞中促凋亡基因下调和抗凋亡基因上调,从而允许单核细胞在 HIV 感染过程中持续存在。

在 HIV 感染过程中,尽管巨噬细胞可以通过产生细胞因子和趋化因子招募固有免疫细胞和适应性免疫细胞,从而诱导有效的抗病毒反应,但 HIV 可以通过几种机制克服这些抗病毒免疫反应。HIV 感染的巨噬细胞能够抵抗 HIV 感染的细胞病变作用,这可能促进巨噬细胞中 HIV 病毒库的发展。髓样细胞表达的触发因子受体 -1(triggering receptor expressed on myeloid cells 1, TREM-1)是一种在巨噬细胞表面表达的糖蛋白,也是一种抗凋亡分子,可延长巨噬细胞的存活时间。TREM-1 可通过维持细胞线粒体的完整性来促进细胞存活。因此,TREM-1 的表达对于保护被 HIV 感染的巨噬细胞免受 HIV 诱导的细胞凋亡至关重要。

HIV 感染后,细胞通过 NF-κB 信号通路上调 HIV 感染巨噬细胞中 TREM-1 的表达,而 TREM-1 的表达可增加 HIV 感染巨噬细胞中线粒体融合蛋白 1(mitochondrial fusion protein 1, MFN1)、线粒体融合蛋白 2(mitochondrial fusion protein 2, MFN2)、以及抗凋亡蛋白 BCLXL 和 Bcl-2 的表达,同时降低促凋亡蛋白 BAD 和 BAX 的表达,来促进巨噬细胞存活。此外,TREM-1 的表达也能诱导与 Bcl-2 相互作用的细胞死亡介质 Bim 易位至线粒体,引起线粒体膜电位破坏,从而抑制 Bim 介导的细胞凋亡的线粒体途径,促进巨噬细胞存活。

在 HIV 感染的巨噬细胞中,HIV 包膜蛋白诱导巨噬细胞集落刺激因子(macrophage colony-stimulating factor, M-CSF)释放,M-CSF 通过下调 TRAIL 受体 DR4 并上调抗凋亡基因 BCL2A1 和 MCL1,使受感染的巨噬细胞不被 TRAIL 介导的凋亡途径杀伤,从而维持 HIV 感染的巨噬细胞持续存在。

此外,HIV 感染的巨噬细胞对 NK 细胞和 CD8$^+$ CTL 介导的杀伤作用具有相对抵抗力,导致这些细胞的杀伤效率低下,这可能有助于巨噬细胞中 HIV 病毒库的建立。NK 细胞是一类重要的固有免疫细胞,能先天性识别 HIV 感染靶标,通过细胞脱颗粒或抗体依赖细胞介导的细胞毒作用(antibody dependent cellular cytotoxicity, ADCC)清除受感染的靶细胞。但 HIV 感染的巨噬细胞可抵抗 NK 细胞介导的杀伤作用,虽然 ADCC 增强了 NK 细胞对被感染巨噬细胞的杀伤作用,但与 CD4$^+$ T 细胞的反应相比,其作用明显减弱,并且 NK 细胞对巨噬细胞发挥杀伤作用偏向于通过产生 TNF-α 而不是脱颗粒来实现。因此,巨噬细胞通过限制 NK 细胞的杀伤作用得以逃避有效清除。

CD8$^+$ CTL 在 HIV 感染的急性和慢性阶段能够控制病毒水平,并延缓疾病进展。CD8$^+$ CTL 对巨噬细胞的杀伤依赖于 caspase-3 和颗粒酶 B,而颗粒酶 B 抑制剂 SERPINB9 在巨噬细胞表面高表达,因此 SERPINB9 的表达会影响 caspase-3 介导的细胞凋亡。与 CD4$^+$ T 细胞相比,CD8$^+$ CTL 对巨噬细胞的杀伤效率低下,导致对 HIV 的低效抑制。对巨噬细胞的低效杀伤导致效应细胞 - 靶细胞之间的接触时间延长、巨噬细胞分泌更多的 IFN-γ、诱导巨噬细胞产生促炎趋化因子、募集单核细胞和 T 细胞,从而促进慢性炎症的发生。

(二)单核/巨噬细胞功能的变化

单核/巨噬细胞是髓源性固有免疫细胞,通过模式识别受体(PRR)识别病原体,形成抵御病原体的第一道屏障。单核细胞在外周血中循环,巨噬细胞在组织中驻留。与单核细胞相比,巨噬细胞更易被 HIV 感染。HIV 感染的巨噬细胞已经进化出防止细胞死亡和延长细胞寿命的能力,进而允许巨噬细胞在 HIV 感染过程中持续存在,成为 HIV 潜伏病毒库。然而,在巨噬细胞中检测到 HIV RNA 和 HIV DNA 并不表明巨噬细胞具有产生复制病毒的能力。在巨噬细胞中发现了大量可以长期存在的未整合 HIV DNA,有利于病毒的持久性。HIV 感染的巨噬细胞中的 IFN/ISG 信号转导可能在 HIV 潜伏期发挥重要作用。宿主限制因子 SAMHD1、APOBEC3 和 MX2 已被证明可通过抑制 HIV 逆转录和整合对巨噬细胞的 HIV 潜伏期产生影响。此外,细胞转录因子 COUP-TF、CTIP2、Tat 以及 microRNA 也会影响巨噬细胞中的 HIV 潜伏期。

由于原代巨噬细胞的体内研究比较困难,因此开发了单核细胞衍生巨噬细胞(monocyte-derived macrophages, MDM)模型来研究体外巨噬细胞库。从外周血中分离出单核细胞,诱导其分化成 MDM。当感染 HIV 后,MDM 含病毒的区室(virus-containing compartments, VCCs)中积聚大量含有病毒的液泡,可长时间保持感染潜力,并作为感染性颗粒的储存库。VCCs 允许病毒颗粒通过细胞间传播感染 T 细胞,促进 HIV 的感染。因此,虽然发现了多种影响 HIV 持久性的机制,但 HIV 在巨噬细胞中持续存在的机制尚不完全清楚。

HIV 感染者患继发性疾病的风险增加与免疫功能障碍有关。HIV 感染后 MDM 在脂多糖(LPS)的刺激下促炎因子 TNF-α、IL-1β、IL-6、miR-155-5p 和 IDO-1 的产生增加,转录因子 IKAROS 参与了炎症反应负性调控。可溶性 CD14 和 CD163 是单核细胞活化的标志物,与 HIV 预后不良相关,ART 后仍能以高水平持续至慢性感染。因此,以上原因可导致慢性炎症以及继发感染、心血管疾病、代谢紊乱和癌症等的风险增加。

五、树突状细胞

树突状细胞(DC)是 HIV 在黏膜感染途径中首先接触到的细胞,在 HIV 传播过程中起关键作用。DC 作为主要的抗原呈递细胞,能识别抗原,参与固有免疫。DC 通过对抗原进行摄取、加工、处理和呈递,介导 T 细胞和 B 细胞的活化和增殖,从而激活针对 HIV 的特异性免疫反应。因此 DC 是连接固有免疫和适应性免疫反应的主要抗原呈递细胞,在诱导针对 HIV 的保护性免疫反应中发挥关键作用。人 DC 可分为 4 类:常规 DC(conventional dendritic cell, cDC)、浆细胞样 DC(plasmacytoid dendritic cell, pDC)、朗格汉斯细胞(Langerhans cell, LC)和单核细胞来源 DC(monocyte-derived dendritic cell, MoDC)。cDC 表达多种 PRR,如 Toll 样受体(Toll-like receptor, TLR)、C 型凝集素受体(C-type lectin receptor, CLR)、NOD 样受体(nod-like receptor, NLR)等,以识别不同类型的病原体并作出免疫反应,并且在激活后产生 IL-12。pDC 通过激活 TLR7 和 TLR9 分别特异性识别单链 RNA 病毒和未甲基化的富含 CpG 的双链 DNA 病毒,从而激活 NF-κB 和 IFN 调节因子 7(interferon regulatory factor 7, IRF7)以诱导细胞因子 IFN-α 产生,发挥抗病毒功能。cDC 和 pDC 均表达 HIV 受体 CD4 和辅助受体 CCR5 和 CXCR4,因此它们也易受到 HIV 的感染。

(一)树突状细胞数量的变化

DC 主要分布在黏膜和组织液中,少部分在血液中循环。HIV 感染后,外周血中骨髓来源的树突状细胞(myeloid dendritic cell, mDC)和 pDC 的数量减少。mDC 和 pDC 数量减少的程度与 CD4[+] T 细胞数量呈正相关,与血浆病毒载量和疾病进展呈负相关。尽管进行 ART 后,DC 的数量能够部分恢复,但仍存在异常。循环血液中 mDC 和 pDC 的数量减少反映了这些细胞迁移到淋巴结。此外,血液中 pDC 的肠道归巢整合素 α4β7 表达上调,表明其也能从血液中迁移到肠道黏膜组织,该过程与循环中 CD4[+] T 细胞和 CD8[+] T 细胞的 Ki-67 和 HLA-DR 表达上调有关,与病毒复制无关。因此,HIV 感染可造成 DC 数量减少和分布部位改变。

(二)树突状细胞功能的变化

C 型凝集素受体 CD209 在 cDC 表面高度表达,可识别多种病原体的甘露糖和岩藻糖,包括 HIV gp120 的高甘露糖寡糖。HIV 与 cDC 表面 CD209 或其他受体(如 Syndecan-3 或 Siglec-1)结合,通过内吞作用进入 cDC,含有 HIV 病毒颗粒的 cDC 通过 cDC 和 T 细胞之间的接触促进病毒颗粒从 cDC 传递到 CD4[+] T 细胞,从而有效感染 CD4[+] T 细胞,这种病毒传递过程被称为反式感染(trans-infection)。值得注意的是,cDC 而非 pDC 能促进 HIV 的反式感染,从而促进疾病的进展。在 HIV 感染期间,cDC 产生细胞因子 IL-12、TNF-α 和 IL-6 等的能力受损。IL-12 是一种关键的调节性细胞因子,在激活 NK 细胞和诱导初始 CD4[+] T 细胞分化为 Th1 以产生抗病毒免疫应答方面发挥关键作用。IL-10 可抑制 cDC 成熟,HIV 感染过程中 IL-10 水平升高可介导 cDC 功能障碍。

HIV 感染后,pDC 可被高度激活并产生大量的 IFN-α,IFN-α 的产生有赖于 gp160 与 pDC 表面的 CD4 相结合。pDC 的激活过程依赖于 HIV 包膜蛋白与 CD4 结合、受体介导的内吞作用以及将病毒 RNA 转运到表达 TLR 的 pDC 早期内体区室。然而 HIV 仅使部分 pDC 成熟,上调共刺激分子并分泌促炎细胞因子,从而使它们的抗原呈递能力较弱,导致 CD4[+] T 细胞和 CD8[+] T 细胞的增殖反应较低。IFN-α 通过诱导干扰素刺激基因 *ISG* 的表达并上调 HLA II 类分子和共刺激分子,导致病毒复制受限,同时促进参与抗原呈递和共刺激的分子表达。

I 型 IFN 可诱导 DC 中的 HIV 限制因子 SAMHD1(包含 SAM 结构域和 HD 结构域)、干扰素诱导跨膜蛋白 IFITM、TRIM5α、骨髓基质细胞抗原 2(BST2 或 Tetherin)以及 APOBEC3 等的表达从而抑制 HIV 复制。DC 中的 SAMHD1 通过减少三磷酸脱氧核糖核苷酸(dNTPs)池和随后的整合来抑制逆转录,抑制 HIV 的增殖性感染。然而,HIV 也针对限制因子发展出多种机制抵消其诱导的免疫反应从而促进自身生存。病毒辅助蛋白 Vpx 能诱导 SAMHD1 通过蛋白酶体降解;而 HIV-1 不含 Vpx,通过干扰 SAMHD1 的免疫作用逃避 DC 的识别。此外,HIV 可通过编码病毒辅助蛋白 Vpr 和 Vif(拮抗 APOBEC3)、Vpu 和 Nef(拮抗 Tetherin)抵消限制因子诱导的免疫反应。

在 HIV 感染过程中,持续刺激 pDC 分泌 IFN-α 导致固有免疫和适应性免疫系统持续激活。IFN-α 通过上调 TRAIL 的表达促进 TRAIL 介导的 CD4+ T 细胞凋亡,加速细胞丢失和免疫缺陷。包括 TLR7 在内的一些 TLR 通常在慢性 HIV 感染中表达增加,能够激活 DC 中的 NF-κB 通路并诱导 TRAIL 的表达,促进 CD4+ T 细胞凋亡。此外,HIV 感染可促进 pDC 表达 IDO,诱导幼稚型 CD4+ T 细胞分化为 Treg 并增殖,导致免疫衰竭。由于 I 型 IFN 限制了 Th17 细胞的发育,因此 pDC 对 Th17/Treg 失衡发挥了重要作用。

近期有研究表明,用 TLR 激动剂刺激 pDC 可提高 pDC 激活标志物水平、干扰素相关基因、HIV 限制因子和细胞因子水平,所有标志物在 CpG-C(TLR9 激动剂)和 GS-9620(TLR7 激动剂)刺激下达到最高水平,pDC 介导的 HIV 特异性 T 细胞反应增强。这些发现表明 TLR 激动剂可能在 HIV 治疗策略中发挥重要作用。

六、NK 细胞

(一) NK 细胞的概述

NK 细胞是一类能直接杀伤靶细胞的淋巴细胞。NK 细胞在控制病毒感染中发挥重要作用,是最早作出反应的免疫细胞之一。NK 细胞表面表达多种受体,如活化性受体、抑制性受体、趋化因子受体等,使它们能够识别病毒感染或转化的细胞并发挥相应的效应功能。NK 细胞被激活后,通过产生细胞因子和趋化因子,促进病毒感染靶细胞的清除。人 NK 细胞主要分布于外周血中,按 CD56 和 CD16 的表达水平可分为 3 个亚群:①CD56^bright(CD56+ CD16-)NK 细胞。高表达 NKG2A,低表达杀伤细胞免疫球蛋白样受体(KIR)和 NKG2C,主要分泌大量的细胞因子,细胞毒活性较低。②CD56^dim(CD56+ CD16+)NK 细胞。其是主要的 NK 细胞亚群,高表达 KIR 和 NKG2C 而低表达 NKG2A,胞内蕴含大量的穿孔素和颗粒酶,几乎不分泌细胞因子,通过建立直接接触或 ADCC 发挥细胞溶解功能。③CD56^neg(CD56- CD16+)NK 细胞。具有低细胞毒活性和细胞因子分泌能力,为"功能失调"亚群。NK 细胞可以通过多种不同的机制识别和清除 HIV 感染的细胞,主要是分泌穿孔素、颗粒酶 B 和细胞因子,通过 ADCC、细胞毒性颗粒胞吐作用和死亡受体通路发挥功能。

(二) NK 细胞数量和功能的变化

NK 细胞数目在 HIV 感染期间发生变化。在急性 HIV 感染时,NK 细胞总数增加,CD56^dim NK 细胞扩增,而 CD56^neg NK 细胞数量略有增加,CD56^bright NK 细胞在早期就已经耗尽。而在慢性病毒血症 HIV 感染中,NK 细胞总数下降,CD56^neg NK 细胞数量显著增加,CD56^dim NK 细胞数量减少,最终导致 NK 细胞亚群的稳态失调。CD56^neg NK 细胞的数目与 CD4+ T 细胞数量呈负相关,与 HIV 病毒载量呈正相关,并且该类细胞的比例在感染早期无明显变化,而在慢性感染阶段显著增加,表明 CD56^neg NK 细胞的免疫失调与 HIV 疾病进展相关。与 CD56^dim NK 细胞相比,CD56^neg NK 细胞分泌的 IL-10 和 TGF-β 增加,分泌的 IFN-γ、TNF-α、颗粒酶 B 和穿孔素减少,并且在细胞因子 IL-12、IL-15 和 IL-18 的刺激下,其细胞毒性功能降低。以上结果表明,CD56^neg NK 细胞在 HIV 感染中出现功能障碍。

在慢性 HIV 感染过程中观察到 IFN-γ、TNF 和 β 趋化因子等细胞因子的分泌,这些细胞因子影响抗病毒免疫反应并限制 HIV 传播。NK 细胞产生的 β 趋化因子如 CCL3、CCL4 和 CCL5,作为 CCR5 的天然配体,可抑制靶细胞被 HIV 感染。此外,KIR 是一类具有高度多态性的受体家族,也是一种抑制性受体,通过与 HLA Ⅰ类分子相互作用,调节 NK 细胞对 HIV 感染细胞的活性,控制 HIV 感染后疾病的进展。

HIV 感染后,NK 细胞表面表达的抑制性受体 TIGIT 水平增加,其增加程度与 CD4$^+$ T 细胞数目呈负相关,并通过减少 NK 细胞产生的 IFN-γ 而与血浆病毒载量呈正相关。NK 细胞表面 TIGIT 表达上调会导致 NK 细胞释放 IFN-γ、TNF-α 和 CD107a 的能力降低,造成 NK 细胞功能受损。通过有效阻断 TIGIT 可在某些情况下恢复 NK 细胞的脱颗粒和细胞因子释放能力。此外,慢性 HIV 感染中抑制性受体(IKIR、NKG2A、PD-1、TIGIT 等)的表达增加和活化性受体(如 NKp30、NKp46、NKp44、NCR 和 NKG2C 等)的表达降低也会导致 NK 细胞功能受损。

NKG2D 是一种重要的激活性受体,不仅在 NK 细胞表面表达,而且也表达于 CD8$^+$ T 细胞、γδ T 细胞和 NKT 细胞表面。人 NKG2D 配体有 MHC Ⅰ类多肽相关序列 A(MICA)和 B(MICB),六种巨细胞病毒 UL16 结合蛋白 1~6(ULBP1~6)。HIV 感染后,CD4$^+$ T 细胞表面高表达 NKG2D 配体,NK 细胞通过表面的 NKG2D 识别并结合表达其配体的靶细胞,从而清除受感染的靶细胞。HIV 病毒蛋白 Vpr 通过激活 DNA 损伤反应(DNA-damage response,DDR)途径诱导 NKG2D 配体(MICA、MICB 和 ULBP1~2)转录,导致细胞膜上 NKG2D 配体表达增加。具体而言,Vpr 对 NKG2D 配体表达的刺激作用主要是由于 Vpr 能与 cullin-ring E3 泛素连接酶(DDB1-CUL4A)相互作用,激活能感知 DNA 损伤的 ATR 激酶(DDR 途径的关键调节因子),从而促进 HIV 感染细胞的 G$_2$ 期细胞周期停滞。因此,Vpr 提高了 HIV 感染的 CD4$^+$ T 细胞对 NKG2D 依赖性 NK 细胞介导的杀伤作用的敏感性,促进受感染靶细胞的清除。

然而,为了抵消 NKG2D 配体上调的情况并逃避 NK 细胞介导的杀伤作用,HIV 病毒蛋白 Nef 通过下调 NKG2D 配体的表达,促进 HIV 逃避 NK 细胞的识别,造成慢性感染的发生。此外,Nef 通过改变受感染细胞周围的局部环境来介导病毒的持久性。Nef 通过加速表面内吞作用来逃避 CTL 介导的杀伤作用,从而下调 HLA-A 和 HLA-B 的表达。相反,Nef 维持 HLA-C 和 HLA-E 的表达,抑制 NK 细胞的杀伤活性。

HIV 感染导致 NK 细胞出现功能障碍,可通过 NK 细胞抑制性受体抑制剂、潜伏期逆转剂(latency reversing agents,LRAs)或细胞因子(IL-12、IL-15 和 IL-18)刺激来增强 NK 细胞的功能。

在本节内容中,我们介绍了 6 种免疫细胞(CD4$^+$ T 细胞、CD8$^+$ T 细胞、B 细胞、单核/巨噬细胞、DC 以及 NK 细胞)在 HIV 感染后的数量变化特征及具体的原因和机制,并分析了感染后炎症因子分泌水平、免疫细胞受体表达、病毒蛋白对细胞的作用,以及感染后胞内蛋白和信号分子的表达对免疫细胞功能异常和失调的影响,这样的过程导致 HIV 感染后的免疫细胞出现细胞异常激活、耗竭、衰老、凋亡等一系列特征,从而引起免疫细胞功能受损和免疫反应失衡。

(况轶群)

第二节　HIV 相关的组织器官的变化

HIV 长期感染可导致患者的组织器官受损,长时间的免疫紊乱可导致多器官损伤,包括淋巴组织损伤、胃肠道损伤、肾组织损伤、肝损伤及皮肤组织损伤,这些损伤主要由 HIV 及其合并的其他病原体感染造成,免疫细胞应答在其中也扮演了重要的角色。本节将主要介绍 HIV 感染所导致的患者淋巴组织、肠道黏膜组织,以及其他组织器官的免疫病理变化特征。

一、淋巴组织免疫病理改变

作为人体重要的免疫器官,淋巴结主要通过辅助性 T 细胞分泌细胞因子、细胞毒性 T 细胞产生细胞毒性分子,以及浆细胞产生抗体共同参与抵抗病原体的免疫反应。HIV 感染者的淋巴结病变可发生在感染的各个阶段,病因主要分为 2 种:感染性和反应性。感染性表现为病原体感染,如细菌、真菌、寄生虫、病毒感染;反应性包括持续性全身性淋巴细胞病变,其他还可能有免疫功能正常的个体出现的情况,如巨大淋巴结增生症以及组织细胞性坏死性淋巴结炎。对于 HIV 感染,其可特异性攻击人体 CD4$^+$ T 细胞,造成其细胞数量减少,T 细胞免疫功能严重受损,其清除和抵御病原体的能力大幅度下降,最终导致人体发生机会性感染的风险明显增加。这是人体感染 HIV 后发生淋巴结肿大的主要病因之一。

HIV 感染者淋巴结感染常见的病原体为结核分枝杆菌(*Mycobacteria tuberculosis*)、肺孢子菌(*Pneumocystis*)、巴尔通体(*Bartonella*)、真菌(fungus),以及弓形虫(toxoplasma)等。结核分枝杆菌感染淋巴结使其出现肉芽肿性炎症反应,有明显干酪化特征。肉芽肿被上皮样组织细胞包围,通常伴有朗汉斯巨细胞、淋巴细胞和成纤维细胞。之前报道 HIV 合并耶氏肺孢子菌感染患者中,有将近一半的患者表现为肺门和纵隔淋巴结肿大,淋巴结病变表现为肉芽肿伴中央嗜酸性坏死。杆菌性血管瘤病由 *B. rochalimae* 引起,该病原体主要感染 CD4$^+$ T 细胞数小于 100 个/μl 的艾滋病患者,通过昆虫媒介(螨虫、虱子)传播,刺激宿主产生诱导缺氧和血管生成的相关因子,使患者发生肉芽肿性淋巴结炎,组织病理可观察到淋巴结出现小的血管增生,部分或完全扭曲了淋巴结的正常结构和组织。在 AIDS 期,当患者个体的 CD4$^+$ T 细胞数小于 200 个/μl 时,一些机会性感染真菌会感染艾滋病患者;当 CD4$^+$ T 细胞数小于 100 个/μl 时,其他引起艾滋病患者感染的病原体主要是真菌,真菌感染个体主要以孢子形式通过空气媒介进入宿主,在艾滋病患者体内广泛地扩散到肝脏、脾脏、皮肤、肺和淋巴结等相关组织,组织病理可见化脓性肉芽肿伴坏死。弓形虫感染艾滋病患者后,个体淋巴结出现肿大,组织学表现为滤泡增生,单核细胞样 B 细胞聚集并呈片状,上皮样组织细胞分散,单核细胞样细胞出现在包膜下,而上皮细胞样细胞则侵入滤泡。除此之外,其他的病毒感染,如 HIV 阳性患者合并感染 EBV 后,其淋巴结出现结构异常,呈多形性浸润,伴有免疫母细胞、淋巴细胞、浆细胞等细胞增殖。梅毒螺旋体合并感染的艾滋病患者,淋巴结通常是无痛、离散且非化脓性的,组织学表现为纤维化和胞膜增厚,并伴有窦状闭塞,也观察到轻度到重度不等的卵泡、滤泡和血管增生,肉芽肿不明显。免疫组织化学显示淋巴细胞群是混合性的,由 B 细胞、T 细胞、组织细胞和多克隆浆细胞组成。

对于 HIV 感染者,与反应性改变相关的淋巴异常主要体现在持续性全身淋巴结病,从病理角度主要分为以下 3 个阶段:①HIV 感染早期或急性期,主要特征是淋巴结增生,生发中心大而不规则,暗区扩大,可见丰富的免疫母细胞,并且观察到因套带和出血灶小淋巴细胞浸润而中断和破碎的淋巴结溶解。在淋巴结间区可见浆细胞、免疫母细胞、淋巴细胞和组织细胞。②HIV 感染的中期或慢性期,淋巴结数量减少、浆细胞增加、血管明显增生、淋巴细胞出现耗竭。同时,皮质旁室的细胞减少、血管增多,由分散的淋巴细胞、免疫母细胞和浆细胞组成。③疾病进展和耗竭阶段,在该阶段可观察到淋巴结中心破坏、淋巴细胞减少,通常伴有穿透性的中央小动脉,周围是过碘酸希夫(periodic acid-Schiff, PAS)染色阳性的沉积物。在更晚期,患者体内淋巴结不明显、出现硬化和透明化,皮质旁区显示淋巴细胞显著减少、血管增生和弥漫性纤维化。

二、肠道黏膜组织免疫病理改变

肠道是人体重要的淋巴细胞库,聚集了人体大部分免疫细胞,其中包括 CD4$^+$ T 细胞。因此,肠道是 HIV 攻击的主要靶器官之一,肠黏膜损伤也是 HIV 感染过程中免疫激活和疾病进展的关键因素。黏膜免疫系统发生改变,并且诱导肠黏膜结构变化,导致肠黏膜屏障缺陷。组织学上,HIV 肠病特征是部分绒毛萎缩,绒毛顶端聚集的凋亡上皮细胞数量增加。HIV 感染通过黏膜 CD4$^+$ T 细胞浸润,导致肠黏膜屏障缺陷,这种缺陷增加了微生物抗原易位,进而与其他机制一起引起机体免疫激活。并且肠黏膜破损越严重,微生物易位程度越严重,引起渐进的 CD4$^+$ T 细胞耗竭。进入 AIDS 期的 HIV 感染者,其结肠黏膜呈慢性炎性改变,息肉、糜烂、溃疡等病变率随着疾病的进展逐渐提高,部分患者肠黏膜表面不光滑,上皮细胞坏死、脱落。艾滋病患者结肠腺体数目减少,排列较不整齐,杯状细胞大小不均、排列不齐。

HIV 感染可导致肠上皮细胞密封性发生改变。肠上皮的密封特性主要是由一层柱状上皮细胞来实现的,这些细胞紧密相连形成单层。因此,肠黏膜屏障的正常功能不仅取决于完整的上皮细胞,还取决于紧密连接的结构组成和功能。研究显示,HIV 感染肠上皮细胞后,细胞单层的通透性增加,紧密连接蛋白 claudin-1、claudin-2、claudin-4、occludin 和 ZO-1 被破坏，从而导致紧密连接蛋白的组成改变，因此增加了上皮的通透性。除此之外，免疫细胞也会对肠上皮细胞造成影响。如急性（非慢性）感染患者中，黏膜 CD8$^+$ T 细胞表达足够的穿孔素，通过 T 细胞的细胞毒性功能诱导上皮细胞凋亡。尽管在早期 HIV 急性感染患者中可观察到表达穿孔素的细胞毒性 T 细胞密度增加，而在感染慢性期和晚期患者中，穿孔素表达下降或缺失，而黏膜 TNF-α、IL-2、IL-4 和 IL-13 的表达与上皮细胞凋亡、紧密连接组成改变和屏障功能缺陷有关。

恒河猴感染猴免疫缺陷病毒（simian immunodeficiency virus，SIV）后的发病过程和病理特征与人 AIDS 症状非常相似。SIV 感染可导致恒河猴肠上皮黏膜变性、坏死，并形成缺损、溃疡、绒毛乳糜管扩张，产生大量细胞碎片，淋巴细胞渗透以及隐窝上皮细胞细胞质出现空泡。HIV 感染除了会导致血液中 CD4$^+$ T 细胞减少，还会引起肠道中 CD4$^+$ T 细胞减少。这一现象同样出现在 SIV 感染的恒河猴中，SIV 感染恒河猴的急性期，肠道 CD4$^+$ T 细胞大量减少，其原因可能是细胞裂解、凋亡或选择性迁移。SIV 感染后肠道中 pDC 和 Treg 细胞增多，记忆 B 细胞减少，但增殖速率增加，肠道上皮细胞 ICAM-1、HLA-DR 表达量上调，且肠道上皮细胞在病毒感染早期已开始凋亡。SIV/HIV 感染后免疫细胞及分子的变化与黏膜免疫应答和肠道功能密切相关。

三、其他组织免疫病理改变

HIV 感染者皮肤可出现感染性或非感染性损害，感染性损害主要包括马尔尼菲青霉病和梅毒等。非感染性损害包括炎症性皮肤病和皮肤肿瘤，前者主要包括银屑病、湿疹/皮炎和结节性痒疹等，后者以卡波西肉瘤最为常见。HIV 感染伴马尔尼菲青霉病的患者免疫病理特征可见病灶表皮层缺损且轻度角化，真皮层细胞增生且细胞质内可见真菌孢子，PAS 及 D-PAS 染色后可见紫红色菌体。HIV 伴梅毒感染的患者病理特征可见大量浆细胞浸润的血管炎，表现为真皮血管扩张，淋巴细胞、组织细胞和浆细胞在血管周围浸润。HIV 感染伴银屑病的患者病理特征可见病灶表皮过度角化甚至坏死、颗粒层减少、棘层增厚、毛细血管扩张、淋巴细胞浸润。HIV 感染伴卡波西肉瘤的患者病理特征可见血管和梭形细胞组成，血管和梭形细胞之间部分可见红细胞，梭形细胞之间有炎症细胞、吞噬红细胞的组织细胞。

除皮肤外，胃也是 HIV 感染的主要受累部位。艾滋病患者感染的急性期、无症状期或 AIDS 期均可损伤胃部组织。有报道称 HIV 感染者慢性萎缩性胃炎的患病率异常升高，HIV 感染者胃镜下可见胃出现弥漫性发红、点状发红、皱襞肥大、红白相间。另外，在 AIDS 期可见较明显的胃体小弯及胃角集合静脉规则排列（regular arrangement of collecting venules，RAC）、白浊黏液，且黏膜糜烂比 HIV 无症状感染期更明显。

HIV 感染引起肝损伤的患者，其肝损伤表现主要以病毒性肝炎和肝脏肿瘤为主。组织病理学方面，HIV 感染伴病毒性肝炎的病理表现为肝小叶结构破坏，可见明显点状坏死、碎片坏死及桥接样坏死，残存肝细胞细胞质疏松、门管区纤维组织增生、淋巴细胞和单核细胞浸润。HIV 感染伴结核性肝脓肿的病理表现为局部肝组织破坏，肉芽组织及纤维组织增生，小灶有较多中性粒细胞浸润；细菌性肝脓肿病理表现为脓肿腔内为坏死肝组织及脓液，后期病灶周围可见肉芽组织及纤维组织，伴有中性粒细胞浸润。HIV 感染伴肝细胞癌病理可见凝固性坏死组织，坏死组织呈梁状，周围有纤维结缔组织与肝组织分割形成结节，周围肝组织呈灶状轻度不典型增生及轻度至中度纤维组织增生，局部有早期肝硬化改变。

HIV 感染者的肾脏病变主要为系膜增生性肾小球肾炎和膜性肾病。艾滋病患者系膜增生性肾小球病变的病理表现为毛细血管内皮细胞明显空泡变性，少数管腔内可见红细胞，无明显内皮细胞增生，肾小囊壁层细胞空泡变性，脏层上皮细胞肿胀、空泡变性、足突节段性融合、系膜细胞和基质增生、肾小管上皮细胞空泡变性，少数肾间质毛细血管管腔内见红细胞聚集，肾小球基膜足突节段性融合，免疫检查可见 IgM（＋），未见免疫复合物沉积。艾滋病患者膜性肾病的病理表现与系膜增生性肾小球肾炎类似，但基膜不规则增厚，厚度达 1 100nm。上皮下、基膜内大量致密物沉积，肾小球基膜不规则增厚，足突弥漫融合。免疫检查可见 IgG（＋＋＋）、IgA（－）、IgM（＋）、C3（－）、Fib（－）、ALB（－）、κ（＋）、λ（＋）、

AA（-）、IgG1（-）、IgG3（-）、PLA2R（-）、THSD7A（-）。IgG（+++弥漫）、球性沿毛细血管呈细颗粒状沉积、PLA2R（+/-）。

在本节中，我们介绍了不同病原体合并感染艾滋病患者的淋巴结免疫病理损伤特征和不同时期反应性改变相关的淋巴异常的组织病理学特征。随后介绍了 HIV 感染肠黏膜组织病理损伤的特征与 CD4$^+$ T 细胞耗竭、微生物易位之间的关系，以及感染后肠上皮细胞密封性发生改变的机制。最后，我们介绍了 HIV 感染对患者其他组织器官的影响，如皮肤、胃、肝和肾的组织病理和免疫细胞浸润的特点。以上 HIV 感染导致的全身性多器官损伤可反映艾滋病患者组织炎症程度和 HIV 感染进程。

（贾　杰　梁　丹）

第三节　针对 HIV 的免疫应答

固有免疫反应是机体的"第一道防线"，其主要职责是识别"自我"（机体自身的蛋白质和遗传物质）以及外来元素（病毒或其他病原体），通过识别二者，介导激活免疫细胞、感染靶细胞杀伤、抑制 HIV 复制。适应性免疫是机体的"第二道防线"，B 细胞产生的抗体在中和与抑制 HIV 复制中起关键作用；细胞免疫应答在介导 HIV 感染靶细胞的杀伤和清除中发挥关键和突出的作用。本节将介绍两种重要的固有免疫应答信号通路（Toll 样受体和 cGAS-STING 信号）及其清除和抑制 HIV 的过程和机制，以及 HIV 中和抗体和非中和抗体清除 HIV 的具体过程，随后介绍 CD4$^+$ T 细胞、CD8$^+$ T 细胞、NK 细胞在抗病毒过程中的具体功能。

一、HIV 感染后的固有免疫应答

（一）Toll 样受体在 HIV 感染中的作用

Toll 样受体（Toll-like receptor, TLR）是一种重要的模式识别受体，是机体抵抗感染性疾病的第一道免疫屏障，可参与固有免疫应答和适应性免疫应答过程。据报道 TLR 编码基因的多态性与 HIV 感染相关，*TLR7* rs179008 T 等位基因可增加 HIV 感染风险，*TLR9* rs352140 GG 基因型个体感染 HIV 的风险更高。

TLR 存在于细胞内和细胞表面。对于细胞内的 TLR 而言，一些病毒颗粒被内吞后由蛋白酶降解，暴露病毒基因组。TLR8 是病毒 ssRNA（single-stranded RNA）的关键受体，暴露后的病毒基因通过 TLR8 进行信号转导，这一过程发生在核内体中。病毒核酸成为固有免疫的触发器，人 TLR8 介导对 HIV 来源的 ssRNA 的特异性识别。在人巨噬细胞中，核内体中的 TLR8 选择性识别 HIV-1 ssRNA 从而诱发 TNF-α 的释放。在人胚胎肾细胞和树突状细胞中同样观察到了 HIV-1 ssRNA 与 TLR8 的结合，TLR 激动剂可增强 NK 细胞活性，提高其抗病毒潜力。新型 TLR9 激动剂 MGN1703 能够刺激浆细胞样树突状细胞产生 IFN-α，进而增加 NK 细胞表面 NKp46 的表达，并诱导杀死 HIV-1 感染的 T 细胞。经过 ART 后的 HIV-1 感染者接受 MGN1703 治疗具有双重结果，一方面会增加 HIV-1 转录，而另一方面可增强细胞毒性 NK 细胞的活化。TLR7 与其激动剂结合可增强 CD8$^+$ T 细胞和 NK 细胞介导的对 HIV-1 感染细胞的溶细胞作用。

对于细胞表面的 TLR 而言，小鼠巨噬细胞膜中 TLR2 和 HIV-1 gp41 之间存在相互作用。单核细胞中，Tat 蛋白和 TLR4-MD2 之间存在高亲和力的相互作用。在生殖器上皮细胞中，HIV-1 gp120 可以通过 TLR2 和 TLR4 信号通路发出信号。pDC 表面的 TLR7 和 TLR9 被激活后可诱导细胞产生 I 型干扰素（IFN-α、IFN-β、IFN-ε、IFN-ω 和 IFN-κ），进一步激活 T 细胞介导的抗病毒作用，对清除 HIV 至关重要。早期有研究提示 HIV-1 感染能够减少中性粒细胞数量，并影响其免疫功能，但是对这种影响产生的具体机制不够清楚。慢性 HIV 感染者和 AIDS 患者的中性粒细胞表面 TLR1、TLR2、TLR4、TLR6 的表达水平下降，提示其可能在 HIV 感染相关的中性粒细胞数量减少和功能障碍中发挥一定的作用。

治疗 HIV/AIDS 患者的主要障碍是免疫细胞转录沉默导致潜伏病毒库的存在。HIV-1 潜伏感染的细胞不能被机体免疫细胞清除。HIV-1 感染者单核细胞中的有些 TLR 表达增加，促进 HIV-1 复制和细胞分泌 TNF-α。另外，在 HIV-1 感染者的单核细胞和骨髓树突状细胞（mDC）中发现显著低表达的 TLR1 和

TLR2。某些 TLR 可以再次激活 HIV-1 感染者体内处于潜伏感染状态的病毒,通过刺激并激活 HIV-1 使其释放至细胞外。增强宿主免疫反应和限制炎性反应或许会是未来清除 HIV 的有效方法。

TLR 激动剂可作为 HIV 病毒潜伏期恢复剂(latency-reversing agents,LRAs)和免疫调节剂。作为免疫增强和启动剂,TLR 激动剂在治疗 HIV-1 感染方面具有巨大的潜力。TLR 表达于许多不同的免疫细胞,包括 NK 细胞、巨噬细胞、B 细胞,并高表达于 DC。由 TLR 激活从而启动的细胞因子诱导过程,不仅触发了固有免疫反应,而且还参与了适应性免疫反应的启动和形成。但并不是所有的 TLR 激动剂的作用都相同。到目前为止,最有希望应用于 HIV/AIDS 治疗的是 TLR7 和 TLR9 激动剂。TLR 激动剂 GEM91(phosphorothioate gene expression modulator 91)可以抑制 HIV-1 复制,但增加 GEM91 剂量后 HIV-1 感染导致的病毒血症加重,与体外试验结果相矛盾。后来的研究发现,病毒血症的加重是由于 GEM91 中的一个 CpG 基序刺激了 TLR9,研究者推测高剂量的 GEM91 加重 HIV 病毒血症是 TLR 被刺激后介导的固有免疫激活和潜伏感染的 HIV-1 再激活所导致的。

TLR 激动剂也可作为疫苗佐剂,TLR9 激动剂 CpG ODN 和 TLR7 激动剂 R848 与基础佐剂 Span85-Tween 80-squalene(STS+oCpG+R848)结合形成联合佐剂,可诱发对 HIV-1 包膜 gp140 和 V1V2-gp70 最有效的抗体反应。将佐剂 R848 和 TLR4 激动剂单磷酸脂质 A(monophosphoryl lipid A)包装于纳米颗粒(NP)中,并与可溶性重组 SIVmac239 来源的包膜 gp140 和 Gag55 蛋白联用,成为 NP 蛋白疫苗。该疫苗在恒河猴的血清和黏膜中都引起了持久的抗体反应。在恒河猴 SIV 急性感染后开始抗逆转录病毒治疗时,给感染的恒河猴应用重组腺病毒载体疫苗初次免疫,重组痘苗病毒载体疫苗加强的治疗性疫苗后,联合应用 TLR7 激动剂,可有效降低抗病毒治疗后恒河猴体内病毒载量的反弹概率。TLR 激动剂联合广谱中和抗体(bnAb)可显著减少 HIV 病毒库,甚至在部分 SIV 感染的恒河猴中可能完全清除 SIV 病毒库。

I 型干扰素可以作为固有免疫和适应性免疫之间的桥梁,增强抗体免疫,刺激 CD8⁺ T 细胞和 NK 细胞的免疫反应。I 型干扰素直接诱导潜伏感染的细胞产生病毒。TLR 通过诱导 IFN 的产生,触发干扰病毒复制的抗病毒反应。然而,TLR 识别 HIV-1 可能对病毒复制和宿主对感染的反应有不同的结果。有研究证明 TLR 的信号也可促进 HIV-1 感染,通过直接促进 HIV-1 转录,或通过细胞因子诱导间接促进 HIV-1 感染。HIV-1 基因组 RNA 通过 TLR8 发出促进 HIV 原病毒整合转录的起始信号。HIV-1 ssRNA 刺激 DC 和巨噬细胞分泌 IFN-α,并通过 TLR8 分泌调节性细胞因子。TLR4 激活后可诱导 HIV-1 长末端重复逆转录激活,并增强 HIV-1 在被感染细胞中的复制。有研究显示 HIV gp120 能够结合 TLR2 与 TLR4,激活 NF-κB,产生促炎性细胞因子并形成炎症反应,最终破坏上皮细胞间的紧密连接,使其失去屏障作用,损害女性生殖系统的黏膜上皮,且只有在 TLR2 和 TLR4 共同参与下才能产生促炎性细胞因子。提示在 HIV-1 感染初期可以通过药物阻断固有免疫的激活过程,从而防止黏膜屏障被破坏,为 AIDS 的治疗提供新的策略。

(二)cGAS-STING 信号通路在 HIV 感染中的作用

固有免疫系统是人体抵抗病原入侵的第一道防线,机体识别病原体后激活免疫细胞产生 I 型干扰素(interferon,IFN),抑制感染进程。干扰素基因刺激因子(stimulator of interferon gene,STING)是调控 I 型 IFN 基因表达的重要接头蛋白,胞内双链 DNA(double-stranded DNA,dsDNA)识别受体环鸟苷酸-腺苷酸合成酶(cyclic GMP-AMP synthase,cGAS)在 dsDNA 的作用下催化合成内源性分子环鸟苷酸-腺苷酸(cyclic guanosine monophosphate-adenosine monophosphate,cGAMP),后者能直接激动 STING。cGAS-STING 通路通过识别胞质 dsDNA,介导产生 I 型干扰素,激发人体固有免疫反应。HIV 感染宿主细胞后激活 cGAS-STING 通路,诱导固有免疫反应,抑制病毒活性,其具体的机制如下。

1. cGAS 识别病原体 dsDNA　cGAS 主要识别的是细胞质中的 dsDNA。cGAS 的 C 端结构域的 389~405 位氨基酸残基之间存在高度保守的锌囊结构,结构内的锌离子主要起维持蛋白结构的作用,该结构是 cGAS 识别 dsDNA 的重要位点。cGAS 主要与 DNA 的磷酸-核糖骨架结构相互作用,cGAS 可不依赖核苷酸序列识别 dsDNA,因此 cGAS 可识别几乎所有类型的 DNA。dsDNA 与 cGAS 结合后,引起 cGAS 结构发生变化,激活 ATP 和 GTP 发生二聚生成 cGAMP。

2. cGAMP 激动 STING　人体内源性分子 cGAMP 可直接激动 STING,二者具有很高的亲和力。

cGAMP 以 U 型结构嵌入 STING 蛋白二聚体中,引发二聚体大幅度向内收缩。cGAMP 中的鸟嘌呤 N7 与 R238,鸟嘌呤上的氨基与 Thr263 都存在直接作用。cGAMP 鸟嘌呤碱基 7 位 N 原子、4 位氨基及核糖 3 位羟基分别与 Arg238、Thr263 和 Ser162 氨基酸残基存在氢键作用。

3. **cGAS 在 HIV-1 感染中的作用** 有研究者报道,在人细胞系中敲除或敲低 cGAS 的表达能够阻断 HIV/SIV 诱导的 I 型干扰素及其他细胞因子的产生,同时利用质谱扫描检测证实 HIV 感染能够诱导产生 cGAMP,且依赖于 cGAS 以及病毒逆转录产生的 DNA,在人的原代免疫细胞中同样如此。

HIV 感染长期不进展者(LTNP)体内 cGAS-STING 通路下调,Jurkat 细胞感染 HIV-1 后 cGAS-STING 通路上调,而 lncRNA LINC02453 可能通过上调 cGAS-STING 信号通路抑制 HIV-1 复制。LTNP 体内较低的 lncRNA LINC02453 水平下调了 cGAS-STING 信号通路,这可能是 HIV-1 感染 LTNP 固有免疫激活水平较低,疾病进展缓慢的原因之一。全转录组分析同样显示 LTNP 体内 cGAS 和 STING 的 mRNA 表达水平低于 HIV-1 感染典型进展者,且 LTNP 体内的 STING 蛋白水平同样显著低于典型进展者。LTNP 胞内 DNA 识别信号通路的 cGAS/IFI16-STING 的激活明显被抑制,这也可能是该人群疾病不进展的原因之一。

HIV-1 病毒利用肌醇六磷酸(inositol hexaphosphate, IP6)构建亚稳态衣壳,能够将自身基因组传递到宿主细胞核中,无法包装 IP6 的 HIV-1 缺乏衣壳保护,并可被固有免疫识别从而激活抗病毒免疫反应,HIV-1 感染被抑制。在 HIV-1 感染的巨噬细胞和 T 细胞中,破坏 IP6 会导致 HIV-1 的病毒衣壳有缺陷,从而触发细胞因子分泌和趋化因子反应。恢复 IP6 的富集可以改善 HIV-1 感染细胞的能力,且不被免疫系统检测到。通过 RNA 和 DNA 感受识别受体缺失的细胞系研究证明,IP6 缺失激活免疫感受识别依赖于 cGAS-STING 通路。

GTP 酶活化蛋白 SH3 结构域结合蛋白 1(GTPase-activating protein SH3 domain=binding protein 1, G3BP1)能够促进 cGAS 介导的抗 DNA 病毒及逆转录病毒的免疫反应,敲除 *G3BP1* 可显著抑制 cGAMP 的合成,但 G3BP1 不影响 STING 及其下游信号通路的激活。有研究显示 G3BP1 通过 cGAS 的 N 端结构域与 cGAS 结合。由于 cGAS 的 N 端结构域对其与 DNA 的结合至关重要,因此有研究者推测 G3BP1 可能通过调控 cGAS 的 DNA 结合能力调控其活性。

HIV-1 的多种病毒蛋白如 p6、Vpx 和 Vif,可影响 STING 介导的固有免疫反应。HIV 的非结构蛋白病毒感染因子(viral infectivity factor, Vif)通过抑制 STING 的翻译后修饰抑制 I 型 IFN 的产生,进而促进 HIV-1 的免疫逃逸。NLRX1 是宿主对 HIV-1 固有免疫反应的负调节因子,NLRX1 与 TANK 结合激酶(TANK-binding kinase 1, TBK1)相互作用阻断 STING 通路,减少 I 型干扰素和细胞因子的产生。病毒 X 蛋白(viral protein X, Vpx)是固有免疫反应的抑制剂,可选择性抑制 cGAS-STING 介导的 NF-κB 信号转导。而 HIV-1 p17 蛋白则通过 p17-OLA1-STING 通路增强 I 型干扰素反应。

二、HIV 感染后的体液免疫应答

(一)抗 HIV 中和抗体

由于缺乏有效的疫苗用于预防 HIV 感染,在临床上使用有效的广谱中和抗体(bnAb)来阻止 HIV 感染成为一种重要的被动免疫策略。目前,临床上仅有少部分 HIV 感染者通过 B 细胞反应产生 bnAb,并且 bnAb 只占患者产生抗体数量的一小部分,它们具有特定的特征:产生它们的 B 细胞经历了漫长的成熟过程和异常水平的体细胞突变,它们通过长重链互补决定区 3(complementarity determining region 3, CDR3)结合隐藏的抗原表位,使得 bnAb 能够以高亲和力靶向抗原。HIV 的包膜糖蛋白是诱导产生抗 HIV bnAb 的唯一抗原,它是主要表达在病毒表面的糖蛋白 gp120 和 gp41 异二聚体的三聚物。通过研究 HIV-1 bnAb 与 Env 所组成的复合物结构和表位图谱发现,bnAb 主要靶向 Env 中 gp120 糖蛋白的 CD4b 表位、V1V2 以及 V3 聚糖位点、gp41 糖蛋白的膜近端外区(membrane-proximal external region, MPER),以及 gp120 和 gp41 的交界面。HIV 特异性 bnAb 主要的功能机制是干扰病毒对 CD4⁺ T 细胞受体的黏附,结合辅助受体(通常为 CCR5 或 CXCR4)。CD4b 表位在与 HIV 结合过程中引起 Env 三聚体变化,从而与靶细胞发生融合,靶向 CD4b 的 bnAb 能够模拟该结合模式,阻断病毒与 CD4 受体结合;V1V2 聚糖位点需要 bnAb 重链互补决定区穿透聚糖屏蔽的 Env,随后与 gp120 上的 V1V2 和 N156/N160 聚糖构象表位相互作用。V3 聚糖位点毗邻 V1V2,其中的线性基序(G324-D325-I326-R327)和 N332 聚糖是该表位的主要结合位点。gp41 上的 MPER 是一段由 28 个氨基酸组成的保守表位,具有较长的重链互补决定区以及良好的中和宽度和效力。gp120 和 gp41 的交界面跨越 gp120 和 gp41 的 2 个亚基,其所结合的 bnAb 也具有高频的体细胞超突变特点。

HIV 的 Env 序列多样性是 bnAb 开展被动免疫策略的主要挑战,由于 HIV 感染后病毒持续突变,患者可能出现高病毒血症以及感染相关的免疫激活,导致患者暴露于高度多样化的病毒群体,病毒针对任何抗体表现为高度中和敏感性或完全抗性,并且患者体内 bnAb 的成熟时间较长且发生率较低,目前仅有极少数的 HIV 感染者能够自发产生广谱的 HIV 中和抗体。因此,不同类型的 bnAb 组合是增加临床上被动免疫成功率的一种有效策略,组合后的 bnAb 能够增加对不同分离株总体的广度和效力,并防止耐药性出现。近年来研究者通过数学建模的方法,利用先进的 bnAb 体外中和数据,测试大量基因多样性的 HIV-1 Env 假病毒,以此确定最佳的抗体组合。通过分析表明,含有 3～4 个靶向 Env 蛋白不同表位的抗体组合具有较高的广度、效力以及完全中和的程度,并可能提高了对给定病毒的中和活性。为了预防 HIV-1 感染,2 种或 3 种单克隆抗体的最佳组合可能具有足够的广度和效力,以确保可靠地覆盖传播的病毒。然而对于治疗策略而言,可能需要更多的 bnAb 来覆盖宿主体内复制型病毒和潜伏库中病毒的多样性。

随着对 HIV 疫苗的研究逐渐深入,研究者发现人源化小鼠模型以及非人灵长类动物(non-human primate,NHP)模型可用于探讨 bnAb 的保护效力。通过将人类造血和淋巴细胞移植到免疫缺陷小鼠构建出的人源化小鼠模型,能够让具有活性的 HIV 进行复制,以此分析实验型 bnAb 对人类免疫细胞预防和治疗的能力。研究发现,使用单一的 bnAb 如 PG16、PGT128 能够减轻 HIV 病毒血症,但随后会反弹,其中一个主要原因是抗体诱导的选择性免疫压力使病毒产生了免疫逃逸突变;相反,使用多种 bnAb 组合治疗 HIV 感染的小鼠模型则能够持续地抑制 HIV 复制,并且没有发生病毒的免疫逃逸,表明联合 bnAb 的策略可有效地控制病毒。迄今为止,虽然人源化小鼠模型在临床前的概念验证中比较有用,但宿主体内不完全的免疫重建、缺乏强大的固有和适应性免疫库、频繁的异种移植和宿主反应限制了人源化小鼠模型在评估 bnAb 疗效方面的效用。NHP 提供了一个更相关的人类感染模型,因其具有完整的固有和适应性免疫库,通过使用嵌合的猿-人免疫缺陷病毒(simian-human immunodeficiency virus,SHIV)感染 NHP,以此更好地模拟 HIV-1 的自然传播事件。该模型采用单次高剂量或多次低剂量 SHIV 感染 NHP 后注射抗体,分析被动免疫后免疫球蛋白的保护效果。该模型证实了 bnAb 具有一定程度的保护效果,这归因于所注射的抗体对来源毒株具有一定的中和敏感性。目前处于临床晚期开发阶段的靶向 CD4 结合位点的 bnAb(VRC01、3BNC117、VRC07-523.LS)、V3 聚糖位点(PGT121、10-1074)、V2 聚糖位点(PGDM1400、CAP256-VRC26.25)和 MPER 表位(10E8)在 SHIV 攻击的模型中都显示出不同程度的保护作用。但使用 NHP 作为模型具有一定的局限性,如 SHIV 与自然界 HIV-1 循环毒株的遗传多样性相比受限,SHIV 感染宿主模型与 HIV-1 自然感染人类的剂量存在差别,来源于人类的 bnAb 在参与和激活 NHP 的固有免疫效应功能时可能存在效率低下的问题,以及 bnAb 注入 NHP 引起后者产生自体抗体反应可能产生抗药物抗体的干扰等。尽管存在这些缺陷,NHP 仍然是研究 bnAb 保护效果的最佳动物模型,其与人源化小鼠模型在加快 bnAb 被动免疫转化到临床试验方面起着关键的作用。总之,人源化小鼠模型和 NHP 模型对于加快 bnAb 的被动免疫策略转化为人体临床试验至关重要。

(二)抑制性抗体

尽管在 HIV 感染后患者会出现强烈的抗体反应,但大多数产生的抗体并没有中和能力。然而越来越多的证据表明,无中和能力的抗体在抑制病毒方面也发挥着重要的作用,如对血凝素具有强反应性的非中和性人血清被动转移到小鼠模型中,可显著降低 H7N9 感染小鼠的肺病毒滴度。但其确切的机制尚未明确。这些抑制性抗体主要通过其 Fc 片段介导的效应功能起保护作用。在 HIV 感染者体内,抑制性抗体的功能活性主要包括以下几个方面:①抗体与病毒颗粒的结合能力,通过结合和捕获感染性病毒,形成免疫复合物或病毒抗体的聚集体。聚集体是抗体与病毒相互作用形成的网络结构,能够限制病毒的分布以及可及性,降低其活动性或破坏其完整性,导致病毒失活。这种机制适用于抗体与暴露在病毒表面的表位结合,比其它抗体发挥抑制功能受到的限制显著减少,因为它涉及抗体与许多表位的结合,聚合更有可能发生在免疫球蛋白 A(IgA)和免疫球蛋白 M(IgM)上。在女性的生殖道中,黏液形成一个网状结构,作为病原体的屏障,同时允许小化合物扩散,在这种环境下,HIV 与 IgA 或 IgG 抗体的复合物将更有效地被困在宫颈黏液中,说明有抑制效果的 HIV-抗体免疫复合物的形成对 HIV 的传染性有直接的抑制作用。②通过 Fab 结构域对结合在其 Fc 上的病毒进行包裹,随后通过吞噬细胞(单核细胞、巨噬细胞、中性粒细胞)降解和内化被抗体活化的病原体,实现对被感染细胞中 HIV 复制的抑制。③抗体与病毒抗原结合后形成免疫复合物,该免疫复合物可通过 IgG 抗体的 Fc 结构域与 Muc16 结合,从而有效地保留在黏液中,被吞噬细胞吞噬。对免疫复合物的内吞作用比对单一的病原体更为有效。抗体复合物可诱导长期的适应性免疫反应,促进 T 细胞免疫激活。④抑制性抗体的 Fab 结构域与 HIV 病毒抗原(如 Env)结合,并利用其 Fc 段结合效应细胞表面的 Fc 受体,通过抗体依赖细胞介导的细胞毒作用(ADCC)和抗体依赖细胞介导的病毒抑制(antibody-dependent cell-mediated viral inhibition, ADCVI)导致受 HIV 感染的细胞死亡,实现对 HIV 的抑制。抗体重链上的 Fc 结构域可直接调节 Fc 介导的抑制功能,介导抗感染保护。ADCC 需要靶细胞参与裂解,这一过程主要由 NK 细胞介导。⑤抗体干预适应性免疫反应的能力。通过被动免疫,抗体进入宿主后可长期诱导 T 细胞和 B 细胞的免疫反应,HIV 和抗体形成的免疫复合物可促进免疫细胞成熟,如树突状细胞,其能够抑制 HIV 复制并防止 HIV 传播。人们发现这种带有"免疫原性"作用的抗体比游离的病毒或被感染的细胞能更有效诱发原发性或记忆性的免疫反应(图 1-3-3-1)。

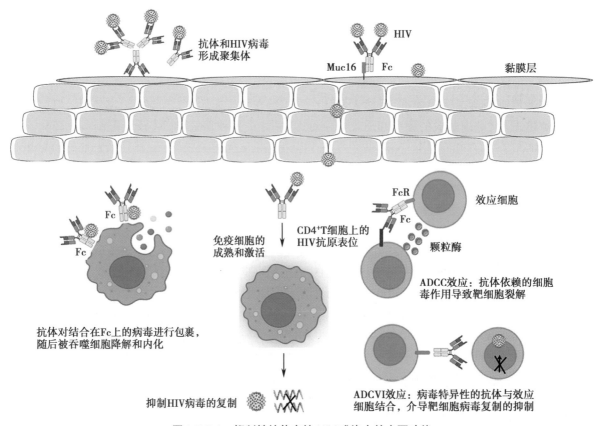

图 1-3-3-1　抑制性抗体在抗 HIV 感染中的主要功能

对于 HIV 感染产生的特异性抗体,不同 IgG 抗体亚类(IgG1、IgG2、IgG3 和 IgG4)和同型(IgA)可以提供 B 细胞免疫应答质量相关信息。IgG1 和 IgG3 抗体亚类的功能最为丰富,除了中和抗体外,其他抑制性抗体的功能主要涉及补体结合、Fc 受体的结合和 ADCC/ADCVI 作用;在黏膜部位,IgA 抗体可能与未感染的暴露者的保护相关。因此,在疫苗试验中,检测黏膜抗体反应和抗原特异性血浆抗体的亚类有助于确定与保护相关的免疫相关因素。相比 IgA 抗体,IgG 抗体由于具有 Fc 受体依赖的作用途径,在抑制 HIV-1 复制方面更有效。HIV 抗体亲和力成熟包括对抗原表位识别的亲和力增加。因此,检测抗原-抗体亲和力有助于预测功能性抗体的反应,包括介导ADCC/ADCVI的抑制性抗体和中和抗体。

（三）抗体依赖细胞介导的细胞毒作用

抗体依赖细胞介导的细胞毒作用(ADCC)是一种复杂而有效的Fc介导的效应功能。抗体利用它们的Fab区与被感染细胞上表达的HIV Env蛋白结合,利用它们的Fc区与效应细胞表面表达的Fc受体(Fc receptor, FcR)结合,将靶细胞与效应细胞(NK细胞、单核/巨噬细胞、中性粒细胞)连接起来。FcR的交联可引发一系列信号反应,导致效应细胞能够释放裂解化合物,从而引起靶细胞的裂解,因此,ADCC通过细胞毒作用能够阻止靶细胞产生病毒。引起ADCC效应的抗体类型主要为IgG,此外,在某些情况下IgA和IgE与能够特异性结合IgG的FcR相互作用也能引起ADCC。除了引起靶细胞死亡外,调理抗体能够分泌多种趋化和炎症因子,因此能够直接或间接地影响抗病毒反应或炎症调节效应。在动物和人类的研究中表明,ADCC在控制SIV、SHIV以及HIV感染引起的病毒血症中发挥着关键作用。在猕猴感染SIV毒株(如SIVmac251)模型中,宿主血清ADCC的活性与宿主病毒血症表现呈现负相关,SIVmac251毒株感染所产生的IgG在减轻宿主的病毒血症反应中扮演着重要的角色。在没有经过抗逆转录病毒治疗(ART)的HIV感染者人群中,HIV感染的精英控制者(较低或无病毒血症)体内的ADCC活性较非精英控制者更高。尽管这些研究揭示了ADCC活性与宿主体内HIV病毒载量的相关性,但目前尚无更确凿的证据表明ADCC能够成为预防HIV感染的关键因素。

此外,具有活性的广谱ADCC抗体的形成需要抗体自身发生突变,以此提高抗体的亲和力以及优化影响ADCC功能发挥的因素。在HIV感染宿主的过程中,抗体的突变和自身结构的变化可以增强抗体的抗病毒活性,但目前人们对依赖抗体的细胞毒性作用的形成机制尚不清楚。研究发现,初始的抗体不具有引起ADCC的功能,ADCC功能的形成需要抗体经历两种改变,一是增加抗体与病毒结合的紧密程度;二是改变抗体的三维结构,以此影响抗体与病毒的结合方式或与宿主的免疫系统的相互作用,帮助其杀死被HIV感染的细胞。初始的抗体在成熟过程中获得了结合HIV Env蛋白的能力,随后产生了高体细胞突变(somatic hypermutation, SHM)从而获得ADCC功能活性。虽然抗体与Env蛋白结合的亲和力和促进抗体的ADCC活性之间有·定的相关性,但仅靠亲和力的提高不足以使抗体具有ADCC功能。为了获得高效的ADCC活性,大多数HIV抗体谱系需要抗体的重链和轻链发生突变。一般而言,ADCC功能是通过抗体互补决定区(complementary determining regions, CDR)突变形成的,而抗体的ADCC效力则额外需要抗体框架区(framework regions, FWR)的突变,后者是抗体发挥ADCC功能的关键。FWR的突变也有助于抗体构象改变,提高抗体的亲和力。总之,抗体FWR突变能够赋予抗体结构上更高的灵活性以及朝向,从而介导效应细胞上FcR的二聚化以及ADCC效力。因此,依赖抗体FWR突变从而获得ADCC高效力可为用于治疗HIV感染的抗体优化策略提供借鉴。

作为唯一暴露在HIV感染细胞表面的病毒特异性抗原,Env蛋白是细胞行使ADCC功能的主要靶点,其与抗体的ADCC活性具有紧密的联系。Env是一种亚稳态的分子,可从无配体的高能封闭构象转变为与CD4结合的"开放"低能构象。大多数原发HIV临床分离株在没有配体结合的情况下,Env蛋白呈现封闭的状态,这使得它们应对抗体攻击时的耐受性较强;相反,当CD4通过重组的V1V2和V3环结合打开的Env构象,这种构象可被HIV感染者血清中介导ADCC功能的抗体所识别。然而ADCC活性可受到病毒本身的一些限制,比如HIV-1可通过下调靶细胞表达CD4、组织Env在被感染细胞表面积聚,限制Env和CD4之间的相互作用;HIV-1可使用辅助蛋白Nef和Vpu减少CD4的表达,从而阻止Env表位的暴露;Vpu除了能阻止CD4在细胞表面积聚外,还能通过拮抗限制性因子BST-2来促进病毒释放,从而阻止新生病毒颗粒在被感染细胞表面积聚;此外,HIV可通过有效的Env蛋白内化来控制Env在细胞表面的积累,从而限制ADCC反应。

目前,ADCC活性的测定主要有以下几种方法,如铬释放试验、NK细胞活化试验、ADCC GranToxiLux试验、快速荧光ADCC测定、萤光素酶检测等,这些方法通常使用可溶性的HIV-1 Env重组蛋白(gp120或gp140)、AT-2灭活的病毒或感染其他不同毒株的细胞作为靶细胞。由于ADCC的复杂性,在体外测定ADCC的活性较为困难,其主要的制约因素如下:①HIV在环境中的构象是高度动态的,由于结构重排,不同的表位在感染的不同阶段暴露出来,因此,抗体结合其特异性表位介导ADCC的机会窗口仅在病毒的进入和出芽期；②被感染细胞上不同的 Env 蛋白形式（如完整的 Env、非三聚体形式的 Env、gp41 糖蛋白残端、组织相容性复合物呈递的 Env 肽段）的表达取决于病毒中存在的负调节因子以及病毒蛋白 U（Vpu）辅助蛋白；③HIV 通过 Vpu 介导的骨髓基质抗原-2 的拮抗作用在靶细胞表面阻止 Env 积累。因此，不同的 Env 蛋白构象可能影响抗体对一个或另一个特异性表位的识别，从而影响 ADCC 活性的测定结果。

（四）补体系统

补体是由一大群细胞结合蛋白和血浆蛋白组成，它们是固有免疫系统的主要组成部分，提供了抵御微生物的第一道防线，并在免疫反应中发挥着重要的作用，其具有溶解从而灭活微生物的能力，包括感染宿主循环系统中的包膜病毒。补体系统发挥功能主要有 3 种途径，第一种途径是由抗原结合抗体分子的 Fc 片段，通过与一系列补体糖蛋白（C1、C2 和 C4）相互作用，形成一种 C3 转化酶。该酶在单个位点切割血浆糖蛋白 C3，释放小片段 C3a，切割后暴露的 C3b 活性基团可与 C3 转化酶一道招募 C5、C6、C7、C8、C9，在靶细胞的细胞膜上形成孔状的溶解损伤。第二种途径比第一种更为原始，在没有抗体的情况下也能发挥作用。血浆中的 C3 逐渐水解后在水合 C3 上产生一个活性结合位点，该位点招募替代途径中的补体糖蛋白因子 B 和 D，形成另一个 C3 切割酶和转化酶，将额外的 C3 切割成 C3b，其可以与抗原表面进行共价结合，从而启动调理或裂解过程。第三种途径是甘露糖结合凝集素途径（mannose-binding lectin pathway，MBL pathway）。MBL 是一种凝集素，能够与富含甘露糖的底物和微生物表面上经常发现的其他多糖结合，结合的凝集素招募一系列被称为 MBL 相关丝氨酸蛋白酶（MBL-associated serine protease，MASP）的糖蛋白，其功能与经典途径的早期作用蛋白相似。最终，这些蛋白的激活和结合导致 C4 和 C3 的裂解和激活。在所有途径中，C3 转化酶裂解并激活 C3 成分，产生 C3a 和 C3b，并引起进一步的切割和激活事件，最终导致攻膜复合物的形成，这是补体激活的最终产物。如前所述，补体的主要功能是防止微生物感染和促进炎症，其在宿主防御中主要发挥 3 种效应功能：①能够溶解细胞及一些细菌，如某些革兰氏阴性菌和一些包膜病毒；②调理颗粒的能力，即将补体肽结合到生物体表面，与这些补体片段的受体相互作用，进而引起特定的细胞反应；③激活补体产生具有强烈炎症活性的裂解片段。

在 HIV 感染的过程中，补体系统能够通过抗体介导的补体依赖途径裂解 HIV-1 病毒颗粒和 HIV-1 感染细胞，中和 HIV-1 病毒颗粒。研究显示，HIV-1 表面蛋白 gp120 和 gp41 能够通过结合补体 C1q 以 MBL 途径来增强抗体介导的补体激活，如果患者血清中缺乏 C1q 和 C3，则不能介导抗 HIV-1 的活性，这表明经典途径参与了抗 HIV-1 的补体激活。此外，大多数有效的抗 HIV 疫苗都含有病毒包膜（Env）蛋白和某种佐剂。HIV Env 片段的 gp120 蛋白会自发地结合并激活补体，gp120 是病毒表面包膜刺突的一部分，当与 T 细胞表面的 CD4 和适当的共受体分子相互作用而被适当激活时，三聚体刺突会改变构象，暴露附着在病毒包膜上的 gp41，gp41 完成融合后进入宿主细胞。该片段也被报道能够激活补体。因此，HIV 病毒颗粒可以被调理，促进固有免疫细胞对病毒的吞噬作用。

虽然补体系统和抗体免疫在清除 HIV-1 病毒颗粒方面发挥着关键作用，但它们也是病毒在受感染的宿主中传播和维持的关键因素。补体系统的激活产物 C3 和 C5a 在 HIV-1 病毒颗粒中的沉积，有助于 HIV-1 与表达补体受体 CR3 和 CR4 的单核/巨噬细胞和树突状细胞等细胞的相互作用。此外，补体介导的 HIV 感染增强也发生在体外培养的外周血单个核细胞中。C1q 固定在完整的病毒颗粒上可导致细胞培养物中 HIV-1 感染，这可能与 C1q 和病毒颗粒上的 gp41 结合有关。此外，HIV 介导的补体激活可导致 C3 片段与 gp160 复合物结合，并增强了携带 C3 受体的靶细胞的感染。补体也能够促进未感染的细胞，比如红细胞及 B 细胞与 HIV-1 病毒颗粒相互作用，以此作为感染其他细胞的传递和释放源。CD4-gp120 和 C3d-CR2 的相互作用可能会增加病毒对靶细胞的黏附。其他的一些证据表明 HIV-1 和 CR3 的相互作用有助于病毒进入细胞并支持细胞内病毒的传播。此外，还有其他证据表明补体的激活产物 C5a、一种过敏性毒素和 C5a$_{desArg}$ 可能通过刺激这些细胞分泌 TNF-α 和 IL-6，增强单核细胞和单核细胞来源的巨噬细胞对 HIV 感染的敏感性。HIV 和抗体诱导产生的 C5a 能够吸引树突状细胞，以此来促进自体原代 T 细胞生产性感染。

总之，补体系统作为固有免疫系统的成员，不仅在抵抗 HIV 感染方面发挥作用，同时也在增强 HIV-1

感染方面发挥着关键的作用。尽管 HIV 本身和患者血液中的抗 HIV 抗体能够激活补体级联反应，但血液中的 HIV-1 能够逃脱补体介导的裂解，并保持高度的感染性。

三、HIV 感染后的细胞免疫应答

（一）CD4$^+$ T 细胞介导的免疫应答

CD4$^+$ T 细胞是 HIV 主要的靶细胞之一。在急性 HIV 感染过程中，CD4$^+$ T 细胞在早期显著减少，使其诱导的免疫反应显著减弱，大多数患者 CD4$^+$ T 细胞计数的中位数从 800 个 /μl 下降到 500 个 /μl。慢性期时 CD4$^+$ T 细胞数量的下降速度要慢得多，最终导致机会性感染。激活和增殖状态的 CD4$^+$ T 细胞极易被 HIV 感染并支持有效的病毒复制，HIV 的复制需要有效的 T 细胞激活来充分提供病毒生命周期每一步所需物质。而静息状态的 CD4$^+$ T 细胞基本不允许 HIV 的复制，但可以被 HIV 感染并作为潜伏的病毒宿主。病毒进入细胞后不能将其 RNA 基因组通过逆转录的方式整合到细胞 DNA 中，虽然染色体外的病毒基因能够表达一些蛋白，但其不能产生子代病毒并传播。因此，病毒的逆转录是 HIV-1 在静息状态的 CD4$^+$ T 细胞中的关键限制步骤。

在感染后患者的抗病毒过程中，CD4$^+$ T 细胞免疫应答在有效的细胞和体液免疫应答中发挥着关键作用。在 HIV 感染精英控制患者及 LTNP 体内，p24 特异性细胞毒性 CD4$^+$ T 细胞可抑制 HIV 的复制。与疾病进展者的非增殖型 CD4$^+$ T 细胞相比，该抗原特异性 CD4$^+$ T 细胞处于增殖活跃状态。近年来，许多研究者发现 CD4$^+$ T 细胞本身可以通过直接杀死病毒感染的细胞而显示出强大的抗病毒活性，与 CD8$^+$ T 细胞的功能类似，其能表达大量的细胞溶解效应分子，以此介导靶细胞裂解和病毒抑制。近年来人们发现，CD4$^+$ Treg 和 CD4$^+$ Tfh 细胞在 HIV 感染者的适应性免疫反应中发挥重要作用。CD4$^+$ Treg 作为一种天然调节因子，可通过接触依赖机制抑制 T 细胞的活化和增殖，HIV 感染者体内的 Treg 受到 HIV 感染的影响，可发生显著的功能缺陷，进而影响其对免疫激活的控制。此外，CD4$^+$ Treg 在 HIV 感染早期也起到了一定的负面作用，其对受感染的效应 T 细胞的抑制可促进病毒持久存在，从而导致免疫衰竭。与 HIV 单病毒感染的个体相比，合并其他病毒如人类疱疹病毒（human herpes virus，HSV）、CMV 感染的个体体内所产生特异性 CD4$^+$ T 细胞更易受到 HIV 感染的影响，进而降低免疫反应。人们发现 CD4$^+$ Tfh 细胞不仅是 HIV 感染的主要靶点，也是储存 HIV 病毒潜伏库的一个重要区室，可用于病毒的复制和生产。在 HIV 或 SIV 感染的慢性期，Tfh 细胞出现的频率与血浆中的病毒载量有关，表明 Tfh 细胞可能是患者体内循环病毒的来源之一。此外，Tfh 细胞的扩增与生发中心 B 细胞的出现频率和抗体产生呈正相关，而异常水平的 Tfh 细胞扩增可导致多克隆 B 细胞的活化，但导致 Tfh 细胞异常扩增、促使 B 细胞反应异常和抗体产生的潜在机制尚未完全明确。

适度的 T 细胞免疫反应是适应性免疫反应过程中消除病原体的必不可少的步骤，而 HIV 感染后 CD4$^+$ T 细胞的过度免疫激活会影响经过 ART 患者的免疫重建程度。过度的免疫激活可导致 CD4$^+$ T 细胞出现耗竭，使细胞数量损失，长此以往会增加患者的发病率和死亡率。而 CD4$^+$ T 细胞的免疫激活与多种因素有关，如持续存在的 HIV 病毒库、肠道微生物易位、CD4$^+$ Treg 缺失以及其他病毒的共感染。尽管患者经过 ART 后可降低体内病毒载量，以及提高 CD4$^+$ T 细胞数量，但免疫细胞中仍有少数的 HIV 无法被清除，其分泌的表达产物能够激活淋巴细胞和巨噬细胞，引起免疫激活。大量存在于患者肠道相关淋巴组织中的 CCR5$^+$ CD4$^+$ T 细胞在感染后被 HIV 破坏，促使患者体内肠黏膜屏障被破坏，随后多种肠道微生物及其代谢物进入血液循环，诱导免疫激活和高炎症反应。此外，免疫激活是 HIV 感染者免疫重建不良，也称免疫重建不全者（immunological non-responder，INR）的一个重要因素。免疫重建不良是指 HIV 感染者接受有效的 ART 长达 2 年以上，外周血病毒载量（viral load，VL）低于检测下限（VL＜50 拷贝 /ml）超过 3 年，但患者体内外周血 CD4$^+$ T 细胞计数仍持续低于 350 个 /μl。该类患者因体内 CD4$^+$ T 细胞数量不能恢复至正常水平，感染卡氏肺孢子菌、鸟分枝杆菌、巨细胞病毒等病原体的概率增加，长此以往可出现严重的免疫功能障碍，导致患者出现 AIDS 相关的代谢综合征、肝病、肾病、心血管疾病等，增加了患者的发病率和死亡率。在 INR 中，T 细胞的过度活化可诱导 CD4$^+$ T 细胞凋亡，从而导致细胞丢失。此外，该类患者的 NK 细胞能够通过细胞毒性作用诱导未感染的 CD4$^+$ T 细胞死亡。相关的机制研究显

示,炎症小体 NLRP3 和 caspase-1 在 INR 中显著上调,表明 NLRP3 介导的 caspase-1 激活可通过持续的免疫激活和焦亡诱导 CD4$^+$ T 细胞丢失,导致 CD4$^+$ T 细胞的不完全恢复。除了免疫激活,T 细胞衰竭也会影响 HIV 感染后的免疫反应。与 HIV 感染免疫重建良好者(immunological responder, IR)相比,INR 中记忆型 CD4$^+$ T 细胞表达耗竭(PD-1、TIGIT)、衰老(CD57)相关分子明显升高,同时 INR 体内炎症标志物 IP-10 和 IL-6 明显升高,显示它们与衰竭和衰老标志物呈正相关。这些表现说明 INR 中的 CD4$^+$ T 细胞的衰老和衰竭及其与可溶性免疫介质之间具有紧密的关联。总之,保持 HIV 感染者外周血 CD4$^+$ T 细胞的稳态,减少细胞的免疫激活、衰竭和衰老,从而促进患者 CD4$^+$ T 细胞数量的恢复,是免疫重建不完全的一种潜在治疗策略。

免疫治疗是治疗感染性疾病的新兴策略,通过合成并在 T 细胞表面表达嵌合抗原受体(chimeric antigen receptor, CAR),识别不需要组织相容性复合物呈递的抗原,以特定的方式识别、靶向并破坏表达抗原的细胞。该技术已被研究者用来研制和开发清除 HIV 感染靶细胞的疗法,以实现清除病毒感染和 AIDS 的功能性治愈。目前,用于治疗 HIV 感染的 CAR-T 细胞编辑技术经历了三代发展。第一代 CAR-T 细胞将单独的 CD3ζ 胞内信号域与来源于 bnAb 的抗 HIV Env 蛋白的抗原识别域(CD4 和可变区域的单链片段)进行串联,该 CD4-CD3ζ CAR-T 细胞在体外识别和溶解表达 HIV Env 蛋白的靶细胞时具有较高的特异性,回输至患者体内较为稳定和安全。但在大多数临床研究中,其不能永久地降低病毒负荷,且存在细胞扩增效率低等一些问题。第二代 CAR-T 细胞则整合了 CD4 配体和可变区域的单链片段,以及肿瘤坏死因子家族成员 4-1BB 共刺激分子的抗原识别域,第二代 CAT-T 细胞在体外抑制 HIV 复制的能力至少比第一代高 50 倍,并表现出优越的抗体依赖的扩增能力。第三代 HIV 特异性 CAR 则结合了 4-1BB、CD28 以及 CD3ζ 等多种胞内信号域,并与抗 HIV bnAb 的可变区域的单链片段串联,其在体外裂解表达 Env 蛋白的细胞系效力更强,但尚未广泛地用在治疗 HIV 感染的研究中。

(二)MHC I 类分子限制性细胞毒性 CD8$^+$ T 细胞反应

细胞毒性 T 细胞(cytotoxic T lymphocyte, CTL)是一种重要的效应 CD8$^+$ T 细胞,在清除宿主体内的病原体,以及抑制肿瘤发展方面具有重要的作用。其主要通过 MHC I 类分子呈现在细胞表面的病毒肽与被病毒感染的细胞相互作用,诱导许多参与细胞周期、增殖、凋亡和细胞因子分泌的基因表达,通过细胞毒作用裂解受感染的靶细胞。其细胞毒性功能主要通过 3 种途径起作用:①Fas-FasL 通路。CD8$^+$ T 细胞表面的 FasL 被靶细胞激活后表达上调,随后 Fas 和 FasL 结合导致下游的 caspase 级联反应,最终导致靶细胞凋亡。该途径是一种不太常见的靶细胞杀伤模式,但在 HIV 和 SIV 感染期间,该途径被高度激活,诱导旁观者细胞死亡来降低细胞免疫应答。②胞外分泌颗粒。CD8$^+$ T 细胞释放细胞毒性颗粒进入免疫突触,特异性地破坏病毒感染的靶细胞。细胞毒性颗粒包括许多蛋白质,尤其是穿孔蛋白和丝氨酸蛋白酶,后者被称为颗粒酶,位于蛋白聚糖的基质中。穿孔蛋白是一种钙依赖性成孔蛋白,与补体成分具有同源性,可将颗粒酶输送到靶细胞的细胞质中。目前人们已鉴定出了 5 种人体内的颗粒酶(A、B、H、K、M),其中颗粒酶 A(GrA)和颗粒酶 B(GrB)被人们所熟知。细胞毒性颗粒释放到免疫突触的这一过程具有 MHC I 类分子限制性和抗原特异性。③CD8$^+$ T 细胞分泌可溶性因子,如 β 趋化因子。它们能够结合其同源的趋化因子受体来抑制 HIV 复制,从而阻断病毒结合和进入细胞的共受体通路,抑制病毒的结合和转录。多数情况下认为 HIV-1 特异性 CD8$^+$ T 细胞通过钙依赖性胞外分泌颗粒杀死靶细胞,并且该途径受 MHC I 类分子的限制,如被 HIV 感染的 CD4$^+$ T 细胞。CD8$^+$ T 细胞发挥毒性功能受效应细胞内的转录因子 T-bet、Eomes、Runx3、Bcl-6、单通道跨膜受体 Notch、信号转导与转录活化因子(STATs)调控,如 T-bet 和 Eomes 其能够调节效应细胞分泌穿孔素、颗粒酶 B、β 趋化因子以及 IFN-γ 来介导 CTL 发挥作用;Notch 能够调节 T-bet 和 Eomes 的表达,也能够直接和表达颗粒酶 B 基因的启动子相互作用从而促进 CD8$^+$ CTL 的分化。几乎所有的 CD8$^+$ T 细胞都能够分泌 IFN-γ 和 TNF-α,在感染过程中能够诱导细胞发挥强效的抗病毒功能。研究显示 ART 时期的患者体内分泌 IFN-γ 的 CD8$^+$ T 细胞的数量明显增加,而 HIV 感染晚期患者体内产生 IFN-γ 的 CD8$^+$ T 细胞数量明显减少。

对于 HIV 感染精英控制者群体和感染 HIV 的 LTNP 群体,HIV 特异性 CD8$^+$ T 细胞介导的免疫反应在其中起到了关键的作用。研究显示他们体内的 CTL 具有较强的清除被感染靶细胞的能力。与 HIV 感染进展者相比，HIV 感染精英控制者所产生的 HIV 特异性 CD8+ T 细胞合成了更多的细胞毒颗粒成分，使其拥有更强的细胞毒性功能并以此协同诱导靶细胞凋亡。这些细胞毒性颗粒成分的表达增加似乎受 T-bet 调控，其在 HIV 感染精英控制者体内的特异性 T 细胞中表达上调。此外，与 HIV 感染进展者相比，非进展患者体内特异性 CD8+ T 细胞表达穿孔蛋白的能力更强。总之，增强 HIV 特异性 CD8+ T 细胞反应是控制患者体内 HIV 复制的关键，但其增殖和细胞毒性功能却很少能通过 ART 恢复。

研究发现，HIV 感染者中 CD8+ T 细胞的反应表型受到患者体内病毒载量以及免疫激活水平的影响，其可导致 CD8+ T 细胞低反应性和细胞衰竭，最终产生功能性较差的 CTL。抗原载量和病毒序列的多样化在某种程度上决定了 HIV-1 特异性 CD8+ T 细胞的功能谱；此外，耗竭的 T 细胞可提高多种抑制性受体的表达，如程序性死亡受体（PD-1），其可通过诱导型 Treg 细胞免疫应答无力和发育等相关机制来调节 T 细胞的活化和耐受。

除 CD4+ T 细胞外，CD8+ T 细胞也是 HIV 感染的靶标之一，通过检测发现 HIV 阳性个体的外周血和肺部有 HIV 感染的 CD8+ T 细胞。HIV 感染发病后期，患者体内受感染的 CD8+ T 细胞群在外周血中充当 HIV 前病毒序列的储存库。研究者推测 HIV 可能通过病毒突变或感染过程中 CD8+ T 细胞表面上调表达的 CD4 分子进入细胞，并且在原代 CD8+ T 细胞表面同时表达 CXCR4 和 CCR5 受体。其他受体，如 G 蛋白偶联受体和半乳糖酰基鞘氨醇，也可以促进 HIV 对 CD8+ T 细胞的感染。此外，脂筏的存在可促进靶细胞受体和病毒包膜糖蛋白共定位，从而增强病毒与靶细胞结合。

（三）CD8+ T 细胞介导的抑制作用

CD8+ T 细胞在被 HIV、SIV 感染的宿主控制病毒血症过程中发挥着重要的作用，表现出显著的病毒抑制活性（viral inhibitory activity，VIA）功能，其在转录水平抑制 HIV 复制，且不依赖 HLA I 的活性。HIV 感染者体外较强的 VIA 与病毒复制降低有关，同时能够延迟 CD4+ T 细胞数量的降低。然而，这一过程需患者体内出现持续的病毒抗原暴露来维持 CD8+ T 细胞的特异性反应。CD8+ T 细胞的抗病毒活性与一种抗 HIV 蛋白的产生有关，即 CD8+ T 细胞的抗病毒因子（CAF）。CAF 是一种由 CD8+ T 细胞产生的抗 HIV 蛋白，在早期无症状 HIV 感染者的 HIV 感染免疫控制研究中被观察到。CAF 的抗病毒作用与逆转录酶的直接失活无关，也与病毒的完整性无关，病毒与 CAF 共培养不影响病毒的感染性，CAF 仅能抑制包括 HIV 在内的逆转录病毒的复制，但不能抑制其他病毒的复制。此外，该细胞的抗病毒活性与其数量、MHC 与抗原的匹配程度有关，当艾滋病患者体内的 CD8+ T 细胞数量达到感染初期数量的 3/4 以上时，HIV 的复制被完全抑制；CD8+ T 细胞和靶细胞间 MHC 匹配或半匹配时，CD8+ T 细胞的抗病毒效果最佳。

不同疾病状态患者的 CD8+ T 细胞的 VIA 不同。在 HIV 感染急性期，大多数患者均能维持较强的 VIA，随后 VIA 随着时间的推移而下降。对于潜伏期的患者，CD8+ T 细胞对 HIV 均有较好的抑制效果，在这些患者体内 CD8+ T/CD4+ T 细胞的比值通常为 0.05∶1。研究显示，潜伏期患者体内整合的 HIV 前病毒水平较低，推测 CD8+ T 细胞可通过降低病毒 mRNA 和子代病毒的水平来阻断病毒传播。但对于 HIV 精英控制者这一特殊群体，无论其是否接受过 ART，体内的 VIA 均保持在较高的水平。具有更容易诱导的原病毒患者更有可能偶尔出现残留的病毒血症和抗原暴露，这可能导致免疫系统持续增强，维持有效的 CD8+ T 细胞反应，并且该类患者体内的 CD8+ T 细胞具有较高的多功能性特征，并保持持续的增殖能力，维持高水平的循环 CD8+ T 细胞的抗病毒功能是 HIV 精英控制者的内在特征之一。

CD8+ T 细胞的非细胞毒性抗病毒功能表现出固有免疫反应的特征：发生于 HIV 感染的早期，不需要 TCR 介导的对 HLA 分子呈递的特定病毒表位的识别，拥有广泛的抗逆转录病毒抑制活性（如 HIV-1 和 HIV-2 流行株、耐药分离株和逃逸突变株），不具备适应性免疫反应较强的记忆型反应特征。除了被认为是先天淋巴细胞的 NK 细胞具有类似"记忆"的回忆反应，其他固有免疫细胞对先前呈递过的病毒抗原，通常不表现出抗病毒反应的增加，它们可以迅速对任何传入的病原体作出反应，而无需事先的接触。这一过程主要由细胞谱系上恒定的模式受体对特定的逆转录病毒保守基序的识别所引起，但相关的机制则有待阐明。临床上发现，暴露于 HIV 但未感染的个体体内也出现了 $CD8^+$ T 细胞的非细胞毒性抗病毒反应，如果 HIV 的暴露终止，该抗病毒反应随着时间的推移而减弱。总之，$CD8^+$ T 细胞的非细胞毒性抗病毒功能可以在暴露于 HIV 后被诱导出现，但不一定建立在已建立的和产生 HIV 感染的基础上，因此，其不具有抗原特异性召回反应的固有免疫反应特征，一旦 HIV 暴露不再存在，抗 HIV 活性也不再保留。

$CD8^+$ T 细胞的抗病毒功能在抑制 HLA I 类分子驱动的 HIV 逃逸突变体的复制中具有重要作用。不同于细胞毒性 $CD8^+$ T 细胞，其在发挥作用时可对 HIV 施加免疫选择的压力，导致 HLA I 表位获得逃逸突变体出现。不依赖于 TCR-HLA/抗原肽相互作用的 $CD8^+$ T 细胞的抗病毒功能可抑制 CTL 作用下产生的 HIV 逃逸突变株，该反应可能通过某种快速、非抗原和非 HIV 特异性免疫反应实现，并且该反应带有固有免疫的特征。虽然 $CD8^+$ T 细胞的非细胞毒性抗病毒反应也可能导致 HIV 突变体的出现，但这些病毒在抗病毒反应的作用下保持着更稳定持久的免疫控制。

（四）自然杀伤细胞介导的免疫应答

自然杀伤细胞（NK 细胞）在免疫反应中占据着一个独特的生态位，其连接了固有免疫和适应性免疫系统，它们能够识别有即时效应功能的应激、转化和感染的信号，NK 细胞通过产生促炎细胞因子、裂解被感染和转化的细胞来促进抗病毒和抗肿瘤免疫。NK 细胞是天然的细胞毒性效应淋巴细胞，表达多种激活和抑制受体，使其能够检测到病毒感染或转化的细胞。NK 细胞表面编码的抑制性受体如免疫球蛋白样杀伤受体（killer immunoglobulin-like receptor，KIR）影响着 NK 细胞的激活，并由激活和抑制信号的整合所控制。KIR 能够与同源 HLA 配体相互作用，在受感染的细胞中，HIV-1 诱导对 HLA I 的下调增加了它们对 NK 细胞介导的杀伤作用的易感性，对被感染细胞的识别能够驱动细胞毒性颗粒释放、产生细胞因子。HLA/KIR 组合与疾病的进展速度和疾病保护相关，基于 HLA/KIR 组合可预测调节 NK 细胞功能的多肽，以此设计 HIV 疫苗。NK 细胞可通过其表达的 FcγR III A 受体（CD16）发挥 ADCC 功能，以此控制 HIV-1 感染。CD16 是 NK 细胞的强功能因子，允许抗原特异性招募 NK 细胞反应。在 HIV RV144 疫苗试验中，ADCC 与该疫苗的适度保护效果有关。此外，NK 细胞上的激活型受体 NKp44 和 NKG2D 也参与了 NK 细胞的保护性反应。艾滋病患者体内 NK 细胞表达的 NKp44 受体可与受 HIV 感染的 $CD4^+$ T 细胞的 NKp44 配体相互作用，促进 $CD4^+$ T 细胞裂解并释放出 HIV 病毒颗粒；NK 细胞可以通过 NKG2D 杀死 HIV-1 感染的 $CD4^+$ T 细胞，对于 HIV 精英控制者，NKG2D 在 NK 细胞表面处于高表达水平，并且能作为共受体介导 NK 细胞发挥 ADCC 活性，介导对 HIV-1 感染细胞的裂解。

关于 NK 细胞介导的 HIV-1 感染细胞的识别机制，目前已经提出了几种假说，如 NK 细胞可能通过尚未确定的受体之间的相互作用，或者通过抗体介导的 CD16 的交联来识别 HIV 感染的细胞；针对 HIV-1 病毒来源多肽的 NK 细胞反应也被观察到，尽管这些反应是否由 CD16 或其他 NK 细胞受体介导仍有待阐明。然而，人们发现 HIV 也可以通过一些特定的策略逃避 NK 细胞免疫清除和损害 NK 细胞，如已知的 HIV 表达负调节因子在感染的细胞中选择性下调 HLA-A 和 HLA-B 的表达，使得 HIV 逃避针对 HLA-A 和 HLA-B 的 CTL 反应，并阻止 NK 细胞杀死 HIV 感染的细胞；此外，Nef 可通过下调感染细胞表面 NKG2D 配体（如 MICA、ULBP1 和 ULBP2）的表达，损害 NK 细胞的活性。HIV 感染个体的外周 NK 细胞胞内穿孔素和颗粒酶 A 存储量减少，导致 NK 细胞的毒性下降；持续的 HIV 病毒血症被证明会导致 NK 细胞表面几种抑制和激活受体异常表达。

主要根据 CD56 和 CD16 的表达情况将 NK 细胞分成不同的亚群，这些亚群代表了 NK 细胞分化的不同阶段。AIDS 期的 HIV 感染者，无论 CD56 表达水平高或低，该群患者都有助于抗病毒免疫。$CD56^{bright}$ $CD16^-$ 是健康个体中的一个小群体，其细胞毒性功能相对较弱，但细胞因子分泌能力较强；而 $CD56^{dim}$ NK 细胞增殖潜能较低，但细胞毒性能力增加，并在分化过程中逐渐获得了 KIR 和包括 CD57 在内的标志物。外周循环 NK 细胞中大约 90% NK 细胞群 CD56 的表达水平较低，其能够组成性表达大量的细胞溶解颗粒，并且在没有事先致敏的情况下具有自发溶解 NK 敏感靶点的能力。还有一个少数群体为 $CD56^-$ $CD16^+$ NK 细胞，该细胞由于有限的细胞谱系标记而难以表征。在原发性 HIV 感染中，ART 与 $CD56^{dim}$

CD16⁺ NK 细胞和 CD56^high NK 细胞的相互变化有关，随着 ART 时间的延伸，CD56^high NK 细胞的数量增加。对于 CD56⁻ CD16⁺ NK 细胞，其在 HIV 慢性感染时 ADCC 活性逐渐降低，但在病毒被抑制后会显著恢复。因此，提高 NK 细胞亚群分布数量，有利于发挥 NK 细胞介导的 ADCC 功能，以此根除 HIV 的病毒潜伏库。除此之外，增强 NK 细胞的活性有助于改善 HIV 感染疾病状态，如 IFN-α 可驱动 NK 细胞激活和裂解 HIV 感染 CD4⁺ T 细胞。在 HIV 感染的精英控制患者中，CD56^dim CD16⁺ NK 细胞可表达 CD11b、CD161 以及 Siglec-7，在接受细胞因子 IL-12 和 IL-18 的刺激后，该细胞的效应功能增强，并表现出部分成熟、高活跃以及高毒性的细胞特征。总之，NK 细胞的自适应和 NK 细胞应答的交叉联系是优化 NK 细胞功能的重要手段。

在本节中，我们介绍了 TLR 和 cGAS 两种信号通路在识别 HIV，增强免疫细胞活性，调节 HIV 复制，以及细胞因子分泌中的相关机制。描述了 2 类抗体，一类是 bnAb，其在识别 HIV 病毒蛋白过程中的具体机制和挑战以及在临床动物实验中的应用；另一类是抑制性抗体，其在拮抗 HIV 过程中的几种功能活性。随后描述了 ADCC 清除受感染的靶细胞的功能形成和作用，以及补体的形成过程及其在抑制 HIV 感染过程中的具体作用；接着我们介绍了 CD4⁺ Treg、Tfh，以及 CD8⁺ T 细胞的 CTL 功能和非 CTL 功能在清除受 HIV 感染靶细胞的过程中的具体作用；最后我们介绍了 NK 细胞对 HIV 的识别和抗病毒作用，以及不同 NK 细胞亚群抗病毒免疫功能的特点和差别。

（贾　杰　赵　昱）

参 考 文 献

[1] SANCHEZ-MARTINEZ A, PERDOMO-CELIS F, ACEVEDO-SAENZ L, et al. Cytotoxic CD4⁺ T-cells during HIV infection: Targets or weapons? . J Clin Virol, 2019, 119: 17-23.

[2] VIDYA VIJAYAN K K, KARTHIGEYAN K P, TRIPATHI S P, et al. Pathophysiology of CD4⁺ T-cell depletion in HIV-1 and HIV-2 infections. Front Immunol, 2017, 8: 580.

[3] LE HINGRAT Q, SERETI I, LANDAY A L, et al. The hitchhiker guide to CD4⁺ T-cell depletion in lentiviral infection. a critical review of the dynamics of the CD4⁺ T cells in SIV and HIV infection. Front Immunol, 2021, 12: 695674.

[4] GUBSER C, CHIU C, LEWIN S R, et al. Immune checkpoint blockade in HIV. EBioMedicine, 2022, 76: 103840.

[5] DOITSH G, CAVROIS M, LASSEN K G, et al. Abortive HIV infection mediates CD4 T cell depletion and inflammation in human lymphoid tissue. Cell, 2010, 143(5): 789-801.

[6] BRICEÑO O, CHÁVEZ-TORRES M, PERALTA-PRADO A, et al. Associations between recent thymic emigrants and CD4⁺ T-cell recovery after short-term antiretroviral therapy initiation. AIDS(London, England), 2020, 34(4): 501.

[7] LAN J, LI W, YU R, et al. Cell-to-cell transmission of HIV-1 from provirus-activated cells to resting naïve and memory human primary CD4 T cells is highly efficient and requires CD4 and F-actin but not chemokine receptors. J Med Virol, 2022, 94(11): 5434-5450.

[8] DOITSH G, GREENE W C. Dissecting how CD4 T cells are lost during HIV infection. Cell Host Microbe, 2016, 19(3): 280-291.

[9] CHENG L, YU H, WROBEL J A, et al. Identification of pathogenic TRAIL-expressing innate immune cells during HIV-1 infection in humanized mice by Serna-Seq. JCI Insight, 2020, 5(11): e135344.

[10] TIMILSINA U, GAUR R. Modulation of apoptosis and viral latency: An axis to be well understood for successful cure of human immunodeficiency virus. J Gen Virol, 2016, 97(4): 813-824.

[11] FERRARI B, DA SILVA A C, LIU K H, et al. Gut-derived bacterial toxins impair memory CD4⁺ T cell mitochondrial function in HIV-1 infection. J Clin Invest, 2022, 132(9): e149571.

[12] SHUKLA S, KUMARI S, BAL S K, et al. "Go", "No Go," or "Where to Go"; does microbiota dictate T cell exhaustion, programming, and HIV persistence? . Curr Opin HIV AIDS, 2021, 16(4): 215-222.

[13] RENAULT C, VEYRENCHE N, MENNECHET F, et al. Th17 CD4⁺ T-cell as a preferential target for HIV reservoirs. Front Immunol, 2022, 13: 822576.

[14] BRUNET-RATNASINGHAM E, MOROU A, DUBÉ M, et al. Immune checkpoint expression on HIV-specific CD4⁺ T cells and response to their blockade are dependent on lineage and function. EBioMedicine, 2022, 84: 104254.

［15］BENITO J M, RESTREPO C, RALLÓN N. Immune checkpoint inhibitors as potential therapy for reverting T-cell exhaustion and reverting HIV latency in people living with HIV. Front Immunol, 2023, 14: 1270881.

［16］LI S Y, YIN L B, DING H B, et al. Altered lipid metabolites accelerate early dysfunction of T cells in HIV-infected rapid progressors by impairing mitochondrial function. Front Immunol, 2023, 14: 1106881.

［17］FENWICK C, JOO V, JACQUIER P, et al. T-cell exhaustion in HIV infection. Immunol Rev, 2019, 292(1): 149-163.

［18］NGANOU-MAKAMDOP K, TALLA A, SHARMA A A, et al. Translocated microbiome composition determines immunological outcome in treated HIV infection. Cell, 2021, 184(15): 3899-3914.

［19］PASSOS D F, BREMM J M, DA SILVEIRA L L, et al. CD4/CD8 ratio, comorbidities, and aging in treated HIV infected individuals on viral suppression. J Med Virol, 2020, 92(12): 3254-3264.

［20］RON R, MORENO E, MARTÍNEZ-SANZ J, et al. CD4/CD8 ratio during human immunodeficiency virus treatment: Time for routine monitoring? . Clin Infect Dis, 2023, 76(9): 1688-1696.

［21］WARREN J A, CLUTTON G, GOONETILLEKE N. Harnessing CD8$^+$ T cells under HIV antiretroviral therapy. Front Immunol, 2019, 10: 291.

［22］PERDOMO-CELIS F, TABORDA N A, RUGELES M T. CD8$^+$ T-cell response to HIV infection in the era of antiretroviral therapy. Front Immunol, 2019, 10: 1896.

［23］YAMAMOTO T, PRICE D A, CASAZZA J P, et al. Surface expression patterns of negative regulatory molecules identify determinants of virus-specific CD8$^+$ T-cell exhaustion in HIV infection. Blood, 2011, 117(18): 4805-4815.

［24］ALRUBAYYI A, MORENO-CUBERO E, HAMEIRI-BOWEN D, et al. Functional restoration of exhausted CD8 T cells in chronic HIV-1 infection by targeting mitochondrial dysfunction. Front Immunol, 2022, 13: 908697.

［25］MORVAN M G, TEQUE F C, LOCHER C P, et al. The CD8$^+$ T cell noncytotoxic antiviral responses. Microbiol Mol Biol Rev, 2021, 85(2): e00155-20.

［26］LU X, ZHANG X, CHEUNG A K L, et al. Abnormal shift in B memory cell profile is associated with the expansion of circulating T follicular helper cells via icos signaling during acute HIV-1 infection. Front Immunol, 2022, 13: 837921.

［27］DOYON-LALIBERTE K, ARANGUREN M, POUDRIER J, et al. Marginal zone B-cell populations and their regulatory potential in the context of HIV and other chronic inflammatory conditions. Int J Mol Sci, 2022, 23(6): 3372.

［28］MOIR S, FAUCI A S. B cells in HIV infection and disease. Nat Rev Immunol, 2009, 9(4): 235-245.

［29］KARDAVA L, MOIR S. B-cell abnormalities in HIV-1 infection: Roles for IgG3 and T-bet. Curr Opin HIV AIDS, 2019, 14(4): 240.

［30］KAW S, ANANTH S, TSOPOULIDIS N, et al. HIV-1 infection of CD4 T cells impairs antigen-specific B cell function. EMBO J, 2020, 39(24): e105594.

［31］BRENNA E, MCMICHAEL A J. The importance of cellular immune response to HIV: Implications for antibody production and vaccine design. DNA Cell Biol, 2022, 41(1): 38-42.

［32］MU Z, HAYNES B F, CAIN D W. HIV mRNA vaccines: Progress and future paths. Vaccines, 2021, 9(2): 134.

［33］JUDGE M, PARKER E, NANICHE D, et al. Gene expression: The key to understanding HIV-1 infection? . Microbiol Mol Biol Rev, 2020, 84(2): e00080-19.

［34］GIRI M S, NEBOZYHN M, RAYMOND A, et al. Circulating monocytes in HIV-1-infected viremic subjects exhibit an antiapoptosis gene signature and virus-and host-mediated apoptosis resistance. J Immunol, 2009, 182(7): 4459-4470.

［35］LI S, MOOG C, ZHANG T, et al. HIV reservoir: Antiviral immune responses and immune interventions for curing HIV infection. Chin Med J, 2022, 135(22): 2667-2676.

［36］CAMPBELL G R, TO R K, SPECTOR S A. TREM-1 protects HIV-1-infected macrophages from apoptosis through maintenance of mitochondrial function. mBio, 2019, 10(6): e02638-19.

［37］SWINGLER S, MANN A M, ZHOU J, et al. Apoptotic killing of HIV-1-infected macrophages is subverted by the viral envelope glycoprotein. PLoS Pathog, 2007, 3(9): e134.

［38］CLAYTON K L, MYLVAGANAM G, VILLASMIL-OCANDO A, et al. HIV-infected macrophages resist efficient NK cell-mediated killing while preserving inflammatory cytokine responses. Cell Host Microbe, 2021, 29(3): 435-447.

［39］CLAYTON K L, COLLINS D R, LENGIEZA J, et al. Resistance of HIV-infected macrophages to CD8 T lymphocyte-mediated killing drives immune activation. Nat Immunol, 2018, 19(5): 475-486.

［40］HENDRICKS C M, CORDEIRO T, GOMES A P, et al. The interplay of HIV-1 and macrophages in viral persistence. Front Microbiol, 2021, 12: 646447.

［41］WONG M E, JAWOROWSKI A, HEARPS A C. The HIV reservoir in monocytes and macrophages. Front Immunol, 2019, 10：1435.

［42］ROJAS M, LUZ-CRAWFORD P, SOTO-RIFO R, et al. The landscape of IFN/ISG signaling in HIV-1-infected macrophages and its possible role in the HIV-1 latency. Cells, 2021, 10（9）: 2378.

［43］FAIA C, PLAISANCE-BONSTAFF K, VITTORI C, et al. Attenuated negative feedback in monocyte-derived macrophages from persons living with HIV: A role for IKAROS. Front Immunol, 2021, 12：785905.

［44］MARTIN-GAYO E, YU X G. Role of dendritic cells in natural immune control of HIV-1 infection. Front Immunol, 2019, 10：1306.

［45］MITCHELL J L, TAKATA H, MUIR R, et al. Plasmacytoid dendritic cells sense HIV replication before detectable viremia following treatment interruption. J Clin Invest, 2020, 130（6）: 2845-2858.

［46］SABADO R L, O'BRIEN M, SUBEDI A, et al. Evidence of dysregulation of dendritic cells in primary HIV infection. Blood, 2010, 116（19）: 3839-3852.

［47］MILLER E, BHARDWAJ N. Dendritic cell dysregulation during HIV-1 infection. Immunol Rev, 2013, 254（1）: 170-189.

［48］MARTÍN-MORENO A, MUÑOZ-FERNÁNDEZ M. Dendritic cells, the double agent in the war against HIV-1. Front Immunol, 2019, 10：2485.

［49］NIJMEIJER B M, LANGEDIJK C J M, GEIJTENBEEK T B H. Mucosal dendritic cell subsets control HIV-1's viral fitness. Annu Rev Virol, 2020, 7（1）: 385-402.

［50］JIMENEZ-LEON M R, GASCA-CAPOTE C, TARANCON-DIEZ L, et al. Toll-like receptor agonists enhance HIV-specific T cell response mediated by plasmacytoid dendritic cells in diverse HIV-1 disease progression phenotypes. EBioMedicine, 2023, 91：104549.

［51］MASENGA S K, MWEENE B C, LUWAYA E, et al. HIV-host cell interactions. Cells, 2023, 12（10）: 1351.

［52］MENSCHING L, HOELZEMER A. NK Cells, Monocytes and macrophages in HIV-1 control: Impact of innate immune responses. Front Immunol, 2022, 13：883728.

［53］CAO W J, ZHANG X C, WAN L Y, et al. Immune dysfunctions of $CD56^{neg}$ NK cells are associated with HIV-1 disease progression. Front Immunol, 2022, 12：811091.

［54］COCKER A T H, LIU F, DJAOUD Z, et al. CD56-negative NK cells: Frequency in peripheral blood, expansion during HIV-1 infection, functional capacity, and KIR expression. Front Immunol, 2022, 13：992723.

［55］SUN Y, ZHOU J, JIANG Y. Negative regulation and protective function of natural killer cells in HIV infection: Two sides of a coin. Front Immunol, 2022, 13：842831.

［56］ZHANG X, LU X, CHEUNG A K L, et al. Analysis of the characteristics of TIGIT-expressing $CD3^-CD56^+$ NK cells in controlling different stages of HIV-1 infection. Front Immunol, 2021, 12：602492.

［57］HOLDER K A, GRANT M D. TIGIT blockade: A multipronged approach to target the HIV reservoir. Front Cell Infect Microbiol, 2020, 10：175.

［58］DESIMIO M G, COVINO D A, DORIA M. Potential of the NKG2D/NKG2DL axis in NK cell-mediated clearance of the HIV-1 reservoir. Int J Mol Sci, 2019, 20（18）: 4490.

［59］RICHARD J, SINDHU S, PHAM T N Q, et al. HIV-1 Vpr up-regulates expression of ligands for the activating NKG2D receptor and promotes NK cell-mediated killing. Blood, 2010, 115（7）: 1354-1363.

［60］CERBONI C, NERI F, CASARTELLI N, et al. Human immunodeficiency virus 1 Nef protein downmodulates the ligands of the activating receptor NKG2D and inhibits natural killer cell-mediated cytotoxicity. J Gen Virol, 2007, 88（1）: 242-250.

［61］BOICHUK S V, KHAIBOULLINA S F, RAMAZANOV B R, et al. Gut-associated plasmacytoid dendritic cells display an immature phenotype and upregulated granzyme B in subjects with HIV/AIDS. Front Immunol, 2015, 6：485.

［62］ALLI N, MEER S. Head and neck lymphomas: A 20-year review in an Oral Pathology Unit, Johannesburg, South Africa, a country with the highest global incidence of HIV/AIDS. Oral Oncol, 2017, 67：17-23.

［63］林静, 张晨, 董宇杰, 等. HIV 感染/AIDS 患者感染性浅表淋巴结病的临床病理特征分析. 中国防痨杂志, 2021, 43（3）: 268-273.

［64］李双丽, 张胡莲, 卿勇, 等. HIV 感染者肠黏膜损伤分析. 四川医学, 2022, 43（4）: 345-350.

［65］郑会聪, 郑啼婴, 肖艳华, 等. HIV 感染者慢性胃炎胃镜表现及病理改变的相关研究. 热带医学杂志, 2022, 22（6）: 851-854.

［66］黄志忠, 吕建楠, 覃江龙, 等. HIV/AIDS 患者伴发肝损伤的肝脏病理学分析. 新发传染病电子杂志, 2021, 6（4）: 285-288.

［67］艾合买提·阿不都热依木，魏叶叶，马建萍. TOLL 样受体在 HIV 感染中作用的研究进展. 中华中医药学刊，2018，36
　　（5）：1102-1105.

［68］MARTINSEN J T, GUNST J D, HØJEN J F, et al. The use of toll-like receptor agonists in HIV-1 cure strategies. Front
　　Immunol, 2020, 11: 1112.

［69］PAPA G, ALBECKA A, MALLERY D, et al. IP6-stabilised HIV capsids evade cGAS/STING-mediated host immune
　　sensing. EMBO Rep, 2023, 24(5): e56275.

［70］谢欣，王孝伟，刘俊义. 免疫途径抗 HIV 信号通路：cGAS-STING 研究进展. 国际药学研究杂志，2014，41（5）：528-532.

［71］张慧，邓婷婷，李少伟，等. 人免疫缺陷病毒广谱中和抗体的研究进展. 中国生物制品学杂志，2023，36（2）：217-234.

［72］蒋雯玲，邓婷婷，李少伟，等. HIV-1 广谱中和抗体筛选技术的研究进展. 中国生物工程杂志，2023，43（9）：46-54.

［73］JULG B, BAROUCH D H. Neutralizing antibodies for HIV-1 prevention. Curr Opin HIV AIDS, 2019, 14(4): 318-324.

［74］WALSH S R, SEAMAN M S. Broadly neutralizing antibodies for HIV-1 prevention. Front Immunol, 2021, 12: 712122.

［75］TOMARAS G D, HAYNES B F. Strategies for eliciting HIV-1 inhibitory antibodies. Curr Opin HIV AIDS, 2010, 5(5):
　　421-427.

［76］MAYR L M, SU B, MOOG C. Non-neutralizing antibodies directed against HIV and their functions. Front Immunol, 2017,
　　8: 1590.

［77］MAYR L, SU B, MOOG C. Role of nonneutralizing antibodies in vaccines and/or HIV infected individuals. Curr Opin HIV
　　AIDS, 2017, 12(3): 209-215.

［78］FORTHAL D N, FINZI A. Antibody-dependent cellular cytotoxicity in HIV infection. AIDS, 2018, 32(17): 2439-2451.

［79］DOEPKER L E, DANON S, HARKINS E, et al. Development of antibody-dependent cell cytotoxicity function in HIV-1
　　antibodies. eLife, 2021, 10: e63444.

［80］RICHARD J, PREVOST J, ALSAHAFI N, et al. Impact of HIV-1 envelope conformation on ADCC responses. Trends
　　Microbiol, 2018, 26(4): 253-265.

［81］YU Q, YU R, QIN X. The good and evil of complement activation in HIV-1 infection. Cell Mol Immunol, 2010, 7(5):
　　334-340.

［82］FRANK M M, HESTER C, JIANG H. Complement and the control of HIV infection: An evolving story. Curr Opin HIV
　　AIDS, 2014, 9(3): 278-290.

［83］BONO V, AUGELLO M, TINCATI C, et al. Failure of CD4$^+$ T-cell recovery upon virally-effective cART: An enduring gap
　　in the understanding of HIV+ immunological non-responders. New Microbiol, 2022, 45(3): 155-172.

［84］LV T, CAO W, LI T. HIV-related immune activation and inflammation: Current understanding and strategies. J Immunol
　　Res, 2021, 2021: 7316456.

［85］PAN X, BALDAUF H M, KEPPLER O T, et al. Restrictions to HIV-1 replication in resting CD4$^+$ T lymphocytes. Cell
　　Research, 2013, 23(7): 876-885.

［86］PHETSOUPHANH C, XU Y, ZAUNDERS J. CD4 T cells mediate both positive and negative regulation of the immune
　　response to HIV infection: Complex role of T follicular helper cells and regulatory T cells in pathogenesis. Front Immunol,
　　2015, 5: 681.

［87］YORK J, GOWRISHANKAR K, MICKLETHWAITE K, et al. Evolving strategies to eliminate the CD4 T cells HIV viral
　　reservoir via CAR T cell immunotherapy. Front Immunol, 2022, 13: 873701.

［88］GULZAR N, COPELAND K F. CD8$^+$ T-cells: Function and response to HIV infection. Curr HIV Res, 2004, 2(1): 23-37.

［89］SAEIDI A, BUGGERT M, CHE K F, et al. Regulation of CD8$^+$ T-cell cytotoxicity in HIV-1 infection. Cell Immunol, 2015,
　　298(1/2): 126-133.

［90］GENESCÀ M. Characterization of an effective CTL response against HIV and SIV infections. J Biomed Biotechnol, 2011,
　　2011: 103924.

［91］PANNUS P, VANHAM G. Viral inhibitory activity of CD8$^+$ T cells in HIV infection. AIDS Rev, 2019, 21(3): 115-125.

［92］SCULLY E, ALTER G. NK cells in HIV disease. Curr HIV/AIDS Rep, 2016, 13(2): 85-94.

［93］ALTFELD M, FADDA L, FRLETA D, et al. DCs and NK cells: Critical effectors in the immune response to HIV-1. Nat
　　Rev Immunol, 2011, 11(3): 176-186.

第四章　异常免疫激活与炎症

第一节　免疫活化产生及异常免疫活化对 HIV 复制的影响

HIV 感染是一个慢性全身炎症反应过程，免疫激活是导致疾病进展的重要因素之一，而炎症反应在机体免疫激活过程中扮演着相当重要的角色，干扰素和炎症因子如白细胞介素 -6、肿瘤坏死因子等被看作免疫功能紊乱的标志物。

一、干扰素

1957 年，干扰素（interferon, IFN）作为一类具有较强抗病毒活性的可溶性糖蛋白被发现。目前公认的 IFN 定义为一类活性受基因调控，涉及 RNA 和蛋白质合成环节，具有广谱抗病毒活性的蛋白质。根据特异性识别受体及氨基酸排列顺序的不同，IFN 可分为 I 型、II 型和 III 型。人类 I 型 IFN 有 IFN-α、IFN-β、IFN-κ、IFN-ω、IFN-ε；II 型 IFN 仅有 IFN-γ；III 型 IFN 有 IFN-λ1［白细胞介素（interleukin, IL）-29］、IFN-λ2（IL-28A）、IFN-λ3（IL-28B）和 IFN-λ4。研究表明，当机体感染 HIV 时，IFN 可诱导激活机体的抗病毒免疫反应，从而抑制 HIV 复制，对 HIV 储藏库的清除有一定的作用。同时，IFN 还参与免疫系统的慢性激活，成为免疫衰竭的驱动力。

（一）I 型 IFN 对 HIV 的作用

人类 I 型 IFN 家族成员的相关基因都聚集在 9 号染色体短臂，且都缺乏内含子。HIV 与体内 I 型 IFN 家族的相互作用是复杂的，I 型 IFN 抑制 HIV 复制和阻止 HIV 感染引发的免疫损伤的作用机制仍未完全明确。研究表明，在 HIV 急性感染时，I 型 IFN 可激活自然杀伤细胞并上调与整个 HIV 生命周期相关的限制因子的表达；而在 HIV 慢性感染时，I 型 IFN 可导致 CD4$^+$ T 淋巴细胞（以下简称为 CD4$^+$ T 细胞）丢失和免疫衰竭。

1. **IFN-α 对 HIV 的作用**　HIV 侵入机体后，固有免疫反应被迅速激活，机体产生包括 IFN-α 在内的一系列保护性细胞因子。人类基因组包含 20 多个不同的 *IFNA* 基因，其中 13 个编码功能多肽，多个无内含子的 *IFNA* 基因很可能是由于基因重复和重组产生的。IFN-α 有 13 种不同亚型，包括 IFN-α1～2、4～8、10、13～14、16～17、21 等。这些亚型具有不同的亲和力及效力，并具有不同的功能，如 IFN-α8、14 具有强大的抗 HIV 活性，但没有免疫激活功能或免疫激活能力很弱，而其他亚型如 IFN-α4、IFN-α5 和 IFN-α14 则可激活自然杀伤细胞。研究发现，在猴免疫缺陷病毒（simian immunodeficiency virus, SIV）的传播和急性感染过程中，用 IFN-α 对恒河猴进行治疗可以防止全身感染。IFN-α 水平在 HIV 感染急性期患者的体内明显升高，并在超急性期达到峰值，有效地限制了 HIV 的复制。而在 HIV 感染的慢性期，IFN-α 水平与 HIV 病毒载量和 CD4$^+$ T 细胞的减少程度呈正相关。有研究显示，在人源化小鼠持续感染 HIV 期间使用单克隆抗体阻断 IFN-α/β 受体 1 后，HIV 复制增加，HIV 诱导的 CD4$^+$ T 细胞凋亡减少。这提示，干扰素在 HIV 感染慢性期可以抑制 HIV 复制，但可能会使 CD4$^+$ T 细胞凋亡增加。也有研究表明，在 HIV 持续感染期间，IFN 抑制了 HIV 的复制，但可能会导致 T 细胞耗尽和功能障碍。

2. **IFN-β 对 HIV 的作用**　*IFNB* 基因也位于人类 9 号染色体短臂，其编码 166 个氨基酸残基，氨基酸的一些位点可被糖基化修饰,因此天然的人 IFN-β 是糖基化蛋白,没有亚型结构。虽然 IFN-β 与 IFN-α 都是较早被确认的 I 型 IFN,但目前对 IFN-β 的研究不及对 IFN-α 的研究深入。研究表明,机体感染 HIV 后中枢神经系统中 IFN-α 的表达水平与认知功能障碍和炎性神经病理学有关,而 IFN-β 却发挥抗炎作用,可以抑制脑组织的慢性病毒感染,并具有神经保护作用。研究发现,沉默实验动物小鼠第 4 号染色体上的 *IFNB* 基因后,小鼠对病毒具有高度易感性,并且输注外源性 IFN-α 也无法使其恢复。而用重组 *IFNB* 基因转染猕猴体细胞并回输至猕猴体内,发现 IFN-β 能够抑制 SIV 对 CD4⁺ T 细胞的破坏。外源性 IFN-β 也可使 CD4⁺ T 细胞增加,并导致 p24 蛋白水平急剧降低,其机制可能与 IFN-β 的调节炎症反应功能有关。使用编码 IFN-β 的质粒对 HIV 感染的人源化小鼠模型进行基因治疗,可以长期抑制 HIV 复制。还有研究显示,IFN-β 除了可以抑制 HIV 复制,还可使感染者产生有益的免疫反应。

中枢神经系统巨噬细胞内的 HIV 复制常引起认知和运动障碍,严重时可导致 HIV 相关性痴呆。IFN-β 作为大脑固有免疫反应的关键介质,在 HIV 感染早期可抑制中枢神经系统内病毒的复制。但这种作用是短暂的,感染中后期 HIV 会突破机体免疫防线,恢复复制能力,促进 HIV 相关性痴呆的进展。在机制上,HIV 调控蛋白转录激活因子通过 NF-κB 信号通路诱导巨噬细胞表达细胞因子信号抑制蛋白 3(suppressor of cytokine signaling 3,SOCS3),SOCS3 降低了 Janus 激酶-信号转导及转录激活蛋白(Janus kinase-signal transducer and activator of transcription,JAK-STAT)信号通路的激活水平和下游抗病毒因子的表达水平,下调 IFN-β 相关抗病毒基因的表达,相关通路的激活受到抑制,从而抵消了 IFN-β 对 HIV 的抑制作用。

3. IFN-κ 对 HIV 的作用 IFN-κ 是近年发现的 I 型 IFN 家族成员,由 207 个氨基酸组成,其编码基因同样位于 9 号染色体短臂。有关 IFN-κ 抗 HIV 的研究报道较少,其抗 HIV 的活性和机制有待进一步研究。

4. IFN-ω 对 HIV 的作用 IFN-ω 是一种单体糖蛋白,有 172 个氨基酸,其编码基因位于 9 号染色体。IFN-ω 和 IFN-α 的氨基酸序列约有 75% 的同源性,前者主要由白细胞分泌。HIV 感染后,IFN-ω 可作用于 I 型 IFN 结合受体,从而通过以 JAK/STAT 途径激活为主,Crk 家族衔接蛋白质途径及 vav 原癌基因产物途径等激活为辅的多种途径,发挥抗 HIV 作用。这种抗 HIV 作用强于 IFN-α,且 IFN-ω 主要通过旁分泌的方式分泌,由易受病毒感染的细胞分泌,作用于邻近未受感染的细胞,以发挥抗病毒作用。研究发现,IFN 刺激基因 15(*ISG15*)被 IFN-ω 持续诱导后,可募集核内未完成拼接的 HIV RNA,从而减少细胞质中 HIV 的转录和翻译,同时 IFN-ω 可抑制前病毒蛋白的合成。IFN-ω 的抗原结构与 IFN-α、IFN-β 和 IFN-λ 相似,但 IFN-ω 不与上述 IFN 的抗体发生交叉反应,因此,对于 IFN-α 耐药的患者,采用 IFN-ω 治疗可能有效。

5. IFN-ε 对 HIV 的作用 IFN-ε 由 192 个氨基酸组成,与 IFN-α 和 IFN-β 具有约 30% 的同源性。IFN-ε 是一种独特的 I 型 IFN,在女性生殖道的上皮细胞内呈高表达,受雌激素和孕激素的调节,其表达水平与孕酮水平呈负相关,与雌激素水平呈正相关。IFN-ε 通过 IFN 受体 1 和 IFN 受体 2 发出信号,调节干扰素调控基因的表达,有助于抵抗性传播疾病。而 HIV 感染主要通过性传播途径,补充女性生殖道中的 IFN-ε 水平可能会降低机体对 HIV 感染的易感性,对预防 HIV 传播有重要作用。

人类 IFN-ε 作用于 HIV 感染的早期阶段,包括病毒进入、逆转录和核输入过程,也能够在感染的其他多个阶段抑制 HIV 复制。同时,IFN-ε 不仅可诱导 HIV 限制因子的表达、阻断 HIV 复制,还可以显著降低子代病毒的传染性。在不同的因素介导下,IFN-ε 与 IFN-α 诱导巨噬细胞进入抗病毒状态,但 IFN-ε 的直接抗病毒作用弱于 IFN-α 和 IFN-β。研究显示肠道是 HIV 复制和 CD4⁺ T 细胞消耗的主要部位,IFN-ε 可以增强 CD8⁺ T 细胞迁移到肠道的能力,从而在病原体部位介导特异性免疫反应,在控制局部感染方面具有很大的潜力,因此 IFN-ε 可以通过特异性免疫抑制作用,抵抗包括 HIV 在内的黏膜病原体的感染。了解 IFN-ε 介导的免疫调节过程及其机制,可以制定新的、更安全的 HIV 预防策略,对于预防 HIV 感染有深远的意义。

（二）Ⅲ型 IFN 对 HIV 的作用

I 型 IFN 几乎在所有有核细胞中表达,而Ⅲ型 IFN 的表达具有组织特异性。在体内细胞通过模式识别受体(PRR)检测到 PAMP 后,细胞表达 IFN。IFN-λs 可在多种细胞中被感染的病毒诱导产生,产量取决于病毒和细胞类型,包括免疫细胞和非免疫细胞。上皮细胞是Ⅲ型 IFN 的有效生产者,树突状细胞和单核巨噬细胞也可产生 IFN-λ。Ⅲ型 IFN 的功能性受体是 IFNLR1(IL-28RA)和 IL10R2(IL-10RB)的异二聚体,其中 IFNLR1 为特异性受体,IL10R2 为共受体。尽管序列同源性很高,但不同的 IFN-λs 与 IFNLR1 的结合亲和力相差很大。IFN-λ3 和 IFN-λ4 的 A 和 F 螺旋最为相似,与 IFNLR1 相互作用,而 D 螺旋相似度最小,与 IL10R2 相互作用。IFN-λ1 对 IFNLR1 的结合亲和力最高,而 IFN-λ3 对 IFNLR1 的亲和力最低。IFNLR1 以高度组织特异性的方式表达,主要在人体的上皮和肝脏组织中表达。IFNLR1 和 IL10R2 与配体结合后,分别激活 JAK1 和 TYK2,导致 STAT1/STAT2 磷酸化,诱导干扰素刺激基因(ISGs),产生一系列信号级联反应。Ⅲ型 IFN 受体分布在人体多个部位,其中包括一部分免疫细胞。不同器官组织的 IFNLR1 表达水平存在差异,因此产生不同程度的干扰素应答。研究证明,无论是 IFNLR1 的表达水平还是与 IFN-λ 的结合程度,CD8$^+$ T 细胞都较 CD4$^+$ T 细胞强,从而上调 ISGs 对 IFN-λ 的响应。这有可能是 HIV 主要攻击 CD4$^+$ T 细胞而不是 CD8$^+$ T 细胞的原因之一。

IFN 家族是固有免疫应答的关键组成部分,也是抵抗病毒感染的第一道防线。Ⅰ型 IFN 和Ⅲ型 IFN 激活共同的信号通路,通过与对应的受体复合物结合,激活 JAK/TYK-STAT 信号通路,诱导产生大量抗病毒 ISGs,其转录因子的表达依赖于核因子 NF-κB 和 IFN 调节因子(IRF)。IRF 与 IFN-λs 基因区域中病毒反应元件的结合亲和力存在差异,从而在宿主抗病毒信号通路中呈现出不同的基因调控能力,如 IFNL1 基因中的启动子对 IRF3 具有高亲和力,而 IFNL2/LFNL3 中的启动子对 IRF7 具有高亲和力。尽管相同的转录因子参与了Ⅰ型和Ⅲ型 IFN 生成的激活,但 NF-κB 途径是 IFN-λ 生成中的关键调节剂,而 IRF 途径则主导了Ⅰ型 IFN 的表达。

IFN-λs 在抗 HIV 感染中呈现两面性。体外细胞实验发现,用 IFN-λ3/4 预处理人外周血巨噬细胞,然后加入 HIV,观察到巨噬细胞能够抑制 HIV 复制,进一步研究 IFN-λ3/4 抑制 HIV 的机制,证实了 JAK-STAT 途径在 IFN-λ3/4 抗 HIV 活性中的作用。IFN-λ 不仅抑制耐药 HIV 复制,还可增强常用抗逆转录病毒治疗(antiretroviral therapy,ART)药物的抗 HIV 作用,并从多种途径阻断 HIV 感染。这些研究表明,IFN-λ 在体外具有较强的抗 HIV 活性。然而,IFN-λs 的作用一方面表现为抗 HIV 功能,另一方面也可表现为激活其他细胞因子或免疫反应,导致病毒逃逸。比如,IFN-λ2 处理感染 HIV 的 PBMC 和 C8166 细胞,可引起这些细胞 CD4、CXCR4 和 CCR5 的表达呈剂量依赖性增加,从而增加 HIV 的结合能力和病毒复制能力。

Ⅲ型 IFN 对抗病毒感染的免疫反应复杂多样,在宿主细胞通过 PRR 识别 HIV 入侵后,IFN-λs 在多种细胞中被诱导生成,与功能性受体结合以启动信号级联反应,使机体处于抗病毒状态。Ⅲ型 IFN 虽与Ⅰ型 IFN 激活相同信号转导途径,但 IFNLR1(IL-28Rα)表达的高度组织特异性突显了其较Ⅰ型 IFN 在抗 HIV 免疫应答中的独特性,不可否认,IFN-λs 可能成为未来 HIV 治疗方案的一种选择。总之,Ⅲ型 IFN 在 HIV 感染者免疫应答及疾病进展中扮演着重要角色,进一步认识其中的潜在影响因素有助于深入了解宿主免疫系统与 HIV 之间相互作用的机制,为探索新的治疗措施和优化治疗策略提供线索。

二、肿瘤坏死因子

肿瘤坏死因子-α(tumor necrosis factor-α,TNF-α)是病毒感染后早期机体产生的细胞因子,它能改变毛细血管状态,促使白细胞更快到达感染部位。TNF-α 还能结合被感染细胞表面的受体,激活胞内信号通路,导致细胞死亡,阻止感染扩散。研究者发现 IL-1 和 TNF-α 通常协同作用。在急性炎症和慢性炎症中都发现了 TNF-α 的高表达。TNF-α 主要由巨噬细胞产生,同时巨噬细胞对 TNF-α 高度敏感。单核细胞、T 细胞、平滑肌细胞、成纤维细胞等也能产生 TNF-α。TNF-α 是各种炎症因子的"主调节器",因此在细胞因子级联反应和炎症性疾病中至关重要。TNF-α 及其受体的异常表达与多种疾病的发生有关,例如风湿性关节炎、克罗恩病(Crohn's disease)、动脉粥样硬化、银屑病、糖尿病和肥胖症等。抗 TNF-α 的药物可以用于治疗包括风湿性关节炎和肠炎在内的炎症性疾病。TNF-α 通过两个跨膜受体 TNFR1(p55)和 TNFR2(p75)传递信号,并调控许多关键的细胞功能,比如细胞生长、存活、分化、凋亡、固有免疫和适应性免疫等。在 TNF-α 结合到受体之后，TNFR1 的胞质部分结合 TRADD（TNF receptor-associated death domain）蛋白。TRADD 可以进一步激活两条通路，FADD（Fas-associated death domain）介导的凋亡途径，以及 TRAF2（TNF receptor-associated factor 2）介导的促炎通路和 NF-κB 的激活。而 TNFR2 不能激活 TRADD 和 FADD，只能激活 TRAF2 相关的通路。

TNF-α 在 HIV 感染中的作用已被广泛报道，特别是在原代人巨噬细胞中。在体外，被 HIV 感染或用 HIV 包膜蛋白 gp120 处理的原代巨噬细胞向培养上清液中释放 TNF-α。在 TNF-α 预处理的巨噬细胞中，观察到 HIV DNA 长末端重复序列（LTR）的延迟检测长达 72 小时，同时 CD4 受体下调。因此，TNF-α 抑制 HIV 进入允许细胞的一种解释可能是 CD4 受体和 CCR5 共受体在细胞表面的表达下调。事实上，细胞表面的 CCR5 下调是由于 TNF-α 刺激巨噬细胞后 GM-CSF 的分泌，最终导致抑制 CCR5 依赖性 HIV 的进入。此外，TNF-α 与 TNFR2 的结合激活 NF-κB 并有利于增强 HIV 抑制因子的分泌，例如巨噬细胞炎症蛋白-1α（MIP-1α）、MIP-1β，并调节激活正常 T 细胞表达和分泌 RANTES。因此，TNF-α 对 HIV 进入巨噬细胞的抑制是通过 TNFR2 介导的，而不是通过 TNFR1 介导的，并且与 CD4 表达情况的调节无关。总之，CCR5 共受体的下调是抑制 HIV 进入 TNF-α 处理的巨噬细胞的主要机制，与 CD4 受体的表达下调无关。

在 HIV 感染的细胞中，TNF-α 的刺激将有利于 NF-κB 和 AP-1 复合物与 HIV LTR 启动子中存在的转录因子结合位点的结合。TNF-α 介导 NF-κB 易位至细胞核，随后刺激 LTR，可促进慢性感染 T 细胞系和原单核细胞系（如 ACH2 和 U1 细胞系）中 HIV 的产生。尽管 TNF-α 可能是疾病早期 HIV 转录的主要驱动因素，但在疾病进展后期，有报道称辅助性 T 细胞发生 Th1/Th2 移位。由于 Th2 细胞因子大多具有免疫抑制作用，在疾病晚期 TNF-α 的产生水平降低，因此病毒可以通过产生一些模仿 TNF-α 活性的 HIV 蛋白来维持复制。几种 HIV 蛋白，尤其是病毒蛋白 R（Vpr）、转录反式激活因子（Tat）、负调节因子（Nef）和包膜糖蛋白（gp120），激活同样由 TNF-α 触发的信号通路，尤其是在巨噬细胞中。

在 HIV 感染的所有阶段，都可以在血浆或组织中检测到 TNF-α 的增加。即使在联合 ART 后的不能检测到病毒血症的患者中，免疫激活仍然存在，血浆 TNF-α 水平升高。在 HIV 感染者中，病毒复制增加和 CD4$^+$ T 细胞耗竭可能是 TNF-α 表达增强所致。此外，TNF-α 会损害慢性病毒感染中 CD4$^+$ T 细胞介导的免疫控制。因此，除了通过 ART 抑制病毒复制外，控制 TNF-α 产生的新治疗方法可能有助于减少 HIV 感染者的免疫激活。因此，HIV 感染者 TNF-α 水平的增加可以通过抗 TNF-α 治疗来抵消。

对于根除 HIV 感染者体内的病毒，HIV 宿主的持续存在是一个主要挑战。即使在接受 ART 的非病毒血症患者中，HIV 宿主的形成也可能是持续的免疫激活所致，尤其是 TNF-α 存在的情况下。TNF-α 是 NF-κB 激活剂，NF-κB 是促进 HIV 整合和建立 CCL1 治疗的静息 CD4$^+$ T 细胞潜伏期所必需的。在 HIV 储存库中，静息或记忆 CD4$^+$ T 细胞是主要靶点。巨噬细胞是另一个重要的 HIV 宿主，因为它们对细胞凋亡具有抵抗力，病毒在低水平下持续生长。为了根除潜伏的 HIV 库，TNF-α 已被用于从潜伏感染的细胞中重新激活 HIV，但病毒再激活水平有限。尽管 TNF-α 能够在 J-Lat 细胞中持续激活潜伏的 HIV 前病毒，但对从 HIV 感染者中分离的原代 CD4$^+$ T 细胞的有效性要差得多。免疫激活和病毒库都是 HIV 感染的标志，涉及 TNF-α/TNFR 通路。因此，通过新的治疗方法调节 TNF-α/TNFR 通路可以限制免疫激活并减少接受 ART 的非病毒血症患者的 HIV 储存库，最终可能治愈 HIV 感染者。

三、白细胞介素

白细胞介素（interleukin，IL）简称白介素，是一类由多种细胞产生，同时也作用于多种细胞的细胞因子。人们最早是在白细胞中发现它可调节多种细胞来发挥其功能及作用，因此而得名。现在的 IL 是指功能和结构都基本清晰，并具有重要调节作用的一类细胞因子。IL 在细胞之间的信息传递中起着关键的作用，例如：促进信号通路的激活；调节免疫细胞的活性；诱导 T 细胞和 B 细胞的活化；促进 T 细胞和 B 细胞在炎症反应中发挥作用。IL-6 家族由 10 个配体和 9 个受体组成，其中包括 IL-6，大小为 26kDa。IL-6 大都由淋巴细胞产生，被认为是最显著的促炎细胞因子之一，也在适应性免疫应答中发挥重要作用。IL-6 可调节多种细胞的生长与分化，具有调节免疫应答、急性期反应及造血功能，并在机体的抗感染免疫反应中起重要作用。

在 HIV 感染早期阶段，随着病毒复制，血浆 HIV RNA 水平逐渐升高，机体的多种 IL 水平会发生变化。HIV 感染后，血浆 IL-6 水平成倍增长，即使在治疗后，血浆 IL-6 水平也是显著升高的。而 IL-2 由活化的 T 细胞（特别是 CD4$^+$ T 细胞）产生，在机体的免疫应答和抗病毒感染等过程中有重要作用。未经治疗的 HIV 感染者 IL-2 水平较低，对 NK 细胞的增殖有抑制作用，导致 NK 细胞的活性降低，从而降低溶解病毒感染细胞的能力，致使肿瘤细胞增殖分化。IL-4 由抗原或丝裂原刺激 CD4$^+$ T 细胞产生，可促进巨噬细胞增殖，杀伤肿瘤细胞。HIV 感染者的 IL-4 水平较高，可能是由于淋巴细胞比值发生失衡导致淋巴局部功能受到抑制，从而导致 IL-4 水平升高。而 HIV 单独感染或联合其他病毒感染均可以改变机体系统免疫功能，血浆细胞因子在这一过程中会发生复杂的变化。HIV 感染者 IL-2 和 IL-21 血浆水平低于健康人；合并其他病毒感染的 HIV 感染者，其血浆 IL-21 水平低于单纯 HIV 感染者，IL-6 水平高于单纯 HIV 感染者。IL-6 水平升高及 CD4$^+$ T 细胞数目降低是 HIV 感染者发生机会性感染的高危因素，二者可用于预测 HIV 感染者抗病毒治疗的早期预后。

此外，IL-6 在不同类型肿瘤组织中的表达和功能具有高度的异质性，HIV 诱导的 IL-6 表达水平可能通过调节 Th1、Th2 等免疫效应细胞的激活而特异性影响肿瘤微环境，导致不同的预后。关注 IL-6 的水平对艾滋病合并肿瘤患者的治疗和预后预测有着重要意义。

HIV 主要感染 CD4$^+$ T 细胞，而 HIV 特异性 CD8$^+$ T 细胞具有抑制 HIV 复制的作用。在慢性 HIV 感染过程中，HIV 特异性 CD8$^+$ T 细胞数量和功能会逐渐耗竭，对 HIV 的控制和清除作用也随之降低，因此寻找增加或者维持 CD8$^+$ T 细胞数量和功能的措施，对于持续控制 HIV 复制至关重要。目前的抗 HIV 药物能够抑制或者消除复制的 HIV，但在 HIV 感染过程中，有部分 HIV 整合到静止的 CD4$^+$ T 细胞中并长期处于"休眠"状态，这部分病毒被称为潜伏 HIV。目前药物无法清除潜伏 HIV，并且停药后潜伏 HIV 能够迅速"苏醒"并反弹，是目前抗病毒治疗不能停药的原因。近年研究发现，CD8$^+$ T 细胞亚群 CXCR5$^+$ CD8$^+$ T 细胞［滤泡细胞毒性 T 细胞（follicular cytotoxic T cell, TFC）］在控制慢性病毒感染中发挥重要作用。研究报道，TFC 主要分布于淋巴结，并且具有控制潜伏或非潜伏 HIV 的作用。因此，研究增加 TFC 数量、增强其功能的措施对控制和清除 HIV 具有重要作用。TFC 和滤泡辅助性 T 细胞（follicular helper T cell, Tfh）都属于 T 细胞，并且都存在于淋巴结。早期的研究显示，IL-6 具有促进 Tfh 分化的作用，能够增加 CD4$^+$ T 细胞中 CXCR5 的表达。而在近几年的研究中发现，IL-6 在体外能够增加 TFC 的数量，增强其功能。在机制方面，IL-6 可通过 JAK-STAT 信号通路诱导 CD4$^+$ T 细胞内 Bcl-6 的表达，Bcl-6 能够增强 *CXCR5* 基因的转录和表达，从而增加 Tfh 的数量，增强 Tfh 的功能。而 IL-6 对 TFC 的数量和功能的作用可能与 IL-6 降低 TFC 的凋亡有关，也有研究报道 TGF-β 具有增强 TFC 的作用，所以也可能是 TGF-β 和 IL-6 共同刺激导致 TFC 的数量增加、功能增强。

（侯　炜　陈述亮）

第二节　微生物移位与免疫活化及炎症

胃肠道的微生物群落包括大量多样的细菌物种。仅结肠就含有约 10^{14} 个微生物，每克结肠内容物中大约有 10^{12} 个微生物。因此，在成年人体内，结肠内的细菌数量比宿主细胞数量多两个数量级，细菌基因的频率至少比人类基因高出 100 倍。这个微生物群落由大约 1 000 种，主要是难以培养的细菌组成，属于两大门：厚壁菌门（Firmicutes）和拟杆菌门（Bacteroidetes）。细菌或其他微生物的肠道"移位"（也称"易位"，translocation）被定义为胃肠道微生物群落通过肠上皮屏障和固有层的非生理通道，最终到局部肠系膜淋巴结，再经淋巴结转移到其他部位的过程。在 HIV 感染早期，胃肠道 CD4$^+$ T 细胞大量耗竭，包括对维持肠道完整性至关重要的 Th17、Th12 等，并伴随上皮结构的损伤，从而导致肠道通透性急剧增加，致使微生物产物，甚至是活细菌通过受损的黏膜屏障进入体循环，即发生微生物移位。

目前已发现微生物移位是 HIV 感染发病和死亡的主要驱动因素，可能是由于其能够诱发和维持持续炎症。此外，微生物移位与疾病进展和死亡率之间的关联被证明与 HIV 感染者是否经 ART 的病毒抑制无关。一种常见的移位微生物产物是来自革兰氏阴性菌表面的脂多糖（LPS）。多项研究证明，HIV 感染者残留病毒血症的血浆 LPS 水平、细胞活化(包括 CD38⁺ HLA-DR⁺ CD8⁺ T 细胞)与单核细胞、干扰素反应基因(如 *MX1*)和促炎细胞因子(包括 IFN-α、IL-6、TNFα)的活化之间存在直接相关性。而 LPS 水平和/或细菌 DNA 水平与微生物移位和先天免疫激活的其他标志物直接相关,例如由细菌刺激单核细胞释放的血浆炎症性可溶性因子 CD14、LPS 结合蛋白(LBP)和内毒素等。在特发性 CD4⁺ T 细胞减少症(ICL)中,LPS 升高与 CD4⁺ T 细胞增殖相关,未感染的豚尾猴的结肠 LPS 水平与胃肠道中的干扰素反应基因 *MX1* 相关,表明微生物产物可直接刺激机体发生炎症反应。

大量研究报道,评估微生物移位的程度可以通过直接测定血浆中细菌的成分,例如 LPS 和细菌 DNA 或 RNA 片段,或由 sCD14、LBP、人内毒素核心抗体(EndoCAb)和抗鞭毛蛋白抗体检测间接评估。最近,也有检测血浆肠脂肪酸结合蛋白(I-FABP)来评估微生物移位,作为肠细胞损伤的标志物,iFABP 与肠损伤以及微生物移位相关。多数情况下,通过固相夹心酶联免疫吸附试验(ELISA)来检测血浆或血清中的 sCD14、LBP 和 EndoCAb,得到的结果比较可靠并且重复性较好。sCD14 不仅已被广泛用作微生物移位的标志物,而且也是单核细胞活化的生物标志物,虽然 sCD14 与 LPS 相关,但 sCD14 还不是微生物移位的直接和特异性标志物。商业鲎变形细胞裂解物法(LAL)通过参照已知的内毒素浓度可定量测定 LPS,但 LPS 是革兰氏阴性菌细胞壁的特异性产物,LPS 测定法不能检测革兰氏阳性菌的移位。评估微生物移位的另一种方法是定性和定量分析血浆中较为保守的微生物 16S rRNA 基因,大多数 16S rRNA 基因的 PCR 检测设计用于扩增子的定性检测,从而可以鉴定不同的细菌种类。

肠道微生物组包含数万亿个细菌,其中许多细菌在维持肠道免疫稳态中起着关键作用,许多研究将肥胖、风湿性疾病、动脉粥样硬化和心血管疾病等和代谢紊乱与肠道菌群的改变或生态失调联系起来。近年来,也有大量研究发现 HIV 感染也与肠道微生物组的变化有关。HIV 相关黏膜发病机制使黏膜发生改变,而黏膜的变化导致肠道菌群生态失调,使肠道稳态受到破坏,并进一步促进 HIV 相关的免疫活化及炎症反应。

一、HIV 感染中的微生物移位

(一)微生物移位的证据

有研究表明 HIV 感染者和持续感染 SIV 的亚洲猕猴的血浆中存在显著升高的生物活性微生物产物。HIV-1 感染也能改变肠道微生物组。未接受治疗的 HIV-1 感染者相较于未感染 HIV 的普通人群,机会性病原体铜绿假单胞菌和白念珠菌的水平升高,而双歧杆菌属和乳酸菌属的水平降低。随后,Ellis 等使用 qPCR 对粪便样本中整体 16S rRNA 基因的表达情况以及肠杆菌目(Enterobacteriales)、拟杆菌目(Bacteroidales)和梭菌目(Clostridiales)的细菌数量进行定量分析,发现未接受治疗的 HIV-1 感染者的十二指肠组织中,总粪便菌群水平降低与 T 细胞活化水平升高相关。此外,HIV-1 感染与肠杆菌目(Enterobacteriales)水平上升趋势相关,而这与十二指肠 CD4⁺ T 细胞数减少相关。

在高通量测序技术得到广泛应用后,微生物组在 HIV 感染的发病机制中的作用也得到了进一步研究。在成年人远端胃肠道中,通常观察到细菌群落组成的变化,其中包括三个最占优势的门类:变形菌门(Proteobacteria)、拟杆菌门和厚壁菌门。总体而言,菌群紊乱的特征是共生的革兰氏阴性菌的相对丰度增加,其中包含了许多已报道的具有致病潜力的细菌(被称为病原共生菌);同时伴随着革兰氏阳性菌和其他革兰氏阴性菌的相对丰度减少,其中包括那些已知具有免疫调节特性的菌种。另外有研究发现,接受 ART 并且病毒得到抑制的 HIV 感染者中仍然存在菌群紊乱现象,而在少数几项 ART 开始后对 HIV-1 感染的研究参与者进行纵向跟踪的研究中,一些人的粪便微生物群落变化仍然存在,说明 ART 的使用可能进一步改变了微生物群落组成。

(二)微生物移位的原因

1. 上皮屏障的破坏 除了腹泻和体重减轻外,艾滋病患者的肠道渗透性显著增加,并且有明显的绒毛萎缩现象。空肠活检显示部分绒毛萎缩、隐窝增生和分泌 IgA 浆细胞减少,这与 HIV 感染个体中潜在的 B 细胞功能障碍和肠道腔内 IgA 浓度降低一致。也有报道称,艾滋病患者小肠存在细菌过度生长情况,这可能进一步加剧肠道渗透性的增加。此外,HIV 感染个体的血浆中肠脂肪酸结合蛋白(I-FABP)水平增加,该蛋白质仅由肠上皮细胞生成,当这些细胞损失时,该蛋白质则释放到血液中。感染 HIV 的患者可能由于上皮内钙离子浓度的增加,钠葡萄糖共转运受损,会出现异常的肠上皮细胞分化或组织结构,这些异常可能会导致肠上皮细胞损失,从而导致上皮紧密连接缺失。此外,HIV-1 感染会导致促炎细胞因子的产生,从而诱导肠细胞凋亡和紧密连接(防止微生物移位的上皮屏障)的破坏。

2. **Th17 细胞的缺失**　HIV 感染期间,CD4⁺ T 细胞在胃肠道中的耗竭比血液或淋巴结中的耗竭更大。在这些 T 细胞中,Th17 细胞优先因直接感染而耗尽,这可能是由于 Th17 细胞表面高表达 CCR5 共受体。Th17 细胞可以促进中性粒细胞的招募和抗微生物肽(如防御素)的产生,被认为能够控制细胞外细菌和真菌。因此,Th17 细胞的丧失可能导致微生物过度生长。此外,Th17 细胞产生的 IL-22 能够增强上皮再生,因此其丧失也可能导致黏膜愈合受损,从而增加肠道渗透性和微生物移位。

3. **细菌产物的清除率降低**　微生物产物从胃肠道通过门静脉进入肝脏,肝脏中的库普弗细胞和肝细胞通过 TLR 识别微生物成分,并清除大部分从肠道排出的 LPS。然而,在 HIV 和丙型肝炎病毒共感染且 CD4⁺ T 细胞计数较低的个体中,库普弗细胞密度降低;这种较低的库普弗细胞密度可能导致微生物产物清除减少,从而造成共感染个体中 LPS 水平增加。与未感染 HIV 的个体相比,HIV 感染者肠道的 CD13 髓系单核细胞,包括树突状细胞、巨噬细胞和粒细胞的水平较低,这将进一步影响肠道中微生物产物的清除。此外,少量存在的巨噬细胞对微生物产物的吞噬缺陷可能导致这些产物的清除受阻。

二、微生物移位对免疫活化及炎症的影响

免疫系统的慢性活化是进行性 HIV 感染的标志。HIV 感染者的免疫系统活化表现为高 T 细胞更新率、B 细胞和 T 细胞激活增加,以及炎症和纤维化介质水平升高,因此,免疫系统的活化程度比血浆中的病毒载量更能预测疾病进展。虽然免疫活化可能对机体有一定益处,例如 T 细胞增殖,从而恢复部分组织记忆 CD4⁺ T 细胞,但普遍认为免疫活化对 HIV 感染者极为不利。CD4⁺ T 细胞和 CD8⁺ T 细胞的高更新率对其稳态机制施加了压力,导致 T 细胞的总半衰期缩短,克隆耗竭也可能最终导致记忆 T 细胞库的流失。淋巴组织的炎症损伤可能是胸腺功能障碍和 TGF-β 介导的淋巴结纤维化的基础,这些又与效应 T 细胞异常滞留相关。此外,更重要的是,免疫活化会产生激活的 T 细胞,成为病毒本身的激活靶标,进一步推动病毒复制。因此,HIV 是一种通过诱导免疫激活来产生自身复制底物的病毒。关键是,在正常情况下,被视为具有自我更新能力的中心记忆 CD4⁺ T 细胞的激活、感染和消耗,可能与艾滋病进展最密切相关。因此,确定全身免疫激活的因素对于理解进行性 HIV 感染的发病机制至关重要。

导致 HIV 相关免疫激活的机制仍不完全清楚,可能在不同患者亚群中特定因素对此表型的影响有所不同。目前已经提出的导致 HIV 相关免疫激活的机制包括:①对病毒的固有和适应性免疫反应;②正常产生的抗病毒免疫反应的无效调节;③特定病毒基因产物的直接作用(如 Env、Nef 和 Tat 等);④产生过多的促炎细胞因子(如 TNF-α、IL-6 等)从而引起 T、B 细胞的旁观激活等。尽管 HIV 感染者免疫活化的原因有很多,但微生物移位被认为是全身免疫活化的驱动因素。

2014 年,Kristoff 等使用 SIV 感染的豚尾猴(pigtailed macaques)和药物司维拉姆作为模型,研究了微生物移位在免疫激活、病毒复制以及疾病进展中的作用。司维拉姆是一种阳离子聚烯丙胺聚合物,具有很强的结合磷酸盐等阴离子的能力,还可以结合和隔离肠腔中的 LPS。研究发现,司维拉姆能够有效阻断 LPS 在 SIV 感染的豚尾猴模型中的移位。在司维拉姆治疗的动物模型中,LPS 水平降低与 T 细胞活化和增殖减少,以及促炎细胞因子产生减少有关,表明微生物移位直接导致病毒相关的全身免疫激活。之后,Kristoff 等进一步研究了阻断微生物移位是否会影响病毒复制和疾病进展,结果发现虽然在感染的最初 2～3 周期间,司维拉姆治疗对血浆 SIV RNA 水平的影响有限,但在感染 3 周后,司维拉姆治疗动物模型中的病毒复制被明显抑制,抑制程度超过一个数量级。这项研究证明微生物移位促进了 SIV 感染的豚尾猴的免疫激活,并表明减少 HIV-1 感染个体微生物移位的治疗干预措施可能有效。

有研究表明,慢性 HIV 感染个体的血浆 LPS 水平显著高于未感染个体。增加的 LPS 水平能够诱导急性期炎症反应,并与可溶性 CD14 和脂多糖结合蛋白的水平增加以及针对 LPS 核心抗原的抗体水平降低相关,表明 LPS 在体内具有生物活性。此外,LPS 水平与激活的记忆 CD8⁺ T 细胞的频率和促炎细胞

因子 IFN-α 的血浆水平相关,而这些激活指标都不能直接归因于 LPS。这些发现表明,血浆 LPS 除了通过 TLR4 从而获得强效的免疫刺激活性外,还是刺激免疫系统其他受体介导的微生物产物跨位移的指标。在进行性 HIV 感染者中,CD4⁺ T 细胞减少的程度与 T 细胞激活水平密切相关,而后者又与血浆 LPS 的水平相关。这些发现表明,微生物移位是导致慢性 HIV 感染个体免疫激活的原因,因此,在感染急性期,胃肠道损害与发展为免疫缺陷之间存在直接联系。

HIV 感染中微生物组的改变也被证明会直接影响免疫力,导致炎症的增加。有研究证明,HIV 感染中变形菌门的富集和拟杆菌的丢失会导致黏膜上皮黏附细菌增加。此外,微生物组的生态失调与肠道和外周 T 细胞活化增强以及血浆炎症可溶性因子增加有关,这些因子已被发现与 HIV 发病机制有关。Dinh 等通过焦磷酸测序分析粪便微生物群,并测量了 21 例慢性 HIV 感染者和正在接受抑制性 ART 的患者,以及 16 例未感染 HIV 的对照组的微生物移位和全身炎症标志物。结果发现,粪便微生物群落组成在病例组和对照组之间差异显著。在病例组中,变形菌门(Proteobacteria)、伽马变形菌纲(Gammaproteobacteria)、肠杆菌目(Enterobacteriales)、肠杆菌科(Enterobacteriaceae)、弯曲链菌纲(Erysipelotrichi)、弯曲链菌目(Erysipelotrichales)、弯曲链菌科(Erysipelotrichaceae)和巴内斯氏菌属(*Barnesiella*)的相对丰度显著增加,而瑞克内拉菌科(Rikenellaceae)和阿利斯特菌属(*Alistipes*)的相对丰度减少。与对照组相比,患者血浆中可溶性 CD14 显著升高,内毒素核心 IgM 水平降低。肠杆菌目和肠杆菌科的相对丰度与 sCD14 水平呈正相关;伽马变形菌纲、肠杆菌目和肠杆菌科的相对丰度与 IL-1β 水平呈正相关;肠杆菌目和肠杆菌科的相对丰度与 IFN-γ 水平呈正相关;弯曲链菌纲和巴内斯氏菌属的相对丰度与 TNF-α 水平呈正相关。内毒素核心 IgM 水平与 IL-1β 水平呈负相关。这些结果表明慢性 HIV 感染者以及正在接受 ART 的患者表现出与微生物移位增加相关的肠道菌群失调,特定分类群与微生物移位和全身炎症标志物之间的显著关联。

而 Brenchley 等对 205 例 HIV 感染者和 47 例未感染 HIV 的健康人进行比较研究。发现在 HIV 进行性感染的患者中,血浆 LPS 水平显著升高,表明微生物移位增加,而血浆 IFN-α 水平与血浆 LPS 水平呈正相关。另外,与未感染的个体相比,急性/早期感染患者的血浆 sCD14 水平明显更高;在进行性感染患者中,血浆 LPS 和 sCD14 之间存在相关性,表明 LPS 直接刺激体内 sCD14 的产生。除此之外,血浆 LPS 水平与具有活化 CD38 HLA-DR 表型的循环 CD8⁺ T 细胞的频率呈正相关,表明微生物移位的产物可能直接或间接通过细胞因子和趋化因子的作用,导致多克隆 T 细胞活化。而在恒河猴中,感染致病性 SIV 菌株后血浆 LPS 水平升高;在使用肠道灭菌抗生素治疗后,血浆 LPS 出现短暂但显著的降低。这些发现表明,胃肠道微生物产物移位的增加直接有助于 HIV 感染慢性期患者的全身免疫激活,并可能最终决定艾滋病的进展速度。

HIV 感染者也会发生肠道微生物介导的艰难梭菌感染(CDI)。CDI 是一种常见的医院获得性疾病,具有高复发风险。CDI 复发患者携带富含 *C. difficile* 和变形菌门的肠道微生物组特征,并且缺乏 *Lachnospiraceae* 和 *Ruminococcaceae*,其肠道细菌 α 多样性显著降低。α 多样性是衡量不同肠道菌群种类及其相对丰度均匀性的指标。由于抗生素使用是 CDI 的主要易感因素之一,因此人们推测微生物组的多样性丧失会降低肠道的抵抗力,即一个或多个微生物占据代谢或空间位点,防止其他微生物入侵。事实上,注入健康供体来源的多样的粪便微生物群落(FMT)对解决 CDI 和消除肠道微生物中的 *C. difficile* 非常有效,平均治愈率达 89%。这个方法看起来是安全的,即使在免疫受损的患者(如 HIV 感染者)中,也很少有不良反应报告。由于 CDI 相关的菌群失调与 HIV 感染存在共同之处(富集变形菌门),FMT 对 CDI 的疗效凸显出这种方法可能对 HIV 相关的菌群失调有效。然而,尽管 HIV 感染受试者的微生物组存在差异,但与 CDI 相比,HIV 感染者中观察到的肠道微生物群落保持较高的多样性,可能抵抗外源性微生物(如 FMT 中的微生物)的定植。事实上,在一项使用一次性 FMT 治疗的初步临床试验中,微生物组变化很小,这表明有必要开发增加移植和 FMT 疗效的方法,以允许供体微生物的定植。例如,与单个供体常规处理的多剂次粪便物相比,使用来自多个供体的厌氧处理的多剂次粪便物在治疗溃疡性结肠炎方面显示出良好的疗效。最有效的做法也可以考虑在 HIV 感染受试者中使用。

微生物移位是进行性 HIV 和 SIV 感染的一个特征,微生物移位源于胃肠黏膜水平的严重免疫和结构破坏,该破坏始于急性感染并持续至慢性病程。这种黏膜功能紊乱包括 CD4$^+$ T 细胞的消耗,特别是 Th17 细胞的优先丧失;局部黏膜过度活化/炎症的建立;肠道巨噬细胞吞噬功能的衰竭;以及结构上的上皮损伤(肠上皮细胞凋亡和紧密连接的破坏等)。无论是体内还是体外的数据都证实,免疫刺激微生物分子(如 LPS)不受控地持续通过肠腔到全身循环,会造成并维持固有和适应性免疫的显著激活与炎症,导致微生物移位成为 HIV/AIDS 系统免疫激活的重要因素的范式。微生物移位已被证明是一个临床意义重大的事件,需要采取治疗方法来减轻微生物移位及其对免疫稳态的影响,从而改善 HIV 感染预后和疾病进展。

(侯　炜　陈述亮)

第三节　免疫活化和炎症相关的临床状况

HIV 感染者接受有效的 ART 后达到病毒学抑制,CD4$^+$ T 细胞计数恢复至 500 个/μl 以上或接近健康人,可认为治疗后免疫重建良好。但临床中仍有部分 HIV 感染者免疫重建不良,也称为免疫重建不全,其发生机会性感染、恶性肿瘤和非艾滋病并发症的风险均显著增高,预后不佳。

目前,有关艾滋病免疫重建不良的名称、定义尚不统一,此类人群的早期识别困难,缺乏规范的干预措施。为此,中华医学会感染病学分会艾滋病丙肝学组基于国内外循证医学证据,撰写并发布了《艾滋病免疫重建不全临床诊疗专家共识(2023 版)》。对艾滋病免疫重建不良的定义与诊断要点、预警指标与危险因素、机会性感染风险、非艾滋病并发症风险、治疗前评估指标、抗病毒治疗方案、药物治疗方案、机会性感染/肿瘤预防、免疫监测等临床问题形成推荐意见。

(一)定义与诊断要点

艾滋病免疫重建不良的诊断要点在《中国艾滋病诊疗指南(2024 版)》中为:接受 ART 4 年以上,外周血病毒载量低于检测下限(<50 拷贝/ml)超过 3 年,CD4$^+$ T 细胞计数仍持续低于 350 个/μl;同时排除其他可能导致 CD4$^+$ T 细胞计数长期低下的原因(如其他类型的免疫缺陷或免疫低下、慢性病毒感染、血液肿瘤性疾病、长期使用免疫抑制药物等)。美国健康和人类服务部(Department of Health and Human Services, DHHS)的 AIDS 治疗指南则将 AIDS 患者经 4~7 年 ART 后,CD4$^+$ T 细胞数仍未达到 350 个/μl 或 500 个/μl 作为免疫重建不良的诊断标准。有部分文献将免疫重建不良定义为患者经 ART 6 个月后,CD4$^+$ T 细胞数增加<50 个/μl,或 CD4$^+$ T 细胞数<350 个/μl;经 ART 12 个月后,CD4$^+$ T 细胞数增加<100 个/μl,或 CD4$^+$ T 细胞数<350 个/μl。也有报道采用 ART 1 年以上,病毒载量<50 拷贝/ml,CD4$^+$ T 细胞绝对计数<100 个/μl 作为免疫重建不良的标准。还有将经 ART 1 年以上,病毒载量<50 拷贝/ml,CD4$^+$ T 细胞绝对计数<200 个/μl 或较基线增长<20% 作为免疫重建不良的诊断标准。总之,目前对艾滋病免疫重建不良的诊断仍无统一、客观的标准,这也影响了对免疫重建不良的进一步研究和临床效果的评估。

免疫重建不良患者最重要的临床特征为长期外周血 CD4$^+$ T 细胞计数低,不良临床结局的发生率总体高于免疫重建良好者(CD4$^+$ T 细胞计数>500 个/μl)。免疫重建不良的发病机制复杂,包括:病毒储存库持续存在、肠道菌群移位、CMV 共感染导致的免疫激活、胸腺输出减少、淋巴组织结构改变和纤维化、HIV 直接破坏 CD4$^+$ T 细胞等。

(二)机会性感染风险

免疫重建不良和免疫重建良好患者对机会性感染的敏感性不同。研究显示,CD4$^+$ T 细胞计数<350 个/μl 的患者,其机会性感染发生率增加,尤其是 CD4$^+$ T 细胞计数<50 个/μl 的患者机会性感染率高达 21.1%,是 CD4$^+$ T 细胞计数>500 个/μl 患者(2.0%)的 10 倍。

(三)非艾滋病并发症风险

随着 HIV 感染者预期寿命的延长,其病程中可出现的各种非艾滋病相关并发症(NADEs)已成为目前最影响 HIV 感染者预后与生活质量的因素,包括各种代谢综合征、心血管疾病、骨质疏松症和骨折、肝病、肾病等,在免疫重建不良患者中更为明显。由于病毒持续存在导致的慢性持续性炎症,已有不少研究显示 CD4$^+$ T 细胞计数与 NADEs 相关。

（侯　炜　陈述亮）

第四节　基因组学、遗传易感性与 HIV 感染免疫应答

一、CCR5

（一）CCR5 的概述

趋化因子受体 5（C-C chemokine receptor 5,CCR5）作为 G 蛋白偶联受体家族成员之一,广泛分布于多种细胞表面。它的主要功能是介导炎症细胞的趋化和迁移,参与多种疾病的发生和发展,其在宿主细胞上的表达模式和功能对 HIV 感染起着重要作用。通常 HIV-1 感染早期介导病毒进入机体的主要辅助受体为 CCR5,引起机会性感染进而破坏机体的免疫系统,但是在某些特殊条件下,病毒自身发生变异,继续以 CXCR4 为辅助受体感染靶细胞,使机体的 CD4$^+$ T 细胞数量急剧下降,最终导致机体免疫功能完全丧失。

目前 HIV 主要有两型:HIV-1 与 HIV-2。AIDS 主要是由 HIV-1 感染所造成的,HIV-1 通过与靶细胞表面 CD4 分子和辅助受体趋化因子受体 CCR5 或 CXCR4 发生相互作用,从而感染人体免疫细胞。研究发现,HIV-1 进入靶细胞内部是一个复杂的过程:病毒表面的包膜蛋白 gp120 首先与靶细胞表面的 CD4 分子相互作用,引起 gp120 的 V3 可变环区暴露,然后在趋化因子受体 CCR5 或 CXCR4 的进一步协助下,受体 N 末端的酪氨酸和其他一些酸性氨基酸会相应地黏附到 gp120 蛋白暴露的 V3 区上,与病毒 gp120/CD4 形成复合体,此时病毒的跨膜蛋白 gp41 产生一系列构象变化,自身形成螺旋六聚体结构,促使 gp41 蛋白分子的 N 端疏水区向着胞膜方向移动,进而与靶细胞融合。

（二）CCR5 的表达模式和功能

CCR5 是一种七次跨膜 G 蛋白偶联受体,主要在多种免疫细胞表面表达,包括巨噬细胞、T 细胞、树突状细胞等;在小胶质细胞、破骨细胞、血管平滑肌细胞、肿瘤细胞以及肿瘤相关成纤维细胞等非免疫相关细胞表面也有一定的表达。CCR5 通过结合趋化因子 CCL3、CCL4 和 CCL5,参与调节免疫细胞的迁移和炎症反应。此外,CCR5 的表达水平和功能也可能受到其他因素的调控。例如,某些单核细胞活化状态下 CCR5 的表达水平会增加,从而增加对 HIV 感染的易感性。而在慢性 HIV 感染中,CCR5 的表达可能会受到病毒感染和炎症因子的调节,导致 CCR5 的表达水平增加,进一步促进病毒的扩散和炎症反应的发生。

（三）CCR5 介导 HIV 进入宿主细胞并引发感染

HIV 通过与 CD4 受体和共受体结合进入宿主细胞。CCR5 是 HIV 进入宿主细胞的主要共受体之一,特别是对于 R5 型（CCR5-tropic）HIV 株而言。首先,HIV 的包膜蛋白 gp120 结合 CD4 受体,使 gp120 的另一部分（V3 环）暴露出来。然后,V3 环与 CCR5 结合,通过构象变化使 gp41 与宿主细胞膜融合,将病毒核酸注入宿主细胞内。

（四）CCR5 与其他共受体的相互作用

除了 CCR5,还有其他共受体参与 HIV 进入宿主细胞的过程。其中最为重要的是 CXCR4,它是 X4 型（CXCR4-tropic）HIV 株的主要共受体。一些 HIV 株既可以利用 CCR5 作为共受体（R5 型）,也可以利用 CXCR4 作为共受体（X4 型）。此外,还有一些 HIV 株可以同时利用 CCR5 和 CXCR4 作为共受体（R5X4 型）。CCR5 和 CXCR4 之间存在竞争关系,当 CCR5 受体上有足够的 CCR5 配体时,CCR5 将优先被 HIV 选择性地结合和利用。然而,在感染后期,HIV 可能会发生突变,从而改变其对 CCR5 和 CXCR4 的依赖性。这种转变可能导致 HIV 从 R5 型转变为 R5X4 型或 X4 型,这在 HIV 感染的病程中具有重要意义。

（五）CCR5 突变及其对 HIV 感染易感性的影响

CCR5 受体与 HIV 的结合是 HIV 进入宿主细胞的关键步骤之一。*CCR5* 基因中存在一种突变体

CCR5-Δ32,该突变导致 CCR5 功能改变,使得携带这种突变的个体对 HIV 感染具有一定程度的抵抗作用。CCR5-Δ32 是 *CCR5* 基因缺失 32bp 所产生的一种突变体,在其编码区域第 185 位氨基酸密码子的后面发生了 32 个碱基缺失,导致阅读框错位提前终止翻译,从而产生一种缺失型蛋白。CCR5-Δ32 蛋白由于提前引入终止密码子,因此仅由 215 个氨基酸残基组成,突变发生在正常 CCR5 蛋白的第二胞外环段,使得这种突变型蛋白缺失了与 R5 嗜性的 HIV-1 的结合部分。

多项研究表明,携带 CCR5-Δ32 突变的个体相对于非携带者在 HIV 感染中具有较低的易感性。一些研究发现,CCR5-Δ32 突变个体的 HIV 感染风险降低了 50% 以上,说明 CCR5-Δ32 突变对预防 HIV 感染具有一定的保护作用。CCR5-Δ32 蛋白表达后由于缺少核定位信号,无法定位到细胞膜上,只会停留在细胞质中,所以具有这种突变体的细胞可以抵抗 R5 嗜性的 HIV-1 的入侵。调查发现,具有 CCR5-Δ32 纯合型突变的个体可以完全阻止 R5 嗜性的 HIV-1 入侵细胞,CCR5-Δ32 杂合型突变的个体虽然不能抵制 R5 嗜性的 HIV-1 进入细胞,但是可以明显延迟艾滋病的发病周期。体外实验证明,CCR5-Δ32 蛋白在细胞的内质网内可以通过反式显性负效应(transdominant negative effect, TDN)将野生型 CCR5 蛋白滞留在内质网内,从而阻止其定位于细胞膜上,这也很好地解释了为什么 CCR5-Δ32 杂合型突变个体的生存时间明显延长。

(六)CCR5 突变与人群分布

不同人群中的 CCR5-Δ32 突变的分布存在巨大差异。该突变在欧洲人中的携带率相对较高,尤其是北欧人群,携带率可达到 10% 左右。而在亚洲、非洲和大多数其他人群中,CCR5-Δ32 突变的携带率非常低。

(七)CCR5 突变与 HIV 感染免疫应答

CCR5-Δ32 突变不仅影响了机体对 HIV 感染的易感性,也可能对机体的免疫系统产生一定影响。CCR5 受体通过调节 T 细胞和单核细胞的趋化和迁移,参与机体免疫应答,因此,CCR5-Δ32 突变产生的影响可能会扩展到机体的免疫系统,从而影响机体对其他病原体的免疫应答。除了 CCR5-Δ32,还有其他 CCR5 突变体,如 CCR5-P1、CCR5-Δ245 等。这些突变也与 HIV 感染易感性的差异相关。不同的 CCR5 突变体可能会对 HIV 感染的发展和病程产生不同的影响。

(八)CCR5 作为靶点的治疗策略及药物开发

CCR5 是 HIV 进入宿主细胞的关键共受体之一,因此 CCR5 抑制剂是一种治疗 HIV 感染的策略。目前已有几种 CCR5 抑制剂获得了 FDA 的批准,包括 maraviroc、vicriviroc 等。这些药物通过阻断 CCR5 与 HIV 结合,从而抑制 HIV 进入宿主细胞,达到治疗 HIV 感染的目的。HIV-1 通过其包膜糖蛋白(Env)与宿主细胞受体 CD4 和趋化因子辅助受体(CCR5 或 CXCR4)结合进入宿主细胞。CCR5 拮抗剂是一种较新的抗 HIV-1 药物,这些化合物通过与由 CCR5 跨膜螺旋形成的疏水口袋结合,改变细胞外结构域的构象起作用,使得辅助受体 CCR5 不再被 Env 识别,从而阻止病毒进入细胞。以 CCR5 为靶点的 HIV-1 受体拮抗剂越来越受关注,其类别主要有非肽类小分子化合物、单克隆抗体、趋化因子衍生物、肽类化合物等。这些抗病毒活性强、亲和力高的 CCR5 拮抗剂已有一部分进入了临床试验阶段。

除上述 CCR5 拮抗剂之外,近年研究者还有很多新的发现。水母来源的真菌曲霉菌的天然黄原酮二聚体(penicilixanthone A),能够抑制 CCR5 嗜性 HIV-1SF162 和 CXCR4 嗜性 HIV-1NL4-3 的感染,具有有效的抗 HIV-1 活性。研究者设计合成的小分子化合物(GRL-117C)可以作为新型 CCR5 抑制剂候选物,具有亚纳摩尔级别的 IC$_{50}$,能够抑制野生型 CCR5 嗜性 HIV-1 的复制。CCR5 趋化因子衍生物中最强大的 HIV-1 阻断剂 RANTES,可通过竞争性结合受体 CCR5,刺激 CCR5 内吞来抑制 HIV-1 感染。研究者开发了具有暴露核心的阴道环,用于持续递送 HIV CCR5 抑制剂 5P12-RANTES。在暴露于外部环境的阴道液和阴道组织中,阴道环可提供 28 天内 10～10 000ng/g 持续浓度的 5P12-RANTES。某些肽类化合物如1-杂芳基 -1,3-丙二胺衍生物(1～34)显示出在 2.3～296.4nmol/L 范围内的 CCR5 拮抗剂活性,具有优异的体外抗 HIV-1 活性。肽类化合物的细胞毒性低,在浓度为 25μmol/L 时没有表现出细胞色素 P450 抑制活性,克服了 maraviroc(MVC)潜在的药物与药物相互作用的缺陷,是用于 HIV 感染治疗的有希望的候选药物。有研究者使用抗 HIV 药物筛选方法,发现某些中草药可以通过调节启动子活性,在体外下调 CCR5

表达，如穿心莲内酯。

（九）CCR5 在免疫调节中的作用

除了参与炎症细胞的趋化和迁移，CCR5 在免疫调节中也发挥着重要的作用。CCR5 受体的活化可以影响 T 细胞的功能和活化状态。例如，在炎症条件下，CCR5 表达水平的增加会引导免疫细胞向炎症部位迁移，并促进免疫细胞与其他细胞的相互作用，从而调节炎症反应的强度和持续时间。此外，CCR5 的激活还可以影响 T 细胞的分化和效应功能。研究表明，CCR5 的信号转导可以促进 Th1 型免疫应答的发生，增强炎症反应和抗微生物活性，但也可能导致过度炎症反应和免疫介导的组织损伤。

（十）CCR5 在自身免疫性疾病中的作用

自身免疫性疾病是机体免疫系统对自身组织产生异常免疫应答导致的疾病，CCR5 在自身免疫性疾病的发生和发展中扮演着重要角色。在一些自身免疫性疾病中，如类风湿关节炎、系统性红斑狼疮等，CCR5 的表达水平增加，并参与调节炎症反应和自身免疫反应。因此，CCR5 可能成为治疗自身免疫性疾病的潜在靶点。

（十一）CCR5 在移植医学中的应用

CCR5-Δ32 突变不仅对预防 HIV 感染具有一定的保护作用，还可能在移植医学中具有重要的应用潜力。由于 CCR5 在免疫细胞的趋化和迁移中发挥重要作用，因此 CCR5-Δ32 突变个体往往具有较弱的移植排斥反应，这使得 CCR5-Δ32 突变个体成为理想的造血干细胞移植受体或供体。

（十二）CCR5 在神经系统中的作用

除了免疫系统，CCR5 在神经系统中也具有重要的作用。CCR5 在神经元和神经胶质细胞中的表达已被证实，并且其在神经发育、神经保护和神经炎症中发挥着重要的调节作用。研究表明，CCR5 参与了神经元迁移、突触形成和神经元与神经胶质细胞之间的相互作用。此外，CCR5 还参与了神经炎症反应的调节，在多种神经退行性疾病中，如帕金森病、阿尔茨海默病等，发挥着重要的作用。

（十三）CCR5 在其他疾病中的作用

除了 HIV 感染，CCR5 还参与了多种其他疾病的发生和发展。例如，CCR5 在多种炎症性疾病时表达增加，包括类风湿关节炎、系统性红斑狼疮、肺部炎症等。CCR5 也与某些癌症的发生和发展相关，如乳腺癌、胃癌等。因此，CCR5 在这些疾病中可能成为一个重要的治疗靶点。

二、APOBEC3

（一）APOBEC 家族概述

APOBEC 全称为载脂蛋白 B mRNA 编辑相关催化性多肽（apolipoprotein B mRNA-editing catalytic polypeptide），是细胞内一类重要的 DNA 或 RNA 胞嘧啶脱氨基酶（cytidine deaminase enzymes）。人 APOBEC 超家族蛋白包括 AID（activation-induced cytidine deaminase）、APOBEC-1（简称 A1）、APOBEC-2（简称 A2）、APOBEC-3A（简称 A3A）、APOBEC-3B（简称 A3B）、APOBEC-3C（简称 A3C）、APOBEC-3DE（简称 A3DE）、APOBEC-3G（简称 A3G）、APOBEC-3F（简称 A3F）、APOBEC-3H（简称 A3H）和 APOBEC4 共 11 个成员，每个蛋白均存在一个保守的包含 H-X-E-$(X)_{27\sim28}$-P-C-$X_{2\sim4}$-C 基序的脱氨基催化结构域（catalytically active deaminase domain，CDA），部分成员还存在一个同源的非催化 CDA，主要负责与 RNA 的识别结合等功能。AID 与 APOBEC1 的功能相近，主要负责体细胞高频突变（somatic hypermutation）、抗体多样性及类型转变（antibody diversification and class switch recombination）等过程中 DNA 或 RNA 的编辑；APOBEC2 特异性存在于心肌和骨骼肌中，APOBEC4 在生殖系统中有少量表达，但两者的功能目前还不甚明确；APOBEC3 家族蛋白是目前研究得最为透彻的，其中多个成员被报道对逆转录病毒及人类内源性逆转录转座元件都存在不同程度的抑制，其中最具代表性的研究对象为宿主 HIV-1 抑制因子 APOBEC3G（A3G）。

APOBEC3 是一类具有抗病毒活性的细胞内酶，属于 APOBEC 家族。APOBEC3 家族成员包括 A3A、A3B、A3C、A3DE、A3F、A3G、A3H 等。这些基因编码的蛋白质具有嘧啶二核苷酸脱氨酶活性，可以将 DNA 中的胞嘧啶（C）转化为尿嘧啶（U），通过在病毒基因组中引入大量的突变，特别是 C 到 U 的突变，破坏病毒的遗传信息，从而降低病毒的复制能力和传播能力。APOBEC3 蛋白质主要在细胞质中活动，在病毒感染时可以被引导至病毒颗粒处，并在新产生的病毒基因组中引发突变。除了对抗病毒感染外，APOBEC3 也参与其他重要的生物学过程。例如，它们在 DNA 修复过程中起到保护基因组稳定性的作用，可以修复 DNA 链上的损伤和突变。此外，APOBEC3 在肿瘤免疫中也具有重要作用，可以诱导肿瘤细胞的突变负荷，从而增强免疫系统对肿瘤细胞的识别和清除能力。

（二）APOBEC3 的发现

作为细胞固有免疫抗 HIV-1 因子的一员，APOBEC3G 的发现是对 HIV-1 辅助蛋白 Vif 进行研究的必然结果。Vif（virion infectivity factor）蛋白起初作为调控 HIV-1 感染的必需因子被确认。随后的研究发现，缺失 Vif 表达的 HIV-1 在某些 T 细胞和巨噬细胞中的复制受阻，这类细胞被称为 HIV-1 感染的"非允许（nonpermissive）细胞"，如 H9、HuT78、MT2 等；同时存在另一类"允许（permissive）细胞"，HIV-1 在这些细胞中的有效复制是非 Vif 依赖性的，这类细胞包括 Jurkat、SupT1 等 T 细胞以及常见的贴壁细胞系。后来，有研究者将 HuT78 细胞与 293T 细胞进行融合，融合后的细胞所包装的缺失 Vif 蛋白的病毒仍存在较低的感染能力，这与仅用允许细胞进行病毒包装继而进行感染的实验结果大相径庭。此实验表明，非允许细胞中可能存在特殊的可被 Vif 蛋白拮抗的"限制因子"，正是由于此因子的存在才使得包装后的缺失 Vif 的 HIV-1 不具备有效感染的能力。再后来，通过利用消减杂交技术（subtractive hybridization techniques），研究者最终筛选出了自身功能可被 Vif 蛋白拮抗的 HIV-1 限制因子。此后经确认此限制因子为已知的胞嘧啶脱氨基酶 APOBEC3G（A3G），但其具备如此高效的抑制 HIV-1 复制的能力却系首次报道。

（三）APOBEC3G 抑制 HIV-1 复制的病毒颗粒相关性

所谓病毒颗粒相关性，是指 A3G 发挥抑制 HIV-1 复制功能的前提是其在病毒出芽时与病毒颗粒共包装，存在于病毒颗粒中的 A3G 方可有效抑制 HIV-1 的感染，相比之下，胞质中的 A3G 却不具备抑制进入细胞中的 HIV-1 复制的能力。造成这种 A3G 的功能只在第二轮感染（secondround of infection）中体现的原因是，HIV-1 入核前发生的逆转录是在缓慢解聚的、包裹有致密衣壳的病毒核心（viral core）中进行的，而包装后的 A3G 在病毒核心中与 HIV-1 基因组 RNA 紧密结合，故而表现出对病毒逆转录的强烈干扰能力。相比之下，胞质中的 A3G 因无法靠近入核前的 HIV-1 基因组而缺失有效抑制 HIV-1 的活性。事实上，此结论也从侧面说明了 A3G 对 HIV-1 复制的抑制主要发生在逆转录步骤，但后来的许多研究表明 A3G 对 HIV-1 的抑制体现在包括逆转录在内的多个步骤中。

（四）脱氨基酶活性依赖性与非依赖性（deaminase dependent or independent）抗 HIV-1 作用

在 A3G 起初被鉴定出来的早期研究中，人们就已积累了大量的实验证据，证明存在 A3G 时 HIV-1 基因组会发生鸟嘌呤（G）到腺嘌呤（A）的定向超突变，且突变率甚至可以超过 HIV-1 全基因组的 10%。这说明 A3G 对 HIV-1 复制的抑制有赖于其脱氨基酶活性的高效发挥。类似于 AID，A3G 优先识别单链 DNA（ssDNA）。具体来讲，包含 A3G 的病毒颗粒在新一轮感染时，病毒基因组逆转录过程中形成的负链 ssDNA 得以暴露，从而被 A3G 识别，HIV-1 DNA 上的胞嘧啶（C）会在 A3G 的催化作用下发生水解脱氨基从而形成尿嘧啶（U）。HIV-1 逆转录酶以发生突变后的负链 ssDNA 为模板合成的正链 ssDNA 就会相应发生 G 到 A 的突变。进一步的研究揭示了 A3G 诱导突变的两个重要特点，其一，A3G 识别的单链 DNA 上的胞嘧啶存在偏好性，研究得最为广泛的热点是 5′-CCCA-3′。有趣的是，5′-CCCA-3′ 发生的脱氨基突变正好在其对应的正链引入 TAG 终止密码子，这也就使得 HIV-1 基因存在极大的概率在 A3G 的干预下提前终止蛋白编码。其二，酶学研究表明 A3G 优先识别 ssDNA 3′ 端的胞嘧啶，这也就使得正链 DNA 的 5′ 端更容易积累 G 到 A 的突变。超突变发生后的 HIV-1 基因组通常会有以下两种命运：一种为整合后的基因组因高突变率的存在，表达出无功能蛋白或是提前结束蛋白翻译；另一种为胞内的 DNA 损伤修复酶如 UNG2 和 / 或 SMUG1 的存在阻止基于突变的负链 ssDNA 为模板的逆转录过程继续进行，或通过与核酸内切酶（endonucleases）协同作用降解发生突变的负链 ssDNA。总之，A3G 诱发的超突变对 HIV-1 的遗传稳定性和感染复制能力都产生了致命的影响，因而这种通过引入过量突变从而导致病毒感染能力的下降也常常被称为"错误灾变"（error catastrophe）。

尽管 A3G 的脱氨基酶催化活性无疑对其抗病毒功能发挥了重要作用,但越来越多的研究表明,依赖脱氨基酶活性并不是 A3G 抑制 HIV-1 复制的唯一机制,发挥抑制能力的时期也不仅仅局限于逆转录步骤。最初的证据来自突变体实验,如有研究将 A3G C 端 CDA 中决定脱氨基催化活性的关键氨基酸位点突变掉之后,A3G 在很大程度上仍会表现出抑制 HIV-1 复制的能力。脱氨基酶活性非依赖性抗病毒机制主要表现在以下几个方面:A3G 抑制了 tRNA317 对逆转录过程的起始和引发;A3G 抑制 HIV-1 逆转录的链转移(strand transfer)及 DNA 延长反应;A3G 直接抑制 HIV-1 前病毒的整合等。然而,就 A3G 非依赖于脱氨基酶活性抑制 HIV-1 复制的作用机制目前仍未达成统一的共识,许多学者甚至怀疑抗 HIV-1 作用仅仅是 A3G 外源转染超量表达所造成的假象。但是,酶活性位点的突变极有可能同时会阻碍 A3G 的其他重要功能,如蛋白-蛋白和蛋白-DNA/RNA 的相互作用,所以不能排除 A3G 脱氨基酶活性非依赖性抗 HIV-1 反应的存在。

(五)HIV-1 Vif 蛋白与 APOBEC3G 的相互作用

如前所述,A3G 是作为 HIV-1 Vif 蛋白所拮抗的宿主抗病毒因子被认识与发现的,而 Vif 与 A3G 的相互作用和抑制 A3G 抗 HIV-1 作用发挥的分子机制,一直是 HIV-1 与宿主细胞相互作用相关研究中的焦点问题。Vif 是小分子多功能域的蛋白,编码 192 个氨基酸。研究发现,类似于 Vpr,Vif 可招募细胞中的 E3 泛素连接酶复合体,进而启动泛素化修饰途径,通过蛋白酶体降解 A3G 以达到抵消 A3G 抗 HIV-1 的作用。Vif-E3 复合体结构复杂,成员主要包括 CUL5、ELOB/C、CBF 等,且新的参与者和调控因子不断被发现。参与相互作用的 Vif 结构域主要包括:结合锌离子的 HCCH 结构域,主要负责 Vif 与 CUL5 的作用;SLQ 结构域(144SLQYLA149),涉及 Vif 结合 ELOC;84GxSIEw89 和 102LADQLI107 结构域,参与结合 CBFβ 等。

A3G 发挥抑制 HIV-1 复制的功能,必须通过与出芽病毒共包装从而进入新生的病毒颗粒,所以 Vif 启动降解 A3G,限制其抗 HIV-1 作用的发挥,最直接的效应就是通过下调 A3G 的表达量来干扰其正常包装。然而最近的研究表明,Vif 存在非降解依赖性拮抗 A3G 功能的机制。例如,研究发现 Vif 限制 A3G 的功能与其降解 A3G 可能是两个相互独立的过程;同时 A3G 的一种 C97A 突变体被报道虽然不会被 Vif 启动降解,但其包装过程还是能被 Vif 强烈抑制。另有报道指出 Vif 可以直接结合 A3G 的 mRNA,从而影响蛋白质的翻译;包装入病毒颗粒中的 Vif 对共包装的 A3G 同样存在降解作用。总的来说,Vif 对 A3G 的抑制可以发生在从 A3G 翻译表达到出芽包装的多个步骤中,具体的细节有待进一步深入和全面的研究来阐明。

(六)APOBEC3G 对 HIV-1 复制的意义

截至目前,围绕 A3G 及其抗 HIV-1 功能的研究大多来自内源干扰或者外源瞬时感染实验,直接来自临床的资料比较匮乏,所以许多研究者对生理条件下 A3G 及 A3 家族的其他成员抑制 HIV-1 复制的能力一直持有怀疑态度,这种怀疑主要来自 A3G 抑制 HIV-1 的脱氨基酶活性依赖性机制。A3G 通过向 HIV-1 基因组引入突变来达到抑制病毒的目的,这本身就存在着两面性:生理条件下可包装入病毒颗粒的 A3G 分子远远少于超量表达实验,故而 HIV-1 基因组的突变率也会远小于实验数据,加之 HIV-1 为其适应性进化本身就采取了易错性(errorprone)复制方式,所以理论上有理由相信,A3G 作为限制因子抑制 HIV-1 复制的同时,也极有可能会被 HIV-1 所利用,作为其基因组多样性产生的推动器(facilitator)。事实上,已有许多研究证实了 A3 家族蛋白对于 HIV-1 的适应性进化起到了有利的推动作用,而进化产生的多样性使得 HIV-1 得以更快适应来自宿主的选择压力(selective pressure),进而导致耐药性的产生和传播流行程度的复杂化。

此外,有研究者通过构建低 A3G 和 A3F 表达的稳定转染细胞系来模拟生理水平限制因子的抗 HIV-1 作用,其结果值得人们深入思考。研究发现,生理表达水平的 A3G 虽然具有抑制 HIV-1 复制的能力,但抑制功能完全依赖于其脱氨基酶活性,而同等条件下 A3F 却不表现出任何抑制 HIV-1 的能力,不管 A3F 催化活性存在与否。所以研究者认为 A3F 的抗 HIV-1 功能和 A3G 的脱氨基酶非依赖性抑制 HIV-1 的活性很可能仅仅是外源超量条件所导致的结果。综上所述,生理条件下 A3G 很可能是把双刃剑,其限制 HIV-1 复制的能力正好可被病毒所利用,通过 A3G 的致突变效应为自身尽快适应并逃避宿主免疫压力,提高自身自然感染能力加速了步伐。

（七）HIV 通过编码 Vif 蛋白来逃避 APOBEC3 的限制作用

1. **促进 APOBEC3 降解** Vif 蛋白能够与 APOBEC3 蛋白相互作用,增加 APOBEC3 的转录后修饰来降低其稳定性和活性。具体而言,Vif 蛋白能够促进 APOBEC3 的泛素化和去泛素化,从而提高其降解速率和降解效率。通过这种方式,Vif 蛋白可以减少 APOBEC3 的包装量,从而降低其对新产生的病毒颗粒的影响。

2. **抑制 APOBEC3 活性** 除了促进降解外,Vif 蛋白还能够直接抑制 APOBEC3 的活性。Vif 蛋白能够与 APOBEC3 蛋白质相互作用并阻止其嘧啶二核苷酸脱氨酶活性的发挥,从而阻止 RNA 编辑和其他限制机制的发挥。

3. **其他逃避机制** 某些 HIV 可以通过改变自身基因组序列来逃避 APOBEC3 的 RNA 编辑作用。其中最为典型的例子是 HIV-1 O 组。HIV-1 O 组是一种主要在西非地区流行的病毒亚型,它与 HIV-1 M 组（全球范围内最广泛传播的亚型）具有相似的基因组结构和生物学特性。与 HIV-1 M 组不同的是,HIV-1 O 组的 Vif 蛋白不能有效地逃避 APOBEC3G 的限制作用。然而,HIV-1 O 组的基因组序列中含有大量的 TGG 三核苷酸,与其他 HIV 亚型相比明显偏高。TGG 三核苷酸是编码色氨酸的密码子,而在 RNA 编辑过程中,APOBEC3G 会将 C 转换为 U,从而形成 UGG 三核苷酸,进而导致突变。由于 TGG 三核苷酸对应的色氨酸在 HIV-1 O 组的蛋白质序列中比其他亚型更为常见,因此 RNA 编辑会导致更多的无义突变,从而降低 APOBEC3G 的限制作用。除了 HIV-1 O 组外,还有其他一些 HIV 亚型和血清型也具有类似的特征。例如,HIV-2 和 SIVmac 中也存在 TGG 三核苷酸富集的区域,这些区域可能是这些病毒逃避 APOBEC3 限制的重要机制之一。此外,研究人员还发现 HIV 可能利用其他抗病毒蛋白质（如 BST-2）来抵消 APOBEC3 的影响。

（八）APOBEC3 家族对 HIV 的限制作用

1. **RNA 编辑** 当 APOBEC3 家族成员（特别是 APOBEC3G 和 APOBEC3F）在感染细胞中表达时,它们可以对 HIV 的复制和传播产生重要的限制作用。APOBEC3G 和 APOBEC3F 蛋白具有嘧啶二核苷酸脱氨酶活性,可以将 HIV 基因组中的胞嘧啶（C）转变为尿嘧啶（U）,被称为 RNA 编辑。这些突变可以改变 HIV 的遗传信息,干扰其复制过程。由于尿嘧啶在病毒复制时与胞嘧啶不匹配,编辑后的 RNA 会被细胞识别并降解,从而抑制病毒复制。

2. **包装限制** APOBEC3G 和 APOBEC3F 蛋白能够被包装入新产生的 HIV 病毒颗粒中。当这些病毒颗粒感染其他细胞时,包装的 APOBEC3 蛋白会干扰 HIV 复制。通过引起 RNA 编辑和其他机制,APOBEC3 蛋白可以导致病毒基因组发生大量突变,降低病毒的复制效率和传播能力。

3. **免疫识别** APOBEC3 引起的 C 到 U 突变可能会导致 HIV 基因组中的胞嘧啶缺失,从而改变病毒蛋白质的合成。这些突变可以使免疫系统更容易识别并攻击发生突变的病毒。免疫系统可以通过识别病毒特异的突变位点来启动抗病毒免疫应答。

4. **协同作用** 除了单个成员的作用外,APOBEC3 家族成员之间还存在协同作用。例如,APOBEC3G 和 APOBEC3F 可以相互配合,增强对 HIV 的限制效果。此外,APOBEC3 家族与其他抗病毒蛋白质（如 TRIM5α）之间的相互作用也可能增强对 HIV 的抑制作用。

（九）利用 APOBEC3 作为抗 HIV 治疗策略

1. **药物开发** 研究人员正在寻找针对 APOBEC3 的激活剂或抑制剂,以增强其抗 HIV 活性。这些药物可以通过调节 APOBEC3 的表达和活性,从而更有效地抑制 HIV 复制。一些小分子化合物,如 FTC-TP、PAPD5 抑制剂等,也可以调节 APOBEC3 的活性,并对 HIV 产生一定的抑制作用。一些氨基甲酸酯类似物小分子化合物"C2",能够增强 APOBEC3G 和 APOBEC3F 对 HIV 的诱导突变作用,从而提高其对 HIV 的抗病毒作用。该研究还发现,C2 可以在抑制 HIV 复制和降低细胞毒性之间取得平衡,C2 可能成为开发新型抗病毒药物的潜在候选物。

2. **基因治疗** *APOBEC3* 基因疗法是一种将具有抗 HIV 活性的 *APOBEC3* 基因导入宿主体内,使其产生抗病毒作用的策略。相较于药物疗法,*APOBEC3* 基因疗法的优势在于可能具有更持久和有效的抗病毒效果。因为 *APOBEC3* 基因疗法可以在患者体内产生大量的 APOBEC3 蛋白,从而不断地发挥对 HIV 的诱导突变作用,进一步阻止病毒的复制和传播。此外,基因疗法还可以避免病毒对药物产生抗药性的问题,从而提高治疗效果,延长疗效持续时间。不过,*APOBEC3* 基因疗法也存在一些挑战和限制。例如,如何确保基因导入的安全性和有效性,如何避免潜在的免疫反应等。因此,*APOBEC3* 基因疗法仍需要在临床前和临床试验中进行更多的研究。

3. **疫苗研究**　APOBEC3 作为疫苗候选目标,可以诱导宿主免疫系统产生针对 HIV 的抗体和细胞免疫应答。疫苗研究主要关注两个方面:一是开发针对 APOBEC3 的抗原,用于诱导免疫应答;二是研究如何调节 APOBEC3 的表达和活性,以提高疫苗的免疫效果。

4. **联合治疗**　APOBEC3 与其他抗 HIV 药物或免疫调节剂联合应用,可以实现更有效的抗病毒效果。例如,APOBEC3 与抗逆转录病毒药物、抗病毒中和抗体或其他免疫调节剂联合应用,可以降低病毒载量,延缓疾病进展。

5. **安全性评估**　虽然 APOBEC3 具有抗 HIV 作用,但过量或长期激活 APOBEC3 可能对宿主产生不良反应,如损伤正常细胞、影响生长发育等。因此,在将 APOBEC3 作为治疗策略时,需要对其安全性进行充分评估。

三、Toll 样受体

(一) Toll 样受体的概述

模式识别受体(pattern recognition receptor,PRR)识别病原体相关分子模式(pathogen-associated molecular pattern,PAMP),是人体抵御微生物感染的重要防线。Toll 样受体(TLR)是重要的模式识别受体之一,通过感知病原微生物,识别 PAMP,激活固有免疫系统,分泌相关细胞因子从而发挥抗病原免疫效应。TLR 不仅在启动抗感染的非特异性免疫应答中发挥重要作用,还参与特异性免疫反应的启动。TLR 与 PAMP 结合可以激活抗原提呈细胞,使之表达多种共刺激分子和细胞因子,从而参与 T 细胞的活化和增殖。在 20 世纪末期,Toll 被发现是果蝇属抵抗真菌感染的重要受体,而果蝇属只有固有免疫。随后,在哺乳动物中发现 Toll 的同系物(即 TLR4),可以诱导细胞因子基因的表达从而导致相关因子的释放。许多结构与 TLR4 相似的蛋白质也相继被发现。

TLR 是一种 I 型跨膜蛋白,由紧密相连的胞外区、跨膜区和胞内区三部分组成。胞外区由富含亮氨酸重复序列(LRR)的片段组成,参与识别病原相关分子;跨膜区是富含半胱氨酸的结构域;胞内区被称为 TIR 结构区(Toll/IL-1R homologous region),是信号转导的启动区。虽然结构上相似,但是不同的 TLR 识别不同的配体,TLR2 识别脂蛋白和肽聚糖;TLR3 识别双链 RNA;TLR4 识别脂多糖(LPS);TLR7 和 TLR8 识别单链 RNA;TLR9 的配体则是非甲基化胞嘧啶鸟嘌呤二核苷酸 DNA(CpG DNA)。到目前为止,有 13 种 TLR 及其配体在人和动物中被发现并鉴定。其中,人类发现有 10 种,TLR1~9 在人和鼠体内均存在,TLR10 只存在于人体,而 TLR11~13 只在鼠体内存在。TLR 大都通过 TIR 结构区与接头蛋白作用实现信号转导,引起蛋白激酶活化进而导致转录因子的活化,最终释放相关炎症细胞因子而产生炎性反应。已发现的接头蛋白有五种:MyD88(myeloid differentiation factor 88)、MAL/TIRAP(MyD88-adaptor-like/TIR-associated protein)、TRIF(Toll-receptor-associated activator of interferon)、TRAM(Toll-receptor-associated molecule)和 SARM(sterile alpha and HEAT/Armadillo motif protein)。除 TLR3 外,其他的 TLR 都可以通过 MyD88 途径来抵御病原体入侵。MyD88 是 Toll/IL-1R 超家族中重要的成员之一,其 C 端含 TIR 结构域,N 端含死亡结构域。MyD88 通过 C 端的 TIR 结构域与 TLR 胞内区的 TIR 结构区结合,传递 TLR 识别 PAMP 的信号,再通过其 N 端死亡结构域与 IL-1 受体相关激酶相互作用,传递刺激信号。TLR3 则主要通过 TRIF 途径来实现信号转导。TLR 家族中与病毒识别有关的主要有 TLR2~4 和 TLR7~9。TLR3 和 TLR7~9 主要表达于核内体,活化诱导 I 型 IFN 释放。TLR2 和 TLR4 则表达于细胞表面,主要引起促炎因子的释放,如 TNF-α。

(二) TLR 与 HIV

目前关于 HIV 和 TLR 相关性的研究涉及 TLR 介导的病毒侵入宿主细胞、TLR 对 HIV-1 核酸刺激的反应性、抗病毒药物与 TLR 相关性免疫作用机制、TLR 作为免疫佐剂等。研究发现，HIV 激活 pDC 产生 IFN-α 需要至少两种细胞和病毒间的反应，一是 $CD4^+$ T 细胞介导的 HIV 内吞，二是内体的病毒核酸，如 RNA 通过 TLR 激活 pDC，这种激活效应具有可重复性，并可被 TLR 配体阻断。最后通过基因互补实验，确定 TLR7 是最重要的靶分子。有报道发现源于 HIV-1 的富含 GU 的 ssRNA 寡核苷酸可以刺激 DC 和巨噬细胞分泌 IFN-α 和炎症性及调节性细胞因子，利用 TLR 缺陷小鼠和基因互补技术，发现鼠 TLR7 和人 TLR8 可以介导种属特异性富含 GU 的 ssRNA 寡核苷酸的识别，表明 ssRNA 可作为 TLR7、TLR8 的生理配体。Equils 等研究发现，蛋白酶抑制剂抑制 HIV 复制的机制除直接抑制 HIV 蛋白酶外，还可抑制 TLR 和 TNF-α 介导的 NF-κB 的激活和炎症性细胞因子的产生，提示蛋白酶抑制剂抗 HIV 感染的新的免疫调节效应。Wille-Reece 等在鼠类和灵长类动物中观察到，TLR7/8 激动剂 R-848 或 TLR9 配体 CpG ODN 可作为 HIV-1 Gag 蛋白的疫苗佐剂诱导 HIV-1 Gag 特异性 T 细胞反应和抗体产生，并可产生高水平的炎症性细胞因子，进而影响细胞免疫反应的强度和质量（主要是 Gag 特异性 Th1 和抗体的产生），并可刺激广泛的适应性免疫反应，因此可作为诱导强有力的初级免疫反应的疫苗佐剂。

（三）TLR2 与 HIV-1

TLR2 主要表达于单核细胞，通常与 TLR1 或者 TLR6 结合形成异源二聚体，识别配体。HIV-1 感染者单核细胞表面 TLR2 表达增加，但外周血 $CD4^+$ T 细胞的数目以及病毒 RNA 载量却对 TLR2 的表达没有影响。在体外实验中，低浓度的 gp120 即可增加 TLR2 的表达，而 gp120 是 HIV-1 重要的包膜蛋白，与细胞表面的 CD4 分子结合。TLR2 活化后，HIV-1 感染者 TNF-α 释放增加，且 $CD4^+$ T 细胞数目较低的患者病毒复制明显增加。中和 TNF-α，却不影响病毒复制，证明 TLR2 能直接引起病毒复制。转基因小鼠模型也揭示 TLR2 可能与 HIV-1 复制有明显的关系。Sushila 等也证实 TLR2 可以在 HIV-1 慢性感染期增加病毒复制，但 TNF-α 的释放较未感染细胞低。进一步证实 HIV-1 复制不是 TNF-α 引起的。还有研究发现，HIV-1 感染后外周血中趋化因子在 mRNA 水平增加，但是激活 TLR2 后，可以引起某些趋化因子在蛋白质水平表达增加，且上调趋化因子受体 CCR5，并最终引发相关免疫反应，增加病毒复制，加快 $CD4^+$ T 细胞数目的减少。另外某些趋化因子的增加也可以增强宿主抵抗病毒的能力。这两方面的作用可能是 HIV-1 感染引起免疫紊乱的机制之一。

（四）TLR3 与 HIV-1

固有免疫对控制 HIV 感染至关重要。HIV 入侵时，TLR 和 RLR 等固有免疫识别受体可识别病毒核酸，并诱导宿主的固有免疫反应。在已鉴定的哺乳动物 13 个 TLR 中，TLR3 特异性识别双链 RNA（double-stranded RNA，dsRNA），dsRNA 是多种病毒复制的中间体。TLR3 是介导抗病毒固有免疫的主要受体之一，可诱导细胞内多重信号转导，引发巨噬细胞产生抗病毒活性。机体的多种细胞可表达 TLR3，例如 DC、$CD8^+$ T 细胞、NK 细胞、巨噬细胞、脾细胞、肺和皮肤成纤维细胞、血管内皮细胞、视网膜细胞、角膜细胞、肝内胆管和肠上皮细胞、肝细胞，以及神经细胞、少突胶质细胞、星形胶质细胞和小胶质细胞。

TLR3 是一个可诱导性蛋白，细胞经 TLR3 配体 poly I: C、IFN-γ 或 IFN-α 的刺激可上调 TLR3 的表达。前期多项研究也证实，poly I: C 可诱导巨噬细胞、神经细胞中 TLR3 的表达上调。由于 SIV/猕猴模型在艾滋病研究中被广泛使用，TLR3 信号途径在 SIV 感染中的作用逐渐受到重视。已有报道 SIV 感染猕猴的淋巴结中 TLR3 的表达显著升高。离体（ex vivo）实验也证实了 poly I: C 或 IFN-α 刺激恒河猴淋巴结和脾脏细胞可诱导 TLR3 的表达上调。激活 TLR3 信号途径可诱导产生大量 I 型和 II 型干扰素，诱导产生多种细胞抗病毒因子。研究表明激活宿主细胞 TLR3 信号途径可抑制多种病毒的复制，包括 I 型疱疹病毒、西尼罗病毒、丙型肝炎病毒、流行性感冒病毒，以及 HIV。目前尚无关于 TLR3 信号途径抑制 SIV 在巨噬细胞中复制的直接证据和报道。

（五）TLR4 与 HIV-1

TLR4 通常与一种表达于细胞表面的分泌蛋白，髓样分化蛋白 2（MD2）和 CD14 结合形成复合物而发挥作用，它参与多种抗病毒的固有免疫反应，如呼吸道合胞病毒、丙型肝炎病毒、麻疹病毒等。最初感染 HIV-1 时，肠黏膜是 HIV-1 复制以及 $CD4^+$ T 细胞消耗的主要场所，导致肠黏膜相关淋巴组织严重损伤，从而引起胃肠道寄居的正常菌群进入血液。因此，HIV-1 感染者循环血液中 LPS 增多。动物实验也表明，作为 TLR4 配体的 LPS 在病毒感染所致免疫缺陷的恒河猴外周血浓度明显高于病毒感染而不患免疫缺陷病的非洲白眉猴。因此,肠道损伤可能是 HIV-1 慢性感染患者全身免疫系统活化的起因,而这种作用由 TLR4 所介导。进一步研究发现,HIV-1 感染的细胞表面 TLR4 减少,以 LPS 为活化剂激活 TLR4,HIV-1 感染细胞信号转导相关激酶磷酸化减少,导致 NF-κB 及 TNF-α 释放减少,依此推测 HIV-1 感染引起的 TLR 表达改变和细胞因子释放减少,可能是 HIV-1 感染者固有免疫低下、容易感染的原因。但也有研究表明 TNF-α 可以增加 HIV-1 的复制。尽管如此,TLR4 的活化在 HIV-1 急性感染期有明显的抗病毒作用,但在慢性感染期则无抗病毒作用。TLR4 的活化既不会导致 HIV-1 的复制,也不直接活化 HIV-1 的 LTR,后者的顺式转录序列可调控 HIV-1 基因的表达,而且这一结果既不是因为细胞表面 TLR4 的缺乏,也不是因为 NF-κB 生成减少。

(六)TLR7/8 与 HIV-1

TLR7 表达于 B 细胞和浆细胞样树突状细胞,TLR8 则表达于单核细胞和髓样树突状细胞。TLR7/8 识别 HIV ssRNA 后,可以诱导巨噬细胞免疫耐受的形成,即对 HIV-1 产生低应答,这可能是机体不能彻底清除 HIV-1 的原因之一。不论感染者 CD4$^+$ T 细胞数量多少,TLR7/8 在外周血单个核细胞(PBMC)中的表达均显著增加。TLR7/8 的活化不仅可以激活固有免疫,还可以引起特异性免疫应答,它们的活化可以改变淋巴微环境,对 HIV-1 生存不利。体外实验发现,单独激活 TLR7 时,可有效阻止 HIV-1 在来源于扁桃体的悬浮淋巴细胞中的复制,但在 PBMC 中该效果不持久。但是单独激活 TLR8 时,在 PBMC 和扁桃体来源的淋巴细胞中,均能阻止病毒复制且作用持久。TLR7/8 阻断 HIV-1 复制的阶段为病毒感染后至整合到宿主染色体前,这个阶段可有效阻止潜伏感染病毒库的形成。由于 TLR7/8 的活化可以诱导潜伏感染的病毒释放,因此配合 ART 可以清除潜伏感染的病毒。TLR7/8 活化产生的抗病毒作用具有特异性,TLR7/8 活化后,B 细胞是其主要的抗病毒效应细胞。但是,CD8$^+$ T 细胞和 NK 细胞的消耗对 TLR7/8 的抗病毒作用影响显著。有研究发现,TLR7/8 活化可以导致感染 HIV-1 的小鼠血液中淋巴细胞减少,单核细胞和中性粒细胞相对增加,血小板有减少的趋势,体液免疫反应明显下降,淋巴系统微结构紊乱,细胞因子分泌异常,其中 IL-6、IL-10、TNF-α 随着血浆中病毒滴度的增加而增加。长期低剂量的 TNF-α 可以影响器官发育,尤其是导致胸腺减小,这些均会导致免疫缺陷并加快 AIDS 病程。

(七)TLR9 与 HIV-1

TLR9 表达于浆细胞样树突状细胞和 B 细胞。早在发现 TLR9 之前就已经发现合成的寡聚核苷酸具有抗 HIV-1 的活性。Schlaepfer 等报道,CpG ODNs 能抑制人自体淋巴组织内 HIV-1 的复制,并能阻止 CD4$^+$ T 细胞的消耗,进一步证实该途径是通过 TLR9 介导的。但是,Sushila 等用单核细胞系、感染 HIV-1 的亚克隆细胞系配合 TLR9 活化剂证实,TLR9 可以增加病毒的复制。用肾上皮细胞系证明 TLR9 可以通过 NF-κB 信号通路的活化激活 LTR。Scheller 等以不同类型的 CpG ODNs 作为激动剂作用于 HIV-1 潜伏感染的 T 细胞系,进一步表明 CpG ODNs 可通过 TLR9 激活 NF-κB 信号通路从而加快 HIV-1 复制。说明 CpG ODNs-TLR9 介导途径的既有抗病毒作用,又有加快潜伏感染的病毒复制的作用。

(八)基于 TLR 的药物开发

TLR 激动剂是一类可以激活 TLR 的物质,通过与 TLR 结合并激活其信号通路,从而引发免疫细胞产生促炎因子和抗病毒细胞因子等物质,从而增强机体对 HIV 的免疫反应。最近的研究发现,TLR7 激动剂可以激活树突状细胞,促进 CD4$^+$ T 细胞杀伤 HIV,从而降低病毒载量。研究表明,TLR7 激动剂咪喹莫特(imiquimod)可以在非洲绿猴模型中抑制 SIV 复制。另一项研究发现,在 HIV 感染者中使用 TLR7 激动剂 resiquimod 可以降低病毒载量。此外,TLR3 激动剂也被证明具有抑制 HIV 复制的作用,使用该化合物可以促进人巨噬细胞产生抗病毒因子,并抑制 HIV 感染细胞中病毒的复制。

除了激活 TLR 信号通路外,还有研究关注于抑制 TLR 信号通路来治疗 HIV 感染。TLR 抑制剂是指能够减轻 TLR 信号通路激活所致炎症反应的化合物,从而降低 HIV 对机体的损伤。近期研究发现,TLR4 抑制剂能够减轻 HIV 感染所致肺部炎症和肺纤维化,具有一定的治疗效果。

另外,一些 TLR 拮抗剂也作为潜在的 HIV 治疗方法被研究。例如,使用 TLR7 拮抗剂可以抑制病毒感染细胞中的病毒复制,并降低病毒载量。GS-9620(也称为 vesatolimod)是一种 TLR7 拮抗剂,能够抑制

TLR7信号通路的激活。在HIV感染细胞中,TLR7的激活会促进病毒复制,因此使用GS-9620可以阻断这一过程,从而减少病毒的复制和产量。多项临床研究表明,应用GS-9620可以有效降低HIV感染者体内的病毒载量,同时激活免疫系统,增强机体对病毒的清除能力。研究还显示,GS-9620可以降低HIV感染者的炎症水平,改善免疫功能。TLR9拮抗剂也被证明可以减轻HIV感染所致的炎症反应和细胞凋亡。ODN 2088是一种TLR9拮抗剂,通过抑制TLR9信号通路的激活,可以减轻HIV感染所致的炎症反应和细胞凋亡。TLR9的激活会引发机体炎症反应,加重组织损伤和炎症,因此使用ODN 2088可以减缓这些不良反应。研究表明,ODN 2088的应用可以减少HIV感染导致的细胞凋亡,降低炎症指标水平,改善患者的病情。这表明TLR9拮抗剂在调节免疫反应和炎症过程中具有一定的潜力。

总之,基于TLR的HIV治疗研究进展日益受到关注,通过调控TLR信号通路,可以增强机体对HIV的免疫反应,降低病毒载量,减轻炎症反应和细胞凋亡。未来的研究应当加强对TLR信号通路的调控机制和TLR激动剂或抑制剂的应用前景的探讨,以期为HIV感染防治提供新的思路和方法。

（侯　炜　陈述亮）

第五节　艾滋病患者的免疫重建分子机制

一、免疫重建的定义

免疫系统是人体的防御系统,负责识别和抵抗感染、病原体和异常细胞。有时候,由于疾病、治疗或其他因素,免疫系统可能会受到损害,导致免疫功能下降。为了使个体的免疫系统重新恢复正常功能,或增强个体免疫力以治疗某种疾病或情况导致的免疫系统受损或抑制,就必须进行免疫重建。一些常见的免疫重建情景包括:癌症治疗后的免疫重建,器官移植后的免疫重建,免疫缺陷病患者的免疫重建,感染后的免疫重建等。总的来说,免疫重建的目标是恢复或增强免疫系统功能,以保护机体免受感染和其他疾病的侵害。

艾滋病(AIDS)是由HIV感染引起的一种疾病,HIV感染会导致免疫系统受损,使患者更容易受到机会性感染和其他健康问题的困扰。ART使AIDS相关疾病的发病率和死亡率显著降低,这种疗法能持续抑制HIV的复制并逐渐恢复$CD4^+$ T细胞数量,可重建AIDS患者的免疫功能。然而,临床上仍有10%~40%的HIV感染者在实施ART初期虽然实现了病毒抑制,即体内检测不到病毒或仅检测到低水平的病毒,但是其$CD4^+$ T细胞数量却没有恢复到正常水平,这些患者表现出严重的免疫功能障碍,被称为"免疫应答不足者(inadequate immunological responder)""免疫应答不一致者(immunodiscordant responder)"或"免疫无应答者(immunological non-responder, INR)"。实际上,INR发展成AIDS和其他疾病的风险更高,死亡率也高于免疫系统重建良好的HIV感染者。这些患者在开始ART后的前几个月内,重建的抗原特异性免疫反应导致免疫病理损伤,表现为组织炎症或细胞增殖性疾病,目前临床上被称为免疫重建综合征(immune reconstitution syndrome, IRS)或免疫重建炎症综合征(immune reconstitution inflammatory syndrome, IRIS),也被称为免疫重建疾病(immune reconstitution disease)、免疫重建现象(immune reconstitution phenomena)。IRS的具体定义及发病机制尚未完全阐明,临床表现也多种多样,缺少诊断标准,导致其识别与治疗很困难。实际上,由于没有广泛认可的诊断标准,很难估计IRS的真实全球发病率。此外,由于这种综合征的性质,不同人群的发病率不同,取决于地方性感染和接受的抗HIV治疗。

深入了解免疫重建机制,设计有效的个体化治疗策略,具有重要意义。艾滋病患者的免疫重建是指经过治疗后,HIV导致的各种免疫异常恢复或接近正常水平,目前临床上AIDS患者免疫重建成功的主要表现为:①$CD4^+$ T细胞增加;②$CD4^+$ T细胞对记忆抗原刺激的反应能力及免疫辅助、免疫调节功能恢复;③异常的免疫激活恢复正常。其余的指标还有其他免疫细胞的数量和功能恢复、临床症状好转,机会性感染、肿瘤发病率、病死率下降等。也有报道认为HIV-1慢性感染过程中,细胞程序性死亡受体-1(PD-1)降低、树突状细胞(DC)功能恢复、调节性T细胞(Treg)恢复正常是预测抗HIV-1治疗有效、实现免疫重建的3个重要指标。

二、免疫重建不良的分子机制

IRS 潜在机制非常复杂,可能是多因素的,包括骨髓造血减少、胸腺生成细胞能力不足、残留病毒持续复制、免疫系统异常激活、细胞因子分泌紊乱,以及特定的遗传或代谢特征等(图 1-4-5-1)。然而,这些单个因素都不能完全解释免疫重建的机制。HIV-1 感染者体内的 CD4$^+$ T 细胞数量与细胞在次级淋巴器官和外周组织之间的产生、破坏和迁移有关。INR 一方面减少新 CD4$^+$ T 细胞的产生,另一方面过度破坏已存在的 CD4$^+$ T 细胞,最终导致免疫重建不良。

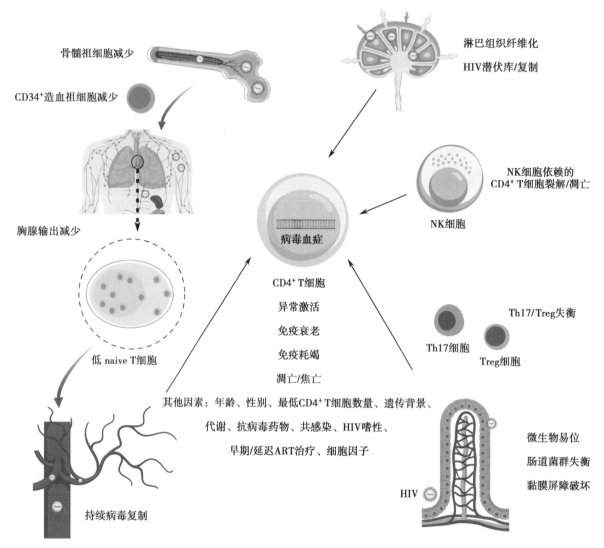

图 1-4-5-1　免疫重建不良因素

目前免疫重建不良机制主要表现为严重的免疫功能障碍,包括骨髓中祖细胞的产生减少;胸腺功能障碍;CD34$^+$ 造血祖细胞减少;免疫异常激活;免疫细胞衰老;免疫细胞凋亡/焦亡;淋巴组织纤维化;HIV 储存库导致的持续病毒复制;免疫调节细胞失衡,如 Treg 和 Th17 细胞功能失调;微生物易位增加;肠道菌群失衡;黏膜屏障破坏等。还有其他因素也影响免疫重建不良,如年龄、性别、最低 CD4$^+$ T 细胞数量、宿主遗传背景、宿主代谢因子、抗病毒药物、共感染、HIV 嗜性、早期/延迟 ART 以及细胞因子等。红色箭头表示 CD4$^+$ T 细胞的成熟路径,黑色箭头表示与免疫重建不良相关的因素。Th17 细胞,辅助 T 细胞 17;Treg 细胞,调节性 T 细胞;NK 细胞,自然杀伤细胞;naive T 细胞,初始 T 细胞。

(一)CD4$^+$ T 细胞的产生不足

1. 骨髓和造血祖细胞受 HIV 感染影响其增殖和分化能力　T 细胞起源于骨髓 CD34$^+$ 造血祖细胞(hematopoietic progenitor cell, HPC)和造血干细胞(hematopoietic stem cell, HSC),在胸腺中发育成熟。

研究发现，一部分 CD34$^+$ HPC 谱系细胞可以同时表达 CD4 受体和 CXCR4 和/或 CCR5 辅助受体，因此这些细胞可能对 HIV-1 易感。HIV 已经证明可以在体内和人源化小鼠模型中感染多个骨髓 CD34$^+$ HPC 亚群，建立细胞潜伏库。利用体外 OP9-DL1/HIV-1 模型，将脐带血来源的 CD34$^+$ HPC 和 CXCR4 嗜性的 HIV-1 NL$_{4-3}$ 共培养，发现 CD34$^+$ CD7$^+$ CXCR4 细胞在 HIV-1 感染 1 周后迅速耗尽，同时 CD34$^+$ CD7$^+$ CXCR4$^+$ 细胞数量急剧减少。上述结果说明 CXCR4 嗜性的 HIV 可能影响 CD34$^+$ CD7$^+$ 淋巴样祖细胞的分化或死亡，导致 T 细胞生产能力受损。进一步的研究发现在 HIV-1 感染者和人源化小鼠模型中，CD34$^+$ CD38$^-$ 早期 HPC 通过浆细胞样树突状细胞依赖机制被耗竭，其增殖能力也显著减弱，但是 CD34$^+$ CD38$^+$ 中间期 HPC 不受 HIV-1 感染的影响。CD34$^+$ 祖细胞水平和体外克隆生成能力在 INR 中随着 IL-2 减少和 TNF-α 增加而降低。另外，Fas 和 Fas 配体的表达上调会导致 CD34$^+$ HPC 的凋亡耗竭和 naïve CD4$^+$ T 细胞的产生减少。循环 CD34$^+$ HPC 数量和成熟淋巴细胞数量[如 CD8$^+$ T 细胞、自然杀伤（NK）细胞或 B 细胞]随着 HIV 感染后疾病的进展而急剧减少，循环 CD34$^+$ HPC 数量与 CD4$^+$ T 细胞数量呈正相关，这可能是骨髓功能障碍导致多种淋巴细胞系产生减少所致。还有报道表明，INR 中 CD34$^+$ HPC 向 T 细胞分化的能力与免疫应答者（IR）和健康对照者相比显著降低，这可能与 INR 中 CD34$^+$ HPC 上 ATP 受体 P2×7 的显著上调有关。体外抑制 P2×7 通路可恢复 INR CD34$^+$ HPC 向 T 细胞分化的潜力。ATP 与其受体 P2×7 结合会诱导炎症小体的形成，激活 caspase-1 信号通路，促进促炎细胞因子 IL-1β 和 IL-18 的分泌，从而诱导宿主细胞凋亡（apoptosis）和焦亡（pyroptosis）。循环 CD4$^+$ T 细胞计数与 HPC 和 HSC 的增殖能力相关，来自 INR 的 CD34$^+$ HPC 和 HSC 的集落形成能力远低于来自 IR 的细胞的集落形成能力。这些研究表明，HIV-1 感染者的免疫重建不完全可能与骨髓造血功能受损和增殖能力下降有关。

　　2. 胸腺和 naïve T 细胞　胸腺是产生具有广泛 T 细胞受体的 naïve CD4$^+$ T 细胞和 CD8$^+$ T 细胞的重要器官。评估胸腺功能最可靠的方法是进行胸腺活检，然而，对于 HIV-1 感染者而言，实施起来不切实际。因此，胸腺功能是通过 T 细胞受体重排删除环（T-cell receptor rearrangement excision circle，TREC）、近期胸腺迁出（recent thymus emigrant，RTE）或 naïve CD4$^+$ T 细胞计数间接评估的。在 HIV-1 感染的成人和儿童开始 ART 后，胸腺的细胞产生输出量（thymic output）显著改善，这表明早期开始 ART 对于 HIV-1 感染者的免疫重建至关重要。据报道，通过计算机断层扫描评估证实，胸腺体积是 HIV-1 感染者 CD4$^+$ T 细胞恢复程度的比较可靠的独立预测因子。同时，其他研究表明，在经 ART 的 HIV-1 感染者中，胸腺体积与 CD4$^+$ TREC 含量、naïve CD4$^+$ T 细胞和总 CD4$^+$ T 细胞计数的增加有关。这些研究表明，在淋巴细胞减少的情况下，持续的胸腺增生可能有助于成年 HIV-1 感染个体的免疫恢复。研究表明，INR 中 CD4$^+$ RTE 的频率、sj-TREC 的数量和 sj/β-TREC 比值明显低于 IR 和健康个体，这表明胸腺输出量较低是这些个体免疫恢复不完全的主要原因。此外，CD4$^+$ RTE 的频率与外周 CD4$^+$ T 细胞计数呈正相关。与免疫应答者和健康对照者相比，INR 的 naïve CD4$^+$ T 细胞数量和 CD4$^+$ RTE 百分比较低，表明胸腺输出减少可能是免疫重建不完全的主要机制。因此，胸腺功能可以通过 sj/β-TREC 比值或 CD4$^+$ RTE 百分比进行测量，预测 HIV-1 感染成人和围生期获得性 HIV-1 感染青少年的疾病进展。胸腺输出量减少可能是 HIV-1 感染个体免疫重建不完全的重要原因。也有相反的情况出现，如在进行 ART 且病毒血症（<50 拷贝/ml）至少 1 年的 HIV-1 感染的 45 岁成人 PBMC 中，CD31$^+$ CD4$^+$ T 细胞的百分比和 sj-TREC 含量远高于健康对照组，而且 sj-TREC 含量与 CD4$^+$ T 细胞恢复没有相关性。此外，也有研究发现，尽管 INR 的 naïve CD4$^+$ T 细胞数量减少，但通过 sj/β-TREC 比值测量的胸腺增殖水平以及 IR 中 CD31$^+$ RTE 的频率与 IR 相当。这些研究表明，胸腺输出量的减少并不能完全解释 CD4$^+$ T 细胞数量的减少。有研究发现，长期抗逆转录病毒治疗后，INR 的 CD3$^+$ CD4$^-$ CD8$^-$ T 细胞数量较少，并且这些细胞的数量与 CD4$^+$ T 细胞计数呈正相关。这项研究表明，低 CD3$^+$ CD4$^-$ CD8$^-$ T 细胞数量可能在 CD4$^+$ T 细胞的不完全恢复中起作用。总之，有功能的胸腺对于维持 T 细胞稳态和实现最佳免疫重建至关重要。

　　3. 细胞因子　IL-7 主要由原发性和继发性淋巴器官的基质细胞产生，如骨髓基质细胞、胸腺上皮细胞、成纤维网状细胞和淋巴内皮细胞。IL-7 受体（IL-7R）由通用的 γ 链（CD132）和 IL-7R 特异性 α 链（CD127）组成，由于其能够促进 T 细胞的存活、增殖和新生，IL-7R 对 CD4$^+$ T 细胞的稳态维持至关重要。据报道，在 HIV-1 感染的个体中，CD127$^+$ CD4$^+$ T 细胞百分比的下降和 CD127$^+$ CD8$^+$ 中枢记忆 T 细胞百分比的增加与免疫重建不完全有关。然而,有研究表明,在开始 ART 后,血浆中 IL-7 水平和 CD4$^+$ T 细胞上 CD127 的表达与 CD4$^+$ T 细胞总数的增加无关。相反,他们发现 CD4$^+$ T 细胞表面基线 CD127 密度与有效 ART 2 年后 CD4$^+$ RTE 细胞数和 naïve CD4$^+$ T 细胞数的增加呈正相关,表明 CD4$^+$ T 细胞表面 CD127 表达是抑制性 ART 2 年后胸腺输出量增加的预测因子。此外,一些研究发现,在 INR 中,血浆中 IL-7 水平升高,CD4$^+$ 和 CD8$^+$ T 细胞表面 CD127 表达降低;然而,成功 ART 后,血浆 IL-7 基线水平与 CD4$^+$ T 细胞绝对计数之间无相关性。其他研究显示,HIV-1 感染个体在开始 ART 后,血浆中基线 IL-7 水平与 CD4 恢复呈正相关或负相关。来自 INR 的 CD4$^+$ T 细胞,CD127 表达减少,IL-7 介导的增殖反应降低。这些研究表明,INR 的 IL-7 反应性受损,可能与 CD127 的下调有关。病毒血症 HIV-1 感染个体的 Th17 细胞(CD4$^+$ T 细胞的一个亚群)CD127 表达增加,但 IL-7 诱导的增殖受损,这表明细胞增殖的减弱不是 IL-7 受体缺乏或功能障碍的结果。因此,IL-7/IL-7R 通路扰乱可能不是免疫重建不完全的可靠预测因子。据报道,在免疫重建不完全的 HIV-1 感染个体中,血浆 IL-6 水平升高和 CD4$^+$ T 细胞周转增加在 ART 开始前就已经存在。研究表明,健康受试者的 PBMC 预先暴露于 IL-1β 或 IL-6 可以驱动 CD4$^+$ T 细胞更新,下调 CD127 表达,并降低 CD4$^+$ T 细胞对 IL-7 的反应。尽管在 HIV-1 感染个体中,血浆 IL-6 水平和淋巴组织 IL-1 水平升高,但即使在有效的抗逆转录病毒治疗后,这些细胞因子的水平也没有恢复正常。此外,淋巴组织的胸腺萎缩和纤维化可能阻碍 IL-7 通路,这似乎与 IL-1β 和 IL-6 诱导 I 型 IFN 持续表达和 IL-7R 表达降低有关,这与细胞死亡和胸腺增生减少有关。因此,IL-1 和 IL-6 诱导胸腺萎缩和淋巴组织纤维化,增加 CD4$^+$ T 细胞周转,降低 T 细胞对 IL-7 的反应性,可能部分解释了病毒血症 HIV-1 感染个体 CD4$^+$ T 细胞无法恢复的原因。

(二)CD4$^+$ T 细胞被破坏

1. 共抑制受体　共抑制或免疫检查点受体(immune checkpoint receptor, ICR),包括程序性细胞死亡受体 1(programmed cell death 1, PD-1)、细胞毒性 T 淋巴细胞相关蛋白 4(cytotoxic T lymphocyte-associated protein 4, CTLA-4)、T 细胞免疫球蛋白和 ITIM 结构域(T cell immunoglobulin and ITIM domain, TIGIT)、T 细胞免疫球蛋白和黏蛋白结构域包含分子 3(T cell immunoglobulin and mucin domain-containing molecule-3, TIM-3)、淋巴细胞活化基因 3(lymphocyte activation gene-3, LAG-3)和 2B4(CD244),在调节抗 HIV-1 感染的免疫应答中发挥重要作用。在 HIV-1 感染中,ICR 的上调与 T 细胞衰竭有关,其特征是增殖和细胞因子的产生减少。此外,ICR 还参与病毒库的建立和维持,这是 HIV-1 清除的主要障碍。大量研究表明,在未经治疗的 HIV-1 感染的个体中,ICR(如 PD-1、TIM-3、CTLA-4 和 LAG-3)在 CD4$^+$ 和 CD8$^+$ T 细胞上的表达量大幅上调,而在进行了抗逆转录病毒治疗后的 HIV-1 感染者中,ICR(如 PD-1、TIM-3、CTLA-4 和 LAG-3)的表达量下降,这与血浆病毒载量呈正相关,与 CD4$^+$ T 细胞数呈负相关。阻断 ICR 表达能增强 HIV 特异性 CD4$^+$ 和 CD8$^+$ T 细胞增殖并提高其细胞效应。这些研究表明,T 细胞上的 ICR 表达与 T 细胞衰竭和疾病进展有关。

HIV-1 精英控制者(elite controller, EC)CD4$^+$ T 细胞上 PD-1、CTLA-4 和 TIGIT 的表达量与健康个体相当,显著低于未经治疗的病毒血症患者和接受抗逆转录病毒治疗的病毒血症患者。EC 在没有进行 ART 的情况下可以自发地控制 HIV-1 的复制,并保持较高的 CD4$^+$ T 细胞数。此外,这些 ICR 共表达的 CD4$^+$ T 细胞均与血浆病毒载量(plasma viral load, pVL)呈正相关,与 CD4$^+$ T 细胞数和 CD4/CD8 比值呈负相关,提示 EC CD4$^+$ T 细胞衰竭状态与健康受试者相当。有报道称,INR 总 CD4$^+$ T 细胞表面的 PD-1 水平明显高于 IR,并且 CD4$^+$ T 细胞 PD-1 表达水平与 CD4$^+$ T 细胞数呈负相关。在经 ART 的 HIV-1 感染 INR 中,CD4$^+$ T 细胞循环(Ki-67 的表达)和衰竭率均显著高于 IR。此外,CD4$^+$ Ki-67$^+$ CM 和 EM T 细胞的百分比与 CD4$^+$ T 细胞数呈负相关,CD4$^+$ Ki-67$^+$ CM T 细胞的频率与 CD4$^+$ PD-1$^+$ 细胞的比例呈正相关,这表明淋巴细胞减少诱导的 CD4$^+$ T 细胞的密集稳态增殖与 CD4$^+$ T 细胞衰竭和 CD4$^+$ T 细胞恢复不良有关。总之,这些研究表明,抑制性受体介导的 T 细胞衰竭可能在 HIV-1 感染者的免疫重建不完全中起重要作用。

2. 免疫激活　免疫激活主要表现为固有和适应性免疫细胞获得活化的表型,能分泌可溶性炎症介质如 IFN-α、IL-1β、IL-6、IL-8、TNF、TGF-β、sCD14、sCD163、MIP-1α、MIP-1β、RANTES 和 IP-10。在 HIV-1

感染期间,持续的免疫激活和炎症是由多种因素驱动的,包括残留病毒复制、炎性脂质、肠道微生物移位和合并感染。虽然长期有效的 ART 降低了 HIV-1 感染个体的免疫激活和炎症水平,但它不能使免疫激活和炎症水平正常化。据报道,在抗逆转录病毒治疗期间,HIV-1 感染个体的持续 T 细胞激活与 CD4$^+$ T 细胞数恢复降低程度有关。研究发现,激活的 CD4$^+$ T 细胞百分比每增加 5%,CD4$^+$ T 细胞计数在 ART 的前 3 个月减少 45 个 /μl。同样,激活的 CD8$^+$ T 细胞百分比每增加 5%,ART 3 个月后,CD4$^+$ T 细胞计数减少 35 个 /μl。此外,在接受 ART 的 HIV-1 感染个体中,血浆中 sCD14 和 sCD163 的水平以及活化(共表达 CD38$^+$ HLA-DR$^+$)CD4$^+$ 和 CD8$^+$ T 细胞的百分比高于健康对照组。sCD14 和 sCD163 的水平与活化的 CD4$^+$ T 细胞百分比呈正相关。激活的 CD4$^+$ T 细胞百分比与开始 ART 后的 CD4$^+$ T 细胞数和 CD4$^+$ T 细胞恢复呈负相关。由单核细胞激活和细菌移位驱动的 T 细胞激活与 HIV-1 感染个体的免疫恢复不良有关。激活的 CD4$^+$ T 细胞与当前和最低点的 CD4$^+$ T 细胞数呈负相关。据报道,INR 表现出免疫激活水平升高主要发生在 CD4$^+$ T 细胞中,细胞增殖水平提高,凋亡诱导的自发 CD4$^+$ T 细胞死亡率也提高。以上研究说明,活化介导的 CD4$^+$ T 细胞过度增殖和自发细胞死亡可能阻碍 HIV-1 感染个体的免疫恢复。研究表明,INR 的单核细胞和树突状细胞(DC)激活水平均高于 IR,并且这种增加与 CD4$^+$ 和 CD8$^+$ T 细胞激活增强相关。HIV-1 特异性单核细胞血浆 IP-10(IFN-inducible protein-10,也称为 CXCL10,单核细胞活化的标志物)反应被证明与未来的 CD4$^+$ T 细胞增加负相关。同时也发现 INR 的血浆 IP-10 水平升高。此外,血浆 IP-10 水平和 IDO-1 酶活性(以犬尿氨酸 / 色氨酸比值测量)与纳入后 2 年的 CD4$^+$ T 细胞数呈负相关。IDO 主要在巨噬细胞和 DC 中表达,是色氨酸分解代谢为犬尿氨酸的限速酶。因此,IDO 活性可作为炎症和免疫激活的标志。其他研究表明,IDO-1 活性升高与 HIV-1 感染个体接受抗逆转录病毒治疗后 CD4$^+$ T 细胞恢复减少有关。IR 和健康对照中活化的 NK 细胞频率显著增加,NK 细胞活化与 HIV-1 感染个体接受 ART 后外周血 CD4$^+$ T 细胞数呈负相关。此外,来自 INR 的 NK 细胞具有通过细胞毒性作用诱导未感染的 CD4$^+$ T 细胞死亡的能力。这些结果表明,激活的 NK 细胞导致 HIV-1 感染个体在长期抗逆转录病毒治疗中 CD4$^+$ T 细胞恢复不理想。此外,Bandera 等人发现,与 IR 相比,INR 中核苷酸结合 oligomerization domain(NOD)-like receptor(NLR)家族蛋白、pyrin domain containing 3(NLRP3)炎性体和 caspase-1 显著上调,NLRP3 介导的 caspase-1 激活可通过持续的免疫激活和焦亡诱导 CD4$^+$ T 细胞丢失,从而导致 CD4$^+$ T 细胞恢复不理想。INR 中嗜 CXCR4 病毒的频率高于 IR,嗜 CXCR 病毒可通过 gp120-CXCR4 相互作用触发持久性 T 细胞激活和旁观者凋亡,从而导致 naïve T 细胞的消耗,并可能在 INR 中免疫重建受损中发挥作用。

最近的证据表明,过度的焦亡可能在免疫重建不完全的发展中发挥关键作用。焦亡的特征是在细胞膜上形成孔,细胞破裂,细胞内容物和促炎细胞因子(包括 IL-1β 和 IL-18)分泌。这种由过度炎症诱导的程序性细胞死亡导致大量的 CD4$^+$ T 细胞丧失,以及可能促进和维持免疫重建不完全的炎症后果。焦亡由许多炎症小体介导,包括核苷酸结合寡聚化结构域类受体蛋白 3(NLRP3),黑色素瘤缺乏因子 2(AIM2),干扰素诱导蛋白 16(IFI16),NOD 样受体家族 CARD 结构域蛋白 4(NLRC4)等。焦亡的主要途径包括经典的 caspase-1 途径,依赖 caspase-4/5/11 的途径,依赖 caspase-3 的途径和无 caspase 的途径。在经典途径中,激活的炎症小体裂解非活性前 caspase-1,使其成熟为 caspase-1,然后将 Gasdermin D(GSDMD)转化为 N 端形成孔的结构域,同时将前 IL-1β 和前 IL-18 转化为成熟的 IL-1β 和 IL-18。N 端片段促进细胞膜形成大量寡聚孔,随后促使 IL-1β 和 IL-18 释放,并进一步招募细胞外炎症细胞因子诱导炎症。在非经典途径中,激活的 caspase-4/5/11 直接裂解 GSDMD,产生与 caspase-1 相同的效应,导致细胞膜穿孔。在 HIV 感染期间,通过 caspase-1 驱动的焦亡释放的 IL-1β 和 IL-18 细胞因子抑制了 HIV 复制,其机制可能是抑制与 caspase-3 活性相关的凋亡信号转导。一般而言,在 HIV 感染期间一旦激活炎症小体,caspase-1 随后被激活。然后,通过 caspase-1 使前 IL-1β 和前 IL-18 成熟为 IL-1β 和 IL-18,同时 GSDMD 被转化为 N 端形成孔的结构域,导致细胞破裂。作为焦亡的开关,许多炎症小体在 HIV 感染期间被激活,介导焦亡发生。HIV 感染使人类单核细胞表达 TLR8 依赖的前 IL-1β,并通过 NLRP3 炎症小体依赖的机制使 IL-1β 成熟。HIV RNA 的积累刺激了 cathepsin B 和 ROS 的释放,这是在炎症小体激活之前发生的两个重要信号,支持了 NLRP3 炎症小体的激活。几种 HIV 蛋白,如 Tat、Vpr、Vpu,能促使炎症小体激活。另外,CARD8

炎症小体可能在某种程度上促进 HIV 和结核分枝杆菌（TB）的共感染，携带 *CARD8* rs6509365 基因的人类免疫缺陷病毒感染者（PLWH）特别容易患 TB 共感染。研究表明，HIV 蛋白酶通过切割 CARD8 蛋白的 N 端而释放具有功能活性 C 端的 UPA-CARD domain，从而激活 caspase-1 和细胞焦亡。当来源于致病性宿主的 CD4$^+$ 细胞暴露于 HIV/SIV 时，病毒颗粒中的蛋白水解酶可被迅速导入胞内，导致 CARD8 炎症小体活化和细胞焦亡。整个过程中细胞并不需要被病毒感染，这解释了为什么临床上观察到死亡的 CD4$^+$ T 细胞中不含有病毒的核酸或蛋白。当来源于天然宿主（非致病性宿主，如乌白眉猴和非洲绿猴）的 CD4$^+$ T 细胞暴露于 SIV 病毒颗粒时，CARD8 炎症小体的功能缺失避免了细胞焦亡的发生。CARD8 缺失的人源化小鼠模型在感染 HIV 后具有更高的病毒滴度，然而 CD4$^+$ T 细胞的丢失显著减慢，CARD8 缺失的人源化小鼠模型各个器官里的 CD4$^+$ T 细胞数量更多，证实了 CARD8 炎症小体是造成 HIV 感染者体内 CD4$^+$ T 细胞丢失的主要原因。炎症小体激活蛋白 IFI16 可直接结合 dsDNA，并在 HIV 复制周期中产生的 DNA 类型中充当炎症小体传感器。有报道称 AIM2 炎症小体可能在 HIV 感染中被激活。在暴露于可卡因的 HIV 感染巨噬细胞中，增加的 ROS 产生和 IL-1β 转录作为 AIM2 介导的炎症小体形成的激活因子，导致 caspase-1 介导的细胞凋亡。在外周 PBMC 和肠道相关淋巴组织（GALT）中，HIV 进展者中的 NLRP1 炎症小体表达明显高于 HIV 控制者。病毒载量、CD4$^+$ T 细胞计数和 GALT 或外周血中 NLRP1 的表达之间存在相关性。

3. 微生物移位与肠道菌群失衡　在人体中，80% 以上的淋巴细胞位于肠黏膜，约 60% 的 CD4$^+$ T 细胞位于肠道相关淋巴组织。因此，肠黏膜免疫系统是 HIV 攻击的主要目标之一，病毒感染降低了肠黏膜屏障功能并增加了细菌移位。越来越多的研究表明，艾滋病患者的肠道微生物群组成和功能发生了变化，但这种变化在 ART 后无法完全恢复。肠道微生物群的变化可能影响免疫功能的恢复。潜在的机制包括病毒潜伏库的形成，对 ART 的抵抗，促进肠黏膜屏障损伤，以及肠道细菌及其代谢物进入循环系统，导致长期免疫激活、炎症和代谢紊乱。在 HIV-1 感染的早期，肠道中大量的 CD4$^+$ T 细胞被耗尽，尤其是 Th17 和 Th22 细胞，它们在维持肠道的完整性中起着重要的作用。HIV-1 感染还与肠道上皮屏障损伤有关，其特征为绒毛萎缩、肠细胞凋亡、隐窝增生、紧密连接蛋白表达减少和胃肠道炎症增加，这些情况增加了肠道通透性，最终导致肠道微生物群组成的改变（生态失调）和细菌产物释放到体液和血液循环中（微生物移位），导致慢性免疫激活和炎症。与健康对照组相比，接受有效 ART 的 HIV-1 感染者的细菌核糖体 16s RNA（胃肠道微生物移位的标志物）显著升高，且与 T 细胞活化水平呈正相关，与 CD4$^+$ T 细胞恢复水平呈负相关。真菌抗原 βDG 是真菌细胞壁的一种成分，在触发抗真菌免疫中作为一种有效的病原体相关分子模式，其血浆水平在 HIV-1 感染个体中显著升高，尽管经过长期抗逆转录病毒治疗，但仍未恢复正常。βDG 的含量与活化的 CD4$^+$ 和 CD8$^+$ T 细胞水平、IDO-1 酶活性、血浆 sCD14 和脂多糖水平呈正相关，与 CD4$^+$ T 细胞计数呈负相关。这些研究表明，从肠道到循环的微生物产物移位与免疫激活有关，揭示了在抑制性 ART 期间 CD4$^+$ 细胞耗竭的可能机制。HIV-1 感染还与肠道微生物多样性减少有关。研究发现，在 HIV-1 感染个体中，无论是本底基线水平还是在 ART 开始后，肠道微生物群的 α 多样性［（以观察到的细菌种类数量和香农 - 维纳多样性指数（Shannon- Wiener's diversity index 来衡量）］都明显低于健康对照组。α 多样性与 CD4$^+$ T 细胞计数相关，与微生物移位和单核细胞活化标志物呈负相关。细菌种类每增加一个数量级，CD4$^+$ T 细胞计数增加 0.88 个 /μl，这表明微生物群落多样性在宿主免疫稳态中起着关键作用。研究发现，与健康对照相比，HIV-1 感染个体的革兰氏阴性菌普雷沃菌属（*Prevotella*）的相对丰度显著增加，而拟杆菌（bacteroide）的丰度则显著减少。尽管经过 ART，围生期 HIV-1 感染儿童的普雷沃菌丰度明显高于未感染的对照组，普雷沃菌的相对丰度与单核细胞活化和微生物移位的标志物 IP-10 和 sCD14 水平呈正相关，与 CD4$^+$ T 细胞计数呈负相关。此外，普雷沃菌的相对丰度与活化的黏膜 CD4$^+$ 和 CD8$^+$ T 细胞数量以及髓系 DC 活化水平呈强正相关。这些研究表明，普雷沃菌的富集可能通过驱动免疫激活从而破坏免疫重建过程。有研究发现，INR 中梭形杆菌（*Fusobacterium*）的丰度高于 IR 和健康对照。梭形杆菌的相对丰度与 CD4$^+$ T 细胞活化呈正相关，与 CD4$^+$ T 细胞计数呈负相关，提示梭形杆菌的富集可能与 CD4$^+$ T 细胞恢复不良有关。此外，与 IR 相比，INR 中 *Faecalibacterium prausnitzii*、未分类的 *Subdoligranulum* sp. 和 *Coprococcus* 含量均较高。此外，未分类的 *Subdoligranulum* sp. 和 *C. comes* 的相对丰度与 CD8$^+$ T 细胞激活呈正相关，与 CD4$^+$ T 细胞计数呈负相关。CD4 表达升高、微生物移位减少、全身免疫激活降低与肠道乳杆菌（gut lactobacillus）在 HIV-1 感染期间减少相关，这可能与乳酸杆菌可以调节抗炎免疫反应，参与维持肠黏膜屏障完整性，从而降低免疫激活水平，破坏 CD4$^+$ T 细胞有关。这些观察结果表明，肠道微生物群落的改变可能与全身免疫激活和微生物移位有关，从而导致 HIV-1 感染个体免疫恢复不完全。研究表明，长期使用质子泵抑制剂与使用抑制性 ART 的 HIV-1 感染个体的微生物移位增加、固有免疫激活和免疫重建不良相关。

4. 合并感染　大量研究发现乙型肝炎病毒（HBV），丙型肝炎病毒（HCV）和巨细胞病毒（CMV）合并感染与 HIV-1 感染 ART 患者 CD4$^+$ T 细胞免疫恢复不良有关。HBV、HCV 和 CMV 共感染可能对 CD4$^+$ T 细胞数恢复产生不利影响的确切机制尚不清楚。HBV、HCV 或 CMV 合并感染患者的免疫恢复受损可能是由于合并感染介导的 CD4$^+$ T 细胞活化、凋亡或衰竭破坏了 CD4$^+$ T 细胞。人口统计学特征（如年龄、性别和种族）、基线 CD4$^+$ T 细胞数、随访时间、ART 持续时间和合并感染状态可能是造成这种差异的原因。也有研究发现合并卡波西肉瘤、带状疱疹、结核病、进行性多灶性白质脑病、隐球菌性脑膜炎等疾病与 IRIS 有关。

5. 次级淋巴器官　淋巴组织结构和功能在 T 细胞稳态中起着至关重要的作用。HIV-1 感染导致持续的慢性免疫激活和炎症，引起滤泡旁 T 细胞区域进行性胶原沉积和淋巴组织纤维化，破坏并取代对正常免疫功能至关重要的成纤维网状细胞组织（fibroblastic reticular cell network，FRCn），使得 FRCn 不能产生维持 T 细胞稳态的细胞因子 IL-7。另外，皮质旁 T 细胞区（paracortical T-cell zone）损伤与淋巴组织（lymphoid tissue，LT）中胶原沉积有关，LT 中胶原沉积的多少与 LT 中 CD4$^+$ T 细胞群的大小和外周血 CD4$^+$ T 细胞数的增加在有效 ART 的 HIV-1 感染个体中呈负相关。LT 中 FRCn 和胶原蛋白的损失程度能预测行 ART 6 个月后 naïve T 细胞和外周总 CD4$^+$ T 细胞的恢复程度。这些研究表明，LT 中胶原沉积和 FRCn 的丢失限制了 HIV-1 感染个体在长期 ART 下 CD4$^+$ T 细胞恢复的程度。

（三）与免疫重建相关的其他因素

除上述因素外，高龄、男性、最低 CD4$^+$ T 细胞计数、低 CD4/CD8 比值、低 naïve/记忆 CD4$^+$ T 细胞比值与 ART 的免疫反应减弱有关，种族起源也与免疫恢复有关。此外，宿主遗传因素、代谢特征和特定 ART 方案也可能在不完全免疫恢复中发挥作用。与 IR 和健康对照相比，HIV-1 感染 INR 的 CD4$^+$ T 细胞表面结合的 IgG 显著增加。自身 IgG 结合在 CD4$^+$ T 细胞表面的百分比与 CD4$^+$ T 细胞凋亡增加相关，与 CD4$^+$ T 细胞绝对数呈负相关。从 HIV-1 感染 INR 中纯化出抗 CD4 IgG，结合到 CD4$^+$ T 细胞上，能通过抗体依赖细胞介导的细胞毒作用（antibody-dependent cell-mediated cytotoxicity，ADCC）诱导细胞凋亡。该研究表明，尽管 ART 抑制病毒有效，但自身反应性抗 CD4 IgG 可能促使 CD4$^+$ T 细胞重构失败。抗 CD4 抗体介导的 ADCC 和异常的炎症小体/caspase-1 激活可能是 HIV-1 感染个体中 ART 介导病毒抑制但是导致 CD4$^+$ T 细胞数急剧下降的重要原因。在外周 CD4$^+$ T 细胞和肠道组织中的 HIV-1 储存库水平可以通过携带总的整合 HIV DNA 以及 2 个长末端重复环的细胞频率来测量，结果显示，在 HIV-1 感染的 INR 和 IR 之间具有可比性。然而，外周血和肠道中的 HIV 储存库与 CD4$^+$ T 细胞重构呈负相关，这表明 ART 免疫恢复不良可能与 HIV 储存库增加有关。髓源性抑制细胞（MDSC）的频率在原发性 HIV-1 感染期间显著升高，并且在成功 ART 48 周后没有恢复正常；在 ART 开始 48 周后，MDSC 的频率与 CD4$^+$ T 细胞数之间呈负相关，这表明 MDSC 的持续存在可能阻碍 CD4$^+$ T 细胞的恢复。尽管进行了有效的抗逆转录病毒治疗，但 HIV 感染的 INR CD4$^+$ T 细胞表面的 α4β7（淋巴细胞肠道归巢的标志物）水平明显高于健康对照组，这表明 CD4$^+$ T 细胞向肠道相关淋巴组织运输的增加可能导致 CD4$^+$ T 细胞恢复不理想。与 IR 和健康对照相比，HIV 感染的 INR CD4$^+$ T 细胞表面，活化 NK 细胞受体的细胞配体 NKp44L 的表达显著上调。NKp44L 的表达与高度分化的多功能 CD4$^+$ T 细胞的显著扩增和凋亡相关，这表明 HIV 感染个体中 CD4$^+$ T 细胞的快速周转可能会阻碍免疫恢复。

1. 宿主遗传因素　先前的研究表明，在抑制病毒复制的 ART 期间，宿主遗传因素可影响 CD4$^+$ T 细胞的恢复。CCL3L1-CCR5 基因型、CD14 和 TLR4 多态性、线粒体单倍群 H、IL18G 变异等位基因和基因型与 HIV 感染者接受 ART 后长期 CD4$^+$ T 细胞恢复增强相关。与 CC 基因型相比，IL-7 受体亚单位 α

（*IL7RA*）rs6897932 CT/TT 基因型更能促进 CD4$^+$T 细胞恢复。其潜在的机制是，在 HIV-1 感染者中，TT 基因型对 IL-7 的信号转导和增殖反应明显高于 CC 基因型。另外的研究表明，41 个基因携带的变异能预测 CD4 恢复情况，其中许多基因与细胞周期、细胞凋亡、淋巴细胞迁移或 CD4$^+$T 细胞稳态有关。相反，*CCR2* rs1799864 AG 基因型、*HLA-A68* 和 *HLA-B15* 等位基因、*TLR9* 1635AA 基因型、Glut1 的编码基因 *SLC2A1* 的 rs1385129 多态性，以及 IFN-γ 和 IL-19 基因多态性与 CD4$^+$T 细胞恢复不良有关。

2. 宿主代谢因子　大量研究表明，较高的体重指数（BMI）基线与接受抑制性抗逆转录病毒治疗的 HIV-1 感染个体的免疫重建增强有关。BMI 升高是 HIV-1 未感染个体 CD4$^+$T 细胞数升高的独立预测因子。脂肪组织可能影响外周 CD4$^+$T 细胞的恢复。葡萄糖代谢在支持 T 细胞的生长、增殖和效应功能方面起着至关重要的作用。葡萄糖转运蛋白-1（glucose transporter-1，Glut1）是一种对葡萄糖具有高亲和力的葡萄糖转运蛋白，是 T 细胞中主要的葡萄糖转运蛋白。Glut1 也可以作为糖酵解激活的标志物。在 HIV-1 感染个体中，循环 CD4$^+$Glut1$^+$T 细胞的百分比显著升高，但是 ART 后这些细胞水平并没有正常化。此外，CD4$^+$Glut1$^+$T 细胞比例与活化 CD4$^+$T 细胞百分比呈正相关，与 CD4$^+$T 细胞绝对计数呈负相关，但与 HIV 治疗状态无关。Glut1 还在衰竭和衰老的 CD4$^+$T 细胞表面上调。因此，HIV 感染期间 CD4$^+$T 细胞糖酵解过度激活促进了代谢耗竭，从而驱动 CD4$^+$T 细胞耗竭。维生素 D（VitD）能够激活增强固有和适应性免疫反应的基因表达和信号通路，是宿主防御感染的关键调节分子。一些研究表明，HIV-1 感染个体的基线 VitD 缺乏与 ART 后 CD4$^+$T 细胞恢复减少有关，这种影响可能部分解释为足够的 VitD 水平可以减轻炎症和 T 细胞活化，抑制 T 细胞中 HIV-1 感染，并促进 APC 诱导的 CD4$^+$T 细胞的增殖。因此，基本代谢特征状态与 ART 期间 HIV-1 感染个体的免疫重建受损有关。

3. 抗逆转录病毒药物　研究表明，在长期使用抗逆转录病毒药物治疗的 HIV-1 感染个体中，使用含有替诺福韦（tenofovir）/恩曲他滨（emtricitabine）联合拉替拉韦（raltegravir）方案的患者 CD4$^+$T 细胞数恢复情况优于使用含有依非韦伦（efavirenz）方案的患者。接受多替拉韦-阿巴卡韦-拉米夫定（dolutegravir-abacavir-lamivudine，DTG-ABC-3TC）方案的 HIV 感染者，病毒抑制时间中位数更短，CD4$^+$T 细胞数也比接受依非韦伦-富马酸替诺福韦二吡呋酯-恩曲他滨（efavirenz-tenofovir disoproxil fumarate-emtricitabine，EFV-TDF-FTC）方案的患者增加更多。以司他夫定（stavudine，d4T）为基础的方案（与 AZT 相比 *OR* 为 0.51）和以奈韦拉平（nevirapine，NVP）为基础的方案（与 EFV 相比 *OR* 为 0.53）与免疫恢复受损相关。与使用含 TDF 方案的患者相比，使用含 AZT 方案和含 d4T 方案的患者免疫恢复情况分别高出 2.1 倍和 2.4 倍。这些研究表明，特定的 ART 方案也可能影响 HIV-1 感染个体的免疫重建水平。

三、免疫重建不良的应对策略

（一）胸腺活力不足

针对胸腺活力不足，主要是开发出增加 CD4$^+$T 细胞恢复的方法。例如 Notch 信号通路和 IL-7 能促进胸腺细胞成熟，T 细胞的存活和功能，以及维持所有 T 细胞亚群的稳态。一项 I/IIa 期临床试验表明，给予 IL-7 可增强接受 ART 患者的 T 细胞恢复。潜在的缺点在于部分淋巴细胞减少的患者已经产生了大量 IL-7，通过诱导 CXCR4 表达，IL-7 可能导致嗜 CXCR4 毒株的出现。IL-15 也被报道可以促进免疫恢复。另一种方法是抑制性激素的产生，因为雌激素、孕酮和睾酮主要通过对胸腺基质的作用诱导胸腺萎缩，实验表明阉割可以提高实验动物胸腺活性。在人类中，促黄体素释放激素（luteinizing hormone-releasing hormone，LHRH）激动剂在造血干细胞移植后可导致胸腺功能短暂增强。维持胸腺活性的方法还可以使用角质形成细胞生长因子（keratinocyte growth factor，KGF）诱导胸腺上皮细胞增殖。在小鼠模型中，KGF 可逆转年龄诱导的胸腺和 T 细胞功能障碍。对于造血干细胞移植后 KGF 的作用研究还不是很清楚。最后，生长激素（growth hormone，GH）被认为可以直接或通过胰岛素样生长因子 1（insulin-like growth factor 1）增强造血和免疫功能。GH 治疗已被证明可以改善 HIV-1 感染者的胸腺功能，但是需要仔细考虑不良事件的风险，如腕管综合征、高血糖症或肿瘤进展。我国还采用人脐带间充质干细胞（UC-MSC）治疗艾滋病免疫重建障碍。实践证实该方法疗效显著、安全性好，可通过免疫调节和减轻病理损伤等发挥治疗作用。通过干细胞移植的方式恢复免疫重建，主要受到移植物 T 细胞缺失、干细胞来源、急性或慢性移植物抗宿主病，以及患者和供体病毒血清学的发生的影响。此外，保持胸腺中正常的微环境对于 CD4$^+$ T 细胞的生成和分化至关重要，包括适当的细胞因子、生长因子和胸腺上皮细胞的相互作用，它们共同调控 T 细胞的发育。在胸腺中，成熟的 CD4$^+$ T 细胞通过受体选择，只有能够与自身的 MHC（主要组织相容性复合体）分子结合的细胞才能存活下来。这一过程有助于确保生成的 CD4$^+$ T 细胞具有正常的免疫功能。成熟的 CD4$^+$ T 细胞在淋巴结中活化，通过与抗原提呈细胞互动，触发 T 细胞的分化和增殖。这一过程涉及 T 细胞受体与 MHC 抗原的相互作用，以及相关的信号通路，如 CD28 和 CTLA-4。多种细胞因子在 CD4$^+$ T 细胞的分化中发挥关键作用，例如 IL-2、IL-4、IL-6 等细胞因子可以促进不同类型的 CD4$^+$ T 细胞的分化，如 Th1、Th2、Th17 等，具有不同的功能特性。一些分子机制帮助调节 CD4$^+$ T 细胞分化的平衡，确保不同亚群的 T 细胞保持适当的平衡，这对于免疫系统的正常功能和防止自身免疫疾病的发生都至关重要。Treg 是一种 CD4$^+$ T 细胞亚群，具有抑制免疫反应的作用，防止过度的免疫活化。维持适当数量和功能的 Treg 对于防止过度炎症和自身免疫性疾病很重要。上述分子机制的协同作用确保了 CD4$^+$ T 细胞的正常生成和分化，从而维持了免疫系统的平衡和功能。在免疫重建中，了解并促进这些机制有助于提高 CD4$^+$ T 细胞的数量，增强其功能，促进免疫系统的恢复。

（二）持续的病毒复制

如果检测到组织和细胞中靶细胞持续 HIV-1 感染，就应该加强 ART 以阻止病毒复制再感染，同时应确保所选择的治疗药物在这种复制持续存在的器官中达到抑制浓度，并检测抗病毒的效果。通过阻断病毒在宿主细胞中的复制过程，ART 可以减少体内的病毒负荷，降低病毒对 CD4$^+$ T 细胞的破坏。这为免疫系统提供了一个相对稳定的环境，改善了免疫系统平衡，保护免疫记忆，降低免疫系统的激活水平，减少免疫抑制因子的产生，有助于保持或增加 CD4$^+$ T 细胞的数量。ART 的早期启动和持续规律使用对于免疫重建不良和最大程度地改善患者的免疫状况至关重要。

（三）激活免疫功能

可采用两种策略：一是对症治疗方法，旨在降低多克隆免疫激活的整体水平，二是针对这种激活的机制进行干预治疗，主要包括以下几个方面。

1. **有症状的疾病治疗**　过去已经有尝试采用各种方法下调 HIV-1 感染者的多克隆免疫激活水平。这些尝试包括使用羟基脲（hydroxyurea）、沙利度胺（thalidomide）、吗替麦考酚酯（mycophenolate）、皮质类固醇（corticosteroids）、IL-10、抗肿瘤坏死因子（anti-TNF-α）试剂、环孢素 A（cyclosporin A）、FK506 和西罗莫司（sirolimus），但是上述尝试的效果不尽如人意。如果证实 CCR5 作为共激活分子参与了这种免疫激活，那么 CCR5 拮抗剂可能会对免疫激活产生一定的抑制作用。值得注意的是，使用 CCR5 拮抗剂 maraviro 进行 ART 强化治疗能导致活化的外周血 CD4$^+$ T 和 CD8$^+$ T 细胞比例下降，并增加 CD4$^+$ T 细胞的凋亡，特别是在 IRS 中更加显著。因此，靶向 CCR5 的药物可能具有免疫作用，除了抗病毒作用外，还能保护 CD4$^+$ T 细胞。

2. **含残留病毒的细胞清除**　在这种情况下，阻止 HIV 诱导的免疫激活的方法是清除那些继续释放病毒颗粒的病毒储存库细胞，即使这些病毒颗粒不会引起从头感染。目前，有不同的方法来实现靶细胞的清除，包括短暂诱导病毒过表达使细胞病变，免疫系统识别这些病变的细胞并进行清除，这种方法也叫"shock and kill"。细胞因子如 IL-2 或 IL-7，激活蛋白激酶 C、重塑染色质的药物，静脉注射免疫球蛋白和 microRNA 均可以作为病毒激活剂。

3. **治疗交叉感染**　如果活跃的共感染加强了全身免疫激活，那么导致这些共感染的分子就能成为靶标。已经证明，在 HIV/HCV 共感染的成人中，治疗性清除 HCV RNA 可以降低免疫激活水平并改善 ART 后的免疫重建情况。同样，对 CD4$^+$ T 细胞计数＜350 个/μl 的 CMV 血清阳性的 HIV 感染者，经过 1 年以上的 ART 后，再用更昔洛韦（valganciclovir）治疗 8 周，可导致活化的 CD8$^+$ T 细胞比例下降。对正在进行治疗的已知机会性感染（OI），尽管在 ART 之前对 AIDS 患者的治疗已经显示出良好的治疗效果，但是 ART 后相关的症状和体征复发或急剧恶化，这揭示新的 OI 在 ART 启动后有明显的炎症反应。报道显示，在 ART 开始前被诊断为巨细胞病毒性视网膜炎的患者中，37.7% 发展为 IRIS，而被诊断为卡波西肉瘤（KS）的患者中为 6.4%，合并带状疱疹的患者中为 12.2%，合并隐球菌性脑膜炎的患者中为 19.5%，合并结核病的患者中为 15.7%,合并进行性多灶性白质脑病的患者中为 16.7%。任何类型的 IRIS 患者中有 4.5% 死亡,结核病相关 IRIS 患者中有 3.2% 死亡,隐球菌性脑膜炎患者中有 20.8% 死亡。荟萃分析显示,IRIS 的风险与 ART 开始时 CD4$^+$ T 细胞计数相关,CD4$^+$ T 细胞计数低于 50 个 /μl 的患者具有较高的风险。因此,在免疫缺陷进展之前开始 ART 可能会减少 IRIS 的发生。由于 IRIS 是抗原驱动的,因此需要优化基础 OI 的治疗以迅速降低病原体负荷。支持性治疗也是必要的,包括静脉输液、氧疗、使用各种抗炎药物,包括皮质类固醇和非甾体抗炎药(nonsteroidal anti-inflammatory drug,NSAID)等。除非担心同时用药的药物毒性,一般不要中断 ART。IRIS 包括揭示性机会性感染(揭示性 IRIS),即在 ART 引入后揭示出之前无症状的机会性感染;以及悖论性恶化(悖论性 IRIS),即在引入 ART 后,尽管先前进行了针对病原体的治疗并且最初症状有所改善,但临床状况出现恶化。其预防策略包括:①在免疫抑制发展之前治疗 HIV 感染;②在晚期 HIV 感染中预防 OI;③在 ART 开始之前筛查和治疗 OI;④ART 开始的最佳时机(根据病原体和 CD4$^+$ T 细胞计数而变化,并考虑死亡率和 IRIS 风险)。

4. 治疗微生物移位   由于 HIV 感染期间肠道微生物的各种变化与免疫功能密切相关,ART 无法完全恢复由此引起的局部和全身炎症、CD4$^+$ T 细胞丧失、慢性免疫激活和免疫失调。帮助恢复肠道微生态的策略有助于 HIV 感染者的免疫重建,特别是那些 ART 后免疫重建不佳的患者。微生物移位的治疗至少可以从两方面考虑。一方面,如果 GALT 中持续的病毒复制阻止了肠道相关免疫屏障的重建,那么就使用有效穿透肠道组织的药物方案来加强 ART。另一方面,可以考虑治疗性干预。例如每次用益生菌给药,可以改变共生菌群组成以减少促炎细菌的存在并增加抗炎细菌的数量。益生菌 / 益生元可以改善微生物迁移,调节肠道微生物平衡,促进 CD4$^+$ T 细胞重建,并降低吲哚胺 2,3- 双加氧酶 -1(IDO-1)的活性,有助于在感染期间保护 Th17 细胞。在接受 ART 的 HIV 感染者中,益生菌补充剂能够增加 T 细胞数量,显著降低 TGF-β、IL-10、IL-12 和 IL-1β 的水平,并具有免疫学和病毒学上的益处。最近的一项研究对粪便微生物移植(FMT)作为治疗 HIV 感染者的潜在疗法的安全性和有效性进行了临床前评估,发现 FMT 后外周血中 Th17 和 Th22 细胞数量显著增加,肠道组织中 CD4$^+$ T 细胞的活性下降。这种移植在没有任何临床不良反应的情况下得到了良好的耐受性。然而,并不是对所有患者均有效,并且存在一些局限性。因此,FMT 的可行性和有效性需要进一步研究和全面评估。

5. 降低高水平的 CCR5 激活   如果 CCR5 传递的共激活信号参与维持高水平的免疫激活,那么可以用 CCR5 拮抗剂进行治疗。临床试验已经证明,一些不完全免疫反应能通过 ART 来预防,这一事实表明抗逆转录病毒治疗应该尽早开始。尽管 ART 控制了病毒复制,但特定患者的免疫恢复受损可能有多种机制,仍有部分患者不能实现免疫恢复,因此,我们需要确定这些机制中哪些因素在每例非免疫应答者个体中起作用。在这种个性化病因学诊断的基础上,提出具体的治疗策略,即采用精准治疗方法。除了恢复免疫以预防艾滋病相关事件发生之外,免疫过度激活的监测,以及这种过度激活原因的识别,将能降低非艾滋病相关病理的风险。

(四)中药的免疫重建调节作用

艾滋病患者经 ART 后,疗效较好的表现为病毒复制显著降低,同时被摧毁的免疫系统正常化,最常见的判断标准就是 CD4$^+$ T 细胞的数量恢复到正常水平。但是对于部分免疫重建不理想的患者,可以考虑中医药辅助治疗,因为中药在免疫调节方面具有独特的作用,安全性和可控性较高,毒副作用小,产生耐药性的概率小,在治疗艾滋病免疫重建方面有重要的价值。

1. 中药免疫调节的理论基础   中医学认为艾滋病属 "疫病""瘟毒""伏气温病""虚劳""五劳损伤" 等的范畴。从中医理论探讨免疫重建主要在三个方面:第一,"阴平阳秘" 理论在免疫系统中扮演重要角色。阴阳学说是中医的理论之本,贯穿整个中医学理论体系。"阴阳者,天地之道也,万物之纲纪,变化之父母,生杀之本始,神明之府也。""阴平阳秘,精神乃治;阴阳离决,精气乃绝。"因此,人是阴阳对立统一的整体,只有阴阳处于平衡状态,身体功能才正常发挥。如阴阳失调就会出现一系列的病症,如阴盛则阳病,阳盛则阴病;阳盛则热,阴盛则寒;阴虚则热,阳虚则寒等。中医治疗免疫重建不良疾病,实质上就是调整阴阳,纠正人体之偏,恢复阴阳相对平衡,促进阴平阳秘。而现代免疫学所含的免疫协调观念与中医学的阴阳平衡理论类似,免疫状态受阴阳平衡的支配和调节。免疫防御、免疫自稳和免疫监测这三大功能必须平衡,若失调,则会发生超敏反应、免疫缺陷、自身免疫病和肿瘤等。因此现代免疫学的免疫调节过程,揭示了免疫功能的整体调节观,与中医学脏腑相生相克的整体观念具有一致性。第二,中医之正气与免疫息息相关。正气包括卫气和元气。卫气的主要作用是卫外护内,其盛衰体现了机体卫外功能的强弱。卫气与黏膜免疫、细胞免疫、神经-内分泌-免疫网络、免疫活性物质及人类白细胞抗原等物质皆有紧密关联。卫气"源"于肾,"养"于脾,而"宣"于肺,是人体之气的一种,反映了人体的总体功能。元气指人体生来就有的免疫功能,若元气不足,不能化生营卫气血,难以维持身心的活动,不能抗御外邪的侵袭,导致多种杂症。元气亏虚者的 $CD4^+$ T 细胞免疫功能较低、T 细胞增生能力显著下降。第三,中医之脾肺肾是主要的免疫器官。在艾滋病发展过程中,脾、肺、肾三脏的衰败过程与中医理论相符,最初由后天之本脾开始虚衰,脾土不足,母病及子,则肺亦虚;脾虚日久,必累及先天之本肾。艾滋病患者在脾气虚的基础上肺气亦虚,并以肺脾二脏虚损必累之于肾,在艾滋病中晚期,肾气虚的病机日渐凸显,则以脾肾二脏虚损为主要表现,且病越久越偏于肾气虚。中医药治疗主要强调对机体的整体性和系统性调节,调整阴阳虚实失衡的状态,对机体免疫系统的失调状态进行适度调整,尽力使免疫病理性应答向生理性应答转化,这是中医调和阴阳思想在机体免疫调节方面的重要体现。将中医药干预作为治疗艾滋病免疫重建不良患者的手段是有必要的,也具有理论基础。

2. 艾滋病免疫重建不良的中医药治疗种类　艾滋病免疫重建不良的中医药治疗是有效的,其主要通过调整人体功能状态,加强机体的反应性和适应性发挥作用,主要的中医药有以下几类。

(1)单味中药:①益气养血类中药,如人参、白术、茯苓、黄芪、当归、熟地黄、山萸肉等,适用于免疫功能低下、T 细胞数量减少的艾滋病患者,能显著改善患者症状,提高免疫重建功能。②活血祛瘀类中药,如当归、丹参、黄芩、紫草、雷公藤等,能增加外周血 $CD4^+$ T 细胞数量,抑制病毒复制。对 IRS 患者,在 HARRT 基础上加用雷公藤多苷治疗 12 个月,外周血淋巴细胞计数显著提高,T 细胞激活亚群水平下降。雷公藤多苷片能增加 IRS 患者外周血 $CD4^+$ T 细胞计数,促进记忆 $CD4^+$ T 细胞的增长。雷公藤多苷治疗总体上可使艾滋病免疫无应答或免疫不完全应答患者的细胞激活亚群水平下降,以 $CD38^+$ T 细胞激活亚群水平的降低为主。③健脾祛湿类中药,如人参、白术、茯苓、木香、砂仁、陈皮、薏苡仁等,能增强免疫功能,提高患者生存质量。

(2)复方中药:参灵扶正胶囊能够增加 ART 免疫重建不良艾滋病患者的 $CD4^+$ T 细胞数量,从而改善机体免疫力。免疫 1 号方联合 ART 能提高 $CD4^+$ T 细胞计数以及免疫重建的效率。免疫 2 号方联合 ART 对提高免疫重建不良患者免疫重建效率及 $CD4^+$ T 细胞数量有影响,中药干预治疗后患者在乏力、咳嗽、皮肤瘙痒、纳呆、腹泻、呕吐、盗汗等方面有明显改善。湘 A1 号颗粒治疗艾滋病脾虚湿盛的临床效果较好。扶正抗艾颗粒可以改善患者临床症状、影响 T 细胞亚群数量和功能,提高 HIV 感染者免疫功能。益气补肾方(黄芪、鹿角胶、党参、茯苓、白术、黑蚂蚁、绞股蓝、甘草)能改善艾滋病患者的免疫功能。

3. 中医药治疗艾滋病免疫重建的机制　从中药复方对于 TCR Vβ 各家族寡克隆的改善和恢复情况来推断,中医药可能促进了 T 细胞部分受体基因重排,使得 T 细胞受体库更加丰富,从而有助于机体免疫细胞有效识别病毒,减少了 T 细胞凋亡或者焦亡。中药也能通过上调 TLR1 和 CD14 的表达引起下游一系列信号通路分子传递,促进免疫功能重建。中药复方能够在人体免疫应答的 2 个环节进行干预调节,一个是在病毒识别阶段,通过 TLR 及其胞内受体信号转导系统的调控作用;另一个是在受体编辑修正阶段,通过 TCR 基因重排、调节 T 细胞谱系的多样性。这两者均是中药干预免疫重建的可能作用靶点,阐明了中药调控 IR 免疫重建的部分机制,对从中医药角度寻找免疫调节治疗新途径具有重要意义。

4. 中医药在艾滋病免疫重建治疗中的问题　作为具有中国特色的中医药,在治疗艾滋病方面,特别是免疫调节方面取得了业界公认的显著临床效果。但是也存在一些需要解决的问题:一是国内中医药治疗艾滋病免疫重建方面的临床试验项目不多、规模较小,不能满足大规模免疫重建不良患者的治疗需要;二是对艾滋病免疫重建的治疗没有系统、统一、规范的认识和评价指标;三是缺少中医药疗法临床试验进行的随机、对照、盲法、重复、均衡、大样本的研究,而且大多数研究患者入组时缺乏证型判定标准;四是药剂的规范化和质量标准参差不齐;五是各级诊疗机构中的中医药医师水平差异很大,需要结合专业的艾滋病知识,具备多学科能力的要求等;六是机制研究多从免疫相关指标入手,而对更深层次的机制探索则涉及较少。因此,针对中医药治疗艾滋病免疫重建中出现的各种难点,要尽可能消除人为因素的影响,开展中医药治疗对免疫重建不良的分子机制研究,完全阐明其作用机制,以健全中医药治疗体系。

近年来,人类免疫缺陷病毒感染者(PLWH)中的免疫恢复不完全现象得到了广泛研究,这一现象相关新的潜在机制不断被提出。病毒感染通过细胞凋亡和焦亡导致大量 CD4$^+$ T 细胞的丧失以及炎症的生成和维持,可能在这一过程中起着基础性的作用。因此,开发针对细胞凋亡和焦亡的各个关键信号通路元件,如炎症小体、胱天蛋白酶-1 和 GSDMD 的抑制剂,可能具有抑制免疫恢复不完全的发生或阻滞其进展的潜力。然而,需要进一步的研究来清晰地理解细胞凋亡和焦亡在 HIV 感染期间的动态响应和功能,并研究其在临床上对 INR 的影响。总体而言,HIV 免疫重建是一个综合性的治疗过程,需要通过多种手段,包括药物治疗、监测、健康管理和预防措施,以维持患者的免疫功能,提高其生活质量。

(侯 炜 陈述亮)

参 考 文 献

[1] 彭小青,梁辉勇,丁亚,等. I 型干扰素抗 HIV 作用的研究进展. 广西医学,2022,44(22):2669-2673.

[2] 丁亚,姚静,彭小青,等. Ⅲ型干扰素在抗人类免疫缺陷病毒感染中的作用. 实用医学杂志,2021,37(23):2963-2966.

[3] 李欣. HIV/AIDS 患者外周血 IL-2、IL-4、IL-6、IL-21 及 IFN 检测结果分析. 现代诊断与治疗,2021,32(23):3773-3775.

[4] 丁国彦. TNF-α 基因多态性与 HIV-1 感染的易感性和治疗后 CD4$^+$ T 细胞的相关性研究. 南宁:广西医科大学,2019.

[5] 张予晋,汪海珍,欧松,等. IL-6 对 HIV 感染者 CXCR5$^+$ CD8$^+$ T 细胞数量及功能的影响及其机制研究. 传染病信息,2021,34(6):498-500.

[6] 程林,李迎飞,陈伟梅,等. HIV-1 感染通过诱导 IL-6 促进可溶性 PD-1 的表达. 中国艾滋病性病,2019,25(3):231-235.

[7] 钟林达,李宏姣,贾少艳. 超敏 C 反应蛋白和淋巴细胞趋化因子在急性淋巴细胞白血病中的表达水平及临床意义. 黑龙江医学,2023,47(23):2887-2889.

[8] 梁飞立,何艳英,余丰,等. C-反应蛋白在 HIV/AIDS 的表达及其相关性研究. 中华医院感染学杂志,2014,24(2):271-273.

[9] EL-DIWANY R, SOLIMAN M, SUGAWARA S, et al. CMPK2 and BCL-G are associated with type 1 interferon-induced HIV restriction in humans. Sci Adv, 2018, 4(8): eaat0843.

[10] SUTTER K, DICKOW J, DITTMER U. Interferon α subtypes in HIV infection. Cytokine Growth Factor Rev, 2018, 40: 13-18.

[11] NOËL N, JACQUELIN B, HUOT N, et al. Interferon-associated therapies toward HIV control: The back and forth. Cytokine Growth Factor Rev, 2018, 40: 99-112.

[12] TAUZIN A, ESPINOSA ORTIZ A, BLAKE O, et al. Differential inhibition of HIV replication by the 12 interferon alpha subtypes. J Virol, 2021, 95(15): e0231120.

[13] KUMAR A, COQUARD L, HERBEIN G. Targeting TNF-alpha in HIV-1 infection. Curr Drug Targets, 2016, 17(1): 15-22.

[14] PASQUEREAU S, KUMAR A, HERBEIN G. Targeting TNF and TNF receptor pathway in HIV-1 infection: From immune activation to viral reservoirs. Viruses, 2017, 9(4): 64.

[15] LI J, DAS J R, TANG P, et al. Transmembrane TNF-α facilitates HIV-1 infection of podocytes cultured from children with HIV-associated nephropathy. J Am Soc Nephrol, 2017, 28(3): 862-875.

[16] HONG S, BANKS W A. Role of the immune system in HIV-associated neuroinflammation and neurocognitive implications. Brain Behav Immun, 2015, 45: 1-12.

[17] NOOKALA A R, KUMAR A. Molecular mechanisms involved in HIV-1 Tat-mediated induction of IL-6 and IL-8 in astrocytes. J Neuroinflammation, 2014, 11: 214.

[18] PATHAK A, AGRAWAL A. Evolution of C-reactive protein. Front Immunol, 2019, 10: 943.

[19] CICCACCI F, WELU B, NDOI H, et al. High-sensitivity C-reactive protein in HIV care: Tuberculosis diagnosis and short-term mortality in a cohort of Kenyan HIV patients in the DREAM programme. Int J Infect Dis, 2021, 104: 329-334.

[20] DILLON S M, FRANK D N, WILSON C C. The gut microbiome and HIV-1 pathogenesis: A two-way street. AIDS, 2016, 30(18): 2737-2751.

[21] NGANOU-MAKAMDOP K, TALLA A, SHARMA A A, et al. Translocated microbiome composition determines immunological outcome in treated HIV infection. Cell, 2021, 184(15): 3899-3914.

[22] MARCHETTI G, TINCATI C, SILVESTRI G. Microbial translocation in the pathogenesis of HIV infection and AIDS. Clin Microbiol Rev, 2013, 26(1): 2-18.

[23] ZEVIN A S, MCKINNON L, BURGENER A, et al. Microbial translocation and microbiome dysbiosis in HIV-associated immune activation. Curr Opin HIV AIDS, 2016, 11(2): 182-190.

[24] BRENCHLEY J M, PRICE D A, SCHACKER T W, et al. Microbial translocation is a cause of systemic immune activation in chronic HIV infection. Nat Med, 2006, 12(12): 1365-1371.

[25] KLATT N R, FUNDERBURG N T, BRENCHLEY J M. Microbial translocation, immune activation, and HIV disease. Trends Microbiol, 2013, 21(1): 6-13.

[26] SANDLER N G, DOUEK D C. Microbial translocation in HIV infection: causes, consequences and treatment opportunities. Nat Rev Microbiol, 2012, 10(9): 655-666.

[27] DINH D M, VOLPE G E, DUFFALO C, et al. Intestinal microbiota, microbial translocation, and systemic inflammation in chronic HIV infection. J Infect Dis, 2015, 211(1): 19-27.

[28] SHAN L, SILICIANO R F. Unraveling the relationship between microbial translocation and systemic immune activation in HIV infection. J Clin Invest, 2014, 124(6): 2368-2371.

[29] VUJKOVIC-CVIJIN I, SOMSOUK M. HIV and the gut microbiota: Composition, consequences, and avenues for amelioration. Curr HIV/AIDS Rep, 2019, 16(3): 204-213.

[30] HUNT P W. Th17, gut, and HIV: Therapeutic implications. Curr Opin HIV AIDS, 2010, 5(2): 189-193.

[31] KLATT N R, BRENCHLEY J M. Th17 cell dynamics in HIV infection. Curr Opin HIV AIDS, 2010, 5(2): 135-140.

[32] GROSSMAN Z, FEINBERG M B, PAUL W E. Multiple modes of cellular activation and virus transmission in HIV infection: A role for chronically and latently infected cells in sustaining viral replication. Proc Natl Acad Sci U S A, 1998, 95(11): 6314-6319.

[33] SODORA D L, SILVESTRI G. Immune activation and AIDS pathogenesis. AIDS, 2008, 22(4): 439-446.

[34] NOWROOZALIZADEH S, MÅNSSON F, DA SILVA Z, et al. Microbial translocation correlates with the severity of both HIV-1 and HIV-2 infections. J Infect Dis, 2010, 201(8): 1150-1154.

[35] KULLER L H, TRACY R, BELLOSO W, et al. Inflammatory and coagulation biomarkers and mortality in patients with HIV infection. PLoS Med, 2008, 5(10): e203.

[36] American College of Cardiology, American Heart Association, HIV Medicine Association. Guidelines for the use of antiretroviral agents in adults and adolescents with HIV. (2024-02-27)[2024-05-29]. https://clinicalinfo.hiv.gov/en/guidelines/hiv-clinical-guidelines-adult-and-adolescent-arv/whats-new.

[37] CAO W, LIU X, HAN Y, et al. (5R)-5-hydroxytriptolide for HIV immunological non-responders receiving ART: A randomized, double-blinded, placebo-controlled phase II study. Lancet Reg Health West Pac, 2023, 34: 100724.

[38] GANDHI R T, BEDIMO R, HOY J F, et al. Antiretroviral drugs for treatment and prevention of HIV infection in adults: 2022 recommendations of the International Antiviral Society: USA Panel. JAMA, 2023, 329(1): 63-84.

[39] WANG Y H, LIU M X, LU Q D, et al. Global prevalence and burden of HIV-associated neurocognitive disorder: A meta-analysis. Neurology, 2020, 95(19): e2610-e2621.

[40] 熊文琴, 刘芳, 喻行莉, 等. 中国 HIV 相关神经认知障碍患病率的 Meta 分析. 中国艾滋病性病, 2021, 27(5): 494-498.

[41] WEI J, HOU J, SU B, et al. The prevalence of frascati-criteria-based HIV-associated neurocognitive disorder (HAND) in HIV-infected adults: A systematic review and meta-analysis. Front Neurolo, 2020, 11: 581346.

[42] COHEN R A, GULLETT J M, PORGES E C, et al. Heavy alcohol use and age effects on HIV-associated neurocognitive function. Alcohol Clin Exp Res, 2019, 43(1): 147-157.

[43] SÉNECAL V, BARAT C, TREMBLAY M J. The delicate balance between neurotoxicity and neuroprotection in the context of HIV-1 infection. Glia, 2021, 69(2): 255-280.

[44] ZHENG J, THYLIN M R, GHORPADE A, et al. Intracellular CXCR4 signaling, neuronal apoptosis and neuropathogenic mechanisms of HIV-1-associated dementia. J Neuroimmunol, 1999, 98(2): 185-200.

[45] 陈素庭, 许国章. HIV 感染及抗病毒治疗与糖尿病关系研究进展. 中华流行病学杂志, 2022, 43(4): 598-602.

[46] International Diabetes Federation. IDF diabetes atlas ninth edition 2019. (2020-12-02)[2021-11-01]. https://www.idf.org/aboutdiabetes/what-is-diabetes/facts-figures.html.

［47］中国疾病预防控制中心, 性病艾滋病预防控制中心. 艾滋病病毒暴露后预防技术指南(试用). (2020-11-16)［2021-11-01］. https://ncaids.chinacdc.cn/tzgg_10268/202011/W020201116802422550750.pdf.

［48］叶润华, 李静, 姚仕堂, 等. 德宏傣族景颇族自治州抗病毒治疗的 HIV/AIDS 糖尿病患病率及其相关因素分析. 中华流行病学杂志, 2019, 40(6): 654-659.

［49］潘水水, 白劲松. HIV/AIDS 相关心血管疾病危险因素的研究进展. 皮肤病与性病, 2022, 44(2): 136-142.

［50］陈立静, 卢利红, 吴其明, 等. 742 例获得性免疫缺陷综合征病人心电图特征分析. 中西医结合心脑血管病杂志, 2021, 19(17): 3047-3049.

［51］FREIBERG M S, CHANG C H, SKANDERSON M, et al. Association between HIV infection and the risk of heart failure with reduced ejection fraction and preserved ejection fraction in the antiretroviral therapy era: Results from the Veterans Aging Cohort Study. JAMA Cardiol, 2017, 2(5): 536-546.

［52］ROOZEN G V T, MEEL R, PEPER J, et al. Electrocardiographic and echocardiographic abnormalities in urban African people living with HIV in South Africa. PLoS One, 2021, 16(2): e0244742.

［53］PANGMEKEH P J, AWOLU M M, GUSTAVE S, et al. Association between highly active antiretroviral therapy(HAART) and hypertension in persons living with HIV/AIDS at the Bamenda regional hospital, Cameroon. Pan Afr Med J, 2019, 33: 87.

［54］LIMA É R G, QUEIROZ M A F, LIMA S S, et al. CCR5Δ32 and SDF1 3'A: Gene variants, expression and influence on biological markers for the clinical progression to AIDS among HIV-1 virus controllers in a mixed population of the Amazon region of Brazil. Int J Mol Sci, 2023, 24(5): 4958.

［55］蒋晓祎, 黄红艳, 孙强. CCR5-Δ32 突变基因地域和人群分布的研究进展. 细胞与分子免疫学杂志, 2019, 35(5): 465-468.

［56］ROTHENBERGER M, WAGNER J E, HAASE A, et al. Transplantation of CCR5Δ32 homozygous umbilical cord blood in a child with acute lymphoblastic leukemia and perinatally acquired HIV infection. Open Forum Infect Dis, 2018, 5(5): ofy090.

［57］PAWNIKAR S, AKHTER S, MIAO Y. Structural dynamics of chemokine receptors. Vitam Horm, 2023, 123: 645-662.

［58］郑玉贵, 陈欢, 罗荣华, 等. CCR5 拮抗剂新药理作用及机制研究进展. 中国药理学通报, 2020, 36(6): 763-767.

［59］AZIMI F C, LEE J E. Structural perspectives on HIV-1 Vif and APOBEC3 restriction factor interactions. Protein Sci, 2020, 29(2): 391-406.

［60］IKEDA T, YUE Y, SHIMIZU R, et al. Potential utilization of APOBEC3-mediated mutagenesis for an HIV-1 functional cure. Front Microbiol, 2021, 12: 686357.

［61］AJOGE H O, RENNER T M, BÉLANGER K, et al. Antiretroviral APOBEC3 cytidine deaminases alter HIV-1 provirus integration site profiles. Nat Commun, 2023, 14(1): 16.

［62］KIM D Y, GROSS J D. CBF β and HIV infection. Adv Exp Med Biol, 2017, 962: 415-431.

［63］LI Y L, LANGLEY C A, AZUMAYA C M, et al. The structural basis for HIV-1 Vif antagonism of human APOBEC3G. Nature, 2023, 615(7953): 728-733.

［64］WANG Y, QIAN G, ZHU L, et al. HIV-1 Vif suppresses antiviral immunity by targeting STING. Cell Mol Immunol, 2022, 19(1): 108-121.

［65］SADEGHPOUR S, KHODAEE S, RAHNAMA M, et al. Human APOBEC3 variations and viral infection. Viruses, 2021, 13(7): 1366.

［66］STUPFLER B, VERRIEZ C, GALLOIS-MONTBRUN S, et al. Degradation-independent inhibition of APOBEC3G by the HIV-1 Vif protein. Viruses, 2021, 13(4): 617.

［67］HVILSOM C T, SØGAARD O S. TLR-agonist mediated enhancement of antibody-dependent effector functions as strategy for an HIV-1 cure. Front Immunol, 2021, 12: 704617.

［68］LIU H, ZHOU R H, LIU Y, et al. HIV infection suppresses TLR3 activation-mediated antiviral immunity in microglia and macrophages. Immunology, 2020, 160(3): 269-279.

［69］WANG P, LIU J B, WANG X, et al. Activation of toll-like receptor 3 inhibits HIV infection of human iPSC-derived microglia. J Med Virol, 2023, 95(11): e29217.

［70］ROZMAN M, ZIDOVEC-LEPEJ S, JAMBROSIC K, et al. Role of TLRs in HIV-1 infection and potential of TLR agonists in HIV-1 vaccine development and treatment strategies. Pathogens, 2023, 12(1): 92.

［71］SIRACUSANO G, LOPALCO L. Immunotherapy with cell-based biological drugs to cure HIV-1 infection. Cells, 2021, 11

（1）: 77.

[72] MARTINSEN J T, GUNST J D, HØJEN J F, et al. The use of toll-like receptor agonists in HIV-1 cure strategies. Front Immunol, 2020, 11: 1112.

[73] CONG Z, SUN Y, DANG C, et al. TLR7 agonist GS-9620 combined with nicotinamide generate viral reactivation in seronegative SHIV-infected Rhesus monkeys. Biomedicines, 2023, 11 (6): 1707.

[74] BARBER D L, ANDRADE B B, SERETI I, et al. Immune reconstitution inflammatory syndrome: The trouble with immunity when you had none. Nat Rev Microbiol, 2012, 10 (2): 150-156.

[75] CAVERT W, HAASE A T. A national tissue bank to track HIV eradication and immune reconstruction. Science, 1998, 280 (5371): 1865-1866.

[76] CORBEAU P, REYNES J. Immune reconstitution under antiretroviral therapy: The new challenge in HIV-1 infection. Blood, 2011, 117 (21): 5582-5590.

[77] GENG S T, ZHANG Z Y, WANG Y X, et al. Regulation of gut microbiota on immune reconstitution in patients with acquired immunodeficiency syndrome. Front Microbiol, 2020, 11: 594820.

[78] MÜLLER M, WANDEL S, COLEBUNDERS R, et al. Immune reconstitution inflammatory syndrome in patients starting antiretroviral therapy for HIV infection: A systematic review and meta-analysis. Lancet Infect Dis, 2010, 10 (4): 251-261.

[79] OGONEK J, KRALJ JURIC M, GHIMIRE S, et al. Immune reconstitution after allogeneic hematopoietic stem cell transplantation. Front Immunol, 2016, 7: 507.

[80] TAPPUNI A R. Immune reconstitution inflammatory syndrome. Adv Dent Res, 2011, 23 (1): 90-96.

[81] VINHAES C L, ARAUJO-PEREIRA M, TIBÚRCIO R, et al. Systemic inflammation associated with immune reconstitution inflammatory syndrome in persons living with HIV. Life (Basel), 2021, 11 (1): 65.

[82] WALKER N F, SCRIVEN J, MEINTJES G, et al. Immune reconstitution inflammatory syndrome in HIV-infected patients. HIV AIDS (Auckl), 2015, 7: 49-64.

[83] XIA C, ZHANG X, HARYPURSAT V, et al. The role of pyroptosis in incomplete immune reconstitution among people living with HIV: Potential therapeutic targets. Pharmacol Res, 2023, 197: 106969.

[84] YANG X, SU B, ZHANG X, et al. Incomplete immune reconstitution in HIV/AIDS patients on antiretroviral therapy: Challenges of immunological non-responders. J Leukoc Biol, 2020, 107 (4): 597-612.

[85] 李莉, 卢洪洲. 艾滋病患者免疫重建综合征的研究进展. 诊断学理论与实践, 2009, 8 (4): 442-444.

[86] 马秀霞, 王繁盛, 孟鹏飞, 等. 艾滋病免疫重建不良的中医药治疗进展. 中国中西医结合杂志, 2018, 38 (4): 501-503.

[87] 咸庆飞, 蓝怡, 邹雯, 等. 从促进免疫重建探讨中医药治疗艾滋病. 中华中医药杂志, 2020, 35 (4): 1882-1884.

[88] 司扬扬, 徐立然, 孟鹏飞, 等. 中医药治疗艾滋病免疫重建不良研究进展. 中医研究, 2018, 31 (12): 66-69.

第五章　HIV 感染自然史

第一节　感染早期与病毒的初始传播

一、病毒侵入细胞的过程

病毒附着以及进入宿主细胞的过程依赖于病毒蛋白和细胞受体之间的相互作用。HIV-1 的包膜蛋白（Env）包括两个非共价连接的糖基化亚基，表面亚基（SU 或 gp120）和跨膜亚基（TM 或 gp41）。SU 亚基包含多个可变环（V1～V5）和保守区域（C1～C5），不过这些区域是之前基于相对较少的可用的 Env 序列来定义的。随着技术的进步，人们能够对更多的病毒毒株进行测序，在之前定义的 Env 保守区域中也能识别到变异。首先，SU 亚基与其主要受体 CD4 发生相互作用，诱导 SU 内部发生构象变化，使其能与共受体结合，然后诱导 TM 发生变化，从而介导病毒和细胞膜的融合。HIV-1 的主要共受体是 β 趋化因子受体 CCR5。HIV-1 的包膜蛋白 Env 如果能与 CCR5 结合，该病毒则被称为 R5 嗜性（R5-tropic）。*CCR5* 基因天然存在 32 位碱基缺失（Δ32）的个体，其细胞表面无法表达 CCR5，从而可以完全或部分抵抗 R5 嗜性病毒，能不能完全抵抗 R5 嗜性病毒取决于该突变同时出现在该基因的两个等位基因中或只存在于一个等位基因中。

而通常在免疫系统受损的晚期 HIV-1 感染者中，其 HIV-1 病毒颗粒的 Env 可以结合另一种趋化因子受体 CXCR4（X4 嗜性 Env），进入表面表达 CXCR4 的细胞中。这种转变的原因尚不清楚，但它符合病毒向更广泛群体进化的特点，出现双嗜性中间体，导致感染病毒的靶细胞群体扩大，包括初始 CD4$^+$ T 细胞。X4 嗜性病毒的流行率也因 HIV-1 亚型而异。这类病毒在感染 B 亚型病毒的患者中很常见（约为 50%），但在感染 C 亚型病毒的患者中却不常见（15% 的患者）。相比之下，某些 SIV 可以使用多种替代共受体。

此外，Env 还可能介导 HIV-1 进入巨噬细胞（macrophage/M 嗜性）。与 T 细胞相比，巨噬细胞表面的 CD4 分子密度很低，由于血液中绝大多数的病毒颗粒需要高密度的细胞表面 CD4 才能进入细胞，所以这些病毒颗粒大多不能有效地感染巨噬细胞。然而，在个体感染过程中，编码这种 Env 的病毒确实出现了。这些病毒可以进入表面 CD4 水平较低的细胞，如巨噬细胞。在一些 HIV-1 感染者，通常是晚期患者的中枢神经系统中，可以发现 M 嗜性的病毒。

测序技术的发展使人们对于那些优先在人群中传播并建立感染的病毒株，也就是传播 / 初始病毒株（transmitted/founder viruses）的类型有了更深入的了解。目前的研究表明，传播 / 初始病毒株的 Env 大多是 R5 嗜性的，X4 嗜性病毒的传播极为罕见，而基本没有 M 嗜性病毒可以在人群中传播。此外，与慢性毒株相比，传播/初始病毒株的 Env 对 IFN 的抗性更高，并且对于可以阻止多种病毒进入和复制的 IFN 诱导的跨膜蛋白（IFN-inducible transmembrane protein, IFTM）产生的抑制不敏感。

二、病毒感染人体的途径

早在 HIV-1 被鉴定分离之前，流行病学家就已经确定了该病原体最有可能的传播途径是性接触、血液传播和母婴传播。这些传播途径的相对效率各不相同。可以预见的是,病毒传播效率在很大程度上受到个人接触的体液中病毒颗粒浓度的影响。通过对感染细胞占比和 HIV-1 病毒颗粒浓度的评估,外周血单个核细胞、血浆和脑脊液中观察到的病毒数量最多,但精液和女性生殖器分泌物也是病毒的重要来源。

在性传播过程中,HIV-1 通过生殖器(阴道和阴茎)和直肠黏膜表面进入人体。因此,认识到这些部位在解剖学和免疫学上的差异是很重要的。男性和女性性激素均可以通过刺激细胞间的接触(前列腺素)或侵蚀阴道内壁(孕酮)来促进 HIV-1 的传播。虽然性伴侣的插入方感染风险相对较低,但依然可以通过阴茎尿道内壁的细胞传播感染病毒,据推测,感染细胞可能来自被感染的接受方的子宫颈或胃肠道黏膜。研究表明,未割包皮的男性感染风险增加了两倍,包皮中可能含有高浓度的易受 HIV-1 感染的免疫细胞。

病毒的传播可通过无细胞病毒颗粒或感染细胞发生,但两者各自对于病毒传播的作用尚不清楚,也难以研究(因为感染病毒的细胞总是会产生无细胞病毒颗粒)。我们对 HIV-1 传播后的早期事件的了解大部分来源于对感染 SIV 的恒河猴的研究,并且多集中于阴道传播途径的研究。这些研究表明,游离的病毒颗粒可以启动感染,体内激活和静息的 $CD4^+$ T 细胞都是它们的初始目标。但是这些靶细胞位于黏液和上皮细胞层组成的黏膜屏障之外,因此尚不清楚它们是如何被病毒接近的。性交时上皮层的损伤有助于病毒的传播,同样,由其他病原体引起的黏膜病变也会促进 HIV-1 的传播,因为在黏膜病变中普遍存在的活化 T 细胞可能是病毒的目标。在细胞培养过程中,HIV-1 病毒颗粒可以被抗原呈递的树突状细胞(如朗格汉斯细胞)捕获,然后促进病毒传播到目标细胞,即 T 细胞。也有研究表明,HIV-1 病毒颗粒会聚集在成熟的树突状细胞凹陷的表面膜"袋"中,T 细胞也可通过延长膜的突起进入其中。这些具有高浓度病毒颗粒的局部区域,也被称为病毒学突触,可能会促进 T 细胞感染。尽管这些机制都可能增强病毒颗粒通过黏膜屏障进行传播,但它们是否与病毒在体内的传播有关尚不清楚。众所周知,在从供体传播到受体的过程中,黏膜是抵抗 HIV-1 感染的一个强大屏障,它们本身能对病毒群构成瓶颈效应。例如,80% 的异性性传播是由单一的奠基病毒变体引发的。而在有男性同性性行为的人群中,传播变异的病毒变体数量不太一致:在接受调查的半数病例中,确定了单一的传播/奠基病毒,但在其他病例中,传播/奠基病毒的数量在 2~10 种之间。

三、病毒在人群中的传播

HIV-1 的主要传播方式在不同的地理位置以及同一地理位置的不同人群中有所不同。在我国,男性和女性的主要传播途径分别是同性和异性性交。在异性恋和男性同性恋的性接触中,接受者是最危险的一方。

静脉注射药物是另一种传播途径。共用受污染针头导致了 10% 的全球新感染病例。在美国和世界上其他地区,如中亚,已发现静脉注射毒品导致的"小范围"传播是主要的传播途径。与性传播一样,吸毒者通过共用针头感染的概率与暴露频率和病毒血症程度有关。当然,吸毒者的性伴侣也面临着更高的感染风险。据报道,共用针头的传播/奠基病毒变体的数量有很大的波动,因为这种模式与黏膜暴露相比,病毒的阻碍更少。

直到 1985 年,美国和其他工业化国家才建立了对捐献血液中 HIV-1 抗体的常规筛查机制,而在此之前,接受输血或某些血液制品(如凝血因子Ⅷ和Ⅸ)的人感染艾滋病的风险很高。从 HIV-1 感染者那里输注一个单位(500ml)的血液几乎就会导致受血者感染。对凝血因子制剂进行适当热处理和这些蛋白质的体外生产过程已经消除了该来源的传播。其他血液制品,如结合免疫球蛋白和白蛋白,与 HIV-1 的传播没有关系,可能是因为它们的生产方法本身包括了破坏病毒的步骤。

HIV-1 母婴传播可通过胎盘(5%~10%)发生,更常见的传播方式是在分娩时暴露于受污染的生殖道(约 20%)。在母乳喂养期间,病毒还可以通过母乳中的受感染细胞传播(约 15%)。在没有抗病毒药物干预的情况下,受感染母亲传染给孩子的概率从 11%~60% 不等,取决于母亲体内的病毒载量和婴儿接触受污染母乳的暴露频率。在妊娠期间服用抗病毒药物是降低新生儿传播概率的一项非常有效的措施。在高收入国家,受感染的孕妇可以使用抗HIV-1药物的组合治疗,使得婴儿感染HIV-1不再是一个主要的公共卫生问题。即使在分娩早期使用一种抗病毒药物进行单一治疗,也可以显著降低婴儿的感染率。在低收入国家,这种治疗(通常使用奈韦拉平)很常见,每年感染HIV-1的婴儿数量一直在稳步下降。

(邓　凯)

第二节　慢性与持续性感染的建立

一、HIV在体内复制的动力学

在无药物治疗的位于调定点的病毒血症期间,病毒产生的速度必须与病毒清除的速度相当。对临床研究数据的数学分析可以估计HIV-1在血液和身体其他部位出现的比率,以及病毒和病毒感染细胞的损失率,分析结果令人震惊。据估计,病毒颗粒进入血液的最低速度是每天10^{10}个。根据这个最低数目可计算得出病毒可在每个受感染细胞中每天复制1个周期。持续的高复制能力无疑是HIV-1致病的主要因素。由于HIV-1的高突变率,平均而言,基因组中每一个碱基每天都会发生多次突变。因此,在大流行期间,单个感染者体内产生的HIV-1基因多样性可能超过全球流行性感冒病毒的多样性。

血液中90%以上的病毒颗粒来自被感染的激活CD4$^+$T细胞,这些细胞的平均半衰期只有1.1天。还有一小部分(约1%~7%)来自其他区域的寿命较长的细胞,其半衰期可达145天。因此,即使药物治疗可以完全阻止病毒的从头合成,也需要3~5年的时间,才能清除这些含有寿命较长的细胞区域内的可能产生病毒的细胞。遗憾的是,这一数值可能被低估了,因为在原病毒从长寿命的受感染细胞中被清除之前,根治是不可能的。

在发现HIV-1是艾滋病病原体的三年后,第一种抗逆转录病毒药物被批准用于患者。2年内从接受治疗的患者身上分离出耐药菌株,事实证明,单一药物完全无法应对HIV-1的高复制率和高突变率。

使用多种药物治疗对克服HIV-1的高度多样性和高复制率至关重要。目前,典型的抗逆转录病毒治疗(ART)方案由三种以病毒酶为靶点的药物组成,在控制病毒血症方面非常有效。这类药物的作用使得测量病毒产生的动态情况成为可能。对接近晚期的CD4$^+$T细胞计数下降的患者进行的临床研究显示,在抗逆转录病毒治疗的前两周内,血浆中病毒RNA呈指数下降,随后是第二阶段的较缓慢下降。最初的下降代表了游离病毒的清除和产生病毒的CD4$^+$T细胞从血液中消失。据推测,导致第二阶段下降的最重要因素是寿命较长的受感染细胞的死亡,如组织巨噬细胞,还有少量但持续的作用来自潜伏感染的、未激活的T细胞的清除。

在接受抗逆转录病毒治疗的患者中发生的另一个显著变化是血液中CD4$^+$T细胞计数的恢复。根据最初的恢复率计算,在持续感染期间,血液中每天有多达4×10^7个细胞被更替。外周血中的淋巴细胞只占体内淋巴细胞总数的很小一部分(约1/50),淋巴细胞的运输、归巢和再循环是一个复杂的过程。因此,药物治疗后的CD4$^+$T细胞数量恢复是否代表新的细胞产生,或者只是来自其他区域的重新分配,目前仍不确定。

目前的抗逆转录病毒治疗方案在抑制病毒复制方面非常有效,而且在一种方案中对所有药物完全耐药的突变罕见。虽然在大多数情况下,接受治疗的患者体内无法检测到病毒,但病毒并没有消失,通常会出现小的、间歇性的病毒血症。此外,如果抗逆转录病毒治疗中断,病毒载量会在3~15周内反弹,但极少数患者可以保持病毒抑制,这些患者称为治疗后控制者(post-treatment controller,PTC)。

抗逆转录病毒治疗期间是否存在持续的低水平病毒复制这一问题一直是本领域中被激烈争论的话题。相关研究受限于招募的患者数量以及对患者进行全面活检采样的能力,对接受治疗的患者血液和淋巴结样本中的病毒序列和整合位点的分析没有发现ART期间的病毒序列进化。相反,序列分析表明,病毒周期性地从早于ART开始时的早期感染潜伏细胞中出现。部分耐药性突变株的偶然出现可以用这个机制来解释。然而,在中枢神经系统和精液中也有病毒序列区室化的病例报道。此外,众所周知,淋巴结,特别是肠道内的淋巴结,药物浓度较低,且在治疗多年的无法检测到病毒血症的患者的直肠活检中,可以检测到 HIV-1 DNA 染色阳性的细胞。在 SIV 感染的猕猴身上进行的类似研究表明,用 ART 抑制病毒血症后,98% 的病毒 RNA 染色阳性细胞在肠道中被发现。但目前仍无法区分这些样本中病毒核酸染色阳性的细胞是来自局部的、低水平的持续病毒复制,还是潜伏感染细胞的随机激活。

二、HIV 的潜伏感染

高效抑制 HIV-1 复制的联合抗逆转录病毒治疗(ART)可显著降低患者血浆中的病毒水平,一般情况下,能在 2~3 个月内让血浆病毒载量下降到常规临床检测不到的状态,并阻止病毒进化和疾病进展。然而,ART 并不能完全治愈 HIV-1 感染,即使在最佳抗逆转录病毒治疗的情况下也不能彻底清除患者体内的病毒。ART 中断会导致病毒血症反弹,因此,感染者必须持续使用 ART。由于 HIV-1 是一种典型的逆转录病毒,其在复制过程中必然会将自身基因组整合到所感染的人体细胞的基因组中,一旦感染细胞持续生存,就存在着病毒长期留存于机体的可能。

20 世纪 90 年代中后期的研究证实了这一点,HIV-1 感染可以在患者体内建立长期稳定的病毒潜伏储存库,储存库主要由静息记忆 CD4$^+$ T 细胞组成,这些细胞携带转录沉默的原病毒,不受 ART 或免疫反应的影响。尽管后续的研究发现,中枢神经系统和机体其他部位可能存在其他病毒储存库,但在所有 HIV-1 感染者的血液样本中,静息 CD4$^+$ T 细胞中的病毒储存库都可被轻易证实,并为 HIV-1 持续存在的标志性特征提供了最有力的解释。这些特征包括潜伏感染细胞长达几十年的稳定性、在组织中的广泛分布、病毒潜伏期和克隆性等。同时,我们必须在淋巴细胞可在静息状态和激活状态之间进行基本转变的背景下,理解潜伏储存库的建立。与抗原的接触驱动静止的 CD4$^+$ T 细胞转化为原淋巴细胞,原淋巴细胞增殖并分化为效应细胞。这种分化过程涉及细胞大小和代谢活性的显著增加、基因表达的广泛变化以及细胞进入活跃的细胞周期。在免疫反应结束时,大多数被激活的细胞死亡,但也有一部分存活下来,并作为长寿记忆细胞恢复到静息状态,这就是被普遍接受的病毒潜伏储存库建立的方式。

因为对患者的组织进行常规采样是不切实际的,所以大多数研究都集中在外周血样本上。据研究,在感染者的血液样本中,大约 10^6 个静息记忆 CD4$^+$ T 细胞中有 1 个潜伏感染细胞。这些潜伏感染的细胞可以在不激活病毒基因表达的情况下增殖,导致它们与定居的“沉默”原病毒一起克隆扩增。对从感染个体分离的病毒的系统发育分析和病毒整合位点的识别表明,在抗病毒治疗开始之前,记忆 CD4$^+$ T 细胞中的潜伏储存库已经建立。潜伏感染的细胞群可以通过携带相同原病毒的细胞群的扩增来维持,这些原病毒可以在不重新激活病毒基因表达的情况下增殖。

在少数病例中,原病毒被发现整合到与增殖相关的基因中的细胞克隆。病毒序列对这类基因表达的影响可能有助于这类 HIV-1 感染细胞的复制和维持。在克隆扩增细胞中,大多数原病毒是有缺陷的,要么是内部缺失,要么是 APOBEC3 介导的高频突变。在抗病毒治疗的情况下,完整的原病毒只有在不表达时才能维持,例如那些在非转录区域整合的原病毒。组蛋白去乙酰化和甲基化介导的表观遗传沉默机制涉及整合 HIV-1 DNA 的转录“沉默”。当含有完整原病毒的细胞受到抗原或细胞因子的刺激时,可以启动原病毒基因表达,在不接受抗逆转录病毒治疗的情况下,病毒血症会反弹。消除这些潜伏感染细胞群是困难的,因为它们可能特别长寿,例如,有报道称属于单一克隆群体的细胞被检测到已经在患者体内存在至少长达 11 年。

由于潜伏期长,从感染者中清除所有的 HIV-1 是特别具有挑战性的。通过加强药物治疗和纳入广谱中和抗体来消除病毒储存库的尝试至今仍未成功。记忆性 CD4$^+$ T 细胞中的原病毒基因表达可被表观遗传机制抑制或由于宿主缺乏必要的转录调控因子,如 NF-κB 而被沉默。在了解这些机制的基础上,科学家们提出了被称为“shock and kill”的治疗策略,即在潜伏感染的细胞中诱导原病毒表达,同时通过抗病毒药物和/或广谱中和抗体治疗来预防新的细胞被激活的病毒感染。被命名为“block and lock”的替代性治疗策略旨在实现相反的效果,即完全和不可逆转地抑制病毒基因组的转录。这两种策略的实施最近都转向了基因编辑方法。此外,人们对组成潜在储存库的细胞类型的特征重新产生了兴趣,因为对它们的生物学特性的详细了解可能会带来更有效地控制或根治 HIV-1 感染的方法。

现代生物技术提供了许多方法,特别是直接基因编辑方法,可以通过修饰 CD4$^+$ T 细胞和造血干细胞,使它们能够抵抗 HIV-1 感染。在柏林患者中,使用来自 CCR5Δ32 突变的供体细胞,以及其他案例的报道,确定 CCR5 是这个方法的合理靶点。该方法旨在编辑 CD4+ T 细胞或造血干细胞的 *CCR5* 基因,并随后将修饰后的细胞送回患者体内。除了影响对病毒复制至关重要的细胞基因产物外,基因编辑方法还可以直接应用于病毒基因组。病毒基因组失活可以通过直接靶向 HIV-1 LTR 中的序列进行切割来实现,如 NF-κB 结合位点,或通过使用改良的 Cas9(保留 DNA 结合活性但不切割 DNA)招募蛋白质到 HIV-1 LTR 来实现。目前正在进行尝试的治疗感染的策略中探索了几种激活或抑制 HIV-1 LTR 转录的方法。将这些试剂运送到细胞中的替代方法也正在研究当中,包括使用纳米颗粒、慢病毒载体和腺病毒载体。正如 CRISPR/Cas9 和锌指核酸酶体外实验所显示的那样,基因编辑方法的一个关注点是可能产生基因编辑的脱靶效应,未来在人类患者上的应用需要慎重考虑。

在使用抗病毒药物治疗的同时,增强机体对于 HIV-1 的特异性免疫正成为 HIV-1 治疗的热门探索方向。目前的研究表明,单独使用各种细胞因子(如 IL-2、IL-7、IL-15)以提高 T 细胞功能的疗法未能起到显著的效果。因此,在肿瘤治疗中常用的一些免疫检查点分子在 HIV-1 治疗中的应用价值也成了研究热点。例如,程序性细胞死亡受体 1(PD-1)的配体分子在组织中广泛表达,当其与 T 细胞上的 PD-1 结合时,会抑制 T 细胞的功能,使其变回非活性状态,而使用 PD-1 信号通路抑制剂则可以恢复 T 细胞的功能。在一项由少数 HIV-1 感染者参与的临床试验中,该抑制剂仅在其中一部分患者体内起到了增强 HIV-1 特异性免疫反应的作用。尽管仍有一些其他的免疫检查点分子[如细胞毒性 T 淋巴细胞相关抗原 4(CTLA-4)等]抑制剂可供考虑,但目前的临床结果表明,虽然这些抑制剂用于治疗肿瘤患者是相对安全的,然而对 HIV-1 感染者使用这些抑制剂可能会引起一些与免疫有关的不良后果,这无疑让公众对于这些疗法的安全性产生担忧。

抗病毒感染最有效的免疫防御手段是疫苗,虽然 HIV-1 疫苗的开发面临独特的挑战,但重要的是要认识到 HIV-1 疫苗并非要达到 100% 的效率才有应用价值。对于这种致命的疾病,即使疫苗仅起到部分的保护效应,也足以使 30%~40% 的潜在受害者免受感染,从而挽救数百万人的生命,并显著减少 HIV-1 的传播。尽管目前缺乏高效的疫苗,研究者们最近还是成功鉴定出了一些高效的广谱中和抗体,这些抗体可以在体外进行生产,并在某些情况下用于被动免疫治疗。

广谱中和抗体还可以通过某些病毒载体来进行递送,例如腺相关病毒。然而,目前在灵长类生物中利用腺相关病毒生产广谱中和抗体以抵抗 SIV 感染的研究结果缺乏一致性,而在人体的临床试验则正在进行中。此外,亦有其他研究表明,通过 DNA 重组产生的双特异性分子(即附着性免疫蛋白)能够同时结合 HIV-1 包膜蛋白上两个单独的表位(例如同时结合包膜蛋白胞外区表位以及跨膜区表位),或者同时结合包膜蛋白上的抗原表位以及细胞受体上的抗原表位,相较于识别单个抗原表位的广谱中和抗体,这种双特异性中和抗体具有更高的亲和力。此外,这种方法不仅增强了抗体的识别能力,同时也增加了抗体的病毒中和活性,因为当 HIV-1 病毒颗粒上的包膜蛋白密度相对较低(7~17 个/病毒颗粒)时,单特异性抗体与包膜蛋白上单一表位的二价结合能力会有所降低。

(邓 凯)

第三节 临床感染自然史

一、艾滋病临床表现与分期

HIV 感染后,在人体内从初始感染到终末期是一个较为漫长复杂的过程,在这一过程的不同阶段,与 HIV 相关的临床表现也是多种多样的。HIV 感染自然史的特点是有两个病毒载量的高峰,分别是急性期和艾滋病期。CD4+ T 细胞的数量逐渐下降,后期数量下降速度加快,抗 HIV 的细胞毒性 T 细胞活性逐渐丧失,免疫异常活化持续存在。根据感染后的临床表现,HIV 感染的全过程可分三个期,即急性期、无症状期和艾滋病期。HIV 感染具有三种转归:典型病程 8 年(70%~80%)、快速进展病程 4~5 年(10%~15%)、长期无进展病程>10 年(5%)。

（一）急性期

通常发生在感染的 6 个月内，部分感染者在急性期出现 HIV 病毒血症和免疫系统急性损伤所导致的临床表现。临床表现以发热最为常见，可伴有咽痛、盗汗、恶心、呕吐、腹泻、皮疹、关节疼痛、淋巴结肿大及神经系统症状。大多数患者临床症状轻微，持续 1～3 周后自行缓解。

此期在血液中可检出 HIV RNA 和 p24 抗原，CD4$^+$ T 细胞计数一过性减少，CD4$^+$ T 细胞/CD8$^+$ T 细胞比值倒置。部分患者可有轻度白细胞和血小板减少或肝功能异常。感染 HIV 后，病毒复制首先局限在黏膜，然后转移到引流淋巴结，在此进一步扩增。在黏膜暴露 2 天内可在区域淋巴结中检测到 HIV，3～5 天内可在血浆中检测到 HIV RNA。此后，血浆病毒水平呈指数上升，在感染后 2～3 周达到高峰，核酸检测阳性后 7 天左右，p24 抗原水平可能超过 100pg/ml 并被检测出来。病毒血症达高峰时期前后，患者可能出现临床症状。感染暴露后 2～3 周可检测到 HIV 抗体。

（二）无症状期

可从急性期进入此期，或无明显的急性期症状而直接进入此期。本期除 HIV 抗体阳性外，无自觉症状和阳性体征。此期持续时间一般为 4～8 年，也有持续 15 年以上的报道。其持续时间长短与感染病毒的数量和分型、感染途径、机体免疫状况的差异、营养条件及生活习惯等因素有关。在无症状期，由于 HIV 在感染者体内不断复制，免疫系统受损，CD4$^+$ T 细胞计数逐渐下降，可出现淋巴结肿大等症状或体征。大多数成人和青年感染 HIV 后，可长时间没有症状，但可检出病毒复制，待细胞免疫功能低下时发病。

（三）艾滋病期

为感染 HIV 后的终末阶段。患者 CD4$^+$ T 细胞计数多＜200 个/μl。此期主要临床表现为 HIV 相关症状、体征及各种机会性感染和肿瘤。在艾滋病期尤其需要重视抗病毒药物早期治疗，加强对病毒复制的控制。

艾滋病期主要有免疫功能损害、临床症状明显及疾病进展迅速等特征。其中免疫功能损害主要体现在 CD4$^+$ T 细胞数量减少、免疫功能异常、免疫耐受性改变及免疫功能恢复困难。HIV 在艾滋病期大量复制并破坏 CD4$^+$ T 细胞，导致其数量急剧减少，严重影响免疫系统功能，使得艾滋病期患者更容易受到各种病原体的入侵。免疫系统在艾滋病期可能出现免疫耐受性改变，即免疫系统对自身组织的攻击性增加，可能引发如自身免疫性甲状腺疾病、自身免疫性溶血性贫血等的自身免疫性疾病。此外，由于 HIV 感染导致免疫系统受损及一系列并发症的出现，艾滋病期患者临床症状较为明显，主要体现在体重下降、慢性腹泻、持续性发热、呼吸道感染、长期不愈合的溃疡、神经系统症状、恶性肿瘤等。

二、艾滋病长期无进展者

艾滋病长期无进展者（long-term non-progressor，LTNP）通常指的是 HIV 感染者或者艾滋病患者，在未接受治疗的情况下，长期（通常定义为数年或更长时间）没有出现艾滋病临床症状，CD4$^+$ T 细胞计数保持较高水平。大量研究表明，从长期无进展者体内分离的病毒株与来自一般患者的病毒株相比，表现出更低的复制能力，使其逃避宿主免疫反应的能力更低。

通常情况下，艾滋病 LTNP 具备以下特征：无临床症状，CD4$^+$ T 细胞计数相对稳定，，良好的免疫功能、遗传和免疫特征。LTNP 在感染 HIV 后较长的时间内没有出现艾滋病相关的临床症状，如发热、体重下降、慢性腹泻等。CD4$^+$ T 细胞计数维持在相对较高的水平，表明免疫系统的功能相对良好，能够控制病毒复制。LTNP 血液中 HIV 的载量通常较低，甚至不可检测，表明病毒复制受到了有效抑制。LTNP 通常具有相对良好的免疫功能，包括 T 细胞的活化状态、抗病毒细胞介导的免疫应答等。一些遗传因素和免疫因素可能与长期无进展状态相关。长期无进展并不意味着免疫系统不受病毒侵害，而是免疫系统在一定程度上能够有效地控制病毒复制，使得患者在较长时间内保持健康状态。这些患者需要定期监测免疫指标和病毒载量，并在需要时接受治疗。

（一）LTNP 体内的病毒减弱

从 LTNP 体内分离的病毒毒株与进展者相比具有较低的适应性，使它们更难逃避宿主的免疫反应。

在特定情况下,如悉尼血库队列,个体通过输血感染后,表现出长期无进展状态,显示出较低的病毒载量和稳定的 CD4$^+$ T 细胞水平。此外,LTNP 的病毒株复制速度较慢且感染性较低。LTNP 携带的 HIV 株具有特定突变,导致 HIV 的适应性减弱和感染性降低。然而,病毒适应性的减弱不足以完全解释 LTNP 控制病毒复制的能力,因为其他 LTNP 可能携带具有复制能力的病毒。

(二)遗传因素在 LTNP 疾病无进展中的作用

*HLA-B*57* 和 *HLA-B*27* 等位基因在 LTNP 中扮演重要角色,*HLA-B*57* 与疾病无进展的相关性显著高于 *HLA-B*27*。HLA Ⅰ类等位基因的杂合性与 HIV-1 感染后疾病发展缓慢和病毒载量降低相关联,可能通过呈递更广泛的 HIV-1 肽段来降低病毒逃逸变异的风险。其他 HLA Ⅰ类等位基因,如 *HLA-B*13*、*HLA-B*15*、*HLA-B*44*、*HLA-B*51* 和 *HLA-B*58*,也可能介导 HIV 感染后疾病缓慢进展。CCR5Δ32 杂合子可能对 HIV 感染后疾病进展具有有利影响,导致患者血浆病毒载量明显较正常进展者低。

(三)免疫学特征

LTNP 的 CD4$^+$ T 细胞计数一般保持在相对正常水平或仅轻度下降,与进展性 HIV 感染者相比具有较高的 CD4$^+$ T 细胞水平,这表明其免疫系统在抵抗病毒侵袭方面具有较好的功能。另外,调节性 T 细胞(regulatory T cell, Treg)被广泛认为是 CD4$^+$ CD25$^+$ FOXP3$^+$ T 细胞的一个亚群,在维持免疫稳态中起关键作用。LTNP 的血液炎症水平相对较低,包括 C 反应蛋白、白细胞计数等炎症标志物。相比之下,进展性 HIV 感染者通常伴随着较高水平的慢性炎症反应。LTNP 的免疫系统通常表现出较强的活性,包括细胞因子产生、T 细胞活化水平等,表明其免疫系统对病毒的控制能力可能与持续的免疫反应有关。LTNP 的免疫系统可能对 HIV 具有更强的抗病毒免疫应答,包括细胞介导和体液介导的免疫应答。

(四)遗传因素

1. **HLA 基因型**　人类白细胞抗原(HLA)基因型是人体免疫系统中的重要组成部分,它们编码着 MHC 分子,参与免疫细胞的识别和抗原呈递过程。一些研究发现,LTNP 群体中存在一些特定的 HLA 基因型,如 *HLA-B*27* 和 *HLA-B*57* 等。LTNP 具有 *HLA-B*27* 或 *HLA-B*57* 限制性的 HIV 特异性 CD8$^+$ CTL,在整个慢性感染过程中能够持续增殖,而大多数受其他 HLA 等位基因限制的 HIV 特异性 CD8$^+$ CTL 丧失增殖能力,这些基因型与艾滋病长期无进展状态显著相关。*HLA-B*27* 或 *HLA-B*57* 限制性 CTL 在慢性感染过程中能够持续增殖并杀伤被感染的靶细胞,这可能是此类人群疾病进展延迟的原因。

2. **CCR5Δ32 突变**　CCR5 是 HIV 进入宿主细胞的一个重要的共受体,而 CCR5Δ32 是一种常见的突变型,它会导致 CCR5 共受体缺失或功能丧失,从而减少 HIV 的进入,被认为是 HIV-1 感染的天然屏障。拥有 CCR5Δ32 突变的个体在感染 HIV 后更有可能成为 LTNP。因为 CCR5Δ32 突变减少了 HIV 进入细胞的途径,从而减缓了病毒的复制速度,延缓了疾病的进展,因此 CCR5 也成为一个热门的研究靶点。

3. **其他免疫相关基因**　除了 HLA 和 *CCR5* 基因外,LTNP 群体中还可能存在一些其他免疫相关的基因变异,如 LTNP 中的先天性细胞内抗病毒蛋白 APOBEC3G,此蛋白是一种胞苷脱氨酶,可导致病毒 DNA 中 G 到 A 的过度突变。HIV 感染者体内较低水平的 APOBEC3G mRNA 与发展到艾滋病期的风险增加有关,而高水平的 APOBEC3G mRNA 会导致疾病进展缓慢。APOBEC3G mRNA 表达水平与较高的 CD4$^+$ T 细胞计数和较低的 HIV-1 病毒载量直接相关,APOBEC3G 多态性与疾病进展率提高相关。这些基因的变异可能影响宿主对 HIV 的免疫反应和病毒控制能力,进而影响其成为 LTNP。

三、艾滋病精英控制者

艾滋病精英控制者(elite controller, EC)是指 HIV 感染者中的一小部分人群,其在感染 HIV 后能够长期维持非常低的病毒载量,甚至在未接受 ART 的情况下也能够自发控制 HIV 复制至极低水平,并且长期保持相对稳定的免疫系统状态,不出现艾滋病相关的临床症状,这类患者罕见,仅占 HIV-1 阳性病例的 0.2%~0.5%。

EC 的特征主要包括以下几点:非常低的病毒载量、稳定的免疫系统状态、无须接受 ART、遗传和免疫学因素、长期稳定的状态。EC 通常具有极低的病毒载量,甚至在未接受 ART 的情况下,其血液中的 HIV 复制水平也能够维持在极低水平,病毒载量常常不可检测。EC 的免疫系统能够长期保持相对稳定的状态,不出现 CD4⁺ T 细胞计数明显下降或其他免疫功能异常的表现。他们的免疫系统抗 HIV 的能力相对较强。与一般的 HIV 感染者不同,EC 通常无须接受 ART 来抑制病毒复制,因为他们自身的免疫系统已经能够有效地控制病毒复制。EC 的状态可能与遗传因素和免疫学因素密切相关。特定的 HLA 基因型、免疫细胞亚群和病毒特异性免疫应答可能在 EC 中更为突出。EC 通常能够长期维持稳定的状态,即使在未接受治疗的情况下也能够长时间不出现疾病进展和临床症状。

（一）EC 自发和持久地控制 HIV 的机制

1. **体液免疫反应** EC 表现出在未接受 ART 的情况下自发和持续地控制 HIV 复制和疾病进程的惊人能力。了解 EC 控制 HIV 复制的机制对于开发针对 HIV 的治疗方案至关重要。一方面,EC 通过滤泡辅助 T 细胞维持大量的 HIV 特异性记忆 B 细胞库,并表现出具有多功能效应的抗体反应,尽管他们很少显示出高滴度的中和抗体。另一方面,EC 体内抗体依赖细胞介导的细胞毒作用(ADCC)抗体显著增加,与病毒性个体相比,ADCC 反应与强 CD8⁺ T 细胞的病毒抑制活性相关联。EC 中的 ADCC 与 HIV Env 和 Vpu 特异性抗体相关联,且 HERV-K 的抗体反应与 EC 中 HIV 的控制相关,特别是对 HERV-K Gag 蛋白的强烈细胞免疫反应和抗体反应。

2. **CD4⁺ T 细胞响应** HIV 感染早期,CD4⁺ T 细胞的特异性反应受损,主要是由于细胞的大量消耗。HIV 特异性 CD4⁺ T 细胞反应的减少主要是由功能丧失引起的。EC 体内的 HIV 特异性 CD4⁺ T 细胞能够在体外保持增殖能力,这可能与未接受治疗且疾病进展的个体不同。研究发现,EC 的病毒特异性 CD4⁺ T 细胞和 CD8⁺ T 细胞应答相对较强,能够识别并清除感染的 HIV,这些 T 细胞对于控制病毒复制和维持相对稳定的病毒载量起着重要作用。在许多 LTNP 和 EC 中,CD8⁺ 细胞毒性 T 细胞对病毒复制的重要序列施加压力,导致病毒突变,从而降低病毒复制能力。

3. **CD8⁺ T 细胞反应** CD8⁺ T 细胞反应与 HIV 自发和持久的控制密切相关。特定的 *HLA-B*27* 和 *HLA-B*57* 等位基因与 EC 的关联被大量研究证实,支持 CD8⁺ T 细胞反应在自发控制 HIV 中的关键作用。EC 的 CD8⁺ T 细胞能够在没有新的 HIV 蛋白质合成的情况下,识别和摧毁未活化的 CD4⁺ T 细胞,以及在 HIV 感染之前迅速识别和消灭 CD4⁺ T 细胞。EC 体内完整和缺陷原发病毒显著较少,但完整的原发病毒构成了所有原发病毒序列的重要组成部分。这些完整的原发病毒与自身缺陷的原发病毒和长期接受 ART 的个体体内的原发病毒有所不同。

（二）HLA 基因型研究

*HLA-B*57* 和 *HLA-B*27* 是与 EC 最为显著相关的 HLA 基因型之二。这些基因型在 EC 中的频率较高,而在一般 HIV 感染者中较低。特定的 *HLA-C* 变异可能影响病毒特异性 T 细胞应答或 *HLA-C* 与病毒抗原呈递的亲和性,从而影响病毒控制状态。*HLA-DQB1* 基因型也可能与 EC 的状态相关。特定的 *HLA-DQB1* 变异可能与病毒特异性免疫应答相关,影响病毒控制的能力。*HLA-DRB1* 基因型也可能与精英控制状态相关。特定的 *HLA-DRB1* 变异可能影响病毒特异性 T 细胞应答或 *HLA-DRB1* 与病毒抗原的结合亲和性,从而影响病毒控制的能力。研究表明,非经典 HLA 类别的 *HLA-E* 和 *HLA-G* 等基因型可能与 EC 的状态相关。这些非经典 HLA 类别的分子在调节免疫应答和免疫耐受中起着重要作用,可能影响病毒控制的能力。

（三）病毒学研究

EC 的血液中的病毒载量通常极低甚至不可检测,即使在未接受 ART 的情况下也是如此,这表明他们的免疫系统能够有效地控制 HIV 的复制。尽管病毒载量很低,但在 EC 中仍然存在病毒的多样性。EC 的免疫系统对 HIV 具有较强的特异性免疫应答,特别是病毒特异性 CD8⁺ T 细胞应答。这些免疫细胞能够识别并清除感染的病毒,有助于控制病毒复制。尽管病毒载量低,但病毒逃逸仍然可能发生在 EC 中。病毒逃逸导致免疫选择压力下的病毒变异。这些变异可能会影响病毒的抗原性和免疫原性,从而影响免疫系统对病毒的识别和清除能力。

虽然 EC 的血液中通常没有或仅有极低水平的病毒载量,且潜伏感染的频率相对较低,但仍有一定比例的个体存在宿主细胞中病毒潜伏感染。这表明即使在成功控制病毒复制的 EC 体内,病毒也可能存在于宿主细胞中,并处于不活跃的潜伏状态。存在病毒潜伏感染的 EC 可能与不完全清除的特定病毒毒株或复制残余有关，提示病毒潜伏感染可能会影响病毒控制状态的维持，但并非所有 EC 都存在这种情况。存在病毒潜伏感染的 EC 可能会影响治疗策略的选择和疗效评估。

（邓　凯　于　丹　宋锦文）

参 考 文 献

［1］BUSHMAN F D, NABEL G J, SWANSTROM R. HIV: From biology to prevention and treatment. New York: Cold Spring Harbor Laboratory Press, 2012.

［2］LEVY J A. HIV and the pathogenesis of AIDS. 3rd ed. Washington, DC: ASM Press, 2007.

［3］SHILTS R. And the band played on: Politics, people and the AIDS epidemic. New York: St. Martin's Press, 1987.

［4］ENGELMAN A, CHEREPANOV P. The structural biology of HIV-1: Mechanistic and therapeutic insights. Nat Rev Microbiol, 2012, 10(4): 279-290.

［5］FREED E O. HIV-1 assembly, release and maturation. Nat Rev Microbiol, 2015, 13(8): 484-496.

［6］KEELE B F, ESTES J D. Barriers to mucosal transmission of immunodeficiency viruses. Blood, 2011, 118(4): 839-846.

［7］KWONG P D, MASCOLA J R, NABEL G J. Broadly neutralizing antibodies and the search for an HIV-1 vaccine: The end of the beginning. Nat Rev Immunol, 2013, 13(9): 693-701.

［8］SENGUPTA S, SILICIANO R F. Targeting the latent reservoir for HIV-1. Immunity, 2018, 48(5): 872-895.

［9］WEST A P J R, SCHARF L, SCHEID J F, et al. Structural insights on the role of antibodies in HIV-1 vaccine and therapy. Cell, 2014, 156(4): 633-648.

［10］HO D D, NEUMANN A U, PERELSON A S, et al. Rapid turnover of plasma virions and CD4 lymphocytes in HIV-1 infection. Nature, 1995, 373(6510): 123-126.

［11］WEI X, GHOSH S K, TAYLOR M E, et al. Viral dynamics in human immunodeficiency virus type 1 infection. Nature, 1995, 373(6510): 117-122.

［12］中华医学会感染病学分会艾滋病丙型肝炎学组，中国疾病预防控制中心. 中国艾滋病诊疗指南（2021 年版）. 中华内科杂志, 2021, 60(12): 1106-1128.

［13］SELIK R M, CHU S Y, WARD J W. Trends in infectious diseases and cancers among persons dying of HIV infection in the United States from 1987 to 1992. Ann Intern Med, 1995, 123(12): 933-936.

［14］卫生部传染病标准专业委员会. 艾滋病和艾滋病病毒感染诊断标准. 中国艾滋病性病, 2012, 18(4): 272-275.

［15］BOARD N L, MOSKOVLJEVIC M, WU F, et al. Engaging innate immunity in HIV-1 cure strategies. Nat Rev Immunol, 2022, 22(8): 499-512.

［16］MARGOLIS D M, ARCHIN N M, COHEN M S, et al. Curing HIV: Seeking to target and clear persistent infection. Cell, 2020, 181(1): 189-206.

［17］BURTON D R. Advancing an HIV vaccine; advancing vaccinology. Nat Rev Immunol, 2019, 19(2): 77-78.

［18］BEKKER L G, BEYRER C, MGODI N, et al. HIV infection. Nat Rev Dis Primers, 2023, 9(1): 42.

［19］ANDERSSON G Z, REINIUS M, ERIKSSON L E, et al. Stigma reduction interventions in people living with HIV to improve health-related quality of life. Lancet HIV, 2020, 7(2): e129-e140.

［20］KANTERS S, VITORIA M, DOHERTY M, et al. Comparative efficacy and safety of first-line antiretroviral therapy for the treatment of HIV infection: A systematic review and network meta-analysis. Lancet HIV, 2016, 3(11): e510-e520.

［21］NG'UNI T, CHASARA C, NDHLOVU Z M. Major scientific hurdles in HIV vaccine development: Historical perspective and future directions. Front Immunol, 2020, 11: 590780.

［22］ALTFELD M, GALE M J R. Innate immunity against HIV-1 infection. Nat Immunol, 2015, 16(6): 554-562.

［23］MASENGA S K, MWEENE B C, LUWAYA E, et al. HIV-host cell interactions. Cells, 2023, 12(10): 1351.

［24］CASADO C, MARRERO-HERNÁNDEZ S, MÁRQUEZ-ARCE D, et al. Viral characteristics associated with the clinical nonprogressor phenotype are inherited by viruses from a cluster of HIV-1 elite controllers. mBio, 2018, 9(2): e02338-17.

［25］EASTERBROOK P J. Long-term non-progression in HIV infection: Definitions and epidemiological issues. J Infect, 1999, 38(2): 71-73.

［26］SHAHBAZ S, JOVEL J, ELAHI S. Differential transcriptional and functional properties of regulatory T cells in HIV-infected individuals on antiretroviral therapy and long-term non-progressors. Clin Transl Immunology, 2021, 10(5): e1289.

［27］ELAHI S, DINGES W L, LEJARCEGUI N, et al. Protective HIV-specific CD8$^+$ T cells evade Treg cell suppression. Nat Med, 2011, 17(8): 989-995.

［28］SAMSON M, LIBERT F, DORANZ B J, et al. Resistance to HIV-1 infection in Caucasian individuals bearing mutant alleles of the CCR-5 chemokine receptor gene. Nature, 1996, 382(6593): 722-725.

［29］VANGELISTA L, VENTO S. The expanding therapeutic perspective of CCR5 blockade. Front Immunol, 2018, 8: 1981.

［30］KELLEHER A D, LONG C, HOLMES E C, et al. Clustered mutations in HIV-1 gag are consistently required for escape from HLA-B27-restricted cytotoxic T lymphocyte responses. J Exp Med, 2001, 193(3): 375-386.

［31］ZAUNDERS J, VAN BOCKEL D. Innate and adaptive immunity in long-term non-progression in HIV disease. Front Immunol, 2013, 4: 95.

［32］HOKELLO J, TYAGI P, DIMRI S, et al. Comparison of the biological basis for non-HIV transmission to HIV-exposed seronegative individuals, disease non-progression in HIV long-term non-progressors and elite controllers. Viruses, 2023, 15 (6): 1362.

［33］CHINEN J, SHEARER W T. Molecular virology and immunology of HIV infection. J Allergy Clin Immunol, 2002, 110(2): 189-198.

［34］KENT S J, REECE J C, PETRAVIC J, et al. The search for an HIV cure: Tackling latent infection. Lancet Infect Dis, 2013, 13(7): 614-621.

［35］OKULICZ J F, LAMBOTTE O. Epidemiology and clinical characteristics of elite controllers. Curr Opin HIV AIDS, 2011, 6(3): 163-168.

［36］CAPA L, AYALA-SUÁREZ R, DE LA TORRE TARAZONA H E, et al. Elite controllers long-term non progressors present improved survival and slower disease progression. Sci Rep, 2022, 12(1): 16356.

［37］GOULDER P J, WATKINS D I. HIV and SIV CTL escape: Implications for vaccine design. Nat Rev Immunol, 2004, 4(8): 630-640.

［38］SUNDARAMURTHI J C, ASHOKKUMAR M, SWAMINATHAN S, et al. HLA based selection of epitopes offers a potential window of opportunity for vaccine design against HIV. Vaccine, 2017, 35(42): 5568-5575.

［39］MAARTENS G, CELUM C, LEWIN S R. HIV infection: Epidemiology, pathogenesis, treatment, and prevention. Lancet, 2014, 384(9939): 258-271.

［40］JIANG C, LIAN X, GAO C, et al. Distinct viral reservoirs in individuals with spontaneous control of HIV-1. Nature, 2020, 585(7824): 261-267.

［41］COHN L B, CHOMONT N, DEEKS S G. The biology of the HIV-1 latent reservoir and implications for cure strategies. Cell Host Microbe, 2020, 27(4): 519-530.

［42］International HIV Controllers Study, PEREYRA F, JIA X, et al. The major genetic determinants of HIV-1 control affect HLA class I peptide presentation. Science, 2010, 330(6010): 1551-1557.

［43］BOUDREAU J E, HSU K C. Natural killer cell education and the response to infection and cancer therapy: Stay tuned. Trends Immunol, 2018, 39(3): 222-239.

［44］CÔRTES F H, DE PAULA H H S, BELLO G, et al. Plasmatic levels of IL-18, IP-10, and activated CD8$^+$ T cells are potential biomarkers to identify HIV-1 elite controllers with a true functional cure profile. Front Immunol, 2018, 9: 1576.

［45］BERNARD N F, KANT S, KIANI Z, et al. Natural killer cells in antibody independent and antibody dependent HIV control. Front Immunol, 2022, 13: 879124.

［46］ETEMAD B, SUN X, LI Y, et al. HIV post-treatment controllers have distinct immunological and virological features. Proc Natl Acad Sci U S A, 2023, 120(11): e2218960120.

［47］COLLINS K L, BALTIMORE D. HIV's evasion of the cellular immune response. Immunol Rev, 1999, 168: 65-74.

［48］DINKINS C, ARKO-MENSAH J, DERETIC V. Autophagy and HIV. Semin Cell Dev Biol, 2010, 21(7): 712-718.

第六章　艾滋病动物模型构建及应用

开发安全有效的抗 HIV 药物和疫苗接种策略需要多种研究工具,而优良的动物模型则是核心。理想的动物模型要能够概括 HIV 感染后发病机制和相关免疫反应的基本内容,满足通过侵入性采样对多个病毒储存库解剖学位点进行详细研究的要求,并支持干预或剔除免疫系统特定组分或细胞亚群的实验措施。这样才能有助于深入理解体内复杂成分与病毒之间的相互作用,洞察免疫细胞群参与病毒储存库形成过程的机制。用于艾滋病研究的最常见动物模型包括非人类灵长类动物(non-human primates,NHP)和人源化小鼠(humanized mice),它们分别感染相应的免疫缺陷病毒。尽管这些模型并未完全复制 HIV 感染人体后的情况,但每个模型都可根据具体问题进行定制,以解决 HIV 研究中的关键问题。

第一节　非人灵长类 AIDS 动物模型

一、非人灵长类实验动物的来源

非人灵长类动物包括哺乳纲(Mammalia)灵长目(Primates)下的原猴亚目(Strepsirrhini)和猿猴亚目(Simian)的成员。原猴亚目作为一个进化等级而不是一个进化枝是灵长目的下一级,包括狐猴下目(Lemuriformes)、懒猴下目(Lorisiformes)和跗猴下目(Tarsiiformes)。猿猴亚目包括传统上称为猴子和猿的所有动物,可以分为两个下目:阔鼻下目(Platyrrhini),又称新大陆猴(New World monkey),和狭鼻下目(Catarrhini),包括猿(Apes)和旧大陆猴(Old World monkey)。原猴亚目成员曾经分布非常广泛,现在作为珍稀动物则只见于非洲和亚洲热带地区,尤其多见于海岛。新大陆猴在始新世时期可能通过几个现已被淹没的中间岛屿,经大西洋上的大量植被散布到南美洲。猿和旧大陆猴原产于今天的非洲和亚洲,栖息在多种环境中,包括热带雨林、稀树草原、灌木丛和山区。从系统发育角度来看,旧大陆猴与猿类之间的关系比与新大陆猴更为密切。约在 2 500 万至 3 000 万年前,旧大陆猴和猿类从共同祖先中分化出来。

作为实验动物的非人灵长类动物通常包括黑猩猩(chimpanzee,*Pan troglodytes*),狒狒(baboon,*Papio*),旧大陆猴中的乌白眉猴(sooty mangabey,*Cercocebus atys*)、非洲绿猴(African green monkey,*Chlorocebus aethiops*)、恒河猴(rhesus macaque,*Macaca mulatta*)、食蟹猴(cynomolgus macaques,*M. fascicularis*)、平顶猴(pigtailed macaque,*M. nemestrina*)、短尾猕猴(stump-tailed macaque,*M. arctoides*)、熊猴(assamese macaque,*M. assamensis*),新大陆猴中的普通狨猴(common marmoset,*Callithrix jacchus*)、夜猴(douroucouli,*Aotus trivirgatus*)、松鼠猴(squirrel monkey,*Saimiri sciureus*),原猴亚目的獭猴(Sunda slow loris,*Nycticebus coucang*)。此外,中国云南、贵州、广西、广东、海南等地均有分布的小型哺乳动物树鼩(treeshrew,*Tupaiidae*)虽然自 1922 年以来先后分类为食虫目(Insectivora)和攀鼩目(Scandentia),但由于其是从食虫目向灵长目演变过程中保留至今的少数几个灵长目的原宗,因此也被一些学者划分为原猴亚目的树鼩下目(Tuparformes)。树鼩体型小,与灵长目关系密切,因此在医学生物学上用途很广,通常

也被用作非人灵长类动物模型。非人灵长类实验动物需要严格按照《实验动物管理条例》规范饲养和繁殖，进行标准化和法制化管理，取得灵长类实验动物生产许可证和灵长类实验动物使用许可证，至少需要排除志贺菌和沙门菌等肠内病原菌、B病毒、结核分枝杆菌、寄生虫感染后才能够用于科学研究。

非人灵长类实验动物的应用是从20世纪初开始的，到20世纪50年代才用于普通研究机构。经系统发育树证实，非人灵长类动物与人类关系最为密切，在组织结构、免疫、生理和代谢等方面与人类非常相似。许多在人类中引起疾病的病毒也会在非人类灵长类动物中引起相似的疾病，或者存在与人类病毒性疾病相关的同源性。因此，非人灵长类实验动物为我们深入了解病毒性疾病机制、开展新型治疗干预措施和预防策略提供了宝贵窗口。目前非人灵长类实验动物用于研究超过70多种不同病理学的人类感染性疾病：包含多种病原体如细菌、病毒、真菌、寄生虫和朊病毒，包括多种感染性疾病如全球性感染性疾病、儿童感染病、热带感染病、性传播疾病、新兴感染病、潜在的生物恐怖主义、传染性海绵状脑病、致瘤性传染病以及其他传染病。如今，黄热病、脊髓灰质炎、朊病毒病，以及人兽共患病（新型冠状病毒感染、丙型肝炎、肺结核和巴尔通体病等）的致病机制研究、新药研发、疫苗研制以及治疗手段探索还须依赖非人灵长类实验动物模型。其中最具独特价值的是应用于艾滋病的研究，非人灵长类实验动物对于研究HIV传播、致病机制以及抗艾滋病药物和疫苗的研发具有不可替代的作用。

二、非致病性非人灵长类动物模型

在非人灵长类实验动物中，黑猩猩和长臂猿（gibbon, *Nomascus nasutus*）不仅是濒危的珍贵动物，而且在感染HIV-1后并不发病，因而作为艾滋病动物模型受到了极大限制。虽然新大陆猴中除夜猴（owl monkeys, *Aotus*）外均可感染HIV-1，然而新大陆猴（例如松鼠猴和普通狨猴等）细胞表面的CD4和CCR5分子支持HIV-1结合和进入的效率较低，这导致所有HIV-1毒株在这些物种细胞中的复制面临严重障碍。此外新大陆猴中的所有种类均为珍稀保护动物，资源极其匮乏，并且缺乏免疫学研究工具，因而也限制了它们用作艾滋病动物模型。

与HIV相似的猴免疫缺陷病毒（simian immunodeficiency virus, SIV）能够自然感染多种非洲的灵长类动物，并且具有物种特异性。例如黑猩猩自然感染SIVcpz毒株、乌白眉猴自然感染SIVsmm毒株以及非洲绿猴自然感染SIVagm毒株。现已发现约有40种物种特异性SIV存在于不同的非洲猴体内，在进化和来源上至少可以分为7大支系：SIVsmm、SIVagm、SIVgsn、SIVcpz、SIVlhoest、SIVcol和SIVmnd。SIV在结构和致病机制上与HIV十分类似：①具有相同的起源和相似的慢病毒形态，甚至HIV-1和HIV-2就是起源于SIVcpz和SIVsmm的跨物种传播；②嗜$CD4^+$ T细胞和巨噬细胞特征；③包含其他逆转录病毒所没有的 *tat*、*rev*、*vip*、*vpr* 和 *nef* 编码基因；④使用CD4分子作为受体；⑤相似的细胞病变效应，且都能够长期持续感染引起慢性疾病。据推测，HIV-1的四个组（M、N、O和P）可能是SIV向人类进行了四次单独传播而产生的，其中HIV-1 M组毒株感染范围最广泛。因此在历史上SIV可能多次跨越物种障碍进入人类宿主，然而直到近年现代交通和全球化出现之后，它才得以稳定地传播至世界各地。

与人类中的HIV-1和HIV-2感染情况不同，由于SIV与宿主经过长达数百万年的共同进化，SIV在其天然宿主中的感染在许多情况下呈非致病性。对乌白眉猴进行的研究表明，尽管其血液中携带着高水平的病毒载量，但SIVsmm感染并未引发这些灵长类动物发生任何形式的疾病。正是通过这些SIV天然宿主发现了HIV感染致病的关键因素，SIV感染天然宿主能够引发急性感染反应，却不会导致宿主慢性免疫激活和免疫耗竭。最近的研究表明，乌白眉猴的编码Toll样受体（Toll-like receptor, TLR）-4的基因突变导致细胞中mRNA的表达以及脂多糖（lipopolysaccharide, LPS）刺激的肿瘤坏死因子（tumor necrosis factor, TNF）的分泌减少，从而促使乌白眉猴在感染SIV时免疫激活水平降低而不发病。但是仍能在非洲绿猴、乌白眉猴、山魈（mandrill, *Mandrillus sphinx*）和黑白眉猴（black crested mangabey, *Lophocebus aterrimus*）等非洲猴群体中发现少量的艾滋病样病例，其中绝大多数是老年动物，它们共同的病理特征包括组织中含有大量的感染性巨噬细胞，称为巨细胞病。这些发现表明老年动物较高的免疫活化和炎症水平也许会加速SIV感染的疾病进展，甚至适用于那些通常被认为不发病的动物模型。

三、致病性非人灵长类动物模型

（一）致病性猕猴模型的起源

自 20 世纪 60 年代中期，来自圈养的乌白眉猴的 SIV 毒株无意中传播给美国灵长类动物中心饲养的猕猴之后，对致病性 SIV 动物模型的关注于 20 世纪 80 年代开始。当时加利福尼亚、新英格兰、华盛顿和杜兰大学的灵长类动物中心发现，混养以及接受过乌白眉猴移植组织的亚洲猕猴属动物出现免疫缺陷症状，从这些猕猴体内分离出的病毒被证实来源于乌白眉猴的 SIVsmm，由此利用 SIVsmm 在猕猴中传代产生的 SIVmac 感染猕猴产生了新的非人灵长类艾滋病动物模型。目前从四种猕猴中分离出致病性 SIV：来自恒河猴的 SIVmac，来自平顶猴的 SIVmne，来自短尾猕猴的 SIVstm 和来自食蟹猴的 SIVmfa。与非洲猕猴感染的毒株相比，亚洲猕猴感染的某些 SIV 毒株与人类感染的 HIV-1 非常相似，这些动物模型成为 HIV 感染后发病机制、药物和疫苗研究中重要的非人灵长类动物模型。由于这些病毒存在于圈养动物中，并且有历史样本和兽医记录可供参考，因此对这些病毒进行研究有助于揭示跨物种传播、病毒适应性以及致病性 HIV 出现过程等方面的问题。更为重要的是，多种应用于人类免疫学研究的抗体和试剂与猕猴属动物存在交叉反应（记录于非人灵长类试剂数据库 Nonhuman Primate Reagent Resource），极大地拓展了对 HIV/SIV 传播、发病机制和潜伏期的研究，促进了 HIV 感染病毒学和免疫学的发展。

但研究人员很快就意识到 SIV 在许多重要方面与 HIV-1 不同。例如，SIVsmm 和 SIVmac 不具有 vpu 基因，但具有另一个辅助基因 vpx，该基因在 HIV-1 中不存在。vpx 基因最近被证明可以抵抗含 SAM 和 HD 结构域蛋白 1（SAM domain and HD domain-containing protein 1，SAMHD1）的病毒的限制作用，这种蛋白在巨噬细胞和树突状细胞中被发现具有病毒限制作用。此外，HIV-1 和 SIVsmm/SIVmac 仅具有约 53% 的核苷酸同一性，它们的重叠可读框（open reading frame，ORF）的组织结构也不同。因此，尽管已经产生了各种克隆和非克隆 SIV 以及重组 SHIV 攻击毒株，并且这些毒株显示出不同的生物学特性，但这些病毒最终只是构建 HIV-1 感染模型的替代品。随后以 SIVmac239 为骨架，将其逆转录酶（reverse transcriptase，RT）基因替换为 HIV-1 的逆转录酶基因，构建了人工嵌合病毒 RT-SHIV。猕猴感染这种嵌合病毒后也产生了艾滋病样综合征，作为评价抗逆转录酶药物的模型。而通过将 SIVmac239 的 env 基因替换为巨噬细胞嗜性的 HIV-1（89.6）的 env 基因，构建了 SHIV89.6，该病毒在初次感染猕猴后能够高水平复制。其在猕猴体内传代产生的病毒 SHIV89.6P 感染新的猕猴不仅能够造成持续性感染，还能够引起 CD4$^+$ T 淋巴细胞减少症、消瘦症和机会性感染。随后以 HIV-1 为骨架发展出来的只含有少部分 SIV 基因组基因的 HSIV 嵌合病毒感染平顶猴模型，进一步拓展了艾滋病猕猴模型的应用范围。这说明动物模型的模拟效果和应用范围取决于选择的模型动物类别和病毒毒株，只有根据它们各自的特征进行合理选择，才能发挥最佳效果。

（二）恒河猴模型

尽管大多数猕猴都可能感染 SIV，但得益于野生种群和实验动物种群规模较大，以下三种猕猴通常被用作艾滋病动物模型：恒河猴、食蟹猴和平顶猴。恒河猴广泛分布于南亚、中亚和东南亚，分布范围从印度西部和巴基斯坦一直延伸到中国，其地理分布范围超越了所有其他非人灵长类动物，并占据着多样化的海拔高度和栖息地类型，包括草原、干旱区和森林等。此外，它们也与人类居住区域相邻。1989 年首次报道了利用恒河猴感染 SIV 来评估候选 HIV 疫苗，此后在 HIV 研究领域中，恒河猴的应用显著增多。印度恒河猴（Indian rhesus macaque）是使用最多的非人灵长类艾滋病动物模型。常用的 SIVmac251 和 SIVmac239 病毒毒株最初就是从这种动物体内分离出来的，感染后动物间个体差异小且病毒载量高。与 HIV-1 复制类似，持续的 SIV 复制会导致恒河猴出现 CD4$^+$ T 淋巴细胞减少症、机会性感染、严重的消瘦症、卡西波肉瘤和多病灶肉芽肿脑炎。然而，感染 SIV 的动物的疾病进展速度比感染 HIV-1 的人类快得多，印度恒河猴通常在感染 SIV 后 1～2 年内发展为艾滋病样疾病，而感染 HIV-1 且未接受 ART 的人类则需要 8～10 年。

主要组织相容性复合体（major histocompatibility complex，MHC）基因具有高度多态性，其编码的分子能够将病毒衍生肽呈现在受感染细胞表面，供 T 细胞识别。MHC 分子的肽结合袋多态性决定了这些复合物所展示的肽库复杂性，并对免疫系统控制 SIV 感染产生深远影响。与人类的人类白细胞抗原（human leukocyte antigen，*HLA*）基因（人类 MHC 也称为 HLA 复合体）相比，猕猴和其他旧大陆猴的 *MHC* 基因不仅在序列上存在差异，而且在拷贝数方面也呈现出变化。例如，人类具有三种经典的 HLA-Ⅰ类基因（*HLA-A*、*HLA-B* 和 *HLA-C*），而猕猴则拥有多达四个 *Mamu-A* 基因（与 *HLA-A* 对应），以及数量未确定且可变的 *Mamu-B* 基因（与 *HLA-B* 对应）。恒河猴与人类一样，某些 MHC-Ⅰ类等位基因与更好地抑制病毒复制有关，例如 *Mamu-A1*01*、*Mamu-B*08* 和 *Mamu-B*17* 等位基因对 SIV 感染具有保护作用，能够显著降低慢性期血浆病毒载量，严重影响实验结果。因此尤其对于涉及少量猕猴的研究，*MHC* 等位基因是进行动物筛选的必要考虑因素。

三重基序蛋白 5α（tripartite motif-containing protein 5，TRIM5α）最初被鉴定为 HIV-1 感染恒河猴细胞的进入后抑制因子，现在被更广泛地认为是逆转录病毒重要的宿主范围决定因素。与人类 TRIM5α 存在少数变体不同，恒河猴编码了高度多态性的 TRIM5 蛋白。在感染 SIVsmE543-3 的恒河猴中，仅表达非限制性变体（SPRY 中含有 Q339）的动物与表达限制性 TRIM5α 变体（SPRY 结构域中含有 339-TFP-341）的动物相比，其病毒载量降低至后者的 1/1 000～1/100。这些观察结果具有重要的实际意义，如何从 SIV 感染恒河猴模型中获得更为一致的研究结果，TRIM5α 突变是必须考虑的因素。

美国的圈养繁殖计划最初使用从印度引进的动物，以促进恒河猴在艾滋病研究中的广泛应用。然而，随着对恒河猴需求的不断增加，以及自 1978 年以来印度对恒河猴的出口禁运，其供应量大幅减少，成本急剧上升。近年来，中国恒河猴广泛应用于生物医学研究。中国恒河猴与印度恒河猴在形态学上存在差异，它们的基因背景也有很多不同之处，例如单核苷酸多态性（single nucleotide polymorphism，SNP）差异、90% 的线粒体 DNA 基因异质性以及主要组织相容性复合体特征差异等，这些差异显著影响了它们的适应性免疫反应表现。但是中国恒河猴作为艾滋病动物模型亦有其特点。中国恒河猴感染 SIVmac239 后，病毒载量通常低于 SIVmac239 感染的印度恒河猴，并且疾病进展速度更慢，更加接近 HIV 感染人的病程。使用抗逆转录病毒治疗能够有效抑制中国恒河猴模型体内 SIV 复制，抑制病毒载量到达 HIV 感染患者的临床用药水平（<30 个病毒 RNA 拷贝/ml），但是却无法有效抑制 SIVmac239 感染的印度恒河猴模型体内的病毒复制。表明 SIV 感染的中国恒河猴作为模拟治疗和未治疗的 HIV/AIDS 患者的动物模型具有良好的应用价值。近年来的研究表明，老年中国恒河猴相较于青年中国恒河猴的免疫衰老程度更严重，感染 SIV 后的疾病进展速度更快，非常适用于老年艾滋病模型的研究。

（三）食蟹猴模型

食蟹猴，亦称长尾猕猴或食蟹猕猴，原产于中南半岛、马来西亚、印度尼西亚和菲律宾地区。遗传学证据表明，大约在 190 万年前，食蟹猴与恒河猴从共同祖先中分化出来。全球贸易数据分析表明，食蟹猴是目前用于实验室研究的最常见非人灵长类实验动物，其次是恒河猴。然而，在艾滋病的相关研究中，在恒河猴或平顶猴广泛应用的情况下，食蟹猴并未得到充分利用。部分原因是其与 SIV 分离相关的历史由来以及该物种免疫遗传学特征不太普遍。通过比较病毒载量和 CD4⁺ T 细胞重建情况，可以观察到 SIVmac251 和 SHIV89.6P 在食蟹猴中引起的疾病程度通常较印度或中国恒河猴更轻。同时，通过对来自不同地区的食蟹猴进行 *MHC* 基因比较，发现地理上不同种群之间惊人的序列多样性。此外，食蟹猴的 *TRIM5* 基因也是目前已知的灵长类物种中最具多样性的，其编码了 TRIM5α 和 TRIMCyp 亚型，这些变异形式表达能够限制 HIV-1 感染的 TRIMCyp 蛋白，这就导致了使用食蟹猴作为致病性艾滋病模型很难获得一致的结果，无法满足抗 HIV 药物和疫苗的临床前试验要求。

最近发现来自印度洋偏远岛屿毛里求斯岛的食蟹猴的 MHC 多样性较低，这大大增加了人们对利用这些动物进行艾滋病研究的兴趣。这些动物是约 400～500 年前由欧洲水手带到该岛上的一小群食蟹猴的后裔。在毛里求斯食蟹猴中仅鉴定出七种 MHC 单倍型，其中约 90% 的个体存在三种。因此，与其他近交非人灵长类动物模型不同，在毛里求斯食蟹猴中可以通过单倍型匹配选择具有相同基因组合（即完全或部分相同的 *MHC* 基因）的个体进行研究。这一特点被用来证明 MHC 杂合子在控制 SIV 感染方面具有明显优势。

（四）平顶猴模型

除了恒河猴之外，平顶猴是最常用的艾滋病非人灵长类动物模型。2001年动物分类学家将平顶猴中的3个亚种重新分类为3个不同的种：巽他平顶猴（Sunda pigtailed macaques, *M. nemestrina*）、北平顶猴（northern pigtailed macaques, *M. leonina*）和明打威猴（Mentawai macaques, *M. pagensis*）。在地理分布上，巽他平顶猴主要分布于马来西亚半岛南部、苏门答腊及波罗洲；明打威猴主要生活在明打威群岛；北平顶猴主要栖息在我国云南西南部和西藏东南部以及缅甸、泰国、马来半岛和中南半岛等地。如无特意指明，多数SIV/HIV感染平顶猴模型的研究报告使用的平顶猴均为更广泛用作实验动物的巽他平顶猴。

与猕猴和食蟹猴相比，平顶猴作为艾滋病动物模型具备许多优势。尽管平顶猴与恒河猴在病毒载量和CD4$^+$ T细胞耗竭率方面没有显著差异，但平顶猴的疾病进展速度更快。一般来说，感染SIV后，平顶猴会在42周内发展为艾滋病样症状，而恒河猴则需要70周。平顶猴CD8$^+$ T细胞识别的几种最佳SIV表位以及呈现这些表位的MHC-I类分子已被定义，例如*Mane-A1*084*限制性SIV Gag蛋白的免疫显性表位，并且其与SIV感染后病毒载量下降相关。平顶猴体型较大，生殖道组织结构及月经周期与人很相似，全年均可繁殖，非常适合作为性传播疾病模型动物。尽管食蟹猴全年可繁殖，但是其体型较小，阴道腔和子宫颈直径也较小，给阴道镜检查和多次活检带来了很大的困难。猕猴的繁殖则具有明显的季节性。此外，平顶猴的一个重要特征是它们不表达TRIM5α，因而可被HIV-1感染。郑永唐等首次发现平顶猴不表达限制HIV-1复制的TRIM5α蛋白，而是形成TRIM5-CypA融合模式，且融合产物不限制HIV-1的复制，在细胞和分子水平上证实了北平顶猴是较理想的艾滋病模型动物。随后他们首次创建了HIV-1感染北平顶猴艾滋病模型，证明了HIV-1可在北平顶猴体内呈低水平持续性复制和形成潜伏感染。

四、构建非人灵长类动物模型的常用病毒株

（一）SIV

SIVmac251和SIVsmE660是独立的病毒分离株，通常用作非克隆建模病毒。然而，由于这些原种病毒在传代过程中会发生基因组变化，导致不同实验室感染结果的复杂性增加。为了解决这个问题，出现了像SIVmac239和SIVsmE543-3这样的致病性分子克隆体，以获得具有基因定义特征且易于进行基因操作的前体DNA。与大多数自然传播的HIV-1分离株一样，这些病毒利用CCR5作为辅助受体，在记忆CD4$^+$ T细胞中复制并表达对中和抗体具有抵抗力的Env糖蛋白。SIVmac251和SIVmac239谱系、SIVsmE660和SIVsmE543-3谱系之间的遗传距离与同一进化枝上的HIV-1分离株之间的遗传距离相当。因此，可以通过使用SIVmac239衍生出来的抗原对动物进行疫苗接种，然后再以SIVsmE660攻击这些动物，或者使用SIVsmE543-3衍生出来的抗原进行疫苗接种，然后再以SIVmac251攻击动物，以此来评估异源保护的效果。考虑到某些恒河猴TRIM5变体的限制作用，使SIV能够适应这些限制性恒河猴TRIM5变体并获得更一致的耐药性感染效果，是SIV研究的发展方向。

（二）SHIV

尽管通过对感染SIV的猕猴进行研究，获得了对慢性病毒感染后发病机制的宝贵理解，但是SIV和HIV-1之间存在根本差异，这限制了在某些应用中使用SIV感染猕猴作为模型。例如，基于HIV的免疫原无法直接通过攻击SIV进行测试，并且许多针对抑制HIV-1蛋白酶、逆转录酶和整合酶的药物对SIV不敏感。虽然大多数HIV-1和SIV分离株使用CCR5作为共受体，但是HIV-1还可以利用CXCR4，而只有极少数的SIV具备这种能力。为了克服这些限制，研究人员主要致力于开发能够在猕猴体内复制并引起类似于人类感染情况的SHIV。目前已经构建了多种表达HIV-1 Env糖蛋白的重组体，在非人灵长类动物模型中用于Env特异性疫苗和药物测试。通过将SIVmac239的*rev*、*tat*和*env*基因替换为HIV-1相应的*rev*、*tat*、*vpu*和*env*基因，成功构建了这些重组体。尽管这些嵌合病毒最初在猕猴中的复制能力较差，但经过广泛传代后，它们获得了有效复制并引起疾病的能力。

通过SHIV89.6P感染猕猴模型发现，基于T细胞的一系列疫苗针对SHIV89.6P提供了强大的保护效果，感染载量显著减少。SHIV89.6P和其他高致病性SHIV主要使用CXCR4作为辅助受体，与优先感染CCR5$^+$淋巴细胞以及导致黏膜组织中记忆CD4$^+$ T细胞急性耗竭的SIV不同，SHIV89.6P可以感染外

周血和淋巴结中的初始(naïve)CD4$^+$ T 细胞。这些细胞迅速而大量地损失,对 CD4$^+$ T 细胞的发育造成了破坏,这可以解释为什么被 SHIV89.6P 感染的动物经常在没有产生病毒特异性抗体的情况下发展至疾病状态。SHIVSF162P3 是第一个被开发的致病性 R5 嗜性 SHIV,与 SIV 一样,优先在记忆 CD4$^+$ T 细胞中复制。SHIVSF162P3 对于评估阻断病毒传播的治疗方法具有重要价值,例如杀菌剂和被动施用的 Env 特异性抗体。通过用 HIV-1 的相应序列替换 SIV 聚合酶序列,新一代 SHIV 被研发出来。这些重组病毒中的一部分含有编码 HIV-1 RT 的序列。与亲本 SIV 不同,这些 RT-SHIV 对常用的抗击 HIV-1 的非核苷酸类逆转录酶抑制剂敏感。使用抗逆转录病毒药物治疗 RT-SHIV 感染的猕猴可有效地减少血液中的病毒数量。尽管 SHIV 模型可用于测试基于 HIV Env 蛋白的疫苗,但无法测试针对多种 HIV-1 蛋白或抗逆转录病毒药物的疫苗。例如,使用 HIV 的 Gag 和 Nef 作为免疫原进行免疫的方法的效果无法通过攻击性 SHIV 进行验证。此外,在人体临床试验中并未观察到一些具有保护作用的候选疫苗在 SHIV 方面展现出保护功效。

(三)stHIV-1

基于 SHIV 的成功,改造 HIV-1 在猕猴体内复制已经展现出更为广阔的前景。在猕猴细胞中已发现几种先天性逆转录病毒限制因子,如 APOBEC3 家族、TRIM5α、束缚蛋白和 SAMHD1,这些因子能有效阻止 HIV-1 复制。然而,SIV 表达的辅助蛋白(如 Vif、Vpx、Vpr 和 Nef)在克服这些限制方面起到了关键作用。因此,通过使用来自 SIV 的辅助基因替代 HIV-1 的辅助基因可能使得 HIV-1 能够在猕猴体内进行复制。在猕猴物种中合理且最低限度地修改 HIV-1,使其能够复制并引起艾滋病样症状,具有极其重要的意义。这一动物模型将成为评估疫苗和新治疗方法临床前价值的工具。通过对病毒与宿主细胞间相互作用以及限制因子间相互作用的深入理解,科研人员克服了这些障碍,并找到了一种合理的工程化方法来创造人类免受感染的嵌合型猴嗜性 HIV-1(simian-tropic HIV-1, stHIV-1)。由于 HIV-1 无法克服猕猴的 TRIM5α 和 APOBEC3 家族限制因子的作用,因此最初通过合并来自 SIVmac239 的 env 和 vif 序列开发了 stHIV-1。stHIV-1 的基因组 88% 源自 HIV-1,在体外适应后能够在恒河猴 T 细胞系和恒河猴 PBMC 中稳定复制。

平顶猴是一种具有巨大潜力的模型,因为它们缺乏能够抵御 HIV-1 感染的 TRIM5 蛋白。TRIM5α 的缺失为经过最小修饰的 HIV-1 提供了便利,使得该病毒可能在平顶猴中感染并引发艾滋病样症状。由于 SIVmac 和 HIV-2 表达的 Vif 可以降解猕猴的 APOBEC3G,将 HIV-1 vif 替换为 SIVmac 或 HIV-2 的 vif 从而构建的 stHIV-1 通过静脉接种平顶猴后会导致急性感染,其病毒血症持续 25 周并达到与人类 HIV 感染者相似的水平。然而,此后该感染得到控制且未导致 CD4$^+$ T 细胞耗竭。已用该模型证明通过将常用抗 HIV-1 药物混合物用于暴露前预防(pre-exposure prophylaxis, PrEP)能够显著降低感染风险。尽管 stHIV-1 在平顶猴体内的复制最终得到控制,但通过额外的基因工程来克服其他限制因素,例如敲除动物的束缚蛋白、SAMHD1 等限制因子基因,也许能够让最低程度修改的 HIV-1 感染引起猕猴患病,用于直接测试 HIV-1 疫苗免疫原和抗逆转录病毒药物的功效。

五、非人灵长类动物模型的应用成果

非人灵长类实验动物作为有效性和安全性测试的首选对象被广泛认可,其作为艾滋病模型的应用不仅在 HIV 预防和治疗方面取得了巨大成就,而且在更广泛的生物医学研究领域也取得了重要突破。SIV 感染的猕猴模型证实了在急性感染期,胃肠道是 SIV 大量复制和 CD4$^+$ T 细胞迅速减少的主要部位;被感染的 T 细胞信号通路受到病毒基因(如 nef 和 vif)产物的影响;该模型为探索病毒对细胞的亲和力和细胞病理学作用机制提供了重要支持;通过对免疫反应的模型研究,鉴定出了中和抗体,以及抗体依赖细胞介导的细胞毒作用的病毒 Env 糖蛋白靶标抗原表位;通过对该模型中特异性抗原表位及其突变进行的探究,推动了对免疫逃逸机制方面的认知进展。通过研究艾滋病猕猴模型的免疫反应,对抑制病毒复制的细胞免疫过程有了更深刻的理解,有利于进一步研发新药与疫苗。广泛使用的抗 HIV 药物替诺福韦就是在对 HIV-2 感染猕猴模型研究基础上开发的药物,直到今天依然在用于阴道杀微生物剂预防 HIV 感染的研究。多种 SIV/SHIV 疫苗,包括灭活病毒、减毒重组病毒和病毒 DNA,以多种组合和联合多种佐剂的形

式在猕猴模型中进行实验,用以评价其安全性和有效性。其中部分组合具有一定的免疫保护效果,但是开发有长期有效保护作用的疫苗仍任重道远。

非人灵长类动物模型在艾滋病研究中已经取得了"颠覆教条"的发现,这些发现正在革新我们对该疾病的思考方式,并且在与其他病毒相互作用以及其他病毒进化方面展现出令人惊讶的研究成果。数千年来,逆转录病毒塑造了非人灵长类动物的免疫系统,导致不同宿主出现物种特异性免疫适应。然而,最新的 HIV 却对促炎细胞免疫反应进行了适应,并通过选择性靶向关键免疫细胞和干扰其他细胞等复杂机制持续复制。由于 HIV 对这些被激活的 CD4$^+$ T 细胞具有更高的亲和力,对其进行感染并在其中复制,因此证明对其他病毒有效的传统疫苗策略并不适用于 HIV,甚至有时会引发促进病毒传播和复制的炎症反应。结合分子生物学和计算分析的最新进展,非人灵长类动物研究具有独特的发展潜力,能够深化我们对 HIV 疫苗开发及其他主要障碍的理解,并显著拓宽免疫学和宿主保护机制领域的研究。

(郑宏毅　宋天章　郑永唐)

第二节　人源化小鼠艾滋病模型

一、人源化小鼠模型的来源

尽管最初在小鼠、大鼠和兔等小型动物中感染 HIV-1 的实验并未成功,但发现家猫可以被猫免疫缺陷病毒感染,因而可作为人类 HIV-1 感染的替代模型。然该模型存在诸多限制,并未得到广泛应用。随着转基因动物技术的发展,已经出现了能够表达 HIV-1 复制所需蛋白(特别是病毒受体 CD4、CCR5 和 CXCR4)的小鼠、大鼠和兔。然而,这些模型并不支持持续的病毒复制或疾病发展,因为它们的细胞不能提供 HIV-1 复制的必需辅助因子,并且可能会表达抑制 HIV-1 感染的蛋白。

目前最优秀的 HIV 感染小型动物模型是基于人源化小鼠构建的,即通过向免疫功能低下的小鼠体内植入人体组织以重建人体免疫系统。目前存在多种类型的人源化小鼠,其差异主要体现在背景小鼠品系、移植的人类细胞或组织类型、移植时间以及人源化过程中所采用的具体程序。拥有人类免疫系统构成的人源化小鼠模型在揭示人类疾病奥秘方面具备巨大优势和广阔应用前景,并已经在艾滋病、癌症和血液病等领域得到广泛应用。人源化小鼠生产技术的进步不仅提升了将人体组织成功植入小鼠的能力,还增强了其作为 HIV-1 感染模型的有效性。人源化小鼠模型不仅加深了我们对 HIV 的基因功能、复制、细胞嗜性、发病机制和治疗的理解,而且在针对 HIV 的持久性治疗和治愈的研究中得到越来越广泛的应用。同时需要认识到,不同人源化小鼠模型中只能部分重建人类免疫系统,该动物模型的局限性也同样显著。

人源化小鼠生活在无菌环境中,其存活并不依赖于功能性免疫系统,因此无法完全模拟 HIV-1 感染后发病机制的基本特征。培育人源化小鼠是一项具有挑战性的技术工作,每次实验都需要通过手术植入人体组织来重新建构。考虑到这些小鼠基因缺陷,免疫功能较弱,因此需要专门的喂养和处理程序。所有这些因素大大增加了建立和维护人源化小鼠模型相关的成本,这也是使用人源化小鼠筛选抗 HIV 药物的重要考量因素。

二、人源化小鼠模型的构建

(一) SCID-hu(Thy/Liv)小鼠模型

许多人源化小鼠是利用严重联合免疫缺陷病(severe combined immunodeficiency disease, SCID)遗传背景的小鼠培育出来的。SCID 小鼠的 DNA 依赖性蛋白激酶催化亚基(DNA-dependent protein kinase catalytic subunit, PRKDC)编码基因发生突变,导致缺乏功能性 B 细胞和 T 细胞。将人类胎儿的胸腺和肝细胞移植到 SCID 小鼠体内形成的 SCID-hu(Thy/Liv)小鼠,能够生成包含 CD34$^+$ 人类造血祖干细胞和成熟的人类淋巴细胞的嵌合器官,其结构和功能类似于人类胸腺。因而允许在胎儿肝脏中存在的 CD34$^+$ 人类造血干细胞(human hematopoietic stem cells, HSC)通过胸腺生成并分化为 CD4$^+$ CD8$^+$ 细胞,然后分化为初始 CD4$^+$ 或 CD8$^+$ T 细胞。通过直接注射 HIV-1 到这些人体植入物中,可以使 SCID-hu(Thy/Liv)小鼠被感染,并在人体组织中引发 CD4$^+$ T 淋巴细胞减少症以及病毒血症。该模型可用于探索 CD4$^+$ T 细胞损失机制以及评估 ART 药物对急性 HIV-1 感染的治疗效果。然而,部分 SCID 小鼠除了会发生"免疫渗漏"(T、B 细胞功能恢复)现象外,在衰老过程中还能产生少量功能性 T 细胞、B 细胞和免疫球蛋白。此外,这些小鼠能够维持固有免疫功能,包括自然杀伤细胞,因而会降低植入的成功率。这类模型一个很重要的缺点是无法用于研究 HIV-1 的黏膜传播。

(二) Hu-PBL-SCID 小鼠模型

将成熟的外周血淋巴细胞(peripheral blood lymphocyte, PBL)移植到成年 SCID 小鼠体内,这些人源化细胞能够在淋巴结、脾脏、骨髓和生殖器黏膜中扩散,从而建立了一种名为 Hu-PBL-SCID 小鼠模型的人源化动物模型。高水平的人类细胞会增加该动物模型的死亡率,如果控制人类细胞数量,低人源细胞百分比含量的动物可以存活长达 6 个月。这些小鼠能够产生人类抗体,并且在免疫后表现出对人类抗原的免疫反应,相较于 SCID-hu(Thy/Liv)小鼠具有优势。通过腹腔注射无细胞病毒或植入感染 HIV-1 的人类细胞,Hu-PBL-SCID 小鼠可有效地感染 HIV-1。这两种感染途径均导致小鼠体内人类 CD4$^+$ T 细胞的耗竭,并且在已被人类细胞浸润的组织中可以检测到病毒存在。与 SCID-hu(Thy/Liv)小鼠一样,该模型不能用于研究黏膜传播。

(三) NOD-SCID、NOG 和 NSG 小鼠模型

通过与含有额外突变的小鼠品系杂交,可以提高人类造血组织在 SCID 小鼠体内的移植效率。NOD-SCID 小鼠是由 SCID 小鼠与非肥胖型糖尿病(nonobese diabetic, NOD)小鼠进行杂交产生的,后者具有多种遗传缺陷,导致宿主 NK 细胞活性低下和补体激活受损。这些特性显著提高了人体组织移植的效率,但也对动物寿命产生负面影响。开发更多免疫缺陷小鼠类型的进一步突破是产生了靶向破坏白细胞介素 -2 受体 γ 链(IL2Rγ)的小鼠品系,该蛋白是 IL-2、4、7、9、15、21 信号转导的常见信号转导成分。IL2Rγ 的缺失会造成 IL-7 和 IL-15 信号转导消除,从而阻碍 NK 细胞的发育。为了进一步提高移植效率,研究人员将 NOD-SCID 小鼠与 $Il2rg^{-/-}$ 小鼠进行杂交,成功产生了两种不同版本的 NOD-SCID $Il2rg^{-/-}$ 小鼠:①NOG 小鼠,在胞内信号转导结构域中截断了 IL2Rγ 的突变;②NOD-SCID Gamma(NSG)小鼠,在胞内结构域删除了 IL2Rγ 的突变。这些小鼠的 B 细胞、T 细胞以及 NK 细胞完全缺失或活性极低,并且在所有 SCID 品系中具有最高的人类细胞植入成功率。此外,相较于 NOD-SCID 小鼠,$Il2rg^{-/-}$ 突变能够有效抑制淋巴瘤发展,并显著延长 NOG 和 NSG 小鼠的寿命。

NOD-SCID、NOG 和 NSG 小鼠模型通过注射来源于脐带血、胎儿肝脏或成人血液的 HSC 进行人源化。这些小鼠能够产生广泛分布于外周血、肝脏、肺部、阴道和直肠等多个组织中的人类免疫细胞。在接种 HIV-1 或 SHIV 时,植入了人类 CD34$^+$ 干细胞的 NOD-SCID 小鼠模型表现出高水平的血浆病毒载量以及特异性抗体反应,同时被 HIV 感染的细胞会侵入多个组织中。

(四) BLT 小鼠模型

向 NOD-SCID 和 NSG 小鼠植入人类胎儿的胸腺和肝细胞,然后进行亚致死剂量照射,并使用来自同一供体的人类 CD34$^+$ 细胞进行骨髓移植,以构建 BLT(bone marrow-liver-thymus,骨髓 - 肝脏 - 胸腺)人源化小鼠。由于使用大量人类免疫细胞进行重建,BLT 小鼠组织的人源化程度更高,包括肠道相关淋巴组织(gut-associated lymphoid tissue, GALT)。与其他人源化小鼠模型相比,BLT 小鼠的显著优势之一是人类 T 细胞在人类胸腺内发育,从而模仿了人类 T 细胞的发育过程。这意味着可以在体内研究野生型 HIV 与人类宿主细胞(包括 CD4$^+$ T 细胞和巨噬细胞)之间的相互作用,而无须进行基因改造以克服病毒传播的物种障碍。因此,我们能够直接测试临床相关的 ART 药物、广谱中和抗体以及其他针对 HIV 的试剂,而无须修改试剂或病毒。

通过在 BLT 小鼠腹腔内接种 HIV-1,可以观察到高水平的持续性病毒血症、CD4$^+$ T 细胞耗竭以及针对该病毒的特异性体液和细胞免疫反应。此外,该模型还可通过黏膜接种途径实现动物感染 HIV-1。因此,在抗逆转录病毒治疗方面,BLT 小鼠除了被广泛用于证明静脉内或局部给药均能有效预防 HIV-1 感染外,在其他领域也为提供了一个理想且可靠的模型选择。最近,人源化小鼠建模方法的研究主要集中

在 BLT 小鼠模型上。该模型允许使用人类细胞进行系统性重建，以支持 HIV 感染后潜伏期的形成并维持病毒库的持续存在。除了作为探索 ART 期间病毒潜伏期和组织来源的模型之外，这些模型还可以用于评估消除潜伏病毒类药物的效果。

（五）Rag2/Il2rg 双基因缺陷小鼠模型

基于 Rag2/Il2rg 双基因缺陷小鼠的人源化小鼠模型已被广泛应用于 HIV-1 感染研究。重组激活基因 2（recombination-activating genes，Rag2）免疫球蛋白在 T 细胞受体基因重排中起着至关重要的作用，因此 $Rag2^{-/-}$ 小鼠缺乏成熟的 T 细胞和 B 细胞。与 SCID 小鼠的突变不同，Rag2 突变不是泄漏性的，也不会导致产生肿瘤的倾向。$Rag2^{-/-}$ 小鼠与 $Il2rg^{-/-}$ 小鼠杂交产生 $Rag2^{-/-} Il2rg^{-/-}$ 模型，缺乏功能性淋巴细胞和 NK 细胞。人类 CD34$^+$ 干细胞移植到这些小鼠体内，其增强效果显著。产生的人类免疫细胞主要分布在外周血、肝脏、脾脏、骨髓、阴道和 GALT 中。然而该模型依然存在与 NOG 和 NSG 小鼠相同的局限性：当植入人类 CD34$^+$ 干细胞时，T 细胞发育于小鼠胸腺而非人体器官中。通过向 $Rag2^{-/-} Il2rg^{-/-}$ 小鼠注射感染 HIV-1 并将人 CD34$^+$ 干细胞移植至其腹部，可导致持续长达一年的血浆病毒血症，并使病毒传播至多个器官并引起 CD4$^+$ T 细胞耗竭。该模型可用于验证 ART 在抑制病毒血症方面的有效性以及评估新治疗方法，并探究病毒复制对免疫系统的影响。但由于该模型通常无法检测到 HIV-1 体液免疫反应，因此其应用范围受到限制。

目前可用的人源化小鼠模型存在一个潜在限制，即使用人类免疫细胞进行重建后可能引起移植物抗宿主病（graft-versus-host disease，GVHD）。因此，为了提高小鼠宿主与人类移植细胞之间的相容性，研究者们正致力于改善这一问题。CD47 已被证明是一种自我标记分子，其与巨噬细胞上的抑制性受体信号调节蛋白 α（signal regulatory protein α，SIRPα）之间的相互作用可以抑制巨噬细胞的吞噬作用。然而在 C57BL/6 和 BALB/c 小鼠中，SIRPα 受体无法识别人类的 CD47 分子，这意味着移植至这些模型中的 HSC 可能会被小鼠的巨噬细胞吞噬。此外，如果在缺乏 CD47 的环境下发育出巨噬细胞，则它们对于缺乏 CD47 的细胞表现出耐受性。因此，除了 Rag2 和 Il2rg 之外还缺乏 CD47 的三重敲除（triple knock-out，TKO）B6.129（Cg）-Rag2^{tm1Fwa} Cd47^{tm1Fpl} Il2rg^{tm1Wjl}/J 小鼠也已被开发并用于生产具有良好重建效果、较少 GVHD 发生的人源化小鼠模型。

三、人源化小鼠模型的应用成果

ART 药物耐药性的产生、相关毒副作用以及对 HIV 复制所有位点的渗透不佳等问题持续推动着新型、改进特性的 ART 药物的开发。感染 HIV 的人源化小鼠模型一直在这些努力中具有重要价值，因为它们使得研究人员能够直接在体内比较不同 ART 药物的预防能力及其对 HIV 复制或传播的影响。尤其是使用 BLT 小鼠所产生的人类免疫细胞对阴道和直肠黏膜进行更完整重建，使得研究人员能够比以往更准确地模拟 HIV 在人源化小鼠中的黏膜传播。

抗体对抗 HIV 免疫反应的贡献早已得到认可，诱导抗 HIV 的强黏膜抗体是预防性疫苗研究的中心目标。目前认识到抗体介导的免疫反应机制还可以降低病毒载量，并促进在已建立的 HIV 感染期间杀死 HIV 感染细胞的能力。基于 Rag2/Il2rg 双基因缺陷的人源化小鼠模型，发现高效广谱中和抗体的被动转移可以将血浆病毒载量抑制至低于检测限。此外，与标准 ART 药物相比，抗体具有更长的半衰期，在停止中和抗体治疗后能够持续控制人源化小鼠的病毒血症达到平均 60 天。使用抗体治疗已确诊的 HIV 感染者的潜在优势包括与 ART 联合应用以增强治疗效果，并帮助进一步抑制任何可能发生的残留病毒复制。对于携带多重耐药病毒或经历 ART 相关副作用的个体，中和抗体可被视为替代方案来取代 ART。

人源化小鼠模型提供了一个充满人类细胞的体内环境，为研究人员探索其他系统难以或不可能解决的基本科学问题提供了新途径。例如，通过研究人源化小鼠模型中 HIV-2 的感染过程，可以更好地理解 HIV-1 和 HIV-2 在体内复制能力和致病性方面的重要差异，并测试针对 HIV-2 的体内治疗方法。外周血和淋巴系统中 HIV 感染的单核细胞/巨噬细胞的相对频率和作用，以及它们在 ART 期间维持 HIV 感染的潜力一直是争论的主题，而利用仅有人髓系细胞的 NOD/SCID 人源化小鼠模型证明了在缺乏 T 细胞的情况下，巨噬细胞可以支持 HIV 在体内多个区室中的复制。人源化小鼠模型在研究 HIV 感染的组织和细胞类型方面可能被更广泛地应用,因为这些组织和细胞类型在受感染的人类试验对象中很难进行全面分析,例如小胶质细胞和中枢神经系统内其他类型的细胞。

(郑宏毅 宋天章 郑永唐)

参 考 文 献

[1] ALDROVANDI G M, FEUER G, GAO L, et al. The SCID-hu mouse as a model for HIV-1 infection. Nature, 1993, 363 (6431): 732-736.

[2] BAENZIGER S, TUSSIWAND R, SCHLAEPFER E, et al. Disseminated and sustained HIV infection in CD34+ cord blood cell-transplanted Rag2-/-gamma c-/- mice. Proc Natl Acad Sci U S A, 2006, 103(43): 15951-15956.

[3] CHAHROUDI A, BOSINGER S E, VANDERFORD T H, et al. Natural SIV hosts: Showing AIDS the door. Science, 2012, 335(6073): 1188-1193.

[4] DENTON P W, ESTES J D, SUN Z, et al. Antiretroviral pre-exposure prophylaxis prevents vaginal transmission of HIV-1 in humanized BLT mice. PLoS Med, 2008, 5(1): e16.

[5] DIETRICH E A, BRENNAN G, FERGUSON B, et al. Variable prevalence and functional diversity of the antiretroviral restriction factor TRIMCyp in Macaca fascicularis. J Virol, 2011, 85(19): 9956-9963.

[6] ESTES J D, WONG S W, BRENCHLEY J M. Nonhuman primate models of human viral infections. Nat Rev Immunol, 2018, 18(6): 390-404.

[7] FEINBERG M B, MOORE J P. AIDS vaccine models: Challenging challenge viruses. Nat Med, 2002, 8(3): 207-210.

[8] GOLDMAN J P, BLUNDELL M P, LOPES L, et al. Enhanced human cell engraftment in mice deficient in RAG2 and the common cytokine receptor gamma chain. Br J Haematol, 1998, 103(2): 335-342.

[9] HAROUSE J M, GETTIE A, TAN R C, et al. Distinct pathogenic sequela in rhesus macaques infected with CCR5 or CXCR4 utilizing SHIVs. Science, 1999, 284(5415): 816-819.

[10] HATZIIOANNOU T, AMBROSE Z, CHUNG N P, et al. A macaque model of HIV-1 infection. Proc Natl Acad Sci U S A, 2009, 106(11): 4425-4429.

[11] HATZIIOANNOU T, PRINCIOTTA M, PIATAK M J R, et al. Generation of simian-tropic HIV-1 by restriction factor evasion. Science, 2006, 314(5796): 95.

[12] HONEYCUTT J B, WAHL A, BAKER C, et al. Macrophages sustain HIV replication in vivo independently of T cells. J Clin Invest, 2016, 126(4): 1353-1366.

[13] ISHIKAWA F, YASUKAWA M, LYONS B, et al. Development of functional human blood and immune systems in NOD/SCID/IL2 receptor gamma chain(null) mice. Blood, 2005, 106(5): 1565-1573.

[14] ITO M, HIRAMATSU H, KOBAYASHI K, et al. NOD/SCID/gamma(c)(null) mouse: An excellent recipient mouse model for engraftment of human cells. Blood, 2002, 100(9): 3175-3182.

[15] JOHNSON P R, HIRSCH V M. SIV infection of macaques as a model for AIDS pathogenesis. Int Rev Immunol, 1992, 8(1): 55-63.

[16] KIRMAIER A, WU F, NEWMAN R M, et al. TRIM5 suppresses cross-species transmission of a primate immunodeficiency virus and selects for emergence of resistant variants in the new species. PLoS Biol, 2010, 8(8): e1000462.

[17] KLEIN F, HALPER-STROMBERG A, HORWITZ J A, et al. HIV therapy by a combination of broadly neutralizing antibodies in humanized mice. Nature, 2012, 492(7427): 118-122.

[18] KUANG Y Q, TANG X, LIU F L, et al. Genotyping of TRIM5 locus in northern pig-tailed macaques (Macaca leonina), a primate species susceptible to human immunodeficiency virus type 1 infection. Retrovirology, 2009, 6: 58.

[19] LABONTE J A, BABCOCK G J, PATEL T, et al. Blockade of HIV-1 infection of New World monkey cells occurs primarily at the stage of virus entry. J Exp Med, 2002, 196(4): 431-445.

[20] LAVENDER K J, PANG W W, MESSER R J, et al. BLT-humanized C57BL/6 Rag2-/-gammac-/-CD47-/- mice are resistant to GVHD and develop B- and T-cell immunity to HIV infection. Blood, 2013, 122(25): 4013-4020.

[21] LETVIN N L. Progress and obstacles in the development of an AIDS vaccine. Nat Rev Immunol, 2006, 6(12): 930-939.

[22] LING B, ROGERS L, JOHNSON A M, et al. Effect of combination antiretroviral therapy on Chinese rhesus macaques of simian immunodeficiency virus infection. AIDS Res Hum Retroviruses, 2013, 29(11): 1465-1474.

［23］MOSIER D E, GULIZIA R J, BAIRD S M, et al. Human immunodeficiency virus infection of human-PBL-SCID mice. Science, 1991, 251(4995): 791-794.

［24］MOSIER D E, GULIZIA R J, MACISAAC P D, et al. Rapid loss of CD4$^+$ T cells in human-PBL-SCID mice by noncytopathic HIV isolates. Science, 1993, 260(5108): 689-692.

［25］OLDENBORG P A, ZHELEZNYAK A, FANG Y F, et al. Role of CD47 as a marker of self on red blood cells. Science, 2000, 288(5473): 2051-2054.

［26］PANDREA I, LANDAY A, WILSON C, et al. Using the pathogenic and nonpathogenic nonhuman primate model for studying non-AIDS comorbidities. Curr HIV/AIDS Rep, 2015, 12(1): 54-67.

［27］PANG W, ZHANG G H, JIANG J, et al. HIV-1 can infect northern pig-tailed macaques (Macaca leonina) and form viral reservoirs in vivo. Sci Bull(Beijing), 2017, 62(19): 1315-1324.

［28］PATTON D L, SWEENEY Y T, PAUL K J. A summary of preclinical topical microbicide rectal safety and efficacy evaluations in a pigtailed macaque model. Sex Transm Dis, 2009, 36(6): 350-356.

［29］REIMANN K A, PARKER R A, SEAMAN M S, et al. Pathogenicity of simian-human immunodeficiency virus SHIV-89.6P and SIVmac is attenuated in cynomolgus macaques and associated with early T-lymphocyte responses. J Virol, 2005, 79(14): 8878-8885.

［30］RIDDICK N E, HERMANN E A, LOFTIN L M, et al. A novel CCR5 mutation common in sooty mangabeys reveals SIVsmm infection of CCR5-null natural hosts and efficient alternative coreceptor use in vivo. PLoS Pathog, 2010, 6(8): e1001064.

［31］SHULTZ L D, LYONS B L, BURZENSKI L M, et al. Human lymphoid and myeloid cell development in NOD/LtSz-scid IL2R gamma null mice engrafted with mobilized human hemopoietic stem cells. J Immunol, 2005, 174(10): 6477-6489.

［32］SHULTZ L D, SCHWEITZER P A, CHRISTIANSON S W, et al. Multiple defects in innate and adaptive immunologic function in NOD/LtSz-scid mice. J Immunol, 1995, 154(1): 180-191.

［33］SILVER Z A, WATKINS D I. The role of MHC class Ⅰ gene products in SIV infection of macaques. Immunogenetics, 2017, 69(8/9): 511-519.

［34］SMITH M Z, DALE C J, DE ROSE R, et al. Analysis of pigtail macaque major histocompatibility complex class Ⅰ molecules presenting immunodominant simian immunodeficiency virus epitopes. J Virol, 2005, 79(2): 684-695.

［35］THIPPESHAPPA R, POLACINO P, YU KIMATA M T, et al. Vif substitution enables persistent infection of pig-tailed macaques by human immunodeficiency virus type 1. J Virol, 2011, 85(8): 3767-3779.

［36］VAN ROMPAY K K. Antiretroviral drug studies in nonhuman primates: A valid animal model for innovative drug efficacy and pathogenesis experiments. AIDS Rev, 2005, 7(2): 67-83.

［37］VEAZEY R S, DEMARIA M, CHALIFOUX L V, et al. Gastrointestinal tract as a major site of CD4$^+$ T cell depletion and viral replication in SIV infection. Science, 1998, 280(5362): 427-431.

［38］WATANABE S, TERASHIMA K, OHTA S, et al. Hematopoietic stem cell-engrafted NOD/SCID/IL2Rgamma null mice develop human lymphoid systems and induce long-lasting HIV-1 infection with specific humoral immune responses. Blood, 2007, 109(1): 212-218.

［39］ZHENG H Y, ZHANG M X, CHEN M, et al. Accelerated disease progression and robust innate host response in aged SIVmac239-infected Chinese rhesus macaques is associated with enhanced immunosenescence. Sci Rep, 2017, 7(1): 37.

［40］ZHOU Y, BAO R, HAIGWOOD N L, et al. SIV infection of rhesus macaques of Chinese origin: A suitable model for HIV infection in humans. Retrovirology, 2013, 10: 89.

［41］曹光, 刘丰亮, 张高红, 等. 灵长类动物中 TRIMCyp 融合基因模式及对逆转录病毒复制的限制作用. 动物学研究, 2012, 33(1): 99-107.

［42］雷爱华, 庞伟, 张高红, 等. 平顶猴在 HIV/艾滋病动物模型中的应用及研究进展. 动物学研究, 2013, 34(2): 77-88.

［43］张高红, 陈亚丽, 唐宏, 等. SCID-hu 小鼠: HIV 研究的小型动物模型. 动物学研究, 2004, (4): 356-362.

［44］郑宏毅, 郑永唐. 非人灵长类动物: 免疫学基础研究到临床应用的桥梁. 中国免疫学杂志, 2018, 34(8): 1121-1130.

第七章 HIV 疫苗

疫苗(vaccine)是指为了预防和控制传染病的发生、流行,用于人体或动物进行预防接种的生物制品。它通常包含可以模拟致病微生物的某些组分,利用现代生物医学技术(如人工减毒、灭活或基因工程改造等)研制而成。疫苗可诱导宿主体内产生针对病原体的保护性免疫应答,从而避免宿主发病和中断此传染病在宿主群体中的传播。疫苗接种是人类对抗传染病最具经济效益比的科学技术,已有多种传染病通过疫苗接种得到了有效控制甚至被彻底消除。因此,研发安全高效的 HIV 疫苗被认为是控制和消灭艾滋病的最佳策略。研究者们正在尝试一系列策略来研究开发安全有效的 HIV 疫苗,然而目前尚无临床有效的 HIV 疫苗问世。HIV 疫苗的研发是全球最具挑战性的科学难题之一。在本章中,我们将系统介绍 HIV 疫苗的作用机制、研发历程、研发难点、研发现状和未来发展方向。

第一节 HIV 疫苗的作用机制及研发历程

HIV 疫苗的主要目标是激发机体免疫系统产生针对 HIV 抗原的特异性免疫反应,包括体液免疫应答和细胞免疫应答。这些免疫反应能够阻止病毒进入宿主细胞或杀死被病毒感染的宿主细胞,从而预防和控制 HIV 的感染和复制。

一、HIV 抗原特异性抗体

(一)HIV 与体液免疫的相互作用

中和抗体(neutralizing antibodies,nAbs)是机体抗病毒适应性免疫应答的重要组成部分,它可通过阻断病毒与细胞表面受体的相互作用来阻止病毒通过囊泡内吞等方式进入宿主细胞。HIV Env 糖蛋白,即 gp41 和 gp120 的异源三聚体,是中和抗体与病毒表面结合的靶标。Env 蛋白可通过多种途径与宿主免疫系统相互作用而避免被抗体中和。例如,Env 蛋白通常被重度糖基化,且具有复杂的空间构象以限制抗体接近,阻止抗体与底层相对保守的抗原肽结构结合,但不影响其与细胞受体 CD4 相互作用。在 HIV 的自然感染过程中,Env 蛋白通常以多种裂解后的形式呈递给免疫系统,包括非功能性或构象改变的三聚体、gp120、gp41 或 gp160 单体等。虽然机体免疫系统能够在感染早期产生针对这些抗原的特异性抗体,但这些抗体并不能有效中和 HIV 毒株。HIV 作为一种逆转录病毒,在其生命周期中须经历由 RNA 逆转录至 cDNA,然后整合至宿主基因组的过程。该过程会产生频繁的突变,导致庞大的序列多样性。在初次感染 HIV 后 3~6 周内即可在患者血清中检测到抗 HIV 特异性抗体,然而这些抗体的中和效力较低(甚至低于检测限),这表明 HIV 具有强大的免疫逃逸能力和机体产生抗 HIV 中和抗体的困难性。随着体细胞高频突变(somatic hypermutation,SHM)和抗体亲和力成熟(antibody affinity maturation),机体大约可在 1~2 年内产生毒株特异性中和抗体(strain-specific neutralizing antibody,ssNAb),这些抗体对同源毒株具有中和能力,并逐渐识别以 Env 蛋白糖基化修饰和氨基酸序列改变为特征的逃逸突变体。毒株特异性中和抗体的出现对患者体内的 HIV 毒株施加选择压力,迫使其不断突变以逃逸抗体的中和作用。这造成病毒与宿主之间产生"拉锯战"——宿主产生新的抗体以中和变异病毒,而变异病毒则再次突变以逃逸新的抗体,最终可能促使少数感染者体内产生广谱中和抗体(broadly neutralizing antibodies,bnAbs)。

(二)广谱中和抗体

HIV 广谱中和抗体是能够中和不同亚型 HIV 毒株的抗体,大约 2%~5% 的 HIV 感染者可以产生广谱中和抗体,这些广谱中和抗体一般在患者感染病毒 2~3 年后出现。第一代广谱中和抗体主要通过噬菌体展示抗原及 EB 病毒转化制备,包括 b12、2G12、2F5、4E10 等。第一代广谱中和抗体的中和效价和广谱性较低,在临床试验中未能表现出预防 HIV 感染或显著降低患者血浆病毒载量的能力。随着高通量中和测定和单细胞抗体克隆技术的发展,陆续发现并分离出多株第二代广谱中和抗体,包括 VRC01、VRC07-523、10E8 等。第二代广谱中和抗体的中和效价和广谱性显著提高,并已用于预防和治疗艾滋病的临床试验研究中。

根据广谱中和抗体在 Env 糖蛋白上的结合表位可分为:CD4 结合表位、V1V2 环、V3 环聚糖链、gp120/gp41 桥接区和 gp41 近膜端外部区(membrane proximal external region,MPER)等类别的抗体。V1V2 环表位位于 gp120 顶端,其中 N156/N160 聚糖是 V1V2 环表位广谱中和抗体结合的关键位点。V3 环聚糖链与 V1V2 环相邻,N332 聚糖是该表位广谱中和抗体结合的关键位点。CD4 结合表位介导病毒与 CD4 分子结合并促进功能性 Env 三聚体的构象改变,进而辅助病毒进入细胞。该表位高度保守,因此多个广谱中和抗体靶向该表位,且中和效力和广谱性都较高。MPER 是位于 gp41 上的另一个保守表位,与 CD4 结合表位类似,该表位广谱中和抗体具有良好的中和效力和广谱性,如 10E8、VRC42.01 等。此外,靶向 gp120/gp41 桥接区的广谱中和抗体除了能通过特异性结合阻断 Env 的生理功能外,还可通过破坏 Env 三聚体的稳定性来达到中和效果。

随着大量 HIV 广谱中和抗体的发现,研究者们逐渐注意到广谱中和抗体与一般抗体不同的若干特征:广谱中和抗体具有更高水平的体细胞超突变,更长的重链互补决定区 3(HCRD3),频繁的插入或缺失突变。此外,多反应性(polyreactivity)也是广谱中和抗体的一个常见特征。多反应性是指抗体能够以较低的亲和力结合多种不同抗原,包括病毒抗原和自身抗原。在 B 细胞正常发育过程中可能会产生多反应性 B 细胞,并在随后的筛选过程中被去除。造成广谱中和抗体多反应性的可能原因包括:HIV 感染扰乱正常的 B 细胞成熟筛选机制、更高的体细胞超突变水平等。第二代广谱中和抗体的多反应性通常较第一代更低,但尚未有研究证据证实这种多反应性的利弊。目前普遍的观点认为适当的多反应性可以增加对表面 Env 低表达的病毒颗粒的亲和力,有助于抗体中和。

(三)非中和抗体

尽管患者在感染早期就可产生抗 HIV 特异性抗体,但这些抗体缺乏明显的中和活性,也似乎不会对病毒产生选择压力或影响血浆病毒载量。随着研究的深入,研究者发现所谓的"非中和"抗体并不是"非功能性"的。一些非中和抗体可能通过 Fc 与 Fcγ 受体(Fc gamma receptors,FcγRs)结合,从而发挥依赖抗体的细胞毒性(antibody-dependent cellular cytotoxicity,ADCC)和依赖抗体的细胞吞噬作用(antibody-dependent cellular phagocytosis,ADCP),以及通过与 C1q 结合激活经典途径的补体级联反应等来发挥抗病毒效应。

二、HIV 抗原特异性细胞免疫应答

特异性细胞免疫应答主要指 T 细胞介导的免疫应答,尤其是 $CD8^+$ T 细胞,这些细胞也被称为细胞毒性 T 淋巴细胞(cytotoxic T lymphocyte,CTL)。HIV 激活 CTL 的研究可以追溯到 1987 年,当时 Walker 和 Plata 首次发现血清 HIV 阳性患者的 $CD8^+$ T 细胞能够识别病毒抗原。1999 年的一项研究通过删除 SIV 感染的猕猴体内的 $CD8^+$ T 细胞,进一步证实了 CTL 在控制 HIV 感染中发挥直接作用。$CD8^+$ T 细胞的主要效应是识别并摧毁 HIV 感染的宿主细胞,从而限制病毒的复制,这一效应包括以下几个阶段。①病毒感染和抗原呈递:当 HIV 感染细胞时,病毒会进入细胞并开始复制。在这个过程中,宿主细胞会将 HIV 的抗原片段(通常是蛋白质片段)呈递到细胞表面。②$CD8^+$ T 细胞识别:$CD8^+$ T 细胞通过其表面的 T 细胞受体(TCR)识别被呈递的 HIV 抗原片段。这种识别是高度特异性的,即 $CD8^+$ T 细胞能够辨别 HIV 感染细胞的特定蛋白质片段。③激活和扩增:一旦 $CD8^+$ T 细胞识别到 HIV 抗原,它们将被激活并开始扩增,

产生大量的特异性 CD8$^+$ T 细胞。这个过程涉及各种细胞信号和分子,包括细胞因子和共刺激分子。④细胞杀伤:激活的 CD8$^+$ T 细胞将迁移到被感染细胞附近,通过释放毒素或直接与被感染细胞互动来杀伤这些细胞。⑤记忆反应:部分 CD8$^+$ T 细胞将留下作为记忆细胞,以便在再次暴露于相同抗原时,能够更快、更强烈地产生免疫反应。⑥调控和平衡:免疫系统还存在调控机制,以防止过度激活或不适当的免疫反应,从而保持免疫系统的平衡。

早期有关 CD8$^+$ T 细胞在调控 HIV 中的重要线索来自对宿主 HLA I 类等位基因的队列研究。研究者们首先发现在 HIV 长期无进展者中有显著的 *HLA-B*57* 等位基因的富集,随后在多个大型国际队列的全基因组关联研究中得以证实,并发现调控 HIV 复制的主要遗传多态性几乎都存在于 6 号染色体上的 *HLA-B* 和 *HLA-C* 位点。例如,*HLA-B*57*、*HLA-B*27*、*HLA-B*52* 和 *HLA-B*14*,以及其他与疾病进展风险相关的等位基因(例如,*HLA-B*07*、*HLA-B*08* 和 *HLA-B*35*)。这些研究表明 CD8$^+$ T 细胞介导的免疫应答在宿主自发性控制 HIV 感染中发挥了重要作用。因此,在以诱导抗体产生为主的疫苗不能发挥保护效果后,激发强大的 T 细胞免疫反应的重组病毒载体 HIV 疫苗曾被寄予厚望。人们已逐渐认识到 T 细胞在介导 HIV 疫苗保护中的重要性,HIV-1 特异性 CD8$^+$ T 细胞不仅可在慢性感染期间直接抑制病毒复制,还可降低中和抗体提供持久保护的阈值。

三、HIV 疫苗研发历程

1981 年美国临床医生首次报道了艾滋病患者病例,1983 年法国研究者从这些患者体内分离到了导致艾滋病的病毒。当时人们乐观地认为,基于其他病毒疫苗的研发经验应该能够很快研制出有效的 HIV 疫苗。1984 年,美国公共卫生事业部部长宣称可在两年内研发出 HIV 疫苗,之后就可通过推广接种该疫苗将艾滋病消灭,就如同当年通过接种疫苗在美国境内完全消灭天花和脊髓灰质炎。1997 年,时任美国总统 Bill Clinton 启动了"艾滋病疫苗曼哈顿工程"——他宣称将在十年内成功研制出有效的 HIV 疫苗。然而时至今日,全球范围内开展的 HIV 疫苗临床试验已有数百项,但仍未研发出一款临床有效的 HIV 疫苗。回顾四十多年的 HIV 疫苗研制历程,可谓是一波三折,披荆斩棘。一般认为,可将 HIV 疫苗的研发历程分为三个阶段:诱发抗体应答为主的 HIV 疫苗;诱发细胞免疫为主的 HIV 疫苗;诱发均衡的体液免疫应答和细胞免疫应答的 HIV 疫苗(表 1-7-1-1)。

表 1-7-1-1　HIV 疫苗研发史中的里程碑式临床试验

阶段	临床研究编号	疫苗类型	疫苗名称	试验人数/名	保护效果
第一阶段:诱发抗体应答为主	VAX 003	蛋白亚单位	AIDSVAX B/E	2 500	无
	VAX 004	蛋白亚单位	AIDSVAX B/B	5 400	无
第二阶段:诱发细胞免疫应答为主	HVTN 502/Merck 023（Step Study）	腺病毒载体	MRKAd5-gag/pol/nef	3 000	无
	HVTN 503（Phambili）	腺病毒载体	MRKAd5-gag/pol/nef	3 000	无
第三阶段:诱发均衡的体液免疫应答和细胞免疫应答的联合疫苗	RV 144	不同类型疫苗初次免疫/加强联合免疫	ALVAC-HIV/AIDSVAX gp120 B/E	16 403	31.2%
	HVTN702	不同类型疫苗初次免疫/加强联合免疫	ALVAC-HIV/AIDSVAX gp120 B/E（adjuvant MF59）	5 400	无
	Imbokodo（HVTN 705）	不同类型疫苗初次免疫/加强联合免疫	Ad 26-moasic/gp140	2 637	无

相关数据来自国际艾滋病疫苗行动组织(IAVI)临床试验数据库。

第一阶段:起始于 1984 年,依据经典疫苗策略,以蛋白苗和多肽苗为主,以诱发出针对 HIV 的中和抗体为主要目标。在该阶段,研究人员主要尝试使用 HIV 表面蛋白或多肽作为免疫原刺激机体产生抗体反应。基于这一概念，研究者使用单体 HIV-1 gp120 蛋白诱导特异性体液免疫应答。1986 年，在扎伊尔（现为刚果民主共和国）进行了艾滋病疫苗的第一次人体临床试验。在这一时期的艾滋病疫苗临床试验中，虽然 gp120 免疫原可以诱导产生与自身结合的特异性抗体，但不能诱导广谱中和抗体产生。2003 年，在欧美和泰国结束了两个大型艾滋病疫苗Ⅲ期临床试验（AIDSVAX 亚单位疫苗），这是艾滋病疫苗第一发展阶段研究成果的临床验证，然而结果表明这些免疫策略难以诱导产生广谱中和抗体，因此此类疫苗不具有保护效果。目前，研究者们仍在致力于开发新型免疫策略以期诱导产生广谱中和抗体。

第二阶段：在以诱发抗体产生为主的 HIV 疫苗策略遭遇多次失败后，人们开始尝试新的研发方向，将研发目标转向诱导细胞免疫应答的产生。大量研究表明，细胞免疫应答在控制 HIV 感染和复制过程中起到重要作用。数学模型显示，病毒载量降低 1 个 log 值就可以有效降低人群中的传播率，这让人们对此类疫苗一度充满信心。人们开始将 DNA 疫苗和载体疫苗的概念引入 HIV 疫苗研发中。DNA 疫苗通过将 HIV 基因片段注入宿主细胞中，使其产生特定的病毒蛋白质，并激活宿主细胞的免疫系统，产生抗病毒反应。载体疫苗则采用不同的病毒载体（如腺病毒、金丝雀痘病毒等）来传递 HIV 基因，激活宿主免疫系统。例如，人腺病毒 5 型（Ad5）载体 HIV 疫苗在动物实验和Ⅰ/Ⅱa 期临床试验中都表现出良好的免疫保护效果，当年在艾滋病研究领域产生了巨大影响，甚至被誉为 HIV 疫苗中的"希望之星"。然而，接下来的Ⅱb 临床试验（STEP）数据表明该疫苗不能预防 HIV 感染，也不能降低接种疫苗的志愿者感染 HIV 后体内的病毒水平。这表明单纯基于 T 细胞免疫的策略也不足以有效预防 HIV 感染。当年 *Science* 用"艾滋病疫苗遭到了一次毁灭性打击"来形容 STEP 试验。不过后续的研究陆续表明，相比于单独免疫两次 Ad5 载体疫苗，与其他不同的载体联合免疫，如 rAd26/rAd5、RhCMV/rAd5、DNA/rAd5、rYF17D/rAd5 等，可诱发更强大的多功能性 $CD8^+$ T 细胞免疫应答，从而产生更好的疫苗保护效果。因此，基于 T 细胞免疫应答的 HIV 疫苗值得进一步探索，以诱导更强烈、更广谱和多功能性的 T 细胞免疫应答为目标的 HIV 疫苗策略仍在研究中。

第三阶段：在单纯以诱发体液免疫或细胞免疫为目标的 HIV 疫苗策略均遭遇多次失败后，研究者们认为有效的 HIV 疫苗需要同时诱导出均衡的体液和细胞免疫反应。在感染早期阶段，中和抗体可作为第一道防线阻止病毒进入宿主细胞，并可给宿主免疫系统争取更多时间以激活后续的细胞免疫应答，而强大的细胞免疫应答可清除被病毒感染的宿主细胞。在这一阶段，将 DNA 疫苗、载体疫苗、蛋白疫苗等不同类型疫苗采用初次免疫/加强联合免疫策略（prime/boost）进行组合成为艾滋病疫苗发展的主要研究方向。例如，2009 年美国和泰国公布了其合作研制的联合疫苗的Ⅲ期临床研究（RV144）数据，结果显示该策略可使人体感染 HIV 的风险降低 31.2%。这是人类历史上首次在人体中证明了研发有效的艾滋病疫苗的可行性，让研究者们重新看到了成功研发艾滋病疫苗的曙光。然而，在后续的 HVTN 702 和 HVTN 705 临床研究中并未重复出上述保护效果。为了寻找到临床有效的 HIV 疫苗，科研人员们正在尝试多种不同类型的联合疫苗以期找到最佳组合。

（孙彩军）

第二节　HIV 疫苗的研发难点

全球已进行了数百次 HIV 疫苗的临床试验，但仍未研发出临床有效的预防性或治疗性 HIV 疫苗，这些候选疫苗未能有效阻止 HIV 感染或减少病毒载量。HIV 疫苗研发面临诸多挑战，主要体现在以下几个方面。

（一）病毒的高度变异性

HIV 生命周期中的关键步骤是其 RNA 基因组逆转录为 DNA，而这一过程中的突变率很高，从而导致 HIV 的高突变率和复杂的序列多样性。据统计，HIV 不同亚型间的变异率高达 20%～35%，即使同一亚型内的变异率也可达 7%～20%。HIV 的高度变异性主要体现在其包膜糖蛋白（Env）的多样性，Env 在每个病毒复制周期可有 1～10 个碱基突变。Env 蛋白不仅是 HIV 进入宿主细胞的关键因子，也是中和抗体的主要靶标。这种高度变异性导致病毒抗原表位持续变化，使得病毒能够有效逃逸中和抗体和其他免疫应答的免疫监视。因此,HIV 疫苗的抗原设计不得不面对各亚型间的复杂变异情况,须设计可广泛覆盖多亚型的广谱 HIV 疫苗策略。

(二)病毒抗原表面高度糖基化

糖基化是常见的蛋白质翻译后修饰方式,研究发现 HIV gp120 蛋白表面具有高度的糖基化修饰。每个 gp120 分子含 9 个二硫键,平均携带 24 个 N-连接聚糖。这些糖基化修饰一方面对病毒具有重要的生理功能,例如 Asn260 糖基化位点对于 gp120 蛋白质空间构象的正确折叠至关重要。携带 gp120 N260Q 突变的毒株与 CD4 受体结合的能力显著降低,并且导致其感染性丧失。另一方面,这些病毒蛋白的高度糖基化结构可有效掩盖中和抗体的识别位点,从而保护其脆弱区域免受攻击,或者隐藏关键的保守抗原表位,导致免疫系统难以诱导出相应的广谱中和抗体。因此,HIV 抗原的构象可塑性和复杂的糖基化屏蔽机制导致了中和抗体不敏感性和免疫逃逸,这也是 HIV 疫苗研发所面临的重要难题。

(三)病毒的潜伏感染

HIV 感染宿主细胞后,其基因组可在逆转录酶的作用下合成病毒 DNA,并在整合酶的介导下插入宿主基因组中。其中部分被感染的细胞可处于长期稳定的潜伏感染状态,即 HIV 潜伏储存库。潜伏病毒储存库一般不表达 HIV 蛋白,也尚未发现它们表达特定的生物标志物分子,因此与宿主正常细胞难以区分,导致它们能够有效逃避宿主的免疫应答和抗病毒药物的杀伤作用。常规疫苗所诱发的免疫应答或 ART 药物可杀死复制活跃的游离病毒,但对于处于静息状态的潜伏感染细胞几乎无作用,这成为 HIV 疫苗和治愈性药物研发的关键科学难题。

(四)缺乏合适的动物感染模型

HIV 仅能感染人并引起一系列临床症状,而对其他物种不敏感。虽然有少数灵长类动物可以被 HIV 感染,但并不引起典型的临床症状,因此在 HIV 疫苗研究中缺乏适当的动物模型。目前主要利用非人灵长类动物(如猕猴、食蟹猴等)进行 SIV(猴免疫缺陷病毒)感染作为模型来模拟 HIV 感染人类的情况。尽管 SIV 与 HIV 存在相似之处,但它们仍存在显著的生物学差异,包括感染模式、传播途径、引起的免疫反应等方面。非人灵长类动物与人类在免疫系统方面也存在差异,包括免疫反应的强度和方式。因此,在动物模型中观察到的免疫反应可能与人类感染 HIV 后的反应有所不同。此外,HIV 感染人的病程、病理学变化和临床表现与 SIV 感染非人灵长类动物的表现存在明显差异。同时,使用非人灵长类动物模型还需考虑价格和伦理问题。近年来兴起的人源化小鼠模型可一定程度再现 HIV 的体内感染情况而用于致病机制和药物筛选研究,但由于该模型不能完全模拟人类免疫系统而难以用于疫苗评价。总之,缺乏合适的动物感染模型导致难以有效评估和筛选 HIV 候选疫苗。

(五)缺乏明确的免疫保护指标

疫苗的免疫指标是用来评估疫苗在体内引发的免疫反应水平的参数,对于判断疫苗是否能够有效预防疾病至关重要。目前的研究尚未完全明确何种免疫类型和抗原组成能针对 HIV 感染提供高效的免疫保护作用,以及如何通过可操作的免疫技术手段来诱导持久的保护性免疫应答。由于 HIV 感染复杂多变,单一的免疫指标难以全面评估疫苗效果。研究者们仍在努力寻找综合指标,如抗体反应、T 细胞活性等,但至今尚未找到普适且可靠的指标。这使得评估疫苗效果变得更为复杂,需要深入了解免疫系统对 HIV 的反应,以寻找更有效的免疫指标,从而更准确地评估下一代 HIV 疫苗的效果。然而,HIV 与其他已知的病毒有所不同,目前尚未发现感染 HIV 的机体能够自然痊愈并完全清除病毒,这表明仅仅靠人体免疫系统可能无法产生有效的免疫保护。因此,我们很难从自然感染中发现免疫保护指标的线索。

(六)固化的免疫学思维框架

HIV 疫苗的开发面临多方面的瓶颈,既有病毒自身的原因,又有理论知识及现有技术手段的限制。例如,HIV 感染和攻击的主要靶标是体内发挥免疫保护作用的 T 细胞,而这类细胞恰恰是常规疫苗发挥作用时需要激活和扩增的免疫细胞。这就形成了一个在目前的免疫学理论框架下难以解决的悖论:疫苗的免疫效果越好,反而会给 HIV 提供更多的感染靶标。因此,需要另辟蹊径才有可能研制出有效的 HIV 疫苗。

(孙彩军)

第三节　预防性 HIV 疫苗研发现状及未来发展方向

预防性 HIV 疫苗（preventive HIV vaccine）是一种旨在预防 HIV 感染的疫苗，其目标是在个体暴露于 HIV 之前建立免疫保护，阻止病毒入侵宿主细胞，从而防止感染的发生。

一、诱发广谱中和抗体的 HIV 疫苗

依据经典疫苗理论，能否诱导高水平的广谱中和抗体是 HIV 疫苗研发的关键。针对如何诱导广谱中和抗体这一科学难题，近期已取得了一系列重要进展。备受关注的是从艾滋病精英控制者体内发现并分离到多株广谱中和抗体，例如 VRC01、B12、3BNC60、3BNC117、2F5、4E10、Z13、2G12、PG9、PG16、CH01 等，其中 VRC01 抗体靶向 Env 抗原的 CD4 受体结合区域，可中和 90% 以上的已知 HIV 流行株。美国国家过敏和传染病研究所（NIAID）在美洲和欧洲招募 2 701 名男性和跨性别男男性行为者开展了 HVTN 704/HPTN 085 试验以检测 VRC01 抗体的预防效果，并在撒哈拉以南非洲招募 1 900 名女性开展了 HVTN 703/HPTN 081 试验。也有研究团队正在尝试用表达 VRC01 抗体基因的重组腺相关病毒（adeno-associated virus，AAV）载体用于控制 HIV 感染。此外，随着 HIV 疫苗研究的进展，新的广谱中和抗体也不断被发现。如从 I 期临床试验 DP6-001 的受试者中分离出的靶向 CD4 结合位点的 HmAb64 抗体。

反向疫苗学（reverse vaccinology）是指从微生物基因组或蛋白质组出发，利用生物信息学、免疫学等相关技术手段，筛选、鉴定和设计出具有预期免疫效果的蛋白质作为疫苗抗原。目前正在研发一系列新策略来进行 HIV 反向疫苗的设计。近期的研究表明，广谱中和抗体是 HIV 与人体内免疫系统长期共同进化的产物，病毒抗原不断变异与机体中和抗体产生经过持续的博弈，大约 2~4 年甚至更久的时间后才能在约 2%~5% 的患者体内产生广谱中和抗体。因此，单纯免疫天然形式的 HIV 蛋白很难诱导出这类广谱中和抗体。基于目前 HIV 疫苗的临床试验经验和 HIV 广谱中和抗体形成过程的研究，诱发广谱中和抗体策略的关键在于，通过接种疫苗重现并加速广谱中和抗体的发生与成熟过程。目前，诱发广谱中和抗体的疫苗策略主要包括以下几方面。

（一）序贯免疫

在广谱中和抗体发生的过程中，连续的 Env 抗原刺激被认为是不可或缺的，因此，研究者提出了序贯免疫策略（sequential immunization strategies）。序贯免疫策略不仅要求使用不同 Env 表位进行连续免疫，还要求合理设计抗原以模拟 B 细胞谱系发育不同阶段的"亲和力梯度"，从而提高能够产生广谱中和抗体的 B 细胞谱系的抗原亲和力和中和宽度。随着连续暴露于不同阶段的 Env 免疫原，产生广谱中和抗体的 B 细胞谱系可保持在成熟的进化轨道上，并逐渐淘汰广谱性低的 B 细胞谱系。

广谱中和抗体的产生需要漫长的成熟过程，从而积累足够的体细胞高频突变。因此，研究者们需要设计更多加强免疫原进行序贯免疫，以期产生 VRC01 类的广谱中和抗体；设计初次免疫抗原和加强抗原，以靶向产生其他广谱中和抗体的胚系 B 细胞（germline B cell），从而通过联合免疫诱导出针对不同表位的广谱中和抗体以避免病毒的免疫逃逸。

（二）免疫原设计

基于广谱中和抗体产生与 HIV 逃逸的"军备竞赛"过程，研究者提出了 B 细胞谱系免疫原设计的策略：从感染 HIV 的个体中分离产生广谱中和抗体的 B 细胞克隆，对其 B 细胞受体（BCR）进行测序，进而设计和优化重建未突变的共同祖先抗体与成熟过程的中间体来作为免疫原。

突变指导的免疫原设计旨在通过计算机算法鉴定广谱中和抗体中的罕见突变，并设计能够特异性识别包含这些罕见突变的 B 细胞前体的抗原。突变事件可能不是通过常规的体细胞超突变过程产生的，但对于其中和能力的广谱性至关重要。研究显示，若逆转广谱中和抗体 CH235 谱系重链中携带的罕见突变 K19T、W47L 和 G55W，则会导致其中和作用大幅减弱。通过突变指导的免疫原设计，能够识别广谱中和抗体发生过程中的限速突变，从而更精准地调整免疫原设计。

基于结构的免疫原设计包括：设计广谱中和抗体靶向的"免疫脆弱"表位作为免疫原；设计稳定的

Env三聚体结构,模拟天然表位并通过表位修饰改善与抗原的亲和力的免疫原设计等。通过结构生物学技术已经解析了多个HIV广谱中和抗体的作用位点,这些位点主要分布在糖蛋白Env的5个区域:CD4结合区域、V1V2区域、V3区域、gp120-gp41接合面区域、胞外近膜区域。因此,我们可以合理地设计抗原以精准靶向这些作用位点。结构生物学家已设计出大量仅与特定结构的中和抗体表位结合且有高亲和力的新免疫原,设计的新型免疫原已能诱导出针对同型病毒的中和抗体,但其广谱性还不够强,无法中和更多的异源毒株。例如,以三聚体抗原BG505 SOSIP.664和BG505 SOSIP gp140三聚体作为免疫原的新型HIV疫苗已投入临床研究。目前,越来越多的研究着眼于诱导靶向保守的CD4结合位点的广谱中和抗体。例如,研究者设计的M5.G458Y稳定Env三聚体和脂质纳米颗粒佐剂可在猕猴中诱导出具有CD4结合位点的广谱中和抗体前体。

(三)靶向胚系B细胞(germline-targeting strategy)

基于结构的抗原设计是研发艾滋病疫苗的重要方向,然而目前设计的人工抗原仍不能诱发出理想的广谱中和抗体。因此在继续优化抗原设计之外,我们也须同时考虑如何将这些抗原更有效地靶向递呈和持续性刺激B细胞生发中心,二者结合才更有可能研发出有效的艾滋病疫苗。研究表明,通过脂质纳米颗粒(lipid nanoparticle, LNP)形式递送的抗原可更高效地通过树突状细胞进行抗原呈递,从而更有效地激活低亲和力的胚系前体B细胞,促进滤泡辅助T细胞(T follicular helper cells, Tfh)迁移到生发中心,诱导中和抗体反应。例如,将gp140三聚体锚定在Ni-NTA功能化脂质材料递送剂表面形成双层链交联多层囊泡(ICMV),可有效地诱发B细胞免疫应答,针对gp41的保守MPER序列的中和抗体滴度随着ICMV表面锚定的三聚体数目增加而增加。

诱发广谱中和抗体的关键步骤是要激活正确的胚系B细胞,然而自然状态下Env蛋白不能有效地与这些胚系B细胞结合。因此,设计能高效地结合这些胚系B细胞的免疫原是诱导中和抗体产生的关键。例如,研究者们基于结构模拟和酵母表面展示等技术,设计了可高效结合VRC01胚系B细胞的eOD-GT8免疫原,并采用加强免疫原进行序贯免疫,以指导这些抗体谱系朝正确方向进行亲和力成熟。最近,这种新型HIV疫苗策略开展了I期临床研究(IAVI G001),结果显示该候选疫苗具有良好的安全性,并可在志愿者体内有效激活VRC01胚系B细胞。此外,也有研究将mRNA-LNP疫苗技术与靶向胚系B细胞的抗原设计相结合,这为开发临床有效的HIV疫苗开辟了新道路。

(四)新型佐剂

研究发现,能够产生广谱中和抗体的个体通常具有一定的免疫学特征。例如,高水平的循环$CD4^+$Tfh细胞,更少且效力更低的$CD4^+$调节性T细胞(regulatory T cell, Treg),以及免疫调节活性降低的自然杀伤细胞(natural killer cell, NK细胞)。此外,HIV慢性感染通常会影响B细胞生发中心的微环境,可能导致多反应性B细胞谱系的生成和维持,从而有利广谱中和抗体的产生。因此,在健康个体中使用疫苗诱导产生广谱中和抗体的策略必须能够尽可能重建HIV感染过程中的免疫微环境,如选择优先诱导$CD4^+$Tfh细胞分化、使调节细胞如$CD4^+$Treg和NK细胞的活性降低的佐剂。

二、诱发细胞免疫应答的HIV疫苗

广谱中和抗体可中和细胞外游离的病毒,但不能有效消灭细胞内的病毒。前面章节中已介绍$CD8^+$T细胞在控制HIV感染和复制中发挥了重要作用,尤其是抗原特异性$CXCR5^+$ $CD8^+$T细胞可高效杀死HIV感染的宿主细胞。因此,研发可高效诱导细胞免疫应答的HIV疫苗一直是重要的研究方向。目前,人们针对此类疫苗的研究主要聚焦在免疫原设计、递送载体和免疫途径等方面。

(一)免疫原设计

在前述的STEP临床研究中,以Ad5载体编码HIV Gag、Pol和Nef作为疫苗抗原,能够引发HIV特异性$CD8^+$T细胞免疫反应,但未能提高对HIV感染的预防或HIV感染后的控制。在后续的HVTN505临床研究中,使用DNA疫苗初次免疫/Ad5载体疫苗加强可诱发更强效的抗病毒细胞免疫应答,但同样未能提供对HIV感染的保护。对这些试验进一步分析后发现,这些策略中使用的疫苗抗原在很大程度上仅引起免疫显性表位的$CD8^+$T细胞反应,而HIV很容易就出现针对这些表位的免疫逃逸,从而导致疫苗诱发的免疫应答失效。因此,应更多考虑用病毒中那些突变不耐受区域的抗原表位来发展下一代基于 T 细胞免疫应答的 HIV 疫苗。寻找 HIV 抗原成分中的保守功能性区域组成,或深入研究 HIV 精英控制者体内的免疫应答类型和成分将有助于指导未来 HIV 疫苗的免疫原设计。

为了解决 HIV 毒株的遗传多样性问题,人们通过生物信息学对所有已知的 HIV 序列进行深度分析并设计了一种新型嵌合抗原(mosaic antigen),以涵盖最大范围的病毒序列多样性。在猕猴模型试验中,这类嵌合抗原可以诱导广谱和强烈的 CD8$^+$ T 细胞应答,并有效预防异源 SHIV 感染。在单次暴露中降低 94% 感染风险、6 次暴露中降低 66% 感染率。在此基础上,开展了 TRAVERSE、ASCENT、Imbokodo 和 APPROACH 等多项临床试验。其中 APPROACH 研究是 2014 年 12 月启动的 I/II 期临床试验,已于 2019 年 4 月完成,其目的是评估表达上述嵌合抗原的重组腺病毒载体 Ad26-Mos.HIV 和重组痘病毒载体 MVA-mosaic 和 / 或 HIV-1 Clade C gp140 联合免疫的安全性,并比较不同疫苗方案的抗原特异性抗体反应。2019 年 9 月,在数千人中开展了基于该策略的 HIV 疫苗 III 期临床试验(HPX3002/HVTN 706),以评估该疫苗的有效性。2021 年 8 月 31 日,另一项 IIb 期临床试验(HVTN 705/HPX2008)结果显示该 HIV 疫苗的有效性仅为 25.2%。

(二)递送载体

目前用来诱导细胞免疫应答的 HIV 疫苗主要包括核酸疫苗和病毒载体疫苗。

1. 核酸疫苗(nucleic acid vaccine)   主要包括 DNA 疫苗和 mRNA 疫苗。DNA 疫苗已被证明具有良好的耐受性,但其免疫原性较低。为了有效诱导出高强度的 HIV 特异性 CD8$^+$ T 细胞反应,人们陆续研发出可增强 DNA 疫苗免疫原性的方法,如添加细胞因子、分子佐剂、电击等。此外,DNA 疫苗在初次免疫-加强组合策略中也可发挥重要作用。mRNA 新冠疫苗的快速研发和大规模接种推广已证明了 mRNA 疫苗技术的先进性和有效性。使用 eOD-GT8 60mer mRNA-LNP 进行初次免疫,结合 g5 60mer 或 g28 60mer mRNA-LNP 增强剂,在小鼠模型中促进了多个 B 细胞前体谱系的激活、多样化和成熟,有助于产生 VRC01 类 bnAbs。此外,优化后的针对 HIV Env 的 mRNA 疫苗方案通过增强对关键糖基接触不太可能突变的选择能力,展示了其在激发优越抗体反应方面的潜力。研究人员还发现,使用 LNP 包裹的 N332-GT5 mRNA 的方案在引发强烈免疫反应、增加抗原特异性 B 细胞数量,以及引导 BCR 向 bnAbs 方向发展方面都优于仅使用 GT5 蛋白作为免疫原的方案。近期,一项 mRNA HIV 疫苗的 I 期临床试验已宣布开展。这些都突显了基于 mRNA 技术的 HIV 疫苗的应用前景和重要性。

2. 病毒载体疫苗(viral vector-based vaccine)   重组病毒载体疫苗具有诸多优点,如易于构建生产、容量高、不涉及活性病毒、免疫原性强等,是下一代疫苗的重要发展方向。不同的病毒载体疫苗会诱发出不同的免疫应答类型,进而影响其保护效果。例如,研究者构建了基于猴巨细胞病毒(RhCMV)载体的重组艾滋病疫苗 RhCMV68.1,研究表明该疫苗在猕猴感染模型中可预防 55% 的感染,进一步的机制探索表明非常规的 II 类主要组织相容性复合体(MHC II)和 MHC E 限制性 CD8$^+$ T 细胞应答发挥了关键的保护作用。该研究有助于加深人们对于宿主细胞免疫应答在抵抗 HIV 感染过程的认识程度,为 HIV 疫苗研发提供了新方向。目前已有多种病毒载体用于研发 HIV 疫苗,包括不同血清的腺病毒(Ad5、Ad26、Ad35)、腺相关病毒(AAV)、水疱性口炎病毒(VSV)、痘病毒、仙台病毒(SeV)、巨细胞病毒(CMV)等载体的 HIV 疫苗均进入了临床研究阶段,我国的复制型天坛株痘苗病毒载体 HIV 疫苗也已完成 II 期临床试验。

(三)免疫途径

疫苗递送系统(vaccine delivery system)是指能够将抗原物质携带至机体内,并能在一定时间内储存和表达(或释放)抗原物质的系统,不同的递送载体和递送途径对疫苗免疫应答类型会产生不同的影响。目前,进入临床试验的艾滋病疫苗的递送方式以肌内注射为主。肌内注射或皮下注射主要引起全身系统性免疫反应,然而 HIV 主要是通过生殖道或肠黏膜入侵机体。HIV 在局部黏膜发生感染后,会传播到淋巴组织和肠黏膜实质,病毒可在其中感染大量记忆性 CD4$^+$ T 细胞,进而扩散至全身加速疾病进展。因此,在感染早期,尤其是病毒还未传播到其他组织之前,若能在局部黏膜部位将病毒杀死则可起到良好的预防疾病发展的效果。

黏膜相关淋巴组织(mucosal-associated lymphoid tissue,MALT)可分为鼻咽或鼻相关淋巴组织

（NALT）、支气管相关淋巴组织（BALT）和肠道相关淋巴组织（GALT）等。尽管这些部位在解剖学上是分开的，但在功能上由共同的黏膜免疫系统连接，因此在一个部位诱导免疫反应也会诱导另一个黏膜部位发生反应，这种效应是由记忆性 T 细胞和 B 细胞表面的归巢受体介导的。然而，并非所有部位在诱导黏膜免疫反应的发生方面都是一致的。例如，鼻内递送的疫苗会在肺、生殖器、直肠和其他胃肠道部位诱导黏膜免疫，而直肠递送只会在肠道中诱导免疫反应发生。此外，不同的佐剂和细胞因子也具有调节抗原呈递细胞环境来促进 T 细胞迁移至黏膜组织的能力。然而，黏膜疫苗必须克服多种物理屏障、化学屏障和生物屏障等，才能激发有效的黏膜免疫应答。然而，目前尚未有 HIV 黏膜疫苗进入临床研究。在非人灵长类动物模型中的研究表明，相比于系统性 CD8$^+$ T 细胞免疫，黏膜组织驻留记忆性 CD8$^+$ T 细胞免疫应答可更好地控制病毒通过黏膜途径感染。因此，未来的新型 HIV 疫苗研发应高度关注黏膜疫苗策略。

（孙彩军　闻子钰）

第四节　治疗性 HIV 疫苗研发现状及未来发展方向

　　预防性 HIV 疫苗用于健康人群以预防 HIV 感染，然而全球现有约 3 990 万 HIV 感染者，且每年新增约 130 万。在这些已感染 HIV 的人群中使用预防性疫苗意义不大，治疗性 HIV 疫苗的研发就显得极其重要。尽管抗逆转录病毒治疗（ART）可有效控制艾滋病病情进展，却无法根除感染，患者需终身服药，由此带来耐药、毒副作用及经济负担等诸多问题。截至 2023 年底，全球约有 3 100 万 HIV 感染者在服用 ART 药物。尽管各国在 HIV 治疗方面投入巨大，但仍有约 1/3 的 HIV 感染者未被发现或未得到及时治疗。该人群健康风险很大，且可作为潜在传染源，持续导致更多人感染。此外，在全球经济萎靡的大环境下，依靠费用高昂的维持性药物来控制艾滋病传播愈发困难。因此，亟须研发安全高效的治疗性 HIV 疫苗新策略。治疗性 HIV 疫苗（therapeutic HIV vaccine）是在已经感染 HIV 的个体中激发特异性免疫应答以控制病毒复制、延缓疾病进展的疫苗。与预防性 HIV 疫苗不同，治疗性疫苗的目标是重建患者体内的免疫反应，以更好控制病毒复制，减轻症状，并延缓疾病的发展。目前，正在探索不同的治疗性 HIV 疫苗策略。

　　通过 Tat 疫苗加强 ART 是一种很有前景的策略。Tat 是 HIV 在进入宿主细胞后、逆转录和整合到宿主基因组之前产生的第一个蛋白。在缺乏 Tat 的情况下，HIV 几乎无法表达和复制，因此 Tat 对原发感染的建立和慢性感染期的再激活至关重要。20 世纪 90 年代后期，首次有研究报告了抗 Tat 抗体的保护作用，发现疾病进展与抗 Tat 抗体血清阳性呈负相关。目前，已有两项使用 Tat 疫苗的Ⅱ期 ART 增强治疗试验。其中一项研究在意大利进行，是一项探索性Ⅱ期试验。该试验招募了 168 例感染 HIV B 型的志愿者，接种了 B 型 Tat 蛋白。结果显示，他们的免疫激活水平降低，外周 CD4$^+$ T 细胞、B 细胞、NK 细胞以及 CD4$^+$ 和 CD8$^+$ 中枢记忆 T 细胞亚群持续增加，而效应记忆 T 细胞亚群减少，表明免疫反应趋向稳态。在与 Tat 疫苗Ⅱ期试验相同的临床中心进行的平行观察研究（ISS OBS T-002）中，接种疫苗的志愿者血液中 HIV DNA 拷贝数显著减少，特别是在接受三次 30μg Tat 疫苗接种的志愿者中，这种现象在 8 年的随访中持续存在。随后在南非，在 200 例病毒学抑制的 HIV C 型感染人群中进行了一项Ⅱ期临床试验（ISS T-003）。结果表明该疫苗是安全的，并且诱导了抗 Tat 抗体，这些抗体可交叉识别来自不同 HIV 亚型的 Tat 蛋白，控制了病毒载量反弹，且将接种者的 CD4$^+$ T 细胞计数维持在基线水平以上。总之，这些数据表明可通过此类治疗性疫苗来提升 ART 的治疗效果。基于树突状细胞（dendritic cell，DC）的自体回输技术在艾滋病治疗中表现出良好的研发前景。一项临床试验显示，将灭活 HIV 刺激过的自体 DC 回输到 HIV 感染者体内后，可诱发针对 Gag、Nef 和 Env 等多种抗原的特异性细胞免疫应答，并可显著抑制受试者体内的病毒载量。另一项临床研究也显示，用荷载 HIV Gag、Pol 和 Nef 特异性多肽的 DC 回输患者后可诱发广谱的细胞免疫应答，并且有效延缓 ART 停药后的病毒载量反弹时间。而且，接受 ART 的患者进行自体 DC 疫苗接种并接受潜伏期逆转剂治疗后，可观察到病毒载量被显著抑制。这些研究表明，基于 DC 的治疗性 HIV 疫苗可有效诱发抗原特异性免疫应答，并有可能与免疫调节剂联合治疗以实现"功能性治愈"——即在没有 ART 的情况下长期控制病毒载量不反弹。

　　HIVACAT T（HTI）是一种基于上千名人体功能性免疫数据而设计的新型 T 细胞免疫原，编码 Gag、

Pol、Vif 和 Nef 的保守区域。Ⅰ 期临床试验 AELIX-002 显示，由 DNA 载体、MVA 载体和黑猩猩腺病毒载体 ChAdOx1 组合而成的治疗性 HTI 疫苗在 HIV 感染者中具有良好的安全性。而且，该策略可激发出高水平的抗原特异性细胞免疫应答，且这种免疫应答水平与 ART 停药后的病毒载量反弹时间呈正相关。Ⅱ 期临床试验 AELIX-003 进一步评估了包含治疗性 HTI T 细胞疫苗与 TLR7 激动剂的联合策略的安全性、免疫原性和治疗效果。该临床试验已完成，但结果尚未公布。此外，Ⅰ 期临床试验 BCN03 评估了 T 细胞和 B 细胞免疫原（ChAdOx1.HTI 和 MVA.HTI）以及含有 MPLA 脂质体佐剂的 ConM SOSIP.v7 gp140 疫苗的安全性、免疫原性和治疗效果。

HIV-B 疫苗是一种表达 B 型 HIV gp120 和 *gag-pol-nef*（GPN）多基因重组痘苗病毒载体疫苗。Ⅱ 期临床试验 EHVA T02 是一项将抗 α4β7 整合素单克隆中和抗体维得利珠单抗（vedolizumab）与 HIV-B 疫苗联合免疫的研究，目的是评估 HIV-B 疫苗在艾滋病患者中的安全性和治疗效果。研究结果尚未公布。

编码 Gag、Pol 和 Env 抗原的重组 Ad26/MVA 治疗性疫苗联合 toll 样受体 7（TLR7）激动剂的策略也正在开展。在猕猴感染模型中，该策略可诱发强效的细胞免疫应答，在 ART 停药后可显著抑制或延缓病毒载量反弹。Ad26/MVA 治疗性疫苗联合 TLR7 激动剂的临床研究正在开展。

p24CE/MVA62B 治疗性疫苗策略的组成是：将表达 p24 Gag 保守序列的 DNA 疫苗联合 IL-12 细胞因子作为初次免疫，接着用携带 B 型 HIV Gag、Pol 和 gp150 抗原基因的重组 MVA 载体疫苗进行加强免疫。此外，在免疫期间同时使用广谱中和抗体 VRC07-523LS 和 10-1074 以及 TLR9 激动剂。针对该疫苗策略的 Ⅰ/Ⅱ 期临床试验正在开展，其主要目的是评价其安全性和功能性治愈艾滋病的效果。

Mos4 疫苗是一种编码 Gag/Pol 和 Env 抗原的 B 细胞表位和 T 细胞表位的重组 Ad26 载体和 MVA 载体 HIV 治疗性疫苗，已通过 Ⅰ/Ⅱa 期临床试验评价了基于 Ad26 载体的 Mos4 疫苗的安全性、耐受性、免疫原性和治疗效果。此外，在接受 ART 的 HIV-1 感染者中，也正在开展基于 MVA 载体的 Mos4 疫苗联合 PGT121、PGDM1400 和 VRC07-523LS 抗体的临床试验，相关研究结果尚未公布。此外，有多项基于广谱中和抗体的艾滋病治疗性临床研究正在广泛开展。

虽然治疗性 HIV 疫苗已初步显示出希望，但 HIV 慢性感染者体内存在的免疫衰竭、病毒逃逸和潜伏病毒储存库等诸多因素仍然是研发治疗性 HIV 疫苗的重大障碍。因此，需要考虑联合使用免疫检查点抑制剂、细胞因子、潜伏逆转剂等增强此类疫苗的免疫效果，并探索不同的治疗组合方案以实现功能性治愈艾滋病。例如，通过 PD-1 抗体阻断免疫抑制通路，可以有效解除感染者体内的免疫抑制微环境，显著提升 HIV 特异性 $CD8^+$ T 细胞的免疫杀伤功能，从而有效控制病毒复制并防止停药后反弹。

距离 HIV 发现已四十余年，其间全球研究者们进行了数百次 HIV 疫苗临床研究，但均未取得理想结果。尽管 HIV 疫苗研发屡战屡败，其间探索出的 HIV 疫苗新概念和新技术却取得了持续发展，这对整个疫苗学领域起到了重要推动作用。目前，大多数研究者们达成的共识是，新型 HIV 疫苗应能够诱发均衡且广谱的中和抗体、多功能的细胞免疫应答以及高效的黏膜免疫应答。为了实现上述目标，研究者们正在探索多种新型 HIV 疫苗策略的免疫保护效果，例如基于结构的抗原设计、序贯免疫接种、靶向胚系 B 细胞策略、mRNA 疫苗、不同载体疫苗的联合免疫策略、纳米颗粒疫苗技术以及免疫抑制阻断剂联合免疫等。通过持续不断地努力，并在突破已有的免疫学知识框架和科研思维的基础上进行革命性创新，我们相信人类终将研发出安全、高效、易用的 HIV 疫苗。

（孙彩军）

参 考 文 献

[1] GAINES H, VON SYDOW M, SÖNNERBORG A, et al. Antibody response in primary human immunodeficiency virus infection. Lancet, 1987, 1（8544）: 1249-1253.

[2] LEGGAT D J, COHEN K W, WILLIS J R, et al. Vaccination induces HIV broadly neutralizing antibody precursors in humans. Science, 2022, 378（6623）: eadd6502.

[3] DOORES K J, BONOMELLI C, HARVEY D J, et al. Envelope glycans of immunodeficiency virions are almost entirely

oligomannose antigens. Proc Natl Acad Sci U S A, 2010, 107(31): 13800-13805.

[4] BURTON D R, MASCOLA J R. Antibody responses to envelope glycoproteins in HIV-1 infection. Nat Immunol, 2015, 16 (6): 571-576.

[5] RICHMAN D D, WRIN T, LITTLE S J, et al. Rapid evolution of the neutralizing antibody response to HIV type 1 infection. Proc Natl Acad Sci U S A, 2003, 100(7): 4144-4149.

[6] MOUQUET H. Antibody B cell responses in HIV-1 infection. Trends Immunol, 2014, 35(11): 549-561.

[7] BADEN L R, STIEH D J, SARNECKI M, et al. Safety and immunogenicity of two heterologous HIV vaccine regimens in healthy, HIV-uninfected adults (TRAVERSE): A randomised, parallel-group, placebo-controlled, double-blind, phase 1/2a study. Lancet HIV, 2020, 7(10): e688-e698.

[8] SUN C, ZUO T, WEN Z. B cell engineering in vivo: Accelerating induction of broadly neutralizing antibodies against HIV-1 infection. Signal Transduct Target Ther, 2023, 8(1): 13.

[9] ARMBRUSTER C, STIEGLER G M, VCELAR B A, et al. Passive immunization with the anti-HIV-1 human monoclonal antibody (hMAb) 4E10 and the hMAb combination 4E10/2F5/2G12. J Antimicrob Chemother, 2004, 54(5): 915-920.

[10] KOFF W C. HIV vaccine development: Challenges and opportunities towards solving the HIV vaccine-neutralizing antibody problem. Vaccine, 2012, 30(29): 4310-4315.

[11] WEN Z, SUN C. A zigzag but upward way to develop an HIV-1 vaccine. Vaccines, 2020, 8(3): 511.

[12] 孙彩军, 陈志伟, 陈凌, 等. 创新型艾滋病黏膜疫苗之研究进展. 中华微生物学和免疫学杂志, 2013, 33(1): 24-28.

[13] GRAY G E, ALLEN M, MOODIE Z, et al. Safety and efficacy of the HVTN 503/Phambili study of a clade-B-based HIV-1 vaccine in South Africa: A double-blind, randomised, placebo-controlled test-of-concept phase 2b study. Lancet Infect Dis, 2011, 11(7): 507-515.

[14] RERKS-NGARM S, PITISUTTITHUM P, NITAYAPHAN S, et al. Vaccination with ALVAC and AIDSVAXto prevent HIV-1 infection in Thailand. N Engl J Med, 2009, 361(23): 2209-2220.

[15] KIJAK G H, TOVANABUTRA S, RERKS-NGARM S, et al. Molecular evolution of the HIV-1 Thai epidemic between the time of RV144 immunogen selection to the execution of the vaccine efficacy trial. J Virol, 2013, 87(13): 7265-7281.

[16] KIM J, VASAN S, KIM J H, et al. Current approaches to HIV vaccine development: A narrative review. J Int AIDS Soc, 2021, 24 Suppl 7(Suppl 7): e25793.

[17] GILBERT P, WANG M, WRIN T, et al. Magnitude and breadth of a nonprotective neutralizing antibody response in an efficacy trial of a candidate HIV-1 gp120 vaccine. J Infect Dis, 2010, 202(4): 595-605.

[18] HAYNES B F, GILBERT P B, MCELRATH M J, et al. Immune-correlates analysis of an HIV-1 vaccine efficacy trial. N Engl J Med, 2012, 366(14): 1275-1286.

[19] WIEHE K, BRADLEY T, MEYERHOFF R R, et al. Functional relevance of improbable antibody mutations for HIV broadly neutralizing antibody development. Cell Host Microbe, 2018, 23(6): 759-765.

[20] HOUSER K V, GAUDINSKI M R, HAPPE M, et al. Safety and immunogenicity of an HIV-1 prefusion-stabilized envelope trimer (Trimer 4571) vaccine in healthy adults: A first-in-human open-label, randomized, dose-escalation, phase 1 clinical trial. EClinicalMedicine, 2022, 48: 101477.

[21] VERKOCZY L, CHEN Y, ZHANG J, et al. Induction of HIV-1 broad neutralizing antibodies in 2F5 knock-in mice: Selection against membrane proximal external region-associated autoreactivity limits T-dependent responses. J Immunol, 2013, 191(5): 2538-2550.

[22] WILLIAMS W B, ZHANG J, JIANG C, et al. Initiation of HIV neutralizing B cell lineages with sequential envelope immunizations. Nat Commun, 2017, 8(1): 1732.

[23] MOODY M A, PEDROZA-PACHECO I, VANDERGRIFT N A, et al. Immune perturbations in HIV-1-infected individuals who make broadly neutralizing antibodies. Sci Immunol, 2016, 1(1): aag0851.

[24] ROSKIN K M, JACKSON K J L, LEE J Y, et al. Aberrant B cell repertoire selection associated with HIV neutralizing antibody breadth. Nat Immunol, 2020, 21(2): 199-209.

[25] SCHEID J F, MOUQUET H, KOFER J, et al. Differential regulation of self-reactivity discriminates between IgG+ human circulating memory B cells and bone marrow plasma cells. Proc Natl Acad Sci U S A, 2011, 108(44): 18044-18048.

[26] COREY L, GILBERT P B, JURASKA M, et al. Two randomized trials of neutralizing antibodies to prevent HIV-1 acquisition. N Engl J Med, 2021, 384(11): 1003-1014.

[27] RUDOMETOV A P, CHIKAEV A N, RUDOMETOVA N B, et al. Artificial anti-HIV-1 immunogen comprising epitopes of broadly neutralizing antibodies 2F5, 10E8, and a peptide mimic of VRC01 discontinuous epitope.Vaccines (Basel), 2019, 7

（3）：83.

［28］KORBER B, GASCHEN B, YUSIM K, et al. Evolutionary and immunological implications of contemporary HIV-1 variation. Br Med Bull, 2001, 58: 19-42.

［29］HEMELAAR J. The origin and diversity of the HIV-1 pandemic. Trends Mol Med, 2012, 18（3）: 182-192.

［30］POWELL R L, URBANSKI M M, BURDA S, et al. High frequency of HIV-1 dual infections among HIV-positive individuals in Cameroon, West Central Africa. J Acquir Immune Defic Syndr, 2009, 50（1）: 84-92.

［31］WU X, YANG Z Y, LI Y, et al. Rational design of envelope identifies broadly neutralizing human monoclonal antibodies to HIV-1. Science, 2010, 329（5993）: 856-861.

［32］ZHOU T, GEORGIEV I, WU X, et al. Structural basis for broad and potent neutralization of HIV-1 by antibody VRC01. Science, 2010, 329（5993）: 811-817.

［33］PAN E, FENG F, LI P, et al. Immune protection of SIV challenge by PD-1 blockade during vaccination in rhesus monkeys. Front Immunol, 2018, 9: 2415.

［34］SUN C, CHEN Z, TANG X, et al. Mucosal priming with a replicating-vaccinia virus-based vaccine elicits protective immunity to simian immunodeficiency virus challenge in rhesus monkeys. J Virol, 2013, 87（10）: 5669-5677.

［35］SUN C, ZHANG L, ZHANG M, et al. Induction of balance and breadth in the immune response is beneficial for the control of SIVmac239 replication in rhesus monkeys. J Infect, 2010, 60（5）: 371-381.

［36］WU C, HE Y, ZHAO J, et al. Exacerbated AIDS progression by PD-1 blockade during therapeutic vaccination in chronically simian immunodeficiency virus-infected rhesus macaques after interruption of antiretroviral therapy. J Virol, 2022, 96（3）: e0178521.

［37］YANG Q, FENG F, LI P, et al. Arsenic trioxide impacts viral latency and delays viral rebound after termination of ART in chronically SIV-infected macaques. Adv Sci（Weinh）, 2019, 6（13）: 1900319.

［38］BAILÓN L, LLANO A, CEDEÑO S, et al. Safety, immunogenicity and effect on viral rebound of HTI vaccines in early treated HIV-1 infection: A randomized, placebo-controlled phase 1 trial. Nat Med, 2022, 28（12）: 2611-2621.

［39］LU W, ARRAES L C, FERREIRA W T, et al. Therapeutic dendritic-cell vaccine for chronic HIV-1 infection. Nat Med, 2004, 10（12）: 1359-1365.

［40］GARCÍA F, CLIMENT N, GUARDO A C, et al. A dendritic cell-based vaccine elicits T cell responses associated with control of HIV-1 replication. Sci Transl Med, 2013, 5（166）: 166ra2.

［41］SURENAUD M, MONTES M, LINDESTAM ARLEHAMN C S, et al. Anti-HIV potency of T-cell responses elicited by dendritic cell therapeutic vaccination. PLoS Pathog, 2019, 15（9）: e1008011.

［42］BREZAR V, HANI L, SURENAUD M, et al. Negative modulation of suppressive HIV-specific regulatory T cells by IL-2 adjuvanted therapeutic vaccine. PLoS Pathog, 2017, 13（7）: e1006489.

［43］BORDUCCHI E N, CABRAL C, STEPHENSON K E, et al. Ad26/MVA therapeutic vaccination with TLR7 stimulation in SIV-infected rhesus monkeys. Nature, 2016, 540（7632）: 284-287.

［44］SU B, DISPINSERI S, IANNONE V, et al. Update on Fc-mediated antibody functions against HIV-1 beyond neutralization. Front Immunol, 2019, 10: 2968.

［45］SU B, MOOG C. Which antibody functions are important for an HIV vaccine? . Front Immunol, 2014, 5: 289.

［46］SUN C, ZUO T, WEN Z. First clinical study of germline-targeting strategy: One step closer to a successful bnAb-based HIV vaccine. Innovation（Camb）, 2023, 4（1）: 100374.

［47］SAUNDERS K O, COUNTS J, THAKUR B, et al. Vaccine induction of CD4-mimicking HIV-1 broadly neutralizing antibody precursors in macaques. Cell, 2024, 187（1）: 79-94.

［48］STEICHEN J M, PHUNG I, SALCEDO E, et al. Vaccine priming of rare HIV broadly neutralizing antibody precursors in nonhuman primates. Science, 2024, 384（6697）: eadj8321.

［49］WANG S, CHAN K W, WEI D, et al. Human CD4-binding site antibody elicited by polyvalent DNA prime-protein boost vaccine neutralizes cross-clade tier-2-HIV strains. Nat Commun, 2024, 15（1）: 4301.

［50］WU C, RAHEEM I T, NAHAS D D, et al. Stabilized trimeric peptide immunogens of the complete HIV-1 gp41 N-heptad repeat and their use as HIV-1 vaccine candidates. Proc Natl Acad Sci U S A, 2024, 121（22）: e2317230121.

［51］WILLIAMS W B, ALAM S M, OFEK G, et al. Vaccine induction of heterologous HIV-1-neutralizing antibody B cell lineages in humans. Cell, 2024, 187（12）: 2919-2934.

［52］XIE Z, LIN Y C, STEICHEN J M, et al. mRNA-LNP HIV-1 trimer boosters elicit precursors to broad neutralizing antibodies. Science, 2024, 384（6697）: eadk0582.

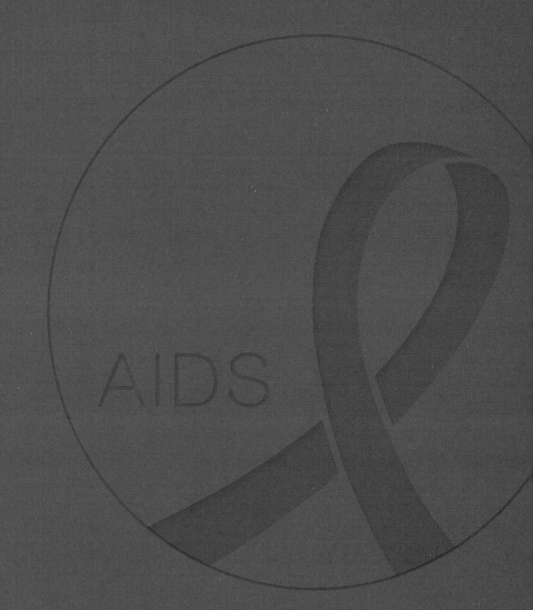

第二篇

艾滋病流行病学与预防控制

第一章　艾滋病流行病学

第一节　艾滋病发现史

一、艾滋病的最初病例报告及病例的定义

（一）最初的病例报告

1980 年 6 月，加拿大人 Gaëtan Dugas 在美国旧金山做美容手术，割除脸上新长出来的一个紫色肉疣，而化验报告显示为一种罕见的皮肤癌卡波西肉瘤。三个月过去，他极度衰弱，癌细胞已全身广泛转移。当时，他的两名同性伴侣也因出现了同样的紫色肉疣而住进医院。Gaëtan 是加拿大航空公司的空乘服务员，性生活相当活跃，据称在北美地区有超过 2 500 个性伴侣，在加利福尼亚州、纽约州和其他州的男性同性性活动社群非常活跃。因此，他被指责是引发北美艾滋病流行的"罪魁祸首"，被美国和世界医学界称为艾滋病的"零号病人"，也就是最早发现的病例。然而，据 2016 年 10 月发表在 *Nature* 上的一项研究，他只是自 20 世纪 70 年代开始被感染的数千例患者之一。

1981 年 6 月 5 日由美国疾病预防控制中心发布的 MMWR（Morbidity and Mortality Weekly Report）报道了 1980 年 10 月至 1981 年 5 月洛杉矶市 3 家医院的 5 例肺孢子菌肺炎（PCP）患者，被公认为最早正式报告的病例。这 5 例病例均为男性，年龄在 29～36 岁，都曾感染或正在感染巨细胞病毒（CMV）、念珠菌。截至 1981 年 5 月有 2 例已经死亡，所有患者都有免疫系统缺陷的迹象，都曾在洛杉矶的医院接受过一种罕见感染——PCP 的治疗。在美国，PCP 几乎仅发生于严重免疫抑制的患者。在临床上没有明显潜在免疫缺陷的 5 名既往健康的人身上发生 PCP 是不寻常的。之后的调查发现，这 5 名年轻男性都是活跃的同性恋者，但这 5 个人互不相识，没有已知的共同接触者，也不知道性伴侣曾患类似疾病。表明同性恋生活方式的某些方面或通过性接触感染的疾病与这一人群中的 PCP 有关联。

大约在同一时间，又有 26 名男性同性恋者诊断出卡波西肉瘤。其中，20 人在纽约市，6 人在加利福尼亚州，4 人发生过 PCP，其他人则患上了严重的疱疹、念珠菌感染、隐球菌性脑膜炎和弓形虫病。卡波西肉瘤是一种在美国不常见的恶性肿瘤，通常情况下，每 150 万美国人中仅有 1 人患有卡波西肉瘤，且主要发生于老年人。然而，这 26 例患者的年龄为 26～51 岁，其中 8 例患者在被确诊后 24 个月内死亡。

1981 年 6 月，法国的 Rozenbaum 医生在一位法航空中服务员的身上也发现了 PCP。人们开始意识到，这一发生在美国的疾病可能并不只是一个区域性问题，而是一个世界性的流行病。几个相关的流行病学调查结果显示，所有这些患者都有一个相同的特征，他们都是年轻的男男性行为者。

1981 年 7 月，美国疾病预防控制中心成立了一个特别工作组，对这些患者进行系统监测，以了解该综合征的特征，确定其在人群中的发生频率，确定哪些人有患病的风险，以及患病的原因。最初的搜索对象是实验室证实的卡波西肉瘤和/或证实的危及生命的机会性感染患者，年龄在 15～60 岁，既往身体健康。工作组首先联系了纽约州、加利福尼亚州和佐治亚州的医生、其他医学专家、大型医院和肿瘤登记处，并审查了向美国疾病预防控制中心提出的关于喷他脒的申请。因为喷他脒是一种用于治疗 PCP 的药物，只能从疾病预防控制中心获得。后来，根据医生个人和卫生部门的电话和邮件报告，以及对喷他脒申请的

持续审查,建立了一个监测系统。

1981 年 9 月,一项对 50 例艾滋病患者和 120 名健康的男性同性恋者进行的对照研究发现,艾滋病患者组男性的性伴侣人数比对照组多,患者组平均每年有 60 个性伴侣,而对照组每年仅有 25 个。

与此同时,在美国的其他人群中也发现了艾滋病患者。1981 年秋天,纽约的医生治疗了几例注射吸毒的肺孢子菌肺炎和其他机会性感染异性恋男女病例。纽约州和新泽西州的卫生部门也报告了少数有类似症状的囚犯。同一时间,迈阿密的医生报告了几名新近移居美国的海地人患有艾滋病,纽约也出现了感染这种疾病的海地人。

1982 年初,迈阿密首次报告一例血友病患者死于 PCP。随后很快又有其他地区也有类似报道。截至 1983 年 4 月 5 日,美国疾病预防控制中心共收到 11 例血友病患者合并艾滋病的报告,其中 8 人已经死亡。他们都不是同性恋者、注射吸毒者或海地人。在大多数情况下,这些患者都是所在城市、州或地区的首例艾滋病病例。他们没有共同的用药史、职业、习惯或宠物种类,没有任何与免疫学相关的家庭疾病史,也没有发现他们通过相互接触以及与同性恋者、非法药物滥用者或海地移民接触而感染疾病的可能。所有人都接受过Ⅷ因子浓缩物(一种凝血蛋白)输注,除一人外,其他人还接受过其他血液成分输注。

1985 年 10 月,曾两度被评为全美票房冠军的电影明星 Rock Hudson 因艾滋病去世,他在去世前几个月才公开承认自己感染了艾滋病,他的去世使得公众首次认识到艾滋病的威胁迫在眉睫。事实上,当他的死讯被公布时,有 1.2 万美国人已经或即将死于艾滋病,还有数十万人感染,在此之前似乎根本没人关注该疾病。

(二)可能最早出现的病例

尽管 20 世纪 80 年代初在美国发现了明显的艾滋病病例,有证据显示,最早的病例可以追溯到 1959 年。20 世纪 80 年代中期,一名美国的研究员对来自非洲不同地区的 672 个冷冻标本进行了 HIV 检测。其中,仅有一份 1959 年从一名非洲男性身上采集的血浆样本呈阳性。该男性来自金沙萨。该检测是通过蛋白质印迹(WB)技术和其他三种不同的实验室检测方法证实的,有充分的理由相信 1959 年存在 HIV。

金沙萨病例的一个重要意义是追溯艾滋病的起源,但该病例并不意味着艾滋病疫情始于赤道西部非洲。研究人员发现了一些早期患者的记录症状与艾滋病的症状极为相似。最早发现 HIV 的法国科学家 Luc Montagnier 认为最早的病例是一名美国男性,该男性 1952 年死于发热、不适,尤其是感染 PCP,但当时没有储存该男性的血液样本供后期检测,仅症状提示其免疫系统受到抑制,也可能是艾滋病以外的其他原因导致的。1958 年去世的日裔加拿大人和 1959 年去世的海地裔美国人也是如此。更有说服力的是一位性活跃的 15 岁美国青年的案例,他于 1969 年死于多种症状,包括罕见的卡波西肉瘤。该病例储存的血液经 WB 检测呈阳性,但是该结果后来被质疑。在赤道西部非洲还发现了其他可能的早期病例。一位非洲妇女于 1958 年在刚果中部的利萨拉住院治疗,四年后在金沙萨因消瘦和卡波西肉瘤死亡。但是没有储存的血液样本用以证实研究者对该非洲妇女的艾滋病诊断。另外,一名挪威海员在 1966 年之前发生了不明原因感染,并且传染给了他的妻子和孩子。三人储存的血液样本经 HIV 检测结果均呈阳性,但是其病毒形式与 1959 年在金沙萨发现的不同。

以上病例都是早期关于 HIV 起源争议的基础。虽然大量证据显示,在早期就可能有 HIV 的存在,并且可追溯的最早病例来自非洲。但由于一些特定原因,HIV 在早期的传播范围仍然有限。直到 20 世纪 80 年代初,该病毒才开始在人类社会中广泛传播,并受到关注。

二、艾滋病病例定义的变化

严格说来,艾滋病(AIDS)即 acquired immune deficiency syndrome(译作获得性免疫缺损综合征,或后天性免疫缺损综合征)不是一种疾病的名称,而是对导致一系列疾病的临床状态的命名。早期,人们主要根据该病的发病人群特征对其进行定义,随着对该病的认识逐渐深入,艾滋病的定义也发生了明显的变化。

(一)同性恋相关免疫缺陷病

1981 年 7 月,在美国一些大城市的调查发现,卡波西肉瘤和肺孢子虫病已经在同性恋者中蔓延开。

在华盛顿地区未患病的同性恋者中,有一半的人免疫系统都不正常,这意味着他们也将患上同样的疾病。美国疾病预防控制中心的研究者对洛杉矶、旧金山、纽约和迈阿密的患者进行了访谈。一方面,发现这些患者的性活动十分活跃,多数人有多达数十个甚至上百个性伙伴。另一方面,还发现了这些患者存在毒品滥用的情况,尤其是 Rush 滥用。Rush 是一种血管扩张剂,有助于扩张阴茎和直肠黏膜下的血管,激发性欲和延长性快感。由此,研究者猜想疾病的发生可能与性活动或 Rush 使用有关。研究者在同性恋人群中进行病例对照研究发现,患者在性生活方面更为活跃,该群体的性伴侣数量是健康同性恋者的数倍甚至数十倍,由此认为该疾病是一种性传播疾病,将其命名为"同性恋相关免疫缺陷病"(gay-related immune deficiency,GRID),部分媒体称该病为"同性恋癌"。

(二)获得性免疫缺陷综合征

1982 年,随着疫情的扩散,美国疾病预防控制中心成立了一个特别工作组,由部分流行病学家和传染病专家组成,对该病进行深入调查和研究。1982 年 6 月,一例 59 岁的血友病患者发生了 GRID。与以往不同的是,该患者并不是同性恋者,也不吸毒。在那之后,因使用血液制品而发生 GRID 的病例接二连三地出现。考虑到血液制品的过滤处理方式十分严格,可以完全除去细菌和其他病原微生物,因此,认为 GRID 只能是由病毒引起的。显然,再将这种疾病称为 GRID 是不恰当的。在进一步研究中又发现,这种疾病还可以通过吸毒者互换注射器、孕妇传染给胎儿、输血等途径传播,最令人不安的是,它被证明能通过异性性行为传播。

由于患病个体的表现均为机体免疫系统被破坏,失去抵抗能力而感染其他疾病并因此死亡。因此,为了更准确地描述这一疾病,1982 年 7 月在美国华盛顿举行的学术讨论会上,专家们给它重新命名为"获得性免疫缺陷综合征"(acquired immune deficiency syndrome,AIDS)。"获得性免疫缺陷综合征"不是一个单一的疾病概念,它强调的是机体免疫系统被破坏从而导致的一系列病症,其中最突出的就是罕见的卡波西肉瘤和 PCP。

三、艾滋病的传播途径

20 世纪 80 年代初期,艾滋病的病例报告主要来自北美和欧洲等地区的个别发达国家,特别是美国、法国等。这些疫情信息给人们一种错误的认识,认为艾滋病是发达国家的传染病,是由于生活堕落而造成的一种特殊传染病。因此,当时人们下意识地认为艾滋病不会在发展中国家流行。但是,20 世纪 80 年代中后期,艾滋病疫情开始在非洲和亚洲蔓延,人们逐渐意识到该疾病是一种世界流行的传染病。

在艾滋病流行早期,美国和欧洲部分发达国家报告的艾滋病病例显示,患者主要通过男男同性性行为、注射吸毒者共用注射器吸毒行为和血友病患者使用受污染的血液制品而感染。随着对血液安全的关注和采取相应措施,艾滋病经血和血液制品传播得到控制,而经注射吸毒和性传播则变为主要的传播方式。同时,经男女间性行为传播所占比重逐渐上升。

HIV 主要存在于感染者的血液、精液、阴道分泌物、组织液、淋巴液、脑脊液、乳汁等体液和分泌物中,因此可通过异性及同性的性接触传播、血液感染(包括静脉输注被 HIV 污染的血液、血液成分或血液制品以及静脉注射毒品等途径)及母婴传播 3 条途径传播。虽然可以从唾液、泪液、尿液和汗液中分离到 HIV,但并不能造成艾滋病的传播。表 2-1-1-1 列出了不同暴露方式,每 1 万次暴露感染 HIV 的概率。

(一)血液接触传播

通过输注含有 HIV 的血液或血液制品以及由于含有 HIV 的血液污染相关器械可造成 HIV 的传播。经血液传播 HIV 是效率最高的传播方式。血液接触传播的主要形式如下。

1. **共用未经消毒的注射器和针头吸毒** 已感染 HIV 的注射吸毒者使用过的针头、注射器和稀释液内可能残留有受 HIV 污染的血液,当注射吸毒者在未经消毒的情况下共用针具时,HIV 会因静脉注射直接进入血管,可造成 HIV 在注射吸毒人群中相互传播蔓延。这种传播往往在流行早期较多,并可造成一个地区注射吸毒人群中艾滋病的流行。

2. **输注含有 HIV 的血液及血液制品** HIV 通过血液及血液制品传播具有很高的传播概率,几乎达到 100%,这种情况主要发生在流行的早期。输血感染与受血者的年龄、受血量有密切关系。由于艾滋病流

表 2-1-1-1　不同暴露方式感染 HIV 的概率 [①]

暴露类型	感染 HIV 概率 （每 1 万次暴露）[*]	暴露类型	感染 HIV 概率 （每 1 万次暴露）[*]
血液暴露		阴道性交的男性	4
输血	9 250	口交被插入方	低
静脉吸毒共用针头	63	口交插入方	低
经皮穿刺（如针刺）	23	**其他** [#]	
性暴露		咬伤	可忽略
肛交被动方	138	吐痰	可忽略
肛交主动方	11	体液喷溅（如精液或唾液）	可忽略
阴道性交的女性	8	共用性玩具	可忽略

　　[*]. 可能增加 HIV 传播风险的因素包括性传播疾病、急性和晚期 HIV 感染以及高病毒载量。可能降低风险的因素包括使用安全套、包皮环切术、抗逆转录病毒治疗和预先暴露预防。表格中提供的风险估计没有考虑这些因素。

　　[#]. 理论上可传播 HIV 的暴露方式，如咬伤、吐痰、体液喷溅（包括精液和唾液）、共用性玩具等，其传播性可以忽略不计。

行早期未对血液及其制品进行严格的 HIV 筛查，造成血液制品受到污染。主要发生在使用Ⅷ因子或Ⅸ因子的血友病患者中。在对血液进行筛查后，这种情况已得到有效控制。

　　3. 污染采血设备　这种情况主要发生在单采血浆的机构和设备。在没有实行全自动机器采集的情况下，在血细胞分离血浆回输的过程中因 HIV 污染而造成单采血浆献血员中艾滋病流行。这一情况目前已经得到彻底控制。

　　4. 其他经血途径　在医护人员为艾滋病患者或 HIV 感染者提供医疗服务的过程中，由于意外刺破皮肤而造成感染的职业性暴露事件已有报道。公安司法干警在抓捕嫌疑犯或管理罪犯的过程也有机会接触含有 HIV 的血液。但上述两种情况发生感染的概率很小，在医务卫生人员中 HIV 传播力度要比 HBV、HCV 低得多。被 HIV 污染的针头刺伤后感染的总体风险为 0.3%，然而使用空心针头（如采血针）的感染风险要明显高于使用手术针头。

　　（二）性传播

　　在没有保护措施的情况下，与感染 HIV 的同性或异性发生有体液交换的性交，可以导致 HIV 经性接触传播。这种传播方式是目前全球最主要的传播方式。按性行为发生者的性别划分，可分为同性性行为、异性性行为以及双性性行为。男性同性性行为是指男性与男性间的性行为，该人群又被称为男男性接触者（men who have sex with men, MSM），或称为男男性行为者（在本文中统一使用 MSM 人群）。异性性行为是指男性和女性间发生的性行为。双性性行为是指一个人（男或女）与男性和女性都有性行为。按性行为方式划分，可分为生殖器-生殖器性交、生殖器-口腔性交和生殖器-肛门性交 3 类，其中以生殖器-肛门性交传播艾滋病的风险最大。在未接受抗逆转录病毒治疗的情况下，与 HIV 阳性伴侣发生无保护性行为（不使用安全套、不使用暴露前预防性服药）时感染 HIV 的风险概率见表 2-1-1-1。

　　艾滋病的性接触传播受到很多其他因素的影响，如性伴侣数量、性行为方式、安全套的使用和性伴侣感染性病情况等。

　　（三）垂直传播

　　感染 HIV 的妇女将病毒传播给其孩子称为垂直传播，又称母婴传播，是儿童感染 HIV 的主要方式。母婴传播可以发生在妊娠期间，病毒通过胎盘传给胎儿；可以发生在分娩的过程中，新生儿受到母亲血液或阴道分泌液的污染而感染；也可以发生在分娩后，通过乳汁，经哺乳感染。

　　如果不采取干预措施，HIV-1 阳性母亲所生子女中高达 40% 会感染 HIV-1，最关键的风险因素是母

① PATEL P, BORKOWF C B, BROOKS J T, et al. Estimating per-act HIV transmission risk: A systematic review. AIDS, 2014, 28（10）: 1509-1519.

亲的病毒载量。该比例一般在发展中国家较高,如非洲高达 15%~40%,而全球来说,尤其是发达国家中母婴传播占比约为 5%~10%。如果采取有效的母婴传播阻断措施,其危险性可以降至 10% 以下,甚至更低。实现这一目标的综合措施包括对孕妇进行抗逆转录病毒治疗或预防、对新生儿进行抗逆转录病毒暴露后预防(PEP)以及禁止母乳喂养。

(四)其他传播途径

主要指因器官移植而造成的 HIV 感染。这种情况在各种器官移植中均有报道。

(五)不会发生传播的途径

1. **日常生活** 一般来说,通过家庭成员之间的日常生活接触传播 HIV 的可能性不大,如一般的拥抱接吻、共同用餐、游泳、共用便器。HIV 的传播也需要一定的条件,即必须有足够量的 HIV 从感染者体内排出,而且很快进入另外一个人的身体内。因此,避免血对血的接触至关重要,不应共用剃须刀片或牙刷。

目前没有任何迹象表明 HIV 可通过唾液、泪液、餐具、病菌偶然接触或昆虫传播,说明 HIV 不会通过日常生活接触传播。HIV 也不会通过空气、饮水、食品,以及未消毒的餐具、衣服被褥、货币等物品而传播。因此,也不必担心与艾滋病患者和 HIV 感染者握手、轻吻或共用电话、马桶、桌椅等而被感染。各种家养动物不可能携带 HIV,因此,艾滋病也不会通过动物的咬伤、抓伤而传播。

2. **蚊虫叮咬** 研究表明,HIV 不会通过蚊虫叮咬传播。在世界各国的多蚊地区,有的是艾滋病高发区,但事实上没有一例患者是通过蚊叮咬传染的。流行病学调查也否定了蚊传播艾滋病的可能。进一步深入研究发现,在蚊的胃里分离到 HIV,发现蚊吸了艾滋病患者含有高浓度病毒的血液后,HIV 可在其胃肠里存活 3~4 天。可以肯定蚊是 HIV 的暂时携带者,但至今还没有证据证明蚊可以传播艾滋病。关于蚊之所以不容易把艾滋病传染给健康人,一是 HIV 只停留在蚊的胃肠中,而不进入蚊的血液和唾液中,因此在叮咬健康人时,不会把病毒传入被叮者体内;二是蚊叮咬人体吸血时,其刺吸式口器上可能会沾有残血,但含量极微,仅为 0.000 4ml,照此计算,需要连续叮咬 2 800 次,方可形成带毒残血。而蚊吸一次血,至少 4 天不会再去叮咬吸血。所以,虽然蚊吸了艾滋病患者的血,其胃内可有病毒,但不说明蚊有传染艾滋病的能力。

3. **公共场所** 因为 HIV 一旦离开人体后生存能力就变得非常弱,很快就灭活,普通的消毒剂、热水就可将它灭活,所以在公共浴池是不会感染 HIV 的。游泳池和公共浴池一般也不会传染艾滋病。即便是 HIV 感染者在游泳时划破皮肤出血,溶于水中,也不会造成传播。因为 HIV 离开人体,在水中的存活时间不会超过 1 分钟。同时由于出血很快被大量池水稀释分散,即便接触到 HIV,它也没有从皮肤进入人体的能力。任何一种疾病的感染,都需要一定的条件,比如适合的环境、含菌或含病毒的浓度以及特定的传播途径和适合的人群。

四、艾滋病潜伏期与重大公共卫生问题

艾滋病潜伏期是指自感染 HIV 到出现明显临床症状之间的时间。在这个阶段,感染者通常没有明显的症状,但病毒在体内不断复制,同时机体的免疫系统也在与病毒作斗争。这一阶段可能持续数年,具体的时间因个体而异,主要是受机体的免疫状况以及感染的毒株亚型影响。潜伏期的存在会造成一系列公共卫生问题。

(一)诊断和治疗延迟

首先,在感染 HIV 初期,感染者通常没有任何明显的症状。一些人对自身的 HIV 感染风险和感染 HIV 后的潜在后果缺乏足够的认识,因此可能不会主动进行 HIV 检测,导致诊断延迟。其次,当症状出现时,它们可能是非特异性的,如发热、疲劳、头痛等,这使得很难将其与其他疾病区分开来。因此,患者和医生很可能会将这些症状归因于其他疾病,导致诊断延迟。最后,社会和文化因素也可能影响个体对艾滋病的认识和对医疗服务的访问。对艾滋病的恐惧、社会歧视、污名化等问题都可能阻碍患者主动进行 HIV 检测和寻求医疗服务,许多感染者在症状出现或疾病进展到艾滋病阶段时才被发现。在艾滋病阶段,感染者的免疫系统严重受损,合并感染其他疾病的风险增加,如肺炎、结核病等,导致严重的健康问题。艾滋病期的治疗往往需要更多的医疗资源和药物,医疗成本显著增加,治疗效果也不如早期治疗。

（二）传播风险增大

潜伏期内，感染者虽无明显的临床症状，但是体内仍有大量病毒复制，仍能将病毒传播给他人。其间，许多感染者在不知晓自身感染状态的情况下，很难主动采取保护措施，继续发生高危行为的可能性较大，增加了疫情传播的风险。一个典型的例子就是在 20 世纪 80 年代初期，艾滋病刚被发现，人们对这种疾病的了解非常有限，也缺乏有效的治疗方法和预防措施。许多感染者在潜伏期内没有明显的症状，仍继续共用注射器、发生无保护性行为等高风险行为，导致了 HIV 的迅速传播。并且在潜伏期内，尽管个体可能没有明显症状，但体内的 HIV 病毒载量可能较高，发生高危行为传播 HIV 的风险较大。艾滋病潜伏期可能长达数年，若感染者没有足够的 HIV 检测意识，很难在潜伏期被发现，进而采取有效措施控制艾滋病的传播。

（三）艾滋病疫情规模估计困难

客观、全面、准确地分析流行形势是制定防治策略措施的前提和基础。HIV 感染者和艾滋病患者现存活人数、死亡人数、新发感染人数是分析流行形势的重要依据，也是评价防治进展和效果的核心变量。由于艾滋病本身的特性和监测数据的局限性，通常需要疫情估计方法全面评估艾滋病疫情现状及趋势，而只有正确解读疫情估计结果，才能深入全面地认识流行形势，为防治政策和措施的制定提供科学依据。艾滋病疫情估计与预测方法主要有组分法、反向计算法、AIDS 疫情模型、亚洲疫情模型、工作簿方法、EPP、Spectrum 等。这些模型通常会考虑潜伏期的长短，以更准确地估计感染者规模和疫情的传播速度。但是由于潜伏期感染者的传播链难以追踪，导致对疫情规模的估计存在漏洞。在进行艾滋病疫情规模估计时，可能有大量的潜伏期感染者无法被纳入统计，疫情规模可能被低估。尤其是在一些欠发达地区，人们对艾滋病的认知水平较低，HIV 检测和治疗服务的可及性不高，可能存在大量的潜伏期感染者，疫情估计的难度进一步增加。

（四）影响卫生资源分配

卫生资源的分配是一个复杂的决策过程，需要综合考虑多方面因素，以满足人们的卫生服务需求，改善整体卫生状况。首先，因为潜伏期感染者通常没有症状，他们的风险意识通常不高，容易错过各类预防和教育的机会。因此，需要投入较多的卫生资源以加强对公众的艾滋病教育，降低潜伏期感染者传播 HIV 的风险，促使更多的潜伏期感染者及时进行 HIV 检测。其次，潜伏期感染者可能面临一系列心理和社会压力，卫生资源也可能需要用于提供心理健康支持和社会服务，以应对这些潜在问题。当大量感染者处于潜伏期时，卫生保健系统需要准备充足的资源来应对未来可能出现的大量艾滋病病例，包括提供抗逆转录病毒治疗和支持服务等，以满足日益增加的患者需求。最后，由于不同感染者的潜伏期长短存在较大差异，在进行卫生资源分配时还应考虑相应的经济学效益，而不是简单地保证充足的卫生资源，还要考虑卫生系统的可持续性。

五、国外艾滋病控制的早期实践

20 世纪 80 年代初期，艾滋病作为一种新发现的传染病，陆续在许多国家流行，对全球公共卫生构成了巨大挑战，国际社会采取了一系列措施来控制艾滋病疫情。

（一）疫情监测和性伴侣追踪

自 20 世纪 80 年代初期，各国陆续出现艾滋病病例后，人们对艾滋病的疫情监测和性行为研究也逐渐兴起。许多国家的疾病预防控制中心和卫生机构在艾滋病流行初期起到了关键作用，帮助了解疫情的规模和传播方式。1981 年 6 月，美国疾病预防控制中心开始对患有这些疾病的人进行系统监测。1981 年 7 月，美国疾病预防控制中心成立了一个特别工作组，以确定该疾病的特征，确定其在人群中的发生频率，确定哪些人群有患病的风险，以及患病原因。在疫情初期，通常是由医生和医疗机构负责对艾滋病病例进行报告，研究者常关注该疾病的传播途径，尤其是与性行为有关的传播途径，以明确疾病的传播和感染方式。法国于 1983 年建立了国家艾滋病监测中心（French National AIDS Monitoring Center），进行疫情监测。性行为研究通常包括对高风险人群的行为进行调查和分析。美国、法国、澳大利亚在艾滋病发现初期便开始采取广泛的性行为研究，特别是针对 MSM 人群和注射吸毒者，包括性伴侣数量、性行为习惯、避免高风险行为的教育等方面的调查研究。这些数据帮助了解 HIV 的传播途径，制定有效的预防措施。

同时,美国、澳大利亚、英国实施了性伴侣追踪和通知措施。这一措施旨在通过医疗机构和卫生部门提供匿名或保密的性伴侣通知服务,鼓励感染者通知他们的性伴侣,以进行 HIV 检测和提供支持服务,减少疫情的传播。

(二)对献血员进行筛查

输血和血液制品被确定为传播源后,人们立即采取措施降低感染风险。有感染 HIV 风险的人被劝阻不要献血。1983 年 1 月美国输血协会首先推荐献血员教育和献血员筛查,采用调查表筛查法,把那些具有艾滋病高危行为经历的人从献血员队伍中筛查出来,比如,MSM 人群或吸毒者、血友病患者、曾患过肝炎或疟疾者、到过疟疾流行区者等,只要有其中任何一项,均不宜作为献血员。这样,把那些可能已经感染了艾滋病的人从献血队伍中筛查出去,相对地保证血液和血液制品的安全。1983 年 3 月 24 日,美国食品药品监督管理局(U. S. Food and Drug Administration, FDA)批准了针对Ⅷ因子的灭活病原微生物的处理规范。1985 年 1 月,美国食品药品监督管理局批准了首个商业性 HIV 检测。在英国,例行血液检测始于 1985 年 10 月。确保血液安全是一个相对简单的技术性对策,许多国家都迅速采取了必要措施。在当时对艾滋病的认识水平下,这些措施对于减少艾滋病经血液和血液制品传播起到了非常大的作用。

(三)关闭男性同性恋浴池

美国男性同性恋浴池的基本服务是让男性同性恋在安全的环境中进行性爱,通常每晚都有几个性伴侣。随着艾滋病蔓延到美国城市中性活跃的男性同性恋社区,浴池自然成为人们关注的焦点。公共卫生倡导者和男性同性恋领袖将浴池视为艾滋病的传播点。到 1983 年,许多男性同性恋社区成员和公共卫生机构都意识到,只有关闭浴池,才能继续减少滥交,从而减少新的感染病例。加利福尼亚大学的一个研究小组发现,仍经常光顾浴池的男性在过去一年中几乎没有改变他们的行为,尽管许多在浴池外接受调查的男性承认他们不再经常光顾这些地方。尽管抗议声不断,但到 1985 年 12 月,纽约、旧金山以及其他大多数城市的浴池都已关闭。统计数据也令人信服地表明,关闭浴池有助于减缓流行病的蔓延。

(四)推广使用避孕套

因为使用避孕套可以防止“体液交流传染艾滋病”,美国刮起了“避孕套旋风”。避孕套从专用药店里走出来,摆上了妇女卫生用品专柜,大学里免费发放避孕套,有关部门还编制了使用避孕套和“安全性生活”的小册子进行分发,指导人们如何避免感染艾滋病。一些比较保守的州政府,虽然没有采取这些令人眼花缭乱的措施,但也在高速公路加油站的厕所里和其他一切公共场所安装了自动出售避孕套的机器。1987 年 2 月,美国的《新闻周刊》率先打破了长达 54 年不刊登避孕工具广告的惯例,首次刊登了两页避孕套广告,其广告语宣称“避孕套是预防艾滋病的最佳工具”。尽管美国几家最大的广播公司,如美国广播公司、哥伦比亚广播公司和美国国家广播公司仍然坚决拒绝播放这类广告,但它们的分支机构,如旧金山、底特律、印第安纳波利斯等地的电视台,却选择坚持每天播放避孕套广告。更值得一提的是,许多电视台还决定将播放此类广告的收入捐给艾滋病研究基金会,以支持对艾滋病的研究和防治工作。

(五)推广清洁针具项目

共用注射器具的注射吸毒者很早就被确定为高危人群。采取的方法包括打击毒品和吸毒者(但吸毒者往往会转入地下)、开展宣传活动。为了降低吸毒人群的社会危害性及感染疾病的风险,开始实施针具交换项目。1984 年为控制静脉注射吸毒者中乙型病毒性肝炎的流行,在荷兰的阿姆斯特丹开始针具交换。此后,针具交换项目逐渐在其他国家发展起来,用以控制注射吸毒人群中艾滋病的流行。针具交换旨在向注射吸毒人群中推广安全注射的概念,保证一次性清洁注射器供应,并回收注射吸毒者用过的注射器,以减少该人群中共用注射器吸毒的危险行为,从而预防和控制艾滋病等血源性疾病在注射吸毒人群中传播。针具交换项目不仅促进了注射吸毒者每次使用清洁注射器吸毒,还通过针具交换建立了与注射吸毒者常规联系的平台,向吸毒者提供各种医疗和预防服务,如药物维持治疗转介、戒毒服务转介、同伴教育、安全避孕套推广及咨询检测等。因而清洁针具是预防和控制艾滋病经注射吸毒途径传播的重要策略之一。

(六)对高危人群开展艾滋病筛查

美国国防部决定,从 1985 年 10 月 1 日起,对陆、海、空三军和海军陆战队的新兵进行 HIV 血液检查,凡检测结果阳性者均不得入伍。随后,国务院也从 1987 年 1 月起对现职人员和新雇员进行艾滋病筛查,一旦发现病毒携带者,将立即予以辞退。司法部规定,从 1989 年 12 月 1 日起,所有申请永久居留美国的外国移民都要接受强制性检查,凡确诊感染 HIV 者不具备移民资格。美国的部分州,如伊利诺伊州、得克萨斯州和路易斯安那州等,颁布了有关法律,对登记结婚的人进行艾滋病检查。还有一些州对具有高度危险的群体进行例行检查。例如,对某些犯有吸毒及性关系方面罪行的人进行检查。在娼妓合法化的内华达州,当局开始对妓女进行经常性艾滋病检查。在佛罗里达州,所有具备高度危险特征的孕妇也要进行检查。

（七）开展宣传教育

　　了解传染病,认识传染病,让广大群众掌握预防传染病的基本知识是控制各类传染病的前提。通过开展多种形式的宣传活动,普及预防艾滋病的基本知识,提高全民防范艾滋病的意识和能力,也是控制艾滋病流行的基础。20 世纪 80 年代初期,艾滋病在美国首次出现时,卫生机构和非营利组织就开始启动信息传播活动,包括分发宣传册、海报和广播广告,以教育人们有关 HIV 的传播途径和风险。1985 年,美国政府发起了"国家艾滋病教育与意识日"（National AIDS Education and Awareness Day）,旨在推广艾滋病知识和预防措施,这一活动强调了性健康教育和防疫信息的重要性。1986 年,美国政府启动了全国性广告活动,其中一条知名的广告口号,"Roses and hugs won't give you AIDS",体现了政府试图减少社会对艾滋病患者的污名和歧视。1987 年,美国政府成立了国家艾滋病教育周,同时促进性健康教育,进一步体现了美国政府对艾滋病防控工作的重视。同年,世界卫生组织将每年的 12 月 1 日确定为"世界艾滋病日"（World AIDS Day）,要求全球各国在"世界艾滋病日"前后组织开展多种形式的预防艾滋病宣传活动,宣传艾滋病传播途径和预防方法等基本知识,介绍全球及当地艾滋病疫情的最新情况、各领域研究的最新进展、各地防治工作开展及取得的成效等。

（八）全球动员、共同防控艾滋病的格局形成

　　从首例艾滋病被报道以来,各国逐渐形成共识,全球需要在一个框架下应对这个共同的挑战。联合国系统通过提供技术支持、资源动员和政策倡导,对于推动和指导全球艾滋病的防治与应对起到了至关重要的作用。20 世纪 80 年代初接到美国的集中死亡病例报告时,世界卫生组织察觉到一种新的病毒的流行,并开始密切关注其流行动态,积极与有关国家紧密合作,借以提供技术支持。世界卫生组织于 1985 年成立了艾滋病特别工作组项目,对发现艾滋病的国家及其政府防控策略的制定提供技术支持。之后,全球艾滋病防治计划建立,以支持全球对艾滋病的应对和有关研究活动,收集行之有效的控制策略,并在更大范围进行推广。1985 年 4 月第一届国际艾滋病大会召开,形成了艾滋病防治的全球战略,并付诸实施。此后,许多国家制定了各自的防治计划。世界卫生组织以积极的态度,全方位加强和完善对艾滋病防控的全球指导和支持,初步形成了全球动员、共同防控艾滋病的格局。

（九）制定法律法规

　　1983 年,瑞典颁布了世界上第一部关于艾滋病的法律文件,以应对艾滋病的传播和流行。自此,国际社会和许多国家在艾滋病防治立法方面进行了积极探索,提出了许多切合防治工作实际的立法理念,并制定和颁布了一系列与艾滋病防治相关的法律法规。艾滋病远不只是一个医学问题,它与人权保障关系密切,需要全社会对艾滋病的防治作出积极、全面和有效的回应。人类历史的经验已经充分证明,对少数群体的人权保障与主流社会的人权是相辅相成的,政府不应以保护公共卫生利益作为对 HIV 感染者和艾滋病患者采取惩罚性措施的借口,只有保障 HIV 感染者和艾滋病患者的权利才能保障健康人的权利。

（李东民　陈方方）

第二节　艾滋病流行状况

一、全球艾滋病流行概况

　　成功的抗逆转录病毒治疗（ART）已将艾滋病转变为一种慢性疾病。随着越来越多接受 ART 的患者拥有接近正常的预期寿命,导致更多 HIV 感染者会经历其他慢性疾病。一个重要的公共卫生影响是,与

艾滋病相关的卫生保健需求将会增加,给卫生系统带来越来越大的负担。

（一）总体流行现状

在全球范围内,大多数 HIV 感染是由 HIV-1 引起的。HIV-2 感染病例相对较少,据估计全球约有 100 万～200 万人感染 HIV-2,该估计值难以精确确定。大多数病例集中在西非,HIV-2 在那里呈地方性流行。在西非以外的地区也陆续有 HIV-2 感染病例报道,如欧洲、南美洲、亚洲和美国等,但报告数均极少,或者为 HIV-1 和 HIV-2 混合感染。

据联合国艾滋病联合规划署（Joint United Nations Programme on HIV/AIDS, UNAIDS）最新估计,截至 2022 年底,全球 HIV 感染者和艾滋病患者数约 3 900 万（3 310 万～4 570 万）。其中,3 750 万（3 180 万～4 360 万）为 15 岁及以上成年感染者,150 万（120 万～210 万）为 0～14 岁儿童感染者;53% 为女性。

2022 年,HIV 新发感染人数为 130 万（100 万～170 万）,较 2010 年的 210 万（160 万～280 万）下降 38%。其中,13 万（9 万～21 万）为 0～14 岁以下儿童;女性占 46%;50% 分布在撒哈拉沙漠以南的非洲地区（见图 2-1-2-1）。

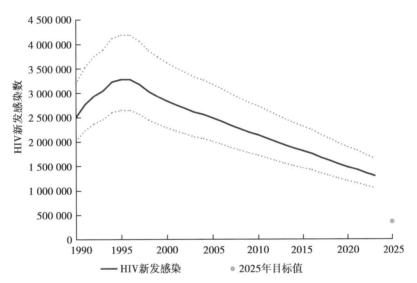

图 2-1-2-1　1990—2022 年全球 HIV 新发感染数变化趋势和 2025 年目标值
数据来源：2023 年 UNAIDS 流行病学估计数据。

2022 年,艾滋病相关死亡人数为 63 万（48 万～88 万）,较 2010 年的 130 万（97 万～180 万）下降 51%。其中,8.4 万（5.6 万～12 万）为 0～14 岁以下儿童（见图 2-1-2-2）。

3 900 万 HIV 感染者和艾滋病患者中,约 86% 的感染者知晓自身感染状况;知晓自身感染状况的人群中,89% 正在接受抗病毒治疗;接受治疗的感染者中,93% 达到病毒抑制。换言之,所有 HIV 感染者中,86% 知道自身感染状况,76% 接受抗病毒治疗,71% 达到病毒抑制（见图 2-1-2-3）。博茨瓦纳、斯威士兰、卢旺达、坦桑尼亚和津巴布韦已经实现了"95-95-95"目标。

自 2010 年以来,东部和南部非洲国家/地区 HIV 新感染人数减少了 57%;接受抗逆转录病毒治疗的人数从 2010 年的 770 万增加到 2022 年的 2 980 万,增加了近三倍。2022 年全球 82% 的艾滋病感染孕妇和哺乳期妇女获得了抗逆转录病毒治疗,高于 2010 年的 46%;2010 年至 2022 年 HIV 新发感染儿童人数减少 58%,是自 20 世纪 80 年代以来的最低。

当前艾滋病防控面临多项重要挑战,如 2022 年全球平均每分钟就有一个生命因艾滋病而逝去;大约 920 万人未获治疗,其中包括 66 万名儿童感染者。成年女性和女童,特别是在撒哈拉以南非洲地区,仍然受到严重影响,全球每周有 4 000 名年轻女性和女童感染艾滋病。近 1/4（23%）的新发 HIV 感染发生在亚洲和太平洋地区,一些国家的新发感染人数正在快速增加,如东欧和中亚（自 2010 年以来增长 49%）以及中东和北非（自 2010 以来增长 61%）。2022 年中低收入国家艾滋病防控可用资金总额为 208 亿美元,降至 2013 年水平,远低于 2025 年预计所需的 293 亿美元。

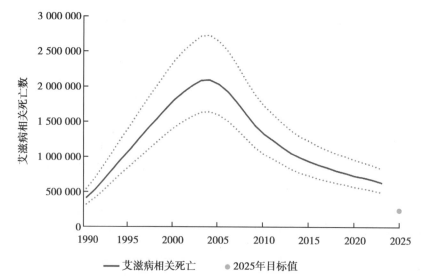

图 2-1-2-2　1990—2022 年全球艾滋病相关死亡人数变化趋势和 2025 年目标值
数据来源：2023 年 UNAIDS 流行病学估计数据。

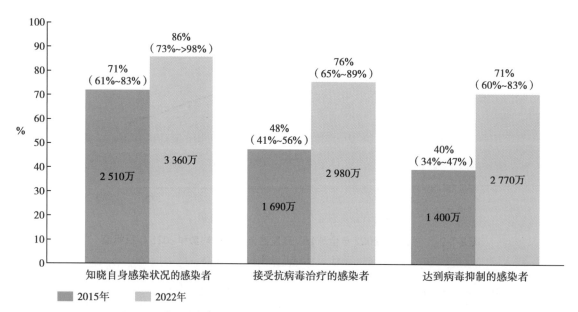

图 2-1-2-3　2015 年和 2022 年全球 HIV 感染者中知晓自身感染状况、接受抗病毒治疗和病毒抑制比例
数据来源：2023 年 UNAIDS 流行病学估计数据。

尽管面临许多挑战，终结艾滋病仍有明确的道路，这条道路也将有助于为未来的其他流行病做好准备和应对，并推动实现可持续发展目标。成功的关键在于以坚定的政治承诺为基础，遵循数据、科学和证据，解决阻碍进展的不平等问题，使社区和民间社会组织能够在应对中发挥重要作用，以及确保充足和可持续的资金。

（二）不同地区流行情况

全球范围内，艾滋病的流行情况因地区、社会经济条件、文化背景、医疗卫生水平等多种因素而异，从而导致不同地区间艾滋病流行水平和特征的差异性。

1.**亚洲和太平洋地区**　截至 2022 年底，该地区估计 HIV 感染者和艾滋病患者数为 650 万（530 万～780 万）；2022 年，HIV 新发感染数为 30 万（22 万～40 万），艾滋病相关死亡数为 15 万（11 万～22 万）。与 2010 年相比，该地区 2022 年 HIV 新发感染人数减少 14%，艾滋病相关死亡人数减少 51%。

2022 年，该地区所有 HIV 感染者中，78%（64%～94%）知道自身 HIV 感染状况，65%（54%～78%）接受抗病毒治疗，62%（51%～74%）达到病毒抑制。

在亚洲和太平洋地区，HIV 流行对重点人群，尤其是年轻人（15～24 岁）及其性伴侣造成了影响。2022 年，年轻人约占该地区 HIV 新发感染人数的 1/4。在柬埔寨、印度尼西亚、老挝、缅甸、菲律宾和泰国，近一半的 HIV 新发感染者是年轻人。尽管自 2010 年以来，HIV 新发感染人数和艾滋病相关死亡数在地区层面总体有所下降，但近年来一些国家的艾滋病疫情却有所加剧。

重点人群的 HIV 感染率仍然远高于普通人群（图 2-1-2-4）。自 2010 年以来，菲律宾 MSM 人群的 HIV 新发感染数增加了六倍，柬埔寨增加了两倍，老挝几乎翻了一番。兴奋剂和合成阿片类药物的使用日益增多，增加了吸毒者之间的 HIV 传播风险。

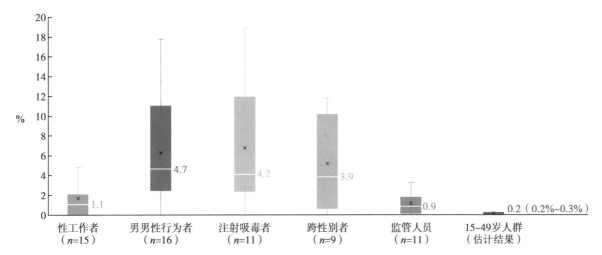

图 2-1-2-4　2018—2022 年亚洲和太平洋地区报告国家的重点人群和 15～49 岁人群 HIV 感染率

n 为报告该指标数据的国家数量。

在该地区不同国家和人群中，实现"95-95-95"目标的进展情况不均衡。仅柬埔寨、新西兰和泰国的抗病毒治疗覆盖率超过 80%。约 1/3 的国家（22 个已公布数据的国家中有 8 个）抗病毒治疗覆盖率低于 50%。

2. 加勒比地区　截至 2022 年底，该地区估计 HIV 感染者和艾滋病患者数为 33 万（29 万～38 万）；2022 年，HIV 新发感染数为 16 万（11 万～21 万），艾滋病相关死亡数为 5 600（4 100～7 500）。与 2010 年相比，该地区 2022 年 HIV 新发感染人数减少 15%，艾滋病相关死亡人数减少 53%。

2022 年，该地区所有 HIV 感染者中，83%（72%～96%）知道自身 HIV 感染状况，68%（59%～78%）接受抗病毒治疗，57%（49%～66%）达到病毒抑制。

从 2010 年至 2022 年，加勒比地区新发 HIV 感染人数下降 15%，其中男性 HIV 感染人数下降 18%，下降速度略快于女性的 10%。随着艾滋病治疗服务的不断扩展，尽管不同国家的具体降幅有所差异，但艾滋病相关死亡人数总体减少了 53%。值得注意的是，女性死亡人数的下降速度（56%）略快于男性（51%）。目前，一般人群的 HIV 感染率为 1.2%，但重点人群的感染率远高于此（见图 2-1-2-5）。在加勒比地区，跨性别者的 HIV 感染率中位数高达 39.4%，MSM 人群的感染率为 11.8%，监狱囚犯的感染率为 3.6%，而性工作者的感染率为 2.6%。

HIV 感染者中病毒载量受到抑制的比例从 2018 年的 39% 提升至 2022 年的 57%。在预防艾滋病母婴传播方面，项目覆盖率从 2010 年的 45% 提高到 2022 年的 65%。自 2015 年以来，加勒比地区的八个国家和地区已获得世界卫生组织（WHO）的认证，成功消除了艾滋病和梅毒的母婴传播。

3. 东部和南部非洲　截至 2022 年底，该地区估计 HIV 感染者和艾滋病患者数为 2 080 万（1 740 万～2 450 万）；2022 年，HIV 新发感染数为 50 万（37 万～67 万），艾滋病相关死亡数为 26 万（20 万～37 万）。与 2010 年相比，该地区 2022 年 HIV 新发感染人数减少 57%，艾滋病相关死亡人数减少 58%。

2022 年，该地区所有 HIV 感染者中，92%（77%～>98%）知道自身 HIV 感染状况，83%（69%～97%）

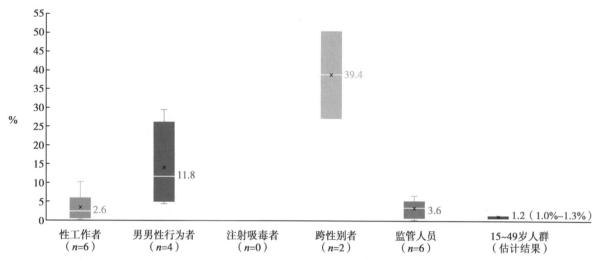

图 2-1-2-5   2018—2022 年加勒比地区报告国家的重点人群和 15～49 岁人群 HIV 感染率

n 为报告该指标数据的国家数量。

接受抗病毒治疗,77%(65%～91%)达到病毒抑制。

受艾滋病影响最严重的地区——东部和南部非洲,在减少新发 HIV 感染和艾滋病相关死亡人数方面取得了显著进展。然而,发病率的下降在不同国家和人群之间存在显著差异,总体下降速度尚未达到2025 年的预期目标。

自 2010 年以来,成年女性和女童的 HIV 感染率降低了 65%。但 2022 年 15 岁及以上女性仍占该地区感染者总数的 61%,而 15～24 岁的年轻女性感染艾滋病的风险极高。

15～49 岁男性的 HIV 感染率自 2010 年以来下降了 73%,但男男性行为人群的 HIV 感染率并未显著降低。重点人群的 HIV 感染率仍然远高于普通人群(见图 2-1-2-6)。博茨瓦纳和马拉维的 HIV 母婴传播率分别降低了 83% 和 74%。在该地区,艾滋病治疗覆盖率继续增加,2022 年 15 岁及以上的 HIV 感染者中有 83% 接受了抗病毒治疗。估计约有 93% 的治疗者病毒载量受到抑制,这与欧洲和北美的水平大致相同。虽然一些国家的覆盖率仍然滞后,但博茨瓦纳、斯威士兰、卢旺达、坦桑尼亚和津巴布韦总体上已经实现了“95-95-95”的目标。

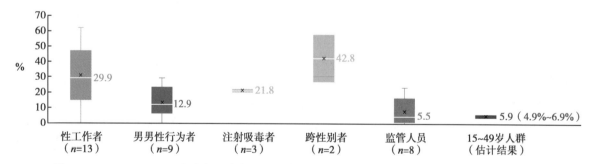

图 2-1-2-6   2018—2022 年东部和南部非洲地区报告国家的重点人群和 15～49 岁人群 HIV 感染率

n 为报告该指标数据的国家数量。

4. 东欧和中亚   截至 2022 年底,该地区估计 HIV 感染者和艾滋病患者数为 200 万(180 万～210万);2022 年,HIV 新发感染数为 16 万(14 万～18 万),艾滋病相关死亡数为 4.8 万(3.8 万～5.8 万)。与2010 年相比,该地区 2022 年 HIV 新发感染人数减少 49%,艾滋病相关死亡人数减少 46%。

2022 年,该地区所有 HIV 感染者中,62%(56%～68%)知道自身 HIV 感染状况,51%(46%～56%)接受抗病毒治疗,48%(43%～53%)达到病毒抑制。

该地区新发 HIV 感染人数急剧上升,居世界之首(自 2010 年以来增加了 49%),艾滋病相关死亡人数也在持续增加（自 2010 年以来增加了 46%）。在普通成年人（15～49 岁）中，HIV 感染率的中位数估计为 1.2%，在注射吸毒者中为 7.2%（数据来自 13 个国家）（见图 2-1-2-7）。

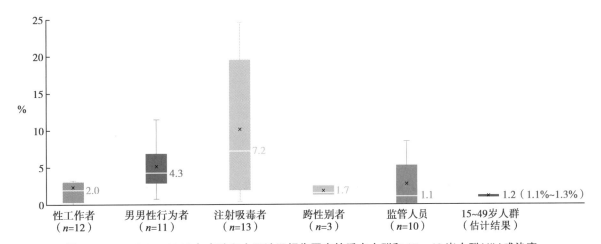

图 2-1-2-7　2018—2022 年东欧和中亚地区报告国家的重点人群和 15～49 岁人群 HIV 感染率
n 为报告该指标数据的国家数量。

　　2022 年，仅有 51% 的 HIV 感染者接受了抗逆转录病毒治疗。在重点人群中，预防服务（从特定服务清单中至少接受两项 HIV 预防服务）的覆盖率存在显著差异：性工作者中的覆盖率中位数为 66.3%；在 MSM 人群中为 51.2%；在注射吸毒者中为 49.3%；在跨性别者中为 77.0%。

　　不安全的注射行为是该地区疾病流行的一个关键因素。尽管"减害计划"已广泛纳入该地区的国家艾滋病计划，但阿片类药物维持治疗计划的覆盖率和针具交换计划的实施仍不足，没有哪个国家提供的阿片类药物维持治疗计划超过 50%，也没有哪个国家达到为每位注射吸毒者分发超过 200 支针头和注射器的建议标准。

　　军事冲突和相关人道主义危机的影响深刻影响了乌克兰及其邻国的艾滋病防治工作，超过 800 万难民逃离欧洲。艾滋病防治工作的可持续性仍然是一个主要问题。能源危机威胁、生活成本上升、不平等现象加剧和财政环境受限等问题，对艾滋病防治工作构成了额外障碍，并加剧了该地区艾滋病防治工作可用的国内资源的有限性。

　　5. 拉丁美洲　截至 2022 年底，该地区估计 HIV 感染者和艾滋病患者数为 220 万（200 万～250 万）；2022 年，HIV 新发感染数为 11 万（9.4 万～13 万），艾滋病相关死亡数为 2.7 万（2.1 万～3.5 万）。与 2010 年相比，该地区 2022 年 HIV 新发感染人数减少 8%，艾滋病相关死亡人数减少 32%。

　　2022 年，该地区所有 HIV 感染者中，85%（76%～95%）知道自身 HIV 感染状况，72%（64%～80%）接受抗病毒治疗，66%（59%～74%）达到病毒抑制。

　　拉丁美洲国家在扩大艾滋病治疗方面取得了显著进展，但在预防方面取得的成果有限。自 2010 年以来，尽管艾滋病相关死亡人数减少了 32%，但每年新发 HIV 感染者人数增加了 8%。自 2010 年以来，该地区有 10 个国家的新发感染者人数有所增加。

　　艾滋病预防方面存在明显人群差异。2010 年至 2022 年，女性新发 HIV 感染者人数减少 14%，而男性则增加 17%。重点人群中的 HIV 感染率中位数明显高于普通人群，MSM 人群为 9.5%，跨性别者中为 14.7%（见图 2-1-2-8）。

　　2022 年，接受抗病毒治疗的 HIV 感染者比例增加到 72%，但该地区许多国家的服务和治疗项目仍存在差距。由于未能及时诊断出 HIV 感染，新诊断的 HIV 感染者中，病情严重者仍然很常见。在该地区的 13 个国家中，至少有 25% 的新诊断病例中 CD4$^+$ T 细胞计数低于 200 个 /μl。

　　艾滋病母婴传播阻断的覆盖率从 2019 年新型冠状病毒感染疫情前的 67% 下降到 64%，有三个国家报告的覆盖率低于 50%。儿童（0～14 岁）抗病毒治疗的覆盖率远远落后于成人。2022 年，仅有 39% 的艾滋病感染儿童接受了治疗，而 15 岁及以上人群的这一比例为 72%。

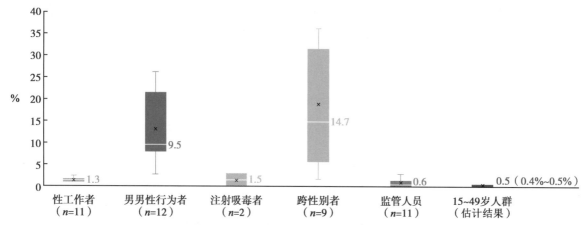

图 2-1-2-8　2018—2022 年拉丁美洲地区报告国家的重点人群和 15～49 岁人群 HIV 感染率
n 为报告该指标数据的国家数量。

6. 中东和北非　2022 年底,该地区估计 HIV 感染者和艾滋病患者数为 19 万(16 万～22 万);2022 年,HIV 新发感染数为 1.7 万(1.3 万～2.3 万),艾滋病相关死亡数为 5 300(4 000～7 100)。与 2010 年相比,该地区 2022 年 HIV 新发感染人数减少 61%,艾滋病相关死亡人数减少 16%。

2022 年,该地区所有 HIV 感染者中,67%(58%～79%)知道自身 HIV 感染状况,50%(43%～59%)接受抗病毒治疗,45%(39%～53%)达到病毒抑制。

该地区的 HIV 感染率是全球最低的,MSM 人群的 HIV 感染率中位数为 6.6%,性工作者的感染率中位数为 1.1%,注射吸毒者的感染率中位数为 0.9%(见图 2-1-2-9)。但中东和北非是为数不多的 HIV 感染率正在快速增长的地区之一。该地区的艾滋病治疗覆盖率也是全球最低的(50%),艾滋病诊断的延误导致了艾滋病防治效果不佳,以及与艾滋病相关的死亡人数下降速度相对较慢。2022 年,仅有 67% 的 HIV 感染者知道自己的感染状况,而能接受治疗的人数比例更小(50%),女性的治疗覆盖率最低(49%)。2022 年,仅有 34% 的艾滋病感染儿童接受了治疗。

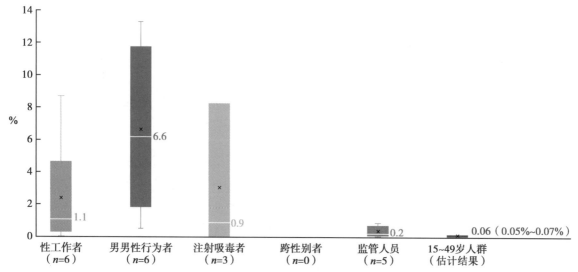

图 2-1-2-9　2018—2022 年中东和北非地区报告国家的重点人群和 15～49 岁人群 HIV 感染率
n 为报告该指标数据的国家数量。

过去二十年来,广泛的社会政治和经济危机,包括武装冲突和被迫流离失所,已经影响了中东和北非地区,并对该地区的艾滋病防治工作产生了影响。虽然对 HIV 感染率和相关发病率及死亡率的直接影响尚未估计,但对艾滋病风险和感染的决定因素的影响是显而易见的。

7. 西非和中非　截至 2022 年底,该地区估计 HIV 感染者和艾滋病患者数为 480 万(420 万～550

万）；2022年，HIV新发感染数为16万（11万～25万），艾滋病相关死亡数为12万（9.6万～16万）。与2010年相比，该地区2022年HIV新发感染人数减少49%，艾滋病相关死亡人数减少52%。

2022年，该地区所有HIV感染者中，82%（72%～94%）知道自身HIV感染状况，78%（69%～90%）接受抗病毒治疗，71%（62%～82%）达到病毒抑制。

2010年至2022年期间，非洲西部和中部地区的新发HIV感染者数量下降了49%，但女童和成年女性（15～49岁）在2022年占该地区新发HIV感染者的43%。由于政策和执行的变化，包括扩大差异化的检测和治疗策略（特别是在社区层面）以及调动资源以加速方案的实施，自2015年以来，成人HIV感染者接受抗病毒治疗的覆盖率增加了一倍以上（从36%增至82%）。

在25个国家中，有9个国家的治疗覆盖率超过80%，但有5个国家的治疗覆盖率低于50%。与女性（84%）相比，男性（78%）接受抗病毒治疗的覆盖率仍然较低，而重点人群和儿童的治疗覆盖率尤其低，2022年仅有37%的儿童HIV感染者接受了治疗。

艾滋病母婴传播阻断项目的覆盖率从2010年的29%增加到2022年的53%。然而，近年来进展停滞不前，自2016年以来，覆盖率一直保持在53%～61%的范围内。该地区拥有全球20%的HIV阳性孕产妇，但占全球所有未接受治疗的阳性孕产妇的52%。该地区有大量的感染HIV的孕产妇仍未能接受抗病毒治疗。

重点人群的HIV感染率均显著高于普通人群，其中监狱人群的感染率为2.8%，而跨性别人群的感染率高达21.9%（见图2-1-2-10）。

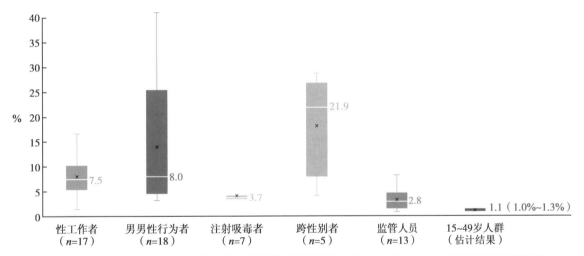

图2-1-2-10 2018—2022年西部和中部非洲地区报告国家的重点人群和15～49岁人群HIV感染率

n 为报告该指标数据的国家数量。

8. 西欧、中欧和北美 截至2022年底，该地区估计HIV感染者和艾滋病患者数为230万（190万～260万）；2022年，HIV新发感染数为5.8万（4.6万～6.9万），艾滋病相关死亡数为1.3万（9300～1.7万）。与2010年相比，该地区2022年HIV新发感染人数减少23%，艾滋病相关死亡人数减少34%。

2022年，该地区所有HIV感染者中，89%（75%～<98%）知道自身HIV感染状况，76%（64%～87%）接受抗病毒治疗，71%（60%～82%）达到病毒抑制。

2010年至2022年期间，西欧、中欧和北美的新发HIV感染者数量下降了23%，艾滋病相关死亡人数减少了34%。在该地区，重点人群的HIV感染率远高于普通成年人群。跨性别者的HIV感染率中位数达7.6%，MSM人群的HIV感染率中位数为5.5%，注射吸毒者为5.0%（见图2-1-2-11）。

2021年美国新诊断的艾滋病病例中，MSM人群约占67%，欧盟和欧洲经济区的新诊断病例中该人群比例约为40%。在欧盟和欧洲经济区，2021年艾滋病新诊断病例数比2019年减少22%，但是42%的艾滋病新诊断病例是移民或外来移民群体，这表明跨境人口流动对HIV疫情的影响不容忽视。在该地区的大部分地区，HIV晚诊断发现仍是一个亟待解决的问题。2021年欧洲晚发现（CD4$^+$ T细胞计

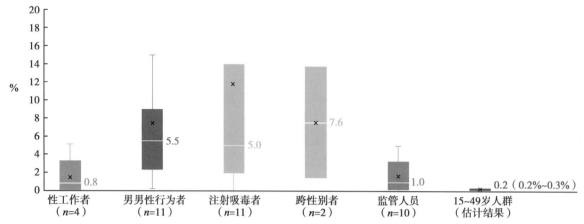

图 2-1-2-11　2018—2022 年西欧、中欧和北美地区报告国家的重点人群和 15～49 岁人群 HIV 感染率
n 为报告该指标数据的国家数量。

数<350 个/μl）比例在女性中高达 57%，在 50 岁及以上人群中更是达到了 65%，这突显了加强早期诊断和干预的紧迫性。

2022 年在欧盟和欧洲经济区，HIV 感染者中约有 92% 了解自己的感染状况，知道自身感染 HIV 的人中 92% 接受了抗病毒治疗，治疗者中 97% 获得了病毒抑制，这表明该地区在 HIV 治疗和管理方面取得了显著成效。然而，中欧地区的抗病毒治疗覆盖率和病毒抑制水平相对较低，这提示未来工作需要进一步聚焦这些地区，以全面提高 HIV 防治水平。

二、我国艾滋病流行概况

尽管我国政府在过去二十年对艾滋病防控工作给予了高度重视，投入了大量资金并实施了全面的防控策略，但艾滋病仍是我国面临的一个重要公共卫生问题。全国 2018 年艾滋病疫情估计结果提示，我国艾滋病长期处于低流行水平，HIV 感染率仅为 0.09%，但由于全国人口基础大，2018 年底估计存活 HIV 感染者达到 125 万。2008 年以来，艾滋病成为全国传染病患者死亡的首要原因。2019 年，当年有近 2.1 万人死于艾滋病，超过其他传染病死亡人数之和的 5 倍。

（一）总体流行现状

截至 2023 年 12 月 31 日，31 个省（自治区、直辖市）报告现存活 HIV 感染者/AIDS 患者 1 289 700 例，报告死亡 457 609 例。现存活 HIV 感染者 719 464 例，AIDS 患者 570 236 例。

2023 年当年报告 HIV 感染者/AIDS 患者 110 491 例，其中，既往 HIV 感染者本年转化为 AIDS 患者 21 199 例。本年报告死亡 42 036 例中，本年死亡 34 962 例，既往死亡 7 074 例。本年报告的 HIV 感染者/AIDS 患者中，HIV 感染者男女之比为 3.4∶1，AIDS 患者男女之比为 3.8∶1；15 岁以下 HIV 感染者 301 例，AIDS 患者 65 例。

2023 年报告的 HIV 感染者/AIDS 患者中，异性性传播 80 415 例（72.8%）；同性性传播 28 401 例（25.7%）；注射毒品传播 293 例（0.3%）；母婴传播 137 例（0.1%）；性接触加注射毒品传播 58 例（0.1%）；传播途径不详 1 187 例（1.1%）。近年来，我国每年报告病例经性传播比例均在 95% 以上。

艾滋病在甲乙类法定报告传染病中近十年来死亡率连续居首位，死亡率从 2012 年的 0.84/10 万上升到 2019 年的 1.5/10 万，随后下降到 2021 年的 1.39/10 万。

（二）重点人群流行特点

1. **注射吸毒人群**　通过以美沙酮维持治疗（MMT）为主，辅以清洁针具交换等生物医学和行为干预手段，我国成功降低了注射吸毒者中 HIV 的传播和感染风险，经注射毒品传播得到有效控制。截至 2020 年底，全国范围内共设立了 791 个 MMT 诊所和 22 辆流动服务车，覆盖 29 个省级行政区，为 91 000 名患者提供了治疗服务。此外，清洁针具交换项目也在 12 个省份得到实施。经注射毒品传播的 HIV 感染者报告数和占比持续下降，由 2012 年的 8 258 例（10.0%）下降至 2023 年的 293 例（0.3%）。注射吸毒者的

HIV 感染率从 2006 年的 1% 显著下降至 2020 年的 0.07%，降幅高达 93%。

2. **暗娼人群**　2022 年和 2023 年新报告病例中通过异性性传播分别占 72.0% 和 72.8%，呈现逐年升高的趋势。经异性性传播的情况非常复杂，存在多种表现形式，包括商业性行为、非婚非商业性行为（临时性伴和固定的男女朋友）以及婚内性行为。在商业性行为中，暗娼起着重要的作用。总体来看，全国暗娼人群的 HIV 感染率相对较低（低于 1%），大部分省份的感染情况呈零星分布。然而，在云南省和广西壮族自治区，这一人群的感染率接近或略高于 1%，显示出一定的地域性差异。四川省使用 BED-CEIA 方法估计全省 2011—2015 年暗娼人群的 HIV 感染率为 0.22%（95% CI 0.16%～0.28%）。

近年来暗娼人群在商业性行为中出现了新型毒品使用和群交行为增加的趋势，这加大了 HIV 感染和其他性传播疾病感染的风险。因此，迫切需要构建一个针对药物使用和性传播感染双重流行的风险降低框架。除了继续加强健康教育和推广男用避孕套外，还应积极探索女用避孕套、暴露前预防性服药（PrEP）和暴露后预防用药（PEP）等新型综合预防干预策略在该人群及其嫖客中的可行性和有效性。未来的研究应更多关注这一高危人群的 HIV 感染率、风险趋势和创新干预策略。

3. **HIV 阳性者配偶**　对于 HIV 单阳家庭而言，推广避孕套使用和及时启动抗病毒治疗是预防配偶间 HIV 二代传播的最有效策略。研究表明，对新诊断的 HIV 阳性配偶立即进行抗逆转录病毒治疗，并配合使用避孕套，可以将配偶间的二代传播率降低到 0.5% 以下。随着我国 HIV 单阳家庭 ART 覆盖率的显著提高（从 2011 年的 58.1% 增加到 2020 年的 96.6%），HIV 阴性配偶的感染率也呈现出明显的下降趋势（从 2011 年的 2.60% 降低到 2020 年的 0.34%）。这表明 ART 的依从性在降低单阳家庭配偶间 HIV 二代传播方面发挥着重要作用。

4. **男男性行为人群**　尽管近年来缺乏关于男男性行为者（MSM）人群 HIV 新发感染率的全国性权威数据，但众多研究均提示，该群体面临着极高的 HIV 感染风险。一项涵盖全国 30 个省份、59 个城市、355 项横断面研究、合计 571 328 名 MSM 的荟萃分析显示，2001—2018 年间，我国 MSM 人群的 HIV 感染率达 5.7%（95% CI 5.4%～6.1%）。其中，50 岁以上的中老年群体（19.3%）、文盲（16.8%）以及浴池和桑拿场所寻找性伴者（13.4%）的 MSM，其 HIV 感染率较高。此外，不同研究间的 HIV 发病率范围差异较大，多在 3.5/100 人年以上，个别研究超过 10.0/100 人年，合并 HIV 发病率约为 5.0/100 人年。

为了应对这一严峻形势，我国研究人员积极开展了多项针对 MSM 人群的创新性预防干预研究。这些措施包括开发 HIV 感染风险评估工具、利用风险评估和手机信息推送促进 HIV 检测和降低高危性行为、结合 HIV 自检和社区组织外展服务开展 HIV 阳性 MSM 人群的性伴告知并促使其接受检测，以及采用众包干预策略提升 MSM 人群社区的 HIV 检测率、社交媒体和 HIV 自检试剂盒二次传递相结合提高 MSM 人群 HIV 检测覆盖率和病例发现率等。

此外，中国疾病预防控制中心艾防中心自 2017 年起，在多个省市试点并推广了 PrEP 和 PEP 措施，包括北京、天津、湖南、广西、贵州、云南、黑龙江等 7 个省、自治区、直辖市，2020 年组织编写了《中国 HIV 暴露前预防用药专家共识》和《艾滋病病毒暴露后预防技术指南（试用）》，指导全国 HIV 暴露前后预防的进一步推进。目前，重点依托全国艾滋病综合防治示范区开展 PrEP 和 PEP。然而，目前 MSM 人群对 PrEP 和 PEP 这两种预防策略的认知和接受程度仍然较低，定期服用者不到一千人。这可能与药物价格高昂、服药时须同时使用避孕套、担心不良反应以及实际预防效果的不确定性等因素有关。

5. **老年人群**　过去十年间，新报告的 60 岁以上老年男性 HIV 感染者病例数及其所占当年新报告病例总数的比例呈现显著上升趋势。从 2010 年的 4 751 例和 7.41% 大幅上升至 2020 年的 23 976 例和 18.21%。异性性行为是老年男性感染 HIV 的主要途径，而老年人群对艾滋病防治核心知识的知晓率相对较低。一项基于全国 13 个省份开展的荟萃分析显示，50 岁以上人群的 HIV 合并感染率为 1.68%（95% CI 1.00%～2.79%），东部地区（2.60%）高于中部、西部地区（分别为 0.16% 和 2.13%）。目前，针对老年男性的艾滋病预防干预研究相对匮乏，仅有少数研究探索了互联网或网络基础措施在促进这一群体安全性行为或 HIV 检测方面的潜力。鉴于 HIV 在老年人群中的传播日益严峻，我们迫切需要开展更多针对老年人心理和社会特征的 HIV 相关干预研究。

6. **青年人群**　青年人群中的 HIV/AIDS 病例数也呈现上升趋势。截至 2015 年底，15～24 岁的青年中报告了 9 569 例 HIV/AIDS 病例,占全国存活病例的 1.7%。青年人群的艾滋病流行特征包括新诊断病例逐年增加、性接触为主要传播方式且 MSM 人群感染比例上升、高中生和大学生占新诊断病例的绝大多数以及男女比例失衡等。此外,不同省份和地区间新诊断青年 HIV 病例数存在差异。学生群体作为青年人群的重要组成部分,其 HIV 感染风险也备受关注。

近年来,全国范围内报告的新增 HIV 阳性青年学生数量持续增加,且以男性为主。2010—2019年全国共有 23 307 例新报告 HIV 阳性青年学生,男女性别比为 33.9∶1(22 640∶667),平均年龄仅(19.9±2.05)岁。其中,2010—2015 年各年龄组新报告病例数均呈增长趋势,以 15～17 岁增速最快,年度变化百分比(APC)高达 30.2%;2015—2019 年 23～24 岁组新报告病例数呈下降趋势(APC 为 −17.0%),而 15～17 岁组仍呈上升趋势。男性以同性性传播为主,多由自愿咨询检测(VCT)门诊发现;而女性则以异性性传播为主,多经医院诊断发现。有研究显示,女大学生接受 VCT 的意愿与实际之间存在巨大差距,仅有 2.16% 的参与者曾经进行过 HIV 检测。

我国针对大学生开展的创新性匿名 HIV 尿液自检项目中,2016 年 6 月至 2019 年底,在 11 个省份、73所高校设置 146 台 HIV 尿液自检试剂盒自动售卖机,共售出 5 178 份试剂盒,收回尿液 3 109(60%)份,其中 2 933(94%)成功检测,检出 66 例阳性,阳性率 2.3%,表明该项目是针对高风险学生和促进 HIV 检测的有效补充手段。然而,如何促进大学生的安全性行为、提高 HIV 风险意识和检测咨询意愿,以及推广 HIV 暴露前后预防措施仍然是一项巨大的挑战。考虑到大学生对 PrEP 和 PEP 的接受度较低,我们需要进一步研究以制定更有效的干预策略。

(三)流行特征

近年来,我国在艾滋病防治领域取得了举世瞩目的成就,这一显著成效主要得益于"十三五"行动计划的全面部署和遏制艾滋病传播"六大工程"的深入实施。通过持续推进各项防控措施,我国在阻断艾滋病经输血和血液制品传播方面取得了决定性胜利,同时经注射毒品和母婴传播也得到了有效控制。目前,艾滋病治疗覆盖率和治疗成功率均达到 90% 以上,重点地区的疫情快速上升势头得到了有效遏制,全国艾滋病疫情整体保持在低流行水平。

当前,我国艾滋病疫情主要有以下六方面特征。

1. 存活感染者数量持续增加,防治压力不断加大   尽管我国在艾滋病防治方面付出了巨大努力,但由于治疗覆盖面的扩大和治疗质量的提高,艾滋病相关死亡率显著下降,存活感染者的数量依然保持增长趋势。国家艾滋病监测数据显示,2020 年 5 月,我国报告现存活 HIV/AIDS 患者超过 100 万例,到 2022年底,这一数字已攀升至 122.3 万,其中包括 HIV 感染者 68.9 万例和 AIDS 患者 53.4 万例。预计未来几年,随着检测范围的扩大和早检测的推广,每年仍将发现大量新的感染者。同时,从传染病控制的角度看,部分感染者在感染后未诊断或病毒未得到有效抑制,成为 HIV 持续传播的主要来源。

随着感染人数的增加,治疗随访和干预的压力也随之增大,这使得防治工作依然面临严峻挑战。同时,随着感染者寿命的延长,慢性非传染性疾病的负担日益加重,已成为 HIV 感染者的一个重要死因。这一趋势对我国医疗卫生体系提出了更高的要求,即在保障艾滋病患者基本医疗需求的同时,还需加强对慢性非传染性疾病的预防和控制。

2. 全国整体保持低流行态势,部分地区传播风险较高   从全国范围来看,艾滋病整体保持低流行态势。根据 2022 年艾滋病疫情评估结果,全人群 HIV 感染率约为 0.1%,显示我国总体处于低流行水平。云南和新疆等过去的艾滋病高流行省份,近年来随着扩大检测、扩大治疗工作的开展,艾滋病报告数稳中有降,传播风险有所遏制。然而,在西南地区和华南地区也有部分省份,由于社会经济条件、文化背景、人群行为特征等多种因素,艾滋病的传播风险仍然较高。这要求在制定防治策略时,必须充分考虑地区差异,因地制宜地采取有针对性的措施。

3. 死亡病例持续增多,疾病负担日益严峻   自 2016 年我国全面实施"发现即治"策略以来,艾滋病相关死亡已显著下降,但总死亡率仍较高,尤其是衰老相关的慢性非传染性疾病,如心、肝、脑、肾等多器官功能障碍和终末期疾病,已成为 HIV 感染者的主要疾病负担和死因。据统计,2022 年新报告的 HIV/AIDS 患者中,死亡比例为 2.4%。随着抗病毒治疗扩大和感染者寿命延长,HIV 感染者中慢性非传染性疾病负担将越来越重,并成为其主要死因,必须及早开展相关流行病学研究,从个体和群体水平开展预防干预。

4. 异性性传播方式复杂多样,男性同性性传播风险较高　异性性传播是我国艾滋病新报告病例的主要感染途径,其中商业异性性行为、非婚非商业异性性行为以及配偶和固定性伴间的传播等多种方式并存。特别值得关注的是,老年人群由于艾滋病防治知识知晓率低、避孕套使用率低等,成为艾滋病传播的高风险群体,60 岁及以上老年人群异性性传播占 90% 以上,传播风险持续存在。一些卖淫妇女个人防护意识薄弱,感染 HIV 风险较高,易引发二代传播。此外,男性同性性传播的风险也较高,感染率达到 7%以上,部分地区感染率超过 20%。近年来每年报告病例中性传播比例均超过 95%,2022 年高达 97.6%,其中异性性传播占 72.0%,男性同性性传播占 25.6%。这些群体在艾滋病防治中都需要给予重点关注。

5. 晚发现感染者比例较高、抗病毒治疗覆盖率仍有待提高　近年来我国采取多种策略扩大 HIV 检测,2020 年 HIV 检测已达 2.4 亿人次,其中 VCT 检测 2 832 985 人次,检测阳性 28 498 例;医疗机构检测1.88 亿人次,检测阳性 79 475 例;研究人员也尝试依托手机应用程序、互联网平台等推广 HIV 快检和自检,经过网络售出的 HIV 自检试剂盒从 2015 年的 100 万盒增加到 2020 年的 500 万盒。

尽管我国在 HIV 检测方面取得了显著成效,但仍有超过 20% 的感染者尚未被检测发现。近几年感染者晚发现比例未见显著下降,全国平均在 38%。晚发现比例高不仅增加了艾滋病相关死亡的风险,也给抗病毒治疗带来了挑战。事实上,已经诊断发现的 HIV 感染者中,仍有部分尚未接受抗病毒治疗(2022 年诊断发现的 HIV 感染者中,未接受抗病毒治疗比例为 7.2%)。而在已接受治疗的感染者中,也有一定比例出现治疗失败(如注射吸毒者、一线治疗失败者、合并丙型肝炎者容易发生)或低病毒血症状态(2019 年接受抗病毒治疗的感染者中,病毒载量在 50~1 000 拷贝/ml 之间的低病毒血症状态比例为 6.5%)。这提示我们在未来的防治工作中,需要进一步加强 HIV 检测力度,提高抗病毒治疗的覆盖率和质量。

6. 高危行为人群危险因素仍然存在,干预力度仍须加强　哨点监测数据显示,近年来高危行为人群如 MSM 人群、卖淫妇女等坚持使用避孕套、过去一年进行 HIV 检测并知晓结果的比例未见明显提高,基本维持在 60% 左右。但是针对高危行为人群的干预力度仍须加强,需要创新干预策略和方法,提高干预服务的质量和效果。同时,应加强对这些人群的宣传教育工作,提高他们的自我保护意识和能力。

综上所述,全国艾滋病流行的主要特征表现为存活感染者数量持续增加、部分地区传播风险较高、性传播方式多样且高风险群体突出、晚发现比例较高以及高危行为人群中的危险因素持续存在等。面对这些挑战,我们需要进一步加强艾滋病防治工作,制定有针对性的策略和措施,以助力健康中国的建设。

(陈方方　李东民)

第三节　我国艾滋病的流行过程

一、艾滋病流行的三个阶段

第一个阶段为输入散发期(1985—1988 年):1985 年是我国除香港、澳门特别行政区和台湾省外,艾滋病散发期的开始。这一年,首次报告了 1 例艾滋病病例和 4 例 HIV 感染者。在这个阶段,全国(除香港、澳门特别行政区和台湾省外,后同)范围内报告的 HIV 感染者仅有 19 例,且主要呈现散发状态,病例分布在沿海各大城市,涉及 7 个省份,详见表 2-1-3-1。感染者多为外籍公民或海外华人。值得一提的是,浙江报告了 4 例因使用污染的进口Ⅷ因子而感染 HIV 的血友病患者。

我国(除香港、澳门特别行政区和台湾省外,后同)的第一例 AIDS 患者是一名 34 岁美籍阿根廷男性,于 1985 年 6 月发现并确诊。该患者有同性性行为史,1985 年 5 月底来华旅游期间因持续高热、咳嗽、呼吸急促到北京协和医院急诊就诊,经抢救无效,当日死亡。

我国发现的第二例患者,也是我国诊断的首例中国籍 AIDS 患者,为一名 36 岁我国香港男性,原籍为福建省,曾在纽约居住过 9 年,从事厨师工作,有冶游史。1986 年 1 月开始不规则发热,自觉极度疲乏,上肢麻木,持物无力,伴反复发作的阵发性双目黑矇,症状逐渐加重,体重减轻大于 10kg。在美国某家医

表2-1-3-1 各省份首例HIV感染者报告时间

年份	新报告省份数	发现HIV感染者省份累积数	新报告HIV感染者省份
1985	2	2	北京、浙江
1986	1	3	广东
1987	3	6	福建、云南、上海
1988	1	7	湖北
1989	3	10	河北、河南、广西
1990	0	10	
1991	5	15	天津、海南、四川、辽宁、江苏
1992	2	17	湖南、陕西
1993	4	21	山东、贵州、黑龙江、西藏
1994	1	22	江西
1995	5	27	安徽、新疆、山西、吉林、宁夏
1996	2	29	内蒙古、甘肃
1997	1	30	重庆
1998	1	31	青海

院治疗几周,诊断为神经衰弱、贫血,过度疲劳,后好转出院。因病情进一步恶化于1986年11月回福建就医,最终被确诊为艾滋病,住院42天后死亡。

此外,1985年,我国还发现了4例因输入美国进口血液制品——Ⅷ因子而感染HIV的血友病患者。这种血液制品由2 000～5 000份人血浆混合制成,由于制作过程中无法消除制剂中的病毒,导致部分HIV阳性血浆污染血液制品而造成传播。

第二个阶段为局部流行期(1989—1994年):1989年10月在云南西南边境瑞丽的吸毒人群中发现了146例HIV感染者,这标志着我国艾滋病进入了局部流行期。这些感染者是从境外传入的,随后在德宏州的几个市县局部流行。其他省份吸毒人群中也偶有HIV感染者报告。与此同时,全国各地在性病患者、暗娼、归国人员中也发现了少量经性接触传播的HIV感染者,且病例数逐年增加。到1994年,疫情已扩大到21个省、自治区、直辖市,详见表2-1-3-1。

云南省1989年首次在德宏州瑞丽市的注射吸毒者中检出HIV,之后传播到周边的临沧、保山、大理及思茅等地的吸毒者以及其他人群中。1990年在HIV感染者的配偶中、1991年在暗娼和嫖客中、1992年在具有泰国和缅甸卖淫史的回国人员中、1993年在本国性传播疾病(STD)患者中检出HIV感染者。而1994年检出的1例嫖客是在献血员筛选中首次发现。截至1994年底,中国籍HIV感染者总数达到1 230例,分布于7个地州市,其中91%来自德宏州。

在这个阶段,全国各地也陆续在性病患者、暗娼、归国人员中发现少量经性接触传播的HIV感染者,截至1992年底,共有18个省区市在外国人、海外华人、中国公民中发现HIV感染者或AIDS患者或两者兼有。地区分布逐渐连成片,其中云南省报告数占全国总数的82.4%,其余17个省区市则呈现高度散发状态,平均10例。HIV感染者的主要人群构成已明显从外籍人员转向中国公民。有4个省市(北京、河北、福建、四川)在当地居民中同时发现HIV感染者和艾滋病患者,有8个省市(广东、上海、浙江、海南、江苏、湖南、山东、陕西)在当地居民中发现HIV感染者。发现的HIV感染者以20～29岁最多(占48.5%),其次是30～39岁组(占26.8%)。尽管注射吸毒是主要的感染方式,但性接触感染HIV的病例数也逐年倍增,且以异性性接触为主。在北京、上海等地对近150名同性恋者进行的HIV抗体检测发现,结果均为阴性。截至1994年底,累计21个省份报告HIV/AIDS病例1 774例,其中AIDS患者65例。

第三个阶段为广泛流行期(1995年至今):自1995年起,中国进入了艾滋病的广泛流行期。这一阶段的特点是全国报告 HIV 感染者人数迅速增加,一方面,云南省的吸毒人群中 HIV 感染流行地区明显扩大至全省各州,并迅速传播到新疆、广西及四川等地。另一方面,1995 年起在我国中部一些贫困地区的有偿供血员中发现了大量 HIV 感染者,主要是非法采血(浆)点的有偿供血者,这些人的流动性很强,使得 HIV 感染的危险性增加。此外,许多地区在性病患者和暗娼中也发现经过性接触传播的感染者人数在不断增加。1998 年,青海省也报告了 HIV 感染者,标志着全国所有省份均已发现 HIV 感染者,详见表 2-1-3-1。在此阶段,母婴传播的病例也开始出现并逐渐增多。

二、主要感染人群的流行过程

(一)吸毒人群

中国与世界两个主要的海洛因产地——西南边境的金三角(缅甸、老挝和泰国的部分地区)和西部边境的金新月(横跨阿富汗、伊朗和巴基斯坦)——接壤。其中,金三角地区,尤其是缅甸,一直是罂粟种植的中心。到 20 世纪 80 年代中后期,主要的毒品贩运路线从缅甸进入我国云南省以及从越南进入广西。这些毒品通过内陆路线运输,途经四川、贵州、甘肃、广东,罕见的是,也有部分毒品流经新疆。在此背景下,我国在公安机关登记的吸毒人数从 1991 年的 14.8 万人迅速攀升至 1995 年的 52 万人。

1989 年,在靠近缅甸边境的云南省德宏州瑞丽市农村地区,首次暴发了 HIV 本土疫情,这一地区靠近缅甸边境且存在大量注射吸毒者。一名当地公共卫生工作者对本地注射吸毒者进行丙型肝炎病毒(HCV)调查时发现,采集的血液样本中高达 95% 的样本 HCV 检测呈阳性,同时 40% 的样本 HIV 检测也呈阳性。随后,经过卫生部门专家的深入调查,确认了 146 例 HIV 感染病例。然而,对 1986—1988 年期间储存的用于 HCV 检测的血清样本重新进行 HIV 检测时,并未发现 HIV 感染的迹象,这表明这些人群在抵达中国边境地区后不久即发现 HIV。此后,HIV 迅速在云南省内蔓延。到 1990 年底,省内 5 个地区的注射吸毒者中均发现了 HIV 感染者,其中绝大多数仍集中在德宏州瑞丽市。到 1995 年,云南注射吸毒者的 HIV 感染率已上升至 20% 以上,全省 17 个州中有 12 个州报告了至少一例 HIV 感染者。

为了有效监测吸毒者中 HIV 感染情况,1995 年,我国在甘肃、广东、广西、贵州、内蒙古、陕西、四川和新疆 8 个省份建立了 8 个吸毒者监测哨点,这些哨点均设在戒毒所,并在每年进行两轮 HIV 哨点监测。首轮监测共检测了 2 592 名吸毒者,未发现 HIV 阳性者;而在第二轮监测中,共检测了 2 653 名吸毒者,发现了 1 例 HIV 阳性者(位于新疆),HIV 阳性率为 0.2%(1/404)。此后,HIV 以惊人的速度从云南沿毒品贩运路线向其他邻近省份扩散。随后几年的监测结果显示,新疆、广西、四川和广东的 HIV 感染率逐年上升,而其他地区的感染率虽然维持在较低水平,但疫情波及范围却明显扩大。到 1998 年,19 个吸毒者监测哨点中已有 17 个哨点发现了 HIV 感染者。在 1995—1998 年期间,乌鲁木齐的 HIV 感染率从 0 上升为 28.8%,同时,广西、广东的感染率也从 1997 年的 1% 分别上升至 1998 年的 12.8% 和 10.4%;感染率最高的地区为新疆伊犁州的伊宁,高达 82.2%。此外,吸毒者中静脉注射毒品和共用注射器的比例也呈现出上升趋势。其中,乌鲁木齐、伊宁、广西、湖北、湖南和广州等地的静脉注射毒品者中,共用注射器的比例高达 60%~99%,这反映出 HIV 在吸毒人群中的传播速度之快且风险之高。

在云南的周边省份中,四川省吸毒者中 HIV 的传播速度也极为迅猛。1996 年,四川省在凉山州 1 231 名有静脉吸毒史的流动人员(这些人员曾前往云南边境地区)中检测出 61 名 HIV 感染者,感染率高达 5%。1997 年,该省设立的三个吸毒者监测点均检出了 HIV 阳性者,感染率分别为西昌 6.3%、昭觉 7.3% 和攀枝花 3.2%。同年,四川省对全省劳教所内 1 649 名有毒品使用史的劳教人员进行了调查,共检出 31 例 HIV 感染者,检出率为 1.9%。不同毒品使用方式的 HIV 感染率存在显著差异:单用静脉注射的 HIV 检出率最高,为 5.3%;其次为既口吸又注射者,为 3.15%;而仅承认口吸者的检测率最低,为 0.63%。此后,凉山州西昌和昭觉两地吸毒人群的 HIV 感染率一直维持在较高水平,并向周边县区扩散,至 2000 年底,凉山州 HIV 感染者报告数已达到 603 例,疫情波及全州 15 个县市,主要感染方式为静脉注射吸毒,占 96%。

在全国范围内,至 1998 年底云南省报告 HIV 感染者数量最多,其次为新疆、广西、四川,这些省份的 HIV 感染者主要以吸毒人群为主。到 1999 年,全国范围内报告有 HIV 阳性吸毒者的省已经增加到 21

个,累计报告数占总报告数的七成以上。在云南、新疆、广西、四川、广东等部分地区,HIV感染已出现暴发性流行。某些地区的静脉吸毒人群HIV感染率高达20%～30%,甚至有个别地区的感染率高达80%以上。如何有效控制艾滋病在吸毒人群中的传播已成为迫在眉睫的问题。

然而,在随后的几年里,吸毒者中HIV流行并未得到有效控制。至2001年底,云南仍然是报告HIV感染者数量最多的省份,其次是新疆、广西、广东、河南及四川。在西部地区,HIV感染者主要为吸毒人群,中部地区则以流动人口或有偿供血员等为主,而东南部沿海地区或大城市则以性病患者、暗娼等为主要感染群体。但值得注意的是,自1998年以来,广东省吸毒人群中HIV感染率已出现明显上升。截至2002年,中国31个省、自治区和直辖市(不包括港澳台)均已报告存在注射吸毒人群HIV感染的现象。

2003年,在卫生部的统一领导下,全国范围内按照"分类指导、填平补齐"的原则,对未掌握疫情状况的地区进行了分层分人群的流行病学调查。调查结果显示,16个省(自治区、直辖市)的吸毒人群HIV阳性检出率为7.0%。各地吸毒者中注射毒品者的比例和注射毒品者中共用注射器的比例存在较大差异。注射毒品者比例的平均数为53.8%(最高98.8%,最低4.0%),与去年同期(49.0%)相比有所升高。而注射毒品者中共用注射器的比例平均数为45.0%(最高93.1%,最低0.0%),与去年同期相比(46.0%)基本持平。该人群中的感染者已陆续出现发病和死亡情况。

2004年哨点监测数据显示,中国五个受影响最严重的省份(云南、广西、四川、新疆和广东)的HIV感染率在20%～30%,而同期所有其他省份的HIV感染率则在2%～5%。总体而言,2004年全国所有注射吸毒者的HIV感染率达到11%的峰值。截至2004年,全国累计报告的HIV感染病例总数约为10万例,其中42%为经注射吸毒感染者。

截至2009年底,全国31个省份中有1 582个县报告了经注射吸毒途径感染的HIV/AIDS病例。从累计报告病例的传播途径构成来看,2009年底全国累计报告的HIV/AIDS病例中,注射吸毒感染的比例为32.7%;从2006年至2009年历年报告病例的构成来看,2006年全国报告的HIV/AIDS病例中,34.1%为注射吸毒传播;2009年这个比例降低到25.8%。在累计报告经注射吸毒感染的HIV/AIDS病例中,有15个县的报告病例数超过了1 000例,这些县主要集中在云南、广西、四川、新疆、广东等省份;这五个省份累计报告的注射吸毒感染HIV/AIDS病例数占全国的86.5%。同年的哨点监测数据显示,中国吸毒者的HIV感染率存在较大差异,西南地区感染率较高而东北地区较低的态势较为明显。2009年吸毒者哨点的HIV抗体平均检出率为6.2%,而注射吸毒者的HIV感染率平均为9.2%。多年监测结果显示,1995年至1999年为全国吸毒人群HIV感染的快速增长期,2000年之后注射吸毒者中的HIV流行进入一个相对稳定的平台期,最近三年的HIV抗体检出率维持在9.0%。总体上,我国吸毒者HIV感染率保持稳定,但不同区域间差异较大,西南地区感染率较高而东北地区较低的态势依然明显。

为了应对HIV在吸毒人群中的传播问题,中国在小规模试点之后于2005年启动了全国美沙酮维持治疗项目(MMT);同年,针具交换项目也得到了广泛推广。截至2009年12月底,全国共有23个省(自治区、直辖市)设立了680个社区美沙酮维持治疗门诊,累计治疗患者241 975例。2009年全国有962个针具交换点,月均参加针具交换人数为39 075人,全年发放注射器约1 300万只,回收1 198万只。这些措施的实施有效地降低了吸毒人群中的HIV传播风险。吸毒者哨点监测结果显示,2010年HIV流行率达到或超过5%的吸毒者监测哨点占24%,而在2015年下降到19%。同时,行为学信息也显示,注射吸毒者在最近一个月共用针头的比例从2009年的19%下降到2015年的3%。吸毒人群中的HIV传播逐渐得到了控制,参加戒毒药物维持治疗人员的艾滋病新发感染率从2015年的0.11%下降到2020年的0.07%,吸毒人群中的报告病例数从2015年的5 011例下降到2020年的1 052例。

(二)有偿采供血献血人群

在20世纪80年代艾滋病流行的初期阶段,安全的血液和血液制品供应体系受到了严重冲击。在包括英国、日本和美国在内的发达国家,由于血液供应和血液制品的污染,导致了成千上万的人感染了HIV。我国也未能幸免,20世纪80年代末因进口血液制品Ⅷ因子导致血友病患者感染HIV的事件曝光后,全国范围内禁止进口外国血液制品,使得国内血液制品市场应运而生。在中国的农村和以农业为主的地区,"献血"是一种经济收入的方式,为收入微薄的农民提供了可观的额外收入,使得他们的生活水平得到了显著提升。因此,大量血浆采集站在河南、安徽及邻近省份的农村地区如雨后春笋般涌现。献血通常分为"全血"和"单采浆"两种。前者指的是永久提取全血,而后者是从献血者体内取出全血后,将血细胞和血浆分离,然后将血细胞回输给献血者,更易为献血者接受。

然而,这一行业的快速发展也埋下了隐患。1992年,上海发现了首例献血员HIV阳性者,经过流行病学调查,其感染时间已有4年,揭示出当时即使在大城市也存在国内血液和血液制品的不安全性。此后,云南于1994年在献血员筛查中也发现了1例感染者。

尽管国家于1993年开始整顿血站,并规定血站献血必须进行HIV抗体检测。但由于血液(血浆)被"血头""血霸"商业化经营,整顿效果并不理想。

1994年9月,一起震惊的事件再次揭示了有偿献血背后的艾滋病危机。上海莱士血液制品股份有限公司随机质量检查的反馈报告发现,安徽利辛县一名41岁女性献血者的血浆HIV-1抗体检测呈阳性。这是阜阳地区报告的首例艾滋病病例。然而,由于当时艾滋病还不是一种广为人知的疾病,并未引起当地血液采集中心的重视。一个研究小组前往利辛县采访了捐赠者和她的家人,其中包括另外两名被发现感染HIV的人。在排除了异性性传播和注射吸毒的可能性后,调查人员发现,这三名女性都曾在利辛县采血中心以及附近的其他商业采血中心捐献过血浆,且他们的病毒亚型与中国西南部注射吸毒人群中HIV感染者的亚型相同。这表明,在某一时刻,一个或多个被感染的注射吸毒者在中国中部地区销售血浆,从而将HIV引入更广泛的有偿献血(血浆)人群。1996年,中国疾病预防控制中心在安徽省阜阳市对1 517名参与者进行流行病学调查,其中共有1 043名参与者是既往血浆捐献者,12.5%的人感染了HIV,非捐献配偶的感染率为2.1%。研究结果还发现,献血频率与感染可能性之间存在直接关系。HIV感染率最高的是30～39岁的献血者,他们报告的血浆捐献频率最高。

1994年12月,河北省廊坊市永清县的一名农民到天津一家医院进行献血者健康检查,结果HIV抗体呈阳性。1995年1月,重新检测仍然呈阳性。1995年2月在北京进行的确认试验也是阳性的,于是向河北省政府部门报告。这份报告让公共卫生部门意识到一场隐藏的灾难,并成为农村地区有偿献血者流行病学调查的重要线索。感染HIV的农民是一名已婚男性,没有吸毒史,也没有多个性伴侣。自1992年以来,他一直在北京、天津、河北固安和永清的采集中心出售血浆和全血。1995年2月,从他的家乡和周围村庄的有偿献血者那里采集了50份血样。检测结果令人震惊,其HIV流行率高达74.0%(37/50)。这是中国首次在有偿献血者中发现聚集性HIV感染病例。1995年2月底,河北省对这一重大的HIV危机作出紧急反应,并开展了一项主要针对献血者的大规模HIV筛查运动。当时,廊坊市共有7个血浆采集站和10个全血采集站。据估计,有22 500名有偿和无偿献血者,主要集中在永清、固安和霸州。在所有接受检测的个体中,HIV感染率为2.14%(255/11 933)。在10 122名有偿献血者中,HIV感染率略高,为2.48%(251/10 122)。无献血史的村民1 811人,其中0.22%(4/1 811)感染HIV。病例还包括来自其他省份的流动人口,如吉林、辽宁、黑龙江、四川、山东和河南。

造成献血员中HIV聚集性疫情的主要原因在于血浆采集站的采血方式。常规做法是由收集站的人员将捐献的血液当场离心,红细胞重新注射到献血者体内,使献血者能够更快地再次献血,这也导致了许多人捐献血浆的频率极高。然而,许多采集站为了降低成本,把这些血液被分批离心。这意味着从一个人体内提取的血液中的任何病原体都将混合到从许多人体内提取的血液中,然后当汇集的红细胞被分开并重新注射到献血者体内时,分配到更大的群体。这加剧了HIV在献血者之间的传播。

1999年,中南医院和武汉大学组成的医疗队来到河南省上蔡县文楼村调查一种"奇怪的疾病"。人们很快就发现,HIV感染与献血史之间存在联系。媒体对调查的报道促使人们对这一流行病的兴趣日益浓厚,引起了全国的注意和警觉。同年,在受影响村庄的730名村民中进行的血清调查确定了22例HIV病例,发现HIV流行率为3%。在这些村民中,既往献血者的HIV感染率为9.1%(19/210),未献血者的感染率为0.6%(3/530)。在210名既往献血者中,献血浆者HIV阳性率(25.9%)远高于仅提供全血的献血者(2.6%)。与每年献血次数少于10次的人(2.8%)相比,每年献血次数超过10次的人(13.5%)感染HIV更常见。1995年之前献血或在1995年底之前停止献血的人也比1996年之后开始献血的人更容易感染HIV

（18.3% vs. 1.4%）。1994—1997 年是该县个体血站、地下非法采浆站经营的主要时间,当时在极其简陋的条件下(如村民的家中或在田埂上)采集血浆。村民采血前不进行任何检查,血液收集至血袋后用止血钳夹闭血袋的进血管(当时的血袋仅有一条进血管),每次凑足 10 人份左右后,放入离心机的离心孔内离心,离心后剪断进血管将血浆转移至一个公共血浆袋,剩余红细胞加入生理盐水稀释后回输给献血员,离心期间献血员保持静脉通道。有些经营者在规定的 400ml 血袋中收集 450ml 或 500ml 的全血,然后将血型相同的血袋通过进血管转移 50～100ml 血浆至一个公共的血袋后再离心(否则血袋会破裂)。在采血过程中止血钳、剪刀不经消毒反复使用,离心机不经过消毒连续离心,血袋的采、放血使用同一根进血管,转移血至一个共用血(浆)袋等,这些私营血站"独特"的采血方式,加上献血员经常性、流动性献血的特点导致去私营血站献血的大批献血员感染 HIV。

2001 年 8 月 23 日,在国务院新闻办公室举行的新闻发布会上,卫生部向全世界公布了河南省上蔡县文楼村的艾滋病疫情:河南驻马店上蔡县文楼村,位于豫南平原中部,共有 6 个自然村,全村 3 170 人,1995 年前有偿献血人员约 1 310 人。1999 年 11 月,有偿献血者中 HIV 阳性率 43.48%。2001 年 4 月,卫生部再次组织对文楼村 HIV 感染情况进行调查。调查 1 645 人,阳性 318 例,阳性率 19.33%,其中 1995 年前有偿献血者 568 人,发现阳性感染者 244 例,阳性率为 42.96%。

截至 2003 年 9 月,除西藏外,所有省、自治区、直辖市均报告了通过捐献血浆感染 HIV 的病例。2003 年对既往有偿献血员的流行病学调查结果显示,14 个省(区、市)30 个地区 HIV 总检出率为 2.7%,但各地差异较大。河南一些地区感染率为 40% 以上,湖北随州的检出率为 33.7%,山东菏泽为 8.9%,吉林市为 5.8%,其他各地检出率较低。由于该人群感染者大多数在 1992—1996 年间感染,目前 50% 左右的感染者已经到了发病期。

为了更好地评估艾滋病的流行情况,河南省政府于 2004 年 7 月至 8 月组织了对既往有偿献血员的 HIV 筛查。2004 年 9 月,河南省卫生厅召开新闻发布会,宣布了这一筛查活动的结果:全省共有 51 187 个行政村(社区)参加了检测,登记检测了 280 476 名献血者,共有 21 703 人被证实感染了 HIV。当时,河南省共有 25 036 例 HIV 感染者,其中 11 815 例为 AIDS 患者。绝大多数(86.69%)是通过有偿献血(包括献血血浆)感染的。而在此之前,2004 年 7 月底河南全省报告数仅为 4 842 例。

截至 2004 年 9 月,除西藏自治区外,其余 30 个省(区、市)均有献血人群的感染者报告。根据河南省对既往有偿献血员筛查的结果,中国卫生部于 2004 年 9 月 17 日发布了《关于在既往有偿供血人群中开展艾滋病病毒抗体筛查的通知》,要求对 1990 年以来参加有偿供血(浆)人群进行一次全面的 HIV 抗体筛查。根据这项筛查工作和其他流行病学调查,政府能够更清楚地了解既往献血者中的传染病流行情况。在世界卫生组织和联合国艾滋病规划署的技术支持下,2005 年我国政府对存活感染者数进行估算,约有 55 000 人通过献血感染 HIV,另有 14 000 人通过输血感染 HIV。

在 1995 年初步关闭了所有采血中心之后,《中华人民共和国无偿献血法》于 1998 年 10 月 1 日正式颁布。这项法律规定,我国将实行无偿献血制度,并呼吁 18～55 岁的健康人群自愿献血。自愿无偿献血人员比例从 1998 年的 5.5% 上升到 2009 年的 99%。《中华人民共和国无偿献血法》全面生效后,全国各地才普遍严格执行筛查程序。这些举措有效阻断了经采供血途径造成的 HIV 传播。随着自愿无偿献血比例的不断上升和血液安全管理的持续加强,我国终于逐步走出了这场由有偿献血引发的艾滋病危机。

(三)男男性行为人群

随着 20 世纪 80 年代我国经济和社会的自由化进程,我国社会逐渐对男性同性恋行为持更加宽容的态度。在这一背景下,同性恋酒吧和其他社交场所在我国的许多大城市开始涌现。到 20 世纪 90 年代末和 21 世纪初,男性同性恋群体逐渐从社会的阴影中走出,进入公众视野。针对这一群体,一些研究项目也相继展开。2001 年,研究人员对北京的同性恋酒吧等场所进行抽样调查,结果显示,在这些场所自由活动的男性中,HIV 感染率为 3.1%,这一数字已经显著高于当时的暗娼感染率。同时,其他性传播感染疾病在这一人群中的患病率也相当高,达到 20%～25%。同年,在黑龙江哈尔滨市针对 MSM 人群开展的试点研究中,发现 HIV 感染率为 1.31%,并据此建立了我国第一个针对该人群的监测哨点。

我国 MSM 人群中 HIV 流行时间晚于吸毒人群。我国于 1992 年首次报告了男男性行为人群中的 HIV 感染者,而后 1992—1998 年这 7 年间,每年报告经同性性传播的病例数不足 10 例。截至 1998 年底,全国累计报告 HIV/AIDS 病例为 12 639 例,其中经同性性传播 18 例,仅占累计报告数的 0.1%。然而,此后这一比例逐年增加,到 2005 年底,同性性传播病例占累计报告数的 0.3%。

为了更深入地了解和掌握 MSM 人群中 HIV 流行状况,2008 年在全国 61 个城市开展了一项大规模的横断面调查。该调查旨在评估这一人群中 HIV 和梅毒的流行情况,并绘制其地理分布图,我国许多城市中心的 HIV 流行率高得多的模式已经清楚可见。超过 47 000 名 MSM 人群参与了该项调查,结果显示,该人群的总体 HIV 患病率为 5%,梅毒患病率为 12%。值得注意的是,同一城市中,MSM 人群的 HIV 流行速度似乎远快于吸毒者(PWID)和暗娼(FSW)。例如,部分城市的 HIV 感染率达到 10% 或更高,如成都 10%、昆明 11%、重庆 17%、贵阳 18%、遵义 19%。

随着男男性行为途径感染 HIV 病例的比重逐年增加,同性性传播比例从 2006 年的 2.5% 上升到 2011 年前三个季度的 13.0%。与此同时,针对 MSM 人群的监测哨点数量也相应增加。2010 年,在 102 个针对 MSM 人群的艾滋病监测哨点中,HIV 感染率≥5% 的监测点有 53 个;而到了 2015 年,在 107 个监测点中,HIV 感染率≥5% 的监测点有 71 个。2010 年 52% 的 MSM 人群监测点报告的 HIV 流行率为 5% 或以上,而到了 2015 年,这一比例上升至 66%。在全国范围内,MSM 人群的 HIV 感染率从 2003 年的约 1% 上升到 2008 年的 5%、2013 年的 7%、2015 年的 8%,此后稳定保持在 7%~8%。

新发现的经同性性行为途径感染的病例以年轻人为主,且这一趋势在过去十几年中未发生明显变化。2008 年调查显示,43% 的 HIV 感染者年龄在 18~24 岁。而到了 2016 年,新报告的 MSM 人群中有 53% 的 HIV 感染者年龄在 15~29 岁。这反映出在该人群中,新发感染状况并未得到有效控制。

由于男男性行为人群的基数大,且尚未找到有效控制该人群传播的方法,其高危行为模式并未发生显著改变,因此,预计未来几年该人群的 HIV 感染率仍将维持在较高水平。

(四)异性性传播人群

早期报告的异性性传播病例主要是在归国人员中发现的,这些人在国外曾有过商业异性性行为。因此,在早期阶段,重点监测人群主要包括两类:一类是在华居住超过一年的外籍人士,特别是来自艾滋病高发地区的留学生及商人等,他们与中国人接触频繁;另一类是暗娼,特别是与外国人有不正当性关系的暗娼。

20 世纪 80 年代末开始,商业性交易在我国重新出现,特别是在人员和货物流动频繁的边境地区,这些地区也是吸毒问题最普遍的地区之一。一些女性不仅从事性交易活动,还注射毒品,这使得她们成为双重风险亚人群,其 HIV 感染率相对较高。云南省在 1989 年首先在注射吸毒者中发现了 HIV 感染者,随后对暗娼、性病患者、献血员等人群也开展了监测工作。然而,在 1990 年的监测中并未在这些人群中发现 HIV 阳性者,但仅一年之后,在暗娼、嫖客 STD 患者中陆续检出了 HIV 感染者。

为了监测 HIV 异性性传播的流行水平,1995 年在性传播疾病(STD)门诊就诊者、暗娼和长途卡车司机等人群中设置了哨点。其中,STD 门诊 17 个,分布在安徽、北京、福建、广东、广西、海南、河南、湖北、江苏、江西、辽宁、陕西、山东、上海、四川、天津、浙江;暗娼哨点设置在公安局的收容教育所(现已被取消)内,共 13 个,分布在安徽、北京、广东、广西、海南、河南、湖北、辽宁、陕西、山东、上海、四川、天津;长途卡车司机体检站 4 个,分布在海南、湖南、山西和新疆。每类哨点在各省基本设置 1 个。在首轮监测中,1995 年在北京的 STD 门诊就诊者中发现了 1 例 HIV 感染者;第二轮监测中发现了 2 例 HIV 感染者,其中 1 例在福建的 STD 门诊就诊者中发现,另 1 例在海南暗娼人群中发现。随后的几年中,三类哨点的数量和发现的 HIV 感染者数量均有所增加,到 1998 年为止的四年间,在 37 个 STD 门诊哨点中有 11 个曾发现过 HIV 感染者;在 22 个暗娼哨点中有 11 个曾发现过 HIV 感染者,且主要集中在云南、新疆和广西,这些地区的暗娼从不使用避孕套的比例非常高,部分地区达到 60%~90%;长途卡车司机哨点中仅在乌鲁木齐哨点于 1997 年和 1998 年发现过 HIV 阳性者,但这些感染者均有注射毒品史。监测结果表明,我国 STD 门诊就诊者和暗娼 HIV 感染率尚处于低水平,但 HIV 已在一定程度上在我国各地性乱人群中传播开来,并且波及的范围不断扩大,这存在着 HIV 通过卖淫嫖娼经性传播流行传播的条件。

相较于注射吸毒和采供血等血液传播途径而言,性传播(尤其是异性性接触)途径的传播效率要低很多,然而由于异性传播人群的基数极其庞大,即使是很低的流行水平也会造成较大数量的人群感染。随着对注射吸毒和既往采供血途径传播 HIV 的有效控制,经这两个途径感染的报告数逐渐降低,而异性接触传播途径报告数则逐年增加。在 2006 年报告的 HIV 感染者中,异性性传播感染已占 35.5%;注射吸毒传播占 49.7%;既往不安全采供血感染占 5.9%;输血及使用血液制品感染占 3.6%,同性性传播占 3.6%;母婴传播占 1.8%。

从 2007 年上半年开始,异性性传播成为我国每年新发现 HIV/AIDS 病例最主要的传播途径。在 2007 年上半年报告的病例中,异性性传播占 47.7%,注射吸毒传播占 36.5%,既往不安全采供血感染占 6.3%,同性性传播占 4.0%,输血及使用血液制品感染占 3.7%,母婴传播占 1.8%。到了 2009 年,异性性传播占比已达到了 46.3%。2011 年到 2014 年,每年新确诊的感染病例中有 2/3 是通过异性性接触传播的。

虽然暗娼和性病患者的 HIV 感染率一直保持在低于 1% 的低水平状态。但在注射吸毒人群比例较高的省份(如云南、四川、广东、广西和新疆),女性性工作者中的 HIV 感染率是我国其他地区的四倍。2015 年在 509 个监测哨点中,仅有 30 个监测点(全部位于西部和西南部)的 HIV 感染率超过 1%;2014 年全国该群体的总感染率为 0.2%。2015 年,我国约 80 万女性性工作者在外联检测项目中接受了 HIV 检测,仅发现 2 500 例新发病例,感染率为 0.3%。

对 2008—2014 年经异性性传播途径感染的病例进行分析发现,异性传播病例以男性为主,各年龄段每年新发现病例均增加明显;诊断时的平均年龄逐渐增加;且地域分布广泛。艾滋病流行时间较早的西南和西北省份仍是我国每年报告的新发现异性传播病例数较多的地区,但其所报告病例数占全国病例数的比例正在逐渐下降;中东部地区异性性传播病例相对要少一些,但绝对数亦在增加。此外老年病例增加明显,随着艾滋病流行时间的延长,高年龄组病例的人数和构成都在增加,除了抗病毒治疗需求增加外,还有其他慢性病的治疗需求,这将给疾病治疗带来更大的负担。

进一步调查发现,非婚异性性传播所占比例在增加,而由 HIV 阳性配偶和固定性伴造成的传播在减少。通过非婚异性性接触感染的病例占比已从 2008 年的 78.2% 上升至 2014 年的 88.2%。男性和女性病例的差异较大,男性病例中非婚异性性接触感染占比高达 93.8%,而在女性病例中则为 69.0%。这表明 HIV 正在由特定的高危人群向普通人群蔓延扩散。

目前切断艾滋病经性途径传播仍然缺乏有效方法,因此我国艾滋病经性途径传播难以在未来的数年内得到有效控制。由于我国人口规模巨大,即使在暗娼等异性传播高危人群中的艾滋病感染率很低,因人口基数大,由异性传播造成的新发感染对新发感染总数的贡献依然很大,但因源头分散,控制工作变得非常困难。同时非婚非商业的异性性行为更是难以找到明确的干预对象。这些复杂而隐蔽的非婚异性性行为方式正逐步成为 HIV 传播的主要途径之一。尽管从 2019 年开始,新报告病例数呈现逐年下降趋势,但异性传播仍维持在 70% 左右。预测在未来几年内,异性性传播的感染者占总数的比例还将继续上升,从目前的 70% 缓慢向 80% 攀升,我国艾滋病防控工作仍面临着严峻挑战和艰巨任务。

(李东民　陈方方)

第四节　艾滋病的监测

一、概念及发展历程

(一)艾滋病监测的概念

艾滋病监测是指系统地、连续地收集、整理、分析 HIV 感染、发病以及危险因素的信息,及时把相关信息反馈给决策者、专业人员等应该知道相关信息的人,为艾滋病防治决策和防治工作提供科学依据。艾滋病监测强调长期地、连续地收集疾病的动态资料,只有这样才能及时发现疾病分布及其影响因素的变化。疾病的动态分布不仅指疾病的人群、时间和地域的动态分布,包括从健康到发病的疾病谱的动态分布；影响因素包括与疾病发生有关的自然因素和社会因素。

艾滋病监测是艾滋病预防和控制的重要内容，也是整个艾滋病防治工作的前提和基础。通过艾滋病监测，可以掌握艾滋病流行状况及基本特征，并为各国政府制定预防控制艾滋病规划及决策提供依据，指导艾滋病预防控制工作，评价干预措施的实施效果。

（二）艾滋病监测的发展阶段

我国的艾滋病监测始于1984年，迄今共经历了3个阶段。目前，我国艾滋病监测系统已经发展成包括HIV/AIDS网络直报信息系统、艾滋病哨点监测系统和专题流行病学调查等多种形式的综合监测体系。

第一阶段（1984—1994年）：被动监测阶段，以HIV/AIDS病例报告为主。在该阶段，我国的艾滋病流行由散发期进入局部流行期。1985年我国首次报告了1例艾滋病病例和4例HIV感染者，标志着我国艾滋病散发期的开始；1989年10月在云南西南边境瑞丽吸毒人群中发现146例HIV感染者，我国艾滋病流行进入了局部流行期。截至1994年底，21个省份累计报告HIV感染者和艾滋病患者（HIV/AIDS）共1 774例，其中AIDS患者65例。

在此阶段，主要是由各级医院和疾病预防控制中心（此阶段主要为防疫站）对发现的HIV感染者和AIDS患者依法上报。1986年卫生部将艾滋病作为乙类传染病管理，1989年颁布了《中华人民共和国传染病防治法》，把艾滋病列入乙类监测管理的传染病，同时通过全国法定传染病疫情报告系统、性病报告系统和艾滋病专报系统分别进行病例报告。其中，全国法定传染病疫情报告系统是按照《中华人民共和国传染病防治法》规定，将发现的艾滋病患者填入《传染病报告卡》，并通过传染病疫情软件逐级汇总、传输。性病专报系统中要求报告8种疾病，包括艾滋病、梅毒、淋病、非淋球菌性尿道炎（NGU）、尖锐湿疣、生殖器疱疹、软下疳和性病性淋巴肉芽肿。在填报《性病报告卡》后，通过性病疫情软件逐级汇总、传输。艾滋病专报系统中报告的病例包括HIV感染者、AIDS患者和HIV/AIDS死亡病例，有全国统一的HIV感染者报告一览表、艾滋病患者报告一览表和HIV感染者/艾滋病患者死亡报告一览表，填报的内容除《传染病报告卡》和《性病报告卡》要求的内容之外，还有艾滋病特有的信息，包括高危行为史、传播途径等，并建立了与之相应的数据库。每季度各级疾病控制机构逐级把检测发现的HIV感染者和艾滋病患者上报，经卫生部艾滋病预防与控制中心汇总数据并进行分析，将分析报告上报卫生部，由此可掌握全国各地HIV感染者和艾滋病患者的数量及分布。此阶段的报告流程及报告的时限要求详见图2-1-4-1和表2-1-4-1。

另外，由各省卫生检疫机构对外国人和回国人员等主要出入境人员开展HIV抗体检测。在部分流行较早的地区和省份，如云南，在部分地市针对暗娼、吸毒者等高危人群开始开展检测工作，即早期的哨点监测。但是，此阶段还没有形成全国范围的常规化哨点监测工作。

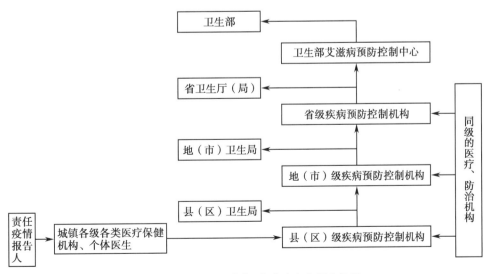

图2-1-4-1　HIV感染者/艾滋病患者报告流程

表 2-1-4-1　各级医疗、疾病预防控制机构病例报告的时限

类别	责任报告单位	县(区)级	地(市)级	省级	中央级
报告卡	HIV/AIDS*:城镇6小时,农村12小时 性病:24小时				
月报	—	次月5日前	次月10日前	—	—
季报	—	次季度首月的5日前报出	次季度首月的10日前报出	次季度首月的15日前报出	次季度首月的20日前报出
年报	—	次年1月15日前报出	次年1月底前报出	次年2月15日前报出	次年3月31日前报出

*. 指送检单位接到上级反馈的阳性确认报告后,报告卡的报出时间。

第二阶段(1995—1998年):主动监测阶段,1995年 HIV 哨点监测系统的建立是艾滋病监测由被动监测转为主动监测的标志。在此阶段,我国艾滋病流行开始进入广泛流行期。报告的 HIV 感染者人数迅速增加,在云南、新疆、广西及四川的吸毒人群中,在各地性病患者、暗娼等高危人群中报告的 HIV 感染者人数不断增加。中部省份的一些地区自1995年起在有偿供血员中发现大量 HIV 感染者。至1998年底,全国31个省份(不包括港澳台)均有 HIV 感染者病例报告。

HIV/AIDS 病例报告依旧是按照此前的流程,在3个报告系统中报告。1997年开始由中国预防医学科学院艾滋病监测中心负责对报告的 HIV 感染者和艾滋病病例数据进行收集汇总和分析。

1995年在23个省份建立了42个哨点,对性病门诊就诊者、暗娼、吸毒者、长途卡车司机四类人群开展监测。在此阶段,建立 HIV 哨点监测。随着艾滋病流行形势的变化和防治资源的增加,HIV 监测哨点覆盖的监测人群也不断得到调整,增加了孕产妇人群和有偿供血者等人群。截至1998年,HIV 监测哨点扩大至30个省份、6类人群、98个哨点。各省(自治区、直辖市)也根据本地流行状况和条件,分别设立了数量不等的省级 HIV 监测哨点,补充了国家级哨点布局和数量的不足。HIV 哨点监测结果显示,我国的 HIV 感染在吸毒者中传播速度较快,吸毒者中静脉注射毒品和共用注射器的比例也呈增加的趋势。其他人群 HIV 感染率仍维持较低水平,但存在潜在流行的危险。

通过对特别关注的人群或者监测中发现的问题进行专题流行病学调查,如既往有偿采供血人群调查等,随时调整和增设相应的 HIV 监测哨点,为及时发现不同人群中艾滋病的流行、及时采取有效的防治措施提供了相对快速、准确的线索。1998年国家颁布并实施了《中华人民共和国献血法》,有效遏制了艾滋病经采供血途径的传播。1998—1999年连续两年在献血员哨点监测中均未检出 HIV 阳性者。因此,从2000年开始撤销了献血员 HIV 监测哨点。

第三阶段(1999年至今):综合监测阶段。在此阶段,我国艾滋病流行开始进入、部分地区已经处于广泛流行期,各省报告的 HIV 感染者人数和 AIDS 患者数不断增加。WHO/UNAIDS 于1998年提出第二代 HIV/AIDS 监测概念,即行为学监测,指在以 HIV 血清学监测和 AIDS 病例报告为主要内容的第一代 HIV/AIDS 监测(first generation surveillance)的基础上,开展行为学监测,为估计 HIV 流行规模、追踪流行动态、制定干预对策和干预活动计划、评价对策和干预的效果等提供血清学和行为学等全方位的信息。在此基础上,我国专家根据我国国情和试点情况,吸收国外先进思想,提出"综合监测"一词,即在现有艾滋病性病监测的基础上,将艾滋病和性病监测相结合,将生物学与行为学监测相结合,并广泛收集、综合分析和共享各种信息,形成一个艾滋病性病综合监测系统,为分析艾滋病流行现状和趋势、制定艾滋病防治决策和措施提供依据。卫生部和中国疾病预防控制中心于2002年分别下发《全国艾滋病监测工作规范》和《艾滋病性病综合监测指南及方案(试行)》,指导全国艾滋病综合监测工作。

实施世界银行贷款中国卫生九项目的四个省份(福建、广西、山西、新疆)和中英性病艾滋病防治合作项目的两个省份(云南、四川)在2001—2005年开展了针对高危人群、脆弱人群和一般人群的行为监测试点工作。主要做法是在特定人群中定期进行横断面调查,收集艾滋病相关危险行为的信息,以观察所监

测的行为随时间变化的趋势。其作用主要是获得特定时间、特定地区、特定人群(例如吸毒者、性病门诊就诊者、暗娼、长途卡车司机等人群)的艾滋病知识、态度和危险行为的信息,为艾滋病流行的早期预警和防治工作的评价提供依据,并解释说明哨点监测得到的感染率的变化。从 2004 年开始,在全国 19 个省份试行设立了 6 类人群的行为监测点 42 个,对包括吸毒者、暗娼、青年学生、长途卡车司机、性病门诊就诊者、男男性接触者等人群在内的高危人群和一般人群开展艾滋病感染相关行为的监测。在此基础上,从 2005 年开始进行了调整,在进行行为调查的同时对监测对象进行 HIV 抗体检测,使行为学信息和血清学信息能够更好地结合起来,称为综合监测点。到 2006 年底,全国共设立了 159 个综合监测点。

在此阶段,HIV 哨点监测系统得到不断发展,增加了监测人群种类和监测哨点数量。由于综合监测点和 HIV 哨点监测在设置上存在部分重叠,在监测内容上也都包括了行为信息和血清学检测信息,因此,在 2008 年将 HIV 哨点监测和综合监测点进行了整合,统称为艾滋病哨点。

在此阶段,各省疾病预防控制中心依据本省艾滋病流行的实际情况,在地方政府和各种项目的支持下,设立了数目不等、针对不同人群的省级 HIV 监测哨点,以弥补国家级哨点数量的不足。到 2006 年底,全国共设立省级 HIV 监测哨点 370 个。省级监测哨点的监测多数是参照国家级哨点监测方案执行的,监测对象除上述人群外,还包括流动人群、娱乐场所服务人员、肿瘤患者、劳改人群、劳务输出人员、供血者、远洋船员、医院无关联检测者、术前及输血前检测者等,形成了遍布 31 个省份、覆盖众多监测人群的监测体系。并且从 2006 年开始,省级哨点和项目支持的监测点数据均统一上报至中国疾病预防控制中心性病艾滋病预防控制中心,进行分析汇总。

二、艾滋病监测的原则

(一)艾滋病流行的分期

WHO 和 UNAIDS 对艾滋病的流行状况进行了分期,主要是按照高危人群和一般人群中 HIV 的流行水平进行判定,我国也参考了相似的分期标准将我国艾滋病流行状况分为四个时期,即流行前期、低流行期、中流行期和高流行期。

流行前期:未发现本地(户籍人口)的 HIV 感染者,或仅有散发流行。

低流行期:本地任何高危人群的 HIV 感染率均低于 5%。

中流行期:本地至少有一类高危人群的 HIV 感染率已达 5%,总体人群中 HIV 感染率低于 1%。

高流行期:至少有一类高危人群的 HIV 感染率持续高于 5%,疫情波及地区广泛,总体人群的 HIV 感染率达到或超过 1%。

(二)艾滋病监测的分级

按照分类指导的原则,根据当地艾滋病的流行状况开展艾滋病监测工作。流行前期和低流行期地区同归一类,执行 I 级监测;中流行期地区执行 II 级监测;高流行期地区执行 III 级监测(表 2-1-4-2)。

三、主要的监测形式

(一)HIV/AIDS 病例报告

病例报告作为一种监测形式,是被动地收集 HIV 感染者和 AIDS 患者信息。HIV 感染者和 AIDS 患者一经发现,向疾病预防控制机构报告,疾病预防控制机构将信息予以记录和保存,通过报告数来掌握艾滋病疫情。病例报告的主要作用是提供不同地区 HIV 感染者和艾滋病患者的数量以及被发现时间、人群分布和传播途径等信息。病例报告的数据收集方式不能提供各类人群感染率的信息,另外还会受到检测力度和行政干预等因素的影响。

1. **病例报告的发展**　在 1985 年发现首例艾滋病患者后,1986 年卫生部将艾滋病列为乙类传染病管理,但是要求按照甲类传染病报告。各地对发现的病例进行详细的个案流行病学调查,报告给卫生部和中国预防医学科学院。1989 年颁布了《中华人民共和国传染病防治法》,把艾滋病列入乙类监测管理的传染病,按照法定的传染病报告卡进行纸质填报,但同时仍须完成详细的个案流行病学调查报告。1997 年

表 2-1-4-2   艾滋病性病分级监测工作内容

监测分期	流行前期和低流行期	中流行期	高流行期
监测分级	Ⅰ级监测	Ⅱ级监测	Ⅲ级监测
生物学	建立高危人群(性病门诊就诊者、吸毒者、暗娼、MSM 人群和长途运输司机等)的综合监测哨点或横断面调查; 加强与完善艾滋病性病病例报告制度 工作重点:高危人群	在Ⅰ级监测工作基础上,增加以下工作内容: 在高发地区建立一般人群的综合监测哨点(孕妇应列入监测对象); 与高危人群有性接触者的艾滋病性病感染状况调查(或资料收集) 工作重点:重点人群	延续Ⅰ级、Ⅱ级监测工作并扩展如下工作内容: 城乡一般人群艾滋病、性病监测; 成人与儿童艾滋病病例监测与报告; 高危人群性病调查; 一般人群性病调查(后两项调查的人数应达到按年龄分组分析人数) 工作重点:一般人群中的青年人;寻找新的或调整原有的干预措施
行为	本地区高危人群和 HIV 感染者高危行为调查或监测(重点:不安全性行为,避孕套使用和静脉注射毒品); 特定人群行为横断面调查	以社区为基础的一般人群行为横断面调查; 性病患者求医行为调查	青少年高危行为调查
重点或应增加收集的信息	本地各类高危人群的类别、分类人数与分布,高危行为主要有哪些; 除高危人群外,尚有何类人群可能会受到艾滋病的威胁及其程度; 临床用血数量、来源及相关情况; 本地周边地区艾滋病性病流行状况	本地实施的各种干预措施的效果	出生与死亡资料(从户籍或调查取得)的收集; 艾滋病患者的关怀状况调查; 寿命统计资料; 肺结核流行状况与死亡统计

开始由中国预防医学科学院艾滋病监测中心负责对报告的 HIV 感染者和艾滋病病例数据进行收集汇总和分析。

2003 年在卫生部的直接领导下,按照"横向到边,纵向到底"的原则,中国疾病预防控制中心建立了中国疾病预防控制信息系统,并于 2004 年 4 月 1 日在全国范围内全面启用。2005 年 3 月又启动了艾滋病网络直报信息系统这一单独的子系统,并由卫生部下发《艾滋病疫情信息报告管理规范(试行)》,要求各地要首先实现县区级及以上疾病预防控制中心网络直报,有条件的医疗卫生机构可直接通过网络进行直报。2005 年 9 月,在艾滋病网络直报信息系统这一平台基础上,建立了抗病毒药物治疗患者管理模块,实现了对治疗患者的实时管理。截至 2007 年 12 月,31 个省(自治区、直辖市)和新疆生产建设兵团有 3 500 多家机构通过网络报告了病例,网络直报系统中累计病例 20 余万。就 2007 年报告单位的情况来看,71.6% 的病例由疾病预防控制中心报告,22.1% 由医院报告。大部分省份实现了县区级及以上疾病预防控制中心网络直报。

根据艾滋病防治工作的需要,2008 年 1 月直报系统调整为艾滋病综合防治数据信息管理系统。目前系统有报告病例、添加个案随访表、浏览查询病例、病例查重功能、统计功能、数据库下载功能、检测份数表的录入和统计、提醒功能等多项功能。病例查重功能不仅能在县区范围内实现个案查重,而且在地市、省级和国家级范围内实现了个案查重,保障了病例报告统计的精准性。另外,通过报告病例的身份证号、抗病毒治疗号/美沙酮治疗号,可以关联艾滋病网络直报疫情库和艾滋病抗病毒治疗库/美沙酮治疗库,实现了系统内信息共享,有助于掌握个体和群体病程发展、免费抗病毒治疗情况及进一步的随访干预关怀工作的开展,实现了利用网络平台综合管理艾滋病防治数据信息。

2020 年启动以人为核心的传染病动态监测信息系统,艾滋病病例报告系统也完成了相应的升级改造。2021 年 7 月,艾滋病随访治疗管理模块的上线,实现了检测发现、病例报告、随访管理、转介治疗、疾病转归等以病例个案为核心的全病程动态管理服务模式。现行的覆盖全国的统一、快速、高效的艾滋病疫情报告系统,为艾滋病防治工作决策提供了重要的数据支撑。

2. **病例报告的内容**　报告的内容包括《传染病报告卡》和《传染病报告卡艾滋病性病附卡》《个案随访表》《艾滋病病毒抗体检测数及阳性人数统计报表》。

3. **病例报告的要求**　1989年发布的《中华人民共和国传染病防治法》规定，艾滋病属乙类管理传染病。但鉴于其传播和流行的特点及其对人群健康的巨大危害，应按甲类传染病的要求进行管理，即一旦发现艾滋病患者和HIV感染者，应立即上报卫生防疫部门，城市不得超过6小时，农村不得超过12小时。

2008年10月中国疾病预防控制中心下发的《HIV/AIDS病例报告网络直报工作指南（试行）》中规定，各级各类医疗机构、疾病预防控制机构、采供血机构均为责任报告单位；其执行职务的人员和乡村医生、个体开业医生均为责任疫情报告人，报告符合诊断标准的HIV感染者和艾滋病患者。

4. **病例报告的方式**　2003年建立中国疾病预防控制信息系统作为传染病报告系统，其中包括艾滋病网络直报信息系统这一单独的子系统。网络直报实现了艾滋病病例报告数据共享，用户登录艾滋病综合防治数据信息管理系统与疾病监测信息报告管理系统都可以报告HIV感染者和AIDS患者，两个系统中艾滋病报告数据共享，年度内统计数据一致，解决了网络直报之前"3个报告系统"（指艾滋病专报系统、性病报告系统和全国法定传染病疫情报告系统）和"3套统计数据"的局面。

艾滋病网络直报系统统一设计了基层报告单位和各级疾病预防控制机构的报告、审核和分析的程序，规范了医疗机构和疾病预防控制机构的责任、报告内容和流程，明确了由专门的部门或人员直接上网报告疫情，提高了基层人员报告的主动性和责任感。

我国艾滋病病例报告网络直报系统的建立实现了艾滋病病例以个案报告、个案管理为基础的网络直报，使艾滋病防治工作步入了信息化、系统化、规范化的管理阶段。网络直报方式的实施提高了疫情报告的及时性，2006年有70%以上的病例在免疫印迹试验（WB）确认或诊断后30日内报告，2007年在15日内完成网络直报者占73.0%。

（二）艾滋病哨点监测

1. **哨点监测的发展**　艾滋病哨点监测系统的建立是我国艾滋病监测开启主动监测的标志。早期以血清学监测为主，后逐步纳入行为学监测，并将两者相结合。哨点监测结果为疫情估计、动态掌握不同地区和人群的感染状况、艾滋病防治工作的评估等提供了大量的主要数据，是艾滋病防治工作中必不可少的重要组成部分。

1995年建立国家HIV哨点监测系统，在23个省份建立了42个哨点，对性病门诊就诊者、暗娼、吸毒者、长途卡车司机四类人群开展监测。每年两轮（分别为4—5月和10—11月），每轮收集400人份血清标本进行匿名HIV抗体检测。艾滋病哨点监测系统发展早期（1995—2003年）以血清学监测为主（每年两轮，4—6月和10—12月各调查一次）。此后哨点监测人群类别和数量逐年增加。2002年、2005年和2006年分别增加了对MSM人群、嫖客和结核患者的监测，共计八类监测人群，包括性病门诊就诊者、暗娼、吸毒者、长途卡车司机、孕产妇、MSM人群、嫖客和结核患者。监测哨点数量从1999年的96个增加到2004年的253个。到2006年底，全国共设立国家级HIV监测哨点393个。同时，对监测期和检测内容进行了调整。从2005年开始，每年两轮的HIV哨点监测调整为一轮，从2004年的第二轮监测开始，在检测HIV抗体的同时，增加了对梅毒抗体的检测。从2009年开始，增加了对丙型肝炎病毒（HCV）的检测。

从2001年开始，实施世界银行贷款中国卫生九项目的四个省份（福建、广西、山西、新疆）和中英性病艾滋病防治合作项目的两个省份（云南、四川）开展了针对高危人群、脆弱人群和一般人群的行为监测试点工作。并在试点经验的基础上，从2004年开始，在全国19个省份试行设立了6类人群的行为监测点42个，开展高危人群和一般人群艾滋病感染相关行为的监测。从2005年开始，在行为调查的同时增加HIV抗体检测，称为综合监测点。由于综合监测点和HIV哨点监测在设置上存在部分重叠，在监测内容上也都包括了行为信息和血清学检测信息，因此，在2009年将HIV哨点监测和综合监测点进行了整合，统称为艾滋病哨点，哨点数量达到了600个。

2010年，对现有哨点系统进行了评估，包括地理覆盖、代表性和能力限制等，将省级和国家级核心哨点整合到国家级哨点系统中，并保持哨点监测人群类型和数量的稳定。共有艾滋病哨点 1 888 个，覆盖 8 类监测人群，包括吸毒者、MSM 人群、暗娼、性病门诊男性就诊者、男性长途汽车司乘人员、男性流动人口、孕产妇和青年学生。

自 2011 年起增加对吸毒者、暗娼、MSM 人群和性病门诊男性就诊者人群的 HIV 新发感染检测等。

2022 年进一步优化和调整艾滋病哨点监测系统，共设置哨点数 1 674 个、覆盖六类人群（卖淫妇女、性病门诊男性就诊者、MSM 人群、吸毒人群、孕产妇、青年学生），并将暗娼哨点更名为卖淫妇女哨点。监测结果为国家艾滋病防治策略和措施的制定提供了科学依据和数据支持。

2. 哨点监测的定义及目的　艾滋病哨点监测是指在固定地点、固定时间连续收集特定人群中 HIV 感染状况、行为特征及相关信息，为分析当地艾滋病流行水平及其趋势、评价艾滋病预防与控制效果提供依据。

哨点监测的目的包括了解不同地区特定人群艾滋病流行状况和流行因素；分析不同地区特定人群艾滋病流行趋势，为艾滋病疫情的估计和预测提供信息；为制定艾滋病防治策略和干预措施及效果评价提供依据。

3. 哨点监测的对象及内容

对吸毒者、MSM 人群、卖淫妇女、性病门诊男性就诊者、青年学生五类人群通过问卷调查收集一般人口学信息（包括年龄、性别、婚姻、户籍、民族、文化程度等）、行为学信息（包括性行为、吸毒行为等高危行为信息）、艾滋病防治有关信息（包括艾滋病防治知识知晓率、接受检测和行为干预服务的情况等）。对前四类人群采集静脉血进行 HIV 抗体检测、梅毒抗体检测、丙型肝炎病毒抗体检测以及 HIV 新发感染检测。

4. 哨点的设置与调整

（1）哨点的设置原则　①监测哨点的设置要根据当地艾滋病的流行状况、易感染艾滋病的高危行为人群规模等相关因素和防治工作需要，在高危行为人群、重点人群、一般人群中选择建立。哨点监测优先选择高危行为人群设立，当任一高危行为人群的艾滋病抗体检出率高于 5% 时，应考虑设立一般人群监测哨点。各地可根据当地疫情特点自行设立重点人群监测哨点。②监测哨点按行政区域以县（市、区）为单位进行设置。各县（市、区）根据当地艾滋病防治实际情况，在保证监测可持续性的基础上，提出设立监测哨点的人群和数量，监测哨点可以设在固定机构或社区。设立在社区的监测点，如果在一个县（市、区）不能完成规定的监测样本量，可以考虑扩大到邻近疫情较为近似的县（市、区），但是一个哨点监测范围最多不能超过 2 个县（市、区）；设立在机构中的哨点，应尽可能先在一个机构内征集到所有能被调查到的监测对象，确实不能完成样本量要求的，可另选择同一区县内的同一水平的机构，最多不能超过 3 个机构。在多个机构开展的监测，应避免对同一调查对象重复调查。③负责监测哨点的工作单位要具有一定的艾滋病监测工作基础，能够承担并持续完成监测任务。

（2）监测哨点的调整　各省（自治区、直辖市）疾病预防控制中心根据当地艾滋病流行现状和以往哨点监测工作情况，提出设立和调整监测哨点的书面请示报告，通过正式的公函，于每年 1 月底之前报至中国疾病预防控制中心性病艾滋病预防控制中心（以下简称"艾防中心"）。书面请求报告应该包含拟设置哨点所在地既往三年相关目标人群估计规模、预计可接触人数和开展哨点监测工作的基础等。艾防中心根据全国艾滋病哨点监测的需要，确定监测哨点数量并进行调整。

5. 哨点监测的要求　监测周期为每年一次，采用横断面调查方式。4—6 月为哨点监测期（孕产妇除外），在监测期内如果样本量已达到监测要求，即可停止招募被调查对象。如果监测期结束时样本量仍不足，最多可延长一个月。如果在监测期内发生影响监测工作实施的事件，例如治安整治活动、人群大量外出、监测人群开展较大规模的流行病学调查等，可酌情变更监测期，但监测期持续时长不得变更。

各类监测人群的样本量分别为青年学生哨点 800 人，孕产妇依据全年人数设置，其他各类监测人群每个监测哨点样本量 400 人。如果当地某类高危行为人群感染率近 3 年连续高于 10%，该类人群监测哨点样本量可以减少至 250 人。如果某类高危行为人群监测至延长期结束仍达不到 400 人的样本量，以实际监测的样本量上报。

6. 各类人群的监测方法

（1）吸毒者 指最近一年有过口服、吸入和注射海洛因、可卡因、鸦片、大麻、吗啡、甲基苯丙胺（冰毒）、氯胺酮（K 粉）、摇头丸、麻古等毒品的人。按其来源可分为监管场所、社区和美沙酮维持治疗门诊，其中监管场所吸毒者为监测期内新进入监管场所的吸毒者。对社区吸毒者可在社区内采用"滚雪球"等方法招募监测对象。调查员到社区找到关键知情人或监测部门认识的吸毒者（被选定的召集人），由其介绍各自所认识的吸毒者接受调查；再要求每位吸毒者提供一定数量的其所认识的吸毒者的信息，包括姓名、地址、联系方式等，并依靠这些信息再找到其他吸毒者，依此类推下去，样本就像滚雪球一样越来越多，直到完成所需样本量。而对于美沙酮维持治疗门诊的吸毒者，则指在监测期开始后，在美沙酮维持治疗门诊最近一个月吗啡尿检阳性者，尿检阴性者严禁纳入。如果社区或监管场所单独设点不能满足监测样本量要求，可在本地区的监管场所或社区进行补充。

（2）MSM 人群 指最近一年有过插入性口交或肛交同性性行为的男性，年龄≥16 岁。通过男男性行为人群活动场所、社交网络或软件、社区滚雪球等多种方式招募。对当地男男性行为人群的主要活动场所，包括酒吧、夜总会、茶吧、浴池、桑拿房、公厕、公园等进行摸底，了解场所类别、估计人员数量等信息后抽取场所，开展调查。网络招募是通过在男男性行为人群经常出现的网络论坛、网络聊天室或即时聊天软件上发布招募信息。社区滚雪球是通过调查员到社区找到关键知情人或监测机构认识的 MSM 人群，并依靠他们找到其他 MSM 人群，依此类推下去，直到完成所需样本量。抽样时最好选择几个具有不同特征和行为习惯的 MSM 人群作为最初的调查对象（又称"种子"），从而尽可能避免或减少选择偏倚。"种子"应该联系自己能够联系的所有同伴，不得有意寻找或避开已知的感染者。

（3）卖淫妇女 指最近一年有过商业性交易行为的女性，年龄≥16 岁。原则上对该人群的监测应在社区内发生高危行为的场所进行，或在卖淫妇女监管场所内进行。根据当地卖淫妇女危险行为状况，可将发生高危行为的场所分为高、中、低三个层次，在初步了解各场所卖淫妇女数量的基础上，按比例抽样调查。监测期新近被收容进入监管场所的卖淫妇女均应纳入监测。由当地公安机关抓获的卖淫嫖娼人员，无论年龄大小，只要符合因卖淫行为而被抓获的女性均应纳入监测对象。另外，当地疾病预防控制部门或者社会组织通过微信（群）、QQ（群）招募的有商业性交易行为的女性，也可纳入监测对象。

（4）性病门诊男性就诊者 指主动前来性病门诊或以性病诊疗为主要求诊目的的男性，无论其是否被诊断患有性病，均应纳入监测对象，年龄≥16 岁。严禁纳入生殖医学咨询者、皮肤病就诊者以及各类防治或科研项目招募的研究对象。要求采用连续采样方法，监测期内首次来门诊诊治性病、年龄在 16 岁及以上的男性均须纳入监测。对这类监测对象的采样应强调连续性，即所有符合条件者应该全部纳入监测。

（5）青年学生 在监测哨点所在地区选择大学、职业技术学院（校）注册的在读学生，采用分阶段整群抽样方法进行青年学生的监测，年龄≥16 岁。每次监测时的抽样框架应固定，应考虑涵盖不同种类的学校、年级和男女学生。

（6）孕产妇 指为准备分娩进行孕产期保健的孕妇，不包括到妇女保健机构进行计划生育手术的人员。随着我国孕产妇中多病共防工作的开展，已经常规化进行 HIV、梅毒等多项检测，因此在哨点中将血清学检测改为直接收集哨点所在单位的孕产妇筛查数据，不再进行现场问卷调查和血清学检测。

（三）艾滋病专题调查

专题调查是艾滋病监测的重要组成部分，是在现有常规监测工作的基础上，根据艾滋病性病预防控制工作的需要，对情况不明或某类突发事件开展的特定目的的专题调查。如高危人群艾滋病感染率调查、高危人群规模调查等。作为常规监测工作的补充，结合常规监测（病例报告、哨点监测），为分析研判艾滋病流行形势、摸清全国及各地存活的 HIV 感染者人数、评价艾滋病疾病负担、合理地分配资源设计和评价干预项目等提供科学依据。

自 1985 年以来，我国已经先后在不同地区开展了不同类别的专项调查。这些调查结果结合常规监测数据，都对防治政策的制定和发展产生了较大的影响。例如，鉴于 1986 年对浙江 4 例因使用血液制品感染 HIV 事例的调查，1987 年国务院批准发布《艾滋病监测管理的若干规定》；1995—2005 年对中原地区局部及全国既往有偿献血员的多次调查，促成了 1997 年全国人大通过《中华人民共和国献血法》等；2004 年根据卫生部、司法部"两文"开展的对"两劳"人群和既往有偿采供血人群的筛查是规模颇大的一次专题调查，覆盖人群近 280 万人，发现了 2 万余例的既往感染者和患者，进一步掌握了全国既往有偿采供血者和"两劳"人群的感染率情况。

对于能反映新发感染状况的队列研究，由于条件限制，仅在局部地区和人群中开展了数量有限的研究。

四、我国艾滋病监测的展望

（一）以 HIV/AIDS 病例报告系统为基础，结合分子网络分析技术，建立监测预警系统

通过新发现病例的流行病学调查，追踪高危行为接触者并开展检测，以现场流行病学调查和病毒基因序列结果数据集合为基础，整合分子网络和社会网络分析方法，通过以 HIV 基因序列作为靶向标志的生物学分析指导现场调查，发现艾滋病传播热点和传播的关键节点，针对高风险传播者和高风险因素建立预警区域和人群。同时，及时采取精准干预措施，并通过定向调查确定传播网络中未诊断的感染者，尽早启动抗病毒治疗，从而减少新发感染。

按照地区、人群等标准建立艾滋病多维度智能预警系统，通过应用人工智能、机器学习等新算法，提高模型预警能力，构建智能化预警模型，整合不同渠道的艾滋病监测数据资源，从多个维度分析艾滋病传播的潜在风险，构建艾滋病多角度、全流程的预警机制，指导精准实施防治策略。从国内外传染病监测与预警的历史实践中吸取经验，在我国部分条件具备的地区开展先行试点，根据实际情况进行改进，积累建设经验并逐步推广至其他地区，实现艾滋病监测和预警综合能力的提升。

另外，基于大数据、互联网等建立多渠道监测，如基于互联网电商平台检测试剂销售大数据监测、互联网交友平台大数据监测等。这些互联网大数据具有时效性强、成本低、覆盖面广的优势，是开展艾滋病监测不可或缺的来源。

（二）借鉴和学习其他国家的哨点监测经验，优化和完善我国哨点监测系统

WHO 于 2004 年发布哨点监测相关指南后，各国建立了以娼妓、MSM 人群、吸毒者、产前门诊孕妇和跨性别者（TG）为主的 HIV 感染重点人群监测。随着艾滋病流行态势的发展与变化，各国也根据本国的艾滋病流行状况修订了艾滋病哨点监测方案。包括监测人群的种类、人群的定义及执行标准、监测期、监测频率、样本量以及监测内容等都有所不同，这些选择往往取决于当地 HIV 流行的特点、重点人群的活动规律和监测数据的使用需求等因素，其中监测期、频率和样本量的选择与设定主要依据各国哨点监测的设置状况进行调整，监测期多为 3 个月，频率多为 1 次/（1～2 年），样本量多为 100～500。

监测内容主要包括社会人口学及性行为特征、毒品使用、STD 感染、AIDS 相关知识知晓及预防干预服务获取情况，但由于每类人群特征不同，其监测内容也有不同的关注点：①社会人口学特征中，除基本信息外，FSW 的监测增加性工作时间、工作环境及流动性信息；MSM 的监测增加社交网络、医保及监禁史；吸毒者增加监禁史；产前保健（ANC）孕妇增加配偶职业、孕产及转诊信息；TG 增加激素使用、变性手术史和社交网络内容。②性行为特征，主要包括初次性行为年龄、性伴侣类型、避孕套使用情况和未使用原因。其中对 FSW、TG 的监测增加性暴力、性虐及歧视情况；对 MSM 增加润滑油使用情况及避孕套协商策略；TG 增加性取向。③毒品使用情况，主要包括毒品类型、毒品使用方式及频率、共用针具和吸毒后性行为情况。其中吸毒者增加针具、针头消毒情况、吸毒所致身体症状、被捕或罚款经历；ANC 孕妇增加配偶吸毒信息。④STD 感染史，包括感染类型、检测史和就诊情况。⑤AIDS 相关知识知晓，包括传播途径、预防措施、暴露前后预防和 HIV 感染风险评估。⑥AIDS 预防干预服务的相关信息，主要包括 HIV 检测、避孕套和清洁针具的可及性。其中吸毒者增加获取美沙酮维持治疗门诊服务信息，TG 增加获取法律援助信息。

近些年来，为了满足艾滋病防治工作的需求，越来越多的国家开始采用近似概率抽样的方法开展HIV监测。最常用的监测样本抽样方法有多阶段抽样、基于时间地点抽样（time location sampling，TLS）和同伴推动抽样（respondent-driven sampling，RDS）。多阶段抽样是按监测对象活动场所类型分层，并按各层中人员规模，随机抽取场所。人数较少时采用整群抽样，人数较多时采用随机抽样。时间地点抽样根据监测对象活动场所、工作时间及数量信息，构建抽样框架，然后随机抽取场所及其时间并纳入全部监测对象。同伴推动抽样是从不同场所选取若干名"种子"，每名"种子"提供3～5名同伴，经历4～6轮直至达到样本量且样本人群主要特征指标的构成趋于稳定。通过这些抽样方法，尽可能使监测对象更具代表性。

我国的艾滋病监测哨点在艾滋病疫情研判及防治效果的评估中发挥了重要作用。但是，随着我国艾滋病流行形势的变化，哨点在监测人群及布局设置、监测方法和监测内容等方面也须及时作出调整，以更加及时准确地反映HIV在不同地区和人群中的流行情况。

（1）监测频次的调整　在低流行地区，艾滋病疫情变化较小，每年对其开展监测会导致资源浪费，可以考虑调整高风险人群监测的频次，如调整为每2年开展一次监测，甚至3年一次。

（2）监测人群的设置　自2013年以来，经异性性行为途径感染者数量和占比均呈现上升趋势，异性性传播感染已经成为我国艾滋病传播的最主要途径。可以借鉴国外的一些经验，在性活跃的一般人群中设立监测哨点。另外，我国MSM人群哨点多以城市为单位设立，在农村地区缺乏相应的调查数据，故考虑增设农村地区的MSM人群哨点。但是，对于TG人群，目前尚缺乏相关的调查数据，可以先开展专题调查了解人群规模、高危行为及HIV感染状况后，根据调查开展的情况考虑建立哨点的可行性。

（3）抽样方法的选择　目前我国多采用非概率抽样方法招募监测对象，导致样本的代表性欠佳。为了提高监测人群的代表性，在人群的抽样方法上应该作出调整，可采用时间地点抽样和同伴推动抽样等其他方法。时间地点抽样利用隐匿人群常常聚集于某些特定场所的特征来招募目标人群，该方法需要前期投入较大的人力物力，要求在开展监测前进行预调查，确定目标人群经常活动的场所和时间段，并对其进行灵活调整以最大可能地招募代表性好的个体。同伴推动抽样将单向激励变为双向激励，从而提高招募效率。即调查对象由同伴招募而非同伴向调查员推荐，可降低拒绝参加的比例。在样本人群主要特征指标构成达到平衡后，可对总体作出估计和推断。对于某类人群的招募，应考虑抽样方法的适用性，同时也须考虑成本、可行性等问题，结合哨点监测方法简便易操作的特点，采用因地制宜的抽样方法。

（4）监测内容的完善　随着我国新一轮艾滋病防治规划的制订，可将各项防控措施的落实情况以及有关的影响因素纳入监测范围。例如，可以考虑增加有关歧视的内容。尽管国际社会倡导"零歧视"，但是MSM、FSW等人群面临来自社会、家庭等方面的歧视，HIV感染者在就业就医等方面受到的歧视等，都可能影响到防治措施的落实；随着暴露前后预防用药的推广，可以考虑对MSM等人群增加暴露前后预防用药的知晓和使用情况监测；使用恰当的避孕套协商策略可提高FSW与嫖客使用避孕套的可能，可以在FSW人群增加有关避孕套协商策略的信息收集；随着HIV自检试剂的种类不断增加和推广，可以增加HIV自检试剂的使用及自身HIV感染风险感知等内容。

（5）数据质量的提高　良好的数据质量是哨点监测数据被使用的前提，一方面需加强工作人员的规范化培训以提高其工作技能；另一方面可借助其他专题调查或研究，对部分地区选择部分人群开展高质量的有代表性的流行病学调查或者队列研究，以获得更为准确的HIV感染率或者新发感染率数据，从而对哨点监测结果进行校正。

（三）针对防治的难点重点，开展艾滋病专题研究

近年来艾滋病哨点监测结果显示，艾滋病感染重点人群中，MSM人群HIV感染率仍处于较高水平，风险行为并未明显降低，吸毒人群HIV感染率持续下降并维持在较低水平，但使用新型毒品的人群经性传播HIV的风险持续存在。2016年以来，吸毒者、卖淫妇女、MSM和性病门诊男性就诊者最近一年接受过HIV检测并知晓自身检测结果的比例分别为45%～50%、50%～60%、55%～65%和15%～20%。MSM

人群最近 6 个月肛交时坚持使用避孕套的比例最近 3 年维持在 65%～70% 范围。卖淫妇女中,50 岁以上年龄组和低档场所的 HIV 感染率明显高于 50 岁以下年龄组和中高档场所者;性病门诊男性就诊者中,50 岁以上年龄组的 HIV 感染率高于 50 岁以下年龄组。

根据疫情估计和病例报告结果,我国约 16% 的感染者未被检测发现,这些尚未被诊断发现的感染者是目前造成新发感染的最主要来源。此外,感染者检测发现晚是新发感染的另一主要原因。尽管我国每年艾滋病检测量达到 3 亿人次以上,但是检测效率不高,我国 60% 以上的感染者由医疗机构检测发现,2022 年新报告病例中晚发现比例达到 38% 以上,部分地区达到 50%。

上述信息提示,传统的预防策略和干预措施难以进一步提高部分重点人群的艾滋病防治效果和接受度,亟须探索或采取更有效的方法和策略。此外,随着互联网和社交方式的快速发展,艾滋病重点人群的行为方式也发生了诸多变化,重点人群艾滋病感染情况还受到经济、社会、文化等因素影响。因此,需要开展针对性专题研究,从社会学、人类学等多学科角度开展针对性专题调查,为监测干预等防治工作提供新的策略和方法。

(李东民　陈方方)

第五节　艾滋病疫情估计与预测

一、艾滋病疫情估计与预测概述

自 20 世纪 80 年代发现首例艾滋病病例以来,该病一直是国际社会密切关注的焦点。作为重大公共卫生问题,未来艾滋病流行趋势充满不确定性,部分原因在于其隐匿性特征:人体感染 HIV 后往往不会立即发病,需经历较长潜伏期,导致大量 HIV 感染者在短期内难以察觉。目前,实验室检测仍是诊断或确证 HIV 感染的唯一手段。由于艾滋病高危人群(如注射吸毒者、MSM 人群、暗娼和嫖客等)的特殊性、社会歧视以及防控意识不足,这些人群的 HIV 主动检测意愿较低,从而妨碍了及时检测和诊断。常规监测方法难以快速、准确地掌握艾滋病流行整体情况,因此需借助估计与预测模型进行评估。

(一)艾滋病疫情估计与预测的含义

艾滋病疫情估计与预测是通过广泛收集和综合利用多种来源的艾滋病监测及相关数据(如病例报告、哨点监测、专题流行病学调查等),全面、系统地评估和研判目标区域的艾滋病流行现状和未来趋势。这有助于了解当地艾滋病疾病负担,分析卫生服务需求,如传染源管理、抗病毒治疗和行为干预等,并为评价防治效果、制定防治策略及规划提供重要依据。在全球艾滋病监测领域,疫情估计与预测是不可或缺的重要组成部分,常用指标包括存活 HIV/AIDS 人数、HIV 新发感染人数和艾滋病死亡人数。

(二)全球艾滋病疫情估计与预测工作过程和方法的演变

自艾滋病被发现以来,研究者们便开始了对疫情估计与预测模型的研究。四十年来,这项工作发生了显著的进步,从最初基于病例报告数并辅以延迟报告信息调整的简单模型,发展到目前考虑地域流行水平差异、传播风险人群差异,以及 HIV 生物学和流行病学特征的复杂模型。

1. **全球疫情估计与预测工作过程**　20 世纪 90 年代,WHO 全球艾滋病项目开发了首个疫情估计与预测方法和工具(Epimodel),并发布了首个以国家为基本单位的全球艾滋病疫情估计报告。随后,UNAIDS 在日内瓦成立工作小组,利用现有流行病学资料对艾滋病流行态势进行估计。然而,由于资料主要来源于小范围调查,地域和人群代表性有限,导致估计结果的外推受限。尽管如此,这些估计结果仍为全球艾滋病防控行动提供了重要的参考。1999 年,UNAIDS 成立了专家顾问组,该组由数学建模专家、国家项目管理者、监测评估专家、人口统计学家和大型队列调查研究人员组成,定期研讨模型框架、统计假设和参数设置,并通过回顾和整理最新科学证据来更新专业认识,多次对模型进行修订。

随着各国对本土化疫情估计与预测需求的增加,2003 年,UNAIDS 在多个国家举办了全球艾滋病疫情估计与预测能力建设培训和研讨会。随后,各国艾滋病疫情估计与预测工作组开始采用符合当地流行特点的估计方法,对本国疫情进行估计。为满足艾滋病防控过程中对实时信息的需求,2013年起,UNAIDS将全球疫情估计的工作频率从每两年一次增加为每年一次。

2. 全球艾滋病疫情估计与预测方法　在疫情估计与预测工作过程中,专家顾问组不断识别和优化影响拟合结果质量的关键因素,并对估计与预测工具和软件进行持续改进。1997年,UNAIDS首次在全球疫情估计与预测时采用了由全球艾滋病项目开发的Epimodel软件。该软件通过手动调整模型参数,使估计结果与当地常规监测观察到的艾滋病流行趋势相吻合。为简化操作,1999年UNAIDS基于Epimodel的伽马函数开发了自动拟合软件包,用于当年的全球疫情估计与预测。然而,实际应用中发现拟合曲线的感染率达到峰值后快速下降,难以维持在较高水平。

2001年,专家顾问组通过综合不同模型的优点,开发了以流行病学特征为主导的UNAIDS专家顾问组模型。随后,该模型被整合到EPP软件(Epidemic Projection Package)中,成为其模型之一,即经典EPP模型(EPP Classic)。

最初的EPP软件分为城乡录入数据,主要用于艾滋病广泛流行地区。对于低流行地区和聚集性流行地区,则使用基于Excel软件的Workbook工作簿法。2002年,EPP软件在流行框架设置中添加了分地区、分人群的功能,进一步扩大了其应用范围。自此,EPP软件2002版本和Workbook工作簿法共同用于全球疫情估计与预测。

目前,UNAIDS广泛应用的Spectrum软件是一个以人口预测为核心的组合政策软件,集成了人口预测(DemProj)基础模块以及针对艾滋病、妇幼保健和其他疾病(如疟疾、慢性非传染性疾病、结核病、性传播疾病)的趋势变化估计、预测和政策影响的功能模块。在艾滋病疫情估计和预测中,主要运用人口预测基础模块和艾滋病影响(AIM)模块。人口预测模块开发于1980年初,自1995年加入AIM模块后,开始应用于艾滋病疫情估计与预测。该模块的背景人口数据主要来源于2003年以来的联合国世界人口展望报告。

AIM模块整合了多种HIV发病率拟合方法,其中最重要的是EPP软件。自2001年起,EPP软件开始被纳入AIM模块,最初直接输出感染率拟合结果到Spectrum软件中,但自2009年后改为输出发病率拟合结果。在AIM模块将EPP发病率拟合结果传输到Spectrum软件后,这些发病率结果会按性别、年龄进行分层,并结合人口学和流行病学信息(如疾病进展、死亡、二代传播等),同时考虑抗病毒治疗和母婴阻断项目的影响。最终,经过这些分析得出一系列关键指标,如存活HIV/AIDS人数、新感染HIV人数、艾滋病死亡人数、母婴阻断和抗病毒治疗需求数以及受艾滋病影响的孤儿数。这些指标在全球艾滋病领域中被用于估计和预测资源和基础设施需求,并评估政策实施的效果。

Spectrum软件在使用过程中持续得到优化。疾病进展参数从最初的HIV感染到艾滋病阶段,逐渐演变为HIV感染到艾滋病死亡的全面模型。2012年,基于HIV感染后的CD4$^+$ T细胞变化和不同CD4$^+$ T细胞计数水平死亡率的数据,构建了用于成年HIV感染者估计的仓室模型。2015年,这一思路进一步扩展到儿童感染者的估计中。为满足HIV感染率数据缺乏地区的疫情估计与预测需求,AIM模块还增加了如病例报告数、死亡登记数拟合发病率趋势的方法,如Case Surveillance and Vital Registration、Fit to Mortality法。同时,录入数据的监测人群年龄范围也从15~49岁扩大到了≥15岁。

除了UNAIDS和WHO推荐的主流方法外,一些国家还尝试了其他方法,如专家咨询法、反向计算法(Back-calculation)、艾滋病流行模型(AIDS Epidemic Model, AEM)和南非Thembisa模型等。其中,反向计算法主要在病例报告系统完善、可获得潜伏期信息的发达国家应用,用于估算既往每年的HIV新发感染人数。然而,随着抗病毒治疗的普及,传统的潜伏期估算方式已不再适用。从21世纪初开始,研究者开始尝试通过结合生物学检测等信息来改进反向计算法。AEM法则是主要基于亚洲地区艾滋病高危人群的流行模式开发,适用于疫情聚集性流行地区。然而,由于其所需的基础数据涉及较多行为学指标,收集难度较大,因此使用范围相对受限。在2018年的全球疫情估计与预测中,有11个国家提交了基于AEM模型的估计结果。

总的来说,疫情估计与预测方法的发展是一个不断完善的过程。根据基础数据类型,这些方法可以分为以 HIV 感染率数据为基础和以病例报告数据为基础的两大类。前者关注收集的感染率数据是否与所估计的目标人群 HIV 感染风险相匹配;后者则关注目标地区的艾滋病病例报告系统是否健全、HIV 检测覆盖人群是否全面。

（三）我国艾滋病疫情估计与预测工作实践

自 1993 年起,我国便开始了艾滋病疫情估计与预测工作,与 UNAIDS 和 WHO 的国际方法保持同步,并在应用中不断优化这些方法。早期主要依赖专家咨询、Epimodel 等方法进行疫情估计与预测。从 1998 年开始,我们采用了更为先进的组分法和基于哨点监测、病例报告等数据的分析,使估计结果更为精准。

2003 年,我国首次全面采用 UNAIDS 和 WHO 推荐的 Workbook 工作簿法进行疫情估计与预测,并创新性地提出了"高危人群性伴法"来估算一般人群中的 HIV 感染者数量。这一方法不仅对我国,而且对全球的艾滋病疫情估计与预测产生了深远影响。

随着监测数据的日益丰富和质量的提高,我们的估计单位也从省级逐渐细化到地市级,甚至在部分严重流行地区细化到区县级。在 2009 年和 2011 年的疫情估计与预测中,我们尝试了多种新的估计和验证方法,并在部分地区开始试点更为先进的模型。

2013—2017 年,EPP/Spectrum 方法在我国得到了广泛测试和推广,与 Workbook 工作簿法共同使用,大大提高了估计的准确性和全面性。我国还根据自身的艾滋病流行特点,对这一方法进行了本土化改造。

从 2018 年开始,EPP/Spectrum 方法正式成为我国艾滋病疫情估计与预测的主要方法,估计频次也提高到了每年一次。我们根据我国的具体情况对模型进一步进行了本土化改造,使得估计结果更符合我国的实际情况。这一年,我国估计的存活 HIV/AIDS 人数约为 125 万,这一结果得到了国际和国内的广泛认同。

此外,我国的一些高校和科研机构也在利用其他统计模型对局部地区的艾滋病疫情进行估计和预测,为我国的艾滋病防治工作提供了更多的数据支持。

艾滋病疫情估计与预测工作是全球艾滋病监测工作的重要组成部分,也是评估艾滋病流行和防治效果的重要数据来源。在我国,艾滋病疫情估计与预测工作一直立足于具体实践,不断学习和借鉴国际经验,同时进行本土化改造,为全球艾滋病疫情估计与预测提供了中国经验。随着信息化的发展和艾滋病流行形势的变化,未来的疫情估计与预测工作将在大数据应用、新模型开发等方面有更多的创新。我们相信,随着相关研究的深入和学科融合的发展,艾滋病疫情估计与预测方法将进一步完善,为我国乃至全球的艾滋病防治工作提供更为准确、全面的数据支持。

二、常用疫情估计和预测模型

艾滋病疫情估计与预测模型是理解和应对 HIV/AIDS 全球挑战的重要工具。这些模型能够帮助研究者、卫生决策者和政策制定者预测疫情的发展趋势,评估干预措施的效果,并优化资源配置。艾滋病疫情模型的复杂性在于需要考虑病毒的传播方式、人群行为、治疗覆盖率以及社会经济因素等多种因素。下面介绍一些主要的艾滋病疫情估计与预测模型及其特点。

（一）数理模型

1. 自回归移动平均模型（ARIMA 模型）

（1）基本原理　ARIMA 模型,作为时间序列模型的一种,由 Box 和 Jenkins 于 20 世纪 70 年代提出,其基本理念是将随时间变化的数据看作是一个随机序列。在确保数据平稳性的基础上,利用该序列在不同时间点之间的相关性来构建数学模型。这些模型包括自回归（AR）模型、移动平均（MA）模型,以及考虑季节性的自回归移动平均（SARIMA）模型等。

（2）计算公式　ARIMA 模型的表达式为 ARIMA$(p, d, q) \times (P, D, Q)s$,其中 p 代表自回归阶数,d 表示趋势差分次数,q 为移动平均阶数,P、D、Q 则分别是季节性自回归阶数、季节性差分次数和季节性移动平均阶数,s 表示季节性移动平均值。模型的运用主要包括三个步骤,即模型识别、模型估计和模型诊断,而确保序列的平稳性是运用此模型的首要条件。

（3）适用条件　适用于线性且平稳的数据资料,尤其适用于呈现趋势性、季节性或周期性变化特征的急性传染病数据。对于非平稳、波动性的时间序列资料,经过适当的平稳化处理后,同样可以运用此模型进行分析。

（4）优点　此模型的优点在于对具有线性趋势和周期性分布特征的传染病数据具有良好的拟合效果,并能通过数学函数关系减少艾滋病早期监测资料中缺失值的影响。

（5）局限性　首先,艾滋病监测数据的质量直接影响模型预测结果的准确性。其次,模型设计结构的单一性使得有抗病毒治疗等干预措施介入时,模型稳定性易受影响。再次,由于 ARIMA 模型是从数据平稳性假设出发,具有强烈的时间序列性,因此对于无季节性发生规律的艾滋病预测效果可能不如其他传染性疾病。最后,此模型是利用 HIV 报告数进行预测,无法准确反映实际的 HIV 新发感染状况。

2. 灰色预测模型（grey model,GM）

（1）基本原理　灰色预测模型是基于灰色系统理论的一种数学模型,用于对变量变化趋势进行系统预测。其中,GM（1,1）是最简单的灰色预测模型。其建模思路是,对无规律的原始数据进行累加处理,生成有规律的数列,在此基础上建立相应的微分方程进行求解,从而预测疾病未来的发展趋势。

（2）计算公式　$\mu = \dfrac{d\hat{Y}t}{dt} + a\hat{Y}t$。在灰色预测模型中,$a$ 表示发展系数,反映疾病的发展趋势;μ 是控制变量,其大小代表着各因子作用强度,即数据变化关系。通过求解微分方程,可以得到后验差比值（C）和小误差概率（P）,从而对预测精度进行等级判定。

（3）适用条件　特别适用于小样本的不确定性问题和无严格概率分布要求的数据。它能够处理不确定、不完整以及质量较差的信息,这类信息也被称为贫（灰色）信息。经过模型处理,可以提高其白化度,即信息的明确性和可用性。

（4）优点　不需要大量的监测数据,只需要部分信息即可对艾滋病流行趋势进行建模拟合。同时,通过对原始数据的二次处理,可以提高数据平滑度并减少干扰因素的影响。

（5）局限性　首先,对于艾滋病动态变化的预测效果较差,需要不断更新参数来提高预测的准确性。其次,此模型在短期预测中效果较好,但长期监测资料由于影响因素复杂、波动性大及离散程度较高,预测效果会相对较差。最后,与 ARIMA 模型类似,灰色系统模型多是利用 HIV 报告数进行预测,预测结果也为报告数,无法直接得到 HIV 新发感染者数。

3. 改良反向计算法（modified back-calculation method）

（1）基本原理　改良反向计算法是在传统的反向计算法基础上进行改进的一种方法。反向计算法是艾滋病疫情估计与预测早期常用方法之一,其基本原理是利用艾滋病病例报告数和每年 HIV 感染者发展为艾滋病的概率来反推每年 HIV 新发感染者数。而改良反向计算法则主要是根据 $CD4^+$ T 细胞计数在人体内的消除速度来反推感染时间。它以首次诊断检测的 $CD4^+$ T 细胞计数为观察终点而非艾滋病感染状态,并结合 HIV 感染到首次 $CD4^+$ T 细胞计数检测的时间分布来推算各年度 HIV 新发感染者数以及 HIV 诊断发现比例。

（2）计算公式　$P(t) = \sum_{s=0}^{t-1} I(s)F(t-s-0.5)$,其中 $P(t)$ 表示在 t 时刻的艾滋病病例数,常表示为一个绝对数,$I(s)$ 是在时间 s 到 $(s+1)$ 的 HIV 新发感染者数,而 $F(t)$ 是个体感染后至少存活 t 年的概率,0.5 表示的是假设在给定时间段内感染的平均时刻是该时期的中点,从生存函数的持续时间中减去半年,根据完整的病例数和存活概率,即可反推 HIV 新发感染者数。

（3）适用条件　在具体应用中,改良反向计算法需要完善的、准确的 HIV/AIDS 报告资料和 $CD4^+$ T 细胞计数检测数据作为支撑,并且要求在抗病毒治疗前进行 $CD4^+$ T 细胞计数检测。

（4）优点　改良反向计算法的观察终点由艾滋病的疾病状态向确诊 HIV 感染后的首次 $CD4^+$ T 细胞计数检测状态前移,从而降低了艾滋病抗病毒治疗对估算结果的影响,使得结果估计更加准确。

（5）局限性 要求 CD4$^+$ T 细胞计数检测必须是在 HIV 首次诊断后、未进行抗病毒治疗前完成。因此，缺乏治疗前 CD4$^+$ T 细胞计数检测数据将无法使用该方法进行疫情估计和预测。

4. 传染病动力学模型（dynamic model）

（1）基本原理 传染病动力学模型是依据疾病的发生、发展、传播规律以及环境变化等因素构建的数学模型，它能够模拟疾病的传播过程并揭示其传播规律和发展趋势。其中，仓室（SIR）模型是应用最为广泛的传染病动力学模型之一。它将研究人群按照疾病状态划分为不同的仓室，如易感者（S）、HIV 感染者（I）和移除者或免疫者（R），进而研究疾病在这些仓室间的传播动态。

（2）计算公式（SIR 模型的微分方程）

$$
\begin{cases}
\dfrac{dS}{dt} = -\beta SI \\[2mm]
\dfrac{dI}{dt} = \beta SI - \gamma I \\[2mm]
\dfrac{dR}{dt} = \gamma I
\end{cases}
$$

SIR 模型的核心是微分方程，其中 β 代表传染率系数，γ 代表移除比例系数。模型的主要输出参数是基本再生率 R_0，计算公式为 $R_0 = \beta S_0 / \gamma$。R_0 表示在疾病流行初期，当人群普遍易感时，一个感染者能够传染给其他人的平均数量。当 $R_0 > 1$ 时，疾病将呈流行状态；而当 $R_0 < 1$ 时，疾病则逐渐趋向消亡。

（3）适用条件 首先，研究人群须保持相对稳定，不考虑出生、死亡或流动等动态变化；其次，感染者与易感者接触时必然发生传染；最后，单位时间内从感染者中移出的人数与感染者数量成正比，比例系数为 γ。

（4）优点 传染病动力学模型在艾滋病研究中的优势在于能够模拟疾病的传播过程，直接研究不同状态下的疾病转归情况。与改良反向计算法相比，它还能对不完整的疫情监测资料进行估计与拟合。

（5）局限性 首先，模型参数往往来源于历史数据、文献资料或先验信息，这些来源本身可能存在一定的不确定性和主观性；其次，作为确定性模型的一种，它简化了艾滋病的传播过程，无法全面考虑社会、经济、文化等多种影响因素；最后，艾滋病具有较长的潜伏期，其间感染者的传播力、CD4$^+$ T 细胞计数水平和病毒载量各异，虽然细化参数可以提高模型估计的准确性，但也增加了参数获取的难度。

5. 马尔科夫模型（Markov model）

（1）基本原理 马尔科夫模型是一种基于概率统计的数学模型，通过模拟随机变量在不同时刻的状态变化规律来预测未来的状态与趋势。在给定当前状态的情况下，未来状态的概率分布仅与当前状态有关，而与过去状态无关，这一特性称为马尔科夫的无后效性。在疾病预测方面，马尔科夫模型将疾病细分为多个状态，并计算不同时间间隔内各状态间的转移频次以确定概率转移矩阵，从而对未来的状态转移进行预测。

（2）适用条件 适用于具有多阶段、多状态过程和波动性特征的疾病研究。

（3）优点 ①马尔科夫模型能真实地拟合艾滋病的传播过程，对于呈多状态、多阶段特点的艾滋病具有更好的预测效果；②通过瞬时转移概率的计算，能更加灵活地处理艾滋病病程中不同 CD4$^+$ T 细胞计数状态之间的转移关系；③模型对资料要求不高，具有波动性改变的随机过程资料即可；④马尔科夫模型利用现有的 CD4$^+$ T 细胞计数以及病例报告数据，常与反向计算法、贝叶斯方法结合对艾滋病疫情进行估计，具有较为广泛的应用前景。

（4）局限性 马尔科夫模型在短期预测中表现较好，但长期预测结果可能不理想；同时艾滋病的发展与既往史有关，而模型的无后效性假设对其应用具有一定的限制。

6. 贝叶斯模型（Bayesian model）

（1）基本原理　贝叶斯模型的核心是贝叶斯定理，它基于总体信息、样本信息和先验信息进行统计推断。与经典统计学相比，贝叶斯统计充分利用了先验信息并将未知参数视为随机变量而非固定值。在艾滋病疫情估计与预测中贝叶斯模型能够充分利用相关的先验信息或经验，提高信息利用度和预测准确性。同时该模型在其他艾滋病疫情估计与预测模型中的参数估计也优于经典统计方法。

（2）计算公式　贝叶斯公式可写成 Pr（B|A）=Pr（A 和 B）/Pr（A），研究的是在结果事件 A 发生的条件下，原因事件 B 发生的条件概率。

（3）适用条件　①具有丰富先验信息的未知参数的推断；②未知参数先验信息不充分的情况下，可采用无信息先验对参数进行推断。

（4）优点　①充分利用艾滋病相关的先验信息或经验，提高了信息利用度，使疫情总体推断结果更加准确；②贝叶斯统计在其他艾滋病疫情估计与预测模型中参数估计优于经典统计。

（5）局限性　一方面，先验信息的参数往往来源于文献或经验，具有一定的主观性；另一方面，艾滋病监测数据的质量和有效性对预测结果具有重要影响，如果数据质量不高或存在偏差，则可能影响预测的准确性。

7. 代理模型（agent-based models，ABM）　代理模型在艾滋病疫情估计和预测中的应用，提供了一种从微观角度出发来理解和模拟疾病传播动态的方法。这种模型以个体（代理）的行为和互动为基础，反映了复杂系统中的非线性特征和多样性。

（1）基本原理　代理模型通过模拟具有不同特征和行为的个体（代理）之间的相互作用来研究整个系统的行为。在艾滋病疫情模拟中，每个代理代表一个人，具有特定的属性（如年龄、性别、性行为偏好、健康状态等）和行为规则（如寻找性伴侣、使用安全性行为措施、接受治疗等）。模型中还可以包括代理间的网络关系，以及环境因素对代理行为的影响。

（2）计算公式　与传统的数学模型不同，代理模型并没有固定的数学公式。它依赖于计算机模拟技术来实时追踪和更新每个代理的状态。模型的设计和实现关键在于如何定义代理的属性、行为规则以及代理间的交互逻辑。在模拟过程中，每个时间节点上，代理都会根据预设的规则作出决策并采取行动，系统状态也随之实时更新。

（3）适用条件　①需要理解个体行为如何影响疾病传播过程的研究；②当疫情动态受到人群行为多样性、社会网络结构和地理环境影响较大时尤其适用；③评估公共卫生干预措施（如行为干预、治疗策略、预防措施）的潜在效果。

（4）优点　能够模拟人口中的个体差异，包括健康状态、行为偏好和社会联系（个体异质性）；可以捕捉个体之间复杂的互动模式，如性伴侣网络、社区结构等（复杂互动）；允许模拟和评估不同的公共卫生干预措施，考虑其对个体行为和疾病传播的影响（干预模拟）；能够模拟动态反馈过程，如人群行为对疫情发展的响应（动态反馈）。

（5）局限性　数据需求高，即构建精确的代理模型需要大量详尽的数据支持，包括人口统计学数据、行为数据以及社交网络数据等；计算资源消耗大，即模拟大量代理及其复杂交互对计算资源的需求极高，这可能限制模型的规模和复杂度；参数校准难度大，即模型的准确性在很大程度上取决于参数的选择和校准，而缺乏精确数据可能使这一过程充满挑战；结果解释专业性强，即代理模型生成的数据丰富且复杂，对其进行解释和应用需要深厚的专业知识背景。

（二）计算机软件模型

1. 工作簿法（Workbook approach）

（1）基本原理　工作簿法依据组分法原则，主要包含疫情评估和流行曲线两个工作簿。疫情评估是通过各类艾滋病高危人群的规模预估和 HIV 感染率的高低值，进行交叉计算得出各亚人群的感染者预估数。流行曲线则是基于长期连续的监测数据，通过简单的双 logistic 模型描绘疫情的时间变化。

（2）适用条件　适用于艾滋病低流行或聚集性流行的地区。该方法在 Excel 工作簿的基础上对疫情进行时间点预估和短期趋势预测，数据质量越高，预测效果越好。

（3）优点　一方面，该方法仅需高危人群规模和感染率即可进行预估，便于在基层推广。另一方面，模型具有一致性核查功能，有助于减少错误并进行质量控制。

（4）局限性　预测结果受人群规模和感染率影响大；覆盖人群不全面，如未考虑非 15～49 岁人群、母婴传播、血液传播及外籍人群；高危人群规模预估存在交叉重复问题；未纳入行为学指标，难以预测行为改变后的流行趋势；输出结果指标较少，假设人群静态，无法反映流动特征。

2. 亚洲流行模型（Asian epidemic model，AEM）

（1）基本原理　AEM 是一种半经验化模型，主要对 HIV 感染率进行模型拟合，通过参数调整得到 HIV 患病率随时间变化的最佳拟合曲线。输入指标包括艾滋病行为学、流行病学和生物学指标，输出为按年龄分层的 HIV 新发感染或累计感染者数、AIDS 相关死亡数等。

（2）适用条件　适用于具有足够数据的亚洲国家的艾滋病疫情预测与评估，也可预测干预措施实施后的疫情发展。

（3）优点　输入和输出指标丰富，能更好地反映实际情况；可预测干预措施实施后的疫情发展。

（4）局限性　参数设置复杂，包括行为学和流行病学参数；在低流行地区应用受限；抗病毒治疗覆盖率可能影响模型预测精度。

3. 疫情估计和预测软件包（Estimation and Projection Package，EPP）

（1）基本原理　EPP 模型是对某地区不同人群（广泛流行地区以城乡划分，聚集性流行地区以高危人群类别划分）连续多年的感染率监测数据进行拟合，进而实现对艾滋病感染率和发病率的短期预测。模型包含多个主要参数，包括流行开始年份（t_0）、感染强度（r）、流行初期易感者在成年人中所占比例（f_0）和行为调整参数（φ）4 个主要参数，对于聚集性流行地区还考虑了高危人群转归时间（d），并考虑了抗病毒治疗对 HIV 感染率的影响。模型在研发过程中不断改进，2007 年引入贝叶斯方法，增强了艾滋病疫情的不确定性估计；2009 年增加抗病毒治疗对 HIV 感染率的影响；2011 年 UNAIDS 将 EPP 嵌入 Spectrum 软件中，作为预测发病率的主要推荐方法之一，共同完成对疫情估计与预测指标的估算。

（2）适应条件　最初适用于艾滋病广泛流行地区，2005 年优化后也适用于聚集性流行地区。

（3）优点　充分利用监测数据生成实际流行病学曲线；考虑抗病毒治疗影响；与 Spectrum 软件合并后功能更完整。

（4）局限性　数据质量和代表性影响预测结果；对监测数据要求高，需要有多年的连续监测数据；不适用于低流行地区。

4. Spectrum 模型

（1）基本原理　Spectrum 模型主要包括人口学预测（DemProj）、艾滋病影响模块（AIM）、目标模块（Goals）、计划生育（FamPlan）、预防 HIV 母婴传播（PMTCT）等。其中，DemProj 模块通过基线年人口数、总和生育率、年龄别生育率、出生性别比、期望寿命、寿命表、人口流动等指标，构建研究地区的背景人口信息。基于 DemProj 模块提供的人口学数据，结合 AIM 模块对各类人群 HIV 感染率、人群规模及转归等数据、抗病毒治疗数据、母婴阻断数据进行拟合，并考虑了不同治疗状态以及不同 $CD4^+$ T 细胞水平疾病进展，最终得到 HIV/AIDS 存活感染数、新发感染数、艾滋病相关死亡数、艾滋病致孤儿数、治疗需求、治疗后的生存时间等一系列丰富的结果。Spectrum 模型也在不断更新和完善，在参数使用上，2005 年增加了 PMTCT 概率，引入了抗病毒治疗覆盖和预防效果对疫情曲线拟合的影响，并以蒙特卡罗方法进行不确定性计算；2007 年更新了抗病毒治疗后患者生存情况、预防母婴传播风险，提高了死亡率估计的准确性。在发病率曲线拟合方法上，2011 年纳入 EPP 模型，2014 年纳入病例监测和死亡登记（case surveillance and vital registration，CSAVR）模型。前者使用的基础数据主要是高危人群规模和 HIV 感染率，后者则主要是艾滋病病例报告数和死亡登记数。

（2）适用条件　适用于艾滋病低流行、聚集性流行和广泛流行地区，应用范围广。

（3）优点　输出指标丰富；考虑抗病毒治疗和预防母婴传播影响；灵活性和适用范围广。

（4）局限性　参数多且默认值来源有限；与 EPP 等模型假设不一致可能影响预测结果的精度；数据

需求高,限制了在数据缺乏地区的使用。

艾滋病疫情估计与预测因数据、模型或方法的不同而结果各异。数理模型如 ARIMA 和 GM 多基于报告数,未考虑潜伏期等因素,预测结果不能完全反映实际新发感染趋势。相比之下,改良反向计算法、传染病动力学模型及马尔科夫模型能更准确反映流行水平和趋势,其中马尔科夫模型在模拟多阶段多状态上更具优势。贝叶斯模型则结合多种数据和先验信息进行推断,提高了数据利用度。计算机软件模型中,Workbook 法仅依赖高危人群规模和感染率进行估计,结果具有时点性,不能预测趋势。而 AEM、EPP、Spectrum 模型则能更完整地反映疾病转归情况,适用于广泛区域,逐渐成为推荐方法。

由于疫情资料来源多样、流行趋势变化及受监测数据质量、疾病发展规律、社会学因素影响,疫情估计与预测应用存在差异。因此,需完善监测系统,提高数据质量,并结合不同方法进行客观、科学评估。

三、艾滋病高危人群规模的相关研究

(一)艾滋病高危人群规模估计概述

艾滋病高危人群规模估计是指具有感染艾滋病的危险行为的人群的总体数量或比例的估算。这些人群因为某些特定的行为或生活方式,使得他们更容易感染 HIV。一般来说,艾滋病高危人群主要包括以下几类:注射吸毒者、暗娼和嫖客、MSM 人群等。需要注意的是,这个定义并不是绝对的,不同地区和不同文化背景下的高危人群可能存在差异。此外,高危人群并不代表一定会感染 HIV,只是他们感染的风险相对较高。因此,针对这些人群开展有针对性的预防干预措施,是有效控制艾滋病疫情的重要手段。

在进行艾滋病高危人群规模估计时,通常需要考虑多个因素,包括目标人群的行为特征、HIV 感染率、人口学特征等。同时,还需要结合当地的艾滋病疫情和防控策略,制定科学合理的估算方法和模型,以确保估算结果的准确性和可靠性。

(二)常用人群规模估计方法

1. 普查法

(1)基本原理　普查法是一种直接计数方法,用于短时间内对特定区域内的所有目标人群进行清点。它简单易懂,不依赖复杂的统计理论,但结果的准确性取决于对目标人群活动场所的了解和正确识别。

(2)适用条件　该方法适合在县城、县级市或小城市内开展,可在短时间内完成,因此可满足多种艾滋病防治任务的需求。以暗娼为例,既可为暗娼人群的行为学监测或专题流行病学调查提供抽样框架;又可为行为干预项目确定目标人群,评估干预措施覆盖范围,为 VCT 检测门诊、避孕套推广项目的分布提供依据;还可为暗娼人群的疫情估计与预测提供基础数据。如估计范围过大,则需要较多的人力、物力。但该方法用于估计暗娼人群时,由于暗娼在不同场所之间或不同地区间的流动性,清点计数时容易重复,因此需要在短时间内完成。此外,并不是所有的暗娼均在娱乐场所内活动,对于依托小型旅社、站街的场所外暗娼,可能无法清点到,需要单独估计。

(3)实施步骤　详见图 2-1-5-1。

(4)优点　直接获得目标人群资料;结果相对准确;直接接触目标人群,便于今后开展干预工作。

(5)局限性　要求目标人群活动范围相对固定和集中;费时、费力;不适用于隐蔽或流动性较大的人群。

2. 枚举法

(1)基本原理　枚举法是根据现有资料提供的信息,将一定范围内的目标人群的分布进行分层,然后在各层内随机抽样,对所抽到的目标人群样本数量进行调查计数,得出各层内的样本,再进行统计分析,推算各层目标人群数,汇总各层目标人数即为该范围内全部目标人群的估计数。

(2)适用条件　枚举法可直接获得目标人群的数量,可用于地理分布多变和目标人群很分散的隐蔽

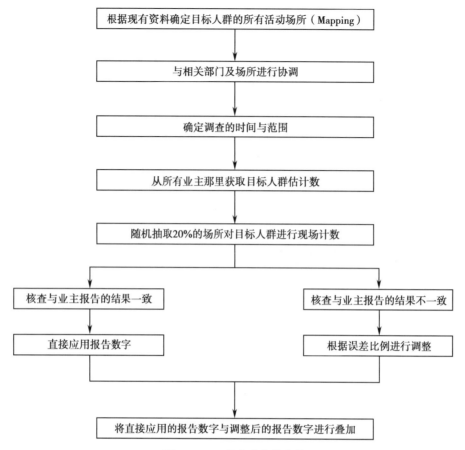

图 2-1-5-1 普查法实施步骤

人群,对较大范围内的人群基数估计同样适用。但为使样本具有代表性,对目标人群的分布进行分层时需要详尽的基础资料,费时费力。用于流动性较大的人群时,调查应在短时间内完成,否则由于人群流动易造成双重计数。用于调查暗娼时,由于流动的暗娼无固定的性交易场所,在调查中易被漏掉,导致对真实情况的低估。调查组成员最好包括目标人群及所调查社区的志愿者。

(3)实施步骤 详见图 2-1-5-2。

(4)优点 直接获得目标人群资料;结果相对准确;适用于隐蔽人群;直接接触目标人群,便于今后开展干预工作。

(5)局限性 需要有详尽的现存资料;费时、费力。

3. 人群调查法

(1)基本原理 人群调查法是对普通人群或普通人群的子集进行调查。最常见的方式是入户调查。其方法为,在一个国家或区域水平,建立有代表性的入户调查样本框架,然后从框架中抽出调查样本户,再使用调查表对样本户的每一名居民进行调查。在发达国家,这些调查有时通过电话开展;在发

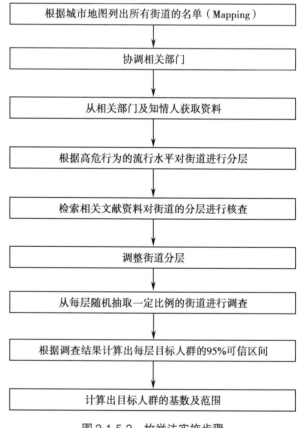

图 2-1-5-2 枚举法实施步骤

展中国家,通常由调查员入户,进行面对面访谈。

人群调查法的另一种形式是在可能具有某种艾滋病高危行为的亚人群中开展调查,进而获得具有高危行为的比例,从而推测在该亚人群中具有高危行为的人数。例如,海员的总体数量并不难获得,如在海员中开展抽样调查获得嫖娼的比例,进而可推算出海员中嫖客的人数;同理也可在建筑工人、长途卡车司机中通过抽样调查获得其中的嫖客人数。

(2)适用条件　不同国家对目标人群的行为认识存在较大差异。一些亚洲国家,男性嫖娼是一种时尚。在这种文化背景下,有些国家,如泰国和柬埔寨,已成功地将入户调查结果用于估计男性嫖客数。在亚洲,入户调查难以获得男男同性性行为者的资料。而在许多西方国家,男男同性性行为者更易被社会接受。但即使这样,入户调查仍可能导致结果被低估。目前,对嫖客、注射吸毒者和同性性行为者的人数估计均可采用人群调查方法,但影响因素较多,需根据实际情况选择使用。

(3)实施步骤　详见图2-1-5-3。

(4)优点　容易建立抽样框架和计算样本代表性;结果具有说服力且易于外推到整个调查地区;适用于测量行为流行率。

(5)局限性　用于罕见行为或大样本调查可能成本高昂;无法接触到部分目标人群,如娼妓和吸毒者;敏感行为可能导致真实情况被低估。

4. 乘数法

(1)基本原理　乘数法是一种间接估计人群大小的方法。在某规定的时期内,目标人群中接触(包括就诊、咨询服务、被抓、网站登录等)相应机构(性病门诊、公安局的收容教育所(现已被取消)、戒毒所、同性恋网站等)的全部记录数,乘同时期该总体人群中自称接触过这些机构者的比例的倒数,即乘数来完成估计。它依赖于两种不同来源的数据,并且这两种来源的数据在某种程度上有重叠,一是目标人群在特定时间内接触特定机构的记录数;二是同期目标人群中自称接触过这些机构的比例。将记录数除以该比例,即得到估计的人群大小。这种方法通常用于难以直接计数的人群,如性工作者、注射吸毒者等。

(2)计算公式　$N = r \times m$,其中N为目标人群的估计数,r为目标人群接触机构或单位的全部记录数,m为乘数。$m = 1/p$,$p = c/n$,其中p为同时期该人群中自称接触这些机构或单位者的比例,c为调查样本中自称在同时期接触过这些机构或单位的人数,n为调查样本数。

详见图2-1-5-4。

(3)适用条件　乘数法适用于多种难以接近的人群,既可用于地方范围的亚人群估计,也可用于大范围的估计。

在利用乘数法时应满足以下条件:目标人群的定义必须明确,并且在与机构或单位接触时能被正确识别出;时间参考期应当明确,两种来源的数据(机构所覆盖的目标人群数与调查样本)应当在同一时间范围内;机构的服务范围(或接触范围)应当明确,且

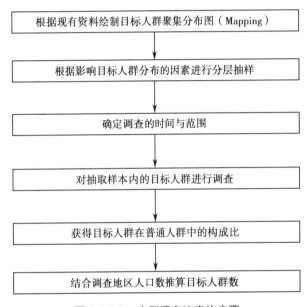

图2-1-5-3　人群调查法实施步骤

（流程图内容：）
根据现有资料绘制目标人群聚集分布图（Mapping）
↓
根据影响目标人群分布的因素进行分层抽样
↓
确定调查的时间与范围
↓
对抽取样本内的目标人群进行调查
↓
获得目标人群在普通人群中的构成比
↓
结合调查地区人口数推算目标人群数

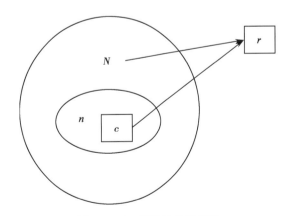

图2-1-5-4　乘数法参数示意
目标人群指计划估计的人群,如娼妓、嫖客、注射吸毒者等;接触包括就诊、咨询服务、被抓等;机构或单位包括性病门诊、公安局的收容教育所(现已被取消)、戒毒所等。

与目标人群的调查样本(可计算出乘数)所覆盖的范围一致。利用现有以人群为基础的两个独立的调查样本资料时,两个样本间在某种特征上要有交叉,且了解其中任一组人群的大小。

(4)实施步骤   ①明确目标人群、调查或服务的时间、调查或服务的范围,要求接触或服务的目标人群、时间与服务范围保持一致。②收集与目标人群接触(或为目标提供服务)的机构或单位的全部记录资料,可收集已有的记录资料,如公安局记录的资料、全部性病门诊的记录资料、行为监测资料等。③收集目标人群中自称接触这些机构或单位的资料,以计算出乘数。可对目标人群开展抽样调查来收集,也可收集已有的资料,如行为监测资料等。要注意一个较大范围的地区大城市的各个区县,其乘数可不一致,这时可根据各县区的乘数,算出该城市的平均乘数。④目标人群大小的估算,将上述数据代入公式中计算目标人群的大小。⑤流程见图2-1-5-5。

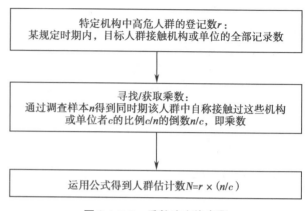

图2-1-5-5   乘数法实施步骤

(5)优点   可利用已有的资料,也较容易收集到资料;方法简单、易用;计算结果较为精确,估计的质量高。

(6)局限性   ①有时要完全定义好目标人群并不容易。如定义"监狱中的吸毒者",如果假定吸毒者是因为吸毒相关的犯罪而被拘捕,则可能将许多不吸毒的毒贩包括在内,将许多因为偷盗和其他犯罪行为而被逮捕的吸毒者排除在外,而与此相关的以钱买毒行为却没有被记录为"吸毒相关的犯罪"。②有时难以做到在相同时间内收集两种不同来源的数据。如果以人群为基础的调查只是询问男性是否访问过性工作者,没有明确是在上个月还是在上一年访问过性工作者,就难以与行为监测资料共同使用,用于估计嫖客和性工作者的人数,因为行为监测记录的时间与人群调查的时间不一致。③服务单位或机构的服务范围有可能与目标人群调查所覆盖的范围不一致。如获得一个城市男性同性恋者的咨询数据和另一个不同城市的男性同性恋者的调查数据,则难以进行可靠估计。

5. 除数法

(1)基本原理   除数法是相对于乘数法而言的,其本质是将具有某种行为的人次数转化成人数,如某网站在某段时间内的访问量除以这段时间内的平均访问次数。以同性恋场所为例,其原理可描述为统计调查地区内,目标人群的所有活动场所在一段时间内的光顾人次数,再通过流行病学调查取得目标人群在一段时间内光顾公共场所的平均次数,两者相除即可得出经常在公共场所出现的目标人群数。可以将这种方法简化为统计某一天内所有目标人群活动场所光顾的男男性接触者人数(如所有娱乐场所平均一天内光顾的男男性接触者人数),乘以目标人群光顾一次公共场所的平均时间间隔(天),可得到经常在公共场所活动的目标人群数。

(2)适用条件   主要应用于对经常在公共场所活动的男性同性恋者人数进行估计。

(3)优点   方法原理简单、易用。

(4)局限性   只能获得具有某种特点的部分目标人群的估计,如应用同性恋网站或光顾场所的人数。因此,除数法通常与乘数法等其他方法结合起来应用。

6. 捕获-再捕获法(Capture-Recapture, CR法)   CR法是通过两次及以上独立捕获来估计总体大小的一种方法。CR法最早用于生态学研究以估计野生动物种群数量,近年来也常用于估计难以进行普查的人群规模,如艾滋病重点人群数量、疾病发/患病或死亡人数等,并且可根据所估计的疾病发/患病人数或死亡人数等对疾病的发病率、患病率、死亡率和药物不良反应发生率等进行校正。

(1)基本原理   基于双样本模型,在一个研究总体 N 中"捕获"一个随机样本 M,对其做标记后释放,经过一段时间后"再捕获"第二个随机样本 n,其中2次均被捕获的样本数为 m,假设重复标记样本 m 占再

捕获样本 n 的比例与第一次捕获 M 占研究总体 N 的比例一样，可估计目标人群规模 N。

（2）计算公式　Chapman 提出以下无偏校正公式。

$$N=\frac{(M+1)(n+1)}{m+1}-1$$

其中 N 为研究总体，M 为第一次捕获样本，n 为第二次捕获样本，m 为重复标记数。

Seber 提出以下的方差估计公式。

$$95\%CI=N\pm1.96\sqrt{Var(N)}$$

$$Var(N)=\frac{(M+1)(n-1)(M-m)(n-m)}{(m+1)^2(m+2)}$$

（3）适用条件　应用该方法需要同时满足 5 个条件。①研究期间人群保持封闭，总体中的个体不增加或减少；②有 2 个样本；③标记不会丢失，2 个样本中均被捕获的个体能够正确匹配；④总体中的个体被捕获的机会相同；⑤2 个样本独立，即第 2 次个体被捕获的机会与第 1 次是否被捕获无关。

（4）实施步骤　捕获-再捕获法在估计相当隐蔽的人群大小时作用很大。因而在艾滋病高危人群规模的估计中，可以采用该方法估计难以接触的人群。

方法一：采取同一种方式两次随机抽取目标人群。第一次标记目标人群，再到随后的样本中搜寻他们。

方法二：收集不同来源的数据，可以是劳教所、自愿戒毒所、强制戒毒所或诊所等的记录，也可以是其他常规途径获得的数据。

方法二较方法一更为常见，但要注意以下几点：考虑到卫生政策和法律对样本的影响；抽取两个不同来源的样本；样本的代表性和同质性；抽样的偏倚，如果样本不独立，可能高估或低估实际人数；限定时间和地理区域；所有样本的选择条件一致（吸毒方式、年龄范围、地理区域和时间）；个体标识的正确性；将得到的估计值与其他资料进行对比。

注意事项：研究总体是完全封闭的，总体中的个体不应有增加或丢失；保证两次捕捉的样本是在同一研究总体中的；总体内各个体是均匀分布的，研究总体内的每个个体都有均等的机会被抽中；两个样本相互独立，即第一次捕获与第二次捕获没有关联；能正确鉴定两次捕获的个体，找出重复捕获者。

（5）优点　简单，便于掌握；费用低；无需完整的抽样框；可以估计出难以接触的艾滋病高危人群规模。

（6）局限性　样本的独立性难以满足；每次抽样时，难以保证艾滋病高危人群中的每个人具有同等的被抽到机会；艾滋病高危人群的流动性较大；个体标识较为困难；卫生政策和法律对样本的影响。

7. 网络规模叠加法（network scale-up method，NSUM）　NSUM 是新近发展起来的一种用于难以计数人群的相对容易操作的人群规模估计方法。由佛罗里达大学的 C. McCarty 和 H. R. Bernard 博士的研究团队，经过合理的假设和推理提出。由于其具有经济性、可行性、估计效果可观等各种优点，被认为是目前一种很有应用前景的估计方法。

（1）基本原理　假设其他条件等同，一个人所"认识"的某类人（比如糖尿病患者）的人数占其所"认识"的全部人数（个人的社会网络规模）的比例，应近似等于该类人群（糖尿病患者的总人数）的规模占总人群规模（比如某个地区的总人口数）的比例。

该原理中所定义的"认识"为：看到对方或对方的名字时能互相认出对方；通过亲自拜访、电话或邮件等方式能够联系到其本人或在最近两年内与其有过接触。同时要根据调查的实际情况，对个人的社会网络范围加以限定，比如估计一个城市的糖尿病患者的人群规模，要将应答者所"认识"的人的范围限定在本市。

以糖尿病患者为例：如果一个人的社会网络规模大小为 200 人，其中有 1 人为糖尿病患者，则糖尿病

患者所占比例为 0.5%。那么按比例放大推论到总体一般人群中,糖尿病患者所占比例便为 0.5%。可以简单表示为:

$$如果 \frac{m}{c} = \frac{e}{t}, 那么 c = t\frac{m}{e}。$$

其中,m 为个人的社会网络成员中糖尿病患者的人数,可以通过问卷调查得到;e 为糖尿病患者的人群规模,可以通过官方公布的统计数据得到;t 为总人群的规模,可以通过官方公布的统计数据得到;c 为个人的社会网络规模。

(2)实施步骤 既往研究中对目标人群的估计大致分为两个步骤。①通过一系列调查评估 c 值;②通过已得到的 c 值计算目标人群规模 e。

NSUM 中对个人社会网络规模的估计方法为:通过问卷调查,询问调查对象的社会网络成员中属于某类人群(包括规模已知的人群和规模未知的高危人群)的人数,问卷中一般要询问关于 20～30 种规模已知人群的问题,最少不低于 6 种,来计算调查对象的个人社会网络规模大小(c),计算公式如下。

$$c_i = t\frac{\sum_{j=1}^{L} m_{ij}}{\sum_{j=1}^{L} e_j}$$

其中,m_{ij} 为第 i 个调查对象的社会网络成员中属于第 j 种规模已知人群的人数,可通过问卷调查得到;e_j 为第 j 个规模已知人群的规模大小,可以通过官方公布的统计数据得到;t 为规模已知人群所在的总体人群的规模,可以通过官方公布的统计数据得到;L 为问卷中涉及的规模已知人群的种类数;c_i 为第 i 个调查对象的个人社会网络规模。

在此基础上,就可以估计高危人群的规模大小(e),计算公式为:

$$e_j = t\frac{\sum_{j=1}^{L} m_{ij}}{\sum_{i=1}^{N} c_i}$$

其中,m_{ij} 为第 i 个调查对象的社会网络成员中属于某类高危人群的人数,可通过问卷调查得到;L 为问卷中涉及的规模已知人群的种类数;t 为规模已知人群所在的总体人群的规模,可以通过官方公布的统计数据得到;c_i 为第 i 个调查对象的个人社会网络规模;e_j 为某类高危人群的规模。

此方法有三个假设条件。第一,总人数 T 中的每个人都有相同的机会认识 E 人群中的每个人,而且这种机会是随着 E 人群规模的增加而相应增加的。当与这种假设相悖时,就会产生屏障效应。也就是被调查者和其所认识的人由于地域或社会关系等因素而阻碍某些被调查者认识某些人群。第二,每个人都能获得关于他们所认识的人的所有消息。第三,被调查者可以在很短的时间内准确地告知其所认识的人中属于某个人群的人数。

网络规模叠加法在估计过程中也存在一定的偏倚。比如屏障效应,即由于地理、社会等因素,人群中某些应答者不知道或相比普通人知道更多地属于某类规模已知人群的人。传递效应,即应答者社会网络中的人从未或未及时提起他的某些事实,这些事实可能涉及个人隐私或者是受到歧视的,致使应答者未能及时和充分了解自身社会网络成员的所有信息。回忆偏倚,即有些调查对象不能准确回忆起他们所认识的人分别属于哪个人群,或是不能准确回忆起其所认识的属于某种类型人群的具体数目,从而影响调查结果的准确性。尽管该方法存在一些偏倚,但是如果在较大地域范围内(如国家级或省级层面)进行估计,通过适当增加调查样本量、严格培训调查员等措施均可以消除或减少这些偏倚对估计结果的影响。

(3)优点 首先,该方法建立在随机抽样的基础上,样本具有很好的代表性;其次,NSUM 不需要与难以接触的高危人群直接接触,只需要对一般人群进行随机抽样调查,更易于获得真实的数据;最后,该方法可以通过一次调查估计多种高危人群的规模,节省人力、物力和时间成本。

(4)局限性 需要大量前期研究,收集足够信息为问卷设计及后期结果矫正提供数据等;需要复杂的矫正过程。

（三）人群规模估计方法的新进展

1. 基于经典捕获-再捕获法的改进

（1）Zelterman 模型

1）基本原理 经典 CR 法要求总体中个体被捕获的机会相同，而 Zelterman 模型通过忽略多次进入样本的少数人来减少被捕获概率间差异的影响。该模型使用同一来源样本，在某段时间内，目标人群可能重复进入样本，造成部分个体被捕获的机会不等，其被捕获的次数可能为 1 次、2 次或更多次，该模型认为与多次被捕获的个体相比，从未被捕获的个体与捕获次数少的个体更相似，因此其计算时只统计出现 1 次或 2 次的个体。捕获次数服从泊松分布，通过该分布来估计目标人群中未被捕获到的个体数量，从而得到目标人群规模。计算公式如下。

$$N_{all} = \frac{N_{iden}}{1 - e^{(-2 \times f_2)/f_1}}$$

其中，N_{all} 为目标人群估计数；N_{iden} 为某段时间内已被捕获人次总数；e 为自然对数的底（$e=2.718\,28$）；f_1 为仅被捕获 1 次的目标人群人数；f_2 为被捕获 2 次的目标人群人数。

2）应用条件 研究期间人群保持封闭，即总体中的个体数量不增加或减少；仅须使用一个样本；标记不会丢失，确保同一个体再次捕获时能够正确匹配；同一个体每次捕获都是独立的，即后续捕获的机会与其之前是否被捕获无关。

3）优点 计算简便、结果稳健、仅需一个样本，以及具有较窄的 95% 置信区间。

4）局限性 同一个体捕获和再捕获之间可能不独立，曾进入过样本的目标人群可能会改变行为或者更被密切关注；人口流动导致很难实现人群封闭；标记丢失将导致同一个体无法正确匹配。

（2）对数线性模型

1）基本原理 经典 CR 法要求样本间相互独立，而对数线性模型对该条件不做要求。当有≥2 个来源样本时，把各样本资料看成不完全的 2^t 列联表，t 代表不同来源的样本数，该表显示人群中所有被捕获人员的经历，其中包含一个缺失项，代表所有样本中未被发现的目标人员。对列联表格的估计数 x 取对数 $\log x$，将其表示为各样本及其交互作用的线性模型，利用该模型估计缺失项的数值，得到目标人群规模估计值。

2）应用条件 研究期间人群保持封闭；需要有两个或更多样本；标记不会丢失，确保同一个体再次捕获时能够正确匹配。

3）优点 不要求各样本独立；多来源样本资料可以提高样本的代表性。

4）局限性 多来源样本难以获得或数据质量参差不齐；计算过程复杂，需要借助统计软件完成等。

（3）同伴推动抽样（respondent-driven sampling，RDS）法与经典 CR 法、对数线性模型结合应用

1）基本原理 经典 CR 法和对数线性模型常使用现有资料对人群规模进行估计，但在实际应用中，缺乏可用资料或有些资料的个体占总体的比例很小，导致样本统计代表性低。RDS 法作为一种近似概率抽样法，可以获得更具代表性的样本。首先从目标人群中选取一定数量的"种子"，通过双向激励机制延长招募链，"种子"给同伴传递联系卡，同伴再向其同伴传递联系卡，以此类推，当招募链延长到一定程度，达到所需的样本量，样本将独立于"种子"，能够代表被抽样的人群。同时限制每位参与者的联系卡数量，减少对"种子"的依赖，防止不合格的招募对象进入样本。基于 RDS 法获得的目标人群样本，结合上述经典 CR 法或对数线性模型进一步估计目标人群规模。

2）应用条件 RDS 法与经典 CR 法结合应用时，须满足经典 CR 法的应用条件；RDS 法与对数线性模型结合应用时，须满足对数线性模型的应用条件。

3）优点 不要求参与者提供其同伴的个人信息，减少拒绝参加的比例，保护研究对象的隐私，降低掩蔽效应；避免推荐大量同质的同伴影响样本的代表性；可以获得目标人群中更加隐匿的对象。

4）局限性 研究对象可能为了获取奖励而重复参与研究；社交网络大的人更有可能被包含在样本中；经典 CR 法或对数线性模型本身的局限性仍然存在等。

2. **受试者驱动法用于人群规模估计** RDS法来源于滚雪球抽样或链式抽样,即先从总体中的少数成员开始调查,由已知成员推荐符合要求的新成员且数量不受限,使样本像滚雪球一样越来越多,以快速达到所需的样本量。RDS法对滚雪球抽样进行了改进,使用双重激励(受访者因自己参与研究而获得奖励,同时因他们从同伴中招募到新的参与者再次获得奖励)提高招募效率,并通过限制招募名额、保证招募链长度来减少非随机招募产生的偏倚。当连续的招募达到一定轮次之后,样本间的同质性趋于稳定,能够产生具有代表性的样本。

(1)RDS法直接用于人群规模估计

1)原理 研究者根据社会网络理论提出了利用RDS样本数据推论总体的新方法。社会网络将个人或群体视为点,将人与人之间、群体与群体之间的联系视为线,整个社会结构视为由各个点及线构成的网络。RDS法依据社会网络理论能够对总体进行估计,即个人生活在一定的网络之中,已知某个群体的社会网络构成,能估计该人群的规模。

2)应用条件 目标人群具有良好的社会网络;同伴间的关系是相互的;招募者在其社会网络中进行的招募是随机的;样本是交替选择的(即被招募者不断成为招募者的过程);受访者应准确地报告其个人社交网络规模,即其认识的属于目标人群的人数。

3)发展过程 RDS最早由Heckathorn于1997年提出,该方法旨在解决难以接触或隐匿人群抽样问题,此后,Heckathorn与Salganik在2001年进一步发展了RDS估计技术,即在已知亚群的平均社交网络规模和亚群间转移概率(即某个亚群成员被招募到另一个亚群的概率)的基础上,直接推算某个亚人群在总人群中所占的比例,并证明在满足RDS法应用条件后,无论"种子"如何选择,其对具有某种特征的人群比例的估计都是渐近无偏的。但这一估计方法未考虑个人的社交网络规模差异,某个人的社交网络规模较大,被招募到样本人群的可能性较大,导致样本人群的平均社交网络规模较大,会直接影响到估计结果。2008年,Volz和Heckathorn进一步发展了RDS估计理论,提出了RDSⅡ估计技术,按照受访者个人的社交网络规模对其成比例抽样,对社交网络规模的倒数进行加权获得某个群体在总人群中的比例。RDS估计仅可用来估计分类变量,计算某个亚人群的人口比例,RDSⅡ在此基础上还可估计连续变量,得到变量的分布情况,且精度更高,更加简单。加拿大安大略省调查了跨性别者变性后发生性行为的频率,并为其生成了近似无偏的点估计值,且研究者使用RDSⅡ加权重校正了因个人社交网络规模不同而导致的不相等的招募概率。为了进一步减少个人社交网络规模不同对估计结果的影响,Handcock和Gile提出了连续估计量(SS)法。该方法基于顺序抽样,抽样时,每抽取一个个体后重新计算剩余个体的数量和社交网络规模,无论抽样比例是多少,从样本中得出的估计值都是无偏的,但该方法的局限性是需要知道样本量和社交网络规模的分布。目前SS法在艾滋病关键人群中应用广泛。此外,将SS法人群规模估计与RDS法中常用的其他人群规模估计方法(如CR法等)一起使用,互相验证,可以确保估计结果更加准确。

(2)RDS法与其他方法结合估计人群规模

1)与乘数法相结合 如前面规模估计方法所述,乘数法是将指定时期内研究对象接触规定机构或单位(如MSM流动性较大的酒吧和浴室、艾滋病自愿咨询检测门诊、社交软件等)的全部记录数,乘同一时期自称接触过该机构或单位的比例的倒数,即可获得目标人群规模的估计数,是一种间接估计人群规模的方法。RDS法可通过同伴间招募获得样本,对样本中的个体进行调查,获得样本中接触过规定机构或单位的个体比例,作为乘数对人群规模进行估计。

2)与CMR法相结合 CMR法是从目标人群中随机捕获1个样本,采用统一的标记方法对捕获的样本进行标记后释放,经过一定时间后再次从目标人群中进行捕获。若样本间相互独立,则第一次捕获的样本数与目标人群总数的比值等于第二次捕获时被标记的人数与第二次捕获人数的比值,以此获得人群规模估计数。RDS法可通过同伴间招募获得捕获数据,用CMR法计算出人群规模估计数。

3. **网络规模叠加法的改进**

(1)NSUM参数的改进

1)建立有代表性的已知人群集 社交网络规模值(c)是NSUM应用的关键,在估计人群规模时,常使用已知人群法进行计算,在纳入已知人群时既要考虑数量也要考虑质量,有研究者推荐至少纳入20个已知人群。用有代表性的已知人群数据集去估计未知人群的规模才能提高结果的准确性,常用的筛选方法包括反向预测法和回归模型法。如在伊朗进行的一项估计人口统计变量与社会网络规模关系的研究中,先从已知人群中暂时剔除 1 个人群,然后利用剩余的已知人群反向估计被剔除的人群规模,保留反向估计数值和原始数值的比值在 0.5~2.0 的人群,剔除其他人群,剔除后的 c 值从 355 减少到 308,并通过线性回归分析已知规模的群体和人口学信息之间的关系,发现反向预测法得到了更准确的 c 值。

2）使用关联强度不同的社交联系定义　社交联系的定义决定了受访者社交网络规模的范围,目前常用的“社交联系”定义指彼此通过眼睛或名字认出对方,可以联系,并且在过去两年内通过面对面、电话或邮件有过联系。如果用弱关联定义社交联系,会有更多人成为受访者社交网络成员,c 值变大,结果受非抽样误差影响较大;用强关联定义社交联系,虽然受访者社交网络成员变少,但是信息更加准确,结果受抽样误差影响大。Feehan 等在原有的社交联系定义外,又加入了“饭友定义”(受访者与目标人群中的个体近两年内一起吃过饭被认定为有社交联系),两种定义得到的 c 值分别为 108 和 251,反向计算已知人群规模后,对结果的内部一致性进行检验,发现在大多数情况下两种定义的估计值都接近真实值,但饭友定义估计值的均方误差低于传统定义的均方误差,有理由认为饭友定义优于传统定义,最后研究者利用线性混合模型合并两种定义结果,使目标人群规模估计值更加稳健。其他社交联系的定义有待研究人员的探索。

3）收集目标人群样本信息获得校正系数　传统 NSUM 仅通过普通人群信息获得结果,对其参数的校正只能在一定程度上减少偏倚,近年来,广义 NSUM 得到了广泛的应用,该方法通过收集目标人群样本获得校正系数,进而对结果进行校正。

广义 NSUM 指研究者同时收集普通人群、目标人群样本信息,以此获得校正系数对结果进行校正的方法。目前常用的校正系数有规模比、信息传递率和认可度。规模比是目标人群和普通人群社交网络规模成员中已知人群数量的比值,反映了已知人群在普通人群和目标人群的人际网络中是否均匀分布,可以估计障碍偏倚的大小。信息传递率通过目标人群人际网络中属于已知人群且知晓其相关信息的成员所占比例,反映目标人群和已知人群之间信息传递效率,可以估计传播偏倚的大小。认可度校正常用于社会边缘化人群的规模估计,通过已知人群对目标人群的认可程度对结果进行加权校正。有研究显示,在估计有年龄或性别特征人群的规模时,对校正系数进行分层是很有必要的。

近年来,有学者在校正系数上做了不同尝试。2016 年 Feehan 和 Salganik 将传统 NSUM 结果与一个无偏的估计结果进行数学换算,得到校正系数的表达式并进行拆分后,分别概括了被估计人群、被调查者和整个人群之间的差异以及被调查者报告的准确性,有效地校正了 3 种偏倚。广义 NSUM 获取校正因子时并非一定要接触目标人群,例如 Teo 等借助贝叶斯层次模型模拟了目标人群的社交网络,利用模型获得广义 NSUM 的校正系数。目前尚缺乏这些方法的应用,其结果的准确性有待进一步研究。

广义 NSUM 引入校正系数后,社会边缘人群的规模估计值变化较大,且多个研究显示,使用该方法获得的估计值大于其他方法,在更多比较性研究的前提下,这种方法才能不断完善,进行推广。

（2）NSUM 与其他方法结合估计人群规模

1）NSUM 和随机应答技术(randomized response technique,RRT)结合,提高对敏感信息的应答　RRT 被广泛用于敏感问题的研究中,由于研究人员不知道被调查者回答的问题条目,受访者隐私得到保护,敏感问题回答的真实性得以提高,问题的平均应答率可以通过公式计算。在使用 NSUM 时,来自普通人群的受访者被要求报告其个人社交网络中目标人群的数量,考虑到受访者可能隐瞒某些敏感信息,此时将 NSUM 和 RRT 相结合是校正信息偏倚的有效手段。

2）NSUM 和 RDS 法的结合,提高目标人群样本代表性　RDS 法通常用于研究由于污名化等难以接触到的人群,其调查对象来源于样本成员的社会网络,即样本推论社会网络然后估计总体。研究者招募一定数量的“种子”,通过“种子”招募同伴参与调查,并提供双重激励,招募过程中不断评价招募对象的同质性,直到样本达到平衡,提高了样本的代表性,是校正选择偏倚的有效手段。RDS 法通过数学模型可以实现对隐藏人群规模的估计,但目前常作为一种抽样方法和其他人群规模估计方法结合应用。RDS 法与 NSUM 结合时,往往根据 RDS 法获得的样本信息计算广义 NSUM 中的校正系数,首先确定目标人群的"种子",通过"种子"从目标总体中招募一个样本,利用 RDS 法获取样本代表性高的优点,得到更有代表性的目标人群样本,使校正系数更准确。

3)NSUM 与基于场所的抽样结合,提高抽样效率 基于场所的抽样利用了隐藏人群成员聚集性的特点,在特定的地点进行抽样,有利于减少选择偏倚,提高抽样效率。与 NSUM 结合时,在目标人群经常出入的场所进行调查,了解受访者社交网络规模中目标人群的数量,并根据受访者到访该场所的频率对结果进行加权调整,以获得目标人群规模的估计值,尤其适用于估计规模小、隐匿性强的目标人群规模。Verdery 等在一个综合模拟评估框架中测试了基于场所的 NSUM,证明该方法比传统的 NSUM 得到了更准确的结果。

（陈方方　李东民）

参 考 文 献

［1］Centers for Disease Control（CDC）. Pneumocystis pneumonia：Los Angeles. MMWR Morb Mortal Wkly Rep, 1981, 30（21）：250-252.

［2］Anon. Acquired immunodeficiency in haemophilia. Lancet, 1983, 1（8327）：745.

［3］MCKAY R A. Patient zero and the making of the AIDS epidemic. Chicago：University of Chicago Press, 2017.

［4］BARNETT T, WHITESIDE A. AIDS in the twenty-first century：Disease and globalization. New York：Palgrave Macmillan, 2002.

［5］HOFFMANN C, ROCKSTROH J K. HIV 2023/2024.（2023-05-30）［2024-07-14］. https：//www.hivbuch.de/wp-content/uploads/2020/11/HIV2023-24E_online.pdf.

［6］CAHILL K M. The AIDS epidemic. New York：St. Martin's Press, 1983.

［7］The Joint United Nations Programme on HIV/AIDS. 2020 global AIDS update：Seizing the moment：Tackling entrenched inequalities to end epidemics.（2020-07-06）［2024-07-15］. https：//www.unaids.org/en/resources/documents/2020/global-aids-report.

［8］JAHAGIRDAR D, WALTERS M K, NOVOTNEY A, et al. Global, regional, and national sex-specific burden and control of the HIV epidemic, 1990-2019, for 204 countries and territories：The Global Burden of Diseases Study 2019. Lancet HIV, 2021, 8（10）：e633-e651.

［9］The Joint United Nations Programme on HIV/AIDS. The path that ends AIDS：UNAIDS Global AIDS Update 2023.（2023-07-13）［2024-07-15］. https：//www.unaids.org/en/resources/documents/2023/global-aids-update-2023.

［10］韩孟杰. 我国艾滋病流行形势分析和防治展望. 中国艾滋病性病, 2023, 29（3）：247-250.

［11］中国疾病预防控制中心性病艾滋病预防控制中心. 2012 年 12 月全国艾滋病性病疫情及主要防治工作进展. 中国艾滋病性病, 2013, 19（2）：85.

［12］中国疾病预防控制中心性病艾滋病预防控制中心. 2023 年 12 月全国艾滋病性病疫情. 中国艾滋病性病, 2024, 30（3）：225.

［13］ZHANG L, CHOW E P, JING J, et al. HIV prevalence in China：Integration of surveillance data and a systematic review. Lancet Infect Dis, 2013, 13（11）：955-963.

［14］蔡畅, 汤后林, 李东民, 等. 我国艾滋病患者的死亡趋势及其相关危险因素分析. 中华流行病学杂志, 2021, 42（1）：121-125.

［15］HE N. Research Progress in the Epidemiology of HIV/AIDS in China. China CDC Wkly, 2021, 3（48）：1022-1030.

［16］蔡畅, 汤后林, 陈方方, 等. 我国 2010—2019 年新报告青年学生 HIV/AIDS 基本特征及趋势分析. 中华流行病学杂志, 2020, 41（9）：1455-1459.

［17］LIU X J, MCGOOGAN J M, WU Z Y. Human immunodeficiency virus/acquired immunodeficiency syndrome prevalence, incidence, and mortality in China, 1990 to 2017：A secondary analysis of the Global Burden of Disease Study 2017 data. Chin Med J（Engl）, 2021, 134（10）：1175-1180.

［18］The Joint United Nations Programme on HIV/AIDS. Guidelines on estimating the size of populations most at risk to HIV.（2010-12-31）［2024-07-15］. https：//www.unaids.org/en/resources/documents/2011/2011_Estimating_Populations.

［19］汤后林, 金怡晨, 吕繁. 我国老年人群艾滋病防控现状与挑战. 中华流行病学杂志, 2023, 44（11）：1669-1672.

［20］张家鹏, 程何荷, 贾曼红, 等. 云南省 1989—1998 年艾滋病流行与控制的研究. 中华流行病学杂志, 1999, 20（6）：377-380.

［21］赵尚德, 郑锡文. 云南省艾滋病监测报告（1986—1990）. 中华流行病学杂志, 1991, 12（2）: 72-74.

［22］WU Z, LIU Z, DETELS R. HIV-1 infection in commercial plasma donors in China. Lancet, 1995, 346（8966）: 61-62.

［23］WU Z, ROU K, DETELS R. Prevalence of HIV infection among former commercial plasma donors in rural eastern China. Health Policy Plan, 2001, 16（1）: 41-46.

［24］吴尊友. 控制经静脉注射毒品引起艾滋病流行的进展. 中国性病艾滋病防治, 1998, 4（4）: 158.

［25］WU Z, CHEN J, SCOTT S R, et al. History of the HIV epidemic in China. Curr HIV/AIDS Rep, 2019, 16（6）: 458-466.

［26］郑锡文. 我国艾滋病流行形势及预防与控制成就. 中华流行病学杂志, 1999, 20（3）: 131-134.

［27］WANG L, GUO W, LI D, et al. HIV epidemic among drug users in China: 1995-2011. Addiction, 2015, 110 Suppl 1（1）: 20-28.

［28］WU Z, WANG Y, DETELS R, et al. HIV/AIDS in China: Epidemiology, prevention and treatment. New York: Springer, 2020.

［29］吴尊友. 我国艾滋病经性传播新特征与防治面临的挑战. 中华流行病学杂志, 2018, 39（6）: 707-709.

［30］吴尊友. 我国实现艾滋病防治策略三个90%的进展与挑战. 中华疾病控制杂志, 2016, 20（12）: 1187-1189.

［31］郭巍, 陈方方, 王丽艳, 等. 经商业异性性行为感染HIV病例既往冶游史和二代传播风险的流行病学调查与分析. 中国艾滋病性病, 2016, 22（11）: 875-878.

［32］吴尊友. 中国防治艾滋病30年主要成就与挑战. 中华流行病学杂志, 2015, 36（12）: 1329-1331.

［33］王丽艳, 丁正伟, 秦倩倩, 等. 2008—2014年中国艾滋病经异性性途径传播的流行特征分析. 中华流行病学杂志, 2015, 36（12）: 1332-1336.

［34］陈方方, 郭巍, 王丽艳, 等. 我国部分地区艾滋病非婚异性性传播病例感染方式构成及特征分析. 中国艾滋病性病, 2015, 21（7）: 550-553.

［35］韩孟杰, 陈清峰, 徐鹏, 等. 砥砺奋进"十三五"艾滋病防控迈向新征程——我国艾滋病防治回顾与展望. 中国艾滋病性病, 2021, 27（12）: 1327-1331.

［36］葛琳, 李东民, 李培龙, 等. 2010—2015年中国艾滋病哨点监测人群HIV、梅毒和HCV感染状况分析. 疾病监测, 2017, 32（2）: 111-117.

［37］郭巍, 曲书泉, 丁正伟, 等. 中国1995—2009年吸毒者艾滋病毒感染和梅毒流行趋势分析. 中华流行病学杂志, 2010, 31（6）: 666-669.

［38］李东民, 葛琳, 王岚, 等. 中国2010—2013年男男性行为人群艾滋病及相关行为变化趋势分析. 中华流行病学杂志, 2014, 35（5）: 542-546.

［39］李培龙, 李东民, 葛琳, 等. 2010—2015年我国暗娼人群艾滋病病毒/梅毒/丙型病毒性肝炎感染状况分析. 疾病监测, 2017, 32（4）: 287-291.

［40］葛琳, 崔岩, 王璐, 等. 2012年全国艾滋病哨点吸毒人群血清学和性行为特征分析. 中华流行病学杂志, 2014, 35（2）: 121-123.

［41］张北川, 曾毅, 许华, 等. 中国部分城市2004年1 389例男性性接触者艾滋病高危行为及相关因素调查. 中华流行病学杂志, 2007, 28（1）: 32-36.

［42］WU Z Y. HIV/AIDS in China: Beyond the numbers. New York: Springer, 2017.

［43］LI D, WANG L, LIN W, et al. HIV and syphilis infections among street-based female sex workers in China, 2010-2012. Chin Med J（Engl）, 2014, 127（4）: 707-711.

［44］李东民, 孙新华, 曾刚, 等. 2005年中国高危人群艾滋病哨点监测报告. 中国艾滋病性病, 2007, 13（1）: 1-3.

［45］张北川, 储全胜. 同性爱与艾滋病. 中华流行病学杂志, 2005, 26（5）: 320-322.

［46］汪宁. 我国艾滋病预防控制的形势与面临的挑战. 中华预防医学杂志, 2004, 38（5）: 291-293.

［47］曲书泉, 孙新华. 中国1995—1998年艾滋病哨点监测报告. 中华流行病学杂志, 2000, 21（1）: 7-9.

［48］CHOI K H, LIU H, GUO Y, et al. Emerging HIV-1 epidemic in China in men who have sex with men. Lancet, 2003, 361（9375）: 2125-2126.

［49］程华, 钱序, 曹广华, 等. 血站类型和献血方式对献血员感染HIV的影响. 中国公共卫生, 2004, 20（9）: 1061-1063.

［50］马寅虎, 吴尊友. 中国的禁毒运动与控制艾滋病经注射毒品流行. 中国性病艾滋病防治, 2000, 6（3）: 184-185.

［51］郑锡文, 朱棣. 中国1985—1988年艾滋病监测报告. 中华流行病学杂志, 1989, 10（2）: 65-67.

［52］QIN Q, TANG W, GE L, et al. Changing trend of HIV, syphilis and hepatitis C among men who have sex with men in China. Sci Rep, 2016, 6: 31081.

［53］CUI Y, GUO W, LI D, et al. Estimating HIV incidence among key affected populations in China from serial cross-sectional surveys in 2010-2014. J Int AIDS Soc, 2016, 19(1): 20609.

[54] WU Z, XU J, LIU E, et al. HIV and syphilis prevalence among men who have sex with men: A cross-sectional survey of 61 cities in China. Clin Infect Dis, 2013, 57(2): 298-309.

[55] WANG L, TANG W, WANG L, et al. The HIV, syphilis, and HCV epidemics among female sex workers in China: Results from a serial cross-sectional study between 2008 and 2012. Clin Infect Dis, 2014, 59(1): e1-e9.

[56] ZHANG B C, CHU Q S. MSM and HIV/AIDS in China. Cell Res, 2005, 15(11/12): 858-864.

[57] NEILD P J, GAZZARD B G. HIV-1 infection in China. Lancet, 1997, 350(9082): 963.

[58] ZHANG K L, MA S J. Epidemiology of HIV in China. BMJ, 2002, 324(7341): 803-804.

[59] WU Z, SULLIVAN S G, WANG Y, et al. Evolution of China's response to HIV/AIDS. Lancet, 2007, 369(9562): 679-690.

[60] CHU T X, LEVY J A. Injection drug use and HIV/AIDS transmission in China. Cell Res, 2005, 15(11/12): 865-869.

[61] 郑锡文. 我国艾滋病流行病学监测现状. 中华医学信息导报, 2001, 16(19): 7-9.

[62] 王璐, 秦倩倩, 丁正伟, 等.2010 年中国艾滋病疫情网络直报现状与分析. 中国艾滋病性病, 2011, 17(3): 275-278.

[63] 秦倩倩, 王璐, 高省, 等. 我国艾滋病网络直报的发展及现况. 中国艾滋病性病, 2008, 14(6): 611-612.

[64] 李东民, 王璐, 王丽艳, 等. 中国艾滋病病毒哨点监测系统的历史和现状. 中华预防医学杂志, 2008, 42(12): 922-925.

[65] 曲书泉, 孙新华, 郑锡文, 等. 中国艾滋病哨点监测系统的建立及 1995 年监测报告. 中国性病艾滋病防治, 1996, 2(5): 193-197.

[66] SUN X, WANG N, LI D, et al. The development of HIV/AIDS surveillance in China. AIDS, 2007, 21(Suppl 8): S33-S38.

[67] 王岚, 王璐, 丁正伟, 等. 中国 1995—2009 年艾滋病哨点监测主要人群艾滋病病毒感染流行趋势分析. 中华流行病学杂志, 2011, 32(1): 20-24.

[68] WANG L, WANG N. HIV/AIDS epidemic and the development of comprehensive surveillance system in China with challenges. Chin Med J(Engl), 2010, 123(23): 3495-3500.

[69] 陈方方, 汤后林, 李东民, 等. 全球及我国艾滋病疫情估计工作回顾. 中华流行病学杂志, 2022, 43(1): 118-122.

[70] 唐林, 孙坤, 陈方方, 等. 艾滋病疫情估计与预测方法研究进展. 中华流行病学杂志, 2019, 40(6): 731-738.

[71] WANG N, WANG L, WU Z, et al. Estimating the number of people living with HIV/AIDS in China: 2003-09. Int J Epidemiol, 2010, 39 Suppl 2(Suppl 2): ii 21-ii 28.

[72] 唐林, 孙坤, 凌倩, 等. 贝叶斯统计在艾滋病疫情估计中的应用. 中华流行病学杂志, 2020, 41(3): 436-441.

[73] 刘珏, 刘民, 陶丽丽, 等. 估计和预测艾滋病疫情的 Spectrum/EPP 模型研究进展. 中国艾滋病性病, 2014, 20(4): 298-302.

[74] 彭志行, 王璐, 郭巍, 等. 工作簿方法及其在艾滋病疫情估计中的应用. 中华预防医学杂志, 2011, 45(10): 957-959.

[75] 吕繁, 张大鹏, 贺雄, 等. 艾滋病高危人群基数估计及其方法. 中华流行病学杂志, 2003, 24(11): 987-990.

[76] 栾荣生, 曾刚, 张大鹏, 等. 男同性恋人群基数估计方法的研究. 中华流行病学杂志, 2003, 24(11): 984-986.

[77] 朱丽敏, 张晓婷, 马凯芳, 等. 受访者驱动抽样在人群规模估计中的应用进展. 中华流行病学杂志, 2022, 43(8): 1333-1337.

[78] 黄贵花, 张晓婷, 马凯芳, 等. 捕获再捕获法在人群规模估计中的应用进展. 中华流行病学杂志, 2022, 43(4): 603-607.

[79] 王一丹, 张晓婷, 马凯芳, 等. 网络规模迭加法开展人群规模估计的研究进展. 中华流行病学杂志, 2022, 43(9): 1503-1507.

[80] Patel P, Borkowf CB, Brooks JT, et al. Estimating per-act HIV transmission risk: a systematic review. AIDS, 2014, 28(10): 1509-1519.

[81] 李东民, 王璐, 王丽艳, 等. 中国艾滋病病毒哨点监测系统的历史和现状. 中华预防医学杂志, 2008, 42(12): 922-925.

第二章 HIV 分子流行病学

HIV 分子流行病学是在分子水平研究 HIV 在人群中的传播、演化，以及宿主免疫遗传特征与 HIV 传播和演变关系的科学。通过应用分子生物学和遗传学的技术手段，如基因测序、系统进化以及基因组学分析等，HIV 分子流行病学能够更精确地揭示 HIV 的遗传变异和演化规律。这些技术不仅帮助研究人员识别出病毒的不同株系和亚型，还能追踪病毒的传播路径，了解病毒在不同地区、不同人群中的流行状况，为我们更全面地认识 HIV 的传播规律和病毒特性提供了重要支持。

在 HIV 分子流行病学中，研究者关注的主要内容如下。

1. 基因组学分析　通过对 HIV 基因组的序列进行分析，了解不同毒株之间的遗传差异和关系，从而揭示传播途径和流行病学动态。

2. 变异和耐药性　研究 HIV 在感染者体内的变异模式，以及这些变异如何影响病毒的传播能力、疾病进展，以及对抗艾滋病药物的耐药性。

3. 传播链追踪　利用分子流行病学方法追踪 HIV 在人群中的传播链或传播网络，确定病毒的传播途径、关键传播者以及潜在的阻断点，为制定干预措施提供依据。

4. 疫苗设计　通过深入了解 HIV 的遗传变异和免疫逃逸机制，指导艾滋病疫苗的设计和开发，以增强对病毒的免疫防御能力。

总体而言，HIV 分子流行病学为我们深入了解 HIV 的传播规律、抗药性机制和免疫逃逸策略提供了重要的科学支持，有助于制定更有效的防控措施和治疗策略。

第一节　HIV 毒株的全球扩散及分布

根据 HIV 的基因组结构和生物学特性差异，可将其分为两种类型：HIV-1 型和 HIV-2 型。这两种型别的病毒是通过不同种类猴免疫缺陷病毒（simian immunodeficiency virus，SIV）从非人灵长类动物向人类的多次跨物种传播而引入的。研究表明，毒株是在人类与灵长类动物密切接触时，尤其是在猎杀或食用灵长类动物的过程中，跨越了物种屏障，进入人类群体。其中 HIV-1 至少经历了 4 次不同的人畜之间跨物种传播，分别产生了 HIV-1 M 组（主要）、O 组（外群）、N 组（非 M、非 O）和近年来发现的 P 组。HIV-2 则经历了 9 次跨物种传播，形成了至少 9 个组（以前称为亚型；A 到 I）。HIV-1 M 组毒株作为全球 HIV 感染的主要变种是导致全球绝大多数艾滋病病例的病原体，在全球艾滋病大流行中占主导地位。相比 HIV-1 M 组病毒，HIV-1 型的 N、O 和 P 组病毒尚未广泛传播，并且主要限于非洲中部和西部地区的刚果（包括刚果共和国和刚果民主共和国）、加蓬和喀麦隆及其邻近国家。此外，研究表明 HIV-2 的传染性远低于 HIV-1，目前报道的感染病例也相对较少，主要集中在非洲西部地区的塞内加尔、几内亚比绍、马里、科特迪瓦和几内亚等国。尽管欧洲的葡萄牙和法国，亚洲的印度、日本、中国，美洲的美国和巴西等国均有报道，但总体来说，HIV-2 传播程度远低于 HIV-1。据联合国艾滋病规划署和世界卫生组织估计，截至 2021 年底，全球 3 840 万 HIV 携带者/AIDS 患者中约有 100 万～200 万人感染了 HIV-2（包括 HIV-1 和 HIV-2 共感染）。

一、HIV-1 M 组毒株的早期传播

HIV-1 因其具有高速复制的特征,逆转录过程中缺乏纠错机制以及高重组率,在传播过程中能够以惊人的速度积累突变,从而展现出显著的遗传多样性。深入研究 HIV-1 毒株的遗传多样性对于理解 HIV-1 感染发病机制、疾病进展、治疗策略(包括耐药性)、诊断试剂的开发以及疫苗设计具有重要意义。此外,这些研究还提供了从分子层面监测不同毒株流行演变、地理分布及传播趋势的有效手段。

从最初非人灵长类动物体内的 SIV 跨物种传播后感染人类,并通过适应性突变使得病毒可以稳定地在人群中传播从而成为 HIV,到艾滋病在 20 世纪 80 年代被发现,这一过程长达几十年。由于缺乏早期的研究证据,HIV-1 M 组病毒的早期传播扩散过程在其被发现的前 20 年一直没有被详尽地揭示和阐明。直到近年,关于 HIV-1 疫情早期传播的关键样本和资料才得以发现。一份于 1959 年采集的一名居住在刚果民主共和国金沙萨的成年男性的留存样本,经过血清学和遗传学方法的确认,该男性被鉴定为 HIV-1 M 组感染病例,为我们提供了关于 HIV-1 M 组感染起源和早期传播的重要线索。此外,分子流行病学研究表明,20 世纪 80 年代中期以前,几乎所有已知的 HIV-1 M 组亚型及其相关谱系毒株的传播范围仍局限于以金沙萨为中心的刚果盆地。这些证据表明金沙萨最有可能是早期 HIV-1 M 组疫情暴发中心。HIV-1 M 组病毒的祖先株大约从 20 世纪 20 年代起从灵长类动物(黑猩猩)的 SIVcpz 经跨物种传播感染人类。在刚果盆地发生区域性暴发期间,当地的工业和矿产开发引发的社会变革以及运输网络的建立,在 HIV-1 M 组病毒早期传播扩散过程中起到了至关重要的作用。这些因素可能加速了病毒的传播,使得 HIV-1 M 组病毒能够在该区域迅速扩散。

二、HIV-1 M 组毒株亚型、亚亚型及流行重组型毒株

HIV-1 M 组病毒向全世界传播扩散过程中,不同谱系的毒株积累了显著的遗传变异,形成不同的聚类。自 20 世纪 90 年代起,国际上开始用亚型(subtypes)来区别和定义这些聚类。1992 年,Gerald Myers 等人第一次通过系统进化分析发现五个分支并分别命名为亚型 A~E。随后,新发现的亚型用连续的字母表示,而亚型 E 和 I 后来被确定为 CRF 因而被重新命名。截至目前一共发现了 A、B、C、D、F、G、H、J、K 和 L,共 10 种所谓纯系的亚型(图 2-2-1-1)。不同亚型经历了各自独立的进化历程,并在传播过程中形成不同的流行特性。亚型内 *env* 基因的遗传距离一般为 15%~20%,而亚型间的遗传距离可达到 25%~35%。系统发育树可以比较清楚地展现它们之间的进化关系(图 2-2-1-2)。根据系统发育树中的聚类和

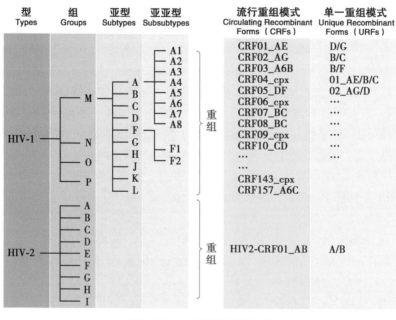

图 2-2-1-1 HIV 基因型分类

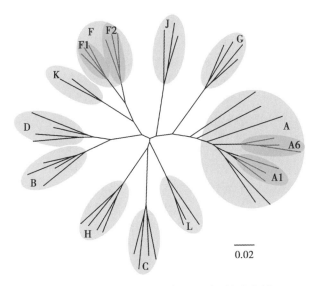

图 2-2-1-2　HIV-1 M 组主要亚型系统发育树

基因距离又可将部分亚型进一步细分,形成亚亚型(sub-subtypes)。例如,亚型 A 可以至少被分为 8 个不同的亚亚型(A1~A8),亚型 F 至少有两个亚亚型(F1 和 F2)。从遗传距离的角度来看,亚型 B 和 D 可以被认为是亚亚型,而不是不同的亚型;然而,鉴于 B 亚型 HIV-1 在全球范围内广泛流行,且大量早期研究主要围绕 B 亚型进行,为了避免混淆和确保研究的准确性,B 和 D 亚型一直维持着它们作为不同亚型的独立地位,这种情况一直持续至今。

当最初分别进化的两种亚型病毒再次相遇时,可以形成亚型间的重组病毒。当同一个感染个体被两种病毒感染时,一些细胞被双重感染,并在下一轮复制中产生亚型间重组体。当这种亚型间重组体进一步传播扩散时,许多毒株就具备了相同的重组(嵌合)结构。由于这些重组毒株起源于共同的重组事件且广泛流行,因而将其定义为流行重组型病毒(circulating recombinant form, CRF)。而许多其他的并未广泛流行的重组毒株最终在传播过程中逐渐消失,被定义为独特重组型病毒(unique recombinant form, URF)。流行重组型在全球范围内均有一定分布,尤其是在多种亚型共同流行的地区。由于非洲是 HIV-1 最初的发源地,中西部非洲的 HIV-1 毒株多样性最高,因而也报道了大量各种亚型和亚型间重组体。通过 HIV-1 全基因组测序(或近全长基因组测序)和重组断点分析发现三个以上流行病学上无关联的感染个体所感染的毒株具有相同的重组模式,即可将这种新的重组毒株定义为 CRF。目前,美国洛斯阿拉莫斯数据库中记录了 153 种不同重组模式的 CRF(截至 2024 年 6 月)(图 2-2-1-1)。尽管其中大多数还没有真正达到大规模流行的程度,然而,在亚洲和西非等地,CRF01_AE 和 CRF02_AG 的感染持续蔓延,造成大量的病例。同样,CRF07_BC 和 CRF08_BC 在中国也广泛流行,其流行程度甚至不亚于某些 HIV-1 亚型。据世界卫生组织研究估计 2010—2015 年间所有 CRF 造成的感染之和约占所有 HIV-1 感染的 16.7%。另外一篇系统综述研究估计 2010—2021 年 CRF 造成的感染占比约为 25.9%,其中 CRF01_AE 占全球所有 CRF 的 42%,其次是 CRF07_BC(28%)和 CRF02_AG(15%)。流行重组型的出现增加了 HIV-1 的遗传多样性,并对病毒的传播和进化产生了一定影响。一些 CRF 可能具有新的生物学特性,如耐药性、病毒致病性和感染能力等,对 HIV 的防治工作提出了新的挑战。

三、HIV-1 M 组毒株的全球扩散和主要流行毒株分布

自 20 世纪初期 HIV-1 M 组毒株祖先株起源于非洲中西部,20 世纪 60 年代以前病毒主要流行于刚果盆地,并开始不断从刚果盆地向撒哈拉以南非洲、西非、东非等非洲其他地区扩散。这一阶段的传播主要是局部性的,尚未形成全球性流行。1981 年,B 亚型毒株在美国和欧洲被发现,标志着其进入了全球扩散阶段。从 20 世纪 80 年代中期到 20 世纪 90 年代初期,HIV-1 M 组毒株迅速传播到世界各地,导致全球范围内大规模传播,形成了全球性的流行。在此阶段,HIV-1 传播速度加快,特别是在高危人群中,如注射吸毒者、性工作者和同性性接触者群体中。

不同亚型 HIV-1 M 组毒株的地理分布特点如下。

(一)A 亚型

A 亚型至少可以分为 8 个亚亚型(A1~A8),起源于 20 世纪 50 年代,初期在非洲中西部流行,20 世纪 70 年代左右感染呈现指数增长。除了 A1 和 A6,其他几种亚亚型毒株的传播范围多仅限于西非和中非,感染人数不多。A1 毒株在 20 世纪 80 年代左右从刚果盆地传入到乌干达和肯尼亚等地,进而在东非和中亚一些国家逐步蔓延。A6 毒株在 20 世纪 80 年代末传入俄罗斯,成为目前俄罗斯最主要的流行毒株,该毒株在 20 世纪 90 年代初从俄罗斯传入东欧和中亚。当前,A 亚型已经蔓延到世界各地,据估计在

2010—2015 年,A 亚型造成了全球所有 HIV-1 感染病例的 10.3%,东欧、中亚和东非超过 50% 的 HIV-1 感染由 A 亚型造成。在西非和东非,A 亚型感染与异性性传播相关。在东欧和中亚,注射吸毒是 A 亚型的主要传播途径。另外一个针对 2010—2021 年的全球系统综述估计,A 亚型造成的感染在此时期的占比约为 16.7%,东欧和中亚约有 38.9% 的 HIV-1 感染者为 A 亚型。

（二）B 亚型

B 亚型是第一个被鉴定的 HIV-1 亚型,最初在美国旧金山和纽约的男男同性性行为者（MSM）中被发现,进而在欧洲的 MSM 和静脉吸毒者（intraveneous drug user,IVDU）中也被发现。B 亚型可以被认为是 D 亚型的一个分支,非洲的后殖民时代的环境导致了 D 亚型的一个分支从刚果盆地迁移到加勒比海岛国海地,于 1962—1970 年左右在海地分化成一个早期的 B 亚型分支,并在 1966—1972 年左右传入美国。20 世纪 70 年代至 20 世纪 80 年代,B 亚型从美国传入西欧、南美和泰国。在亚洲传播的 B 亚型毒株被命名为 B′,因为它与"欧美"B 亚型有明显的区别,这是传播地域改变后的奠基者效应的典型特征。由于在发现 HIV-1 后的大约前 10 年内,国际上对 B 亚型以外的毒株几乎毫无所知,因而针对 HIV-1 的早期研究几乎全部围绕着 B 亚型展开。据估计,B 亚型在 2010—2015 年期间占全球感染的 12.1%,是北美、西欧和中欧（83.3%）、澳大利亚（75.9%）、加勒比地区（91%）以及拉丁美洲（76%）的主要流行毒株。此外它在中东、北非、东欧和中亚的一些国家也很常见。2010—2021 年的全球系统综述估计,B 亚型全球占比约为 8.5%,北美、西欧和中欧约有 56.4%,加勒比海及拉丁美洲约有 60.5% 的 HIV-1 感染者为 B 亚型。B 亚型的传播几乎涉及全世界所有主要区域,在这些地区,B 亚型主要在 MSM 和 IVDU 人群的传播中占优势。

（三）C 亚型

C 亚型最早在东非被发现。然而,最近的研究表明,C 亚型起源于 20 世纪 60 年代 HIV-1 从刚果盆地传入非洲南部和东部非洲铜带区（产铜的矿业区）的过程中。随后 C 亚型传入埃塞俄比亚,并从那里随着埃塞俄比亚犹太人传入以色列。此外该亚型还从东非传入巴西（可能经英国传入）,然后传播到阿根廷和乌拉圭等南美洲国家。C 亚型的疫情还在 20 世纪 80 年代蔓延到印度,成为印度最主要的流行株,随后于 20 世纪 80 年代末从印度传入中国。C 亚型是全世界造成感染最多的 HIV-1 亚型,据世界卫生组织研究估计,在 2010—2015 年期间导致了全球 46.6% 的 HIV-1 感染。如此高的全球流行率是由于它在 HIV-1 流行率极高的国家占主导地位,如南非、博茨瓦纳、印度和埃塞俄比亚。在这些国家,95% 以上的感染是由 C 亚型造成的,且主要通过异性性传播。另外一项 2010—2021 年的全球系统综述估计,C 亚型的全球占比约为 23%,流行最严重的东部和南部非洲约有 40.6% 的 HIV-1 感染者为 C 亚型。尽管这两项研究估计的 C 亚型全球占比差别较大,但两项研究中 C 亚型均为全球感染构成比最高的毒株。此外,C 亚型的流行并不局限于上述高流行地区,目前在世界其他地区的多性伙伴异性恋者中也越来越普遍,如西欧、大洋洲和拉丁美洲。最近 C 亚型也进入了英国的 MSM 人群。

（四）D 亚型

D 亚型对全球艾滋病疫情的影响远远小于其分支 B 亚型,这可能是由于其具有相对更高的致病性,使其宿主传播病毒的机会更少。在世界卫生组织对全球主要流行毒株的监测中,1990—2015 年间 D 亚型全球感染构成比从 7.3% 下降到 2.7%,主要分布在东非（占当地感染的 16.8%）和中非（6.5%）。苏丹和乌干达是 D 亚型的主要流行国家。另外一项 2010—2021 年的全球系统综述估计,D 亚型全球占比约为 7.2%,流行最严重的东部和南部非洲约有 12.5% 的 HIV-1 感染者为 D 亚型。近年来 D 亚型全球占比呈现下降趋势。

（五）F 亚型

F 亚型分为 F1 和 F2 两个亚亚型。其中只有 F1 扩散到了非洲以外的地区,但扩散的范围并不广泛。研究表明,20 世纪 80 年代 F1 已从刚果盆地传入东欧和南美洲,但其他的地区罕见,仅见到一些零星的案例报道。F2 的聚集性流行仅限于喀麦隆,非洲以外的病例很少。世界卫生组织估计在 2010—2015 年间 F 亚型仅占所有 HIV-1 感染的 0.6%,主要分布在中非（6.1%）和拉丁美洲（4.3%）。在 1990—2015 年间,除了中非地区 F 亚型的流行率略有增加之外,其他地区的流行率均有所下降。另外一项 2010—2021 年的全球系统综述估计,F 亚型全球占比为 3.4%,流行最严重的拉丁美洲及加勒比地区约占 5.8%。

（六）G 亚型

最新的系统综述研究估计 2010—2021 年间 G 亚型占全球感染的 2.3%，而 WHO 估计 2010—2015 年间，G 亚型占全球感染的 4.6%。G 亚型是一种典型的在西非和中非流行的毒株，分别占感染的 26.8% 和 6.9%。佛得角、尼日利亚、刚果共和国、多哥等许多中非和西非国家有较高比例的 G 亚型流行。尽管 G 亚型在喀麦隆的比例较低（不足 5%），但 67% 的感染中存在 G 亚型基因组片段，表明有 G 亚型参与的亚型间重组毒株引起当地 HIV-1 的广泛流行。G 亚型在西欧和中欧国家引起大约 1.1% 的当地感染。但 G 亚型在葡萄牙的流行比较特殊，二十世纪八九十年代，一个源自西非的 G 亚型毒株被传入葡萄牙，并在当地的静脉吸毒者群体中引发了流行。随着时间的推移，G 亚型在葡萄牙的异性恋群体中也得到了传播。到 2003 年，G 亚型已经占据了葡萄牙新感染病例的近 30%。此外在意大利和西班牙也发现了类似情况，但传播的规模小得多。

（七）CRF01_AE

CRF01_AE 于 1989 年在泰国北部的女性性工作者（FSW）中首次被发现，最初命名为 E 亚型。由于其病毒基因组 5′ 端与 A 亚型高度同源，而其 3′ 端基因组中嵌合的片段对应的亲本毒株"亚型 E"一直未被发现，1998 年该毒株被重新命名为 CRF01_AE，从而成为世界上首个大规模传播的流行重组毒株。世界卫生组织的研究显示在全球范围内，2010—2015 年，它导致的感染估计占所有感染的 5.3%；然而在东南亚、东亚和大洋洲，该重组型分别导致了 72.8%、47.2% 和 10.7% 的感染。另外一项 2010—2021 年的全球系统综述估计，CRF01_AE 全球占比约为 9.5%，流行最严重的亚太地区约有 29.5% 的 HIV-1 感染者为 CRF01_AE。系统发育研究表明，CRF01_AE 起源于 20 世纪 70 年代的中非，并于 20 世纪 80 年代通过异性性传播传入泰国，继而于 20 世纪 90 年代扩展到东南亚和中国。该毒株在我国、泰国、越南、马来西亚均有较高比例的流行。

（八）CRF02_AG

世界卫生组织估计 CRF02_AG 在 2010—2015 年间导致全球约 7.7% 的 HIV-1 感染。最新的全球系统综述估计，CRF02_AG 在 2010—2021 年间全球占比约为 9.5%，流行最严重的西非和中非约有 46.9% 的 HIV-1 感染者为 CRF02_AG。主要流行于西非（占当地感染的 46.2%）、中东和北非（6.7%）。CRF02_AG 在喀麦隆、科特迪瓦、塞内加尔、多哥、布基纳法索、加纳、几内亚、马里、尼日尔和尼日利亚等西非和中非国家占主导地位。在非洲以外，CRF02_AG 在西欧、中欧以及北美的影响越来越大，在 2010—2015 年间，它造成了 3% 的感染。这些感染主要发生在异性性传播和来自非洲的人群中。根据最近的一项调查，CRF02_AG 流行率最高的欧洲国家是比利时和荷兰。此外，在中亚的哈萨克斯坦、乌兹别克斯坦，欧洲巴尔干半岛的保加利亚和克罗地亚的异性性传播人群中，也形成了一定程度的区域性传播。

（九）其他亚型和 CRF

H、J、K 和 L 亚型感染主要局限于刚果民主共和国和其他西非及中非国家，每一种在全球的感染构成比例均约为 0.1% 或者更低。由于只有非常少的全基因组序列可用于这些亚型的鉴定，因此并不能确定 WHO 监测中发现的这些亚型毒株是纯亚型还是后代重组序列。这些亚型几乎不在非洲以外的国家引起 HIV-1 疫情，因此不应将其视为全球 HIV-1 大流行的主要流行毒株。

一项系统综述估计，在 2010—2021 年间全球的 CRF 和 URF 比例呈现上升趋势，不包括 CRF01_AE 和 CRF02_AG 在内的 CRF 占比已达约 9.2%。而世界卫生组织研究估计 1990—2015 年间，全球 HIV-1 流行中重组毒株总比例从 9.3% 增加到 22.8%。其中 CRF 从 5.7% 上升到 16.7%，URF 从 3.6% 上升到 6.1%。这些 CRF 中有些也引起了一定规模的区域性流行。例如，CRF06_cpx 是一种复杂的重组体，由 A、G、J 和 K 4 种亚型基因组片段重组形成。主要在西非传播，是布基纳法索的主要流行株，占该国 HIV-1 感染的 40%~50%。该毒株以布基纳法索为中心不断向西非和中部非洲的其他国家输出，进而传入欧洲，20 世纪 90 年代经俄罗斯传入爱沙尼亚并在当地的 IVDU 中暴发。

在南美洲和欧洲，一系列由 B 亚型和 F 亚型重组形成的 CRF 被鉴定（包括 CRF12_BF、CRF17_BF、CRF28_BF、CRF29_BF、CRF38_BF、CRF39_BF、CRF40_BF、CRF42_BF、CRF44_BF、CRF46_BF 和

CRF47_BF），表明 B/F 重型毒株目前正在世界范围内传播，尽管引起的流行比例有限。

　　B 亚型和 C 亚型重组形成的 CRF 主要在中国和巴西传播。CRF07_BC 和 CRF08_BC 是中国除了 CRF01_AE 外的另外两个主要流行毒株，近年来中国还发现了 CRF57_BC、CRF61_BC、CRF62_BC、CRF64_BC、CRF85_BC、CRF86_BC、CRF88_BC、CRF110_BC 和 CRF108_BC 等 B/C 重组 CRF，目前这些新发现的 B/C 重组毒株占比还不高。此外 B/C 重组毒株在巴西也具有一定的影响，例如，有研究报道 CRF31_BC 占巴西南部感染的 11%。

　　自 20 世纪 90 年代初以来，CRF01_AE 和 B 亚型在东南亚和中国的共同流行产生了多个 CRF。CRF15_01B、CRF34_01B 和 CRF52_01B 在泰国被发现，马来西亚鉴定了 CRF33_01B、CRF48_01B、CRF53_01B 和 CRF54_01B，新加坡鉴定了 CRF51_01B，中国鉴定了 CRF55_01B、CRF59_01B、CRF67_01B、CRF68_01B 等。值得注意的是 CRF55_01B 在中国的同性和异性性行为人群中广泛传播，是中国 HIV-1 流行的重要组成部分。

　　由于 A 亚型和 B 亚型在东欧和中亚共同传播，A 和 B 亚型的重组毒株 CRF03_AB 在最初在俄罗斯波罗的海沿岸城市加里宁格勒被发现，主要流行于东欧和中亚地区的注射吸毒者中。

　　B 亚型和 G 亚型重组形成的 CRF14_BG 最初鉴定于与葡萄牙接壤的西班牙加利西亚，主要流行于葡萄牙和西班牙两国。由于 B 亚型和 G 亚型也在古巴共同流行，古巴也发现了几种 B/G 重组形式（CRF20_BG、CRF23_BG 和 CRF24_BG）。

（冯　毅　汪　宁）

第二节　我国 HIV 毒株的起源、传播及扩散

　　为了全面系统地及时掌握我国不同时期、不同地区、不同高危人群 HIV-1 亚型流行分布情况，了解我国主要流行毒株的消长趋势及新重组毒株的传播和相关影响因素，截至目前我国共进行了 5 次全国 HIV 分子流行病学调查。

　　1996—1998 年进行的第一次调查显示，我国 HIV-1 主要流行的亚型为 B′（47.5%）、C（34.3%）及 CRF01_AE（9.6%），由于当时采用 env 基因的 C2V5 区进行分析调查，而中国当时流行的 CRF07_BC 和 CRF08_BC 在该区的基因型都是 C 亚型，因而这次调查未能发现当时在中国流行的毒株实际是 B/C 重组型毒株。

　　2002—2003 年第二次调查采用 gag 基因和 env 基因进行分析，首次报告了 HIV-1 流行的亚型以 B′、CRF01_AE、CRF07_BC 和 CRF08_BC 为主。

　　2006—2007 年第三次调查结果显示，我国存在至少 12 种 HIV-1 基因型，4 种主要亚型 CRF07_BC（35.5%）、CRF01_AE（27.6%）、CRF08_BC（20.1%）和 B′（9.6%），合计占 HIV 感染者总数的 92.8%。调查还发现 BC、BC/CRF01_AE、CRF01_AE/C、CRF01_AE/BC、CRF01_AE/B 和 C/CRF01_AE 等多种重组基因型毒株在不同地区和不同高危人群中开始流行。

　　2015—2016 年第四次调查共检测到 18 种在国际 HIV 基因数据库中已经报道的 HIV-1 基因型毒株。四种主要的 HIV-1 毒株占全部 HIV 感染人群的 90%，分别为 CRF07_BC（41.9%）、CRF01_AE（33.2%）、CRF08_BC（10.9%）和 B 亚型（4.0%）。相比第三次全国分子流行病学调查结果，主要毒株的流行区域进一步扩大，CRF07_BC 和 CRF01_AE 在 31 个省份均有检出，并且占比进一步提升。同时发现了大量我国特有的新型重组 HIV-1 毒株。

　　目前正在开展 2023—2024 年第五次调查，初步结果显示，我国存在超过 30 种不同亚型或 CRF 毒株，更多的我国特有的新型重组 HIV-1 毒株被发现。CRF07_BC、CRF01_AE 和 CRF08_BC 仍然是占比最高的流行株，合计约占全部 HIV 感染人群的 85%，B 亚型构成比进一步下降。值得注意的是 CRF55_01B 的快速增长，且在全国大部分省市被检测发现。

　　上述历时二十多年的 5 次全国 HIV 分子流行病学调查系统地阐明了我国主要流行的 HIV 毒株在不同地区及不同人群中的消长及影响因素，为制定有效防治策略提供了科学数据。从结果可以看出，现阶

段我国 HIV-1 主要流行毒株的分布与早期已经发生了巨大变化。新的变异和重组的流行毒株越来越多，HIV-1 的基因型种类和流行模式越来越复杂。

此外，HIV-2 的感染病例在我国也有报道。1998 年的福建省报道了我国首例 HIV-2 的感染病例。随后于 1999 年和 2006 年分别在上海和广东报道了一例 HIV-1 和 HIV-2 共感染病例。近年我国 HIV-2 感染病例已由单纯境外输入病例转变为境内传播病例，湖南省疾病预防控制部门开展的一项既往 HIV-2 疑似感染者血清流行病学调查在 2005—2019 年间共发现 18 例 HIV-2 抗体阳性样本。该调查结果表明，HIV-2 感染疫情在湖南省已经持续较长时间，本地感染不是偶发个例，存在长期聚集性疫情传播的可能。

一、我国主要 HIV 流行毒株的起源（图 2-2-2-1）

（一）B 亚型

我国的 HIV-1 B 亚型可以分两个主要分支，分别为 B′ 和欧美 B 亚型。B′ 亚型是导致我国中原地区既往有偿献血浆人群（former plasma donors，FPDs）中 HIV-1 暴发的毒株。中国的 B′ 亚型首次发现于 1989 年云南德宏的 146 例 IVDU 人群 HIV 感染病例中。研究表明，中国的 B′ 亚型起源于泰国 B′ 亚型毒株，于 20 世纪 80 年代中期从泰国（很可能经过缅甸、老挝和泰国交界的金三角地区 IVDU 人群）传入我国云南与缅甸交界的德宏地区的 IVDU 人群。毒品贩运和滥用被认为是从泰国和 / 或缅甸引入的关键途径。20 世纪 80 年代末至 20 世纪 90 年代初期，德宏地区 IVDU 人群中的一个毒株开始传入中原地区 FPDs，并造成了 20 世纪 90 年代中期中原地区 B′ 亚型感染的暴发。受影响最严重的省份包括河南、安徽、湖北、山东、山西和陕西等。自从 1998 年我国颁布施行《中华人民共和国献血法》后，经献血感染 HIV 的传播途径被遏制，B′ 亚型占比在历次全国 HIV 分子流行病学调查中也呈现逐渐下降的趋势。欧美 B 亚型最初发现于 20 世纪 90 年代北京的 MSM 人群，后续造成了我国 MSM 人群的 B 亚型传播。但规模远小于 B′ 亚型的传播。最近的调查表明，无论是 B′ 亚型还是欧美 B 亚型均已经开始向异性性传播人群扩散。

（二）CRF01_AE

20 世纪 90 年代初，在中国与缅甸和越南接壤的云南和广西的异性性传播人群和 IVDU 人群中首次发现了 CRF01_AE 毒株。1996—2002 年的全国分子流行病学调查显示，CRF01_AE 的早期传播仅限于东部沿海地区和西南边境省份，主要在异性性传播人群和 IVDU 人群中。2006—2007 年的全国分子流行病学调查显示，CRF01_AE 毒株已成为我国流行最广泛的 HIV-1 毒株，约占该时期全国 HIV 感染的 28%。近全长序列的系统进化分析显示，我国至少存在 7 个 CRF01_AE 流行簇。簇 1、2 和 3 普遍存在于南部和西南部省份的 FSW 和 IVDU 中；簇 4 和 5 主要在东部地区和北方部分城市的 MSM 人群中流行；簇 6 和 7 则分别在福建和云南的异性性传播人群中流行；此外还发现众多不属于上述 7 个簇的 CRF01_AE 毒株。结合分子钟的贝叶斯系统进化分析表明，所有 CRF01_AE 流行簇都是在 20 世纪 90 年代从泰国引入中国的，这与泰国艾滋病疫情的高峰期以及中国开始实施以泰国为第一目的地的"自由行"政策的时间窗口高度吻合。后续的调查表明 CRF01_AE 的簇 1～簇 5 已经在我国以性传播为主的高危人群中迅速扩散并持续流行。

（三）CRF07_BC 和 CRF08_BC

20 世纪 90 年代初，继发现 B′ 亚型后，在云南德宏的 IVDU 人群中又发现了 C 亚型 HIV-1 毒株。尽管由于一些未知的原因，C 亚型在中国并没有广泛传播，但德宏 IVDU 中 B′ 亚型和 C 亚型的共存为各种 B/C 重组毒株的产生提供了机会。

CRF07_BC 最初发现于 1996—1997 年新疆、甘肃和四川 IVDU 中。此后不久，1997—1998 年从与云南邻近的广西西部地区的 IVDU 中发现了 CRF08_BC。2002 年，美国学者 McCutchan 等人发现 CRF07_BC 和 CRF08_BC 有几个相似的重组断点，表明两种 CRF 可能具有共同的重组祖先毒株。中国疾病预防控制中心性病艾滋病预防控制中心的研究团队通过将 CRF07_BC 和 CRF08_BC 与我国及缅甸 B/C 重组的 CRF 和 URF 毒株全长序列重组断点进行分析比对，发现所有的其他 B/C 重组 CRF 以及大部分 URF 均与

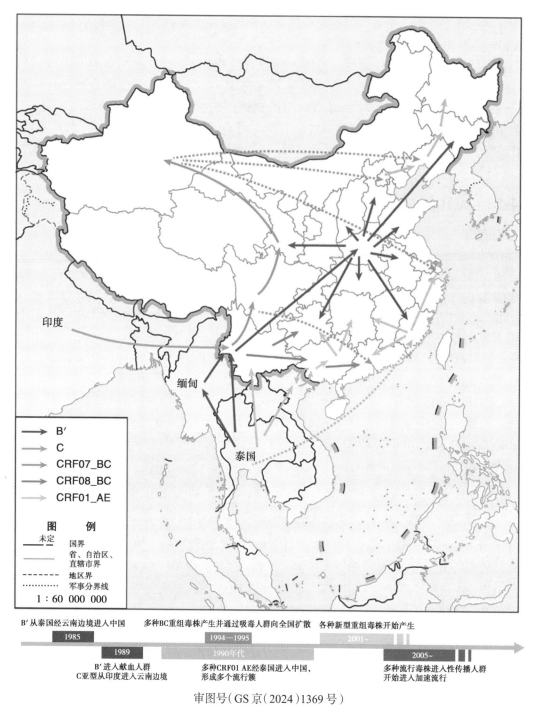

图例

B′从泰国经云南边境进入中国　多种BC重组毒株产生并通过吸毒人群向全国扩散　各种新型重组毒株开始产生

1985　　　　　1994—1995　　　　2001~

1989　　　1990年代　　　　　　2005~

B′进入献血人群　　　　　　多种CRF01 AE经泰国进入中国，　　　多种流行毒株进入性传播人群
C亚型从印度进入云南边境　　　形成多个流行簇　　　　　　　　　开始进入加速流行

审图号（GS京（2024）1369号）

图 2-2-2-1　我国主要 HIV-1 流行毒株的起源及早期传播

CRF07_BC 和 CRF08_BC 拥有部分相同的重组断点。系统进化分析表明，云南 B/C 重组毒株 C 亚型亲本毒株的最近共同祖先时间（tMRCA）估计为 1987 年，CRF07_BC 和 CRF08_BC 均起源于云南西部中缅边界德宏地区，产生的时间分别大约为 1994 年和 1992 年。后续在德宏及邻近地区的研究发现了一系列 B/C 重组 CRF，包括 CRF57_BC、CRF62_BC、CRF64_BC、CRF85_BC 等，表明 CRF07_BC 和 CRF08_BC 实际是 20 世纪 90 年代初开始在云南西部发生的一系列重组事件中两个最活跃的流行毒株。

值得注意的是，近年来研究发现 CRF07_BC 存在两个主要流行簇，分别被命名为 CRF07_BC-O 和 CRF07_BC-N。CRF07_BC-O 最早起源于 1997 年左右，最初在新疆 IVDU 中暴发，后续扩散至全国各地的 IVDU 和异性性传播人群；CRF07_BC-N 于 2003 左右起源于四川成都，感染者主要活跃于京津冀、长三角、珠三角、成渝和华中等经济相对发达地区的 MSM 人群中，呈暴发式流行，并逐步向异性性传播人群扩散,为近年来我国最活跃的 HIV 传播簇之一。与 CRF07_BC 不同,CRF08_BC 在系统进化上未观察到存在明显的流行簇,目前主要流行于以云南为中心的我国南方地区。

二、我国新型重组毒株的发展变化

近年来,随着 B 亚型毒株感染比例的下降,越发突显了重组毒株在我国 HIV 感染中的重要性。现阶段我国 3 个主要流行毒株 CRF07_BC、CRF01_AE 和 CRF08_BC 均为重组毒株,其中除了 CRF01_AE 为从泰国传入,CRF07_BC 和 CRF08_BC 均为我国本土产生并大范围传播的毒株。此外,截至 2024 年 6 月,美国洛斯阿拉莫斯数据库共记录了 150 多种不同的 CRF 毒株,其中 59 种是在中国发现的,是世界上鉴定出 CRF 种类最多的国家。这 59 种 CRF 中,除了 CRF07_BC 和 CRF08_BC 发现于 20 世纪 90 年代末,其他 CRF 都是近十几年以内发现的。与国际主要流行毒株的分布进行比较可以看出,我国的高比例 CRF 感染和多种 CRF 共同流行在全世界范围内都是非常独特的。

从重组毒株的产生机制可以看出,两种或两种以上毒株在同一高危人群中共同传播为重组毒株的产生提供了机会。通过对 59 种我国流行的 CRF 进行梳理,我国 HIV-1 重组毒株的产生和发展大致可以分成 3 个阶段。

第一阶段:20 世纪末至 2005 年前后。这一阶段产生了大量 B/C 重组 CRF 毒株,其中 CRF07_BC、CRF08_BC、CRF57_BC 和 CRF64_BC 起源于 20 世纪末,CRF61_BC、CRF62_BC 和 CRF85_BC 起源于 21 世纪初。从 CRF07_BC 和 CRF08_BC 的起源可以看出,其他多种 B/C 重组毒株的起源大多可以追溯到中缅边界德宏地区 B 和 C 亚型共同流行于 IVDU 人群的阶段。只不过由于 CRF07_BC 和 CRF08_BC 传播更广,感染人数众多,因而被最早发现。值得注意的是最初在我国四川省发现的 CRF85_BC,其起源也和中缅边境地区的 B/C 重组有关,且已经造成了四川宜宾地区老年异性性传播感染人群聚集性暴发。

第二阶段:21 世纪初至 2010 年前后。这一阶段产生的重组 CRF 毒株以 CRF01_BC 和 B 亚型的重组为主,包括 CRF55_01B、CRF59_01B、CRF67_01B、CRF68_01B、CRF99_01B 和 CRF101_01B 等,这些 CRF 几乎都是从 MSM 人群中发现的。很可能是这一阶段 B 亚型和 CRF01_AE 在 MSM 人群中高度活跃造成的。其中 CRF55_01B 是我国近年来流行增长最快的新型 CRF 毒株,最新的全国 HIV 分子流行病学调查显示,CRF55_01B 在全国所有省份中都被检出,并且在超过一半的省份中还形成了稳定的传播簇。其感染构成比在 2015 年的第四次全国分子流行病学调查时上升至 2.3% 左右,成为我国第 5 大感染毒株。研究显示,该毒株起源于 2003 年左右广东省深圳市 MSM 人群。2010 年之后在全国快速传播,主要活跃于京广线和京九线途经省份的 MSM 人群中,表明人群的流动可能促成了 CRF55_01B 的快速传播。

第三阶段:2010 年至今。近年来我国新鉴定的 CRF 呈现出新的特征。新发现的 CRF 中出现大量二代重组 CRF,其中 CRF07_BC 和 CRF01_AE 之间的重组多达 18 种,包括 CRF79_0107、CRF80_0107、CRF102_0107、CRF104_0107、CRF109_0107、CRF113_0107、CRF117_0107 和 CRF119_0107 等。此外还发现了多种与其他主要流行毒株之间重组形成的二代重组 CRF 毒株(如 CRF105_0108、CRF116_0108、CRF126_0755、CRF114_0155)。出现这一结果并不意外,因为从 2006—2007 年开始的第三次全国分子流行病学调查以来,CRF07_BC、CRF01_AE 和 CRF08_BC 一直保持在感染构成比的前三位,而且 CRF55_01B 也开始快速传播。特别是 CRF07_BC-N、CRF01_AE 的簇 4、簇 5 以及 CRF55_01B 都是以 MSM 人群感染为主的流行毒株。如此众多的二代重组毒株的出现,表明我国以 MSM 人群为主的高危人群中 HIV 感染高危行为仍然非常活跃,艾滋病防治工作仍然面临严峻挑战。

重组毒株的大量产生,大大提升了病毒变异速度,加大了艾滋病疫苗和诊断试剂研发的难度,并且病毒的变异可能对毒株的感染性、致病性和耐药性产生影响,严重影响艾滋病防治以及对感染者的治疗。因而,应当对我国 HIV 重组毒株的产生和发展进行监控预警,及时遏制重组毒株的产生,避免对我国艾滋病防治进一步的不利影响。

三、我国主要 HIV-1 流行毒株的地域和人群分布

目前我国大部分省份的主要流行毒株均为 CRF07_BC 和 CRF01_AE,表明这两种亚型已经超出了区域

性聚集传播的特征,成为全国广泛流行的毒株。从不同地理区域来看,在华北、华东和华中地区的省份两种基因型占比相当,在东北三省及华南地区的广西 CRF01_AE 占比较高,而在西南和西北地区 CRF07_BC 占比较高。此外 CRF08_BC、B 亚型和 CRF55_01B 也在全国大部分省份被检测到,但构成比远低于 CRF07_BC 和 CRF01_AE。CRF08_BC 主要分布在云南及其周边省份,B 亚型主要分布于以河南为中心的中原地区,CRF55_01B 主要分布于京广和京九铁路沿线城市,其中广东最多。第四次全国分子流行病学调查显示,CRF01_AE 感染者中以异性性传播和男男同性性传播为主,分别占 59.4% 和 39.1%;CRF07_BC 感染者中以异性性传播和男男同性性传播为主,分别占 63.4% 和 28.4%。CRF08_BC 感染者中以异性性传播为主,占 88.2%,此外静脉吸毒传播占 9.2%;B 亚型感染者中以异性性传播和男男同性性传播为主,分别占 54.9% 和 43.3%。

（冯　毅　汪　宁）

第三节　HIV 分子流行病学研究常用方法及数据库

HIV 系统进化分析(phylogenetics analysis)是 HIV 分子流行病学研究的主要方法,系统进化(phylogenetics)又称为系统发育,被广泛应用于研究和确定不同物种之间的进化关系。由于 HIV 变异速度快,导致感染者体内拥有一群遗传上彼此接近又略有不同的病毒,称为准种(quasispecies),这种以准种方式呈现的遗传多样性会随着感染时长、多病毒感染、超感染等情况发生变化。HIV 感染过程中,这些病毒变异体中的一个或几个被传播给新的宿主,并随后在新感染的个体体内产生新的进化和变异。目前系统进化分析已广泛应用于 HIV 毒株的进化史、系统地理学、分子传播网络和耐药毒株传播等流行病学研究,已经成为表征 HIV 进化和传播关系的标准方法。

一、HIV 基因型鉴定

HIV 的基因型鉴定是 HIV 分子流行病学的基础,可以为病毒传播和流行病学提供关键信息,从而更好地了解病毒在不同地区的传播模式、流行程度和变化趋势。

近年来随着病毒的不断变异以及研究的深入,HIV 基因型(包括亚型、亚亚型、亚簇和 CRF)的分化越来越复杂,HIV 的基因型鉴定难度也越来越大。HIV 序列基因型鉴定的一般原则是将需要鉴定的毒株序列与一组参考毒株序列进行比较,并构建系统进化树(phylogenetic tree,又称为系统发育树),通过解析进化树判定毒株序列的基因型。系统进化树是一种呈现病毒遗传进化关系的树状图。其结果涵盖了基因距离和基因特征信息。进化树中每个分支代表一个感染者的毒株,内部合并的节点代表推断的共同祖先。在进化树上具有高度遗传相似性的毒株的基因序列在进化树上聚集成簇,从而提示毒株间的亲缘关系。构建系统进化树时选择的参考序列集应涵盖所有亚型、亚簇和 CRF 的代表株序列。不适当的参考序列可导致基因型结果的误判。

常用的构建系统进化树的方法有邻接法(neighbor-joining,NJ)、最大似然法(maximum likelihood method,ML)和贝叶斯法(Bayesian)等,常用软件包括 PHYLIP、RAxML、PHYML、IQTREE 和 BEAST 等。相较于邻接法,最大似然法和贝叶斯法的结果更可靠,但计算量大,对计算机的性能要求高。

系统进化树构建包括以下几个关键步骤:①选择合适的参考序列。②使用基因序列比对软件将调查对象序列与参考序列对齐。可以选择 ClustalW、MAFFT、Muscle 等软件,也可以选择 HIVAlign、GeneCutter 等在线分析工具。③构建系统进化树并对进化树节点进行可靠性检验。判断 HIV 毒株的基因型(组、亚型、亚亚型、CRF 等)需要对系统进化树关键分支和节点拓扑结构进行解析。理想情况下,HIV 序列基因型分析应当采用全长或近全长基因组序列。然而,由于获取 HIV 全基因组序列难度大、成本高,目前国际基因数据库仅收录 2 万余条。但由于临床治疗中耐药基因检测的需求,产生了大量的 pol 基因蛋白酶和逆转录酶区(PR-RT)序列用于 HIV 耐药基因型检测,所以大多数研究仅对该基因组区域进行分型。由于实际传播中产生大量重组毒株,仅依据 PR-RT 有可能造成对实际分型结果的误判和对重组毒株的低估。

除了用系统进化树进行基因型鉴定，国内外许多团队还开发了多个可用于自动分型的在线分析工具，包括 NCBI 分型工具、REGA、STAR、jpHMM、SCUEAL 和 COMET 等。然而，比较分析表明，没有一种方法的分析结果是完全可靠的。因而建议在使用在线分析工具时，采用两种表现相对较好的工具相互验证，例如 COMET 和 REGA。最近由中国科研团队开发的"中国艾滋病病毒基因序列数据平台"上线了"HIV 序列分型工具"。由于整合了几种分析方法的优点，收录了更多我国 CRF 及其亚簇的参考序列，因而对中国 HIV-1 流行毒株的分型分析结果更准确。

当系统进化树上被分析的 HIV 序列不与任何已知的参考序列聚集成簇，或者在线分析时提示为未知的基因型，表明该序列可能是 URF，如果多条类似序列在进化树上聚集，则提示有可能是一个新的 CRF。鉴定 HIV 的 CRF 涉及一系列检测、分析方法和软件。首先，利用 PCR 技术扩增和测序技术获得至少 3 条流行病学无关联样本的 HIV 全长或近全长序列。然后，可使用专门的重组断点分析软件，例如 Simplot、RDP4（Recombination Detection Program）、GARD（Genetic Algorithmfor Recombination Detection）等，来确定重组断点的位置和结构。最后，确定断点后沿断点剪切基因组，将每个剪切后的片段与参考序列比对，并通过系统进化分析确定每个片段的基因型，可以借助 NCBI 的 BLAST 工具查询重组片段最可能的来源。这一过程需要综合利用实验室技术和计算生物学方法确定 HIV 的重组模式。

二、HIV-1 耐药基因型分析

HIV 耐药基因型分析在临床和公共卫生领域都具有重要意义，可以指导个体化治疗、监测耐药性传播、评估治疗策略效果，并为制定预防策略提供科学依据，从而有效控制 HIV 的传播和流行。

HIV 耐药基因型分析依赖大量耐药表型试验结果、临床研究和全球耐药性监测数据，通过数学模型和算法评估 HIV *pol* 基因序列突变对耐药的影响，需要借助在线分析工具完成。

以下是几个常用于 HIV 耐药基因型分析的工具：①斯坦福大学 HIV 耐药数据库（Stanford HIV Drug Resistance Database），该数据库由斯坦福大学的专业团队维护，提供了广泛的 HIV 耐药突变信息和耐药性解读工具。②德国 Max von Pettenkofer 研究所开发的 HIV-GRADE，提供了基于欧洲 HIV 耐药指南的耐药性解读工具。③HIV French resistance，由法国 ANRS-MIE（国家艾滋病研究和突发传染病研究所）耐药小组提供 HIV-1 基因型耐药性解释分析工具。④Rega，由比利时雷加医学研究所提供的 HIV 耐药性分析工具。

综合来看，斯坦福大学 HIV 耐药数据库以其权威性、广泛性、易用性和持续的更新支持，成为临床医生和研究人员进行 HIV 耐药性分析的首选工具之一。用户可以通过简单的步骤上传 HIV 序列并获得详细的耐药性报告。该数据库还提供了丰富的 HIV 耐药数据资源和指南，帮助用户了解 HIV 耐药性的基础知识和最新研究进展。

三、HIV-1 分子网络分析方法

HIV 分子网络分析可用于发现潜在传播、确定活跃传播簇和高风险感染者，从而指导 HIV 的精准防控。HIV 分子网络中的节点（node）在网络中表示一条 HIV 序列或者该序列代表的一个 HIV 感染者；边（edge）为连接两个节点之间的连线，表明 HIV 感染者之间可能存在的潜在传播关系；度（degree）是某一节点与其他节点连接的边的数目，在网络中表示该节点存在潜在传播关系的其他节点的数目，度数越大表明感染者的传播风险越高（图 2-2-3-1）；簇（cluster）指由边连接的一组节点。

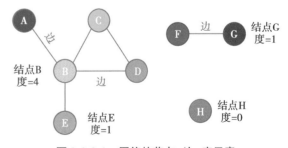

图 2-2-3-1　网络的节点、边、度示意

HIV 分子网络分析目前仍没有统一的标准方法，公开发表的方法可以分为三类：①基于基因距离法（distance-based methods），常用的软件包括 HIV-TRACE、HYPHY 结合 Cytoscape 等；②系统进化分析法（phylogenetic methods），常用的软件包括 Cluster Picker、Subtree Clustering、PhyloPart 等；③基于模型聚类

法（model-based clustering），包括 MMPP、Clmp。可以明确的是，任何一种方法都无法保证连接的对象间存在直接的传播关系，除非结合流行病学资料，但分子网络的结果可以为锁定活跃传播簇和高风险感染者提供重要信息。

目前被广泛使用的是 Cluster Picker 和 HIV-TRACE。

Cluster Picker 由英国爱丁堡大学 Andrew L. Brown 研究团队开发，该软件包基于 JAVA 开源软件，需 R 语言的 ape 软件包进行数据处理，分析结果需通过应用 Figtree 软件进行展示。Cluster Picker 成簇规则要满足两个条件，一是进化树中系统进化聚类校验（包括 bootstrap 或后验概率）要大于特定的值（通常为90%）；二是簇内任何两条序列遗传距离要小于特定的值（默认为 4.5%）。

HIV-TRACE（HIV Transmission Cluster Engine）由美国加州大学圣地亚哥分校和天普大学合作研发，应用遗传距离单个参数定义有关联的 HIV 感染群体，即任意两条序列基因距离小于特定值（基因距离阈值）即将二者连接，所有节点连接即构成网络。一般来说，使用阈值小于 0.5% 构建的网络表示约 2~3 年内传播形成的网络；阈值小于 1.5% 构建的网络表示约 7~9 年内传播形成的网络。该方法具有应用方便、对计算性能要求低、适合实时分析等特点。

此外，新近上线的中国艾滋病病毒基因序列数据平台也提供了 HIV 分子网络在线分析工具，该分析工具实现了基于基因距离的 HIV-TRACE 和基于系统进化树的 Cluster Picker 两种方法的流程整合，用户仅需要按照提示输入并上传序列文件和对应的元数据文件，即可一键生成分子网络。

四、HIV-1 进化分析常用模型

HIV-1 系统进化分析结合分子进化模型、分子钟模型和人口规模估计模型可以帮助我们从时空动态维度更好地理解 HIV 的传播模式、演化趋势以及地域分布。

（一）分子进化模型

分子进化模型是用来描述 DNA 或蛋白质序列的演化过程的数学模型。这些模型通过参数化描述不同类型的突变（例如替换、插入、删除等）在进化中的概率，并基于这些概率推断序列的进化关系。HIV 系统发育分析中常用的分子进化模型如下。

1. Jukes-Cantor 模型（JC 模型）　是最简单的分子进化模型之一，假设了四种核苷酸在演化过程中的等概率替换。

2. Kimura2-parameter 模型（K2P 模型）　相较于 JC 模型，K2P 模型考虑了转换和转换＋颠换两种类型的替换，并分别赋予了不同的替换率。

3. General Time Reversible 模型（GTR 模型）　是一种更复杂的模型，考虑了不同的碱基对之间的替换率差异，包括转换和颠换。

4. Hasegawa-Kishino-Yano 模型（HKY 模型）　是一种在 GTR 模型的基础上简化而来的模型，考虑了不同的碱基对之间的替换率差异，但假设颠换率是相同的。

5. Tamura-Nei 模型（TN 模型）　也是在 GTR 模型的基础上简化而来的模型，考虑了不同的碱基对之间的替换率差异，但假设转换率和颠换率是相同的。

选择合适的进化模型对于准确地推断 HIV 毒株之间的进化至关重要。通常选择邻接法构建系统进化树时选择 K2P 模型，而使用最大似然法和贝叶斯法选择相对复杂的 GTR 或 HKY 模型，构建分子网络时选择 TN 模型。

（二）分子钟模型

时钟树（chronogram）是系统进化树一种，其分支长度表示物种或序列的进化时间，因此在进化过程中考虑了时间的因素。用分子钟模型结合分子进化模型，对进化树的拓扑结构、分支长度和分化时间进行推断和估计，可以估计 HIV 的进化历史和进化速率。常用的分子钟模型有：①常速分子钟模型（strict clock model），假设所有分子钟都以相同的速率运行。②松弛分子钟模型（relaxed molecular clock model），允许不同的分子钟拥有不同的速率，以更好地反映不同 HIV 基因型的进化速度。在 HIV 系统进化分析中，由于不同 HIV 亚型可能具有不同的进化速率，松弛分子钟模型可以更准确地估计其进化时间。这些模型可以通过分子进化分析软件(如 BEAST、MrBayes 等)分析 HIV 的传播模式和进化特征。

(三) 人口学模型

系统进化分析时选择适当的人口规模估计模型并结合分子钟模型可以推断和估计 HIV 感染人群规模的变化趋势,帮助揭示 HIV 种群的动态变化和演化历史。选择合适的人口学模型取决于研究问题的特点以及数据的性质。常用的人口规模估计模型如下。

1. **恒定人口模型(constant population size)**　假设 HIV 感染人数的多少在进化过程中保持不变。这个模型适用于一些 HIV 种群没有经历明显人口大小变化的情况。

2. **指数增长模型(exponential growth)**　假设 HIV 感染人数的多少在进化过程中以指数增长的方式变化。这个模型适用于一些 HIV 种群经历了快速扩张的阶段,比如疫情暴发初期的情况。

3. **贝叶斯天际线模型(Bayesian skyline plot)**　这是一种更灵活的模型,不需要预先指定固定的人口增长或减少模式。天际线模型利用进化树和序列数据来推断人口动态变化曲线,估计种群大小随时间的变化趋势。常用于估计 HIV 感染人口规模、疫情传播和演化历史等。

4. **天际网格模型(skygrid)**　skygrid 模型也是一种用于推断感染人口动态变化的模型,类似于 skyline plot。不同之处在于 skygrid 方法将时间划分为多个离散的时间段,并在每个时间段内估计种群大小或病毒感染者数量。与 skyline plot 相比,skygrid 可以更细致地捕捉种群动态的变化,尤其是在短时间内的快速变化。常用于研究疾病传播过程中的快速变化和局部暴发。

5. **出生-死亡模型(birth-death)**　该模型是一种用于描述物种或群体演化过程的模型,它考虑了物种的出生和死亡事件,以及物种间的分化事件。基本再生数(R_0)是指在人群中,一个感染个体在其整个传染期间平均能够传播给他人的数量。如果 R_0 大于 1,那么疾病将以指数增长的速度在人群中传播;如果 R_0 小于 1,疾病将最终在人群中消失。有效再生数(R_e)是指在疾病传播过程中,当前时点的传播速率。与基本再生数不同,R_e 考虑到了在传播过程中已经采取的控制措施和人群的免疫情况等因素。HIV 的有效再生数(R_e)是描述 HIV 毒株传播能力的重要指标。在 HIV 系统进化分析中,此模型可以通过估计出生率、死亡率和分化率来推断病毒的有效再生数 R_e,从而提供了关于病毒扩散和演化动力学的重要信息。

五、HIV 研究的公共基因数据库

HIV 基因数据库为全世界的艾滋病防治和研究提供了广泛的支持,通过集中收集、管理和共享全球范围内的 HIV 序列数据和相关信息,为研究人员、临床医生和公共卫生决策者提供了丰富的数据资源和分析工具,包括全面的 HIV 亚型和毒株的基因序列、蛋白质序列、耐药突变信息等。这些数据和工具支持了 HIV 进化、耐药监测、基础研究和疫苗研发等工作,促进了国际合作与数据共享,为艾滋病防治工作提供了重要的支持和指导。

全球重要的 HIV 基因数据库包括以下三个。

1. **美国洛斯阿拉莫斯 HIV 基因数据库(Los Alamos National Laboratory HIV Databases)**　该数据库收集了来自全球各地的 HIV 序列数据,提供了多种查询和分析工具,用户可以根据不同的需求检索和获取 HIV 序列数据,包括基因型分析、序列比对、进化树构建等。该数据库还包含了丰富的相关文献和数据资源,帮助研究人员了解 HIV 的遗传变异、流行特征和耐药性情况。

2. **斯坦福 HIV 耐药数据库(Stanford HIV Drug Resistance Database)**　该数据库收集了来自世界各地的 HIV 耐药相关数据,包括基因序列、耐药突变信息等。用户可以通过该数据库的在线工具上传 HIV 序列数据,进行耐药突变分析。此外,该数据库还提供了丰富的教育资源和指南,帮助用户了解 HIV 耐药性的基础知识和最新研究进展。

3. **中国艾滋病病毒基因序列数据平台**　为了支持中国 HIV 传播网络、耐药检测/监测研究,实现快速、准确预测流行趋势,支持基于分子水平的 HIV 精准防控,中国疾病预防控制中心性病艾滋病预防控制中心、中国科学院微生物研究所国家微生物科学数据中心和军事科学院军事医学研究院微生物流行病研究所联合开发了"中国艾滋病病毒基因序列数据平台"(图 2-2-3-2),为我国 HIV 研究和防控提供了一个集数据整合、多元分析和预测预警为一体的标准化的数据平台。该平台于 2023 年 8 月上线,整合了国内外

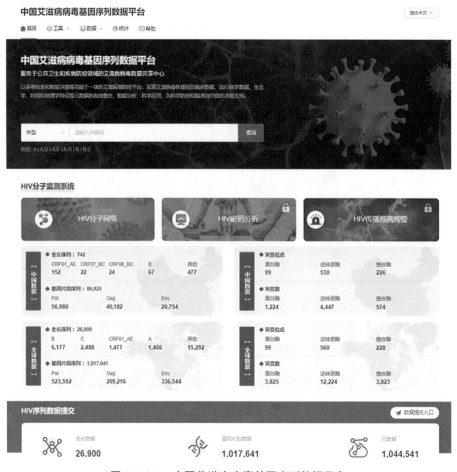

图 2-2-3-2　中国艾滋病病毒基因序列数据平台

公共 HIV 基因序列数据,开发了 HIV 分子网络、序列数据质量控制工具和毒株基因分型工具,实现了在线一键分析功能。同时,该平台还对 HIV 不同株型的全球分布、各大洲和国家的流行株特征和耐药突变位点进行深入分析,解析了基于全球真实数据的 HIV 传播规律和流行趋势。目前,该数据平台的功能还在进一步开发和完善中。

（冯　毅）

第四节　HIV 分子流行病学在艾滋病防治中的应用

一、HIV-1 亚型与疾病进展

由于 HIV 复制过程中的高错误率导致突变率极高,因此其适应性潜力备受关注。如果病毒进化导致毒力减弱,传染性增强,则有利于其在群体中快速传播。尽管一直以来就存在这种假设,但由于很难区分某种毒株的快速传播是由于其获得了某种有利于传播的生物学特征,还是在某一特定地区和群体中的奠基者效应导致,实际研究中有力的例证并不多见。相反,如果 HIV 进化导致其致病性增强,则会对宿主造成更严重的损害。HIV 在体内靶向的主要细胞是 T 细胞、巨噬细胞和树突状细胞,这种嗜性主要由 HIV 附着并进入细胞所需的细胞表面受体决定的。在 HIV-1 感染过程中,病毒进入靶细胞需要 CD4 受体和一种趋化因子辅助受体共同作用。趋化因子 CCR5 是巨噬细胞和树突状细胞主要使用的辅助受体,CXCR4 是 T 细胞主要使用的辅助受体,CXCR4 嗜性病毒会导致 T 细胞融合,加速 CD4$^+$ T 细胞数量的下降,从而导致疾病进展加快,造成患者总生存期缩短。此外病毒复制能力增加也可能导致对 CD4$^+$ T 细胞的消耗加快。

在东非开展的比较 HIV-1 A 亚型和 D 亚型的疾病进展的研究结果表明，D 亚型感染者比 A 亚型感染者发展为艾滋病和死亡的风险更高，这种疾病进展的差异很可能是毒株受体嗜性的差异导致的。与 A 亚型相比，D 亚型已被证明具有更高比例的 CXCR4 嗜性。最近在荷兰发现了一种毒性很强的 B 亚型 HIV-1 变异体。与感染其他 B 亚型病毒株的感染者相比，感染了这种变异株的感染者体内的病毒载量明显增加，并且 $CD4^+$ T 细胞消耗更快。此外多项研究发现，与其他亚型相比，CRF01_AE 感染与 $CD4^+$ T 细胞丢失速度加快和患者总生存期缩短相关，且 CRF01_AE 感染者通常表现出较高频率的 CXCR4 嗜性病毒感染。值得注意的是，在 CRF01_AE 的簇 1、2、4 和 5 之间也观察到了显著的毒力水平差异。相比簇 5 的感染者，簇 1、2、4 的感染者 $CD4^+$ T 细胞数量下降的速度更快，感染者更快进入发病期。这很可能是由于簇 1、2、4 的毒株更容易发生从 CCR5 到 CXCR4 嗜性的转变。

二、HIV-1 亚型与疫苗研发

HIV-1 病毒基因多样性导致了抗原多样性，快速的变异使 HIV-1 可以轻易地逃逸抗体的中和作用。这对开发有效的预防性或治疗性 HIV-1 疫苗构成了巨大的障碍。理论上，成功的 HIV-1 疫苗应可以针对不断变化的病毒抗原，以及各种形式的重组毒株，而不是单一或少量的病毒抗原。

目前，科研界普遍认为，一个成功的 HIV-1 疫苗需要双重机制来有效对抗病毒。第一，疫苗必须能够引发强烈的体液免疫反应，即产生特异性中和抗体，这些抗体能够精确识别并阻断 HIV-1 进入细胞，从而预防病毒感染的发生。第二，疫苗还需要通过激活 Gag 特异性 $CD8^+$ T 细胞来触发强大的细胞免疫反应，这些细胞能够在病毒突破防御后迅速行动，控制并限制 HIV-1 的复制，从而减缓疾病进展。这种综合性的免疫策略将极大地提升疫苗对 HIV-1 的防控效果。然而，针对 HIV-1 序列多样性的抗原选择是研发有效的艾滋病疫苗的首要挑战。目前提出的策略包括：地域性疫苗设计，涵盖当地 CRF 的抗原；开发广谱疫苗，针对所有亚型共有的高度保守表位；以及激发多样化的 HIV-1 特异性免疫反应。尽管有这些策略，但迄今为止的疫苗临床试验结果尚未揭示出一条明确的通往有效艾滋病疫苗的道路。

最新的中和抗体研究显示，某些 HIV-1 感染者的血清中存在超广谱中和抗体，这些抗体能有效中和多种 HIV-1 亚型和 CRF 分离株。这一发现为艾滋病疫苗研发提供了新的策略，即设计一种能够诱导广谱中和抗体产生的疫苗，从而保护个体免受大多数 HIV-1 变异株的感染。这一策略的目标是实现疫苗对多种 HIV-1 变种的广谱保护，提高疫苗的有效性和适应性。随着对 HIV-1 免疫学和疫苗学研究的不断深入，相信未来会有更多的突破和进展。

三、HIV 分子传播网络为艾滋病精准防控提供指引

艾滋病主要通过社交网络中的高危行为传播（性行为、共用针头静脉吸毒等）。在感染早期发现病毒感染者并干预传播网络内的高危行为，有助于有效阻止病毒传播，预防新发感染。基于病毒基因序列的系统进化分析可用于构建 HIV 感染者之间的分子网络，从分子维度揭示 HIV 传播关系和传播模式。应用 HIV 分子传播网络为艾滋病精准防控提供指引，被认为是一种可以更高效地遏制 HIV 传播和降低新发感染率的艾滋病精准防控手段。

将分子监测应用于 HIV 精准防控的概念最初由美国加州大学圣地亚哥分校的科研团队在 2009 年提出，2014 年该团队通过对圣地亚哥 478 名 HIV 感染者进行回顾性 HIV 分子网络研究发现，当地的 HIV 分子网络连接主要由一些高度连接的"枢纽"（关键节点对应的感染者）维持，这些关键节点是传播网络中传播风险较高的个体。这些高风险感染者可通过分子网络分析加以识别和定位，以指导精准预防和干预。2016 年加拿大温哥华的一项研究应用实时监测耐药序列获得的分子网络，定期与当地公共卫生部门合作对高风险的传播网络进行强化干预，及时有效地减少了新发感染，阻断了耐药株传播，这是首次将实时监测的 HIV 分子传播网络用于指导精确防控的成功案例。2022 年美国疾病控制与预防中心最新研究显示，美国男男同性 HIV 传播网络中大的传播簇传播率远高于平均传播率，约为平均传播率的 6 倍，这表明精准防控不应仅仅局限于传播网络中的高风险个体，还应该关注大的快速传播簇。在上述一些重要研究的引领下，很多国家都开始了 HIV 分子网络的研究和基于其开展的精准防控实践。在过去十年中，全球对

HIV 分子传播网络的相关研究显著增加。

中国疾病预防控制中心性艾滋病预防控制中心自 2018 年以来一直大力推进基于 HIV 分子传播网络的艾滋病精准防控,分别于 2019 年和 2021 年组织起草和修订了我国《HIV 传播网络监测和干预技术指南》。同时积极推动试点工作,截至 2022 年底,已有 27 个省、区、市的疾控中心开展了试点工作。在一些进展较快的试点地区已经初步取得了良好的精准防控效果。

分子网络监测技术流程包括样本采集及信息收集、实验室检测及数据库构建、分子网络分析与鉴定、网络评估 4 个关键步骤(图 2-2-4-1)。其中关键的技术环节为分子网络分析与鉴定,构建 HIV 分子网络的方法见本章第三节,通过分析网络特征指标可以锁定高风险感染者和活跃的传播簇。这些指标包括网络特征指标(入网率、成簇数、边/节点、聚类系数等),网络构成指标(地区、传播途径、亚型、年龄、性别等),风险水平相关指标(耐药、新近感染、跨区域传播)和动态监测指标[簇的增长速度、新近感染变化、传播率(TR)、比例检出率(PDR)等]。当通过分子网络分析获得高风险感染者和活跃的传播簇信息后,应及时启动传播网络和风险网络调查与干预,对分子网络成员开展溯源调查和检测,评估传播网络和风险网络的传播风险,启动强化调查和干预,并实施干预效果评估。

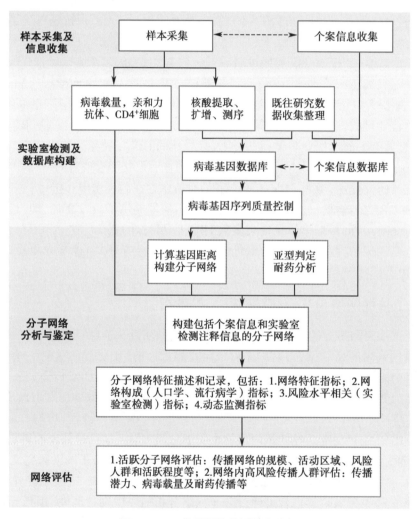

图 2-2-4-1   分子网络监测技术流程

虽然以 HIV 分子传播网络为导向的精准防控战略为中国艾滋病防控提供了重大机遇,但必须认识到,HIV 分子传播网络分析建立的网络并不完全等同于真实的 HIV 传播网络,网络分析结果的可靠性受采样率、采样及时性等因素的影响,应加强相关基础研究,通过分子网络与社交网络相结合,探索更灵敏的分析方法和指标,从而更好地指引艾滋病精准防控。

四、分子流行病学系统进化分析作为HIV传播关系证据的应用

由于HIV在高度复杂的社会网络中传播且具有潜伏感染的特点，认定感染者之间是否存在直接传播关系非常困难。流行病学调查是认定传播关系必要的经典方法，通过流行病学调查可以了解被调查人HIV感染状态、风险行为和社会网络关联关系等。但被调查人出于规避责任和隐私保护等动机，自我报告的风险行为可能存在偏倚。严格遵循法医学原则的分子进化分析可以为传播关系的认定或排除提供客观依据。

目前系统发育分析作为表征HIV进化和传播关系的标准方法不仅广泛应用于HIV毒株的进化史、系统地理学、分子传播网络和耐药毒株传播等流行病学研究，还可以用于分析和判断感染者个体之间的传播关系，已经在一些国家作为疑似故意传播HIV案件的法庭判决证据，用以证明或排除疑似传播者和原告之间的传播关系。自20世纪90年代首次采用系统进化分析对HIV传播进行司法调查以来（美国佛罗里达牙医案），国际上公开报道的将系统进化分析作为HIV传播证据的事件越来越多。有的被诉诸司法指控故意传播，例如隐瞒感染状况的恶意传播、强奸导致传播等；有的用于医疗事故鉴定，包括院内感染传播、哺乳引起的传播等。

采用系统进化方法分析鉴定HIV传播关系的主要步骤包括：调查对象背景信息收集以及样本采集、病毒基因扩增及测序、系统进化分析及结果判读。应用于HIV传播关系司法鉴定的系统进化分析不同于常规的分子流行病学调查，调查对象的背景信息收集以及样本采集需遵循法医学原则。样本采集和保存方法参照卫生行业标准《艾滋病和艾滋病病毒感染诊断》和《全国艾滋病检测技术规范》，尽可能调取疾控系统或临床机构留存的既往检测样本用于分析。应扩增至少两个基因片段加以分析，可相互验证，以提高结果的可靠性，必要时也可以扩增半长或近全长HIV序列。

链末端终止法（Sanger法）可用于判定病毒的基因亚型并初步判断传播关系，早期报道的案例多数仅采用Sanger测序数据进行分析。考虑到病毒在感染者体内以准种形式存在，为了提高分析的可靠性，可以采用单基因扩增测序法（single genome amplification，SGA）、克隆测序法或深度测序方法（包括二代测序和三代测序）从每个基因片段获得多条病毒基因序列。

HIV传播关系分析常用的HIV系统进化分析方法包括计算基因距离、基因特征分析、系统进化树等。系统进化树结果涵盖了基因距离和基因特征信息，是系统进化学（phylogenetics）的核心方法。具有高度遗传相似性毒株的基因序列在进化树上聚集成簇，从而提示毒株间的亲缘关系，两组病毒序列间的进化关系可能反映两个个体之间的流行病学关系。常用的构建系统进化树的方法见本章第三节。

构建系统进化树时应合理利用公开的和可获得的内部数据库，选择与调查对象流行病学背景特征相似的对照序列，并保证足够的对照序列数量。建议采用两种以上的方法构建进化树，比较进化树关键分支和节点的拓扑结构，避免单一分析方法系统误差造成的误判，提高分析的可靠性。

根据单条病毒基因序列判断传播关系时，如果在进化树上具有疑似传播关系的病毒基因序列分支位于一个独立的节点之下，并得到可靠性检验的支持，表明二者属于同一家系，进化上具有传播关联。但具有传播关联不等于具有直接传播关系，需考虑存在间接传播的可能。如不满足上述条件则表明无传播关联，调查对象之间无任何直接或间接传播关系。

根据多条病毒基因序列判断传播关系时，需考虑调查对象的多条序列在系统进化树中呈现的单系、并系和多系类群关系。系统进化分析中单系群（monophyletic）指由一组生物体的最近共同祖先及其所有后代组成的类群；并系类群（paraphyletic）指由最近共同祖先及其一些后代组成的类群；而多系群（polyphyletic）指一组缺乏最近共同祖先的不相关的生物（图2-2-4-2）。系群关系分析可以提高受害人和疑似传播者之间传播关系判断的可靠性，甚至提示可能的传播方向。但系统进化的系群关系复杂，存在多种可能，需要谨慎解读。

无论是应用单条序列还是多条序列的系统进化分析，解释结果都不应仅考虑具有疑似传播关系的双方。即便在进化上存在传播关联，二者之间也不一定具有直接传播关系，须考虑间接传播或双方均由第三方感染的可能性（图2-2-4-3）。

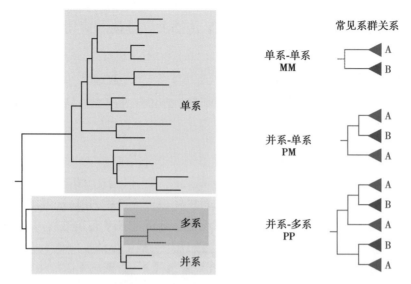

图 2-2-4-2 单系、并系和多系拓扑结构（左）及存在传播关联的两人常见系群关系（右）

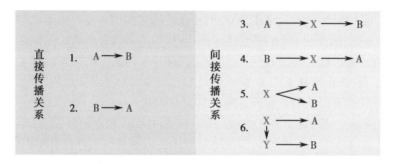

图 2-2-4-3 系统进化树显示有传播关联的两人（A 和 B），现实中至少存在六种可能的传播情景

　　近年来，系统进化分析用于支持 HIV 传播司法鉴定证据的公开报道越来越多，表明该方法可以为流行病学意义上的传播关系认定提供重要支持。但需要认识到系统进化分析结果受到 HIV 变异速率、传播建立时间长短、单病毒或多病毒建立感染、双重感染或超感染以及抗病毒治疗等多种因素的影响。国内外专家普遍认为，单凭系统进化分析不能最终推断出两个遗传序列之间的直接关系，认定涉案双方存在传播关系，须结合其他流行病学调查和其他相关证据，排除多种可能的例外情况。但当系统进化分析结果与原告指控不一致时，可以排除存在传播关系的可能，为疑似传播者开脱罪责。鉴于上述复杂情况且目前国际上系统进化分析的方法也尚未标准化，分析和解读过程中应充分了解该技术的局限性，认识到在 HIV 传播关系司法认定过程中，系统进化分析结果不宜作为决定性结论，应作为支持性证据置于所有可用证据背景下合理使用。

（冯　毅）

第五节　HIV-1 耐药监测、分布、趋势

　　从 1987 年第一种艾滋病抗病毒药物齐多夫定（AZT）用于临床以来，接受艾滋病抗逆转录病毒治疗（ART）的人数不断增加，2022 年全球有 2 980 万 HIV 存活感染者接受 ART。ART 不仅可提高感染者的生存率，还可以减少 HIV 传播，具有重要的公共卫生意义。由于 HIV 具有高变异的特征，而且目前抗病毒药物还无法根除 HIV 感染，感染者需终身服药，因此 HIV 耐药始终是艾滋病防治领域的重要问题。HIV 耐药的发生可造成病毒抑制失败，导致艾滋病新发感染和死亡人数的增加。随着 2016 年治疗即预防策略的推广，抗病毒治疗人数持续快速增加，耐药毒株产生和传播的风险也在升高，成为全球艾滋病防治目标实现的主要障碍之一。

一、全球 HIV 耐药毒株变化趋势

（一）获得性耐药

获得性耐药（acquired drug resistance，ADR）指的是接受抗病毒治疗的患者发生的耐药，通常由于 HIV 基因突变和药物筛选而出现。ADR 监测通过分析治疗人群的病毒抑制率和耐药情况，为抗病毒治疗方案的选择和优化提供基础数据。

1. 抗病毒治疗人群的 ADR 率普遍下降，但地区差异较大　随着抗病毒治疗策略的改进，特别是药物方案的优化，治疗人群的病毒抑制率升高，同时 ADR 率下降。加拿大的一项回顾性队列研究显示，1996—2014 年间，ADR 率从 39% 下降为 3%，且初始治疗的年代越近，相同治疗时长的 ADR 率越低。ADR 发生风险最大的依从性量化值从 60%～<80% 降至 <40%，提示药物方案的优化提高了治疗效率，中等依从性就可达到病毒抑制。2021 年 WHO 耐药报告显示，不同国家抗病毒治疗人群的病毒抑制率差异较大。治疗 1 年后，南苏丹最低（63%），而越南则最高（96%）。2024 年 WHO 耐药报告显示，使用含整合酶抑制剂（INSTI）多替拉韦（DTG）的方案治疗 1 年后，在 5 个开展 ADR 调查的国家中，伯利兹的病毒抑制率最低（83.3%），而越南最高（100%）。

2. ADR 的相关影响因素

（1）抗病毒治疗策略和方案的变化：不仅可以影响 ADR 的水平，也可影响 ADR 的类型。一项欧洲 7 国的回顾性研究显示，1997—2008 年病毒抑制失败人群的 ADR 率下降，而且核苷类逆转录酶抑制剂（NRTI）和蛋白酶抑制剂（PI）相关的耐药显著减少，与多药联合治疗、及时换药和使用高效的药物相关。

（2）抗病毒药物的耐药屏障可影响 ADR 的水平：一代 NNRTI 药物如依非韦伦（EFV）和奈韦拉平（NVP），病毒基因组只需一个碱基突变就可导致对其高度耐药，所以其 ADR 水平较高。2021 年 WHO 耐药报告显示，在两种 NRTI 和一种 NNRTI 为一线方案治疗 1 年后，病毒抑制失败人群中，针对 EFV 或 NVP 的耐药率最高（50%～97%），其次为拉米夫定（3TC），再次为替诺福韦（TDF，13%～84%），而齐多夫定（AZT）耐药较少（11%～13%），与 AZT 使用较少的情况相符。第二代整合酶抑制剂不仅抗病毒效率高，而且具有较高的耐药屏障，所以 ADR 水平较低。在中低收入国家接受含 DTG 方案抗病毒治疗失败人群中的横断面调查显示，DTG 耐药率在 3.9%～19.6%。在 8 个中高收入国家的队列调查中，DTG 耐药率为 4.8%，DTG 单药治疗和非 B 亚型为 DTG 耐药的相关因素。

（3）HIV 的基因型也可影响耐药：HIV-1 O 组和 HIV-2 毒株天然具有 NNRTI 类药物的耐药性，且 HIV-2 对多种蛋白酶抑制剂也耐药。目前尚无证据显示 HIV-1 M 组毒株的基因亚型对抗病毒治疗效果产生影响，但可发现亚型特异的耐药突变进化通路。研究显示，C 亚型毒株更容易出现 K65R 突变，导致对 TDF、阿巴卡韦（ABC）中度耐药，3TC/FTC 低度耐药。在 1998—2015 年使用含替诺福韦（TDF）方案治疗且病毒抑制失败患者中，撒哈拉以南的非洲国家 TDF 耐药毒株的流行率最高（57%），可能与这些国家的 C 亚型毒株流行有关。

（二）治疗前耐药

治疗前耐药（pre-treatment drug resistance，PDR）为即将开始抗病毒治疗人群的耐药，监测 PDR 可为一线抗病毒治疗、母婴阻断和暴露前/后预防方案的选择提供基础数据。调查人群既包括从未进行抗病毒治疗者，也包括停药再治、母婴阻断和暴露前/后预防的人群，耐药毒株既可能来源于其他感染者（传播性），也可能是在以往治疗的过程中产生（获得性）的。传播性耐药（transmitted drug resistance，TDR）指在从未接触过抗病毒药物的感染者中检测到的耐药，也就是被耐药病毒感染，是 PDR 的主要部分。

1. 传播性耐药在不同国家呈现不同的趋势　TDR 在高收入国家保持稳定，部分国家有所增加。一项纳入 1999—2013 年间 212 项研究的系统综述显示，高收入国家 MSM 人群的 TDR 率为 10.9%～12.6%，显著高于注射药物人群（PWID）（5.2%～8.3%）和异性人群（6.4%～9.0%）。欧洲 2008—2010 年 26 个国家 4 140 例新诊断未治疗的 HIV 感染者的研究结果显示，总 TDR 流行率为 8.3%（7.2%～9.5%），未呈现随时间而明显变化的趋势。然而近年来研究显示，加拿大 2010—2015 年的 TDR 流行水平随着时间的推移大

幅提高,达到了 21.1%,主要是由于非核苷逆转录酶抑制剂(NNRTI)相关 TDR 的增加。近年研究显示,美国总体的传播耐药率约为 13.6%。华盛顿特区 1994—2013 年的 TDR 率达到 22.5%,呈现较高的流行水平。欧洲、北美洲发达国家 TDR 率较高可能与这些国家开始抗病毒治疗的时间早、覆盖率高有关。与欧洲和北美洲的发达国家相比,其他地区传播耐药率相对较低。一项包括 2000—2013 年 287 个研究的系统综述分析显示,传播耐药率在撒哈拉以南的非洲地区为 2.8%、南亚和东南亚为 2.9%、高收入的亚洲国家为 5.6%。拉丁美洲及加勒比地区传播耐药率较高(7.1%)。

2. 中低收入国家和儿童的 PDR 率显著升高   据 WHO 报告,2014—2016 年 11 个开展了 PDR 监测的国家中,6 个中低收入国家(阿根廷、危地马拉、纳米比亚、尼加拉瓜、乌干达和津巴布韦)的 NNRTI 的 PDR 率达到 10% 以上。其他多项研究显示,非洲和中南美洲的多个国家的 NNRTI 的 PDR 率达到 10% 以上。对 63 个中低收入国家 2001—2016 年成人 PDR 的系统性综述也显示,各地区 NNRTI 的 PDR 率分别是 11.0%(南非)、10.1%(东非)、7.2%(西部和中部非洲)、9.4%(拉丁美洲和加勒比地区),所有中低收入地区 NNRTI 的 PDR 率呈现上升趋势。对 2014—2017 年儿童 PDR 的文献进行系统综述,结果表明,儿童 NNRTI 的 PDR 率高达 49.3%(7.5%～100%)。

3. 针对整合酶抑制剂的 PDR 率较低   2024 年 WHO 耐药报告显示,2016—2021 年在 11 个报告国家中,只有南苏丹有 0.2% 的 DTG 耐药,说明针对 INSTI 的治疗前耐药率还较低,这一结果与调查时大部分国家还未使用或处于 DTG 使用的早期阶段相符。由于 DTG 的使用将会快速增加,因此有必要持续开展针对 INSTI 的 PDR 调查。

二、我国 HIV 耐药毒株变化趋势

(一)我国抗病毒治疗人群的 ADR 率下降

一项横断面调查显示,我国 HIV 感染者 2008 年以前和以后的抗病毒治疗 1 年的病毒抑制失败率从 26.6% 下降至 12.1%,耐药率从 15.4% 下降至 5.4%。我国抗病毒治疗策略,特别是治疗方案的优化在其中发挥了关键作用。

(二)近年来我国 HIV 感染者的 TDR 率明显上升

在一项连续性横断面调查中,针对我国 2004—2022 年 57 902 名未治疗的 HIV 感染者的 TDR 回归趋势分析结果显示,我国总体 TDR 呈上升趋势,从 2004—2007 年的 2.6% 显著增加到 2020—2022 年的 7.8%,已达中度流行水平。NNRTI 的 TDR 率从 1.8% 上升到 6.7%,NRTI 和 PI 的 TDR 率没有显著变化。表明我国近年来 TDR 率的上升主要是由 NNRTI 的 TDR 率上升引起的。

(三)我国不同地区间 PDR 差异较大

未治疗人群的 PDR 显示:近 20 年几次全国性 PDR 调查也呈现逐步上升趋势,2004—2005 年为 3.8%;2003—2014 年为 4.7%;2015 年为 3.6%;2017 年为 6.8%。一项中国治疗前耐药的系统性综述分析,通过对各省新发 HIV 感染者的耐药序列数与扩增成功数进行统计,得出 HIV 整体耐药率、NNRTI 耐药率、NRTI 耐药率、PI 耐药率均存在显著的地域差异。2017 年对 13 个省份的治疗前耐药研究显示,凉山、德宏、临沧的治疗前耐药率远高于其他 11 个省份的治疗前耐药。对于 HIV 疫情严重的地区,开始 ART 时间较早,接受 ART 的 HIV/AIDS 患者较多,引起的传播性耐药率可能更高。

(四)我国针对 INSTI 的 PDR 率尚低

多项横断面调查显示,我国治疗前人群的 INSTI 耐药还处于较低水平,一般在 5% 以下,其中针对 DTG、卡替拉韦(CAB)等二代 INSTI 的耐药水平低于 1%。

三、耐药突变对 HIV 毒株适应性的影响

HIV 耐药突变发生于抗病毒药物的靶基因区,而这些基因区编码的蛋白参与 HIV 复制周期的重要环节,因此可能会影响毒株的复制和传播能力,也称为复制和传播适应性。由于逆转录酶抑制剂(RTI)和蛋白酶抑制剂(PI)较其他艾滋病抗病毒药物发明更早,在临床治疗中使用较多,因此对这些抗病毒药物相关的耐药突变株的适应性研究也相对丰富。

（一）耐药突变与 HIV 毒株的复制适应性

1. **PI 耐药突变与复制适应性**　PI 主要耐药突变一般位于蛋白酶区的底物结合区,如 D30N、G48V、I50L/V、V82A/F/T 和 I84V,可降低蛋白酶与底物的亲和力,进而降低蛋白酶对 Gag 和 GagPol 大蛋白的催化裂解效率,影响子代病毒的成熟过程,从而降低病毒的复制能力。但也有例外,L90M 是 PI 主要耐药突变,在空间位置上离底物结合区较远,因此对蛋白酶催化活性的影响较小。PI 耐药一般由多位点组合突变导致,次要耐药突变和多态性突变如 L10I、K20R、L63P 和 A71V 可补偿携带主要耐药突变的蛋白酶催化能力,从而恢复 HIV 的复制能力。

2. **逆转录酶抑制剂（RTI）相关耐药突变与复制适应性**　理论上,一些 NRTI 耐药突变位于或接近逆转录酶的活性中心,如 M184V/I 位于 RT 的催化中心,D67N 和 K70R 位于 dNTP 结合区的邻近位置,T215Y/F 和 K219E 位于引物结合区的邻近位置,可显著降低 RT 的催化活性,从而降低 HIV 的复制能力。而 NNRTI 耐药突变位点如 98、103、106、108、181、188、190 和 236,位于 RT 疏水口袋区,距离逆转录酶活性中心的空间位置较远,因此对 RT 的催化活性影响较小。体外竞争性生长实验与上述推测结果相符,携带 K103N 的耐药突变株与野生株的相对复制能力无明显区别,提示该突变对 HIV 的复制能力影响较小。在未治疗的感染者体内,M184V 突变株仅可持续存在半年左右,而 K103N 突变株可持续存在 2～3 年,从另一方面印证了该论点。

（二）耐药突变与 HIV 毒株的传播适应性

1. **HIV 耐药突变株传播的影响因素**　病毒、宿主和感染途径等多种因素均可影响 HIV 耐药突变株的传播。具体来说,耐药突变株的复制适应性可影响感染者的病毒载量水平、恢复突变的可能性,以及突变株在体内的持续时间。宿主的免疫系统特别是细胞免疫对 HIV 毒株的筛选,可能影响耐药突变株在体内的持续时间和水平,如 NNRTI 耐药突变位点 181 也是 CTL 的表位。感染者的传播途径和行为特征可影响进入新感染者体内的毒株数量和频次,进而影响耐药突变株的传播水平。

2. **HIV 耐药突变株传播适应性的研究**　系统进化和分子网络等分子流行病学的分析方法已运用于该领域的研究。一项基于出生-死亡模型的系统进化分析研究了 14 种耐药突变株的传播适应性,发现只有 L90M 突变株的传播适应性高于野生株,而 D67N、K70R、M184V 和 K219Q 突变株的传播适应性明显低于野生株。另一项基于分子网络分析的研究也发现,M184V 突变株的传播适应性明显低于野生株,而 K103N、Y181C 和 L90M 则表现出较野生株更高的传播适应性。

近几年,分子网络被广泛应用于探索 HIV 的传播特征,关注分子网络中是否存在该耐药位点相关的聚集性特征可以帮助及时发现 TDR 风险传播簇,从而有针对性地阻断传播性耐药毒株的快速传播,从而减少耐药毒株的传播,遏制传播性耐药率的持续上升。

（廖玲洁　冯　毅）

参 考 文 献

[1] ABECASIS A, VANDAMME A M. Origin and distribution of HIV-1 subtypes//HOPE T J, STEVENSON M, RICHMAN D. Encyclopedia of AIDS. New York: Springer New York, 2014: 1-16.

[2] TEBIT D M, ARTS E J. Tracking a century of global expansion and evolution of HIV to drive understanding and to combat disease. Lancet Infect Dis, 2011, 11(1): 45-56.

[3] BBOSA N, KALEEBU P, SSEMWANGA D. HIV subtype diversity worldwide. Curr Opin HIV AIDS, 2019, 14(3): 153-160.

[4] FARIA N R, RAMBAUT A, SUCHARD M A, et al. HIV epidemiology. The early spread and epidemic ignition of HIV-1 in human populations. Science, 2014, 346(6205): 56-61.

[5] ROBERTSON D L, ANDERSON J P, BRADAC J A, et al. HIV-1 nomenclature proposal. Science, 2000, 288(5463): 55-56.

[6] WILLIAMS A, MENON S, CROWE M, et al. Geographic and population distributions of human immunodeficiency virus (HIV)-1 and HIV-2 circulating subtypes: A systematic literature review and meta-analysis(2010-2021). J Infect Dis, 2023,

228(11): 1583-1591.

［7］HEMELAAR J, ELANGOVAN R, YUN J, et al. Global and regional molecular epidemiology of HIV-1, 1990-2015: A systematic review, global survey, and trend analysis. Lancet Infect Dis, 2019, 19(2): 143-155.

［8］汪宁, 钟平. 中国 HIV 分子流行病学 30 年. 中华流行病学杂志, 2015, 36(6): 541-546.

［9］FENG Y, HE X, HSI J H, et al. The rapidly expanding CRF01_AE epidemic in China is driven by multiple lineages of HIV-1 viruses introduced in the 1990s. AIDS, 2013, 27(11): 1793-1802.

［10］FENG Y, TAKEBE Y, WEI H, et al. Geographic origin and evolutionary history of China's two predominant HIV-1 circulating recombinant forms, CRF07_BC and CRF08_BC. Sci Rep, 2016, 6: 19279.

［11］LI Z, HE X, WANG Z, et al. Tracing the origin and history of HIV-1 subtype B′ epidemic by near full-length genome analyses. AIDS, 2012, 26(7): 877-884.

［12］WANG D, FENG Y, RUAN Y, et al. Criteria for classification, nomenclature, and reference sequence selection for HIV sub-subtypes of CRF01_AE and CRF07_BC strains in China. AIDS, 2024, 38(3): 427-430.

［13］曹丕, 郭翀晔, 冯毅, 等. 中国 HIV 基因序列数据管理及分析系统. 中国艾滋病性病, 2023, 29(8): 848-853.

［14］World Health Organization. HIV drug resistance: Brief report 2024. Genève: World Health Organization, 2024.

［15］World Health Organization. HIV drug resistance report 2021. Genève: World Health Organization, 2021.

第三章　艾滋病预防干预

第一节　安全套使用

一、概念

安全套也叫"避孕套",是一种可以在性交过程中使用的屏障类器具,用来降低性传播疾病感染和女性非意愿妊娠的风险。由于其在促进安全性行为、防控性传播疾病方面的作用非常重要,因此,在预防性病艾滋病领域,常使用安全套这一名称。安全套可分为女用安全套和男用安全套两种,原材料主要是乳胶、塑料或羊皮膜。

安全套按照佩戴方式分为两种类型:外用套和内用套。外用安全套即男用安全套,在性交时戴在阴茎上。它由一层薄薄的乳胶、塑料、合成橡胶或天然膜制成。乳胶安全套的保护效果最好;塑料(聚氨酯)或合成橡胶安全套比乳胶安全套更容易破裂;天然膜(如羊皮)安全套上有小洞,不能阻挡 HIV 和其他性传播疾病病原体。内用安全套即女用安全套,在性交前置于阴道或肛门内使用,展开形似薄袋,由合成乳胶丁腈制成,HIV 不能穿过丁腈屏障。

二、效果研究

研究证实,使用安全套可以有效预防包括艾滋病在内的性传播疾病,预防的原理是安全套能在发生性行为的双方体液之间形成物理阻隔,避免与感染者含病原体的泌尿生殖道分泌物(精液、阴道分泌液)接触,从而阻断性接触传播。实验室研究表明,与性病病原体大小相似的颗粒基本上无法渗透乳胶安全套形成的屏障。根据疾病传播方式的不同,安全套为各种性传播疾病提供的保护程度也不同。对生殖器分泌物传播的疾病保护水平较高,如 HIV 感染、淋病、衣原体感染、阴道毛滴虫病等性病。对生殖器溃疡疾病或人乳头瘤病毒(human papilloma virus,HPV)感染提供的保护程度较低,因为这些疾病的病原体也可能通过与未被安全套覆盖的部位接触而传播。

理论上讲,安全套作为一种物理屏障,可以对 HIV 感染提供高达 95%~98% 的防护。但是,安全套的有效性取决于其是否被正确使用,实际生活中,因为各种不可控的原因,安全套能提供的实际防护效果并不尽如人意。而且,在方法学上准确评价安全套预防性传播疾病的有效性具有一定的挑战,良好的研究设计需要解决涉及效果评价的关键问题,包括如何确定安全套使用的持续性和正确程度,以及如何判定感染是新发还是既往感染。因为此类研究涉及对隐私行为的观察,持续和正确使用安全套本身难以测量,一些已发表的相关研究表明,未能正确测量这些因素往往会导致对安全套有效性的低估。

WHO 研究表明,正确且不间断地使用乳胶安全套可使 HIV 的传播风险降低 80%~95%。在单阳家庭异性性传播中,男性持续使用安全套可使 HIV 新发感染率降低 70%~80%。在推广女用和男用安全套的 3 个月随访评估中,暗娼人群 HIV 感染率有所下降(RR=0.07,95% CI 0.00~1.38)。MSM 人群的相关研究表明,与 HIV 阳性伴侣进行肛交时坚持使用安全套,插入方可减少 63% 的 HIV 感染风险;被插入方可减少 72% 的 HIV 感染风险。同样,研究表明,使用安全套可以降低感染其他性病的风险,如将女性感染 HPV 的风险降低约 70%,并能够有效降低 2 型单纯疱疹病毒(herpes simplex virus,HSV-2)的传播风险。综合对安全套的效果研究中各种正面和负面的评论可以发现,部分研究的设计存在局限性,导致低估了安全套的有效性。因此,安全套真正的保护作用很可能大于观察到的效果。

安全套推广使用对控制艾滋病全球流行产生了重大影响,模型模拟研究显示,自 1990 年以来,安全套的推广使用避免了 1.17 亿 HIV 新发感染病例。

三、政策策略发展

1985 年,随着我国报告第一例本土发现的艾滋病病例,包括推广使用安全套在内的相关预防控制措施,被正式提上艾滋病控制工作议事日程。其后,艾滋病疫情快速增长,我国政府不断制定和出台政策文件以加大安全套的推广应用力度。1998 年,发布了我国首个艾滋病防控中长期规划《中国预防与控制艾滋病中长期规划(1998—2010 年)》,提出"要积极推广使用避孕套"。2004 年,国务院下发《国务院关于切实加强艾滋病防治工作的通知》,明确提出推广使用安全套的要求。同年,由卫生部等多个部门联合下发《关于预防艾滋病推广使用安全套(避孕套)的实施意见》,指出推广使用安全套预防艾滋病是一项涉及面广、政策性强的社会系统工程,需要在各级政府的领导下,各有关部门密切配合,齐抓共管,各司其职,各负其责,分工协作,共同负责安全套推广工作。至此,支撑安全套推广应用的政策制度已基本建立,安全套使用正式成为艾滋病预防控制的重要行为干预手段,并在全国广泛推广应用。

2000 年起,我国针对暗娼和 MSM 等性传播高风险人群开始实施以安全套推广为核心活动的外展干预。外展干预服务是经典的艾滋病高危人群干预措施。外展工作中,外展干预人员需要从防病专业机构走出去,深入高危人群较为集中的活动场所(如暗娼人群所在娱乐场所、MSM 人群所在浴池、酒吧等场所),为目标人群提供集宣传教育、安全套发放、咨询检测等活动为一体的综合干预服务。过去的 20 年,我国干预策略和措施不断发展和完善,与安全套使用相关的策略包括:"十五"时期,在《中国遏制与防治艾滋病行动计划(2001—2005 年)》中提出"推行社会营销方法,健全市场服务网络,在公共场所设置安全套自动售货机,利用计划生育服务与工作网络和预防保健网络大力推广正确使用安全套"。"十一五"时期,在《中国遏制与防治艾滋病行动计划(2006—2010 年)》中强调要在"高危人群中积极推广使用安全套",提高流动人口安全套的使用率。在《中国遏制与防治艾滋病"十二五"行动计划》中提出"加强对高危行为人群以及感染者配偶的健康教育和综合干预,提高安全套的使用率"。在《中国遏制与防治艾滋病"十三五"行动计划》中提出"采取措施提高安全套可及性和使用率"。在《遏制艾滋病传播实施方案(2019—2022 年)》中提出"卫生健康等部门免费向艾滋病感染者发放安全套"。2021 年 6 月 28 日,国家药监局发布通知,安全套等第二类医疗器械可免于备案经营。这一政策无疑会进一步促进安全套在全社会的推广。

四、应用进展

(一)安全套在艾滋病高危人群中的推广应用

1. **高危人群安全套的使用**　性传播高危人群是我国安全套推广应用的重要目标人群,在多年的干预工作中,通过各种方法持续向目标人群发放安全套,倡导安全套使用,促进了高危人群安全套使用率的不断提升。一项关于 2013—2017 年暗娼人群商业性行为中安全套使用的综述研究显示,在接受过安全套推广服务的暗娼中,最近一次商业性行为安全套使用率达到 76.70%,而未接受推广服务的暗娼安全套使用率仅为 56.40%。另一项关于 2003—2013 年 MSM 人群的研究也显示,随着针对 MSM 安全套使用干预工作的开展,MSM 在性行为中使用安全套的比例从 42.00% 上升到 56.00%,MSM 和男性卖淫者发生性行为的安全套使用率也从 55.00% 上升到 66.70%。

2. **安全套对遏制高危人群 HIV 流行的作用**　我国针对 MSM 人群持续、广泛地开展包括安全套推广在内的综合干预措施对遏制该人群 HIV 流行效果显著。陶丽丽等 2018 年使用亚洲流行模型(AEM)分析了 2003—2013 年安全套推广使用对 MSM 人群 HIV 流行的影响。研究表明,使用安全套使该人群 HIV 新发感染率下降了 0.91 个百分点,使该人群 HIV 感染风险降低了 43.93%。针对暗娼人群持续、广泛地开展集安全套发放、咨询检测和性病转介服务为一体的外展干预,使我国暗娼人群 HIV 新发感染率控制在低水平。2018 年杨跃诚等人的研究显示,2009—2011 年、2012—2014 年、2015—2017 年,暗娼人群 HIV 新发感染率分别为 0.62%、0.11%、0.22%,一直控制在 1% 以下。针对 HIV 单阳家庭开展的以促进安全套使用及提高感染者治疗依从性为主的系列干预措施,有效降低了 HIV 单阳家庭中阴性配偶的感染风险。刘慧鑫等 2014 年的研究显示,HIV 单阳家庭中坚持使用安全套夫妇中阴性一方 HIV 感染风险只有未坚持使用安全套夫妇的 0.02(95% CI 0.01～0.04)。

（二）高危人群安全套使用的影响因素

促进高危人群安全套使用在全世界已经形成了很多经验,多重维度的安全套使用影响因素研究为安全套的推广应用提供了科学依据。WHO 及其合作伙伴的研究表明,使用积极的性语言(包括性快感)的干预措施可有效增加安全套的使用。性别不平等(尤其是在亲密关系中)是安全套使用的主要障碍,应引起重视。在暗娼、MSM 和跨性别者中,在非正式或正式环境中接受过同伴教育干预者使用安全套的概率明显高于未接受者。同样,与未接受过艾滋病咨询检测服务的人相比,接受过此项服务的暗娼、MSM 和跨性别者安全套使用率显著提高。

对于暗娼人群,国内相关研究显示,安全套的使用在不同类型性伴侣(性伴)间、不同性行为方式间均存在差别,且和性传播疾病/艾滋病认知和风险意识、从事性交易时间长短、是否提供“包夜服务”、安全套使用协商技巧、暴力等多种因素相关。推广安全套使用依然是预防暗娼人群感染和传播 HIV 的重要手段,要切实地提高暗娼安全套使用率,须从提高暗娼 HIV 风险意识、考虑性服务形式多样化、性行为对象、性行为方式、安全套使用的协商技巧等入手。提高暗娼对无保护阴道性交、肛交、口交的风险意识,有些情况下(如“包夜服务”)发生无保护性行为的可能性较高,更要注意坚持安全套的使用。提高暗娼在与嫖客发生性行为前协商安全套使用的意识,并提高她们协商的技巧和信心。

对于 MSM 人群,与不同性伴发生性行为时安全套使用情况和影响因素各不相同。与固定性伴不使用安全套的原因主要是认为没有必要,占 60.9%,影响感情占 14.9% 和影响快感占 7.5%,对信任的影响成为使用安全套的主要制约因素。大多数卖淫男性向客人提供性服务时使用安全套,但性行为前吸毒或饮酒以及无所谓态度会影响安全套的使用。与临时性伴发生性行为时,对方有吸引力会影响使用安全套。多数人觉得和女性发生性行为时没有必要使用安全套。害怕感染艾滋病是使用安全套的共同原因,影响快感是不使用安全套的共同原因。综上,改善 MSM 人群安全套使用状况应该考虑不同性伴类型对安全套使用的影响。

五、女用安全套相关应用进展

女用安全套是唯一由女性主导的预防艾滋病的既安全又有效的方法,在女性群体中的接受度差别较大,来自 40 个国家的研究证实,其接受范围在 37%～93% 之间。第一代女用安全套由聚氨酯制成,于 1992 年投入市场,现已停产。第二代产品由合成橡胶制成,可以与任何类型的润滑剂搭配使用。女用安全套经研究证实,能有效保护人们免于性病和 HIV 感染。正确和持续地使用女用安全套能将每次性交感染 HIV 风险降低 97.1%。在泰国的试点研究表明,当男用和女用安全套同时使用时,保护性性行为的比例提高 57%～88%,而性病患病率降低三分之一。

自 20 世纪 90 年代以来,我国便开始了女用安全套的可接受性研究,但由于其外观不吸引人、使用时有噪声、价格偏高以及容易被指甲划破等,女用安全套并未在我国广泛应用。目前,我国国产女用安全套的材质主要是聚氨酯和天然乳胶。研究显示,将女用安全套推广应用的干预活动整合到常规艾滋病预防工作中是可行的,与单独推广男用安全套相比,将女用和男用安全套并行推广的干预措施可进一步减少无套性行为(RR=0.83, 95% CI 0.65～1.05)。女用安全套使用受使用者类型、性伴感受的影响,女性使用女用安全套同样需要和性伴协商。女用安全套的出现没有取代相对廉价的男用安全套和其他避孕产品,而是发挥了补充效应,应当在艾滋病性病防控策略中受到重视,为妇女人群多提供一种预防方法,进一步减少无保护性性行为的发生。

（董　薇　徐　杰）

第二节 咨询和检测

一、概述

检测是发现 HIV 感染者的唯一途径,自 1985 年艾滋病检测实际应用以来,检测一直在临床和公共卫生两个方面分别发挥着临床诊断和疫情防控的双重作用。两种作用既各有区别,又互相联系。一方面,检测是抗病毒治疗的起点,及早发现感染者并启动抗病毒治疗,有助于感染者个人获得较好的临床治疗效果,显著改善临床预后,这是检测的临床意义。另一方面,检测发现的感染者接受抗病毒治疗后,体内病毒被成功抑制,降低了二代传播风险,这是检测的公共卫生意义。当然,检测的公共卫生意义不止于此,接受检测本身就是一次深刻的健康教育过程,检测对象通过检测前后咨询获得艾滋病预防知识、技能和经验,往往比普通的艾滋病宣传更为有效。另外,检测发现的感染者除了纳入抗病毒治疗外,还要接受常规的公共卫生干预,包括预防二代传播的健康教育、接触者检测如性伴干预和检测等。本节主要讨论的是 HIV 检测的公共卫生意义及其作用。

2014 年,UNAIDS 提出了"三个 90%"的目标,第一个目标就是诊断发现率达到 90%,即到 2020 年,90% 的感染者被发现和诊断。2021 年,又进一步将"三个 90%"提升为"三个 95%"目标,即到 2030 年,95% 的感染者被发现和诊断。新形势下,检测发现感染者在实现终结艾滋病流行目标中的作用更加凸显。

二、概念及其发展

1. **咨询和检测** WHO 对艾滋病咨询的定义是:"艾滋病咨询是求询者和咨询员之间在保密情况下的谈话,目的是使求询者能够应对 HIV 感染带来的紧张压力,作出个人决定。咨询过程应包括对求询者感染风险进行评估以及对减少 HIV 感染危险行为提出建议。"自从检测应用于艾滋病防控工作以来,咨询就伴随着检测,只是随着艾滋病防治形势的发展,咨询在检测服务中的地位和作用不断发生变化。在检测应用的早期,检测尚不普及,人们对于艾滋病和艾滋病检测都缺乏足够的认识,求询者接受艾滋病检测之前,需要接受比较正式和规范的咨询服务。随着艾滋病宣传的不断深入和检测服务的普及,人们对艾滋病和艾滋病检测的认识也从陌生到熟悉,咨询的内容也随之不断简化。与此同时,检测在艾滋病防控工作中的作用变得越发重要,千方百计扩大检测覆盖面,使更多感染者通过检测被发现和诊断成为优先事项。在这种情况下,不仅不再要求检测前后必须提供较为正式的咨询,而且会根据检测对象的实际需求,提供更加灵活多样的检测前后咨询样式,包括以检测前提供简短的信息或者以风险评估代替检测前咨询,以形式多样的结果告知和健康提示作为检测后咨询。因应这种变化,2007 年 WHO 提出了扩大的咨询检测的概念,提出以"知情不拒绝"原则更大限度地发挥医疗机构检测服务在扩大检测方面的作用。2015 年,WHO 又提出"HIV 检测服务"(HIV testing services,HTS)的概念,取代了原来的咨询和检测(HIV counseling and testing)的提法。从定义上看,HTS 是指检测及与检测相关的一系列服务,检测相关服务包括三方面内容:①检测前的信息提供以及检测后咨询;②与艾滋病预防、治疗和关怀以及其他临床和支持服务的链接;③实验室检测的质量控制以及检测结果的确认。并同时提出了 HTS 服务的"5C"原则,即知情同意(consent)、保密(confidentiality)、咨询(counseling)、结果准确(correct)以及服务链接(connection)。我国目前仍沿用咨询和检测的概念,这个概念与国际上提出的 HTS 的概念具有大致相同的含义。

2. **扩大检测** 随着艾滋病防治形势对检测发现工作重新定位,我国在咨询和检测概念之上,提出了扩大检测的概念。2010 年,国家出台《国务院关于进一步加强艾滋病防治工作的通知》,提出了"五扩大六加强"的艾滋病防治策略,其中明确提出扩大检测的策略,即进一步加强检测网络建设,依托现有医疗卫生资源,扩大检测服务范围,推广使用快速、简便的检测方法,提高检测可及性。组织各级各类医疗卫生机构主动开展 HIV、梅毒检测咨询。扩大检测策略充分吸纳了国际经验,并基于我国国情和艾滋病防治实际需求,一经提出便有力地推动了艾滋病防治工作的发展。扩大检测策略在实践中逐步丰富和完善,目前我国扩大检测策略包括若干检测服务形式,其中最主要的有两种,一种是艾滋病自愿咨询检测(HIV voluntary counseling and testing, VCT),这是我国最早在 2004 年提出的"四免一关怀"政策的核心内容之一,已形成有中国特点的艾滋病免费检测制度,也是最为传统的检测服务方式。另一种是医疗机构检测服务,国际上又称为医疗机构主动提供的检测服务(provider-initiated HIV testing and counseling, PITC),是检测发现感染者的最主要途径。除了这两类,还有婚检、献血员体检、基本公共卫生服务老年人体检、服务业从业人员体检以及自我检测等若干检测服务形式。本文将主要讨论 VCT 和医疗机构检测服务这两种咨询和检测服务形式。

三、艾滋病自愿咨询检测

(一)定义

艾滋病自愿咨询检测(VCT)是指具有易感染 HIV 风险行为的个人,主动和自愿到相关机构,通过咨询专业人员,在知情和保密情况下接受 HIV 检测及相关服务的过程。

HIV 检测是对个体是否感染 HIV 作出的实验室诊断,我国 VCT 同时为求询者提供梅毒螺旋体与丙型肝炎病毒(hepatitis C virus, HCV)感染状况的检测服务。HIV 检测相关服务包括咨询(检测前咨询、检测后咨询)以及相关的抗病毒治疗、暴露前/后预防、性病诊疗等转介与延伸服务。咨询是咨询员通过与求询者的沟通,在充分了解其需求的基础上,结合专业知识和经验,为求询者提供帮助和支持的过程。

咨询和检测相互促进、互为补充。通过检测前咨询,可加深求询者对检测意义的认识,为检测和检测后咨询提供必要的铺垫;检测结果为有针对性的检测后咨询提供依据;检测后咨询是检测的进一步延续,为求询者制定个性化的健康教育处方并提供有针对性的转介与延伸服务。最终,通过咨询和检测对求询者的共同作用,促进未感染者采取措施预防感染,已感染者及早被发现和诊断,并及时接受抗病毒治疗等服务。

(二)VCT 的作用

VCT 涉及艾滋病宣传教育、干预、检测、治疗等诸多方面,在艾滋病防治工作中主要发挥以下作用:

1. 帮助求询者制定个性化干预措施,促进其行为改变,降低 HIV 感染风险。

2. 及时发现 HIV 感染者,及时将感染者纳入抗病毒治疗和随访管理,改善感染者预后,预防 HIV 二代传播。

3. 通过检测发现的感染者动员其接触者及时接受检测,以便尽早在感染者社会网络中发现更多感染者,并及时进行干预。

4. 提高梅毒和 HCV 检测率,促进梅毒和丙型肝炎(丙肝)患者的发现及治疗,减少传播。

(三)工作原则

VCT 工作遵循以下原则:

1. **自愿原则**　"自愿"建立在"知情同意"的基础之上。咨询员向求询者提供有关 HIV 检测的信息,包含检测的意义、程序、可能出现的结果及处理方式、检测可能带来的影响等,确保求询者获得准确和全面的信息,自主作出检测的决定。"知情同意"通常采取口头形式。

2. **保密原则**　"保密"是做好 VCT 工作的前提。未经求询者同意,不得将其姓名、检测结果和有关其转介、延伸服务等情况透露给他人。VCT 机构要制订完善的保密措施和制度,对工作人员进行保密教育,并与工作人员签订保密责任协议。

3. **尊重和不歧视原则**　"尊重和不歧视"包括维护求询者人格与自尊,以平等态度看待求询者,不因其职业、性别、性取向、文化程度、行为、经济地位或处境遭遇而歧视他们。咨询员要尊重求询者作出的选择,不对求询者及其行为进行道德评判。

4. **提供关联服务原则**　无论求询者是否做检测以及结果如何,都应利用求询者前来寻求服务的机会,根据对方需求,为其提供行为干预、预防服务信息,以及艾滋病抗病毒治疗、性病治疗等转介与延伸服务信息。

（四）VCT门诊（点）的设置

1. **资格** 医疗卫生机构（包括疾病预防控制机构、综合性医疗机构、妇幼保健机构、社区卫生服务中心、乡镇卫生院等）可设立VCT门诊（点）。VCT门诊（点）所在的机构应具备HIV、梅毒和HCV血清学检测服务能力（或与第三方检测机构合作提供检测服务）。

2. **位置** VCT门诊（点）最好设在交通便利的地点，以方便求询者寻求服务。

3. **环境** 由于艾滋病咨询涉及个人隐私及敏感问题，要选择一个相对保密、安静、无干扰、便于求询者出入的场所建立VCT门诊（点）。

4. **房间条件与功能分区** VCT门诊（点）的房间条件与功能分区包括接待与等候室、咨询与档案室。

（1）接待与等候室：最好为独立区域，用于接待咨询对象或其同伴，方便求询者休息和等候咨询检测服务。

（2）咨询与档案室：最好为独立区域，避免他人突然闯入，影响咨询工作的顺利进行和咨询效果。室内面积以满足开展一对一或一对多的咨询需要为准，咨询区和档案区可以分开或无明显界限。室内应备有VCT工作所需要的各种记录表格、转介服务机构的相关资料信息及宣传教育材料等。咨询资料存放要有保密措施。

5. **人员配备** VCT门诊（点）应配备一定数量的工作人员负责接待、咨询、检验和管理等工作，具体数量以满足工作需要为准。一人可兼任多项工作职责。

（1）管理人员：建立VCT门诊（点）工作制度，明确岗位职责，完善服务流程，制定实施计划，加强VCT工作的宣传动员，定期开展人员培训、质量控制、技术指导和总结评估等。

（2）接待人员：负责接听咨询电话和接待来到VCT门诊（点）的求询者，开展VCT工作宣传，说明VCT工作的主要目的、服务内容及工作程序等，引导求询者进入等候室和咨询室。

（3）咨询人员：咨询人员应接受过相关培训并取得合格证书，确保有充分的工作时间、精力和热情为求询者提供检测前后咨询和支持性转介服务，注意保密和知识更新，能保证咨询服务质量，引导做好检测衔接工作，完整、准确地填写上报咨询记录，并进行分类整理和资料归档。

（五）检测前咨询

检测前咨询的目的是评估求询者的感染风险和相关知识了解状况，了解求询者应对阳性结果的能力，帮助求询者分析检测可能给他们带来的积极或消极影响，为检测后咨询作铺垫。在此基础上，协助求询者自己作出检测决定。

检测前咨询一般可能需要15～20分钟，基本步骤见图2-3-2-1。

1. **建立和谐的咨询关系，对咨询过程进行说明** 咨询员视情况先做自我介绍，说明咨询的作用，然后通过谈论一般性话题，如天气、交通等，消除求询者的紧张感，拉近彼此之间的距离，建立良好的咨询氛围。

2. **评估求询者感染风险**

（1）咨询员根据求询者提供的危险行为情况，对其感染HIV的风险进行分析。分析内容包括但不限于：①性行为，具体的性行为方式、性伴数量、性活动频度、安全套使用情况和性伴感染的可能；②注射行为，如注射毒品时是否与他人共用注射针具、针具消毒情况、有无卖血、输血或使用血液制品史（时间、地点、血液是否经过HIV抗体检测等）、有无器官移植史。

（2）咨询员在风险评估中应注意以下内容。

①淡化问题的敏感性：行为危险评估往往涉及求询者的隐私和一些敏感问题，咨询员应掌握谈论敏感问题

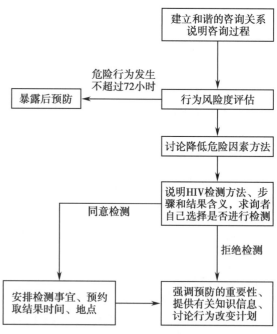

图2-3-2-1 HIV抗体检测前咨询示意

的技巧,例如淡化谈论敏感问题时的紧张气氛(谈话自然、放松);明确解释为什么要谈论敏感问题,强调保密,取得求询者的配合;紧密围绕求询者的需求和目的讨论;直截了当提出问题。②将风险评估与行为干预有机结合起来:风险评估可以帮助求询者了解自身行为的危险性,促使他们认识到改变危险行为的意义,并适时提供改变高危行为的意见和建议。③询问高危行为发生的时间:如果在 72 小时之内,同时评估有感染风险的,转介至暴露后预防门诊。

3. **说明 HIV 抗体检测方法和结果的含义**　包括说明检测基本方法及目的,了解求询者过去是否接受过检测,对检测结果的理解是否正确,以及对阳性结果可能的反应。

4. 根据求询者的情况讨论检测的利弊,无论求询者是否接受检测,都须向其强调预防 HIV 感染的重要性,提供有关改变危险行为、预防 HIV 感染和传播的知识信息,讨论行为改变计划。

5. 如果求询者愿意检测,则为其安排检测。

（六）艾滋病检测

按照《全国艾滋病检测技术规范》进行 HIV 抗体筛查检测。筛查检测结果应尽快通知受检者。筛查阴性的样本,按阴性结果开展检测后咨询。筛查阳性的样本,按初筛阳性结果开展检测后咨询,并通知受检者重新采样,及早进行补充试验,根据补充试验结果提供相应的检测后咨询。

（七）检测后咨询

检测后咨询包括阴性结果咨询、阳性结果咨询和不确定结果咨询三种情形,每种咨询情形的过程和要点参见图 2-3-2-2。检测后咨询前要做好准备工作,包括:认真核对检测报告单的编号、姓名和有关资料。报告阳性结果的咨询员要对求询者可能出现的心理反应有充分思想准备。

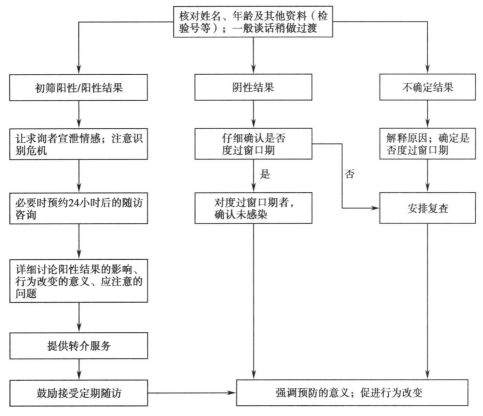

图 2-3-2-2　HIV 抗体检测后咨询示意

1. **阴性结果咨询**　检测后阴性结果咨询的过程相对简单,但要注意提醒窗口期和改变危险行为,预防今后感染。一般可能需要约 15～20 分钟。其基本要点包括以下内容。

（1）清楚简练地告知求询者 HIV 抗体阴性检测结果,解释检测结果的意义;认真核实最后一次可能接触 HIV 行为发生的时间,以推算是否已经过了窗口期。如果确已过窗口期,可以判定其未被感染;如果还没有度过窗口期,应该在窗口期过后进行复查。

（2）无论是否需要复查,都要鼓励求询者改变危险行为。咨询员可以与求询者商讨各种有针对性的降低感染风险的方法。

（3）讨论求询者行为改变可能得到的支持。

（4）鼓励求询者与其性伴讨论彼此的HIV感染状态及减少危险行为的可行方法。

2. **阳性结果咨询**   阳性结果的咨询所需时间通常要长一些,分为初筛阳性结果咨询和确证阳性结果咨询。

（1）初筛阳性结果检测后咨询基本过程和要点包括:①用平静的口吻,清楚地告诉求询者其HIV抗体筛查结果呈阳性,要确保求询者明白检测结果的意义,说明还需要进一步做补充试验（必要时开具确证试验转介单）。②给求询者时间理解检测结果,并解答疑问。③允许求询者宣泄情感,注意识别心理危机。④在明确诊断前,鼓励求询者采取预防措施,避免将HIV传播给性伴。

（2）确证阳性结果检测后咨询基本过程和要点包括:①用平静的口吻,清楚地告诉求询者其HIV抗体诊断结果呈阳性,要确保求询者明白检测结果的意义。②给求询者时间理解检测结果,并解答疑问。③与求询者讨论HIV感染的治疗方法,动员其尽快接受抗病毒治疗。④为求询者提供必要的转介服务,如艾滋病抗病毒治疗、性病检查治疗、机会性感染治疗、母婴阻断、心理支持与心理治疗等,鼓励其定期接受随访。⑤强调求询者的检测结果并不代表其性伴（同伴）的HIV感染状况,鼓励求询者与其性伴（同伴）沟通,并动员他们及早接受艾滋病咨询和检测。⑥鼓励求询者改变危险行为,采取措施预防HIV传播（如发生性行为要坚持使用安全套）,避免将HIV传播给性伴（同伴）。⑦提供心理评估和心理支持。一般来说,求询者得知阳性结果后会有震惊、怀疑、愤怒、害怕、不知所措、绝望、哭泣、发呆、沉默等反应。要让他们充分地发泄,可适时地递给他们纸巾和饮用水。必要时转介至专业的心理咨询室。⑧告知求询者应有的权利和对社会及家庭应尽的责任与义务,强调故意传播艾滋病性病的行为触犯法律。

3. **不确定结果咨询**

（1）解释不确定结果的意义（早期感染、晚期患者、非特异反应等）,确定其是否度过窗口期,安排后续检测,包括进行核酸检测,以便及早诊断急性期感染者。

（2）强调预防的重要,促进行为改变。

（八）转介服务

转介服务是咨询员根据求询者的需要,将其介绍转诊到其他适宜的机构,以便其他机构为其提供后续服务和帮助的过程,是充分利用与整合多方面资源为求询者服务的一种方式。

1. **转介服务内容**   转介服务内容主要包括医疗服务和预防服务。

（1）医疗服务:包括HIV感染诊断、评价免疫状态、机会性感染的预防和治疗、抗病毒治疗等。还应对HIV感染者的营养、日常保健提供指导。对于感染者为孕妇、哺乳期女性,可转介至妇幼保健机构或承担助产服务的医疗机构,以提供孕产期保健、住院分娩服务,及时采取预防艾滋病母婴传播的措施。

（2）预防服务:包括暴露前后预防、戒毒药物维持治疗等。

2. **转介服务要求**

（1）对转介的必要性进行评估:咨询员应对求询者进行转介的必要性进行评估,明确其需求和存在的问题;了解影响行为改变的因素;产生心理压力的根源;与求询者商讨转介的作用及意义等。评估必须考虑求询者接受和进行转介的意愿及能力,包括求询者的文化、年龄、性取向、疾病进展阶段及经济承受能力。

（2）向求询者提供转介服务信息:包括提供转介机构的名称、服务内容、地点、联系方式、乘车路线、工作时间、联系电话、所需费用等,求询者可根据自己的情况和需求选择服务机构,必要时咨询员可协助联系和安排转介。但须注意,如果为了转介需要透露与求询者身份识别有关的信息,必须征得求询者同意。

（九）延伸服务

1. **大众宣传**   VCT门诊作为服务社会的窗口,不仅是咨询和检测的服务平台,也是公众获得艾滋病防治知识的宣传平台,应该积极向人们宣传 VCT。宣传内容包括艾滋病防治基本知识以及 VCT 服务信息等,宣传内容要做到信息准确、简明通俗、易于记忆。

VCT 的大众宣传既能促进人们利用 VCT 服务,还能发动更多社会力量主动参与艾滋病防治干预、关怀救助以及转介服务。VCT 的宣传应与当地及国家艾滋病防治政策、法律法规宣传、艾滋病知识普及宣传、警示性宣传等结合起来进行,以充分利用和整合资源。在 VCT 启动与实施的过程中,针对大众的宣传教育应该贯穿始终。这也是 VCT 工作顺利开展、达到预期效果不可缺少的组成部分。

2. **高危人群外展服务** VCT 门诊(点)工作人员走出门诊,到暗娼、吸毒者、MSM 等高危人群或重点人群活动的场所,由接受过培训的咨询员为目标人群提供小组或集体咨询,对愿意接受 HIV 检测者可提供自检协助或传递检测的采样服务、也可现场采血后将标本带回或将其转介到 VCT 门诊(点)检测。无论检测结果是阴性还是阳性,咨询员要将检测结果分别告知每一个受检者,做好检测后咨询,并提供转介服务。

高危人群是艾滋病防治工作的重点人群,也是 VCT 的重点服务人群。由于他们的信息需求和利用途径与一般公众可能不一样,因此向高危人群传递 VCT 有关信息、鼓励他们接受检测服务时,需要把提供 VCT 服务与高危人群干预结合起来。结合外展工作开展 VCT 要注意在集体咨询和检测服务过程中,保护服务对象个人隐私,特别是做好检测结果和个人隐私信息的保密。

3. **线上预约检测** 线上预约咨询检测指通过互联网技术(尤其是移动互联网技术)建立艾滋病预约检测服务平台,将线上艾滋病知识宣传、在线咨询、检测信息发布、风险评估、预约登记、检测结果查询、转介服务与传统线下 VCT 咨询检测服务进行有机结合,实现"线上咨询预约-线下检测-线上查询结果"等便捷服务。

依靠互联网技术开展线上预约咨询检测,不仅可以提升咨询检测服务的可及性和便捷性,优化服务流程,提高服务效率,还可以与风险评估、暴露前后预防、自我检测、尿液传递检测、转介服务等项目进行有效整合,丰富咨询检测工作内涵。

4. **基于社会组织的 VCT 服务** 加强社会组织动员检测、建立社会组织动员检测与专业机构 VCT 服务的有效链接,以及促进有条件的社会组织独立开展快速检测咨询服务,能有效扩大高危人群检测覆盖面,提升服务质量,推动高危人群形成定期检测的健康习惯,促进对高危人群中 HIV 感染者的早检测、早诊断、早治疗。

(1)社会组织动员检测与 VCT 服务的衔接:社会组织与属地疾病预防控制中心等专业机构合作,发挥自身贴近目标人群的优势,在高危人群中开展动员检测。利用社会组织线上线下宣传、外展干预和同伴教育等机会,宣传检测的意义和 VCT 服务信息,将有意愿检测者转介到 VCT 门诊(点)进行检测。VCT 门诊(点)应密切与社会组织协调联系,为社会组织转介来的求询者在隐私保密、检测时间安排等各方面提供便利,以加强社会组织动员检测与 VCT 服务的有效对接。

对社会组织开展的高危人群现场集体动员检测,属地疾病预防控制中心可根据需求选派专业人员提供现场采血和咨询服务,直接进行 VCT 服务的有效对接。

(2)社会组织独立开展快速检测与 VCT 服务的衔接:有条件的社会组织配备了培训合格的快速检测员,具备一定的软硬件检测条件,独立为目标人群提供 HIV 快速检测咨询服务。其优势在于社会组织检测服务更贴近目标人群,开展检测的时间和方式更加灵活方便,省略了动员检测后的转介环节,方便目标人群检测,有利于提高检测效率、扩大检测覆盖面。有检测需求者可直接到社会组织快速检测点进行快速检测。对于社会组织快速检测结果有疑问者再由社会组织转介到当地 VCT 门诊(点)进行复核检测。对于社会组织快速检测结果为初筛阳性的人群,在尊重本人意愿前提下,可由社会组织提供全程陪同服务,及时与当地疾病预防控制中心的 VCT 门诊(点)或抗病毒治疗点对接,完成 HIV 确证检测、抗病毒治疗前的各项临床检查和准备,及早启动抗病毒治疗。

5. **HIV 接触者动员检测** HIV 接触者动员检测是指对 HIV 感染者的高危行为接触者如性伴或吸毒伙伴等进行溯源、告知、HIV 抗体咨询检测和转介的服务过程。可在开展 HIV 抗体检测、抗病毒治疗、高危人群干预、感染者随访和母婴阻断等工作的机构,由相关责任人针对新确诊的 HIV 感染者在开展检测后咨询、结果告知、转介、随访、抗病毒治疗、母婴阻断等工作过程中实施。

HIV 接触者动员检测是在对源头感染者进行阳性结果告知基础上开展的,需要找准时机,开展过程中还须时刻注意源头感染者的情绪变化,运用适当的咨询技巧,确保有效交流。

6. HIV 暴露前后预防咨询　对 HIV 抗体检测阴性、有易感染 HIV 风险的人均要提供暴露前后预防咨询,包括吸毒者(阿片类物质吸食者及新型精神活性物质滥用者)、异性多性伴者及 MSM 等。为有意向的求询者提供本地暴露前后预防服药点的服务信息,包括服务点机构名称、地址、联系方式、营业时间等,将完成风险评估和 HIV 检测、初步符合暴露前后预防服务适用条件者转介到当地暴露前后预防服务点。

四、医疗机构检测服务

(一)定义

医疗机构艾滋病检测服务是指医疗机构医务人员在提供诊疗服务时,为具有感染 HIV 风险行为和/或指示性临床症状和体征的就诊者提供艾滋病检测和针对性咨询服务的过程。

上述医疗机构是指依法定程序设立的从事疾病诊断、治疗活动,并按有关规定为就诊者提供艾滋病检测服务的公立和民营的卫生机构,包括综合医院、专科医院(如传染病医院、肛肠医院、皮肤病医院等)、妇幼保健机构、基层医疗机构(社区卫生服务机构、乡镇卫生院)等。

(二)原则

1. 知情不拒绝　医疗机构医务人员应根据不同就诊者的类型和需求,结合诊疗服务为就诊者提供艾滋病检测相关信息。主要采取"知情不拒绝"方式,即就诊者在接受了艾滋病检测前提供的信息后,不明确对检测"提出拒绝",则视为同意接受艾滋病检测。

2. 保密　在提供咨询、检测、疫情报告、结果告知、转介服务、资料记录保存等各个管理与服务环节中应依法依规保护就诊者的个人隐私信息。未经本人或者其监护人同意,任何单位和个人不得公开就诊者及其家属的姓名、住址、工作单位、肖像、病史资料以及其他可能推断出其具体身份的信息。

3. 不歧视　在为就诊者提供艾滋病检测服务中,医务人员要贯彻不歧视原则,尊重就诊者的选择,不因就诊者拒绝接受艾滋病检测,或出现阳性检测结果而不提供医疗服务或降低服务质量等。

4. 综合服务　医疗机构在艾滋病检测服务中应提供综合防治服务。根据就诊者需求为其提供咨询、动员检测、结果告知、健康教育、安全套推广、暴露前后预防和治疗转介等综合防治服务。

(三)服务对象

医务人员应为以下情形就诊者提供艾滋病检测服务。

1. 常规需开展检测的就诊者

(1)术前、受血前、住院、侵入性或有创操作的就诊者。

(2)孕产妇及备孕夫妇。

(3)婚前医学检查者。

(4)结核病、乙型肝炎、丙型肝炎患者。

(5)感染者的配偶/性伴/未成年子女。

(6)重点科室相关就诊者:重点科室是指皮肤性病科、感染性疾病科、肛肠科、泌尿外科、男科、妇科、口腔科、精神科(成瘾性治疗)、结核科、呼吸科等,或医疗机构中承担上述职能的相关科室。

2. 有相关症状或体征的就诊者

(1)有性病相关症状或体征者　①疑似或确诊淋病、梅毒、尖锐湿疣、生殖道沙眼衣原体感染和生殖器疱疹的性病就诊者;②出现生殖道感染、生殖器或肛门部位有溃疡性或者赘生性病变等性病相关临床症状的就诊者,或近期有性病史的就诊者;③临床医生开具以上五种性病相关检查项目,且 3 个月内未检测过 HIV 的就诊者。

(2)有艾滋病相关临床症状或体征者　①不明原因的长期发热(间断或持续)超过 1 个月;②口腔念珠菌病、带状疱疹、单纯疱疹、口腔毛状白斑、口腔乳头状瘤、复发性口腔溃疡、脂溢性皮炎、甲癣等病原体感染性疾病;③复发性上呼吸道感染;④慢性腹泻超过 1 个月;⑤严重的细菌感染(如肺炎、体腔或内脏脓肿、脓性肌炎、骨和关节感染、脑膜炎、菌血症);⑥不明原因引起的体重下降(半年内体重减少超过10%);⑦发育迟缓或营养不良,且对治疗不敏感的儿童;⑧掌跖及身体其他部位出现不明原因皮疹;⑨皮肤反复溃疡治疗效果不佳;⑩低 CD4⁺ T 细胞计数者(小于 500 个/μl);⑪持续性全身性淋巴结病(淋巴结肿大直径>1cm,持续 3 个月以上)。

3. 具有以下行为史的就诊者　①吸毒;②卖淫嫖娼;③多性伴;④临时性行为;⑤男男同性性行为;⑥有偿供血史及受血史;⑦文身/穿孔等。

4. 其他需要检测的就诊者

(1)临床医生认为有必要检测的其他就诊者。

(2)可根据当地艾滋病性病流行和防治工作的实际情况,针对重点人群尽可能扩大检测服务对象范围,如社区卫生服务中心或乡镇卫生院可结合基本公共卫生服务等工作,为辖区内有感染风险的老年男性、多性伴者、外出务工返乡人员等开展检测。

(四)服务流程与内容

1. 服务流程　医务人员在开展诊疗服务的过程中,应选择合适的时机向就诊者提供艾滋病检测服务,尤其是上述检测服务对象中所提及的就诊者,应重点动员其接受检测。医疗机构艾滋病检测服务工作流程详见图 2-3-2-3。

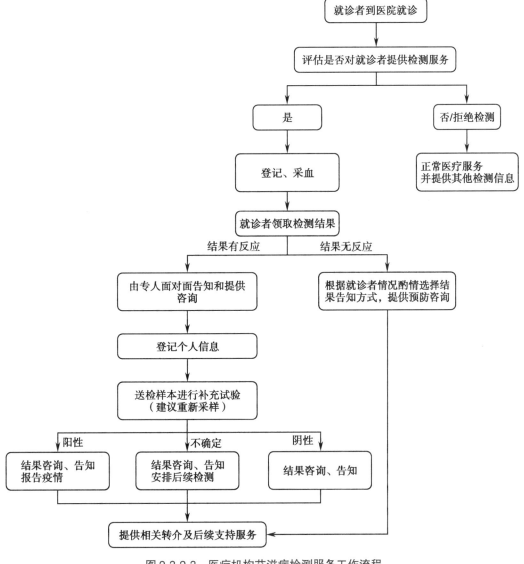

图 2-3-2-3　医疗机构艾滋病检测服务工作流程

2. 服务内容

（1）提供艾滋病检测信息：提供信息的目的是确保就诊者或其监护人在知情的情况下接受艾滋病检测，并了解艾滋病检测服务的保密性。各医疗机构可根据实际情况，在医疗服务的不同阶段为就诊者提供检测服务信息。

提供信息的方式有：①医疗机构采用手机短信提醒、微信推送、App 平台推送，或发放宣传折页、小册子，或在诊室摆放桌牌，或采用海报、宣传画、展板、橱窗以及电子显示屏等形式向就诊者提供明确的艾滋病检测服务信息。②医务人员接诊过程中向就诊者提供检测服务信息。

提供信息的内容包括：①重点信息——艾滋病的基本知识；艾滋病检测的意义；承诺保密和所采取的保密措施等；艾滋病检测结果解读及注意事项，获取结果的时间、地点和方式；对孕妇还需增加艾滋病母婴传播的危险、预防母婴传播的方法和婴儿早期诊断的好处等信息；②其他信息——暴露前预防、暴露后预防知识要点；国家有关免费抗 HIV 治疗和关怀、救助政策；有意隐瞒感染事实的后果；就诊者关心的其他信息。

对于不愿意在门诊进行艾滋病检测的就诊者，医务人员可向其提供其他的艾滋病检测服务信息，促进就诊者接受检测，如提供 VCT 和自我检测等相关信息。也可根据需要，为就诊者提供其他艾滋病预防相关服务信息，如暴露前预防、暴露后预防等。

（2）登记就诊者基本信息：对于接受艾滋病检测的就诊者，应收集其基本信息，包括姓名、现住址、身份信息和联系电话等，便于提供后续医疗服务。

（3）开展艾滋病检测：医疗机构可根据实验室条件、检测样本量以及被检测人群特点，选择合适的艾滋病检测策略和方法。具体检测技术和程序详见现行《全国艾滋病检测技术规范》。

（4）告知初筛结果：检测后将结果告知受检者并向其提供相应的咨询，有助于受检者及时了解自己的感染状况，并接受艾滋病综合干预和行为改变的指导，及时采取保护自己和他人的安全防范措施，减少失访和加强对感染者的管理。具体分为以下两点。①初筛无反应结果告知。初筛无反应结果可通过结果报告单的形式告知，对处于窗口期者提出复查建议。结果告知和检测后咨询可安排首诊医生或专人口头进行。或者用结果告知书（或健康处方）方式提供结果告知及相关预防信息。②初筛有反应结果告知。初筛有反应结果应由医疗机构经过培训的医务人员进行面对面告知和咨询。

（5）登记初筛有反应者个人信息：为了确保就诊者能够获得 HIV 复检和补充试验及后续服务，结果告知人应详细登记初筛有反应者的个人信息。

（6）送检初筛有反应样本：医疗机构应遵循首诊负责制对本单位发现的艾滋病初筛有反应的样本尽快进行复检和补充试验（具体时限要求遵照现行《全国艾滋病检测工作管理办法》）。

（7）告知补充试验结果并提供咨询：补充试验阴性结果和不确定结果的告知和咨询，可安排首诊医生或专人进行。对于不确定结果的就诊者，应安排随访检测。补充试验阳性结果需由医疗机构专人或当地疾病预防控制机构工作人员进行面对面告知。

（8）报告疫情：医疗机构人员应在接到补充试验阳性结果报告后，24 小时内填写传染病报告卡和艾滋病性病附卡，通过网络直报系统上报疫情，并根据当地随访管理要求做好感染者的流行病学调查、首次随访及转介等工作。

（9）提供转介及后续支持服务：负责结果告知和咨询的人员应根据被检者的具体情况，在自愿的前提下，向其提供相应的转介服务，如 $CD4^+$ T 细胞检测、病毒载量检测、暴露前预防、暴露后预防、抗病毒治疗、结核病筛查治疗、机会性感染预防和治疗、戒毒药物维持治疗、清洁针具交换和心理疏导等。医务人员应协助其与被转介机构进行联系，并提供书面转介信息。但须注意的是，若为了转介需要，须传递与就诊者身份识别有关的个人信息，必须征得其本人或监护人同意。如有与医疗机构合作的社会组织，可将转介服务委托给社会组织开展。转介服务可包括陪同转介、提醒就诊、结果告知及咨询等服务项目。

（徐 杰）

第三节　性伴检测和告知

一、概念

性伴侣（性伴）检测和告知是指具有易感染艾滋病危险性行为的一方接受 HIV 检测的同时或之后，动员其性伴接受 HIV 检测，并相互告知彼此检测结果的过程。性伴检测和告知首先强调性伴检测，其次是在检测基础上，与性伴侣分享检测结果。根据 2012 年 WHO 发布的《伴侣 HIV 检测和咨询指南》，性伴检测包括以下两种类型。

第一种为"伴侣共检"（couples HIV testing and counselling），指伴侣双方共同接受 HIV 咨询和检测。当他们分别获知自己的检测结果后，再互相了解对方的检测结果，并共同接受后续服务。异性恋夫妇、MSM 伴侣都可以双方一起前往 VCT 门诊，接受伴侣 HIV 咨询和检测服务。

第二种为"性伴单检"（partner testing），指一方已经接受了 HIV 检测，另一方经后期动员或推荐再单独检测的情形。和伴侣共检不同，由于双方不是一起接受检测，他们在完成检测后是否告知对方自身的检测结果取决于双方的关系，关系较为紧密的固定性伴侣通常会彼此告知检测结果，而关系松散的临时性伴侣则不太可能了解性伴的检测情况和检测结果。

近年来，随着 HIV 快速检测试剂的推广应用和自我检测的日益普及，在 MSM 人群中出现了另外一种称为"事前检测"的性伴检测和告知形式。MSM 性伴侣双方发生性行为之前，利用快速检测试剂一起进行 HIV 快速检测，检测结果出来后双方共同查看检测结果，在第一时间了解双方的检测结果。

不管是何种类型，推动性伴检测和结果相互告知均具有较强的公共卫生意义。首先，有助于强化双方的健康意识，促进坚持使用安全套及定期检测的习惯形成。特别是对于双方均未感染的伴侣（seroconcordant uninfected couple），性伴检测和告知可显著降低其感染风险，长期保持未感染状态，而这又会促进性伴侣定期检测和结果相互告知，形成良性循环。其次，性伴检测可及时发现已感染的性伴，使其及时接受抗逆转录病毒治疗。及早治疗不仅改善患者预后，达到治疗成功后还将减少二代传播的机会。

二、效果和应用

性伴检测和告知主要有以下三种推广应用策略。

（一）促进已确诊的 HIV 感染者动员其性伴接受 HIV 检测

HIV 感染者的性伴具有较高的感染风险，感染者一旦被确诊，要及时动员其性伴接受 HIV 检测。如性伴经检测未感染，则实施单阳伴侣干预策略，阻断伴侣间传播；如性伴经检测已感染，则及早纳入抗病毒治疗。HIV 感染者动员性伴检测可高效发现性伴中的感染者，其检测发现率高于全国哨点监测高危人群感染率以及 VCT 门诊求询者的阳性检出率。Zhang 等于 2020 年开展了一项针对我国 HIV 感染者性伴的 HIV 检测率及阳性率的荟萃分析，该分析共纳入了 42 项研究，涉及 20 个省份。研究结果显示，我国 HIV 感染者的性伴检测率达 65%，性伴 HIV 阳性率为 28%。按照人群细分，阳性孕妇的性伴检测比例为 76%，其性伴 HIV 阳性率为 53%。阳性 MSM 的性伴检测率为 53%，其性伴 HIV 阳性率为 14%。

在实施 HIV 感染者性伴检测的过程中，性伴告知是前提，即 HIV 感染者往往需要先将本人的感染情况告知其性伴，再对其进行检测动员。对于部分 HIV 感染者来说，他们担心告知可能会导致社会歧视或婚姻破裂等，因而不愿将自身感染情况告知性伴，这种情况下，性伴检测也就难以实施。为了促进性伴告知，我国在完善传统的由感染者本人告知方法的同时，探索多种形式的告知方式和方法，比如医务人员告知以及医务人员和感染者共同告知的方式和方法。此外，在 MSM 人群中探索利用网络和现代通信技术，通过让感染者以匿名方式提醒其性伴存在感染风险的方式间接进行告知，取得了良好效果。如广州市疾病预防控制中心等开发的匿名性伴告知平台"易告知"自 2009 年开始运行，通过手机号码和当地检测记录匹配，在匹配到的被告知者中阳性率为 44%"。

（二）促进已检测未感染的 HIV 高风险人群动员性伴接受 HIV 检测

HIV 高风险人群的性伴通常也具有较高的感染风险，利用 VCT 门诊和互联网检测服务平台等为高风险人群提供检测的机会，向每位检测对象宣传性伴检测的益处，鼓励他们动员其性伴也接受检测。性伴检测有多种方式，可以陪性伴一起去医疗卫生机构检测，或者由性伴单独去专业机构检测，再或者为性伴提供快速检测试剂进行自我检测。自我检测由于简单、便捷，检测私密性强，在性伴检测中接受度较高。齐啸等报告了在 VCT 门诊开展的 MSM 人群固定性伴检测研究的情况，当 MSM 在 VCT 门诊进行检测时，咨询员询问其是否有固定性伴及固定性伴是否接受过检测，对固定性伴未接受过检测的 MSM 提供免费的快速检测试剂，鼓励他们带回去为其性伴进行检测，或者后期动员性伴到 VCT 门诊进行检测。研究期间，共发放了 231 人份快速检测试剂，99.6%（230/231）被用于固定性伴检测并回传了检测结果，2 名固定性伴检测阳性，阳性检出率为 0.9%（2/230）。另外，8 名固定性伴被动员到 VCT 门诊点检测，其中 3 人检测为阳性。经过一年的干预促进，MSM 固定性伴最近一年接受检测的比例由 51.7% 上升至 72.6%。

基于虚拟的互联网检测服务平台也可以用来实施性伴检测。毛翔等在一项基于微信公众号实施的随机对照试验中，分析了提供 HIV 自检试剂对促进 MSM 固定性伴检测的作用。研究通过网络虚拟服务平台为干预组的 MSM 提供 HIV 自检试剂及宣教信息，对照组则只提供宣教信息。结果显示，干预组推荐性伴进行 HIV 和性病检测的比例显著高于对照组（75.4% vs. 46.7%）。

针对暗娼人群开展促进性伴检测可以将干预延伸覆盖至嫖客人群，而通常的外展干预很难接触到嫖客人群。付鸿臣等报告了通过暗娼动员促进嫖客检测的研究结果。研究显示，发动中小型洗浴中心、小发廊、洗脚店、出租屋、街头等低档娱乐场所中暗娼对她们的客人进行宣传和提供快速检测试剂，共动员 501 名嫖客接受了 HIV 检测，HIV 阳性率为 1.20%。

（三）倡导 HIV 感染状况知情交友促进性伴检测和告知

HIV 感染状况知情交友是指个体在交友之前互相了解彼此的 HIV 检测结果。此处说的交友，特指可能发生性行为的交友。了解 HIV 检测结果可以通过口头询问对方，对方口头告知；或者伴侣双方同时进行 HIV 检测，检测后互相查看检测结果；抑或通过在线 HIV 检测结果查询功能查询检测结果后相互出示。在互相了解检测结果的基础上，双方根据不同的检测结果，采取一系列降低 HIV 感染风险的措施。HIV 感染状况知情交友适合在具有易感染艾滋病风险行为人群中推广应用。

HIV 感染状况根据 HIV 抗体检测结果可分为三类，包括 HIV 抗体阴性、HIV 抗体阳性、HIV 感染状况未知。根据检测是否度过窗口期、感染者是否治疗、检测时效等又可进一步细分为 7 种，分别为 HIV 抗体阴性排除窗口期（a）、HIV 抗体阴性未排除窗口期（b）、感染未治疗（c）、感染治疗成功（d）、感染治疗未成功（e）、从未做过检测（f）及检测超过三个月（g）。其中，ad 属于低风险的情形，其他检测结果再结合风险行为判断均为较高风险（图 2-3-3-1）。当事双方根据上述检测结果的不同组合在交友中选择针对性措施进行防护，包括安全套使用、性伴检测和告知、药物预防、抗病毒治疗等，以最大限度降低感染风险。

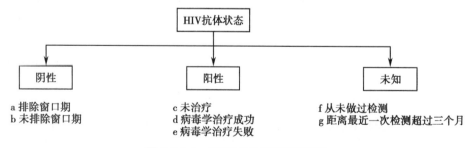

图 2-3-3-1　不同 HIV 感染状态示意

知情交友法形式似"婚检"，通过在人群层面倡导知情交友，推动形成"先知情后交友"的健康亚文化，在这种人群亚文化的影响下，促进更多的人在交友前提出知情的要求。在这种情况下，如果性伴不同意检测，则提出交友者需要审慎考虑是否深入发展关系以及如何规避潜在的风险；如果性伴同意检测，则根据所知的检测结果，采取更具针对性的预防措施，预防危害自身乃至双方健康的风险出现。

研究显示,我国重点人群应用知情交友方法时,告知性伴和知晓性伴检测结果的比例达到一定的水平。广西 5 个城市 317 名 MSM 中,50.5% 的研究对象向性伴告知了检测结果,41.0% 的研究对象知晓性伴的检测结果。上海市 451 名 MSM 中,39.5% 的研究对象在性行为前了解性伴 HIV 检测结果,57.7% 的研究对象在性行为前告知性伴自己的 HIV 检测结果。在广州等 8 个城市开展的线上调查显示,2 105 名 MSM 中,20.6% 的研究对象自报知晓性伴的检测结果。

(周　楚　徐　杰)

第四节　性病筛查和治疗

性病对艾滋病传播流行有协同作用,即罹患性病会增加患者感染 HIV 的风险,防治性病有助于降低艾滋病的感染和传播风险。WHO 在 20 世纪 90 年代初建议将促进性病诊疗服务作为预防和控制艾滋病传播的主要措施之一,认为强化性病诊疗服务不仅减轻性病流行带来的疾病负担,而且有助于遏制艾滋病流行,是发展中国家最具成本效益的健康干预措施之一。本节将从艾滋病预防干预策略层面,探讨性病筛查和治疗作为一项干预策略措施对预防艾滋病传播发挥的作用和效果、形成的政策策略以及应用进展,不涉及性病筛查具体的实验室技术方法、治疗的临床标准、用药方案等内容。

一、概念

性病是以性接触为主要感染和传播途径的一组传染病,包括梅毒、淋病、生殖道沙眼衣原体感染、尖锐湿疣、生殖器疱疹及卫生行政部门确定的其他性病。其中梅毒、淋病为《中华人民共和国传染病防治法》规定的乙类传染病。虽然从广义的性病概念上看,艾滋病也是一种性病,但因其危害和社会影响远超一般性病,因此,本节所说的性病是指除艾滋病以外的其他性传播传染性疾病,主要包括上述五种。

性病筛查就是运用快速、简便的性病检测方法,从看似健康的人群中查出隐性感染的性病患者,将其转介到具有性病诊疗资质的医疗机构,以便及时诊断和治疗,实现性病传染源的早发现、早诊断、早治疗,消除传染源,减少性病二代传播,避免因感染性病增加 HIV 的感染风险。性病治疗就是对具有性病症状者或性病筛查发现的无症状性病患者进行诊断和治疗。性病筛查和治疗具有临床和公共卫生双重意义,通过及时诊断和规范治疗性病患者,一方面可改善性病患者临床预后,另一方面,消除性病传播的传染源,既减少性病二代传播,又降低感染 HIV 的风险。

二、效果研究

(一)国际研究

性病防治对于预防控制艾滋病究竟发挥了多大的作用? 1995 年,Grosskurth 等在 *Lancet* 上发表了性病防治对预防 HIV 感染作用的随机对照研究结果,率先在国际上回答了这一问题。该研究于 1991—1994 年在坦桑尼亚 Mwanza 地区的 12 个社区内实施,12 个社区按照地理位置、社区卫生服务中心性病就诊率等指标进行两两配对,每对中的一个社区随机被分配进入干预组,另一个进入对照组。干预组实施性病干预,包括建立性病检测实验室、培训社区卫生人员性病诊疗技能、保障性病治疗药品供应以及对社区居民进行性病防治宣传教育。性病干预的效果评估是在 15～54 岁社区居民中分层随机抽样,建立社区居民队列,并随访 2 年,对干预组和对照组 HIV 新发感染率进行比较。研究发现,随访结束时,干预组社区居民 HIV 新发感染率为 1.2%(48/4 149),对照组为 1.9%(82/4 400),经过对其他因素进行校正后发现,干预组 HIV 新发感染率比对照组减少了约 40%。研究证明,在非洲等经济欠发达地区具有较高 HIV 流行水平的一般人群中,通过改善性病诊疗服务,可有效减少艾滋病新发感染。

Laga 在同一期 *Lancet* 上对 Mwanza 性病干预研究做了非常中肯的评论。评论指出,即使针对一般人群,通过提供最基本的性病诊疗服务,就能显著减少艾滋病新发感染。如果性病服务覆盖高危人群中无症状的性病患者,即通过性病筛查将高危人群中的隐性感染性病患者筛查出来,进行诊断和治疗,扩大性病服务的覆盖面,提供更高质量的性病服务,则预防艾滋病的效果更好。

（二）我国的实践和研究

我国早期的性病干预策略是促进和动员高危人群中有性病症状的患者及早去正规医院接受规范治疗。这一时期性病干预服务的重点是在高危人群中进行艾滋病性病宣传教育，帮助目标人群认识性病危害，识别性病症状，并提供性病诊断和治疗的服务信息，促进有性病症状者及早就医。随着我国性病检测技术的发展和检测能力的提高，我国性病干预关口前移，从促进有症状者就医到对无症状者进行筛查。我国暗娼和 MSM 等高风险人群中相当比例的性病患者处于无症状感染状态，虽然他们自身没有症状，但同样具有传染性。性病筛查可将高危人群中无症状的隐性性病患者发现出来，并进行转介和治疗。相比于之前对有症状性病患者的干预，性病筛查的重点是发现无症状性病患者。性病筛查扩大了性病干预的覆盖面，从而能更有效地发现传染源，进而通过规范治疗消除传染源，减少二代传播，改善了性病干预的效果。

1. **有性病症状者的转介治疗**　我国在 1997 年即开始探索在暗娼人群中开展包括促进性病诊疗服务为内容的宣传干预，当时的干预不涉及性病筛查，只是通过宣传对目标人群性病求医行为进行干预，即促进卖淫妇女等高危人群中有性病症状者到具有性病诊疗资质的医疗机构寻求性病治疗。研究显示，促进有性病症状者及时规范就医，可有效控制性病。贾曼红等在 1997 年 3—10 月，对某县 34 家娱乐场所173 名女性性服务人员进行艾滋病防治宣传干预。干预前，15.8% 的卖淫妇女得了性病后，自己买药或到个体诊所治疗，这种治疗方式很可能因治疗不规范而使性病得不到有效控制，导致病情迁延，增加继发传播风险。干预后该比例下降为 3.1%，同时到公立医院治疗性病的比例从 55.1% 显著提高到 75.2%。公立医院普遍具备性病诊疗服务资质，能为性病患者提供规范的诊断和治疗服务，有助于及时治愈性病患者，减少二代传播。由于促进了性病求医行为，卖淫妇女有性病症状的比例下降了 12%，性病传播得到一定控制。

2. **从有性病症状者转介治疗到无性病症状者筛查**　孔丽霞等于 2015 年报告了针对暗娼人群 25 年综合干预的效果分析结果。干预内容包括艾滋病性病防治宣传、同伴教育、安全套推广使用及性病服务等。性病服务内容经历了两个阶段的发展，第一阶段为 1989—2004 年，性病服务的重点是通过减免治疗费用促进有性病症状的暗娼转介治疗；第二阶段于 2005 年开始在暗娼人群中开展定期梅毒筛查，将筛查发现的无症状梅毒感染者转介到性病诊疗机构进行进一步诊断和治疗。梅毒筛查实施后，暗娼人群梅毒现患率从 2005 年的 4.13%（16/387）持续下降至 2014 年的 0.31%（4/1 285）。与性病防治措施从促进有症状者转介治疗到关口前移至筛查相对应，暗娼人群 HIV 流行也得到有效控制。评估分析显示，暗娼人群 HIV抗体在 1989—1996 年间均未检出，1997—2004 年，缓慢波动上升至 1.40%（44/3 138），之后持续波动下降至 2014 年的 0.18%（3/1 685）。

三、政策策略

性病筛查和治疗作为艾滋病预防干预的一项重要策略措施，其重要性在我国制定的一系列艾滋病预防与控制政策文件中都得到了突出体现。早在 1990 年，我国就制定了《中华人民共和国艾滋病预防和控制中期规划（1990—1992）》，其中明确"充分控制性病是预防 HIV 性传播工作的一部分"，加强性病防治工作，将性病控制与艾滋病预防和控制相结合。之后我国出台了《中国预防与控制艾滋病中长期规划（1998—2010 年）》，并在 2001 年后的二十年中接连出台了四个五年遏制与防治艾滋病行动计划，贯彻这一策略思想。近年来出台的艾滋病预防与控制文件又再次强调艾滋病性病要同防同治。

2019 年 9 月，国家卫生健康委员会会同九部委联合下发《遏制艾滋病传播实施方案（2019—2022年）》，提出实施艾滋病综合干预工程，明确"卫生健康部门统筹协调基层医疗卫生机构和社会组织等对易感染艾滋病危险行为人群开展健康教育、安全套推广、动员检测、艾滋病性病诊疗和戒毒药物维持治疗转介等综合干预工作。"

2023 年 2 月国务院防治艾滋病工作委员会办公室下发《国务院防治艾滋病工作委员会办公室关于开展艾滋病防治质量年活动的通知》，要求高质量开展综合干预，"各地疾病预防控制机构、基层医疗卫生机构与社会组织协同联动，全面开展易感染危险行为人群风险评估、健康教育、安全套推广、促进检测、性病诊疗、药物预防等线上和线下相结合的全链条综合干预。"要高质量开展检测筛查(HIV/性病),"加强主动检测和自我检测的宣传,促进有感染风险人群每年至少接受1次检测服务,高感染风险人群每年至少接受2次检测服务"。

四、应用进展

现阶段,我国针对艾滋病高风险人群的性病服务重点是性病筛查。在高危人群中开展性病筛查,除了通过防治性病降低HIV感染风险的原因外,还有其他实际考虑。首先,在某些艾滋病高危人群中,HIV感染率较低,如果只开展HIV检测,在筛查规模有限的情况下可能很难发现HIV感染者,无法引起高危人群对艾滋病的重视。由于性病在高危人群中的流行率显著高于艾滋病,性病筛查经常能发现无症状的性病患者。国内外艾滋病流行情况的研究均显示,高危人群性病流行后如果不加以防范,就会出现艾滋病的流行。我们以此作为对高危人群预防艾滋病警示性教育的抓手,更能够引起目标人群对于性传播疾病包括艾滋病的重视。其次,由于性病更为常见,目标人群性病诊疗服务的需求更大,开展性病筛查,提供性病服务,更容易获得目标人群的配合和参与,更有助于干预工作的实施。

我国针对艾滋病高危人群开展性病筛查的病种主要是梅毒,原因是梅毒对健康的危害相对较为严重,是我国重点防治的性病。我国出台了专门的梅毒控制规划,进行专项防治。另外,梅毒在艾滋病高危人群中存在一定程度的流行,目标人群的梅毒防治需求较高,防治梅毒具有一定的现实意义。因此,在实际工作中,经常是HIV和梅毒双病共检。

性病筛查服务主要有两种模式。

(一)医疗服务模式(坐堂待诊)

具有性病艾滋病检测能力的医疗卫生机构为就诊者主动提供性病筛查服务。包括以下几种情形:①具有易感染性病风险的人群主动到医疗机构接受性病筛查,此种情况下,医疗机构为就诊者提供的性病筛查项目可涵盖多种性病,通常除了梅毒,还包括淋病、衣原体感染等;②妇幼保健机构为孕产妇提供的梅毒筛查;③艾滋病自愿咨询检测门诊和社区药物维持治疗机构门诊为求询者和在治人员提供梅毒筛查;④其他类型的筛查,包括婚前体检、献血者筛查等,由于此类筛查通常只采集血标本检测,因此性病筛查的项目只包括梅毒。

(二)外展干预模式(送医上门)

基层医疗卫生机构和社会组织主动到易感染性病的风险人群活动场所开展干预活动,包括开展性病艾滋病防治知识宣传,倡导使用安全套,开展性病艾滋病咨询和检测。外展干预中开展的性病筛查与医疗服务模式的性病筛查有所不同,外展干预通常不会检测多种性病,只选择梅毒进行检测。除了前述原因以外,还因为外展干预只采集血标本,梅毒和HIV都可用血标本检测,采集一份标本即可完成两种指标的检测,不需要额外采集标本,方便工作。

1. 暗娼人群性病筛查

(1)筛查形式与频次:依托暗娼人群活动场所开展外展干预,针对不同特征的暗娼人群,在外展干预中提供不同的性病筛查服务。针对主要在高消费场所活动的暗娼人群,外展人员着重提供性病服务信息,引导其定期、主动到性病诊疗机构进行性病筛查。对主要在低消费场所活动的暗娼人群,由于该人群经济条件和个人主动检测意愿均有限,以外展干预过程中直接提供梅毒快速检测服务为主。暗娼人群性病筛查频率为每6个月开展一次,注意在外展干预进行性病筛查时,尽量覆盖新加入该场所的暗娼人群。

(2)筛查结果告知与转介:性病筛查后,无论结果是阴性还是阳性,都需要明确告知筛查对象检测结果,采用一对一、面对面或电话方式告知。要在7个工作日内告知筛查对象筛查结果,以减少目标人群失访。对性病筛查阳性者,要及时将患者转介到正规的性病门诊进行诊治。

2. MSM人群性病筛查

(1)筛查频次:要通过外展宣传、同伴教育等各种方式鼓励MSM每隔3个月进行一次梅毒筛查。

(2)筛查内容:除了常规筛查梅毒外,考虑到MSM的性交方式以肛交和口交为主,性病感染部位有一定的特殊性,因此,鼓励有条件的MSM定期到性病诊疗机构进行更全面的性病筛查。对过去一年内有插入性交行为者,检测尿道部位的淋球菌、沙眼衣原体感染;在过去一年内有肛交被插入行为者,检测直肠部位的淋球菌、沙眼衣原体感染;在过去一年内有口交行为者,检测咽喉部位的淋球菌感染。

（徐　杰）

第五节　药　物　预　防

一、暴露前预防

（一）概述

尽管世界范围内艾滋病快速蔓延趋势已得到遏制,但部分高风险人群的 HIV 防控形势仍然严峻。2022 年统计数据显示,重点人群的 HIV 感染率仍处于较高水平,例如从事性交易人员为 2.5%、静脉药物成瘾者为 5.0%、MSM 人群为 7.7%、跨性别女性为 10.3% 及服刑人员为 1.4%。降低 HIV 全球流行的关键在于控制重点人群中的 HIV 传播,亟须研究和开发更有效的防治策略。目前尚无针对 HIV 的有效疫苗,通过行为学及生物医学干预预防 HIV 传播仍是艾滋病防控的关键。全球多项临床试验研究结果显示,在 HIV 高风险人群中使用抗病毒药物进行暴露前预防（pre-exposure prophylaxis, PrEP）,可在公共卫生层面有效遏制 HIV 的传播。2012 年,WHO 首先推荐 MSM、HIV 单阳伴侣阴性方使用口服 PrEP 药物以预防 HIV 感染。2015 年 9 月,WHO 将推荐人群的范围扩大到全部易感染 HIV 危险行为人群。截至2021 年,全球已有包括我国在内的 144 个国家在国家指南中采纳了 WHO 关于使用口服 PrEP 降低 HIV 传播的建议。

PrEP 是指 HIV 阴性人群在可能接触 HIV 之前通过服用抗病毒药物来预防感染的生物学预防方法,尤其适合存在高危行为且很难改变的高风险人群。目前批准用于 PrEP 的药物主要有以下几种:富马酸替诺福韦二吡呋酯/恩曲他滨（tenofovir disoproxil fumarate/emtricitabine, TDF/FTC）或 TDF/拉米夫定（lamivudine, 3TC）、替诺福韦艾拉酚胺（tenofovir alafenamide, TAF）/FTC、长效注射卡替拉韦（long-acting injectable cabotegravir, CAB-LA）和达匹韦林阴道环（dapivirine vaginal ring, DVR）。

（二）HIV 暴露前预防相关研究证据

全球多项研究证实,口服 TDF/FTC 等药物、长效注射药物 CAB 及局部使用的 DVR 均能有效降低 HIV 感染风险。

iPrEx 研究是一项全球多中心的 3 期随机双盲安慰剂对照的临床试验,总共纳入 2 499 名参与者。它评估了 TDF/FTC 作为 PrEP 药物对于降低 MSM 人群 HIV 感染风险的效果。结果显示,相较于安慰剂组,使用 TDF/FTC 的服药组 HIV 感染风险降低了44%。根据血药浓度判断为依从性良好的受试者,其 HIV 感染风险比安慰剂组显著降低了92%,进一步证实了 PrEP 实际使用的效果,同时提示良好的依从性是PrEP 成功的前提。

Partners PrEP 研究是在异性恋单阳伴侣中进行的 3 期随机双盲安慰剂对照试验,目的是评估 TDF/FTC 和 TDF 在 HIV 阴性伴侣中预防 HIV 感染的有效性。研究结果显示,服用 TDF/FTC 和 TDF 的受试者相比于安慰剂组,HIV 感染的风险分别下降了 75% 和 67%。依从性较高的服药者 HIV 感染的风险分别下降了 93% 和 85%,提示 TDF/FTC 和 TDF 作为单阳家庭预防用药均是有效的,但两者在保护效果方面可能存在一定差异。

CROPrEP 研究是一项来自我国的多中心的 PrEP 真实世界研究,总共纳入 1 530 例 MSM 者,其中520 例选择了每日服药方案（D-PrEP）,503 例选择了按需服药方案（ED-PrEP）,507 例不使用 PrEP。研究结果发现,使用 PrEP 能够降低 87% 的 HIV 新发感染率（0.64/100 人年 vs. 5.10/100 人年）。每日服药方案和按需服药方案对于 HIV 感染风险影响无显著差异。

支持 TAF/FTC 作为 PrEP 药物的研究证据来自名为 DISCOVER 的随机双盲对照 3 期临床研究,该研究主要针对 MSM 群体,结果表明 TAF/FTC 在预防 HIV 方面非劣效于 TDF/FTC,两组的 HIV 新发感染率分别为 0.16/100 人年和 0.34/100 人年。

HPTN 083 研究结果显示,相较于每日口服 TDF/FTC 方案,CAB-LA 方案在 MSM 人群中保护效力提高了 69%;HPTN 084 研究表明,与接受每日口服 TDF/FTC 的受试者相比,接受 CAB-LA 方案的女性感染 HIV 的风险降低了 89%。

DVR 是一种缓慢释放非核苷逆转录酶抑制剂达匹韦林的硅胶装置,该环通常在 28 天之内将达匹韦林从阴道环中缓慢释放到阴道中,从而起到 PrEP 作用。在撒哈拉以南非洲地区进行的两项 3 期随机临床试验(Ring 和 ASPIRE 研究)发现,DVR 能够减少约 30% 的 HIV 感染风险。ASPIRE 研究显示,随着使用时间的延长,DVR 的有效性可提高到 39%。此外,在 ASPIRE 研究中,DVR 的预防效果与受试者年龄相关:对 25 岁以上女性的有效率为 61%,对 25 岁以下女性的有效率为 10%。推测年龄通过影响依从性而影响 DVR PrEP 的保护作用。

(三)PrEP 的适合人群和启动前准备

1. **适合人群** 并非所有 HIV 阴性者都适合使用 PrEP,只有处于 HIV 高暴露风险的人员才适合,例如,我国的 MSM 人群中 HIV 的感染率达 6%~8%,远高于普通人群中的 0.05%,该人群就是我国 PrEP 的主要实施群体。

根据我国 PrEP 专家共识的建议,以下是推荐使用 PrEP 的主要人群:①男男性行为者;②注射毒品者或药物成瘾者;③从事性交易人员;④存在多个性伴侣的性活跃者;⑤HIV 单阳性伴侣中的 HIV 阴性一方;⑥近期感染了性传播疾病的人群。

需要强调的是,并非所有推荐使用 PrEP 的人员都能够马上实施 PrEP。在 PrEP 开始之前,还需要进行 HIV 暴露风险评估和医学评估。

2. **风险评估** 为了更加准确地评估求询者是否具有高暴露风险,国际指南推荐了如下问题协助评估,即询问求询者在过去六个月内:①是否发生过未使用安全套的同性或异性性行为?②是否注射过违禁药物,并且有过共用针具的情况?③性伴是否为 HIV 感染者?④是否被新诊断出患有性传播疾病,如梅毒、淋病和衣原体感染?⑤是否多次使用过暴露后预防(post-exposure prophylaxis,PEP)措施,来预防性接触或静脉注射途径感染 HIV?

如果以上 5 个问题中有一个回答是"是",就可以认为是"HIV 高暴露风险行为"。但是,如果长期保持一夫一妻异性伴侣关系,或者 HIV 阳性性伴侣(性伴)已经接受了持续的抗病毒治疗,并且在过去六个月里病毒载量一直被成功抑制,可以不算作"HIV 高暴露风险行为"。

3. **医学评估** 在开始 PrEP 之前,除了评估 HIV 感染风险,还需要对求询者进行医学评估,以确保 PrEP 的安全性和有效性。医学评估包括 HIV 检测,以排除已经感染 HIV 的人群,以及肾功能、性病、乙型肝炎病毒(HBV)等实验室检查,以排除使用 PrEP 药物的禁忌证和掌握相关情况。

(1)HIV 检测:根据我国《全国艾滋病检测技术规范》,对成年人和青少年进行 HIV 感染筛查和诊断。对于时间紧迫者,血液的 HIV 自我检测结果也可以作为 PrEP 的启动依据,但还是要在当天补充进行 HIV 抗原/抗体检测。对于曾经服用过口服 PrEP 药物的患者,如果在 3 个月内口服 PrEP 药物,或者 12 个月内曾使用过肌内注射长效 PrEP 药物,需同时进行抗原/抗体检测和 HIV 核酸检测。尤其需要注意重点排除处于 HIV 急性期感染的可能。

(2)肾功能检测:因为 PrEP 方案中的 TDF/FTC 不推荐用于 $eGFR<60ml/(min·1.73m^2)$ 的人群,TAF/FTC 不推荐用于 $eGFR<30ml/(min·1.73m^2)$ 的人群。因此使用前评估肾功能对于确保安全用药尤为重要。

(3)血脂检测:TAF/FTC 可能会导致血脂升高,如果使用该方案,进行 PrEP 前应评估血脂水平,之后仍需密切监测血脂变化,注意调节饮食和运动。

(4)HBV 血清学检测:由于口服 PrEP 方案同时对 HBV 感染也有治疗作用,对 HBV 阳性感染者,如果在 PrEP 期间停用药物,会有 HBV 反弹的风险。当然,HBV 感染并不是开展 PrEP 的禁忌证,不过需要在专科医生的评估和检测下使用 PrEP。

(5)性传播疾病检测:性传播疾病会增加 HIV 感染的风险,近半年有性病史是优先推荐 PrEP 的指征之一。因此,基线应对梅毒、淋病、衣原体感染等性传播疾病进行排查。如果有,需要及时治疗,治疗完成之前暂停高风险行为或坚持使用安全套。

（6）妊娠检测：妊娠本身不是开展 PrEP 的禁忌证，但鉴于 TAF/FTC 和 CAB 这两种 PrEP 药物在妊娠期的安全性数据还不充分，需在 PrEP 前了解女性参与者的妊娠状态，以便提供健康生育相应咨询及教育。

（四）启动 PrEP

满足以下所有条件者才能启动 PrEP：①性活跃的成年人或青少年；②HIV 抗体检测结果为阴性；③近期存在 HIV 感染风险；④排除 HIV 急性期感染；⑤无 PrEP 药物过敏或不适的情况；⑥能够按时服药和定期随访检测；⑦能够自主作出决定，并理解 PrEP 的利弊。

为了尽量降低评估期间 HIV 感染风险，可考虑采用快速启动 PrEP 方案，即评估当天启动 PrEP。要做到快速和安全地启动 PrEP，关键在于及时确定求询者的 HIV 感染状态和评估肾功能，快速启动 PrEP 须满足以下条件：①能够进行即时的 HIV 检测，通过实验室对血液样本进行抗原抗体检测或 HIV 核酸检测（首选），不建议使用非血液检测的 HIV 快速检测手段（图 2-3-5-1）；②当日完成实验室或现场肌酐检测。

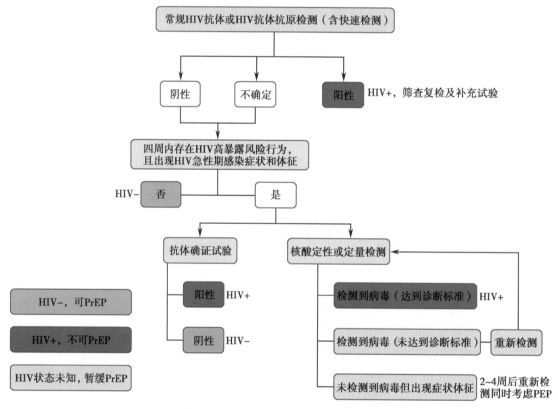

图 2-3-5-1 HIV 感染状态临床评估

如果当天无法获得 HIV 和肾功能检测结果，也应抽血送检，对于结果提示 HIV 已感染或肾功能异常的求询者，快速联系并安排预约随访。

（五）PrEP 用药方案及管理

目前国际上可选择的 PrEP 手段主要包括口服药物方案、注射长效药物方案和局部使用达匹韦林阴道环。PrEP 推荐方法及管理参见表 2-3-5-1。

1. 口服方案

（1）口服药物选择 当前的国际大多数指南推荐用于 PrEP 的口服药物主要包括 TDF/FTC 和 TAF/FTC。TDF/FTC 于 2012 年获得美国食品药品监督管理局（Food and Drug Administration，FDA）批准用于 PrEP，随后被欧洲、WHO 等多个国家和组织的艾滋病相关指南列为 PrEP 推荐方案。TDF/FTC 目前仍是 PrEP 最常用的方案，它适用于各类高风险人群，包括 MSM、高风险的异性恋者以及 IDUs。值得注意的

表 2-3-5-1　PrEP 推荐方法与管理整体对照简表

项目	每日服药方案	按需服药方案	长效注射方案
可选药物	TDF/FTC TAF/FTC	TDF/FTC	CAB
适应人群	体重超过 35kg，12～18 岁的青少年和成人	出生性别为男性且未服用外源性雌激素的青少年和成人	体重超过 35kg，12～18 岁的青少年和成人
eGFR ml/（min·1.73m²）	TDF/FTC 为≥60 TAF/FTC 为≥30	≥60	无限制
首次处方	30 片	30 片	600mg 肌内注射，前 2 次注射每 4 周一次，可口服导入 4 周
随访处方	90 片	酌情	第 3 次注射开始每 8 周注射一次
基线实验室检查	HIV 抗原抗体检测 HIV 核酸检测（条件允许时） 性传播疾病 肌酐及肾小球滤过率 乙型肝炎及肝功能指标 妊娠	HIV 抗原抗体检测 HIV 核酸检测（条件允许时） 性传播疾病 肌酐及肾小球滤过率 乙型肝炎及肝功能指标 妊娠	HIV 抗原抗体检测 HIV 核酸检测（条件允许时） 性传播疾病 肝功能指标 妊娠
第 1 次随访（4 周）检查，每 3～4 个月随访检查	HIV 抗原抗体检测 HIV 抗原抗体检测 肌酐及肾小球滤过率 乙型肝炎及肝功能指标 妊娠	HIV 抗原抗体检测 HIV 抗原抗体检测 肌酐及肾小球滤过率 乙型肝炎及肝功能指标 妊娠	HIV 抗原抗体检测 HIV 抗原抗体检测 乙型肝炎及肝功能指标 妊娠
用法	每 24h 口服 1 片，需连续服用 7 天后才可进行 HIV 高危行为，末次 HIV 高危行为结束后需要继续服用 7 天	预期性行为发生前 2～24h 口服 2 片，在性行为后，距上次服药 24h 服药 1 片，48h 再服用 1 片 TDF/FTC，如果按需服药方式结束后的第二天发生性行为，则每天服用 1 片，直至最后一次性行为后 48h	前两次注射间隔 4 周，第 3 次注射开始每 8 周一次。计划给药日期前后 7 天内均可接受注射，但如果超过计划给药日期 7 天仍未进行注射，则需每日口服 CAB 片剂，TDF/FTC 或 TAF/FTC 进行桥接
停药后重新启动	按照初始启动方式连续服用 7 天后才可进行 HIV 高危行为	如果最后一次服药和下一次性行为间隔＜7 天，恢复每天 1 片，直至最后一次性行为后 48h。如果最后一次服药和下一次性行为间隔≥7 天，则重新开始"2+1+1"PrEP 按需服药方式	口服方案桥接时间超过 8 周，需要重新开始启动

是，药物依从性对 PrEP 的功效和减少 HIV 耐药的产生都是极为关键的。另外的一些研究发现进行肛交的男性，每周使用约 4 次 TDF/FTC 就可以达到较高的保护水平，而女性为了预防阴道性交导致的 HIV 感染，需要每周至少服用 6～7 次 PrEP 药物（依从性超过 85%）。这些差异可能是由于直肠组织中的替诺福韦浓度较高，高于宫颈阴道组织中的浓度，因此该方案对女性漏服药物的宽容度较低。

2019 年 10 月，美国 FDA 批准 TAF/FTC 被用于 PrEP，适用于体重≥35kg、预防性行为（女性除外）感染 HIV 的青少年及成人。目前该药物推荐为 MSM 群体的 PrEP 药物，不适于女性预防 HIV 经阴道性行为感染用药。与 TDF/FTC 相比，TAF/FTC 口服可以更快地检测到细胞内药物浓度水平，且药效持续时间更长。另外的研究表明，TAF 较 TDF 在骨骼和肾脏安全性上更好，因此，TAF/FTC 展示了在 PrEP 领域的广泛应用前景。

WHO 指南认为，无论是在 HIV 治疗还是预防中，FTC 和 3TC 都是可以彼此互换的。但因目前仅有极少的基于 3TC 的 PrEP 临床研究数据,中国、美国和欧盟均未批准含有 3TC 的药物用于 PrEP。因此,仅在 FTC 获取有困难的情况下,可以考虑使用 3TC 替换 FTC。

（2）服药方案　国际上口服药物用于 PrEP 的服药方式主要有两种,分别为每日服药方案和事件驱动（event-driven, ED-PrEP）服药方案［又称按需（on-demand）服药方案］。

1）每日服药方案　每 24h 口服 1 片（TDF/FTC 或 TAF/FTC）,需连续服用 7 天后才可进行 HIV 高危行为,末次 HIV 高危行为结束后需要继续服用 7 天方可停药。

2）按需服药方案　指在预期性行为发生前 2～24 小时内口服 2 片 TDF/FTC,并在首次服药后的 24 小时及 48 小时再各服用 1 片 TDF/FTC,这种方案又称为"2+1+1"方案。如果在预期性行为后连续发生性行为,应当在首次服药后的每 24 小时服用 1 片 TDF/FTC,直到最后一次性行为后 48h（图 2-3-5-2）。

每日服药方案适用于各类人群,而按需服用方案仅推荐用于男性预防性传播,主要是男性直肠组织中的血药浓度比女性阴道分泌物中的浓度达到保护效果的时间更短。对于 PrEP 使用者来说,虽然按需服药的用药负担比较轻,但该方案对用药依从性要求更高,如果使用者在性行为前后没有按时按量服用,药物的预防作用将大打折扣。如首次服药后不到 2 小时发生了性行为,药物浓度可能达不到

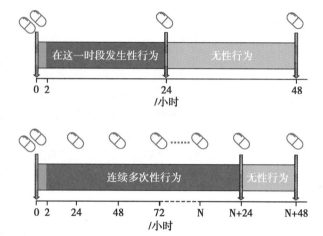

图 2-3-5-2　PrEP 按需服药示意

保护浓度,此时可能需要转为 PEP。如果性行为后出现漏服,遵循"2 小时"原则,即超出服药时间点 2 小时内,立即补服 1 片;如果超过 2 小时,应该立即咨询专业医生评估是否需要转为 PEP。所以按需服药的 PrEP 方案主要适合能提前至少两小时计划性行为,或可延迟至少 2 小时发生性行为的 MSM。

（3）随访和监测　开始服用 PrEP 药物后,需要在第 1 个月内完成首次随访,重复 HIV 检测,确认 HIV 未感染状态;评估药物早期不良反应,并进行依从性评估和教育。之后每 3 个月随访一次,检查 HIV 和其他性传播疾病的感染情况,评估药物不良反应和依从性。此外,还要定期检测肾功能和 HBV 感染情况。如果使用 TAF/FTC,还要检测血脂和体重。

在随访检测中,发现肾功能异常,如果 eGFR 降至 60ml/(min·1.73m²)以下,应停用 TDF/FTC 或改为 TAF/FTC;如果 eGFR 降至 30ml/(min·1.73m²)以下或出现中重度近端肾小球功能不全或范科尼综合征,TDF/FTC 和 TAF/FTC 均不能使用,而长效注射卡替拉韦是此类患者进行 PrEP 的唯一选择。

（4）不良反应　TDF/FTC 和 TAF/FTC 作为 PrEP 用药具有良好的安全性和耐受性。药物副作用较轻且不常见。少部分（<10%）人会出现恶心、头痛、体重下降等症状,这些症状往往在服药第一个月内就能自行缓解。

TDF 的长期使用有可能引起轻至轻中度肾损伤及骨量减少。一项荟萃分析根据 10 项随机临床试验的数据发现,与安慰剂组对比,基于 TDF 的 PrEP 组的肌酐升高风险增加（OR=1.36, 95% CI 1.09～1.71）。关于服用 TDF/FTC 的骨量变化的临床研究发现,与安慰剂组相比,TDF/FTC 组 HIV 阴性人群的髋部、腰椎和前臂的 Z 评分下降幅度更大。骨质在 PrEP 服药初期下降最为严重,停药后 6 个月左右,大多数患者的骨丢失恢复正常。

（5）停药及重新启动　口服 PrEP 的停药与重新启动在实际使用中均极为常见,但随意自行停药会大幅降低体内抗病毒药物浓度,影响 HIV 预防的效果。因此,PrEP 启动前,应为 PrEP 使用者提供停药和重启等方面的专业咨询意见。

对于每日服药者的停药时机应保证最后一次 HIV 暴露后持续用药至少 7 天再行停药。需要重新启动时,建议按照初始启动方式连续服用 7 天才可进行 HIV 高危行为。按需服药者如果最后一次服药和下一次性行为间隔<7 天,恢复每天 1 片,直至最后一次性行为后 48h。如果间隔≥7 天,则需重新开始

"2+1+1"按需服药方式。

2. 长效方案

（1）长效药物选择　2021年12月，CAB-LA注射用悬浮液（600mg/3ml，每8周一次）获美国FDA批准用于体重≥35kg的青少年和成人的HIV PrEP，成为首款用于PrEP的长效注射药物。该方案已纳入WHO等主流指南推荐，对于口服PrEP方案依从性不佳、肾功能不全[特别是eGFR<30ml/（min·1.73m^2）]以及偏好长效方案的人群尤其适用。

（2）给药方案　CAB-LA的使用方式为臀部肌内注射600mg/次，首次给药后间隔4周第二次给药，然后每8周给药一次。虽然临床研究中均设置1个月的口服片剂导入期（每日一次口服CAB 30mg片剂持续4周），但由于在导入期及其后的注射阶段均未发现安全问题，因此目前在首次使用CAB-LA前不再要求进行短效口服片剂导入。

在持续用药阶段，可在计划给药日期前后7天内接受注射，但如果超过计划给药日期7天仍未进行注射，则需使用每日口服PrEP方案进行桥接，直到下次注射方可停止，需要注意的是目前不推荐CAB片剂用于PrEP。

虽然CAB-LA方案能够有效降低HIV感染风险，但目前仍无相关的临床试验数据来估计从开始注射到对HIV感染获得最大保护的时间，指南认为可能是在第一次注射后第7天左右能达到保护浓度，因此建议第一次注射7天后方可进行HIV高危行为。

（3）随访频次　由于CAB-LA需要在医疗机构进行肌内注射，因此随访频率与注射频率一致，每次随访均需要重新进行HIV检测以确定阴性状态和评估药物不良反应等其他情况。建议每4~6个月评估其他性传播疾病的感染情况，每年进行一次HCV和HBV检测。目前数据显示，CAB-LA对肾功能及代谢无明显影响，因此一般不需要监测肾功能及代谢指标变化。

（4）不良反应　在临床试验中，CAB-LA的常见不良反应比TDF/FTC更频发，包括头痛、发热、疲劳、背痛、肌痛和皮疹。此外，CAB-LA注射后容易出现注射部位反应（injection site reaction，ISR），包括疼痛、压痛、硬结等。这些ISR一般为轻度或中度，仅持续几天，多发生在前几次注射后。使用者可在注射前或注射后1~2天内服用非甾体镇痛药，也可局部热敷或使用加热垫15~20分钟，这些措施均可以有效缓解ISR。

（5）转换、停药及重新启动　由于CAB-LA半衰期很长，在停药后，体内的CAB药物浓度需要经历数月甚至1年以上才能够被人体彻底清除，因此，使用CAB-LA后如何安全停药或重新启动变得尤为重要。特别是在停药8周后，较低浓度的CAB容易对病毒耐药产生药物选择压力，从而更容易诱导病毒产生整合酶耐药突变，整合酶耐药病毒的感染对于当前HIV治疗来说是极其麻烦的。因此，停用CAB-LA方案的PrEP人群，如果仍然面临着HIV暴露风险，建议停用8周后，改为其他的HIV预防方法（使用安全套或口服PrEP），并每4个月随访检测HIV RNA，一直持续到停药后12个月。

使用CAB长效方案的PrEP人群，如果暂停使用，可以考虑使用口服方案进行桥接，桥接时间小于8周，可继续之前的给药时间间隔。如果口服桥接时间超过8周，那么下次注射时需要重新开始启动。如果PrEP人群计划转换为每日口服方案，可从计划给药日期直接转换为TDF/FTC或TAF/FTC。对于使用口服PrEP方案的人群，需要HIV-1 RNA检测阴性后才可以转为使用CAB-LA方案。

（6）育龄期女性使用中受孕　FDA已批准CAB-LA用于成人和青少年的PrEP，但该药在妊娠妇女中的使用剂量、疗效及安全性缺乏足够的信息。因此，如果在使用CAB-LA进行PrEP的过程中受孕，应与孕妇讨论是否继续使用该药。讨论时应向孕妇提供以下信息：①CAB注射剂的半衰期较长，妊娠初期的药物暴露可能会持续整个妊娠期，停用CAB并不能完全避免对妊娠的风险；②CAB与多替拉韦（DTG）具有相似性结构，而后者在妊娠中有充足的安全保障数据；③如果停用CAB-LA但HIV暴露仍在存在，须采取其他替代的HIV预防策略（例如改用TDF/FTC）。

3. 达匹韦林阴道环（DVR）　2021年1月WHO建议将DVR作为有较高HIV感染风险女性的额外预防选择。目前已经有一些国家开始将DVR纳入其指南中，但主要集中在非洲国家。我国目前尚未批准该药上市。

达匹韦林作用于局部,全身吸收率很低,对于妊娠和胎儿的影响较小。但由于使用 DVR 的妊娠妇女数量不多,未来还需要更多的数据。

（六）PrEP 失败后处理策略

PrEP 期间发生 HIV 感染的可能性虽然很低,但使用者仍有发生感染的风险。如果 PrEP 使用者的 HIV 检测结果不确定,无论是筛查前、服药中、还是停药后,都要按照国家艾滋病诊疗指南的要求,评估 HIV 感染情况。一旦确诊 HIV 感染,应立即停用 PrEP 药物,避免出现 HIV 耐药。建议其转入定点医院,按照初治患者接受进一步的 HIV 评估、咨询和检测,并快速启动抗病毒治疗。

PrEP 人群发生 HIV 感染后建议进行基线 HIV 耐药检测,以保证抗病毒方案的合理性。在耐药结果出来前,使用口服 PrEP 方案的人群可使用含二代整合酶的三药方案进行初始治疗,而使用 CAB-LA 方案的患者建议使用含蛋白酶的三药方案。尽管 PrEP 的广泛使用可能会增加 HIV 感染者治疗前耐药的情况,但更重要的是 PrEP 能够降低 HIV 感染的风险,从而减少 HIV 感染导致的死亡。

二、HIV 暴露后药物预防

（一）概述

1. HIV 暴露及暴露后预防概念　HIV 暴露是指未感染者接触可能具有传染性的血液、组织液或其他体液,且接触方式可能造成 HIV 感染。常见的 HIV 暴露包括经皮肤损伤(如 HIV 感染者使用过的针具或锐器导致的刺伤和割伤、暴露的皮肤存在擦伤、炎症或溃疡)、经黏膜(如不安全的性行为)接触到 HIV 感染者具有高传染性的血液、精液、阴道分泌物。根据 HIV 暴露的原因又分为职业暴露(occupational exposure)和非职业暴露(non-occupational exposure)。前者指在工作场景中发生的暴露,如医务人员、警察等在工作中与 HIV 感染者的血液或其他体液接触而暴露于 HIV 感染风险中。后者指职业暴露外其他个人行为发生的 HIV 暴露,如性接触、共用针头注射药物等。

发生 HIV 暴露后,通过及时(不超过 72 小时)服用特定的抗逆转录病毒药物,阻断病毒在体内复制和扩散,从而降低 HIV 感染风险,这就是暴露后预防(post-exposure prophylaxis, PEP)。PEP 是目前预防 HIV 感染的一项重要措施,可以为处于 HIV 高暴露风险的人员提供紧急阻断的机会,保护个人免受 HIV 感染,进而减少 HIV 的传播。

2. HIV 暴露后预防作用及效果　基于 HIV 感染的机制研究发现,HIV 突破黏膜屏障后,大约需要 48 小时才能开始复制,5 天才能在血液中检测到 HIV RNA。这些结果提示如果暴露后早期进行抗 HIV 药物干预,可能会预防 HIV 感染。研究者通过恒河猴动物模型实验发现,在暴露后 24 小时给予 PEP 药物,持续 28 天,可以 100% 阻止感染。但如果阻断开始时间延迟到 48 小时或 72 小时,或者阻断天数减少到 3 天或者 10 天,PEP 的成功率都将下降。另一项荟萃分析纳入了 1990—2014 年间的 25 项研究,共有 408 例灵长类实验动物暴露于 HIV 或 SIV,结果发现,相比无 PEP 的对照组,采取 PEP 的试验组动物感染 HIV 或 SIV 的风险降低 89%(95% CI 77%～95%)。

由于伦理原因,无法在人体上进行相关的前瞻性随机对照试验进行验证,但从 oPEP 和 nPEP 的观察研究以及 HIV 母婴阻断的母婴传播研究数据来看,PEP 具有良好的预防效果。一项回顾性病例对照研究分析了 1983—1994 年间发生 HIV 职业暴露的医护人员的阻断情况,结果显示,齐多夫定 28 日疗程具有高度保护作用,与未接受 PEP 的对照组相比,PEP 服药组 HIV 抗体阳转率降低了 81%(95% CI 48%～94%)。2009 年发表的一篇在巴西进行的为期 2 年 MSM 使用 PEP 的观察性研究,发现 PEP 组(n=68)仅发生 1 例血清学阳转(1.4%),而未接受 PEP 组(n=132)的血清学阳转达到 10 例(7.5%)。PEP 组的 1 例阻断失败的原因可能是拉米夫定的传播性耐药所致(检测到 M184V 突变)。

（二）PEP 实施前评估

从三个方面综合评估 PEP 适用性:①暴露时间;②暴露风险;③HIV 感染状况,具体参见图 2-3-5-3。

1. HIV 暴露时间评估　时效性是决定阻断成功与否的关键因素之一,所以 PEP 实施前,应当确定 HIV 暴露的时间。开始 PEP 的有效时间是暴露后 72 小时内,而且越早开始服药,阻断成功率越高。一般建议在暴露后 2 小时内开始服药,最好不超过 24 小时。如果超过 72 小时,则不建议进行 PEP。如果是多

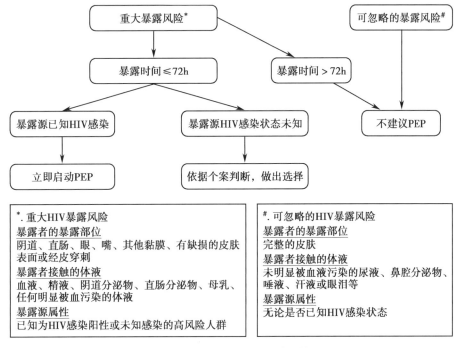

图 2-3-5-3　暴露后预防实施前评估流程

次或持续暴露,在完成此次 PEP 后,可以考虑转为暴露前预防(详见 PrEP)。

2. **HIV 暴露风险评估**　HIV 暴露风险的高低取决于暴露源和暴露行为。暴露源是否携带 HIV 是决定启动 PEP 的关键条件之一。暴露行为是否具有高风险,需要详细了解暴露时的行为细节,包括暴露的部位、方式以及接触的体液等。参见表 2-3-5-2。

表 2-3-5-2　暴露源的传播风险评估

暴露源	传播风险
HIV 抗体阳性,未 ART 或病毒未被抑制	高
HIV 抗体阳性,已 ART 且病毒抑制	可忽略
HIV 抗体阴性,且排除 HIV 急性期感染	可忽略
HIV 感染状况未知(来自 HIV 感染率较高的人群)	高

(1)暴露源的风险　暴露源为已知 HIV 感染者,且未进行抗逆转录病毒治疗或治疗后病毒未被抑制,属于重大 HIV 暴露风险。当暴露源 HIV 感染状况未知,但来自 HIV 感染率较高的人群(如 MSM、静脉注射吸毒者、多性伴者或性病感染者)时,应当设法动员暴露源人员进行 HIV 检测,最好使用四代抗原/抗体检测或 HIV 核酸检测,明确其感染状态。如果暴露源为 HIV 急性期感染者,由于其血液和其他体液中的病毒载量水平较高,暴露风险更高。对于已知 HIV 感染者还应当进一步了解其既往抗病毒治疗史和最近的 HIV 病毒载量情况,以便指导 PEP 方案的选择。如暴露源人员同意,可对其进行 HIV 病毒载量和耐药检测,将有助于后续 PEP 方案的调整。当然,PEP 启动时间不能因为对暴露源检测而延迟,可以根据暴露源检测的结果决定是否继续后续服药。当然,如果暴露源虽是 HIV 感染者,但其抗病毒治疗时间超过六个月且依从性较好,同时最近一次(6 个月内)病毒载量低于检测下限,可不推荐进行 PEP。

(2)不同体液的风险　具有 HIV 传染性的体液主要有血液、精液、阴道分泌物、直肠分泌物及任何明显被血液污染的体液;另外羊水、脑脊液、关节液、胸腔积液、腹水、心包积液是具有潜在传染性的体液。总之病毒含量越高的体液,其传播风险越大。不具有 HIV 传染性的体液(除含有血液)包括鼻腔分泌物、唾液、胃液、痰液、汗液、泪液、尿液、粪便和呕吐物。

（3）HIV 暴露部位和方式的风险 HIV 传播风险因暴露发生的部位的不同有很大差异，总的来说如果暴露的部位皮肤完整，一般认为无 HIV 感染风险；黏膜暴露存在较小的风险；而暴露部位越深、面积越大，风险相对越高。在引入高效抗逆转录病毒治疗之前，对 HIV 职业暴露阳转的前瞻性研究进行回顾发现，2 712 次完整皮肤的 HIV 暴露后无 1 例医务人员发生感染，1 143 次黏膜 HIV 暴露中传染了 1 例（0.09%），6 135 次经皮损伤（针刺或割伤）暴露发生了 20 例 HIV 感染（0.33%）。

不同 HIV 暴露方式的 HIV 传播风险同样差异显著。其中传播风险最高的是输血传播（92.5%）、母婴传播（22.6%）；接下来依次是肛交的被动方（1.38%）、共用注射器（0.63%）、经皮针刺（0.23%）、肛交主动方（0.11%）、阴茎-阴道性交中的女性（0.08%）、阴茎-阴道性交中的男性（0.04%）及口交（低）。其他一些理论上可传播 HIV 的暴露方式，如咬伤、吐痰、喷掷液体（包括精液和唾液）、共用性玩具等，其传播风险可以忽略不计（表 2-3-5-3）（本表格在本篇第一章亦有介绍，此处为方便读者对比，再次列出。两个表格不完全相同，各有侧重）。

表 2-3-5-3 不同暴露方式的 HIV 感染风险

暴露类型	HIV 感染风险（每 1 万次暴露）*	暴露类型	HIV 感染风险（每 1 万次暴露）*
血液暴露		阴茎-阴道性交中的男性	4
输血	9 250	口交被插入方	低
共用针具注射吸毒	63	口交插入方	低
经皮穿刺（如针刺）	23	**其他**#	
性暴露		咬伤	可忽略
肛交被动方	138	吐痰	可忽略
阴茎-阴道性交中的女性	8	喷掷液体（如精液或唾液）	可忽略
肛交主动方	11	共用性玩具	可忽略

*. 表格中的风险数据未考虑性病、高病毒载量等可能增加 HIV 传播风险的因素以及使用安全套、暴露前后预防等可能降低风险的因素。

#. 传播风险可以忽略不计。

3. **HIV 感染状况评估** 在开始 PEP 之前，需要对暴露者进行 HIV 检测。如果暴露者已经感染了 HIV，则不再适用 PEP，应考虑转介启动抗病毒治疗。为了保障及早启动 PEP，通常采用 HIV 快速抗体检测，但要注意抗体检测阴性并不能完全排除 HIV 感染，可能正处于 HIV 抗体检测窗口期。还需要询问暴露者过去一个月内是否还存在其他高暴露风险行为，以及是否存在 HIV 急性期症状。当然，条件许可的情况下，最好在医疗机构进行 HIV 四代抗原/抗体检测或 HIV 核酸检测，以尽快排除 HIV 感染。如果时间紧迫，来不及进行 HIV 检测，也可以先假定为 HIV 阴性者来评估，评估后先启动 PEP 服药，待 HIV 检测结果出来后再根据结果决定是否继续 PEP 服药。

4. **其他基线评估** 完成以上评估后，对于符合 PEP 使用条件的暴露者还需要对肝炎病毒感染（包括 HBV 和 HCV）、常见的性传播疾病感染情况（梅毒、淋病、衣原体等），以及血常规、尿常规、肝功能、肾功能、妊娠试验（育龄期女性）等进行评估。为了尽早启动 PEP，通过风险评估后即可开始服用 PEP 药物，不必等待临床检测结果，相关结果可作为依据决定 PEP 是否继续或调整服药方案。

（三）PEP 方案和实施注意事项

PEP 药物本质上就是抗逆转录病毒药物，可以用于治疗 HIV 感染，特定的药物组合也可以用于预防 HIV 感染。关于 PEP 药物的作用机制及用法用量可以参考第四篇抗病毒治疗。

1. **常见 PEP 方案** 目前 PEP 用药方案主要为三种抗病毒药物联合方案。原则上，WHO 等国际相关机构发布的指南中推荐的可用于 PEP 的药物均可使用。

根据我国的临床实践和药物的可及性,主要采纳《中国艾滋病诊疗指南(2021年版)》推荐的 PEP 方案。

首选推荐方案:TDF/FTC+RAL(或 DTG);BIC/FTC/TAF。

备选方案:TAF 替换 TDF;3TC 替换 FTC;PIs(LPV/r 和 DRV/c)替换 INSTIs(RAL 和 DTG)。

应该避免的药物:考虑到严重肝毒性和 Stevens-Johnson 综合征的风险,奈韦拉平不应用于 PEP;HLA-B5701 阳性患者容易出现严重的过敏反应,也应避免;由于中枢神经系统毒性和病毒耐药风险高,依非韦伦很少用于 PEP。

2. 特殊人群 PEP 方案的建议 由于伴有其他疾病或合并用药,应该根据暴露者的具体情况调整 PEP 用药方案。以下为几种特殊人群的 PEP 用药方案推荐。

(1)合并肾功能下降者 如果肾小球滤过率(eGFR)<60ml/(min·1.73m^2),应避免使用 TDF,eGFR <30ml/(min·1.73m^2)可考虑使用 TAF 替代;当 eGFR<30ml/(min·1.73m^2)且未进行血液透析时,可考虑 AZT 替代;此外,不推荐不含 TFV 的二联简化方案(DTG+3TC)进行 PEP,因为缺乏使用该方案的经验。

(2)育龄期/妊娠期或哺乳期女性 推荐使用 TDF/FTC+RAL(或 DTG)方案。BIC/FTC/TAF 和含有考比司他的方案,这些药物的血药浓度会在妊娠期间下降,不推荐用于妊娠期女性的 PEP。此外,由于 HIV 和抗病毒药物都可以通过母乳进入婴儿体内,HIV 暴露发生后 3 个月内避免母乳喂养。

(3)HBV 感染者 符合 PEP 使用指征的 HBV 感染者可以使用首选方案进行 PEP,不过患者在 PEP 期间要定期检测肝功能和 HBV DNA 的复制情况。由于 PEP 方案中含有两种抗 HBV 活性成分,因此,对于已经在服用抗 HBV 药物的暴露者,可以先暂停原来的抗 HBV 药物,PEP 结束后再继续服用。之前未进行抗 HBV 治疗,之后也未计划进行治疗的暴露者,PEP 停药后必须对 HBV 相关指标进行监测,以免停药后出现病毒反弹,导致肝功能异常,甚至肝衰竭发生。

(4)针对可能存在耐药病毒暴露的 PEP 方案 如果已知暴露源为 HIV 感染者,需了解其 ART 史。暴露源如有耐药史,但当前 ART 可抑制病毒,一般可以在 PEP 方案中采用与当前 ART 相同或药敏模式相似的药物。如暴露源接受 ART 时仍能检出病毒血症,则应选择与暴露源使用的 ART 不存在交叉耐药的其他药物。

3. 实施注意事项 PEP 是一种对时间非常敏感的干预措施,其阻断成功的效率会随着时间的推移而降低。暴露后应尽快评估和在有 PEP 使用指征的情况下快速启动。在等待暴露者或暴露源的 HIV 及其他检测结果之前,可先启动 PEP。

PEP 的服药疗程为 28 天,如果 PEP 疗程不足,预防阻断效果将大打折扣。除了 PEP 疗程要足,同时还要确保服药者有良好的依从性。临床研究表明,每天规律服药者比不规律服药者能够获得更好的阻断效果。漏服或自行停服都将影响阻断的效率,甚至导致阻断失败。应当根据服药者自身的情况,建议使用手机、闹钟、笔记本,以及电子药盒等定时方式,提醒患者每日按时服药。如果发生漏服,漏服时间在 12 小时之内应当尽快补服。如果漏服时间超过 12 小时,则不应补服,按照原服药计划继续服药即可。

PEP 通常只在单次暴露的情况下实施,并不能够取代其他预防 HIV 的方法。因此,PEP 期间应尽量避免再次发生高暴露风险行为。如果 PEP 期间再次发生了高暴露风险行为,理论上正在进行 PEP 的暴露者体内已存在的抗病毒药物可以及时阻止进入人体的 HIV,一般无须延长用药疗程。但如果再次暴露发生在 PEP 疗程末端,则建议适当延长阻断时间。一般而言,如果是肛交性行为暴露,确保末次暴露后服药满 48 小时;对阴道性行为暴露,确保末次暴露后服药满 7 天。

(四)PEP 服药后的随访

启动 PEP 后,服药者需定期到医疗机构接受随访,随访内容包括毒副作用监测及 HIV 和其他疾病检测(表 2-3-5-4)。

1. 副作用监测 在开始 PEP 服药的第 2 周,进行药物副作用随访,服药者应及时将服药后的反应报告给医生。同时,抽血进行相关实验室检查,评估 PEP 药物的毒副作用。对于接受含替诺福韦方案的患者,基线检测应包括血清肌酐和转氨酶检查。对于肾功能正常的患者,应在治疗后 2 周和 4 周时复查这些实验室检查项目。使用 AZT 的情况下(如未接受透析的肾衰竭患者),基线检测还应包括血常规。对这类

表 2-3-5-4　HIV 暴露后预防（PEP）实施期间的随访检测

检测项目	暴露源	暴露者			
	基线	基线	暴露后 14 天	暴露后 30 天	暴露后 90 天
HIV 感染	√	√	—	√	√
HBV* 和 HCV 感染	√	√	—	—	—
梅毒、淋病、衣原体感染	√	√	—	√	—
妊娠（女性）	—	√	—	√	—
		使用含 TDF PEP 方案			
肝肾功能（ALT、AST 和血清肌酐）		√	√	√	

*. 若为 HBV 感染者，需在肝病医生的指导下有计划地进行 PEP 停药并对相关指标进行监测。

患者，在开始治疗后 2 周和 4 周时复查这些实验室检查项目。实验室检查数值出现显著异常时应进行复查，在极少数情况下还需要更换药物方案。

2. **HIV 检测**　PEP 并不能 100% 保证 HIV 感染阻断成功，通过随访了解患者近期身体状况，留意是否存在有 HIV 急性感染的症状。同时在暴露后 30 天和 90 天对服药者进行 HIV 抗体或抗原/抗体检测随访，若 PEP 服药期间确诊为 HIV 感染，应继续服药，同时转介到抗病毒治疗机构。

3. **其他随访检测**　对于性活跃的高危行为者和静脉注射吸毒者，存在 HBV 和 HCV 高感染风险。因此必须进行 HBV 和 HCV 相关检测。因性行为发生暴露者还应在暴露后 4 周时进行性传播疾病检测。

三、社会组织参与药物预防干预

（一）工作模式

在开展 HIV 暴露前后预防干预工作中，社会组织在针对 HIV 高危人群的宣传发动、风险评估、咨询转介、辅助随访和提高服药依从性等方面发挥了重要作用。社会组织参与药物预防措施的推广应用，主要有两种工作模式：①基于线下 PrEP/PEP 疾控 - 社会组织 - 医疗机构/药房模式；②基于互联网医药平台的线上与线下相结合的模式。

（二）策略与活动

1. **宣传发动**　社会组织在专业机构的技术指导下，在药物预防政策、技术策略和社会动员等方面开展宣传工作，开发各种类型的 PrEP/PEP 宣传材料，包括宣传小折页、短视频、推文和海报等，并通过社会组织微信公众号、社交软件平台和 MSM 人群聚集场所广泛宣传发布，提高 HIV 高危人群对 PrEP/PEP 的认知水平和使用意愿，并提供 PrEP/PEP 服务信息，包括药物预防门诊点地址、联系方式、营业时间和药房信息等。

2. **基于线下 PrEP/PEP 疾控 - 社会组织 - 医疗机构 / 药房模式**　社会组织对求询者进行初步风险评估，如求询者存在高风险，在 PrEP/PEP 门诊点工作时间内，立即将求询者转介至门诊点，由门诊点医生进入 PrEP/PEP 适用性评估、实验室检测和启动服药流程。在门诊点非工作时间，社会组织可先为求询者提供 HIV 快速检测筛查，如检测结果为阴性，社会组织可通过储备药物，为紧急需求者提供首次服药药物（尤其是针对暴露后预防者，可大幅度缩短服药时间），第二天再将求询者引导或转介至 PrEP/PEP 门诊点接受相应服务。

3. **基于互联网医药平台的线上与线下相结合的应用模式**　依托互联网医疗平台，遴选当地有资质的医生，加入互联网医疗平台成为在线医生，可生成地区专属二维码，实现在线专业咨询评估与线下检测服务相结合的服务。为便于推广地方专属 PrEP/PEP 互联网医疗平台服务，将参与 PrEP/PEP 工作的社会小组生成各自小组二维码，求询者扫描各小组的二维码进入求询界面实现在线问诊。经在线医生咨询评估后，对符合 PrEP/PEP 指征的求询者开具实验室检测项目，求询者可将检测结果拍照上传至客户端，平台医生审核后出具在线处方，求询者可自行去线下药店凭处方购药，或在网上药店下单购药，网上药店将药品快递给求询者，为求询者提供便捷的购药服务。

4. 辅助随访和提高服药依从性 鉴于社会组织在宣传动员和咨询转介中建立了与求询者的信任关系,在 PrEP/PEP 服药和随访阶段,社会组织可辅助医务人员开展随访工作,为求询者提供定期 HIV 检测的提醒服务。协助服药者确定服药时间,掌握服药自我提醒方法,提供应对服药不适反应的建议,提高服药依从性。

（赵　方　闫红静）

第六节　吸毒人群干预

吸毒是人类社会最难解决的顽症之一,据联合国禁毒署（United Nations International Drug Control Programme,UNIDCP）估计,2021 年全球约有 2.96 亿人使用毒品。严重的吸毒问题为艾滋病预防与控制提出了空前的挑战,注射吸毒和吸毒后不安全性行为加剧了 HIV 的传播风险,注射吸毒也一度成为我国 HIV 传播的主要途径。尽管世界上很多国家都采取了严厉的禁毒和戒毒措施,但长期的实践证明,毒品成瘾者,特别是严重的毒品成瘾者难以达到彻底戒断毒品的理想状态,医学领域也将吸毒成瘾定义为"慢性复发性脑疾病"。因此,从公共卫生角度出发,很多国家目前都采用了"降低危害"（又称减少伤害）的理念开展吸毒人群艾滋病防控工作,即针对吸毒者难以彻底戒除毒品的现实情况,采取一系列措施对吸毒人群进行干预,减少因滥用毒品导致的疾病传播等公共卫生问题,以及其他不良的社会、经济后果。多年实践表明,这些措施切实可行且行之有效,"降低危害"的理念和策略在艾滋病预防控制中所发挥的重要作用已被当前国际社会所普遍认可。

在 2014 年之前,我国国内流行的毒品是以海洛因为代表的阿片类毒品,但之后国内的毒品流行形势发生了明显的变化。受境外毒源地毒品产量、走私贩卖以及国内制造走私新型精神活性物质等问题的影响,国内流行的毒品从以海洛因为主导逐步转变为以合成毒品为主导。2014 年,我国毒品滥用结构发生了根本的变化,合成毒品的使用人数占比首次超过了海洛因的使用人数占比。自此之后,国内的毒品流行已经成为以合成毒品滥用为主,多药滥用问题并存的形势。面对这一现状,基于"降低危害"的理念,我国在吸毒人群中的艾滋病防控策略主要有美沙酮维持治疗、清洁针具交换以及针对合成毒品滥用的干预措施。

一、美沙酮维持治疗

（一）概念

美沙酮维持治疗（methadone maintenance treatment,MMT）是针对海洛因等阿片类物质成瘾者采取的一种治疗方法。它是以生物-心理-社会医学模式为基础,采用合法、方便、安全、有效的药物——美沙酮,在符合条件的医疗机构中,通过长期持续治疗,减轻成瘾者对阿片类物质的依赖,减少因使用阿片类物质引起的疾病、死亡和违法犯罪,恢复其各种社会功能,促进阿片类物质成瘾者回归社会。

美沙酮是德国研究者在第二次世界大战期间研制出的一种阿片类镇痛剂,主要用于代替吗啡镇痛。20 世纪 60 年代,美国纽约市医生 Dole 和 Nyswander 发现单一剂量的美沙酮可以控制海洛因的戒断症状达 24 小时以上,为此他们提出了 MMT 的概念。1972 年,美沙酮用于阿片类物质成瘾的治疗通过美国 FDA 认证,美沙酮迅速成为阿片类物质成瘾治疗的主要药物,随后便开始广泛应用 MMT。美国 2020 年约有 31 万人在接受 MMT。除美国以外,随着对阿片类物质成瘾机制认识的深入和应对艾滋病威胁的需要,MMT 已在越来越多的国家得到应用,现已成为全球阿片类物质依赖维持疗法中应用最为广泛的治疗方式。

（二）效果研究

美国早在 20 世纪 60 年代就开始使用美沙酮作为阿片类物质依赖的治疗用药,欧洲、亚洲、澳大利亚在 20 世纪 70—80 年代也相继开展了维持治疗工作。各国开展的维持治疗工作虽有差异,但多年的研究和实践经验表明:MMT 能够不同程度地使参加治疗的吸毒者减少对海洛因的使用;减少因共用针具吸毒而造成的 HIV 传播;减少与吸毒有关的违法犯罪行为;改善和恢复阿片类物质成瘾者的家庭和社会功能。

一项在澳大利亚监狱对 382 名吸毒者囚犯进行的美沙酮治疗随机对照试验研究显示,接受 MMT 的因犯自我报告注射吸毒比例从治疗前的64%下降到治疗后的34%,而对照组则基本无变化。Castro等回顾分析了1990—2002年MEDLIN数据库收录的MMT研究文章,发现MMT可有效减少注射吸毒和共用针具,减少在治患者的HIV新发感染。Javier等对1 487名MMT受治者进行了一项回顾性纵向研究,结果证明MMT可以显著降低受治者HIV新发感染率。

MMT在减少吸毒相关犯罪方面效果显著。Robert等在初级保健诊所开展的一项研究发现,海洛因使用者在初级保健诊所中接受MMT,每连续治疗6个月其犯罪或被拘押的风险降低10%。研究将319名海洛因成瘾者随机分为MMT组和MMT等候组,等候组暂未接受美沙酮治疗,比较两组的被逮捕情况,结果发现MMT组患者在6个月随访中因犯罪被捕次数为人均0.2次($\sigma_{\bar{x}}$=0.06),显著低于等候组患者人均0.34次($\sigma_{\bar{x}}$=0.09)。

MMT显著改善在治人员的社会功能。在我国香港特别行政区,MMT门诊在治者的就业率从治疗前的51.3%提高至治疗后的55.9%,增加了4.6个百分点;52.1%的MMT门诊在治者在接受治疗后与家人的关系有了改善,35.5%在治者报告他们与非药物依赖者朋友的接触较治疗前增多。

（三）应用进展

我国自2004年开始为阿片类成瘾者提供MMT服务。2004年3月—6月,在5个省份建立了第一批8个MMT试点门诊。截至2023年底,30个省(区、市)共设立了773个美沙酮门诊,其中包括361个延伸服药点。全国累计治疗阿片类物质成瘾者超过50万人,2023年有4.7万人正在接受治疗。

我国MMT工作由政府领导,卫生、公安、药品监管、司法行政等多部门密切配合、共同实施。为确保MMT的顺利实施,政府先后出台了多部法律、法规及相关文件给予政策上的支持。

我国MMT项目成效显著,有效遏制了HIV在吸毒人群中的传播。评估显示,参加维持治疗的吸毒人员HIV新发感染率从2006年的0.95%下降到2023年的0.05%,下降幅度为95%。自2004年开展维持治疗工作以来,全国累计减少海洛因滥用约180吨,减少毒资交易1 000亿元。我国MMT成效得到了国际社会的高度认可。WHO将中国MMT作为全球控制吸毒人群艾滋病传播的最佳实践在全球范围内推广。UNAIDS执行主任米歇尔·西迪贝指出,中国已基本控制住了毒品滥用者的艾滋病疫情。

我国MMT服务尚存在着诸多问题与挑战。一是艾滋病传播模式发生重大变化,MMT防艾作用趋于弱化。当前我国艾滋病病例中,注射吸毒途径传播所占比例逐年下降,经性途径传播已成为主要传播方式,艾滋病防治工作的重点也逐渐调整为控制经性途径传播,MMT的防艾作用已不突出。但《2022年中国毒情形势报告》显示,我国2022年仍然有41.6万阿片类物质成瘾者,注射吸毒引发的HIV疫情仍存在反弹风险,因此,仍须充分认识到MMT的重要性和必要性,持续推进此项工作。二是部门协调仍存在障碍,不同戒毒措施间的有效衔接尚需加强。尽管MMT作为一项有效的干预措施已获得了多部门的认可,并被列入我国艾滋病防治规划,但在具体执行层面,MMT的实施过程中仍然存在不同部门协调不畅的情况。因此,需要不断加强对相关部门的政策倡导,提高各部门对MMT的正确认识,加强部门间合作,促进强制隔离戒毒、社区戒毒、社区康复和MMT等资源充分整合,建立起不同戒毒措施间的无缝衔接机制。三是门诊服务质量尚有待提高。除了服用美沙酮药物外,参加MMT的阿片类物质成瘾者还会存在诸如心理咨询、多物质滥用、多重感染、艾滋病抗病毒治疗、抗结核治疗、就业、家庭问题等多种需求,而当前门诊工作人员很难胜任这种多元化的工作要求。因此,加强对门诊工作人员的能力培训也是我国MMT门诊面临的一个挑战。

我国的MMT服务已经开展近20年,有效控制了艾滋病在吸毒人群中的蔓延,显著减少了因吸毒导致的违法犯罪,帮助数以万计的成瘾者恢复正常的生活。它在遏制艾滋病传播、维护社会稳定方面发挥了重要作用。尽管存在着诸多问题与挑战,仍需要继续创新服务模式,不断适应新的禁毒防艾形势,确保MMT服务的持续性和有效性。

二、针具交换

（一）概念

针具交换是预防和控制艾滋病经注射吸毒传播的重要策略之一,旨在注射吸毒人群中推广安全注射的理念,保证一次性清洁注射器供应,并回收注射吸毒者使用过的注射器,以减少该人群中共用注射器吸毒的危险行为,预防和控制艾滋病等血源性疾病在注射吸毒人群中传播。针具交换服务不仅能够促使注射吸毒者每次注射吸毒时使用清洁注射器,还可以建立起与吸毒者开展常规联系的平台,向吸毒者提供各种医疗和预防服务,如药物维持治疗和戒毒服务转介、同伴教育、安全套推广及咨询检测等。

最早的针具交换项目始于1984年荷兰的阿姆斯特丹,目的在于控制当地静脉注射吸毒者中乙型病毒性肝炎的流行。后来,针具交换项目逐渐为各国所接受,用以控制注射吸毒人群中艾滋病的流行。由于不同国家和地区毒品形势、禁毒政策和艾滋病流行水平各不相同,针具交换的发展也各有特点。加拿大联邦政府早在1989年就拨款实施艾滋病综合预防项目,针具交换就是其中的重要内容,至1993年2月,加拿大共有28个城市开展针具交换。截至2022年,加拿大共开设针具交换点超过40个。美国在1988年开展了第一个针具交换项目,1993年达到37个,覆盖37个城市;到1998年底已扩展到80个城市,项目数量发展到113个。截至2022年底,美国全国开设针具交换点433个。1995年之后,东欧国家由于注射吸毒人群中艾滋病快速流行,均开展了包括针具交换在内的减低危害项目。截至2022年底,全球共有92个国家和地区开设了针具交换项目。

(二)效果研究

针具交换通过提高清洁针具的可获得性,从而降低了共用注射器和使用不洁注射器的比例,减少了注射吸毒人群艾滋病、乙型肝炎和丙型肝炎的传播。Esther等的荟萃分析显示,针具交换与艾滋病传播减少显著相关,纳入分析的12项研究的总效应量为0.66($95\% CI$ 0.43～1.01),6项更高质量的研究总效应量为0.42($95\% CI$ 0.22～0.81)。针具交换项目不仅有效,而且成本-效果可观。例如澳大利亚2000—2010年间,针具交换项目的实施使新报告HIV/AIDS病例减少了34%～70%(192～873例),新报告HCV病例减少了15%～43%(19 000～77 000例)。据估计,澳大利亚国家战略计划在该项目上的投入成本效益显著,每投资1美元(约合7元人民币),未来投资总回报为1.3～5.5美元。研究还显示,大规模的针具交换项目不会提高吸毒者的毒品使用水平,不会促进更多的吸毒者转成注射吸毒。

(三)应用进展

我国自1999年开始在注射吸毒人群中开展针具交换试点。我国针具交换项目定位于“在药物维持治疗难以覆盖的地方,开展清洁针具交换”。截至2023年12月,全国共开设444个针具交换点,覆盖334个县(区),参加针具交换人数约1.2万人。

我国针具交换项目的开展得到了国家相关政策的支持。《中国遏制与防治艾滋病行动计划》《国务院关于切实加强艾滋病防治工作的通知》中都对此提出了具体要求。

我国实施的针具交换项目显著降低了注射吸毒者共用注射器的比例,从而降低了HIV感染风险。1999—2000年我国首个针具交换试点的结果显示,吸毒人员共用注射器的比例由项目实施前的60.6%下降到实施后的30.3%。2011年对全国7个省份3 000余名注射吸毒者开展的调查发现,参加针具交换的注射吸毒者共用注射器的比例仅为5.8%,显著低于未参加过针具交换的注射吸毒者的8.3%。2023年参加针具交换的注射吸毒者HIV阳性检出率仅为0.19%。

我国针具交换项目仍面临着诸多挑战。一是艾滋病传播模式发生变化,针具交换项目的作用减弱。注射吸毒途径传播所占比例逐年下降,经性途径传播已成为艾滋病传播的主要方式。尽管如此,《全球减低危害报告2020》显示,近年来国际上注射使用新型毒品的比例越来越高,少部分国家甚至出现了因注射使用兴奋类毒品(如冰毒等)共用针具导致的HIV感染的局部暴发流行。我国的药物滥用监测报告中也显示,部分地区出现了注射使用冰毒的情况。因此,仍需要继续推进针具交换项目,为注射吸毒者提供清洁注射器并开展综合干预活动,以避免因共用针具导致的疾病传播。二是部门协调仍存在障碍。尽管针具交换作为一项有效的防治措施已被列入中国艾滋病防治规划,并长期获得国家财政资金的支持,但由于参加针具交换的注射吸毒者仍处于吸毒的状态(我国法律中规定吸毒属于违法行为),在具体项目执行过程中仍然存在不同部门间协调不畅的情况。注射吸毒者因害怕暴露身份而不参加针具交换或参加后脱失,进而影响了针具交换的实施效果。因此,加强政府部门之间,尤其是卫生和公安部门间的沟通与协调,仍是针具交换项目顺利实施的关键。同时加强对当地注射吸毒人员的相关宣教,鼓励其加入针具交换项目。三是针具交换项目服务不均衡。不同地区针具交换覆盖人数差异大,最低不足 10 人,最高将近 150 人。参加针具交换的注射吸毒者每年获得的清洁注射器数量最低不足 20 支,最高超过 400 支。不同针具交换点提供的服务差别也很大,有些仅提供清洁注射器,有些站点还提供包括咨询、转介等多种服务。应整合资源,提升针具交换点作为为注射吸毒者提供综合服务的平台作用,提高针具交换点的服务水平。四是对同伴教育员的管理有待加强。通过同伴教育员提供服务是我国针具交换的一种重要模式,同伴教育员的工作状况对针具交换的服务质量有显著的影响,对同伴教育员的有效管理将在很大程度上影响针具交换项目的效果。当前针具交换点对同伴教育员的工作管理主要通过相关的工作量统计表格来实现,但其真实性和可靠性很难验证。进一步加强对同伴教育员的监督和管理是针具交换项目未来一项重要工作。

三、合成毒品滥用干预

(一)合成毒品概念

相对鸦片、海洛因等取材于天然植物的传统毒品而言,合成毒品主要指人工化学合成的具有致幻剂、兴奋剂作用的精神活性物质,是国际禁毒公约和我国法律法规明确禁止使用的成瘾物质。合成毒品直接作用于大脑中枢神经系统,产生兴奋、致幻或中枢抑制作用。合成毒品并不是近年来才制造出来的,早在 20 世纪初,日本研究者就合成出了甲基苯丙胺(俗称冰毒),并将其运用于第二次世界大战。但对我国来说,合成毒品是近二十年才在国内出现并发生滥用,并且多发生在娱乐场所,所以又被称为"新型毒品""俱乐部毒品"和"假日毒品"等。

近年来,合成毒品种类不断增多,目前常见的包括:甲基苯丙胺(冰毒)、二氧基苯丙胺(俗称"摇头丸")、氯胺酮(俗称"K 粉")、麻古(冰毒和可卡因的混合物)、咖啡因、安钠咖、麦角酸二乙酰胺(LSD)、γ-羟基丁酸(GHB)、麦司卡林、苯环己哌啶(PCP)、"止咳水"、"迷幻蘑菇"、"神仙水"(冰毒和氯胺酮)等。

与鸦片、海洛因等传统毒品相比,合成毒品来源与制作相对简易,成本较低、管控难度较大。同时,由于互联网销售的便利性和隐秘性,合成毒品的获得渠道增多,监管难度大。正是由于合成毒品的多样性、普遍性和易获得性,其危害也更广更深。

(二)合成毒品滥用与艾滋病的传播

目前我国合成毒品的主要滥用方式并非注射,国内关于注射使用合成毒品的案例和报道很少,但合成毒品容易诱发不安全的性行为,增加了艾滋病传播的相关风险。研究表明,合成毒品使用者有群体性滥用特征,滥用后性欲增加,他们的性伴数量多且不固定;合成毒品具有中枢兴奋和欣快作用,滥用者使用合成毒品后易丧失理性的决断力,极易发生无保护的危险性行为,较少使用安全套;合成毒品滥用后性欲增强,容易与从事性交易人员发生性行为,女性吸毒者常采用性交易的方式获取毒资,苯丙胺类合成毒品在增强性行为的同时,也容易诱发性暴力。这些滥用合成毒品所诱发的不安全性行为都增加了感染和传播艾滋病的风险。此外,合成毒品使用者中还普遍存在多药滥用现象,多药滥用者通常有较为复杂的毒品滥用史,多种毒品对人体产生的影响相互作用,也会增加感染艾滋病的风险。国外的合成毒品滥用方式中有注射行为,而调查发现注射使用合成毒品具有较高的 HIV 感染风险。

虽然多项研究表明,合成毒品使用增加了感染和传播 HIV 的风险,但目前公众对合成毒品危害的认识仍不足,同时在合成毒品使用者中也存在着错误认知。有研究发现,合成毒品使用者普遍认为合成毒品对身体无害且容易戒除,其中也有部分使用者认为使用合成毒品能够帮助戒断海洛因等传统毒品。此外,合成毒品使用者中接受过艾滋病防治干预措施的比例也不容乐观。有研究表明,在宣传教育方面,仅有不到半数的合成毒品使用者接受过毒品危害和艾滋病性病防治方面的宣传教育或宣传材料,接受过艾滋病/性病咨询、检测服务等艾滋病预防干预措施的比例更低。这些研究提示,相关部门在采取综合措施控制合成毒品滥用的同时,应积极开展合成毒品相关的艾滋病防治干预活动,控制合成毒品使用人群中HIV 的感染与传播。

(三)合成毒品滥用防治

合成毒品种类繁多,同时新的成瘾性物质层出不穷。合成毒品滥用的防治需要多部门共同参与,公安部门打击制毒贩毒,减少毒品供应;卫生等其他相关部门开展减少毒品需求和降低毒品危害的工作。

预防合成毒品滥用是艾滋病防治工作的重要内容之一。目前在药物成瘾防治领域,除了加强社会参与、开展广泛、有效的宣传教育工作之外,采用简短干预技术可以帮助包括合成毒品使用者在内的大众识别自身物质滥用的风险,并在物质滥用风险评估基础上提供相应的预防和干预服务。

在减少毒品需求和毒品危害中,需要通过多种策略帮助合成毒品成瘾者戒断或减少毒品使用。我国的公安和司法部门目前开展的有强制隔离戒毒、社区戒毒和社区康复工作;在卫生健康领域,则通常采用临床治疗和社会心理干预等措施。对于以冰毒为代表的苯丙胺类毒品成瘾,国内外都没有有效的、被官方机构批准的替代治疗药物。在临床治疗中,如果合成毒品滥用后出现精神障碍或戒断期间出现躯体戒断症状,治疗方式通常都是先采用药物进行对症治疗,当成瘾者的精神障碍和戒断症状得到有效控制之后,再对其进行社会心理干预和其他心理行为治疗。近年来,随着药物依赖领域临床试验和探索研究的逐步深入,以重复经颅磁刺激为代表的脑刺激技术(rTMS)、针刺疗法、虚拟现实技术(VR)、体育疗法等新技术也越来越多地应用于合成毒品成瘾,特别是苯丙胺类物质成瘾人群的治疗。

在社会心理干预和其他心理行为治疗方面,目前医疗机构或其他相关机构多采用认知行为治疗、动机强化治疗、正念防复吸治疗等方法,开展针对合成毒品成瘾者个体心理行为的社会心理干预,提高成瘾者戒断毒品的自我效能和预防复吸技能。同时,如果能够对成瘾者家人开展家庭干预或家庭治疗,也会对成瘾者戒断毒品起到非常积极的作用。

毒品防治和艾滋病防治工作紧密关联,在开展合成毒品滥用防治工作的同时,提高 HIV 咨询、检测等艾滋病防治相关服务的可及性,将进一步降低因合成毒品滥用而引发的艾滋病感染与传播风险。

(罗　巍　李昕悦)

第七节　预防艾滋病母婴传播

母婴传播是儿童感染 HIV 的主要途径之一,90% 以上的儿童感染 HIV 是通过母婴传播获得的。在全球范围内估计每年有 130 万感染 HIV 的女性怀孕,若不采取干预措施,HIV 母婴传播总体风险可达15%～45%。HIV 母婴传播发生在妊娠期(子宫内)、分娩期(产程)和母乳喂养期,宫内传播风险约为5%～10%,产时传播风险约为 10%～20%,母乳喂养传播风险为 10%～20%。HIV 阳性孕产妇通过预防艾滋病母婴传播干预措施——孕期检测、规范抗病毒治疗、安全助产、合理喂养等,可预防 HIV 传播给婴儿。截至 2023 年底,我国艾滋病母婴传播率从干预前的 34.8% 下降到 1.3%。

2011 年,WHO 和 UNAIDS 根据艾滋病母婴传播的机制和特点,制定了全球预防艾滋病母婴传播策略,策略包括四个部分:①针对育龄女性,预防感染 HIV;②针对 HIV 感染育龄女性,预防非意愿妊娠;③针对 HIV 感染孕妇,预防 HIV 的母婴传播;④针对 HIV 感染女性和家庭,提供综合关怀和支持。本节重点介绍针对 HIV 感染孕妇预防 HIV 母婴传播的策略与措施,以及我国预防母婴传播的规划要点。

一、策略与措施

(一)孕前保健

1. 感染女性的避孕指导　感染 HIV 的育龄女性和所有健康女性一样,都要面临生育、避孕等问题。她们还要承受疾病母婴传播的风险,以及家庭、宗教、习俗等多种因素造成的压力。在为 HIV 感染女性提供避孕服务时,应充分尊重和理解她们的生育权利和想法,HIV 感染女性有权自主决定生育,不能因为她们执意怀孕或继续妊娠而影响对她们提供的医疗卫生服务。医务人员要将避孕节育服务与预防性传播疾病有机结合,主动为感染女性提供选择避孕措施的信息和服务,并鼓励男性参与。

2. 孕前咨询与评估

(1)为计划怀孕的 HIV 感染女性及其配偶提供孕前咨询和指导,告知艾滋病母婴传播的危害和主要防治措施,使 HIV 感染女性及其配偶能够积极配合母婴传播干预的实施,从而降低母婴传播的概率。

（2）对感染女性及其配偶/性伴进行健康教育，危险行为评估及提供改变危险行为的指导。

（3）为感染女性及其配偶/性伴提供医学检查，及早发现可能影响孕育的疾病和机会性感染并进行指导和处理。

（4）对于感染的女性，提供有效的避孕措施，避免非意愿妊娠。

（5）为感染女性提供 CD4$^+$ T 细胞和病毒载量检测，结合临床症状，进行疾病进展的评估，对有抗病毒治疗指征的女性，建议先进行抗病毒治疗再考虑怀孕。

3. 孕前干预　为感染女性孕前提供抗病毒治疗，监测治疗效果，判断感染状况，选择适合的受孕时期。为单阳家庭提供咨询，若对方未感染，无保护的性交存在有传播给对方的可能性，需要采取预防措施，如患病方抗病毒治疗降低病毒载量，非感染方采取暴露前用药等。

（二）孕期保健

1. 为所有孕产妇提供 HIV 筛查　孕产期筛查是预防和减少母婴传播的重要环节。我国从 2015 年开始，在全国范围为所有孕产妇提供 HIV、梅毒和乙型肝炎（乙肝）的检测与咨询服务。筛查时机为孕产妇进行初次产前检查时，医务人员告知预防母婴传播的相关信息，提供适宜、规范的检测，并依据结果提供后续咨询服务。对于疫情相对较重的地区或感染风险较高的孕产妇，在孕晚期建议再次进行检测。对于临产时才寻求孕产保健服务的孕产妇，建议尽快提供 HIV、梅毒和乙型肝炎的检测与咨询。检测流程见图 2-3-7-1。

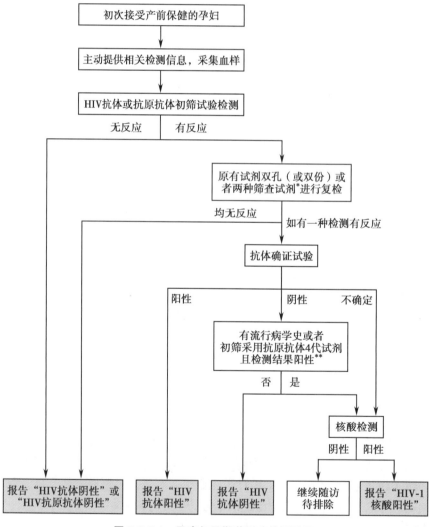

图 2-3-7-1　孕产妇孕期艾滋病检测流程

*. 两种试剂可以是原有试剂加另一种试剂，也可以是两种不同试剂；

**. 两者有其一为"是"即为"是"，两者均为"否"才为"否"。

2. HIV 感染孕产妇的保健和管理

（1）妊娠风险筛查与评估　为感染孕产妇提供良好的保健和规范管理服务，包括妊娠风险筛查、评估分级、专案管理以及预防母婴传播技术服务，这是落实预防母婴传播干预措施的重要环节。

1）妊娠风险筛查　不论是否有妊娠风险，也无论既往感染还是未知感染，每一位女性一旦怀孕都要接受妊娠风险筛查，医疗机构按照孕产妇妊娠风险评估与管理工作流程，及早发现有妊娠风险的孕产妇，进行高危管理。

2）妊娠风险评估　孕产妇在开展助产服务的二级以上医疗机构进行妊娠风险评估。按照 2017 年国家卫计委颁布的《孕产妇妊娠风险评估与管理工作规范》，对孕产妇采用规定的《孕产妇妊娠风险评估表》进行首次妊娠风险评估。按照风险严重程度分别以绿（低风险）、黄（一般风险）、橙（较高风险）、红（高风险）、紫（传染病）5 种颜色进行分级标识。孕妇患有 HIV 等传染性疾病，标识为紫色，也可同时伴有其他颜色的风险标识。按照传染病防治相关要求进行管理，并落实预防艾滋病、梅毒和乙型肝炎母婴传播综合干预措施。

（2）感染孕产妇管理　感染孕产妇专案管理需要兼顾降低妊娠高危风险以及预防母婴传播两个方面。

1）评估疾病进展　首诊医疗机构会同妇幼保健机构、疾病预防控制中心、抗病毒治疗中心对 HIV 感染孕产妇疾病进展作出正确判断，对预防艾滋病母婴传播非常重要。助产机构在为感染孕产妇提供孕期保健时，主动了解其怀孕前在相关医疗机构的治疗情况，如病情进展、治疗效果、是否耐药、做过哪些相关检查等。通过实验室检测，确定其感染状况，如 HIV 感染孕产妇要进行必要的血常规生化检查、$CD4^+$ T 细胞检测、病毒载量检测、肝肾功能检查等。

2）专案管理　HIV 感染孕产妇的管理应该按照"发现一例、登记一例、报告一例、管理一例、救治一例"的原则进行管理。对患有严重妊娠并发症或严重机会性感染的孕产妇，要尽早与上级危重孕产妇救治中心和抗病毒治疗机构对接，并告知感染状况，制订个性化管理方案、诊疗方案和应急预案。产科门诊建立高危妊娠登记册和高危妊娠追访登记册，填写高危孕产妇追踪管理个案表，同时要向辖区妇幼保健机构报送相关高危信息。县级妇幼保健机构将收集、整理的高危孕产妇个案信息，及时上报卫生行政部门，同时反馈至乡镇卫生院/社区卫生服务中心，以便随访和管理。

（3）全程服务　专人对 HIV 感染孕产妇进行一对一咨询和健康指导。提高 HIV 感染孕产妇及其家庭成员对艾滋病、预防母婴传播和干预措施的认知。为要求终止妊娠的感染孕妇提供安全的终止妊娠手术，术后给予有效的避孕方法指导和相应的服务。

孕早期是及早抗病毒治疗的关键时期。一旦发现 HIV 感染，应立即进行抗病毒治疗（参见"第四篇抗病毒治疗"），同时给予治疗前检测，如病毒载量、$CD4^+$ T 细胞检测等，了解疾病进展，并进行治疗依从性咨询。

孕中期定期随访，了解服药情况和副作用的发生，并及时处理副作用。进行必要的含病毒载量检测在内的实验室检查，观察肝、肾功能变化，观察疗效。处理药物副作用，如贫血、生化指标变化等。监测胎儿宫内发育，及早发现死胎、死产。

孕晚期时完善必要的检测，如病毒载量（建议孕 34～36 周检测）。告知其住院分娩的好处、确定分娩机构、告知住院前的准备事项，提供婴儿喂养咨询等。

（三）安全助产

安全助产是降低产时母婴传播风险的重要措施。其中分娩方式的选择需要慎重考虑，在评估选择性剖宫产的风险和收益时，除了要考虑预防母婴传播的效果，也要兼顾产妇和新生儿可能出现的并发症和死亡风险以及康复时间等因素。HIV 感染孕产妇的抗病毒治疗在分娩过程中不能中断。

1. 阴道分娩　艾滋病感染不作为实施剖宫产的指征。对于孕早、中期已经开始抗病毒治疗、规律服用药物、没有艾滋病临床症状或孕晚期病毒载量＜1 000 拷贝/ml，或已经临产的孕产妇，不建议施行剖宫产，避免紧急剖宫产。应注意以下几点。

（1）产时应避免产科损伤性操作，尽量缩短产程，避免强宫缩，缩短胎膜早破时间。避免产科损伤性操作主要是指宫内胎儿头皮电极监测、会阴侧切术、人工破膜、产钳或吸引器助产等。

（2）接产时应特别注意保护会阴，防止会阴裂伤，当胎头娩出后，右手应注意保护会阴，不要急于娩出胎肩，而应先以左手自胎儿鼻根向下颏挤压，充分挤出口鼻内的黏液和羊水，以减少新生儿感染机会。

（3）胎膜破裂时间过长，超过 4 小时可能会增加母婴传播的风险。如果出现胎膜早破或临产早期出现胎膜破裂，应积极处理，缩短产程。

2. 剖宫产 对于未接受抗病毒治疗、病毒载量未知的孕妇，择期剖宫产可有效预防 HIV 母婴传播。病毒载量＞1 000 拷贝/ml 的孕妇，择期剖宫产可以降低母婴传播的风险。HIV 感染孕产妇若准备择期剖宫产，建议选在妊娠 38 周，可以降低临产后或胎膜早破后剖宫产的概率，从而降低 HIV 母婴传播率。但新生儿呼吸窘迫综合征的发生率可能会增加。

紧急剖宫产可能会增加 HIV 母婴传播的风险，不建议采用。

（四）新生儿处理

受 HIV 影响的新生儿在产后应给予更多和及时的保护措施，减少与母亲血液和体液接触的机会，减少受损伤的机会，以减少感染 HIV 的机会。及时清除新生儿皮肤黏膜、鼻腔、口腔等处的母血、羊水及分泌物。有条件的话，用洗耳球清理呼吸道，这样可以减少呼吸道黏膜损伤。如必须使用新生儿吸痰管，吸管式导管务必注意操作，轻柔、压力适中，防止黏膜损伤。吸引器应该定期消毒。出生后，将新生儿放置于复苏台上保暖。新生儿脐带严格消毒。

（五）产后保健

感染产妇要在产后 3～7 天和 42 天分别接受访视和产后检查。除普通产妇产褥期需要关注的要点外，HIV 感染产妇应注意以下几点。

1. 感染产妇及其所生婴儿应根据干预用药方案和孕期及产时的实际用药情况继续治疗，并监测感染状况。

2. 对所有的 HIV 感染孕产妇及其所生婴儿进行母婴传播风险评估，以确定婴儿的预防治疗方案。依据孕产妇抗病毒治疗、实验室检查等情况，将所生婴儿分为高暴露风险婴儿和普通暴露风险婴儿。

3. 监测体温、血压、脉搏，检查子宫复旧、伤口愈合情况及乳房有无异常，预防产褥感染。对孕产期并发症的病情进行监测，尤其注意产后抑郁的发生。

4. 产后休养环境要安静、舒适、清洁，室温适宜，保持空气新鲜流通，防止过多探视。产妇要勤擦身、勤换衣服和被褥，每天两次温开水清洁会阴部，经常更换卫生巾，勿盆浴。早晚刷牙，每次进食后漱口。

5. 护理人员在接触产妇血液、体液时应戴手套，手部皮肤有破损时应避免操作。产妇用过的卫生巾等物品，用消毒液浸泡后处理，有条件的可以焚烧或深埋。使用的餐具、物品、用具等要用流动清洁水清洗。

6. 进食富含营养的饮食，补充铁剂、叶酸、锌和其他微量元素，在分娩后应补充维生素 A，以提高机体的免疫力。

7. 在提供服务的各个环节，注意尊重 HIV 感染孕妇及其家庭的意愿，并为其保密。让感染孕产妇了解并利用社区资源，使其获得更多的支持和关怀，帮助其应对可能遭受到的歧视。

（六）科学喂养

医务人员应当根据 HIV 感染孕产妇及其家人对婴儿喂养的知识和技能、可接受性、可负担性、可持续性、获得专业指导的可及性等条件进行综合评估，给予科学的喂养指导，保障婴儿健康饮食和营养充足。

1. 人工喂养 人工喂养可以减少 HIV 通过乳汁的传播。我国政府制定了为感染者家庭提供免费奶粉的政策，以保证感染者家庭能够负担得起人工喂养。人工喂养时应充分考虑到喂养的母亲（或监护人）面临的质疑和可能的应对，也应及时给予医学指导，保障喂养能够清洁、安全地进行。同时密切观察婴儿的生长发育情况喂奶量和喂奶次数，大小便的性状、颜色、次数等。

2. 纯母乳喂养 纯母乳喂养是指只用母乳喂养，不喂给婴儿其他液体或固体食物（包括喝水）。若选择母乳喂养，婴儿应至 6 月龄，之后添加辅食并继续母乳喂养。母乳喂养期间母亲和婴儿规范服用抗病毒药物。

二、我国消除母婴传播规划

为进一步加强预防艾滋病、梅毒和乙型肝炎母婴传播工作,推动在全国范围内实现消除母婴传播的目标,我国制定了《消除艾滋病、梅毒和乙肝母婴传播行动计划(2022—2025年)》。

(一)策略

坚持以母婴健康为中心,政府主导、部门协作、社会参与;坚持综合施策,强化政策统筹,与生育全程服务及传染病防控等工作紧密结合,全面落实干预措施;坚持整体推进、分批评估,突出重点地区和人群,促进服务公平可及。

(二)目标

在消除目标中明确提出,到2025年在国家层面实现消除母婴传播结果指标:艾滋病母婴传播率下降至2%以下,先天梅毒发病率下降至50/10万活产及以下,乙型肝炎母婴传播率下降至1%及以下。在省级覆盖方面,2/3以上省份在实现结果指标的基础上,实现消除母婴传播其他主要评估指标,并向国家提交消除评估申请。对相关评估指标也提出了明确要求,如孕产妇艾滋病、梅毒、乙型肝炎检测率达到95%及以上;艾滋病、梅毒感染孕产妇及所生儿童治疗率达到95%及以上;乙型肝炎感染孕产妇所生儿童乙型肝炎免疫球蛋白及时接种率达到95%及以上;首剂乙型肝炎疫苗及时接种率达到95%及以上。

(三)措施

围绕规范服务、信息管理、实验室质量和权益保障/性别平等/社区参与四个领域展开。

1. 规范开展预防母婴传播服务

(1)预防育龄女性感染　严格落实艾滋病、梅毒及乙型肝炎防控政策措施,切实做好流动人口、青少年、低收入人群等重点人群的健康教育和干预服务,减少新发感染。结合婚前保健、孕前检查、青少年保健、性病防治等常规医疗保健服务,开展预防母婴传播健康教育和咨询,引导新婚夫妇、备孕夫妻双方尽早接受检测,及早发现感染育龄女性,及时提供干预措施,指导科学备孕。

(2)尽早发现感染孕产妇　完善孕早期艾滋病、梅毒及乙型肝炎检测服务流程,孕早期检测率达到70%以上。加强机构间协作,进一步缩短孕产妇艾滋病、梅毒和乙型肝炎检测确诊时间,为临产孕妇开通检测绿色通道。加强对感染孕产妇配偶的咨询检测服务。

(3)规范诊治感染孕产妇及所生儿童　完善以感染孕产妇及所生儿童为中心的服务模式,提供病情监测与评估、规范用药、安全助产与科学喂养等"一站式"服务。对感染孕产妇严格实行专案管理,做好艾滋病、梅毒感染孕产妇的早诊断、早治疗,为符合治疗标准的乙型肝炎感染孕产妇提供规范的抗病毒治疗。加强对感染孕产妇所生儿童的健康管理,确保感染儿童及早获得规范的诊断和治疗。健全中医药参与预防母婴传播的工作机制。

(4)提供高质量随访服务　规范感染孕产妇及所生儿童随访管理,健全流动个案追踪随访和信息对接机制,保证服务的连续完整。针对拒绝随访和失访人群做好原因分析,不断完善相关工作,提升感染孕产妇所生儿童规范管理水平。尽早明确感染孕产妇所生儿童的感染状态,及时评估干预效果。规范开展感染孕产妇所生儿童重点案例评审工作,及时发现问题,落实改进措施。

2. 提升预防母婴传播数据质量

(1)完善数据收集与管理　强化对预防母婴传播数据采集、报送、使用全过程管理。切实提高信息安全意识,指定专人管理,有效保护个人隐私和信息安全。加强基础性数据收集,不断提高评估指标数据的可得性、有效性,为消除工作提供数据支撑。

(2)严格数据质量控制　建立健全预防母婴传播数据分级质控体系,细化数据质控方案,定期开展数据质量评估,及时督促落实整改,确保数据信息真实、完整、准确。完善预防母婴传播、传染病信息报告、妇幼健康等系统数据的协同共享和比对核查机制。

(3)强化数据分析利用　围绕国家消除母婴传播评估指标加强监测评估,科学评价工作进展和成效,分析研判与消除目标的差距,针对薄弱环节重点改进。

3. 加强实验室管理

（1）完善实验室检测网络　健全布局合理、运转高效的艾滋病、梅毒及乙型肝炎实验室检测网络。加强检测机构间的协作配合，提高孕产妇检测服务效率。规范开展室内质量控制和室间质量评价，加强对非公立医疗机构、第三方检测机构和基层快速检测点的质量控制和技术支持。

（2）强化试剂供应管理　完善检测试剂招标采购流程，建立试剂调配应急机制，确保试剂及时、足量供应。加强试剂供应链管理，规范试剂储备和运送。各实验室要做好试剂使用前性能验证，对试剂进行评估和技术验收，规范试剂应用。

（3）加强实验室数据信息管理　完善实验室数据的登记、报告和质控管理制度，健全实验室结果反馈和信息共享机制，做好实验室与临床数据的衔接，保障检测信息安全。

4. 保障感染者权益，促进性别平等和社会参与

（1）保障感染者权益　积极推进现有艾滋病、梅毒及乙型肝炎感染者权益保障政策落实，保护感染女性及所生儿童合法权益。加强相关宣传教育，营造无歧视的医疗环境。

（2）为感染者及其家庭提供支持与关怀　整合社会资源，加大对感染孕产妇及所生儿童的营养和心理支持。加强部门协同，落实相关社会保障政策，帮助感染者家庭获得救助，减轻其医疗负担，提高生活质量。

（3）引导支持社会组织参与　加强沟通合作，积极支持社会组织参与消除母婴传播行动，在疾病防治宣传教育、高危人群行为干预、随访服务、关怀救助等方面协同开展工作。

（郑洪巧　王爱玲）

参 考 文 献

［1］HATCHERR A. Contraceptive technology. New York：Ardent Media，2007：297-311.

［2］ALFONSI G A，SHLAY J C. The effectiveness of condoms for the prevention of sexually transmitted diseases. Curr Wom Health Reviews，2005，1（2）：151-159.

［3］CROSBY R，DICLEMENTE R J，HOLTGRAVE D R，et al. Design，measurement，and analytical considerations for testing hypotheses relative to condom effectiveness against non-viral STIs. Sex Transm Inf，2002，78（4）：228-231.

［4］World Health Organization. Reproductive Health. Family planning：A global handbook for providers：evidence-based guidance developed through worldwide collaboration. Baltimore：Johns Hopkins University Press，2007：200.

［5］WALD A，LANGENBERG A G M，KRANTZ E，et al. The relationship between condom use and herpes simplex virus acquisition. Ann Intern Med，2005，143（10）：707-713.

［6］STOVER J，TENG Y. The impact of condom use on the HIV epidemic. Gates Open Res，2021，5：91.

［7］TAO L L，LIU M，LI S M，et al. Condom use in combination with ART can reduce HIV incidence and mortality of PLWHA among MSM：a study from Beijing，China. BMC Infectious Diseases，2018，318（1）：124.

［8］杨跃诚，石瑞紫，唐仁海，等. 2009—2017 年云南省德宏傣族景颇族自治州静脉注射吸毒者和暗娼 HIV 新发感染率［J］. 中华预防医学杂志，2018，52（12）：1243-1247. DOI：10.3760/cma.j.issn.0253-9624.2018.12.010.

［9］孙坤，卢姗，郭巍，等. 暗娼商业性行为中安全套使用的影响因素研究进展. 中华流行病学杂志，2018，39（8）：1135-1142.

［10］周月姣，杨进业，聂黎，等. 性服务妇女使用女用安全套预防艾滋病干预模式研究. 应用预防医学，2013，19（6）：325-330.

［11］World Health Organization. Guidance on provider-initiated HIV testing and counselling in health facilities. Genève：World Health Organization，2007.

［12］World Health Organization. Consolidated guidelines on HIV testing services：5Cs：Consent，confidentiality，counselling，correct results and connection 2015. Genève：World Health Organization，2015.

［13］World Health Organization. Consolidated guidelines on HIV testing services，2019. Genève：World Health Organization，2018.

［14］中华人民共和国中央人民政府. 国务院关于进一步加强艾滋病防治工作的通知.（2010-12-31）［2024-6-26］. https：//www.gov.cn/gongbao/content/2011/content_1808590.htm.

[15] 中国疾病预防控制中心性病艾滋病预防控制中心. 艾滋病自愿咨询检测工作指南(2021版). 北京: 人民卫生出版社, 2023.

[16] World Health Organization. Guidance on couples HIV testing and counselling including antiretroviral therapy for treatment and prevention in serodiscordant couples: Recommendations for a public health approach. Genève: World Health Organization, 2012.

[17] ZHANG C, QIAN H Z, CHEN X, et al. HIV testing and seroprevalence among couples of people diagnosed with HIV in China: A meta-analysis. PLoS One, 2021, 16(3): e0247754.

[18] World Health Organization. Guidelines on HIV self-testing and partner notification: Supplement to consolidated guidelines on HIV testing services. Genève: World Health Organization, 2016.

[19] HU Q H, QIAN H Z, LI J M, et al. Assisted partner notification and uptake of HIV testing among men who have sex with men: A randomized controlled trial in China. Lancet Reg Health West Pac, 2021, 12: 100171.

[20] 靳伟, 钟斐, 徐慧芳, 等. 易告知 TM 平台性伴告知效果初探: 基于互联网和移动电话的匿名性伴告知模式. 中国艾滋病性病, 2016, 22(5): 378-381.

[21] 毛翔. 基于 HIV 自我检测策略对中国 MSM 人群开展 HIV 疫情监测及检测促进的干预效果研究. 沈阳: 中国医科大学, 2020.

[22] 莫金莉, 田韦毅, 张云, 等. 广西男男性行为者向性伴告知 HIV 感染状况与知晓性伴感染状况的影响因素分析. 中国艾滋病性病, 2023, 29(5): 554-559.

[23] TANG W, LIU C, CAO B, et al. Receiving HIV serostatus disclosure from partners before sex: Results from an online survey of Chinese men who have sex with men. AIDS Behav, 2018, 22(12): 3826-3835.

[24] 徐杰, 杨杰. 艾滋病病毒感染状况知情交友干预法手册. 北京: 人民卫生出版社, 2020.

[25] SUN H T, FAN X R, GU Y Z, et al. WeChat-based HIV e-report, a new approach for HIV serostatus requests and disclosures among men who have sex with men: Prospective subgroup analysis of a randomized controlled trial. JMIR Mhealth Uhealth, 2023, 11: e44513.

[26] GROSSKURTH H, TODD J, MWIJARUBI E, et al. Impact of improved treatment of sexually transmitted diseases on HIV infection in rural Tanzania: Randomised controlled trial. Lancet, 1995, 346(8974): 530-536.

[27] LAGA M. STD control for HIV prevention-it works! . Lancet, 1995, 346(8974): 518-519.

[28] 贾曼红, 康云华, 孔祥生, 等. 云南省某县娱乐场所中艾滋病预防行为干预研究. 中国性病艾滋病防治, 1999, 5(2): 62-64.

[29] 孔丽霞, 付金翠, 高良敏, 等. 玉溪市 1989—2014 年暗娼人群艾滋病综合干预效果分析. 卫生软科学, 2015, 29(7): 457-462.

[30] 中国疾病预防控制中心性病艾滋病预防控制中心. 男男性行为人群预防艾滋病干预工作指南. 北京: 中国疾病预防控制中心性病艾滋病预防控制中心, 2016: 18-20.

[31] 中国疾病预防控制中心性病艾滋病预防控制中心. 异性性传播高危人群预防艾滋病干预工作指南. 北京: 中国疾病预防控制中心性病艾滋病预防控制中心, 2016: 17-19.

[32] World Health Organization. Differentiated and simplified pre-exposure prophylaxis for HIV prevention. Genève: World Health Organization, 2022.

[33] 张路坤, 王辉. 中国 HIV 暴露前预防用药专家共识(2023版). 中国艾滋病性病, 2023, 29(9): 954-961.

[34] GRANT R M, LAMA J R, ANDERSON P L, et al. Preexposure chemoprophylaxis for HIV prevention in men who have sex with men. N Engl J Med, 2010, 363(27): 2587-2599.

[35] ANDERSON P L, GLIDDEN D V, LIU A, et al. Emtricitabine-tenofovir concentrations and pre-exposure prophylaxis efficacy in men who have sex with men. Sci Transl Med, 2012, 4(151): 151ra25.

[36] MOLINA J M, CAPITANT C, SPIRE B, et al. On-demand preexposure prophylaxis in men at high risk for HIV-1 infection. N Engl J Med, 2015, 373(23): 2237-2246.

[37] 中华医学会感染病学分会艾滋病丙型肝炎学组, 中国疾病预防控制中心. 中国艾滋病诊疗指南(2021年版). 协和医学杂志, 2022, 13(2): 203-226.

[38] WANG H, ZHANG Y, MEI Z, et al. Protocol for a multicenter, real-world study of HIV pre-exposure prophylaxis among men who have sex with men in China(CROPrEP). BMC Infect Dis, 2019, 19(1): 1-9.

[39] Centers for Disease Control and Prevention, US Public Health Service. Preexposure prophylaxis for the prevention of HIV infection in the United States: 2017 update: A clinical practice guideline. (2018-01-01)[2024-07-04]. https://www.cdc.

gov/hiv/pdf/risk/prep/cdc-hiv-prep-guidelines-2017.pdf.

［40］MAYER K H, MOLINA J-M, THOMPSON M A, et al. Emtricitabine and tenofovir alafenamide vs emtricitabine and tenofovir disoproxil fumarate for HIV pre-exposure prophylaxis（DISCOVER）: Primary results from a randomised, double-blind, multicentre, active-controlled, phase 3, non-inferiority trial. Lancet, 2020, 396（10246）: 239-254.

［41］DEUTSCH M B, GLIDDEN D V, SEVELIUS J, et al. HIV pre-exposure prophylaxis in transgender women: A subgroup analysis of the iPrEx trial. Lancet HIV, 2015, 2（12）: e512-e519.

［42］MCCORMACK S, DUNN D T, DESAI M, et al. Pre-exposure prophylaxis to prevent the acquisition of HIV-1 infection（PROUD）: Effectiveness results from the pilot phase of a pragmatic open-label randomised trial. Lancet, 2016, 387（10013）: 53-60.

［43］GOLDSCHMIDT R H. CDC releases updated guidelines for postexposure prophylaxis after sexual, injection drug, or other nonoccupational exposures to HIV. Am Fam Physician, 2016, 94（5）: 392-393.

［44］PINTO L A, LANDAY A L, BERZOFSKY J A, et al. Immune response to human immunodeficiency virus（HIV）in healthcare workers occupationally exposed to HIV-contaminated blood. Am J Med, 1997, 102（5B）: 21-24.

［45］SPIRA A I, MARX P A, PATTERSON B K, et al. Cellular targets of infection and route of viral dissemination after an intravaginal inoculation of simian immunodeficiency virus into rhesus macaques. J Exp Med, 1996, 183（1）: 215-225.

［46］TSAI C C, EMAU P, FOLLIS K E, et al. Effectiveness of postinoculation（R）-9-（2-phosphonylmethoxypropyl）adenine treatment for prevention of persistent simian immunodeficiency virus SIVmne infection depends critically on timing of initiation and duration of treatment. J Virol, 1998, 72（5）: 4265-4273.

［47］IRVINE C, EGAN K J, SHUBBER Z, et al. Efficacy of HIV postexposure prophylaxis: Systematic review and meta-analysis of nonhuman primate studies. Clin Infect Dis, 2015, 60（Suppl 3）: S165-S169.

［48］CARDO D M, CULVER D H, CIESIELSKI C A, et al. A case-control study of HIV seroconversion in health care workers after percutaneous exposure. Centers for Disease Control and Prevention Needlestick Surveillance Group. N Engl J Med, 1997, 337（21）: 1485-1490.

［49］SCHECHTER M, DO LAGO R F, MENDELSOHN A B, et al. Behavioral impact, acceptability, and HIV incidence among homosexual men with access to postexposure chemoprophylaxis for HIV. J Acquir Immune Defic Syndr, 2004, 35（5）: 519-525.

［50］WHITNEY J B, HILL A L, SANISETTY S, et al. Rapid seeding of the viral reservoir prior to SIV viraemia in rhesus monkeys. Nature, 2014, 512（7512）: 74-77.

［51］OTTEN R A, SMITH D K, ADAMS D R, et al. Efficacy of postexposure prophylaxis after intravaginal exposure of pig-tailed macaques to a human-derived retrovirus（human immunodeficiency virus type 2）. J Virol, 2000, 74（20）: 9771-9775.

［52］PILCHER C D, ERON J J, VEMAZZA P L, et al. Sexual transmission during the incubation period of primary HIV infection. JAMA, 2001, 286（14）: 1713-1714.

［53］CHAKRABORTY H, SEN P K, HELMS R W, et al. Viral burden in genital secretions determines male-to-female sexual transmission of HIV-1: A probabilistic empiric model. AIDS, 2001, 15（5）: 621-627.

［54］COHEN M S, CHEN Y Q, MCCAULEY M, et al. Antiretroviral therapy for the prevention of HIV-1 transmission. N Engl J Med, 2016, 375（9）: 830-839.

［55］BAVINTON B R, PINTO A N, PHANUPHAK N, et al. Viral suppression and HIV transmission in serodiscordant male couples: An international, prospective, observational, cohort study. Lancet HIV, 2018, 5（8）: e438-e477.

［56］PATEL P, BORKOWF C B, BROOKS J T, et al. Estimating per-act HIV transmission risk: A systematic review. AIDS, 2014, 28（10）: 1509-1519.

［57］PRETTY I A, ANDERSON G S, SWEET D J. Human bites and the risk of human immunodeficiency virus transmission. Am J Forensic Med Pathol, 1999, 20（3）: 232-239.

［58］DE CASTRO S, SABATÉ E. Adherence to heroin dependence therapies and human immunodeficiency virus/acquired immunodeficiency syndrome infection rates among drug abusers. Clin Infect Dis, 2003, 37（Suppl_5）: S464-S467.

［59］SORENSEN J L, COPELAND A L. Drug abuse treatment as an HIV prevention strategy: A review. Drug Alcohol Depend, 2000, 59（1）: 17-31.

［60］付鸿臣, 徐杰, 周楚, 等. 2004—2021 年全国社区美沙酮维持治疗工作进展分析. 中国艾滋病性病, 2023, 29（1）: 28-32.

［61］ASPINALL E J, NAMBIAR D, GOLDBERG D J, et al. Are needle and syringe programmes associated with a reduction in HIV transmission among people who inject drugs: A systematic review and meta-analysis. Int J Epidemiol, 2014, 43（1）:

235-248.

［62］田梅丽，徐杰，罗巍. 中国注射吸毒人群针具交换项目现状分析. 中华流行病学杂志，2022，43（12）：1907-1911.

［63］SYPSA V. Why do HIV outbreaks re-emerge among people who inject drugs？. Lancet HIV, 2019, 6（5）: e274-e275.

［64］LIU D, JIANG Z, XIU C, et al. Sexually transmitted infection prevalence and related risk factors among heterosexual male methamphetamine users in China. Int J STD AIDS, 2017, 28（12）: 1208-1214.

［65］LUO W, HONG H, WANG X F, et al. Synthetic drug use and HIV infection among men who have sex with men in China： A sixteen-city, cross-sectional survey. PLoS One, 2018, 13（7）: e0200816.

［66］王汝佳，鲍彦平，时杰，等. 合成毒品滥用人群中不安全性行为与艾滋病预防措施状况分析. 中国药物依赖性杂志，2018，27（4）：272-277.

［67］郝伟，赵敏. 苯丙胺类兴奋剂相关障碍临床诊疗指南. 北京：人民卫生出版社，2018：140-158.

［68］World Health Organization. WHO recommendations on the diagnosis of HIV infection in infants and children.（2010-01-01）［2024-06-17］. https：//www.who.int/publications/i/item/9789241599085.

［69］KOYE D N, ZELEKE B M. Mother-to-child transmission of HIV and its predictors among HIV-exposed infants at a PMTCT clinic in northwest Ethiopia. BMC Public Health, 2013, 13: 398.

［70］World Health Organization. Mother-to-child transmission of HIV.（2024-06-10）［2024-06-17］. https：//www.who.int/teams/global-hiv-hepatitis-and-stis-programmes/hiv/prevention/mother-to-child-transmission-of-hiv.

［71］王爱玲，宋莉. 守护生命起点保障母婴健康：中国预防艾滋病梅毒和乙肝母婴传播工作20年回顾与展望. 中国艾滋病性病，2021，27（7）：677-679.

［72］国家卫生健康委员会妇幼健康司. 国家卫生健康委办公厅关于印发预防艾滋病、梅毒和乙肝母婴传播工作规范（2020年版）的通知.（2020-11-25）［2024-01-16］. http：//www.nhc.gov.cn/fys/s3581/202011/fc7b46b2b48b45a69bd390ae3a62d065.shtml.

［73］国家统计局. 2023年《中国妇女发展纲要（2021—2030年）》统计监测报告［EB/OL］.（2025-01-24）［2025-02-16］. https://www.stats.gov.cn/sj/zxfb/202501/t20250124_1958439.html.

［74］JOHN-STEWART G, MBORI-NGACHA D, EKPINI R, et al. Breast-feeding and transmission of HIV-1. J Acquir Immune Defic Syndr（1988）, 2004, 35（2）: 196-202.

［75］LEHMAN D A, FARQUHAR C. Biological mechanisms of vertical human immunodeficiency virus（HIV-1）transmission. Rev Med Virol, 2007, 17（6）: 381-403.

［76］CONNOR E M, SPERLING R S, GELBER R, et al. Reduction of maternal-infant transmission of human immunodeficiency virus type 1 with zidovudine treatment. N Engl J Med, 1994, 331（18）: 1173-1180.

［77］王爱玲. 预防艾滋病、梅毒和乙肝母婴传播现场工作指导手册. 北京：人民卫生出版社，2022.

［78］KOURTIS A P, LEE F K, ABRAMS E J, et al. Mother-to-child transmission of HIV-1：Timing and implications for prevention. Lancet Infect Dis, 2006, 6（11）: 726-732.

［79］LIU J F, LIU G, LI Z G. Factors responsible for mother to child transmission（MTCT）of HIV-1：A review. Eur Rev Med Pharmacol Sci, 2017, 21（4 Suppl）: 74-78.

［80］王奇，孙定勇，樊盼英，等. 河南省2002—2013年HIV母婴阻断效果分析. 中华流行病学杂志，2017，38（3）：359-363.

［81］TARAMASSO L, BOVIS F, DI BIAGIO A, et al. Intrapartum use of zidovudine in a large cohort of pregnant women living with HIV in Italy. J Infect, 2022, 85（5）: 565-572.

［82］COUTSOUDIS A, PILLAY K, SPOONER E, et al. Influence of infant-feeding patterns on early mother-to-child transmission of HIV-1 in Durban, South Africa：A prospective cohort study. Lancet, 1999, 354（9177）: 471-476.

［83］ETOWA J, NARE H, KAKURU D M, et al. Psychosocial experiences of HIV-positive women of african descent in the cultural context of infant feeding：A three-country comparative analyses. Int J Environ Res Public Health, 2020, 17（19）: 7150.

［84］国家卫生健康委员会妇幼健康司. 卫生健康委关于印发消除艾滋病、梅毒和乙肝母婴传播行动计划（2022—2025年）的通知.（2022-12-05）［2024-06-17］. https：//www.gov.cn/gongbao/content/2023/content_5741260.htm.

第四章　艾滋病的健康教育

　　开展健康教育是促进公众改变行为、维护自身健康的重要策略,也是"公共卫生"具有公共属性和社会属性的鲜明体现。一般认为,健康教育是预防控制艾滋病的首要环节,促进公众了解艾滋病相关知识,既有助于公众避免危险行为,及时检测、规范治疗,也有助于避免艾滋病歧视,为艾滋病防控工作营造良好的社会氛围。开展面向社会的艾滋病健康教育工作,是国际上一条重要的防治经验,对控制艾滋病流行发挥了重要作用。

　　在艾滋病健康教育领域,世界各国都开展了相应的工作。艾滋病防治经验表明,进行广泛、深入、持久、科学、正确的健康教育是预防与控制艾滋病的最有效措施之一。艾滋病的健康教育随着对疾病认识的深入而变化,在病因未明且传播效率未知、治疗手段缺乏、病情进展可用药物控制等不同时期,艾滋病的健康教育实践呈现出不同的形式,且因不同地区、不同国家开展健康教育的语境不同而有所差别。

　　艾滋病健康教育工作需要一定的方法与技巧。这来源于健康教育与健康促进的理念,也结合了艾滋病的流行特征,是在心理学、传播学等相关学科的理论基础上,通过实践不断总结而成的。

　　艾滋病的健康教育,需要密切关注教育效果。根据应对艾滋病流行的具体需要,艾滋病的健康教育需要兼顾普及知识、改变行为、反对歧视、促进全社会参与(政策倡导)等若干主要目标。开展效果评估既可了解健康教育活动的实际开展情况,也可跟进健康教育希望实现的主要目标。

　　艾滋病被发现以来,已经在人类社会流行四十余年。艾滋病与社会生活、价值观念的碰撞,直接来源于疾病在社会中的话语叙事与符号表征,催生出艾滋病这一疾病在社会语境中的能指与所指。在这一意义上,艾滋病的健康教育实践需要不断拓宽视野,常思、反思、否思这一工作背后的理念与价值,能够在人与疾病关系的大语境中与时俱进地开展理论研究与现场工作,需经得起历史与时间的检验。

　　本章将综合全球范围内艾滋病健康教育的发展背景,立足我国艾滋病健康教育的工作实践与工作经验,围绕艾滋病健康教育议题展开探讨。

第一节　艾滋病健康教育的实践变化

一、国际艾滋病健康教育运动的兴起

　　开展健康教育是国际社会控制艾滋病流行的成功经验之一,在实践中亦被称作健康宣传、健康倡导等。艾滋病流行早期,就有研究者认为,有限的预防资源应主要用于以社区为基础的疾病健康教育,艾滋病并不易传播,通过宣传并提倡使用避孕套(安全套)、避免血液接触和体液交换、避免危险性行为等,同时进行有关感染风险的疾病预防教育,更可能具有实质性的效果,也可能更易于为人们所接受。

　　艾滋病在北美、非洲、亚洲等地区流行初期,一些最早经历艾滋病流行的国家大都从艾滋病的健康教育入手,并将其作为控制艾滋病流行的最主要手段。即使在部分易感人群或边缘人群抵触疾病监测相关工作、与疾病预防控制人员关系紧张时,相关群体也已经认识到让医学领域专家在人群健康教育等方面发挥核心作用的重要意义。其中一些边缘群体或相关社会组织的领导者在医学专家和群体之间发挥了中

介作用,协助易感染 HIV 的人群预防疾病感染。客观来说,西方国家艾滋病健康教育运动的兴起有其客观的历史背景。如已有研究者指出,艾滋病之所以变得众所周知,成为一个被全世界关注的疾病流行事件,是因为它在发达国家首先侵袭了教育层次较高的白人男性,这一社会阶层知道怎样开展游说和街头运动,以引起社会各界对艾滋病的共同关注,获得防治艾滋病的公共投入。此外,鉴于 HIV 最早在男性同性性行为人群中被发现,以及 20 世纪 70—80 年代全球社会弥漫的自由反叛的后现代思潮,使艾滋病的流行不仅因其疾病特征本身受到关注,更引发了一场以艾滋病作为案例的群体性社会道德恐慌,这些因素推动了艾滋病议题进入公共舆论视野。

国际范围内,艾滋病流行初期开展的一些健康教育活动取得了积极的成效,使得艾滋病健康教育工作愈发受到国际卫生健康领域的关注。例如,乌干达政府在 20 世纪 80 年代末 90 年代初对公众进行艾滋病教育,使孕产妇的 HIV 感染率由 20%~30% 下降到 1996 年的 5%~10%,成效显著。1990 年起泰国政府政要带头,协调各部门,全民参与健康教育,特别是每天通过电视播放艾滋病预防控制知识,使得泰国娼妓人数减少,使用安全套的人数增加,性病及 HIV 感染率也迅速下降。联合国艾滋病规划署(UNAIDS)认为,泰国开展了积极广泛的宣传教育和干预工作,成效十分显著。据估计,到 2004 年底减少了 700 多万人新感染 HIV,成为预防控制艾滋病流行最成功的范例之一。

艾滋病被视为一种全球威胁,需要全球应对,这一共识被认为是艾滋病流行历程中最显著的转折之一。1988 年,在英国伦敦召开的世界卫生组织预防艾滋病部长级高级会议上,将每年的 12 月 1 日确定为"世界艾滋病日",国际社会决定通过开展艾滋病防治相关主题活动,提高公众对艾滋病的认知,阻止艾滋病的蔓延。1994 年 12 月 1 日,法国政府和世界卫生组织共同召开巴黎艾滋病首脑会议,会议签署《巴黎宣言》,承诺将控制艾滋病流行作为一项重点工作。2000 年 9 月,世界各国政要聚集于联合国,达成了一项历史性的协定——《千年宣言》,其中有 3 项目标与卫生直接相关,第 6 项目标更是直接针对艾滋病问题。之后,2001 年 6 月,联合国大会艾滋病特别会议提出了《关于艾滋病问题的承诺宣言》。广泛宣传艾滋病知识,提供艾滋病健康教育相关服务,成为国际社会的共识。

二、国内艾滋病健康教育的实践

提升社会公众应对艾滋病的能力对控制我国艾滋病流行、保护人民群众的身体健康、保障社会稳定与经济发展都发挥着重要的作用。健康教育是提升公众应对艾滋病能力的主要手段。

鉴于我国艾滋病流行初期受累人群的敏感性、传播方式的特殊性,开展艾滋病健康教育活动需要政策支持和保障。1987 年 8 月,《全国预防艾滋病规划(1988 年—1991 年)》提出加强教育和培训是预防艾滋病的重点工作内容。1989 年《中华人民共和国传染病防治法》正式施行,规定国家对传染病实行预防为主的方针,将艾滋病纳入乙类传染病管理,明确各级政府应当开展预防传染病的卫生健康教育。

20 世纪 90 年代后,《性病防治管理办法》于 1991 年颁布实施,艾滋病开始纳入性病管理范围,明确提出国家防治性病实行预防为主、防治结合、综合治理的方针,规定性病防治机构要利用多种形式宣传性病的危害、传播方式和防治知识。1990 年召开的中美艾滋病研讨会提出"宣传教育是唯一现行可行的(available)办法,希望艾滋病的宣传教育工作能够覆盖一个人的一生"。1993 年 6 月,我国代表参加第九届世界艾滋病大会期间,发言指出"中国政府将继续贯彻预防为主的方针,进一步动员全社会参与防治艾滋病的宣传教育活动"。1994 年 5 月 31 日至 6 月 2 日,国务院相关部门及组成机构联合举办中国预防和控制艾滋病对策研讨会,国务委员彭珮云、全国人大常委会副委员长吴阶平、全国政协副主席钱正英、国务院研究室主任袁木、卫生部部长陈敏章等参加,与会代表提出"我国大力开展以健康教育和宣传为主要措施的艾滋病预防和控制工作"。1995 年 9 月,经国务院批准,卫生部发布《关于加强预防和控制艾滋病工作的意见》,明确提出预防控制艾滋病要"坚持预防和宣传教育为主"的方针,并提出了大力开展宣传教育的具体措施。1996 年 10 月,国务院防治艾滋病性病协调会议提出,要加强宣传教育工作力度,宣传教育工作大众媒介要做,学校要做,工会、共青团、妇联要做,各单位都要做。1998 年 10 月,卫生部、国家计委、科技部、财政部制定《中国预防与控制艾滋病中长期规划(1998—2010 年)》,经国务院同意发布,提出"加强宣传教育,改变人群中危险行为,控制艾滋病病毒经性接触和经吸毒途径的传播"等指导原则和"加强宣传,增进群众防病意识"等行动措施。

进入 21 世纪后,2001 年 1 月,卫生部、国家计委、教育部、科技部、公安部、司法部、财政部及广电总局等多部门联合制定了《中国预防与控制艾滋病中长期规划(1998—2010 年)实施指导意见》,明确"政府领导、多部门合作、全社会参与"的工作方针以及"宣传教育为主、标本兼治、综合治理"的实施原则,并提出了加强宣传教育工作的具体措施。2001 年 5 月,国务院办公厅印发《中国遏制与防治艾滋病行动计划(2001—2005 年)》,进一步明确"预防为主,加强宣传教育,标本兼治,综合治理""突出重点,加强健康教育与行为干预,注重实效"等原则。2003 年 4 月,时任中共中央总书记、国家主席胡锦涛同志就艾滋病防控工作作出批示"要动员全社会,从教育入手,坚决遏制艾滋病蔓延势头。"2013 年世界艾滋病日前夕,中共中央总书记、国家主席、中央军委主席习近平就《中共北京市委关于艾滋病防治工作情况的报告》作出重要指示,强调"要坚持预防为主、防治结合、依法防治、科学防治,落实'四免一关怀'政策,加强人文关怀,动员社会力量积极参与,消除社会歧视,为感染者和病人提供及时有效的治疗和帮助,让他们感受到社会主义大家庭的温暖"。

2003 年世界艾滋病日前夕,时任联合国艾滋病规划署执行主任的 Peter Piot 在接受采访时认为,就当前来说,中国预防艾滋病的工作重点应在于知识的宣传和教育,使得社会公众都能够了解艾滋病的传播途径,掌握预防方法,自觉地预防艾滋病传播。我国最早一批介入艾滋病防控工作的专家学者也在这一时期通过各种渠道多次呼吁"宣传教育和干预是遏制艾滋病流行的最有效策略"。2004 年《国务院关于切实加强艾滋病防治工作的通知》,提出力争到 2010 年在城乡广大群众中全面普及预防艾滋病知识,进一步增强自我防护能力。同年 11 月,国务院艾滋病防治工作委员会在新闻媒体座谈会上发出倡议,号召在全国展开"全国防治艾滋病宣传教育行动"。行动建议将过去集中在世界艾滋病日前后的宣传活动覆盖到全年每一天;艾滋病防治宣传工作在部门跨度上过渡到社会的每个部门、每个阶层和每个人,以引起全社会各界的高度重视。

在我国,有关艾滋病流行的信息与知识普及的公众传播主要是从国家级媒体对于国外艾滋病流行的情况报道开始的。1983 年 9 月 7 日,作为国家级媒体的《人民日报》以《一种新的不治之症》为题第一次报道了艾滋病的流行情况,报道指出获得性免疫缺陷综合征(AIDS)不仅是一个医学问题,也是一个严重的社会问题。报道使用了"后天免疫失效症(AIDS)"来称呼这一疾病,当时的艾滋病距离中国公众甚远,且被描述为国外的社会痼疾引发的疾病。

1985 年,中国医学科学院北京协和医院确诊了我国大陆地区第一例国外传入的艾滋病病例,一些内部刊物曾对这一事件有所报道。1987 年 6 月,《人民日报》向社会公众披露了艾滋病已经经进口血液制品传入中国的消息,提醒公众慎重使用进口血液制品。不过,在这一阶段,媒体仍在强调艾滋病的威胁并不迫近,对艾滋病的描述仍限于国外的疾病,有媒体报道指出我国大陆地区"发现的病人都是在国外感染,或者是因为用了国外的血制品所感染"。

1988 年 1 月 14 日,"艾滋病"第一次登上了《人民日报》的头版,报道援引了卫生界人士的观点:"随着我国对外开放政策的不断扩大,国际交往的增多,艾滋病传入我国并发生流行的可能性是存在的,应注重预防艾滋病的传入、发生和蔓延",明确向公众提出了国内艾滋病传播的风险。1988 年第一个世界艾滋病日前后,部分国家领导同志参观了《艾滋病、性病防治知识展览》,《人民日报》为相关活动配发的报道标题为"世界上每分钟就有 1 人感染艾滋病,艾滋病传入我国可能性随时存在"。

随着艾滋病流行趋势和特征的不断变化,我国艾滋病防控策略也逐步发展和完善,与其他疾病特别是传染病的防控模式类似,让公众了解疾病知识,传染病的传播渠道和防护方法,是在社会范围内控制疾病流行的一道屏障,艾滋病健康教育的重要性逐渐得以凸显。

国家层面的《中国遏制与防治艾滋病行动计划》等政策文件对艾滋病的健康教育工作作出要求后,开展艾滋病健康教育工作的主体呈现多样化态势,各部门如宣传、新闻、教育、文化、公安、农业、工商、卫生计生、铁路、民航、交通、海关、质检、城建、旅游、工会、共青团、妇联、红十字会及社团组织等在宣传教育活动中开展了广泛合作。报纸、广播、电视等传统媒体与网络等新媒体一道,成为艾滋病健康教育工作的重要平台。艾滋病健康教育所针对的人群也日渐多样化。在总体的知识框架内,结合不同群体的认知特点和行为特点,补充较有针对性的信息内容。

总体来看,在相当一段时间内,我国先后通过几种形式开展了艾滋病的健康教育工作。一是户外广告宣传。在人员流动频繁的汽车站、火车站以及疫情严重的重点乡镇设置艾滋病防治大型公益广告牌、防治艾滋病宣传灯箱;在居民区装订防治艾滋病楼道宣传牌;在农村、流动人口聚集地制作墙体标语;在村、社区、学校及主要娱乐场所张贴艾滋病防治知识宣传图画。二是依托大众媒体宣传。各地利用广播电台定期不定期播出艾滋病的基本知识、防治措施、政策法规等。三是专题讲座和培训。定期在社区、行政村开展艾滋病防治知识健康讲座,社区卫生服务中心负责对辖区内的娱乐场所、企业职工开展艾滋病宣传教育;医疗机构在看病时针对性病患者开展艾滋病防治知识宣传。四是结合宣传日,进行综合性的健康教育活动。1988年第一个"世界艾滋病日",北京市在中山公园内举办了"首都艾滋病、性病防治知识展览",中央和有关部门的领导同志前往参观,这也是我国艾滋病流行以来,开展面向公众的艾滋病健康教育的标志性事件。1998年12月,卫生部等部门在中国革命博物馆举办了为期20天的"预防艾滋病教育展览",接受参观及咨询达12余万人次,成为艾滋病流行以来,中国规模最大的艾滋病教育展览。结合世界艾滋病日、世界防治结核病日、全国儿童预防接种宣传日等,开展"知识下乡"等活动,通过宣传车、展板展出、现场咨询宣传、文艺演出、有奖问答等形式将艾滋病防治知识宣传普及到各类人群。

三、艾滋病健康教育的演变趋势

艾滋病的健康教育是伴随着疾病的流行形式和人类对疾病认识的深化而变化的。健康教育的发起主体、教育内容、目标人群都会伴随着疾病的流行趋势变化有所调整。

自1981年艾滋病流行以来,艾滋病的传播机制、易感人群等已经逐渐明晰,各国开展健康教育的经验得到充分交流。总体来说,围绕世界卫生组织、联合国艾滋病规划署不同的策略目标,40余年的艾滋病健康教育实践呈现出几种发展趋势。

第一,健康教育面向的受众群体不断变化。艾滋病健康教育越来越聚焦于社区,注重人群细分。在社区一级,随着艾滋病防治工作的不断深入,参与艾滋病防治工作的社会组织蓬勃发展,这些社会组织主要在宣传、教育、倡导、培训和关怀等领域以多种方式开展健康教育活动。目标人群分类包括:大众人群,指城镇居民和农村居民;重点人群,指流动人口(城市流动人员、农民工、建筑工、出国劳务人员等)、青少年、育龄妇女、干部职工、出入境人员、被监管人员、少数民族等人群。多部门独立或联合开展艾滋病健康教育活动,包括:各级团委成立防艾青年志愿者小分队在广大青少年中广泛开展宣传教育;妇联对育龄妇女开展"面对面"艾滋病宣传教育活动,向妇女代表宣传艾滋病防治知识、政策、条例等;住建部门开展建筑工人艾滋病健康教育工作,利用建筑工地质量安全工作会议和专项培训进行艾滋病健康教育;各级各类学校采取多形式、多样化的方式普及艾滋病教育工作,举办专题知识讲座,通过班会课、团队活动课、校会、校园之声、板报宣传栏、图片展、专题讲座等途径,广泛开展禁毒宣传与预防艾滋病知识活动;社区卫生服务机构在辖区开展宣传教育,聘用志愿者、利用村(社区)公共卫生联络员、公共卫生助理员等,利用义工协会开展宣传教育;发挥医疗机构优势开展宣传教育,在性病就诊者门诊就诊期间开展性病艾滋病预防知识宣传教育;在流动人口中开展安全性行为教育;对孕产妇开展艾滋病防治知识宣传和母婴传播知识宣传等。

第二,健康教育内容方面有所转变。国内艾滋病健康教育工作开展早期,教育内容以强调法制教育与道德教育为主,强调遵纪守法以及遵守性道德、"不性乱",强调艾滋病的严重性、可怕性、不可治愈性和高病死率,视艾滋病为洪水猛兽并心存恐惧。同时,认为艾滋病是外国人的病,离我们很遥远。

1995年后,艾滋病在一些重点地区和重点人群中呈现高水平流行态势。卫生部门出台一系列宣传教育规定和活动通知,1995年11月卫生部疾病控制司制订下发的《预防艾滋病性病宣传教育提纲(试行)》,1998年下发了《关于加强预防和控制艾滋病工作的意见》及《预防艾滋病性病宣传教育原则》,提出了坚持预防和宣传教育为主的方针,以及大力开展健康教育的具体措施,对参与健康教育的媒体机构、宣传内容、宣传形式等都作出了原则性规定及建议,引导媒体参与健康宣教工作。卫生部制定下发了《预防控制艾滋病宣传教育知识要点》,包含10条基本知识和相关的重要信息,由前期注重道德教育,向综合性的疾病知识、防治措施转变。基本知识越来越聚焦于对个体行为的关注。

第三,健康教育手段逐渐多样、不断丰富。20 世纪 90 年代初期,全国性的"艾滋病/性病电话咨询热线"正式建立,成为落实艾滋病健康教育工作的另一具体体现。同时举办新闻记者座谈会、培训班,创作各种宣传材料,并以此带动陆续在 21 个省(自治区、直辖市)开通了艾滋病/性病咨询热线。以热线电话为标志,艾滋病的宣传教育不断尝试新的信息传播手段。此外,尝试应用"社会营销"的理论方法,将销售产品、品牌推广等商业领域的营销学经验运用于艾滋病健康教育的社会公益实践之中。

全球范围内,反歧视教育成为艾滋病健康教育不同于其他疾病健康教育的一个重要特征。在社会学意义上,疾病被认为带有一种隐喻,即使与癌症这样非常复杂、多形态的疾病比起来,艾滋病也更像是一个被定义或被建构的产物。为疾病赋予意义与价值的过程无所不在,为疾病去复杂化的尝试违背了疾病是一种社会建构的事实,过去几百年间对性传播疾病的意义建构同样使得艾滋病难以脱离这样的文化情境。流行初期对疾病的恐慌所形成的批判非常规行为的意识形态逐步转向警惕艾滋病引发的过度恐惧。鉴于艾滋病流行初期的影响人群,艾滋病成为对一些群体污名化、歧视化的标签,认为受艾滋病影响的人群存在道德堕落,这既影响了常规艾滋病预防工作的开展,制约了公众关注、了解艾滋病相关健康知识,也制约了受艾滋病影响群体获取相关医疗和预防服务。因此在艾滋病健康教育开展过程中,明确反对艾滋病歧视,更加注重向公众阐明艾滋病的传播途径。

总体来说,开展艾滋病的健康教育是预防疾病流行的社会共识性策略。伴随着艾滋病的流行模式向慢性、长期的传染病流行模式转变,以及社会人员流动、交往的增加,社会大众都可能受到艾滋病的影响。艾滋病的健康教育应该贯穿人的一生。针对不同年龄、职业群体,家庭、学校、社区应共同承担健康教育责任,持续将艾滋病控制在低流行水平。艾滋病的健康教育工作至关重要。

(王　璐　步　凯)

第二节　艾滋病健康教育的理论与方法

一、健康教育的理论分析框架

健康教育是一项综合性很强的实践工作,涉及多学科交叉的理论基础,如卫生健康管理、心理学、传播学等。近年来,随着实践认识不断深化,倾向于将健康教育纳入健康传播的分析框架,呈现出疾病知识与传播学实践理论相结合的认识范式。从传播学基本理论的起源来看,20 世纪 40 年代后逐渐兴起的传播学主要基于战时动员的信息传播(政治传播)和健康传播两个领域,由案例总结出传播学的基本经验与理论。但其理论与经验背后的原理、逻辑尚须进一步认识,有待认知科学、哲学等多学科的共同思考。

教育也是一种信息传播活动,在分析健康教育活动时,可以将健康教育纳入信息传播的理论框架加以审视。通常认为,健康教育是一种有计划、有组织、有系统的社会教育活动,使人们自觉地采纳有益于健康的行为和生活方式,消除或减轻影响健康的危险因素,预防疾病,促进健康,提高生活质量,并对健康教育效果作出评价。健康教育的核心是教育人们树立健康意识,促使人们改变不健康的生活、行为方式,并能自觉地选择有益于健康的生活、行为方式,以减少或消除影响健康的危险因素。

传播学的相关原理与健康教育的相关理论实践相互促进融合。健康教育的基本构成要素可以纳入经典传播学的"5W 模型"理论框架进行分析,即传播者(who),传播什么(say what),传播媒介(by what channel),传给谁(to whom),传播效果(what effect)。这一理论模型高度凝练,可以作为认识、思考、谋划任何信息传播活动的基本理论模式。

本质上说,传播活动的分析与研究在于研究一种社会现象,是一种社会机制的研究。不难发现,这一基本理论模型的每个方面都可以作为分析和规划传播活动的切入点。传播者研究、传播内容分析、传播媒介研究、传播受众分析、传播效果研究也成为传播活动的经典分析框架。

以传播学的基本理论模型加以审视,健康教育活动的组织者、目标人群、教育内容、教育媒介和效果分析是思考健康教育活动的基本理论支点,构成了健康教育理论分析的子模块。需要指出的是,这几个层面的健康教育相关的理论分析并不是孤立的,而是多个子模块相互连接、相互影响的。如在健康教育领域较为常见的健康信念模型,即从效果分析的角度入手,结合心理学或认知科学的相关知识,回溯至如何启发易感性的教育内容分析。也就是说,传播学的基本模式仅仅是帮助研究者解析教育活动构成的一个基本框架,在各个子模块的分析中,还需要结合该模块所涉及的相关其他理论。如信息认知的认知科学相关理论,受众分析中的行为学、人类学理论,教育活动组织的教育学理论,媒介运营的管理学理论等。此外,应该注意到,疾病的社会影响研究、疾病与社会的互构、健康管理的理念,以及伴随着技术变革而兴起的大众传播还是一个新近出现的现象,健康教育的理论还需要不断从实践中加以总结。

二、艾滋病健康教育的方法与技巧

艾滋病健康教育工作具有一定的普适性和共通性,但不同国家、不同社会语境之下的艾滋病健康教育认知与实践呈现出多样性和在地性,因此,对于艾滋病健康教育的阐述和思考需要尽量兼顾不同的语境。艾滋病的健康教育特别强调理论与实践的结合,综合审视健康教育的相关理论,以及国内外既有的艾滋病健康教育实践,可以总结出一些方法与技巧。

(一)健康教育的切入点为受众分析

健康教育的出发点在于目标和人群。受众分析的前提在于分类学,但从人类认识自然的历史来看,分类学在严格意义上是一种典型的"社会建构"。特定职业群体、特定行为人群、不同角色身份等"人群画像"的构成要素可能很多,人类社会的复杂性提示教育者需要警惕任何武断的分类行为,避免对人群的标签化认知。不过,基于充分的目标群体调查,面向不同人群、不同目标的健康教育方法与策略显然应有所区别。就艾滋病的健康教育而言,对于公众和对于感染者的信息传递内容显然是不同的。鉴于艾滋病的传播方式较为明确,仍然可以尝试通过访谈等方式,对希望施加影响的目标人群进行深入了解,指导健康信息的产出及传播。即使已经将特定行为人群纳入健康教育的范畴,艾滋病的健康教育仍然可以依据年龄、职业、业余爱好、媒介使用偏好、行为偏好等情况,在传统的大众群体中有所细分,进而了解群体的认知模式与生活习惯,策划健康教育项目,使健康教育活动更加有的放矢。受众分析一般通过焦点小组访谈、问卷调查等方法进行,同时还需结合社会学、人类学、民族学等研究成果。

健康教育实践的受众分析也致力于调动受众的自主性,健康教育不仅是单向的信息传播,更是双向的信息互动。

基于受众分析,艾滋病健康教育活动尊重受众在智力、思维等方面的自主性,充分发挥受众人群参与艾滋病健康教育项目的主观能动性,提倡从受众的角度看待问题,站在受众的立场想问题,由"受众"自己设计项目,构建话语,举出案例,提升健康教育的可接近性,消除接受健康教育者的思想壁垒,同时尊重个人知情同意权、隐私权等。原则上,艾滋病的健康教育也应在目标受众知情同意的情况下开展,一是硬性要求人群参加活动可能导致被干预者的反感,二是因为HIV传播方式的特殊性,教育中的部分内容可能引起受众的不适。HIV感染涉及个人隐私,如果目标人群的隐私无法得到保护,也就失去了自主性,那么该类人群就有可能转入地下或脱离主流社会的教育网络,从而增加艾滋病预防工作的难度。因此,艾滋病健康教育中特别注重保障目标人群对自身疾病的知情权及健康状况隐私权。

艾滋病健康教育的受众分析要避免对特定受众人群先入为主的偏见。偏见是一种缺乏客观根据、固定的先入为主的观念与态度。健康教育组织者对受众抱有偏见,不仅不会公正、客观地对待受众群体,还可能对其出现否定或拒斥性行为。在这种情况下,带有偏见者大多会与偏见对象保持一定的心理距离或人际距离,并表现出非善意的歧视态度,影响艾滋病健康教育活动的开展和效果。对感染者的偏见大多出自对艾滋病的无知。21世纪初期,社会机构曾在我国6大城市做过入户调查,被调查者为18~60岁的居民,调查总体为3 247个抽样单位。调查公布的《中国居民艾滋病常识及态度和行为状况研究报告》显示,城镇居民对艾滋病传播途径的认识水平显著影响了他们对艾滋病易感人群、感染者的态度和行为。

基于受众分析,提倡站在受众的角度思考问题也意味着在艾滋病的健康教育中坚持价值中立,价值无涉。其基本思想是排除个人在政治、道德、宗教和其他方面的干扰,客观地看待他人行为和外部事物。就实质而言,价值是人类社会存在的反映,而价值差异必然导致人群对事物的不同评价态度,尤其是在对待如艾滋病这类涵盖多种社会因素的问题，不同人群的价值评判更有可能不同。一味关注价值差异必然导致人们对艾滋病问题的争论，特别是某些涉及亚文化人群行为的价值评判，还可能引起人群的价值冲突，不利于健康教育工作的开展。

可见，了解健康教育受众群体的特征，调动受众群体的自主性，坚持价值无涉的包容性，这三者之间相互联系。从自己的价值选择出发、带有价值评判地开展健康教育，不利于充分了解受众群体，也就无从谈起调动受众的自主性，反之亦然。认为 HIV 感染者或边缘群体道德堕落、行为怪诞反常，这种有失公允的评价态度可能会招致受众的反感，进而导致目标对象出现抵触情绪。认为易感人群或边缘群体是"害群之马"，感染艾滋病是"咎由自取"，对健康教育对象指责责难，无法获得受众群体的信任。

"防病救人"是健康教育实践面对受众的出发点和落脚点，深刻认识受众、了解受众，摆脱对受众先入为主的成见，是艾滋病健康教育至关重要的一步。只有这样才能营造一种有利于艾滋病预防的和谐环境，团结一切可以团结的人群。

（二）艾滋病健康教育活动的组织保障

活动的组织情况影响着健康教育的频度与广度，甚至决定着健康教育活动能否顺利开展。在不同的社会文化语境下，对于健康教育活动的组织要求并不相同，但仍能总结出一些共同因素。

1. 组织有效的艾滋病健康教育活动往往需要争取政府资源，获得政府管理者和政策制定者的支持。艾滋病的健康教育工作是一项综合性工程，在整体的艾滋病防控事业中可能承担着不同的信息传播任务，不论在何种社会文化语境之下，都需要充分获得决策者关注，争取政策或资源倾斜。特别是在大众媒体发达的时代，管理层的重视往往影响着的健康教育者能够调动的健康教育资源，也深刻影响着健康教育所能采取的话语尺度。国家层面的领导者能够为全社会积极参与艾滋病防治工作作出表率，地方各级政府的行动能够进一步强化对防治工作的领导，发动社会各界参加艾滋病防治活动，丰富艾滋病健康教育的素材资料，提升全社会对于艾滋病问题的重视程度，带动媒体对于艾滋病议题的广泛报道与传播，带动公众对于艾滋病问题的关注，进而促进艾滋病知识的传播与普及以及各类艾滋病健康教育活动的开展。与基层管理者的沟通协调，目标在于让基层管理者不仅了解艾滋病的防治政策，更需要了解艾滋病的流行趋势和危害性，以引起重视、提高认识、转变观念，促进各项措施的积极落实，有效控制艾滋病的流行。

随着信息技术的发展，健康教育的技术应用越来越先进，公众对健康教育形式多样性的需求也越来越高。健康教育的活动组织者普遍认识到，教育活动的开展涉及卫生健康、公共安全、社会商业、社会文化部门以及国际政府组织、非政府组织、社区组织、志愿者、同伴教育者等，需要在政策制定的顶层设计中加以统筹，各部门机构和人员需要互相支持和配合才能较好地开展工作。

在特定社会文化语境下，获得政策领导层的支持是更好地开展艾滋病健康教育工作的现实需求。在我国，针对广泛开展艾滋病健康教育所涉及的多部门问题，2004 年 3 月发布的《国务院关于切实加强艾滋病防治工作的通知》中，占用大篇幅对各部门的职责分别作出了极为详细的规定，包括各类新闻宣传单位，地方各级人民政府和新闻宣传主管部门，农业部门，教育部门，铁路、交通、民航、质检部门，文化、工商部门，工会、共青团、妇联等群众组织，卫生部门，医疗卫生服务机构、计划生育技术服务机构，公共场所经营管理单位等。工作内容包括制订具体的宣传计划；设立专门栏目，定期播放或刊登有关艾滋病防治和无偿献血的公益广告；利用"三下乡"等形式、农贸集市、节假日等机会发放适合农村地区的宣传材料；在群众集中的地点设置宣传栏；普通中学、中等职业学校和高等学校教学纳入艾滋病防治知识，保证教学课时；在候车、候船、候机室设置艾滋病防治知识宣传专栏，适时播放艾滋病防治宣传教育内容；督促娱乐服务场所摆放并公开张贴艾滋病防治宣传品；向就诊患者等医疗服务对象发放宣传材料，宣传艾滋病防治和安全套使用知识；积极组织开展推广使用安全套预防艾滋病的公益广告宣传等。2004 年召开的艾滋病宣传教育工作研讨会由国务院防治艾滋病工作委员会办公室组织，中宣部、团中央、教育部、科技部、民政部、司法部、劳动和社会保障部、卫生部、食药监局、总工会、红十字会等多部门领导共同参加。概而言之，在全社会层面成功面向公众开展艾滋病相关健康教育有赖于政府主导和多部门合作。

2. 挖掘"意见领袖"作为艾滋病防治知识的宣传员。一般来说，"意见领袖"是在群体中传播信息、施加影响的重要来源，是能左右多数人态度倾向的少数人。尽管不一定是团体正式领袖，但意见领袖往往消息灵通、精通时事；或足智多谋，在某方面有出色才干；或有一定的人际关系和能力而获得大家认可。意见领袖往往可以为他人过滤、解释或提供信息。对于艾滋病的健康教育来说，挖掘意见领袖可以从以下几个方面入手。

一是聘任社会名人加入艾滋病健康教育队伍，作为艾滋病健康教育的宣传员。在一定意义上，名人效应本身即可视为一种社会资源和公共资源，具有自然的吸引社会关注的效果。艺术家、影视明星、知名学者、主持人等都可以作为艾滋病健康教育工作的宣传员或者大使，参加艾滋病健康教育工作。名人以其自身的亲和力和明星效应，倡导社会各界对艾滋病问题的关注，在官方背景与专业背景之外的艾滋病知识表述，提升了普通大众的接受度。

二是注重发挥媒体记者作为媒体把关人和信息加工者的作用。媒体从业者作为信息传播的中介人能够对基本信息进行加工，对公众传播艾滋病知识的频度和准确性影响着公众对于疾病的正确认知。这构建了一个多级传播的模式，媒体从业者处于信息传播的关键中介地位，媒体从业者与艾滋病防控领域的专家学者之间建立紧密联系实属必要。加强媒体从业者的素养与专家学者的参与，开发媒体手册等材料并及时提供更新，提升媒体从业者对艾滋病问题的认识水平，促进信息由专家学者向媒体从业者的流动，进一步强化社会舆论层面艾滋病健康教育信息的供给，消除社会对于艾滋病的歧视。类似的活动还有开发艾滋病议题媒体报道指南、开展艾滋病好新闻评选等。

三是注重关注公众中的"意见领袖"，他们承担着小群体或大众传播之外的信息中介职能。在有条件的地区，积极探索向社会组织购买服务，由社会组织针对不同目标人群开展艾滋病健康教育，从而壮大艾滋病健康教育队伍，通过同伴教育，形成小群体中的群体压力，促进疾病知识传播或行为改变。

四是注重利用舆情热点，回应社会关注，创造开展艾滋病健康教育的条件。网络等新媒体的涌现使得热点议题呈现更为明确、集中，借助热点议题的传播潜力，能够大幅度拓展艾滋病健康教育内容的覆盖面和传播达到率。此外，还可以借助互联网搜索数据进行分析，如利用搜索引擎的搜索指数、舆情监测平台等，都有助于快速发现、识别热点信息，有的放矢地开展健康教育工作。

（三）艾滋病健康教育的形式

在我国的艾滋病健康教育实践中，艾滋病流行初期，健康教育活动形式比较单一，主要是在每年的世界艾滋病日期间，由卫生部门在街头发放宣传材料、摆放展板、开展咨询等，这延续了传统的基层公共卫生与传染病预防工作经验，但教育覆盖面、目标人群的可接受性等都有所局限。此后，艾滋病的健康教育形式得到一定拓展，教育活动既能够覆盖城市范围，也有乡村和边远地区所能接受的媒介平台。根据以往国际、国内开展艾滋病健康教育的经验，对开展艾滋病健康教育工作的平台进行了概括性总结，被开发用于艾滋病健康教育的媒介主要包括以下几种。

1. **传统平面媒体**　如报纸、期刊、传单、折页、宣传画、标语、横幅、车体广告、灯箱广告等。在互联网媒介普及之前，大众对传统媒体的接受度相对较高，平面媒体是公众获得艾滋病相关知识的主要来源。传统媒体在艾滋病健康教育工作中发挥了至关重要的作用。在媒体使用方面，Gao 等对中国 2000—2010年报纸上艾滋病相关报道的研究显示，我国报道艾滋病相关的文章共 3 648 篇，平均 3 篇/年。但在工作中也发现，"控制艾滋病不能单纯依靠传统的健康教育方法来影响行为，应该考虑个人因素和社会、法律、经济等环境因素的综合作用。那些处于 HIV 感染最危险境地的人群是传统健康教育形式很难触及的人群，而这些人的行为改变则是决定能否控制艾滋病流行的关键。"

2. **广电媒体**　包括广播、家庭电视、楼宇电梯视频、车载电视、户外电子屏幕、卡拉 OK 点歌系统、车站码头电子告示牌等。广播电视的受众群体正在不断向特定受众群体倾斜，如农村听众、专职司机等，受众倾向性越来越明显。新闻、电视上的公益广告和专题报道，对艾滋病患者的深度访谈等综合文字、声音、图像等的信息呈现形式易于给公众留下较深刻的印象。2003 年的世界艾滋病日前夕，中央电视台一则 30 秒的安全套预防艾滋病的公益广告成为央视首次涉及安全套、生殖健康的公益广告，受到媒体的广泛关注。

3. **数字媒体**   包括网站、QQ群、论坛、博客、手机短信、短视频等新媒体。网络以文字、图片、声音、动画、电影等多种形式同时传递健康信息,呈现受众的评论与疑问,具有交互性、隐匿性等特征,在艾滋病健康教育中的重要性日渐凸显。后期,随着新技术在艾滋病健康教育领域的应用,短视频等网络媒体传播形式显示出更大的潜力,在艾滋病宣教工作中具有一定的应用前景。

4. **现场宣传教育**   这一形式既包括在重要时点开展的免费咨询活动,也包括对大众群体中的细分人群开展的面对面教育。如对流动人口多的地区,采取与流入地和流出地的工商和劳务部门合作,与流动人口集中聚居区的人力市场管理部门合作、建筑施工部门单位合作等,开展"职工红丝带健康行动",通过健康知识培训、现场咨询等形式进行健康教育活动。对于青年学生群体,多采取与教育部门和学校进行合作的方式,通过举办专题讲座、知识竞猜/竞答、健康知识进课时/课本、青年学生志愿者活动等形式开展健康教育活动。如教育部2008年印发了《中小学健康教育指导纲要》,规定了包括艾滋病防治知识教育在内的健康教育目标和基本内容;2009年组织编写了《系列中小学健康教育教师教学指导用书》,覆盖小学一年级至高中三年级,其中均包括艾滋病健康教育的相关课时。共青团中央也在全国广大青少年中开展"青春红丝带"和示范区"面对面"防艾宣传教育活动等。

5. **其他创意形式**   这些创意形式可以包括生活日用品、文创产品等,如纪念茶杯、艾滋病防治宣传纸巾、防艾纪念钥匙环、环保袋、鼠标垫、宣传扑克等。近年来,在青年学生的艾滋病健康教育工作中,活动组织者还开发出了角色扮演游戏、桌游等。

这些健康教育形式并不是孤立存在的,而是在实践中综合应用的。例如,在艾滋病健康教育活动组织过程中,曾采取"发一本书""看一部电视""听一次讲座"(有关艾滋病知识)、"给一个健康处方""一份传单、一张问卷、一期板报、一部录像、一场讲座和一次义诊咨询"等"几个一"的宣传教育活动方式。当然,拓展新的艾滋病健康教育平台,创新艾滋病健康教育形式,一直是艾滋病健康教育领域面临的挑战。从我国开展的一些艾滋病健康教育实践来看,健康教育的形式一直以来都呈现出迫切的创新需求,以期不断提升受众的可接受性。"一张健康教育处方""一场防艾知识讲座""一本防艾宣传手册"等类似的"几个一"健康教育工作形式仍是基层地区开展艾滋病健康教育的主要方式,还有一些基层地区仍在采用竖立或悬挂防治艾滋病、使用安全套等宣传牌、宣传横幅的方式。在全球范围内强调创新艾滋病防控策略的大环境中,在艾滋病扩散趋势得到初步遏制之后,类似这样的健康教育活动方式就显得过于简单了。

不过,需要同时指出的是,艾滋病作为一个对人类社会产生深刻影响的传染病,其防控工作既要保基本,也要求创新,保基本是求创新的基础。在这一意义上,采用传统的教育形式是基层开展艾滋病健康教育工作的条件太局限所导致的结果。传统形式尽管简单,却是艾滋病健康教育体系不可或缺的一部分,基层和各种草根组织根据工作条件及实际情况开展的健康教育活动,是保障艾滋病健康教育常态化开展、维系艾滋病健康教育体系的压舱石。

总体来看,无论是国际社会还是我国本土,艾滋病健康教育的开展情况波动较大,受纪念日、热点事件等因素的影响较大。一般来说,艾滋病的健康教育大多集中在每年的世界艾滋病日前后,常规性的健康教育较少。这与传统的健康教育工作需要依托大众媒体或社会各界配合有较大关系。同时,有研究显示,报纸上关于艾滋病科普知识内容的报道在逐渐减少,甚至萎缩、消失,因此更要注重发挥不同平台、不同形式之间相互联系、互为补充的作用,将各种平台和健康教育方式有机地结合起来,起到加乘的效果,最大限度发挥不同健康教育平台的特点。

(四)艾滋病健康教育的内容建构

媒介形式的选择决定着健康教育的信息是否可以触及目标受众,而健康教育知识传播的核心在于教育的内容。艾滋病健康教育的内容建构影响着健康教育的深度和针对性。关于某一新发疾病的知识是逐渐积累的过程,研究者对于艾滋病的基本病理和HIV的传播途径需要逐步认识,对于公众的健康教育知识需要逐步转化。适宜于各类不同的目标人群、具有针对性的内容,能够使目标人群对于艾滋病的知识既知其然,也知其所以然。不仅能深刻理解宣传口号、标语的含义,也能够明晰宣传主题、标语背后的预防知识。

统观全球范围内艾滋病的流行形势,在几十年的疫情发展中,艾滋病已经失去了流行之初引起的人们的风险意识。有研究者指出，艾滋病流行之初，一些边缘群体活动的酒吧和场所负责人参与防控艾滋病的工作，他们目睹过亲朋好友的离世，因此形成了一种共同的责任感。随着药物治疗有效性的提升，明显且可怕的艾滋病症状已经愈发少见。尽管 HIV 流行依然活跃，传播迅速，但大多数公众和 HIV 的易感人群都鲜少见到过艾滋病的发病症状，亲历身边亲朋好友死于艾滋病而产生的恐惧已不多见，这意味着更难说服人们采取措施保护自己不受 HIV 感染，接受治疗的 HIV 感染者也不会像曾经那样引起公众较大的反应。

这是所有慢性疾病健康教育工作者所共同面临的困惑，健康教育活动的策划组织者更需要在健康教育内容方面进一步打磨。一是注重呈现艾滋病危害信息的内容，让公众切实了解艾滋病依然是一种危害人类健康的严重传染病，激起人们主动了解艾滋病相关知识、预防疾病的主动性。二是注重呈现艾滋病危险信息的内容。大众媒体中呈现的艾滋病防治活动多以新闻或事件为导向，防治知识讲解不够透彻，基本是概念性信息，缺少详细的、科学的原因分析，可以通过总结 HIV 感染者的故事、案例，丰富健康教育内容，让受众感受到感染 HIV 的风险，提升公众对疾病流行接近性的感知，唤起个人预防疾病的行动意愿。三是要突出行动指南的具体内容，不仅告诉公众艾滋病是什么，而且要落实到受众的具体行为，即预防疾病的具体建议。如何识别风险、如何使用保护自己的措施（例如只告诉公众使用安全套是不够的，还应该告知受众如何正确使用安全套）、如何寻求检测等，要讲清楚为什么这样的行为能够有效预防疾病等，呈现完整的健康教育知识。四是要及时更新教育内容。艾滋病疫情凸显后，在开展艾滋病健康教育活动过程中，一些健康教育实践沿用了大范围、高强度的艾滋病知识和疫情宣传工作，这种集中式的健康教育活动，有政府部门领导和社会各界参与，主要内容是宣传艾滋病疫情、艾滋病的危害、传播途径及防治知识等，对推动全社会参与艾滋病防治起到了积极的作用。但对艾滋病的自愿咨询检测、治疗及关怀救助等内容宣传不够，防治工作重点不够突出，关键在于教育内容没有伴随着艾滋病疫情态势变化和防控策略的改变而及时调整，没有重新分配和谋划健康教育内容的重点和落脚点。在总体策划和顶层设计层面，可以根据艾滋病疫情态势的变化、新的科研成果突破和新的防控策略的实施，及时更新艾滋病健康教育的核心信息，提炼简单易懂的健康教育核心内容。在具体开展健康教育工作时，要根据不同的目标人群和地域特点，有针对性地呈现健康教育的核心知识点。

在艾滋病健康教育的内容建构中，要注意艾滋病议题的敏感性。自艾滋病健康教育出现在公共舆论中以来，艾滋病一直是一个敏感议题。尽管不同国家社会文化背景下，艾滋病所呈现出的社会矛盾冲突有所不同，但无论在国外还是在中国，作为一个涉性、涉毒、涉血的致死性传染病，任何有关艾滋病的议题都具有引发舆论争议的风险，需要审慎看待。开展艾滋病健康教育工作，应对这一现实背景有所把握。客观上说，全球社会应对艾滋病的健康教育实践，已为调和与艾滋病有关的社会文化冲突付出了巨大成本。美国艾滋病流行早期，知名的传染病研究专家安东尼·福奇（Anthony S. Fauci）就曾因"艾滋病可能通过日常接触传播"的评论引发了与艾滋病流行并行的"恐慌流行病"（epidemic of fear）。社会保障工作人员、急救员、出租车司机等公共服务行业的从业者开始担心接触到 HIV 感染者；最早出现疫情的旧金山市开始向警察发放手套和口罩；新泽西州的警察拒绝押送被怀疑患有艾滋病的犯人；电视节目制作人拒绝与疑似艾滋病患者同处一个摄影棚；公众开始关注食品行业的从业者中是否存在感染 HIV 的高危人群。社会舆论中亦出现过一些流言，因部分地区、部分群体内 HIV 感染率高，而出现地域歧视、群体歧视，甚至是原产地的产品歧视。艾滋病的健康教育工作可能成为舆论事件的导火索。艾滋病流行早期，我国曾特别强调把握预防艾滋病健康教育内容的科学性、准确性，严禁传播歪曲事实、造谣生事、制造社会恐慌的错误信息。

"艾滋病教育"与"性教育"议题关系紧密。作为以性传播为主要传播途径的传染性疾病，艾滋病的健康教育无法绕开"性"的话题。有观点认为，涉性教育会对青少年的性行为起到教唆作用。因此，应特别注意健康教育内容的科学性，在大方坦荡地谈论艾滋病的性传播及其预防方式的同时，从医学入手，讲解医学知识；从防病入手，讲解预防技巧。

艾滋病议题的敏感性也意味着要妥善处理和安排健康教育中的风险信息和危害性信息。一直以来，面对健康教育针对性、有效性不强的困扰，综合考虑艾滋病传播的社会因素及防治策略，健康教育中可以适当增加警示性内容,特别是针对未感染人群、青年群体的健康教育工作更要重视警示性教育。然而,这一思路面临着争议,任何强调某一特定传播途径或艾滋病风险危害的话语,都可能被视为一种歧视。20世纪80—90年代,这一情况已经在美国出现。"艾滋病并不是一个典型的公共卫生问题,它很敏感,它对信息的要求是'恰当','滥交'应该改为'性活跃','精液'应该改为'体液'。"艾滋病的健康教育工作确实一直面临着相似的困境,针对预防艾滋病的健康教育,究竟如何把握分寸,一直都存在争论。健康教育的内容如果过于聚焦疾病后果,虽然能够产生震撼效果,给人们留下深刻印象,但也容易产生对HIV感染者和艾滋病患者的歧视。因此,健康教育很难采取警示性路径取向——在预防教育的内容上,单纯宣传感染后果的内容减少了,对不同目标人群进行具体预防方法指导的内容增加了,艾滋病的预防宣传更加向人道主义和人性化的方向发展。但反之,"如果宣传内容仅是泛泛而谈,则难以产生预期的效果"。

在专家意见与实践之间,加强警示效果与导致艾滋病歧视的悖论反复出现。艾滋病流行早期,防治艾滋病的知识受当时的科研水平、认识程度等因素所限,科学防治知识的普及面有限,健康教育信息有流于"恐吓宣传"的趋势,如把艾滋病描绘成"世纪绝症""不治之症""超级癌症"等。2004年开展的中国居民艾滋病知识态度行为状况研究结果显示,公众对艾滋病及艾滋病患者普遍存在恐惧和歧视心理:对于公共场所的HIV感染者和艾滋病患者,近六成受访者的反应是紧张和躲避;如果一个同事得了艾滋病,也有近六成受访者因担心受到传染而明确表示不愿再与这位同事共同工作;假设自己家人不幸感染HIV,67.2%的被调查者表示不愿意被外人知道;另外有近四成的被调查者明确表示,不应给予艾滋病患者或感染者入学/就业的权利。这些研究结果被解读为艾滋病被"妖魔化"后导致的对艾滋病的盲目恐惧,容易使HIV感染者和艾滋病患者对社会产生恐恨心理,甚至采取报复行为。亦有观点认为,在健康教育中加强警示性教育,就是让大家恐惧感染者,恐惧易感人群。警示大家可能感染艾滋病的行为,最终都会变成防范有这种行为的人。谈及高风险的行为,其实就是在歧视具有高风险行为的人群,说疾病危害大,就是在歧视患者。

应该注意到,唤起对疾病的恐惧是通过健康教育导向预防行为的重要路径,风险其实就意味着恐惧,进而可以规避风险。但也要特别注意将危害性、危险性教育内容与清晰简明的艾滋病预防知识介绍融合在一起,相互补充,阐明预防建议,平衡危害性信息带来的恐惧,同时避免歧视效应。换言之,作为一个可以挑动各方敏感神经的疾病,艾滋病的健康教育既要加强艾滋病的易感性、风险性宣传,突出警示性,树立风险意识,也要加强关爱和反歧视宣传。反歧视宣传不应仅停留在口号上,还应告诉人们哪些具体行为是歧视行为,是应该摒弃的。关键在于将疾病讲实、讲透,真正为大众所理解,避免将艾滋病与道德败坏、行为不检点及违法密切联系在一起,致使社会大众对艾滋病的观念停留在"艾滋病等于罪错"的认识水平,出现社会歧视等现象,也打消受艾滋病影响群体的顾虑和担心。不同立场的利益相关者的诉求确实使得健康教育的传统策略形成了不易破解的难题,在现实生活中,这两者往往存在一定矛盾。健康教育工作应保障宣传的持续性、广泛性、深入性、警示性,也要避免使公众对艾滋病产生恐惧感。如何掌握这一矛盾的平衡点,依然是一项技巧性很强的工作,需要进一步探索,不断总结经验。

当然,如果能够进一步拓展视角,思考这一问题,也可能提供如何看待这一矛盾的不同思路:每个人都希望身心康健,没有疾病,宣传某种疾病的危害,提醒公众避免感染或生病的健康教育话语本身与歧视并无关系。为何在其他疾病健康教育中常用的诉诸恐惧的策略在艾滋病健康教育领域能够成为如此敏感、易引发争议的问题,这可能需要反思艾滋病的社会话语建构与社会文化建构。真正将艾滋病非特殊化,而不仅仅将非特殊化停留在口号上却又践行着疾病防控的特殊政策,需要各方利益相关者共同努力。

(步 凯 王 璐)

第三节 艾滋病健康教育的效果

健康教育的效果与健康教育的总体设计密不可分。

鉴于艾滋病的健康教育是一项综合性事业,具有不同的目标导向,因此对于健康教育的效果评价需要紧密结合健康教育开展的目标。政策倡导、危害教育、反歧视宣传等不同出发点的健康教育工作,评价导向显著不同。从预防疾病传播蔓延的角度来说，艾滋病的健康教育工作归根到底要落脚于行为改变，直接说服受众避免发生可能导致 HIV 感染的危险行为。但是，从客观上来说，受众的行为选择总会受到诸多因素的影响，目前国际上鲜有成熟的大群体样本行为学评估模式，因此，包括健康教育在内的一切艾滋病预防工作的效果评估都颇具挑战性。

一、艾滋病健康教育效果的评价方法

（一）过程评价

顾名思义，过程评价即评价艾滋病健康教育活动的开展情况。常用的评估指标包括是否开展、素材数量、持续时间、覆盖人数（传播材料覆盖人数、到达率）等。近年来，随着新媒体传播方式的普及与信息交互手段的提升，媒体使用情况等行为信息收集技术得以强化应用，评价健康教育信息传播过程的指标还包括点击量、观看量、跳转率、转化率、搜索量等新媒体的传播效果评估方法。

例如，《全国艾滋病防治宣传教育工作指导方案（2004—2008 年）》中设置了诸多评价艾滋病健康教育开展情况的过程指标，包括：各级广播电台须在黄金时段和主要频道上播放普及艾滋病防治知识的节目或者公益宣传片，确保每周至少播出两次，并逐渐提高播放的频次；全国核心报纸和期刊要定期出版介绍艾滋病防治知识的文章或公益广告，年度刊出的相应版面应当不少于商业广告版面的 3%；每个乡镇广播站都要具备三套及以上艾滋病知识宣传的音像材料，重点地区和高流行地区乡镇每周广播四次以上，一般地区乡镇每周广播两次以上等。又如：各类交通工具的宣传广播内容中纳入艾滋病防治及其相关知识，达到 100% 覆盖；在民用机场航站楼、大中城市所有铁路、公路、港口候机/船/车厅（室）及城铁站台等摆放艾滋病防治及其相关知识的宣传材料，摆放率也要达到 100% 覆盖等。

媒介报道的内容分析应用传播学领域相关研究经典范式，可以对过程指标进行更细致地考察。内容分析是大众传播研究的内容和方法之一，通过对大众传播内容量和质的分析，认识和判断某一时期的传播重点，呈现舆论对某些问题的倾向、态度、立场，以及传播内容在某一时期的变化规律等。这一方法对传播内容进行客观、系统和定量描述，将所有的相关材料看成一个有机的整体，对材料进行全面、系统的研究，用数学统计方法，对所研究的材料进行量的分析。同时结合定性分析，对材料和数据进行一定的逻辑推理和理论思辨。内容分析一般要经过选择、分类、统计三个阶段，记录或观察某一传播媒介在某一时期的传播内容，对同一传播媒介在不同时期所报道的内容进行分析和比较。艾滋病健康教育工作中，可以通过内容分析方法与模型，评价艾滋病健康教育在大众媒体渠道中呈现的内容及主题，对工作进行评估和调整。例如，有关《人民日报》世界艾滋病日的报道研究表明，2015 年后，该报对艾滋病相关议题的报道和讨论呈持续走低的趋势，对艾滋病问题的关注已经进入到实质的"减退"阶段。又如，通过网络搜索引擎的后台统计搜索数据，能够发现有关艾滋病知识搜索热点以及媒体报道资讯高峰期、主题词等，进而发现公众关注度高的媒体报道的艾滋病相关事件，了解推断公众的艾滋病知识掌握情况和艾滋病相关问题、艾滋病健康教育事件或项目的关注度，间接把握艾滋病健康教育活动的过程性效果。

能够直接与防控效果相连接的健康教育指标并不多见。过程指标的最突出特征在于直观性，能够体现出健康教育开展的频次、覆盖人数等最为直接的工作开展情况，这是采用过程指标评估健康教育活动效果的优势所在。因此也是衡量健康教育活动组织效果的基础性指标。

（二）行为改变的中介性指标——知晓率

艾滋病防治知识知晓率是评价公众艾滋病知识掌握程度的常见指标。着眼于总体上了解公众艾滋病防治知识的掌握程度，通过测评了解有多少公众具备艾滋病的相关知识。

在联合国落实 2000 年大会特别会议《关于艾滋病毒/艾滋病问题的承诺宣言》所列出的 13 个国家层面指标中，包括青年人艾滋病的知识掌握情况，并要求有一项关于艾滋病的信息、教育和交流（IEC）的一般政策或战略。自此艾滋病防治知识的知晓程度开始被作为评价艾滋病防控工作的重要指标之一。联合国的总体方案中，这一指标是基于对下列问题的回答情况建立的。

1. 仅与一名未受感染的忠实伴侣发生性行为能降低 HIV 传播的风险吗？
2. 使用安全套能降低 HIV 传播的风险吗？

3. 一个看起来健康的人会感染 HIV 吗?

4. 蚊虫叮咬可能感染 HIV 吗?

5. 与 HIV 感染者共餐会感染 HIV 吗?

指标分子为对所有五个问题都作出正确回答的受访者(15~24岁)人数。指标分母为对所有五个问题给出答案(包括"不知道")的受访者(15~24岁)人数。2007年国家艾滋病防治控制办公室制定的《中国艾滋病防治督导与评估框架(试行)》中明确规定了8条大众需要掌握的艾滋病基本知识。在保持原有5个题目不变的情况下,中国新增了与血液传播、母婴传播、吸食毒品相关的3个问题,8个题目中正确回答6个则被视为知晓艾滋病基本知识。评估群体也由15~24岁人群扩展到全人群。2016年,为适应艾滋病流行新态势,中国疾病预防控制中心性病艾滋病预防控制中心开发了不同人群的艾滋病知晓率问卷,调整了艾滋病防治知识知晓率的题目,但仍保留了8个题目,其中国际通行的5个题目亦得到保留。正确回答6个题目即视为知晓艾滋病基本知识。

我国不同时期艾滋病防控的策略文献中,不乏有关艾滋病防治知识知晓率的工作目标。2001年9月,卫生部发布《全国疾病预防控制工作第十个五年计划纲要》,提出的目标是普及艾滋病防治知识,全民预防艾滋病知识知晓率在城市及高危人群达到80%以上,农村达到45%以上。2004年某调查咨询公司针对部分城市、小城镇和农村18~60周岁居民开展的中国居民艾滋病常识及态度和行为状况的调查结论认为,中国城乡居民对于艾滋病的认识尚处于"听说但不了解"阶段,对于艾滋病的传播途径还存在很多认识误区,详见《2004年中国居民艾滋病常识及态度和行为状况研究报告》。

此后相当长的一个时间段内,国家层面控制艾滋病相关规划均会提出与知晓率有关的指标,各部门也针对不同群体或健康教育项目,提出了相应的艾滋病防治知识知晓率指标要求。例如,2004年发布的《全国艾滋病防治宣传教育工作指导方案(2004—2008年)》中提到,至2008年,城市地区全民预防艾滋病性病和无偿献血知识知晓率需要达到85%以上;在广大农村地区,成人HIV感染率>0.5%的高流行地区这一比例需要达到75%以上,成人HIV感染率为0.21%~0.49%的中流行地区这一比例达到65%,在成人HIV感染率≤0.2%的低流行地区这一比例需要达到55%以上;高危行为人群中,艾滋病防治知识知晓率需要达到90%以上。2004年《全国艾滋病综合防治示范区工作指导方案》提出,示范区群众预防艾滋病防治知识知晓率达到75%以上,其中,14~49岁女性及青少年的艾滋病防治知识知晓率分别达85%以上;易感染HIV的高危人群知晓率要达到85%以上;艾滋病患者及家庭成员预防艾滋病知识知晓率达到90%以上。国务院防治艾滋病工作委员会办公室、中宣部、劳动保障部等12个部委联合于2005—2010年在全国农民工流入和流出较多的城乡实施的"全国农民工预防艾滋病宣传教育工程"要求,至2006年底,农民工艾滋病防治知识知晓率需要达到65%以上,至2010年底超过85%。《中国遏制与防治艾滋病行动计划(2006—2010年)》则要求,至2010年底,全国15~49岁人口中,城市居民对艾滋病防治和无偿献血知识知晓率要达到85%以上,农村居民达到75%以上,流动人口达到80%以上,校内和校外青少年则分别达到95%和75%以上。

艾滋病防控的若干个五年行动计划中,每个阶段的行动计划都对艾滋病健康教育的艾滋病防治知晓率目标提出了明确要求,作为健康教育效果的评估依据。《中国遏制与防治艾滋病行动计划(2001—2005年)》提出,到2005年底,全民预防艾滋病性病知识和无偿献血知识知晓率在城市要达到75%以上,在农村达到45%以上;在高危行为人群中达到80%以上;在戒毒所、收容教育所、监狱、劳教所被监管教育的人员中达到95%以上。《中国遏制与防治艾滋病行动计划(2006—2010年)》提出,到2007年底,全国15~49岁人口中,城市居民对艾滋病防治和无偿献血知识知晓率要达到75%以上,农村居民达到65%以上,流动人口达到70%以上,校内青少年达到85%以上,校外青少年达到65%以上,各类高危人群艾滋病基本知识知晓率达到85%以上。到2010年底,全国15~49岁人口中,城市居民对艾滋病防治和无偿献血知识知晓率要达到85%以上,农村居民达到75%以上,流动人口达到80%以上,校内青少年达到95%以上,校外青少年达到75%以上,各类高危人群艾滋病基本知识知晓率达到90%以上。《中国遏制与防治艾滋病"十二五"行动计划》提出,到2015年底,全国15~60岁城镇居民艾滋病综合防治知识知晓率(包括艾滋病、性病、丙肝防治知识和无偿献血知识)要达到85%以上,农村居民达到80%以上,出入境人群、流动人口和 15～49 岁妇女达到 85% 以上,高危行为人群和青少年达到 90% 以上,监管场所的被监管人员达到 95% 以上。

需要指出的是,艾滋病防治知识知晓率指标的设计(问卷考核问题的设计)应根据不同地区艾滋病的流行特征综合制定并定期更新。一定意义上,作为工作效果评估的重要参考,这一指标既具有评价作用,也具有工作引领的导向作用,指标考核问题的设计应与教育、宣传的重点内容密切相关;同时,在指标更新时,也应尽量避免大范围调整,以保证评估结果的纵向可比性(不同年度间的可比性),如果国际层面或国家层面制定了通用性的评价指标问题,应尽量保留,以保证评估结果的横向可比性(不同国家、地区间的可比性)。

(三)行为学指标

由于艾滋病感染与个人行为有关,因此,对个人实施行为导向的健康教育是评价健康教育效果的应有之义,采用行为导向策略,通过教育途径促进公众改变行为。对于面向公众的健康教育活动来说,评价健康行为的指标一般包括:非婚非商业性行为频次、非伴侣性行为使用安全套、毒品滥用、非正规机构用血情况等。与知晓率指标的纵向可比性要求类似,对于行为改变效果的评价同样需要基于基线数据,了解健康教育活动或项目开展前,目标受众的相关行为情况。

目前来看,鉴于行为学指标受到多重社会因素的影响,较难简化为单因素的知识教育 - 行为改变因果关系或相关关系,因此,既有的评价艾滋病健康教育效果的行为学研究一般基于一些健康行为理论模型,如健康信念理论模型、健康行为过程取向理论模型等,进而依据相关理论模型,论证健康教育工作设计是否能够引起行为改变。健康信念模型的理论假设基点是,如果受众感到一种疾病是可以预防或避免的、意识到只要采取建议的措施(行为)就可以避免其发生、相信自己能够成功地采取预防行为,那么受众的行为就会发生改变。健康信念模型正是一个通过健康教育影响人们的知觉、态度和信念等心理活动,从而改变人们行为的理论范式。1992 年德国心理学家施瓦泽(Schwarzer R.)在社会认知理论(SCT)、跨理论模型(TTM)基础上提出健康行动过程取向理论(HAPA)。该理论认为健康行为改变是一个行为产生、维持且中断后可恢复的连续过程,健康行为改变可划分为三个不同的动态阶段,包括前意向、意向以及行动。每个阶段间的相互转化主要依赖于社会心理学因素,可根据其所处行为改变的不同阶段施加相应的教育或干预措施,促进行为改变进程。健康行动过程取向理论模型不仅能预测和解释健康行为,还能针对行为的不同阶段采取相应的教育或干预策略,促使从行动意向到外在行动的有效转化。这两个模式只是众多解释健康信息与健康行为转变理论模型中的个例,但业已凸显出评估健康行为相关指标的复杂性。

需要指出的是,模型化是人类认识自然和社会的典型模式,特别受到了文艺复兴和科学革命以来物理学(机械论物理学)观念的影响,已经形成了人类认识外界的"路径依赖",但人类社会的运行模式并不是机械的,任何寄希望于通过模型化简单准确了解人类行为进而评价健康教育效果的诉求都需要审慎提出,并不断思考其评价指标的效能。

另外,是否需要引入行为学指标、了解受众行为的变化情况还取决于健康教育活动设计的主要目标是否希望影响受众采取预防疾病的行为。以普及知识、政策倡导、营造氛围、吸引关注等为目标的健康教育活动一般不以预防行为改变作为最主要的教育目标,要求一切健康教育活动都能够促进行为改变并不现实,也不符合健康教育活动的多元性特征。换言之,与传统的强调直接与预防疾病相关的改变行为的认知相比,随着人类社会对艾滋病及社会传播模式认识的深化,"行为"也呈现出更多样的维度。如刺激主动寻求知识的行为、寻求检测的行为、健康教育素材的观看行为等。特别是近年来,国际社会大都将推动检测发现 HIV 感染者作为防控艾滋病的优先议题,动员检测的行为改变成为众多艾滋病健康教育活动的主题。评估行为必须与健康教育活动的设计初衷紧密结合在一起。

评估行为本身具有难度,对于以性传播为主要传播途径的疾病来说,具有实践可操作性的行为评估往往通过受众自填问卷实现,但已有研究指出自填式问卷可能存在的报告偏倚。行为学评价中需要谨慎看待自填问卷提供的行为信息,虽然一些"自填式"行为问卷调查结果显示,健康教育、行为干预等措施降低了高危行为的发生频次,但并"没有研究显示出高危人群感染率的降低"。近年来,随着移动技术的发展,个人行为信息愈发呈现出可记录的数据化模式,如社交软件的使用行为等,为健康教育活动的效果评估提供了新思路与新方法。但这也不断引起关于隐私保护问题的担忧,当前社会各界的共识一般认为,任何采集受众行为的效果评估尝试都应该以对个人权利的尊重和个人隐私的保护为前提。

二、艾滋病健康教育的实质性效果

(一)基础知识的掌握情况

正如前文提到的,以我国的情况为例,《2004 年中国居民艾滋病常识及态度和行为状况研究报告》结论认为,中国城乡居民对于艾滋病的认识尚处于"听说但不了解"的阶段,对于艾滋病的传播途径还存在很多认识误区,如果以此作为基线情况,在健康教育等措施的刺激下,数年来,公众的艾滋病防治知识知晓率提升明显。一些地区在健康教育活动前后分别测评知晓率,显示出知晓率明显提升的收效。例如,某地抓住关键意见领袖,举办了艾滋病防治知识培训班,培训前问卷调查知晓率为 59%,培训后问卷调查知晓率达 92%。2008 年《中国遏制与防治艾滋病行动计划(2006—2010 年)》中期评估期间,部分地区的调查显示,"大众人群艾滋病防治知识知晓率显著提高,城市居民、农村居民、学生、农民工等人群艾滋病防治知识知晓率分别由 2005 年的 40%、41%、43%、43% 提高到 2008 年的 82%、70%、80%、69%"。全国范围的总体评估调查结果显示,"城市居民、农村居民、校内青少年、校外青少年、农民工群体的艾滋病防治知识知晓率分别达到了 84.3%、75.5%、85.1%、82.3% 和 74.5%,各类人群的艾滋病防治知识知晓率明显提高"。到 2010 年底,青年学生和男性流动人口的艾滋病防治知识知晓率分别达到了 88.2% 和 75.3%。

(二)危害性认知及态度

艾滋病流行以来,公众一般能够认识到艾滋病是一种危害大的传染性疾病,这与艾滋病流行初期的传播模式及相关社会性事件相关,也受到流行初期艾滋病无药可医的客观条件影响,甚至出现了"恐艾"等公众心理现象,出现对受疾病影响群体的歧视态度。这是全球范围内艾滋病引发的较普遍的社会影响,因此,联合国相关机构曾发起反歧视日等活动。此后,随着健康教育内容更注重强调人文关怀,艾滋病流行形势逐渐可控,媒体报道中常见的对艾滋病患者猎奇、炒作、跟风和道德评判的歧视现象减少,逐渐转变为以科学和理性的态度客观看待疾病,以平常心看待 HIV 感染者和艾滋病患者。

(三)行为改变

在行为信息采集存在障碍或难度的情况下,是否有效促进了行为改变,往往需要经由对行为的"物化"加以检验。在艾滋病健康教育的行为导向目标中,安全套推广使用及促进检测是两个相对容易找到抓手的行为目标。

与面向重点人群或高危人群的干预措施不同,从性传播作为 HIV 最主要的传播途径这一科学事实出发,对于面向一般公众的艾滋病健康教育,除建议减少非固定伴侣性行为之外,还比较注重强调安全套的推广使用。这也是大众人群中有非婚非商业偶发性行为的人数比例增加这一社会现实所决定的,故结合社会营销理论,采取安全套导向策略,推行"安全套"的使用,降低与多个性伴发生性关系带来的感染风险,提倡"无生育目的的性行为 100% 使用安全套",并提供安全套获取便利。在我国某地,这一策略试点期间,基层疾病预防控制工作人员曾通过统计酒店宾馆前一日垃圾桶内使用过的安全套数量,验证安全套推广的效果。伴随着大数据时代的技术革新,推广安全套使用的健康教育效果,也可以通过安全套销量统计、领取数量统计等方式间接进行评估。

基于艾滋病自愿咨询检测的策略模式,通常认为,以机构检测量作为依据的健康教育中的检测倡导导向,能够更直接地链接健康教育后的行为效果,这也被视为项目绩效管理机制中可衡量的硬指标。无论是全球还是我国范围内,艾滋病的检测人数实现大幅度增长,接受 HIV 检测的人次变化确实能够在一定程度上说明健康教育——特别是其中的检测倡导内容取得了一定成效。当采用硬指标衡量评价效果时,有批评认为,检测行为诉求实质上忽略了减少不安全行为预防疾病的健康教育初衷。但也有观点认为,指标所对应的不仅是硬指标的实现,而且是硬指标所体现的整个健康服务的实施,健康服务的所有组成部分均得到实现。检测行为不只意味着检测本身,而是包括咨询、健康教育活动或其他动员活动在内的全流程工作的有效实施。

三、对艾滋病健康教育效果的再讨论

艾滋病流行初期,考虑到艾滋病的致死性以及药物治疗产生的经济负担和社会负担,一般认为通过健康教育控制艾滋病具有良好的成本效益。早期艾滋病的健康教育,曾围绕"ABC 策略"展开,ABC 取自禁欲、伴侣忠诚、安全套的英文首字母。作为世界卫生组织早期提出的艾滋病防控策略,围绕"ABC 策略"的健康教育希望通过改变个体行为,阻止艾滋病传播。不过,2004 年在泰国举办的第 15 届世界艾滋病大会上,会议重点提出了艾滋病防控"从 ABC 向 CNN 的转变"。"CNN 策略"指安全套、针具交换和改变行为的协商。部分参会代表认为,数年的预防艾滋病实践显示,"ABC 策略"需要调整,在当前艾滋病的流行态势下,提倡完全无危险的行为已经不能适应预防艾滋病快速流行的需要,预防工作的重点应转向降低危害的各项措施,普通人预防艾滋病的"ABC 策略",只剩下"C"被该届艾滋病大会强调。事实上,掌握知识与采取行为的不对应关系,也随着知晓率的不断提高而逐渐受到关注。有观点认为,宣传教育如何落到实处非常关键,必须有行为的改变才算成功,"ABC 策略"的健康教育不能有效解决艾滋病性传播的问题。

除了知晓率之外,艾滋病的健康教育实践很难提出能够服众的、说明行为改变的工作效果指标,成为对健康教育效果的另一质疑点。在大筛查、自愿咨询检测等检测实践初兴阶段,相关工作已经着手建立"个案数据库"、建立大数据模型,对健康教育效果开展评估检查的工作着眼点依然是诸如"组织一次对乡、村宣传海报张贴情况的检查,并通报检查结果"等过程评价。21 世纪初期,一些重要的艾滋病基金申请说明已经要求在预防为主的项目中限制针对大众人群的艾滋病信息教育与传播的经费比例。政策制定者要求对于健康教育工作,更加注重督导和评估,"以确保所有的指标都正确反映实际执行的效果及日后的发展规划"。艾滋病健康教育核心信息的确定、制作以及需求评估结果之间被认为没有直接关联。2010 年,美国疾病控制与预防中心主任弗莱登(Thomas Frieden)发表评论,将公共卫生策略对公众健康的影响效果分为了五层金字塔模型,而咨询和教育被列为最没有效果的一级。"咨询,无论是诊室内还是诊室外的咨询,总体上是没有效果的,引起的行为改变最多只能算特例而不能作为一种规律。"由于 HIV 感染人体后具有隐匿性,其性传播形式也具有复杂性和多样性,HIV 的每一位感染者都有可能成为 HIV 经性传播的传染源,而每一位有过不安全性行为经历的人也都可能会成为 HIV 的易感者,这让界定艾滋病健康教育和行为干预的目标人群工作变得异常艰巨,健康教育难以取得显著成效。

在艾滋病防控领域,上述对于健康教育是否能够有效控制艾滋病流行的质疑声并不鲜见。基于这一现实境况,在本节讨论艾滋病健康教育的效果评估的结尾,有必要对健康教育的效果评价问题进行简要再讨论。

第一,定性与定量相结合,是效果评价的必由之路。如本章第一节开篇就已经提出的,艾滋病的健康教育与宣传,不仅承担着改变行为的任务,也具有烘托氛围、吸引舆论关注的功能,这些效果都是难以量化的,往往具有润物细无声的作用。健康教育的过程指标,即使无法直接关联行为改变,但如果能相对准确全面地呈现到达率、阅读量等情况,也是健康教育工作效果的重要体现。传染病防控是公共卫生事业的一部分,公共卫生实践离不开公众舆论的支持与关注,这本就是健康教育工作价值的一部分,不必因无法进行直接与行为改变相关的效果评估而吹毛求疵、因噎废食。在充分尊重个人选择权的现代社会组织模式中,究竟什么样的策略能够直接反映艾滋病预防行为改变的效果?在苛责健康教育有效性的同时,其他策略也需要经过类似的反思和否思。

第二,对于健康教育的效果观察,既应着眼于短期的横断面效果,又要着眼于长时段效果。期待如同注射疫苗一样的信息传播效果,"魔弹论"早已被证明不切实际。目前,开展长时段效果评估的社会学研究或追踪研究仍鲜见案例,健康教育的队列研究是否具有可行性仍值得探讨和思考。疾病的健康教育本质上仍是一种教育行为,在质疑、否定健康教育的效果以前,在艾滋病流行形势趋稳的情境下,更应先从健康教育的覆盖率、内容、受众接近性等技巧方面寻找改良的路径,避免急功近利,并思考长时段的健康教育的效果影响。

第三,艾滋病的预防是一项基于具体社会情境的、多种策略的综合实践。就控制艾滋病流行来说,认

为某一种策略有效、某一种策略无效的单因素讨论，本就难以自证。一定意义上，健康教育对于控制艾滋病流行是否有效的争论，是伴随着边缘人群中艾滋病疫情的持续流行而出现的，提示艾滋病的预防可能确实需要引入健康教育策略之外更为综合的策略，但这并不能证明健康教育对于预防普通公众感染的无效性。对于艾滋病健康传播效果的宏观认知，可以尝试采用反证法，如果完全停止对社会大众群体的艾滋病健康教育工作，艾滋病的全人群流行率是否会有所上升。当然，这样的社会实验难以实质性开展，也可能面临着伦理困境，所以只能是一场证明健康教育效果的思想实验。同时需要注意的是，任何所谓重点人群、高危人群，都是大众人群的一部分，通过感染后流行病学调查所确定的人群分类，并不天然地存在于绝大多数社会日常活动中。一定意义上，对于传染病来说，任何针对某一人群的健康教育，基础都在于全人群的健康教育。上述都启发我们需要客观、公正、辨证地看待艾滋病健康教育的效果及其评价工作。

（步　凯　王　璐）

第四节　拓展艾滋病健康教育理念与价值的视野

一、作为公共平台的艾滋病健康教育

健康教育是凝聚各方力量和价值共识的抓手。争取政策支持、加强多部门协调配合，一直是健康教育活动开展的保障，也是开展艾滋病健康教育和宣传倡导活动的目标。相互促进，相互强化，表明艾滋病健康教育不仅搭建了知识传播的平台，也是在构建着全社会共同参与的大平台。

伴随着艾滋病的流行，国际社会和各国政府决策者逐渐认识到预防控制艾滋病是一项需要全社会综合治理的系统工程，必须依靠政府领导、有关部门和全社会参与，相互配合才能完成。多部门的协调配合特别体现于健康教育的实践。

进一步言之，各国在应对艾滋病早期流行时，普遍选择大规模开展的健康教育策略，可以视为一种传染病危机下广泛调动社会资源的社会动员令。在我国的语境中，通过宣传呼吁和艾滋病的健康教育信息传播，旨在发动民众参与，"打一场防治艾滋病的'人民战争'"。

"人民战争"的号召语境，突出全民参与、交流融合、齐心协力的社会共识，由此观之，健康教育发挥着构建社会共识的至关重要的作用。全球及我国的艾滋病流行形势趋于稳定后，艾滋病防控逐渐摆脱非常态化、应急和突击式的工作模式，"转型期、常态化"成为艾滋病防控工作的议题，以探索经常性、可持续的长期模式。不同部门开展艾滋病防治工作的投入存在深度差异，需要重新构建可持续的艾滋病防控话语模式。就此来说，艾滋病防控工作常态化后，借助政策红利开展大频率、高密度的艾滋病健康教育活动已经无法实现。

在艾滋病防治工作转入常态化阶段后，更应该注重通过健康教育维系多方组织、多方参与、吸纳不同观点和意见的群策群力机制，超越传统的健康"教育"单向模式，提供各方意见的交流契机。在这一意义上，艾滋病健康教育成为一种公共性的双向意义建构的过程。

二、消解艾滋病的特殊主义

在艾滋病暴发之初，与其他疾病特别是其他传染病相比，艾滋病就已经呈现出"特殊主义"（AIDS exceptionalism）的特征。这一时期的特殊主义主要源自欧美等西方国家最早暴发的艾滋病流行。易感群体的社团组织参与者应对艾滋病的政策制定，并逐渐形成了艾滋病特殊主义的观点以及与HIV感染者的实名登记、隔离具有风险行为可能导致HIV进一步传播的人群、强制检测、病例报告等传统公共卫生措施相区分的艾滋病防控策略。因此，就早期的艾滋病特殊主义来说，其含义在于为艾滋病的防控制定特殊政策，与传统的公共卫生管理措施相比，具有明显差异。在艾滋病流行的最初几年，艾滋病特殊主义已经占据了主导地位。在这一策略观念的基础上，HIV及其引发的疫情被认为是具有特殊性的，艾滋病的防控策略应该体现艾滋病的独特性，而不是像其他传染病一样。

在流行伊始,艾滋病作为一种严重的公共卫生威胁,特殊主义被普遍接受。而随着综合防控策略的进展,艾滋病的流行态势已经发生了变化。不过,艾滋病的特殊主义观念却并未消失,而是通过不同的问题建构而维持延续着。随着流行的演进,艾滋病逐渐成为"一种全球的公共力量",在相当程度上影响,甚至裹挟着防控策略的制定与实践过程。对于艾滋病的健康教育工作而言,一方面要致力于消解这一特殊主义,在公共舆论内将艾滋病视为一种已经与人类社会共存了四十年并将长期继续共存的传染病;另一方面,强化健康教育工作的实践,常态化开展疾病健康教育,这原本就是回归其他传染病防控模式的应有之义。

三、"标本兼治"策略中艾滋病健康教育的理念坚持

艾滋病作为影响人类社会数十年的重大传染病,深刻影响人类社会对疾病的认知以及传染病的应对进程,为审视人类、社会与疾病的关系提供了新的视角。长期以来,围绕在艾滋病周围,呈现出众声喧哗的样态,各种立场都可能通过艾滋病健康教育的渠道表明观点,这一方面佐证了上文提到的将健康教育和宣传搭建交流平台的价值,另一方面也要求艾滋病健康教育工作者适应流行形势,立足于社会情境、社会发展现状、大众群体观念的变革,基于公共卫生与疾病预防的立场,对于艾滋病健康教育实践有基本的价值把握。

艾滋病的健康教育要重新认识治本之策的价值。就我国艾滋病防控策略而言,20 世纪 80 年代"御敌于国门之外"的共识源于国内当时还是艾滋病的"一方净土"。不过,1989 年在中缅边境金三角地区暴发的吸毒人群艾滋病流行,表明"御敌于国门之外"的策略已经出现了"破窗",病毒一定会蔓延并逐渐成为共识。起源于安全套推广等探索性工作,艾滋病要"标本兼治"的策略观念对中国后续的艾滋病防控策略选择与健康教育实践产生了重大的影响。

20 世纪年代 80—90 年代初,我国曾成功控制性病流行的经验被移植到艾滋病控制上。预防艾滋病突出强调依法惩处违法行为,把预防艾滋病的健康教育作为加强社会主义精神文明的重要内容。预防控制艾滋病性病的健康教育内容以结合法制和道德教育,提倡洁身自爱,倡导保持和发扬中华民族传统美德(如忠于配偶、远离卖淫嫖娼、摒弃婚前和婚外性行为、不吸毒等)的治本措施为主。随着艾滋病流行扩大,国际社会防治艾滋病的经验传入国内,艾滋病防控工作开始适应社会变化形势,借鉴国际经验,对前期的防治策略进行必要的修订。

在艾滋病防治领域,推广安全套使用等健康教育活动与倡导遵守性道德、洁身自好的健康教育活动被归结为艾滋病防治工作中的"治标"与"治本"问题,标本兼治的原则应运而生。1995 年《"国家预防和控制艾滋病专家委员会"和"卫生部性病专家咨询委员会"就当前性病、艾滋病防治工作中一些亟待解决的敏感问题的建议》认为,从长远的观点考虑,预防性病、艾滋病仍要在加强道德观念上下工夫。治本是根本,但根据我国目前 HIV 流行尚处于早期,潜在的流行危险仍然巨大的情况,绝不可忽视治标。"标本兼治"是在这一特定条件下必须坚持的原则,切不可将治标与治本对立起来。所谓"治本",指依法强化禁毒、禁娼和正面宣传等措施;所谓"治标",指一些已经被其他国家经验证实是成功的而又比较容易引起社会争执的干预性措施。在当时的艾滋病防控形势下,虽提出在战略上应坚持"治本"为主,但在战术上"治本"与"治标"成为一枚硬币的两个面。根据具体情况,"治本""治标"应有所侧重。

自标本兼治的策略观念形成以来,安全套推广、美沙酮替代疗法、针具交换、倡导扩大检测等一些以往被认为并非治本之策的治标举措成为健康教育的重要内容并得到了广泛应用,这些策略措施具有针对性,可量化,可考核,对遏制艾滋病早期流行发挥了作用,并被广为接受。

但与此同时,正如专家建议所指出的,"标""本"两种策略倾向,是艾滋病预防工作的一体两面,两条并行的主轴,如果治标策略不断推陈出新,而法制与性道德教育、行为改变教育等治本之策却一直被认为远水不解近渴,则难免偏离一体两面的初衷,最终可能出现默顿所言的"有意图的社会行动之非预料结局"的未预结果,即虽不属于人们故意造成、同时也是行动者没有预想到的、但恰恰又是违背了某种政策或行动初衷的一种结果,甚至可能与控制疾病流行、减少个人感染的行动初衷背道而驰。社会学相关研究认为,未预结果的出现可能源于缺乏相关知识或以往认知习惯的局限,未能对可能出现的结果进行全

面预判,也可能由于特定的利益诉求忽视极有可能发生的问题,抑或由于在特定价值观念影响下的行动最终出现了与价值取向相悖的结果。无论成因如何,标本兼治的策略观念、健康教育的目标理念确实需要随着社会情境的变化和疾病流行特征的变化不断加以重构与再审视。

"让群众掌握艾滋病防治知识,养成文明健康的生活方式,是预防和控制艾滋病的治本之策",这是艾滋病健康教育工作的理念坚守。进而,治本之策的理念坚守下,要特别注重避免健康教育话语中的医学技术依赖。

现代医学技术被视为现代医学的成功与骄傲。在艾滋病流行之前,依赖技术的发展解决医学问题的观念早已深入人心,并在艾滋病流行期间一直延续。

20世纪,病原微生物和寄生虫的研究发现,病因-环境-宿主的疾病流行模式的建立,以及维生素等必需营养模式的阐明,使得传染病、寄生虫病、营养缺乏病等多种疾病相继得到了有效控制,促成了一次卫生保健革命,为疾病控制奠定了科学基础。进而,疫苗和抗生素出现,砷凡纳明药物出现,甚至引起了杀死病原体的"魔弹理论"。技术创造了新的医学,医学目的与手段的换位表征出技术的主体化趋势,已经成为医学中的突出现象。技术的发展被等同于医学的发展,技术的影响使得医学出现了全面技术化的倾向,"技术就是医学"的思维嵌入医学实践的方方面面。

"回顾艾滋病流行的数十年,医学领域的研究者可以对艾滋病的迅速认知——病因的发现、诊断测试的准备,以及有效的治疗方法的发展——而自豪。虽然对艾滋病病毒感染者来说似乎是漫长的,但从历史角度看,从1981年首次认识艾滋病,到1996年采用抗逆转录病毒联合疗法,十五年的时间短得惊人,艾滋病的防治效果已经天壤之别。除了青霉素的发展,可能是没有任何在医学上的成就可以与艾滋病研究的进展速度相提并论。"技术化的防控模式重新影响着人们对疾病的社会文化反应,鉴于艾滋病是一个高度社会化的传染病,尽管对生物医学技术的应用描述往往针对临床医学,但这一路径同样体现于公共卫生领域艾滋病的防控实践。作为一个最古老的,也是在科学和技术上处于最前沿的学科和职业,相对于时下社会上的其他职业来说,整个医学以及其分支的公共卫生,都可能被过于技术化了。这些对于医学技术化的反思,提醒艾滋病健康教育工作者,艾滋病的健康教育内容应该在行为改变、健康观念、责任观念等社会因素和技术因素的不同策略间谋求平衡,避免为过于技术化的防控策略推波助澜。

艾滋病控制的核心在于预防。作为一个人口最多的发展中国家,预防为主的医疗卫生工作方针是这一国情下的必然选择。与疟疾、结核病等疾病不同,艾滋病是完全能够通过行为改变得到预防的,不必一味诉求药物预防等生物医学技术预防手段。与花费巨大的技术化生物医学路径相比,艾滋病其实是一种非常容易预防的疾病。健康教育、安全套推广使用、行为改变、遏制物质滥用等策略都行之有效。从根本上看,控制艾滋病的传播最终归结于个体行为改变,归结于个人的价值观念。既包括未感染者的预防,也包括已感染者减少二代传播;而行为与价值观念的变化仍需通过法制道德、社会与家庭责任、行为危害与疾病危害等综合的健康教育内容和健康教育措施加以实现。

（王　璐　步　凯）

参 考 文 献

[1] JOHNS D M, BAYER R, FAIRCHILD A L. Evidence and the politics of deimplementation: The rise and decline of the "counseling and testing" paradigm for HIV prevention at the US Centers for Disease Control and Prevention. Milbank Q, 2016, 94(1): 126-162.

[2] BERRIDGE V, STRONG P. AIDS and the relevance of history. Soc Hist Med, 1991, 4(1): 129-138.

[3] 曾毅. 艾滋病的预防与控制. 公共卫生与预防医学, 2006, 17(5): 1-5.

[4] 卫生部新闻办公室. 飘扬的红丝带——中国艾滋病预防宣传教育回顾. 北京: 中国协和医科大学出版社, 2008: 20.

[5] BRANDT A M. AIDS and metaphor: Toward the social meaning of epidemic disease. Soc Res(New York), 1988, 55(3): 413-432.

[6] GAO J, FU H, LIN L, et al. Newspaper coverage of HIV/AIDS in China from 2000 to 2010. AIDS Care, 2013, 25(9): 1174-1178.

［7］WU Z, PISANI E. China takes charge of a changing epidemic//WU Z. HIV/AIDS in China：Beyond the number. Singapore：Springer, 2017：87.

［8］FAUCI A S. The acquired immune deficiency syndrome. The ever-broadening clinical spectrum. JAMA, 1983, 249(17)：2375-2376.

［9］步凯, 张大庆. 艾滋病"日常接触传播"论引发的舆论争议考察. 医学与哲学, 2021, 42(7)：75-81.

［10］王陇德. 艾滋病学. 北京：北京出版社, 2009：9.

［11］朱飞. 框架理论视域下的"艾滋病日"报道研究——以《人民日报》(1988—2017)为例. 苏州：苏州大学, 2018.

［12］LAGAKOS S W, GABLE A R. Challenges to HIV prevention：Seeking effective measures in the absence of a vaccine. N Engl J Med, 2008, 358(15)：1543-1545.

［13］劳伦·克拉克. 艾滋病 ABC. 郑治国, 何文雅, 译. 北京：中国妇女出版社, 1993.

［14］郝阳, 孙新华, 夏刚, 等. "四免一关怀"政策实施 10 年中国艾滋病防治主要进展. 中国艾滋病性病, 2014, 20(4)：228-232.

［15］刘康迈, 戴志澄. 关于当前艾滋病预防控制工作中的若干关系. 中国预防医学杂志, 2000(1)：42-46.

第五章 中国艾滋病防治政策发展

艾滋病防控政策的制定是各类因素共同作用的结果。以流行形势和趋势的判断为基础，同时受到政治、经济、文化等社会环境以及当时认识水平的影响。

第一节 国际艾滋病防治策略的演变

一、20世纪80—90年代策略发展情况

自1981年报告首例艾滋病病例以来，为应对艾滋病的流行和蔓延，国际社会采取了多项行动。

1985年建立世界艾滋病大会制度。世界艾滋病大会由国际艾滋病学会组织，首届世界艾滋病大会1985年在美国亚特兰大召开，历届大会的主要议题包括全球疫情传播情况、防控工作进展、科研新成果等，是目前全球规模最大的有关艾滋病的会议，有助于加强学术交流。

1988年世界卫生组织将每年的12月1日设置为"世界艾滋病日"，号召世界各国和国际组织在这一天举办相关主题活动，宣传和普及预防知识，提高人们对艾滋病的正确认识，减少社会歧视。

1996年在日内瓦正式成立了联合国艾滋病规划署（UNAIDS），目的是筹集艾滋病防治的人力财力资源，加强联合国各机构在防治艾滋病方面的协调与合作，并向发展中国家提供技术支持，更好地应对全球范围内的艾滋病流行。

二、21世纪前十年策略发展情况

2000年，联合国千年首脑会议上通过了包括控制艾滋病在内的千年发展目标，189个国家签署《联合国千年宣言》，承诺到2015年，全球有效遏制艾滋病传播、向脆弱人群提供救助等。2001年联合国大会第26届特别会议通过了《关于艾滋病毒/艾滋病问题的承诺宣言》，就11个与艾滋病相关的问题，提出了具体的、限期实现的目标。2002年在联合国和世界卫生组织的倡议和推动下，成立了抗击艾滋病、结核病和疟疾全球基金这样一个国际性援助机构。

2006年，联合国大会通过《关于艾滋病毒/艾滋病问题的政治宣言》。联合国艾滋病规划署提出了有效开展艾滋病防治工作的主要政策策略，包括：改善、保护和尊重人权，消除歧视；建立并保持所有社会各个方面都发挥作用；促进HIV感染者参与艾滋病预防策略的设计、实施和评估，关注他们对预防的特殊需求；关注文化和信仰问题；促进性别平等；广泛宣传艾滋病传播和预防知识，提高大众对艾滋病的认识；通过持续的预防、关怀和治疗工作，支持以社区为基础的社会动员工作；开展以受影响人群的预防需求为核心的预防项目；动员和加强各部门的资金管理、人员和机构能力；回顾和改革法律体系，以消除有效开展艾滋病预防工作的障碍，消除羞辱与歧视，保护HIV感染者、易感人群和高危人群的权利；确保在研究、开发和倡导新的艾滋病预防技术方面投入足够的资金等。

2010年，联合国艾滋病规划署确定的全球艾滋病防治策略（2011—2015年）包括三个愿景。

（1）愿景一：零新发感染。

到 2015 年，HIV 经性途径传播减少一半，包括青年人群、男男性行为者以及商业性行为者传播；消除艾滋病母婴传播，艾滋病相关孕产妇死亡率降低一半；预防吸毒人群中所有新发 HIV 感染。

（2）愿景二：零艾滋病死亡。

到 2015 年，对符合治疗条件的 HIV 感染者实现抗病毒治疗的普遍可及；HIV 感染者因结核病死亡人数减少一半；所有国家均制定了 HIV 感染者及受艾滋病影响家庭的社会保障策略，这些个人和家庭可获得基本的关怀和支持。

（3）愿景三：零歧视。

到 2015 年，对 HIV 传播、商业性行为、吸毒或同性性行为采取惩罚性法律和措施阻碍防治工作有效开展的国家减少一半；存在 HIV 相关入境、停留、居留限制的国家中，至少一半国家消除这些限制；至少一半的国家开展针对成年和未成年女性具体需求的艾滋病防治工作；对性别暴力零容忍。

三、最近十余年来策略发展情况

2011 年 6 月 10 日，第 65 届联合国大会艾滋病问题高级别会议通过了一份题为《关于艾滋病毒／艾滋病问题的政治宣言：加大行动力度，消灭艾滋病毒／艾滋病》，这是自 2001 年联合国大会《关于艾滋病毒／艾滋病问题的承诺宣言》和 2006 年《关于艾滋病毒／艾滋病问题的政治宣言》基础上，进一步加强遏制艾滋病传播的新的政治宣言，在预防、治疗、关爱与支持等诸多方面提出了一系列目标。

2014 年，联合国艾滋病规划署提出了"2030 年终结艾滋病"愿景，提出"三个 90%"防治目标，即 90%的感染者通过检测知道自己的感染状况，90% 已经诊断的感染者接受抗病毒治疗，90% 接受抗病毒治疗的感染者的病毒得到抑制。

2016 年，联合国大会举行艾滋病问题高级别会议承诺到 2030 年终结艾滋病流行。

2021 年，联合国艾滋病规划署通过了《2021—2026 年全球艾滋病战略：终结不平等，终结艾滋病》，向"2030 年终结艾滋病的公共卫生威胁"的目标前进。联合国成员国重申 2030 年前消除艾滋病疫情的可持续发展目标，承诺到 2025 年，有效的艾滋病综合预防方案涵盖 95% 的有感染风险者，2030 年前实现诊断、治疗与病毒抑制的"3 个 95%"目标，切实降低全球艾滋病新发感染人数与死亡人数。

（徐 鹏 汪 宁）

第二节 基于系统论分析我国艾滋病防治政策体系和工作机制

一、艾滋病防治系统的理论基础

（一）系统论和艾滋病防治体系

根据系统论的观点，任何系统都是一个有机的整体，它不是各个部分或单元的机械组合或简单相加，一般来讲，"整体大于部分之和"。在系统中，要素间相互关联，构成了一个不可分割的整体，各组成要素不是孤立地存在着，都处于一定位置，起着特定的作用。

艾滋病防治，在工作内容上包括宣传教育、综合干预、检测咨询、治疗随访、预防母婴传播、社会治理、关怀救助等多个环节，在部门联系上涉及卫生健康、教育、公安、民政、司法行政等 30 多个部门。疾控、医疗、妇幼和基层医疗卫生等各类机构承担着不同的防控任务并相互合作，在特定工作环节上协调工作（图 2-5-2-1）。

（二）分析框架

针对艾滋病防治体系中的业务技术机构，按照系统论的基本思想从"结构-过程-结果"三方面进行分析。"结构"层面包括各类业务技术机构协调机制的各方面构成和功能设置，"过程"层面包括各类机构及相关人员开展艾滋病防治的工作情况，"结果"层面包括各项既定职责任务的完成情况。

为便于分析，假设在某特定的艾滋病疫情较重的地市级范围内，各类业务技术机构简化为疾控机构、

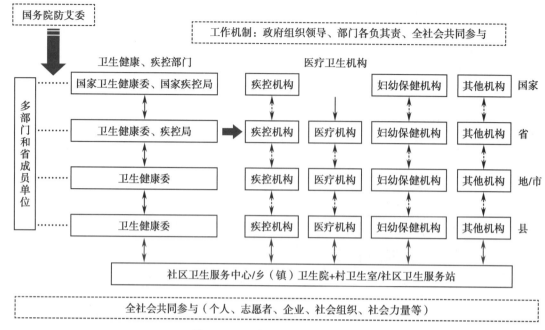

图 2-5-2-1　我国艾滋病防治体系

艾滋病定点医院、妇幼保健机构、基层医疗卫生机构四类。

　　从结构上看,市、县两级疾控机构、艾滋病定点医院、妇幼保健机构分别是本辖区艾滋病预防、抗病毒治疗、预防母婴传播的技术牵头单位,负责纵向技术支撑指导。通常,因职能界定以及掌握信息系统,疾控机构都是本辖区技术总牵头单位,在当地卫生健康部门领导下,在三线间建立分工协作、信息交换等横向联系,而基层医疗卫生机构(乡镇卫生院和社区卫生服务中心)作为工作网底负责落实艾滋病防治的各项核心干预措施。

　　从工作过程上看,通过建立健全"分工协作、定期会商、信息互通、联合督导"等核心工作制度,形成防控体系。在分工协作方面,疾控、医疗、妇幼等机构分别承担辖区艾滋病预防干预、抗病毒治疗、预防母婴传播工作,其中,疾控做好综合协调和技术牵头。在定期会商方面,疾控机构牵头定期或不定期召开疾控、医疗、妇幼等机构工作例会,通报各方工作动态,研究分析监测检测、宣传干预、随访管理、抗病毒治疗、预防母婴传播等领域存在的问题,提出对策建议。在信息互通方面,疾控、医疗、妇幼等机构根据疫情防控需要,针对特殊感染者个案、单阳家庭和感染育龄妇女等重点人群防治进展,及时交换信息,整合日常工作动态信息和工作进展,报送行政部门。在联合指导方面,疾控、医疗、妇幼等机构分别负责各自领域工作的日常指导和联合指导,确保技术指导全覆盖,对工作差距大、问题突出的地区开展专项指导。在宣传教育和综合干预工作方面,基层医疗卫生机构负责落实。

　　从结果上看,上述体系和工作机制的建立和发展,促进了艾滋病防治工作的扎实开展,推动了防治目标的顺利实现。其主要原因在于:一是通过明确各类机构职责,压实了工作责任,统筹技术协调,分工协作,形成了业务技术机构的工作合力,避免单打独斗。二是在各级专业技术机构的支持下,组织制定了一系列适合实际需求的针对性培训和技术指导和培训,提高了技术能力。三是通过定期召开业务技术机构间工作例会,通报工作动态和信息交换,研究分析主要问题,提出对策建议,并及时将工作进展分送相关部门,加强了信息交流。

　　通常情况下,上述分析更适用于艾滋病疫情严重地区。将上述分析框架和思路扩展到相关部门、社会组织,系统的"结构-过程-结果"分析依然适用,这也是我国艾滋病防治取得显著成效的基础。

二、我国艾滋病防治政策体系的发展

(一)防治政策体系的健全源自国家的高度重视

　　在我国还未报告艾滋病病例之前,我国卫生部门就对艾滋病进行了追踪、分析并上报给政府。在报告病例以后,中共中央、国务院一直高度重视艾滋病防治工作,将其作为关系经济发展、社会稳定、国家安全和民族兴衰的战略问题纳入政府工作的重要议事日程。党的十八大以来,习近平总书记多次作出重要指示,为艾滋病防治工作指明方向,国务院领导同志统筹部署艾滋病防治工作。

2012年11月30日,习近平总书记到北京市丰台区蒲黄榆社区卫生服务中心参加世界艾滋病日活动时指出,防治艾滋病是一个复杂的医学问题,也是一个紧迫的民生问题、社会问题,需要全民参与、全力投入、全面预防。要从个人健康、家庭幸福、社会和谐的角度,看待艾滋病防治工作。要认真落实中国遏制与防治艾滋病"十二五"行动计划,按照政府组织领导、部门各负其责、全社会共同参与的"三位一体"工作机制,坚持预防为主、防治结合、综合治理,扎扎实实做好艾滋病防治工作。

2013年,习近平总书记就《中共北京市委关于艾滋病防治工作情况的报告》作出重要指示。总书记强调,做好艾滋病防治工作,关系人民生命健康、关系社会和谐稳定,是党和政府义不容辞的责任。各级党委和政府要坚持以人为本、以民为本,以对人民高度负责的精神,切实把艾滋病防治工作抓紧抓好。要坚持预防为主、防治结合、依法防治、科学防治,落实"四免一关怀"政策,加强人文关怀,动员社会力量积极参与,消除社会歧视,为感染者和病人提供及时有效的治疗和帮助,让他们感受到社会主义大家庭的温暖。

2016年8月,在中共中央、国务院召开的新世纪第一次全国卫生与健康大会上,习近平总书记提出新时代卫生与健康工作方针,强调"对艾滋病、结核病、乙肝、血吸虫病等传统流行重大疾病,要坚持因病施策、各个击破,巩固当前防控成果,不断降低疫情流行水平。"在中共中央、国务院印发的《"健康中国2030"规划纲要》中,明确要求加强艾滋病检测、抗病毒治疗和随访管理,增加艾滋病防治等特殊药物免费供给,全面落实临床用血核酸检测和预防艾滋病母婴传播,疫情保持在低流行水平。

国务院领导同志通过召开国务院防治艾滋病工作委员会会议、参加世界艾滋病日活动、现场考察防治工作、看望艾滋病防治人员和志愿者等方式,表达对艾滋病防治工作的重视,并就艾滋病防治工作作出重要批示。要求各地各部门认真贯彻落实党中央、国务院决策部署,落实各级政府和部门责任,加大防治投入,扎实做好救治救助、医疗保障等工作,强化药物研制等科技攻关,加强人文关怀,不断提高艾滋病防治能力和水平,统筹部署防治工作,毫不松懈抓好艾滋病防治工作。

(二)防治政策体系的发展源自防治形势的变化

随着艾滋病疫情的发展和形势的变化,艾滋病防治法规和政策策略也不断健全。

2004年,《国务院关于切实加强艾滋病防治工作的通知》要求,加强组织领导,明确职责任务;坚持预防为主,实施综合治理;加强疫情监测,规范疫情报告;落实救治政策,做好药品供给;加大投入力度,保障防治经费;开展关怀救助,加强患者管理;开展国际合作,提高防治水平。

2006年,国务院颁布了《艾滋病防治条例》,强调了工作方针和机制。艾滋病防治工作坚持预防为主、防治结合的方针,建立政府组织领导、部门各负其责、全社会共同参与的机制,加强宣传教育,采取行为干预和关怀救助等措施,实行综合防治。制定了"四免一关怀"政策,向农村艾滋病病人和城镇经济困难的艾滋病病人免费提供抗艾滋病病毒治疗药品;对农村和城镇经济困难的艾滋病病毒感染者、艾滋病病人适当减免抗机会性感染治疗药品的费用;向接受艾滋病咨询、检测的人员免费提供咨询和初筛检测;向感染艾滋病病毒的孕产妇免费提供预防艾滋病母婴传播的治疗和咨询。生活困难的艾滋病病人遗留的孤儿和感染艾滋病病毒的未成年人接受义务教育的,应当免收杂费、书本费;接受学前教育和高中阶段教育的,应当减免学费等相关费用。

2010年,《国务院关于进一步加强艾滋病防治工作的通知》要求,充分认识艾滋病防治工作的重要性、长期性和艰巨性,进一步落实艾滋病防治政策,扩大防治工作覆盖面,做好救治关怀工作,维护HIV感染者和患者的合法权益,强化保障措施,健全防治工作长效机制。

国家先后制订了2001—2005年和2006—2010年两个《中国遏制与防治艾滋病行动计划》《中国遏制与防治艾滋病"十二五"行动计划》和《中国遏制与防治艾滋病"十三五"行动计划》,明确了不同时期我国艾滋病防治工作的目标和工作指标、工作原则、防治策略和行动措施、保障措施。

2017年1月,国务院办公厅印发《中国遏制与防治艾滋病"十三五"行动计划》(以下简称《"十三五"

行动计划》），提出了工作原则：坚持政府组织领导、部门各负其责、全社会共同参与；坚持预防为主、防治结合、依法防治、科学防治；坚持综合治理、突出重点、分类指导。确定了"十三五"期间防治总体目标：最大限度发现感染者和患者，有效控制性传播，持续减少注射吸毒传播、输血传播和母婴传播，进一步降低病死率，逐步提高感染者和患者生存质量，不断减少社会歧视，将我国艾滋病疫情继续控制在低流行水平。提出了宣传教育、综合干预、检测治疗等 11 个具体工作指标，涵盖了防治工作主要领域。其中诊断发现并知晓自身感染状况的感染者和患者比例、符合治疗条件的感染者和患者接受抗病毒治疗的比例、接受抗病毒治疗的感染者和患者治疗成功率三项指标，与联合国艾滋病规划署确定的 2020 年 "3 个 90%" 的目标一致。《"十三五"行动计划》提出了"四个提高""四个落实"的防控策略措施：提高宣传教育针对性、提高综合干预实效性、提高检测咨询可及性、提高随访服务规范性；全面落实血液筛查核酸检测工作、全面落实预防母婴传播工作、全面落实救治救助政策、全面落实社会组织培育引导措施。

2019 年 9 月，经国务院同意，国家卫生健康委等 10 部门联合制定印发《遏制艾滋病传播实施方案（2019—2022 年）》（以下简称《实施方案》），《实施方案》强化政府主体责任，明确部门职责，调动全社会力量，在巩固现有防控成效的基础上，聚焦艾滋病性传播，树立每个人是自己健康第一责任人的理念，突出重点地区、重点人群和重点环节，注重疾病防控、社会治理双策并举，创新防治策略，实施遏制艾滋病传播宣传教育、综合干预、扩大检测和治疗、社会综合治理、消除母婴传播、学生预防艾滋病教育"六大工程"。

2023 年，国务院防治艾滋病工作委员会办公室印发《关于开展艾滋病防治质量年活动的通知》，强化四方责任，聚焦重点和难点问题，突出重点地区、重点人群和重点环节，强化体系、策略、技术、模式和管理创新，促进有效防治措施落实、落地、落细，提高防治措施覆盖面和质量。

2024 年，国务院办公厅印发《中国遏制与防治艾滋病规划（2024—2030 年）》，坚持党的领导，坚持部门协作、社会动员、全民参与，坚持预防为主、防治结合、综合治理、分类指导，创新医防协同、医防融合机制，突出重点地区、重点问题和重点环节，以创新为动力推动艾滋病防治工作高质量发展。确定防治总目标是降低艾滋病新发感染，减少相关死亡，将整体疫情持续控制在低流行水平。明确了提高社会防护意识、促进危险行为改变、预防家庭内传播、提升诊断治疗效果、控制人群感染水平等 5 方面具体工作指标。提出开展宣教干预和社会动员、加强检测和监测、推进治疗和救助、落实不同人群针对性防控措施、强化重点地区防治工作、开展艾滋病防治社会治理等 6 方面 14 条具体举措。要求加强组织领导、压实防治责任，落实投入政策、完善体系建设，提高防治能力、保障药品供应，加强研究创新、开展国际合作等，为实现艾滋病防治目标提供强有力的支撑。

三、我国艾滋病防治工作机制及策略落实

为了进一步加大政府对防治工作的领导，我国艾滋病防治工作建立和落实政府组织领导、部门各负其责、全社会共同参与的工作机制，实行综合防治。2004 年，国务院在原防治艾滋病性病协调会议制度的基础上，成立了防治艾滋病工作委员会，负责研究制定艾滋病防治工作的重大方针、政策和规划；协调解决全国艾滋病防治工作中的重大问题；组织有关部门和单位并动员社会各方面力量积极参与艾滋病防治工作。2018 年，根据机构设置、人员变动情况和工作需要，国务院对国务院防治艾滋病工作委员会组成人员作了调整。中共中央政治局委员、国务院副总理孙春兰任委员会主任，34 个部门和 11 个省（自治区、直辖市）的主管领导担任委员。2023 年，经党中央同意，国务院对国务院防治艾滋病工作委员会组成人员作了调整。

这一工作机制表明，艾滋病防治不仅是卫生问题，更是社会问题，政府在艾滋病防治方面负有不可替代的责任，需要全社会的共同努力，需要政府和社会各组成部分的通力合作。不同阶段艾滋病防治策略的发展也是为了更好地落实上述工作机制。

（一）严防传入、监测为主阶段（1985—1988 年）

1985—1988 年为我国艾滋病传入期，艾滋病病例呈零散分布状态。1985 年我国报告首例艾滋病患

者,这一年全国报告 19 例 HIV 感染者,疫情发生在 7 个省;其中,报告的 4 例血友病患者皆因使用进口凝血因子而被感染。

1988 年之前,我国发现的 HIV 感染者主要是外籍公民,多数人都认为艾滋病是同西方生活方式相联系的,是从境外进来的,因此,只要守住国门就能杜绝。于是,形成了"御敌于国门之外"的策略:注重国境监测、严防传入;同时强调道德宣传(忠于配偶、不卖淫嫖娼等),严厉惩处卖淫、嫖娼等违法行为。

1988 年以前出台的政策文件几乎均体现了严把国境关的特点。1985 年 12 月,卫生部向国务院提交了《关于加强监测,严防艾滋病传入》的报告,强调艾滋病主要是通过性接触传播的传染病,与外籍人员有性关系的人员需检测。1986 年,卫生部制定《卫生部性病监测工作试行方案》,其中包括对艾滋病加强监测。1986 年,国家教委和卫生部《关于对外国留学生进行艾滋病检查的通知》要求,在华居留期限一年以上的外国留学生和外国学者必须进行 HIV 检测。1986 年的《中华人民共和国外国人入境出境管理法实施细则》和 1989 年的《中华人民共和国国境卫生检疫法实施细则》规定,禁止患有艾滋病的外国人入境。1987 年,卫生部和公安部发文要求来华外国人提供"健康证明",对查出的 HIV 感染者实行隔离。1987 年,《全国预防艾滋病规划 1988 年—1991 年》提出严厉禁止卖淫、嫖娼、同性恋和吸毒。1988 年,六部委发布《艾滋病监测管理的若干规定》,规定外籍 HIV 感染者不准入境,一旦发现,公安部门令其立即出境。

这一时期机构建设得到初步加强,1986 年成立了全国性病防治中心;同年 10 月,成立了国家艾滋病预防和控制工作组;1988 年建立了中国预防性病艾滋病基金会。

(二)强化宣传、主动预防阶段(1989—1998 年)

1989—1998 年,我国艾滋病逐渐广泛流行,31 个省(自治区、直辖市)都发现了 HIV 感染者,全国累计报告 12 639 例 HIV 感染者和患者,其中静脉吸毒 8 776 例(占 69.4%),经性传播 834 例(占 6.6%)。

1989 年,在云南边境地区的吸毒人群中集中发现 146 例 HIV 感染者,引起人们的震惊,开始反思"严防传入"的策略:在日趋开放的社会里,能否通过封闭的方式解决公共卫生问题。经过争论与探讨,艾滋病防控策略开始向主动预防转变,对一些干预工作开展探索性的试点。

1989 年,我国通过了《中华人民共和国传染病防治法》,将艾滋病列为乙类传染病。1990 年,《中华人民共和国艾滋病预防和控制中期规划(1990—1992)》强调把性病门诊患者、暗娼、同性恋者等人群作为宣传重点。1991 年,全国人民代表大会常务委员会发布《全国人民代表大会常务委员会关于严禁卖淫嫖娼的决定》,对卖淫、嫖娼的,一律强制进行性病检查。1991 年的《性病防治管理办法》规定,艾滋病是性病的一种,必须加强预防和管理。1991 年,卫生部、公安部下发《关于对卖淫嫖娼人员强制进行性病检查治疗有关问题的通知》,对卖淫嫖娼者强制进行性病检测和治疗。1994 年,中国政府在《巴黎宣言》上签字,体现了对艾滋病防控工作的重视和责任。1995 年,我国建立了国家哨点监测系统,对性病门诊患者、暗娼进行主动监测。1995 年,卫生部下发《关于加强预防和控制艾滋病工作的意见》,要求在高危人群中推广使用避孕套。1996 年修改《预防艾滋病性病宣传教育提纲(试行)》,强调艾滋病是可以预防的,强化宣传要点知识。1998 年,国务院颁布《中国预防与控制艾滋病中长期规划(1998—2010 年)》,这是第一次由国务院发文对艾滋病防治作出部署。规划指出,要加强性健康教育,积极推广使用安全套。

这一时期工作机制形成,全国性防治机构得以成立。1996 年,我国成立了国务院防治艾滋病性病协调会议制度;1998 年,成立了卫生部艾滋病预防控制中心。

(三)政府主导、全民动员阶段(1999—2005 年)

截至 2004 年底,在估计存活的 84 万例 HIV 感染者和患者中,注射吸毒占 43.9%,异性性传播占 19.8%,男男性传播占 11.1%。经性途径传播达到 30.9%,较前一阶段上升明显。

政府逐渐认识到要解决公共卫生事件,必须全社会参与和多部门合作。政府从民族兴衰和国家发展的高度认识艾滋病流行的严重性、紧迫性,出台了一系列强有力的防治政策,进入综合防治阶段。

1999 年,卫生部下发《关于对艾滋病病毒感染者和艾滋病病人的管理意见》,要求感染者应防止传播给他人。2001 年,国务院出台《中国遏制与防治艾滋病行动计划(2001—2005 年)》,提出在公共场所设置安全套自动售货机。2002 年,中国疾病预防控制中心制订了《艾滋病性病综合监测指南及方案(试行)》,将艾滋病和性病监测相结合,形成艾滋病综合监测系统。2004 年,国务院下发《国务院关于切实加强艾滋病防治工作的通知》,要求安全套经营企业利用网络开展安全套公益宣传。2004 年 7 月,6 部委联合出台《关于预防艾滋病推广使用安全套(避孕套)的实施意见》,明确相关部门在安全套推广方面的工作职责。2004 年 8 月,全国人大常委会对《中华人民共和国传染病防治法》进行修订。2004 年 3 月,国务院《国务院关于切实加强艾滋病防治工作的通知》明确了关怀救助政策;4 月,卫生部、财政部印发《艾滋病抗病毒治疗和自愿咨询检测办法》,包含了关怀的具体内容;5 月,民政部下发《关于加强对生活困难的艾滋病患者、患者家属和患者遗孤救助工作的通知》;7 月,温家宝总理发表《全社会共同努力有效预防和控制艾滋病》,强调了中国综合防治艾滋病的方针和策略;"四免一关怀"政策的实施,标志着我国艾滋病防治进入了综合防治阶段。

这一时期机构建设进一步发展,经费投入不断加大。2001 年,成立性病艾滋病预防控制中心,作为全国的技术指导机构;2004 年,国务院将艾滋病协调会议制度改为国务院防治艾滋病工作委员会。在经费投入方面,从 1998 年起,中央财政设立了艾滋病防治专项经费,2000 年连续 3 年每年 1 500 万元,2003 年为 3.9 亿元,2005 年达到 8 亿元。

(四)依法防治、强化落实阶段(2006 年至今)

2007 年估计存活的 HIV 感染者和患者约 70 万人,其中,异性性传播占 40.6%,男男性传播占 11.0%,注射吸毒占 38.1%。2009 年估计现存感染者和患者 74 万人,其中,异性性传播占 44.3%,男男性传播占 14.7%,静脉吸毒占 32.2%。2011 年估计现存感染者和患者 78 万人,其中,异性性传播占 46.5%,男男性传播占 17.4%,静脉吸毒占 28.4%。近年来,我国每年报告病例经性传播比例均在 95% 以上,2022 年新报告病例中经性传播比例达 97.6%,其中异性性传播比例为 72.0%。

这一时期,中国的艾滋病防治逐步实现了依法防治和科学防治,各地深入宣传,全面开展预防措施,对高危人群加强干预。防控工作也逐渐转变为社会多部门共同参与,进入到一个强化落实的新阶段。

2006 年,国务院出台《中国遏制与防治艾滋病行动计划(2006—2010 年)》,要求在高危人群中推广使用安全套,在公共场所设置安全套发售装置,到 2010 年实现高危人群安全套使用率达到 90% 以上的目标。2006 年,国务院颁布《艾滋病防治条例》,明确了"预防为主、防治结合"的工作方针,强调了各级政府的责任,要求相关部门组织推广使用安全套,建立安全套供应网络。2010 年 4 月,国务院通过了《国务院关于修改〈中华人民共和国国境卫生检疫法实施细则〉的决定》和《国务院关于修改〈中华人民共和国外国人入境出境管理法实施细则〉的决定》,取消了对外籍 HIV 感染者/患者的入境限制。2010 年 12 月,国务院《国务院关于进一步加强艾滋病防治工作的通知》指出,由于性传播艾滋病方式隐蔽,要充分认识防治工作的长期性和艰巨性,要扩大防治工作覆盖面。2012 年 1 月,国务院印发《中国遏制与防治艾滋病"十二五"行动计划》,针对防治工作出现的新问题,提高防控工作的针对性和有效性。2019 年 9 月,10 部门联合制定印发《遏制艾滋病传播实施方案(2019—2022 年)》,提出了"六大工程"的防控策略措施,聚焦性传播,避免和减少不安全性行为,最大限度发现和治疗艾滋病感染者,遏制艾滋病性传播上升势头。

这一时期的政策体现了"政府组织领导、部门各负其责、全社会共同参与"的机制。在经费投入方面,建立了以政府投入为主、分级负担、多渠道筹资的经费投入机制,总量大增,2012 年中央财政投入艾滋病防治专项经费达 23.9 亿元,2022 年增加至近 70 亿元。

(徐　鹏)

第三节　我国当前艾滋病防治整体策略

一、当前我国艾滋病防治形势与主要问题

近年来,各地区各部门认真贯彻党中央、国务院决策部署,全面落实各项艾滋病防治措施,我国艾滋

病防治取得了积极进展。防治政策日益完善,工作机制不断加强,服务网络更加健全,保障力度不断加大;群众防治意识明显提升,社会歧视进一步降低;HIV 感染者和患者检测发现比例不断提升,抗病毒治疗覆盖比例和病毒抑制比例均达 90% 以上,病死率逐步下降,受影响人群生活质量明显提高;重点地区防治取得重大进展,国际交流合作日益深化;经输血传播基本阻断,经注射吸毒传播和母婴传播得到有效控制,全国整体疫情控制在低流行水平。

但当前我国艾滋病防治依然面临一些老难题和新挑战。

1. **疫情形势依然严峻**　截至 2022 年底,全国报告存活 HIV/AIDS 患者 122.3 万例,报告死亡 41.8 万例。存活感染者数持续增加,检测治疗、随访管理等任务愈发复杂艰巨。

2. **性传播成为主要途径,传播影响因素更加复杂**　新报告感染者中性传播比例维持在 95% 以上,社交软件普遍使用、新型合成毒品滥用、人口频繁流动、社会对多性伴和男性同性性行为等现象容忍度增加,加大了艾滋病传播风险。

3. **现有防控手段有限,防控工作更加困难**　目前尚无有效疫苗和治愈药物,易感染行为人群不愿主动接受检测服务,耐药风险增加,一些关键药物和试剂还需进口,短期难以取得重大突破。

4. **防治工作发展不平衡,防治队伍建设更加迫切**　一些部门和地区重视不够、投入不足,人员待遇低,青年骨干流失严重,医疗机构积极性不高,基层防控网络薄弱,社会组织能力不足,现有防治队伍数量和能力不能满足工作需要。

二、我国当前艾滋病防治整体策略

针对当前艾滋病防治形势,坚持目标导向和问题导向,创新医防协同、医防融合机制,突出重点地区、重点人群和重点环节,注重疾病防控与社会治理双策并举,推动艾滋病防治工作高质量发展。

1. **突出重点,聚焦性传播**　控制艾滋病经性传播关系到我国防治工作的成败。既要继续落实有效的宣传教育、综合干预、检测治疗等措施,加强重点场所和重点人群宣传教育,强化警示性教育和主动预防艾滋病意识,促进艾滋病防治知识进社区、进企业、进医院、进校园、进家庭,强化安全套推广,全面落实夫妻一方感染艾滋病家庭综合措施,巩固阻断输血传播成效。又要创新防控策略,全面推广暴露后药物预防措施,稳步推进暴露前预防措施;开展线上和线下相结合的基于智慧平台的全链条综合干预模式;结合各地检测特征,确定针对性检测策略、范围和重点人群,提升检测服务质量,缩短检测结果出具时间;持续扩大抗病毒治疗覆盖面,加强治疗前评估和病情监测,提供个体化支持性服务,加强随访分类管理,强化抗病毒治疗质量。

2. **综合治理,织密社会防控网络**　当前艾滋病传播的社会风险广泛存在,必须强调标本兼治,实行综合治理。科学设置戒毒药物维持治疗门诊,提高门诊管理和服务水平;将禁毒扫黄与艾滋病防治工作紧密结合,依法严厉打击卖淫嫖娼、聚众淫乱、吸毒贩毒等违法犯罪活动;及时清理和打击传播色情信息、从事色情和毒品交易的社交媒体、网络平台和个人;对抓获的卖淫嫖娼、聚众淫乱、吸毒贩毒人员全部进行艾滋病检测,对发现的感染者纳入重点管理并全部开展抗病毒治疗;依法打击故意传播等涉及艾滋病传播危险、利用感染者身份等违法犯罪活动;做好药物滥用情况监测,及时调整毒品管控范围,依法打击滥用物质的生产和流通;强化监管场所防治工作,落实被监管人员全员艾滋病检测,建立信息通报等工作机制,及时将解除监管的感染者转介至定点抗病毒治疗机构。

3. **基于全生命周期理念,提供全方位服务**　在理解和应用艾滋病预防领域的"全生命周期"理念方面,应坚持以问题为导向、以目标为导向,分析不同年龄阶段中重点人群面临的难点问题,设定工作目标,集中力量和有效资源逐步解决。既考虑到协同推进,也要考虑到局部突破。针对婴幼儿及儿童阶段,健全预防母婴传播服务体系,完善孕产妇特别是临产妇检测服务流程,加强感染育龄妇女专案管理和孕情监测,落实感染孕产妇及所生儿童干预措施,推进消除母婴传播。针对少年以及青年阶段,引导校内外青少年掌握预防艾滋病和性病的知识技能,落实学校艾滋病疫情通报制度和定期会商机制,实施校园抗艾防艾行动,推进青少年性健康教育和预防艾滋病教育。针对中青年阶段,加大性病防治知识、生殖健康、合成毒品危害等宣传教育力度,加强拟生育家庭预防艾滋病、性病咨询指导,加强性病门诊规范化建设,推进性病防治与生殖健康服务。针对老年阶段,把老年人预防艾滋病教育纳入全国老年健康宣传周活动,结合"老年友好型社区建设"、敬老爱老活动开展宣教干预,结合基本公共卫生服务项目将艾滋病检测纳入老年人健康体检。针对艾滋病患者/感染者,加强合法权益保障和人文关怀,依法保障其就医、就业、入学等合法权益,减少社会歧视。

4. 推动艾滋病防治工作高质量发展　艾滋病防治工作不但要重视各项工作在覆盖面上的积累,还要解决高质量发展的问题。具体着力点是做实、做细、做好各项具体措施,加强系统谋划,研究论证中长期目标和策略措施,突出重点、开拓创新、分类施策、精准防控,不断提高服务能力,提高工作质量。在宣传教育领域,针对不同人群和场所增强针对性,促进树立每个人是自己健康的第一责任人理念。在综合干预领域,以切断性传播途径为关键环节,提高精准性和有效性。在检测咨询服务领域,组合落实自愿咨询检测、医疗机构主动检测、社会组织动员检测、自我检测、献血者全员检测等多种措施,促进"早检测早发现"。在治疗随访服务领域,持续扩大抗病毒治疗覆盖面,推广从咨询检测到转介治疗的"一站式"服务,促进"早治疗",加强病情监测,提升治疗效果。在社会综合治理领域,组织协调、推动和督促有关部门开展艾滋病相关社会治安综合治理工作,进一步织密社会防控网络。在重点地区攻坚方面,发挥制度优势,组织各方技术支援,提高示范区引领创新作用,加强区域协调联动,控制疫情上升势头。在筑牢各年龄段重点人群的健康屏障方面,针对人群需求提供全生命周期服务。在全方位动员社会力量领域,履行四方责任,激发社会组织和志愿者参与活力,汇聚全民参与合力。

5. 加强保障,确保防治措施有效落实　包括:加强组织领导,压实地方各级党委政府对辖区艾滋病防治工作的领导责任、保障责任、管理责任和监督责任;加强体系建设,强化队伍建设,优化各类医疗卫生机构职责分工和工作衔接机制,落实艾滋病防治投入政策,配齐配强疾病预防控制机构专业人员,按照国家规定落实卫生防疫津贴等有关津贴补贴;保障药品稳定供应,强化信息通报和部门协同,加强原料药、成品制剂供需监测,完善药物供应保障;加强研究创新,组织科研攻关,加大以问题为导向的应用性研究力度,为防治工作提供技术支撑;加强国际合作,借鉴和吸收国际先进理念和经验,建立完善与周边国家的合作机制,加强与国际组织的合作交流,积极参与全球艾滋病防治;实施进展、质量和成效进行督导与评估,将重点任务落实情况作为督导重要事项。

(徐　鹏)

第四节　我国艾滋病防治重点策略的关键突破

一、"四免一关怀"政策及落实

从 2004 年开始,我国政府提出并实施了艾滋病防治"四免一关怀"政策,主要包括免费自愿咨询检测、免费抗 HIV 治疗、免费预防母婴传播、免费上学和开展生活救助等。2006 年 3 月 1 日施行的《艾滋病防治条例》规定了艾滋病防治关怀、救助措施。"四免一关怀"政策是我国艾滋病防治工作中重要的基础性政策,内容涵盖范围宽,为我国艾滋病防治工作提供了良好的政策保障与社会支持。

"四免一关怀"在《艾滋病防治条例》中体现在以下内容中。

第四十四条,县级以上人民政府应当采取下列艾滋病防治关怀、救助措施:①向农村艾滋病病人和城镇经济困难的艾滋病病人免费提供抗艾滋病病毒治疗药品;②对农村和城镇经济困难的艾滋病病毒感染者、艾滋病病人适当减免抗机会性感染治疗药品的费用;③向接受艾滋病咨询、检测的人员免费提供咨询和初筛检测;④向感染艾滋病病毒的孕产妇免费提供预防艾滋病母婴传播的治疗和咨询。第四十五条,生活困难的艾滋病病人遗留的孤儿和感染艾滋病病毒的未成年人接受义务教育的,应当免收杂费、书本费;接受学前教育和高中阶段教育的,应当减免学费等相关费用。第四十六条,县级以上地方人民政府应当对生活困难并符合社会救助条件的艾滋病病毒感染者、艾滋病病人及其家属给予生活救助。第四十七条,县级以上地方人民政府有关部门应当创造条件,扶持有劳动能力的艾滋病病毒感染者和艾滋病病人,从事力所能及的生产和工作。

二、阻断艾滋病输血传播相关政策及落实

为保证血液及其制品安全,阻断HIV经输血传播,制定落实了以下相关政策。

1. 不断完善有关法规　1998年施行《中华人民共和国献血法》,2004年修订《中华人民共和国传染病防治法》,建立健全无偿献血长效工作机制,提高固定无偿献血者比例。修订印发《血站技术操作规程》《单采血浆站基本标准》《单采血浆站管理办法》等文件,健全覆盖采供血全过程的质量控制与改进体系。出入境检验检疫机构要加强对入出境人体组织、血液、血液制品和生物制品检疫。

2. 加强采供血机构建设　健全采供血机构网络,完善血站服务体系,合理规划设置血站核酸检测实验室,供应临床的血液全部按规定经过HIV、乙肝病毒、丙肝病毒核酸检测。加强对采供血机构和血液制品生产单位的治理整顿,加大严厉打击非法采供血活动的力度,落实对供血者、供血浆者和血液、血液制品的检测和监测措施。

3. 加强对医疗卫生机构控制医源性感染工作的监督检查　落实血液筛查核酸检测工作,加强医疗卫生机构院内感染控制培训和管理,做好艾滋病职业暴露处置等。

4. 依法严肃处理　对违反有关规定,造成HIV经采供血或输血和医源性传播的责任者,追究其刑事责任。近年来,我国经输血感染艾滋病的病例数为零。

三、推进消除母婴传播相关政策及落实

1. 落实预防母婴传播综合干预措施　以妇幼健康服务网络为平台,将预防艾滋病、梅毒和乙肝母婴传播工作与妇幼健康服务工作有机结合。加强感染艾滋病育龄妇女的健康管理和指导,及时发现孕情并尽早纳入高危孕产妇专案管理。鼓励各地在婚前医学检查和孕前优生健康检查中开展艾滋病检测咨询。在孕妇首次接受孕产期保健时进行艾滋病筛查,对检测发现阳性的孕妇尽早明确感染状况,并及时纳入高危孕产妇专案管理。规范感染孕产妇及所生婴儿艾滋病抗病毒治疗,加强感染艾滋病孕产妇病毒载量检测、暴露儿童早期诊断检测和随访工作。感染孕产妇及所生婴儿抗HIV用药率均达到90%以上。

2. 提升预防艾滋病母婴传播综合服务水平　制订辖区预防艾滋病母婴传播工作流程,明确各环节责任单位和责任人。医疗卫生机构要优化孕产妇和暴露儿童艾滋病检测流程,建立临产妇艾滋病检测绿色通道。完善预防母婴传播信息收集与管理制度,加强信息的分析利用。

3. 开展消除艾滋病母婴传播工作　制订国家消除艾滋病母婴传播方案,鼓励各地以消除为目标,分析差距,改进工作,以省为单位逐步开展消除艾滋病母婴传播工作。经过多年持续努力,我国艾滋病经母婴传播率下降至历史最低水平。

四、控制注射吸毒传播相关政策及落实

1. 将艾滋病防治与禁毒工作紧密结合　依法打击贩毒吸毒违法犯罪行为,保持禁毒工作的高压态势,进一步减缓新吸毒人员的增加速度,减少注射吸毒传播艾滋病。公安、司法行政、民政、人力资源和社会保障等部门创新吸毒人员服务管理,最大限度地有效管控吸毒人员,开展针对性的戒毒治疗、康复指导和救助服务,帮助他们戒断毒瘾,回归社会。

2. 开展对于适合戒毒药物维持治疗的吸毒人员及时转介到戒毒药物维持治疗机构的工作　相关部门密切合作,做好戒毒药物维持治疗工作的组织协调、信息交流和监督管理,维护治疗机构秩序,不断提高服务质量和防治效果。推广戒毒药物维持治疗工作早期,在注射吸毒人员相对集中的地区适当增设戒毒药物维持治疗门诊或延伸服药点,提高服务的可及性。在戒毒药物维持治疗难以覆盖的地区开展清洁针具交换工作。

3. 建立强制隔离戒毒、社区戒毒、社区康复和戒毒药物维持治疗之间的衔接机制　在社区戒毒和社区康复场所内开展戒毒药物维持治疗工作,做好强制隔离戒毒人员出所后向戒毒药物维持治疗机构的转介工作。经过多年持续工作,近些年,参加维持治疗人员的艾滋病感染率不断下降,艾滋病经注射吸毒传

播得到有效控制。

五、我国艾滋病医疗保障政策的发展

我国的艾滋病医疗保障制度经历了一个由理念倡导、制度安排到政策实践的迅速发展过程。

1. **我国艾滋病医疗保障与国家社会医疗保险体系同步发展** 1998 年，我国开始在全国范围内建立城镇职工基本医疗保险制度；2000 年，国务院提出，研究制定解决城镇职工中感染者和患者和基本医疗保险问题的办法；2004 年国务院《国务院关于切实加强艾滋病防治工作的通知》规定，将抗 HIV 药品纳入城镇职工基本医疗保险及新型农村合作医疗报销目录和城乡医疗救助支出范围；2010 年，国务院《国务院关于进一步加强艾滋病防治工作的通知》指出，在基本药物目录中增加抗 HIV 治疗和机会性感染治疗药品的种类。2017 年《中国遏制与防治艾滋病"十三五"行动计划》提出，将治疗与加强社会保险、社会救助等政策衔接。2020 年前，免费艾滋病抗病毒药品基本涵盖在国家医保药品目录中，2020 年后，用量较广的单片剂药品进入医保药品目录。

2. **解决问题中的发展过程** 针对"报销范围局限""报销比例过低"等问题，以及不能完全解决部分艾滋病患者家庭因病致贫的问题，相关部门不断出台新政策。例如，部分地区实施门诊特殊病种、单行支付等政策，使得艾滋病患者自付费用下降，减轻其经济负担，而全国性的双通道政策则有效拓宽了医保支付途径，保障患者用药需求，提高可及性，减轻经济负担。近三年，从自费或免费方式转为医保支付方式的感染者人数逐渐增多。

3. **当前艾滋病医保政策的发展趋势** 对基层抗病毒治疗定点医疗机构、医保定点机构，部分地区在普通医保门诊中，适当提高艾滋病感染者的报销比例；或者将艾滋病纳入门诊特殊病种，或者采用单行支付、双通道等方式，降低起付线。通过医疗保障、医疗服务与药品流通改革"三医协同"机制，创新医防协同和医防融合机制，不断完善配套政策，艾滋病医疗保障在进一步提高抗病毒治疗覆盖比例和效果中发挥了重要促进作用。

六、打击故意传播艾滋病相关政策及落实

1. **故意传播艾滋病的界定** 根据 2017 年 7 月 25 日起施行的《最高人民法院、最高人民检察院关于办理组织、强迫、引诱、容留、介绍卖淫刑事案件适用法律若干问题的解释》规定，故意传播艾滋病是指明知自己感染了艾滋病，故意不采取防范措施发生某些高危行为的。

2. **界定了两种相关的主要罪行** 明知自己患有艾滋病或者感染 HIV 而卖淫、嫖娼的，依照《中华人民共和国刑法》第三百六十条的规定，以传播性病罪定罪。致使他人感染 HIV 的，认定为刑法第九十五条第三项"其他对于人身健康有重大伤害"所指的"重伤"，依照《中华人民共和国刑法》第二百三十四条第二款的规定，以故意伤害罪定罪处罚。实际判例中的其他罪行，包括故意杀人罪、危害公共安全罪等。

3. **实施社会综合治理工作** 2019 年国家 10 部委联合发布了《遏制艾滋病传播实施方案（2019—2022 年）》，提出了由政法部门牵头负责的"预防艾滋病社会综合治理工程"，要求对涉嫌故意传播艾滋病的案件及时依法立案侦查。同年，最高人民法院等 4 部门印发《关于依法严厉打击传播艾滋病病毒等违法犯罪行为的指导意见》，进一步明确了相关行为的认定、证据收集、工作机制完善和罪刑界定等内容。因此，相关法律法规的发展历程以及一件件因故意传播艾滋病而被判刑的案例证明：故意传播是要承担法律责任的。

（徐 鹏）

第五节 我国艾滋病防治政策策略的展望

党的二十大报告作出了创新医防协同、医防融合机制，健全公共卫生体系，有效遏制重大传染性疾病传播的战略部署。

当前及今后一段时期,我国艾滋病防治工作将围绕实施健康中国战略和健康中国行动,全方位全周期保障人民健康,将艾滋病疫情持续控制在低流行水平。

1. **健全工作机制,形成防治合力**　强化政府、部门、社会、个人"四方责任",加大保障力度,深化实施各项综合防治措施,广泛动员全社会参与,建设共建共享的社会治理共同体。

2. **深化综合治理,遏制经性传播**　依法打击涉艾违法犯罪行为、促进感染者配偶和性伴告知,进一步加大夫妻一方感染家庭防治、安全套使用、动员检测等工作力度,推广"互联网+"综合干预、分子网络技术应用,做到早干预、早检测、早发现、早治疗。

3. **提升服务能力,织牢防控网络**　结合疾病预防控制体系改革,加强人才队伍建设,提高人员待遇,建立激励机制,稳定防治队伍。加强关键技术研究,加快成果转化及推广应用。完善药品采购供应模式,保障可持续供应。进一步完善医防协同防治体系,落实医疗机构防艾责任。

4. **强化分类指导,开展全生命周期防治**　实施一地一策,结合经济区域发展战略,强化艾滋病区域联防联控。做好与乡村振兴战略衔接,持续实施重点地区攻坚行动。提供全人群全生命周期防治服务,加快开展消除母婴传播工作,积极推进校园抗艾防艾行动,强化中青年性与生殖健康服务,加强老年人健康生活方式和安全性行为引导。

5. **加强防艾宣教,促进健康行为**　强化社会主义核心价值观宣传,倡导公序良俗,大力宣传每个人是自己健康的第一责任人理念。加强公共场所和流动人口宣教,加大主要媒体和新媒体宣传力度,探索互联网精准推送防治信息,普及健康知识,提倡负责任和安全的性行为,引导自觉养成健康文明的生活方式。

6. **加强国际交流合作**　围绕联合国 2030 年可持续发展议程,加强与"一带一路"共建国家技术交流和南南合作,分享中国经验,推动全球公共卫生治理,构建人类卫生健康共同体。

（徐　鹏）

参 考 文 献

[1] WU Z Y. HIV/AIDS in China beyond the numbers. 北京：人民卫生出版社,2016.

[2] 韩孟杰,陈清峰,徐鹏,等. 砥砺奋进"十三五"艾滋病防控迈向新征程——我国艾滋病防治回顾与展望. 中国艾滋病性病,2021,27(12):1327-1331.

[3] 吴尊友. 我国艾滋病经性传播新特征与防治面临的挑战. 中华流行病学杂志,2018,39(6):707-709.

[4] 吕繁. 中国艾滋病防治策略. 中华预防医学杂志,2016,50(10):841-845.

[5] 张福杰,赵燕,马烨,等. 中国免费艾滋病抗病毒治疗进展与成就. 中国艾滋病性病,2022,28(1):6-9.

[6] 郝阳,陈清峰,韩孟杰,等. 我国免费艾滋病抗病毒治疗启动与发展. 中国艾滋病性病,2022,28(1):1-5.

[7] 中国疾病预防控制中心艾滋病性病预防控制中心. 国家免费艾滋病抗病毒药物治疗手册. 4版. 北京：人民卫生出版社,2016.

[8] 沈银忠,李太生. 从我国艾滋病诊疗指南的变迁看艾滋病防治工作的进展与成效. 新发传染病电子杂志,2022,7(4):1-5.

[9] 曾毅. 艾滋病的流行趋势、研究进展及遏制策略. 中国公共卫生,2001,17(12):1061.

[10] 郑锡文. 我国艾滋病流行形势及预防与控制成就. 中华流行病学杂志,1999,20(3):131-134.

[11] 国务院防治艾滋病工作委员会办公室,联合国中国艾滋病专题组. 中国艾滋病防治联合评估报告(2004). (2004-12-01)[2024-06-20]. https://www.chinaaids.cn/ddpg/lhpgbg/zgazbyq/201312/W020131210547938445093.pdf.

[12] 国务院防治艾滋病工作委员会办公室,联合国中国艾滋病专题组. 中国艾滋病防治联合评估报告(2007). (2007-12-01)[2024-06-20]. https://www.chinaaids.cn/ddpg/lhpgbg/zgazbyq/201312/W020131220518731205501.pdf.

[13] 中华人民共和国卫生部,联合国艾滋病规划署,世界卫生组织. 2009 年中国艾滋病防治联合评估报告. 北京：中华人民共和国卫生部,2009.

第三篇

HIV 感染的检测、诊断与分期

第一章　HIV 感染检测的生物学标志物和检测窗口期

HIV 感染人体后，HIV 感染检测的生物学标志物随感染时间顺序出现。HIV 感染后首先可以检测到病毒的病原学标志物，包括 HIV 的核酸和抗原成分。之后检测到针对病毒的特异性抗体，其中 IgM 早于 IgG 出现。本章系统介绍了 HIV 感染后病原学标志物、抗体标志物和免疫细胞随感染时间变化的特征和规律，并介绍了 HIV 感染检测窗口期的概念以及不同检测方法的窗口期。

第一节　HIV 感染检测的生物标志物及变化特征

一、病原学标志物

（一）HIV 核酸 RNA 在感染者体内的变化特征

初次感染 HIV 后 7～10 天，可在感染者外周血中检出 HIV 的核酸 RNA 成分。之后，由于病毒在体内快速复制，外周血中 HIV RNA 的水平也快速上升，通常在约 2 周后 HIV RNA 的水平达到峰值，通常可超过 10^6 拷贝 /ml，这一时期的感染者具有最强的传染性。随后，由于病毒感染启动了免疫系统应答和对感染的自发免疫控制，感染者体内的 HIV RNA 水平可迅速降低，直至降至调定点（set point）。在调定点水平，病毒的复制相对稳定并可持续数年，大部分感染者调定点的病毒水平约为 10^4 拷贝 /ml。

接受抗逆转录病毒治疗后，感染者体内 HIV RNA 水平的衰减可分为三个阶段。在抗逆转录病毒药物治疗初期，外周血中 HIV RNA 水平迅速呈指数级下降，通常可在两周内降为原来的百分之一。有研究显示，在此阶段，外周血中游离 HIV RNA 的半衰期（$t_{1/2}$）小于 6 小时。进入 HIV RNA 水平衰减的第二阶段后，HIV RNA 水平下降的速度变缓，半衰期约为 1～4 周，直至 HIV RNA 水平降至检出限以下。之后进入 HIV RNA 水平衰减的第三阶段，在这个阶段，虽然检测不出 HIV RNA，但由于抗逆转录病毒治疗无法根除 HIV 感染，HIV 的病毒储存库可长期存在，通常将 HIV DNA 水平作为第三阶段的病原学指标。

（二）HIV DNA 在感染者体内的变化特征

HIV 感染后，感染者体内的 HIV 总 DNA、整合型 DNA 和环型 DNA 的含量在一个月内迅速上升，达到峰值后趋于稳定。在 HIV 病毒血症出现 4～6 周后可通过 HIV DNA 的定量检测，确定 HIV 病毒储存库的大小。

有研究显示，HIV 感染后越早启动抗病毒治疗，体内 HIV DNA 的水平下降越快，感染后 15 天之内开始抗病毒治疗可使 HIV DNA 水平显著降低。HIV DNA 的水平在抗逆转录病毒治疗后第一年下降幅度最大，降至一定水平之后保持稳定不再下降。游离 HIV DNA 容易受抗逆转录病毒治疗药物的影响，在治疗后 6 个月，游离 HIV DNA 被清除，是 HIV DNA 水平下降的主要原因。然而，整合型 DNA 受抗逆转录病毒治疗药物的抑制作用较小，以致在抗病毒治疗后期 HIV DNA 水平降低不明显。

应用病毒生长实验结果的一项研究显示，在抗病毒治疗初期，携带完整前病毒的细胞的数量逐渐减少，初始衰减的半衰期约为 44 个月；但在 7 年后携带完整前病毒的细胞数量开始缓慢增加，在治疗后第 23 年时，携带完整前病毒的细胞数量翻倍。另一项应用 HIV 完整前病毒 DNA 检测（IPDA）结果的研究显示，在抗病毒治疗后，完整前病毒初始衰减的半衰期约为 46 个月，在第 7 年时衰减减缓，整个衰减周期的半衰期约为 9 年。

（三）HIV p24 抗原在感染者体内的变化特征

外周血和脑脊液等样本中存在病毒蛋白抗原 p24，p24 可以游离抗原的形式或与抗 p24 抗体结合的形式存在，是继病毒核酸标志物之后出现的生物标志物。一般在 HIV 感染后 15 天左右可检出 p24 抗原，之后的几周，感染者体内还未产生特异性抗体免疫应答，p24 抗原水平迅速上升。随着抗 p24 抗体逐渐产生，与游离的 p24 抗原结合形成复合物，感染者体内游离的 p24 抗原逐渐减少，在感染后 50 天左右无法在外周血中检出。在 HIV 感染晚期，由于感染者体内抗体水平极低，并有大量游离病毒，p24 抗原的水平也会升高。

（四）HIV-2 感染者体内的病原学变化特征

相较于 HIV-1，HIV-2 在感染者体内的复制受到限制，HIV-2 感染者体内的基线 RNA 病毒载量明显低于 HIV-1 感染者。然而，与 HIV-1 感染者相比，HIV-2 感染者体内的总 DNA 水平以及整合型 DNA 的比例并不存在显著差异。

在一项对 HIV-2 感染者进行了 15 年随访的研究中，每 5 年进行一次血浆 RNA 病毒载量检测，结果显示，HIV-2 感染者血浆 RNA 病毒载量检测值的中位数没有显著差异，且均与基线病毒载量相关，但其相关性随着感染时间的延长而降低。

接受抗逆转录病毒治疗后，HIV-2 感染者体内 RNA 病毒载量下降明显。研究显示，93.3% 接受单药治疗方案（EVG/COBI/TDF/FTC）的 HIV-2 感染者在治疗 48 周后出现病毒抑制。另一项多药治疗方案（TDF/FTC 和 RAL）的研究显示，96% 的 HIV-2 感染者在完成 48 周随访后的 RNA 病毒载量 <40 拷贝 /ml。

二、抗体标志物

HIV 感染可引起病毒的 *env*、*gag* 和 *pol* 等基因编码的蛋白的抗体反应，抗体是最稳定的病毒感染标志物和最常用的 HIV 感染检测诊断靶标。HIV 特异性 IgM 抗体约在感染后第 20 天开始升高，在感染后 30~35 天达到高峰。HIV 特异性 IgG 抗体在 IgM 达到峰值之后出现。

（一）免疫球蛋白 M

免疫球蛋白 M（immunoglobulin M，IgM）约占血清免疫球蛋白总量的 5%~10%，分泌型 IgM 为五聚体，主要分布于血清中，是分子量最大的免疫球蛋白，由脾脏和淋巴结中的浆细胞分泌合成。机体感染 HIV 后，最先出现的抗体是 IgM，因此 IgM 水平可作为感染 HIV 的早期诊断指标。IgM 具有强大的杀菌、激活补体、免疫调理和凝集作用，也参与某些自身免疫病及超敏反应的病理过程。

（二）免疫球蛋白 G

免疫球蛋白 G（immunoglobulin G，IgG）是感染 HIV 后血清免疫球蛋白的主要成分，约占总免疫球蛋白的 75%，主要由脾、淋巴结中的浆细胞合成和分泌，以单体形式存在，是唯一能通过胎盘屏障的免疫球蛋白。在检测到病毒 RNA 后，在 Gag 特异性 IgG 抗体中，抗 p24 抗体和抗 p55 抗体出现的时间中位数为 18 天，抗 p17 抗体出现的时间中位数为 33 天；识别整合酶抗原 p31 的特异性抗体产生的时间中位数为 53 天；在 Env 特异性抗体中，抗 gp41 抗体首先出现，时间中位数为 13 天，且以免疫优势表位为主；抗 gp120 抗体出现较晚。

1. IgG1　在 IgG 亚类中，IgG1 对 Env、Gag 和 Pol 蛋白的反应最广泛。在急性和慢性 HIV 感染中，抗 Env 抗体均以 IgG1 为主。HIV Env 特异性 IgG1 抗体可介导抗病毒功能，同时 HIV 特异性 IgG1 可与 FcR 结合，介导 HIV 感染细胞的抗体依赖细胞介导的细胞毒作用（antibody-dependent cell-mediated cytotoxicity，ADCC）。

2. IgG2　在 HIV 感染的各个阶段均可检测到抗 Env IgG2，但表达水平较低。抗 gp41 IgG2 抗体的缺失与个体进展为艾滋病有关。有研究显示，在长期不进展者中，抗 Env IgG2 抗体的存在与病毒的有效控制有关。

3. IgG3　血浆中抗 HIV Env IgG3 是第二主要的 IgG 亚类。与 IgG1 相比，IgG3 具有更强的体外中和能力，这是由于其铰链区的灵活性增强所致。抗 Gag IgG3 抗体（特别是抗 p17 抗体）多于急性感染早期出现，然后下降。多项研究发现，在疾病进展过程中，抗 HIV IgG3 水平下降。

4. IgG4　IgG4 抗体反应通常是对慢性抗原刺激的主要反应。研究表明，无论是在寄生虫流行区的患者中，还是在血友病患者和血浆供者中，均发现了 HIV-1 特异性 IgG4 应答，这可能与重复的抗原暴露有关。此外，HIV-1 特异性 IgG4 更容易在 HIV-1 慢性感染患者中被发现。

（三）免疫球蛋白 A

免疫球蛋白 A（immunoglobulin A，IgA）在血清中的含量仅次于 IgG，占血清免疫球蛋白含量的 10%～20%，分为血清型和分泌型两种。一项关于女性商业性行为者的研究显示，感染者宫颈中检测到了 HIV 特异性 IgA，这些抗体没有中和作用，但与 HIV 暴露的水平相关。分泌型 IgA 是机体黏膜局部抗 HIV 感染免疫的主要抗体，主要存在于分泌液中，如唾液、泪液、初乳、口腔黏膜渗出液、胃肠液、尿液等。由于 IgA 不能通过胎盘，因此 HIV 阳性新生儿血清中检测不到 IgA。

三、免疫细胞及其变化特征

HIV 感染中的免疫细胞动态变化是一个涉及多种细胞亚群和生物过程的复杂网络。这些变化不仅影响免疫细胞的数量，还影响免疫细胞的功能和免疫系统的整体效能。

（一）CD4$^+$T 细胞变化规律

CD4$^+$ T 细胞是 HIV 感染最主要的靶细胞，HIV 感染人体后会引起 CD4$^+$ T 细胞进行性减少。随着 CD4$^+$T 细胞数量减少和功能受损，HIV 感染者的免疫系统逐渐崩溃，使感染者易患各种严重疾病，甚至死亡。因此了解 CD4$^+$ T 细胞变化规律，并对其进行监测具有重要意义，是评估艾滋病患者免疫状态，以及指导治疗方案、监测治疗效果和预防机会性感染的重要手段。

HIV 感染后，CD4$^+$ T 细胞在不同感染阶段的变化规律主要包括以下几个方面。

在 HIV 感染急性期，CD4$^+$ T 细胞激活增加，表现为 CD4$^+$ T 细胞表面标志物如 HLA-DR 和 CD38 的上调。除了 CD4$^+$ T 细胞激活外，病毒迅速在黏膜组织的 CD4$^+$ T 细胞中复制，可导致大量 CD4$^+$ T 细胞减少，尤其是表达整合素 α4β7 的肠道归巢 CD4$^+$ T 细胞在胃肠道黏膜中大量减少，但在外周血中直到 HIV 病毒载量达到峰值后 CD4$^+$ T 细胞才会显著减少。

随着 HIV 感染进入慢性期，HIV 感染者外周血中 CD4$^+$ 初始 T 细胞的数量显著下降。抗逆转录病毒治疗后，CD4$^+$ 效应 T 细胞相对数量减少，同时 CD4$^+$ 初始 T 细胞的数量有所回升，但无法恢复到健康人的水平和状态。另外，研究发现有一群高表达 *GNLY* 基因的 CD4$^+$ 效应 T 细胞在抗逆转录病毒治疗后，不同于其他 CD4$^+$ 效应 T 细胞，其相对比例不降反升。

（二）CD8$^+$T 细胞变化规律

CD8$^+$ T 细胞，也称为细胞毒性 T 淋巴细胞（cytotoxic T lymphocyte，CTL）。病毒感染后，CD8$^+$ T 细胞通过增殖、产生多种细胞因子和趋化因子、脱颗粒以及在与靶细胞接触时诱导细胞溶解，在控制 HIV 感染中起着关键作用。

HIV 感染后，CD8$^+$ T 细胞的变化规律主要包括以下几个方面。

在 HIV 感染急性期，CD8$^+$ T 细胞的数量会显著增加，这与机体对新感染的病毒产生强烈的免疫反应有关。这种增加主要是由于 CD8$^+$ T 细胞的快速扩增，尤其是病毒特异性 CD8$^+$ T 细胞。研究表明 HIV 特异性 CD8$^+$ T 细胞的出现与病毒血症的清除相关联，在非人灵长类动物模型中，CD8$^+$ T 细胞的实验性去除会延迟急性病毒血症的清除，直到 CD8$^+$ T 细胞得以实验性重建。但随着感染进展，CD8$^+$ T 细胞的功能会逐渐减弱。可能的机制为在感染进展过程中，HIV 特异性 CD8$^+$ T 细胞可在转录因子 T-bet 高水平表达的情况下维持穿孔素表达，使 CD8$^+$ T 细胞在 HIV 感染初期具有细胞毒性；随着感染进展，这种细胞毒性由于无法表达足够水平的 T-bet 而逐渐丧失。然而，有一些个体在 HIV 感染急性期没有强烈的 CD8$^+$ T 细胞免疫应答，很可能是因为 CTL 靶向表位的逃逸突变。

随着 HIV 感染进入慢性期，CD8$^+$ T 细胞数量通常会持续升高，这种持续的升高与慢性炎症、免疫激活以及可能的旁观者激活（bystander activation）有关。旁观者激活是指 HIV 感染不仅激活病毒特异性的 CD8+ T 细胞，还可能激活非特异性的 CD8+ T 细胞。CD8+ T 细胞在持续的抗原刺激下逐渐耗竭，失去增殖和分泌 IL-2 的能力、失去细胞毒性活性，最终进入完全耗竭阶段。这种耗竭与细胞表面不同抑制分子的上调有关，如 PD-1、CTLA-4、KLRG1、TIM-3 或 CD160。另外，CD8+ T 细胞还会表现出免疫衰老的特征，如 CD28- CD57+ 的细胞比例增加。这些细胞通常具有较低的增殖能力和功能，可能与慢性炎症和持续的抗原暴露有关。

抗逆转录病毒治疗可以控制病毒复制，促进 CD4+ T 细胞的恢复，但对 CD8+ T 细胞的影响则更为复杂。有研究对早期接受抗逆转录病毒治疗的 HIV 感染者进行了为期一年的临床随访，使用多维流式细胞术分析 CD8+ T 细胞的数量、激活/耗竭表型（HLA-DR、CD38、PD-1 和 TIM-3）和功能（包括表达 CD107a、穿孔素、颗粒酶 B、干扰素 γ 和 IL-17 的总 CD8+ T 细胞和 HIV 特异性 CD8+ T 细胞）。结果显示，尽管抗逆转录病毒治疗可持续抑制病毒并恢复 CD4+ T 细胞数量，但在一年随访后，CD8+ T 细胞计数、CD4+ T 细胞/CD8+ T 细胞比值、PD-1 表达和 CD8+ T 细胞产生 IL-17 的能力，与阴性对照相比仍显示出不完全恢复。然而，表达 PD-1 和 TIM-3 耗竭表型的 CD8+ T 细胞比例以及共表达细胞毒性分子（穿孔素和颗粒酶 B）的细胞数量可达到正常。

HIV 感染后 CD8+ T 细胞的变化规律是多方面的，涉及细胞数量、功能、表型和分布等多个层面，这些变化与病毒的持续性感染、免疫激活、炎症环境以及可能的共感染等因素紧密相关。

（三）CD4+ T 细胞与 CD8+ T 细胞比值的变化规律

CD4+ T 细胞与 CD8+ T 细胞的比值，即 CD4/CD8。HIV 感染后，CD4+ T 细胞数量下降，而 CD8+ T 细胞在 IL-7 和 IL-15 等细胞因子的影响下不断扩增，导致 CD4/CD8 倒置。研究表明，经过抗逆转录病毒治疗，CD4/CD8 倒置可出现不同程度的改善，表明 CD4/CD8 的变化可提示患者的治疗效果和免疫功能重建状态。

（四）其他细胞变化规律

在 HIV 急性感染期，固有免疫细胞（浆细胞样树突状细胞，单核细胞和巨噬细胞，自然杀伤细胞，黏膜相关恒定 T 细胞和 γδT 细胞等）作为人体对抗病原体的第一道防线，对于控制病毒传播、激活适应性免疫反应以及最终影响疾病进程具有重要意义。

浆细胞样树突状细胞（plasmacytoid dendritic cell, pDC）：pDC 在感染后识别病毒核酸 RNA 或 DNA，通过 Toll 样受体 TLR7 和 TLR8 激活，产生 IFN-α 和 IFN-β。在淋巴结和胃肠道中，pDC 的这些活动有助于启动全身性抗病毒 I 型干扰素反应。在超急性感染阶段，pDC 可能会迁移和激活，但在病毒血症达到峰值之前，其产生 IFN-α 的能力可能会暂时下降。

单核细胞和巨噬细胞：在 HIV 急性感染期，单核细胞和巨噬细胞可通过上调多种已知的模式识别受体（pattern recognition receptor, PRR）和 HIV 限制因子（如 RIG-I、APOBEC3 家族、LGALS3BP 等）增强细胞趋化能力和抗病毒因子的产生。这些细胞在感染的早期阶段通过上调 CCL2 和 CXCL10，参与免疫细胞的招募和激活。

自然杀伤细胞（natural killer cell, NK cell）：在 HIV 超急性感染期，NK 细胞（特别是 CD56dimCD16+ 亚群）激活，并在病毒血症开始后的第一周内表达细胞毒性基因。

黏膜相关固有 T 细胞（mucosal-associated invariant T cell, MAIT cell）和 γδT 细胞：MAIT 细胞在 HIV 急性感染期扩增并上调与 IFN-γ 产生和固有免疫细胞介导的细胞毒作用相关的基因。γδT 细胞在急性感染期可能会从传统的细胞毒性亚群（Vδ2）向组织驻留效应记忆亚群（Vδ1）转变，这可能是对抗原暴露增加的反应。

除了固有免疫细胞外，B 细胞反应也是免疫系统抗 HIV 的重要部分。感染初期，B 细胞被激活并迅速增殖，形成生发中心，是 B 细胞分化为产生高亲和力抗体浆细胞的关键阶段。然而，随着感染进展，B 细胞可能面临功能障碍，包括记忆 B 细胞数量和质量的下降，以及浆细胞产生的抗体中和活性降低等。此外，B 细胞表面标志物的表达可能发生变化，将影响迁移和定位以及与 T 细胞的相互作用。HIV 还可能直接感染 B 细胞，特别是在淋巴结的生发中心，这可能导致 B 细胞功能的进一步损害。在慢性感染期间，由于持续的免疫激活和炎症反应，B 细胞可出现耗竭。值得注意的是，B 细胞在某些情况下可能成为 HIV 的储存库，即使在抗逆转录病毒治疗下，病毒也可能在这些细胞中持续存在。这些变化不仅影响了 B 细胞在抗病毒免疫中的作用，也为开发新的疫苗和治疗策略，特别是在诱导持久和广泛中和抗体反应方面提供了重要信息。

（刘　佩　刘　静　王　宇）

第二节　HIV 感染检测的窗口期

一、窗口期的概念

HIV 感染后并不能立刻检出，存在检测窗口期，即从 HIV 感染人体到所使用的检测方法可以检测到 HIV 感染的时间。检测窗口期的长短可因个体差异、所使用检测方法的检测靶点和检测灵敏度，以及抗病毒治疗药物的使用比如是否使用暴露前后预防药物而有所不同。

通常所说的 HIV 检测窗口期，如果没有特指，是指从 HIV 感染到可以检测出 HIV 特异性抗体的时间。如果感染者正处在 HIV 抗体检测窗口期，HIV 抗体检测很可能出现假阴性的结果。

二、不同检测方法的窗口期

HIV 感染的不同实验室检测方法具有不同的检测窗口期。HIV 感染的实验室检测方法包括血清学检测和核酸检测，其中 HIV 血清学检测是一种基于抗原抗体特异性反应的检测方法，通过检测样本中的 HIV 特异性抗体和/或 HIV 抗原确定受检者的感染状态；HIV 核酸检测则是通过检测 HIV 病毒的核酸确定 HIV 感染状态，具有更短的检测窗口期，可以更早地发现 HIV 感染者。

（一）血清学检测方法的窗口期

HIV 血清学检测方法包括酶联免疫吸附试验（enzyme linked immunosorbent assay, ELISA）、化学发光或免疫荧光试验、快速检测等筛查检测方法，以及免疫印迹法（Western blot, WB）等抗体确证检测方法。

随着检测技术的发展，HIV 感染的筛查检测方法从仅能检测 HIV IgG 抗体的第一代筛查技术，发展至可同时联合检测 HIV-1 的 p24 抗原和 HIV-1/2 的 IgM 和 IgG 抗体的第四代筛查技术。目前常用的 HIV 血清学筛查主要使用第三代筛查检测试剂，其检测窗口期为 3 周左右（图 3-1-2-1）。第四代筛查检测试剂由于可以检测抗原，在早期 HIV 感染检测方面具有更高的灵敏度和特异度，可将检测窗口期进一步缩短至 2 周左右。

WB 确证检测方法的特异度很高，多年来是 HIV 感染诊断的金标准。但与筛查检测方法相比，WB 确证检测方法的窗口期较长，约为 2～3 个月。并且由于 WB 确证检测试验的检测流程复杂，对条带结果的判读存在主观性，经常出现抗体确证检测结果不确定等问题，2019 年世界卫生组织建议在艾滋病检测流

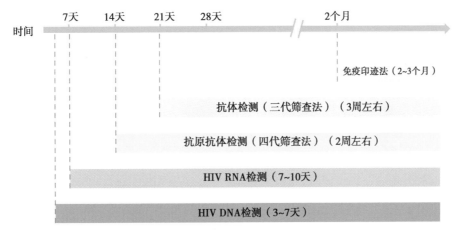

图 3-1-2-1　HIV 感染检测方法的窗口期

程中不再使用 WB。

（二）核酸检测方法的窗口期

目前临床上常用的 HIV 核酸检测方法通常是检测 HIV RNA，主要的检测原理是实时荧光定量 PCR。随着检测灵敏度提高，HIV RNA 的检测窗口期可缩短至 7～10 天（图 3-1-2-1），从而更早地发现 HIV 感染者。因此，HIV 核酸检测可作为补充试验，用于诊断抗体筛查检测有反应但抗体确证检测结果为不确定或阴性的样本。

然而，随着抗病毒治疗药物的发展，暴露前预防用药为 HIV RNA 检测带来了新的挑战。暴露前药物预防（pre-exposure prophylaxis, PrEP）是通过服用抗病毒药物预防 HIV 感染的一种新型有效的药物预防方法。有研究显示，PrEP 会延迟 HIV 感染后抗体生成的时间，抑制病毒复制，导致病毒血症峰值降低，延迟血清阳转的时间，从而使部分感染者在血清阳转期间检测不到 HIV RNA。

与 HIV RNA 相比，HIV DNA 的检测稳定性更好，窗口期更短，约为 3～7 天。由于病毒 DNA 稳定整合在宿主基因组中，其受抗病毒药物影响较小，因此有研究认为 HIV DNA 检测能够更准确地判断感染状态。

三、HIV 感染的 Fiebig 分期

HIV 感染最初几天为隐匿期（eclipse phase），目前在这个阶段还没有可用的检测方法可以检出病毒。隐匿期的持续时间取决于所感染病毒的亚型和致病力以及感染者的自身免疫特点。有研究通过建模方法估计未接受暴露前药物预防的人群从病毒暴露至感染后检测出 HIV RNA 的时间，发现隐匿期的中位数约为 11.5 天。

急性 HIV 感染和早期 HIV 感染可使用 HIV 感染的 Fiebig 分期进行更加具体的划分，不同 Fiebig 分期的检测标志物如表 3-1-2-1 所示。

表 3-1-2-1 HIV 感染的 Fiebig 分期及检测标志物

分期	检测标志物				
	RNA	p24 抗原	抗体（ELISA）		抗体（WB）
			二代（IgG）	三代（IgM+IgG）	
Fiebig Ⅰ 期	+	−	−	−	−
Fiebig Ⅱ 期	+	+	−	−	−
Fiebig Ⅲ 期	+	+	−	+	−
Fiebig Ⅳ 期	+	+/−	−	+	不确定
Fiebig Ⅴ 期	+	+/−	+/−	+	+, p31−
Fiebig Ⅵ 期	+	+/−	+	+	+

（金　聪　王　宇）

参 考 文 献

[1] HIVinfo. Understanding HIV: The HIV life cycle. (2021-04-08) [2024-01-24]. https://hivinfo.nih.gov/understanding-hiv/fact-sheets/hiv-life-cycle.

[2] FIEBIG E W, WRIGHT D J, RAWAL B D, et al. Dynamics of HIV-1 viremia and antibody seroconversion in plasma donors: Implications for diagnosis and staging of primary HIV-1 infection. AIDS, 2003, 17(13): 1871-1879.

[3] DELANEY K P, HANSON D L, MASCIOTRA S, et al. Time until emergence of HIV-1 test reactivity following infection with HIV-1: Implications for interpreting test results and retesting after exposure. Clin Infect Dis, 2017, 64(1): 53-59.

[4] AMBROSIONI J, NICOLAS D, SUED O, et al. Update on antiretroviral treatment during primary HIV infection. Expert Rev

Anti Infect Ther, 2014, 12(7): 793-807.

[5] WOOD B R. Acute and recent HIV infection. (2023-10-08) [2024-01-24]. https: //www.hiv.uw.edu/go/screening-diagnosis/ acute-recent-early-hiv/core-concept/al.

[6] ROBB M L, ELLER L A, KIBUUKA H, et al. Prospective study of acute HIV-1 infection in adults in East Africa and Thailand. N Engl J Med, 2016, 374(22): 2120-2130.

[7] FINZI D, SILICIANO R F. Viral dynamics in HIV-1 infection. Cell, 1998, 93(5): 665-671.

[8] PERELSON A S, ESSUNGER P, CAO Y, et al. Decay characteristics of HIV-1-infected compartments during combination therapy. Nature, 1997, 387(6629): 188-191.

[9] HSU D C, MELLORS J W. Longitudinal changes in HIV DNA in HIV controllers: What do they mean? . J Int AIDS Soc, 2019, 22(2): e25254.

[10] ANANWORANICH J, CHOMONT N, ELLER L A, et al. HIV DNA set point is rapidly established in acute HIV infection and dramatically reduced by early ART. EBioMedicine, 2016, 11: 68-72.

[11] LAANANI M, GHOSN J, ESSAT A, et al. Impact of the timing of initiation of antiretroviral therapy during primary HIV-1 infection on the decay of cell-associated HIV-DNA. Clin Infect Dis, 2015, 60(11): 1715-1721.

[12] KOELSCH K K, LIU L, HAUBRICH R, et al. Dynamics of total, linear nonintegrated, and integrated HIV-1 DNA in vivo and in vitro. J Infect Dis, 2008, 197(3): 411-419.

[13] 王继宝, 陈凯, 赫晓霞, 等. HIV-1 感染者抗病毒治疗后 HIV-1 DNA 载量动力学变化及影响因素分析. 中华流行病学杂志, 2022, 43(5): 692-695.

[14] MCMYN N F, VARRIALE J, FRAY E J, et al. The latent reservoir of inducible, infectious HIV-1 does not decrease despite decades of antiretroviral therapy. J Clin Invest, 2023, 133(17): 1-14.

[15] KAZER S W, WALKER B D, SHALEK A K. Evolution and diversity of immune responses during acute HIV infection. Immunity, 2020, 53(5): 908-924.

[16] DOUEK D C, PICKER L J, KOUP R A. T cell dynamics in HIV-1 infection. Annu Rev Immunol, 2003, 21: 265-304.

[17] WANG X M, ZHANG J Y, XING X, et al. Global transcriptomic characterization of T cells in individuals with chronic HIV-1 infection. Cell Discov, 2022, 8(1): 29.

[18] BELLON M, NICOT C. Telomere dynamics in immune senescence and exhaustion triggered by chronic viral Infection. Viruses, 2017, 9(10): 289.

[19] BLACKBURN E H. Telomeres and telomerase: Their mechanisms of action and the effects of altering their functions. FEBS Lett, 2005, 579(4): 859-862.

[20] CAMPISI J, D'ADDA DI FAGAGNA F. Cellular senescence: When bad things happen to good cells. Nat Rev Mol Cell Biol, 2007, 8(9): 729-740.

[21] D'ADDA DI FAGAGNA F. Living on a break: Cellular senescence as a DNA-damage response. Nat Rev Cancer, 2008, 8(7): 512-522.

[22] SCHMITZ J E, KURODA M J, SANTRA S, et al. Control of viremia in simian immunodeficiency virus infection by CD8[+] lymphocytes. Science, 1999, 283(5403): 857-860.

[23] DEMERS K R, MAKEDONAS G, BUGGERT M, et al. Temporal dynamics of CD8[+] T cell effector responses during primary HIV infection. PLoS Pathog, 2016, 12(8): e1005805.

[24] STREECK H, NIXON D F. T cell immunity in acute HIV-1 infection. J Infect Dis, 2010, 202 Suppl 2(Suppl 2): S302-S308.

[25] CAO W, MEHRAJ V, KAUFMANN D E, et al. Elevation and persistence of CD8 T-cells in HIV infection: The Achilles heel in the ART era. J Int AIDS Soc, 2016, 19(1): 20697.

[26] PERDOMO-CELIS F, ARCIA-ANAYA D, ALZATE J C, et al. Identification of CD8[+] T cell subsets that normalize in early-treated people living with HIV receiving antiretroviral therapy. AIDS Res Ther, 2022, 19(1): 42.

[27] LI B, ZHANG L, LIU Y, et al. A novel prediction model to evaluate the probability of CD4[+]/CD8[+] cell ratio restoration in HIV-infected individuals. AIDS, 2022, 36(6): 795-804.

[28] MUSSINI C, LORENZINI P, COZZI-LEPRI A, et al. CD4/CD8 ratio normalisation and non-AIDS-related events in individuals with HIV who achieve viral load suppression with antiretroviral therapy: An observational cohort study. Lancet HIV, 2015, 2(3): e98-106.

[29] MOIR S, FAUCI A S. B-cell responses to HIV infection. Immunol Rev, 2017, 275(1): 33-48.

［30］NCBI. Bookshelf：HIV testing.（2022-05-18）［2024-01-08］. https：//www.ncbi.nlm.nih.gov/books/NBK581840/.

［31］中国疾病预防控制中心. 全国艾滋病检测技术规范（2020 年修订版）.（2020-04-27）［2024-01-08］. https：//ncaids. chinacdc.cn/zxzx/zxdteff/202005/t20200518_216798.htm.

［32］ALEXANDER T S. Human immunodeficiency virus diagnostic testing：30 years of evolution. Clin Vaccine Immunol, 2016, 23（4）：249-253.

［33］KONG W H, LIU P, TANG L, et al. Estimation of the seroconversion duration of HIV-1 antibodies in individuals with recent infection in China. Front Microbiol, 2019, 10：1322.

［34］World Health Organization. Consolidated guidelines on HIV testing services. Geneva：WHO, 2019：80.

［35］金聪, 张鑫, 刘静, 等. 艾滋病检测技术不断创新推动发展高质量检测服务. 中国艾滋病性病, 2023, 29（4）：367-371.

［36］CHOU R, SPENCER H, BOUGATSOS C, et al. Preexposure prophylaxis for the prevention of HIV：Updated evidence report and systematic review for the US Preventive Services Task Force. JAMA, 2023, 330（8）：746-763.

［37］徐俊杰, 黄晓婕, 刘昕超, 等. 中国 HIV 暴露前预防用药专家共识. 中国艾滋病性病, 2020, 26（11）：1265-1271.

［38］AMBROSIONI J, PETIT E, LIEGEON G, et al. Primary HIV-1 infection in users of pre-exposure prophylaxis. Lancet HIV, 2021, 8（3）：e166-e174.

［39］ELLIOTT T, SANDERS E J, DOHERTY M, et al. Challenges of HIV diagnosis and management in the context of pre-exposure prophylaxis（PrEP）, post-exposure prophylaxis（PEP）, test and start and acute HIV infection：A scoping review. J Int AIDS Soc, 2019, 22（12）：e25419.

第二章 HIV 抗原抗体检测

HIV 抗原抗体检测是最常用的 HIV 检测方法，包括筛查试验及补充试验。HIV 抗体检测广泛应用于 HIV 感染诊断、血液筛查及艾滋病监测等，HIV 抗原检测主要用于 HIV-1 感染窗口期、HIV-1 抗体不确定或 HIV-1 阳性母亲所生婴儿的鉴别诊断、HIV-1 分离培养病毒复制状况的监测等。本章介绍了各种检测方法的原理、特点、结果解读及临床意义，并阐述了抗原抗体检测进展。

第一节 HIV 抗原抗体检测方法

本节阐述了 HIV 抗原抗体筛查试验及补充试验的方法及原理，其中筛查试验包括酶联免疫吸附试验、化学发光试验、免疫荧光试验及快速检测试验等；HIV 抗体补充试验包括免疫印迹试验、重组/线性免疫印迹试验、特定条件下的替代策略等。

一、HIV 抗原抗体筛查试验

（一）基于实验室的 HIV 抗原抗体检测

1. **酶联免疫吸附试验** 酶联免疫吸附试验（enzyme linked immunosorbent assay，ELISA）是一种固相免疫检测方法，可使用血液（包含血清、血浆和干血斑）、尿液样本，既可分别检测 HIV 抗体、HIV 抗原，也可联合检测 HIV 抗原抗体（同时检测血液中 HIV-1 p24 抗原和 HIV-1/HIV-2 抗体）。其核心原理是使抗原或抗体与酶标记物结合，通过显色来进行定性或定量分析，配合酶标仪的使用，可以将颜色的深浅精确量化，达到较高的灵敏度。

根据检测原理不同，ELISA 又可分为间接法、夹心法、捕获法、竞争法等。间接法和夹心法是目前 HIV 抗原抗体检测中最常用的酶联免疫法。间接法是将 HIV 抗原包被在固相载体上，待检样品中的 HIV 抗体与包被的 HIV 抗原结合，再与加入的酶标记的抗人 IgG 抗体结合，形成 HIV 抗原-抗体-抗人 IgG 抗体复合物，再加入底物进行显色。因其显色的酶标记抗体的结合靶点是待检目标抗体，与预包被的抗原不同，故称为间接法。而夹心法与间接法最大的区别在于，选用的酶标记抗原或抗体是与包被在固相载体上的抗原或抗体同类的，最终与待检物形成抗原-抗体-抗原或抗体-抗原-抗体的"夹心饼干"式复合物，故被称为夹心法。与间接法相比，夹心法最大的优点在于不受样品中本底 IgG 的影响，检测前可不对样品进行稀释，因此具有更高的灵敏度和更简便的操作，现已成为 HIV 抗原抗体筛查检测中最常用的方法。间接法和夹心法的检测原理详见图 3-2-1-1。

2. **化学发光免疫分析** 化学发光免疫分析（chemiluminescence immunoassay assay，CLIA）是免疫反应与化学发光反应相结合的方法，可使用血液（包含血清和血浆）样本，既可检测抗体，也可联合检测抗原抗体。根据标记方法的不同可分为两种，一种是化学发光标记免疫法，即用化学发光剂直接标记抗原或抗体，另一种是化学发光酶联免疫法，即使用的酶反应底物是发光剂，其原理与酶联免疫法相同。无论选用哪一种化学发光法，在进行检测时都需要使用发光或荧光信号测定仪进行结果测定，因此对实验条件要求较高。

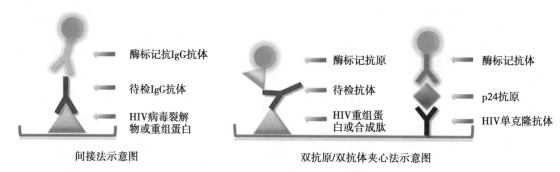

图 3-2-1-1   间接法和夹心法原理示意图

在化学发光免疫分析的基础上发展了电化学发光免疫试验(electrochemical luminescence immunoassay, ECLIA),ECLIA 中使用的发光标记物包含了电化学反应和化学发光反应两个过程,通过电化学和化学发光反应的反复进行,产生的光子的量和发光剂的浓度呈线性关系,因此可以通过测定光强度对待测物进行定量检测。与传统的 CLIA 相比,ECLIA 的标记物可以循环利用,有更强的发光强度和更长的发光时间,且具有良好的线性关系,更容易定量,同时反应时间短,可以缩短检测时间,60 分钟内即可完成检测。

3. 免疫荧光试验   免疫荧光试验(immunofluorescence assay, IFA)可使用血液(包含血清和血浆)样本,既可检测抗体,也可联合检测抗原抗体。HIV 抗原/抗体包被于固相载体,加入待检样本和荧光标记的 HIV 抗原/抗体,加入荧光底物,用荧光仪测定结果。

时间分辨荧光免疫试验(time resolved fluorescent immunoassay, TRFIA)是在荧光免疫试验基础上发展起来的一种特殊的荧光分析技术。利用普通荧光标记物荧光寿命短的特点,选用荧光衰减时间长的标记物对特异性抗原/抗体进行标记,例如部分镧系稀土元素,同时检测时间和荧光两个参数,从而排除非特异荧光的干扰,极大地提高了检测灵敏度。

(二) HIV 抗原抗体快速检测

这类检测方法因其能在短时间内(一般在 30 分钟以内)获得结果而被称为快速检测方法。因其同时具备操作简便、不依赖复杂的专业设备、经简单培训即可完成检测的特点,适用于应急检测、门诊急诊检测、自愿咨询检测及外展服务等,获得资质的自我检测快速试剂还可用于个体自我检测,大大提高了检测的可及性。根据原理可分为免疫层析法、免疫渗滤法、明胶颗粒凝集试验等。

1. 免疫层析法   免疫层析法(immunochromatography assay, ICA)是一类结合了免疫反应和层析技术的检测方法。其原理是以硝酸纤维膜为载体,将 HIV-1/HIV-2 型重组抗原固定在膜上特定位置,同时在加样区包被游离的带标记的 HIV-1/HIV-2 型重组抗原,加入待检样品后,若样品中含有 HIV 特异性抗体,则与标记抗原结合,利用毛细管作用沿膜定向迁移,至固定有重组抗原的位置时,形成标记抗原-抗体-抗原复合物,并在膜上显示出指示条带。若在硝酸纤维膜上固定和包被的是 HIV-1 p24 重组抗体,则可用于检测样品中的特异性抗原。

根据选用的标记物的不同,目前常见的免疫层析法试剂又细分为胶体金法、胶体硒法和乳胶法。

免疫层析法是目前可适用样本类型最丰富的检测方法,除全血、血清和血浆样本外,还可对尿液、口腔黏膜渗出液中的 HIV 抗体进行检测。由于尿液和口腔黏膜渗出液中 HIV 含量低,对环境和人的危害低,且样本容易获得,所以为 HIV 抗体自我检测的实现提供了条件,目前中国已有一家尿液 HIV 抗体快速检测试剂获批用于自我检测,也是目前全球唯一一个用于自我检测的尿液检测试剂。

随着荧光标记技术的研究和应用,产生了荧光标记与免疫层析相结合的新型膜检测技术,即荧光免疫层析法。因荧光检测技术具有高灵敏度的特点,与传统免疫层析法相比,荧光免疫层析法既保留了快速、简便的优点,又具备更高的灵敏度。上转发光免疫层析就是其中一种。上转发光材料(up-converting phosphor, UCP)是一类人工合成的磷光材料,由多种稀土金属元素掺杂于晶体的晶格中构成,可在红外光区(≥780nm)被激发,发射波长短于激发光波长的可见光(波长 475~670nm),此过程称为能量上转换。UCP 有三个主要成分,即主基质、吸收子和发射子,三种成分的不同组合可以使 UCP 具有不同的光学属性,例如,主基质相同时,使用相同的吸收子和不同的发射子,则可使用同一波长的激发光产生不同波长的发射光,反之亦然。将 UCP 作为新型的标记物与免疫层析技术相结合,通过扫描光电信号,就可实现对检测目标的高灵敏度、高特异度检测。

2. **免疫渗滤法** 免疫渗滤法(immunogold filtration assay, IFA)是以硝酸纤维膜为载体,包被 HIV 抗原或抗体,加入待检样品后,利用微孔滤膜的渗滤作用,使待检样品中的 HIV 特异性抗体或抗原与包被的抗原或抗体结合,再通过胶体金等标记物与抗原抗体结合物反应形成可见的斑点或条带,因此,又称斑点免疫渗滤法(dot immunogold filtration assay, DIGFA)。根据所选技术方法的不同,又可分为间接法、夹心法等。

3. **明胶颗粒凝集试验** 明胶颗粒凝集试验(particle agglutination test, PA)是基于明胶颗粒的凝集性和明胶与蛋白质相互作用的特性的检测方法,获得结果时间在 2 小时左右,严格来说该方法属于简单试验,所需检测设备仅微孔板振荡器及移液器。进行 HIV 抗体检测时,将待检样品与 HIV 抗原致敏的明胶颗粒相混合,经过一段时间的反应,当待检样品中含有特异性抗体时,致敏明胶颗粒与抗体发生凝集反应形成不均一的团块,用未致敏的明胶颗粒作为对照,根据凝集情况的不同来判断结果。

明胶颗粒凝集试验最早应用于人类嗜 T 细胞病毒的快速诊断,1986 年由日本学者首先应用于 HIV 抗体检测。随着材料学研究和生产技术的进步,免疫层析等快速检测的成本及时间已低于明胶颗粒凝集法,此方法目前已很少应用于 HIV 抗体检测。

二、HIV 抗体补充试验

由于 HIV 筛查试验灵敏度较高,可能会存在假阳性,故对 HIV 筛查试验有反应的样本,需用特异度较高的方法进行补充试验。HIV 抗体补充试验包括确证试验(免疫印迹试验、重组/线性免疫印迹试验)及特定条件下的替代策略等。目前用于 HIV 抗体确证试验的样本为血清、血浆和干血斑,对于尿液及口腔黏膜渗出液筛查阳性的受检者,需采集血液样本进行确证试验。

(一)HIV 抗体确证检测

1. **免疫印迹试验** 免疫印迹又称蛋白质印迹试验(Western blotting, WB),最早是一种用于蛋白质分离鉴定的技术。用聚丙烯酰胺凝胶电泳把 HIV 全病毒的蛋白进行裂解和分离,再转印到硝酸纤维素膜上,将待检样品加到膜上印迹有 HIV 抗原的一面,进行充分接触反应,再加入酶结合物和底物后,即可在膜的不同位置显示出可见条带。与间接法的酶联免疫法类似,免疫印迹中使用的酶结合物也是抗人 IgG 抗体,因此易受本底抗体的影响,实验时需要对样本进行稀释,同时使用封闭液对本底进行封闭。由于将 HIV 的蛋白进行了裂解和分离,可以使针对病毒不同表位的抗体分别检测和显示,有利于排除因非特异反应或交叉反应等造成的误判,获得更高的特异度。

目前我国使用的 HIV 抗体确证试剂为 HIV-1/HIV-2 型,除包被 HIV-1 特异性条带(Env 带:gp160/gp120、gp41;Gag 带:p55、p24、p17;Pol 带:p66、p51、p31)外,同时包被 HIV-2 gp36 指示带,根据出现 HIV-1/HIV-2 条带的情况,按照试剂盒说明书的判定标准,判断待测样本为 HIV-1 抗体阳性、阴性或不确定;当出现 HIV-2 指示带时,判断待测样本为 HIV-2 不确定,通常需要使用包被 HIV-2 特异性条带(Env 带:gp140/gp105、gp36 或 gp125/gp80、gp36;Gag 带:p56、p26、p16;Pol 带:p68、p53、p34)的确证试验进行诊断。

2. **重组/线性免疫印迹试验** 重组/线性免疫印迹试验(recombination immunoblotassay/line immunoassay, RIBA/LIA)也属于免疫印迹,与 WB 不同的是其不直接使用病毒裂解蛋白,而是使用重组蛋白或者合成多肽,以条带形式直接吸附固定在硝酸纤维素膜条上。这一方法的优点在于受本底非特异反应的干扰更小,且可以根据实际需要将不会发生交叉反应的多种重组蛋白或合成肽在同一条膜上完成检测。相对而言,由于并非使用真实的病毒裂解蛋白,该方法也存在一定局限性,易受病毒变异或重组蛋白质量的影响,灵敏度稍微低于 WB。

(二)特定条件下的替代策略

早在 1992 年,WHO 就推荐了联合使用 ELISA 或快速检测替代 WB 检测 HIV 抗体,并在 1997 年后多次推荐。2015 年 WHO 推荐在 HIV 低流行地区(HIV 流行率<5%),可联合使用三种筛查检测试剂进行

HIV 感染诊断,用于替代策略试验的第 1 种检测试剂需有高灵敏度(灵敏度＞99%),第 2 种及第 3 种检测试剂需有高特异度(特异度＞99%);《全国艾滋病检测技术规范(2004 年版)》首次提出三种 HIV 抗体检测替代策略,对高流行地区、高危人群可以使用替代策略进行 HIV 感染诊断,即当两种 ELISA 检测结果均阳性且 S/CO≥6 时,用高特异度的第 3 种检测试剂检测,如果第 3 种检测试剂检测结果为阳性,即可出具 HIV 抗体阳性报告。之后修订的 2009 年版、2015 年版、2020 年版《全国艾滋病检测技术规范》均保留了 HIV 抗体检测替代策略,其中 2020 年版规定了特定条件的 HIV 检测流程(即替代策略试验流程),可使用三种酶联免疫试剂的检测流程、三种快速试剂的检测流程或快速试剂和酶联试剂的检测流程替代 WB 检测,适用于高流行地区(HIV 流行率＞5%),高危人群(男男性行为人群,吸毒人群等),并要求三种试剂应经过使用地区的省级中心实验室评价。同时指出疫情重点地区若将该替代策略用于一般人群,需经过使用地区省级中心实验室评价。

《艾滋病和艾滋病病毒感染诊断》(WS 293—2019)首次将特定条件下的替代试验纳入 HIV 抗体确证试验范畴。云南省于 2006 年进行了 HIV 抗体检测替代策略在云南省应用的可行性研究,之后在高危人群中使用了替代策略。2015—2017 年,云南省开展了快速检测替代策略在一般人群中的可行性评价,结果显示与 WB 及核酸检测结果比较,4 种快速检测试剂均为阳性可 100% 确证 HIV 感染,2018 年起在云南省所有人群中推广应用。

三、HIV 抗原抗体检测方法进展

(一)筛查检测方法进展

HIV 实验室检测结果是确诊 HIV 感染的主要依据。HIV 感染人体后,血清中的 HIV 抗原、抗体和核酸等感染检测标志物增长到可检测出的水平需要一段时间,时间的长短受不同检测方法的影响,称为检测窗口期。由于 HIV 感染的极早期 HIV 的数量迅速增加,具有较高的传染性和传播的可能,也对人体免疫系统产生较大破坏,因此,更短的检测窗口期和更高的灵敏度是实验室检测技术发展一直以来的目标。

自 1985 年第一种 HIV-1 抗体酶联免疫检测试剂问世以来,以缩短检测窗口期、提高检测灵敏度和特异度为目标,通过对抗原抗体制备技术、标记物的研发应用和检测方法的不断研究创新,HIV 抗原抗体的检测技术得到了长足发展,按照检测目标物质、检测方法和呈现的结果等指标的不同将检测试剂归类为第一代至第五代。

第一代试剂使用的包被抗原是病毒感染细胞裂解物,存在较多的非特异性蛋白,难以消除本底的干扰,因此检测时需要对样本进行稀释,使试剂的灵敏度降低,且受制于感染病毒的亚型,只能检测对应亚型 HIV 的 IgG 抗体。而第二代试剂开始使用重组蛋白和合成的多肽,不仅提高了包被抗原或抗体的单一性,大大降低了本底的干扰,而且使用人工合成抗原作为包被抗原,可不受病毒感染的地域限制,增加了 HIV-2 的 gp36,同时检测 HIV-1 和 HIV-2 的 IgG 抗体。

第一、二代试剂使用的是间接法,酶标记物为抗人 IgG 抗体,可检测的抗体类型局限在 HIV IgG 抗体。第三代试剂将酶标记物改为特异性 HIV 抗原,与预包被抗原为同类型抗原,检测方法改进为双抗原夹心法,检测物不再受抗体类型限制,可以检测 IgG、IgM 等,从而进一步缩短了检测窗口期。在此基础上,将包被物和酶标记物改为抗体,形成双抗体夹心法,则可以检测特异性抗原,由此发展出第四代试剂,将 HIV-1 p24 抗原纳入检测目标,检测窗口期缩短至 2 周左右。

从第四代试剂发展到第五代,经历了更长的阶段,二者最大的区别在于第五代可以分别报告 HIV-1、HIV-2 抗体结果和抗原结果,这一改变对检测策略产生了重大影响,可优化后续补充试验的流程。

与酶联免疫检测和发光免疫检测试剂一样,快速检测试剂也经历了代次的进化,结合其本身具有的快速、便捷的特点,成为动员社区力量开展 HIV 感染早期筛查的重要助力。第五代快速检测试剂结果见图 3-2-1-2。

(二)确证检测方法进展

与各类筛查检测方法相比,HIV 抗体的确证检测具有较高的特异度,对部分可疑结果的进一步验证具有重要意义。但其较长的检测窗口期、较长的反应时间和对实验条件的较高要求成为了这一方法进一

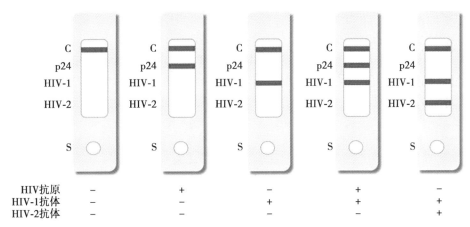

HIV抗原	−	+	−	+	−
HIV-1抗体	−	−	+	+	+
HIV-2抗体	−	−	−	−	+

图 3-2-1-2　第五代快速检测试剂结果示意图

步推广使用的限制条件。因此,将确证检测同时对 HIV 病毒多个特异性蛋白进行分别检测的特点与免疫层析、斑点免疫等方法的快速反应和简便操作特点相结合,成为开发新型确证检测试剂的思路,这种试剂在克服了传统免疫印迹法反应时间长、实验条件高的劣势的同时,仍不失高特异度的特点,同样具备对可疑样本进行确证的能力。目前,我国也有部分此类试剂进入临床试验(图 3-2-1-3)。

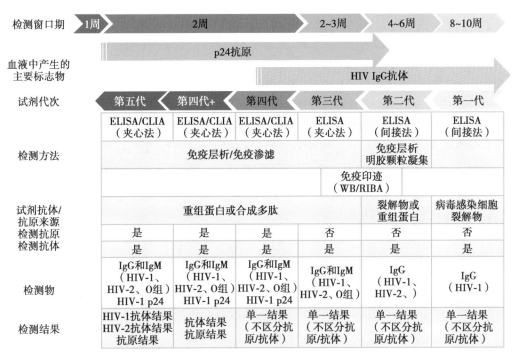

图 3-2-1-3　HIV 抗原抗体检测技术进展

（马艳玲　戴　洁）

第二节　HIV 抗原抗体检测结果的解读和临床意义

本节阐述了 HIV 抗原抗体筛查试验及补充试验在临床诊断中的意义,包括阳性结果、不确定结果和阴性结果的解读,以及假阳性、假阴性和不确定结果产生的原因和处理方法。

一、概述

对于 HIV 的临床诊断来说,所选用检测试剂的灵敏度和特异度,不仅与试剂本身的特性有关,也取决于使用的环境,要考虑阳性预测值(positive predictive value,PPV)和阴性预测值(negative predictive value,NPV)。PPV 是指在所有应检测的样本中阳性样本被正确诊断的比例,NPV 是指阴性样本被诊断为阴性的比例。与检测试剂的灵敏度和特异度不同的是,PPV 和 NPV 受环境中应被检测的人群的阳性率水平影响,理论上来说,随着人群中阳性不断被检测出,潜在的 HIV 阳性人数减少,检测结果为假阳性的可能性不断增加,PPV 也就逐渐降低。因此,即便检测试剂的灵敏度和特异度都非常高,PPV 也不会接近 100%。因此,为了最大限度减少错误诊断的发生,通常选择多种检测方法的组合来对 HIV 感染者进行诊断。

为尽可能发现潜在的 HIV 感染者,在常规检测策略中,筛查试验选用灵敏度高的试剂,特别是第四代试剂出现以后,抗原抗体联合检测试剂广泛应用于筛查检测。由于筛查试剂存在假阳性反应的可能性,需要再用特异度较高的试剂对结果进行复检。复检使用原筛查试剂加另一种试剂或原筛查试剂双份检测。结果均为阳性或一阴一阳的样本,还需要进行补充试验,由于抗体补充试验(WB、RIBA、LIA)的检测窗口期介于第二代和第三代试剂之间,其检测结果阴性并不能排除感染,也可能处于血清抗体阳转的前期,需要通过对病毒病原标志物的检测(抗原或核酸)来诊断,或进行随访。但抗体随访将导致诊断时间的延长,影响 HIV 感染者及时接受抗病毒治疗。因此,我国 2015 年及 2020 年版的《全国艾滋病检测技术规范》对检测策略进行了修订,增加了核酸检测作为补充试验。

二、HIV 抗原检测

在实验室检测中,HIV-1 抗原检测通常用于 HIV-1 分离培养和病毒复制状况的监测。在临床检测中,HIV-1 抗原检测可用于 HIV-1 感染的早期筛查,可以获得比抗体检测更短的窗口期,也可对 HIV-1 抗体不确定或 HIV-1 阳性母亲所生婴儿的感染情况进行辅助诊断。

对 HIV-1 抗原筛查结果的确认,需要通过中和试验。中和试验使用的方法和抗原的筛查基本相同,只是多了一步中和反应,即先将样本与含有中和抗体(p24 抗原的抗体)的反应液一起孵育,使样本中的 p24 抗原先与中和抗体结合形成复合物,再进行酶联免疫反应时就不能与固相载体上的包被抗体结合,最终通过计算中和率来判断待检样本中是否真实存在 p24 抗原。一般认为,中和率>50%,样本中的 p24 抗原为真阳性,中和率<50% 时,则认为 p24 抗原可能为假阳性,需要进一步随访或进行核酸检测来确定感染状况。

三、HIV 抗体检测

HIV 感染人体后,会刺激人体免疫系统针对病毒的不同表位产生多种特异性抗体,这些抗体几乎存在于被感染者的整个生存期,因此,抗体检测是目前在临床诊断、血液筛查和人群感染情况监测中运用最广泛的一类检测方法。

然而,HIV 抗体检测结果又因个体差异和感染阶段有所不同。

(一)阳性结果

在一些特殊情况下,抗体筛查检测存在局限性,可能产生假阳性结果,主要与其他病原微生物感染、自身免疫状况异常(患有恶性肿瘤、自身免疫性疾病、黄疸、妊娠等)及疫苗接种等相关。这些情况导致的假阳性多出现在快速检测、酶联免疫等试验中,大部分可以通过使用特异度较高的确证试验进行确认,当确证试验中检测到更多、更全面的 HIV 不同表位的特异性抗体时,即可排除部分交叉反应的假阳性结果。HIV 抗体确证检测结果阳性,排除特殊原因(如疫苗免疫、输入抗体)后,提示感染了 HIV。

对于 HIV 感染的女性所生育的婴儿来说,满 18 个月以前不能通过 HIV 抗体检测来判断是否感染,因其血清中可以检测到在妊娠和分娩期间从母体转移到婴儿体内的抗体。这个期限在某些个体中可能需要 24 个月。

(二)不确定结果

抗体不确定的结果主要出现在确证试验中。在 HIV 感染过程中,人体针对病毒不同表位产生特异性抗体的水平和时间有所不同。因此,在不能检测到足够多的特异性抗体时,确证结果通常会被判断为不确定,可能处于 HIV 感染早期或疾病晚期。此外,非特异反应也可导致 HIV 抗体确证试验出现不确定结果。出现不确定结果时,需要通过抗体随访检测或核酸检测确定感染状况。如果 HIV 抗体随访检测特异性条带增加达到阳性判定标准,或核酸定性检测阳性,或核酸定量检测达到一定值,即可诊断 HIV 感染。

非特异反应导致不确定结果的原因较复杂,有研究认为主要与其他病原微生物感染、自身免疫状况异常及疫苗接种等相关。未感染 HIV 的受检者可能因为感染丙型肝炎病毒、梅毒、人类嗜 T 细胞病毒、结核分枝杆菌、登革病毒等病原体而产生与 HIV 抗体有部分同源性的抗体,从而造成 HIV 抗体不确定结果;受检者自身免疫状况异常(患有恶性肿瘤、自身免疫性疾病、黄疸、妊娠等)或正接受透析,都可能导致不确定结果的出现,如妊娠期间的妇女因生理因素的改变,可能产生类似 p24、gp160 等蛋白的抗体;疫苗接种可导致多种非特异反应,流感疫苗、风疹疫苗都可能刺激人体产生与 HIV 抗原交叉反应的非特异抗体,而研究性的 HIV 疫苗可能激发人体产生真正针对 HIV 的抗体,在抗体确证检测中出现部分特异性反应。结合流行病学调查,排除受检者无暴露 HIV 的行为,HIV 抗体随访检测条带无进展或减少,甚至消失,则可确定为非特异反应。

(三)阴性结果

排除窗口期后,HIV 抗体检测阴性结果表示未感染 HIV。但由于窗口期的存在,仅依靠抗体检测阴性结果不足以排除 HIV 的感染。除了前文提到过的由于检测方法的选择所带来的检测窗口期外,窗口期还受到其他因素的影响,例如感染者的免疫状况、用药情况等。若感染者患有免疫系统疾病、接受过免疫抑制治疗、进行过暴露前后预防性服药(PrEP、PEP)等,都可能使抗体的产生受到影响,从而使窗口期延长,在 HIV 抗体检测中出现假阴性结果。

除了窗口期,HIV 抗体检测假阴性结果也可能发生在接受抗病毒治疗和处于 HIV 感染晚期的个体身上。随着抗原检测和核酸检测技术的进步和使用,一些在感染急性期就开始接受抗病毒治疗的成人或 6 月龄之前开始治疗的围产期感染儿童,可能难以产生较全面的、高水平的抗体,而导致某些检测方法的抗体检测结果为阴性。而处于感染晚期的人,由于免疫系统严重受损,导致抗体生产能力不足,也会在某些抗体检测中出现假阴性结果。对于这些情况,可以通过其他病毒学检测方法来进行判断,对于接受 PrEP、PEP 或抗病毒治疗的人员,血浆样本 RNA 检测可能会出现假阴性结果,建议使用全血样本进行 DNA 检测。

(戴　洁　陈会超)

参 考 文 献

[1] 中华人民共和国国家卫生健康委员会. 艾滋病和艾滋病病毒感染诊断:WS 293—2019. 北京:中华人民共和国国家卫生健康委员会,2019.

[2] 中国疾病预防控制中心. 全国艾滋病检测技术规范(2020 年修订版).(2020-04-27)[2024-01-08]. https://ncaids.chinacdc.cn/zxzx/zxdteff/202005/t20200518_216798.htm.

[3] 金聪,邱茂锋,潘品良,等. 中国艾滋病抗病毒治疗 20 年的实验室检测进展与成就. 中国艾滋病性病,2022,28(5):505-508.

[4] World Health Organization. Global programme on AIDS:Recommendations for the selection and use of HIV antibody tests. Weekly Epidem Rec,1992,67(20):145-149.

[5] 施玉华,马艳玲,杨莉,等. HIV 抗体检测替代策略Ⅱ在云南省应用的可行性探讨. 中国艾滋病性病,2008,14(3):223-225.

[6] 戴洁,陈会超,冯瑞琳,等. HIV 抗体检测替代策略在全人群中推广应用的可行性研究. 中国艾滋病性病,2017,23(1):17-19.

[7] 杨敏,陈敏,陈会超,等. 快速检测替代策略进行 HIV 感染诊断的可行性探讨. 中国卫生检验杂志,2019,29(17):2084-2085.

[8] ALEXANDER T S. Human immunodeficiency virus diagnostic testing:30 years of evolution. Clin Vaccine Immunol,2016,23(4):249-253.

[9] 陈会超,董莉娟,戴洁,等. 一种 HIV 抗体快速确证试剂的评价. 中国艾滋病性病,2022,28(1):67-69.

［10］World Health Organization. Consolidated guidelines on HIV testing services：5Cs：Consent，confidentiality，counselling，correct results and connection 2015. Geneva：World Health Organization，2015.

［11］World Health Organization. Consolidated guidelines on HIV testing services 2019. Geneva：World Health Organization，2019.

［12］马仲慧，陈兵，常浩，等. 非 HIV 感染者蛋白印迹试验不确定及假阳性结果的原因. 中国艾滋病性病，2017，23（6）：571-574.

第三章　HIV核酸检测

HIV感染后,病毒RNA将逆转录成cDNA并整合到宿主基因组中形成HIV DNA(前病毒),在感染者体内大量复制。在血浆中可检测出HIV RNA,在血液、组织中可检测HIV DNA。HIV RNA和HIV DNA都可以作为HIV核酸检测靶标。本章介绍了常用的HIV核酸检测方法以及核酸检测技术的进展,并介绍了核酸检测结果的解读和临床意义。

第一节　HIV核酸检测方法

近年来,核酸检测技术从逆转录聚合酶链反应(reverse transcription PCR, RT-PCR)、核酸序列依赖性扩增(nucleic acid sequence-based amplification, NASBA)和分支DNA(branched DNA, bDNA)信号扩大等多技术并行逐渐转向以基于荧光探针的实时荧光定量PCR(qPCR)技术为主;核酸检测试剂逐渐向灵敏、多靶标、亚型通用、稳定等方向升级;核酸仪器设备逐渐向简便、自动化、高通量、国产化等方向发展。

一、实时荧光定量PCR(针对RNA、DNA)

实时荧光定量PCR是在传统PCR技术基础上发展的精确定量技术,具有特异性强、灵敏度高、重复性好、定量准确、速度快、全封闭反应、无污染、不需后期处理等优点。目前已广泛应用于病原体检测、基因突变检测、肿瘤标志物检测、基因表达分析等。其原理是向PCR反应体系中加入荧光基团,随着"变性-退火-延伸"PCR三个反应阶段重复进行,扩增产物量呈指数级增长,同时荧光信号与扩增产物量成正比,逐渐增强。理论上待测样本中靶基因起始含量与扩增产物量对数成正比,因此通过实时检测每轮PCR循环中产生的荧光信号并结合相应的分析软件对荧光信号强度数据进行分析,即可对待测样本的起始靶基因进行精确定量。

目前,实时荧光定量PCR中加入的荧光基团包括非特异性的嵌合荧光染料及特异性荧光探针两大类型。嵌合荧光染料以SYBR Green Ⅰ为代表,SYBR Green Ⅰ是一种可非特异性结合于所有dsDNA双螺旋小沟区域的嵌入型荧光染料。在游离状态下SYBR Green Ⅰ仅发出微弱的荧光,但一旦与双链DNA结合后,其荧光效应显著增强。可以通过检测反应体系中的染料荧光强度,达到检测反应体系中PCR产物扩增量的目的。基于荧光染料法的实时荧光定量PCR技术简便易行,但由于荧光染料可以与任何双链相结合,对双链DNA没有选择性,是一种非特异性的检测方法,无法区分特异性扩增和非特异性扩增,只是简单地反映PCR反应体系中总的双链核酸量,适用于定量精度要求不高的研究。因此,对于需高度准确的HIV感染诊断、治疗效果监测等应用的核酸检测大多选择特异度更高的基于特异性荧光探针的实时荧光定量PCR技术(图3-3-1-1)。

特异性荧光探针以TaqMan探针为主要代表,其主体部分的化学本质与引物一样,根据靶基因序列设计寡核苷酸片段。不同于引物,分别在其5′端和3′端标记荧光报告基团(reporter, R)和荧光猝灭基团(quencher, Q),且与靶基因结合位置位于PCR上下游引物之间。当特异性荧光探针结构完整时,由于5′端荧光基团距离3′端荧光猝灭基团较近,在受到激光激发后发生荧光共振能量转移效应,能量转移至3′

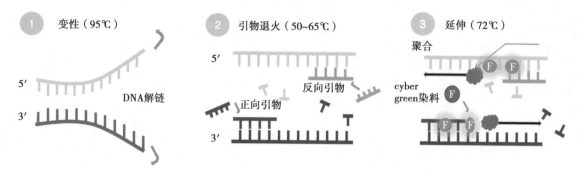

图 3-3-1-1　基于嵌合荧光探针的实时荧光定量 PCR 技术原理图

端荧光猝灭基团,因此检测不到特异性荧光探针 5′ 端荧光基团发出的荧光信号。在 PCR 扩增的退火阶段,引物与探针均可以与模板结合,且通常探针退火温度(T_m)要高于引物,因此优先于引物与模板结合。随后在引物介导下 Taq DNA 聚合酶以引物 3′ 端为起点沿模板合成 DNA,当 Taq DNA 聚合酶延伸至探针结合处时 Taq DNA 聚合酶发挥 5′—3′ 外切核酸酶活性,开始从探针 5′ 端切割探针,使 5′ 端荧光基团与 3′ 端荧光猝灭基团在空间上分离。当接受激发光激发后,荧光信号不再被荧光猝灭基团所屏蔽而被检测到。理论上,每新合成一条靶 DNA 链就会降解一条特异性荧光探针,释放一个荧光报告基团。因此,荧光信号强度与 PCR 扩增产物量具有特定数量关系。

实时荧光定量 PCR 技术是根据标准曲线和每个待测样本 Ct 值进行定量分析。在获得待测标本 qPCR 扩增曲线后,计算机软件自动确定用于定量分析的 Ct 值。当前获批的 HIV 核酸定量检测试剂采用的定量分析方法有两种:外标定量法和内标定量法。两者的区别在于定量分析是否依赖于标准曲线。

外标定量法是使用一系列稀释的已知浓度标准品与临床标本同时进行测定,求出标准品的 Ct 值与其浓度之间的线性比例关系。通过待测标本的 Ct 值可以在线性关系中求出其原始的模板浓度。采用外标定量法的 HIV 核酸定量检测试剂在进行检测时,同批检测中通常包含已溯源至 WHO 国际标准品的 3~5 支定值标准品,根据定值标准品的扩增曲线绘制出以 Ct 值为纵坐标,标准品的病毒载量对数值为横坐标的标准曲线,建立 Ct 值与病毒载量的函数关系,根据待测样本扩增曲线所确定的 Ct 值计算其病毒载量。

内标定量法是指将标准内标与待测样本在同一管内扩增,使用靶基因 Ct 值和内标 Ct 值的差值进行运算求出其原始的模板浓度。采用内标定量法的 HIV 核酸定量检测试剂在进行检测时,通过向反应体系加入已溯源至 WHO 国际标准品的内标,使内标与靶序列在同一反应条件下进行扩增、检测,保证待测样本与内标无管间差异,随后根据靶标与内标间 ΔCt 值计算出待测样本靶序列数量之间相差的倍数进而计算待测样本的病毒载量。

中国疾病预防控制中心对 2005—2019 年全国 HIV 病毒载量检测实验室能力验证数据进行了回顾性分析,研究显示其间随着 RT-PCR、NASBA 和 bDNA 等检测技术退出市场,实时荧光定量 PCR 技术逐渐成为目前 HIV 核酸的主要检测技术。截至 2019 年,国内 78%(209/267)HIV 病毒载量检测实验室使用基于实时荧光定量 PCR 技术的 HIV 病毒载量检测试剂(例如 Taqman、M2000 以及国产试剂)。不同检测技术的实验室间变异性分析结果显示,相较于 RT-PCR、NASBA、bDNA 技术,实时荧光定量 PCR 技术(例如 Taqman 和 M2000)在检测高病毒载量值和低病毒载量值样本时检测结果变异系数(coefficient of variation,CV)较小,检测性能稳定。但该研究显示起初基于实时荧光定量 PCR 技术的国产试剂实验室间检测结果变异性较大,可能与早期国产检测试剂产品质量和检测自动化程度较低有关。近年来,随着国内分子生物技术发展和产品生产工艺不断进步,国产检测试剂在精密度、阳性检出率、亚型覆盖程度以及低病毒载量样本的检出率等方面与进口试剂的定量结果之间具有较高的相关性和一致性,能满足 HIV 防控工作实际的检测需求。

二、转录介导的扩增技术

转录介导扩增(transcription-mediated amplification,TMA)1995 年由美国 Gen-Probe 公司提出,TMA

技术原理与核酸序列依赖性扩增（nucleic acid sequence-based amplification, NASBA）相似，但两者区别在于 TMA 技术使用了既具有逆转录酶活性又具有核糖核酸酶 H（ribonuclease H，RNase H）活性的 MMLV（Moloney murine leukemia virus, 莫洛尼鼠类白血病病毒）逆转录酶和 T_7 RNA 聚合酶。

TMA 原理为含有启动子序列的引物 1 首先结合靶标 RNA，在 MMLV 逆转录酶作用下合成 cDNA，形成 RNA-DNA 杂交子，该酶的 RNase H 活性同时水解 RNA，形成单链 DNA。随后引物 2 结合单链 DNA，在 MMLV 逆转录酶作用下合成双链 DNA 模板。T_7 RNA 聚合酶经双链 DNA 模板启动子转录得到 RNA。转录合成的 RNA 产物又可作为新一轮的模板重复上述反应过程，最终实现 RNA 产物的指数增长。在 41.5℃ 15～30 分钟内 RNA 模板可扩增约 10^9 倍。

在反应过程中利用荧光标记的特异性寡核苷酸探针来检测。这些核酸探针在靶标扩增过程中存在并与 RNA 扩增子实时特异性杂交。每个探针（torch）含有一个荧光基团和一个猝灭基团。当探针未杂交扩增子时，猝灭基团极为靠近荧光基团并抑制着荧光基团。当探针与扩增子结合时，猝灭基团远离荧光基团，受到光源激发时会发射特定波长的信号。随着更多的探针与扩增子杂交，会产生更强的荧光信号。荧光信号达到指定阈值所需要的时间与初始 HIV 浓度成比例。每种反应都含有内部校准品/内部质控品（internal control, IC），控制样本处理、扩增和检测过程的变化。基于 TMA 的 HIV 核酸检测试剂针对 M、N 和 O 组 HIV 设计特异性引物，从而实现 HIV RNA 的两个区（pol 和 LTR）扩增。通过检测每个反应的 HIV 和 IC 信号并且与校准品信息进行对比，实现对 HIV 的准确检测和定量（图 3-3-1-2）。

实时荧光核酸恒温扩增检测（simultaneous amplification and testing, SAT）是对转录介导的扩增技术的改进。不同于 TMA，SAT 采用了分子信标作为荧光探针，在扩增过程中靶标 RNA 可形成实时检测的信号。在自由状态下，分子信标以发夹结构存在，茎区的碱基互补配对，使连接在探针的 5′ 端荧光基团及 3′ 端猝灭基团相互接近。当受到激发光激发时，荧光基团和猝灭基团之间发生荧光共振能量转移，荧光

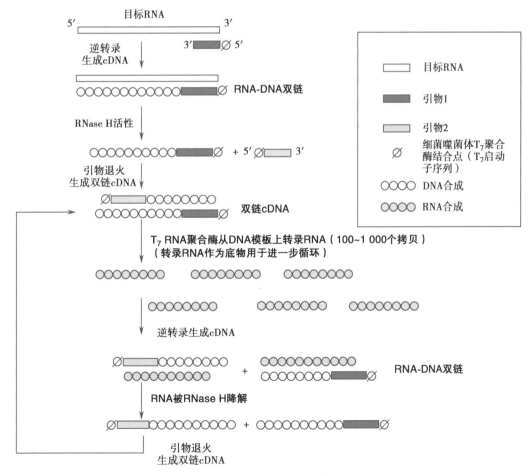

图 3-3-1-2　TMA 原理示意图

基团受激发所产生的荧光被猝灭基团吸收,无法检测到荧光信号。当分子信标环状区与靶核苷酸序列杂交后,二者形成相对刚性并且更加稳定的双链体,使茎干区的互补链被拉开,从而使得荧光基团与猝灭基团分开,当受到激发光激发时产生荧光信号。荧光信号强度与反应体系中的靶标含量成正比,实现对反应体系中靶标含量的检测和定量。

同样基于 SAT 的 HIV 核酸检测试剂每个反应都有内标(IC),用于控制样本在处理、扩增和检测期间的变化差异。样本的浓度由软件对每个反应的 HIV RNA 检测信号和内标信号与内置校准信息进行比较后确定(图 3-3-1-3)。

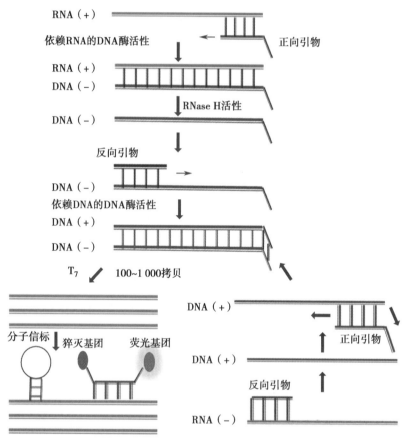

图 3-3-1-3　SAT 原理示意图

三、焦磷酸化激活性聚合反应

焦磷酸化激活性聚合反应(pyrophosphorolysis activated polymerization,PAP)是由 Liu 和 Sommer 在 2000 年提出的一种通过应用 3′ 末端阻断性引物,利用 DNA 聚合酶的焦磷酸化反应串联耦合聚合反应的一种核酸扩增方法。其原理是引物 3′ 端由不可延伸的核苷酸封闭,当 3′ 末端阻断性引物与模板配对后,在焦磷酸盐存在的条件下 DNA 聚合酶发生焦磷酸化反应,可以去除引物 3′ 末端的阻断剂。随后,DNA 聚合酶催化聚合反应,延伸结合在模板上的引物合成新链,实现核酸扩增。利用 RNA 依赖性 DNA 聚合酶催化焦磷酸化反应和聚合反应,无需逆转录酶参与,即可实现 RNA 模板的高度特异性扩增(图 3-3-1-4)。

3′ 末端阻断性引物的使用,使得焦磷酸化反应具有较高的选择性,外加与聚合酶反应串联耦合,使 PAP 发生非特异性扩增的概率极低。目前国内已有基于 PAP 技术的适用于全血样本的 HIV DNA 定性试剂盒,针对 HIV DNA LTR-*gag* 保守区域进行检测。HIV DNA 定性检测可以有效识别 WB 不确定的早期感染样本,阳性符合率和阴性符合率均为 100%。DNA 检测受抗病毒药物影响较小,即使接受暴露前预防和暴露后预防,仍可通过 HIV DNA 检测判断是否发生感染。另外一项婴儿早诊应用研究显示,使用干

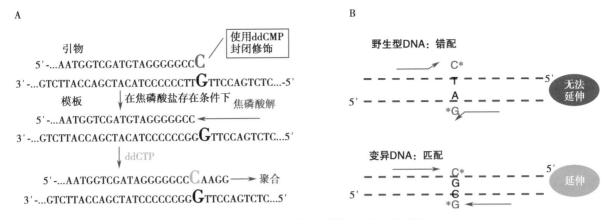

图 3-3-1-4　焦磷酸化激活性聚合反应原理图

血斑样本进行 HIV DNA 定性检测,临床灵敏度和临床特异度分别为 100% 和 98.87%,证明了其用于婴儿早诊的适用性和有效性。

DNA 定量检测有助于了解细胞基因组中整合的前病毒 DNA 水平,为评估治疗效果和判断预后提供更加精准的技术手段,《中国艾滋病诊疗指南(2021年版)》中首次提到 HIV DNA 载量检测也可作为 HIV 诊断措施之一。国际上利用 QVOA、Alu-*gag* PCR、IPDA、dPCR 等实验室自建(in-house)方法进行 HIV 前病毒 DNA 载量检测的研究,尚未应用至临床诊断领域。

四、POCT 技术

HIV 核酸即时检测(point-of-care testing,POCT)是指在床旁、现场或者家中进行的,能够快速获得检测结果的一类检测方法。2018 年,WHO 提出将 POCT 作为一种扩大检测的工具,并发布系列指南推进 POCT 在婴儿早期诊断、病毒载量检测、孕期诊断和抗逆转录病毒治疗效果监测等方面的应用。

POCT 检测具有良好的灵敏度和特异度,并且与实验室检测方法的检测结果之间具有较高的相关性和一致性,可在无法进行常规实验室核酸检测的地区进行有效替代。POCT 能够快速返回检测结果,从而及时启动抗病毒治疗并在怀疑耐药时调整方案。POCT 目前常用于监测孕妇病毒载量及辅助婴儿早期诊断。研究显示使用 POCT 检测可以及时有效地返回检测结果,以便及时调整孕妇治疗方案,有效阻断母婴传播;尽早诊断婴儿感染状态并及早治疗,有效降低 HIV 感染婴儿的死亡率。

相较于传统的核酸检测方法,POCT 设备小巧便携,同时避免长途运输导致的样本质量下降,扩展了 HIV 核酸检测的应用场景;检测通量灵活,可对单个样本直接进行检测,实现随到随检;操作简便,对检测人员技术要求低,即使非专业人员经简单培训后也可独立完成操作,有助于扩大开展核酸检测服务范围;检测周期短,缩短样本采集-诊断-治疗的时间,尽早启动抗病毒治疗,从而降低 HIV 传播的风险。截至 2023 年 2 月底,国家药品监督管理局已经批准一款 HIV POCT 产品。POCT 作为一种新兴核酸检测技术,其诊断阈值、结果可靠性及质量控制仍有待进一步的探究。

五、HIV 核酸检测方法进展

除了上述各种已经开发研究并得到部分使用的检测技术,国内外科学家与企业合作在充分利用不同的技术原理、科技发展与人工智能方面进行探索,期待在速度、准确率、方便性与应用场景等方面取得突破。

(一)快速核酸检测

1. **等温扩增技术**　等温扩增技术(isothermal amplification technology,IAT)是指在单一温度条件下即可实现对靶基因指数级快速扩增的一类新型技术,该类技术无需热循环仪等精密设备,降低了对实验室条件的要求,适用于现场快速检测。等温扩增技术的发展降低了对实验条件的要求,整个反应过程在单一温度下进行,不再需要精密复杂的仪器,因此这类技术可以集成到简单、低能耗的微流控系统中实现自动化检测，未来有望在 HIV 检测领域展开广泛的应用。

环介导等温扩增（loop-mediated isothermal amplification，LAMP）是最早的等温扩增技术之一，该方法利用嗜热脂肪芽孢杆菌（BST）的 DNA 聚合酶在 60～65℃恒温下即可完成反应，通过 4～6 条靶向引物识别目的 DNA 序列两侧 6 个不同位点，具有高度的特异性。LAMP 所使用的酶对样品具有较好的耐受性，可以简化甚至无须核酸提取过程，并且可以获得高特异度和高浓度的扩增产物，降低了对后续产物分析设备的要求，可采用如浊度或荧光、横向流动试纸条（lateral flow dipstick，LFD）等方法对检测结果进行分析判读。

近几年，LAMP 技术因操作简单、设备要求低且检测周期短，已经开发出多种商品化试剂盒，用于临床、食品和环境样品快速检测。LAMP 技术在 HIV 领域的应用也在被不断探索，既往研究证明，基于 LAMP 原理的核酸检测方法可用于 HIV 急性期检测，其窗口期比 HIV 快速检测短 1～3 周，对 RNA 的检测限为 10^4～10^5 拷贝 /ml，对 DNA 的检测限可低至 10^2 拷贝 /ml，并且成本是已获批上市核酸检测的 1/（15～40）。通过对引物进一步优化可实现对 HIV M 组的全覆盖检测。

环介导等温扩增技术也存在一定局限性。首先，LAMP 每一轮扩增都会产生一定比例的非特异性扩增产物，使后续应用受限。其次，使用的引物数量较多，在设计引物探针过程中存在一定的难度，尤其是像 HIV 基因序列变化差异大，对序列多样性耐受性较差，靶向引物覆盖范围较为局限。

2. **重组酶聚合酶扩增**   重组酶聚合酶扩增（recombinase polymerase amplification，RPA）是在 2006 年由 Niall Armes 等人提出，其利用重组酶与引物形成复合物打开解链，重组酶解离后暴露引物 3′ 端，由链置换型 DNA 聚合酶识别并延伸，最终实现指数扩增。RPA 设计要求简单，步骤少且易操作，反应过程不需要对 DNA 样品预处理或热变性，体温即可催化 RPA 反应，降低了对设备的要求，同时大大缩减了检测时间，可以在 15 分钟内完成扩增，提高了检测效率。此外，RPA 对样本的纯度、温度波动、碱基错配表现出较好的耐受性，但当温度低于 25℃时，结果可靠性下降。

RPA 的研究领域已经覆盖了细菌、病毒、支原体和寄生虫，也可以用于 HIV 诊断。Crannell 等人利用体温来催化 RPA 反应检测 HIV DNA，结果证明了利用体温催化 RPA 反应的稳定性和可行性。Zachary 等人通过加入外源荧光探针实现定量检测 HIV DNA，检测限可低至 10 拷贝 /ml，当结合逆转录酶时也可量化 HIV RNA，对 RNA 的检测限低至 30 拷贝 /ml。RPA 具有非常好的外展性和兼容性，目前也已经实现了和微流控设备的整合，操作简单且便于携带，利于其更广泛的应用。

3. **解旋酶依赖性扩增**   解旋酶依赖性扩增（helicase-dependent amplification，HDA）由 Vincent 等在 2004 年提出，是一种利用解旋酶代替高温变性来引发聚合及扩增反应的技术，与常规 PCR 原理相似。最初 HDA 反应体系中所使用的解旋酶还需要多种辅助蛋白，反应体系复杂。采用嗜热解旋酶可以简化反应程序，扩增效率和选择性也进一步提高。相比于其他等温扩增技术，HDA 的主要优点是相对较低的温度和较快的反应速度，只需 30～60 分钟就可以检测到扩增产物。但是由于缺乏特定的酶来退火，加上较低的反应温度（37℃），容易产生非特异性扩增造成假阳性，降低反应的特异性，这个现象在 60℃以下条件反应的等温扩增技术中更为普遍。通过采用封闭式引物或化学修饰的引物可消除这种副反应且不影响 HDA 的扩增速度和效率，但这种方法只能用于扩增 DNA。此外，利用自我回避分子识别系统（self avoiding molecular recognition system，SAMRS）也可消除副反应，并且利用该系统不仅有助于 HDA 引物的设计和筛选，还可用于 DNA 和 RNA 的扩增。

目前 HDA 已应用于传染病诊断和治疗监测领域，将嗜热解旋酶依赖性扩增（thermophilic helicase-dependent amplification，tHDA）与 Triton X-100 双水相胶束系统（aqueous two-phase system，ATPS）（液 - 液萃取系统）结合检测 HIV DNA，可一步完成细胞裂解、裂解物处理和核酸扩增，检测限低至 10^2CFU/ml。

4. **链置换扩增**   链置换扩增（strand displacement amplification，SDA）是由 Walker 等人在 1992 年提出的一种酶促 DNA 等温扩增技术，其原理是在引物 5′ 端加上经化学修饰的限制性酶切位点，加入的耐高温限制性内切酶因无法完全酶切化学修饰的位点，而产生单链缺口，强链置换聚合酶从缺口处启动延伸反应置换旧链，最终达到指数级扩增。传统的 SDA 需要一个初始加热步骤，CRISPR/Cas9 触发缺口酶介导的 SDA（CRISDA）方法可在 50℃恒温下完成整个反应，并且在复杂背景下保持高灵敏度和特异度，检

出限可达 10^{-18}mol/L,若与 Cas9 介导的靶标富集方法相结合,检出限可进一步降低到< 10^{-18}mol/L,可以识别单碱基差异。加入逆转录步骤也可实现 RNA 的扩增和检测,这种超灵敏度和特异度的等温检测方法在便携式诊断及现场分析的应用中有巨大潜力。

传感技术的发展拓宽了核酸检测的思路,SDA 实现了与传感技术结合检测 HIV。一种新型比色生物传感器通过 SDA 来扩增靶核酸,当存在 HIV DNA 时,银纳米粒子聚集使得溶液在 400nm 处吸光度峰值降低,利用 DNA 浓度与溶液吸光度值之间的线性变化关系间接检测病毒核酸,具有较高的灵敏度和特异度。基于 SDA 的电化学传感器利用峰值电流和 HIV DNA 浓度之间的线性关系,简单、快速、灵敏地检测HIV DNA,可以一步完成反应操作,所得结果与实时荧光定量 PCR 的结果相关性较好(R^2=0.990 6)。此外,SDA 还可以与荧光横向流动分析条带结合检测 HIV,微量的 DNA 经过 SDA 扩增后与纳米材料结合进而被检测区捕获,增强检测区信号从而在试纸条上读出结果,该方法的重现性和稳定性均较高,具有临床检测的潜力,可作为艾滋病早期诊断和管理的手段。

(二) CRISPR 诊断技术

CRISPR/Cas 系统作为核酸检测的新型生物传感平台,具有反应速度快和高特异度的特点,并且无需复杂设备即可实现病原体检测和基因分型、癌症突变检测和单核苷酸多态性(single nucleotide polymorphism, SNP)鉴定。CRISPR 诊断技术(CRISPR-Dx)原理是利用Ⅱ类 Cas 蛋白的附属切割活性,Cas 蛋白在 crRNA 的指引识别靶序列后被激活,其切割靶序列的同时还会以极高效率非特异性切割周围寡核苷酸序列,通过加入荧光标记的寡核酸序列,便可通过自身信号放大的方式实现对靶序列的检测。

将 CRISPR/Cas12a 技术与便携式血糖仪(personal glucose meter, PGM)结合建立了一种病原体核酸POCT 检测方法,将蔗糖酶通过 ssDNA 与磁珠偶联,当 Cas12a 受 HIV DNA 靶核酸激活后非特异性切割ssDNA,释放游离的蔗糖酶催化蔗糖水解为葡萄糖,通过 PGM 检测葡萄糖变化水平,从而对 HIV DNA 进行定量。该方法无须依赖核酸扩增,在 1 小时内即可完成检测,检测限为 11.0fmol/L。目前已经开发了一种纳米多孔膜微流控芯片,并结合重组酶介导的等温扩增技术进一步提高了基于血糖仪检测核酸方法的灵敏度,实现了对 HIV DNA 和 HIV RNA 低至 43 拷贝/反应和 200 拷贝/反应的高灵敏检测。基于血糖仪的检测方法降低了对 HIV 核酸检测设备的要求,提供了在家庭或资源有限的环境中开展 HIV 即时检测的潜在工具,是进一步提高 HIV 检测可及性的有效选择。

将自动化膜基分配(STAMP)技术和 CRISPR/Cas13 技术结合建立了 dCRISPR 方法,用于 HIV RNA绝对定量检测。30 分钟可对 1fmol/L 到 10pmol/L 的 RNA 样本进行定量检测。通过临床样本验证,检测限约为 2 000 拷贝/ml,强阳性(Ct<32)和阴性样本的检测结果与 RT-PCR 方法高度一致。不依赖扩增的STAMP-dCRISPR 检测平台可有效对 HIV RNA 进行定量检测,未来可通过预浓缩等方法进一步提高检测灵敏度。

CRISPR 检测技术通常需要光学传感和标记的报告分子,增加了检测成本。Reza 等人将纳米孔(SCAN)检测技术与 CRISPR/Cas12a 技术相结合开发了 HIV DNA 检测方法。CRISPR/Cas12a 辅助的SCAN 方法可以在 1 小时内检测到浓度高于 10nmol/L 的靶 DNA,浓度低于 10nmol/L 时可能需要结合预扩增步骤提高检测灵敏度。该方法为护理点的 HIV 核酸检测提供了一种快速和低成本的方法。

CRISPR 诊断技术虽然可以直接检测核酸靶点,但灵敏度较低,与核酸扩增技术结合可以有效提高检测灵敏度。将 CRISPR/Cas13a 侧流条带与逆转录酶重组酶辅助扩增(RT-RAA)技术结合,建立了 HIVRNA 的 POCT 方法。临床样本检测结果显示,该方法的灵敏度为 91.81%(95% CI 85.03%~96.19%),阳性预测值(PPV)为 100%(95% CI 92.60%~100%),阴性预测值(NPV)为 39.14%(95% CI 25.59%~54.60%),准确率为 92.22%(95% CI 86.89%~95.88%),最低检测限为 112 拷贝/ml。该方法具有便携、快速、灵敏度高和特异度高等特点,为 HIV 感染检测和抗病毒治疗过程监测提供了新方法。

通过结合核酸扩增技术在保证检测强特异性的基础上有效地提高了基于 CRISPR 检测方法的灵敏度,但由于扩增和检测阶段酶效率不同导致两阶段并不能良好地整合至同一体系中进行,使得检测流程变得复杂且耗时。为了解决上述问题,采用 CRISPR 凝胶的方式建立了"一锅法"检测方法。将 CRISPR/Cas12a 预包埋在琼脂糖凝胶中,在反应起始预包埋在琼脂糖凝胶的 CRISPR/Cas12a 酶不参与反应只进行

RT-RPA 扩增，随着 RT-RPA 充分扩增、琼脂糖凝胶逐渐融化，CRISPR 反应相继发生在整个反应管中。结果显示，该方法可在 30 分钟内完成检测，最低检测限为 30 拷贝 / 反应。

（三）拉曼光谱分析技术

拉曼效应也称为拉曼散射，是由印度物理学家拉曼于 1928 年发现的一种物理现象，由此获得了 1930 年诺贝尔物理学奖。当单色光束透过介质时，入射光光子与分子相互作用发生弹性碰撞和非弹性碰撞。当发生弹性碰撞时，光子只改变运动方向而不改变频率，两者之间没有发生能量交换，称为瑞利散射（Rayleigh scattering）。当发生非弹性碰撞时，光子与分子之间发生能量交换，导致光子能量损失或增加，波长发生变化的散射光被称为拉曼散射（Raman scattering）。拉曼散射时光子转移的能量取决于物质分子结构，与入射光频率无关。因此，每种物质都有独一无二的拉曼光谱或拉曼图谱，由此形成了以拉曼散射为基础的用于定性或定量地分析物质化学成分、结构等信息的拉曼光谱技术。

随着拉曼光谱仪、激光技术的发展，拉曼光谱技术已发展出了多种不同的分析技术，如激光共聚焦显微拉曼光谱技术、原位拉曼光谱技术、偏振拉曼光谱技术、共振拉曼光谱技术、表面增强拉曼光谱技术、针尖增强拉曼光谱技术、光声拉曼技术等。其中表面增强拉曼光谱技术由于在普通拉曼散射固有的无损分析、不受水成分影响、样品无须复杂处理、检测速度快、仪器便携适合开展现场检测等优势基础上，具有更高的分析灵敏度，现如今已在血液及体液分析、病原体诊断、肿瘤辅助检测等生物医学研究领域中展开广泛的研究和应用。

表面增强拉曼光谱（surface-enhanced Raman spectroscopy，SERS）在拉曼散射基础上，将被测物质贴附于粗糙金属（金、银、铜）表面，使得被测物质信号急剧增强，进而极大地提高了检测的灵敏度，在特定场景下可实现单分子检测。国外团队利用单臂金 / 银纳米棒修饰 SERS 基底设计了一种可手持的检测平台，只需将 $3\sim5\mu l$ 血浆直接加至检测芯片上，待干燥 30 分钟后即可进行检测。通过样本验证发现，HIV 信号强度与病毒载量水平具有良好关系，且在检测 HIV 不同亚型毒株（A、B、C 和 D）时显示各异的 SERS 图谱。配合主成分分析，在不需要其他标签或化学修饰的情况下即可实现高化学结构检测灵敏度，证明该技术在 HIV 病毒载量检测以及毒株型别判断中具有潜在应用价值。

将 HIV 特异性的核酸序列附着在金纳米颗粒表面构成 SERS 标签，利用 SERS- 侧流免疫层析技术，当 HIV DNA 与金纳米颗粒表面的特异性互补序列杂交后再由链亲和素 - 生物素标记的 DNA 捕获形成"三明治"结构，通过记录测试线的拉曼强度对 HIV DNA 进行定量分析。该方法可在 15 分钟内对 HIV DNA 实现高灵敏度检测，可视化最低检测下限为 80pg/ml，SERS 分析定量范围为 8pg/ml～64ng/ml，最低检测下限可达 0.24pg/ml，与传统的比色法或荧光检测法相比灵敏度至少提高了 1 000 倍。该检测方法具有耗时短、操作简单、成本低等特点，是一种可用于 HIV 现场快速检测的潜在工具。

（四）其他新型核酸传感器

核酸传感器是一种对核酸敏感并将其浓度转换为光学信号（光吸收、反射、荧光等）或电学信号（电流、电压、阻抗等）进行检测的分析装置，通常是由识别元件（固定化的生物敏感材料，包括酶、核酸等生物活性物质）、理化换能器（如氧电极、光敏管、场效应管、压电晶体等等）及信号放大装置构成的分析工具或系统，可以实现核酸的低成本、高灵敏度的特异性检测，并且具有检测时间短、灵敏度高、抗干扰性强、操作简单、成本低等优点，在 POCT 检测领域展现出巨大的潜在应用价值。

1. **电化学核酸传感器**　石墨烯具有优异的导电性、导热性、透光性以及生物相容性，是被广泛应用的电化学生物传感器的电极材料。既往研究显示，基于石墨烯材料的核酸传感器检测限可达到 amol/L 水平。为了进一步提高基于石墨烯材料核酸传感器的检测灵敏度，设计了针对 HIV B 亚型基因组 gag 和 pol 区的 22mer 或 80mer DNA 探针，并基于 DNA 探针开发了一种新型的高灵敏度石墨烯核酸传感器，用于检测 HIV RNA。结果表明，使用 22mer DNA 探针的检测限为 1amol/L，使用 80mer DNA 探针的检测限为 0.1amol/L。理论上，对于临床 200～1 000 拷贝 /ml（0.3～1.5amol/L）低病毒载量水平样本仍可有效检出，该研究为感染诊断和治疗效果监测提供了一种低成本、高灵敏度的 HIV RNA 检测方法。

有人开发了一种由靶标回收单元和 m-DNA walker 单元组成的 DNA 纳米系统，用于检测 HIV DNA。表面偶联捕获探针的 AuNPs 作为靶标回收单元，特异性识别经 Toehold 介导的链置换反应扩增的 HIV

DNA 靶标,然后驱动 m-DNA walker 单元在电极表面滚动,导致比率读出与级联信号放大的双向信号变化,利用动态 DNA 纳米系统和比率输出模式的协同效应实现对 HIV DNA 的超灵敏检测,检测限为 36.71amol/L,且线性范围宽,横跨 6 个数量级(100amol/L~10pmol/L)。

静态电化学检测系统通常在样本与传感器孵育后洗涤,以清除未杂交的 DNA 和样本基质,较为烦琐。流动电化学检测系统通过溶液流动简化了操作步骤,但由于样本与传感器反应时间较短,导致检测灵敏度较低。开发了一种新型的电化学毛细管驱动微流体 DNA 传感器,利用独特的爆破阀系统同时保留静态和流动检测优势。采用双电极结构,通过 HIV 和 HCV 特异性吡咯烷基(PNA)探针可同时检测 HIV 和 HCV cDNA。针对 HIV cDNA 的检测限和定量限分别为 1.45nmol/L 和 4.79nmol/L,针对 HCV cDNA 的检测限和定量限分别为 1.20nmol/L 和 3.96nmol/L。经临床血液样本验证,该方法 HIV 和 HCV cDNA 检测结果与 RT-PCR 检测方法完全一致。

2. 光学核酸传感器　基于原位合成超薄共价有机骨架(COF)和 $AgInS_2$ 量子点(QDs)开发了一种新型光致电化学生物传感器,用于 HIV 定量检测。创新在 ITO 上原位生成 D-TA COF 薄膜,将 $AgInS_2$ QDs-H3 猝灭探针装载至 AuNPs 表面,经 H2-DNA 偶联至 ITO/T-DA COF,当 AuNPs-$AgInS_2$ QDs-H3 猝灭探针与 HIV DNA 杂交后与 COF 膜结合致使 PEC 信号"关闭",光电流信号减小,通过记录光电信号变化实现对 HIV DNA 的超灵敏检测。结果显示,该电化学生物传感器在 10fmol/L~2nmol/L 浓度范围内展现出良好的线性关系(R^2=0.994),检测限低至 3.23fmol/L,具有稳定、强光电流和重复性强的特点。

设计一种用于检测 HIV DNA 的钯纳米颗粒材料,这种纳米颗粒表面均匀排布了经 ssDNA 静电封闭的介孔二氧化硅($Pd@mSiO_2$),HIV *gag* ssDNA 阻止了介孔内部 Pd(0)催化非荧光分子为荧光分子。当 HIV *gag* 存在时,与 ssDNA 杂交并从介孔表面分离,随后释放 Pd(0),将非荧光分子催化为荧光分子,通过检测荧光信号强度对 HIV DNA 进行定量检测。该方法的检测限和检测范围分别为 1.6nmol/L 和 1.6~15nmol/L。

开发了一种基于交流电致发光(ACEL)技术的 HIV/HCV cDNA 传感器,通过电致发光的方式进行 DNA 检测。当吡咯烷基核酸(PNA)探针和靶标 DNA 杂交,DNA 的磷酸基团使电导率增加致使电致发光信号增强,且发光强度应该与 PNA 探针所杂交的靶标 DNA 量成正比。结果表明,HIV 和 HCV cDNA 的检测限分别为 1.86pmol/L 和 1.96pmol/L,线性范围为 10^{-3}~1μmol/L。临床样本检测结果显示与商品化试剂一致率为 100%,可有效检出感染者样本。

(五)数字 PCR

数字 PCR(digital PCR,dPCR)概念的提出先于实时荧光定量 PCR。在 1988 年提出 PCR 概念几年后便提出了 dPCR 的概念雏形,通过对 PCR 反应进行有限稀释,将其用于检测 HIV DNA。随着 qPCR 的出现和发展,更加经济、准确的多重核酸检测方法逐步代替了"有限稀释的 PCR"。然而,该方法的发展并没有完全停止。1999 年 Vogelstein 和 Kinzler 提出了"数字 PCR"的概念,将 PCR 反应作为一种测量单核苷酸变异体混合物时提高分析灵敏度的方法。近些年,由于微流控技术的发展,能够以非常小体积格式进行分割的仪器得以开发,可将 PCR 反应分隔为 10 000 个以上的微反应,有效提高了 PCR 反应的精密度、分析灵敏度和动态范围。因其灵敏度高、抗干扰能力强、可直接定量的特点,dPCR 在病原体的检测中发挥着越来越重要的作用。

dPCR 的原理是将核酸溶液分配到大量的微反应孔/微滴中,此时,微反应孔/微滴中可能不包含、包含一个或多个目标分子。PCR 反应后,包含目标分子的反应孔/微滴会产生荧光信号,而不包含目标分子的反应孔/微滴则不会产生荧光信号。根据目前的技术原理无法确定每个阳性反应孔/微滴中含有多少目标分子,但阴性孔/微滴中的分子数量始终为 0。基于泊松分布的原理,当所有分区体积相同且目标分子随机分布在各分区的情况下,可以通过阴性分区所占的比例估计每个分区目标分子的平均浓度 λ,见式(3-3-1-1)。

$$\lambda = -\ln\left(\frac{\omega}{n}\right) \qquad \text{式(3-3-1-1)}$$

其中,ω:用于量化的阴性分区数;n:用于量化的分区总数。

计算出 λ 后,可根据每个分区的体积 V_p 和稀释因子 D 计算出样品中目标分子的浓度 C,见式(3-3-1-2)。

$$C=\lambda \times \left(\frac{1}{V_p}\right) \times D \qquad\qquad 式(3-3-1-2)$$

按照形成微滴原理的不同,可将目前主流的 dPCR 分为基于芯片式微流控的微阵列芯片式数字 PCR (chip digital PCR, cdPCR)和微滴式数字 PCR(droplet digital PCR, ddPCR)。其中 cdPCR 是通过微流控技术将反应体系进行微滴化处理,再将这些微滴分散至多个体积相等的微反应孔中,PCR 反应后通过荧光成像系统获得荧光图像,计算产生荧光信号的阳性孔数量对核酸模板进行定量(图 3-3-1-5)。ddPCR 则是利用反应体系不溶于油的特性,通过两者表面张力和剪切力的共同作用将反应体系随机划分成大小和体积均匀的油包水液滴,PCR 反应后单独检测每个液滴的荧光信号,进行定量分析(图 3-3-1-6)。

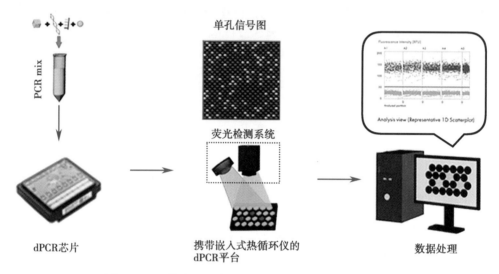

图 3-3-1-5 微阵列芯片式数字 PCR dPCR 样本分析流程

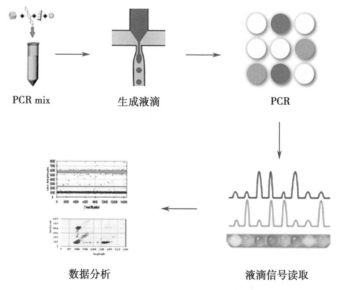

图 3-3-1-6 微滴式数字 PCR 样本分析流程

相较于 qPCR,dPCR 具备更高的灵敏度,可以对单拷贝的核酸模板进行检测。此外,该技术在定量时不依赖于 Ct 值,且无须建立标准曲线,可以实现绝对定量。由于 dPCR 对靶核酸进行高度稀释和分散检测的原理,在反应前将反应体系进行微滴或微孔的分隔处理,因此对于反应体系中某些抑制剂的耐受性更高,抗干扰能力更强。

目前,dPCR在HIV检测领域的研究主要集中于HIV DNA。已有研究将dPCR用于HIV病毒储存库和完整前病毒的检测;此外,部分研究将dPCR用于定量检测HIV RNA,显示出优于qPCR的灵敏度和精密度。

1. 数字PCR用于检测HIV病毒储存库　抗逆转录病毒治疗(anti-retroviral therapy,ART)可以有效抑制HIV复制,减少人体内HIV的病毒载量,降低HIV相关疾病的发生率及病死率。病毒储存库,即一种细胞类型或解剖部位,具有复制能力的病毒在其中积聚并持续存在。有研究显示,在HIV感染早期(可能在病毒出现在体循环之前)便可建立潜伏的HIV病毒储存库。在HIV病毒储存库中,非整合前病毒是HIV DNA的主要存在形式,参与HIV致病机制的形成;而整合的前病毒大部分因G→A超突变、缺失以及影响转录激活因子Tat,在延迟逆转后无法进行有效转录的缺陷不能形成病毒复制。整合的完整前病毒是引起HIV持续复制的最稳定形式,可导致潜伏性感染或有转录活性的感染;同时整合的完整前病毒也是HIV病毒储存库的基本成分,是病毒清除的主要障碍。

因此准确测定HIV病毒储存库是了解治疗效果的有效方法,各种方法有不同特点(表3-3-1-1)。目前研究比较多的有病毒生长试验(viral outgrowth assay,VOA)、Alu PCR检测整合的HIV DNA、完整前病毒DNA检测(intact proviral DNA assay,IPDA)。

表3-3-1-1　HIV病毒储存库的检测方法

方法		优势	不足
VOA	受刺激的患者CD4$^+$ T细胞在有限稀释中与供体细胞一起生长并测量生长情况	仅测量具有复制能力的前病毒	• 耗时 • 需要大量患者样本 • 低估病毒储存库的大小
qPCR检测总HIV DNA	使用保守区,主要是LTR区的引物/探针测量细胞提取物中的前病毒DNA	• 从样品采集到获得结果的时间短 • 相对便宜 • 样本量少 • 可用于检测不同的DNA形式(2-LTR,整合)	• 无法区分完整和有缺陷的前病毒,高估了病毒储存库的大小 • 相对于标准的量化很容易出现偏差 • 高度特异性,容易因引物/模板不匹配而出错
Alu PCR检测整合的HIV DNA	使用针对HIV和随机分散在人类基因组中Alu序列的特异引物,仅测量整合的前病毒	• 通过排除未整合的DNA形式来测量潜在储存库 • 速度快,相对便宜	• Alu和HIV之间的距离表明仅可检出不到10%的整合前病毒 • 整合位点的异构性表明标准设计复杂
dPCR	通过对样本进行分区测量前病毒DNA(整合的,总DNA或环状DNA)	无需标准品,可以减少偏差(特别适用于整合和2-LTR环状DNA定量)	• 比标准qPCR方法昂贵 • 该方法固有的假阳性 • 很难设置阈值用于区分真正的阳性分区和阴性分区
IPDA	完整前病毒DNA检测方法。使用多重dPCR检测病毒基因组中两个经常发生突变的区域,对完整前病毒进行测量	• 能够区分完整和有缺陷的前病毒 • 获得结果的时间比VOA短	不筛选整个基因组,可能会漏掉其他有害的突变

HIV病毒储存库的检测方法主要包括病毒生长试验(viral outgrowth assay,VOA)和基于HIV DNA的PCR检测方法。其中,VOA是检测HIV病毒储存库的传统标准,可检出具有复制能力的前病毒,然而该方法的检测周期较长,操作较复杂,所需样本量较大;该方法通过一轮激活并不能诱导所有具有复制能力的HIV前病毒,通常会低估HIV病毒储存库的大小。

近年来,dPCR技术蓬勃发展,因其无需标准曲线进行绝对定量、灵敏度高、抗干扰性强的特点,对于HIV病毒储存库中低病毒水平的量化具有十分重要的意义。已有研究将dPCR用于总HIV DNA和2-LTR的定量,表现出优于qPCR的精密度和准确率,在引物/探针与目标序列不完全匹配时,dPCR的检测结果更加稳定,在定量高序列变异性的微生物(如 HIV)时具有额外的优势。此外,dPCR 常被用于检测血浆 HIV RNA 无法检出时感染者体内的 HIV DNA,用于监测 ART 环境下感染者体内残留病毒的动态变化。

2019 年 Bruner 等人在 *Nature* 上发表了一种用于定量检测 HIV 完整前病毒 DNA 的方法(IPDA)(图 3-3-1-7)。对 HIV 基因组进行近全基因组测序(near-full genome sequencing, nFGS)分析,发现在包装信号 ψ 区(HXB2:692—797bp)和 *env* 区(HXB2:7736—7851bp)放置扩增子可将 90% 以上的完整序列和缺失序列进行区分。基于该分析结果,设计了一种多重 ddPCR 方法,针对 HIV 基因组中的包装信号 ψ 区和 *env* 区设计引物和高突变鉴别探针,采用优化的基因组 DNA 提取方法减少 DNA 的剪切,通过微流控技术将完整前病毒随机分配至大量的油包水液滴中。PCR 反应后,完整前病毒在 ψ 区和 *env* 区均有扩增;仅 ψ 区扩增表明包含 3′ 缺陷的前病毒;仅 *env* 区扩增表明包含 5′ 缺陷的前病毒;若两个区均未发生扩增,则表明不含有前病毒或含有缺陷会影响到两个扩增子的罕见前病毒(约 3.8%)。此外,该方法引入单独的多重 PCR 靶向人类 *RPP30* 基因的两个区域,用于量化细胞数量(HIV:1 拷贝 /JLat 细胞,RPP30:4 拷贝 /JLat 细胞)和校正 DNA 剪切(图 3-3-1-7)。

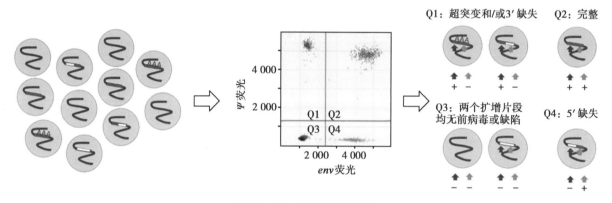

图 3-3-1-7　IPDA 检测原理

IPDA 是一种对完整前病毒具有更高选择性的替代方法。将 IPDA 与 VOA 方法进行比较,发现两种方法在相同样本中的检测结果存在很强的相关性;基于 nFGS 的分析结果,与 *gag* PCR 进行比较,IPDA 可检出更高比例的前病毒,并将完整前病毒与 3′ 缺陷、5′ 缺陷的前病毒进行区分。此外,IPDA 可以排除 97% 使用 nFGS 判为有缺陷的病毒(Alu PCR 基本检不出有缺陷的前病毒,*gag* PCR 仅可排除 30%),70% 使用 IPDA 判定为完整的前病毒使用 nFGS 亦检不出缺陷(*gag* PCR 仅有 10%)。

2. **数字 PCR 用于定量检测 HIV RNA**　血浆 HIV RNA 是 HIV 感染检测的重要指标。HIV RNA 主要存在于病毒颗粒内,目前常用的 HIV RNA 检测方法以定量为主,反映病毒存在和复制的水平,在 HIV 的感染诊断、血液筛查和抗病毒治疗效果监测等方面起到十分重要的作用。目前常用的 HIV RNA 定量检测方法包括基于探针法的实时荧光定量 PCR 和转录介导扩增(transcription-mediated amplification, TMA)。近年来,已有相关研究将 dPCR 用于定量检测 HIV RNA。

对于 HIV RNA,已有研究将 dPCR 用于检测 WHO 第四代 HIV RNA 标准品和 EQA 样本,表现出优于 qPCR 方法的灵敏度和精密度,且相同样本的检测结果之间具有较好的一致性;另有研究比较了 ddPCR 与 cdPCR 检测 HIV cDNA 时的性能,发现两种方法的检测限均可达到单拷贝 /反应,且 ddPCR 的灵敏度更高。

(张　鑫　王　宇　潘品良)

第二节　HIV 核酸检测结果的解读和临床意义

一、用于补充试验

HIV 核酸检测分为定性检测和定量检测,定性和定量检测均可用作 HIV 感染诊断。

HIV 核酸检测的检测窗口期比血清学抗原 / 抗体检测的窗口期短，既往研究已经证明其用于诊断 HIV 感染的有效性。中国疾病预防控制中心发布的《全国艾滋病检测技术规范（2015 年修订版）》首次提出 HIV 核酸检测可作为补充试验用于 HIV 感染诊断，并将 5 000 拷贝 /ml 设定为判定 HIV 感染的检测值。2019 年国家卫生健康委员会发布了《艾滋病和艾滋病病毒感染诊断》（WS 293—2019），规定补充试验可使用抗体检测或病毒核酸检测，HIV 核酸定性和定量检测均可用于补充试验。《全国艾滋病检测技术规范（2020 年修订版）》强化了核酸检测的诊断价值和生物安全并完善了核酸检测策略检测报告，凸显了 HIV 核酸检测在艾滋病实际检测工作中发挥的日益重要的作用。

《全国艾滋病检测技术规范（2020 年修订版）》建议的 HIV 核酸试验诊断流程如下：①对 HIV 抗体复检试验有反应的样本，进行 HIV 核酸试验，核酸检测结果阳性报告阳性。核酸检测结果无反应的样本，建议做抗体确证试验。②抗体确证试验不确定或确证试验阴性但疑似急性期感染或艾滋病晚期的样本，可进行 HIV 核酸试验。③定性检测根据试剂盒说明书判定结果，出具报告。定量检测结果低于检测限，报告低于检测限；检测结果＞5 000 拷贝 /ml，报告检测值；检测结果≤5 000 拷贝 /ml，建议重新采样检测，检测结果报告检测值。

根据临床经验与病毒载量检测实验室的实际能力，《中国艾滋病诊疗指南（2024 版）》提出，HIV 核酸定性检测包括对 RNA 或 DNA 的检测，结果阳性报告 HIV 核酸阳性，结果阴性报告 HIV 核酸阴性。HIV 核酸定量检测低于检测限，报告低于检测限；＞1 000 拷贝 /ml 报告检测值；检测限以上但≤1 000 拷贝 /ml 建议重新采样检测，临床医师可结合流行病学史、临床表现、$CD4^+$ 与 $CD8^+$ T 细胞计数或 HIV 抗体补充试验随访检测结果等来确诊或排除诊断。HIV 核酸检测对于急性期 / 窗口期及晚期患者的诊断具有重要价值。

由于抗体确证检测试验的高度特异性，多年来被用于筛查检测有反应个体的补充试验，诊断确认 HIV 感染。近年来，筛查检测技术的窗口期不断缩短，第三代 / 第四代筛查技术的窗口期缩短至 2～3 周，但抗体确证检测试验的检测窗口期约为 5 周，若受检者处于急性期感染阶段，在 WB 检测过程中极有可能出现 WB 不确定或阴性检测结果，导致诊断延迟进而影响后续抗病毒治疗的启动。此外，若受检者处于晚期感染阶段，此时受检者出现严重的免疫功能障碍，在 WB 检测过程中同样可能出现不确定或阴性检测结果，导致无法诊断甚至漏检的情况发生。因此，在 WHO 2019 年发布的 HIV 感染检测指南中不再推荐使用抗体确证检测。HIV 核酸检测具有窗口期短、灵敏度高、特异性强等特点，现如今已广泛应用于 HIV 感染检测工作中。作为补充试验：用于筛查试验有反应但抗体确证试验不确定或阴性样本的判定；对筛查试验有反应但抗体确证试验不确定或阴性的疑似艾滋病晚期患者需根据核酸检测、临床病史和 $CD4^+$ T 细胞计数检测结果综合判断。对于抗体筛查试验阴性但免疫功能低下者，也可进行核酸检测，结合临床综合判断。

（一）急性期诊断

核酸检测作为急性期、早期及窗口期诊断依据在国内外报道较多。对近期有明确流行病学史的个体，包括患有性病或有性病史、同性和异性不安全性行为史、共用注射器吸毒史、医源性暴露史、职业暴露史、HIV/AIDS 患者的配偶或性伴侣、HIV/AIDS 母亲所生子女等，如抗体筛查试验无反应，可通过核酸检测判定是否为急性期感染。核酸检测结果阴性或低于最低检测限不能排除 HIV 感染。

在我国东南地区进行的一项回顾性研究显示，2015—2016 年 WB 不确定结果占 3.30%（210/6 360）。通过对 157 例 WB 不确定受检者随访，发现血清学阳转率高达 34.4%。针对 WB 不确定样本，HIV 核酸定量检测有效诊断率为 92.52%，可作为 WB 不确定样本的补充试验及时确认 HIV 感染。在江苏地区进行的一项研究显示，74.6%（94/126）WB 不确定样本检出病毒载量，除失访病例外 96.55%（84/87）在随访过程中发生阳转，HIV 核酸检测结果与随访结果基本一致。对 24 份存在 HIV 感染风险的 WB 阴性样本检测，发现了 2 份高病毒载量样本（＞10^7 拷贝 /ml），经随访和临床诊断分别为感染早期的急性期感染者和晚期感染者，上述结果再次证明了使用 HIV RNA 定量检测作为 WB 不确定样本的补充试验是及时确认 HIV 急性期和一些晚期感染者的有效策略。

近年来 HIV 核酸检测试剂不断推陈出新，由单一类型的 HIV 定量检测试剂发展到如今有 HIV 定量检测试剂和 HIV 定性检测试剂可供选择,满足不同场景下检测工作的需要。因此,针对定量/定性、HIV-1 和/或 HIV-2 不同类型用于 HIV 感染诊断的核酸检测试剂,2023 年美国疾病控制与预防中心发布了 *Technical Update for HIV Nucleic Acid Tests Approved for Diagnostic Purposes*,补充了不同类型核酸检测试剂的结果解释,并更新了应用不同类型 HIV 核酸检测试剂的检测策略。作为 HIV-1/HIV-2 抗体鉴别检测的补充检测,建议对 HIV-1/HIV-2 抗体阴性或不确定的样本补充核酸检测。除使用常规的 HIV-1 核酸检测外,还可使用 HIV-1/HIV-2 核酸鉴别检测,在发现 HIV-1 急性期感染者的基础上发现潜在的 HIV-2 急性期感染者。

由于 HIV 核酸检测成本和技术要求较高,目前仅用于确认 HIV 感染的补充试验,并未用于筛查试验。但目前 HIV 核酸检测的窗口期最短,是现阶段 HIV 感染检测最有效的手段。为了更加及早有效地发现 HIV 感染者,国内团队针对高风险人群创新发展了基于集合核酸的 HIV 筛查新模式。在天津地区 2 320 例男男性行为人群中开展的一项研究,采用集合核酸检测方法,筛查经四代试剂检测阴性的样本,研究发现仅用第三代试剂检出 HIV 抗体阳性 140 例,加用第四代试剂检出阳性 146 例,再加用集合核酸的方法检出阳性 151 例,第四代试剂结合核酸的方法多检出 11 例早期感染样品,检测阳性率从 6.03% 提高至 6.51%。该研究结果证明了 HIV 核酸检测对于高危人群急性期感染筛查的重要价值,可以最大限度地发现早期感染者。未来集合核酸检测能否广泛用于高危人群急性期的筛查工作,其成本和公共卫生效益仍需要进一步研究。

(二)感染晚期患者

国外对 HIV 感染晚期患者报道很少,在我国对感染晚期患者的持续跟踪中,抗体检测结果一直不确定,国内很多实验室利用核酸作为补充实验解决了问题。

2013 年云南较早报道了核酸在 HIV 感染晚期患者中的应用,但在特殊情况下,单纯 HIV 抗体检测结果不能进行明确的诊断,报道的 5 例样本,其 HIV 确证试验只出现了 Env 条带,无任何其他 Pol 及 Gag 条带。根据 HIV 抗体确证检测流程,对于 HIV 抗体不确定样本,结合流行病学资料,进行随访检测,需 4~8 周才能做出诊断。其中 3 例病例经 2 次随访检测带型仍然无进展,应判定为 HIV 抗体阴性。但根据 5 例病例的临床表现,流行病学资料以及 CD4$^+$ T 细胞检测结果,初步推测此 5 例可能为艾滋病晚期患者,由于机体免疫功能的严重缺陷,产生抗体的功能受损,不能产生足够的抗体,由于病毒的大量复制,中和了血液中原有的抗体,导致 HIV 抗体不确定的结果。因此,对这 5 例疑难样本,进一步进行了核酸检测,并最终根据 HIV 病毒载量检测结果,结合其他资料,作出了 HIV 感染的判断,及时为患者提供了抗逆转录病毒的转介及治疗。云南省艾滋病流行时间较长,部分感染者发病时才到医院就诊,因此,会发现 HIV 抗体不确定结果的艾滋病晚期患者,类似情况其他省市也有报道。若根据《全国艾滋病检测技术规范(2009 年修订版)》的要求继续进行随访,一方面会因带型无进展做出 HIV 抗体阴性的错误诊断,另一方面每四周 1 次的随访会延误其接受抗逆转录病毒治疗,影响其免疫功能的重建,对预后产生不利的影响。应该对 HIV 抗体不确定并具有艾滋病晚期典型症状的患者及时进行 HIV 病毒核酸检测,同时结合流行病学资料,及时对患者进行综合判断,并根据需求提供转介及抗病毒治疗服务。

二、用于抗病毒治疗效果监测

HIV 感染者和艾滋病患者经抗病毒治疗后,定期进行病毒载量检测可判断抗病毒药物治疗的疗效。病毒载量结果的动态分析,对决定是否需要更改治疗方案起到重要作用。

(一)病毒载量高低的定义

为了区分不同病毒载量水平与传播风险的关系,世界卫生组织将 ART 后感染者体内的病毒载量值设定了三个区间:①感染者体内的 HIV 受到抑制:无法检测到 HIV 病毒载量,或病毒载量≤50 拷贝/ml,认为病毒载量处于该区间时 HIV 传播给性伴侣的风险为 0,母婴传播风险最低。②感染者体内的 HIV 含量很低:HIV 病毒载量处于 50~1 000 拷贝/ml。此时,感染者体内存在一些病毒复制,可能是由于治疗中断、刚刚启动治疗或耐药所致。传播给性伴侣的风险几乎为 0 或可忽略不计。③ART 失败:治疗 6 个月后,多次病毒载量检测值仍超过 1 000 拷贝/ml;病毒载量在 50~1 000 拷贝/ml,属于低病毒血症;连续两次超过200拷贝/ml，属于病毒学失败。ART失败后，感染者体内存在明显的病毒复制，可能是由于治疗中断、刚刚启动治疗或耐药所致。患病和/或将病毒传染给性伴侣或儿童的风险增加。

《中国艾滋病诊疗指南（2024版）》中将经过规律抗病毒治疗24周以上，HIV病毒载量小于检测下限（＜20拷贝/ml或50拷贝/ml）的情况定义为病毒学抑制；将在持续进行ART的患者中，开始治疗（启动或调整）24周后血浆病毒载量持续＞200拷贝/ml或病毒学反弹（在达到病毒学完全抑制后又出现病毒载量≥200拷贝/ml的情况）定义为病毒学失败。

（二）国内外指南建议的病毒载量检测节点和频率

1. WHO推荐ART后进行病毒载量检测的时间

（1）进行首次病毒载量检测的时间　2016年，WHO建议在启动ART后第6个月进行首次病毒载量检测，第12个月时进行一次常规病毒载量检测，若治疗效果稳定，则此后每12个月进行一次病毒载量检测。

然而，对于许多HIV感染者而言，样本采集、检测及最终结果交付的时间超过6个月。在治疗开始后1个月或3个月进行第一次病毒载量检测可以更快速地识别可能的不良依从性或潜在耐药，但在基线病毒载量＞100 000拷贝/ml的人群中，即使接受多替拉韦（DTG）治疗方案，第1个月病毒载量的抑制率也很低；对于病毒载量＞100 000拷贝/ml的婴儿在开始ART后1个月和3个月的抑制率也较差，故较早进行首次病毒载量检测可能会导致不必要的向二线治疗方案的转换。因此，WHO在2021年更新治疗监测的算法，建议在启动ART后6个月内获得首次病毒载量检测结果并对结果进行审查。

（2）病毒载量升高后重复进行病毒载量检测的时间　目前WHO的病毒载量策略建议在病毒载量升高至1 000拷贝/ml以上后，3～6个月进行第二次病毒载量检测。然而，该策略并没有给出明确的检测时间，导致进行重复检测的时间相差很大；此外，样本运输、实验室检测、结果返回以及患者本身原因等造成的延误导致进行第二次病毒载量检测的结果可能超过6个月。

对于接受非核苷类逆转录酶抑制剂（non-nucleoside reverse transcriptase inhibitor，NNRTI）治疗方案的感染者，早于6个月进行重复病毒载量检测可以最大限度地减少耐药性的进一步积累，将潜在的传播风险降至最低。病毒载量升高1个月后重复进行病毒载量检测可能会高估治疗失败，导致不必要的治疗中断。对此，WHO建议在病毒载量升高后3个月尽早进行第二次病毒载量检测，可能有助于更快地采取临床行动，防止可能的进一步耐药和传播。

2. 我国推荐ART与病毒载量检测的时间频率要求

我国对病毒载量检测时间的推荐经过了多次更改，《国家免费艾滋病抗病毒药物治疗手册（第5版）》主要修订内容包括：①明确提出我国HIV感染者应在诊断后30天内尽快启动抗病毒治疗；②修订了一线和二线抗病毒治疗推荐方案，对新增的利匹韦林和多替拉韦的使用适应证进行明确说明；③增加在启动抗病毒治疗前进行病毒载量检测；将病毒载量＜50拷贝/ml作为完全病毒抑制标准，病毒载量≥200拷贝/ml作为治疗失败的标准；④对新启动抗病毒治疗者，在治疗6个月、12个月时进行病毒载量检测，所有病毒载量检测应在采样30天内完成并反馈结果。

《中国艾滋病诊疗指南（2024版）》建议进行病毒载量检测的频率为：在启动ART前应进行1次检测，如果未及时启动ART，建议定期检测。初始治疗后，建议第1次检测应在治疗后4～8周左右，然后每8～12周检测1次直到低于检测下限。如果病毒已经被稳定抑制，治疗后2年以内，建议每3～4个月检测1次；治疗2年以后，则每6个月检测1次。如因ART失败调整治疗方案，建议第1次病毒载量检测应在调整方案后的4～8周进行，然后每8～12周检测1次直到低于检测下限。如因为药物毒性或简化药物方案对病毒抑制的患者更换ART方案，应在调整方案后4～8周进行病毒载量检测以确认病毒载量得到抑制。如果治疗过程中病毒载量＞200拷贝/ml，建议每3个月检测1次。对于新出现AIDS相关临床症状或使用糖皮质激素或抗肿瘤化学治疗药物的患者，需每3个月进行1次病毒载量检测。

三、核酸检测用于婴儿早诊

HIV阳性孕产妇可以在宫内、产时和通过母乳喂养将艾滋病病毒传播给婴儿。如果不采取任何干预措施,母婴传播率在 20%～45%。这些 HIV 感染的婴儿,如果不及时发现和治疗,有很高的死亡风险,有研究表明,第一年的病死率为 35%,第二年的病死率能达到 50%。因此及早检测并发现 HIV 阳性孕产妇所生婴儿是否感染 HIV 非常重要,要检测婴儿是否感染,就要有正确的检测方法,由于 HIV 阳性孕妇的 HIV IgG 抗体可经胎盘进入胎儿,这种抗体在婴儿出生后 18 个月才基本消失。因此,抗体检测结果阳性不能确定婴儿感染状况,要根据病毒学检测结果判定其感染状况。目前,用于 HIV 婴儿早期诊断的核酸定性检测方法主要有商品化试剂自动检测方法和实验室根据工作和研究需要自建的(in-house 或 home-brew)方法。自建方法建立后需进行方法学验证方可应用。HIV 核酸定性检测的靶物质包括 RNA 检测和/或 DNA 检测。RNA 检测主要是检测血浆或血清中的 RNA,DNA 检测主要是检测全血、干血斑或组织细胞中的前病毒 DNA。结果判定根据《艾滋病和艾滋病病毒感染诊断》(WS 293—2019),18 月龄及以下的 HIV 暴露儿童符合下列一项者即可诊断:①为 HIV 感染母亲所生和两次 HIV 核酸检测均为阳性;②有医源性暴露史,HIV 分离试验结果阳性或两次 HIV 核酸检测均为阳性;③为 HIV 感染母亲所生和 HIV 分离试验阳性。

　　根据上述原则,制订了我国 HIV 暴露婴儿 HIV 感染早期诊断相关的检测流程,即艾滋病感染产妇所生儿童应于出生后 48 小时内、6 周和 3 个月时,分别采集血样本,进行婴儿艾滋病感染早期诊断检测。两次核酸检测结果阳性,可诊断为 HIV 感染,报告"婴儿 HIV 感染早期诊断检测结果阳性"。早期诊断检测结果为阴性或未进行早期诊断检测的儿童,应于 12 月龄进行艾滋病抗体筛查,筛查结果是阴性者,排除 HIV 感染;筛查结果是阳性者,应随访至 18 月龄。若 18 月龄时抗体检测结果仍然为阳性,应及时进行补充试验明确感染状态。

(潘品良　王　宇　姚　均)

参 考 文 献

[1] SAIKI R K, GELFAND D H, STOFFEL S, et al. Primer-directed enzymatic amplification of DNA with a thermostable DNA polymerase. Science, 1988, 239(4839): 487-491.

[2] SIMMONDS P, BALFE P, PEUTHERER J F, et al. Human immunodeficiency virus-infected individuals contain provirus in small numbers of peripheral mononuclear cells and at low copy numbers. J Virol, 1990, 64(2): 864-872.

[3] VOGELSTEIN B, KINZLER K W. Digital PCR. Proc Natl Acad Sci U S A, 1999, 96(16): 9236-9241.

[4] HUGGETT J F. The digital MIQE guidelines update: Minimum information for publication of quantitative digital PCR experiments for 2020. Clin Chem, 2020, 66(8): 1012-1029.

[5] 周小匀, 周琰, 郭玮. 数字 PCR 技术及其在临床检验中的研究进展. 检验医学与临床, 2023, 20(18): 2738-2743.

[6] 潘小艳, 陶志华. 微流控芯片数字 PCR 技术及临床应用前景. 中华检验医学杂志, 2015(9): 592-594.

[7] ABACHIN E, CONVERS S, FALQUE S, et al. Comparison of reverse-transcriptase qPCR and droplet digital PCR for the quantification of dengue virus nucleic acid. Biologicals, 2018, 52: 49-54.

[8] KOJABAD A A, FARZANEHPOUR M, GALEH H, et al. Droplet digital PCR of viral DNA/RNA, current progress, challenges, and future perspectives. J Med Virol, 2021, 93(7): 4182-4197.

[9] DINGLE T C, SEDLAK R H, COOK L, et al. Tolerance of droplet-digital PCR vs real-time quantitative PCR to inhibitory substances. Clin Chem, 2013, 59(11): 1670-1672.

[10] SEDLAK R H, KUYPERS J, JEROME K R. A multiplexed droplet digital PCR assay performs better than qPCR on inhibition prone samples. Diagn Microbiol Infect Dis, 2014, 80(4): 285-286.

[11] 冯兆民, 舒跃龙. 数字 PCR 技术及其应用进展. 病毒学报, 2017, 33(1): 103-107.

[12] BLANKSON J N, PERSAUD D, SILICIANO R F. The challenge of viral reservoirs in HIV-1 infection. Annu Rev Med, 2002, 53: 557-593.

[13] VANHAMEL J, BRUGGEMANS A, DEBYSER Z. Establishment of latent HIV-1 reservoirs: What do we really know?. J Virus Erad, 2019, 5(1): 3-9.

[14] AVETTAND-FENOEL V, HOCQUELOUX L, GHOSN J, et al. Total HIV-1 DNA, a marker of viral reservoir dynamics with clinical implications. Clin Microbiol Rev, 2016, 29(4): 859-880.

[15] MASSANELLA M, RICHMAN D D. Measuring the latent reservoir in vivo. J Clin Invest, 2016, 126(2): 464-472.

[16] THOMAS J, RUGGIERO A, PAXTON W A, et al. Measuring the success of HIV-1 cure strategies. Front Cell Infect Microbiol, 2020, 10: 134.

[17] RUTSAERT S, DE SPIEGELAERE W, VAN HECKE C, et al. In-depth validation of total HIV-1 DNA assays for quantification of various HIV-1 subtypes. Sci Rep, 2018, 8(1): 17274.

[18] THOMAS J, RUGGIERO A, PROCOPIO F A, et al. Comparative analysis and generation of a robust HIV-1 DNA quantification assay. J Virol Methods, 2019, 263: 24-31.

[19] STRAIN M C, LADA S M, LUONG T, et al. Highly precise measurement of HIV DNA by droplet digital PCR. PLoS One, 2013, 8(4): e55943.

[20] BRUNER K M, WANG Z, SIMONETTI F R, et al. A quantitative approach for measuring the reservoir of latent HIV-1 proviruses. Nature, 2019, 566(7742): 120-125.

[21] FALAK S, MACDONALD R, BUSBY E J, et al. An assessment of the reproducibility of reverse transcription digital PCR quantification of HIV-1. Methods, 2022, 201: 34-40.

[22] TUMPACH C, RHODES A, KIM Y, et al. Adaptation of droplet digital PCR-based HIV transcription profiling to digital PCR and association of HIV transcription and total or intact HIV DNA. Viruses, 2023, 15(7): 1606.

[23] O'SHAUGHNESSY M V, SCHECHTER M T. Learning about HIV-2. Lancet, 1994, 344(8934): 1380-1381.

[24] VAN DER LOEFF M F, LARKE N, KAYE S, et al. Undetectable plasma viral load predicts normal survival in HIV-2-infected people in a West African village. Retrovirology, 2010, 7: 46.

[25] RUELLE J, YFANTIS V, DUQUENNE A, et al. Validation of an ultrasensitive digital droplet PCR assay for HIV-2 plasma RNA quantification. J Int AIDS Soc, 2014, 17(4 Suppl 3): 19675.

[26] 中国疾病预防控制中心. 全国艾滋病检测技术规范(2020 年修订版). (2020-04-27)[2024-01-08]. https://ncaids.chinacdc.cn/zxzx/zxdteff/202005/t20200518_216798.htm.

[27] World Health Organization. Updated recommendations on HIV prevention, infant diagnosis, antiretroviral initiation and monitoring. Geneva: World Health Organization, 2021: 36.

[28] World Health Organization. The role of HIV viral suppression in improving individual health and reducing transmission. Geneva: World Health Organization, 2023: 5-7.

[29] 中华医学会感染病学分会艾滋病丙型肝炎学组, 中国疾病预防控制中心. 中国艾滋病诊疗指南(2024 版). 中华传染病杂志, 2024, 42.

[30] World Health Organization. Consolidated guidelines on the use of antiretroviral drugs for treating and preventing HIV infection: Recommendations for a public health approach. 2nd ed. Geneva: World Health Organization, 2016.

[31] 中国疾病预防控制中心性病艾滋病预防控制中心. 国家免费艾滋病抗病毒药物治疗手册. 5 版. 北京: 人民卫生出版社, 2023.

[32] 陈会超, 苏莹珍, 陈敏, 等. 核酸检测在艾滋病晚期患者诊断中的应用. 现代预防医学, 2014, 41(16): 3025-3026.

[33] 柳忠泉, 于茂河, 郑敏娜, 等. 天津市 MSM HIV 感染窗口期检测策略的研究. 中国艾滋病性病, 2013, 19(7): 494-496.

[34] 严亚军, 桂希恩, 冯玲, 等. 46 例 HIV 抗体筛查试验阳性而 WB 阴性者病毒载量检测分析. 中国艾滋病性病, 2023, 29(2): 218-219.

[35] 张之, 卢静, 徐晓琴, 等. HIV-1 抗体不确定和阴性者 WB 条带及病毒载量分析. 医学研究生学报, 2022, 35(2): 131-135.

[36] 王绪琴, 林怡, 郁晓磊, 等. HIV-1 核酸检测在抗体确证不确定和阴性病例中的应用研究. 实用预防医学, 2023, 30(12): 1425-1430.

第四章 HIV感染的免疫细胞检测及意义

免疫细胞检测是HIV诊疗领域中一种重要技术,对免疫细胞的分析,有助于疾病诊断分期、监测治疗效果、观察病情预后以及预防疾病复发等。随着检测技术的发展,除了CD4⁺T细胞和CD8⁺T细胞计数外,临床上已开展对淋巴细胞功能、分群等指标的检测,是全面、客观评估艾滋病患者免疫状态的重要手段。

第一节 HIV感染的免疫细胞检测方法

HIV感染的免疫细胞检测主要有传统的实验室检测以及基于即时检测技术的CD4⁺T细胞检测,根据操作方法和检测时间的不同应用于不同场景,本节将介绍这两种检测方法的原理、进展及应用。

一、基于流式细胞术的免疫细胞检测

(一)流式细胞术检测原理

流式细胞术是利用流式细胞仪的激光和光学检测系统对处于快速直线流动状态中的单列细胞或颗粒进行逐个、多参数、快速的定性、定量分析或分选的技术。流式细胞仪主要由液流系统、光学系统、电子系统、分析系统等4部分组成。具体的工作原理为:在实验过程中,细胞或颗粒样本首先经过荧光染色,形成荧光标记的悬浮液。通过气体压力驱动,该样本被注入流动室内。与此同时,鞘液在高压作用下从鞘液管喷出,与样本流形成一定角度,确保鞘液包裹并高速环绕样本流动,形成鞘流。这一过程使得待测细胞或颗粒在液流中有序排列,逐一通过检测区域。流式细胞仪配备激光作为光源,经聚焦后的激光束垂直照射在液流上。荧光染色的细胞在激光束照射下产生散射光和荧光。前向散射(forward scatter,FSC)信号由前向光电二极管检测,主要反映细胞体积;而侧向散射(side scatter,SSC)信号由90°方向的光电倍增管(photomultiplier,PMT)接收,揭示细胞结构特征。荧光信号则在与激光束垂直的方向上被接收,并经过一系列双色性反射镜和带通滤光片分离,以区分不同波长的荧光。这些信号的强度直接关联到细胞表面抗原的表达水平或细胞内外物质的浓度。PMT将这些光信号转换为电信号,随后通过模数转换器(analog to digital converter,ADC)转化为数字信号,供计算机处理。计算机系统负责收集和处理这些信号,并显示数据分析结果。流式细胞仪数据显示方式包括单参数的直方图、双参数或多参数的散点图、等高线图和三维视图等,可满足不同测量参数的需求。

(二)流式细胞术进展

CD4⁺T细胞计数始于20世纪90年代,传统的CD4⁺T细胞绝对计数先利用血球计数仪检测淋巴细胞总数,再根据流式细胞仪得到的CD4⁺T细胞群体百分比来计算得出绝对值,即双平台法(dual-platform,DP)。DP需要两种仪器,由于仪器有系统误差,计算结果的重复性和准确率影响因素较多,用这种方法进行淋巴细胞计数时,不同实验室差异较大,甚至高达40%。因此,为获得精确的CD4⁺T细胞绝对计数,1996年O'Gorman和Gelman提出使用流式细胞仪单平台法(single-platform,SP),SP是相对DP而言的,可同时计出细胞亚群百分比和绝对值。SP又可分为微球法和体积法。微球法通过使用已知数量的参考

微球为内参,直接报告淋巴细胞绝对计数,即通过获取的目标细胞与参考微球的比例、参考微球数量和样本体积,得到全血中的淋巴细胞数量。体积法通过对生物细胞或颗粒的多种特性进行分类、计数,根据样本体积计算得到 CD4$^+$ T 细胞的绝对值。SP 最大程度地减少了多个仪器检测带来的检测误差,细胞绝对计数结果的重复性和准确率都得到了良好的保证。

随着荧光标记单克隆抗体的出现,双色和三色流式细胞仪在 20 世纪 80 年代初被引入淋巴细胞亚群分析中。现在流式细胞分析已迅速发展到三色、四色甚至五色或六色荧光分析,使得对细胞亚群的识别和分选、细胞功能的评价等更为精确。

除由液流系统、光学系统、电子系统、分析系统等组成的传统流式细胞术外,为了满足更多的科研和临床需求,越来越多种流式类型不断出现。

Gregory Goddard 团队提出了在无需鞘液的情况下,利用超声波能量集中微小颗粒进行流式细胞分析的方法。其原理是通过超声波产生的声辐射压力将颗粒驱至流动流的中心,形成紧密的样品流,从而实现颗粒的准确定位和分析。该技术消除了对鞘液的需要,降低了成本,提高了野外和远程操作的便携性,同时由于声波聚焦和浓度效应,它还允许在较低线速度下实现高颗粒分析率,增强了对极稀薄样品的分析能力,并提高了测量的灵敏度。

成像流式仪结合了流式细胞术的定量能力和显微成像的形态学细节,通过捕获流动中单个细胞的形态和多荧光通道图像,获得细胞的全面分析结果。这项技术能够提供细胞表面特征和亚细胞结构的详细信息,同时允许对稀有细胞群体进行复杂区分,这是传统的流式细胞术难以实现的。此外,多光谱成像技术还提高了对细胞群体的检测能力,尤其是在分析细胞形态和亚细胞特征时,能够提供更为精确和全面的数据。它们可在细胞信号传导、共定位研究、细胞间相互作用、DNA 损伤和修复等方面,以及需要对大量细胞的细胞定位与荧光表达进行协调时应用。

光谱流式仪专门用来解决多参数流式细胞术中的主要挑战:补偿问题,也就是消除不同荧光团(flurochromes)之间的光谱重叠。它通过测量多色样品中每种荧光团的整个荧光发射光谱来创建一个光谱指纹。在分析过程中,每个光谱被分离或"拆分"(unmixed),从而为每种荧光团提供纯信号,进而提高数据的质量和分辨率。

另外,还有利用拉曼光谱技术,能够在无须标记的情况下,基于细胞内分子振动产生的散射光子来探测单个活细胞的化学成分的拉曼流式细胞术;使用稳定同位素标记的抗体在单细胞水平上同时测量多达 100 个参数的质谱流式细胞术;用于细胞尺寸表征和检测细胞内蛋白的微流控芯片技术等。这些技术的发展展示了流式细胞术领域的创新和多样性,显示其在生物医学研究和临床诊断中的广泛应用潜力。

(三)流式细胞术的应用

利用流式细胞术检测免疫活化和耗竭标志、研究免疫细胞亚群,可以评估疾病进展、指导抗逆转录病毒治疗、监测治疗效果。

1. **CD4$^+$ T 细胞检测**　CD4$^+$ T 细胞根据功能可分为效应 T 细胞和调节性 T 细胞(regulatory T cell,Treg cell),其中效应 T 细胞可分为 Th1、Th2、Th9、Th17、Th22 细胞和滤泡辅助性 T 细胞(follicular helper T cell,Tfh cell)等,调节性 T 细胞包括自然调节性 T 细胞和诱导性调节性 T 细胞。效应 T 细胞通过分泌细胞因子发挥抗 HIV 作用,但 HIV 疾病进展会导致 CD4$^+$ T 细胞亚群的细胞因子分泌能力受损,并且 T 细胞亚群的改变与总 CD4$^+$ T 细胞中细胞因子的假性升高有关。HIV 感染导致的 Th17 细胞损失可能会损害肠道黏膜屏障,导致微生物易位和免疫超激活。Treg 细胞(CD4$^+$ CD25$^+$ Foxp3$^+$ CD127$^+$)可通过抑制免疫激活,控制慢性免疫激活和病毒复制;但同时 HIV 感染也可能破坏 Treg 细胞的功能,导致免疫激活和炎症。

2. **CD8$^+$ T 细胞检测**　CD8$^+$ T 细胞通过识别并杀死被 HIV 感染的细胞或产生多种细胞因子,如 γ 干扰素(interferon-γ,IFN-γ)和肿瘤坏死因子-α(tumor necrosis factor-α,TNF-α)调节免疫反应,抑制病毒复制。然而,在 HIV 感染过程中,CD8$^+$ T 细胞也可能因受到 HIV 的长期刺激,逐渐失去识别抗原、活化增殖、分泌 IL-2 的能力,同时受到 Treg 细胞的抑制,导致 T 细胞耗竭。耗竭的 T 细胞表现出功能下降,如细胞因子产生减少、增殖能力降低,以及表面抑制性受体的表达增加(如 PD-1,CTLA-4 等)。

3. **B 细胞检测**　B 细胞($CD3^+CD19^+$)是机体体液免疫的重要组成部分,对其进行检测可以反映机体体液免疫功能状态。

4. **NK 细胞检测**　基于自然杀伤(natural killer, NK)细胞表面标志物 CD56 和 CD16 的表达水平,NK 细胞可被细分为三个主要亚群:$CD56^{bright}CD16^{bright}$、$CD56^{dim}CD16^+$ 和 $CD56^{dim}CD16^-$。在 HIV 感染个体中,NK 细胞亚群分布的顺序失调始于急性 HIV-1 感染。最初,伴随着 $CD56^{dim}CD16^+$ 亚群的相对扩增和 $CD56^{bright}CD16^-$NK 细胞的早期耗竭,循环 NK 细胞的绝对数量增加。持续的病毒复制诱导功能失调的 $CD56^-CD16^+$($CD56^-$)NK 细胞亚群的扩增。HIV 感染者中 NK 细胞表面受体的表达也发生变化:慢性 HIV-1 病毒血症与 NK 细胞表面 NKp30、NKp44 和 NKp46 三种天然细胞毒性受体(natural cytotoxicity receptor, NCR)的表达显著降低有关,同时伴随着 NK 抑制性受体(iNKRs)的水平升高。在慢性病毒血症 HIV 感染个体中,NKG2A 是唯一表达降低的 iNKR,导致 NKG2A/NKG2C 比例的逆转。与激活和抑制受体表达失调相关的功能异常严重限制了 NK 细胞的细胞毒性,从而影响 NK 细胞介导的病毒清除能力以及对整体免疫系统的调节功能。

5. **其他**

(1)活化分子:在 HIV-1 感染的初期,T 细胞 HLA-DR 的表达量上升,提示可能与免疫激活和炎症过程紧密相关。CD38 作为一种双功能细胞表面分子和酶,参与调节细胞内钙稳态及多种细胞信号传导途径。它在多种类型免疫细胞上均有表达,包括 T 细胞和 B 细胞。在 HIV 感染个体中,特别是 $CD8^+$ T 细胞,CD38 的表达水平常常上调。因此,CD38 的表达水平可以作为监测 HIV 感染者免疫状态的指标。

(2)耗竭分子:目前发现耗竭 T 细胞高表达 PD-1、CTLA-4、淋巴细胞活化基因 3(lymphocyte activation gene-3, LAG-3)、T 细胞免疫球蛋白黏蛋白 3(T cell immunoglobulin and mucin domain-containing protein 3, TIM3)等抑制性分子。

二、基于即时检测技术的免疫细胞检测

(一)概述

世界卫生组织(WHO)最早在 2016 年发布的第 2 版《使用抗逆转录病毒药物治疗和预防艾滋病毒感染的综合指南:公共卫生方法的建议》中提出,与传统的实验室 $CD4^+$ T 细胞检测相比,基于即时检测技术的 $CD4^+$ T 细胞检测操作简便,经过培训的非实验室工作人员可以使用指尖末梢血开展现场检测。主要在非洲开展的 30 项研究表明:与传统的实验室 $CD4^+$ T 细胞检测(11 天)相比,使用基于即时检测技术的 $CD4^+$ T 细胞检测显著缩短了结果反馈的时间(中位数为 0.1 天)。从诊断 HIV 感染到开始抗逆转录病毒治疗的时间也较短,仅为 9 天。实施基于即时检测技术的 $CD4^+$ T 细胞检测可以改善从检测到抗逆转录病毒治疗开始的每一个步骤。对低收入场景的成本效益研究发现,由于可以带来降低发病率和死亡率的健康效益,即使需要投入新的检测设备,即时检测技术的 $CD4^+$ T 细胞检测也具有成本效益。WHO 于 2021 年更新了该指南,再次强调了即时检测技术的重要性。

(二)$CD4^+$ T 细胞即时检测原理和评价应用

与传统流式细胞技术不同,基于即时检测技术的 $CD4^+$ T 细胞检测利用了微流控芯片的细胞分选检测技术。该技术从检测原理上可分为基于单细胞检测和基于多细胞整体检测的微流控芯片。基于单细胞检测原理的芯片检测灵敏度高,计数分辨率高,但芯片结构及检测过程较复杂,检测装置难以简化。基于多细胞整体检测原理的芯片检测装置简单,操作便捷,但因无法对单个细胞进行识别与检测,检测灵敏度及细胞计数分辨率比单细胞检测低。随着检测技术的发展,目前已有两种商品化的利用微流控芯片的即时检测设备在中国开始应用。

1. **基于图像分析的自动血液学免疫试验技术**　全球第一个注册上市、应用在临床诊疗上的即时 $CD4^+$ T 细胞检测设备是一种基于图像分析的自动血液学免疫试验技术。只需在检测板上加入血液样本,将检测板插入分析仪后,血液样品输送到温育室,与标记了不同荧光染料的特异性抗体(与 PE-Cy5 相结

合的抗人 CD3 单克隆抗体和与 PE 相结合的抗人 CD4 单克隆抗体)结合,温育一定时间后,沿毛细管移动并混匀,染色后的样品沿检测通道平铺为单层细胞,在红绿滤光器下拍照后,仪器分析软件将图片合成复合图像,并对标记细胞计数。辅助性 T 细胞携带 CD3 和 CD4 两种表面抗原,因此可发出针对两种抗体 - 染料结合物特定波长的光,可将辅助性 T 细胞与只携带了一种表面抗原的其他类型血细胞特异性区分开。

2012 年国家艾滋病参比实验室组织在云南省进行了评价,与流式细胞仪 FACS Calibur 检测结果相比,检测结果偏低,但一致性较好,静脉血和指尖末梢血一致性 R^2 分别为 0.91 和 0.81。该设备体积小巧,操作方法简单,20 分钟内可以获得检测结果,每天可以完成 10~15 人次检测,适合在人力资源不足、送样不方便且感染者数量较少的偏远地区使用。

2. **基于荧光成像和吸收光谱技术**　另一种开始进行临床应用的即时 CD4$^+$ T 细胞检测设备基于荧光成像和吸收光谱技术,依靠荧光显微照相技术以及建立在传统流式细胞术多色平台上的光吸收度检测技术。检测试剂卡包含干燥的荧光素标记抗体试剂,在检测试剂卡上加入血液样本,当血液与试剂发生反应,试剂中抗体就会与淋巴细胞和单核细胞上的表面抗原相结合。激光器的光线会照射或者穿透血液样品,所生成的信号会在穿过显微镜镜头和发射滤光片或者光谱系统的过程中被捕捉到数码相机的芯片上。软件会识别目标细胞群并计算 CD4$^+$ T 细胞绝对值、CD4$^+$ T 细胞百分比和血红蛋白浓度。系统会使用在氧合血红蛋白和脱氧血红蛋白等消光点的吸光度和散射校正数,通过分光光度法测量总血红蛋白量。无论是静脉血还是指尖末梢血,均能够提供准确、可靠的结果,与流式细胞仪 FACS Calibur 检测结果一致性较高(R^2=0.96)。使用单滴静脉血或指尖末梢血,可在 25 分钟内同时提供 CD4$^+$ T 细胞绝对值、CD4$^+$ T 细胞百分比和血红蛋白浓度,与流式细胞仪 FACS Calibur 和血液分析仪 Sysmex T-4000i 检测结果的一致性高,95% CI 分别为 0.94~0.99,0.99~1.01 和 0.86~0.93,提高了检测可及性。与基于图像分析的自动血液学免疫试验技术相比,样本及抗体在设备外孵育后再进行检测,检测效率有所提高,每天可检测 50 份样本。

(三)CD8$^+$ T 细胞即时检测原理和评价应用

CD8$^+$ T 细胞即时检测也利用了微流控芯片,该技术利用电阻抗对细胞进行差分测量,细胞计数基于库尔特计数原理,即微流控芯片内有电解质溶液,在芯片计数区域的微流孔电极间有一定电压,细胞为不导电的粒子,它通过微流体孔时将阻断电流,产生阻抗尖峰(其振幅和宽度分别与细胞的大小和细胞通过孔的转运速度成正比),最后可以将电信号转换为细胞的粒径和数量。该技术主要包括 5 个芯片模块,依次为:化学裂解红细胞,裂解终止、保留白细胞,电计数总细胞,抗体捕获 CD8$^+$ T 细胞,电计数未被捕获细胞。后 3 个模块,可实现对 CD8$^+$ T 细胞的计数。

研究采用健康者和 HIV 感染者的血液样本对该设备进行实验分析,结果发现 CD8$^+$ T 细胞计数在 40~1 000 个/μl 的范围内与流式细胞术计数结果具有较高的一致性。

该技术仅需使用一滴全血样本,便能在 20 分钟内完成精确的细胞计数。该设备采用了电学方法,无需昂贵的光学检测器件,因此可能发展成为一种便携式、电池供电的仪器,这将为资源有限地区提供极大的便利性。

(陈会超　刘　佩)

第二节　免疫细胞检测的临床意义

CD4$^+$ T 细胞的检测不仅可协助诊断、判断疾病分期,而且在 ART 后对疗效的判断至关重要。然而,随着医学研究的深入和对疾病精细化管理需求的提升,仅依赖 CD4$^+$ T 细胞数量的检测已经不能满足临床的需求。为了更全面、更准确地评估患者的免疫状态和疾病进展,目前已经开始逐渐开发出针对免疫细胞功能、分群、活化等指标的检测方法,并尝试将其应用于临床实践中。这些新的检测方法能够提供更为丰富的信息,有助于医师更准确地判断患者的免疫水平和疾病状态。

尽管这些新的检测方法在理论上具有很大的优势,但目前它们尚未在全国范围内得到广泛应用。这主要是由于这些方法的技术难度较大，需要专业的设备和技术人员支持，同时也需要更多的研究数据来验证其准确率和可靠性。此外，不同地区和不同医院的医疗水平和技术条件也存在差异，这也限制了这些新方法在临床上的广泛应用。

然而，尽管存在这些挑战和限制，但随着医学技术的不断进步和临床需求的不断增加，相信这些新的检测方法将会逐渐得到更广泛的应用。同时，也需要更多的研究来探索这些新方法在临床实践中的具体应用效果，以进一步推动医学的发展和进步。

一、CD4$^+$ T 细胞检测的意义

CD4$^+$ T 细胞是判断 HIV 疾病分期和治疗效果的重要指标。1986 年美国疾病预防控制中心根据 CD4$^+$ T 细胞计数将 HIV 感染者分为三类：1 类，CD4$^+$ T 细胞＞500 个/μl；2 类，200 个/μl≤CD4$^+$ T 细胞＜500 个/μl；3 类，CD4$^+$ T 细胞＜200 个/μl。结合临床症状的分类（A，B，C），成为被广泛接受的 HIV 感染分级系统。在中国艾滋病诊疗指南中，将 CD4$^+$ T 细胞＜200 个/μl 的 HIV 感染者归为疾病分期中的艾滋病期。2011 年美国一项专家共识将 CD4$^+$ T 细胞＜500 个/μl 定义为晚治疗患者。

此外，CD4$^+$ T 细胞计数对 ART 后疗效判断至关重要。美国卫生与公众服务部（US-DHHS）指南指出，将 HIV 抗病毒治疗后，在病毒学有效控制的情况下，CD4$^+$ T 细胞≥500 个/μl 定义为免疫重建良好。2023 年中国的专家共识将接受 HIV 抗病毒治疗 4 年以上，且外周血 HIV RNA 病毒载量＜50 拷贝/ml 的患者，CD4$^+$ T 细胞计数持续低于 350 个/μl，定义为免疫重建不全。

免疫重建不良与发生机会性感染、非 AIDS 定义性疾病及死亡的风险相关。建议在 ART 后每 3～6 个月监测 CD4$^+$ T 细胞水平。另外起始低 CD4$^+$ T 细胞水平与免疫重建不良、非 AIDS 定义性疾病及死亡均有显著相关性。

二、CD8$^+$ T 细胞及 CD4$^+$ 与 CD8$^+$ T 细胞比值检测的意义

在 HIV 患者中，CD8$^+$ T 细胞通常会增加，这与 HIV 的持续感染和免疫系统试图控制病毒复制有关。CD8$^+$ T 细胞在清除感染细胞和控制 HIV 复制中起着重要作用。

ART 后，CD4 与 CD8$^+$ T 细胞比值（CD4/CD8）有助于在长期随访中对患者进行免疫学评估。加拿大一项大队列研究发现，在 ART 后平均 2.6 年，28% 的 HIV 患者可达到 CD4/CD8≥1 的目标，ART 后 5 年，44% 的患者可实现 CD4/CD8≥1。其中较早开始 ART，且起始高 CD4$^+$ T 细胞水平与实现 CD4/CD8≥1 相关。泰国一项研究对大于 5 岁的儿童和青少年进行追踪随访，发现 ART 后 5 年、10 年，分别有 22.6% 和 33.6% 的患者可实现 CD4/CD8≥1。

ART 后低 CD4/CD8 与一些免疫异常以及更高水平的 CD8$^+$ T 细胞活化（HLA-DR$^+$ CD38$^+$）和衰老（CD28$^-$ 和 CD57$^+$ CD28$^-$）有关。诸多研究表明，低 CD4/CD8 与非 AIDS 定义性疾病和死亡相关。这些疾病包括但不限于心血管、肾脏、呼吸系统疾病及代谢性疾病和非 AIDS 定义性恶性肿瘤。

一项纳入 1 227 例 HIV 患者的队列研究发现，低 CD4/CD8 是非 AIDS 相关癌症的最佳预测因子（调整的 HR=2.13，95% CI 1.32～3.44）。推荐对有效 ART 后 CD4/CD8＜0.5 的患者，进行更严密的癌症预防或筛查策略。

三、免疫活化指标检测的意义

细胞长期慢性激活可导致细胞功能障碍，如细胞功能衰退、细胞衰老加速和终末器官疾病。对于 T 细胞上 CD38、HLA-DR 等分子表达的分析已成为监测 HIV 感染及预后的重要工具，并已被提议用于 ART 随访过程中治疗效果的监测。

这些分子作为受体可以传递激活信号，与细胞活化和细胞因子的产生有关：如诱导 T 细胞和 NK 细胞的活化和增殖，还可以介导 IL-1、IL-6、IL-10、IFN-γ、TNF-α、GM-CSF 等细胞因子的产生。

研究表明，CD4$^+$ T 细胞计数正常的 HIV 感染者，如果其 CD38 表达水平更高，往往会更快地发展到艾滋病阶段。而"精英控制者（elite controller）"表现出 CD38 低表达的特点。这表明，低水平的免疫激活似

乎与更好的病毒控制和延迟艾滋病的进展有关。

另外 T 细胞的持续活化与非 AIDS 定义性疾病有关,有研究显示,T 细胞的持续活化与 ART 后心血管事件的发生有直接相关性。免疫激活的细胞标志物(循环 $CD38^+$ $HLA\text{-}DR^+$ $CD4^+$ T 细胞)与 HIV 患者颈动脉硬化有关。

有效的 ART 可显著降低异常免疫激活。将免疫激活异常的细胞比例作为临床评估的指标,可能有助于早期判断 HIV 感染者对治疗的反应。有研究表明,在治疗开始两周后,CD38 表达比例恢复较高的患者,要实现完整的病毒抑制,所需的时间较少。

一些研究提示,免疫细胞的活化、分群指标可以协助判断免疫重建炎症综合征(immune reconstruction inflamatory syndrome, IRIS)的发生。如在发生 IRIS 时,效应记忆、$PD\text{-}1^+$、$HLA\text{-}DR^+$ 和 $Ki67^+$ $CD4^+$ T 细胞比例更高。另有研究显示,ART 两周时,$CD8^+$ T 细胞活化($CD38^+$ $CD8^+$ T 细胞)增加,是鸟分枝杆菌 IRIS 发生的独立危险因素。

四、淋巴细胞亚群检测的意义

$CD4^+$ T 细胞根据抗原刺激分化的不同阶段,可大体分为三大类:naïve、效应和记忆 $CD4^+$ T 细胞。HIV 感染者以 naïve $CD4^+$ T 细胞的显著下降为特点。ART 后持续低 naïve $CD4^+$ T 细胞($CD4^+$ $CD45RA^+$)与免疫重建不良有关。有研究表明,在 ART 治疗 3 个月后,naïve $CD4^+$ T 细胞的百分比每增加 5%,$CD4^+$ T 细胞计数增加 17 个/μl。另一研究显示,ART 后 4 周,中央记忆 CD4 和 naïve $CD4^+$ T 细胞的增加与 12 周 $CD4^+$ T 细胞的增加有关。

综上,对于免疫细胞的检测来说,未来应该是向着更全面、更精细化的方向发展。除了继续关注免疫细胞数量的变化外,还应该结合其功能、分群、活化等指标进行综合评估,以更准确地判断患者的免疫状态和疾病进展。同时,也需要加强相关研究和临床实践,推动这些新的检测方法在医学领域的应用和发展。

(郭朋乐)

参 考 文 献

[1] MANOHAR S M, SHAH P, NAIR A. Flow cytometry: Principles, applications and recent advances. Bioanalysis, 2021, 13 (3): 181-198.

[2] ADAN A, ALIZADA G, KIRAZ Y, et al. Flow cytometry: Basic principles and applications. Crit Rev Biotechnol, 2017, 37 (2): 163-176.

[3] BARNETT D, WALKER B, LANDAY A, et al. CD4 immunophenotyping in HIV infection. Nat Rev Microbiol, 2008, 6(11 Suppl): S7-S15.

[4] O'GORMAN M R, GELMAN R. Inter- and intrainstitutional evaluation of automated volumetric capillary cytometry for the quantitation of CD4- and CD8- positive T lymphocytes in the peripheral blood of persons infected with human immunodeficiency virus. Site Investigators and the NIAID New CD4 Technologies Focus Group. Clin Diagn Lab Immunol, 1997, 4(2): 173-179.

[5] LANIER L L, LOKEN M R. Human lymphocyte subpopulations identified by using three-color immunofluorescence and flow cytometry analysis: Correlation of Leu-2, Leu-3, Leu-7, Leu-8, and Leu-11 cell surface antigen expression. J Immunol, 1984, 132(1): 151-156.

[6] GODDARD G, MARTIN J C, GRAVES S W, et al. Ultrasonic particle-concentration for sheathless focusing of particles for analysis in a flow cytometer. Cytometry A, 2006, 69(2): 66-74.

[7] MCGRATH K E, BUSHNELL T P, PALIS J. Multispectral imaging of hematopoietic cells: Where flow meets morphology. J Immunol Methods, 2008, 336(2): 91-97.

[8] MCKINNON K M. Flow cytometry: An overview. Curr Protoc Immunol, 2018, 120: 1-11.

[9] BREGLIO K F, VINHAES C L, ARRIAGA M B, et al. Clinical and immunologic predictors of mycobacterium avium complex immune reconstitution inflammatory syndrome in a contemporary cohort of patients with human immunodeficiency

virus. J Infect Dis, 2021, 223(12): 2124-2135.

[10] WANG D, JIANG Y, SONG Y, et al. Altered T-cell subsets are associated with dysregulated cytokine secretion of CD4+ T cells during HIV infection. J Inflamm Res, 2021, 14: 5149-5163.

[11] VALVERDE-VILLEGAS J M, MATTE M C, DE MEDEIROS R M, et al. New insights about Treg and Th17 cells in HIV infection and disease progression. J Immunol Res, 2015, 2015: 647916.

[12] ANDERKO R R, MAILLIARD R B. Mapping the interplay between NK cells and HIV: Therapeutic implications. J Leukoc Biol, 2023, 113(2): 109-138.

[13] BLACKBURN S D, SHIN H, HAINING W N, et al. Coregulation of CD8+ T cell exhaustion by multiple inhibitory receptors during chronic viral infection. Nat Immunol, 2009, 10(1): 29-37.

[14] World Health Organization. Consolidated guidelines on the use of antiretroviral drugs for treating and preventing HIV infection: Recommendations for a public health approach. 2nd ed. Geneva: World Health Organization, 2016.

[15] 雷相阳, 邱宪波, 葛胜祥, 等. 基于微流控芯片的 CD4+ T 淋巴细胞计数检测. 化学进展, 2015, 27(7): 870-881.

[16] LIANG J, DUAN S, MA Y L, et al. Evaluation of PIMA point-of-care CD4 analyzer in Yunnan, China. Chin Med J, 2015, 128(7): 890-895.

[17] TAKAR M, FRANCIS A, KOVIT P, et al. CD4 lymphocyte enumeration and hemoglobin assessment aid for priority decisions: A multisite evaluation of the BD FACSPresto™ system. Open AIDS J, 2017, 11: 76-90.

[18] LU X, SUN H, LI H, et al. Validation of the BD FACSPresto system for the measurement of CD4 T-lymphocytes and hemoglobin concentration in HIV-negative and HIV-positive subjects. Sci Rep, 2020, 10(1): 19605.

[19] WATKINS N N, HASSAN U, DAMHORST G, et al. Microfluidic CD4+ and CD8+ T lymphocyte counters for point-of-care HIV diagnostics using whole blood. Sci Transl Med, 2013, 5(214): 214ra170.

[20] GARDNER E M, MCLEES M P, STEINER J F, et al. The spectrum of engagement in HIV care and its relevance to test-and-treat strategies for prevention of HIV infection. Clin Infect Dis, 2011, 52(6): 793-800.

[21] 中华医学会感染病学分会艾滋病丙型肝炎学组. 艾滋病免疫功能重建不全者临床诊疗专家共识(2023 版). 中华传染病杂志, 2024, 42(1): 3-13.

[22] ZHABOKRITSKY A, SZADKOWSKI L, COOPER C, et al. Increased CD4:CD8 ratio normalization with implementation of current ART management guidelines. J Antimicrob Chemother, 2021, 76(3): 729-737.

[23] HAN W M, APORNPONG T, HANDOKO R, et al. CD4/CD8 ratio recovery of children and adolescents living with HIV with virological suppression: A prospective cohort study. J Pediatric Infect Dis Soc, 2021, 10(2): 88-96.

[24] SERRANO-VILLAR S, SAINZ T, LEE S A, et al. HIV-infected individuals with low CD4/CD8 ratio despite effective antiretroviral therapy exhibit altered T cell subsets, heightened CD8+ T cell activation, and increased risk of non-AIDS morbidy and mortality. PLoS Pathog, 2014, 10(5): e1004078.

[25] LEON A, LEAL L, TORRES B, et al. Association of microbial translocation biomarkers with clinical outcome in controllers HIV-infected patients. AIDS, 2015, 29(6): 675-681.

[26] BETENE A D C, DE WIT S, NEUHAUS J, et al. Interleukin-6, high sensitivity C-reactive protein, and the development of type 2 diabetes among HIV-positive patients taking antiretroviral therapy. J Acquir Immune Defic Syndr, 2014, 67(5): 538-546.

[27] HEMA M N, FERRY T, DUPON M, et al. Low CD4/CD8 ratio is associated with non AIDS-defining cancers in patients on antiretroviral therapy: ANRS CO8 (Aproco/Copilote) prospective cohort study. PLoS One, 2016, 11(8): e0161594.

[28] TOHGO A, TAKASAWA S, NOGUCHI N, et al. Essential cysteine residues for cyclic ADP-ribose synthesis and hydrolysis by CD38. J Biol Chem, 1994, 269(46): 28555-28557.

[29] GONZALEZ S M, TABORDA N A, CORREA L A, et al. Particular activation phenotype of T cells expressing HLA-DR but not CD38 in GALT from HIV-controllers is associated with immune regulation and delayed progression to AIDS. Immunol Res, 2016, 64(3): 765-774.

[30] ALMEIDA M, CORDERO M, ALMEIDA J, et al. Relationship between CD38 expression on peripheral blood T-cells and monocytes, and response to antiretroviral therapy: A one-year longitudinal study of a cohort of chronically infected ART-naive HIV-1+ patients. Cytometry B Clin Cytom, 2007, 72(1): 22-33.

[31] LI T, WU N, DAI Y, et al. Reduced thymic output is a major mechanism of immune reconstitution failure in HIV-infected patients after long-term antiretroviral therapy. Clin Infect Dis, 2011, 53(9): 944-951.

[32] HUA W, JIAO Y, ZHANG H, et al. Central memory CD4 cells are an early indicator of immune reconstitution in HIV/

AIDS patients with anti-retroviral treatment. Immunol Invest, 2012, 41(1): 1-14.

[33] HUNT P W, MARTIN J N, SINCLAIR E, et al. T cell activation is associated with lower CD4+ T cell gains in human immunodeficiency virus-infected patients with sustained viral suppression during antiretroviral therapy. J Infect Dis, 2003, 187(10): 1534-1543.

[34] HORTA A, NOBREGA C, AMORIM-MACHADO P, et al. Poor immune reconstitution in HIV-infected patients associates with high percentage of regulatory CD4+ T cells. PLoS One, 2013, 8(2): e57336.

[35] HSUE P Y, WATERS D D. HIV infection and coronary heart disease: Mechanisms and management. Nat Rev Cardiol, 2019, 16(12): 745-759.

[36] KAPLAN R C, SINCLAIR E, LANDAY A L, et al. T cell activation predicts carotid artery stiffness among HIV-infected women. Atherosclerosis, 2011, 217(1): 207-213.

[37] ANTONELLI L R, MAHNKE Y, HODGE J N, et al. Elevated frequencies of highly activated CD4+ T cells in HIV+ patients developing immune reconstitution inflammatory syndrome. Blood, 2010, 116(19): 3818-3827.

第五章 HIV 耐药检测

抗逆转录病毒治疗(anti-retroviral therapy, ART)是治疗艾滋病的一种有效方法之一,理想的治疗效果是长期抑制患者体内的血浆病毒载量(viral load, VL),使其维持在检测水平之下(低于 50 拷贝/ml),而临床实践中约 30%~50% 的患者达不到这样的治疗效果;在已经治疗成功的患者中,仍有相当一部分后期会出现病毒载量反弹(表现为病毒载量升高)现象,即意味着抗病毒治疗的失败。其中 HIV-1 耐药性的产生是导致抗病毒药物治疗失败的诱因之一。与此同时,传播性耐药已呈上升的趋势,在美国和欧洲,约 10% 新感染 HIV 的患者携带对一种或几种抗病毒药物有抗性的毒株;俄罗斯 HIV-1 耐药监测结果显示,监测性传播耐药率从 2006 年的 5.4% 上升到 2022 年的 10.0%;尼泊尔的一项研究结果提示,在接受 ART 治疗 9~15 个月且 VL≥1 000 拷贝/ml 的人群中,可检测到的获得性耐药发生率为 80.7%。我国部分地区未经抗病毒治疗的 HIV-1 耐药性毒株流行率为 7.4%,在接受抗病毒治疗 12 个月后,耐药性毒株流行率可达到 58.8%。因此进行 HIV-1 耐药性常规检测,有利于对临床 HIV/AIDS 治疗失败的原因作出正确解释并指导制订新的治疗方案。

基因突变是 HIV-1 耐药性产生的根源,导致 HIV-1 基因高变异的原因如下:①由于逆转录酶缺乏校正功能,在病毒复制时不能及时切除错误引入的核苷酸,约每个复制循环中就会发生一个错误,产生随机变异;②病毒快速的复制,估计一例 HIV 感染者每天要产生 100 亿个病毒颗粒,因此,每天至少有十万到上亿个的子代 HIV 出现单个位点突变;③宿主的免疫及药物压力的选择作用,使相应的基因区有较高的突变频率;④不同病毒株 DNA 之间的基因重组。由于以上原因,在用同一药物或几种药物顺序治疗时均会在数周内产生抗一种或抗几种药物的耐药株。

目前常用于 HIV 感染者治疗的抗病毒治疗药物已有 6 大类 30 多种,分别为核苷逆转录酶抑制剂(nucleoside reverse transcriptase inhibitor, NRTI)、非核苷逆转录酶抑制剂(non-nucleoside reverse transcriptase inhibitor, NNRTI)、蛋白酶抑制剂(protease inhibitor, PI)、整合酶抑制剂(integrase inhibitor, INSTI)、融合抑制剂(infusion inhibitor, FI)及 CCR5 拮抗剂。已证实有 200 多个突变与 HIV-1 耐药性相关,它们对于耐药及病毒的生物学特性产生不同程度的影响。其中有不少受到重点关注,并且已经应用到临床的耐药位点筛查中,表 3-5-0-1 列出了临床检测常发现的 HIV-1 耐药基因突变及其针对的药物种类。

表 3-5-0-1　HIV-1 耐药基因检测靶点

抗病毒药物种类	位点名称
核苷逆转录酶抑制剂	M41L、D67N、K70R、L210W、T215F/Y 和 K219Q/E、K65R、K70E/G/Q、L74V/I、Y115F、Q151M
非核苷逆转录酶抑制剂	V90I、L100I、K101E/P、K103N/S、V106A/M、V108I、E138A/G、V179D、Y181C/I/V、Y188C/H/L、G190A/S/E、M230L
蛋白酶抑制剂	D30N、V32I、M46I/L、G48V/M、I50V/L、I54V/T/A/L/M、L76V、V82A/T/L/F/S、I84V、N88S、L90M
融合抑制剂	G36D/E、V38E/A、Q40H、N43D、Q148、G140S/A 和 E138K/A
整合酶抑制剂	Q148、G140S/A、E138K/A、N155H±E92Q、Q148H/R/K±G140S/A、Y143C/R+T97A
CCR5 拮抗剂	G36D/E/V、V38E/A、Q40H、N42T、N43D

第一节　表型耐药检测方法

一、传统表型耐药检测

传统表型耐药检测方法关键点在于病毒的分离培养,在获得临床分离病毒后分别加以不同浓度的抗病毒药物,观察不同药物浓度下的病毒抑制情况,进而获得感染者体内病毒对药物的耐受性情况。传统表型耐药检测方法由来已久,大致流程为从患者外周血单个核细胞(peripheral blood mononuclear cell, PBMC)、血浆、体液或组织分离出病毒,然后将其和 PHA 活化的 HIV-1 阴性健康人 PBMC 共培养,确定分离出临床病毒后取其上清(不含细胞)滴定病毒株的感染力,计算其半数组织培养感染量(50% tissue culture infectious dose, $TCID_{50}$),然后用一定的病毒量体外感染 PHA 活化的正常人 PBMC,将细胞置于梯度稀释的药物浓度下(如 10 倍稀释)观察病毒的复制情况。在培养 1 周后,用 ELISA 检测培养上清的 p24 抗原量和药物的半数抑制浓度(50% inhibitory concentration, IC_{50}),并与野生株的 IC_{50} 或临界值(cut-off)进行比较,进而获得临床分离株对药物的耐受性。目前,药物的 IC_{50} 升高倍数与耐药程度的关系尚无统一标准。对不同的抗病毒药物,IC_{50} 的升高可能是不同的,并与血药浓度有关。例如,对于某些核苷逆转录酶抑制剂或蛋白酶抑制剂,IC_{50} 升高 4 倍时可能与药物临床效力降低有关,但对非核苷逆转录酶抑制剂来说,同样的升高并不一定表示药效的降低。目前使用的 cut-off 值有 3 种:①专业上的 cut-off 值,这是指重复测量 HIV 参考毒株对各种抗逆转录病毒(antiretroviral, ARV)药物的敏感性,并界定该检测方法的重复性和差异性。它们代表 95% 的置信区间。②生物学 cut-off 值,强调在未使用 ARV 药物的 HIV-1 感染个体中,分离出的不同野生毒株,其 IC_{50} 具有不同的生物学变异。③临床上的 cut-off 值,基于临床试验,与治疗反应相关。

HIV 表型耐药检测是在逐渐增加的药物浓度下,体外直接观察病毒的生长情况。其优点主要有:①可对所有 HIV 亚型耐药情况进行直接定量检测;②可评估任何抗病毒药物,包括所有新的抗病毒药物;③可检测病毒序列中所有突变的作用,结果易于解释。其不足之处主要有:①此方法费时费力,检测周期约需要 4~12 周;②从患者体内分离病毒的难度比较大,需要在生物安全防护水平(bio-safety level, BSL)3 级实验室中操作,培养过程中还需要源源不断的大量正常人 PBMC,不同供者间的差异对实验结果产生很大的影响,因此该方法重现性不好,不适合实际临床治疗的检测;③没有对所有药物制定 cut-off 值,没有确定表型检测之间的标准;目前的表型耐药检测是检测病毒对单个抗病毒药物的易感性,它不能反映治疗方案中多个抗病毒药物之间的拮抗或协同作用,亦不能说明多个药物之间的协同作用是否仍具有残余的抗病毒作用。

二、重组病毒表型耐药检测

传统表型耐药检测方法受限于场地和技术方法,全面推广比较困难,因此寻找一种简便易行、耐药评估结果接近于传统表型耐药检测结果的方法势在必行。为了克服传统表型耐药检测方法的局限性,科研人员运用基因工程手段对传统表型分析方法进行了改进,省去病毒分离步骤,使得检测过程实现自动化操作,进而提高了实验的稳定性和可重复性。Paml Kellam 等于 1994 年首次报道了利用重组病毒进行耐药检测的技术方法(recombinant virus assay, RVA),该方法利用遗传重组来产生病毒群体进行表型耐药性检测,大致流程为提取艾滋病患者前病毒 DNA,用设计好的特异性引物,通过 PCR 方法扩增患者体内 HIV-1 准种中的逆转录酶(reverse transcriptase, RT)基因,然后与一个复制缺陷、缺失 RT 基因的 HIV-1 前病毒克隆相整合,随后共转染 T 细胞,经同源性重组产生含患者 RT 基因的重组病毒群体,然后通过空斑减数试验进行药物敏感性检测。随后 Petropo Los J 等人对重组病毒表型测定法进行了改进,通过标准化耐药检测载体(resistance test vector, RTV)来测定临床患者体内 HIV-1 病毒对蛋白酶(protease, PR)和 RT 抑制剂的敏感性,该载体包含一个荧光素激发报告基因和从患者血浆中提取扩增的 HIV-1 PR 和 RT 靶标序列。报告基因插入包膜蛋白 *env* 基因起始位置,并在其末尾包含终止密码子而使得载体 *env* 基因失活不表达;通过将 RTV 与一个表达细胞内小鼠白血病病毒 4070A 的 env 基因表达载体共转染人胚肾 293T 细胞(human embryonic kindy 293 T Cells, HEK293T),获得含有患者耐药相关基因的、具有单轮感染活性的重组病毒;然后在不同药物作用下培养重组病毒,通过检测报告基因来判断重组病毒的复制能力。这种方法的优点是可实现高通量检测,8~10 天就可完成实验检测,大大缩短了检测的时间。这种方法的推广使用可使得治疗失败患者新治疗药物的选择、即将接受抗病毒治疗患者初始治疗方案的选择更加具有针对性。

(一)RVA 表型检测方法

该方法主要是通过遗传重组手段将来自患者体内的前病毒 DNA 与一个复制缺陷的前病毒克隆整合,形成包含药物靶标基因的重组克隆,通过细胞转染,获得经同源性重组产生含病毒靶标基因的重组病毒群体,然后通过 HeLa CD4 空斑减数试验进行药物敏感性检测。其方法的实验结果几乎等同于传统表型耐药实验结果。

(二)Antivirogram Assay

Antivirogram Assay(以下简称 Antivirogram)是一种基于细胞和病毒培养的表型耐药性检测方法,该方法与传统的表型耐药检测方法基本类似。Antivirogram 是基于细胞和病毒共培养的表型耐药检测方法,该方法首先是从患者血浆中扩增获得 HIV-1 PR 和 RT 基因(2.2kb),然后与 pGEMT3DPRT 质粒(缺少 PR:10~99、RT:1~482)共同转染 MT4,获得含有目的基因片段的嵌合病毒,转染 MT4 细胞 8~10 天后收取上清液(无细胞)。以定量的病毒上清液感染 MT4 细胞,在梯度稀释的抗病毒药物中培养,观察病毒的复制情况。Antivirogram 与传统的表型耐药检测方法基本类似,具有很好的推广应用性,已在耐药毒株传播的监测、新型抗病毒药物的表型耐药性检测、Microbicide 候选物的筛选以及在不同亚型之间耐药性的差异比较、复制适应性的检测中都有广泛的应用。

(三)Viral ARTs HIV assay

HIV-1 Viral ARTs HIV assay 表型检测方法由 Jan weber 等人研发,其要点是扩增患者体内 HIV-1 关键功能基因(不包含 env 基因),然后将其整合到 pRECnfl-TRR-P2-INT/URA3 载体上,这样该载体几乎包含整个 HIV-1 基因组,之后将其引入表达海肾萤光素酶(hRluc)基因的 pNL4-3-hRluc 载体中,将载体转染 HEK293T 细胞,获得含有目的基因的重组病毒。将获得的病毒上清液感染 MT4 细胞(或 U87.CD4. CXCR4 细胞),在梯度稀释的抗病毒药物中培养,观察病毒的复制情况。通过测量 MT4 细胞和 CXCR4 细胞中的萤光素酶表达来评估药敏性。该方法可以同时量化对蛋白酶、逆转录酶、整合酶抑制剂的易感性,评估新抗病毒药物及多种治疗方法失败患者的耐药情况。

三、假病毒表型耐药检测方法

假病毒(pseudovirus)是以不具备自主复制能力的缺陷型病毒作为载体,并搭载其他病毒的包膜蛋白而制备出的嵌合病毒颗粒,它的关键毒力基因被人为删除、3' 端的长末端重复序列被截短且丧失致病力。假病毒核衣壳部分与野生型病毒一致,但包膜蛋白可替换为高传染性、高致病性病毒的包膜蛋白。因此,可通过更换假病毒的包膜蛋白,使其能替代各种野生型高致病性病毒在生物安全等级Ⅱ级或Ⅰ级条件下进行烈性病毒相关研究和疫苗研发。当前假病毒方法已成熟,并且在多个高致病性病原疫苗的研究中发挥了举足轻重的作用。当前针对 HIV-1 研究的假病毒有多种,由于操作步骤相对简单、实验周期短、对实验室安全等级要求相对较低等优点,受到了广大科研人员和临床检测人员的推崇。这些方法的主要优点在于不需要从患者体内分离病毒,也不需要 BSL-3 实验室,简化了操作,提高了可操作性。

(一)ViroLogic PhenoSense 检测方法

ViroLogic PhenoSense 检测方法(PhenoSense)与 Antiviogram 方法类似,是将待检病毒的目的基因克隆到 HIV 载体中(含有荧光报告基因),形成重组病毒,所不同的是该方法产生的重组病毒是利用克隆技术体外获得的。在药物存在的情况下,通过测定荧光强度来确定重组病毒的复制能力,随后计算药物对源于 HIV 感染者的重组毒株的抑制率及药物抑制病毒的 IC_{50} 并与药物敏感株进行比较,进而评估病毒对药物的敏感性。

PhenoSense 主要用来分析抗病毒治疗的效果以及相关耐药突变位点对抗病毒药物敏感性的影响,同时也可用于耐药性监测。另外在新型耐药突变的验证，药物耐药性进化路线分析以及新药物的耐药性位点分析方面也应用广泛。利用 PhenoSense 也得到了一些有意义的结果，比如 D30N 是 nelfinavir 选择性的 B 亚型特异性突变位点，在 C 亚型中则不是，提示研究 HIV 耐药的亚型特异性。

ViroLogic PhenoSense 方法是由 Petropoulos J 等人于 1999 年在重组病毒表型测定法基础上对已有方法进行优化而形成的一种新型表型耐药检测方法，其原理是利用耐药检测载体（RTV）来测定样本对 PR 和 RT 抑制剂的敏感性，这个载体包含一个荧光素激发报告基因和从患者血样中提取扩增的 HIV-1 PR 和 RT 序列，这样就形成了完整的重组病毒，后续重组病毒在目标药物存在的情况下进行复制传代，通过检测萤光素酶的表达量进而建立药物浓度的对数曲线图，就可以方便地计算出 IC_{50}。

PhenoSense 系统中耐药检测载体（RTV）的构建，是将从患者血浆中扩增的 PR 和 RT 及萤光素酶表达基因分别插入 HIV 载体的 pol 区和 env 区而构成。骨架载体的报告基因插入包膜蛋白 env 基因起始位置，并在其末尾包含终止密码子而使得载体 env 基因失活而不表达，将扩增的目的基因重组到骨架载体上构成 RTV。因 env 区的删除导致重组病毒具有复制缺陷，故将 RTV DNA 和表达包膜蛋白的双嗜性鼠白血病病毒表达载体共转染 HEK293T 细胞，获得含有患者耐药相关基因的、有单轮感染活性的重组病毒株。将获得的病毒上清液重新感染新的 HEK293T 细胞，在梯度稀释的药物中培养，抑制病毒复制的药物可以减少萤光素酶的活性，单循环复制后，通过检测感染细胞的荧光素表达来评估药物的易感性。若 $IC_{50} >$ 2.5 倍则为易感性降低。这种方法目前已基本标准化，可以实现高通量检测，检测周期为 8～10 天。该方法在分析抗病毒治疗的效果、相关耐药突变位点对抗病毒药物敏感性的影响、新型耐药实验、药物耐药性进化路线分析以及新药物（如 Maraviroc、VCV、TAK779）的耐药性位点分析方面应用广泛。

（二）Phenoscript 检测方法

Phenoscript 是一种体外单循环重组病毒检测，主要是将 HIV 三个区（PR、RT 及 env）的基因扩增，并构建含相应区域的质粒；然后与功能基因和衣壳区域缺失的骨架质粒共转染细胞，通过同源重组产生重组病毒。该方法除了检测蛋白酶抑制剂和逆转录酶抑制剂的耐药性外，还可以检测融合抑制剂的耐药性。该方法产生的病毒仅限于单轮复制，不可用于后续传代培养，因此也不具备相应的感染性。

四、虚拟表型耐药检测

Virtual Phenotype genotypic assay 国内称为"虚拟"表型实验，是基于基因型耐药检测结果预测表型耐药的一种方法。虚拟表型之所以能有市场，是基于大容量的基因型 - 表型相匹配关联的数据库（如 Virco NET 数据库），该数据库包括近 3 万例临床基因型 - 表型数据库信息，通过使用突变模式匹配方法，对数据库中的每个药物进行配表分析，以及对匹配样本的表型（IC_{50} 的增加倍数）进行分析，然后根据基因型序列信息分析表型耐药性信息，把基因突变框架与已知数据库中的成对基因型和表型进行比对，得到预测表型结果。该技术优点在于依托已有的 HIV 蛋白酶、逆转录酶基因序列以及相应表型结果，根据患者 HIV DNA 或 RNA 序列的耐药突变，对耐药程度的表现进行预测。简单地讲就是利用基因型检测方法进行鉴定以后，将所得到的结果与数据库进行比较，而这个数据库是每例患者成对的基因型 - 表型耐药数据。如果待检患者的基因型数据与数据库中的基因型耐药数据相匹配，就认为数据库中与之匹配的基因型所对应的表型耐药性数据也与待测样本的表型耐药性相同。此技术与表型检测相比耗时少（1～2 周），价格低，结果直观。将患者的基因型检测结果提交给数据库，与数据库中已经存在的基因序列进行比对，数据库根据基因型耐药检测结果与表型耐药检测结果之间的相关性，即可预测出基因型耐药检测中检出的突变在表型试验中可能对药物敏感性的影响。对于每种给定的药物，数据库应该至少包含 10 对基因型 - 表型配对结果。

表型预测结果一般通过病毒抑制浓度（inhibition concentration，IC）或药物敏感性改变倍数（fold change，FC）来表述，最后推断对使用的药物可能产生的影响。虚拟表型分析结果判断敏感或者耐药是基于数据库对每种药物设定的 cut-off 值，如 IC_{50} 改变倍数低于 Virco NET v1.6 给定的 cut-off 值，则判定表型结果为敏感；如果 IC_{50} 改变倍数高于 Virco NET v1.6 给定的 cut-off 值，则判定表型结果为耐药。

虽然多数研究已证明虚拟表型与真正表型分析同样能够预测临床药物治疗效果，但是虚拟表型分析的精确性还没有得到很好的评估。研究人员将虚拟表型预测的耐药结果与基因型耐药检测结果相比较，发现虚拟表型对 NNRTI 和 PI 耐药性预测与基因型方法对耐药的解释有较高的一致性，但对于 NRTI 耐药性结果的预测不是很理想，尤其是多位点突变联合出现时，预测的一致性更差。如逆转录酶基因区域的 69、74 位密码子突变，斯坦福大学耐药数据库结果显示，69、74 的某些突变位点是导致扎西他滨（zalcitabine，ddC）耐药的主要突变位点，而虚拟表型则预测该位点突变对于 ddC 耐药性无影响，对该药物仍可保持敏感性。后续研究结果表明，对 ddC 和去羟肌苷耐药性预测不准确的主要原因是 RT 基因区域突变 K65R、T69N 和 L74V 与基因多态性有关。另外一些关于表型预测的研究发现在基因型耐药检测结果的前提下，虚拟表型预测与基因型结果一致性能达到 88.2%，但对部分 NRTI 抑制剂，如洛匹那韦（lopinavir）、去羟肌苷（didanosine，ddI）和阿巴卡韦（abacavir，ABC）药物的耐药信息不是很充分，其中药物 ddI 和 ABC 虚拟表型耐药信息主要缺少核苷酸类似物突变，或者是多聚核苷酸耐药突变，如 Q151M 复合突变和 67～69 密码子重排。此外，虚拟表型预测使用的数据库中可能找不到对应的基因型 - 表型配对数据及一些新型耐药突变位点，这些都会限制虚拟表型对耐药信息预测的准确率。

尽管 Virtual Phenotype 被称为虚拟表型检测方法，但通常认为它是标准基因型检测的改进版，只不过利用一个表型数据库来强化基因型耐药检测结果。实际上就是一种基因型耐药性检测方法，不可与表型耐药检测相混淆，因为表型耐药检测是直接测定患者体内的 HIV-1 在药物存在情况下的耐药情况，而 Virtual Phenotype 不是一种直接的检测，而是基于基因型检测和数据库匹配的一个预测结果。

五、其他表型耐药检测方法

在已有成熟的基因型和表型耐药检测方法之外，随着生物技术的不断发展和临床检测实际需求的增加，一些快速易用的表型耐药检测法应运而生，HIV-1 耐药检测技术日新月异。如非培养的表型检测方法，这种方法无须进行病毒培养，而是利用快速、简单的生化方法来直接检测血浆中药物对 RT 和 RP 活性的影响，应用较为广泛的如 Amp-RT。还有一些不需要构建病毒，而是将相关的病毒基因连入某些载体，在这些载体中发挥病毒蛋白的作用，从而间接地测定相关酶在突变或药物存在情况下的活性，如 TyHRT 等。

（一）Amp-RT 表型检测方法

Amp-RT 检测是一个基于 PCR 反应的超敏感性逆转录酶实验，可以检测血浆中极低水平的 RT 活性。Amp-RT 通过使用已知的非逆转录病毒（如脑心肌炎病毒）的杂聚 RNA 模板和特异的 DNA 寡核苷酸引物，使用 PCR 扩增和内部寡核苷酸探针进行 cDNA 检测，并结合以酶联免疫法为基础的杂交过程来检测 RT 活性。随后，Gerardo 等利用 Amp-RT 检测 HIV-1 对 RT 抑制剂的表型耐药。对逆转录酶抑制剂表型药物敏感性的检测主要是通过检测不同药物浓度下 Amp-RT 反应产生的 RT 活性。与传统的表型耐药性检测方法不同，Amp-RT 不需要病毒分离和培养，也因此可以快速得到耐药信息。

（二）TyHRT 表型检测方法

TyHRT 基于酿酒酵母内 TyHRT 元件来分析患者体内逆转录酶的活性。首先通过 RT-PCR 获得 RT 区目的基因，然后与来源于酿酒酵母 Ty1 的逆转录转座子（*Saccharomyces cerevisiae* Ty1 retrotransposon）进行共转化，在酵母菌内形成含有插入 RT 区域的完整 TyHRT 元件。TyHRT 的逆转录转座子在酿酒酵母中具有活性，可以检测 TyHRT 中插入的 HIV-1 逆转录酶活性。逆转录信号基因 *his3AI* 在酵母中经 HIV-1 的 RT 逆转录产生完整 *his3* 基因的 cDNA，通过组氨酸缺失培养基上酵母的生长情况可以间接测定 HIV-1 逆转录酶的活性。HIV-1 逆转录酶活性在酵母内可以被 RT 抑制剂抑制，在抑制剂存在的情况下进行试验检测 RT 耐药突变的表型耐药数据。通过构建体外 RT 区数据库，可以利用 RT 区数据库来测定 RT 的基本活性和每个含 RT 的病毒株对每个药物的表型耐药性。因此，TyHRT 可以从 HIV-1 病毒库和 HIV-1 感染者的血浆中测定已知耐药位点或重要的 RT 抑制剂耐药位点。

为了进行快速、便捷的药物敏感性筛选，研究者利用了一种半定量的可视技术来确定耐药性逆转录酶活性。通过观察 RT 突变株产生组氨酸阳性克隆的能力，可以容易地区分野生型、低度耐药、中度耐药和高度耐药。随着方法的完善，TyHRT 应用于耐药位点对抗病毒敏感性的影响以及微量耐药突变的表型研究。

（三）通过改造细胞进行的 HIV-1 表型耐药实验

1988 年 Chesebro 等通过改造 HeLa 细胞，构建了可用于 HIV-1 表型耐药检测的 HeLa/CD4$^+$ 细胞系，通过空斑减数试验测定体外药物敏感性，该方法重复性好、简便快捷。但由于 HeLa/CD4$^+$ 细胞缺乏 CCR5 受体，而 CCR5 受体是 M 嗜性病毒的辅助受体，所以这种方法只能分析 CXCR4 依赖的 T 嗜性病毒。为了能够对两种辅助受体的 HIV-1 进行表型耐药检测，Hachiya 等将表达 CCR5 的载体导入 HeLa/CD4$^+$ 细胞内构建成 MAGIC-5 细胞，其能稳定表达 CD4$^+$、CXCR4、CCR5 并包含整合的 β-半乳糖苷酶（β-galactosidase，β-gal）基因。该细胞系通过与患者血浆上清共培养，可产生大量病毒 RNA，从而成功地建立了基于 MAGIC-5 细胞的表型测定方法。这种方法较传统的 PBMC 共培养方法快速简便，只需要血浆标本中病毒载量大于 10^4 拷贝 /ml、2 周就能得到耐药结果。随后，该研究团队又于 2003 年发展了一种称为 "Al-l in-One" 的快速表型检测方法，这种方法可检测病毒在体内联合药物浓度下的药物敏感性结果。由于该方法考虑到患者个体体内的药物浓度，所以能真实反映患者体内的药物敏感性，结果更真实、可靠。TZM-bl 细胞系的成功构建，使得 HIV-1 表型耐药检测变得更为简单便捷。TZM-bl 细胞作为指示细胞，其携带 HIV-1 长末端重复序列（long terminal repeat，LTR）、启动的萤光素酶和 *E.coli* β-半乳糖苷酶基因。细胞一旦被 HIV 或猴免疫缺陷病毒（simian immunodeficiency virus，SIV）感染，就会激活 *Tat* 转录，通过检测萤光素酶活性来评估病毒激活水平。该方法重复性好、简便、快速，使得针对每个患者个体特异性的表型检测成为可能。

（李韩平　沈奎灵）

第二节　基因型耐药检测方法

HIV-1 基因型耐药检测是以 HIV-1 的基因组 RNA 为模板，然后逆转录 PCR 扩增目的片段，测序获得 HIV-1 *pol* 区相关基因序列，与野生型序列进行比对，判断是否有耐药相关基因突变。常用的 HIV-1 基因型耐药检测方法主要包括商业化的自动或半自动检测方法和实验室自建（in-house）方法。与表型耐药相比，基因型耐药检测的操作相对简单，成本低，检测周期短，对检测野生型和耐药毒株混合物的灵敏度更高，所以在临床上广泛使用。

一、Sanger 测序

1977 年 Sanger 和他的同事们发明了 DNA 测序技术，也称为 Sanger 测序或双脱氧核苷酸测序。该测序方法基于双脱氧末端终止法原理，待测序 DNA 片段与寡核苷酸引物退火，在聚合酶的催化作用下，在 4 种脱氧核苷三磷酸（dNTP）和双脱氧核苷三磷酸（ddNTP）的存在下合成双链 DNA，由于 ddNTP 缺少 3′-OH，一旦加入新合成的 DNA 链，这条 DNA 链就停止延伸反应，获得不同长度的 DNA 片段，通过标记 ddNTP，依次检测合成片段的碱基排列顺序。Sanger 测序技术以其操作简单、测序片段长等优点被广泛应用，是 HIV 基因型耐药检测应用最广泛的方法，目前基于该技术原理已有成熟的用于耐药检测的商业化试剂盒，各实验室也可自建检测方法。该方法已经作为 HIV-1 耐药检测的主要技术平台和金标准，在临床和科研中均已被采用。虽然该方法便捷，但在碱基判读时设定的阈值较高，只有当 HIV-1 变异株超过准种 20% 时才可被检测到，即低频率的突变易发生漏检，从而低估耐药突变情况，影响耐药检测或监测结果。

无论是应用商业化试剂盒，还是实验室自建方法进行 HIV-1 基因型耐药检测，都应在标准化的基因扩增实验室中进行，实验室应设置核酸扩增前区和核酸扩增后区两个独立的工作区域。核酸扩增前区包括设在不同房间或区域的试剂准备区和样品制备区；核酸扩增后区包括设在不同的房间或区域的扩增区和扩增产物分析区。需要注意的是，实验室自建基因型耐药检测方法应按照非标方法的确认程序验证或根据 WHO 推荐的检测认证方法认证后使用。其适用范围与要求为：①样品类型可以是血浆或滤纸片干血斑。②扩增和测序的目的基因片段应覆盖蛋白酶区 4～99 位氨基酸、逆转录酶区 38～320 位氨基酸及整合酶区 50～288 位氨基酸。③根据所检测的目的基因，参考文献和本地区 HIV-1 流行毒株的序列设计扩增和测序引物。从而能检测出我国流行的 HIV-1 B、BC、AE 等主要亚型毒株。④可以在本实验室内测序，也可以送到有资质的商业测序公司进行，采用 Sanger 测序进行 DNA 测序。⑤对测序后获得的碱基序列，在进行耐药分析以前，需要应用相关软件如 ChromasPro/Sequencher、BiEdit 及 MEGA，对序列进行初步的质量评估、拼接、混合碱基判读、清理和质量控制等一系列流程。⑥将合格碱基序列在线提交到美国斯坦福大学 HIV-1 耐药基因型检测数据分析和解释系统（HIVDRDB）。

二、HIV-1 基因型耐药检测的其他方法

（一）单核苷酸多态性的 PCR 标记方法

该方法具有灵敏度高、重复性好和快速简便等优点，也可检测变异率低于 1% 的病毒准种。Hunt 等采用该方法和深度测序法同时检测 105 例使用奈韦拉平母婴阻断失败的 HIV-1 感染患儿，两种方法均可检测到低水平的变异株，两种方法检测突变位点 Y181C 和 K103N 的相关系数分别为 0.94 和 0.89。但该方法存在一些不足，即需知道变异位点在核酸的具体位置；若引物或探针结合位点处出现多态性可显著降低该方法的准确率。

（二）单基因组扩增法

即 PCR 扩增的模板来自单个基因组模板。根据泊松分布，当 PCR 产物的阳性率<30% 时，大约有85.7% 的扩增产物可能源于单个模板。标准操作流程为：利用逆转录酶对提取的病毒 RNA 进行逆转录，待完成逆转录后，对病毒 cDNA 进行梯度稀释，然后进行目的基因片段扩增，在某一稀释梯度下检测阳性率<30% 时，即可认为所得结果为单基因模板扩增结果。为确保 PCR 产物来自单模板，对 PCR 产物进行测序，测序图谱中不能含有双峰现象。由于扩增的模板来自单个基因组，故单基因组扩增对耐药准种的检测，特别是低含量突变位点的检测比普通方法更有优势。

（三）基因芯片技术

基因芯片技术是将大量特定的基因片段或寡核苷酸片段作为探针有序和高密度地排列，固定在玻璃或膜等载体上，然后与有标记的待测样品核酸按碱基配对的原则杂交，检测结果。它借助荧光标记进行扫描观察，通量高，可实现大量单核苷酸多态性（single nucleotide polymorphism, SNP）的检测。据报道，学者采用本方法共检测了来自瑞士和坦桑尼亚人群的 HIV-1 基因组片段序列，共获得 2 550 个 SNP，与 Sanger 测序的一致性为 92.7%。本方法同样主要针对已知变异位点，现随着基因芯片高通量测序技术的发展，也可用于检测未知变异位点。但本方法的成本高，受实验条件所限，尚不能在实验室普及。

三、用于 HIV-1 基因型耐药检测技术进展

（一）二代测序及三代测序用于 HIV-1 基因型耐药检测

二代测序（next-generation sequencing, NGS）是由传统的 Sanger 测序发展而来。Sanger 测序的通量低，一次只能分析一个测序反应，而 NGS 可以大规模测序短读长 250~800bp、克隆扩增的 DNA 分子，从而获得较 Sanger 测序更多的数据信息，与 Sanger 测序相比，二代测序操作与分析过程较为复杂，其工作流程包括基因文库构建、测序和数据分析三个步骤。虽然 NGS 通量远远优于 Sanger 测序，但仍然存在读长较短的劣势，而基因组通常包含许多比 NGS 读数更长的重复序列，导致错误组装，继而使许多可用的基因组被严重碎片化成数百或数千个重叠基因群。为了补足这个短板，以长读长为特点的三代测序技术诞生。三代测序可以产生高质量的基因组组装，直接检测天然 DNA 的表观遗传修饰，并允许在不组装的情况下进行完整的转录测序，就避免了 PCR 过程中引入的偏差和错误，实现了对特殊序列 DNA 片段的测序，但其出错率较高，需要重复多次检测才能保证较高的准确率。

NGS 以更省时、更具成本效益和可扩展的方式提高了检测 HIV 准种和少数变异的灵敏度和分辨率。在 HIV-1 基因耐药检测、基因变异研究中，NGS 正日益取代标准化的 Sanger 测序。这项技术不仅可以检测突变频率在 20% 以上的耐药准种，1%~20% 的劣势耐药株也可被检测，还可以根据需要设定检测阈值。NGS 在扩大 HIVDR 测试和降低测试成本方面具有巨大的潜力，提高了耐药性突变（drug resistance mutations, DRM）检测的灵敏度，如 Daniela Ram 等用 Sanger 测序和 NGS 比较以色列 9 例 HIV-1 携带

者的血浆样本，NGS 在 9 个样本中鉴定出的氨基酸取代总数相似且高于 Sanger 测序，超过 80% 的替换在 GS Junior 和 MiSeq 平台之间是相同的，其中大多（184/199）具有相似的频率，低丰度替代占 MiSeq 的 20.9%，占 GS Junior 产量的 21.9%，其中大部分未被 Sanger 测序检测到，两个二代测序技术平台都能鉴定出更多的耐药突变，并且不仅仅局限于低丰度突变。另一项用 Sanger 测序和 NGS 对 132 例接受过高效抗病毒治疗的肯尼亚儿童和青少年的耐药研究，通过评估 Sanger 测序和 NGS 的 6 个阈值（1%、2%、5%、10%、15% 和 20%）之间的差异，发现 NGS 比 Sanger 测序能检测到更多的耐药位点，效益价值要高于 Sanger 测序。

理想的 HIV-1 耐药基因分型分析应该涵盖所有 HIV-1 亚型，并能够使用 HIV-1 RNA 或 DNA 作为检测的基因组，可以对不同的样品类型例如血浆、淋巴细胞富集液、干血斑和脑脊液进行扩增和测序。至今已经有众多国家和机构在使用二代测序技术检测耐药位点信息。在埃塞俄比亚大规模 Sanger 测序和 NGS 的比较中，109 例患者 NGS 检出 DRM 为 24%（26/109），高于 Sanger 测序（6%；7/109），其中 5 例患者 Sanger 测序未检出 INSTI 的 DRM。在一项对 48 例接受抗逆转录病毒药物治疗的单纯患者研究中，发现与 Sanger 测序相比，使用 NGS 的突变检出率更高。另一项单独的研究报告了在经历 ART 中断的患者中类似的发现。2020 年新加坡国立大学杨潞龄医学院 Teo C.H.Y. 使用实验室所开发的高通量测序技术对 103 份血液样本分离血浆提取 RNA，检测出 78 个 Sanger 测序未检测到的位点，极大地显示了二代测序相较于一代测序的优势。在国内，中国疾病预防控制中心所测得的耐药结果显示 1% 阈值的 NGS 可检测到 56.9% 没有被 Sanger 测序检测到的突变位点，有 3.6% 的患者耐药位点突变频率在 20% 以上只被 NGS 检测到。

（二）低水平病毒血症样本 HIV-1 基因耐药性检测

世界卫生组织（WHO）建议大部分国家使用 RNA 含量小于 1 000 拷贝 /ml 的界限来确定 HIV 的非病毒学抑制。但是美国疾病控制与预防中心和国际艾滋病护理提供者协会认为使用 1 000 拷贝 /ml 作为阈值较高，忽略了有低水平病毒血症（low-level viremia，LLV）的 HIV 携带者的情况，因此建议使用 200 拷贝 /ml 来确定病毒抑制情况。LLV 定义为抗逆转录病毒治疗 6 个月后病毒载量（VL）为 50～999 拷贝 /ml，有研究证明 LLV 与 HIV 耐药性、病毒学失败和传播的风险增加有关。

对 LLV 患者样品进行 HIV-1 基因型耐药检测时，一个挑战是可扩增的基因组模板量很少，同时，LLV 的患者可能会携带低丰度耐药变异体（low abundance drug resistant variants，LADRV），这里的 LADRV 是指在接受过高效抗逆转录病毒治疗后，LLV 样本中相对非常稀少的耐药病毒突变体。这些耐药病毒突变体即使数量很少，仍可能对治疗效果产生影响，因此需要可靠的方法进行检测和分析。这就需要一种能够稳定扩增低水平病毒 RNA 的方案，以便对样本中存在的耐药变异体进行分析和鉴定。

使用适当的核酸提取方法进行高效的 HIV-1 RNA 回收对于确保后续分子检测的成功至关重要。可通过增加初始血浆样品体积，通过超速离心浓缩 HIV，或使用病毒浓缩液，如使用纯度高的硅胶珠，将目标分子与珠子表面结合，然后使用磁力或离心等手段将其分离和洗脱，以实现样品的纯化和富集。在生物技术领域中，这种方法经常被用于核酸和蛋白质的提取和纯化，因为硅胶珠具有良好的化学惰性和较大的表面积，可以与分子快速结合并去除污染物。同时，该方法具有操作简便、成本低廉和适用于多种样品类型的特点，因此在核酸和蛋白质研究中被广泛应用。

多项研究结果证实，通过上述样品处理措施，可极大提高 LLV 的耐药检测成功率，一项研究结果表明，在常规核酸提取程序之前，使用超速离心浓缩对更大血浆体积样品进行处理，后续的 PR 和 RT 区域的总体扩增成功率为 98.8%（79/80），IN 区域扩增成功率为 75%（60/80）。当应用慢病毒浓缩液（lentivirus concentration reagent，LCR）时，PR 和 RT 区域的总体扩增成功率为 90%（72/80），IN 区域的完全成功率为 60%（48/80）。超速离心的总体扩增成功率高于 LCR，差异有统计学意义（PR 和 RT：$P < 0.001$；IN：$P < 0.001$）。对不同值的低病毒载量样品，使用超速离心，当 HIV RNA 分别为 1 000 拷贝 /ml、400 拷贝 /ml、200 拷贝 /ml 和 100 拷贝 /ml 时，PR 和 RT 区域的扩增成功率分别为 95%、100%、100% 和 100%，IN 区域的扩增成功率分别为 80%、70%、75% 和 75%；使用 LCR，当 HIV RNA 为 1 000 拷贝 /ml、400 拷贝 /ml、200 拷贝 /ml 和 100 拷贝 /ml 时，PR 和 RT 区域的成功率分别为 100%、100%、95% 和 65%，IN 区域的成功

率分别为 85%、60%、45% 和 50%。虽然 LCR 的富集效果略逊于超速离心[差异具有统计学意义（PR 和 RT：$P<0.001$；IN：$P<0.001$）]，但当 VL≥200 拷贝 /ml 时，PR 和 RT 区域的 LCR 扩增成功率可达 95%。因此，通过优化 PCR 扩增程序和使用病毒浓缩及磁性硅胶提取可将 LLV 样品的耐药检测成功率提高到 80%～90%。

（三）HIV-1 DNA 耐药检测进展

HIV-1 进入 CD4[+] T 细胞后，通过逆转录酶的作用，逆转录成互补 DNA（complementary DNA，cDNA），进而整合进入宿主的基因组。这种整合进入人体基因组中的 HIV-1 DNA 被称为 HIV-1 前病毒 DNA。目前 HIV-1 基因型耐药检测主要以血浆中游离的 HIV-1 RNA 为靶物质，它虽然具有及时、灵敏等优点，但也易受多种因素影响，与血浆中游离的 HIV-1 RNA 相比，整合的 HIV-1 DNA 稳定性更好。

针对日益严峻的耐药问题，各个指南都对基因型耐药检测的时机和方式做了规定。特别是针对病毒载量较低的患者，耐药基因分型容易出现不成功的情况，国际抗病毒研究学会、欧洲临床艾滋病学会以及美国 DHHS 都推荐使用前病毒 DNA 进行检测，但由于目前对这一领域的研究还不够充分，推荐谨慎对待研究结果所带来的换药选择。此前有研究显示，虽然储存库中 HIV-1 DNA 大部分是缺陷的，但长期存在的前病毒可以和具有复制能力的病毒重组来重塑血浆循环中的耐药基因型，进而可能会破坏靶向治疗的能力，因此中长期存在的前病毒可能会代表未来的潜在耐药模式。但也有研究显示，前病毒 DNA 的耐药突变仅在未来一小部分病毒学失败患者中表达，并不是病毒学失败的危险因素。因此对于干血斑 HIV-1 DNA 检测出耐药而血浆 HIV-1 RNA 未检出的突变样本，要加强监测，但对于换药要谨慎。

国内一项对 209 例长期治疗的不同病毒载量的艾滋病患者，同时进行血浆 HIV-1 RNA 与干血斑 HIV-1 DNA 的基因型耐药检测研究，结果发现 105 例 VL<20 拷贝 /ml，25 例 20 拷贝 /ml≤VL<200 拷贝 /ml，42 例 200 拷贝 /ml≤VL<1 000 拷贝 /ml，37 例 VL≥1 000 拷贝 /ml。提取血浆中 HIV-1 RNA 做耐药扩增的成功率分别为 12.38%、28.00%、69.05%、89.19%；提取干血斑中 HIV-1 DNA 做耐药扩增的成功率分别为 39.04%、52.00%、59.52%、72.97%；血浆结合干血斑各组的扩增成功率为 40.95%、56.00%、76.19%、89.19%。两种耐药检测方法同时扩增成功 66 例，序列一致性为 99.7%。其中有 58 例（58/66，87.88%）配对样本耐药位点完全一致，8 例配对样本耐药位点不完全一致。耐药位点不完全一致的配对样本中仅 1 例导致耐药结果不同，其他主要由混合碱基导致，未对耐药结果产生影响。

另外国外相关研究发现，即使是实现病毒学抑制的感染者，其体内储存库也依然会因为适者生存法则，出现 HIV-1 DNA 耐药谱的持续变化。多项研究结果表明，应用 DNA 进行基因型耐药检测与应用血浆 RNA 进行基因型耐药检测，其结果具有高度的一致性，因此认为应用 HIV-1 DNA 进行基因型耐药检测可以弥补目前应用血浆 HIV-1 RNA 进行基因型耐药检测的不足，特别是对病毒载量<1 000 拷贝 /ml 的样本，能够提高耐药检测效率。由于干血斑样本容易制备、保存与运输，所以其方便对偏远欠发达地区进行耐药监测。

四、智能化耐药分析：基因型和表型分析系统

目前，HIV 耐药基因型和表型分析多使用美国斯坦福大学的 HIV 耐药数据库及其分析系统；法国国家艾滋病与病毒性肝炎研究机构（Agence Nationale de Recherche sur le SIDA et les hépatites virales，ANRS）的系统和比利时鲁汶大学 Rega 医学研究所（Rega Institute for Medical Research，Rega）的系统，可以根据基因型和表型实验分析毒株对药物的耐受程度和治疗方案等；加拿大 HyDRA 是基于深度测序的 HIV 耐药分析工具。它们分析的原理与程序基本一致，以斯坦福大学的 HIV 耐药数据库分析系统为例，它主要具有四大类功能。

（一）基因型-治疗（genotype-treatment）库

可检索那些接受选择性 HIV 药物治疗的患者的序列（和 /或突变），此部分主要包含 5 个可以用于检索特异突变的病毒序列和治疗的页面程序以及 2 个数据汇总表。

（二）基因型-表型（genotype-phenotype）库

检索针对于特性突变分离株的药物敏感性数据基因型 - 表型研究数据集，此部分主要包含 2 个可以

用于检索的页面程序以及 2 个数据汇总表。

（三）基因型-临床（genotype-clinical）库

此部分汇总了基因型-临床的研究数据集，主要包含多个临床研究结果。

（四）HIVdb 程序（HIVdb program）

HIV 耐药数据库包含 3 个具有相同基础代码的程序，HIVdb、HIVseq 和 HIValg。HIVdb 是一个专家级的系统，能够接受用户提交的 HIV-1 *pol* 区序列，然后分析推断出针对 FDA 批准的 24 种 ARV 药物的抗性程度，这 24 种药物包括 8 种蛋白酶抑制剂（PI），7 种核苷逆转录酶抑制剂（NRTI），5 种非核苷逆转录酶抑制剂（NNRTI）和 4 种整合酶抑制剂（INSTI）。在 HIVdb 系统中，根据耐药突变位点得到某种药物的单分值，然后累计得到该药物的总分值，按照总分值来判断耐药的程度，0～9 分为敏感（S），10～14 分为潜在耐药（P），15～29 分为低度耐药（L），30～59 分为中度耐药（I），60 分以上为高度耐药（H）。HIVseq 接受用户提交的蛋白酶、逆转录酶和整合酶序列，与 B 亚型参考基因组一致性序列进行比较，使用不一致的碱基作为参数查询 HIV 耐药数据库。然后 HIVseq 程序展示针对亚型和 ARV 分类治疗史存在的蛋白酶、逆转录酶和整合酶突变信息。HIValg 设计为用户比较不同算法的结果或者比较评估已有算法和新研发的算法。依赖于特定算法接口编译软件，新开发的算法可以运行 HIV 耐药数据库。该数据库根据提交序列中的 *pol* 区序列将包括 PR/RT/IN 的连接序列与参考基因组序列集进行比对，结果会生成一个距离矩阵表，列出提交序列与每一参考基因组之间的距离矩阵值，然后根据一些规则确定分类亚型和耐药种类。

五、耐药检测的临床意义

目前我国在全国各地都设立了艾滋病定点医疗救治机构，尽早开始抗病毒治疗能快速抑制病毒，降低风险，耐药检测可用于个体和群体两个方面。

（一）个体耐药检测

包括：①在抗病毒治疗前对 HIV 感染者进行耐药检测，可辅助临床医师制定抗病毒治疗方案，保证抗病毒治疗的效果。②对于 ART 失败者，耐药检测应在未停用抗病毒药物时进行，如已停药，则需在停药后 4 周内进行耐药检测，以便能第一时间发现异常，为患者选择最适宜的抗病毒治疗药品，确保患者良好的治疗效果。③新诊断的 HIV 感染者或接受长效卡替拉韦（long-acting injectable cabotegravir，CAB-LA）作为 PrEP 后感染 HIV 的患者如考虑存在 HIV 对整合酶抑制剂（integrase inhibitor，INSTI）耐药，则应进行整合酶的耐药性检测。

（二）群体耐药检测

包括：①在治疗前对人群开展耐药检测，了解从未服用抗病毒药物、曾服用抗病毒药物如暴露前/后预防人群、母婴阻断的母亲等即将开始抗病毒治疗人群的耐药情况，可作为制定一线抗病毒治疗和暴露前/后预防用药方案的参考依据。②在抗病毒治疗 12 个月或以上的人群中进行基因型耐药检测，了解耐药突变比例和模式，分析耐药发生的影响因素，可为制定二线治疗方案和制定减少耐药发生的措施提供参考依据，完善公共卫生模式抗病毒治疗的程序。③对 18 月龄以下的新诊断婴幼儿进行基因型耐药检测，分析 HIV 感染婴幼儿的耐药情况，可作为制定一线和二线婴幼儿抗病毒治疗方案的参考依据。④在新近感染人群中开展耐药检测，了解耐药毒株传播的情况，可为制定耐药毒株传播的防控措施提供参考依据。

六、耐药检测与报告注意事项

与其他临床检验方法相比，HIV 基因型和表型耐药检测的操作复杂，影响因素多，受 HIV 高度变异和准种的影响，目前的方法尚不能检出占病毒准种 20% 以下的劣势耐药毒株。HIV 耐药准种的构成和大小随着药物压力而变化，在药物对耐药病毒群体施加的选择压力停止后，野生毒株将再次成为血浆中的优势毒株，使得耐药毒株占病毒准种的比例降到 10%～20% 的临界值以下，这种由耐药毒株为主转变为野生毒株占优势的转换可在停药后 4～6 周发生。因此，停药 4～6 周后如未检出耐药毒株，不可轻率地得出没有耐药的结论。同时与其他病毒性疾病的治疗相比，AIDS 的抗病毒治疗极具特殊性，包括病毒高度变异及复杂的准种、持续存在的病毒储藏库、药物种类和治疗方案多样、患者需终身治疗不能停药、多药多方案治疗导致药物间的相互作用等。这些特点决定了耐药是 HIV 抗病毒治疗过程中不可避免的结果，且耐药检测方法的建立和结果的解释具有很大的复杂性和难度。尽管目前已经积累了大量关于基因型和表型解释的数据，但仍存在解释的结果与临床状况不一致的情况。总之，检测到 HIV 耐药，表示该感染者体内病毒可能耐药，同时需要密切结合临床情况，充分考虑患者的依从性，对药物的耐受性及药物的代谢吸收等因素进行综合评判。改变 ART 方案需要在有经验的医师指导下进行。HIV 耐药结果阴性，表示该样品未检出耐药性，但不能完全排除该感染者不存在耐药。

（姚　均　刘雨秋）

参 考 文 献

［1］ALCORN T M, FARUKI H. HIV resistance testing: Methods, utility, and limitations. Mol Diagn, 2000, 5(3): 159-168.

［2］金聪, 邱茂锋, 潘品良, 等. 中国艾滋病抗病毒治疗 20 年的实验室检测进展与成就. 中国艾滋病性病, 2022, 28(5): 505-508.

［3］AVILA-RIOS S, PARKIN N, SWANSTROM R, et al. Next-generation sequencing for HIV drug resistance testing: Laboratory, clinical, and implementation considerations. Viruses, 2020, 12(6): 617.

［4］AYITEWALA A, SSEWANYANA I, KIYAGA C. Next generation sequencing based in-house HIV genotyping method: Validation report. AIDS Res Ther, 2021, 18(1): 64.

［5］SILVER N, PAYNTER M, MCALLISTER G, et al. Characterization of minority HIV-1 drug resistant variants in the United Kingdom following the verification of a deep sequencing-based HIV-1 genotyping and tropism assay. AIDS Res Ther, 2018, 15(1): 18.

［6］WANG Y, ZHAO Y, BOLLAS A, et al. Nanopore sequencing technology, bioinformatics and applications. Nat Biotechnol, 2021, 39(11): 1348-1365.

［7］METZNER K J. Technologies for HIV-1 drug resistance testing: Inventory and needs. Curr Opin HIV AIDS, 2022, 17(4): 222-228.

［8］LEMON J K, KHIL P P, FRANK K M, et al. Rapid nanopore sequencing of plasmids and resistance gene detection in clinical isolates. J Clin Microbiol, 2017, 55(12): 3530-3543.

［9］PAYNE A, HOLMES N, RAKYAN V, et al. BulkVis: A graphical viewer for Oxford nanopore bulk FAST5 files. Bioinformatics, 2019, 35(13): 2193-2198.

［10］GANDHI R T, BEDIMO R, HOY J F, et al. Antiretroviral drugs for treatment and prevention of HIV infection in adults: 2022 recommendations of the International Antiviral Society-USA panel. JAMA, 2023, 329(1): 63-84.

［11］CROSSLEY B M, BAI J, GLASER A, et al. Guidelines for Sanger sequencing and molecular assay monitoring. J Vet Diagn Invest, 2020, 32(6): 767-775.

［12］HU T, CHITNIS N, MONOS D, et al. Next-generation sequencing technologies: An overview. Hum Immunol, 2021, 82(11): 801-811.

［13］TEO C H Y, NORHISHAM N H B, LEE O F, et al. Towards next-generation sequencing for HIV-1 drug resistance testing in a clinical setting. Viruses, 2022, 14(10): 2208.

［14］NOVITSKY V, NYANDIKO W, VREEMAN R, et al. Added value of next generation over Sanger sequencing in Kenyan youth with extensive HIV-1 drug resistance. Microbiol Spectr, 2022, 10(6): e0345422.

［15］NZIVO M M, WARUHIU C N, KANG'ETHE J M, et al. HIV virologic failure among patients with persistent low-level viremia in Nairobi, Kenya: It is time to review the >1000 virologic failure threshold. Biomed Res Int, 2023, 2023: 8961372.

［16］NANYEENYA N, KIWANUKA N, NAKANJAKO D, et al. Low-level viraemia: An emerging concern among people living with HIV in Uganda and across sub-Saharan Africa. Afr J Lab Med, 2022, 11(1): 1899.

［17］LI Q, YU F, SONG C, et al. HIV-1 genotypic resistance testing using Sanger and next-generation sequencing in adults with low-level viremia in China. Infect Drug Resist, 2022, 15: 6711-6722.

［18］LI Y, HAN L, WANG Y, et al. Establishment and application of a method of tagged-amplicon deep sequencing for low-abundance drug resistance in HIV-1. Front Microbiol, 2022, 13: 895227.

［19］BANDERA A，GORI A，CLERICI M，et al. Phylogenies in ART：HIV reservoirs，HIV latency and drug resistance. Curr Opin Pharmacol，2019，48：24-32.

［20］MORI M，ODE H，KUBOTA M，et al. Nanopore sequencing for characterization of HIV-1 recombinant forms. Microbiol Spectr，2022，10（4）：e0150722.

［21］GALLARDO C M，NGUYEN A T，ROUTH A L，et al. Selective ablation of 3′ RNA ends and processive RTs facilitate direct cdna sequencing of full-length host cell and viral transcripts. Nucleic Acids Res，2022，50（17）：e98.

［22］WRIGHT I A，DELANEY K E，KATUSIIME M G K，et al. NanoHIV：A bioinformatics pipeline for producing accurate，near full-length HIV proviral genomes sequenced using the oxford nanopore technology. Cells，2021，10（10）：2577.

［23］BRESE R L，GONZALEZ-PEREZ M P，KOCH M，et al. Ultradeep single-molecule real-time sequencing of HIV envelope reveals complete compartmentalization of highly macrophage-tropic R5 proviral variants in brain and CXCR4-using variants in immune and peripheral tissues. J Neurovirol，2018，24（4）：439-453.

［24］ROSE R，GONZALEZ-PEREZ M P，NOLAN D，et al. Distinct HIV-1 population structure across meningeal and peripheral T cells and macrophage lineage cells. Microbiol Spectr，2022，10（5）：e0250822.

第六章 HIV 基因测序

基因测序是分析和研究病毒变异的基本方法，自 1985 年完成第一条 HIV 的全长基因组测序，测序技术的发展及测序能力的提高加深了对 HIV-1 基因变异规律的认识。目前，HIV-1 被分为 4 个组，分别是 M、N、O、P 组，组间的基因离散率为 30%～50%；M 组在全球广泛流行，可分为 10 个亚型（A、B、C、D、F、G、H、J、K、L），亚型间的基因离散率为 20%～30%，亚型内的基因离散率为 7%～20%。M 组还包括大量流行重组型（circulating recombinant form，CRF）和独特重组型（unique recombinant form，URF），截至 2024 年 5 月 22 日，HIV 基因序列数据库已收录 157 个 HIV-1 流行重组型毒株（CRF）。对病毒基因组进行测序和分析，不仅可以鉴定基因亚型、了解毒株变异特点，还可为分子进化、追踪溯源、免疫表位分析与疫苗设计、病毒检测以及致病机制研究等提供重要的基础数据。

第一节 HIV 基因扩增测序

一、HIV 基因扩增

（一）pol、env、gag 基因片段扩增和常用引物

pol、env、gag 三个结构基因的序列都可用于 HIV-1 亚型鉴定，一般应首选变异最大的 env 区序列，但由于 pol 区基因序列还可用作基因型耐药检测，使用 pol 区序列可同时得到耐药突变和基因亚型的信息，因此，实际上 pol 区序列是最常用的；根据 gag 区序列也可以得到病毒基因亚型的结果，同时还可以分析免疫表位的信息。

最常用的 pol 区序列是用于 HIV-1 基因型耐药检测的基因序列，根据 WHO 的推荐，至少应包括蛋白酶区 10～93 位密码子和逆转录酶区 41～238 位密码子，或整合酶区 51～263 位密码子，这些基因片段的序列可同时用于耐药突变分析和基因亚型鉴定。常用的扩增和测序引物见表 3-6-1-1，扩增目的片段长度约 1 300bp。

表 3-6-1-1　常用的 HIV-1 pol 区扩增测序引物

引物名称	引物碱基序列（5′—3′）	位置（HXB2）	方向
MAW-26	TTGGAAATGTGGAAAGGAAGGAC	2028—2050	外侧上游
RT-21	CTGTATTTCTGCTATTAAGTCTTTTGATGGG	3509—3539	外侧下游
PRO-1*	CAGAGCCAACAGCCCCACCA	2147—2166	内侧上游
RT-20*	CTGCCAGTTCTAGCTCTGCTTC	3441—3462	内侧下游
RT4R*（备用）	CTTCTGTATATCATTGACAGTCCAGCT	3300—3326	内侧下游
RT1*	CCAAAAGTTAAACAATGGCCATTGACAGA	2604—2632	正向测序
PROC1*	GCTGGGTGTGGTATTCC	2826—2842	反向测序

* 为测序使用的引物。

除了上述扩增片段和引物,还可根据经验或者检测和研究的需要,确定三个结构基因的扩增片段并设计相应的引物,扩增测序的片段越长,亚型鉴定的结果越准确。鉴定病毒的基因亚型至少应扩增测序两个 HIV-1 结构基因片段,一般选择变异较大的 env 区和相对保守的 pol 区或 gag 区,每个基因区扩增长度应>500bp。

(二) 近似全长基因组(near full-length genome,nFLG)扩增

由于 HIV-1 极易重组,很多病毒基因组由不同亚型毒株基因嵌合组成,依据短片段序列难以准确鉴定病毒基因组的变异,进行近似全长或者全长基因组测序才能准确鉴定亚型和重组。由于 HIV 是复杂的准种,可结合单基因组扩增(single-genome amplification,SGA)方法,基于单个模板扩增病毒的基因组,以避免克隆偏性和 PCR 偏性以及多模板引起的重复取样等。随着测序技术的进步和测序能力的提高,测定近似全长或全长病毒基因组的应用越来越多,病毒基因亚型和重组鉴定更加准确。

HIV-1 的近似全长基因组指不含 5′LTR 区的病毒基因组,可将其分为多个或两个片段,分别设计引物扩增,对获得的扩增子测序,再用软件将序列拼接在一起获得近似全长基因组。例如,可采取两个半分子扩增的方法,分别扩增具有重叠区域的 5′ 半分子(HXB2:634—5066)和 3′ 半分子(HXB2:4900—9612),然后测序,再拼接成病毒的近似全长基因组,用于后续分析,也可通过一个反应扩增出病毒的近似全长基因组。

(三) 全长基因组(full-length genome,FLG)扩增

HIV-1 前病毒 DNA 全基因组的两端具有结构相同的 5′LTR 和 3′LTR,均由 U3 区、R 区及 U5 区组成,5′LTR 是病毒基因的转录启动和调控区,获得含 5′LTR 的病毒全基因组序列有助于研究病毒的转录、调控和整合机制。由于 HIV-1 RNA 缺少 5′ 端的 U3 区及 3′ 端的 U5 区,因此,难以直接从血浆、血清或病毒培养上清液样品的病毒 RNA 中获得 FLG,可以首先获得 HIV-1 RNA 近似全长基因组,然后再通过其两端共有的 R 基因重叠区组合拼接得到 FLG。例如,可设计携带部分 R 区的 5′ 半分子与 3′ 半分子扩增方案,通过半分子基因片段重叠的 R 区以及半分子间的重叠区组合拼接形成完整的 FLG。通过病毒 RNA 提取、纯化、逆转录、单基因组巢式 PCR、琼脂糖凝胶电泳完成 HIV-1 全长基因组扩增,随后进行 Sanger 测序及序列拼接获得 FLG 序列。

二、病毒基因测序

基因测序是分子生物学相关检测和研究中最常用的技术手段,1977 年建立的双脱氧链终止法测序称为一代测序技术。近年来,随着基因芯片、表面化学、生物工程、数据分析等新技术的应用,逐步建立了二代和三代测序技术,统称为下一代测序(next generation sequencing,NGS)或高通量测序(high throughput sequencing)或深度测序(deep sequencing),基因测序技术朝着高通量、高效率、低成本的方向快速发展。采用 NGS,可获得更多全长或近似全长基因组序列,进一步扩大 HIV 基因变异、分子进化和流行规律的研究,深入了解宿主内和宿主间 HIV 的变异特点。目前,已有基于二代测序的 HIV-1 耐药检测试剂被批准应用。基于 NGS 的检测方法具有超高灵敏度,可检出复杂准种中的劣势毒株;能够嵌入自动化、高效、高质量数据分析的云计算环境,可进行个体和群体水平的分析。采用 NGS 技术也有助于深入了解 HIV 的致病机制,如 HIV 与宿主的相互作用以及免疫逃逸机制等。

(一) 一代测序

指双脱氧链终止法测序,也称为 Sanger 测序。测序反应体系中包括目标 DNA 片段、脱氧核苷三磷酸(deoxyribonucleoside triphosphate,dNTP)、双脱氧核苷三磷酸(dideoxyribonucleoside triphosphate,ddNTP)、测序引物及 DNA 聚合酶等。反应的核心是 ddNTP,由于其缺少 3′-OH 基团,不具有与另一个 dNTP 连接形成磷酸二酯键的能力,这些 ddNTP 可中止 DNA 链的延伸。同时,这些 ddNTP 上连接有放射性同位素或荧光标记基团,可以被仪器或凝胶成像系统检测到,每个反应产生不同长度的 DNA 片段,并在模板的任一核苷酸位置上由其中一种双脱氧核糖核酸终止链延伸。将反应混合物进行毛细管电泳,通过双脱氧核糖核苷酸上发出的荧光信号就可读出序列。Sanger 测序目前仍为最常用的 HIV 测序方法,其主要特点是测序读长约 1 000bp,准确率高,是测序的金标准,用于各种测序数据的验证,但相对来说测

序通量低,成本高。

(二)二代测序

是基于 PCR 和基因芯片发展而来的 DNA 测序技术,也称为大规模平行测序(massively parallel DNA sequencing),在 DNA 复制过程中通过捕捉新添加的碱基所携带的特殊标记(一般为荧光分子标记)来确定 DNA 的序列,主要的技术平台包括 454 FLX、Miseq/Hiseq 等,一次可对几百、几千个样本的几十万至几百万条 DNA 分子同时快速测序,功能强大。在二代测序中,必须将单个 DNA 分子扩增成由相同 DNA 组成的基因簇,然后进行同步复制以增强荧光信号强度从而读出 DNA 序列;随着读长增长,基因簇复制的协同性下降、测序质量降低,这限制了测序的读长。因此,二代测序具有通量高、读长短的特点。使用二代测序进行基因组、宏基因组 DNA 测序需要首先将基因组打断成小片段,测序完毕后再使用生物信息学方法进行拼接。二代测序的主要步骤包括①样品制备:选定样品、提取纯化核酸并进行质量控制;②文库构建:通过酶处理或者超声处理,将 cDNA 或者 DNA 随机片段化,将这些片段连接上自定义且末端修饰的接头序列;③测序:根据所选择的平台和化学反应进行测序并生成报告;④数据输出和分析:仪器在测序结束后给出原始数据,采用特定的流程和方法,对生成的数据文件进行分析并给出结果。

(三)三代测序

特点是单分子测序,主要包括纳米孔单分子测序和单分子荧光测序,测序过程中不需要 PCR 扩增,超长读长,平均为 10~15kb。纳米孔单分子测序是基于电信号的测序技术,使用一种特殊的仅允许单个碱基通过的纳米孔,借助电泳驱动单个分子逐一通过纳米孔,而 4 种单碱基的电荷不同,通过电信号的差异就能检测出通过的碱基类别,从而实现测序。其可用于 HIV 基因组测序、甲基化研究和突变鉴定。单分子荧光测序基于边合成边测序的理念,以 SMRT 芯片为测序载体,4 色荧光标记 4 种碱基,不同的碱基掺入会发出不同的荧光,根据光的波长与峰值可以判断加入的碱基,实时记录荧光类别及其强度的变化从而实现测序;还可以通过测定相邻两个碱基之间的测序时间分析碱基的表观修饰情况。这个方法的测序速度很快,每秒约 10 个 dNTP,缺点是测序的错误率比较高,可达 10%~15%,需要通过多次测序予以纠正。

(李敬云 朱 博)

第二节 HIV 基因亚型及遗传特征分析

首先应进行序列清理和质量控制,包括序列比对、编辑和拼接,然后使用软件工具进行亚型分析和重组鉴定。常用的亚型分析工具有基于统计的分析工具 COMET、jpHMM 和 STAR;基于相似性的分析工具 NCBI 和 Stanford;基于系统发育的分析工具 REGAv2、REGAv3 和 SCUEAL;其中 REGAv3 和 COMET 是目前最常用的自动 HIV-1 基因亚型分析工具。这些工具分析 B 亚型和 C 亚型的灵敏度和特异度均大于 96%,但是对其他亚型分型的准确率差异较大。为了获得准确的分型结果,建议同时使用两种分型工具进行分析,例如 REGAv3 和 COMET,对两种工具分析结果不一致的样本使用手工系统发育方法进行分析。

一、序列清理、编辑和质量控制

在进行亚型和重组分析前,应对序列质量进行评估,并进行多方面质量控制,确保序列质量可靠。测序合格的序列图谱具有峰形清楚、无杂峰套峰、分辨率较高、测序噪声低的特点,且所有区域均应正反向测序。①用 Chromas.exe 软件对序列质量进行初步评估;②为了获得可用于结果分析的干净序列,还需要进行序列剪切、次级峰搜索、序列拼接、序列清理和混合碱基判读。可用 BioEdit 附带的 CLUSTAL W 软件将序列比对整齐,也可使用 HIV Database 的在线软件 HIValign 进行序列比对;③超突变分析:用 HIV DataBase 中的 Hypermut 2.0 软件对序列进行 APOBEC 导致的 G→A 超突变分析;④用 Vector NTI 软件包,使用 Contig Express 软件对序列进行拼接和编辑,Sequencher 软件可用于多样本序列的批量拼接。以 30% 的阈值判断双峰,然后对测序文件进行拼接,导出 fasta 格式文件;⑤序列的间隔(gap)去除:使用

HIV Database 的在线软件 Gap Strip/Squeeze 去除序列的间隔。

二、亚型分析

HIV-1 亚型分析方法有多种,常用的方法是:①从 HIV Database 数据库中下载标准亚型的序列作为参考序列,也可根据需要选择其他合适的参考序列,将待分析的序列与参考序列合成一个文件;②将比齐的 fasta 格式文件导入 REGA 和 COMET 软件,使用邻接法(neighbor-joining,NJ)构建系统进化树;③所有序列分析完成后自动生成.xml 文件;④汇总所有分型数据,参考 NJ 系统进化树的结果,两种工具分型结果一致且置信值为 100% 的为确定的基因分型结果;⑤也可使用中国艾滋病病毒基因序列数据平台的亚型判别工具对序列进行亚型判定。

采用 HIV BLAST、Quality Control 及 COMET HIV-1 三个软件可有效判定纯亚型毒株(如 B、C 等)及常见的 CRF 毒株(如 CRF01_AE 等)。对 nFLG 和 FLG 序列构建系统进化树,可能出现由于基因重组和进化特征复杂而导致的亚型错分,应仔细分析结果并予以纠正。

三、重组分析

重组分析的主要方法是:①使用 HIV Database 的在线软件 RIP(recombinant identification program)进行初步重组分析;②使用 HIV Database 的在线软件 jpHMM(jumping profile Hidden Markov Model)进行重组鉴定;③使用 SimPlot 软件定位重组断点;④使用 HIV Database 的在线工具 Recombinant HIV-1 Drawing Tool 绘制基因组的重组镶嵌模式图。其他重组分析工具还有 RDP4(recombination detection program)和 RAPR(recombination analysis program)。一般应将几种重组分析方法联合使用,以获得准确的结果。

四、其他遗传学特征分析

HIV 基因序列除了用于分析病毒基因亚型及鉴定重组,还可进行其他遗传特征分析。例如,使用 MEGA 软件中的 Distance 程序计算基因离散率;使用 HyPhy 软件分析选择压力,计算序列的非同义替换率(dN,non-synonymous substitutions)与同义替换率(dS,synonymous substitutions);使用 Geno2pheno 或 Web PSSM 软件预测辅助受体使用及病毒嗜性等。

(李敬云)

第三节　HIV 测序方法的应用

基因测序是鉴定病原体及研究病原体变异的基本方法,也是病原体溯源、致病机制、检测方法等研究的基础,在 HIV 防治和研究领域被广泛应用。

一、HIV 遗传变异及进化分析

通过大量 HIV 基因测序和分析,揭示了 HIV-1 毒株的来源、我国 HIV-1 毒株变异特点以及传播和进化的规律,指导了艾滋病的精准防控。感染人类的 HIV-1 被发现来自 SIVcpz 株,其从黑猩猩(P. t. troglodytes)跨种传播至人类。在我国广泛流行的 CRF01_AE 毒株起源于非洲中部,在亚洲广泛流行,大约 1994 年传入我国,已进化为 7 个全国流行簇。2016 年进行的我国第四次 HIV 分子流行病学调查,共检出 18 种在国际 HIV 基因数据库中收录的 HIV-1 毒株,4 种主要的 HIV-1 毒株分别是 CRF07_BC(41.9%)、CRF01_AE(33.2%)、CRF08_BC(10.9%)和 B 亚型(4.0%),占全部 HIV 感染人群的 90%,还发现了至少 20 种我国特有的新型重组 HIV-1 毒株,以及大量 CRF01_AE 与 CRF07_BC 的二代重组毒株,这些结果为我国抗 HIV 药物和诊断试剂研发、疫苗设计等提供了重要的基础数据。基于 HIV-1 基因序列,结合流行病学调查,对 HIV 感染人群进行传播溯源及传播网络研究,可以追溯传播的热点和关键节点,指导有针对性的干预;对聚集性暴发疫情的调查和溯源,能够确定传播的关键人员,及时阻断传播及防止疫情进一步扩散;对疑似故意传播 HIV 事件的调查有助于明确或认定传播事实,依法打击故意传播行为。这些都是预防 HIV 传播的重要措施,对减少 HIV 新发感染具有重要的意义。

二、HIV 基因型耐药检测

HIV 基因型耐药检测的主要步骤包括采集血浆样品、提取纯化病毒 RNA、逆转录、巢式 PCR 获得 *pol* 区基因片段、测序得到序列信息、将序列提交耐药评价数据库进行比对,进而确定耐药基因突变并获得耐药性解释。检测的关键是病毒 *pol* 区的扩增测序,一般需要对病毒蛋白酶全长序列和逆转录酶的 250～350 密码子片段进行扩增测序,然后对序列进行编辑、清理和质量控制,将合格的序列提交给 HIV 耐药基因序列数据库,例如美国斯坦福大学的 HIV 耐药数据库,通过与已有数据的比对,判断序列中是否含有耐药突变,是否导致耐药以及导致耐药的程度。目前,HIV-1 *pol* 区扩增测序技术在我国快速推广应用,基因型耐药检测不仅被广泛用于指导临床抗病毒治疗,还用于 HIV 耐药毒株的监测,包括传播性耐药、治疗前耐药和获得性耐药,为掌握 HIV 耐药发生及耐药毒株流行规律、制定防控策略提供了依据。

三、HIV 致病机制研究

对 HIV-1 RNA 或前病毒 DNA 全长或特定片段的扩增测序,有助于分析相关的致病机制,例如病毒基因组整合、持续感染、免疫逃逸等。Lee 等建立了近似全长单基因组 HIV-1 DNA 深度测序方法(full-length individual proviral sequencing,FLIP-Seq),主要步骤包括:系列稀释前病毒 DNA 为单一基因组,扩增病毒 DNA 的近似全长基因组(HXB2:638—9632),使用 Illumina 深度测序方法对扩增产物测序,然后进行生物信息学分析,区分基因组完整的 DNA 与缺陷的病毒 DNA。这种方法可对特定的细胞亚群进行病毒序列的绝对定量,确定来自储存库细胞克隆化扩增的前病毒序列的比例,有助于了解 HIV 前病毒储存库的激活机制。Kevin 等建立了个体前病毒测序(individual proviral sequencing assay,IPSA)方法,扩增宿主细胞染色体与 HIV-1 前病毒的结合区以及全长前病毒序列,确定了前病毒整合位点,包括序列完整并有复制能力的前病毒或者复制缺陷的前病毒。这种方法可准确鉴定在抗病毒治疗情况下持续存在的前病毒,对于设计及评估靶向前病毒的 HIV-1 清除策略具有重要的意义。

(李敬云)

参 考 文 献

[1] TOPCU C, GEORGIOU V, RODOSTHENOUS J H, et al. Comparative HIV-1 phylogenies characterized by PR/RT, pol and near-full-length genome sequences. Viruses, 2022, 14(10):2286.

[2] 程华,钟平. 艾滋病病毒亚型及其影响. 中国病毒学杂志,2011,1(2):147-152.

[3] LEITNER T, KUMAR S, ALBERT J. Tempo and mode of nucleotide substitutions in gag and env gene fragments in human immunodeficiency virus type 1 populations with a known transmission history. J Virol, 1997, 71(6):4761-4770.

[4] World Health Organization. HIVResNet HIV drug resistance laboratory operational framework. Geneva:World Health Organization, 2017.

[5] 邵一鸣. HIV 耐药监测策略和检测技术. 北京:人民卫生出版社,2010.

[6] PINEDA-PEÑA A C, FARIA N R, IMBRECHTS S, et al. Automated subtyping of HIV-1 genetic sequences for clinical and surveillance purposes:Performance evaluation of the new REGA version 3 and seven other tools. Infect Genet Evol, 2013, 19:337-348.

[7] YAMAGUCHI J, VALLARI A, MCARTHUR C, et al. Brief report:Complete genome sequence of CG-0018a-01 establishes HIV-1 subtype L. J Acquir Immune Defic Syndr, 2020, 83(3):319-322.

[8] U.S. Department of Energy's National Nuclear Security Administration. HIV circulating recombinant forms(CRFs). (2023-07-21)[2024-05-26]. https://www.hiv.lanl.gov/components/sequence/HIV/crfdb/crfs.comp.

[9] LEE G Q, LICHTERFELD M. Near-full-length single-genome HIV-1 DNA sequencing. Methods Mol Biol, 2022, 2407:357-364.

[10] JOSEPH K W, HALVAS E K, BRANDT L D, et al. Deep sequencing analysis of individual HIV-1 proviruses reveals frequent asymmetric long terminal repeats. J Virol, 2022, 96(13):e0012222.

第七章　HIV的病毒分离和生物学鉴定

HIV分离培养是研究HIV生物学表型和致病机制、中和抗体结合特性、表型耐药性、药物筛选等的基础,用细胞培养法明确患者体内是否存在感染病毒的淋巴细胞是鉴别不确定结果的重要依据,也是确认母婴传播感染的重要手段。建立稳定成熟的HIV分离培养方法、优化培养条件、提高分离率对于提高HIV感染的实验室诊断水平、开展各种HIV生物学表型研究具有重要意义。

HIV的血液分离最常用的方法是外周血单个核细胞(peripheral blood mononuclear cell,PBMC)与靶细胞共培养,1983年5月法国巴斯德研究所首先报告从一例淋巴结病综合征患者血清中分离出一种新的人类逆转录病毒,当时称为淋巴结病相关病毒。1984年美国科学家Gallo RC团队发表文章说明其从艾滋病患者活体组织中分离出一种称为"人类T细胞白血病病毒Ⅲ型"的病毒。此后,世界各国不少学者陆续报道从艾滋病患者的血液、精液和唾液中分离出此病毒。1986年国际病毒分类委员会将该病毒统一命名为人类免疫缺陷病毒(human immunodeficiency virus),简称HIV。在我国,1988年曾毅团队首先报告从一例来华旅游的美籍艾滋病患者血液中分离到HIV,随后1991年邵一鸣团队从我国云南HIV感染者样本中成功分离10株病毒。此后,国内多个实验室陆续开展HIV流行毒株的分离培养工作,有力推动了我国本土HIV流行毒株相关研究工作。随着我国HIV感染者不断增加,感染人群和流行毒株组成不断变化,临床分离株在艾滋病检测、监测、治疗以及研究工作中的运用需求也在不断增加。由于HIV的高度变异性,不同地区毒株均有差别,从不同国家、地区分离病毒,从基因型和生物表型两个方面进行深入研究,一方面可以研究HIV毒株变异情况,另一方面可以发现我国HIV流行毒株基因型特征与表型特征的相关性。因此,明确影响HIV分离效率的因素,提高分离率是HIV感染的病原学研究中的关键一环。我国的《病原微生物菌(毒)种标准株　艾滋病病毒毒株建立技术规范》(T/CPMA 027—2023),于2023年2月2日由中华预防医学会颁布实施,规范了标准株建立技术、信息描述以及保藏和生物安全等要求,为建立标准化的艾滋病毒株,保证HIV毒株资源的质量提供了重要参考。

第一节　病毒分离

一、病毒分离方法

HIV分离培养最常用的方法是外周血单个核细胞共培养,即用感染者PBMC与健康者活化后的PBMC共同培养,感染者PBMC中复制的HIV可以不断感染新鲜的HIV阴性健康者活化的PBMC,从而实现病毒增殖。培养过程中,要不断补充健康者活化的PBMC并定期换液以保持细胞数量和活性,通过观察细胞病变并检测培养上清中HIV p24抗原含量或逆转录酶的活性,监测病毒生长情况,主要步骤如下。

(一)准备靶细胞

利用Ficoll密度梯度离心法分离健康者PBMC,为了提高分离率通常混合使用多人份(≥2人)健康者的PBMC,在体外培养过程中通过加入白介素-2(interleukin-2,IL-2)和植物血凝素(phytohemagglutinin,

PHA)进行体外细胞活化,为病毒感染提供足够的靶细胞。

(二)建立共培养

利用 Ficoll 密度梯度离心法在生物安全防护条件下分离 HIV 感染者的 PBMC,将健康者活化的 PBMC 与其混合,混合的细胞数比例通常为 1:(1~7),调整细胞密度及混合比例可以改变病毒分离效果。混合后的细胞应置于含有胎牛血清、青霉素-链霉素的培养基中培养,加入聚凝胺(polybrene)可以提高病毒的分离成功率。

(三)监测病毒复制

每 3~4 天于倒置显微镜下观察细胞病变,并取培养上清液,使用 ELISA 检测其中 HIV p24 抗原的浓度,出现典型的细胞病变和/或病毒培养上清液的 HIV p24 抗原连续 2 次呈阳性反应,并有 p24 抗原的浓度升高,可判断为分离培养成功。若培养至第 28 天 HIV p24 抗原均为阴性,可确认培养阴性,可终止培养。HIV 典型的细胞病变为出现合胞体,悬浮的淋巴细胞团出现"空泡"变性(图 3-7-1-1)。

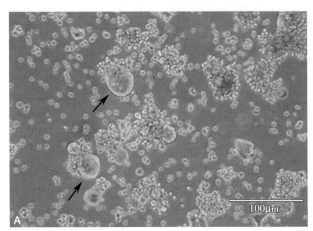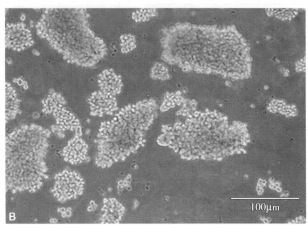

图 3-7-1-1　HIV 感染所致细胞病变
A. MT-2 细胞感染 HIV 后出现细胞融合现象(箭头所示),即细胞病变;B. MT-2 细胞未感染 HIV 的细胞对照。

常规培养方法依赖于 PBMC 的分离,需血量较多。1992 年,JR Fiore 以感染 HIV 的成人全血,用微量培养系统分离 HIV,分离率达 91%,该方法灵敏度高,尤其适用于贫血者和白细胞减少症的患者。根据需要,还可用 HIV 感染者的抗凝全血、淋巴结组织细胞与活化的 HIV 阴性者的 PBMC 共同培养分离 HIV;另外还有自脑脊液、唾液、泪液、精液中分离出 HIV 的报道。

二、影响病毒分离培养的因素

(一)靶细胞的易感性

HIV 的靶细胞必须处于增殖状态,才能有效分离 HIV。体外活化细胞,可以上调 CCR5 的表达。PHA-P 是常用的有丝分裂原,可与 TCR 结合激活 T 细胞、刺激 DNA 复制,一般用 PHA-P 预刺激 2~3 天细胞活性最强。有报道称抗 CD3 和 CD28 的抗体可以强烈激活 $CD4^+$ T 细胞,从而使 CD45 RO^+ 记忆 T 细胞中产生的 HIV 复制比用传统 PHA 和 IL-2 刺激细胞产生的更广泛。

HIV 需要借助 CD4 分子和多种不同的细胞辅助受体来进入细胞。HIV 感染 T 细胞的敏感性与辅助受体 CCR5 表达水平有正相关性,最近研究表明细胞表面 CD4 或辅助受体的变化可能控制 HIV 的感染,辅助受体表达量充足时,CD4 分子的多少对细胞的感染影响不大,而辅助受体量少时必须要有足量的 CD4 分子表达才能保证 HIV 感染细胞。

另外,选择多人份靶细胞作共培养,可能会使培养体系中包含对病毒更具敏感性的细胞,这些细胞更容易被病毒感染,病毒在培养体系中的感染、复制和传播机会增加,从而更容易被检测和分离。

(二)感染的疾病进程

不论从血浆、血清还是细胞里分离 HIV,分离率与疾病进展呈正相关,具体表现为临床无症状期的带毒者血清中很难分离到 HIV，只能从其 PBMC 中经长期体外共培养分离，且分离到的多为生长慢、低滴度，且不致细胞病变的病毒；随着病情发展到艾滋病相关综合征期（AIDS-related complex，ARC）和艾滋病期（AIDS）时，从血清中也可分离到病毒，且多为生长快、高滴度或致细胞病变的病毒，从血浆/血清中分离 HIV 的分离率较 PBMC 共培养的分离率受病程影响更大。

（三）分离起始材料

采集 HIV 感染者静脉血时，常用的抗凝剂有 EDTA 和肝素，它们的使用对 HIV 分离率可能有影响，但不能确定。有报道肝素能阻止体外 HIV 与靶细胞结合，使用 EDTA 后的血液分离率比肝素处理后的分离率高，但 Fiore 等未发现二者之间有区别。另外，PBMC 活化所用的 IL-2 最好是天然的，因为重组的 IL-2 对细胞有一定毒性，可能会在一定程度上影响分离率。

（四）CD8+ T 细胞

去除患者和健康者 PBMC 中的 CD8+ T 细胞对于病毒的成功分离很关键。CD8+ T 细胞所分泌的抗病毒因子在体外研究中被证实可以抑制 HIV 感染 CD4+ T 细胞，它们主要通过竞争结合辅助受体 CCR5 和 CCR3 来阻断 R5 嗜性 HIV 毒株进入 CD4+ T 细胞。研究显示，用常规方法通常不能从无症状 HIV 感染者的 PBMC 中分离到病毒，但若把 CD8+ T 细胞从感染者 PBMC 中去除，体外培养通常在 7～9 天后能够检测到病毒复制，而将感染者自身的 CD8+ T 细胞重新加入培养系统中，病毒复制又被抑制，证实感染者的 CD8+ T 细胞能够影响 HIV 的分离培养。有报道称，抗 CD3-CD8 双特异性单克隆抗体以终浓度 1μg/ml 加入共培养细胞中，可以选择性去除 CD8+ T 细胞并激活 CD4+ T 细胞，可以改进 HIV 分离效果。

三、HIV 分离培养技巧

（一）促进病毒细胞接触

在共培养前让正常 PBMC 与患者 PBMC 在小体积下密切接触培养，可能增加 HIV 感染细胞的机会。调整共培养时健康者与患者 PBMC 数量比例，保证健康者 PBMC 的数量超过患者 PBMC 的数量，提高患者 PBMC 周边健康者 PBMC 的数量，可以促进病毒分离。培养容器的底面细胞浓度对于提高病毒分离率也很重要。在细胞数一定的情况下，减小培养容积，增加表面细胞浓度，可以更有效地促进病毒的复制，缩短上清中病毒检出所需的时间，从而提高分离率。但细胞的浓度不能太大，一般在 10^6～10^7 个/ml 较为合适，否则容易导致培养基营养成分不够或代谢废物富集产生毒性效应，反而会降低分离效率。此外，还有一些可以促进病毒细胞接触的生物因子也能影响病毒分离效果。例如，神经氨酸酶具有脱酰化作用，可以降低病毒表面负电荷，增加病毒与细胞间的接触，使病毒容易吸附在细胞上，促进病毒在细胞中的复制并导致细胞病变，因此能够增加 HIV 的分离培养敏感性。聚凝胺（polybrene）是一种聚阳离子，能够降低病毒与细胞之间的排斥作用，促进病毒吸附到培养细胞上，从而促进病毒感染，其使用浓度通常在 2μg/ml 时效果最好，可显著提高分离率。

（二）标本保存

冷藏感染者全血标本可能会降低细胞对 HIV 的敏感性，故建议从采样结束至分离开始的这段时间内，尽量室温保存 HIV 感染者全血标本，并尽快进行病毒分离。

（三）其他

可卡因和吗啡能够与自身细胞表面受体结合，启动一系列 G 蛋白偶联的信号通路，调节一系列蛋白表达以诱导 HIV 辅助受体 CCR5 蛋白在细胞表面的表达，同时还可以通过阻断趋化因子（RANTES，MIP-1α，MIP-1β）等的合成来上调 CCR5 表达，从而促进培养细胞中 HIV 的复制，利于病毒分离；也有报道称，热休克疗法［即让细胞处于短暂的温度升高（40～45℃）环境中］可能增加共培养系统中细胞的表达；但这些都有待于体外重复实验进行验证。

总之，HIV 的分离培养过程非常复杂，应清楚地了解其中各个环节及其影响因素，优化培养条件，才能提高分离效率。

四、病毒扩大培养

经过检测鉴定显示分离成功的 HIV 毒株可进一步扩大培养,使用的方法是利用分离出 HIV 原代病毒培养上清液进一步感染健康者 PBMC,并通过不断补充细胞和培养液,实现传代扩增。在 HIV 扩大培养过程中,如果培养上清液的 p24 抗原浓度达到 1ng/ml 以上时,则提示扩增培养成功。为了减少健康者 PBMC 的用量,也可采用 $CD4^+$ T 细胞系进行病毒扩大培养。具体步骤如下。

离心收集健康者 PBMC,利用之前所述方法进行活化,使用悬浮细胞培养基(通常使用 RPMI 1640 培养基)重悬细胞,加入聚凝胺提高细胞和病毒的结合效率,置于 CO_2 孵箱中培养,改善细胞状态。加入 HIV 原代病毒培养上清液,重悬离心收集的 PBMC,将病毒上清液与细胞共孵育 4~6 小时,离心去除病毒上清液(若上清液中病毒含量较低,此步骤也可不弃上清液),并补充新鲜的含有聚凝胺的培养基,置于 CO_2 孵箱中继续培养,分别于第 3 天、第 7 天收集培养上清液,测定 p24 抗原含量,若第 7 天培养上清液中的 p24 含量高于第 3 天,收集一半体积的培养上清液,按照原 PBMC 与健康者新的活化 PBMC 数量比 1 :(1~3)补充活化的健康者 PBMC。若第 7 天培养上清液中的 p24 含量未高于第 3 天,则病毒未增殖,可尝试提高初始感染病毒的量,调整加入病毒与细胞数量的比例重新培养。重复上述操作,直到病毒培养上清的 HIV p24 抗原含量大于 1ng/ml,总量通常多于 20ml。若需要更大量的病毒培养上清液,可以使用上一代病毒培养上清液再次感染靶细胞,按照此方法连续传代扩增,直到病毒培养上清液的 HIV p24 抗原含量大于 1ng/ml,总量通常多于 50ml。扩大培养的体积可以根据使用和保存要求,进行调整,以逐代递增的方式逐渐扩大培养体积即可。

需要注意的是,在病毒扩大培养的过程中,需要随时对病毒和细胞培养体系的状态进行监测,若细胞增长速度较快(与未染毒的正常细胞生长速度相当),说明感染病毒量相对较低,可适当提高初始病毒量;若加入病毒后细胞状态很快变差(24 小时内),则说明感染病毒量相对较高,需要及时补充新鲜的靶细胞和培养基,以确保病毒可以在宿主细胞中正常生长增殖。另外,不同的 HIV 临床分离毒株,其自身的复制能力高低不同,部分毒株即使达到最佳培养条件,培养上清液中的 p24 抗原含量可能仍旧无法达到 1ng/ml,此类毒株在后续的应用范围有限,没有高复制能力毒株便于使用,但也可依据不同的研究目的,逐步传代培养至足量体积,按需保留。

(李　林)

第二节　生物学鉴定方法

HIV 不仅基因型高度多样,还有复杂的生物学特征,主要包括以下方面:①根据生长和复制的动力学,分为慢/低型(slow/low, S/L)和快/高型复制(rapid/high, R/H)的毒株;②根据对巨噬细胞和 T 细胞的嗜性,分为巨噬细胞嗜性(M 嗜性)和 T 细胞嗜性(T 嗜性)的毒株;③根据致合胞体形成的能力,分为致合胞体(syncytia inducing virus, SI)和不致合胞体的毒株(non-syncytia inducing virus, NSI);④根据病毒进入细胞时利用的辅助受体类型,分为主要使用 CCR5 辅助受体(R5 毒株)和主要使用 CXCR4 辅助受体(X4 毒株)的毒株。这些生物学表型特征彼此之间是有一定相关性的,例如,一般情况下,生长快/高的毒株通常是 SI、T 嗜性的 X4 毒株,而生长慢/低的毒株通常是 NSI、M 嗜性的 R5 毒株。病毒的生物学特征可以通过特征指标的检测进行鉴定。

一、病毒滴度

指单位体积中感染性病毒的数量,是测量病毒感染性的指标。衡量病毒滴度的单位有最小致死量(minimum lethal dose, MLD)、最小感染量(minimum infectious dose, MID)、半数致死量(50% lethal dose, LD_{50})和半数感染量(50% infectious dose, ID_{50});当试验的材料是细胞时则用半数组织感染剂量(50% tissue culture infectious dose, $TCID_{50}$)表示。

HIV 的 $TCID_{50}$ 检测,一般采用终点稀释法,即将样本系列稀释后感染健康者 PBMC 或其他易感细胞系,培养特定时间后观察细胞病变并测定 HIV p24 抗原浓度等指标,根据 Reed-Muench 等方法计算 $TCID_{50}$。

目前最常用的是利用 HIV 转录启动子 LTR 控制萤光素酶报告基因(luciferase,Luc)表达水平的 TZM-bl 细胞对 HIV 的 $TCID_{50}$ 进行测定,方法为:用梯度稀释的病毒培养上清液感染 TZM-bl 细胞,用萤光素酶分析试剂进行检测,以阴性对照孔的平均相对化学发光值(relative luminescence units,RLU)的 2.5 倍为阈值;实验孔 RLU 高于阈值判定为阳性孔(+),实验孔 RLU 低于阈值则判定为阴性孔(-)。依据式(3-7-2-1)和式(3-7-2-2)计算 $TCID_{50}$,其中 b 为第一个稀释度。需要注意的是,用公式计算得到的 $TCID_{50}$,表示的是检测实验中每孔中加入的病毒培养上清液所含的 $TCID_{50}$,需要将其换算为 $TCID_{50}/ml$,才是我们平时所说的能衡量病毒滴度的指标。

$$-a=-\lg b-\left(\sum \frac{各稀释梯度的阳性孔数}{各稀释度复孔数}-0.5\right)\times \lg(稀释倍数) \qquad 式(3-7-2-1)$$

$$\lg TCID_{50}=a \qquad 式(3-7-2-2)$$

二、细胞嗜性

HIV 毒株的细胞嗜性是指 HIV 与宿主 $CD4^+$ T 细胞表面的辅助受体选择性结合的生物学特性。HIV 进入靶细胞的过程由 gp120 与靶细胞上的一系列受体结合引发。这些受体至少包含两种:CD4 分子和辅助受体。辅助受体是趋化因子受体家族的成员,趋化因子受体 CCR5 和 CXCR4 是 HIV 进入靶细胞的主要辅助受体,大多数病毒利用其中一种进入细胞,也有部分毒株与这两种辅助受体均可结合。毒株对辅助受体的选择决定了其细胞嗜性。使用 CXCR4 作为辅助受体的一般是 T 细胞嗜性(X4 嗜性)的毒株;使用 CCR5 作为辅助受体的则是巨噬细胞嗜性(R5 嗜性)的毒株,两种辅助受体均可使用的是双嗜性毒株。两种辅助受体在病毒感染和 AIDS 发病机理中均扮演重要角色。一般来说,感染早期主要是 R5 单嗜性毒株;随着疾病进展,病毒除利用 CCR5 外,还可以利用 CXCR4;最后,X4 单嗜性病毒在感染晚期出现。X4 毒株的出现伴随着感染者由无症状转变为有症状,进展为 AIDS 期。

可通过将病毒培养上清液接种至表达 CCR5 和 / 或 CXCR4 的细胞,监测病毒感染和复制,判断病毒的细胞嗜性。Ghost 细胞源于人骨髓瘤细胞,经过基因工程稳定表达 $CD4^+$ 和一种或两种趋化因子辅助受体(CXCR4,CCR5 或 CXCR4/CCR5)。该工具细胞自身携带 HIV LTR 启动的绿色荧光蛋白(green fluorescent protein,GFP)基因。如果 HIV 或 SIV 感染细胞后利用相应的辅助受体进入细胞,Tat 基因被转录激活,GFP 基因随之被活化表达。将分离培养得到的病毒培养上清液分别感染表达 CCR5 或 CXCR4 辅助受体的 Ghost 细胞,设置阳性对照(例如:NL4-3 为 CXCR4 嗜性阳性对照毒株,AD8 为 CCR5 嗜性阳性对照)及阴性对照,置于 37℃、5% CO_2 培养箱中培养 48 小时,在荧光显微镜下观察细胞的 GFP 表达情况。对于各毒株,仅 Ghost-CXCR4 细胞显示绿色荧光的为 CXCR4 嗜性毒株,仅 Ghost-CCR5 细胞显示绿色荧光的为 CCR5 嗜性毒株,而 Ghost-CXCR4 和 Ghost-CCR5 细胞均显示绿色荧光的为双嗜性毒株(图 3-7-2-1)。

研究表明 V3 区的氨基酸序列与辅助受体的结合有直接关系,X4 毒株的 V3 区与 R5 毒株的 V3 区相比有较多带正电荷的氨基酸残基,而 CXCR4 与 CCR5 相比有较多的带负电荷的氨基酸残基。通过对 Env V3 环关键氨基酸的分析可预测 HIV 辅助受体的可能使用情况。V3 环中的 S/GXXXGPGXXXXXXXE/D(V3 环位置为 11~25)为预测 HIV 辅助受体 CCR5 使用的共有基序。如果这些关键的预测位点被带正电荷的精氨酸(R)或谷氨酰胺(Q)替换,则 HIV 毒株使用 CXCR4 辅助受体进入细胞。该辅助受体使用的预测过程通过 HIV Database 提供的在线软件链接 WebPSSM 完成。同时,根据 Daniel R Briggs 等提供的数学模型,可以根据 V3 区氨基酸带电荷情况预测 HIV 细胞嗜性,预测模型为式(3-7-2-3)。

$$预测细胞表型=0.94+(1.69\times V3 环净电荷数)-1.37\times V3 环阳性电荷数+1.54\times V3 环阴性电荷数-1.19$$
$$式(3-7-2-3)$$

当数值介于 0.5~1.4 时,该毒株为 M 嗜性;介于 1.5~2.4 时,为 T 嗜性或双嗜性;介于 2.5~3.4 时,

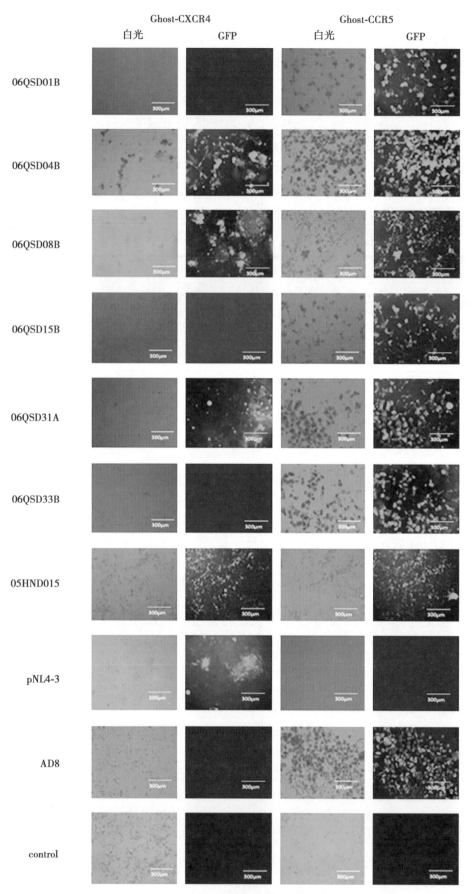

图 3-7-2-1　HIV 分离株嗜性荧光检测

白光表示普通显微镜下观察的细胞状态，GFP 表示荧光显微镜观察的病毒感染 Ghost 细胞情况。

为 T 嗜性。但此类方法对病毒细胞嗜性的预测结果有时存在误判，故《病原微生物菌（毒）种标准株 艾滋病病毒毒株建立技术规范》推荐使用 Ghost-CXCR4 和 Ghost-CCR5 细胞感染实验的方法进行细胞嗜性的检测。

三、合胞体诱导

合胞体诱导即 HIV 感染导致细胞融合形成合胞体的过程。能诱导形成细胞融合体的毒株为合胞体诱导（syncytia inducing，SI）型毒株；不能诱导形成细胞融合体的毒株为非合胞体诱导（non-syncytia inducing，NSI）型毒株。合胞体诱导的鉴定是通过将分离获得的病毒培养上清液感染 MT-2 细胞，并进行连续培养，在显微镜下观察 MT-2 细胞融合现象。在培养孔中观测到"空泡"现象或细胞融合体，为合胞体诱导型毒株（图 3-7-2-2）；在培养孔中未观测到细胞融合现象，为非合胞体诱导（non-syncytia inducing，NSI）型毒株。

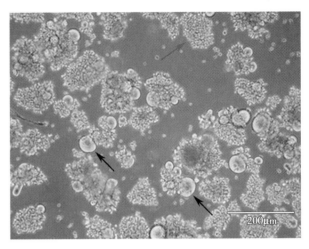

图 3-7-2-2　HIV 毒株感染 MT-2 细胞的细胞病变效应
黑色箭头所指位置即为"空泡"现象；红色箭头所指位置为尚未出现明显"空泡"现象的细胞团。

（韩婧婉　李　林）

第三节　HIV 毒株的应用

HIV 病毒分离株在艾滋病检测、监测及治疗工作中的运用需求不断增加，中和抗体检测、抗病毒药物的筛选与评价工作等需要应用不同亚型的病毒株进行病毒中和效果评估实验，在 HIV 核酸定性以及定量检测、病毒载量检测工作中需要应用病毒株进行质量控制等。国家病原微生物菌（毒）种保藏中心目前已依据标准初步建立 HIV 标准株资源库，并使用保藏的标准毒株进行药物筛选研究。国家艾滋病参比实验室已开展病毒储存库检测技术平台及其质控体系的构建研究。HIV 毒株的规范应用将为 HIV 病毒学检测、监测及治疗工作中所需标准品及质控品的制备提供储备支撑。

一、中和抗体检测

中和抗体是指可以特异性结合病毒具有侵染细胞功能的表面分子，使病毒失去侵染宿主细胞能力的抗体。HIV 中和抗体通过结合病毒表面的膜蛋白，防止病毒进入宿主细胞并进行复制，从而起到中和病毒的作用，可以帮助宿主细胞抵御 HIV 侵染，在 HIV 感染的预防和治疗中具有潜在价值。

HIV 具有高度遗传变异性和基因多样性，病毒表面的膜蛋白是 HIV 编码的所有蛋白质中氨基酸序列多样性最强的：同一亚型内的膜蛋白氨基酸变异率在 8%～17%（最大可达 30%），亚型之间的变异率更高，通常在 17%～35%（最大可达 42%）。而 HIV 的外层膜蛋白 gp120 及与其相连的跨膜蛋白 gp41 是中和抗体作用的主要靶点。对中和抗体的检测和评估，应以不同基因型的病毒分离株为标准品进行，以鉴定其对不同亚型毒株的中和强度及其广谱性。

传统的中和抗体检测方法主要有两类：空斑减少中和试验（plaque-reduction neutralization test，PRNT）以及致细胞病变（cytopathic effect，CPE）观测。因这两种方法的灵敏度及特异度都高，且均能快速用于新发传染病病毒的免疫学研究，所以被广泛应用于各种病毒的中和抗体检测实验；两种方法都是建立在活病毒基础上的。近年来，为应对研究者对快速高效实验的需求，通过对病毒的改造或检测方法的不断优化，建立了一系列操作方便、结果判断准确的中和抗体检测方法，如含有报告基因的重组活病毒的检测方法、以假病毒为基础的中和抗体检测方法和以细胞检测为基础的中和抗体检测方法等，这些方法均利用中和抗体对病毒感染的抑制原理，通过检测不完全中和的病毒量或残余细胞量来反映抗体对病毒的中和作用。

目前最常见的 HIV 中和抗体检测方法的主要步骤如下：将病毒培养上清液与梯度稀释的待检测的患者血浆或其他中和抗体制剂加入细胞培养板的各孔中，置于 37℃、5% CO_2 条件下共同孵育，然后加入含有 LTR-萤光素酶报告基因的 TZM-bl 细胞悬液，HIV 感染可激活细胞中 LTR 控制的萤光素酶报告基因的表达，将培养体系置于 37℃、5% CO_2 条件下继续培养 2 天，加入萤光素酶检测试剂检测萤光素酶表达水平，可反映培养体系中残余（未被中和的）HIV 病毒量，以此来量化中和抗体的抑制效果，绘制中和抗体对 HIV 抑制效果的剂量依赖曲线，计算中和抗体的半数抑制浓度，即可对中和抗体的中和效果进行评价。

二、抗 HIV 药物筛选与药效学评价

对于抗 HIV 药物来说，对临床分离毒株复制能力的抑制，是评价药物药效的重要标准之一。国家药品监督管理局药品审评中心（简称"国家药监局药审中心"）要求，评价抗 HIV 药物药效必须采用三种病毒（实验株、临床分离株、耐药株）进行体外实验。

通过体外细胞实验，可以筛选对 HIV 复制有抑制效果的备选物。TZM-bl 细胞中含有 LTR-萤光素酶报告基因，HIV 毒株感染后，其 Tat 蛋白可以激活 LTR 控制的萤光素酶报告基因的表达，通过与对照组的荧光值对比，可以检测受试药物的加入是否会影响 HIV Tat 蛋白的表达水平。

（一）流程

先通过 ATP 法、MTT 法或 CCK8 法检测受试药物对靶细胞（TZM-bl）的毒性，获得受试药物对靶细胞的最大无毒浓度和半数毒性浓度（50% toxic concentration, TC_{50}）；利用 TZM-bl 细胞测定受试药物在最大无毒浓度时对 HIV 复制的影响，筛选对 HIV 复制有显著抑制作用的受试药物作为备选物；对受试药物进行梯度稀释，加入 HIV 病毒感染后的靶细胞，测定受试药物对 HIV 抑制效果的剂量依赖曲线，获得半数抑制浓度，计算受试药物的治疗指数（therapeutic index, TI），见式（3-7-3-1）。

$$TI=TC_{50}/IC_{50} \qquad 式（3-7-3-1）$$

（二）方法

1. **ATP 法检测细胞毒性** 将病毒感染靶细胞（TZM-bl）接种于 96 孔板，分别加入不同浓度梯度的受试药物/阳性对照药物（阳性对照）/细胞培养基（阴性对照），每个浓度设置 4 个平行孔；培养 3 天后每孔加入 ATP 活性检测试剂进行化学发光检测，绘制受试药物细胞毒性量效曲线，计算受试药物对靶细胞的最大无毒浓度和 TC_{50}，若量效曲线不完整，无法获得 TC_{50}，可调整加入的受试药物浓度再次测定。

2. **抗 HIV 药物的筛选** 将 TZM-bl 接种于 96 孔板，向每孔中加入病毒培养上清液，然后向各孔中分别加入终浓度等于或略小于最大无毒浓度的受试药物或阳性对照药物，每个浓度设置复孔；置于 37℃、5% CO_2 的细胞培养箱中培养 2 天，加入萤光素酶检测试剂进行萤光素酶检测。使用统计学软件作图，以 $\log_2FC$ 为横坐标，$-\lg P$ 为纵坐标做散点图（火山图），观察不同受试药物对 HIV 复制的影响，筛选对于 HIV 复制有显著抑制效果的受试药物作为备选物。

3. **抗 HIV 效果评价** 将 TZM-bl 接种于 96 孔板，以终浓度为最大无毒浓度和其梯度稀释受试药物/阳性对照药物（阳性对照）/细胞培养基（阴性对照），每个浓度设置复孔；以只加入病毒，不加任何药物的组为病毒对照组；以不加任何药物和病毒的组为细胞对照组；以加受试药物或阳性对照药物，不加任何病毒的组分别为药物对照组。向实验组和病毒对照组各孔中加入病毒培养上清液；将 96 孔板置于 37℃、5% CO_2 的细胞培养箱中培养 2 天，每孔加入萤光素酶检测试剂进行萤光素酶检测。使用统计学软件作图，拟合量效曲线，计算药物对病毒的半数抑制浓度（IC_{50}），结合每种受试药物的半数毒性浓度（TC_{50}），计算受试药物的治疗指数，式（3-7-3-1）。

三、质控品制备

质控品是控制和评估检测质量的必要材料。HIV 毒株培养上清液可用于制备 HIV RNA 和 HIV p24 抗原检测的质控品，耐药毒株的培养上清液还可用于制备基因型耐药检测的质控品。

制备质控品的主要步骤是：①收集 HIV 毒株培养上清液，通过病毒基因序列测定和分析确定病毒

基因亚型和耐药突变,应包括我国主要流行毒株,例如 CRF01_AE 和 CRF07_BC。②收集健康者血浆,HIV、HBV 和 HCV 均应为阴性。③用健康者血浆将病毒培养上清液稀释至适宜的浓度,充分混匀。病毒载量可设定低(1 000~5 000 拷贝/ml)、中(5 000~50 000 拷贝/ml)、高(>50 000 拷贝/ml)三个水平;HIV p24 抗原可设定低(5~10IU/ml)、中(10~15IU/ml)、高(>15IU/ml)三个水平;耐药检测质控品应包含 HIV 逆转录酶和/或蛋白酶和/或整合酶区的主要耐药基因突变。④采用 3~4 种试剂至少检测 3 次,鉴定并验证 HIV 基因亚型、HIV RNA 载量和 HIV p24 抗原水平及耐药基因突变。⑤最好每次制备 1~2 年的用量,60℃加热处理 1 小时,过滤除菌,编号,分装保存于 −80℃。

根据需要,将制备的质控品用于试剂质量评估、检测质量控制、能力验证或检测质量考核。

(韩婧婉 李 林)

参 考 文 献

[1] HUGHES M D, DEGRUTTOLA V, WELLES S L.Evaluating surrogate markers. J Acquir Immune Defic Syndr Hum Retrovirol, 1995, 10(S2): 1-8.

[2] KENNEDY N, WHITELAW F M, GUTMANN J, et al. Clinical features and serum beta2-microglobulin levels in HIV-1 positive and negative Tanzanian patients with tuberculosis. Int J STD AIDS, 1995, 6(4): 278-283.

[3] ALIMENTI A, O'NEILL M, SULLIVAN J L, et al. Diagnosis of vertical human immunodeficiency virus type 1 infection by whole blood culture. J Infect Dis, 1992, 166(5): 1146-1148.

[4] CASTRO B A, CHENG-MAYER C, EVANS L A, et al. HIV heterogeneity and viral pathogenesis. AIDS, 1988, 2 Suppl 1: S17-S27.

[5] 曾毅, 王必瑞, 邵一鸣, 等. 我国首次从艾滋病病人分离到艾滋病病毒(HIV). 中华流行病学杂志, 1988, 9(3): 135-137.

[6] 邵一鸣, 曾毅, 陈筝, 等. 从云南艾滋病病毒(HIV)感染者分离 HIV. 中华流行病学杂志, 1991, 12(3): 129-135.

[7] 翟国伟, 汤德骥, 吴南屏, 等. 从一例血友病患者外周血中分离到人免疫缺陷病毒. 中华血液学杂志, 1994, 15(9): 453-454.

[8] 严延生, 王惠榕, 陈舸, 等. 9 株艾滋病病毒的分离及生物学特性的研究. 中国人兽共患病杂志, 2000, 16(2): 5-8.

[9] 孙峥嵘, 尚红, 刘静, 等. 中国 HIV-1 病毒分离株的生物学特性与疾病进展关系的研究. 中华微生物学和免疫学杂志, 2003, 23(9): 703-706.

[10] 袁霖, 马丽英, 徐维四, 等. 我国 HIV-1 B′亚型感染长期存活者病毒分离及体外复制的研究. 中国自然医学杂志, 2008, 10(1): 12-14.

[11] 鲁俊峰, 李珏, 李韩平, 等. HIV-1 临床毒株的分离培养及生物学表型和基因型鉴定. 中国艾滋病性病, 2009, 15(5): 460-462.

[12] 马春涛, 魏强, 蒋岩. 病原微生物菌(毒)种标准株 艾滋病病毒毒株建立技术规范团体标准解读. 中华实验和临床病毒学杂志, 2023, 37(3): 265-270.

[13] 中华预防医学会. 中华预防医学会团体标准公告. 2023 年第 1 号(总第 8 号).(2023-02-02)[2024-05-25]. https://www.cpma.org.cn/zhyfyxh/tzgg/202302/454a78cbf8004987b20a25c03c3e5ffe.shtml.

[14] D'AGARO P, ANDRIAN P, ROSCIOLI B, et al. HIV-1 isolation and p24-antigen detection in cerebrospinal fluid of subjects with neurological abnormalities related to AIDS. Acta Neurol(Napoli), 1990, 12(1): 49-52.

[15] 李凡, 徐志凯. 医学微生物学. 8 版. 北京: 人民卫生出版社, 2015.

第八章 HIV 感染的诊断与分期

实验室检测对于准确诊断 HIV 感染者和评估其临床分期非常重要。本章介绍了艾滋病感染的检测流程、诊断原则以及鉴别诊断，并介绍了国内外指南关于临床分期的推荐原则和标准。

第一节 HIV 感染的检测流程

一、成人、青少年及 18 月龄以上儿童

对于成人、青少年以及超过 18 月龄的儿童，HIV 检测流程由两个核心环节构成：筛查试验和补充试验，基本原则是首先做筛查试验，根据筛查结果，决定是否继续做补充试验。筛查试验具体分为三种类型：基于抗体检测试剂的筛查、能够区分抗体与抗原的筛查以及不区分抗体与抗原的筛查。

（一）筛查检测流程

1. 抗体检测试剂的筛查检测流程　若抗体初筛试验结果无反应，报告"HIV 抗体阴性"；若抗体初筛试验结果有反应，不能直接出具阳性报告，必须进入复检。复检试验应使用原试剂双孔或双份，或者两种试剂进行。若复检试验均无反应，报告"HIV 抗体阴性"；若复检试验均有反应或一有反应一无反应，则报告"HIV 感染待确定"，并需进行补充试验（图 3-8-1-1）。

2. 区分抗体抗原检测试剂的筛查检测流程　抗体抗原均有反应，进行抗体复检或原有试剂双孔/双份复检。当使用抗体复检时，若两次结果均为有反应，或一有反应一无反应，则进行 HIV 抗体确证试验；若抗体复检两次结果均为无反应，进行 HIV-1 核酸试验或 2～4 周后随访。当使用原有试剂双孔或双份复检时，若两次结果均为有反应或一有反应一无反应，则进行 HIV-1 核酸检测或抗体确证试验，若两次结果均为无反应，则报告"HIV 抗体阴性、HIV-1 p24 抗原阴性"。

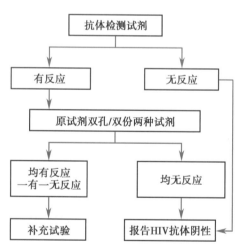

图 3-8-1-1　抗体检测试剂的筛查检测流程图

抗体有反应抗原无反应，进行抗体复检或原有试剂双孔/双份复检。若复检两次结果均为有反应，或一有反应一无反应，则进行抗体确证试验；若复检两次结果均为无反应，则报告为"HIV 抗体阴性、HIV-1 p24 抗原阴性"。

抗体无反应抗原有反应，用原有试剂双孔或双份进行复检。复检两次结果均有反应，或一有反应一无反应，则进行 HIV-1 核酸试验或 2～4 周后随访；复检两次结果均无反应，报告"HIV 抗体阴性、HIV-1 p24 抗原阴性"。

抗体抗原均无反应，则直接报告"HIV 抗体阴性、HIV-1 p24 抗原阴性"（图 3-8-1-2）。

3. 不区分抗体抗原检测试剂的筛查检测流程　结果为无反应，报告"HIV 抗体阴性、HIV-1 p24 抗原

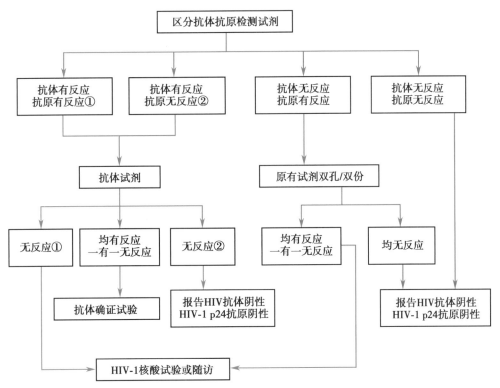

图 3-8-1-2　区分抗体抗原检测试剂的筛查检测流程图

阴性";结果为有反应,选择抗体检测试剂复检或者选择抗体抗原试剂进行复检。当使用抗体试剂复检时,若两次结果均为有反应或一有反应一无反应,则进行 HIV 抗体确证试验;若两次结果均为无反应,则需进行 HIV-1 核酸试验或 2~4 周后随访。当使用抗体抗原试剂双孔或双份复检时,若两次结果均为有反应或一有反应一无反应,则进行 HIV-1 核酸检测或 2~4 周后随访,或 HIV 抗体确证试验;若两次结果均为无反应,报告"HIV 抗体阴性,HIV-1 p24 抗原阴性"(图 3-8-1-3)。

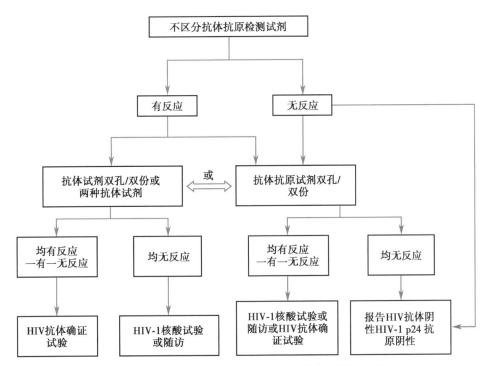

图 3-8-1-3　不区分抗体抗原检测试剂的筛查检测流程

（二）补充试验的检测流程

补充试验包括 2 个流程：即抗体确证 WB、RIBA/LIA 试剂等的补充试验流程和核酸检测试剂的补充试验流程。

1. 抗体确证试验　对复检试验有反应的样本，进行 HIV 抗体确证试验。抗体确证试验包括免疫印迹试验（WB）和重组/线性免疫印迹试验（RIBA/LIA），以及特定条件下的 HIV 检测试验（替代策略试验）（三种酶联免疫试验、三种快速试验或者酶联免疫加快速试验）。

（1）WB、RIBA/LIA 检测流程：若抗体确证检测未出现任何条带，则直接报告"HIV-1 抗体阴性"。如果近期有高风险流行病学史，则建议进行 HIV-1 核酸试验或 2~4 周后随访；若抗体确证检测结果为阳性，则报告"HIV-1 抗体阳性"，并按规定做好检测后咨询和疫情报告；若抗体确证检测结果为不确定，则报告"HIV-1 抗体不确定"，建议进行 HIV-1 核酸试验或 2~4 周后随访。

当出现 HIV-2 指示带时，应使用 HIV-2 抗体确证试剂或能区分 HIV-1 与 HIV-2 感染的抗体确证试剂，根据试剂盒说明书判读检测结果（图 3-8-1-4）。

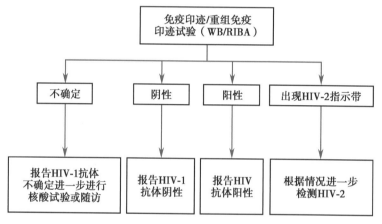

图 3-8-1-4　WB、RIBA/LIA 检测流程图

（2）特定条件下的 HIV 检测（替代策略试验）流程：该流程通常仅适用于高流行地区（>5%），高危人群（男男性行为人群，吸毒人群等），用于该流程的三种试剂应经过所用地区的省级中心实验室评价。若用于疫情重点地区的一般人群则需经过所用地区的省级中心实验室评价。

1）三种酶联免疫试剂检测流程：至少有一种的 S/CO 比值≥试剂说明书中给出的特定阈值（抗体确证试验作为对照，其阳性预测值应>95%）或经临床评估确定的特定阈值，可报告"HIV 抗体阳性"，且无须再做抗体确证试验；否则，应进一步作抗体确证试验，结果按照抗体确证试验报告的要求进行（图 3-8-1-5）。

2）三种快速试剂检测流程：若试剂 1 检测结果为无反应，则直接报告"HIV 抗体阴性"；若试剂 1 检测结果为有反应，则使用试剂 2 和试剂 3 进行复检，若复检两次结果均为有反应，则报告"HIV 抗体阳性"；若复检两次结果均为无反应或一种有反应，则需进一步做补充试验（抗体确证或核酸试验）（图 3-8-1-6）。

3）快速试剂+酶联试剂的检测流程：使用一种快速试剂和两种酶联免疫试剂（应针对不同样本，如血液酶联+尿液酶联试剂检测），或两种快速试剂（应至少有一种为血液快速检测试剂）和一种酶联免疫试剂的检测流程

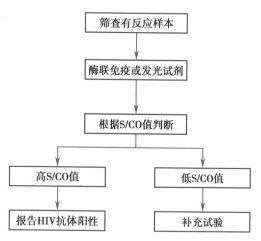

图 3-8-1-5　三种酶联免疫试剂检测流程图

快速试剂。若试剂 1 检测结果为无反应，则直接报告"HIV 抗体阴性"；若试剂 1 检测结果为有反应，则使

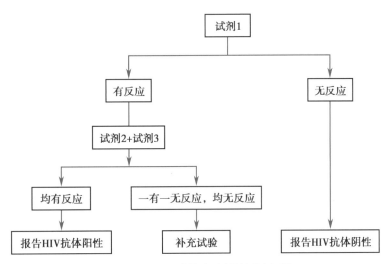

图 3-8-1-6　三种快速试剂检测流程图

用试剂 2 和试剂 3 进行复检,若复检两次结果均为有反应,则报告"HIV 抗体阳性";若复检两次结果均为无反应或一种有反应,则需进一步做补充试验(抗体确证或核酸试验),检测流程图同三种快速试剂检测流程图。

2. **核酸补充试验**　对 HIV 抗体复检试验有反应样本,可进行核酸检测。针对抗体确证试验不确定或确证试验阴性但疑似急性期感染或艾滋病晚期的样本,同样可进行核酸检测明确感染状态。

核酸检测分为定性检测和定量检测。定性检测应严格根据试剂盒说明书判定结果,并出具相应的检测报告。定量检测若检测结果低于检测限,则报告"低于检测限";若检测结果>5 000 拷贝/ml,则报告检测值;若检测结果≤5 000 拷贝/ml,建议重新采样检测,并报告检测值(图 3-8-1-7)。

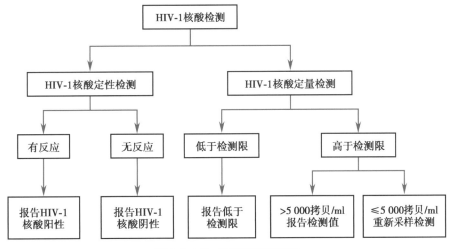

图 3-8-1-7　核酸检测流程图

二、18 月龄及以下儿童

由于母源性抗体的存在,建议针对 18 月龄及以下儿童使用核酸检测进行艾滋病早期诊断。HIV 感染产妇所生儿童应于出生后 48 小时内、6 周和 3 个月时,分别采集血样本进行核酸检测,两次结果阳性可诊断为 HIV 感染,报告"HIV 感染早期诊断检测结果阳性"。

早期诊断检测结果为阴性或未进行早期诊断检测的儿童,应于 12 月龄时进行抗体筛查。筛查结果是阴性者,排除 HIV 感染;筛查结果是阳性者,应持续随访至 18 月龄。若 18 月龄时抗体检测结果仍然为阳性,应及时进行补充试验明确感染状态(图 3-8-1-8)。

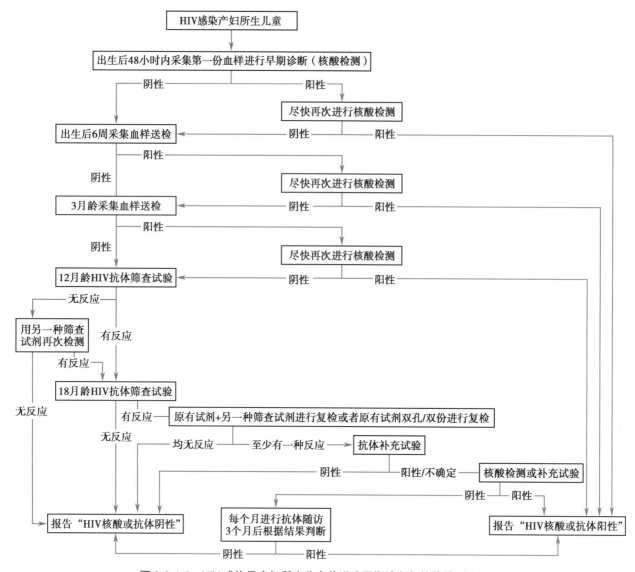

图 3-8-1-8　HIV 感染孕产妇所生儿童艾滋病早期诊断与抗体检测流程图

　　为便于及早发现疑似阳性产妇以进行母婴阻断预防母婴传播,对于孕期未接受 HIV 感染检测,临产时感染状况不明的产妇需同时使用两种检测试剂(30 分钟内出检测结果)进行抗体或抗体抗原筛查。

(张　鑫　金　聪)

第二节　HIV 感染的临床分期诊断

一、一般诊断原则

　　艾滋病的诊断是一个较为复杂的过程,需要综合考虑患者的流行病学史、临床表现、实验室病原学相关检查结果以及其他必要的诊断依据。

　　流行病学史分析是指了解患者的流行病学史,有助于医师判断患者是否存在感染 HIV 的风险,从而为后续的实验室检查提供指导。医师需要详细询问患者的生活方式和行为习惯,特别是与 HIV 感染有关的高危行为,这些行为包括①性行为:是否有过高危性行为,如与多个性伴侣发生性行为、无保护性行为(未使用避孕套)或性伴侣为已知的 HIV 感染者;②注射毒品:是否曾经或正在注射毒品,特别是使用未经过消毒的针头或注射器;③血液制品:是否曾经接受过未经检测的血液制品或器官移植;④其他暴露:

是否曾经与已知的 HIV 感染者有密切接触,如共用剃须刀、牙刷等个人用品。

临床表现评估也是艾滋病诊断的重要环节,艾滋病的临床表现因其发展阶段而异,从初期的无症状感染到后期的严重病症。临床表现的评估对于艾滋病的诊断具有重要意义。在急性期,感染 HIV 后的 2～4 周内,患者可能出现流感样症状,如发热、头痛、恶心、呕吐、皮疹和肌肉疼痛等。这些症状通常持续数周至数月后自行缓解。进入无症状期后,患者可能没有任何症状,但仍然携带病毒并具有传染性。随着病情的进展,患者可能进入艾滋病期,出现体重下降、机会性感染(如肺炎、结核等)、恶性肿瘤(如卡波西肉瘤)和其他严重的健康问题。

此外,实验室检查是艾滋病诊断过程中最关键且不可或缺的一部分。常见的实验室检查包括血常规、生化检验、免疫学检查和病毒学检查。

1. **血常规**　血常规检查可以评估患者的全身状况,如白细胞计数、红细胞计数和血小板水平等。在艾滋病期,患者可能出现白细胞减少、贫血和血小板减少等异常表现。

2. **生化检验**　生化检验可以检测患者的肝功能、肾功能、电解质平衡等功能及状态。艾滋病患者可能出现肝功能异常、肾功能异常等表现。

3. **免疫学检查**　免疫学检查是艾滋病诊断中的重要环节,主要包括 HIV 抗体检测和 CD4$^+$ T 细胞计数。HIV 抗体检测可以检测患者体内是否存在 HIV 抗体,包括初筛检测和确认检测,是艾滋病诊断的主要依据。CD4$^+$ T 细胞计数可以反映患者的免疫功能状态,是评估艾滋病病情和治疗效果的重要指标。

4. **病毒学检查**　病毒学检查是直接检测患者体内的 HIV 病毒,包括病毒载量检测、病毒核酸定性检测、病毒分离培养等。病毒载量检测可以评估患者体内的病毒数量,是判断病情和治疗效果的重要依据。病毒核酸定性检测是从核酸水平对 HIV 进行检测,能定性地判定患者是否存在 HIV 感染。病毒分离培养可以用于研究病毒的特性和变异情况,对于疫苗研发和药物研发具有重要意义。

二、诊断标准

根据 2019 年我国卫生行业标准《艾滋病和艾滋病病毒感染诊断》(WS 293—2019),艾滋病的诊断应以实验室检测为依据,结合临床表现和流行病学资料综合进行。HIV 抗体和病原学检测是确诊 HIV 感染的依据;流行病学史是诊断急性期和婴幼儿 HIV 感染的重要参考;CD4$^+$ T 细胞检测和临床表现是 HIV 感染分期诊断的主要依据;AIDS 的指征性疾病是 AIDS 诊断的重要依据。对于成人、青少年及 18 月龄以上儿童,符合下列一项者即可诊断为 HIV 感染:①HIV 抗体筛查试验有反应和 HIV 抗体确证试验阳性;②HIV 抗体筛查试验有反应和核酸定性试验阳性;③HIV 抗体筛查试验有反应和核酸定量试验 >5 000 拷贝 /ml;④有流行病学史或艾滋病相关临床表现,两次 HIV 核酸检测均为阳性;⑤HIV 分离试验阳性。对于 18 月龄及以下儿童,符合下列一项者即可诊断为 HIV 感染:①为 HIV 感染母亲所生和两次 HIV 核酸检测均为阳性(第二次检测需在出生 4 周后采样进行);②有医源性暴露史,HIV 分离试验结果阳性或两次 HIV 核酸检测均为阳性;③为 HIV 感染母亲所生和 HIV 分离试验阳性。

根据《中国艾滋病诊疗指南(2024 版)》,成人、青少年及 18 月龄以上儿童,符合下列一项者即可诊断 HIV 感染:①HIV 抗体筛查试验阳性和 HIV 补充试验阳性(抗体补充试验阳性或核酸定性检测阳性或核酸定量大于 1 000 拷贝 /ml);②有流行病学史或艾滋病相关临床表现,两次 HIV 核酸检测均为阳性;③HIV 分离试验阳性。若患者是 18 月龄及以下儿童,符合下列一项者即可诊断 HIV 感染:①为 HIV 感染母亲所生和两次 HIV 核酸检测均为阳性(第二次检测需在出生 4 周后采样进行);②有医源性暴露史,HIV 分离试验结果阳性或两次 HIV 核酸检测均为阳性;③为 HIV 感染母亲所生和 HIV 分离试验阳性。

《国家免费艾滋病抗病毒药物治疗手册》(第 5 版)中也明确了 HIV 感染应根据流行病学史、实验室检查和临床表现进行综合判断;其中具体的实验室检测的流程和判断标准应参照最新版《全国艾滋病检测技术规范》的具体要求进行,在此规范的 2020 年修订版中明确了艾滋病实验室检测用于疫情检测、血液筛查、临床诊断以及婴儿感染早期诊断的策略及检测流程。针对个体的临床诊断基本策略是:先进行 HIV 筛查试验,有反应的样本再进行 HIV 补充试验,补充试验阳性的可做出诊断。HIV 抗体筛查试验是一类初步了解机体血液或体液中有无HIV抗体的检测方法,也包括同时检测HIV抗体和抗原的方法。常用的检测方法有酶联免疫吸附试验、化学发光或免疫荧光试验、免疫层析试验、免疫凝集试验、免疫渗滤试验等。HIV补充试验是在获得筛查试验结果后,为了准确判断,继续检测机体血液或体液中有无HIV抗体或核酸的方法,包括抗体确证试验和核酸试验。抗体确证试验包括免疫印迹试验、重组/线性免疫印迹试验、免疫层析试验、免疫渗滤试验及特定条件下的替代试验;核酸试验包括核酸定性试验和核酸定量试验。

核酸检测用于感染HIV诊断的补充试验

在《艾滋病和艾滋病病毒感染诊断》(WS 293—2019)和《全国艾滋病检测技术规范(2020年修订版)》中已经明确可以采用HIV核酸检测方法作为初筛阳性结果的补充试验,核酸定性试验结果为阳性或者定量试验>5 000拷贝/ml可辅助诊断HIV感染,但核酸检测结果为阴性时也不能排除HIV感染。美国CDC的2014版指南中就提出了采用核酸检测作为补充试验用于辅助诊断HIV感染,但并未指出定量检测试剂的诊断阈值,仅指出定性试剂为阳性结果或定量试剂检测有结果即可诊断HIV感染;但EACS 2019年版指南中给出了建议,在采用定量检测试剂作为补充试验方案时,>1 000拷贝/ml可以判断为HIV感染,但对于<1 000拷贝/ml的结果,则建议结合其他指标综合分析。最新的《中国艾滋病诊疗指南(2024版)》也推荐将定量检测用于判断HIV感染的诊断阈值从>5 000拷贝/ml调整至>1 000拷贝/ml,若定量检测结果<1 000拷贝/ml但高于定量下限,则建议重新采样检测,临床医师可结合流行病学史、临床表现、CD4$^+$与CD8$^+$ T细胞计数或HIV抗体补充试验随访检测结果等来确诊或排除诊断。HIV核酸检测对于急性期/窗口期及晚期患者的诊断具有重要价值。世界卫生组织(WHO)在2021年更新的综合指南《关于HIV预防、检测、治疗、服务提供和监测的综合指南:公共卫生方法的建议》中也对于核酸用于HIV诊断的部分有推荐:建议可以使用即时核酸检测方法对婴幼儿及18个月以下儿童进行HIV感染诊断,并且属于强烈推荐,高确定性证据等级。而且需要特别强调的是,WHO在此次更新中不再推荐采用WB和免疫条带检测技术进行HIV感染的诊断,HIV检测试剂应达到99%的阳性预测值,并使用灵敏度≥99%和特异度≥98%的检测组合。用于初筛的第一次检测试剂应具有最高的灵敏度,用于第二次和第三次补充试验的检测试剂应具有最高的特异度。并建议对于HIV阳性率<5%的国家和地区,应考虑采取三次检测策略,才能得到HIV阳性诊断。

三、鉴别诊断

(一)输入性抗体检测

指人体输入HIV抗体阳性的血浆或其他血液成分、免疫球蛋白或其他血液制品后,对接受者、提供者和制品的检测,根据检测结果及流行病学调查结果综合判断是否输入HIV抗体、输入性HIV抗体在体内的动态变化以及是否发生HIV感染等。中国疾病预防控制中心发布的《全国艾滋病检测技术规范(2020年修订版)》中首次规范了输入性HIV抗体检测及流程。

输入性抗体检测与HIV感染个体诊断采用的方法相同,包括HIV抗体和/或抗原筛查检测、HIV抗体确证检测以及核酸检测。根据HIV抗体和/或抗原筛查检测、HIV抗体确证检测结果判断有无HIV抗体输入及输入抗体的动态变化。根据核酸检测结果判断输入物是否具有感染性以及接受者是否被HIV感染。

与HIV感染个体诊断不同的是,输入性抗体检测需要对以下三类样本分别进行检测:①接受者血清或血浆,应在输入基线(输入后立即)、输入后4~6周和输入后3个月采集样本;②提供者血清或血浆,应在最靠近提供血液的时间点采集血液样本;③输入物,包括血浆、红细胞等血液成分,免疫球蛋白等血液制品(目前国家尚无批准的用于血液制品检测的试剂,只能使用适用于血浆的试剂盒)。根据各类样本不同时间点的检测结果及流行病学调查结果进行综合判断。

若输入后基线样本的HIV抗体和/或抗原检测结果和HIV抗体确证检测结果满足HIV抗体阳性判断标准,判断为HIV抗体阳性。并结合既往个体检测结果,综合判断有无HIV抗体输入;若检测输入基线(输入后立即)、输入后4~6周和输入后3个月的样本,HIV抗体滴度下降和HIV抗体确证检测条带减少,则判定为 HIV 抗体发生衰减；若 HIV 核酸定性检测结果符合阳性判断标准，或 HIV 核酸定量检测 HIV-1 RNA 可检出，则判定输入物具有 HIV 感染性；若接受者基线样本为 HIV 核酸阴性，输入后 4～6 周和输入后 3 个月的样本转变为 HIV 核酸阳性，且 HIV 抗体持续阳性、滴度升高，则判定发生 HIV 感染。

（二）慢病毒载体转基因治疗

细胞与基因治疗（cell and gene therapy，CGT）方法是一种在遗传性疾病、癌症治疗领域具有重大应用场景的新型治疗方法。通过基因编辑手段对从患者或健康捐赠者体内获得的细胞进行改造，把用于矫正或置换致病基因的外源目的基因导入靶细胞内，改造完成后将细胞重新输到患者体内。通过这种方法，外源目的基因在患者体内可以得到表达，从而达到治疗疾病的目的。

嵌合抗原受体（chimeric antigen receptor，CAR）T 细胞免疫疗法是目前最常用的基因治疗方法之一。目前，美国食品药品监督管理局已有商品化的产品注册上市，在后续的临床实践中使用 CAR T 细胞治疗遗传性疾病和癌症的可能会继续增加。尽管这种疗法有助于癌症的治疗，但目前国内外已有相关报道称接受这种特殊类型基因治疗的患者在进行 HIV-1 核酸检测时可能会面临假阳性的结果。CAR T 细胞治疗包括采集单个核细胞、纯化 T 细胞和重新编程 T 细胞，以识别癌细胞表达的受体，从而靶向并杀死患病细胞。T 细胞通常使用 HIV-1 衍生的慢病毒或 γ 逆转录病毒载体进行重编程。这些载体利用编码病毒包膜蛋白、多聚蛋白和聚合酶的 HIV-1 基因，将 CAR 基因导入患者的 T 细胞，使其能够整合和转化细胞。由于慢病毒载体具有更可预测的整合特性，因此更常用于基因治疗。

近年来，美国报道了数例 CAR T 细胞免疫治疗干扰 HIV-1 检测的案例：①2014 年首次报道了使用 CAR T 治疗 X 连锁重症联合免疫缺陷病的病例。两例患者在治疗后 2 个月和 6 个月进行的 HIV-1 核酸检测结果均为阳性，后结合病毒生长实验、HIV-1 DNA 检测和 p24 抗原检测结果确定为核酸假阳性。②对 CAR T 治疗患者进行造血干细胞移植评估。进行常规检测时，发现 HIV-1 核酸检测结果阳性，结合流行病学史、第四代酶联免疫吸附实验结果、CD4$^+$ T 细胞计数和针对不同靶点的 HIV-1 核酸试剂检测结果，排除 HIV-1 感染。③接受 CAR T 治疗失败的 B 细胞急性淋巴细胞白血病患者，在再次细胞采集前的常规传染病筛查中发现 HIV-1 血清学检测阴性，核酸检测阳性，随后更换血清学和核酸检测试剂，检测结果均为阴性，排除 HIV-1 感染。④在接受 CAR T 治疗前进行传染病筛查，HIV-1 血清学和核酸检测均为阴性的患者在接受 CAR T 治疗后，HIV-1 定量检测试剂可检出较低水平的病毒载量，后结合流行病学史、第四代酶联免疫吸附实验结果和针对不同靶点的 HIV-1 核酸试剂检测结果，排除 HIV-1 感染。

2023 年，我国报道了一例因重度地中海贫血接受 CGT 后 HIV-1 第四代化学发光检测阳性的患者。重新采样后进行 HIV-1 核酸检测，发现其病毒载量检测值均＞5 000 拷贝/ml。然而，该患者两次抗体确证检测结果均为阴性，CD4$^+$ T 细胞计数、CD4/CD8 结果均在正常范围内，其间进行的 HIV-1 快检检测结果也均为阴性，初步判断该核酸阳性检测结果存疑。后对该患者的流行病学史进行调查，首先该患者年龄较小，基本排除性传播可能；每次输血及细胞移植前的 HIV-1 筛查检测结果均为无反应，基本排除输血感染；后续对患者父母进行 HIV-1 筛查及确证实验，结果均为阴性，排除母婴传播。对患者 CGT 所使用的慢病毒载体序列进行分析，发现与使用的 HIV-1 核酸检测试剂靶点序列存在重合。因此，怀疑是由于试剂盒的靶点与治疗使用的慢病毒载体发生特异性结合后产生的交叉反应，导致 HIV-1 核酸检测结果异常。重新采血后，使用与载体序列无交叉重合的 HIV-1 核酸检测试剂重新检测，此时病毒载量值低于试剂检测限。结合流行病学调查结果，对不同原理的多种方法平行检测的结果综合分析，最终确定患者自身并非 HIV-1 感染者，认为该患者 HIV-1 核酸检测结果异常是由于基因工程治疗使用的慢病毒载体与现用 HIV-1 核酸检测试剂盒靶点存在交叉反应所致。

在这些病例中，HIV-1 核酸检测假阳性结果均出自靶向 LTR 区和 gag 区的检测试剂，与使用包含 HIV-1 LTR 和 gag 基因序列的慢病毒载体可以发生特异性结合，从而造成 HIV-1 核酸检测假阳性；此外，由于经慢病毒载体转染的细胞不能产生包括 p24 抗原在内的 HIV 蛋白，故在接受基因治疗前后，第四代血清学检测结果均为阴性，可以为排除 HIV-1 急性期感染提供进一步的证据。

对于接受 CGT 的患者，应考虑到 HIV-1 假阳性的可能。通过对上述病例使用的 HIV-1 核酸检测试剂的靶点进行分析，发现试剂与载体之间的交叉反应并不总是可预测的，因为基因治疗载体的序列和试剂盒检测的目标序列并不是公开的。除非载体和试剂盒的序列都可以获得,否则应对这一人群中 HIV-1 核酸检测的阳性结果高度存疑。

此外,在接受 CGT 的患者中,所有假阳性结果均发生在接受慢病毒载体的患者中。相比之下,使用小鼠 γ 逆转录病毒的 CAR T 细胞疗法的患者则没有同样的风险,这是由于小鼠 γ 逆转录病毒在系统发育上与 HIV-1 有较远的亲缘关系,它们的基因结构与慢病毒的基因结构有很大不同。

总而言之,CGT 正迅速成为治疗遗传学疾病和难治性癌症的主要策略。临床医师和检测诊断方面的专家应该意识到这些治疗药物与常用的 HIV-1 核酸检测平台之间的交叉反应。针对这一患者群体的标准化检测程序将有助于减少 HIV-1 假阳性诊断,减少患者焦虑以及后续不必要的治疗。

(韩　扬　马艳玲　王　宇)

第三节　HIV 感染的临床分期

一、HIV 感染疾病进程各期的临床表现

HIV 感染人体后的各期表现不同,从初始感染到终末期是一个较为漫长复杂的过程。在 HIV 感染后病程的不同阶段,相关的临床表现也是多种多样。根据临床表现将病毒感染后未接受抗病毒治疗的自然进程的全过程分为三个期:急性期、无症状期和艾滋病期。

(一)急性期

通常是感染 HIV 的 6 个月内(或 HIV 感染后<24 周)。部分感染者在急性期出现 HIV 病毒血症和免疫系统急性损伤相关的临床表现,以发热最为常见,可伴有咽痛、盗汗、恶心、呕吐、腹泻、皮疹、关节疼痛、淋巴结肿大及神经系统症状。大多数患者临床症状轻微,持续 1~3 周后自行缓解。

此期患者在血液中可检测到 HIV RNA 和 p24 抗原,HIV 抗体 2~3 周内逐渐由阴转阳,伴随 CD4$^+$ T 细胞计数一过性减少,CD4$^+$ 与 CD8$^+$ T 细胞比值倒置。部分患者可出现轻度白细胞和血小板减少、肝功能异常,临床极易漏诊或误诊。需提高对急性期 HIV 感染的识别。

(二)无症状期

可从急性期进入此期,或无明显的急性期症状而直接进入此期。持续时间一般为 4~8 年。其时间长短与感染病毒的数量和型别、感染途径、机体免疫状态的个体差异、营养条件及生活习惯等因素有关。大部分无症状期患者由于 HIV 在感染者体内不断复制,免疫系统逐渐受损,CD4$^+$ T 细胞计数逐渐下降及 CD4$^+$ 与 CD8$^+$ T 细胞比值倒置。此期患者若不进行 HIV 抗体或核酸检测,临床不易被发现,是导致 HIV 传播的重要传染源。一旦 CD4$^+$ T 细胞计数降至 350 个/μl 以下,临床上可出现淋巴结肿大、消瘦、腹泻、带状疱疹等非特异表现。因此需各科临床医师提高警惕,结合流行病学史对此期 HIV 感染患者进行早期识别和早期诊治。

(三)艾滋病期

感染 HIV 后的疾病终末阶段。此期患者 CD4$^+$ T 细胞计数多<200 个/μl。进入此期后患者临床表现为机会性感染或肿瘤相关症状体征,临床处理较为复杂。若不进行及时抗病毒治疗,预后较差。

二、HIV 感染的临床分期诊断标准

目前国际国内有关 HIV/AIDS 的临床分期诊断标准不尽相同,但基本原则一致。即需结合流行病学史(包括不安全性生活史、静脉注射毒品史、输入未经抗 HIV 抗体检测的血液或血液制品、HIV 感染者所生子女或职业暴露史等)、临床表现和实验室检查等进行综合评估,以进行临床分期诊断。如前一节内容,HIV 抗体和病原学检测是确诊 HIV 感染的主要依据;流行病学史是诊断急性期感染以及婴幼儿 HIV 感染的重要参考;CD4$^+$ T 细胞检测和临床表现是 HIV 感染临床分期诊断的重要依据。

2022 年 WHO 艾滋病诊治指南中有关成人和青少年的临床分期(同样见于《国家免费艾滋病抗病毒药物治疗手册》第二章)、CDC 针对儿童 HIV 感染的临床分期以及《中国艾滋病诊疗指南(2024 版)》的临

床分期,分别详述如下。

(一) WHO 有关成人和青少年 HIV 感染的临床分期

主要根据临床具备症状与否及症状的轻重划分为四个期,具体如下。

WHO 临床Ⅰ期:无症状期。无任何症状或持续性全身性淋巴结肿大。无任何已知病因,出现两个或多个非连续部位(不包括腹股沟)无痛性肿大淋巴结,直径>1cm,并持续三个月或更长时间。

WHO 临床Ⅱ期:轻微症状期。包括不明原因的轻度体重减轻(体重下降<10%);反复上呼吸道感染(如鼻窦炎、扁桃体炎、中耳炎等);带状疱疹;口角炎;复发性口腔溃疡(过去六个月内发作两次或两次以上);瘙痒性丘疹性皮炎;脂溢性皮炎;指甲真菌感染(如甲沟炎)。

WHO 临床Ⅲ期:中度症状期,包括不明原因的中度体重减轻(>10%);原因不明的慢性腹泻超过一个月;不明原因的持续发热(间歇性或持续超过一个月);持续性口腔念珠菌病;口腔毛状白斑;肺结核;严重细菌感染(如肺炎、脓胸、菌血症、化脓性肌炎、骨或关节感染、脑膜炎和严重盆腔炎等)、急性坏死性溃疡性口腔炎、牙龈炎、牙周炎;不明原因贫血(Hb<80g/L);中性粒细胞减少症(<0.5×10⁹/L)或慢性血小板减少症(<50×10⁹/L)。

WHO 临床Ⅳ期:严重症状期。包括如下:艾滋病病毒消耗综合征;肺孢子菌肺炎;复发性重症细菌性肺炎;慢性单纯疱疹感染(持续超过一个月的口腔、生殖器或肛门直肠感染,或累及任何内脏器官的感染);食管念珠菌病(或气管、支气管或肺念珠菌病);肺外结核(包括淋巴结结核、肠结核、中枢神经系统结核等);卡波西肉瘤;巨细胞病毒感染(视网膜炎或累及其他器官如肺部、肝脾、中枢神经系统等的巨细胞病毒病);弓形虫脑病;HIV 相关脑病;隐球菌性脑膜脑炎;播散性非结核分枝杆菌感染;播散性真菌病(包括曲霉菌、马尔尼菲篮状菌、组织胞浆菌、球孢子菌等);反复出现的脓毒血症(包括非伤寒性沙门菌病);淋巴瘤(脑部淋巴瘤或 B 细胞非霍奇金淋巴瘤);有症状的 HIV 相关肾病或 HIV 相关性心肌炎;侵袭性宫颈癌;非典型播散性利什曼原虫病。

(二) 美国 CDC 针对儿童 HIV 感染的临床分期

如表 3-8-3-1 所示,主要根据年龄、CD4⁺ T 细胞数量及其百分比来进行临床分期。

表 3-8-3-1　儿童 HIV 感染的 CDC 分期(2014 年)

临床分期	年龄(检测 CD4 时的年龄)					
	<1 岁		1~5 岁		≥6 岁	
	细胞数/(个·μl⁻¹)	百分比/%	细胞数/(个·μl⁻¹)	百分比/%	细胞数/(个·μl⁻¹)	百分比/%
1	≥1 500	≥34	≥1 000	≥30	≥500	≥26
2	750~1 499	26~33	500~999	22~29	200~499	14~25
3	<750	<26	<500	<22	<200	<14

该阶段主要基于 CD4⁺ T 细胞绝对计数,比 CD4⁺ T 细胞百分比更重要。

(三) 国内 HIV 临床分期标准

我国《国家免费艾滋病抗病毒药物治疗手册》(第 5 版)中应用的成人和青少年 HIV 感染临床分期请参考前述 WHO 临床分期。2024 年 5 月中华医学会感染病学分会艾滋病学组发布的《中国艾滋病诊疗指南(2024 版)》中 HIV 感染临床分期具体如下。

1. HIV 感染早期(Ⅰ期)的诊断标准　成人及 15 岁(含 15 岁)以上青少年 HIV 感染者,符合下列一项即可诊断:①3~6 个月内有流行病学史和/或有急性 HIV 感染综合征和/或有持续性全身性淋巴结肿大;②抗体筛查试验无反应,两次核酸检测均为阳性(>1 000 拷贝/ml);③一年内出现 HIV 血清抗体阳转。15 岁以下儿童 HIV 感染者Ⅰ期的诊断需根据 CD4⁺ T 细胞数和相关临床表现来进行。

2. HIV 感染中期(Ⅱ期)的诊断标准　成人及 15 岁(含 15 岁)以上青少年 HIV 感染者,符合下列一项即可诊断:①CD4⁺ T 细胞计数为 200~500 个/μl;②无症状或符合无症状期相关临床表现。15 岁以下儿童 HIV 感染者 Ⅱ 期的诊断需根据 CD4$^+$ T 细胞数和相关临床表现来进行。

3. 艾滋病期（Ⅲ期、AIDS 期）的诊断标准　成人及 15 岁（含 15 岁）以上青少年，HIV 感染加下述各项中的任何一项，即可确诊为艾滋病期；或者确诊 HIV 感染，且 CD4$^+$ T 细胞数＜200 个 /μl，可诊断为艾滋病期。包括：不明原因的持续不规则发热 38℃ 以上，＞1 个月；腹泻（超过 1 个月的大便次数多于 3 次 /d）；6 个月之内体重下降 10% 以上；复发性口腔真菌感染；复发性单纯疱疹病毒感染或带状疱疹病毒感染；肺孢子菌肺炎；反复细菌性肺炎；活动性结核病或非结核分枝杆菌病；侵袭性真菌感染；颅内占位性病变；中青年患者出现的痴呆；活动性巨细胞病毒感染；中枢神经系统弓形虫感染；马尔尼菲篮状菌病；复发性脓毒血症；卡波西肉瘤；淋巴瘤。

15 岁以下儿童符合下列一项者即可诊断为艾滋病期：HIV 感染和 CD4$^+$ T 细胞百分比＜25%（＜12 月龄），或＜20%（12～36 月龄），或＜15%（37～60 月龄），或 CD4$^+$ T 细胞计数＜200 个 /μl（5～14 岁）；HIV 感染和伴有至少一种儿童 AIDS 指征性疾病。

三、有关 HIV 临床分期的几个特殊说明

（一）急性期 HIV 感染

急性 HIV 感染被定义为在 HIV 抗体检测结果为阴性或不确定的情况下，可检测到 HIV RNA 或 p24 抗原。在抗体检测结果阴性或不确定的情况下，定量或定性血浆 HIV RNA 检测结果阳性表明极有可能发生急性 HIV 感染。在这种情况下，HIV 感染的诊断应该通过随后的 Westen Blot 确证试验报告来证实。

随着近年来暴露前预防的推广，PrEP 后出现急性感染的情况较为复杂，需慎重随访监测。若 HIV 抗体检测结果为阴性，而 HIV Ag/Ab 检测结果为阳性或 HIV RNA 检测结果为阳性，应立即确认 HIV 诊断。若 HIV RNA＞200 拷贝 /ml 且正在 PrEP，应立即开始抗病毒治疗；若 PrEP 的 HIV 抗体检测结果阴性、HIV RNA 定量检测结果阳性但＜200 拷贝 /ml，应重复 HIV 确证试验并重复血浆 HIV RNA 定量检测，以减少对急性 HIV 感染的漏诊。

（二）晚发现 HIV 感染（late presentation）

越来越多研究发现 CD4$^+$ T 细胞计数介于 200～350 个 /μl 的 HIV 感染者若不及时干预，与 CD4$^+$ T 细胞计数＜200 个 /μl 的晚期患者具有同样较高的不良预后风险。欧洲晚发现共识工作组于 2011 年发布共识，提议将就诊时 CD4$^+$ T 细胞计数＜350 个 /μl 或出现艾滋病定义性事件定义为晚发现 HIV 感染者，需给予更多临床关注。

（吕　玮）

参 考 文 献

［1］钟一帆，牛姬飞，李越，等. 重度地中海贫血患者接受基因治疗后出现 HIV-1 核酸检测结果假阳性 1 例. 中华检验医学杂志，2024，47（4）：451-454.

［2］LI G，ZHANG Q，LIANG T，et al. Precise insertions of large DNA fragments for cell and gene therapy. Sci Bull（Beijing），2023，68（9）：857-859.

［3］ZHANG C，LIU J，ZHONG J F，et al. Engineering CAR-T cells. Biomark Res，2017，5：22.

［4］MILONE M C，O'DOHERTY U. Clinical use of lentiviral vectors. Leukemia，2018，32（7）：1529-1541.

［5］DE RAVIN S S，GRAY J T，THROM R E，et al. False-positive HIV PCR test following ex vivo lentiviral gene transfer treatment of X-linked severe combined immunodeficiency vector. Mol Ther，2014，22（2）：244-245.

［6］ARIZA-HEREDIA E J，GRANWEHR B P，VIOLA G M，et al. False-positive HIV nucleic acid amplification testing during CAR T-cell therapy. Diagn Microbiol Infect Dis，2017，88（4）：305-307.

［7］LAETSCH T W，MAUDE S L，MILONE M C，et al. False-positive results with select HIV-1 NAT methods following lentivirus-based tisagenlecleucel therapy. Blood，2018，131（23）：2596-2598.

［8］HAUSER J R，HONG H，BABADY N E，et al. False-Positive results for human immunodeficiency virus type 1 nucleic acid amplification testing in chimeric antigen receptor T cell therapy. J Clin Microbiol，2019，58（1）：e01420.

［9］VILLALBA J A, MAUS M V, FRIGAULT M J, et al. False-positive human immunodeficiency virus test results in patients receiving lentivirus-based chimeric antigen receptor T-cell therapy：Case report, review of the literature, and proposed recommendations. J Infect Dis, 2022, 225（11）：1933-1936.

［10］XIONG Y, EICKBUSH T H. Origin and evolution of retroelements based upon their reverse transcriptase sequences. EMBO J, 1990, 9（10）：3353-3362.

［11］MAETZIG T, GALLA M, BAUM C, et al. Gammaretroviral vectors：Biology, technology and application. Viruses, 2011, 3（6）：677-713.

［12］中华医学会感染病学分会艾滋病学组, 中国疾病预防控制中心. 中国艾滋病诊疗指南（2024 版）. 中华传染病杂志, 2024, 42（5）：257-284.

［13］Department of Health and Human Services. Guidelines for the use of antiretroviral agents in adults and adolescents living with HIV.（2023-03-26）［2024-03-21］. https：//clinicalinfo.hiv.gov/sites/default/files/guidelines/documents/adult-adolescent-arv/guidelines-adult-adolescent-arv.pdf.

［14］World Health Organization. Consolidated guidelines on HIV prevention, testing, treatment, service delivery and monitoring：Recommendations for a public health approach. Geneva：World Health Organization, 2021.

［15］Global programme on AIDS. Recommendations for the selection and use of HIV antibody tests. Weekly Epidemiol Rec, 1992, 67（20）：145-149.

［16］World Health Organization. Consolidated guidelines on HIV testing services. Geneva：World Health Organization, 2015.

［17］中国疾病预防控制中心. 全国艾滋病检测技术规范（2020 年修订版）.（2020-04-27）［2024-03-21］. https：//ncaids. chinacdc.cn/xxgx/jszl/202005/W020200522484711502629.pdf.

［18］国家卫生健康委员会. 艾滋病和艾滋病病毒感染诊断：WS 293—2019.（2019-01-02）［2024-03-21］. http：//www.nhc. gov.cn/wjw/s9491/201905/6430aa653728439c901a7340796e4723/files/84dffca4fb2c4293abb6be4d5353f924.pdf.

［19］中国疾病预防控制中心性病艾滋病预防控制中心. 国家免费艾滋病抗病毒药物治疗手册. 5 版. 北京：人民卫生出版社, 2023.

［20］施玉华, 马艳玲, 杨莉, 等. HIV 抗体检测替代策略Ⅱ在云南省应用的可行性探讨. 中国艾滋病性病, 2008, 14（3）：223-225.

［21］戴洁, 陈会超, 冯瑞琳, 等. HIV 抗体检测替代策略在全人群中推广应用的可行性研究. 中国艾滋病性病, 2017, 23（1）：17-19.

［22］杨敏, 陈敏, 陈会超, 等. 快速检测替代策略进行 HIV 感染诊断的可行性探讨. 中国卫生检验杂志, 2019, 29（17）：2084-2085.

［23］DAAR E S, LITTLE S, PITT J, et al. Diagnosis of primary HIV-1 infection. Los Angeles County Primary HIV Infection Recruitment Network. Ann Intern Med, 2001, 134（1）：25-29.

［24］HECHT F M, BUSCH M P, RAWAL B, et al. Use of laboratory tests and clinical symptoms for identification of primary HIV infection. AIDS, 2002, 16（8）：1119-1129.

［25］MCKELLAR M S, COPE A B, GAY C L, et al. Acute HIV-1 infection in the Southeastern United States：A cohort study. AIDS Res Hum Retroviruses, 2013, 29（1）：121-128.

［26］ROBB M L, ELLER L A, KIBUUKA H, et al. Prospective study of acute HIV-1 infection in adults in east Africa and Thailand. N Engl J Med, 2016, 374（22）：2120-2130.

［27］KURUC J D, COPE A B, SAMPSON L A, et al. Ten years of screening and testing for acute HIV infection in North Carolina. J Acquir Immune Defic Syndr, 2016, 71（1）：111-119.

［28］HOENIGL M, GREEN N, CAMACHO M, et al. Signs or symptoms of acute HIV infection in a cohort undergoing community-based screening. Emerg Infect Dis, 2016, 22（3）：532-534.

［29］BRANSON B M, HANDSFIELD H H, LAMPE M A, et al. Revised recommendations for HIV testing of adults, adolescents, and pregnant women in health-care settings. MMWR Recomm Rep, 2006, 55（RR-14）：1-17.

［30］PINCUS J M, CROSBY S S, LOSINA E, et al. Acute human immunodeficiency virus infection in patients presenting to an urban urgent care center. Clin Infect Dis, 2003, 37（12）：1699-1704.

［31］ROSENBERG E S, CALIENDO A M, WALKER B D. Acute HIV infection among patients tested for mononucleosis. N Engl J Med, 1999, 340（12）：969.

［32］WHITE D A E, GIORDANO T P, PASALAR S, et al. Acute HIV discovered during routine HIV screening with HIV antigen-antibody combination tests in 9 U.S. emergency departments. Ann Emerg Med, 2018, 72（1）：29-40.

［33］BRANSON B M, OWEN S M, WESOLOWSKI L G, et al. Laboratory testing for the diagnosis of HIV infection：Updated recommendations.（2014-06-27）［2024-03-21］. https：//stacks.cdc.gov/view/cdc/23447.

［34］HARE C B, PAPPALARDO B L, BUSCH M P, et al. Seroreversion in subjects receiving antiretroviral therapy during acute/early HIV infection. Clin Infect Dis, 2006, 42（5）：700-708.

［35］KASSUTTO S, JOHNSTON M N, ROSENBERG E S. Incomplete HIV type 1 antibody evolution and seroreversion in acutely infected individuals treated with early antiretroviral therapy. Clin Infect Dis, 2005, 40（6）：868-873.

［36］KILLIAN M S, NORRIS P J, RAWAL B D, et al. The effects of early antiretroviral therapy and its discontinuation on the HIV-specific antibody response. AIDS Res Hum Retroviruses, 2006, 22（7）：640-647.

［37］DE SOUZA M S, PINYAKORN S, AKAPIRAT S, et al. Initiation of antiretroviral therapy during acute HIV-1 infection leads to a high rate of nonreactive HIV serology. Clin Infect Dis, 2016, 63（4）：555-561.

［38］MANAK M M, JAGODZINSKI L L, SHUTT A, et al. Decreased seroreactivity in individuals initiating antiretroviral therapy during acute HIV infection. J Clin Microbiol, 2019, 57（10）：e00757.

［39］RICH J D, MERRIMAN N A, MYLONAKIS E, et al. Misdiagnosis of HIV infection by HIV-1 plasma viral load testing：A case series. Ann Intern Med, 1999, 130（1）：37-39.

［40］US Public Health Service. Preexposure prophylaxis for the prevention of HIV infection in the United States- 2021 update clinical providers' supplement.（2021-11-27）［2024-03-21］. https：//www.cdc.gov/hiv/pdf/risk/prep/cdc-hiv-prep-provider-supplement-2021.pdf.

［41］SMITH D K, SWITZER W M, PETERS P, et al. A strategy for PrEP clinicians to manage ambiguous HIV test results during follow-up visits. Open Forum Infect Dis, 2018, 5（8）：ofy180.

第四篇

抗病毒治疗

AIDS

第一章 抗病毒治疗的发展历史

1981年6月和7月，美国疾病控制和预防中心报告分别在加州和纽约的男同性恋者中出现了聚集性卡波西肉瘤和卡氏肺孢子菌肺炎，这些患者的免疫功能受到显著抑制，两年后导致这些患者发生免疫功能受损的病原体被确定为人类免疫缺陷病毒（HIV）。之后人们开始致力于研究针对这种致死率非常高的病毒的治疗药物，在40多年的不断努力下，涌现出一个又一个具有里程碑意义的抗病毒药物及治疗方案，在抗HIV疗效和安全性方面不断取得突破性成就，使艾滋病由致死率极高的疾病转变成现阶段可控可治的慢性感染性疾病。在本章节我们将从两个维度来回顾抗HIV药物的发展历史，第一个维度我们以时间先后顺序对抗HIV药物研发进展中具有重要意义的事件进行回顾和展望，第二个维度我们将以每一大类的抗HIV药物为基础，回顾每一大类药物的发展过程，回顾40多年来人类对抗HIV的决心和成就。

第一节 抗HIV药物发展时间轴上的重要事件

一、第一个抗HIV药物获批

齐多夫定（zidovudine，AZT）于1987年被美国食品药品监督管理局（Food and Drug Administration，FDA）批准用于治疗HIV感染，也是第一个被批准用于治疗HIV感染的药物。在当时没有其他治疗药物和手段的情况下，AZT在获批后曾被当作单一药物方案用于抗HIV治疗。但是，人们很快就发现单一药物治疗方案的抗病毒疗效很弱，治疗后会快速导致HIV发生耐药。同时，研究者们也通过调整AZT的剂量来探索是否可以增强其抗病毒疗效，或者将AZT用于处于疾病不同阶段的HIV感染者，以此探索更理想的开始治疗时机。于是在20世纪80年代末和90年代初，就不同剂量的AZT单药方案治疗不同疾病阶段的艾滋病患者开展了许多研究，这些研究发现了很多存在争议的结果。例如，1987年发表的研究结果显示每天1 200mg剂量的AZT可以减少艾滋病患者机会性感染的发生、增加CD4$^+$T细胞计数和生存率，但是在之后的长期随访中AZT并未表现出比安慰剂更好的预后；1989年的ACTG 019研究显示AZT可以延缓病情发展到严重机会性感染期或艾滋病期，但是对于CD4$^+$T细胞计数＞500个/µl的患者而言，早期开始AZT单药治疗并没有获得临床益处。最大规模的关于AZT单药治疗无症状HIV感染者的研究（Concorde研究）结果显示，随访三年后，立即启动AZT治疗和延迟启动AZT治疗在疾病进展、发展为艾滋病期或存活率方面并没有差异，但是立即启动AZT治疗的患者会发生更多严重的不良反应。

1999年，HIV Trialists' Collaborative Group发表了一项对15项AZT单药治疗研究的荟萃分析，最终结果证实了之前在研究中存在的争议性结论。AZT单药治疗方案尽管在短期内确实会降低疾病的进展率，但是在长期治疗中不会增加HIV感染者无艾滋病症状存活的机会。同时，荟萃分析发现，这些研究也表明了如果增加另一种核苷类逆转录酶抑制剂（nucleoside reverse transcriptase inhibitors，NRTIs）既可以延缓疾病进展，也可以延缓患者的死亡，而这一发现为之后抗HIV的联合治疗奠定了基础。

二、联合抗逆转录病毒治疗诞生

1996 年以前,由于抗 HIV 药物很少,缺乏针对 HIV-1 感染的有效治疗方案,临床诊疗以预防和处理机会性感染及艾滋病相关性疾病为主,抗病毒治疗使用 AZT 单药或两个 NRTIs 联合治疗。在 20 世纪 90 年代中期,随着针对 HIV 生命周期中非常重要的逆转录酶和蛋白酶的抑制剂不断研发,围绕这些作用靶点陆续有一些药物上市,抗 HIV 治疗方案发生了革命性改变。1996 年前后,针对如何更好地制定抗 HIV 治疗方案开展了从理论到临床实践的多项研究,围绕着联合治疗的疗效、几种药物联合更合理、如何选择联合治疗方案的药物等问题给出了一系列的循证证据,最终诞生了"高效抗逆转录病毒治疗(highly active anti-retroviral therapy, HAART)",现在简化为抗逆转录病毒治疗(anti-retroviral therapy, ART),也被称为"鸡尾酒"疗法。

(一)初期数学建模研究

1996 年之前,就有科学家根据 HIV-1 的转化速度与体内病毒量等数据开展了数学建模的研究,研究结果表明,任何组合方案都应该对至少三种突变进行持久抑制才可达到治疗目标。根据这些模型研究的结果,得出三种药物的联合比两种药物的联合效果更好的结论。这也是早期关于联合抗逆转录病毒治疗临床研究方案制定的依据。

(二)体内基础研究

基础研究发现在没有接受抗 HIV 药物治疗的患者体内,血浆中的平均 HIV-1 病毒量将达到 $10^4 \sim 10^5$ 拷贝 /ml,这些病毒每天的转化速度可达到 10^{10}。有研究发现在 HIV 逆转录的过程中每合成 1 000~10 000 个核苷酸就会出现一个突变。因此,HIV 在体内不断复制的过程中发生遗传多样性的可能性非常大,而这种不可避免的复制过程中的突变可能使得患者在治疗之前其体内的 HIV 就已经对一种或多种药物的敏感性降低。因此,从理论上就可以解释针对 HIV 的治疗如果仅仅采用单药方案,会很快导致病毒出现耐药。因此,ART 的成功之处在于利用不同作用靶点的药物组合治疗,降低了 HIV 对三种抗病毒药物同时发生耐药的可能性,尽可能避免发生治疗失败。

(三)临床研究

1996 年,多项临床研究结果均证实 ART 可以延缓 HIV-1 感染者的疾病进展,降低病死率。联合抗逆转录病毒治疗可以强力抑制病毒复制,并将患者血浆 HIV-1 病毒载量降低至检测水平以下(<50 拷贝 /ml)。由于病毒复制得到了有效抑制,患者的免疫功能得到了恢复,CD4$^+$ T 细胞计数不断升高。更重要的发现是,ART 方案的药物组合至少针对两个靶点发挥作用,因此大大降低了 HIV 发生耐药的可能性。之后高效抗逆转录病毒治疗正式被美国、欧洲、WHO、中国等指南推荐,当患者的 CD4$^+$ T 细胞数下降到一定程度时,启动含有三种完全有效的抗 HIV 药物组成的 ART 方案成为规范的抗 HIV 治疗方案。

三、利托那韦增效的蛋白酶抑制剂作为优先选择方案

蛋白酶抑制剂(protease inhibitors, PIs)因其作用于病毒成熟过程中负责病毒 Gag 和 Gag-Pol 多聚蛋白裂解的 HIV 蛋白酶而得名。蛋白酶在 HIV 的生命周期中起着至关重要的作用,且其体积相对较小,编码蛋白酶的基因仅由 99 个密码子组成,因此研究者认为以蛋白酶为靶点的药物发生耐药的可能性相对较低。已经证实 PIs 耐药需要在主要位点突变和代偿位点突变逐步积累后才会发生,因此 PIs 被认为具有较高的耐药屏障,与非核苷类逆转录酶抑制剂(non-nucleoside reverse transcriptase inhibitors, NNRTIs)相比,耐药的发生率较低。

沙奎那韦(saquinavir, SQV)是首个被批准的 PI,也是第一个与低剂量的利托那韦(ritonavir, RTV)联合使用以提高药物浓度的 PI。自 20 世纪 90 年代末开始,像 SQV 这样的含有药物浓度增强剂的 PI 组合方案被作为临床挽救策略应用于治疗失败的患者。多项临床研究结果均显示 RTV 增效的 PI(PI/RTV)疗效优于单一蛋白酶抑制剂,此后各大指南均推荐将 RTV 增效的 PI 作为优先选择的含 PI 抗 HIV 治疗方案。随机对照开放标签的 MaxCmin 1 研究比较了 RTV 增效的 SQV 和 RTV 增效的 IDV 两种治疗方案的

疗效及安全性,2003 年发布的结果显示,两种方案在接受治疗的患者中抗病毒疗效相当,但是 SQV 组的不良反应更少,致 48 周时仍能维持病毒学抑制的患者更多。2005 年发布的 MaxCmin 2 研究比较了 RTV增效的洛匹那韦(lopinavir, LPV)(LPV/r)与 SQV/RTV,结果显示两种治疗方案的疗效相当,但是 LPV 组相较于 SQV 组的不良反应更少。鉴于这些研究结果,美国和英国的指南推荐 RTV 增效的 LPV 作为首选的一线 PI 应用于临床。

因为 LPV/r 具有半衰期长、高耐药屏障的特点,有研究者考虑是否可以将其作为单药方案进行抗HIV 治疗,于是在初治和经治患者中将其作为单药治疗方案开展了多项研究。在 2005 年至 2006 年期间发布的多项研究结果均显示,随机接受从 LPV/r 或依非韦伦(efavirenz, EFV)加 2 种 NRTIs 方案转换为LPV/r 单药疗法的患者相比于继续原三联方案的患者,在 48 周后具有相似的耐药率和血脂升高率。但是,这些研究发现 LPV/r 单药治疗组患者的病毒抑制水平通常要低于联合治疗方案组。2008 年发表的一项前瞻性、开放标签、随机对照的 MONARK 研究结果显示,对于 HIV RNA 低于 10 万拷贝 /ml 的初治患者而言,LPV/r 单药疗法与 LPV/r+AZT+拉米夫定(3TC)方案相比,48 周时 80% 的单药治疗组和 95%的三联治疗组患者的 HIV RNA 低于 400 拷贝 /ml。这一结果明确表明,LPV/r 单药方案不应作为初治患者的首选方案。尽管对 LPV/r 单药治疗方案的研究告一段落,但是我们已经可以看到,在抗 HIV 治疗的探索之路上,自三联“鸡尾酒”疗法之后,人们一直在寻找疗效与安全性方面能够达到更理想平衡的简化方案。

四、首个完整方案单片复合剂型获批,提升患者生活质量和治疗依从性

2006 年首个完整方案的单片复合制剂(STR)获得美国 FDA 的批准,即 EFV/FTC/TDF。与三联多片药物方案相比,STR 可以有效减少患者每天服用的药物数量,从而更好地提升患者的生活质量和治疗依从性,减少因为依从性不佳而导致的治疗失败和病毒耐药。目前各大指南均推荐优先选择 STR 的抗病毒治疗方案。

现在抗 HIV 药物的 STR 已经成为主流的研发方向,自首个完整方案的 STR 获批后,相继获批的 STR方案已经有十余种。

五、整合酶抑制剂问世,进一步提高 ART 疗效和耐药屏障

拉替拉韦(raltegravir, RAL)是第一个整合酶抑制剂(INSTIs)药物,于 2007 年在美国获批上市。2008年在欧洲获批用于经治患者。RAL 的问世拉开了整合酶抑制剂这一大类药物登上抗 HIV 治疗舞台的序幕,并逐渐成为 ART 的核心药物。RAL 的获批是基于 BENCHMRK Ⅰ和Ⅱ研究 48 周的结果,表明 RAL在经治且治疗选择有限的患者中,具有持久的抗病毒疗效。2009 年,基于 STARTMRK 研究 48 周的数据,RAL 在美国获批用于初治患者的一线治疗方案。

多替拉韦(dolutegravir, DTG)于 2013 年获批上市,在临床研究中发现 DTG 与 RAL 不存在交叉耐药,在 RAL 治疗失败的患者中 DTG 仍能获得有效的病毒抑制率。DTG 有更高的耐药屏障,研究发现在之前未接受过 DTG 治疗或者既往接受过含有 DTG 方案治疗的患者中均很少出现 DTG 耐药,除非在接受DTG 治疗前已经发生对其他 INSTI 药物的耐药。

于 2018 年获批的比克替拉韦(bictegravir, BIC)在耐药屏障方面也有非常优异的表现。有研究显示,在初治基线 INSTI 耐药率为 1.3% 的患者中,接受 BIC/FTC/TAF 治疗 48 周后没有出现因研究药物耐药而导致的治疗失败。

六、强效且药物耐药屏障的不断提升,开启简化治疗探索之路

自 20 世纪 90 年代中期,三联药物组合的 ART 一直都是标准治疗方案,即两个 NRTIs 作为骨干药物加上一个 NNRTI 或一个 PI/RTV 或一个 INSTI。这样的方案能够抑制 HIV 复制、减少耐药发生,从而提高 HIV 感染者的生活质量并延长他们的预期寿命。但是,艾滋病目前尚无根治手段,抗 HIV 药物需要终生服用,必然面临患者每天服药带来的不利影响,如药物不良反应、药物成本增加、对生活和工作的影

响等,这些不利影响将会对长期治疗的有效性带来一定的威胁。随着新型抗 HIV 药物的不断出现,部分新的药物具有强效抑制 HIV 复制的能力,且具有很高的耐药屏障,因此研究者们对获得病毒学抑制 6 个月以上的患者转换为二联简化方案进行维持治疗,甚至将简化治疗方案用于初始治疗,并开展了一系列的研究以证实简化治疗的可行性。已经被研究证实适合用于简化治疗的二联方案有:DTG+ 利匹韦林(RPV)(SWORD-1 和 SWORD-2 研究、ATLAS 和 ATLAS-2M 研究)、DTG/3TC(TANGO 研究)、PI/r+3TC(SALT 研究、OLE 研究、DUAL 研究)。长效方案的问世更使简化治疗往前迈出一大步,长效卡替拉韦(CAB LA)+长效 RPV LA 组合,只需要每两个月注射一次,解除了每日服药的负担,患者对治疗的满意度也大幅提升。

七、中国原研药物相继上市,在 HIV 治疗领域发出中国声音

自 2018 年,中国原研的抗 HIV 药物陆续获批上市,中国药企开始加入抗 HIV 药物研发队伍中。它们包括:长效 HIV 融合抑制剂艾博韦泰(albuvirtide, ABT)、新一代 NNRTI 类药物艾诺韦林(ainuovirine, ANV)、NRTI 类药物阿兹夫定(azvudine, FNC)。还有首款复方单片制剂艾诺米替片(ANV/3TC/TDF),其主要成分为 ANV 150mg/3TC 300mg/TDF 300mg,该药于 2022 年获得国家药品监督管理局批准上市。艾诺米替片的获批填补了中国在抗 HIV 治疗领域中原研单片复方制剂的空白。

八、新药物的不断研发,人类探索抗 HIV 治疗新方法的脚步从未停止

虽然目前的抗 HIV 药物在疗效和安全性方面已经获得了令人瞩目的进步,只要按时用药,患者血液中的 HIV 载量能得到长期有效控制,其免疫功能也不会遭受 HIV 的破坏,但 ART 并不能治愈艾滋病。长期用药带来的依从性降低和耐药性升高问题仍然是抗 HIV 治疗的主要挑战,因此新的药物和治疗方法需求非常迫切。未来的研究可能集中在开发不同抗病毒靶点、更强效、耐药屏障更高、毒副作用更小、更长效的药物,以及探索能够提供长期保护或治愈 HIV 的生物治疗方法。创新药物和治疗方法的不断研发成功给予患者更多的治疗选择和治愈的希望。

(蔡卫平)

第二节 抗 HIV 药物获批时间轴

抗病毒治疗的发展离不开药物的研发,通常都是以新的抗病毒药物带动新的 ART 方案诞生。表 4-1-2-1 呈现了每个抗 HIV 药物的获批时间。

表 4-1-2-1 抗 HIV 药物获批顺序表

获批时间/年	药物名称(含单方、复方制剂)	备注
1987	齐多夫定(zidovudine, AZT)	AZT 是第一个获批的抗 HIV 药物
1991	去羟肌苷(didanosine, ddI)	
1994	司他夫定(stavudine, d4T)	
1995	拉米夫定(lamivudine, 3TC) 沙奎那韦(saquinavir, SQV)	SQV 为第一个获批的 PI 类药物
1996	奈韦拉平(nevirapine, NVP) 茚地那韦(indiavir, IDV) 利托那韦(ritonavir, RTV)	NVP 为第一个获批的 NNRTI 类药物 RTV 仅为增效剂
1997	地拉韦啶(delavirdine, DLV) 奈非那韦(nelfinavir, NFV) 齐多拉米双夫定(3TC/AZT)	

续表

获批时间/年	药物名称（含单方、复方制剂）	备注
1998	阿巴卡韦（abacabir, ABC） 依非韦伦（efavirenz, EFV）	
1999	安普那韦（amprenavir）	
2000	洛匹那韦（lopinavir, LPV） LPV/r ABC/3TC/AZT	
2001	富马酸替诺福韦二吡呋酯（tenofovir, TDF）	
2003	恩曲他滨（emtricitabine, FTC） 阿扎那韦（atazanavir, ATV） 福沙那韦（fosamprenavir, FPV） 恩夫韦肽（enfuvirtide, T-20）	FPV 未被指南推荐 T-20 为第一个获批的融合抑制剂
2004	ABC/3TC FTC/TDF	
2005	替拉那韦（tipranavir, TPV）	TPV 未被指南推荐
2006	达芦那韦（darunavir, DRV） EFV/FTC/TDF	
2007	拉替拉韦（raltegravir, RAL） 马拉韦罗（maraviroc, MAC）	RAL 为第一个获批的 INSTI 类药物 MAC 为第一个获批的 CCR5 抑制剂
2008	依曲韦林（etravirine, ETR）	
2011	利匹韦林（rilpivirine, RPV） RPV/FTC/TDF	
2012	艾维雷韦（elvitegravir, EVG） EVG/COBI/FTC/TDF	
2013	多替拉韦（dolutegravir, DTG）	
2014	DTG/ABC/3TC	
2015	ATV/COBI EVG/COBI/FTC/TAF	
2016	富马酸丙酚替诺福韦（tenofovir alafenamide, TAF） RPV/FTC/TAF FTC/TAF	
2017	依斯沙韦林（elsufavirine） DTG/RPV	仅在俄罗斯获批
2018	多拉韦林（doravirine, DOR） 比克替拉韦（bictegravir, BIC） 依巴珠单抗（ibalizumab, IBA） 艾博韦泰（albuvirtide, ABT） BIC/FTC/TAF EFV/TDF/3TC 3TC/TDF DRV/COBI/FTC/TAF DOR/TDF/3TC	IBA 为中裕新药（我国台湾省）在美国获批上市； ABT 为首个中国原研的抗 HIV 注射药物

续表

获批时间/年	药物名称(含单方、复方制剂)	备注
2019	DTG/3TC	
2020	福替沙韦(fostemsavir, FTR)	
2021	艾诺韦林(ainuovirine, ANV) 卡博特韦(cabotegravir, CAB) CAB+RPV	ANV 为首个中国原研口服抗 HIV 药物
2022	来那帕韦(lenacnpavir, LEN) 艾诺米替(ANV/3TC/TDF)	LEN 每 6 个月皮下注射一次; 艾诺米替是首个中国自主研发的抗 HIV 复方单片制剂

(蔡卫平)

参 考 文 献

[1] FAUCI A S. HIV and AIDS: 20 years of science. Nat Med, 2003, 9(7): 839-843.

[2] FISCHL M A, RICHMAN D D, GRIECO M H, et al. The efficacy of 3′-azido-3′-deoxythymidine, an inhibitor of HTLV-Ⅲ / LAV replication, to patients with AIDS or AIDS-related complex: A double-blind placebo-controlled trial. N Engl J Med, 1987, 317(4): 185-191.

[3] FISCHL M A, RICHMAN D D, CAUSEY D M, et al. Prolonged zidovudine therapy in patients with AIDS and advanced AIDS-related complex. JAMA, 1989, 262(17): 2405-2410.

[4] VOLBERDING P A, LAGAKOS S W, KOCH M A, et al. Zidovudine in asymptomatic HIV infection: A controlled trial in persons with fewer than 500 CD4-positive cells per cubic millimetre. N Engl J Med, 1990, 322(14): 941-949.

[5] VOLBERDING P A, LAGAKOS S W, GRIMES J M, et al. A comparison of immediate with deferred zidovudine therapy for asymptomatic HIV-infected adults with CD4 cell counts of 500 or more per cubic millimeter. N Engl J Med, 1995, 333(7): 401-407.

[6] Anon. Concorde: MRC/ANRS randomised double-blind controlled trial of immediate and deferred zidovudine in symptom-free HIV infection. Concorde Coordinating Committee. Lancet, 1994, 343(8902): 871-881.

[7] HIV Trialists' Collaborative Group. Zidovudine, didanosine, and zalcitabine in the treatment of HIV infection: Meta-analyses of the randomised evidence. HIV Trialists' Collaborative Group. Lancet, 1999, 353(9169): 2014-2025.

[8] FROST S D, MCLEAN A R. Quasispecies dynamics and the emergence of drug resistance during zidovudine therapy of HIV infection. AIDS, 1994, 8(3): 323-332.

[9] COFFIN J M. HIV population dynamics in vivo: Implications for genetic variation, pathogenesis, and therapy. Science, 1995, 267(5197): 483-489.

[10] NOWAK M A, BONHOEFFER S, SHAW G M, et al. Antiviral drug treatment: Dynamics of resistance in free virus and infected cell populations. J Theor Biol, 1997, 184(2): 203-217.

[11] STENGEL R F. Mutation and control of the human immunodeficiency virus. Math Biosci, 2008, 213(2): 93-102.

[12] HO D D, NEUMANN A U, PERELSON A S, et al. Rapid turnover of plasma virions and CD4 lymphocytes in HIV-1 infection. Nature, 1995, 373(6510): 123-126.

[13] WEI X, GHOSH S K, TAYLOR M E, et al. Viral dynamics in human immunodeficiency virus type 1 infection. Nature, 1995, 373(6510): 117-122.

[14] PERELSON A S, NEUMANN A U, MARKOWITZ M, et al. HIV-1 dynamics in vivo: Virion clearance rate, infected cell life-span, and viral generation time. Science, 1996, 271(5255): 1582-1586.

[15] MANSKY L M, TEMIN H M. Lower in vivo mutation rate of human immunodeficiency virus type 1 than that predicted from the fidelity of purified reverse transcriptase. J Virol, 1995, 69(8): 5087-5094.

[16] O'NEIL P K, SUN G, YU H, et al. Mutational analysis of HIV-1 long terminal repeats to explore the relative contribution of reverse transcriptase and RNA polymerase Ⅱ to viral mutagenesis. J Biol Chem, 2002, 277(41): 38053-38061.

［17］ABRAM M E，FERRIS A L，SHAO W，et al. Nature，position，and frequency of mutations made in a single cycle of HIV-1 replication. J Virol，2010，84（19）：9864-9878.

［18］COLLIER A C，COOMBS R W，SCHOENFELD D A，et al. Treatment of human immunodeficiency virus infection with saquinavir，zidovudine，and zalcitabine. AIDS Clinical Trials Group. N Engl J Med，1996，334（16）：1011-1017.

［19］D'AQUILA R T，HUGHES M D，JOHNSON V A，et al. Nevirapine，zidovudine，and didanosine compared with zidovudine and didanosine in patients with HIV-1 infection. A randomized，double-blind，placebocontrolled trial. National Institute of Allergy and Infectious Diseases AIDS Clinical Trials Group Protocol 241 Investigators. Ann Intern Med，1996，124（12）：1019-1030.

［20］STASZEWSKI S，MILLER V，REHMET S，et al. Virological and immunological analysis of a triple combination pilot study with loviride，lamivudine and zidovudine in HIV-1-infected patients. AIDS，1996，10（5）：F1-F7.

［21］AUTRAN B，CARCELAIN G，LI T S，et al. Positive effects of combined antiretroviral therapy on CD4+ T cell homeostasis and function in advanced HIV disease. Science，1997，277（5322）：112-116.

［22］KOMANDURI K V，VISWANATHAN M N，WIEDER E D，et al. Restoration of cytomegalovirus-specific CD4+ T-lymphocyte responses after ganciclovir and highly active antiretroviral therapy in individuals infected with HIV-1. Nat Med，1998，4（8）：953-956.

［23］LEDERMAN M M，CONNICK E，LANDAY A，et al. Immunologic responses associated with 12 weeks of combination antiretroviral therapy consisting of zidovudine，lamivudine，and ritonavir：Results of AIDS Clinical Trials Group Protocol 315. J Infect Dis，1998，178（1）：70-79.

［24］PARK J，MORROW C D. Mutations in the protease gene of human immunodeficiency virus type 1 affect release and stability of virus particles. Virology，1993，194（2）：843-850.

［25］MILLER V. International perspectives on antiretroviral resistance. Resistance to protease inhibitors. J Acquir Immune Defic Syndr，2001，26（Suppl 1）：S34-S50.

［26］SHAFER R W，DUPNIK K，WINTERS M A，et al. A guide to HIV-1 reverse transcriptase and protease sequencing for drug resistance studies. HIV Seq Compend，2001，2001：1-51.

［27］MOLLA A，KORNEYEVA M，GAO Q，et al. Ordered accumulation of mutations in HIV protease confers resistance to ritonavir. Nat Med，1996，2（7）：760-766.

［28］CAMERON D W，JAPOUR A J，XU Y，et al. Ritonavir and saquinavir combination therapy for the treatment of HIV infection. AIDS，1999，13（2）：213-224.

［29］CHURCHILL D R，PYM A S，GALPIN S，et al. The rabbit study：Ritonavir and saquinavir in combination in saquinavir-experienced and previously untreated patients. AIDS Res Hum Retroviruses，1999，15（13）：1181-1189.

［30］DRAGSTED U B，GERSTOFT J，PEDERSEN C，et al. Randomized trial to evaluate indinavir/ritonavir versus saquinabir/ritonavir in human immunodeficiency virus type 1-infected patients：The MaxCmin 1 trial. J Infect Dis，2003，188（5）：635-642.

［31］DRAGSTED U B，GERSTOFT J，YOULE M，et al. A randomized trial to evaluate lopinavir / ritonavir versus saquinavir / ritonavir in HIV-1-infected patients：The MaxCmin2 trial. Antivir Ther，2005，10（6）：735-743.

［32］ARRIBAS J R，PULIDO F，DELGADO R，et al. Lopinavir/ritonavir as single-drug therapy for maintenance of HIV-1 viral suppression：48-week results of a randomized，controlled，open-label，proof-of-concept pilot clinical trial（OK Study）. J Acquir Immune Defic Syndr，2005，40（3）：280-287.

［33］CAMPO R E，LALANNE R，TANNER T J，et al. Lopinavir/ritonavir maintenance monotherapy after successful viral suppression with standard highly active antiretroviral therapy in HIV-1 infected patients. AIDS，2005，19（4）：447-449.

［34］NUNES E P，OLIVEIRA M S，ALMEIDA M M T，et al. 48-week efficacy and safety results of simplification to single agent lopinavir/ritonavir（LPV/r）regimen in patients suppressed below 80 copies/ml on HAART：The KalMo study// International AIDS Society. Program and abstracts of the XVI International AIDS Conference. Genève：International AIDS Society，2006：TUBA0102.

［35］CAMERON D，DA SILVA B，ARRIBAS J，et al.A two-year randomized controlled clinical trial in antiretroviral-naïve subjects using lopinavir/ritonavir（LPV/r）monotherapy after initial induction treatment compared to an efavirenz（EFV）3-drug regimen（Study M03-613）//International AIDS Society. Program and abstracts of the XVI International AIDS Conference. Geneva：International AIDS Society，2006：THLB0201.

［36］ARRIBAS J，PULIDO F，DELGADO R，et al. Lopinavir/ritonavir as single-drug maintenance therapy in patients with

HIV-1 viral suppression: Forty-eight week results of a randomized, controlled, open label, clinical trial (OK40 Study)// International AIDS Society. Program and abstracts of the XIV International AIDS Conference. Geneva: International AIDS Society, 2006: THLB0203.

[37] CHAN-TACK K M, EDOZIEN A. Lopinavir/ritonavir as single-drug therapy for maintenance of HIV-1 viral suppression. J Acquir Immune Defic Syndr, 2006, 41(4): 531-532.

[38] DELFRAISSY J F, FLANDRE P, DELAUGERRE C, et al. Lopinavir/ritonavir monotherapy or plus zidovudine and lamivudine in antiretroviral-naive HIV-infected patients. AIDS, 2008, 22(3): 385-393.

[39] COOPER D A, STEIGBIGEL R T, GATELL J M, et al. Subgroup and resistance analysis of raltegravir for resistant HIV-1 infection. N Engl J Med, 2008, 359(4): 355-365.

[40] STEIGBIGEL R T, COOPER D A, KUMAR P N, et al. Raltegravir with optimized background therapy for resistant HIV-1 infection. N Engl J Med, 2008, 359(4): 339-354.

[41] LENNOX J L, DEJESUS E, LAZZARIN A, et al. Safety and efficacy of raltegravir-based versus efavirenz-based combination therapy in treatment-naive patients with HIV-1 infection: A multicentre, double-blind randomised controlled trial. Lancet, 2009, 374(9692): 796-806.

[42] ERON J J, CLOTET B, DURANT J, et al. Safety and efficacy of dolutegravir in treatment-experienced subjects with raltegravir-resistant HIV type 1 infection: 24-week results in the VIKING study. J Infect Dis, 2013, 207(5): 740-748.

[43] RHEE S Y, GRANT P M, TZOU P L, et al. A systematic review of the genetic mechanisms of dolutegravir resistance. J Antimicrob Chemother, 2019, 74(11): 3135-3149.

[44] ACOSTA R K, WILLKOM M, MARTIN R, et al. Resistance analysis of bictegravir-emtricitabine-tenofovir alafenamide in HIV-1 treatment-naïve patients through 48 weeks. Antimicrob Agents Chemother, 2019, 63(5): e02533-18.

[45] ABOUD M, ORKIN C, PODZAMCZER D, et al. Efficacy and safety of dolutegravir-rilpivirine for maintenance of virological suppression in adults with HIV-1: 100-week data from the randomised, open-label, phase 3 SWORD-1 and SWORD-2 studies. Lancet HIV, 2019, 6(9): e576-e587.

[46] VAN WYK J, AJANA F, BISSHOP F, et al. Efficacy and safety of switching to dolutegravir/lamivudine fixed-dose 2-drug regimen vs continuing a tenofovir alafenamide-based 3- or 4-drug regimen for maintenance of virologic suppression in adults living with human immunodeficiency virus type 1: Phase 3, randomized, noninferiority TANGO study. Clin. Infect. Dis, 2020, 71(8): 1920-1929.

[47] DI GIAMBENEDETTO S, FABBIANI M, QUIROS-ROLDAN E, et al. Treatment simplification to atazanavir/ritonavir+ lamivudine versus maintenance of atazanavir/ritonavir+ two NRTIs in virologically suppressed HIV-1-infected patients: 48 week results from a randomized trial (ATLAS-M). J Antimicrob Chemother, 2017, 72(4): 1163-1171.

[48] PEREZ-MOLINA J A, RUBIO R, RIVERO A, et al. Dual treatment with atazanavir-ritonavir plus lamivudine versus triple treatment with atazanavir-ritonavir plus two nucleos(t)ides in virologically stable patients with HIV-1 (SALT): 48 week results from a randomised, open-label, non-inferiority trial. Lancet Infect Dis, 2015, 15(7): 775-784.

[49] ARRIBAS J R, GIRARD P M, LANDMAN R, et al. Dual treatment with lopinavirritonavir plus lamivudine versus triple treatment with lopinavir-ritonavir plus lamivudine or emtricitabine and a second nucleos(t)ide reverse transcriptase inhibitor for maintenance of HIV-1 viral suppression (OLE): A randomised, open-label, non-inferiority trial. Lancet Infect Dis, 2015, 15(7): 785-792.

[50] PULIDO F, RIBERA E, LAGARDE M, et al. Dual therapy with darunavir and ritonavir plus lamivudine vs triple therapy with darunavir and ritonavir plus tenofovir disoproxil fumarate and emtricitabine or abacavir and lamivudine for maintenance of human immunodeficiency virus type 1 viral suppression: Randomized, open-label, noninferiority DUAL-GESIDA 8014-RIS-EST45 Trial. Clin Infect Dis, 2017, 65(12): 2112-2118.

[51] SU B, GAO G J, WANG M, et al. Efficacy and safety of ainuovirine versus efavirenz combination therapies with lamivudine/tenofovir disoproxil fumarate for medication of treatment-naïve HIV-1-positive adults: Week 48 results of a randomized controlled phase 3 clinical trial followed by an open-label setting until week 96. Lancet Reg Health West Pac, 2023, 36: 100769.

第二章 抗 HIV 药物介绍

HIV 是一种逆转录病毒,依赖其自身的酶感染宿主细胞。抗 HIV 药物又称为"抗逆转录病毒(anti retroviral, ARV)药物"。HIV 感染人体后会进入细胞并复制,ARV 药物则通过阻断 HIV 的进入环节或抑制病毒复制过程中所需要的酶来发挥抗病毒作用。但目前所使用的药物并不能清除整合进宿主 DNA 中的 HIV 原病毒。

第一节 抗 HIV 药物的作用机制和分类

一、HIV 在人体细胞内的感染过程

(一)吸附、膜融合及穿入

HIV 感染人体后,通过其表面蛋白与宿主细胞(通常是 $CD4^+T$ 细胞)的 CD4 受体和 CCR5 或 CXCR4 辅助受体结合,随后病毒包膜与宿主细胞膜发生融合,释放病毒 RNA 和酶进入宿主细胞。

(二)逆转录

进入细胞质中的病毒 RNA 在逆转录酶作用下,形成互补 DNA(cDNA),在 DNA 聚合酶的作用下形成双链线性 DNA。

(三)入核和整合

病毒 DNA 进入细胞核内,在整合酶的作用下整合到宿主细胞的 DNA 中形成 HIV 的"原病毒"。

(四)转录和翻译

原病毒被活化而进行自身转录时,在细胞 RNA 聚合酶的催化下,病毒 DNA 转录形成 RNA,一些 RNA 经加帽、加尾成为病毒的子代基因组 RNA;另一些 RNA 经拼接而成为病毒 mRNA,在细胞核糖体上翻译成病毒的结构蛋白和各种非结构蛋白,合成的病毒蛋白在内质网核糖体上进行糖化和加工,在蛋白酶作用下裂解,产生子代病毒的蛋白和酶类。

(五)装配、出芽及成熟

病毒的组装是一个复杂且高度有序的过程。Gag 和 Gag-Pol 前体蛋白与病毒子代基因组 RNA 在细胞膜的内面进行包装,gp120 和 gp41 转运到细胞膜的表面,与正在出芽的 Gag 和基质蛋白 MA 结合,通过芽生从细胞膜上获得病毒体的包膜,形成独立的病毒颗粒。在出芽的中期或晚期,病毒颗粒中的 Gag 和 Gag-Pol 前体蛋白在病毒自身的蛋白酶作用下裂解成更小的病毒蛋白,包括 Gag 中的 p17、p24、p7、p6,以及 Pol 中的逆转录酶、整合酶和蛋白酶。这些病毒蛋白与子代基因组 RNA 再进一步组合,最终形成具有传染性的成熟病毒颗粒。

二、抗 HIV 药物的作用机制及分类

抗 HIV 药物的主要目的是干扰病毒的生命周期,从而阻止其复制和传播,根据其作用机制,目前国际上已经批准上市的药物主要有六大类,另外还有衣壳抑制剂和单克隆抗体等新型治疗方式,一共有 40 多

种药物。

（一）核苷类逆转录酶抑制剂（NRTIs）

NRTIs 为最早使用的抗 HIV 药物，是逆转录酶底物脱氧核苷酸的类似物。NRTIs 进入感染细胞后被磷酸化，其活性形式三磷酸核苷衍生物结合于病毒 DNA 链 3′末端，竞争性抑制病毒逆转录酶活性。通过阻碍磷酸二酯键的形成从而终结 DNA 链合成。

（二）非核苷类逆转录酶抑制剂（NNRTIs）

NNRTIs 同样发挥抑制逆转录酶活性的作用，但 NNRTIs 的作用机制与 NRTIs 不同，它们不需要通过磷酸化活化，可以直接与 HIV 的逆转录酶催化活性部位的 p66 疏水区结合，使酶蛋白构象改变而失活，从而抑制 HIV-1 的复制。NNRTIs 不抑制细胞 DNA 聚合酶，因而细胞毒性小，但容易产生耐药性。

（三）整合酶抑制剂（INSTIs）

整合酶是帮助逆转录病毒把携带病毒遗传信息的 DNA 整合到宿主 DNA 的酶，通常由病毒自身携带，并且不存在于宿主细胞，是逆转录病毒复制的必需酶。在病毒复制过程中，它催化病毒 DNA 与宿主染色体 DNA 整合。INSTIs 也叫整合酶链转移抑制剂，其通过抑制 HIV 整合酶，有效抑制 HIV 在体内复制，而且整合酶在人体细胞中没有类似物，所以不伤害正常细胞，具有较高的选择性和较低的毒性。

（四）蛋白酶抑制剂（PIs）

蛋白酶在病毒的成熟加工中起到关键性作用。PIs 能够抑制该酶的活性，阻断病毒蛋白的裁剪和成熟，产生无感染能力的未成熟子代病毒，进而阻止新病毒颗粒的组装和释放。

（五）进入抑制剂（EIs）

包括 CCR5 拮抗剂、融合抑制剂（FIs）、附着抑制剂和附着后抑制剂等。这类药物通过不同的方式阻止病毒进入到宿主细胞中，抑制 HIV 复制周期中第一步（吸附，附着）。CCR5 拮抗剂能够阻止 HIV 与细胞表面的趋化因子受体 CCR5 相互作用而阻止病毒进入靶细胞。FIs 阻断 HIV 与 CD4$^+$T 细胞膜的融合，从而阻止 HIV RNA 进入 CD4$^+$T 细胞内。附着抑制剂与 HIV 表面的 gp120 结合，阻止 HIV 附着到 CD4$^+$T 细胞上，进而阻断 HIV 进入细胞。附着后抑制剂可以与宿主 CD4$^+$T 细胞上的 CD4 受体相结合，阻止 HIV 附着到 CCR5 和 CXCR4 核受体上并进入细胞。这几种药物均起到了阻止病毒进入细胞的作用。

（六）药物浓度增强剂（Pharmacoenhancers）

这些药物本身不直接抑制 HIV，但通过抑制药物代谢酶（CYP3A）可减缓药物分解速度，延长药物在体内的留存时间，与其他抗逆转录病毒药物一起使用可提高其他药物的血浆浓度水平。

（蔡卫平　龙　海）

第二节　核苷类逆转录酶抑制剂（NRTIs）

一、阿巴卡韦（abacavir, ABC）

（一）药理作用

ABC 是一种强效选择性抗 HIV-1 和 HIV-2 的药物。ABC 对 HIV 作用的机制是抑制 HIV 的逆转录酶，而这一过程导致链合成的终止并打断病毒复制的循环。ABC 在体外显示与奈韦拉平（NVP）和齐多夫定（ZDV）联合应用时有协同作用。ABC 也显示与去羟肌苷（ddI）、恩曲他滨（FTC）、拉米夫定（3TC）和司他夫定（d4T）联合应用时有疗效相加作用。

（二）适应证

用于与其他抗逆转录病毒药物联合治疗 HIV 感染。

（三）用法用量

1. **成人、青少年和体重≥25kg 的儿童**　推荐剂量为每日 600mg。这一剂量可按 300mg，每日 2 次或 600mg，每日 1 次服用。

2. **儿童(年龄≥3 个月,体重<25kg)**　推荐剂量为 8mg/kg,每日 2 次,或 16mg/kg,每日 1 次。最大剂量为 300mg,每日 2 次,或 600mg,每日 1 次。与其他 ARV 药物联合使用。

3. **年龄<3 个月的儿童**　有关这一年龄组中使用本品的数据非常有限。

本品可在进食或不进食时服用。对于不宜服用片剂的患者,尚有口服溶液可供选择;也可将片剂压碎加至少量半固体食物或液体中,立即全部摄入。

(四)毒副作用

1. **超敏反应(HSR)**　使用 ABC 可能引发 HSR,特征是出现发热和/或皮疹伴随多器官受累的其他症状,如不进行及时处理,HSR 可危及生命,罕见情况下甚至致命。对于 *HLA-B*5701* 等位基因检测阳性的患者,发生 HSR 的风险显著增加。有报告称不携带此等位基因的患者服用 ABC 发生 HSR 的可能性较低。HSR 可能出现在 ABC 治疗期间的任何时间,但症状通常出现在治疗开始后的 6 周内(发病时间中位数为 11 天)。绝大多数发生超敏反应的患者都会出现发热和/或皮疹(通常是斑丘疹或荨麻疹),并以此作为综合征的主要表现。其他关键症状包括胃肠道、呼吸道或全身症状(例如昏睡和全身不适),这些症状可能导致 HSR 被误诊为呼吸系统疾病(肺炎、支气管炎、咽炎)或肠胃炎。继续使用 ABC 时,与 HSR 相关的症状会加重,并且可能危及生命。停止 ABC 治疗后,这些症状通常可好转。

2. **心血管风险**　某些队列研究显示近期或正在使用 ABC 可能会增加心肌梗死的风险,但也有其他相关研究不支持这一结论。

3. **其他不良反应**　包括恶心、呕吐、腹泻、食欲减退、发热、疲倦、皮疹等。

(五)使用注意事项

1. 在启动 ABC 治疗前,应检测患者 *HLA-B*5701* 状态,阳性者不建议使用。如果疑似发生 HSR,即使患者不携带 *HLA-B*5701* 等位基因,也必须立即停止用药。如果发生超敏反应后延迟停药,可能会危及生命。

发生疑似 HSR 的患者再次使用含 ABC 的产品,会导致数小时内迅速复发,其中可能包括危及生命的低血压和呼吸困难,因此不推荐使用。

2. ABC 主要由肝脏代谢,在确定有肝硬化并有轻度肝功能损伤(Child-Pugh 评分为 A 级)的患者中,推荐的剂量为 200mg 每日 2 次;中重度肝功能损伤(Child-Pugh 评分为 B 级或 C 级)者禁忌使用。肾功能不全的患者服用 ABC 不必调整剂量,但晚期肾病患者应避免服用。

二、阿兹夫定(azvudine,FNC)

(一)药理作用

FNC 为人工合成的核苷类似物,可在细胞内磷酸化,成为有活性的 5′-三磷酸盐代谢物(阿兹夫定三磷酸盐)。阿兹夫定三磷酸盐能抑制重组 HIV 逆转录酶活性,导致病毒 DNA 链合成终止。

(二)适应证

与核苷类逆转录酶抑制剂及非核苷逆转录酶抑制剂联用,用于治疗高病毒载量(HIV RNA≥100 000 拷贝/ml)的成年 HIV-1 感染者。

(三)用法用量

推荐剂量为成年患者每次 3mg,每日 1 次,睡前空腹口服。为确保给药剂量,片剂应整片吞服,不可碾碎。

(四)毒副作用

常见的副作用是头晕,个别受试者出现头痛、困倦、嗜睡、记忆受损、胃肠反应、血乳酸升高、血尿酸升高、血磷降低、中性粒细胞计数降低、血小板计数降低、淋巴细胞计数降低等,但不良反应都较轻。也有真实世界研究报道 FNC 会导致药物性肝损伤,使用过程中需要注意检测肝功能。

(五)使用注意事项

1. 尚未在肝肾功能损伤患者中对 FNC 进行研究,因此中重度肝肾功能损伤患者应慎用 FNC 治疗。

同类产品曾报告发生过胰腺炎,但尚未明确这些病例是 ART 的缘故,还是由潜在 HIV 疾病所致,有胰腺炎病史的艾滋病患者应慎用 FNC 治疗。

2. 尚未对 HIV 合并 HBV 或 HCV 感染的患者进行研究,治疗过程中应考虑定期检查肝功能和监测 HBV 复制的标志物,避免用药变化可能导致的肝炎急剧恶化。

三、去羟肌苷(didanosine, ddI)

(一)药理作用

ddI 是核苷类药物,与人体内的腺苷相比,后者的 3′-羟基被替换为氢。ddI 被细胞激酶磷酸化后,生成有活性的代谢物 5′-三磷酸双脱氧腺苷。5′-三磷酸双脱氧腺苷抑制 HIV 逆转录酶。其机制包括与体内三磷酸脱氧腺苷竞争,从而掺入病毒 DNA 中,终止 DNA 链的延长,起到抑制 HIV 生长的作用。

(二)适应证

与其他抗逆转录病毒药物联合使用,用于治疗 HIV-1 感染。

(三)用法用量

1. **成人**　口服剂量按体重服用,可每日 1 次或每日 2 次服用。

(1)每日 1 次:≥60kg 患者每次 400mg,<60kg 患者每次 250mg。

(2)每日 2 次:≥60kg 患者每次 200mg,<60kg 患者每次 125mg。

2. **儿童**　推荐剂量为 120mg/m^2,每日 2 次。

(四)毒副作用

1. **胰腺炎**　已经在单独或联合用药的患者中出现致命的胰腺炎。有胰腺炎征兆的患者须暂停用药,已确诊胰腺炎者须立即停药。合用 d4T 的患者,无论是否同时合用羟基脲,也会提高发生胰腺炎的风险。

2. **外周神经病变**　约 1/3 的患者在正常推荐剂量或低于推荐剂量的情况下出现外周神经病变,当与 d4T 联用时发病率显著增加,有神经痛或神经毒性药物治疗史的患者发生率较高。表现为针刺感、灼烧感或疼痛、手脚麻木等。

3. **视网膜病变和视神经炎**　在小儿与成人患者中均有报道。接受 ddI 治疗的患者建议定期检查视网膜。

4. **肝损伤**　单独或联用核苷类似物已有乳酸酸中毒/脂肪变性肝大报道,有时甚至是致命的。这些情况在女性患者中更为常见。肥胖和长期 NRTIs 治疗也许是危险因素。对于已知有肝病危险的患者,服用 ddI 时须特别注意。

(五)使用注意事项

1. ddI 应空腹、餐前 30 分钟或餐后 2 小时服用。因可能会增加不良反应发生率和严重程度,应避免饮用酒精类饮料及与 d4T 联合使用。

2. 尿液排泄是 ddI 的主要代谢途径,肾功能损伤时 ddI 的清除率也将随之改变,因此当 eGFR<60ml/min 时须调整剂量。

四、恩曲他滨(emtricitabine, FTC)

(一)药理作用

FTC 为化学合成类核苷胞嘧啶。其抗 HIV-1 的机制是通过在体内多步磷酸化,形成活性三磷酸酯竞争性地抑制 HIV-1 逆转录酶,同时通过与天然的 5-磷酸胞嘧啶竞争性地渗入病毒 DNA 合成的过程中,最终导致病毒 DNA 链合成中断。其同时具有抗 HBV 作用是由于 HBV 复制过程中有 FTC 的作用靶点,即逆转录过程。

(二)适应证

1. 与其他抗逆转录病毒药物合用治疗成人 HIV-1 感染。患者为未经过抗逆转录病毒药物治疗和经过抗逆转录病毒药物治疗病毒已被抑制者。

2. 用于慢性乙型肝炎的治疗。

（三）用法用量

成人口服每日 1 次，每次 200mg，可与食物同服。

（四）毒副作用

FTC 毒副作用较少，最常见的不良反应有头痛、腹泻、恶心和皮疹，程度从轻到中等。可能会出现色素沉着，手掌和/或足底明显，一般较轻，且不伴其他症状。

（五）使用注意事项

合并 HBV 感染者停用 FTC 时可能出现肝炎的急性加重。FTC 可代替 3TC 用于一线或二线方案，多包含在复合制剂中使用。

五、拉米夫定（lamivudine，3TC）

（一）药理作用

3TC 在细胞内代谢为有活性的 5′- 三磷酸盐，即拉米夫定三磷酸盐（3TC-TP）。其主要作用机制是拉米夫定三磷酸盐可作为核苷类似物掺入病毒的 DNA，导致 DNA 链合成终止，从而抑制 HIV 逆转录酶。3TC 对于 AZT 耐药的 HIV 也有抑制作用。

（二）适应证

与其他抗逆转录病毒药物联合使用，用于治疗 HIV 感染的成人和儿童。

（三）用法用量

可与食物同时服用，也可单独服用。为确保给药剂量，片剂应整片吞服，不可碾碎。不能吞服片剂的患者可服用 3TC 口服溶液，或者可将片剂碾碎后加入少量半固体食物或液体中，立即同服。

1. **成人、青少年和儿童（体重≥25kg）**　推荐剂量为每日 300mg，可选择服用 150mg 每日 2 次或 300mg 每日 1 次。

2. **儿童（年龄≥3 个月且体重<25kg）**　由于处方无法获得准确的给药剂量，推荐依照体重范围给药。可根据儿童年龄及体重情况，选择 150mg 片剂或 3TC 口服溶液，4mg/kg，每日 2 次。

3. **年龄<3 个月的儿童**　2mg/kg，每日 2 次。

（四）毒副作用

3TC 毒副作用较少较轻，可有高乳酸血症、头痛、失眠、咳嗽、鼻部症状、恶心、呕吐、上腹痛、腹泻、皮疹、脱发、关节痛、肌肉功能失调、疲劳、不适、发热等。

（五）使用注意事项

1. 对于中重度肾损伤的患者，由于清除率下降，3TC 血浆浓度升高。DHHS 指南及说明书建议肾小球滤过率<30min/ml 时进行调整，EACS 指南推荐当肾小球滤过率<50min/ml 时调整用药剂量。

2. 当 HBV 合并 HIV 感染者使用仅含 3TC 的单个抗 HBV 活性方案时容易发生 HBV 耐药，停用 3TC 时可能出现肝炎的急性加重。

六、司他夫定（stavudine，d4T）

（一）药理作用

d4T 是胸苷类似物，被细胞激酶磷酸化后形成有活性的代谢物三磷酸司他夫定。三磷酸司他夫定抑制 HIV 逆转录酶，其机制包括与自然底物三磷酸脱氧胸苷竞争，以及掺入病毒 DNA。因 d4T 无 3′羟基，可终止病毒 DNA 链的延长。三磷酸司他夫定抑制细胞 β 和 γ DNA 聚合酶，也显著减少线粒体 DNA 的合成。

（二）适应证

d4T 与其他抗逆转录病毒药物联合使用，用于治疗 HIV-1 感染。

（三）用法用量

d4T 用药间隔为 12 小时，无须随餐服用。

1. **成人**　推荐剂量为体重≥60kg 患者，每日 2 次，每次 40mg；<60kg 患者，每日 2 次，每次 30mg。

2. **儿童**　推荐剂量为体重≤30kg，每12小时一次，每次1mg/kg；＞30kg的儿童患者，按成人推荐剂量服用。

（四）毒副作用

1. **外周神经病变**　约20%的患者会出现外周神经病变，发生率和严重程度与剂量有关，使用ddI等有神经毒性的药物、艾滋病晚期、有神经病变病史的患者较易发生。外周神经病变主要表现为手足麻木刺痛。治疗过程中须监控患者是否发生外周神经病变毒性，发现后及时停药。

2. **乳酸酸中毒和伴有肝脂肪变性的肝大/肝衰竭**　曾出现致命的病例，在单独使用或联合使用NRTIs包括d4T及其他抗逆转录病毒药物时均有报道。

3. **脂肪萎缩**　主要是面部、四肢和臀部脂肪减少。发生后即使停药也很难恢复到原来的状态。

4. **胰腺炎**　有发生胰腺炎的病例报告，与ddI和/或羟基脲联用时发生胰腺炎的概率增高。故有胰腺炎史或先期症状出现时，应立即停止用药。

（五）使用注意事项

1. 若在治疗期间发生外周神经病变，应立即停止d4T治疗，停止治疗后有时症状仍会继续加重。停药后脂肪萎缩也难以恢复。d4T与DDI合用时，不良反应发生率会增加，如胰腺炎、外周神经病变和肝功能异常等。

2. 肾功能损伤的患者服用d4T时须调整用药剂量。

七、富马酸丙酚替诺福韦（tenofovir alafenamide fumarate，TAF）

（一）药理作用

TAF是替诺福韦的亚磷酰胺前体药物（2′-脱氧腺苷单磷酸类似物），血浆中暴露的TAF可渗入细胞中，然后TAF在细胞内经组织蛋白酶A水解转化为替诺福韦，随后替诺福韦经细胞激酶磷酸化为活性代谢产物二磷酸替诺福韦。二磷酸替诺福韦通过抑制HIV逆转录酶嵌入到病毒DNA中，导致DNA链合成终止。

（二）适应证

适于治疗成人和青少年（年龄12岁及以上，体重至少为35kg）慢性乙型肝炎，目前国内TAF单片制剂尚无治疗HIV适应证，均以复方制剂形式用于治疗HIV感染，详见本章第十二节。

（三）用法用量

成人、青少年（年龄为12岁及以上且体重≥35kg）推荐剂量为25mg，每日1次。与考比司他（Cobi）联合使用时剂量调整为10mg，每日1次。

（四）毒副作用

1. **肾毒性**　虽然相较于富马酸替诺福韦二吡呋酯（TDF）肾毒性明显降低，但仍无法排除TAF给药导致长期暴露于低水平替诺福韦而引起肾毒性的潜在风险。上市后有肾功能损伤病例报告，包括急性肾衰竭、近端肾小管病变和范科尼（Fanconi）综合征等。

2. **体重增加**　临床研究发现TAF会导致患者出现体重增加，尤其是与整合酶抑制剂联合使用时体重增加更加显著。

3. **血脂异常**　临床研究发现TAF会导致高胆固醇血症和高甘油三酯血症，尤其是与药物浓度增强剂同时使用时。

4. **其他不良反应**　包括头痛、恶心、腹泻、腹痛、疲劳等。

（五）使用注意事项

1. 对于肌酐清除率（CrCl）估计值＞15ml/min的成人或青少年或CrCl＜15ml/min且正在接受血液透析的患者，无须调整TAF片剂量。在进行血液透析当天，应在血液透析治疗完成后给予TAF；对于CrCl＜15ml/min且未接受血液透析的患者，不推荐使用TAF。TAF/FTC被批准用于eGFR≥30ml/min的患者。肾功能不全患者的使用方法见第九章第五节。

2. 肝功能损伤患者无须调整TAF剂量。

3. HBV 合并 HIV 感染者停用 TAF 时可能出现肝炎的急性加重。

八、富马酸替诺福韦二吡呋酯（tenofovir disoproxil fumarate，TDF）

（一）药理作用

TDF 是一种一磷酸腺苷的开环核苷膦化二酯结构类似物。TDF 首先需要经二酯的水解转化为替诺福韦，随后通过细胞酶的磷酸化形成二磷酸替诺福韦。二磷酸替诺福韦通过与天然底物 $5'$-三磷酸脱氧腺苷竞争与 DNA 整合后终止 DNA 链合成，从而抑制 HIV-1 逆转录酶和 HBV 逆转录酶的活性。

（二）适应证

适用于与其他抗逆转录病毒药物联用，治疗成人 HIV-1 感染。也适用于治疗成人和 ≥12 岁儿童的慢性乙型肝炎。

（三）用法用量

剂量为每次 300mg，每日 1 次，口服，不受饮食影响。

（四）毒副作用

1. **肾功能损伤**　替诺福韦主要通过肾脏清除。使用 TDF 时，有引起肾功能损伤的报告，包括出现急性肾衰竭和范科尼（Fanconi）综合征。由于肾脏毒性而停用 TDF 的比例大约为 2%，严重肾功能不全不良事件的发生率为 0.5%，Fanconi 综合征发生率<0.1%。在临床研究中也发现使用 TDF 的患者会出现肌酐清除率下降。

2. **骨密度降低**　HIV-1 感染成年患者的临床试验中，和对照药物相比，TDF 组的骨矿物质密度下降程度略高、骨代谢的生化标志物升高，提示骨转换高于对照药物组。TDF 组受试者的血清甲状旁腺激素水平和维生素 D 水平也更高。近端肾小管病变导致的低磷血症和骨软化症也会进一步导致骨质流失，发生率约 28%。

3. **代谢异常**　曾有发生乳酸酸中毒和严重肝大伴脂肪变性的报告，包括出现致死病例。

4. **其他不良反应**　包括皮疹、腹泻、头痛、疼痛、抑郁、乏力和恶心等。

（五）使用注意事项

1. 在中至重度肾功能损伤的受试者中给予 TDF 时，药物暴露显著增加。对 CrCl<50ml/min 的患者，应调整 TDF 的给药间隔。肾功能不全患者的使用方法见第九章第五节。

2. 合并 HBV 感染患者中断 TDF 治疗后必须严密监测，临床及实验室随访在停止治疗后还要持续至少几个月的时间。中断后应当给患者使用其他抗 HBV 药物。

九、齐多夫定（zidovudin or azidothymidine，ZDV 或 AZT）

（一）药理作用

AZT 为天然胸腺嘧啶核苷的合成类似物，其 $3'$-羟基被叠氮基取代。在细胞内，AZT 在酶的作用下转化为其活性代谢物 AZT $5'$-三磷酸酯（AztTP）。AztTP 通过竞争性利用天然底物脱氧胸苷 $5'$-三磷酸酯（dTTP）和嵌入病毒 DNA 来抑制 HIV 逆转录酶。嵌入的核苷类似物中 $3'$-羟基的缺失，可阻断使 DNA 链延长所必需的 $5'$-$3'$磷酸二酯键的形成，从而使病毒 DNA 合成终止。

（二）适应证

适用于与其他抗逆转录病毒药物联合治疗 HIV 感染的成年人和儿童。由于 AZT 显示出可降低 HIV 母婴传播率，亦可用于 HIV 阳性孕产妇及其所生新生儿。

（三）用法用量

1. **成人**　与其他抗逆转录病毒药物合用的常用推荐剂量为 500mg/d 或 600mg/d，分 2~3 次服用。中国艾滋病诊疗指南推荐使用剂量为 300mg/次，2 次/d。

2. **新生儿和儿童**　3 个月～12 岁推荐剂量为每日 360~480mg/m²，分 3 次或 4 次，与其他抗逆转录病毒药物合用。中国艾滋病诊疗指南推荐使用剂量为 2mg/（kg·次），4 次/d。最大剂量不可超过每 6 小时 200mg。

3. **母婴传播阻断** 用于妊娠妇女（孕周＞14周）的推荐剂量是500mg/d，口服（100mg每日5次）至开始分娩。在分娩期间AZT须静脉给药2mg/kg，给药时间为1小时以上。随后继续静脉输注1mg/(kg·h)至脐带结扎。新生儿应按2mg/kg的剂量给予口服AZT，每6小时服药一次，出生后12小时内开始给药并持续服至6周龄。不能口服的婴儿应静脉给予AZT 1.5mg/kg，每6小时给药一次，每次输注时间大于30分钟。如果是剖宫产，应在术前4小时开始静脉滴注；如果发生流产，应停止滴注，并重新开始口服用药。国内外HIV母婴传播阻断指南或专家共识推荐的疗程并不一致。

（四）毒副作用

1. **骨髓抑制** AZT可能导致贫血、中性粒细胞减少症和其他形式的骨髓抑制。治疗前CD4$^+$T细胞计数越低、服药剂量越大和服药疗程越长、同时使用有骨髓毒性的药物（如更昔洛韦、干扰素、利巴韦林），更容易出现骨髓抑制。

2. **肝毒性** 尽管较少见，AZT可能导致肝脏毒性，特别是在有肝病史的患者中。

3. **高乳酸血症** 罕见但严重的副作用包括乳酸酸中毒和严重的肝大，这可能是由线粒体毒性引起的。

4. **肌病** 长期使用AZT可能导致肌肉萎缩和肌痛。

5. **脂肪萎缩** AZT可能会改变身体脂肪的分布，导致面部、四肢脂肪减少和腹部脂肪增加。

6. **其他不良反应** 包括恶心、呕吐、头痛和失眠等。另外由于AZT具有光敏性，可能会导致皮肤变黑、变暗。

（蔡卫平　龙　海）

第三节　非核苷类逆转录酶抑制剂（NNRTIs）

一、艾诺韦林（ainuovirine，ANV）

（一）药理作用

ANV是全新结构的新一代NNRTI，通过非竞争性结合并抑制HIV-1逆转录酶活性，从而阻止病毒转录和复制。

（二）适应证

适用于与NRTIs联合使用，治疗成人HIV-1感染。

（三）用法用量

口服给药，空腹使用，每日1次，每次150mg。

（四）毒副作用

1. **代谢异常** 临床研究中观察到转氨酶和血肌酸激酶轻度升高。

2. **神经系统不良反应** 表现为头晕及异常梦境，发生率约10%，但程度较轻。

3. **其他不良反应** 包括皮疹、恶心、乏力等。

（五）使用注意事项

1. ANV主要通过CYP2C19代谢，对CYP2C19有诱导或抑制作用的药品可能会影响ANV的暴露量。诱导剂如阿司匹林、利福平、卡马西平、泼尼松、炔诺酮等可能加快ANV的代谢，降低血药浓度。抑制剂如氟西汀、氟伏沙明、帕罗西汀、西咪替丁、兰索拉唑、奥美拉唑、非尔氨酯、托吡酯、奥卡西平、雷贝拉唑、泮托拉唑、吲哚美辛、酮康唑、氯霉素、莫达非尼、丙磺舒、噻氯匹定等可能减弱ANV的代谢，增加血药浓度。

2. ANV与NNRTIs类其他药物，如EFV、NVP等，存在交叉耐药可能性。

3. 对于肾功能损伤者，CrCl下降至30ml/min以下时，应停止服用。

4. 食物增加ANV最大血药浓度和暴露量，建议空腹服用，以避免因暴露量增加而引起的不良反应。

二、多拉韦林（doravirine，DOR）

（一）药理作用

DOR 是一种吡啶酮类 NNRTI，通过非竞争性抑制 HIV-1 逆转录酶从而抑制 HIV-1 复制。

（二）适应证

适用于与其他抗逆转录病毒药物联合治疗无 NNRTIs 耐药的成年 HIV-1 感染者。

（三）用法用量

成人推荐剂量方案为 100mg 每日 1 次，口服用药，可与或不与食物同服。

（四）毒副作用

DOR 毒副作用较少，常见为精神与神经系统不良反应，如头晕、睡眠障碍和紊乱，偶有腹泻、腹痛。另外还可能有恶心、头痛、疲劳等。

（五）使用注意事项

轻中度或重度肾功能损伤患者及轻中度肝功能损伤患者均无须调整剂量。对于终末期肾病患者、透析患者、重度肝功能损伤患者的用药情况，暂无相关研究数据。

三、依非韦伦（efavirenz，EFV）

（一）药理作用

EFV 是 HIV-1 逆转录酶非竞争性抑制剂，作用于模板、引物或三磷酸核苷，兼有小部分竞争性抑制作用。

（二）适应证

适用于与其他抗逆转录病毒药物联合治疗 HIV-1 感染的成人、青少年及儿童。

（三）用法用量

1. **成人**　推荐剂量为口服 600mg，1 次/d。但 EFV 每日 400mg 即可达到相同的病毒学抑制率，因此 WHO 和中国艾滋病诊疗指南均推荐使用 EFV 400mg/d。

2. **儿童**　体重 13～<15kg，200mg，1 次/d；体重 15～<20kg，250mg，1 次/d；体重 20～<25kg，300mg，1 次/d；体重 25～<32.5kg，350mg，1 次/d；体重 32.5～40kg，400mg，1 次/d。

可与食物同服或另服，建议临睡前服用。

（四）毒副作用

1. **皮疹**　临床试验中接受 EFV 每日 600mg 治疗的患者有 26% 发生皮疹（其中 18% 被认为与治疗有关），发生严重的皮疹不超过 1%，同时 1.7% 的患者因皮疹而中断治疗。多形性红斑或史-约（Stevens-Johnson）综合征的发生率为 0.14%。

2. **中枢神经系统症状**　每日服用 EFV 600mg 的患者发生的神经系统症状包括但不仅限于眩晕、失眠、困倦、注意力不集中、噩梦及异常梦境。临床试验中，19.4% 的患者出现中度至重度神经系统症状（其中 2.0% 为重度症状），有少部分患者出现抑郁或自杀倾向。

3. **转氨酶异常**　临床研究数据显示使用 EFV 每日 600mg 治疗的患者中有 3% 的天冬氨酸转氨酶（AST）和丙氨酸转氨酶（ALT）升高到正常上限的 5 倍以上。

4. **血脂异常**　某些服用 EFV 的患者会出现高脂血症，包括低密度脂蛋白胆固醇和甘油三酯升高。

5. **其他不良反应**　包括头痛、恶心和乏力等。

（五）使用注意事项

1. 对于中度或重度肝功能损伤患者不推荐使用 EFV，因为无足够的数据，所以无法指导是否有必要进行剂量调整。对肾功能不全患者尚未进行 EFV 的药代动力学研究；因只有不足 1% 的 EFV 以原形经尿排泄，所以肾功能受损对清除 EFV 的影响极微。无严重肾衰竭患者的使用经验，建议对这些患者进行密切的安全性监控。

2. 在给予 EFV 的动物中观察到有胚胎畸形的发生。因此，服用该药物的女性应避免妊娠。如服药期间意外受孕，无须停药。

四、依曲韦林（etravirine，ETV）

（一）药理作用

ETV 能够直接结合逆转录酶，并导致酶催化位点断裂，从而阻断 RNA 依赖性和 DNA 依赖性 DNA 聚合酶活性。ETV 至少能通过 2 种不同的空间构象模式与逆转录酶结合。

（二）适应证

与其他抗逆转录病毒药物联合使用，适用于有 ART 经历的 HIV-1 感染成人患者。不推荐用于儿童、青少年及初次接受抗病毒治疗的成人患者。

（三）用法用量

推荐剂量为 200mg/次，每日 2 次，口服，餐后服用。

（四）毒副作用

1. **皮疹**　皮疹多为轻度至中度，多数皮疹出现在治疗第 2 周，而在治疗第 4 周后很少出现。皮疹一般为自限性，通常在持续治疗的 1～2 周内恢复正常。女性中皮疹的发生率更高。也可能出现重度甚至危及生命和致死的皮肤反应；Stevens-Johnson 综合征和中毒性表皮坏死松解症罕见（<0.1%）。

2. **超敏反应**　报告过包括嗜酸性粒细胞增多及全身症状的药物性皮疹在内的超敏反应，特征为皮疹、原发性病症和罕见器官功能障碍，包括肝衰竭。

3. **血脂异常**　临床研究中发现使用 ETV 的患者可出现高甘油三酯血症和高胆固醇血症。

4. **其他不良反应**　包括恶心、腹泻等。

（五）使用注意事项

在轻度或中度肝功能受损患者中不需要进行剂量调整，尚无在重度肝功能受损患者中的使用数据。由于 ETV 的肾清除率低至可忽略不计（<1.2%），在肾功能受损患者中不会出现本品的机体总清除率下降。在肾功能受损患者中尚无特殊的注意事项或剂量调整。由于 ETV 与血浆蛋白高度结合，因此不能通过血液透析或腹膜透析来显著清除。

五、奈韦拉平（nevirapine，NVP）

（一）药理作用

与 HIV-1 的逆转录酶直接结合，并通过破坏该酶的催化位点来阻断 RNA 依赖和 DNA 依赖的 DNA 聚合酶活性。NVP 不与底物或三磷酸核苷产生竞争。

（二）适应证

适用于治疗 HIV-1 感染，应与其他抗 HIV-1 药物联合用药。可单独用于预防母婴传播，但单用易发生耐药。

（三）用法用量

1. **成人**　口服，一次 200mg，每日 1 次，连续 14 天（这一导入期的应用可以降低皮疹的发生率）；之后改为每日 2 次，每次 200mg。

2. **儿童**　2 个月至 8 岁（不含 8 岁）的儿童患者推荐口服剂量是用药最初 14 天每日 1 次，每次 4mg/kg；之后改为每日 2 次，每次 7mg/kg。8 岁及 8 岁以上的儿童患者推荐剂量为最初 14 天每日 1 次，每次 4mg/kg；之后改为每日 2 次，每次 4mg/kg。

任何患者每日的总用药量不能超过 400mg。

如果患者停用 NVP 超过 7 天，应按照给药的原则重新开始，即 200mg，每日 1 次连续 14 天，之后每次 200mg，每日 2 次；儿童则根据年龄将剂量调整为 4mg/kg 或 7mg/kg。

（四）毒副作用

1. **皮疹**　最为常见的临床毒性反应，发生率约 50%，可为重度或危及生命。皮疹在治疗最初 6 周内的发生频率最高。通常为轻度至中度，出现于躯干、面部、四肢大片的斑丘疹、红斑疹，伴或不伴瘙痒症状。

2. 症状性肝炎　曾报道出现过肝炎、严重或危及生命的肝毒性,包括急性胆汁淤积性肝炎、肝坏死。严重的肝脏疾病大多发生于治疗的前 12 周内,但有一些患者较迟出现。在 $CD4^+T$ 细胞计数>250 个 /μl 的初治女性患者和 $CD4^+T$ 细胞计数>400 个 /μl 的初治男性患者中发生率显著升高。

3. 其他不良反应　包括恶心、疲劳、发热、头痛、嗜睡、呕吐、腹泻、腹痛和肌痛。

（五）使用注意事项

治疗后的最初 8 周是很关键的阶段,须对患者情况进行严密监测,及时发现潜在的严重和威胁生命的皮肤反应和严重的肝炎 /肝衰竭。另外必须严格遵守剂量要求,尤其是在前 14 天导入期时。一旦发生导致停药的严重皮肤反应和严重的肝炎,不建议再次使用。

六、利匹韦林（rilpivirine，RPV）

（一）药理作用

RPV 是一种特异性作用于 HIV-1 的二芳基嘧啶 NNRTI,并通过非竞争性抑制 HIV-1 逆转录酶从而抑制 HIV-1 的复制。

（二）适应证

与其他抗逆转录病毒药物联合使用,适用于治疗开始时血浆 HIV-1 RNA 低于或等于 100 000 拷贝 /ml 的 HIV-1 感染的 12 岁及以上且体重≥35kg 的初治患者。

（三）用法用量

1. 12 岁及以上且体重≥35kg 的患者　推荐剂量是 25mg,每日 1 次,随餐口服。

2. 妊娠女性　对于妊娠前已接受稳定的治疗且达到病毒学抑制（HIV RNA<50 拷贝 /ml）的妊娠患者,推荐剂量为 25mg 每日 1 次,随餐口服。

3. RPV 长效注射剂必须与卡替拉韦（CAB）联合使用,具体用法用量见本章第四节卡替拉韦。

（四）毒副作用

1. 精神疾病　是临床研究中最常见的导致治疗终止的药物不良反应,使用 RPV 治疗的患者可能会出现与抑郁性疾病有关的不良反应（情绪低落、抑郁症、恶劣心境、重性抑郁、情绪改变、消极想法、自杀企图和自杀观念）。出现严重抑郁症状的患者应立即求医以评估该症状与本品有关的可能性。若有关,则应权衡继续治疗的风险和收益。

2. 皮疹　有接受含 RPV 的治疗方案后出现重度皮肤反应和超敏反应的报告,包括出现药物反应伴嗜酸性粒细胞增多症和全身性症状的病例。大部分皮疹的严重程度为 1 级或 2 级,且出现在治疗开始的 4～6 周。

3. 肝毒性　接受含 RPV 治疗方案的患者中曾报告过肝脏不良事件。有乙型或丙型肝炎基础或者治疗之前转氨酶明显升高的患者使用本品后出现转氨酶升高或肝炎恶化的风险较高。接受含 RPV 的治疗方案,但不存在原有肝病或其他明确风险因素的成人患者中也曾报告过肝毒性病例。

4. 其他不良反应　包括疲乏、腹痛、头痛等。

（五）使用注意事项

1. 目前有关 RPV 与导致心电图 QT 间期延长的药物是否具有相互作用的资料有限。RPV 与已知能导致尖端扭转型室性心动过速的药物同时使用时,应考虑使用本品替代药物。

2. 轻度或中度肾损伤患者无须调整剂量。但在重度肾损伤或终末期肾病患者中,由于继发于肾功能不全的药物吸收、分布和代谢的改变,可能会导致 RPV 的血浆浓度升高,应谨慎使用 RPV 并增加对不良效应的监测。由于 RPV 与血浆蛋白高度结合,因此很可能无法通过血液透析或腹膜透析显著清除。轻度或中度的肝损伤患者无须调整剂量。目前尚无在重度肝损伤患者中使用的研究数据。

七、依斯沙韦林（elsulfavirine）

（一）药理作用

依斯沙韦林是新一代的 NNRTI,活性化合物 VM-1500A 的前药,VM-1500A 是一种小分子选择性

NNRTI,可以有效抑制逆转录酶,阻止 HIV-1 复制。

（二）适应证

目前依斯沙韦林仅在俄罗斯获批,与其他抗逆转录病毒药物联合使用,适用于 HIV-1 感染成人患者。

（三）用法用量

推荐剂量是 20mg,每日 1 次,餐前 15 分钟服用。

（四）毒副作用

常见不良反应包括头痛、单纯疱疹、白细胞减少、中性粒细胞减少、睡眠障碍、头晕、噩梦、嗜睡、恶心、腹泻、口干、呕吐、皮疹、瘙痒、轻度蛋白尿、多尿、虚弱、食欲减退和发热等。

（五）使用注意事项

目前研究者正在开发新的长效口服制剂和长效注射制剂,已有临床研究评估每周口服 1 次的可行性。

（蔡卫平　龙　海）

第四节　整合酶抑制剂（INSTIs）

一、比克替拉韦（bictegravir, BIC）

（一）药理作用

BIC 是一种 INSTI,可抑制 HIV-1 整合酶（一种 HIV-1 编码的酶,为病毒复制所需）的链转移活性。抑制整合酶可阻止线性 DNA 整合到宿主基因组 DNA 中,阻断 HIV-1 原病毒形成和病毒增殖。

（二）适应证

适用于作为完整方案（BIC/TAF/FTC）治疗 HIV-1 感染的成人和体重 14kg 以上的儿童。用于既往无 ART 治疗史或病毒学抑制且没有已知或疑似 BIC 或替诺福韦耐药的转换治疗。目前 BIC 无单独成分的制剂,均以复合制剂存在,详见本章第十二节。

（三）用法用量

1. **成人**　推荐剂量是 50mg,每日 1 次,口服使用。

2. **儿童**　14kg≤体重<25kg 的儿童可应用 BIC（30mg）/FTC（120mg）/TAF（15mg）剂型,≥25kg 儿童可用成人 BIC（50mg）/FTC（200mg）/TAF（25mg）剂型。

（四）毒副作用

1. **体重和代谢变化**　治疗期间可能出现体重增加以及血脂和血糖水平升高。这些变化可能在某种程度上与疾病控制和生活方式相关。因为 BIC 只能以 BIC/TAF/FTC 复合制剂治疗 HIV,因此也有可能受到其他成分如 TAF 影响。有证据表明血脂和体重受到治疗影响,而尚无有力证据表明血糖水平增加与任何特定治疗有关。

2. **超敏反应**　有 INSTI 导致超敏反应的报告。这些反应的特征为皮疹、全身不适,有可能发生器官功能受损。如出现超敏反应的体征或症状（包括但不限于重度皮疹或皮疹伴发热、全身不适、疲乏、肌肉或关节疼痛、水疱、口腔病变、结膜炎、面部水肿、肝炎、嗜酸性粒细胞增多或血管性水肿）,应立即停用 BIC 和其他可疑药物。必须监测患者的临床状态（包括肝功能指标）,并采取适当的治疗措施。

3. **其他不良反应**　包括头痛、腹泻、恶心等。

（五）使用注意事项

1. BIC 已显示会增加血肌酐,因为其可抑制肾小管分泌肌酐;不过这些变化被视为不具有临床意义,因为其并未反映出肾小球滤过率的变化,可视为生理性上升。

2. 在 CrCl≥30ml/min 的重度肾功能损伤患者和轻中度肝功能损伤患者中未观察到药代动力学存在差异,无须调整剂量。CrCl<30ml/min 的患者及重度肝功能损伤患者中仍缺乏相关研究数据。

二、卡替拉韦(cabotegravir，CAB)

（一）药理作用

CAB 通过与整合酶活性位点结合并阻断逆转录病毒 DNA 整合的链转移步骤发挥抗病毒作用，该步骤是 HIV 复制周期必不可少的。

（二）适应证

CAB 适用于与 RPV 联合使用，治疗接受稳定 ART 方案后达到病毒学抑制（HIV-1 RNA＜50 拷贝/ml）、目前或既往无对 NNRTIs 和 INSTIs 类药物耐药证据且既往无 NNRTIs 和 INSTIs 类药物治疗病毒学失败的 HIV-1 感染成人患者。

（三）用法用量

CAB 有片剂和注射液两种剂型，均需要和 RPV 联合使用。其中片剂可用作口服导入期用药或者口服桥接用药。注射液应由医务人员注射给药，每月给药 1 次或者每 2 个月给药 1 次，使用方式为 CAB 和 RPV 注射液分别在不同的臀部部位进行肌内注射（对侧或相隔至少 2cm），两种药物没有先后顺序要求，建议给药部位为臀中肌，也可以选择臀大肌。注射前须考虑患者的体重指数，确保针头长度足以到达臀部肌肉。目前 CAB 在中国的适应证仅有每 2 个月给药 1 次的用法。

1. **片剂** 口服导入：在开始注射前，可选择使用 CAB+RPV 片剂作为口服导入期用药，用于评估对药物的耐受性，也可以直接进行药物注射治疗。当片剂用作口服导入时，口服导入期约 1 个月（至少 28 天），服用 CAB 30mg 和 RPV 25mg，每日 1 次。RPV 片剂应与食物同服。

口服桥接用药：如果患者计划推迟目标注射日期＞7 天，则应进行口服桥接用药，每日口服 CAB 30mg 和 RPV 25mg。无论是每月给药 1 次方案还是每 2 个月给药 1 次方案，如果错过目标注射日期不超过 1 个月，即口服桥接用药不超过 1 个月，则尽快恢复注射，在口服桥接用药的最后 1 天重新注射 CAB 400mg 和 RPV 600mg（每月 1 次）或者 CAB 600mg 和 RPV 900mg（每 2 个月 1 次）。如果错过目标注射日期超过 1 个月，则需要重新启动起始注射治疗。如果口服桥接用药超过 2 个月，则建议采用替代口服 ART 方案，后续再重新启动起始注射治疗。

2. **注射液** 建议在同一目标日期注射，如有必要，可在给药时间窗（±7 天）内接受注射治疗。

对于每月给药 1 次方案，在原来口服 ART 方案或口服导入期的最后 1 天进行起始注射，成人推荐初始注射剂量为 CAB 600mg 和 RPV 900mg，初始注射后，后续注射剂量为每个月 CAB 400mg 和 RPV 600mg。

对于每 2 个月给药 1 次方案，在原来的口服 ART 方案或口服导入期的最后 1 天，成人推荐初始注射剂量为 CAB 600mg 和 RPV 900mg。1 个月后，应给予第二次 CAB 600mg 和 RPV 900mg 肌内注射，第三次注射开始后续注射剂量为每 2 个月注射 CAB 600mg 和 RPV 900mg。

如果不能避免超出预定注射日期 7 日以上的延误，则可以接受口服桥接治疗，以此替代注射方案。

（四）毒副作用

1. **局部注射部位反应（ISR）** 疼痛和不适、结节、硬结等注射部位反应最常见，约 1% 的受试者因 ISR 而中止治疗。每月给药一次时，84% 的受试者报告了注射部位反应；在每 2 个月给药一次时，76% 的患者报告了 ISR。反应的严重程度通常为轻度（1 级，70%～75% 的受试者）或中度（2 级，27%～36% 的受试者）。3%～4% 的受试者发生重度（3 级）ISR。总体 ISR 事件的持续时间中位数为 3 天。报告 ISR 的受试者百分比随时间延长而降低。

2. **超敏反应** 有 INSTI（包括 CAB）导致超敏反应的报告。这些反应的特征为皮疹、全身性症状，也有可能发生器官功能损伤。如果出现超敏反应的体征或症状（包括但不限于重度皮疹或皮疹伴发热、全身不适、疲乏、肌肉或关节疼痛、水疱、口腔病变、结膜炎、面部水肿、肝炎、嗜酸性粒细胞增多或血管性水肿），应立即停用 CAB 和其他可疑药物。必须监测患者的临床状态（包括肝功能指标），并采取适当的应对措施。

3. **其他不良反应** 包括头痛、发热、疲惫、乏力、肌痛和皮疹等，另外还有恶心和呕吐等胃肠道反应，以及抑郁和焦虑等精神类反应。

（五）使用注意事项

1. 为了最大限度降低发生 HIV 耐药的风险,必须在末次注射后不晚于 1 个月（若每 1 个月给药 1 次）或不晚于 2 个月（若每 2 个月给药 1 次）采用替代的具有完全抑制效果的 ART 方案。

2. CAB 的残余浓度可能长期（长达 12 个月或更长时间）留在患者的体循环中,因此,医生在停药时,应考虑其缓释特征（如 DDI、妊娠等）。

3. 在开始治疗方案之前,应考虑到多变量分析结果。以下至少 2 种基线因素结合可能导致病毒学失败风险增加:已知 RPV 耐药突变、HIV-1 A6/A1 亚型或 BMI≥30kg/m²。现有数据表明,当存在上述至少 2 种基线因素的患者,在接受每 2 个月一次给药方案治疗时与每 1 个月一次给药方案相比更常发生病毒学失败。

4. 未观察到重度肾损伤（CrCl＜30ml/min 且未接受透析）、中度肝损伤受试者具有临床意义的药代动力学差异。轻度至重度肾损伤患者（未接受透析）和轻至中度肝损伤患者无须调整剂量。尚无透析患者或重度肝损伤患者的药代动力学和临床使用数据。

三、多替拉韦（dolutegravir,DTG）

（一）药理作用

DTG 通过与整合酶活性位点结合并阻碍 HIV 复制周期中关键的逆转录病毒 DNA 整合链转移步骤而抑制 HIV 整合酶。

（二）适应证

联合其他抗逆转录病毒药物,用于治疗 HIV 感染的成人、青少年和≥4 周龄的婴幼儿。

（三）用法用量

1. **成人和年满 12 岁的青少年**　推荐剂量为 50mg,口服,每日 1 次。当与某些药物（例如 EFV、NVP、TPV/r 或利福平）联用,或者对第一代 INSTIs 耐药时应按 50mg/ 次,每日 2 次给药。

2. **儿童**　分散片被推荐用于年龄≥4 周且体重≥3kg,对 INSTIs 不耐药的婴幼儿。体重 3～＜6kg,5mg;体重 6～＜10kg,15mg;体重 10～＜14kg,20mg;体重 14～20kg,25mg;体重＞20kg,30mg;均为每日 1 次口服。薄膜衣片可用于 6～＜12 岁且体重≥14kg 的儿童,体重在 14～20kg,40mg;＞20kg,50mg;每日 1 次口服。薄膜衣片与分散片不可等剂量转换。对 INSTIs 耐药的儿童,尚无充足的推荐剂量数据。

（四）毒副作用

1. **体重增加**　ART 期间可能发生体重增加,对血脂和血糖无明显影响,这种变化的部分原因可能与疾病控制和生活方式有关。

2. **精神神经系统**　头痛最常见,其他精神神经系统不良反应包括失眠、噩梦、抑郁、焦虑和头晕等。

3. **超敏反应**　使用 INSTI,包括 DTG,有发生超敏反应的报告,特征是皮疹、全身不适,有时会发生器官功能损伤。如出现超敏反应的体征或症状（包括但不限于重度皮疹或皮疹伴转氨酶升高、发热、全身不适、疲乏、肌肉或关节疼痛、水疱、口腔病变、结膜炎、面部水肿、肝炎、嗜酸性粒细胞增多、血管性水肿）,应停止使用本品或其他可疑药物。监测包括肝功能指标在内的临床状态并采取适当的治疗措施。发生超敏反应之后,如果未立即停止使用本品或其他可疑药物,可能导致危及生命的反应。

4. **其他不良反应**　包括恶心、腹泻等胃肠道症状和皮疹等。

（五）使用注意事项

1. 开始使用 DTG 后可能会发生血肌酐的增加,并在 48 周内维持稳定。这些变化不反映肾小球滤过率的变化,因此被认为没有临床意义。肾功能异常患者不需要调整剂量。尚无关于透析患者的研究,但预计暴露水平无差异。轻度至中度肝损伤患者不需要调整剂量。尚无研究报告重度肝损伤对 DTG 药代动力学的影响。

2. DTG 不应与含多价阳离子的抗酸剂同时给药,建议在服用这些药的 2 小时之前或 6 小时之后服用。

3. 在妊娠妇女中,现有人体数据显示相比其他药物,DTG 的重大出生缺陷风险发生率没有增加,当预期获益大于对胎儿的潜在风险时,可以考虑使用 DTG。

四、艾维雷韦(elvitegravir,EVG)

(一)药理作用

EVG 是第一代 INSTI,可抑制整合酶的链转移活性。整合酶是病毒复制所需要的一种 HIV-1 编码酶,抑制整合酶能够阻止 HIV-1 DNA 整合到宿主基因 DNA,防止 HIV-1 原病毒形成和病毒感染增殖。

(二)适应证

适用于治疗 HIV-1 感染的成人和 12 岁以上且体重≥35kg 的青少年,但目前 EVG 无单独成分的制剂,均以单片复合制剂存在,详见本章第十二节。

(三)用法用量

推荐剂量是 150mg,每日 1 次,单片复合制剂需要随食物服用。

(四)毒副作用

1. **体重和代谢变化**　治疗期间可能出现体重增加与血脂、血糖水平升高。这些变化可能在某种程度上与疾病控制和生活方式相关。因为 EVG 只能以单片复合制剂治疗 HIV,所以也有可能受到其他成分如 TAF 的影响。有证据表明血脂和体重受到治疗影响,而尚无有力证据表明血糖水平增加与任何特定治疗有关。

2. **精神疾病**　抑郁和自杀企图、自杀意念(罕见,通常发生在已有精神疾病的患者中)。

3. **超敏反应**　有 INSTI 导致超敏反应的报告。这些反应的特征为皮疹、全身不适,有时发生器官功能损伤。如果出现超敏反应的体征或症状(包括但不限于重度皮疹或皮疹伴发热、全身不适、疲乏、肌肉或关节疼痛、水疱、口腔病变、结膜炎、面部水肿、肝炎、嗜酸性粒细胞增多或血管性水肿),应立即停用 EVG 和其他可疑药物。必须监测患者的临床状态(包括肝转氨酶水平),并采取适当的治疗措施。

4. **其他不良反应**　包括头痛、腹泻、恶心等。

(五)使用注意事项

对于 CrCl 估值>30ml/min 的成人或青少年,无须调整单片复合制剂的剂量。对于 CrCl<30ml/min,或<15ml/min 且未接受长期血液透析的患者,应避免使用。轻中度肝功能损伤的患者无须调整复合制剂的剂量,尚无重度肝损伤患者使用 EVG 的研究数据。

五、拉替拉韦(raltegravir,RAL)

(一)药理作用

RAL 是第一代 INSTI,是一种羟基嘧啶酮甲酰胺,其功能类似于其他 INSTIs。RAL 通过与整合酶中的镁或锰辅助因子结合来抑制整合前复合物的整合,从而抑制链转移反应。

(二)适应证

适用于与其他抗逆转录病毒药物联合使用治疗 HIV-1 感染者。

(三)用法用量

1. **成人**　口服 RAL 400mg,每日 2 次,餐前或餐后服用均可。

2. **儿童**　干混悬剂可用于大于 4 周龄且体重为 3~20kg 的婴幼儿,6mg/(kg·次),每日 2 次。如果体重大于 25kg,口服 RAL 片剂 400mg,每日 2 次。

(四)毒副作用

1. **严重皮肤和过敏反应**　在 RAL 与其他药物(与这些不良反应有关)伴随使用的患者中报告了重度、潜在威胁生命和致死性皮肤反应,包括 Stevens-Johnson 综合征和中毒性表皮坏死溶解症。也报告了以皮疹和全身性症状为特征的过敏反应及少数器官功能障碍,包括肝衰竭。一旦发生严重皮肤反应或过敏反应体征或症状(包括但不限于严重皮疹或伴随发热的皮疹、全身不适、疲劳、肌肉或关节痛、水疱、口腔黏膜损伤、结膜炎、面部水肿、肝炎、嗜酸性粒细胞增多和血管神经性水肿),应立即停用本品和其他可疑药物。应监测患者的临床状态,包括肝转氨酶,并进行适当的治疗。在发生严重皮疹后如延迟停用本品或其他可疑药物可能导致威胁生命的反应。

2. **精神疾病** 抑郁和自杀企图、自杀意念(罕见,通常发生在已有精神疾病的患者中)。

3. **肌酸激酶异常** 临床研究中观察到2~4级肌酸激酶实验室检测值异常。已报告有肌病和横纹肌溶解病例的发生。对于肌病或横纹肌溶解风险较高的患者,如同时服用了已知能导致这些疾病的其他药物,须谨慎使用RAL。

4. **其他不良反应** 包括腹泻、恶心、头痛、发热、乏力等

(五)使用注意事项

1. RAL和铝镁抗酸剂同时服用会导致RAL的血药水平降低,不推荐同时服用。

2. 综合所有前瞻性数据,与一般人群中的发生率相比,RAL暴露后神经管缺陷率未增加。因此RAL也被推荐用于育龄期或者妊娠期的女性。

3. RAL主要通过肝脏内的葡萄糖醛酸化反应清除。轻至中度肝功能不全患者无须调整剂量。目前尚无重度肝功能不全对RAL药代动力学影响的研究数据。重度肾功能不全患者不存在有临床意义的药代动力学改变,无须调整剂量。尚不清楚RAL的可透析程度,因此应避免在透析前服用RAL。

(蔡卫平 龙 海)

第五节 蛋白酶抑制剂(PIs)

一、阿扎那韦(atazanavir, ATV)

(一)药理作用

HIV-1蛋白酶是病毒多聚蛋白前体蛋白水解成HIV-1颗粒中单个功能蛋白所需的酶。ATV是一种氮杂肽类PI,选择性抑制HIV-1感染细胞中病毒Gag和Gag-Pol多聚蛋白的特定加工过程,从而阻断成熟病毒的形成。

(二)适应证

与其他抗逆转录病毒药物联合使用,治疗成人和6岁及以上体重≥15kg的儿童HIV-1感染者。

(三)用法用量

ATV必须进餐时服用。

1. **既往未接受过治疗的成人** ATV 300mg与RTV 100mg合用,每日1次;或者ATV 400mg,每日1次。

2. **既往接受过治疗的成人** ATV 300mg与RTV 100mg合用,每日1次。

3. **儿童** 无论是否接受过抗病毒治疗,根据体重调整剂量。15~35kg儿童患者,ATV 200mg与RTV 100mg每日1次合用。超过35kg的儿童患者ATV 300mg与RTV 100mg每日1次合用。对于既往未接受过治疗的儿童患者,如果不能耐受RTV且体重超过40kg,可使用ATV 400mg每日1次。

4. **妊娠女性** 无论是否接受过抗病毒治疗,均推荐ATV 300mg与RTV 100mg每日1次合用。当处于妊娠中晚期且与H_2受体拮抗剂或TDF联用时,剂量调整为ATV 400mg与RTV 100mg每日1次合用,若H_2受体拮抗剂和TDF联用时,则不推荐使用ATV。

(四)毒副作用

1. **PR间期延长** 研究发现ATV可能使某些患者的心电图PR间期延长。通常限于I度房室传导阻滞,罕见II度房室传导阻滞及其他传导异常报道,未见III度房室传导阻滞报道。

2. **皮疹** 临床研究中约20%患者开始ATV治疗后出现皮疹,皮疹出现时间中位数为7.3周,皮疹持续时间中位数为1.4周。皮疹通常表现为轻至中度斑丘疹。出现皮疹患者ATV的给药常常不受影响,如果出现重度皮疹,应停用ATV。

3. **肝毒性** 治疗前有乙型或丙型肝炎病毒感染或转氨酶明显升高的患者,使用ATV后转氨酶进一

步升高或肝脏功能失代偿的风险可能增加。

4. **尿石症或胆石症** 接受 ATV 治疗的 HIV-1 感染者,上市后监测期间有肾结石和/或胆石症的病例报告。

5. **胆红素升高** 大多数服用 ATV 的患者都由于 UDP- 葡萄糖醛酸转移酶(UGT)被抑制而出现无症状的间接胆红素水平升高。这种高胆红素血症是可逆的,在停用 ATV 之后间接胆红素水平可恢复正常。如果由于胆红素升高出现巩膜黄染而导致患者对外表的关注,则可以考虑应用其他 ARV 药物来替代 ATV 治疗。

6. **糖尿病 / 高血糖** 在接受 PIs 治疗的 HIV-1 感染者开展的上市后观察中,曾报告了糖尿病新发、原有糖尿病加重和高血糖的病例。停用 PIs 治疗后,有些人仍持续出现高血糖。这些事件与 PIs 治疗的因果关系尚未明确。治疗过程中,建议监测血糖,以便及时发现新发糖尿病或糖尿病病情恶化。

7. **血友病** 曾有 A 型或 B 型血友病患者接受 PIs 治疗时出血增多的报告,包括自发性皮肤血肿和关节积血。有些患者接受了额外的Ⅷ因子补充。尚未明确 PIs 治疗与这些事件的因果关系。

8. **脂肪再分布** 曾在接受 ATV 治疗的患者中观察到身体脂肪的再分布或堆积,包括向心性肥胖、背颈部脂肪增多(水牛背)、四肢消瘦、面部消瘦、乳房增大和"类库欣综合征表现"等。

9. **其他不良反应** 包括恶心、头痛、失眠等。

(五)使用注意事项

1. 使用 ATV 前应完善肝肾功能检测,中度肝功能损伤患者需要调整剂量,不推荐中重度肝功能损伤患者使用 ATV。对于肾功能损伤患者,包括不进行血液透析治疗的严重肾功能不全的患者,不需要调整 ATV 胶囊的剂量。接受血液透析治疗的严重肾功能不全的初治患者可使用 ATV 300mg 与 RTV 100mg 每日 1 次,不推荐接受血液透析治疗的严重肾功能不全的经治患者单独使用 ATV。

2. 与 TDF 合用时,推荐 ATV 300mg 与 RTV 100mg、TDF 300mg 合用(均为每日 1 次,进餐时服用)。无 RTV 时,ATV 不可与 TDF 同时服用。

二、达芦那韦(darunavir,DRV)

(一)药理作用

DRV 可选择性地抑制感染病毒的细胞内 HIV-1 编码的 Gag-Pol 多聚蛋白裂解,从而阻断成熟的传染性病毒颗粒的形成。

(二)适应证

DRV 需要与药物浓度增强剂 Cobi 或 RTV 搭配使用,目前国内上市的组合片剂为 DRV/c。DRV/c 与其他抗逆转录病毒药物联合使用治疗以下患者的 HIV 感染。

1. 初治成年和青少年(12 岁及以上且体重≥40kg)患者。

2. 未出现 DRV 耐药相关突变(V11I、V32I、L33F、I47V、I50V、I54M、I54L、T74P、L76V、I84V、L89V)的既往接受抗逆转录病毒药物治疗的成年和青少年(12 岁及以上且体重≥40kg)患者。

(三)用法用量

DRV/c 须随餐同服,食物类型不会影响暴露量。推荐剂量为 800mg/150mg,口服,每日 1 次。

(四)毒副作用

1. **皮疹** 在临床试验中,皮疹大多数为轻度至中度,通常发生于接受治疗的前 4 周内,继续给药期间会消退。有病例报告出现重度皮肤反应,且可能伴随发热和/或转氨酶升高。如出现重度皮肤反应的体征和症状,应立即停用 DRV。

2. **代谢异常** 在 ART 期间,体重、血脂和血糖可能增加。

3. **骨骼肌肉异常** 使用 PIs,特别是联合使用 NRTI 的患者,有报告出现肌酸激酶增加、肌痛和肌炎,罕有报告出现横纹肌溶解。

4. **血友病患者出血** 曾有 A 型或 B 型血友病患者接受 PIs 治疗时出血增多的报告。

5. **其他不良反应** 包括腹泻、恶心等。

（五）使用注意事项

1. DRV 含磺胺基团，已知对磺胺过敏的患者应慎用。

2. 肾功能损伤患者用药无须调整剂量。由于 Cobi 对肾小管分泌肌酐有抑制作用，可使血肌酐升高，但并不影响肾小球功能。CrCl<70ml/min 的患者不得服用 DRV/c。DRV 和 Cobi 经肝脏代谢，目前无肝功能损伤患者使用数据或者调整剂量的建议，轻中度肝功能损伤患者应慎用，重度肝功能损伤患者可能会发生血药浓度升高，不推荐使用。

三、福沙那韦（fosamprenavir，FPV）

（一）药理作用

FPV 是一种前药，在吸收时被肠道上皮细胞磷酸酶迅速水解为 amprenavir（APV）。APV 是一种 PI，与 HIV-1 蛋白酶的活性位点结合，从而阻止病毒 Gag 和 Gag-Pol 多聚蛋白前体的加工，导致未成熟的非传染性病毒颗粒的形成。

（二）适应证

用于与其他抗逆转录病毒药物联合使用治疗 HIV-1 感染。

（三）用法用量

1. **既往未接受过治疗的成人** FPV 有几种不同的用法，包括①FPV 1 400mg 每日 2 次；②FPV/r 1 400mg/200mg 每日 1 次；③FPV/r 1 400mg/100mg 每日 1 次；④FPV/r 700mg/100mg 每日 2 次。

2. **既往接受过 PI 治疗的成人** FPV/r 700mg/100mg 每日 2 次。

3. **妊娠女性** FPV/r 700mg/100mg 每日 2 次，只适用于妊娠前已经稳定服用 FPV/r 700mg/100mg 每日 2 次的孕妇，并且达到病毒学抑制（HIV RNA<50 拷贝/ml）。在妊娠期间观察到较低的 APV 暴露量，因此，应密切监测 HIV 载量，以确保维持病毒抑制。

4. **4 周~18 岁的患者** 需要根据体重调整剂量，每日 2 次。①<11kg，FPV 45mg/kg+RTV 7mg/kg；②11~<15kg，FPV 30mg/kg+RTV 3mg/kg；③15~20kg，FPV 23mg/kg+RTV 3mg/kg；④>20kg，FPV 18mg/kg+RTV 3mg/kg。每次剂量不能超过 FPV/r 700mg/100mg。

对于 2 岁以上未使用过 PI 的儿童，也可以单独使用 FPV 30mg/kg，每日 2 次。

（四）毒副作用

1. **体脂增加** 在接受包括 FPV 在内的 PIs 治疗的患者中，已经观察到体脂的增加。这些事件的发生机制和长期后果目前尚不清楚。

2. **血脂异常** FPV 会导致血浆甘油三酯和胆固醇浓度升高，使用前应进行甘油三酯和胆固醇检测，并定期随访，出现血脂异常后应根据临床需要进行管理。

3. **肝毒性** 使用高于推荐剂量的 FPV/r 可能会导致转氨酶升高，合并 HBV、HCV 感染或者基线转氨酶异常也可能会增加转氨酶升高的风险。

4. **溶血性贫血** 有个案报道显示使用 FPV 的患者出现溶血性贫血。

5. **肾结石** 上市后监测中报告了有接受 FPV 治疗的 HIV-1 感染者发生肾结石。如果出现肾结石的体征或症状，可以考虑暂时中断或停止 FPV 治疗。

6. **血友病患者出血** 曾有 A 型或 B 型血友病患者接受 PIs 治疗时出血增多的报告，包括自发性皮肤血肿和关节积血。有些患者接受了额外的Ⅷ因子补充。报告病例中有一部分继续或重新使用 PIs 进行治疗。尚未明确 PIs 治疗与这些事件的因果关系。

7. **其他不良反应** 包括腹泻、皮疹、恶心、呕吐和头痛。

（五）使用注意事项

1. 对于曾经使用过 PIs 的成年或任何年龄的儿童患者，不建议使用每日 1 次剂量的 FPV/r；对于使用过 PIs 的新生儿（6 个月内），不建议使用 FPV/r。

2. 因为含有磺胺，对于已知磺胺过敏患者应谨慎使用FPV。

四、茚地那韦（indinavir，IDV）

（一）药理作用

IDV抑制纯化的HIV-1和HIV-2蛋白酶，其对HIV-1的选择性大约是HIV-2的10倍。IDV与蛋白酶的活性部位直接结合，是蛋白酶的竞争性抑制剂。这种竞争性结合阻碍了病毒颗粒成熟过程中病毒多聚蛋白前体的裂解过程，由此产生的不成熟的不具有感染性的病毒颗粒，无法建立新一轮感染。

（二）适应证

IDV适用于治疗成人及3岁以上儿童HIV-1感染。

（三）用法用量

1. **成人**　推荐剂量为800mg/次，每8小时口服1次。用IDV治疗必须从2 400mg/d的推荐剂量开始。

2. **3岁及以上儿童**　每8小时口服1次，剂量根据体表面积做相应调整，见表4-2-5-1。儿童剂量不能超过成人每8小时800mg的剂量。

表4-2-5-1　IDV儿童剂量调整方案

体表面积/m²	每8小时用药量/mg
0.50	300
0.75	400
1.00	500
1.25	600
1.50	800

IDV必须每间隔8小时服用一次，所以应为患者设计一个方便的服药方案。为使药物吸收完全，IDV不可与食物一起服用，但可在餐前1小时或餐后2小时用水送服。

由于RTV会增加IDV的血浆浓度，因此当IDV与RTV（100mg或200mg）联用时，可以将IDV剂量调整为800mg每日2次，且不需要考虑食物的影响。

（四）毒副作用

1. **肾结石**　在临床试验中，约有9.8%的患者报道有肾结石，包括伴有或不伴有血尿（包括镜下血尿）的腰痛。一般而言，这些病例不伴有肾功能不全，并可通过摄水和暂时中断治疗（如暂停1~3天）恢复。

2. **脂肪堆积**　可能会出现颈背部、腹部和腹膜后壁的脂肪重新分布/聚积。

3. **胆红素增高**　单剂治疗或与其他抗逆转录病毒药联合治疗的患者中会出现无症状高胆红素血症，多数仅是间接胆红素升高，极少伴有ALT、AST或碱性磷酸酶升高。大多数患者可继续服药，且不用降低剂量，胆红素值能逐渐降低到治疗前水平。

4. **急性溶血性贫血**　已有急性溶血性贫血的报道，某些病例较严重且进展迅速，需要对溶血性贫血实施相应的治疗，包括中断使用IDV。

5. **肝炎**　服用IDV的患者中有出现肝炎，包括极少数肝衰竭的报道。

6. **高血糖**　接受PIs治疗的HIV感染者中有新发生糖尿病或高血糖，或者原有糖尿病加重的报道。其中有些患者需要开始使用或调整胰岛素剂量或使用口服降血糖药物治疗。某些病例出现糖尿病酮症酸中毒。大多数病例可继续接受PIs治疗，也有一些病例须中断或停止治疗。有些患者，不论在治疗前有或没有糖尿病，在停止使用PIs后仍存在高血糖。

7. **血友病患者出血**　用PIs治疗的A型血友病和B型血友病患者有自发出血的报道。某些患者需加用Ⅷ因子。许多上述报道的病例继续或重新开始PIs治疗。

8. **其他不良反应**　包括虚弱/疲劳、腹痛、反酸、腹泻、口干、消化不良、胃肠胀气、恶心、呕吐、淋巴结病、眩晕、头痛、感觉迟钝、失眠、皮肤干燥、瘙痒、药疹和味觉异常等。

（五）使用注意事项

1. 为保证足够的摄水量，建议患者在24小时期间至少饮用1.5L液体。对于儿童患者，体重小于20kg的，每日至少饮用75ml/kg体重液体；体重在20~40kg的，每日至少饮用50ml/kg体重液体。

2. 对有肝硬化伴轻至中度肝功能损伤的患者，IDV的剂量应减低至每8小时600mg，对于重度肝功能损伤或肾功能损伤的患者使用情况暂无相关研究数据。

五、洛匹那韦（lopinavir, LPV）

（一）药理作用

LPV 可以阻断 Gag-Pol 多聚蛋白的水解，导致产生未成熟的、无感染性的病毒颗粒。

（二）适应证

适用于与其他抗逆转录病毒药物联合用药，治疗成人和出生 14 天以上儿童的 HIV-1 感染。

（三）用法用量

LPV 需要与药物浓度增强剂 RTV 搭配使用。

1. **成人** LPV/r 推荐剂量为每次 400mg/100mg，每日 2 次。可以与食物同服或不与食物同服。对于成年患者，出于对患者管理的考虑，需要按每日 1 次的方式服药时，给药剂量可以为每次 800mg/200mg，每日 1 次，可以与食物同服或不与食物同服。

2. **14 天～6 个月婴幼儿** 可选择口服液。推荐剂量为每次 LPV 16mg/kg 和 RTV 4mg/kg 或 LPV 300mg/m^2 和 RTV 75mg/m^2，每日两次。处方者应根据每个婴幼儿患者体重或者体表面积计算适当的剂量。

3. **6 个月～18 岁儿童** 可选择口服液或片剂。推荐剂量为每次 LPV 230mg/m^2 和 RTV 57.5mg/m^2，每日两次，不可超过成人推荐剂量（每次 400/100mg，每日两次）。如果首选基于体重的用量，则①15kg 以下患者推荐剂量是每次 LPV 12mg/kg 和 RTV 3mg/kg，每日两次；②15～40kg 的推荐剂量是每次 LPV 10mg/kg 和 RTV 2.5mg/kg，每日两次；③大于 40kg 以上的儿童患者建议采用成人剂量（每次 400/100mg，每日两次）。

（四）毒副作用

1. **胃肠不耐受、恶心、呕吐、腹泻等** 每日 1 次服用 LPV 的患者发生腹泻的可能性增大。腹泻、恶心和呕吐在治疗开始的时候就可能出现。

2. **高脂血症** 高甘油三酯血症和高胆固醇血症可能会在治疗一段时间后出现，对于有高甘油三酯血症或高胆固醇血症的 HIV 感染者，应对其心血管状况和胰腺炎风险进行评估，干预措施包括调整饮食结构、运动、使用降血脂药物或停止使用 PI 类药物。

3. **胰腺炎** 接受 LPV/r 治疗的患者中已有发生胰腺炎的报告，包括出现了高甘油三酯血症的患者。

4. **糖尿病/高血糖** 在接受 PIs 治疗的 HIV-1 感染者中开展的上市后观察中，曾报告了新发糖尿病、原有糖尿病加重和高血糖的病例。建议进行血糖监测以及时发现新发糖尿病或糖尿病病情恶化。

5. **血清转氨酶升高** LPV 主要经肝脏代谢，因此肝功能不全患者应用时应小心，因为 LPV 血浆浓度可能会升高。患有乙型或丙型肝炎或者在治疗前转氨酶就显著升高的患者，转氨酶进一步升高或肝功能失代偿的风险可能增加。

6. **QT 间期延长** 已经报道过 QT 间期延长和尖端扭转型室性心动过速的上市后病例，禁止用于先天性长 QT 间期综合征患者、低钾血症患者和使用可延长 QT 间期的其他药物患者。

7. **PR 间期延长** 某些患者在使用 LPV/r 治疗后出现 PR 间期延长。已报道过二度或三度房室传导阻滞病例。如果患者有潜在的结构性心脏疾病、预先存在传导系统异常、缺血性心脏病或心肌病，则由于这些患者发生心脏传导异常的风险可能会增加，LPV/r 在这类患者中的应用应当谨慎。

8. **血友病** 曾有 A 型或 B 型血友病患者接受 PIs 治疗时出血增多的报告，包括自发性皮肤血肿和关节积血。有些患者接受了额外的Ⅷ因子补充。

9. **脂肪再分布** 观察到患者身体脂肪的再分布或堆积，包括向心性肥胖、背颈部脂肪增多（水牛背）、四肢消瘦、面部消瘦、乳房增大和"类库欣综合征表现"等。这些症状的发生机制和远期后果目前未知。尚未确定其因果关系。

10. **其他不良反应** 包括贫血、超敏反应、头痛、焦虑等，同时也有病例报道出现脱发的情况。

（五）使用注意事项

1. 孕妇及哺乳期妇女服用，无须调整剂量。由于缺少药代动力学和临床数据，不推荐孕妇采用每日 1 次的用法。

2. 在伴有轻至中度肝功能不全的患者中，LPV 的暴露剂量约增加 30%，但该增加量与临床治疗无明确的相关性。目前尚未有伴重度肝功能不全患者的数据，这些患者不推荐使用 LPV。因为 LPV 和 RTV 经肾脏的清除率极低，所以肾功能不全的患者不会发生血药浓度升高。LPV 和 RTV 均具有很强的蛋白结合能力，因此血液透析或腹膜透析不会将其显著清除。

六、奈非那韦（nelfinavir，NFV）

（一）药理作用

NFV 抑制病毒蛋白酶可防止 Gag 和 Gag-Pol 多聚蛋白的水解，从而产生不成熟的非传染性病毒颗粒。

（二）适应证

用于与其他抗逆转录病毒药物联用，治疗成人及 2 岁以上的儿童 HIV-1 感染。

（三）用法用量

1. 成人或 13 岁以上青少年　NFV 1.25g 每日 2 次或 0.75g 每日 3 次。

2. 2～13 岁儿童　NFV 45～55mg/kg，每日 2 次或 25～35mg/kg 每日 3 次。最大剂量为 0.75g 每日 3 次。

NFV 需要在进餐时或者餐后服用。

（四）毒副作用

1. 苯丙酮尿症　NFV 含有苯丙氨酸，苯丙氨酸对苯丙酮尿症患者有害。

2. 糖尿病/高血糖　在接受 PIs 治疗的患者中曾报告糖尿病新发、原有糖尿病加重和高血糖的病例。建议进行血糖监测以及时发现新发糖尿病或糖尿病病情恶化。

3. 血友病　曾有 A 型或 B 型血友病患者接受 PIs 治疗时出血增多的报告，包括自发性皮肤血肿和关节积血。

4. 脂肪再分布　观察到有患者身体脂肪的再分布或堆积，包括向心性肥胖、背颈部脂肪增多（水牛背）、四肢消瘦、面部消瘦、乳房增大和"类库欣综合征表现"等。这些症状的发生机制和远期后果目前未知。尚未确定其因果关系。

5. 其他不良反应　如腹泻、恶心、胀气和皮疹等。

（五）使用注意事项

1. 进食酸性食物或果汁会产生苦味，进食后 NFV 的 AUC 增加 2～3 倍。

2. 轻度肝功能损伤患者无须调整剂量，但不建议中重度肝功能损伤患者使用 NFV。目前暂无肾功能损伤患者使用 NFV 的相关数据。

七、沙奎那韦（saquinavir，SQV）

（一）药理作用

SQV 是一种肽样底物类似物，与蛋白酶活性位点结合并抑制酶的活性。沙奎那韦的抑制作用阻止了病毒多聚蛋白的水解，导致未成熟的非感染性病毒颗粒的形成。

（二）适应证

与其他抗逆转录病毒药物联用，治疗成人及 16 岁以上的青少年 HIV-1 感染。

（三）用法用量

SQV 需要与药物浓度增强剂 RTV 联合，在餐后 2 小时内服用。

1. 成人及 16 岁以上的青少年　SQV/r 1 000mg/100mg，每日 2 次。

2. 既往未接受过治疗的患者　前 7 天使用 SQV/r 500mg/100mg，每日 2 次。7 天后使用 SQV/r 1 000mg/100mg，每日 2 次。

（四）毒副作用

1. QT 间期延长　SQV 会导致 QT 间期延长和尖端扭转型室性心动过速，禁止用于先天性长 QT 间期综合征、低钾血症患者和使用可延长 QT 间期的其他药物患者。如果有充血性心力衰竭、慢速心律失常、肝功能损伤和电解质异常的患者开始治疗，建议进行心电图监测。治疗前纠正低钾血症或低镁血症。

2. **PR 间期延长**　有患者在治疗后出现 PR 间期延长。二度或三度房室传导阻滞病例很少。如果患者有潜在的结构性心脏疾病、已存在传导系统异常、缺血性心脏病或心肌病，则由于这些患者发生心脏传导异常的风险可能会增加，在这类患者中使用应当谨慎。

3. **糖尿病/高血糖**　在接受 PIs 治疗的 HIV-1 感染者中有报告糖尿病新发、原有糖尿病加重和高血糖的病例。建议进行血糖监测以及时发现新发糖尿病或糖尿病病情恶化。

4. **血友病**　有 A 型或 B 型血友病患者接受 PIs 治疗时出血增多的报告，包括自发性皮肤血肿和关节积血。

5. **脂肪再分布**　有观察到患者身体脂肪的再分布或堆积，包括向心性肥胖、背颈部脂肪增多（水牛背）、四肢消瘦、面部消瘦、乳房增大和"类库欣综合征表现"等。

6. **肝损伤**　在患有乙型或丙型肝炎、肝硬化、慢性酒精中毒或其他潜在肝脏异常的患者中，有报道在开始使用 SQV/r 后，潜在肝脏疾病恶化并出现门静脉高压。另外也有研究观察到黄疸和慢性肝病加重伴 4 级转氨酶升高。

7. **血脂异常**　在一些服用 SQV/r 的患者中能观察到胆固醇和/或甘油三酯水平升高。甘油三酯水平的显著升高是胰腺炎发展的危险因素。在开始 SQV/RTV 联合给药方案之前，应监测血浆胆固醇和甘油三酯水平，并在此治疗期间定期监测。

8. **其他不良反应**　包括恶心、呕吐、腹泻、腹痛、便秘和乏力等。

（五）使用注意事项

对于肾功能损伤的患者无须调整剂量。然而，严重肾功能损害或终末期肾病患者尚无研究数据，在这类人群中使用 SQV 时应谨慎。轻中度肝功能损伤的患者无须调整剂量，但禁止用于重度肝功能损伤患者。

八、替拉那韦（tipranavir，TPV）

（一）药理作用

TPV 可抑制 HIV-1 感染细胞中病毒 Gag 和 Gag-Pol 多聚蛋白的病毒特异性加工，从而阻止成熟病毒颗粒的形成。

（二）适应证

适用于与其他抗逆转录病毒药物联合用药，治疗既往接受过抗病毒治疗且存在对一种以上 PIs 耐药的 HIV-1 感染者。

（三）用法用量

TPV 需要与药物浓度增强剂 RTV 搭配使用。

1. **成人**　TPV/r 500mg/200mg，每日 2 次，口服使用。

2. **2～18 岁儿童**　应根据每个儿童的体重或体表面积计算适当的 TPV/r 剂量，且不应超过推荐的成人剂量。TPV 14mg/kg 与 RTV 6mg/kg（或 TPV 375mg/m² 与 RTV 150mg/m² 合用），每日 2 次，每次不超过 TPV/r 500mg/200mg 的最大剂量。对于出现不耐受或毒性的儿童，不能继续使用标准剂量，可以考虑减少剂量为 TPV 12mg/kg 与 RTV 5mg/kg（或 TPV 290mg/m² 与 RTV 115mg/m² 合用），每日 2 次。

（四）毒副作用

1. **肝功能损伤**　观察到肝炎和肝功能失代偿现象，包括一些死亡病例，这些通常发生在多种药物合用的晚期艾滋病患者中。不能确定与 TPV/r 的因果关系。另外 HBV 或 HCV 合并感染或转氨酶升高的患者发生 3 级或 4 级转氨酶升高或肝功能失代偿的风险约增加 1 倍。

2. **颅内出血**　有报告 TPV/r 与致死性和非致死性颅内出血相关。这些患者中有许多患其他疾病或正在接受可能导致这些事件的药物治疗。在脑出血发生之前，没有观察到凝血指标异常。

3. **皮疹**　有研究中发现有 10% 的女性和 8% 的男性出现皮疹，儿童比成人更常见，包括荨麻疹、斑疹、丘疹和光敏性皮疹。在某些情况下,皮疹伴有关节疼痛或僵硬,喉咙紧绷或全身瘙痒。

4. **糖尿病/高血糖** 有报告糖尿病新发、原有糖尿病加重和高血糖的病例。建议进行血糖监测以及时发现新发糖尿病或糖尿病病情恶化。

5. **血友病** 曾有A型或B型血友病患者接受PIs治疗时出血增多的报告,包括自发性皮肤血肿和关节积血。

6. **脂肪再分布** 有观察到患者身体脂肪再分布或堆积,包括向心性肥胖、背颈部脂肪增多(水牛背)、四肢消瘦、面部消瘦、乳房增大和"类库欣综合征表现"等。

7. **高脂血症** TPV/r可能会导致总胆固醇和甘油三酯大幅上升,在开始治疗前及治疗过程中应检测血脂指标,血脂异常时应及时进行管理。

8. **其他不良反应** 包括腹泻、恶心、呕吐、发热、疲劳、头痛和腹痛等。

（五）使用注意事项

1. 所有患者都应密切进行临床和实验室监测,特别是HBV或HCV合并感染的患者,因为这些患者发生肝毒性的风险增加。在开始使用TPV/r治疗之前应进行肝功能检查,并在整个治疗期间定期进行肝功能检查。

2. TPV/r应谨慎用于可能因创伤、手术或其他医疗条件而有出血风险增加的患者,或正在接受已知会增加出血风险的药物治疗(如抗血小板药物和抗凝血剂)的患者,或正在补充高剂量维生素E的患者。

3. 因含有磺胺,对于已知对磺胺过敏的患者应谨慎使用TPV。

4. TPV主要经过肝脏代谢,因此轻度肝功能损伤患者应谨慎使用,禁止用于中重度肝功能损伤患者中。

（蔡卫平 龙 海）

第六节 融合抑制剂（FIs）

一、艾博韦泰（albuvirtide，ABT）

（一）药理作用

ABT以gp41病毒膜蛋白为靶点,抑制病毒包膜与人体细胞膜的融合。ABT的有效成分由34个天然氨基酸缩合而成,不影响肝细胞色素P450酶的活性,药物相互作用较少。药物半衰期为10~13天。

（二）适应证

适用于与其他抗逆转录病毒药物联合使用,治疗经其他多种抗逆转录病毒药物治疗仍有HIV-1病毒复制的HIV-1感染者。

（三）用法用量

成人及16岁以上青少年患者给药方案:配制后静脉滴注,320mg/次,第1、2、3、8天每日1次,此后每周1次。

（四）毒副作用

1. **血脂异常** 研究中分别有30.1%和12.9%的患者出现了甘油三酯和胆固醇升高,以轻、中度升高(1~2级)为主。

2. **其他不良反应** 腹泻、头痛、头晕和皮疹等。

（五）使用注意事项

1. 配制的注射用ABT溶液总量约90ml,以约2ml/min的速度静脉滴注,45±8分钟内完成给药。

2. 配制的注射用ABT溶液应该是无色或淡黄色、澄清、透明、无颗粒物。如果在给药前或给药过程中观察到颗粒物析出,应丢弃不用。

3. 配制的注射用ABT溶液须立即静脉滴注,不得冷藏、冷冻,如果配制完成后30分钟内未开始使用,应丢弃不用。

4. 轻中度肝功能异常患者使用 ABT 有良好的安全性和有效性。肾功能不全患者使用的研究数据不多。

二、恩夫韦肽(enfuvirtide,T-20)

(一)药理作用

T-20 是首个融合抑制剂类治疗药物。它是 HIV-1 糖蛋白 gp41 结构重组的抑制剂,能够在细胞外特异性与该病毒蛋白结合,从而阻断病毒进入细胞内。T-20 不需要胞内活性,抗病毒活性源于它能够与病毒表面野生型糖蛋白 gp41 的 7 肽重复结构 HR1 结合。

(二)适应证

用于与其他抗逆转录病毒药物联用,治疗既往接受过抗病毒治疗但仍有 HIV-1 病毒复制的 HIV-1 感染者。

(三)用法用量

T-20 为冻干粉末,使用前须以无菌水溶解后皮下注射给药。注射于上臂、前股部或腹部皮下。每次注射的部位应与前次不同,并且此部位当时没有局部注射反应。

1. **成人** 推荐剂量为每次 90mg,每日 2 次。

2. **6 岁以上儿童患者** 推荐的剂量为每次 2mg/kg,最大剂量为每次 90mg,每日 2 次。

(四)毒副作用

1. **注射部位局部反应(ISR)** ISR 是最常见的不良事件,它和 T-20 的使用有关。临床试验中,98% 的受试者至少有 1 次出现过 ISR。ISR 主要症状表现为注射部位轻中度疼痛,出现红斑、结节、硬结和囊肿。

2. **肺炎** 临床试验发现用 T-20 治疗的受试者中细菌性肺炎的发病率会增高(发病率为 2.7%),约有一半的患者需要住院观察,使用 T-20 增高肺炎患者发病率甚至死亡的原因很多,包括肺炎患者的初始 CD4[+]T 细胞计数较低、初始 HIV 载量较高、静脉注射毒品、吸烟等。目前还不清楚两者之间是否存在必然联系。

3. **过敏反应** 使用 T-20 可能导致全身过敏反应。过敏反应在受试者中的发生率<1%,症状包括皮疹、发热、发冷、僵直、恶心、呕吐、低血压和 / 或血清转氨酶升高。其他表现还包括免疫介导的原发性免疫复合反应,如呼吸窘迫、肾小球肾炎、吉兰 - 巴雷综合征。患者的症状和体征提示出现全身过敏反应,应停止使用 T-20,并应立即寻求医疗评价。引起严重过敏反应的危险因素尚不清楚。

4. **其他不良反应** 包括腹泻、恶心和疲劳等。

(五)使用注意事项

1. 目前仍无 T-20 用于肝功能损伤患者的研究数据,对于 CrCl>35ml/min 的肾功能不全患者,不需要进行剂量调整,但目前无法给出 CrCl<35ml/min 的肾功能不全患者使用 T-20 的推荐剂量。

2. 注射用 T-20 不含防腐剂,一旦开瓶,应立即使用,如果溶液溶解后不能立即使用,必须保存于 2～8℃冰箱中,24 小时内使用。在使用已开瓶冷藏保存的 T-20 之前,必须加热至室温(例如握在手中 5 分钟),注射前应检查确保溶液完全溶解,没有颗粒物。

(蔡卫平 龙 海)

第七节 CCR5 拮抗剂(CCR5 antagonist)

本节主要介绍马拉韦罗(maraviroc,MVC)。

(一)药理作用

MVC 为 CCR5 拮抗剂,可选择性与人趋化因子受体 CCR5 结合,从而阻断 CCR5 嗜性的 HIV-1 进入靶细胞。

(二)适应证

联合其他抗逆转录病毒药物,用于治疗经检测仅有 CCR5 嗜性的 HIV-1 感染的成人患者,这些患者有病毒复制的证据并且 HIV-1 病毒株对多种抗逆转录病毒药物发生耐药。

（三）用法用量

使用 MVC 之前必须用足够有效和灵敏的方法对新采集的血样进行检测，并确认只有 CCR5 嗜性的 HIV-1 检出（即未检出 CXCR4 或双重/混合嗜性病毒）。

根据 MVC 与联合应用的其他抗逆转录病毒药物及其他种类药物间的相互作用设定推荐剂量。可为每次 150mg、300mg 或 600mg，每日 2 次，可在餐前或餐后服用。

（四）毒副作用

1. **肝毒性** 有报告与 MVC 相关的肝毒性及肝衰竭，伴过敏表现的病例。此外，尽管在曾接受过治疗的 HIV 感染者的研究中，3/4 级肝功能异常的总发生率没有增加，但 MVC 治疗后肝脏不良反应增加。

2. **超敏反应** 有过敏反应报告，包括重度并潜在危及生命的事件，大多数病例都有与这些反应相关的其他伴随药物。此类反应包括皮疹、发热，有时还会发生器官功能障碍和肝衰竭。如果发生重度皮肤反应或有过敏反应的体征或症状，应该立即停用 MVC 和其他可疑药物。监测患者的临床状态和相关的血液生化指标，并且采取恰当的治疗。

3. **心血管事件** 在接受 MVC 治疗的患者中观察到更多的心血管事件发生，包括心肌缺血和梗死，可能需要额外的监测。

4. **体位性低血压** 在健康人中进行的临床研究发现，以高于推荐剂量给予 MVC，症状性体位性低血压的发生率高于安慰剂组。如果患者伴随使用会降低血压的药物，应慎用 MVC。重度肾功能不全患者与有体位性低血压病史或风险因素的患者也应慎用 MVC。有心血管疾病的患者发生体位性低血压时引发心血管不良事件的风险增加。

5. **其他不良反应** 包括上呼吸道感染、呕吐、咳嗽、腹痛、腹泻、恶心和头晕等。

（五）使用注意事项

1. 使用前应进行 HIV 嗜性检测并了解患者的治疗史以指导 MVC 的使用；不推荐将 MVC 用于治疗双重/混合嗜性或 CXCR4 嗜性 HIV-1 感染者。对于当前仅测出 CCR5 嗜性 HIV-1，但既往因 CXCR4 嗜性或双重/混合嗜性病毒感染而导致 MVC 治疗失败的患者，能否重新使用 MVC，目前尚缺乏数据。MVC 对初治的 HIV-1 感染成人及儿童患者的安全性及有效性尚未得到验证。尚缺乏病毒学达到抑制的患者从其他类别的抗逆转录病毒药物转成 MVC 治疗的数据，此时应该考虑其他的治疗方法。

2. CCR5 拮抗剂会潜在地削弱人体对某些感染的免疫反应。在治疗诸如活动性肺结核和侵袭性真菌感染之类的感染时需注意。

3. MVC 在轻度和中度肾功能损伤的成人受试者中的药代动力学与肾功能正常受试者相似，研究数据也显示不良事件发生情况无明显差异。如果接受 MVC 治疗的严重肾功能损伤或终末期肾病（ESRD）患者出现体位性低血压，MVC 的剂量应从 300mg 每日 2 次减少到 150mg 每日 2 次。由于缺乏数据，不推荐 MVC 与有 CYP3A4 诱导和/或抑制作用的药物联合使用治疗严重肾功能损伤或 ESRD 患者。MVC 主要经过肝脏代谢，因此在轻中度肝功能损伤患者中使用时 MVC 血药浓度增加，须谨慎。由于缺乏数据，不推荐用于严重肝功能损伤患者。

（蔡卫平 龙 海）

第八节 衣壳抑制剂（capsid inhibitor）

本节主要介绍来那帕韦（lenacapavir，LEN）。

（一）药理作用

LEN 是一款首创的长效 HIV-1 衣壳抑制剂，通过干扰病毒生命周期的多个重要步骤来抑制 HIV-1 的复制，包括衣壳介导的 HIV-1 原病毒 DNA 的摄取、病毒的组装和释放，以及衣壳核心的形成。半衰期长，口服 10～12 天，皮下注射 8～12 周。

（二）适应证

与其他抗逆转录病毒药物联合使用，治疗因耐药、不耐受或安全性考虑而未能接受当前 ART 的多药耐药 HIV-1 感染的成人。

（三）用法用量

从下列两种启动选项中的一种开始,然后每 6 个月维持给药一次,见表 4-2-8-1。服用片剂时可不考虑食物影响。

完整剂量需要在腹部不同位置完成两次 1.5ml 皮下注射。

（四）毒副作用

1. 注射部位局部反应(ISR) ISR 的表现包括肿胀、疼痛、红斑、结节、硬化、瘙痒、外渗或肿块等。注射部位的结节和硬化可能比其他 ISR 需要更长的时间才能消退。在临床研究中,经过中位数为 553 天的随访时间,首次注射 LEN 相关的 30% 的结节和 13% 的硬化(分别为 10% 和 1% 的受试者)还没有完全消退。

2. 其他不良反应 包括恶心、肌酐升高、尿糖、高血糖等。

（五）使用注意事项

1. LEN 的残留浓度可在体循环中停留长达 12 个月或更长时间。如果停药,应在最后一次注射 LEN 后 28 周内使用具有完全活性的方案。

2. 对于 CrCl≥15ml/min 的肾功能损伤患者或者轻中度肝功能损伤的患者,无须进行剂量调整,但目前仍缺乏在 CrCl＜15ml/min 肾功能损伤患者或者重度肝功能损伤患者中的药代动力学和临床数据。

（蔡卫平　龙　海）

表 4-2-8-1　LEN 口服启动选项及维持方案

项目	用法用量
启动选项 1	
第 1 天	927mg 皮下注射(2×1.5ml 注射剂)
	600mg 口服(2×300mg 片剂)
第 2 天	600mg 口服(2×300mg 片剂)
启动选项 2	
第 1 天	600mg 口服(2×300mg 片剂)
第 2 天	600mg 口服(2×300mg 片剂)
第 8 天	300mg 口服(1×300mg 片剂)
第 15 天	927mg 皮下注射(2×1.5ml 注射剂)
维持	
从最后一次注射 +/-2 周之日起每 6 个月(即 26 周)通过皮下注射 927mg(2×1.5ml 注射剂)	

注:错过剂量:如果自上次注射后超过 28 周且临床上适合继续使用 LEN,则使用选项 1 或选项 2 从第 1 天重新开始。

第九节　附着抑制剂(attachment inhibitor)

本节主要介绍福替沙韦(fostemsavir, FTR)。

（一）药理作用

FTR 是一种 HIV-1 gp120 定向附着抑制剂,是一种小分子 HIV-1 附着抑制剂替沙韦(temsavir)的前药。给药后,FTR 被水解为其活性形式替沙韦,后者直接与病毒表面 HIV-1 包膜糖蛋白 gp160 中存在的 gp120 亚基直接结合,选择性抑制病毒与细胞 CD4 受体的相互作用,并阻止了其附着。在对病毒进入至关重要的附着后,FTR 还可以阻断其他 gp120 依赖性过程。

（二）适应证

适用于与其他抗逆转录病毒药物联用,治疗曾尝试过多种抗 HIV 疗法,并且由于耐药性、不耐受或安全性考虑而当前 ART 方案治疗失败的多重耐药成人 HIV-1 感染者。

（三）用法用量

推荐剂量为 600mg,每日 2 次,可以与食物或不与食物同时服用。

（四）毒副作用

1. QT 间期延长 使用每日推荐剂量的 4 倍时,被证明可显著延长心电图 QT 间期。对于有 QT 间期延长史的患者与已知有尖端扭转型室性心动过速的药物合用时,或已有相关心脏病的患者,应谨慎使用 FTR。QT 间期延长会导致心律不齐,这可能会增加高龄患者患心脏病的风险。

2. 转氨酶升高 建议对 HBV 和/或 HCV 合并 HIV 感染的患者进行肝功能检查。在 FTR 治疗期间,继续服用抗 HBV 或 HCV 的治疗药物。

3. 其他不良反应 包括恶心、睡眠障碍、头晕、腹泻、头痛等。

（五）使用注意事项

肝肾功能损伤的患者无须调整药物剂量。

（蔡卫平　龙　海）

第十节　单克隆抗体(mAb)

本节主要介绍伊巴珠单抗(ibalizumab, IBA)。

（一）药理作用

IBA 为一种非免疫抑制性的人源化 IgG4 单克隆抗体。IBA 可靶向结合人 $CD4^+T$ 细胞表面 CD4 分子的 D2 结构域，在病毒附着后通过非竞争机制抑制 HIV-1 进入细胞。该 D2 结构域与 gp120 或 MHC Ⅱ类分子与 CD4 分子结合位点相反，不干扰 D1 结构域与 MHC Ⅱ类分子结合，因此 IBA 不影响 T 细胞的正常生理功能。HIV 通过识别 T 细胞表面 CD4 分子的 D1 区，进入 T 细胞内。IBA 靶向 CD4 分子的 D2 区，与病毒的 gp120 形成一个 V5 环聚糖结构，阻止 HIV 进入 T 细胞。由于 IBA 与 CD4 分子的 D1 区不结合，不会干扰 D1 区与其他抗原提呈细胞的 MHC Ⅱ类分子结合产生信号转导，不会干扰 T 细胞的正常功能。所以被称为 $CD4^+T$ 细胞后附着抑制剂。

（二）适应证

适用于与其他抗逆转录病毒药物联用，治疗曾尝试过多种抗 HIV 疗法，并且当前抗逆转录病毒药物方案治疗失败的多重耐药成人 HIV-1 感染者。

（三）用法用量

IBA 需要通过静脉给药，可通过静脉滴注或者静脉注射，每 2 周给药一次。负荷剂量为 2 000mg，给药 1 次；2 周后开始维持剂量为 800mg，每 2 周给药一次，具体见表 4-2-10-1。

（四）毒副作用

1. **超敏反应**　有报道输注 IBA 后出现超敏反应，包括输注相关反应和过敏反应。症状可能包括呼吸困难、血管性水肿、喘息、胸痛、胸闷、咳嗽、潮热、恶心和呕吐等。如果出现过敏或其他超敏反应的体征和症状，应立即停止给予 IBA 并开始适当的治疗。

表 4-2-10-1　IBA 负荷剂量及维持剂量

剂量	静脉滴注	静脉注射
负荷剂量 2 000mg/ 首次	至少维持 30min	至少维持 90s
维持剂量 800mg/ 每 2 周 1 次	至少维持 15min	至少维持 30s

2. **胚胎毒性**　根据动物实验数据，IBA 可能会导致妊娠期间暴露于 IBA 的母亲所生婴儿出现可逆性免疫抑制（$CD4^+T$ 细胞和 B 细胞减少症）。

3. **其他不良反应**　包括腹泻、头晕、恶心和皮疹等。

（五）使用注意事项

静脉滴注须使用 0.9% 氯化钠注射液(USP)进行稀释，不得使用其他静脉稀释剂制备。稀释后，IBA 溶液应立即给药。应在给药前肉眼检查药物的浊度和颜色。如果溶液混浊，有明显的变色或有外来颗粒物质，须更换。

（蔡卫平　龙　海）

第十一节　药物浓度增强剂(pharmacoenhancers)

一、考比司他(cobicistat, Cobi)

（一）药理作用

Cobi 为 CYP3A 亚族细胞色素 P450 酶的选择性抑制剂，对 CYP3A 介导的代谢具有抑制作用，可增加 CYP3A 底物的系统暴露量。

（二）适应证

用于增加抗逆转录病毒药物的血药浓度，与其他抗逆转录病毒药物联合治疗成人和儿童 HIV-1 感染。

（三）用法用量

必须与抗逆转录病毒药物同时服用，根据组合药物调整用法用量。

（四）毒副作用

1. **肾功能损伤**　Cobi 会抑制肾小管肌酐分泌而降低估计的 CrCl，但不影响实际的肾小球功能，使用前建议完善肾功能相关检查，如血肌酐、尿糖和尿蛋白等，并持续跟踪。当与 TDF 联用时，不建议用于 eGFR＜70ml/min 的患者，也有报道曾出现急性肾衰竭和范科尼综合征的病例。

2. **其他不良反应**　包括呕吐、腹痛、乏力、抑郁、异常梦境和失眠等。

（五）使用注意事项

由于 Cobi 是 CYP3A 抑制剂，与某些药物同时使用可能导致已知的或潜在的重大药物相互作用。在治疗前和治疗期间，请查阅完整的处方信息，以了解潜在的药物相互作用。

二、利托那韦（ritonavir, RTV）

（一）药理作用

RTV 是一种针对 HIV-1 和 HIV-2 天冬氨酰蛋白酶的活性拟肽类抑制剂，通过抑制 HIV 蛋白酶使该酶无法处理 Gag-Pol 多聚蛋白的前体，导致生成非成熟形态的 HIV 颗粒，从而无法启动新的感染周期。RTV 也是细胞色素 P450 酶异构体 CYP3A 的体外抑制剂，与主要通过 CYP3A 进行代谢的药物联合应用时会增加这些药物的血药浓度，导致药物作用时间延长和增加不良反应的发生。

（二）适应证

可作为 ARV 药物，也可以作为药物浓度增强剂增加其他 ARV 药物的血药浓度，与其他抗逆转录病毒药物联合治疗成人和儿童患者的 HIV-1 感染。

（三）用法用量

1. **作为 ARV 药物时**　成人剂量为 600mg 每日 2 次随餐服用，1 岁以上儿童剂量需要根据体表面积进行调整。

2. **当作为增强剂时**　须根据组合的抗逆转录病毒药物调整药物剂量。

目前已经不把 RTV 作为抗逆转录病毒药物使用，仅用小剂量作药物浓度增强剂。

（四）毒副作用

1. **肝毒性**　有死亡病例报告，在治疗前和治疗期间需要监测肝功能，特别是有潜在肝病的患者，包括乙型肝炎和丙型肝炎，或转氨酶明显升高的患者。

2. **胰腺炎**　有死亡病例报告，根据临床需要暂停治疗。

3. **过敏反应/超敏反应**　有过敏反应报道，包括过敏反应、中毒性表皮坏死松解症、Stevens-Johnson 综合征、支气管痉挛和血管性水肿。如果出现严重反应，应停止治疗。

4. **PR 间期延长**　部分患者可出现 PR 间期延长。有二度和三度心脏传导阻滞的病例报告。存在传导系统疾病、缺血性心脏病、心肌病、潜在结构性心脏病的患者或与其他可能延长 PR 间期的药物合用时须谨慎使用。

5. **血脂异常**　作为 ARV 药物使用时，RTV 可导致总胆固醇和甘油三酯浓度显著增加，在开始 RTV 治疗前和治疗期间应定期进行甘油三酯和胆固醇检测，血脂异常应根据临床需要进行管理。

6. **糖尿病/高血糖**　在接受 PIs 治疗的 HIV-1 感染者中有报告糖尿病新发、原有糖尿病加重和高血糖的病例，建议进行血糖监测以及时发现新发糖尿病或糖尿病病情恶化。

7. **血友病**　曾有 A 型或 B 型血友病患者接受 PIs 治疗时出血增多的报告，包括自发性皮肤血肿和关节积血。

8. **脂肪再分布**　观察到身体脂肪的再分布或堆积，包括向心性肥胖、背颈部脂肪增多（水牛背）、四肢消瘦、面部消瘦、乳房增大和"类库欣综合征表现"等。

9. 其他不良反应　包括胃肠道反应(包括腹泻、恶心、呕吐、腹痛、口腔感觉异常)、皮疹和疲劳 / 虚弱等。

（五）使用注意事项

RTV 与某些药物同时使用可能导致已知的或潜在的重大药物相互作用。在治疗前和治疗期间,请查阅完整的处方信息,以了解潜在的药物相互作用。

（蔡卫平　龙　海）

第十二节　单片复合制剂(single-tablet regimen, STR)

因为可以明显提高患者服药依从性和 ART 疗效。国内外指南均推荐优先考虑使用单片复合制剂(STR),国内外已经上市的 STR 众多,表 4-2-12-1 归纳了其组合、剂量和适应证,方便查阅。

表 4-2-12-1　目前国内外上市 STR 及其适应证

STR	国内上市情况	剂型	适应证
ANV/3TC/TDF	是	150mg/300mg/300mg	适用于治疗成人 HIV-1 感染
BIC/TAF/FTC	是	50mg/25mg/200mg	适用于作为完整方案治疗 HIV-1 感染的成人和体重 25kg 以上的儿童。用于无 ART 治疗史或病毒学抑制且没有已知或疑似 BIC 或替诺福韦耐药的转换治疗
BIC/FTC/TAF	否	30mg/120mg/15mg	适用于 14kg≤体重<25kg 的已实现病毒学抑制或刚开始接受抗逆转录病毒药物(ARV)治疗的 HIV-1 儿童感染者
DTG/ABC/3TC	是	50mg/600mg/300mg	适用于治疗 HIV 感染的成人和 12 岁以上青少年(体重至少为 40kg)。无论患者人种如何,开始使用含 ABC 的产品治疗前,应当筛查是否携带 *HLA-B*5701* 等位基因。如果已知患者携带 *HLA-B*5701* 等位基因,不应当服用含有 ABC 成分的产品
DTG/RPV	否	50mg/25mg	治疗成人 HIV-1 感染的完整方案,作为替代方案用于接受稳定抗逆转录治疗达到病毒学抑制(HIV RNA<50 拷贝 /ml),无治疗失败史且无已知对本品任一成分耐药的患者
DTG/3TC	是	50mg/300mg	作为完整治疗方案用于以下两类对本品任一成分无已知耐药相关突变的 HIV-1 感染成人及 12 岁以上青少年(体重至少 40kg):①无抗逆转录病毒治疗史的患者;②作为替代治疗方案,用于接受稳定抗逆转录治疗达到病毒学抑制(HIV RNA<50 拷贝 /ml)且无治疗失败史的患者
DOR/TDF/3TC	是	100mg/300mg/300mg	本品适用于治疗 HIV-1 感染且无 NNRTI 类药物、3TC 或替诺福韦病毒耐药性的成年患者
DRV/c/TAF/FTC	否	800mg/150mg/10mg/200mg	作为治疗成人和体重至少 40kg 的儿童 HIV-1 感染的完整方案:没有既往抗逆转录病毒治疗史,或作为替代方案用于接受稳定抗逆转录治疗达到病毒学抑制(HIV RNA <50 拷贝 /ml),无已知对本品任一单个成分耐药的患者
EFV/TDF/FTC	否	600mg/300mg/200mg	作为完整治疗方案用于治疗成人和体重至少 40kg 的儿童 HIV-1 感染

续表

STR	国内上市情况	剂型	适应证
EFV/TDF/3TC	是	400mg/300mg/300mg	作为完整治疗方案用于治疗成人和体重至少35kg的儿童HIV-1感染
EFV/TDF/3TC	否	600mg/300mg/300mg	作为完整治疗方案用于治疗成人和体重至少40kg的儿童HIV-1感染
EVG/c/TAF/FTC	是	150mg/150mg/10mg/200mg	适用于治疗HIV-1感染且无任何与整合酶抑制剂类药物、FTC或替诺福韦耐药性相关已知突变的成人和青少年（年龄12岁及以上且体重至少为35kg）
EVG/c/TDF/FTC	否	150mg/150mg/300mg/200mg	适用于治疗成人和12岁及以上体重至少35kg且没有抗逆转录病毒治疗史的儿童，或作为替代方案用于接受稳定抗逆转录治疗达到病毒学抑制（HIV RNA<50拷贝/ml）的患者
RPV/TAF/FTC	否	25mg/25mg/200mg	用于治疗体重至少35kg的HIV-1感染者的完整方案：①无抗逆转录病毒治疗史且治疗开始时HIV RNA≤100 000拷贝/ml的患者的初始治疗。②作为替代方案用于接受稳定抗逆转录治疗达到病毒学抑制（HIV RNA<50拷贝/ml）至少6个月，无治疗失败史且无已知对本品任一成分耐药的患者
RPV/TDF/FTC	否	25mg/300mg/200mg	用于治疗体重≥35kg的HIV-1感染者的完整方案：①无抗逆转录病毒治疗史且治疗开始时HIV RNA≤100 000拷贝/ml患者的初始治疗。②作为替代方案用于接受稳定抗逆转录治疗并达到病毒学抑制（HIV RNA<50拷贝/ml）的患者

（蔡卫平 龙 海）

第十三节 在 研 药 物

一、Islatravir（ISL）

ISL是一种具有抗HIV作用的脱氧腺苷三磷酸类似物，为全球首个抗HIV的核苷类逆转录酶易位抑制剂（nucleoside reverse transcriptase translocation inhibitor, NRTTI）。ISL的作用机制有别于目前获批的NRTIs，它通过多种作用机制抑制HIV复制。一方面，ISL将HIV逆转录酶作为直接链终止剂，在掺入点抑制病毒DNA合成；或作为延迟链终止剂，在DNA合成过程中错误掺入ISL-MP而实现链终止。与传统NRTI分子结构不同的是，ISL保留了3'-OH，该基团的存在使ISL成为细胞激酶更好的底物，快速将ISL磷酸化为其活性三磷酸形式ISL-TP而发挥作用。另一方面，ISL的抗病毒作用和活性还源于其独特的空间结构特征。ISL的4'-乙炔基与HIV逆转录酶活性位点的疏水性口袋结合，使其难以易位，从而阻断DNA链的复制。ISL对野生型和耐药HIV毒株均有效，对包括K65R在内的TDF耐药突变显示出增强的敏感性，仅在M184V中表现出低水平的耐药。ISL具有很长的半衰期，因此拥有作为长效药物的潜力，目前在研的包括口服制剂、注射制剂及皮下植入制剂。ISL联合其他抗逆转录病毒药物治疗HIV-1感染的临床试验正在进行中，同时该药还可作为单一药物预防HIV-1感染。

此前,已开展 18 项二、三期临床试验以检验 ISL 单药和与其他抗病毒药物联合治疗 HIV 感染的效果。前期临床试验分析结果显示,HIV 感染者接受 ISL 治疗后 CD4$^+$T 细胞计数下降,而 HIV 阴性者接受 ISL 用作 PrEP 后总淋巴细胞计数下降。CD4$^+$T 细胞下降幅度最大的是接受 ISL+MK-8507 的患者,在服用 ISL+DOR 或单独服用 ISL 的患者中也出现了下降。研究发现,在使用高剂量治疗的受试者中,CD4$^+$T 细胞和总淋巴细胞计数下降更明显,尤其是在每周服用 1 次 ISL(20mg)用来治疗或每月服用 1 次(60mg)用作 PrEP 的参与者中。其原因是 ISL 会在淋巴细胞中积累,高浓度的 ISL 会导致细胞凋亡。而当使用低剂量(0.75mg)的 ISL 与 DOR 每天使用时,CD4$^+$T 细胞下降较少,CD4$^+$T 细胞计数在 48~72 周之间保持稳定,且在使用 ISL 的人中,低 T 细胞水平导致的感染风险没有升高,这表明微小降低或许没有临床意义。另一项剂量范围研究发现,每天服用 0.25mg ISL 的参与者,其淋巴细胞变化与每天用 DOR/TDF/FTC 的人相似。因此,2022 年研究者决定使用较低口服剂量的 ISL 启动新的三期试验。在新的三期试验中,0.25mg 剂量的 ISL 与 DOR 联合使用作为每日 1 次的方案,而 2mg 剂量的 ISL 与口服 LEN 联合使用,作为每月 1 次的方案。先前使用 0.75mg 剂量的 ISL 联合 DOR 每日 1 次的方案仍在继续随访中,研究结果显示其在初治患者或者经治患者中疗效均非劣于 BIC/TAF/FTC 方案。

二、Leronlimab(PRO140)

Leronlimab 是一种抗 CCR5 的人源化免疫球蛋白(Ig)G4 单克隆抗体,具有作为 HIV 进入阻断剂的潜在活性和抗移植物抗宿主病的潜在保护活性。给药后,leronlimab 靶向结合 T 细胞上表达的 CCR5,阻断 HIV 进入细胞,从而预防 HIV 感染和/或降低 HIV 载量。除了 HIV 以外,leronlimab 也已经进入针对多个疾病的不同临床阶段研究,包括转移性三阴性乳腺癌、转移性结直肠癌、非酒精性脂肪性肝炎、重症新型冠状病毒感染和移植物抗宿主病。

前期研究显示,每周皮下注射 1 次 leronlimab 用于病毒学抑制人群的单药治疗,350mg 和 525mg 剂量组的病毒学失败率很高(分别为 65.9% 和 33%),但 700mg 剂量组的抑制得到了比较好的维持(43 名参与者中有 6 人病毒学失败),扩展期结果显示 5 名受试者在接受 700mg 剂量的情况下能够维持 HIV 载量抑制超过 7 年。Leronlimab 可以作为长效方案使用。

三、Semzuvolimab(UB-421)

Semzuvolimab 是一种 Fc 糖化、非 T 细胞消耗、CD4 特异性的人源化 IgG1,来自母鼠 B4,结合到 HIV 受体复合物上间断的构象表位,包括 CD4(结构域 1),并竞争性地阻止 HIV 进入。小鼠和人源单克隆抗体与 CD4$^+$T 细胞结合的能力约为 HIV gp120 的 50~100 倍。在初治患者的 1 期和 2a 期临床研究中,semzuvolimab 已被证明具有显著降低 HIV 载量、抑制病毒进入的能力。在持续使用 ART 并获得病毒学抑制的感染者中,停止 ART 并且每周静脉注射 1 次或者每两周静脉注射 1 次 semzuvolimab 单药治疗后,维持病毒抑制状态长达 16 周。semzuvolimab 目前正处于 2 期和 3 期临床试验阶段,以探索其在 HIV 替代治疗、耐多药 HIV 治疗、功能性治愈等方面的效果。

四、VH3810109(GSK3810109A 或 N6-LS)

N6LS 是一种广谱中和抗体(bNAb),一项正在进行的 Ⅱ 期试验结果报告了其具有良好的耐受性,参与者接受单次静脉注射 40mg/kg 剂量或 4mg/kg 剂量的 N6LS,然后接受 48 周的标准 ART。在单药治疗期结束时,14 名参与者中有 13 人对 bNAb 产生了病毒学应答。在 40mg/kg 和 4mg/kg 治疗组,病毒定量中位数分别从基线下降 1.72(0.60~2.60)log10 拷贝/ml 和 1.18(0.30~2.18)log10 拷贝/ml。当以 40mg/kg 的剂量给药时,N6LS 导致病毒载量大幅下降,与其他 bNAbs 报告的抗病毒活性一致。在 4mg/kg 剂量组观察到的病毒载量下降和反应持续时间超过了其他 bNAbs 在同样低剂量下报告的疗效。单次静脉滴注 N6LS 治疗耐受性良好,几乎没有药物相关不良事件,也没有导致停药的不良事件。目前也在研究和评估其作为长效方案的可能性。

五、其他在研药物

全球目前还有很多作用于不同新靶点的抗逆转录病毒药物在进行一期临床试验,具体见表4-2-13-1。

表4-2-13-1 全球在研药物及研究阶段

药物名称	药物分类	研究阶段	研发公司
GSK3739937	成熟抑制剂	一期试验	ViiV/GSK
MK-8527	核苷类逆转录酶易位抑制剂	一期试验	Merck
HRF-4467	成熟抑制剂	一期试验	Hetero Labs Limited
CPT31	新型d肽HIV进入抑制剂	一期试验	Navigen Inc.
Lipovirtide	融合抑制剂	一期试验	山西康宝生物
VH4004280	衣壳抑制剂	一期试验	ViiV/GSK
STP0404	整合酶抑制剂	一期试验	ST Pharm Co. Ltd.
ACC017	整合酶抑制剂	一期试验	江苏艾迪药业有限公司
HRS5685	未知	一期试验	瑞可迪(上海)生物医药有限公司
VH4524184	整合酶抑制剂	一期试验	ViiV/GSK
VH4011499	衣壳抑制剂	一期试验	ViiV/GSK
GS-5894	非核苷类抗病毒药物	一期试验	Gilead
GS-1720	整合酶抑制剂	一期试验	未知

(蔡卫平 龙 海)

参 考 文 献

[1] GOODSELL D S. Illustrations of the HIV life cycle. Curr Top Microbiol Immunol, 2015, 389: 243-252.

[2] 中华医学会感染病学分会艾滋病丙型肝炎学组, 中国疾病预防控制中心. 中国艾滋病诊疗指南(2021年版). 中国艾滋病性病, 2021, 27(11): 1182-1201.

[3] The U.S. Department of Health and Human Services. Guidelines for the use of antiretroviral agents in adults and adolescents with HIV. (2024-09-12) [2024-09-20]. https://clinicalinfo.hiv.gov/en/guidelines/hiv-clinical-guidelines-adult-and-adolescent-arv/whats-new-guidelines.

[4] The U.S. Department of Health and Human Services. Guidelines for the use of antiretroviral agents in pediatric HIV infection. (2022-04-11) [2024-09-20]. https://clinicalinfo.hiv.gov/sites/default/files/guidelines/archive/pediatric-arv-2022-04-11.pdf.

[5] CIHLAR T, FORDYCE M. Current status and prospects of HIV treatment. Curr Opin Virol, 2016, 18: 50-56.

[6] LI G, WANG Y, DE CLERCQ E. Approved HIV reverse transcriptase inhibitors in the past decade. Acta Pharm Sin B, 2022, 12(4): 1567-1590.

[7] MARTIN A, AMIN J, COOPER D A, et al. Abacavir does not affect circulating levels of inflammatory or coagulopathic biomarkers in suppressed HIV: A randomized clinical trial. AIDS, 2010, 24(17): 2657-2663.

[8] WOHL D A, ARNOCZY G, FICHTENBAUM C J, et al. Comparison of cardiovascular disease risk markers in HIV-infected patients receiving abacavir and tenofovir: The nucleoside inflammation, coagulation and endothelial function (NICE) study. Antivir Ther, 2014, 19(2): 141-147.

[9] JASCHINSKI N, GREENBERG L, NEESGAARD B, et al. Recent abacavir use and incident cardiovascular disease in contemporary-treated people with HIV. AIDS, 2023, 37(3): 467-475.

[10] RAUCH A, NOLAN D, THURNHEER C, et al. Refining abacavir hypersensitivity diagnoses using a structured clinical assessment and genetic testing in the Swiss HIV Cohort Study. Antivir Ther, 2008, 13(8): 1019-1028.

[11] ALSAEED A, ALKHADRAWI Z, ALSADAH B, et al. Prevalence of the HLA-B*5701 allele and abacavir hypersensitivity

in saudi HIV patients: A multicenter study. Cureus, 2023, 15(11): e48229.

［12］刘秀珍，刘建军，方兴，等. 阿兹夫定片治疗新型冠状病毒肺炎引起药物性肝损伤真实世界研究. 中国医院药学杂志，2024，44(9): 1082-1087.

［13］蔡卫平，陈谐捷，陈劲峰，等. 去羟肌苷、司他夫定联合奈韦拉平治疗艾滋病患者临床观察. 中华传染病杂志，2006，24(1): 39-43.

［14］European AIDS Clinical Society. European AIDS clinical society guidelines. (2023-10-12)［2024-03-06］. https://www.eacsociety.org/guidelines/eacs-guidelines/.

［15］CORNEJO-JUÁREZ P, SIERRA-MADERO J, VOLKOW-FERNÁNDEZ P. Metabolic acidosis and hepatic steatosis in two HIV-infected patients on stavudine(d4T) treatment. Arch Med Res, 2003, 34(1): 64-69.

［16］ELION R, KAUL S, KNUPP C, et al. The safety profile and antiviral activity of the combination of stavudine, didanosine, and nelfinavir in patients with HIV infection. Clin Ther, 1999, 21(11): 1853-1863.

［17］GIACOMELLI A, CONTI F, PEZZATI L, et al. Impact of switching to TAF/FTC/RPV, TAF/FTC/EVG/cobi and ABC/3TC/DTG on cardiovascular risk and lipid profile in people living with HIV: A retrospective cohort study. BMC Infect Dis, 2021, 21(1): 595.

［18］MALLON P W G, BRUNET L, FUSCO J S, et al. Lipid changes after switch from TDF to TAF in the opera cohort: LDL cholesterol and triglycerides. Open Forum Infect Dis, 2022, 9(1): ofab621.

［19］MARTINI S, MAGGI P, GERVASONI C, et al. Dynamics of lipid profile in antiretroviral-naïve HIV-infected patients, treated with TAF-based regimens: A multicenter observational study. Biomedicines, 2022, 10(12): 3164.

［20］RAO M, DADEY L, GLOWA T, et al. Fanconi syndrome leading to hypophosphatemic osteomalacia related to tenofovir use. Infect Dis Rep, 2021, 13(2): 448-453.

［21］GUPTA S K, POST F A, ARRIBAS J R, et al. Renal safety of tenofovir alafenamide vs. tenofovir disoproxil fumarate: A pooled analysis of 26 clinical trials. AIDS, 2019, 33(9): 1455-1465.

［22］KOH H M, SURESH K. Tenofovir-induced nephrotoxicity: A retrospective cohort study. Med J Malaysia, 2016, 71(6): 308-312.

［23］MENGISTU S T, YOHANNES A, ISSAIAS H, et al. Antiretroviral therapy regimen modification rates and associated factors in a cohort of HIV/AIDS patients in Asmara, Eritrea: A 16-year retrospective analysis. Sci Rep, 2023, 13(1): 4183.

［24］SU B, GAO G, WANG M, et al. Efficacy and safety of ainuovirine versus efavirenz combination therapies with lamivudine/tenofovir disoproxil fumarate for medication of treatment-naïve HIV-1-positive adults: Week 48 results of a randomized controlled phase 3 clinical trial followed by an open-label setting until week 96. Lancet Reg Health West Pac, 2023, 36: 100769.

［25］ZHANG Q, CHEN Z, WANG Y, et al. Impacts of ainuovirine-based and efavirenz-based antiretroviral therapies on the lipid profile of HIV/AIDS patients in southern China: A real-world study. Front Med(Lausanne), 2023, 10: 1277059.

［26］XIE X, GAN L, FU Y, et al. Pharmacokinetics and safety of ainuovirine/lamivudine/tenofovir combination tablets in young and elderly patients with human immunodeficiency virus-1 infection. Infect Dis Ther, 2023, 12(10): 2457-2469.

［27］MOLINA J M, SQUIRES K, SAX P E, et al. Doravirine versus ritonavir-boosted darunavir in antiretroviral-naive adults with HIV-1 (DRIVE-FORWARD): 96-week results of a randomised, double-blind, non-inferiority, phase 3 trial. Lancet HIV, 2020, 7(1): e16-e26.

［28］ANDERSON M S, GILMARTIN J, CILISSEN C, et al. Safety, tolerability and pharmacokinetics of doravirine, a novel HIV non-nucleoside reverse transcriptase inhibitor, after single and multiple doses in healthy subjects. Antivir Ther, 2015, 20(4): 397-405.

［29］SHUBBER Z, CALMY A, ANDRIEUX-MEYER I, et al. Adverse events associated with nevirapine and efavirenz-based first-line antiretroviral therapy: A systematic review and meta-analysis. AIDS, 2013, 27(9): 1403-1412.

［30］FORD N, SHUBBER Z, POZNIAK A, et al. Comparative safety and neuropsychiatric adverse events associated with efavirenz use in first-line antiretroviral therapy: A systematic review and meta-analysis of randomized trials. J Acquir Immune Defic Syndr, 2015, 69(4): 422-429.

［31］BOTTARO E G, HUBERMAN M J, IANNELLA MDEL C, et al. Nevirapine-associated toxicity in clinical practice in Buenos Aires, Argentina. J Int Assoc Physicians AIDS Care(Chic), 2010, 9(5): 306-312.

［32］KATLAMA C, HAUBRICH R, LALEZARI J, et al. Efficacy and safety of etravirine in treatment-experienced, HIV-1 patients: Pooled 48 week analysis of two randomized, controlled trials. AIDS, 2009, 23(17): 2289-2300.

［33］TUDOR-WILLIAMS G, CAHN P, CHOKEPHAIBULKIT K, et al. Etravirine in treatment-experienced, HIV-1-infected children and adolescents: 48-week safety, efficacy and resistance analysis of the phase Ⅱ PIANO study. HIV Med, 2014, 15 (9): 513-524.

［34］GRINSZTEJN B, DI PERRI G, TOWNER W, et al. A review of the safety and tolerability profile of the next-generation NNRTI etravirine. AIDS Res Hum Retroviruses, 2010, 26(7): 725-733.

［35］MILLS A M, COHEN C, DEJESUS E, et al. Efficacy and safety 48 weeks after switching from efavirenz to rilpivirine using emtricitabine/tenofovir disoproxil fumarate-based single-tablet regimens. HIV Clin Trials, 2013, 14(5): 216-223.

［36］VAN LUNZEN J, ANTINORI A, COHEN C J, et al. Rilpivirine vs. efavirenz-based single-tablet regimens in treatment-naive adults: Week 96 efficacy and safety from a randomized phase 3b study. AIDS, 2016, 30(2): 251-259.

［37］AL-SALAMA Z T. Elsulfavirine: First global approval. Drugs, 2017, 77(16): 1811-1816.

［38］MATA MARÍN J A, VELASCO-PENAGOS J C, MAUSS S, et al. Weight gain and metabolic disturbances in people living with HIV who start antiretroviral therapy with, or switch to, bictegravir/emtricitabine/tenofovir alafenamide after 48 weeks of treatment: A real-world prospective study. Int J STD AIDS, 2024, 35(1): 33-38.

［39］RIZZARDINI G, OVERTON E T, ORKIN C, et al. Long-acting injectable cabotegravir+ rilpivirine for HIV maintenance therapy: Week 48 pooled analysis of phase 3 ATLAS and FLAIR trials. J Acquir Immune Defic Syndr, 2020, 85(4): 498-506.

［40］WANG W, ZHAO S, WU Y, et al. Safety and efficacy of long-acting injectable agents for HIV-1: Systematic review and meta-analysis. JMIR Public Health Surveill, 2023, 9: e46767.

［41］VAN DE VEN N S, POZNIAK A L, LEVI J A, et al. Analysis of pharmacovigilance databases for dolutegravir safety in pregnancy. Clin Infect Dis, 2020, 70(12): 2599-2606.

［42］RADFORD M, PARKS D C, FERRANTE S, et al. Comparative efficacy and safety and dolutegravir and lamivudine in treatment naive HIV patients. AIDS, 2019, 33(11): 1739-1749.

［43］MAX B, DEMARAIS P. Elvitegravir/cobicistat/emtricitabine/tenofovir alafenamide discontinuation and return to normal weight. Int J STD AIDS, 2021, 32(1): 92-95.

［44］ROGATTO F, BOUEE S, JEANBAT V, et al. An indirect comparison of efficacy and safety of elvitegravir/cobicistat/emtricitabine/tenofovir and dolutegravir+ abacavir/lamivudine. J Int AIDS Soc, 2014, 17(4 Suppl 3): 19779.

［45］ANGIONE S A, CHERIAN S M, ÖZDENER A E. A review of the efficacy and safety of Genvoya® (elvitegravir, cobicistat, emtricitabine, and tenofovir alafenamide) in the management of HIV-1 infection. J Pharm Pract, 2018, 31(2): 216-221.

［46］张宇, 郭燕. 拉替拉韦治疗艾滋病的药学机制、临床疗效与不良反应研究. 中国药物滥用防治杂志, 2023, 29(5): 819-822.

［47］KANG S J, AN J H, KIM J, et al. Clinical experience of raltegravir with abacavir/lamivudine or zidovudine/lamivudine in HIV-infected Korean adults. Jpn J Infect Dis, 2013, 66(4): 317-319.

［48］GOLDSMITH D R, PERRY C M. Atazanavir. Drugs, 2003, 63(16): 1679-1693.

［49］CHAN-TACK K M, TRUFFA M M, STRUBLE K A, et al. Atazanavir-associated nephrolithiasis: Cases from the US Food and Drug Administration's Adverse Event Reporting System. AIDS, 2007, 21(9): 1215-1218.

［50］GATELL J, SALMON-CERON D, LAZZARIN A, et al. Efficacy and safety of atazanavir-based highly active antiretroviral therapy in patients with virologic suppression switched from a stable, boosted or unboosted protease inhibitor treatment regimen: The SWAN Study (AI424-097) 48-week results. Clin Infect Dis, 2007, 44(11): 1484-1492.

［51］GATHE J C J R, WOOD R, SANNE I, et al. Long-term (120-Week) antiviral efficacy and tolerability of fosamprenavir/ritonavir once daily in therapy-naive patients with HIV-1 infection: An uncontrolled, open-label, single-arm follow-on study. Clin Ther, 2006, 28(5): 745-754.

［52］ESPOSITO V, CHIODINI P, VIGLIETTI R, et al. Safety of fosamprenavir in a cohort of HIV-1-infected patients with co-morbidities. In Vivo, 2011, 25(5): 813-819.

［53］SPAGNUOLO V, GENTILINI G, DE BONA A, et al. Liver function parameters in HIV/HCV co-infected patients treated with amprenavir and ritonavir and correlation with plasma levels. New Microbiol, 2007, 30(3): 279-282.

［54］DI CRISTO V, ADORNI F, MASERATI R, et al. 96-week results of a dual therapy with darunavir/ritonavir plus rilpivirine once a day vs triple therapy in patients with suppressed viraemia: Virological success and non-HIV related morbidity evaluation. HIV Res Clin Pract, 2020, 21(1): 34-43.

[55] PATON N I, MUSAAZI J, KITYO C, et al. Efficacy and safety of dolutegravir or darunavir in combination with lamivudine plus either zidovudine or tenofovir for second-line treatment of HIV infection (NADIA): Week 96 results from a prospective, multicentre, open-label, factorial, randomised, non-inferiority trial. Lancet HIV, 2022, 9(6): e381-e393.

[56] ORKIN C, MOLINA J M, NEGREDO E, et al. Efficacy and safety of switching from boosted protease inhibitors plus emtricitabine and tenofovir disoproxil fumarate regimens to single-tablet darunavir, cobicistat, emtricitabine, and tenofovir alafenamide at 48 weeks in adults with virologically suppressed HIV-1 (EMERALD): A phase 3, randomised, non-inferiority trial. Lancet HIV, 2018, 5(1): e23-e34.

[57] MOOTSIKAPUN P, CHETCHOTISAKD P, ANUNNATSIRI S, et al. Efficacy and safety of indinavir/ritonavir 400/100 mg twice daily plus two nucleoside analogues in treatment-naive HIV-1-infected patients with CD4$^+$ T-cell counts <200 cells/mm^3: 96-week outcomes. Antivir Ther, 2005, 10(8): 911-916.

[58] RAYNER C R, ESCH L D, WYNN H E, et al. Symptomatic hyperbilirubinemia with indinavir/ritonavir-containing regimen. Ann Pharmacother, 2001, 35(11): 1391-1395.

[59] GUO P L, HE H L, CHEN X J, et al. Antiretroviral long-term efficacy and resistance of lopinavir/ritonavir plus lamivudine in HIV-1-infected treatment-naïve patients (ALTERLL): 144-week results of a randomized, open-label, non-inferiority study from Guangdong, China. Front Pharmacol, 2020, 11: 569766.

[60] BORRÁS-BLASCO J, BELDA A, ROSIQUE-ROBLES D, et al. Hair loss induced by lopinavir-ritonavir. Pharmacotherapy, 2007, 27(8): 1215-1218.

[61] CVETKOVIC R S, GOA K L. Lopinavir/ritonavir: A review of its use in the management of HIV infection. Drugs, 2003, 63(8): 769-802.

[62] RODRIGUEZ-FRENCH A, BOGHOSSIAN J, GRAY G E, et al. The NEAT study: A 48-week open-label study to compare the antiviral efficacy and safety of GW433908 versus nelfinavir in antiretroviral therapy-naive HIV-1-infected patients. J Acquir Immune Defic Syndr, 2004, 35(1): 22-32.

[63] SAAG M S, TEBAS P, SENSION M, et al. Randomized, double-blind comparison of two nelfinavir doses plus nucleosides in HIV-infected patients (Agouron Study 511). AIDS, 2001, 15(15): 1971-1978.

[64] HAAS D W, ZALA C, SCHRADER S, et al. Therapy with atazanavir plus saquinavir in patients failing highly active antiretroviral therapy: A randomized comparative pilot trial. AIDS, 2003, 17(9): 1339-1349.

[65] CHAN-TACK K M, STRUBLE K A, BIRNKRANT D B. Intracranial hemorrhage and liver-associated deaths associated with tipranavir/ritonavir: Review of cases from the FDA's Adverse Event Reporting System. AIDS Patient Care STDS, 2008, 22(11): 843-850.

[66] WRIGHT D, RODRIGUEZ A, GODOFSKY E, et al. Efficacy and safety of 48 weeks of enfuvirtide 180 mg once-daily dosing versus 90 mg twice-daily dosing in HIV-infected patients. HIV Clin Trials, 2008, 9(2): 73-82.

[67] BALL R A, KINCHELOW T. Injection site reactions with the HIV-1 fusion inhibitor enfuvirtide. J Am Acad Dermatol, 2003, 49(5): 826-831.

[68] WHEELER D A, LALEZARI J P, KILBY J M, et al. Safety, tolerability, and plasma pharmacokinetics of high-strength formulations of enfuvirtide (T-20) in treatment-experienced HIV-1-infected patients. J Clin Virol, 2004, 30(2): 183-190.

[69] SU B, YAO C, ZHAO Q X, et al. Efficacy and safety of the long-acting fusion inhibitor albuvirtide in antiretroviral-experienced adults with human immunodeficiency virus-1: Interim analysis of the randomized, controlled, phase 3, non-inferiority TALENT study. Chin Med J (Engl), 2020, 133(24): 2919-2927.

[70] SU B, YAO C, ZHAO Q X, et al. Long-acting HIV fusion inhibitor albuvirtide combined with ritonavir-boosted lopinavir for HIV-1-infected patients after failing the first-line antiretroviral therapy: 48-week randomized, controlled, phase 3 non-inferiority TALENT study. J Infect, 2022, 85(3): 334-363.

[71] SIERRA-MADERO J, DI PERRI G, WOOD R, et al. Efficacy and safety of maraviroc versus efavirenz, both with zidovudine/lamivudine: 96-week results from the MERIT study. HIV Clin Trials, 2010, 11(3): 125-132.

[72] COOPER D A, HEERA J, IVE P, et al. Efficacy and safety of maraviroc vs. efavirenz in treatment-naive patients with HIV-1: 5-year findings. AIDS, 2014, 28(5): 717-725.

[73] LAZZARIN A, THAN S, VALLURI S R, et al. Safety profile of maraviroc in patients coinfected with HIV-1 and hepatitis B or C included in the maraviroc expanded access program. HIV Clin Trials, 2012, 13(2): 83-89.

[74] DVORY-SOBOL H, SHAIK N, CALLEBAUT C, et al. Lenacapavir: A first-in-class HIV-1 capsid inhibitor. Curr Opin HIV AIDS, 2022, 17(1): 15-21.

[75] OGBUAGU O, SEGAL-MAURER S, RATANASUWAN W, et al. Efficacy and safety of the novel capsid inhibitor lenacapavir to treat multidrug-resistant HIV: Week 52 results of a phase 2/3 trial. Lancet HIV, 2023, 10(8): e497-e505.

[76] ABERG J A, SHEPHERD B, WANG M, et al. Week 240 efficacy and safety of fostemsavir plus optimized background therapy in heavily treatment-experienced adults with HIV-1. Infect Dis Ther, 2023, 12(9): 2321-2335.

[77] EMU B, FESSEL J, SCHRADER S, et al. Phase 3 study of ibalizumab for multidrug-resistant HIV-1. N Engl J Med, 2018, 379(7): 645-654.

[78] BARRETT S E, TELLER R S, FORSTER S P, et al. Extended-duration MK-8591-eluting implant as a candidate for HIV treatment and prevention. Antimicrob Agents Chemother, 2018, 62(10): e01058-18.

[79] MENÉNDEZ-ARIAS L, DELGADO R. Update and latest advances in antiretroviral therapy. Trends Pharmacol Sci, 2022, 43(1): 16-29.

[80] MARKOWITZ M, SARAFIANOS S G. 4'-ethynyl-2-fluoro-2'-deoxyadenosine, MK-8591: A novel HIV-1 reverse transcriptase translocation inhibitor. Curr Opin HIV AIDS, 2018, 13(4): 294-299.

[81] SCHÜRMANN D, RUDD D J, ZHANG S, et al. Safety, pharmacokinetics, and antiretroviral activity of islatravir(ISL, MK-8591), a novel nucleoside reverse transcriptase translocation inhibitor, following single-dose administration to treatment-naive adults infected with HIV-1: An open-label, phase 1b, consecutive-panel trial. Lancet HIV, 2020, 7(3): e164-e172.

[82] MOLINA J M, YAZDANPANAH Y, AFANI SAUD A, et al. Islatravir in combination with doravirine for treatment-naive adults with HIV-1 infection receiving initial treatment with islatravir, doravirine, and lamivudine: A phase 2b, randomised, double-blind, dose-ranging trial. Lancet HIV, 2021, 8(6): e324-e333.

[83] MOLINA J M, YAZDANPANAH Y, AFANI SAUD A, et al. Brief report: Efficacy and safety of oral islatravir once daily in combination with doravirine through 96 weeks for treatment-naive adults with HIV-1 infection receiving initial treatment with islatravir, doravirine, and lamivudine. J Acquir Immune Defic Syndr, 2022, 91(1): 68-72.

[84] KUFEL W D. Antibody-based strategies in HIV therapy. Int J Antimicrob Agents, 2020, 56(6): 106186.

[85] PROMSOTE W, DEMOUTH M E, ALMASRI C G, et al. Anti-HIV-1 antibodies: An update. BioDrugs, 2020, 34(2): 121-132.

[86] CHANG X L, REED J S, WEBB G M, et al. Suppression of human and simian immunodeficiency virus replication with the CCR5-specific antibody leronlimab in two species. PLoS Pathog, 2022, 18(3): e1010396.

[87] RUSCONI S, SALADINI F, BELLOCCHI M C, et al. Leronlimab(PRO 140) in vitro activity against 4-class drug resistant HIV-1 from heavily treatment experienced subjects. Pharmacol Res, 2022, 176: 106064.

[88] WANG C Y, WONG W W, TSAI H C, et al. Effect of anti-CD4 antibody UB-421 on HIV-1 rebound after treatment interruption. N Engl J Med, 2019, 380(16): 1535-1545.

[89] PISCAGLIA M, COSSU M V, PASSERINI M, et al. Emerging drugs for the treatment of HIV/AIDS: A review of 2019/2020 phase II and III trials. Expert Opin Emerg Drugs, 2021, 26(3): 219-230.

[90] JULG B, PEGU A, ABBINK P, et al. Virological control by the CD4-binding site antibody N6 in simian-human immunodeficiency virus-infected rhesus monkeys. J Virol, 2017, 91(16): e00498-17.

第三章 抗病毒治疗的启动与转换

第一节 抗病毒治疗的目标

抗病毒治疗的目标是最大限度地抑制 HIV 复制,使病毒载量降低至检测下限并减少病毒变异、重建免疫功能、降低异常免疫激活、减少 HIV 的传播、预防母婴传播、降低艾滋病的发病率和病死率、减少非艾滋相关疾病的发病率和病死率,使患者获得正常的预期寿命,提高生命质量。具体包括病毒学目标、免疫学目标、临床目标和公共卫生目标。

1. **病毒学目标** 通过抗病毒治疗,使病毒复制受到完全抑制,病毒载量降低到最低水平,甚至达到不可检测的程度,最大限度地减少病毒变异,降低或消除病毒耐药性。终极目标是完全清除病毒从而实现治愈。

2. **免疫学目标** 通过抗病毒治疗,使机体的免疫功能获得重建,免疫细胞的数量增加、质量提高直至恢复正常。平衡免疫反应,减少异常免疫激活。促进免疫记忆的形成并使其保持稳定。

3. **临床目标** 通过抗病毒治疗,减少或不再发生艾滋病相关机会性感染和肿瘤,降低死亡风险,身体功能状态完全恢复,提高患者的生活质量。同时还能降低与 HIV 感染间接相关的非艾滋相关疾病的发生率,最后达到正常的预期寿命。

4. **公共卫生目标** 通过有效的抗病毒治疗,使 HIV 得到有效抑制,阻断病毒的传播和流行。随着 U=U(undetectable=untransmittable,即持续检测不到病毒 = 不具传染力)概念被证实,从公共卫生学角度来说,有效的抗病毒治疗可减少 HIV 传播,降低 HIV 新发感染率,最终达到消除艾滋病公共卫生威胁的目标。

对个体而言,抗病毒治疗可以改善或恢复个体的健康状况,延长个体的生存时间,提高或维持个体的生活质量,提升个体的社会功能和心理幸福感,减轻个体的痛苦和负担。一项来自欧洲与北美的队列研究分析了 2015 年后开始服用抗病毒药物的 HIV 感染者的预期寿命。研究表明,预期寿命与开始服药时 $CD4^+T$ 细胞数显著相关,对于随访开始时 $CD4^+T$ 细胞数较低的人来说,预期寿命估计值要低得多,在 2015 年以后开始服药并且服药时 $CD4^+T$ 细胞计数大于 500 个/μl 的 40 岁 HIV 感染者,预期寿命与健康人完全无异。这强调了 HIV 早期诊断和持续治疗的重要性。总的来说,接受 ART 的 HIV 感染者的预期寿命大幅提高。随之而来需要面临的问题是,患者可以长期生存,非 HIV 合并症日益增多,包括骨质疏松、心血管疾病、代谢相关疾病、神经精神疾病和肿瘤等问题。

对社会而言,抗病毒治疗可以减少或消除病毒的传播和流行,降低或消除病毒的危害和威胁,降低病毒的防治成本和负担,保障社会安全稳定,促进社会发展进步。

(陈雅红)

第二节 抗病毒治疗的启动时机

从抗 HIV 治疗历史上看,以往临床医生往往需要权衡延迟治疗的风险和获益来决定是否启动 ART。

最初的 ART 方案药片数量多、使用方法烦琐,医务人员要向患者说清楚如何用药也存在不便。而且早期的 ARV 药物毒副作用很大、耐药屏障比较低;患者难以耐受,耐药后可选择的治疗方案也有限,这使得临床决策更倾向延迟启动抗病毒治疗,以避免病程早期的耐受性及依从性差最终导致治疗失败且无药可换。

根据 2001 年的治疗共识,启动治疗的时机是基于 CD4$^+$T 细胞数来判断的,而不是通过病毒载量。对于发生晚期艾滋病定义疾病的患者,无论 CD4$^+$T 细胞数量多少,都应开始 ART。之后,不同机构发布的指南根据资源可及性提供了不同的启动建议。2006 年世界卫生组织(WHO)建议,在资源有限的地区,对于无症状的感染者,不应在 CD4$^+$T 细胞数高于 200 个/μl 时启动 ART。2008 年,国际艾滋病协会美国专家组(IAS-USA)建议,在 CD4$^+$T 细胞下降至低于 350 个/μl 之前,不应对成人 HIV 感染者启动 ART,对于 CD4$^+$T 细胞高于 350 个/μl 的感染者,应根据是否存在合并症、是否进展为艾滋病和非艾滋病定义疾病的危险因素而个体化决策是否开始 ART。

实现病毒学抑制不仅仅能够降低病死率、改善预后,还能起到减少 HIV 传播的积极作用。随着 ARV 药物的研发进展,越来越多更高效、耐药屏障更高、毒副作用更小、使用更方便的 ART 方案不断推出。随着单片复合制剂的问世,感染者每日只需要服用一片药物即可实现病毒学抑制,药片负担也较前大幅降低。因此,国内外治疗指南逐渐对治疗时机进行更新。2011 年中国指南建议,如感染者存在严重的机会性感染,应控制病情待稳定后再开始治疗,急性期、有症状期、无症状期 CD4$^+$T 细胞数小于 350 个/μl、高病毒载量($>10^5$ 拷贝/ml)、CD4$^+$T 细胞快速下降(每年降低 >100 个/μl)等情况下建议治疗;2015 年,指南建议无症状期 CD4$^+$T 细胞(350~500)个/μl 的感染者也要启动 ART。2016 年后国内外各大指南均明确提出,一旦确诊 HIV 感染,无论 CD4$^+$T 细胞数量高低,均建议立即开始治疗。目前国内外的权威指南关于启动 ART 的治疗时机均遵照发现就治疗的原则。但如果患者存在严重的机会性感染,应等病情控制稳定后再开始 ART,一般不超过 2 周。合并隐球菌性脑膜炎或结核性脑膜炎的患者,在病原体还没有被控制的情况下过早启动 ART 可能会发生致命性免疫重建炎症综合征(IRIS),增加病死率,建议在规范抗病原体治疗 4~8 周后再启动 ART。

(陈雅红)

第三节 快速启动抗病毒治疗

快速启动抗逆转录病毒治疗(rapid initiation of ART,Rapid ART),简称"快速启动抗病毒治疗",是艾滋病防控领域近年来备受关注的新理念、新措施之一。世界卫生组织于 2017 年发布的 *Guidelines for Managing Advanced HIV Disease And Rapid Initiation of Antiretroviral Therapy*(晚期 HIV 疾病管理及抗逆转录病毒治疗快速启动指南)正式提出"快速启动"概念,明确建议所有 HIV 感染者在确诊 7 日内启动 ART;如果已经做好准备,可以在确诊当天即开始治疗。越来越多的国际指南引入了"快速启动"的概念。做好治疗准备且无临床禁忌或其他特殊情况的患者,可考虑于确诊当天启动治疗。我国《国家免费艾滋病抗病毒药物治疗手册(2023 年版)》中建议,尽量在确诊 HIV 感染 30 天内启动抗病毒治疗,特别是合并进展期疾病的感染者,在诊断后 7 天内启动治疗,前提是没有启动抗病毒治疗的禁忌证。

美国卫生与公共服务部(DHHS)指南建议,ART 应该在诊断 HIV 感染后尽早启动,如快速启动(诊断后数天或数周内)或诊断当天立即启动 ART。部分研究证实了诊断当天开始 ART 的可行性,但需要注意,该模式需要在资源密集型地方开展,这一策略需要额外的人员、多学科协调、患者教育、实验室检测等众多支持。

快速启动治疗的意义在于能有效提高 ART 治疗率、病毒学抑制率及长期治疗维持率,缩短患者达到病毒学抑制的时间,降低患者的病死率和 HIV 传播风险。来自美国旧金山、东非、南非、海地及我国广西几个不同的研究表明,快速启动抗病毒治疗可获得更高的病毒学抑制率、降低 HIV 感染者的死亡风险。另一项基于我国艾滋病综合防治信息系统的研究显示,对于 CD4$^+$T 细胞 >500 个/μl 的患者,30 天内启动治疗可将1年全因病死率降低63%。此外,快速启动治疗对妊娠期、急性感染期等特殊患者人群同样有重要意义。例如妊娠期确诊HIV感染后快速启动治疗可降低母婴传播风险,对于急性感染的HIV感染者来说,快速启动治疗可有效减少传播。

当然,快速启动抗病毒治疗并非盲目开展,需要有一定的支撑条件。首先应遵循以患者为中心的原则,在开始ART前一定要取得患者的配合和同意,教育好患者服药的依从性。患者和医务人员对艾滋病及ART的了解、HIV诊断的及时性、药物的可及性也是重要因素。实施一站式管理模式,简化患者转介流程,社会化综合管理,如社区参与、志愿者组织协助及宣传等方式可促进快速启动。快速启动治疗并非适用于所有HIV感染者,如患者合并结核性脑膜炎、隐球菌性脑膜炎等严重机会性感染,有致命性IRIS的风险时,应优先处理机会性感染,病情稳定后才能启动抗病毒治疗。

（陈雅红）

第四节　抗病毒治疗前准备

一、治疗前准备

治疗前的准备,不仅是指启动ART前需要充分评估病情,更为重要的是要与HIV感染者进行深度、有效的医患沟通,使其了解ART的目标和益处,建立治疗信心,认识到坚持用药对自身健康的重要性。提供必要的心理和社会支持。治疗前首先需要对患者进行依从性教育,良好的依从性是抗病毒治疗成功的关键。提高依从性可从以下几个方面入手。

1. **充分沟通**　向患者提供清晰易懂的抗病毒治疗信息,包括治疗的目的、终身服药的重要性、药物的毒副作用、剂量和服药要求,使患者能够配合治疗和随访。

2. **个性化的治疗方案**　根据患者的具体情况和需求,制定个性化的治疗方案,包括选择适当的抗病毒药物、用药剂量和用药时间,以及对食物和合并其他用药的要求。

3. **提供多方位支持**　让患者感受到医护人员和家人的关心和支持,提高患者对治疗的信心和依从性。提供心理咨询和社会支持服务,帮助患者处理情绪和心理问题,减少焦虑和抑郁对依从性的影响。为患者提供患教手册、咨询电话和网络问询平台。

4. **时间管理和提醒**　通过设定定时提醒用药、同伴提醒、提供每周标明日期的药盒等措施,帮助患者建立规律的用药时间表,有效管理治疗时间,减少漏服药物的风险。

5. **教育和培训**　为患者提供有关提高依从性的培训并不断强化,包括如何正确服用药物、如何处理可能出现的副作用、如何处理漏服药物的情况等。

6. **定期复诊和监测**　建立定期的复诊和监测机制,如使用电话随访或预约随访等方式及时评估治疗效果、调整治疗方案,为患者提供必要的医疗指导和支持。

7. **启动ART前的相关检查**

(1) 详细了解患者的家族史及既往罹患的疾病。常规检查体重、血常规、血液生化检查(血糖、血脂、尿素氮、肌酐、转氨酶和胆红素等),尿液分析,乙肝标志物、丙肝标志物、梅毒检测,结核筛查(如痰涂片找抗酸杆菌、胸部X线检查或肺部CT等),CD4$^+$T细胞计数、HIV RNA定量检测。有条件的可进行精神状况评估,如抑郁量表、焦虑量表及睡眠的筛查评估。

(2) 完善治疗前耐药检测。根据当地对不同ARV药物的治疗前耐药状况,对未接受ART的患者进行标准基因型耐药性检测,应着重于非核苷类逆转录酶抑制剂(NNRTIs)和核苷类逆转录酶抑制剂(NRTIs)。在新诊断的HIV感染者或曾经接受长效ARV药物卡替拉韦(CAB)作为暴露前预防(PrEP)失败的感染HIV的患者中,有可能发生了整合酶抑制剂(INSTI)耐药,应进行整合酶基因突变的检测。

(3) 其他必要检查,如性传播疾病的筛查、机会性感染和肿瘤等。

二、初始抗病毒治疗的注意事项

1. 应用抗病毒治疗方案前需要注意药物说明书，大多数都会提及不建议用于已知存在相关耐药的情况下，或需要对此作出剂量调整。在实际临床中，要根据患者实际情况，充分评估，选择合理的抗病毒治疗方案，保证抗病毒疗效。初始 ART 方案的制定应该在药物可及的前提下，遵循以下基本原则：尽量选用抗病毒作用强、毒副作用小、耐受性好、使用方便以及当地治疗前耐药率低的方案。如果患者合并 HBV 感染，ART 方案需要同时抗 HIV 和 HBV 两种病毒。

2. 启动 ART 前需要了解 HIV 感染者的基础健康状况及合并用药情况，避免因药物毒性反应导致原有基础疾病加重，或因为药物相互作用导致对机体的损伤和影响疗效等情况。可以参考本篇第七章或通过利物浦大学网站查询药物相互作用。

3. **开始 ART 时的注意事项** 目前在指南中推荐作为初始治疗的 ART 方案可以降低大多数依从性良好的患者的病毒载量，并将持续维持病毒学抑制成功，大多数推荐方案的服药量较低且耐受性良好。但需要注意的是，一旦开始治疗，必须终身接受 ART，患者需要做好充分的心理准备。

4. **确保患者服药依从性** 成功维持病毒学抑制的关键是持续接受 ART，不能坚持或间歇性接受 ART 可能会导致治疗失败或出现耐药突变，而这些都会影响未来治疗方案的选择。所以，医务人员应该与所有准备启动 ART 的患者充分沟通，阐明如何选择适合自己的 ART 方案，如何改善用药依从性及随访参与度等。一些疾病相关因素、社会学因素、行为学因素均与依从性差有关，如未控制好的精神性疾病、神经认知障碍、居无定所、封闭的社会环境、患者对副作用的过度担忧，以及各种原因不能坚持门诊随访等都会影响治疗效果。临床医生应确定需要额外干预的领域，以提高治疗后的长期依从性。很多治疗点采取个案管理师、非政府关爱组织或社会工作者参与管理的方式，起到了很好的效果。

（陈雅红）

第五节 初始抗病毒治疗方案的选择

一、国际指南对初始抗病毒治疗方案的推荐

目前国际指南主要有：①DHHS 指南；②欧洲艾滋病临床协会（EACS）指南；③IAS-USA 指南；④WHO 指南（表 4-3-5-1）。

1. **DHHS 指南** 对于没有 CAB 暴露前预防失败史的 HIV 感染者，建议应用 BIC/TAF/FTC、DTG/ABC/3TC、DTG+TAF（或 TDF）+FTC（或 3TC）、DTG/3TC 方案。在有 CAB-LA 暴露前预防失败史且 INSTI 耐药结果未出的情况下，建议应用增强 DRV+TAF（或 TDF）+FTC（或 3TC）。

2. **EACS 指南** 除了推荐 DHHS 指南提及的上述方案，还推荐 TAF/FTC 或 TDF/XTC+RAL、TAF/FTC（或 TDF/XTC）+DOR、TDF/3TC/DOR。

3. **IAS-USA 指南** 大多数 HIV 感染者可应用 BIC/TAF/FTC、DTG+TXF/XTC、DTG+3TC 作为初始治疗方案。如果有 PrEP 失败史，则根据用药情况进行判断：①若 TAF（或 TDF）+FTC 作为 PrEP 后感染了 HIV，应进行基因型耐药分析，若在耐药结果获取前启动 ART，最好应用 DTG（或 BIC）+TXF/FTC 方案；②若在 CAB 进行 PrEP 后感染 HIV，应进行 INSTI 基因型耐药分析，若在结果获取前启动 ART，应使用含增强 DRV+TXF/XTC 方案。

4. **WHO 指南** 成人 HIV 感染者初始治疗的推荐方案为 TDF+3TC（或 FTC）+DTG。

表 4-3-5-1　国际指南初治推荐方案

指南	推荐方案
DHHS 2023	初治推荐方案

没有长效 CAB PrEP 使用史	有长效 CAB PrEP 使用史
B/F/TAF DTG/ABC/3TC（只适用于 *HLA-B*5701* 阴性和无 HBV 合并感染人群） DTG+TAF 或 TDF+FTC 或 3TC DTG/3TC（以下情况不推荐使用：HBV 合并感染、HIV RNA 水平＞500 000 拷贝 /ml、没有耐药基因检测和 HBV 检测结果之前就启动抗病毒治疗）	应在开始 ART 前进行 INSTI 基因型耐药检测。如果在基因型检测结果出来之前开始治疗，建议采用以下方案： DRV/b+TAF 或 TDF+FTC 或 3TC，等待基因型检测结果

初治备选方案

INSTI+2NRTIs：

* EVG/c/TAF/FTC

* RAL+TAF 或 TDF+FTC 或 3TC

增强 PI+2NRTIs：

一般来说，增强 DRV 优先于增强 ATV

* DRV/c 或 DRV/r+TAF 或 TDF+FTC 或 3TC

* ATV/c 或 ATV/r+TAF 或 TDF+FTC 或 3TC

* DRV/c 或 DRV/r+ABC/3TC（如果 *HLA-B*5701* 阴性）

NNRTI+2NRTIs：

* DOR/TDF/3TC 或 DOR+TAF/FTC

* EFV+TAF 或 TDF+FTC 或 3TC

EFV 600mg+TDF+FTC 或 3TC

EFV 400mg/TDF/3TC

EFV 600mg+TAF/FTC

* RPV/TAF 或 TDF/FTC（适用于 HIV RNA＜100 000 拷贝 /ml 和 CD4+ T 细胞计数＞200 个 /μl）

当 ABC、TAF 和 TDF 不能使用或不是最佳方案时应考虑的方案：

* DTG/3TC（除以下情况：HIV RNA＞500 000 拷贝 /ml、合并 HBV 感染、在获得耐药检测结果或 HBV 检测结果之前开始 ART 的患者）

* DRV/r+RAL 每日 2 次（适用于 HIV RNA＜100 000 拷贝 /ml 和 CD4+ T 细胞计数＞200 个 /μl）

* DRV/r 每日 1 次 +3TC

EACS 2023	初治推荐方案

2NRTIs+INSTI：

* ABC/3TC+DTG 或 ABC/3TC/DTG（*HLA-B*5701* 阴性，HBsAg 阴性）

* TAF/FTC/BIC

* TAF/FTC 或 TDF/XTC+DTG

* TAF/FTC 或 TDF/XTC+RAL 每日 1 次或每日 2 次

1NRTI+INSTI：

* XTC+DTG 或 3TC/DTG（用于 HBsAg 阴性、HIV RNA＜500 000 拷贝 /ml 的患者；在 PrEP 失败后感染不建议使用）

2NRTIs+NNRTI：

* TAF/FTC 或 TDF/XTC+DOR 或 TDF/3TC/DOR

续表

指南	推荐方案

初治备选方案

2NRTIs+NNRTI：
- TAF/FTC 或 TDF/XTC+EFV 或 TDF/FTC/EFV（在睡前或晚餐前 2 小时）
- TAF/FTC 或 TDF/XTC+RPV 或 TAF/FTC/RPV 或 TDF/FTC/RPV（用于 $CD4^+$ T 细胞计数＞200 个/μl、HIV RNA＜100 000 拷贝/ml、未使用胃液 pH 升高剂的患者；随餐服用）

2NRTIs+PI/r 或 PI/c：
- TAF/FTC 或 TDF/XTC+DRV/c 或 DRV/r 或 TAF/FTC/DRV/c（随餐服用）

IAS-USA 2022

初治推荐方案

- BIC/TAF/FTC
- DTG+TXF/XTC
- DTG/3TC（只有当 HIV RNA＜500 000 拷贝/ml 和无 HBV 合并感染时使用。当基因型、HIV RNA 和 HBV 血清学结果尚未获得时，不应将该方案用于快速启动）

若需在得到耐药检测结果前启动 ART，推荐：
- INSTI 方案：BIC 或 DTG+TXF/XTC（曾经使用 F/TDF 或 F/TAF 作 PrEP 者适用）
- PI/b 方案：DRV/b+TXF/XTC（长效 CAB 作 PrEP 使用者适用）

初治备选方案

- DRV/COBI/TAF/FTC（在未获得 INSTI 基因型的情况下，有 CAB 作 PrEP 暴露史的患者首选）
- DRV+COBI 或 RTV+TXF/XTC（用于已知或疑似治疗前多药耐药或 INSTI 耐药，或用于依从性差的 HIV 感染者）
- DOR/TDF/3TC 或 DOR+TXF/XTC（用于对 INSTIs 不耐受的 HIV 感染者）
- EFV（600mg 或 400mg）/TDF/FTC 或 3TC（用于治疗 HIV/结核合并感染、妊娠或有妊娠意向人群）
- RAL+TXF/XTC（用于治疗 HIV/结核合并感染、妊娠或有妊娠意向人群、药物相互作用风险高）
- RPV/TAF/FTC（药片较小；仅用于治疗前 HIV RNA 水平＜100 000 拷贝/ml 和 $CD4^+$ T 细胞计数＞200 个/μl 的患者）
- RPV+TDF/3TC（仅用于治疗前 HIV RNA 水平＜100 000 拷贝/ml 和 $CD4^+$ T 细胞计数＞200 个/μl 的患者）

WHO 2021

初治首选推荐

TDF+3TC 或 FTC+DTG

初治备选推荐

TDF+3TC+EFV 400mg

二、国内指南对初始抗病毒治疗方案的推荐（表 4-3-5-2）

（一）《中国艾滋病诊疗指南（2024 版）》

1. 初始抗病毒治疗方案的首选方案推荐以下几种。

1）2NRTI 类药物+第三类药物：即骨干药物 TDF+3TC（或 FTC），或 TAF/FTC 联合①NNRTI 类（EFV 或 RPV）或②增强型蛋白酶抑制剂类（DRV/c、LPV/r）或③INSTI 类（DTG、RAL）。

2）复方单片制剂：BIC/TAF/FTC、EVG/c/TAF/FTC、DTG/ABC/3TC、DOR/TDF/3TC、ANV/TDF/3TC、DTG/3TC。

3）NRTI+INSTIs：DTG+3TC。

2. 在上述药物不可及的情况下，也可考虑如下替代方案，均为 2NRTI 类+第三类药物：

1）AZT（或 ABC）+3TC+第三类药物，其中第三类药物包括：①NNRTI 类（EFV、RPV、DOR、ANV 或 NVP）；②PI 类（LPV/r、DRV/r）；③INSTI 类（DTG、RAL）。

2）TDF+3TC（或 FTC）/TAF+NVP。

3）TDF+FNC+EFV。

（二）《国家免费艾滋病抗病毒药物治疗手册（2023年版）》

1. **首选方案**：TDF+3TC+EFV 400mg

2. **替代方案**：TDF+3TC+RPV

表 4-3-5-2　中国指南推荐成人及青少年初治患者抗病毒治疗方案

指南	治疗方案
中国艾滋病诊疗 指南（2024年版）	**推荐方案** 2NRTIs+第三类药物： ● TDF+3TC（FTC）或 TAF/FTC+NNRTI（EFV、RPV）或 +PI（LPV/r）或 +INSTI（DTG、RAL） 单片复合制剂： ● TAF/FTC/BIC ● TAF/FTC/EVG/c ● ABC/3TC/DTG ● DOR/3TC/TDF ● ANV/TDF/3TC 1NRTI+1INSTIs： ● DTG/3TC 或 DTG+3TC（仅用于 HBsAg 阴性） **替代方案** 2NRTIs+第三类药物 ● AZT（ABC）+3TC+NNRTI（EFV 或 RPV 或 DOR 或 ANV 或 NVP）或 +PI（LPV/r、DRV/c）或 +INSTIs（DTG、RAL） ● TDF+3TC（FTC）或 TAF/FTC+NNRTIs（NVP） ● TDF+FNC+NNRTIs（EFV）
国家免费艾滋病 抗病毒药物治疗 手册（2023年版）	**一线首选方案** ● TDF+3TC+EFV 400mg **一线替代方案** ● TDF+3TC+RPV

（陈雅红）

第六节　平稳转换治疗方案的时机和方案选择

一、平稳转换的时机

平稳转换是指在治患者达到病毒学抑制的情况下转换 ART 方案。一般在 ART 后达到病毒学抑制 3～6 个月以上进行转换，是一种主动转换方式，可以理解为对 ART 方案进行优化。长期处于病毒学抑制状态的 HIV 感染者，如果服用的是由多片药物组成的联合方案，可以考虑转换为单片复合制剂以减少药片数量和给药频率。也可以为了减少长期用药可能带来的毒副作用而简化或转换方案。另外，为了避免药物间相互作用也可以转换方案。

平稳转换的基本原则是维持病毒学抑制且不危及未来的治疗选择，同时解决当前治疗方案存在的问题，优先考虑同类药物互换。转换方案的时机主要通过患者表达的治疗诉求及临床医生对患者病情进行的综合判断来决定，药物副作用（如骨密度下降、肾功能损害等）、药物 - 药物或药物 - 食物的相互作用、药片负担、妊娠、经济负担或简化治疗方案的愿望等因素是推动治疗方案转换的常见原因。

已达到病毒学抑制的 HIV 感染者如服用的是 AZT 等核苷类逆转录酶抑制剂或 LPV 等蛋白酶抑制剂,由于这些药物普遍毒副作用较大、药片多、服药频率高、药物相互作用多,这类患者转换 ART 方案通常能取得更大程度的获益。如果服用的是 TDF 或 EFV,可根据目前出现的合并症、精神状况、患者经济情况等选择平稳转换为 TAF 或 ANV、DOR、RPV 或 DTG、BIC 等。

墨西哥的一项横断面、回顾性真实世界研究,评估了 B/F/TAF 在墨西哥经治 HIV 感染者中的获益(持续病毒学抑制、耐受性和安全性)。该真实世界研究结果显示,HIV 感染者从其他 ART 方案转换为 B/F/TAF,仍可维持高水平病毒学抑制,这与既往随机对照试验结果一致。在安全性方面,未出现因体重增加或药物相关的不良反应导致的停药。提示 B/F/TAF 是优化治疗方案有效且安全的选择。BIKSWITCH 研究结果显示,从基于非整合酶抑制剂的 ART 方案转换为 B/F/TAF,可以提高 HIV 感染者病毒学抑制的比例,且不良反应发生率低,不影响感染者的肾小球滤过率和血脂谱,是转换 ART 中的优选方案。TANGO 及 SALSA 研究分别在三年及 48 周的研究结果显示,平稳转换为二联疗法 3TC/DTG 非劣效于三药方案,并能达到超过 86% 的持续病毒学抑制率,且有良好的安全性及耐受性,未发现耐药的情况。然而,对于合并 HBV 感染的患者应继续使用 TDF 或 TAF+3TC 或 FTC 作为新方案的一部分。不推荐新方案仅含有一种对 HBV 有活性的核苷类药物,以避免诱导 HIV、HBV 对核苷类药物产生耐药性。

转换方案后应注意监测病毒抑制情况,在平稳转换后 4~8 周进行检测,确认病毒载量得到抑制。如果治疗过程中 HIV 载量超过 200 拷贝 /ml,建议每 3 个月检测。不推荐使用增强 PI 或 DTG 单药治疗,不推荐间歇治疗或中断治疗。

二、转换方案选择

DHHS 指南对达到病毒学抑制的 HIV 感染者转换治疗方案有如下建议。

1. **同类 ARV 药物转换**　①从 TDF 或 ABC 转换为 TAF;②从 RAL 转换为 DTG;③从 DTG(非复方单片制剂方案)、EVG/c 或 RAL 转换为 BIC;④从 EFV 转换为 RPV 或 DOR。

2. **不同类别 ARV 药物转换**　①用 INSTI(例如 DTG、BIC 或 EVG)替换增强 PI;②用 RPV 或 DOR 替换增强 PI;③用 INSTI 替换 NNRTI。

3. **转换为口服的两药方案**　越来越多的证据表明,对于通过三药方案实现持续病毒学抑制 3~6 个月的患者,一些两药 ART 方案可有效维持病毒学抑制。不建议合并 HBV 感染的患者使用两药方案,除非患者还接受特定的抗 HBV 治疗(如恩替卡韦)。具体建议:①DTG+RPV;②DTG+3TC(或 FTC);③增强 PI+3TC;④增强 DRV+DTG。

4. **转换为长效方案**　CAB+RPV。

(陈雅红)

参 考 文 献

[1] SIEGFRIED N, UTHMAN O A, RUTHERFORD G W. Optimal time for initiation of antiretroviral therapy in asymptomatic, HIV-infected, treatment-naive adults. Cochrane Database Syst Rev, 2010, 2010(3): CD008272.

[2] 中华医学会感染病学分会艾滋病学组. 艾滋病诊疗指南(2011 版). 中华传染病杂志, 2011, 29(10): 629-640.

[3] 中华医学会感染病学分会艾滋病学组. 艾滋病诊疗指南(第三版). 中华传染病杂志, 2015(10): 577-593.

[4] 中华医学会感染病学分会艾滋病丙型肝炎学组, 中国疾病预防与控制中心. 中国艾滋病诊疗指南(2018 版). 传染病信息, 2018, 31(6): 481-499.

[5] 中华医学会感染病学分会艾滋病丙型肝炎学组, 中国疾病预防控制中心. 中国艾滋病诊疗指南(2021 年版). 中国艾滋病性病, 2021, 27(11): 1182-1201.

[6] 中华医学会感染病学分会艾滋病丙型肝炎学组, 中国疾病预防控制中心. 中国艾滋病诊疗指南(2024 年版). 中华传染病杂志, 2024, 42(5): 257-284.

[7] The U.S. Department of Health and Human Services. Guidelines for the use of antiretroviral agents in adults and adolescents

with HIV.（2024-09-12）［2024-09-20］. https：//clinicalinfo.hiv.gov/en/guidelines/adult-and-adolescent-arv.

［8］European AIDS Clinical Society. EACS guidelines 2023：Version 12.0.（2023-10-15）［2024-06-20］. https：//eacs. sanfordguide.com.

［9］GANDHI R T, BEDIMO R, HOY J F, et al. Antiretroviral drugs for treatment and prevention of HIV infection in adults：2022 recommendations of the International Antiviral Society-USA panel. JAMA, 2023, 329（1）：63-84.

［10］中国疾病预防控制中心性病艾滋病预防控制中心. 国家免费艾滋病抗病毒药物治疗手册. 5版. 北京：人民卫生出版社, 2023.

［11］World Health Organization. Update of recommendations on first- and second-line antiretroviral regimens.（2019-07-20）［2024-06-20］. https：//apps.who.int/iris/bitstream/handle/10665/325892/WHO-CDS-HIV.19.15-eng.pdf？ua=1.

［12］TRICKEY A, SABIN C A, BURKHOLDER G, et al. Life expectancy after 2015 of adults with HIV on long-term antiretroviral therapy in Europe and North America：A collaborative analysis of cohort studies. Lancet HIV, 2023, 10（5）：e295-e307.

［13］葛兰素史克. 万凯锐®和瑞卡必®在中国获批作为HIV-1长效注射治疗方案联合使用.（2023-10-26）［2024-06-20］. https：//www.gsk-china.com/zh-cn/media/press-releases/hiv-vplusr.

［14］Merck. Merck to initiate new phase 3 clinical program with lower dose of daily oral islatravir in combination with doravirine for treatment of people with HIV-1 infection.（2022-09-20）［2024-06-20］. https：//www.merck.com/news/merck-to-initiate-new-phase-3-clinical-program-with-lower-dose-of-daily-oral-islatravir-in-combination-with-doravirine-for-treatment-of-people-with-hiv-1-infection/.

［15］LEONE P, GARTLAND M, ABBERBOCK J, et al. Impact of baseline factors on virologic response to bNAb：VH3810109（N6LS）in BANNER.（2023-09-19）［2024-06-20］. https：//www.croiconference.org/abstract/impact-of-baseline-factors-on-virologic-response-to-bnab-vh3810109-n6ls-in-banner/.

［16］PERAZZOLO S, STEPHEN Z R, EGUCHI M, et al. A novel formulation enabled transformation of 3-HIV drugs tenofovir-lamivudine-dolutegravir from short-acting to long-acting all-in-one injectable. AIDS, 2023, 37（14）：2131-2136.

［17］HAN K, D'AMICO R, SIEVERS J, et al. Phase Ⅰ study of cabotegravir long-acting injectable formulations supports ≥4-monthly dose interval.（2024-03-03）［2024-06-20］. https：//www.croiconference.org/abstract/phase-i-study-of-cabotegravir-long-acting-injectable-formulations-supports-%E2%89%A54-monthly-dose-interval/.

［18］ROSEN S, MASKEW M, FOX M P, et al. Initiating antiretroviral therapy for HIV at a patient's first clinic visit：The RapIT randomized controlled trial. PLoS Med, 2016, 13（5）：e1002015.

［19］KOENIG S P, DORVIL N, DEVIEUX J G, et al. Same-day HIV testing with initiation of antiretroviral therapy versus standard care for persons living with HIV：A randomized unblinded trial. PLoS Med, 2017, 14（7）：e1002357.

［20］LABHARDT N D, RINGERA I, LEJONE T I, et al. Effect of offering same-day ART vs usual health facility referral during home-based HIV testing on linkage to care and viral suppression among adults with HIV in Lesotho：The CASCADE randomized clinical trial. JAMA, 2018, 319（11）：1103-1112.

［21］FORD N, MIGONE C, CALMY A, et al. Benefits and risks of rapid initiation of antiretroviral therapy. AIDS, 2018, 32（1）：17-23.

［22］ZHAO Y, WU Z, MCGOOGAN J M, et al. Immediate antiretroviral therapy decreases mortality among patients with high CD4 counts in China：A nationwide, retrospective cohort study. Clin Infect Dis, 2018, 66（5）：727-734.

［23］BLACK S, ZULLIGER R, MYER L, et al. Safety, feasibility and efficacy of a rapid ART initiation in pregnancy pilot programme in Cape Town, South Africa. S Afr Med J, 2013, 103（8）：557-562.

［24］GIROMETTI N, NWOKOLO N, MCOWAN A, et al. Outcomes of acutely HIV-1-infected individuals following rapid antiretroviral therapy initiation. Antivir Ther, 2017, 22（1）：77-80.

［25］TROTTIER B, ANTINORI A, DE WET J, et al. Bictegravir/emtricitabine/tenofovir alafenamide（B/F/TAF）for the treatment of people living with HIV：24-month（24M）analyses by age, race, sex, adherence and late presentation in a multi-country cohort study.（2022-10-23）［2024-06-20］. https：//hivglasgow.org/wp-content/uploads/2023/01/P067_Trottier_Benoit.pdf.

［26］LLIBRE J M, BRITES C, CHENG C Y, et al. Efficacy and safety of switching to the 2-drug regimen dolutegravir/lamivudine versus continuing a 3- or 4-drug regimen for maintaining virologic suppression in adults living with human immunodeficiency virus 1（HIV-1）：Week 48 results from the phase 3, noninferiority SALSA randomized trial. Clin Infect Dis, 2023, 76（4）：720-729.

［27］OSIYEMI O, DE WIT S, AJANA F, et al. Efficacy and safety of switching to dolutegravir/lamivudine versus continuing a tenofovir alafenamide-based 3- or 4-drug regimen for maintenance of virologic suppression in adults living with human immunodeficiency virus type 1: Results through week 144 from the phase 3, noninferiority TANGO randomized trial. Clin Infect Dis, 2022, 75(6): 975-986.

第四章　抗病毒治疗失败的处理

目前通过对 HIV 初治患者应用指南推荐的 ART 方案，能够使大部分患者达到并维持病毒学抑制。应用 ART 后仍未达到病毒学抑制或出现病毒学反弹的患者，可能对其治疗方案的一个或多个组分产生耐药突变。依从性不良是导致病毒学失败的最主要原因。了解患者既往 ART 治疗史非常重要，其中一些治疗失败的患者可能只具有很低的耐药性或未发生耐药，而另一些患者可能有广泛的耐药性。对于广泛耐药的患者须进行复杂的个体化管理，建议在抗 HIV 治疗专家指导下进行。

第一节　治疗失败的定义和原因

一、病毒学应答的定义

国内外的不同指南中，对于病毒学应答的定义有少许差别，主要与各指南中对于病毒学失败的定义有差异有关。《中国艾滋病诊疗指南（2024 版）》和 DHHS 指南对于病毒学抑制及病毒学失败的定义基本一致，定义如下。

1. **病毒学抑制**（virologic suppression）　经过规范抗病毒治疗 24 周以上，HIV 病毒载量低于检测下限（lower limits of detection, LLOD），即病毒载量＜20 拷贝 /ml 或 50 拷贝 /ml。

2. **病毒学失败**（virologic failure）　在持续进行 ART 的患者中，开始治疗（启动或调整）24 周后血浆病毒载量仍持续≥200 拷贝 /ml。

3. **不完全病毒学应答**（incomplete virologic response）　患者在接受 ART 治疗 24 周后，连续两次血浆 HIV RNA 水平≥200 拷贝 /ml，且该患者在该治疗方案中尚未出现过病毒学抑制。对于基线 HIV RNA ＞100 000 拷贝 /ml 的患者，达到病毒学抑制所需的时间可能会大于 24 周。

4. **病毒学反弹**（virologic rebound）　在达到病毒学抑制后，又出现 HIV RNA≥200 拷贝 /ml 的情况。

5. **间歇性病毒血症**（virologic blip）　在达到病毒学抑制后，单次检测 HIV RNA 水平可检出，随后再次达到病毒学抑制。

6. **低病毒血症**（low-level viremia）　连续两次可检测到 HIV RNA 在检测下限～200 拷贝 /ml 之间。

二、抗逆转录病毒治疗与病毒血症

ART 的目标是将患者血浆中的 HIV 抑制到灵敏检测手段的可检测水平以下。有证据表明，在 HIV RNA 水平持续被抑制在低于检测下限的患者中，不会发生选择性耐药突变，具体的机制和结论有待进一步研究证实。

持续 HIV RNA 水平≥200 拷贝 /ml 通常伴随着病毒耐药突变的积累，这种关联性在 HIV RNA 水平＞500 拷贝 /ml 时更加明显。因此，持续 HIV RNA 水平≥200 拷贝 /ml 的患者被定义为病毒学失败。

三、治疗失败的原因

导致患者出现治疗失败的原因有很多,分析这些原因非常重要,关系到对不同原因的患者选择个体化的后续管理措施。早期 ART 患者队列研究数据表明,依从性不良和药物不耐受/药物毒性是导致治疗失败和治疗中断的关键因素。而传播性耐药也可能导致病毒学失败。病毒学失败可能与多种因素有关。

(一)患者相关因素

1. 可能影响依从性的合并症(如精神障碍、神经认知障碍等)。

2. 居无定所和其他社会心理因素。

3. 未按时就诊。

4. 中断或间歇性使用抗病毒药物。

5. 药物的可获得性。

6. 药物不良反应。

7. 高药片数量负担和/或给药频率。

8. 服药要求过于复杂。

(二)HIV 相关因素

1. 存在传播性耐药。

2. 既往有 ARV 药物治疗失败史。

3. 对处方 ARV 药物天然耐药。

4. 治疗前较高的 HIV RNA 水平(一些方案可能在高病毒载量时效果较弱)。

(三)ART 方案相关因素

1. 非最优的药代动力学(PK),例如几种药物有不同的吸收、代谢或渗透方式。

2. 非病毒学效力最强的治疗方案。

3. 低耐药屏障药物组合。

4. 由于之前暴露于次强效方案,例如单药治疗、双核苷逆转录酶抑制剂治疗或药物序贯引入治疗导致疗效降低。

5. 药物-药物相互作用(DDI)、食物-药物相互作用,都有可能降低 ARV 药物的浓度。

6. 处方或配药错误。

四、治疗失败患者的管理

如果怀疑或确认病毒学失败,需要完整评估上述一个或多个因素是否可能是失败的原因。通常可以发现并区分病毒学失败的原因,以指导制定个性化的后续治疗方法。一旦确认病毒学失败,应尽快采取措施以进一步改善患者病毒学结局。

HIV 病毒载量可检出的患者,包括不同 ARV 药物暴露史、耐药程度、病毒学失败持续时间,以及不同病毒载量水平的群体,治疗策略应遵循个体化原则。对于所有可检测到病毒载量的患者,第一步是确认 HIV RNA 水平,并评估和处理依从性和潜在的药物-药物相互作用(包括与非处方药和膳食补充剂的相互作用)以及药物-食物相互作用。

1. 200 拷贝/ml≤HIV RNA<1 000 拷贝/ml HIV RNA 水平持续≥200 拷贝/ml,特别是当 HIV RNA 水平>500 拷贝/ml 时,通常会产生耐药性。血浆 HIV RNA 水平持续在 200~1 000 拷贝/ml 的患者被认为正在经历病毒学失败,应进行耐药检测,尤其对于 HIV RNA 水平>500 拷贝/ml 的患者,管理方法应与 HIV RNA>1 000 拷贝/ml 的患者相同。当由于 HIV RNA 水平较低而无法进行耐药检测时,根据临床经验改变 ART 方案应该基于个体的基础情况,综合考虑新的治疗方案是否可以完全抑制 HIV。如果由于 HIV RNA 水平低而无法获得基因型耐药检测结果,可以考虑进行原病毒 DNA 基因型耐药检测。但应谨慎解读检测结果,因为其可能遗漏部分已经出现的耐药突变。使用原病毒 DNA 基因型进行耐药检测,获得的突变可能是重要的,并且可能影响未来治疗方案的有效性。

2. **HIV RNA≥1 000 拷贝/ml，并且使用当前或既往的基因型耐药检测结果未发现耐药突变** 这种情况大多与依从性不良相关。应对患者进行彻底评估，以确定依从性情况，解决导致依从性不良的根本原因，并在可能的情况下优化治疗方案（例如减少药片数量、简化食物需求或给药频率），具体方法列举如下。

1）评估患者获得 ART 的情况，包括取药、花费和患者援助计划，并在可及范围内提供帮助，以克服持续获得 ARV 药物的障碍。

2）评估患者对当前治疗方案的耐受性与副作用的严重程度和持续时间，即使是轻微的副作用也会影响依从性。

3）通过对症治疗（例如使用止吐药或止泻药）、同一类别内 ARV 药物的互换或更换为另一类别药物（例如从 NNRTI 改为 PI 或 INSTI）来解决药物不耐受问题。

4）回顾每一种药物的饮食相关要求，并评估患者是否遵守规定。

5）评估近期胃肠道症状史（如呕吐、腹泻）是否会导致短期吸收不良。

6）评估伴随用药和膳食补充剂是否存在药物-药物相互作用，并在可能的情况下，调整 ART 或者伴随用药方案。

7）如果怀疑是药物-药物相互作用（例如与利福平联用）或药物吸收不良（例如 INSTI 联用多价阳离子药物）导致了 ARV 药物暴露减少，可考虑进行治疗药物浓度监测。

8）评估耐药检测的时间点（例如，在检测前 4 周患者是否完全停药，这样会影响耐药检测结果的准确性）。

如果目前的治疗方案耐受性良好，没有明显的药物-药物或药物-食物相互作用，可以继续原来的治疗方案，同时注重提高依从性。如果药物的耐受性较差，或者药物与药物或药物与食物之间存在重要相互作用，则应考虑将方案改为同样有效但耐受性更高的方案。对于含有较高耐药屏障药物（二代 INSTI 或增强 PI），在未提示耐药突变的情况下，可以维持当前治疗方案，并密切监测随访。在加强治疗依从性教育或更改治疗方案后 4～8 周应再次进行病毒载量检测，如果病毒载量仍然为 200 拷贝/ml，应进行耐药检测以确定是否出现耐药突变，但在低病毒载量水平下，检测可能会失败。

3. **HIV RNA>1 000 拷贝/ml 并确定耐药** 如果新的或先前检测到的耐药突变影响到现在使用的 ART 方案，应尽快调整治疗方案以避免耐药突变的进一步积累。一些研究表明，在更改方案时，HIV RNA 水平较低和/或 CD4+ T 细胞计数较高的个体对新的完全活性方案具有更高的病毒学应答。因此，最好在病毒血症恶化或 CD4+ T 细胞计数下降之前进行治疗方案调整。如果出现多重耐药，建议进行多学科专家讨论。

（肖 江 赵红心）

第二节 治疗前耐药和获得性耐药

一、HIV 耐药的定义

HIV 耐药性是指病毒发生基因突变而对某种药物的敏感性降低或不敏感的现象。在抗病毒治疗时，耐药株则可能在药物的选择压力下成为优势株。HIV 快速复制更新，逆转录酶错配率高，导致病毒的高突变率和新型毒株的不断产生，即使没有接受抗病毒治疗也会产生耐药突变。

世界卫生组织（WHO）根据耐药的产生和检测时间，将耐药分为获得性耐药（acquired drug resistance，ADR）、传播性耐药（transmitted drug resistance，TDR）和治疗前耐药（pretreatment drug resistance，PDR）。获得性耐药指患者在使用抗病毒药物的过程中，在药物压力存在的情况下病毒复制，HIV 基因突变产生的耐药。传播性耐药是指新感染者由于传染源耐药株传播而产生的耐药。治疗前耐药指患者初始治疗或再次进行抗病毒治疗前检测到的耐药，耐药毒株可能来源于传染源，也可能是由既往的母婴阻断、暴露前预防、暴露后预防、ART 治疗中断及使用核苷类药物抗 HBV 治疗而产生。

二、耐药的影响因素

1. **病毒本身**　HIV 是具有高度遗传变异性的 RNA 病毒,需要在逆转录酶作用下进行复制,由于逆转录酶缺乏核苷酸校检机制,使 HIV 复制具有易错倾向,在逆转录过程中出现核苷酸高频突变。同时 HIV 具有高复制率,每天能产生约 10^{10} 个新病毒,所以即使无其他干扰因素,病毒自身就存在突变机会。

2. **患者因素**　治疗依从性不佳与病毒不能完全抑制和耐药相关,如药物不耐受、认知匮乏、吸收不良、社会心理状态等。应采取综合措施提高患者依从性和对依从性的认识,包括改变生活方式、及时与抗病毒治疗医师沟通、必要时调整治疗方案等。

3. **药物和方案**　在没有抗病毒药物时,HIV 耐药突变株会随机出现,但如果没有复制优势,不会在体内积累。当药物浓度不足时,HIV 复制不能被完全抑制,HIV 耐药突变株的复制优势会显现出来,耐药突变株逐渐积累增多,从而产生获得性耐药。停止 ART 后,HIV 耐药株将不再拥有选择优势,耐药株再次成为劣势病毒株;再次进行 ART 后,由于病毒的耐药特征仍然存在,因此很快会再次出现耐药。

三、HIV 治疗前耐药的临床影响

为制定指南而进行的一项系统综述和荟萃分析表明,治疗前耐药的个体更有可能发生病毒学失败($OR=3.07$, 95% CI 2.40~3.94);成人($OR=2.78$, 95% CI 2.19~3.53)和儿童($OR=7.47$, 95% CI 2.12~26.41)的风险均增加。在关注成人 NNRTI 治疗前耐药的 10 项研究分析中,有 PDR 者治疗失败风险更高($OR=4.26$, 95% CI 2.55~7.12)。此外,在接受基于 NNRTI 的一线 ART 患者中,开始治疗时有 HIV 治疗前耐药的患者比没有耐药者更容易出现新的耐药突变($OR=2.45$, 95% CI 1.70~3.52)。有治疗前耐药的患者比没有耐药者更有可能停止治疗或调整 ART 方案($OR=3.25$, 95% CI 1.86~5.67)。

为解决 NNRTI 治疗前耐药高流行率的问题,以及对其影响治疗结果的关注,WHO 通过指南和《艾滋病毒耐药性全球行动计划》更广泛地加强对 HIV 耐药的应对。WHO 指南制定小组提出建议:在开始一线 ART 的人群中,NNRTI 治疗前耐药的流行率≥10% 的国家,应避免采用基于非限制性 ART 方案。

由于全球成人、青少年及婴儿中 NNRTI 耐药性的普遍存在,WHO 强调需要快速过渡到推荐的基于 DTG 等高耐药屏障药物的初始治疗方案。

为了更有效管理和控制 HIV 耐药的发展,世卫组织《2017—2021 年艾滋病毒耐药性全球行动计划》与《抗微生物药物耐药性全球行动计划》和《艾滋病毒耐药性战略(2021 年更新版)》保持一致,概述了国家和全球利益相关方预防、监测和应对 HIV 耐药的关键行动,并确保在实现 2030 年全球 HIV 流行控制目标方面不断取得进展。这些关键行动列举如下。

1. **预防和应对**　实施高效干预措施,预防和应对 HIV 耐药,包括强调基于 DTG 的抗病毒治疗方案、提供艾滋病护理服务及确保不间断药物供应的战略。

2. **监测和监督**　通过定期调查获得有关 HIV 耐药性和提供 HIV 相关服务的高质量数据,同时扩大常规病毒载量和 HIV 耐药性检测。

3. **研究和创新**　鼓励与此相关的创新研究,这些研究将对公共健康产生重大影响,最大限度地减少 HIV 耐药。

4. **实验室能力**　支持和扩大病毒载量检测,并建设监测 HIV 耐药的能力。

5. **治理和扶持机制**　确保国家自主权、协调一致行动、保证宣传和可持续资金,以支持对抗 HIV 耐药行动。

另外,随着 HIV 暴露高风险群体预防意识的不断增强,PrEP 的应用率也在逐渐增加,PrEP 依从性的增加显著降低了 HIV 感染风险。值得关注的是,在有 PrEP 史的 HIV 感染者中,耐药的发生率有升高的可能,这也是 HIV 耐药发展、传播和监测中亟待关注的一点。

四、耐药检测指导新的 ART 方案

应用耐药检测指导 ART 方案的设计,并应在患者仍在使用失败的治疗方案或停止非长效治疗方案后

4 周内进行。如果非长效方案停药超过 4 周,耐药检测仍然可以提供有用的信息来指导治疗,尽管它可能无法检测到先前药物所致的所有耐药突变。建议对病毒学失败且 HIV RNA＞200 拷贝/ml 的患者进行耐药检测,特别是＞1 000 拷贝/ml 的患者,HIV RNA＞500 拷贝/ml 的患者也应积极进行。尽管在低病毒载量水平下,可能难以进行非研究性的临床检测。对于 HIV RNA 200～500 拷贝/ml 的患者,检测成功率明显降低,但仍应考虑。

耐药突变具有累积性,这意味着一旦在耐药检测中检测到突变,则应认为该突变此后将持续存在于该患者的 HIV 中(这种状况有时被称为"存档"耐药),而无论其是否出现在随后的耐药检测结果中。因此,临床医生评估耐药程度时,应充分考虑患者的 ART 史,更重要的是考虑先前的基因型或表型耐药测试结果,这些结果可以终身指导治疗。

基于当前和累积基因型突变的 ARV 药物活性程度可以通过工具和解释算法进行评估,例如斯坦福大学 HIV 耐药数据库。

一些耐药检测只针对 NRTI、NNRTI 或 PI 的耐药突变位点,INSTI 类药物耐药检测可能需要单独进行。对于使用基于 INSTI 的治疗方案出现病毒学失败的患者应进行 INSTI 耐药检测,对融合抑制剂治疗失败的患者需要进行额外的耐药试验,对 CCR5 拮抗剂治疗失败的患者须进行病毒趋向性试验。目前还没有商用的 IBA、FTR 或 LEN 的耐药性检测。

(肖　江　赵红心)

第三节　一线 ART 失败的处理

一、病毒学失败后设计 ART 方案时需要考虑的关键因素

(一)病毒学失败时选择 ART 的一般原则

1. 在为病毒学失败的患者设计新的 ART 方案时,重要的是要考虑导致病毒学失败的因素(包括依从性、药物效力、吸收代谢等),并在可能的情况下考虑耐受性和依从性良好的方案。

2. 新方案的选择应基于患者的 ART 史,对其当前和既往耐药试验结果的回顾,以及是否有高耐药屏障的完全活性 ARV 药物和其他具有完全效力的药物可供选择。具有高耐药屏障的 ARV 药物是指不容易出现耐药性的药物,这些药物包括增强 DRV、DTG 或 BIC。完全活性药物包括:

(1)患者以前没有发生过耐药的药物类别。

(2)现有药物类别的其他药物,尽管对该类药物中的某些药物存在耐药突变,但预计对于 HIV 仍具有完全活性。例如,NRTIs 中的 TDF 耐药后可以改为 AZT;PIs 中的 LPV 耐药后可以选择 DRV;INSTIs 中的 EVG 或 RAL 耐药后还可以选择 DTG 或 BIC。

(3)患者以前没有使用过,具有新的作用机制的药物,如附着抑制剂福替沙韦(FTR)、衣壳抑制剂来那帕韦(LEN)、融合抑制剂艾博韦泰(ABT)等。

3. 给予患者从未使用过的药物不能确保该药物具有完全或部分活性。同一类别的药物之间可能存在交叉耐药,特别是 NNRTI 类药物,互换须谨慎。

4. 对于治疗失败的患者,不应停止或短暂中断治疗,因为这可能导致 HIV RNA 快速升高和 CD4$^+$ T 细胞计数快速降低,增加临床进展的风险。

(二)新的 ART 方案设计策略

1. 一个新的 ART 方案应该包括至少两种具有完全活性的药物,并且至少有一种高耐药屏障药物,如第二代 INSTI 或增强 PI。

2. 新的 ART 方案建议包括 INSTI(最好是第二代整合酶类药物)和增强 PI(最好是含增强剂的 DRV),如果两者都是完全有效的,则新方案可不含 NRTI 类药物。

3. 如果没有高耐药屏障的完全活性药物,应尽量在方案中包括三种完全活性药物。

4. 尽管存在耐药突变,但方案中的一些 ARV 药物仍可能对患者的 HIV 具有部分活性,并可以作为

补救方案的一部分保留下来。这些药物可能包括 NRTI、PI 和第二代 INSTI。在治疗一些具有相关耐药突变的患者时，可能需要增加该药的剂量（例如，DRV 和 DTG），以在不太敏感的毒株中达到药物活性浓度。

5. 当 3TC 或 FTC 发生耐药时，可以继续保留在新的 ART 方案中，因为其可以增强其他 NRTI 类药物的疗效。但如果新的方案不含 NRTI，3TC 或 FTC 也可以不用。

6. NNRTI 出现耐药后不可以继续使用，因为这些药物不太可能有助于病毒学抑制。第一代整合酶抑制剂 RAL 和 EVG 也是如此。

7. 目前尚无研究数据支持长效 ART 方案卡替拉韦（CAB）和利匹韦林（RPV）联合注射用于病毒学失败的患者。

8. 当乙型肝炎病毒（HBV）与 HIV 合并感染的患者改变 ART 方案时，应继续使用对 HBV 仍然有活性的 ARV 药物（特别是 TDF 或 TAF）作为新方案的一部分，即使他们已经对 HIV 失去活性。如果不能使用，应加用恩替卡韦。不推荐在一个方案中使用 3TC 或 FTC 作为唯一具有抗 HBV 活性的药物，因为 HBV 很容易对这些药物产生耐药性。停用这些药物可能导致 HBV 再活化，发生严重的肝细胞损伤。

9. 在治疗方案转换后，应密切监测患者的病毒学反应（例如，在 4~8 周内进行病毒载量检测），如果病毒抑制不佳，应及时进行耐药性检测。

二、一线治疗失败的 ART 方案选择

国内外各大指南均建议，应在治疗失败时进行耐药性检测，以便为方案设计提供精准的决策依据。

（一）NNRTI+2NRTI 方案失败

在这种情况下，HIV 通常对 NNRTI 具有耐药性，无论是否具有 M184V/I 突变，都有可能对 3TC 和 FTC 具有高水平耐药性。其他的 NRTI 突变也有引起耐药的可能。可以考虑改为以下方案。

1. **DTG+2NRTI**　在一线 NNRTI 治疗失败后，完全活性的 DTG 加两种 NRTI，其中至少有一种 NRTI 具有完全活性的组合可以作为一种治疗选择。BIC 仅有与 FTC/TAF 组合的单片复合制剂，也具有高耐药屏障，并可能具有与 DTG 相似的活性，但必须确保 TAF 仍有完全活性；基于该方案在病毒学失败中应用的临床试验数据还不完整。对有 M184V 预存耐药的 HIV 感染者，转换为 B/F/TAF 单片方案，结果显示有良好的病毒学疗效和安全性。

在 DAWNING 研究中，来自 13 个国家的患者使用一线 NNRTI 基础方案出现病毒学失败，随机接受 LPV/r 或 DTG 为基础的方案治疗；每个方案中都包含两种 NRTI，其中一种必须由实时耐药性检测提示完全活性。结果显示 DTG 组优于 LPV/r 组。

在 NADIA 研究中，乌干达、肯尼亚和津巴布韦的研究中心将一线 NNRTI+3TC/FTC+TDF 方案出现病毒学失败的患者随机分为两组，分别接受 DRV/r 或 DTG 为基础的方案，每种方案均包括 3TC。参与者被二次随机分配接受 TDF 或 AZT。与 DAWNING 研究不同的是，在换药时不需要基于基因型耐药测试 NRTI 具有完全活性。主要研究终点是病毒学抑制达到病毒载量 <400 拷贝/ml。在 48 周和 96 周时，所有组别中 >85% 的患者病毒载量 <400 拷贝/ml，基于 DTG 的方案不劣于基于 DRV/r 的方案。然而，在 96 周时，DTG 组 235 名参与者中有 9 名（4%）出现 DTG 耐药性。相比之下，DRV/r 组未检测出新的耐药突变。当比较 TDF 和 AZT 时，两种 NRTI 在 48 周时表现出病毒学抑制的非劣效性，但 TDF 在 96 周时优于 AZT。以上结果包括 DTG 组 92 名参与者中的 84 人（91%），尽管他们在一线 NNRTI 方案失败时没有检测有活性的 NRTI，但该部分受试者仍达到病毒载量 <400 拷贝/ml，并且该组中很大一部分受试者具有 K65R 和 M184V/I 突变。通过个体水平的耐药数据，可进一步研究特定突变模式及其与患者特征和治疗结局的关联性。在决定使用 DTG 或 DRV/r 而不使用另一种完全有效的药物时，应平衡这些方案的总体疗效数据，同时须考虑到新出现的耐药突变、药物-药物相互作用、便利性和耐受性。这些研究的结果应谨慎解读，因为目前尚未获得个体水平的耐药数据及其与患者特征和结局的关联性。因此，无法对这些结果进行全面解读。此外，由于地理、患者人群、ART 可及性和治疗监测实践的差异，这些结果可能无法推广到试验之外的研究中心和患者人群。

2. **增强 PI+2NRTI**　国内外指南建议，在一线 NNRTI 治疗失败后，可以选择增强 PI（最好是增强

DRV）+两个 NRTI，其中至少包含一个有完全活性的 NRTI 药物。然而，如果不能保证方案中至少一种 NRTI 的完全活性，可以考虑完全活性的增强 DRV 加两种部分活性的 NRTI（特别是 TAF 或 TDF 与 3TC 或 FTC）。不建议将增强 PI 作为单药治疗。

几项大型随机对照试验（主要是在资源有限国家和地区进行，其中以 NNRTI 为基础的方案常被用作一线治疗）探索了不同的二线方案选择，一些研究的参与者在随机分组前未接受耐药检测。研究发现，含有 LPV/r 或 DRV/r 加至少两种 NRTI 的方案与含有 LPV/r 加 RAL 或 DTG 加两种 NRTI 的方案同样有效。

在治疗失败的患者更换为 PI/r+2NRTI 后，病毒学抑制，但 PI/r 所致的高脂血症是导致心脑血管疾病的原因。一项由研究者发起的Ⅳ期、多中心、开放标签、随机双臂研究（PIBIK 研究），评估整合酶抑制剂初治病毒抑制且携带耐药性突变的 HIV 感染者从 PI/r 方案转换为 B/F/TAF 单片方案的效果，结果显示在这些携带耐药位点且病毒被 PI/r 抑制的患者转换为 B/F/TAF 后表现出良好的病毒学疗效和安全性。

3. **增强 PI+INSTI**　如前所述，LPV/r+RAL 组成的方案被发现与 LPV/r+ 至少两个 NRTI 同样有效。因此，LPV/r+RAL 可作为 NNRTI 为一线方案的病毒学失败患者的治疗选择。虽然数据有限，在病毒学失败的情况下，一个增强 PI（例如 DRV）加 DTG 治疗也是可行的方案选择。

4. **FIs+ 增强 PI**　TALENT 研究显示，艾博韦泰[ABT，320mg/（剂·周）]与 LPV/r 联合用药治疗一线 ART 方案失败的 HIV 感染者，给药 48 周的病毒学效果不劣于 WHO 推荐的标准二线三药联合方案，并显示出良好的安全性，不影响肾功能。因此，作为每周一次静脉注射的长效融合抑制剂，ABT 联合 LPV/r 是一种可用于一线方案失败患者的有效替代方案。

（二）增强 PI+2NRTI 方案失败

由于增强 PI 具有较高的耐药屏障，尽管也可能存在额外的 NRTI 突变，但大多数患者要么没有耐药，要么仅发生 3TC 和 FTC 的耐药突变。这种情况下的失败通常归因于依从性差、药物-药物相互作用或药物-食物相互作用。

1. **转换为基于 INSTI 的治疗方案**　由于药物-药物相互作用较少、耐受性更优、疗效相当、耐药屏障高，第二代整合酶抑制剂已逐渐成为比增强 PI 更受欢迎的选择。因此，可以考虑改用 DTG 或可能改用 BIC 加两个 NRTI（其中至少有一个是完全活性的）。如果不能保证方案中至少一种 NRTI 的完全活性，则可以考虑 DTG 加两种部分活性的 NRTI（特别是 TAF 或 TDF 与 3TC 或 FTC）。

2. **维持相同的方案**　一项对多个随机试验进行系统性荟萃分析的研究，统计了以增强 PI 为基础的一线方案治疗失败患者。结果显示，维持相同的方案，同时努力加强依从性，与使用或不使用新类别药物的新方案同样有效。如果该方案的耐受性良好，不担心药物-药物或药物-食物相互作用或耐药性，则可以在依从性支持和病毒监测的情况下继续使用原方案。

3. **切换到另一种基于增强 PI 的方案**　如果不能选择基于原 PI 的方案，并且因耐受性较差导致病毒学失败，则可以使用不同的增强 PI 进行替换，前提是该药没有明显交叉耐药的证据。可在其他 PI 类药物基础上加上 INSTI，或加上两个 NRTI（至少其中一个是具有完全活性的）。如果不能保证方案中至少一种 NRTI 的完全活性，则可以考虑选择另一种完全活性的增强 PI 加两种部分活性的 NRTI（特别是 TAF 或 TDF 与 3TC 或 FTC）。

（三）INSTI+2NRTI 方案失败

RAL 或 EVG 加两种 NRTI 方案的患者的病毒学失败可能与对 3TC 或 FTC（伴有/不伴有额外的 NRTI 突变）耐药，以及可能与 INSTI 新发耐药突变有关。具有一代 INSTI 中 EVG 或 RAL 抗性的病毒通常仍然对二代 INSTI 中 DTG 和 BIC 敏感。然而，存在某些 INSTI 突变的情况下，DTG 剂量应从每日 1 片增加到每日 2 片，而 BIC 的有效剂量仍然未知。在临床试验中，接受 DTG 或 BIC 加两种 NRTI 作为一线治疗方案病毒学失败的患者极少对 DTG 或 BIC 产生耐药性。一旦发生 DTG 和 BIC 耐药，可以更换为增强 PI 加上两个 NRTI（至少有一个具有完全活性）。

1. 无 INSTI 耐药性的病毒学失败，该方案可以修改为：

1）一个增强 PI 加两个 NRTI（首选其中至少一个是完全活性的）。

2）DTG 或 BIC 加两个 NRTI（首选其中至少一个是完全活性的）。

3）一个增强 PI 加 DTG。

2. 对 RAL 或 EVG 耐药但对 DTG 敏感，该方案可以修改为：

1）一个增强 PI 加两个 NRTI（首选其中至少一个是完全活性的）。

2）DTG（每日 2 次）或 BIC 加两个 NRTI（首选其中至少一个是完全活性的）。

3）一个增强 PI 加 DTG（每日 2 次）。

（四）INSTI+NNRTI 方案失败

这些方案一般不用于初治，均用于稳定转换。患者在 INSTI（如 DTG 或 CAB）加 RPV 方案中病毒学失败可能与对方案中一种或两种药物的耐药性有关。在这些治疗方案失败后，指导治疗的经验有限。因此，治疗策略应以既往治疗史为依据，基于耐药检测结果，以及更改后治疗方案的潜在效力来决定。

国内外各大指南对一线治疗失败的 ART 方案推荐见表 4-4-3-1。

表 4-4-3-1　国内外指南对一线治疗失败的 ART 方案推荐

指南	治疗方案
DHHS 2023	1. NNRTI+2NRTIs 失败转换选择 ● DTG（或 BIC）+2 个活性 NRTIs（至少 1 个有活性） ● PI/b+2NRTIs（至少 1 个有活性） ● PI/b+INSTI 2. PI/b+2 NRTIs 失败转换选择 ● DTG 或 BIC+2NRTIs（至少 1 个有完全活性；如果只有一个 NRTI 有完全活性或者有依从性的担忧，目前在 INSTIs 中优选 DTG） ● 维持原方案 ● 不同的 PI/b+INSTI ● 不同的 PI/b+2NRTIs（至少 1 个有完全活性） 3. INSTI+2 个 NRTIs 失败转换选择 （1）治疗失败，但没有 INSTI 耐药 ● PI/b+2NRTIs（至少 1 个有完全活性） ● DTG 或 BIC+2NRTIs（至少 1 个有完全活性） ● PI/b+DTG （2）治疗失败，同时对 RAL/EVG 耐药，对 DTG 敏感 ● PI/b+2NRTIs（至少 1 个有完全活性） ● DTG 每日 2 次或 BIC（如果对病毒敏感）+2 个完全活性 NRTIs ● DTG 每日 2 次或 BIC（如果对病毒敏感）+PI/b
EACS 2023	1. 病毒学失败且耐药的转换策略推荐 基于当前和早期基因型耐药检测的结果，在新方案中至少使用 2 种，最好使用 3 种活性药物（包括以前使用过的活性药物） （1）如果基因型耐药只显示有限的 NRTI 突变，例如：M184V 和 / 或 1～2 TAMs ● 新方案可包括 2 种 NRTIs（3TC 或 FTC+TDF 或 TAF）和 1 个活性 PI/b（即 DRV/b）或 BIC 或 DTG（不建议使用 RAL 或 NNRTI） （2）如果基因型显示多类耐药（即 ≥2 类） ● 新方案至少有一个完全活性的 PI/b（即 DRV/b）或一个完全活性的第二代 INSTI（BIC、DTG）加上 1 或 2 种仍保持完全活性的药物 ● 无法从 NRTI、NNRTI、PI/b 和 INSTI 中构建 2～3 种药物的活性方案时，可选择具有新作用机制的药物，如 fostemsavir、lenacapavir 或 ibalizumab，以获得 2～3 种药物的活性方案 2. 在任何情况下均不推荐停药或单药治疗 3. 如果可用的活性药物少于 2 种，则视具体情况讨论延迟改变。CD4$^+$T 细胞计数低（少于 100 个 /μl）或有临床恶化高风险的患者除外。因为这部分患者的治疗目标是通过部分降低 HIV 载量来维持免疫功能（降低大于 1 log10 拷贝 /ml）

指南	治疗方案
IAS-USA 2022	病毒学失败且耐药的转换方案推荐 （1）NNRTI+2 个 NRTIs 治疗失败 ● DTG+2NRTIs（至少 1 个 NRTI 有活性）；BIC/FTC/TAF 具有与 DTG+TXF/XTC 相似的活性 （2）如果病毒学失败后没有活性 NRTIs 存在，并且增强 PI 和 INSTI 保持完全活性，则治疗选择包 　括增强 DRV 加 TXF/XTC，或 DTG 加增强 PI 加或不加其他药物 （3）INSTI 治疗失败 ● DTG 每日 2 次 + 至少 1 个完全活性的其他药物（包括 fostemsavir, lenacapavir, maraviroc, 　ibalizumab, enfuvirtide 等）
WHO 2021	二线首选 / 备选推荐 （1）TDF+3TC（或 FTC）+DTG 失败 ● 首选 AZT+3TC+ATV/r（或 LPV/r） ● 备选 AZT+3TC+DRV/r （2）TDF+3TC（或 FTC）+EFV（或 NVP）失败 ● 首选 AZT+3TC+DTG ● 备选 AZT+3TC+ATV/r（或 LPV/r 或 DRV/r） （3）AZT+3TC+EFV（或 NVP）失败 ● 首选 TDF+3TC（或 FTC）+DTG ● 备选 TDF+3TC（或 FTC）+ATV/r（或 LPV/r 或 DRV/r）
我国第五版国家 免费艾滋病抗病 毒药物手册	二线推荐方案 （1）AZT+3TC+NVP/EFV/RPV 失败，改为 TDF+3TC+DTG 或 LPV/r （2）TDF+3TC+EFV/NVP/RPV 失败，改为 AZT+3TC+DTG 或 LPV/r，如 HIV/HBV 合并感染则改为 　AZT+TDF+3TC+DTG 或 LPV/r

（肖　江　赵红心）

第四节　二线 ART 失败的处理

一、具有完全活性 ART 方案的药物选择

临床医生可以利用患者完整的 ART 史和耐药性数据，决定在未来的治疗方案中是否包括充分有效的增强 PI 或 INSTI。从未接受过增强 PI 治疗的患者可能携带对 PI 完全敏感的病毒。同样，从未接受过 INSTI 治疗的患者体内 HIV 可能对 DTG 或 BIC 敏感。在这种情况下，应该使用增强 PI 加上两个 NRTI（至少有一个具有完全活性），或增强 PI 加上一个有效的 INSTI，或 DTG、BIC 加上两个 NRTI（至少有一个具有完全活性）来实现病毒学抑制。应根据患者的治疗史、过去和现在的耐药性检测选择药物，如果计划使用 CCR5 拮抗剂，须检测病毒趋向性以确定药物具有完全活性。

二、不具有完全活性的 ART 方案选择

由于高耐药屏障的 ARV 药物使用日益增加，因多重耐药而药物选择受限的患者人数急剧下降，但仍有一些患者体内的病毒对大多数可选择的 ARV 药物产生了耐药性或患者对药物不耐受。目前尚未就这些患者的最佳管理达成共识。如果既没有完全有效的增强 PI，也没有第二代 INSTI 可选，新方案也应包括至少两种，最好是三种完全活性的其他种类药物。如果可用的完全活性药物少于三种，则该方案应包括尽可能多的完全活性药物，以及部分活性药物。如果确定对 NNRTIs、T-20、MVC、BIC、DTG、EVG 或 RAL 耐药，则不推荐继续使用这些药物，没有证据表明将其保留在方案中有助于延缓疾病进展。此外，继续使用这些药物（特别是一代 INSTI）可能会因药物选择压力导致更多的耐药突变发生，并产生交叉耐药，

这可能会影响未来二代 INSTI 治疗方案的疗效。值得注意的是，HIV RNA 的部分病毒学抑制（较基线下降>0.5 log10 拷贝/ml）也能使临床获益。有队列研究表明，即使存在病毒血症且 CD4$^+$ T 细胞计数没有改善，继续 ART 也可以降低疾病进展的风险。其他队列研究也显示，未达到病毒学抑制，但 HIV RNA 水平适度降低也会带来免疫和临床获益。然而，这些潜在获益必须与累积更多耐药突变的风险相平衡。一般来说，不建议在治疗方案中添加一个具有完全活性的 ARV 药物，因为存在迅速发生耐药的风险。

三、接受过 ART 但基础信息有限（不完整或无既往医疗记录或耐药检测结果）的疑似耐药患者

应尽一切努力获取患者的 ART 史和既往耐药试验结果。一种策略是重新开始最初的 ART 方案，并在 2~4 周内评估治疗效果。另一种策略是根据患者的治疗史，经验性使用三联 ART 方案，其中含有两种或三种预计具有完全活性的药物。如果没有既往 ART 记录，临床医生可能会考虑使用具有高耐药屏障的药物，如每日 2 次 DTG 或 BIC，和/或增强 DRV 作为治疗方案的一部分。无论采用哪种策略，都应密切监测患者的病毒学反应，在重新开始治疗后约 4~8 周进行 HIV 病毒载量检测。如果病毒抑制不理想，应及时进行耐药性检测。

四、缺乏足够有效的治疗药物

对于持续病毒血症或无法达到病毒学抑制的患者，当缺乏足够有效的治疗药物来构建完整的 ART 方案时，可以考虑使用新型作用机制的药物进行抗病毒治疗，如单克隆抗体 IBA、附着抑制剂 FTR 或衣壳抑制剂 LEN。它们可能适合接受研究性方案，或使用用药种类增加的复杂方案。

2023 版 DHHS 成人和青少年 HIV 感染者抗逆转录病毒药物使用指南对于二线 ART 方案治疗失败后的推荐如下。

1. 耐药但有完全活性药物选择

（1）PI/b 完全活性，但二代 INSTI 没有完全活性：PI/b+2NRTIs（至少 1 个具有完全活性）。

（2）二代 INSTI 有完全活性，但 PI/b 没有完全活性：DTG 或 BIC+2NRTIs（至少 1 个有完全活性）。

（3）PI/b 和 INSTI 完全活性：PI/b+2NRTIs（至少 1 个有完全活性）；DTG 或 BIC+2NRTIs（至少 1 个有完全活性）；PI/b+INSTI。

2. 多重或广泛耐药且可选择的治疗方案很少（例如完全活性的 PI/b 或第二代 INSTI 不可用）

（1）新的治疗方案至少应包括两个具有完全活性药物，最好是三个，应包括具有创新作用机制的药物（如 IBA，FTR，LEN）。如果完全活性药物<3 种，应包括尽可能多的完全活性药物或部分活性药物。

（2）考虑纳入临床试验或使用可能有效的试验性药物。

（3）不建议停止所有抗逆转录病毒药物。

3. 接受过 ART 的疑似耐药患者，但 ARV 用药史和耐药史不完整

（1）如果病毒学抑制不充分，则考虑重新启动旧方案，并仔细监测病毒学应答和早期耐药检测。

（2）如果 ARV 用药史不详，则考虑开始使用耐药屏障高的药物（例如 DTG、BIC 和/或增强 DRV），并在病毒学抑制不充分的情况下仔细监测病毒学应答和早期耐药检测。

对于 ART 失败的患者，其目标是最终达到病毒学抑制。ART 病毒学失败患者的管理通常需要专家指导来协助确定新的 ART 方案。在调整方案之前，仔细评估病毒学失败的潜在原因至关重要，包括依从性不良、耐受性差、药物-药物或药物-食物相互作用。需要完整地回顾 HIV RNA 和 CD4$^+$ T 细胞计数的变化、完整的药物治疗史、当前和既往的耐药试验结果。如果当前已获批的药物无法有效抑制 HIV RNA，可以考虑通过参与临床试验或参加单患者准入计划等来使用研究性药物。如果病毒学抑制仍然无法实现，方案的选择应侧重于最小化毒性和保留治疗方案，同时保持 CD4$^+$ T 细胞计数以延迟临床进展，不应停用所有 ARV 药物。

为治疗失败的患者设计新方案时，应始终以 ARV 治疗史，以及当前和过去耐药检测结果为指导。在

改变治疗方案前后,向患者提供持续的依从性支持也至关重要。

（肖 江 赵红心）

参 考 文 献

[1] KIEFFER T L, FINUCANE M M, NETTLES R E, et al. Genotypic analysis of HIV-1 drug resistance at the limit of detection: virus production without evolution in treated adults with undetectable HIV loads. J Infect Dis, 2004, 189(8): 1452-1465.

[2] NETTLES R E, KIEFFER T L, KWON P, et al. Intermittent HIV-1 viremia(Blips)and drug resistance in patients receiving HAART. JAMA, 2005, 293(7): 817-829.

[3] LIMA V, HARRIGAN R, MONTANER J S. Increased reporting of detectable plasma HIV-1 RNA levels at the critical threshold of 50 copies per milliliter with the Taqman assay in comparison to the Amplicor assay. J Acquir Immune Defic Syndr, 2009, 51(1): 3-6.

[4] GATANAGA H, TSUKADA K, HONDA H, et al. Detection of HIV type 1 load by the Roche Cobas TaqMan assay in patients with viral loads previously undetectable by the Roche Cobas Amplicor Monitor. Clin Infect Dis, 2009, 48(2): 260-262.

[5] WILLIG J H, NEVIN C R, RAPER J L, et al. Cost ramifications of increased reporting of detectable plasma HIV-1 RNA levels by the Roche COBAS AmpliPrep/COBAS TaqMan HIV-1 version 1.0 viral load test. J Acquir Immune Defic Syndr, 2010, 54(4): 442-444.

[6] VANDENHENDE M A, INGLE S, MAY M, et al. Impact of low-level viremia on clinical and virological outcomes in treated HIV-1-infected patients. AIDS, 2015, 29(3): 373-383.

[7] BOILLAT-BLANCO N, DARLING K E A, SCHONI-AFFOLTER F, et al. Virological outcome and management of persistent low-level viraemia in HIV-1-infected patients: 11 years of the Swiss HIV Cohort Study. Antivir Ther, 2015, 20(2): 165-175.

[8] ERON J J, COOPER D A, STEIGBIGEL R T, et al. Efficacy and safety of raltegravir for treatment of HIV for 5 years in the BENCHMRK studies: Final results of two randomised, placebo- controlled trials. Lancet Infect Dis, 2013, 13(7): 587-596.

[9] LAPRISE C, DE POKOMANDY A, BARIL J G, et al. Virologic failure following persistent low-level viremia in a cohort of HIV-positive patients: Results from 12 years of observation. Clin Infect Dis, 2013, 57(10): 1489-1496.

[10] TAIWO B, GALLIEN S, AGA S, et al. HIV-1 drug resistance evolution during persistent near-target viral suppression. Antivir Ther, 2010, 15: A38.

[11] ALEMAN S, SODERBARG K, VISCO-COMANDINI U, et al. Drug resistance at low viraemia in HIV-1-infected patients with antiretroviral combination therapy. AIDS, 2002, 16(7): 1039-1044.

[12] KARLSSON A C, YOUNGER S R, MARTIN J N, et al. Immunologic and virologic evolution during periods of intermittent and persistent low-level viremia. AIDS, 2004, 18(7): 981-989.

[13] D'ARMINIO MONFORTE A, LEPRI A C, REZZA G, et al. Insights into the reasons for discontinuation of the first highly active antiretroviral therapy(HAART)regimen in a cohort of antiretroviral naive patients. I.CO.N.A. Study Group. Italian Cohort of Antiretroviral-Naive Patients. AIDS, 2000, 14(5): 499-507.

[14] MOCROFT A, YOULE M, MOORE A, et al. Reasons for modification and discontinuation of antiretrovirals: Results from a single treatment centre. AIDS, 2001, 15(2): 185-194.

[15] PAREDES R, LALAMA C M, RIBAUDO H J, et al. Pre-existing minority drug-resistant HIV-1 variants, adherence, and risk of antiretroviral treatment failure. J Infect Dis, 2010, 201(5): 662-671.

[16] HOSSEINIPOUR M C, VAN OOSTERHOUT J J, WEIGEL R, et al. The public health approach to identify antiretroviral therapy failure: High-level nucleoside reverse transcriptase inhibitor resistance among Malawians failing first-line antiretroviral therapy. AIDS, 2009, 23(9): 1127-1134.

[17] CASTAGNA A, MAGGIOLO F, PENCO G, et al. Dolutegravir in antiretroviral-experienced patients with raltegravir- and/or elvitegravir-resistant HIV-1: 24-week results of the phase III VIKING-3 study. J Infect Dis, 2014, 210(3): 354-362.

[18] World Health Organization. HIV drug resistance report 2021.(2021-11-24)[2024-06-20]. https://www.who.int/publications/i/item/9789240038608.

［19］LIU X, WANG D, HU J, et al. Changes in HIV-1 subtypes/sub-subtypes, and transmitted drug resistance among ART-naïve HIV-infected individuals: China, 2004-2022. China CDC Wkly, 2023, 5(30): 664-671.

［20］赵燕, 甘秀敏, 赵德才, 等. 我国艾滋病抗病毒治疗进展及推进高质量发展的思考. 中国艾滋病性病, 2023, 29(6): 619-622.

［21］BERTAGNOLIO S, HERMANS L, JORDAN M R, et al. Clinical impact of pretreatment human immunodeficiency virus drug resistance in people initiating nonnucleoside reverse transcriptase inhibitor-containing antiretroviral therapy: A systematic review and meta-analysis. J Infect Dis, 2021, 224(3): 377-388.

［22］World Health Organization. Global action plan on HIV drug resistance 2017-2021. Geneva: World Health Organization, 2017.

［23］World Health Organization. Guidelines on the public health response to pretreatment HIV drug resistance. Geneva: World Health Organisation, 2017.

［24］World Health Organization. HIV drug resistance strategy, 2021 update. Geneva: World Health Organization, 2021.

［25］LAWRENCE J, MAYERS D L, HULLSIEK K H, et al. Structured treatment interruption in patients with multidrug-resistant human immunodeficiency virus. N Engl J Med, 2003, 349(9): 837-846.

［26］DEEKS S G, WRIN T, LIEGLER T, et al. Virologic and immunologic consequences of discontinuing combination antiretroviral-drug therapy in HIV-infected patients with detectable viremia. N Engl J Med, 2001, 344(7): 472-480.

［27］CAHN P, ANDRADE-VILLANUEVA J, ARRIBAS J R, et al. Dual therapy with lopinavir and ritonavir plus lamivudine versus triple therapy with lopinavir and ritonavir plus two nucleoside reverse transcriptase inhibitors in antiretroviral-therapy-naive adults with HIV-1 infection: 48 week results of the randomised, open label, non-inferiority GARDEL trial. Lancet Infect Dis, 2014, 14(7): 572-580.

［28］RAFFI F, BABIKER A G, RICHERT L, et al. Ritonavir-boosted darunavir combined with raltegravir or tenofovir-emtricitabine in antiretroviral-naive adults infected with HIV-1: 96 week results from the NEAT001/ANRS143 randomised non-inferiority trial. Lancet, 2014, 384(9958): 1942-1951.

［29］PATON N I, KITYO C, HOPPE A, et al. Assessment of second-line antiretroviral regimens for HIV therapy in Africa. N Engl J Med, 2014, 371(3): 234-247.

［30］BOYD M A, KUMARASAMY N, MOORE C L, et al. Ritonavir-boosted lopinavir plus nucleoside or nucleotide reverse transcriptase inhibitors versus ritonavir-boosted lopinavir plus raltegravir for treatment of HIV-1 infection in adults with virological failure of a standard first-line ART regimen(SECOND-LINE): A randomised, open-label, non-inferiority study. Lancet, 2013, 381(9883): 2091-2099.

［31］PATON N I, MUSAAZI J, KITYO C, et al. Dolutegravir or darunavir in combination with zidovudine or tenofovir to treat HIV. N Engl J Med, 2021, 385(4): 330-341.

［32］PATON N I, MUSAAZI J, KITYO C, et al. Efficacy and safety of dolutegravir or darunavir in combination with lamivudine plus either zidovudine or tenofovir for second-line treatment of HIV infection(NADIA): Week 96 results from a prospective, multicentre, open-label, factorial, randomised, non-inferiority trial. Lancet HIV, 2022, 9(6): e381-e393.

［33］ABOUD M, KAPLAN R, LOMBAARD J, et al. Dolutegravir versus ritonavir-boosted lopinavir both with dual nucleoside reverse transcriptase inhibitor therapy in adults with HIV-1 infection in whom first-line therapy has failed(DAWNING): An open-label, non-inferiority, phase 3b trial. Lancet Infect Dis, 2019, 19(3): 253-264.

［34］PATON N I, KITYO C, THOMPSON J, et al. Nucleoside reverse-transcriptase inhibitor cross-resistance and outcomes from second-line antiretroviral therapy in the public health approach: An observational analysis within the randomised, open-label, EARNEST trial. Lancet, 2017, 4(8): E341-E348.

［35］LA ROSA A M, HARRISON L J, TAIWO B, et al. Raltegravir in second-line antiretroviral therapy in resource-limited settings(SELECT): A randomised, phase 3, non-inferiority study. Lancet HIV, 2016, 3(6): e247-e258.

［36］Food and Drug Administration. Tivicay package insert.(2020-06-23)[2024-06-20]. https://www.accessdata.fda.gov/drugsatfda_docs/label/2021/204790s029, 213983s001lbl.pdf.

［37］Food and Drug Administration. Prezista package insert.(2020-12-20)[2024-06-20]. https://www.accessdata.fda.gov/drugsatfda_docs/label/2020/021976s059, 202895s029lbl.pdf.

［38］Food and Drug Administration. KALETRA package insert.(2019-12-10)[2024-06-20]. https://www.accessdata.fda.gov/drugsatfda_docs/label/2020/021251s059, 021906s054lbl.pdf.

［39］DEEKS S G, HOH R, NEILANDS T B, et al. Interruption of treatment with individual therapeutic drug classes in adults with multidrug-resistant HIV-1 infection. J Infect Dis, 2005, 192(9): 1537-1544.

[40] DEEKS S G, LU J, HOH R, et al. Interruption of enfuvirtide in HIV-1 infected adults with incomplete viral suppression on an enfuvirtide-based regimen. J Infect Dis, 2007, 195(3): 387-391.

[41] WIRDEN M, SIMON A, SCHNEIDER L, et al. Raltegravir has no residual antiviral activity in vivo against HIV-1 with resistance-associated mutations to this drug. J Antimicrob Chemother, 2009, 64(5): 1087-1090.

[42] KANTOR R, GUPTA R K. We should not stop considering HIV drug resistance testing at failure of first-line antiretroviral therapy. Lancet HIV 2023, 10: e202-e208.

[43] CAHN P, POZNIAK A L, MINGRONE H, et al. Dolutegravir versus raltegravir in antiretroviral-experienced, integrase-inhibitor-naive adults with HIV: week 48 results from the randomised, double-blind, non-inferiority SAILING study. Lancet, 2013, 382(9893): 700-708.

[44] BUNUPURADAH T, CHETCHOTISAKD P, ANANWORANICH J, et al. A randomized comparison of second-line lopinavir/ritonavir monotherapy versus tenofovir/lamivudine/lopinavir/ritonavir in patients failing NNRTI regimens: The HIV STAR study. Antivir Ther, 2012, 17(7): 1351-1361.

[45] LATHOUWERS E, DE MEYER S, DIERYNCK I, et al. Virological characterization of patients failing darunavir/ritonavir or lopinavir/ritonavir treatment in the ARTEMIS study: 96-week analysis. Antivir Ther, 2011, 16(1): 99-108.

[46] STEBBING J, NATHAN B, JONES R, et al. Virological failure and subsequent resistance profiles in individuals exposed to atazanavir. AIDS, 2007, 21(13): 1826-1828.

[47] ZHENG Y, LAMBERT C, ARENDT V, et al. Virological and immunological outcomes of elvitegravir-based regimen in a treatment-naive HIV-2-infected patient. AIDS, 2014, 28(15): 2329-2331.

[48] WHITE K L, RAFFI F, MILLER M D. Resistance analyses of integrase strand transfer inhibitors within phase 3 clinical trials of treatment-naive patients. Viruses, 2014, 6(7): 2858-2879.

[49] SAX P E, POZNIAK A, MONTES M L, et al. Coformulated bictegravir, emtricitabine, and tenofovir alafenamide versus dolutegravir with emtricitabine and tenofovir alafenamide, for initial treatment of HIV-1 infection (GS-US-380-1490): A randomised, double-blind, multicentre, phase 3, non-inferiority trial. Lancet, 2017, 390(10107): 2073-2082.

[50] GALLANT J, LAZZARIN A, MILLS A, et al. Bictegravir, emtricitabine, and tenofovir alafenamide versus dolutegravir, abacavir, and lamivudine for initial treatment of HIV-1 infection(GS-US-380-1489): A double-blind, multicentre, phase 3, randomised controlled non-inferiority trial. Lancet, 2017, 390(10107): 2063-2072.

[51] VAN WYK J, ORKIN C, RUBIO R, et al. Brief report: Durable suppression and low rate of virologic failure 3 years after switch to dolutegravir+ rilpivirine 2-drug regimen: 148-week results from the SWORD-1 and SWORD-2 randomized clinical trials. J Acquir Immune Defic Syndr, 2020, 85(3): 325-330.

[52] Food and Drug Administration. CABENUVA package insert. (2022-03-10) [2024-06-20]. https: //www.accessdata.fda.gov/drugsatfda_docs/label/2022/212888s005s006lbl.pdf.

[53] DE LUCA A, DUNN D, ZAZZI M, et al. Declining prevalence of HIV-1 drug resistance in antiretroviral treatment-exposed individuals in Western Europe. J Infect Dis, 2013, 207(8): 1216-1220.

[54] PAQUET A C, SOLBERG O D, NAPOLITANO L A, et al. A decade of HIV-1 drug resistance in the United States: Trends and characteristics in a large protease/reverse transcriptase and co-receptor tropism database from 2003 to 2012. Antivir Ther, 2014, 19(4): 435-441.

[55] MURRAY J S, ELASHOFF M R, IACONO-CONNORS L C, et al. The use of plasma HIV RNA as a study endpoint in efficacy trials of antiretroviral drugs. AIDS, 1999, 13(7): 797-804.

[56] MILLER V, SABIN C, HERTOGS K, et al. Virological and immunological effects of treatment interruptions in HIV-1 infected patients with treatment failure. AIDS, 2000, 14(18): 2857-2867.

[57] LEDERGERBER B, LUNDGREN J D, WALKER A S, et al. Predictors of trend in CD4-positive T-cell count and mortality among HIV-1-infected individuals with virological failure to all three antiretroviral-drug classes. Lancet, 2004, 364(9428): 51-62.

[58] RAFFANTI S P, FUSCO J S, SHERRILL B H, et al. Effect of persistent moderate viremia on disease progression during HIV therapy. J Acquir Immune Defic Syndr, 2004, 37(1): 1147-1154.

[59] Food and Drug Administration. Trogarzo package insert. (2018-03-14) [2024-06-20]. https: //www.accessdata.fda.gov/drugsatfda_docs/label/2018/761065lbl.pdf.

[60] Food and Drug Administration. RUKOBA package insert. (2020-07-12) [2024-06-20]. https: //www.accessdata.fda.gov/

drugsatfda_docs/label/2020/212950s000lbl.pdf.

[61] Food and Drug Administration. SUNLENCA package insert. (2022-12-17) [2024-06-20]. https：//www.accessdata.fda.gov/ drugsatfda_docs/label/2022/215973s000lbl.pdf.

[62] EMU B, FESSEL J, SCHRADER S, et al. Phase 3 study of ibalizumab for multidrug-resistant HIV-1. N Engl J Med, 2018, 379(7)：645-654.

[63] EMU B, FESSEL W J, SCHRADER S, et al. Forty-eight-week safety and efficacy on-treatment analysis of ibalizumab in patients with multi-drug resistant HIV-1. Open Forum Infect Dis, 2017, 4(Suppl 1)：S38-S39.

[64] KOZAL M, ABERG J, PIALOUX G, et al. Fostemsavir in adults with multidrug-resistant HIV-1 infection. N Engl J Med, 2020, 382(13)：1232-1243.

[65] LATAILLADE M, LALEZARI J P, KOZAL M, et al. Safety and efficacy of the HIV-1 attachment inhibitor prodrug fostemsavir in heavily treatment-experienced individuals：Week 96 results of the phase 3 BRIGHTE study. Lancet HIV, 2020, 7(11)：e740-e751.

[66] SEGAL-MAURER S, DEJESUS E, STELLBRINK H J, et al. Capsid inhibition with lenacapavir in multidrug-resistant HIV-1 Infection. N Engl J Med, 2022, 386(19)：1793-1803.

[67] MARGOT N A, NAIK V, VANDERVEEN L, et al. Resistance analyses in highly treatment-experienced people with human immunodeficiency virus (HIV) treated with the novel capsid HIV inhibitor lenacapavir. J Infect Dis, 2022, 226(11)：1985-1991.

[68] OGBUAGU O, SEGAL-MAURER S, BRINSON C, et al. Long-acting lenacapavir in people with multidrug resistant HIV-1：Week 52 results. (2022-02-12) [2024-06-20]. https：//www.croiconference.org/abstract/long-acting-lenacapavir-in-people-with-multidrug-resistant-hiv-1-week-52-results.

第五章　抗病毒治疗后低病毒血症的处理

第一节　低病毒血症的定义与危害

一、低病毒血症的定义

抗 HIV 治疗的关键目标是最大限度地减少病毒复制,从而将 HIV 病毒载量(VL)抑制在低于检测下限(lower limits of detection, LLOD)。但在实际治疗中,虽然进行了规范化的抗病毒治疗,但仍有部分患者体内存在高于检测下限但低于病毒学失败标准的病毒载量,这种情况被称为低病毒血症(low-level viraemia, LLV)。由于不同地区对疾病的认识及病毒载量检测灵敏度不同,对病毒学失败的定义也不同,对 LLV 的定义也有所差别(表 4-5-1-1)。WHO 将病毒学失败定义为抗病毒治疗 6 个月后, 3 个月内连续两次病毒载量＞1 000 拷贝 /ml;病毒载量介于 50～1 000 拷贝 /ml 之间定义为 LLV。DHHS 指南将病毒学失败定义为病毒载量＞200 拷贝 /ml; ART 24 周以上,连续两次病毒载量高于检测下限但＜200 拷贝 /ml 定义为 LLV。而欧洲艾滋病临床协会指南(EACS)将病毒学抑制定义为治疗开始后 6 个月 HIV RNA＜50 拷贝 /ml。中国《国家免费艾滋病抗病毒药物治疗手册(第 5 版)》中病毒完全抑制的定义是经过规律抗病毒治疗 24 周以上, HIV RNA 水平小于检测下限(＜50 拷贝 /ml); 病毒学失败定义为接受抗病毒治疗 24 周后,连续两次血浆 HIV RNA＞200 拷贝 /ml; 治疗 24 周后 HIV RNA 水平在 50～1 000 拷贝 /ml 定义为 LLV。《中国艾滋病诊疗指南(2024 版)》将病毒学失败定义为治疗 24 周以后血浆病毒载量持续＞200 拷贝 /ml; 病毒学抑制定义为经过规律抗病毒治疗 24 周以上, HIV 病毒载量低于检测下限(＜20 拷贝 /ml 或 50 拷贝 /ml); 如果连续两次检测到 HIV RNA 在 50～200 拷贝 /ml 之间定义为低病毒血症。目前,国内外多数研究是依照较为宽泛的 WHO 指南,将治疗后 VL 在 50～1 000 拷贝 /ml 定义为 LLV。根据病毒反弹出现的时间及频率, LLV 可分为两种类型。一种是间歇性低病毒血症(blips),指一次独立的 LLV,其前一次和后一次病毒载量检测结果均低于检测下限。另一种是持续低病毒血症(pLLV),即至少连续两次出现 LLV。间歇性低病毒血症通常与随后的病毒学失败无关。

表 4-5-1-1　各大指南对低病毒血症的定义

指南	LLV 定义
WHO 2021	ART 6 个月后, HIV RNA 在 50～1 000 拷贝 /ml 之间
IAS-USA 2022	ART 6 个月后, HIV RNA 在 50～200 拷贝 /ml 之间
DHHS 2023	ART 24 周以上,连续两次可检测到 HIV RNA 在高于检测下限～200 拷贝 /ml 之间
我国《国家免费艾滋病抗病毒药物手册(第 5 版)》	ART 24 周以上,连续两次可检测到 HIV RNA 在 50～1 000 拷贝 /ml 之间
中国艾滋病诊疗指南(2024 版)	ART 24 周以上,连续两次可检测到 HIV RNA 在 50～200 拷贝 /ml 之间

由于定义及检测方法的不同,不同研究统计的 LLV 发生率有所差别,总体在 20%～30%(根据 WHO 定义)。2018 年南非的一项大型队列研究显示,69 454 例使用一线 ART 方案的患者发生 LLV(51～999 拷贝/ml)的有 16 013 例,占 23%,3 286 例使用二线 ART 方案的患者中有 855 例发生 LLV,占 26%。一项来自欧洲及北美的 18 个队列研究显示,17 902 例患者病毒学和临床结局的随访时间中位数分别为 2.3 年和 3.1 年,病毒载量在 50～199 拷贝/ml 之间的患者占 3.5%,200～499 拷贝/ml 之间的患者占 2.7%。对 2019 年参加中国免费抗逆转录病毒治疗计划的 704 375 例 HIV 感染者进行的横断面研究显示,抗病毒治疗至少 12 个月的 HIV 感染者中,VL>1 000 拷贝/ml 的占 4.3%,VL 在 50～1 000 拷贝/ml(LLV)的占 6.5%。而来自中国沈阳的研究显示,在 2 155 例 HIV 感染者中,38.7% 出现了 LLV。

二、低病毒血症的潜在机制

导致持续低病毒血症(pLLV)的机制仍然存在争议。通常认为是由于 ART 依从性不佳、ART 启动晚、基线病毒载量高、ARV 药物效力不够强、HIV 耐药性的积累所致。

也有一些不可抑制病毒血症(NSV)的患者,他们并没有依从性不佳和／或 HIV 耐药性的问题。2023 年发表的一项研究发现,pLLV 并不全是 HIV 发生耐药性或依从性不佳引起的,而更可能是由特定的病毒因素和宿主免疫因素共同作用的结果。该研究观察了 8 名接受 ART 时间平均达 10 年的 pLLV 患者的血浆 HIV 病毒序列,发现这些病毒是由大量克隆组成,在长期样本中没有发现病毒耐药突变的证据。研究表明,存在 HIV 正好整合到宿主 T 细胞基因组的转录活跃区的可能,这些细胞复制时会同时对病毒基因也进行复制,从而产生更多的原始病毒。随着时间的推移,这些克隆继续繁殖,导致低水平的病毒血症。HIV 感染细胞的克隆性扩增被认为是 HIV 持续存在的一个关键因素。整合位点分析显示,生产者原始病毒在活跃转录区域富集,这些区域与宿主基因组的表观遗传标记相关。另外一个研究观察了一组 NSV 患者,发现大部分血浆变异体由相同的序列簇组成,这些序列簇没有显示出病毒进化的迹象,表明血浆病毒源于同一个转录活跃的病毒储藏库,而不是新轮次的感染。这项研究的结论与上一个研究基本一致。

三、低病毒血症的危害

LLV 的危害尚无定论,但近些年越来越多的研究发现,与病毒学完全抑制的患者相比 LLV 患者存在许多潜在的临床危害。具体来讲,可以分为以下几个方面。

1. **耐药突变与病毒学失败**　大量研究表明,LLV 患者中耐药突变率较高。一项来自美国回顾性分析的两项临床研究显示,在 54 例可评估的病例中,有 37% 的患者在持续低病毒血症期间检测到新的耐药突变。新突变的产生与较高的 HIV RNA 水平相关。一项来自意大利的回顾性分析显示,LLV 患者病毒载量越高,耐药基因测序成功率越高,且耐药位点检出率随着 LLV 人群病毒载量的升高而升高。除了耐药率的升高,LLV 与后期发生病毒学失败也有一定相关性。一项来自南非 57 个中心的观察性队列研究结果显示,不论是一线方案还是二线方案,LLV 的出现均与病毒学失败的风险增加有关,且病毒学失败的风险随着病毒载量的升高而增高。还有研究发现,高水平的 LLV(HLLV)和任何其他水平的 LLV 加上高水平的 blip(HLB)均显示出更高的病毒学失败风险[HR(HLLV)=5.93,HR(HLB)=2.84,$P<0.05$];并且随着 LLV 持续时间的延长,病毒学失败的风险在增加。美国一项纳入 2 795 例 HIV 感染者的研究显示,6.4% 的患者病毒载量处于 200～1 000 拷贝/ml,且 LLV 患者病毒载量 51～200 拷贝/ml[调整危险比(aHR)为 1.83(1.10～3.04)]和 LLV 患者病毒载量 201～500 拷贝/ml[aHR=4.26(2.65～6.86)]均与病毒学失败相关。

2. **免疫功能恢复不全**　由于骨髓造血能力受损,胸腺输出能力减弱,HIV 感染者 CD4$^+$ T 细胞计数难以恢复到正常水平。研究人员发现,与病毒抑制的患者相比,至少出现一次病毒反弹患者的 CD8$^+$ T 细胞、活化和记忆 T 细胞及原病毒 DNA 浓度更高($P<0.05$),较高的 HIV RNA 水平与 CD4$^+$ T 细胞恢复减慢独立相关($P<0.001$)。此外,LLV 还会增加 HIV 感染者的免疫活化,尤其是持续的 CD4$^+$ T 细胞及 CD8$^+$ T 细胞活化。研究发现,在持续低水平病毒血症的状况下,免疫激活的细胞标志物持续升高。相比于 VL<50

拷贝 /ml 的感染者，VL 介于 50～1 000 拷贝 /ml 的 HIV 感染者显示出更高的 CD8⁺ T 细胞激活水平。由于 HIV 感染后，肠道上皮细胞的再生能力减弱，导致黏膜通透性增加。这一生理变化使得微生物及其代谢产物能够穿越肠黏膜，进入血液循环。其结果可能是产生慢性、持续的免疫激活，最终导致 CD4⁺ T 细胞的耗竭。除此之外，持续低水平的病毒复制，以及性别和遗传多态性缺陷都可能会损害 HIV 感染者的免疫重建。

3. **远期临床结局不利**　关于 HIV 持续低水平复制对 HIV 感染者临床演变的影响，以及艾滋病和非艾滋病定义疾病的发生情况仍在探索中。来自西班牙的一项研究显示，5 986 例感染者中有 237 例（4%）出现 LLV，VL 在 50～199 拷贝 /ml 之间，另有 168 例（2.8%）出现 LLV，VL 在 200～499 拷贝 /ml 之间。VL 处于 200～499 拷贝 /ml 与艾滋病死亡事件 5 年累计发生率增加显著相关（aHR=2.89，95% CI 1.41～5.92），而 VL 处于 50～199 拷贝 /ml 之间与艾滋病事件 / 死亡和病毒学失败无关。另有研究发现，与 VL≤400 拷贝 /ml 相比，VL>400 拷贝 /ml 患者的心血管疾病、肾损伤、肝纤维化 / 肝硬化的相对风险分别是 1.32（95% CI 1.01～1.73）、1.13（95% CI 0.66～1.92）、0.86（95% CI 0.51～1.44），后者发生心血管疾病的风险更高。由于不同研究所使用的 LLV 定义不同，以及随访时间的差异，LLV 患者长期的临床特点仍需要继续探索。

4. **增加 HIV 传播风险**　根据国际公认的"U=U"概念，即 HIV 病毒载量<200 拷贝 /ml 或检测不出时其性传播的风险为零。而病毒载量处于 200～1 000 拷贝 /ml 的 LLV 患者不适用于"U=U"，仍存在传播 HIV 的风险。一项非洲的研究显示，3 297 对单阳伴侣在无安全套的情况下，血浆 HIV RNA 定量每增长 10 倍，其性传播的风险就增加 2.9 倍，当 VL<1 000 拷贝 /ml 时，仍存在传播 HIV 的风险。HIV 的传播风险不仅存在于 LLV 的成年伴侣之间，LLV 的围产期妇女也存在将病毒传给其婴儿的可能。对 7 项欧洲和美国的大型前瞻性研究分析发现，1 202 例感染 HIV 且分娩时 VL<1 000 拷贝 /ml 的妊娠期妇女中有 44 例发生了母婴传播。因此 HIV 的传播与病毒载量的水平高度相关，即使是 LLV 人群，仍存在 HIV 母婴传播的风险。

（于凤婷　赵红心）

第二节　低病毒血症的耐药检测现状

LLV 患者中耐药突变的存在是导致后续发生治疗失败的重要影响因素。长期处于 LLV 的患者，在病毒高度遗传变异、药物选择压力及免疫活化等因素影响下，极易产生耐药毒株。当患者发生 LLV 时首先应排除服药依从性、吸收障碍、药物相互作用等问题，并及时给予耐药检测。目前临床上常用的 HIV 耐药检测技术为巢式 PCR 衔接一代测序（Sanger sequencing），它使用广泛、技术成熟，是 HIV 基因型耐药检测的金标准。但需要患者体内的 VL 达到 1 000 拷贝 /ml 以上，否则检测结果容易出现假阴性。而 VL 在 1 000 拷贝 /ml 以内的 LLV 患者，几乎没有可供使用的基因组模板，基因型耐药检测的成功率极低，常规的 HIV-1 基因型耐药检测不推荐用于此部分患者，无法对其进行耐药检测进而指导后续治疗。

目前，不少国家和地区都在探索不同的方法来解决 LLV 患者的耐药检测问题。但由于资源及检测技术的限制，所采取的方法不同。病毒核酸的提取和 PCR 扩增是决定 HIV-1 基因型耐药检测是否成功的关键步骤。有研究采用磁珠法提取核酸，大大提高了 LLV 样本的核酸回收率。也有研究通过设计特异性引物、优化 PCR 程序实现了对 LLV 样本的耐药检测。多项研究表明，在提取核酸之前，通过超速离心可提高病毒的富集效率，提高核酸回收率。上述改良方法可将 LLV 患者的耐药检测成功率提高至 70%～80%。

WHO 的统计显示，97% 的 HIV 感染者生活在经济贫困的国家和地区，这类地区公共卫生设施薄弱且技术条件落后。我国也有近半数的 HIV 感染者生活在公共卫生设施薄弱的地区。超速离心机的仪器维护成本较高，不易普及，很多落后地区的实验室并未配备。当浓缩体积较多时，超速离心机无法满足需求，很难成为实验室常规操作。与此同时，由于 VL 较低及经济条件限制，大多数研究仅使用了一代测序。一代测序通量低、流程长且成本较高,只能检测出突变频率超过 20% 的优势毒株,频率小于 20% 的少数耐药突变株(MRVs)会被遗漏。被遗漏的 MRVs 在药物选择压力下可演化成优势毒株,这使得 HIV-1 毒株在患者体内的情况更为复杂多变。二代测序(next-generation sequencing, NGS)是 21 世纪最新发展起来的新一代测序技术,相比一代测序,其检测通量更高,一次可对几百、几千个样本的几十万甚至几百万条 DNA 分子同时快速测序分析。NGS 弥补了一代测序的不足,提高了定量识别 MRVs 的能力,可将检测阈值降低至 0.1%。

(于凤婷　赵红心)

第三节　低病毒血症的处理

一、对初治患者预防 LLV 发生的建议

(一)早期治疗

对于 LLV 的管理,早期治疗始终是最佳策略,延迟治疗可能会增加 LLV 的传播和致病风险。对 735 例 HIV 感染者进行随访,在随访时间中位数达到 170 周时发现,有 76 例(10.3%)出现了 blips,与未发生 blips(log10 中位数 4.55 拷贝 /ml)的受试者相比,发生 blips(log10 中位数 4.85 拷贝 /ml)的受试者基线病毒载量更高($P<0.01$)。2023 年发表的一项研究显示 LLV 与基线高 HIV RNA 及低 CD4$^+$T 细胞计数有关。具体来说,基线 HIV RNA 水平>100 000 拷贝 /ml,CD4$^+$T 细胞计数≤200 个 /μl 在第 48 周和第 96 周时与病毒学抑制呈负相关,且间歇性病毒血症和持续低水平病毒血症的发生率显著增高。一项研究将 171 例确诊 LLV 的 VL 为 50~1 000 拷贝 /ml 患者的临床特征和治疗情况与 146 例病毒学抑制患者进行比较,结果显示较高的病毒载量峰值、较短的 ART 时间和存在耐药突变是发生 LLV 的独立预测因子。以上研究表明,基线高病毒载量及低 CD4$^+$T 细胞计数是 LLV 发生的主要危险因素,及早进行治疗是防止病毒载量继续升高、CD4$^+$T 细胞数继续降低的重要手段。

(二)有效的 ART 方案

HIV 感染者初始用药方案通常为 2 种 NRTI 类药物联合第 3 类药物治疗(NNRTI、PI 或 INSTI 等)。一些 ART 方案也与高 LLV 风险有关。一项数据来自德国 2012—2013 年 23 家中心的研究显示,与 NNRTIs 相比,PIs 与 LLV 风险显著增加有关;VL<500 拷贝 /ml 的病毒血症患者数量在基于 NNRTI 的一线方案(1.7% 和 2.5%)和基于 PI 的方案(4.8% 和 5.7%)之间差异显著。在基于 EFV 或 NVP 的一线治疗中观察到 LLV 发生率明显低于基于 ATV、DRV、LPV 或 RAL 的一线治疗。还有少数研究认为接受 PI 方案的患者发生 LLV 的风险更高,而大多数相关研究显示 LLV 出现与治疗方案无显著相关。以 INSTI 为基础的三联单片复合制剂方案已被各国最新指南列为推荐方案,也可作为 LLV 管理的参考方案。因此,有效的 ART 方案是临床上提高抗病毒治疗成功率,减少机会性感染和并发症的坚实基础。

(三)药物管理与患者用药依从性

维持良好的用药依从性有助于确保药物在人体内维持足够且稳定的浓度,从而更有效地抑制病毒复制。在启动抗病毒治疗后,药物管理和患者的服药依从性尤为重要。由于服药依从性难以评估,其与 LLV 的相关性尚不明确。在过去的几年中,越来越多的研究报道患者依从性差是 LLV 的潜在危险因素。由于个人原因,患者在治疗过程中可能出现不规律、漏服或随意中断药物等情况,导致药物浓度下降,病毒复制增加,增加产生耐药性毒株的风险,进而发生病毒学失败。针对患者服药依从性差的问题,可考虑减少药片数量。有研究显示,二联用药患者在 48 周时达到主要疗效终点的比例非劣于三药组,而维持服药依从性的患者比例高于三药方案。随着越来越多的药片体积更小、服药数量更少的单片复合制剂的出现,患者的依从性得到了极大提高。除此之外,药物 - 药物和药物 - 食物相互作用可能会影响相关的药代动力学,从而导致 ART 疗效下降和 LLV 发生。因此,临床上应密切关

注联合用药问题,管理好药物 - 药物和药物 - 食物的相互作用,同时遵照相关指南和说明书及时调整相关方案或药物剂量。

(四)高耐药屏障的 ART 方案作为保障

耐药屏障是指病毒在产生具有临床意义的耐药现象时,病毒发生耐药突变所需要积累的特定基因变异数量、药物在体内需达到的最低有效浓度,或是免疫系统需要做出的特定免疫反应强度等方面的阈值水平,以及达成这种耐药现象的难易程度,在不同药物或药物类别之间可能存在差异。病毒对不同药物形成耐药屏障的水平也各不相同。选择低耐药屏障方案可能导致广泛耐药,减少了未来治疗方案的选择。因此选择含有高耐药屏障药物的 ART 方案,有利于提供更有效的支持,确保治疗成功率。多项临床试验表明,与其他 ARV 药物类别相比,基于 INSTI 的三联方案显示出更低的耐药性,并且在长期治疗中也能降低治疗失败风险。各大指南在推荐的一线抗病毒治疗方案中也纷纷推荐加入 INSTI。除了选择耐药屏障高的药物外,应加强对 LLV 患者的随访,密切监测病毒载量变化,积极进行耐药检测,并根据耐药检测结果优化治疗方案,以达到更好的治疗效果。

二、对经治患者 LLV 管理的建议

由于不同国家对 LLV 的定义不尽相同,对 LLV 患者的管理也各有不同。接受 ART 的患者发生 LLV 时,DHHS 指南可能适用于达到不同病毒血症程度的 HIV 感染者。对于病毒载量达到检测下限以上但低于 200 拷贝 /ml 的 HIV 感染者,建议维持原方案,每 3 个月至少监测 1 次 HIV RNA 水平,并评估未来是否需要改变 ART 方案。对于病毒载量达到 200～1 000 拷贝 /ml 的 HIV 感染者,建议进行耐药检测,并根据耐药检测结果调整 ART 方案。如果不能实现耐药检测,应根据具体情况决定是否经验性地改变 ARV 药物,同时考虑是否可以构建完全抑制病毒血症的新方案。如果由于 HIV RNA 水平低而无法获得耐药检测结果,可以考虑进行原病毒 DNA 基因型检测。但应谨慎解释该检测的结果。还需要对 HIV 感染者进行依从性监测,根据患者需求简化 ART 方案,如单片复合制剂方案。此外,还应检查 HIV 感染者对药物的耐受性,根据实际情况改变 ART 方案,并关注药物 - 药物相互作用。相关管理的最佳原则可概括为:预防为主,早期干预,以实现病毒的完全抑制。总的来说,尽早优化方案,如尝试使用基于 INSTI 的方案有效抑制病毒,降低 LLV 发生的风险,使患者恢复正常状态,是有益且可取的。

通过 ART 实现 HIV 的完全清除仍然具有极大的挑战,因为 HIV 潜伏库释放的病毒和残存病毒的复制都可能导致体内病毒持续低水平复制。LLV 的发生是难以避免的,其潜在的影响也不容忽视,除了增加耐药和病毒学失败的风险,对患者的免疫重建和长期预后也可能产生不利影响,甚至会增加 HIV 传播的风险。目前关于 LLV 的管理尚未达成共识,需要制定 LLV 的治疗指南。LLV 的处理与预防是减少 HIV 感染者并发症发生和提高其生活质量的关键所在。

(于凤婷　赵红心)

参 考 文 献

[1] World Health Organization. Consolidated guidelines on the use of antiretroviral drugs for treating and preventing HIV infection: Recommendations for a public health approach. Geneva: World Health Organization, 2016.

[2] GANDHI R T, BEDIMO R, HOY J F, et al. Antiretroviral drugs for treatment and prevention of HIV infection in adults: 2022 recommendations of the International Antiviral Society-USA Panel. JAMA, 2023, 329(1): 63-84.

[3] The U. S. Department of Health and Human Services. Guidelines for the use of antiretroviral agents in adults and adolescents with HIV. (2024-09-12)[2024-09-20]. https://clinicalinfo.hiv.gov/sites/default/files/guidelines/documents/adult-adolescent-arv/guidelines-adult-adolescent-arv.pdf.

[4] European AIDS Clinical Society(EACS). EACS guidelines, version 12.0. Belgium: EACS, 2023.

[5] 中华医学会感染病学分会艾滋病丙型肝炎学组, 中国疾病预防控制中心. 中国艾滋病诊疗指南(2021 年版). 协和医学杂志, 2022, 13(2): 203-226.

［6］HERMANS L E, MOORHOUSE M, CARMONA S, et al. Effect of HIV-1 low-level viraemia during antiretroviral therapy on treatment outcomes in WHO-guided South African treatment programmes: A multicentre cohort study. Lancet Infect Dis, 2018, 18(2): 188-197.

［7］Antiretroviral Therapy Cohort Collaboration (ART-CC), VANDENHENDE M A, INGLE S, et al. Impact of low-level viremia on clinical and virological outcomes in treated HIV-1-infected patients. AIDS, 2015, 29(3): 373-383.

［8］ZHAO Y, HAN M, GAN X, et al. Characteristics and viral suppression among people living with HIV from the National Free Antiretroviral Therapy Programme, 2019. HIV Med, 2020, 21(11): 701-707.

［9］ZHANG T, DING H, AN M, et al. Factors associated with high-risk low-level viremia leading to virologic failure: 16-year retrospective study of a Chinese antiretroviral therapy cohort. BMC Infect Dis, 2020, 20(1): 147.

［10］GONZALEZ-SERNA A, MIN J E, WOODS C, et al. Performance of HIV-1 drug resistance testing at low-level viremia and its ability to predict future virologic outcomes and viral evolution in treatment-naive individuals. Clin Infect Dis, 2014, 58(8): 1165-1173.

［11］KANTOR R, DELONG A, SCHREIER L, et al. HIV-1 second-line failure and drug resistance at high-level and low-level viremia in Western Kenya. AIDS, 2018, 32(17): 2485-2496.

［12］TAIWO B, GALLIEN S, AGA E, et al. Antiretroviral drug resistance in HIV-1-infected patients experiencing persistent low-level viremia during first-line therapy. J Infect Dis, 2011, 204(4): 515-520.

［13］SANTORO M M, FABENI L, ARMENIA D, et al. Reliability and clinical relevance of the HIV-1 drug resistance test in patients with low viremia levels. Clin Infect Dis, 2014, 58(8): 1156-1164.

［14］FLEMING J, MATHEWS W C, RUTSTEIN R M, et al. Low-level viremia and virologic failure in persons with HIV infection treated with antiretroviral therapy. AIDS, 2019, 33(13): 2005-2012.

［15］XIAO Q, YAN L, HAN J, et al. Metabolism-dependent ferroptosis promotes mitochondrial dysfunction and inflammation in $CD4^+$ T lymphocytes in HIV-infected immune non-responders. EBioMedicine, 2022, 86: 104382.

［16］DOS SANTOS GUEDES M C, CARVALHO-SILVA W H V, ANDRADE-SANTOS J L, et al. Thymic exhaustion and increased immune activation are the main mechanisms involved in impaired immunological recovery of HIV-positive patients under ART. Viruses, 2023, 15(2): 440.

［17］YANG X, SU B, ZHANG X, et al. Incomplete immune reconstitution in HIV/AIDS patients on antiretroviral therapy: Challenges of immunological non-responders. J Leukoc Biol, 2020, 107(4): 597-612.

［18］OSTROWSKI S R, KATZENSTEIN T L, THIM P T, et al. Low-level viremia and proviral DNA impede immune reconstitution in HIV-1-infected patients receiving highly active antiretroviral therapy. J Infect Dis, 2005, 191(3): 348-357.

［19］KARLSSON A C, YOUNGER S R, MARTIN J N, et al. Immunologic and virologic evolution during periods of intermittent and persistent low-level viremia. AIDS, 2004, 18(7): 981-989.

［20］CORBEAU P, REYNES J. Immune reconstitution under antiretroviral therapy: The new challenge in HIV-1 infection. Blood, 2011, 117(21): 5582-5590.

［21］QUIROS-ROLDAN E, RAFFETTI E, CASTELLI F, et al. Low-level viraemia, measured as viraemia copy-years, as a prognostic factor for medium-long-term all-cause mortality: A MASTER cohort study. J Antimicrob Chemother, 2016, 71(12): 3519-3527.

［22］BERNAL E, GÓMEZ J M, JARRÍN I, et al. Low-level viremia is associated with clinical progression in HIV-infected patients receiving antiretroviral treatment. J Acquir Immune Defic Syndr, 2018, 78(3): 329-337.

［23］ZHANG S, VAN SIGHEM A, KESSELRING A, et al. Episodes of HIV viremia and the risk of non-AIDS diseases in patients on suppressive antiretroviral therapy. J Acquir Immune Defic Syndr, 2012, 60(3): 265-272.

［24］RODGER A J, CAMBIANO V, BRUUN T, et al. Sexual activity without condoms and risk of HIV transmission in serodifferent couples when the HIV-positive partner is using suppressive antiretroviral therapy. JAMA, 2016, 316(2): 171-181.

［25］BAVINTON B R, PINTO A N, PHANUPHAK N, et al. Viral suppression and HIV transmission in serodiscordant male couples: An international, prospective, observational, cohort study. Lancet HIV, 2018, 5(8): e438-e447.

［26］COHEN M S, CHEN Y Q, MCCAULEY M, et al. Prevention of HIV-1 infection with early antiretroviral therapy. N Engl J Med, 2011, 365(6): 493-505.

［27］SIMON V, HO D D, ABDOOL KARIM Q. HIV/AIDS epidemiology, pathogenesis, prevention, and treatment. Lancet, 2006, 368(9534): 489-504.

［28］HUGHES J P, BAETEN J M, LINGAPPA J R, et al. Determinants of per-coital-act HIV-1 infectivity among African

HIV-1-serodiscordant couples. J Infect Dis, 2012, 205(3): 358-365.

[29] IOANNIDIS J P, ABRAMS E J, AMMANN A, et al. Perinatal transmission of human immunodeficiency virus type 1 by pregnant women with RNA virus loads ＜1 000 copies/ml. J Infect Dis, 2001, 183(4): 539-545.

[30] Nettles RE, Kieffer TL, Simmons RP, et al. Genotypic resistance in HIV-1-infected patients with persistently detectable low-level viremia while receiving highly active antiretroviral therapy. Clin Infect Dis. 2004, 39(7): 1030-1037.

[31] DELAUGERRE C, GALLIEN S, FLANDRE P, et al. Impact of low-level-viremia on HIV-1 drug-resistance evolution among antiretroviral treated-patients. PloS One, 2012, 7(5): e36673.

[32] BRUZZONE B, DI BIAGIO A, STICCHI L, et al. Feasibility and reproducibility of HIV-1 genotype resistance test in very-low-level viremia. Antimicrob Agents Chemother, 2014, 58(12): 7620-7621.

[33] MILIA M G, ALLICE T, GREGORI G, et al. Magnetic-silica based nucleic acid extraction for human immunodeficiency virus type-1 drug-resistance testing in low viremic patients. J Clin Virol, 2010, 47(1): 8-12.

[34] MCCLERNON D R, RAMSEY E, CLAIR M S. Magnetic silica extraction for low-viremia human immunodeficiency virus type 1 genotyping. J Clin Microbiol, 2007, 45(2): 572-574.

[35] GUPTA S, TAYLOR T, PATTERSON A, et al. A robust PCR protocol for HIV drug resistance testing on low-level viremia samples. Biomed Res Int, 2017, 2017: 4979252.

[36] MELLBERG T, KRABBE J, GISSLÉN M, et al. HIV-1 low copy viral sequencing: A prototype assay. Infect Dis (Lond), 2016, 48(6): 472-476.

[37] MCCONNELL M J, MIER-MOTA J, FLOR-PARRA F, et al. Improved viral suppression after treatment optimization in HIV-infected patients with persistent low-level viremia. J Acquir Immune Defic Syndr, 2011, 58(5): 446-449.

[38] HU H, ZHANG Q, CHEN W, et al. MicroRNA-301a promotes pancreatic cancer invasion and metastasis through the JAK/STAT3 signaling pathway by targeting SOCS5. Carcinogenesis, 2020, 41(4): 502-514.

[39] BOZEC A, PEYRADE F, FISCHEL J L, et al. Emerging molecular targeted therapies in the treatment of head and neck cancer. Expert Opin Emerg Drugs, 2009, 14(2): 299-310.

[40] DIMRI G P, MARTINEZ J L, JACOBS J J L, et al. The Bmi-1 oncogene induces telomerase activity and immortalizes human mammary epithelial cells. Cancer Res, 2002, 62(16): 4736-4745.

[41] ÁVILA-RÍOS S, PARKIN N, SWANSTROM R, et al. Next-generation sequencing for HIV drug resistance testing: Laboratory, clinical, and implementation considerations. Viruses, 2020, 12(6): 617.

[42] MANYANA S, GOUNDER L, PILLAY M, et al. HIV-1 drug resistance genotyping in resource limited settings: Current and future perspectives in sequencing technologies. Viruses, 2021, 13(6): 1125.

[43] METZNER K J. Technologies for HIV-1 drug resistance testing: inventory and needs. Curr Opin HIV AIDS, 2022, 17(4): 222-228.

[44] KNYAZEV S, HUGHES L, SKUMS P, et al. Epidemiological data analysis of viral quasispecies in the next-generation sequencing era. Brief Bioinform, 2021, 22(1): 96-108.

[45] VAN LAETHEM K, THEYS K, VANDAMME A M. HIV-1 genotypic drug resistance testing: Digging deep, reaching wide? . Curr Opin Virol, 2015, 14: 16-23.

[46] STELLA-ASCARIZ N, ARRIBAS J R, PAREDES R, et al. The role of HIV-1 drug-resistant minority variants in treatment failure. J Infect Dis, 2017, 216(suppl_9): S847-S850.

[47] LAPOINTE H R, DONG W, LEE G Q, et al. HIV drug resistance testing by high-multiplex "wide" sequencing on the MiSeq instrument. Antimicrob Agents Chemother, 2015, 59(11): 6824-6833.

[48] MEYER M, STENZEL U, HOFREITER M. Parallel tagged sequencing on the 454 platform. Nat Protoc, 2008, 3(2): 267-278.

[49] NICOT F, JEANNE N, RAYMOND S, et al. Performance comparison of deep sequencing platforms for detecting HIV-1 variants in the pol gene. J Med Virol, 2018, 90(9): 1486-1492.

[50] SÖRSTEDT E, NILSSON S, BLAXHULT A, et al. Viral blips during suppressive antiretroviral treatment are associated with high baseline HIV-1 RNA levels. BMC Infect Dis, 2016, 16: 305.

[51] ÁLVAREZ H, MOCROFT A, RYOM L, et al. Plasma human immunodeficiency virus 1 RNA and CD4$^+$ T-cell counts are determinants of virological nonsuppression outcomes with initial integrase inhibitor-based regimens: A prospective RESPOND cohort study. Clin Infect Dis, 2023, 77(4): 593-605.

[52] WIRDEN M, TODESCO E, VALANTIN M A, et al. Low-level HIV-1 viraemia in patients on HAART: Risk factors and

management in clinical practice. J Antimicrob Chemother, 2015, 70(8): 2347-2353.

[53] WIESMANN F, BRAUN P, KNICKMANN M, et al. Low level HIV viremia is more frequent under protease-inhibitor containing firstline therapy than under NNRTI-regimens. J Int AIDS Soc, 2014, 17(4Suppl 3): 19828.

[54] GRENNAN J T, LOUTFY M R, SU D, et al. Magnitude of virologic blips is associated with a higher risk for virologic rebound in HIV-infected individuals: A recurrent events analysis. J Infect Dis, 2012, 205(8): 1230-1238.

[55] CHEN G J, SUN H Y, CHEN L Y, et al. Low-level viraemia and virologic failure among people living with HIV who received maintenance therapy with co-formulated bictegravir, emtricitabine and tenofovir alafenamide versus dolutegravir-based regimens. Int J Antimicrob Agents, 2022, 60(3): 106631.

[56] RYOM L, DE MIGUEL R, COTTER A G, et al. Major revision version 11.0 of the European AIDS Clinical Society Guidelines 2021. HIV Med, 2022, 23(8): 849-858.

[57] LIMA V D, BANGSBERG D R, HARRIGAN P R, et al. Risk of viral failure declines with duration of suppression on highly active antiretroviral therapy irrespective of adherence level. J Acquir Immune Defic Syndr, 2010, 55(4): 460-465.

[58] MAGGIOLO F, DI FILIPPO E, COMI L, et al. Reduced adherence to antiretroviral therapy is associated with residual low-level viremia. Pragmat Obs Res, 2017, 8: 91-97.

[59] LI J Z, GALLIEN S, RIBAUDO H, et al. Incomplete adherence to antiretroviral therapy is associated with higher levels of residual HIV-1 viremia. AIDS, 2014, 28(2): 181-186.

[60] PASTERNAK A O, DE BRUIN M, JURRIAANS S, et al. Modest nonadherence to antiretroviral therapy promotes residual HIV-1 replication in the absence of virological rebound in plasma. J Infect Dis, 2012, 206(9): 1443-1452.

[61] CAHN P, ANDRADE-VILLANUEVA J, ARRIBAS J R, et al. Dual therapy with lopinavir and ritonavir plus lamivudine versus triple therapy with lopinavir and ritonavir plus two nucleoside reverse transcriptase inhibitors in antiretroviral-therapy-naive adults with HIV-1 infection: 48 week results of the randomised, open label, non-inferiority GARDEL trial. Lancet Infect Dis, 2014, 14(7): 572-580.

[62] BARENG O T, MOYO S, ZAHRALBAN-STEELE M, et al. HIV-1 drug resistance mutations among individuals with low-level viraemia while taking combination ART in Botswana. J Antimicrob Chemother, 2022, 77(5): 1385-1395.

[63] ZHAO A V, CRUTCHLEY R D, GUDURU R C, et al. A clinical review of HIV integrase strand transfer inhibitors (INSTIs) for the prevention and treatment of HIV-1 infection. Retrovirology, 2022, 19(1): 22.

[64] MOHAMMADI A, ETEMAD B, ZHANG X, et al. Viral and host mediators of non-suppressible HIV-1 viremia. Nat Med, 2023, 29(12): 3212-3223.

第六章　药物毒副作用及处理

所有抗逆转录病毒（ARV）药物都有不同程度的不良反应，特别在抗逆转录病毒治疗的早期，因药物毒副作用而更换方案或停药的发生率更高。一般来说，轻微的不良反应只会使人感到不适，经过对症处理，症状可以缓解。在开始治疗时反应可能比较严重，但以后会逐渐适应并好转，且大部分不良反应是自限性的。严重的不良反应会使患者很难耐受，并引起脏器功能损伤甚至危及生命。通过及时更换 ART 方案，并给予对症治疗可缓解这些药物带来的严重不良反应。随着创新药物的不断研发和上市，与过去相比，新的 ARV 药物严重且不可耐受的不良反应已明显减少。在 ART 过程中，ARV 药物导致的不良反应可以贯穿整个抗病毒治疗时期，即在任何阶段都可能发生药物的毒副作用，只是有些毒副作用发生在早期，有些需要使用一段时间后才出现。

以下因素会增加 ARV 药物发生不良反应的可能。

（1）同时使用多种毒副作用大的药物。

（2）有增加不良反应风险的合并症。例如，合并病毒性肝炎和/或肝脂肪变性的 HIV 感染者使用依非韦伦（EFV）或蛋白酶抑制剂（PIs）时，可能增加肝毒性风险。轻度肾功能不全的 HIV 感染者使用替诺福韦（TDF）会增加肾毒性风险。

（3）某些 ARV 药物可能会加剧先前存在的疾病。例如，依非韦伦（EFV）、利匹韦林（RPV）和整合酶抑制剂（INSTIs）可能会加重精神疾病。

（4）可能增加 ARV 药物与其他药物之间的相互作用，从而加重毒副作用。例如，使用利托那韦（RTV）或考比司他（Cobi）等药物浓度增强剂时。

（5）某些遗传因素会使患者更易发生阿巴卡韦（ABC）过敏反应、依非韦伦（EFV）神经精神毒性、阿扎那韦（ATV）相关的高胆红素血症。

由于 ART 需要终身服药，患者的治疗已逐步发展为个性化管理，以避免长期抗病毒治疗导致的毒副作用，包括糖尿病和其他代谢性疾病、动脉粥样硬化、肾功能异常、骨密度下降和体重增加等。为了实现长期病毒学抑制，必须预测及管理短期和长期 ART 毒性。需要注意的是，抗病毒治疗的益处远超过药物的毒副作用，不能因为 ARV 的毒副作用而随意推迟或停止抗病毒治疗。

本章将按系统分类介绍常见抗病毒药物的毒副作用。

一、消化系统

几乎所有抗病毒药物均会发生，其中以齐多夫定（AZT）、替诺福韦（TDF）、洛匹那韦/利托那韦（LPV/r）发生胃肠道不良反应最为普遍。一般出现在治疗的前 2 个月，表现为腹部不适、厌食、恶心、呕吐、腹泻等，还可发生烧心、腹痛、腹胀，严重者可能出现脱水、营养不良，以及血药浓度降低导致耐药的风险。大多数患者消化道症状并不严重，随着时间的推移，这些不良反应一般会逐渐好转，给予对症处理的同时鼓励 HIV 感染者继续维持原 ART 方案治疗。

可给予 HIV 感染者饮食及药物治疗建议。抗病毒药物与餐同服可以减少某些药物的消化系统不良反应。若症状持续两个月以上或难以耐受，应该考虑更换治疗方案。建议患者饮食清淡，避免油腻和刺激性食物,避免一次性摄入大量食物或液体,包括奶制品、豆浆、冷饮等。恶心、呕吐者可口服维生素 B_6,胃炎或反酸者可给予抑酸剂或 H_2 受体拮抗剂,少量多餐摄入食物或液体。

腹泻也是大多数 ARV 药物的副作用,以 LPV/r 较为常见,一般在治疗数周至数月后会逐渐减轻,但也有个例会持续性腹泻,即使改变饮食习惯也不能缓解。如果为持续性腹泻,在排除合并其他疾病后建议更换方案。

二、血液系统

骨髓抑制是齐多夫定(AZT)的一种常见不良反应,通常表现为贫血和粒细胞减少,常在抗病毒治疗开始后的前 4 个月出现。其间应密切地监测血红蛋白(Hb)、血细胞比容(HCT)和中性粒细胞水平。如果血红蛋白或血细胞比容较基线水平下降>25% 或 Hb<70g/L,和/或中性粒细胞<0.75×10^9/L,应将 AZT 更换为其他药物。

三、皮疹

许多 ARV 药物都可引起皮疹,以非核苷类逆转录酶抑制剂(NNRTIs)最为常见,尤其是奈韦拉平(NVP),依非韦伦(EFV)次之。表现为红斑、瘙痒、弥漫性斑丘疹、干性脱屑等,严重皮疹可能危及生命。1~2 级的皮疹通常为一过性,可以在给予抗过敏治疗的基础上观察皮疹变化。一旦发展为 3 级或 4 级的皮疹,均应停用所有抗病毒药物,择期调整方案,重新启动 ART。皮疹的分级见表 4-6-0-1。

NVP 最常见的不良反应是药物性皮疹,如果在 NVP 导入期出现轻中度皮疹,应延长导入期时间直到皮疹改善,再增加至全剂量。若出现中度皮疹伴有发热或黏膜受累,须密切监测皮疹变化及肝功能是否受损,防止症状进一步加重。如果出现严重皮疹(全身性、脱皮、黏膜受累),应停用所有抗病毒药物并监测,警惕发展为 Stevens-Johnson 综合征。

表 4-6-0-1　皮疹分级

分级	表现
1~2 级 **轻度或中度**	红斑 瘙痒 弥漫性斑丘疹 干性脱屑
3~4 级 **重度或可能危及生命**	水疱疹 伴有渗液的湿性脱屑 溃疡 严重瘙痒 黏膜受累 疑似 Stevens-Johnson 综合征 中毒性表皮坏死松解症 多形性红斑 坏疽 剥脱性皮炎

四、超敏反应

任何药物都有可能发生超敏反应,但某些 ARV 药物发生超敏反应的可能性更高。阿巴卡韦(ABC)是最常见的导致超敏反应的药物,严重时可能危及生命。ABC 引起的超敏反应是一种多器官临床综合征,通常表现为以下两组或更多的体征或症状:发热、皮疹、胃肠道反应(包括恶心、呕吐、腹泻或腹痛)、体质性异常(包括全身不适、疲乏或疼痛)、呼吸系统反应(包括呼吸困难、咳嗽、咽炎)。一旦怀疑超敏反应,应立即停用 ABC。建议在使用 ABC 前进行 *HLA-B*5701* 等位基因筛查以降低发生超敏反应的风险。发生 ABC 超敏反应后,不能再次使用 ABC,因为患者可能会在数小时内发生更加严重的症状,包括威胁生命的低血压,甚至死亡。

五、肝毒性

ARV 药物导致药物相关肝毒性是 ART 过程中最常见的不良反应之一,重者可致急性肝衰竭甚至死亡。临床表现多为乏力、纳差、肝区不适或疼痛,少数有黄疸等症状。常见的肝毒性药物包括奈韦拉平(NVP)、依非韦伦(EFV)、齐多夫定(AZT)、阿兹夫定(FNC)、洛匹那韦/利托那韦(LPV/r)、依曲韦林(ETV)、达芦那韦/考比司他(DRV/c)等。

非核苷类逆转录酶抑制剂(NNRTIs)中,NVP 和 EFV 发生 3~4 级肝毒性的风险更高。整合酶抑制剂

（INSTIs）也可能导致转氨酶升高。很多蛋白酶抑制剂（PIs）由于抑制 UGT 而导致无症状的间接胆红素水平升高和肉眼可见的巩膜黄染，阿扎那韦（ATV）尤为突出。这并不是由肝损伤引起的，在停用之后胆红素能恢复正常。如果患者对自己的外观特别关注，可以考虑换用其他种类的 ARV 药物。

如果合并 HBV、HCV 感染，药物性肝损伤的发生率更高，在治疗过程中需要严密监测 ALT/AST 等生化指标。乙型肝炎患者在停用 3TC、FTC 或 TDF 等同时具有抗 HBV 活性的药物时，可能造成乙型肝炎病情的快速进展。

药物性肝损伤的基本治疗原则：及时停用可疑肝损伤药物，尽量避免再次使用可疑或同类药物；应充分权衡停药引起原发病进展和继续用药导致肝损伤加重的风险，必要时选择适当的护肝药物治疗。ARV 药物性肝损害的分级及处理原则见表 4-6-0-2。

表 4-6-0-2　ARV 药物性肝损伤的分级及处理原则

分级	实验室表现	原因	处理
肝毒性 1 级或 2 级	ALT、AST＜5.0×ULN，TBil 正常或＜2.5×ULN	积极查找肝功能损伤的原因（如合并 HAV、HBV、HCV、HEV 感染，脂肪肝，自身免疫性肝炎，中草药，其他肝损伤药物）	继续抗病毒治疗，护肝治疗，临床观察
肝毒性 3 级	5.0×ULN≤ALT、AST＜10.0×ULN，2.5×ULN≤TBil＜5.0×ULN		更换抗病毒药物，护肝治疗
肝毒性 4 级	ALT、AST≥10.0×ULN，TBil≥5.0×ULN		暂时停用所有抗病毒药物

ALT. 丙氨酸转氨酶；AST. 天冬氨酸转氨酶；ULN. 参考值上限。

六、肾脏损伤

ARV 药物性肾损伤主要集中在 TDF，药物蓄积可引起近端肾小管的线粒体功能障碍，导致近端肾小管损伤及功能障碍。主要表现为 eGFR 降低、低磷血症、骨痛、血肌酐升高、尿蛋白肌酐比值升高、尿视黄醇结合蛋白与肌酐比值（RBP/Cr）增加，严重者可表现为范科尼综合征（Fanconi syndrome）（发生率＜0.1%）、急性肾损伤。危险因素包括 TDF 剂量过大、有基础肾病、低体重、高龄或同时使用其他肾毒性药物。TDF 主要通过肾近曲小管的多耐药蛋白（MRP-2）排泄，RTV 抑制 MRP-2，导致肾小管 TDF 累积。因此，TDF 与 RTV 联用肾毒性会显著增高。

HIV 感染者在接受 ART 前需要评估患者出现慢性肾病、急性肾损伤的风险因素，包括是否有基础肾脏疾病、未经控制的糖尿病或高血压、年龄因素、BMI、是否合并慢性肝炎，以及可能正在使用的其他有肾毒性的药物或药物浓度增强剂。用药前的检查包括尿常规、血肌酐、eGFR 等。确诊为慢性肾脏病的 HIV 感染者（包括初治患者和经治患者），应避免使用 TDF 及其他可引起肾损伤的药物。在治疗期间出现肾功能异常，应请肾内科医师查找引起肾功能异常的原因。含 TDF 的 ART 方案治疗过程中应及早发现肾损伤迹象，eGFR 较基线下降幅度≥25% 或 eGFR＜60ml/（min·1.73m^2）时应停用 TDF，并根据 eGFR 变化调整其他 ARV 药物剂量。发生药物性肾损伤后即使更换 TDF，肾功能指标也仅可部分恢复，恢复正常的时长平均为 4 个月。合并 HBV 感染的患者可以考虑把 TDF 更换为 TAF；必须使用 TDF 时，应调整 TDF 与其他 ARV 药物剂量。肾功能不全患者的抗病毒治疗和药物剂量调整可参考第九章第五节。

七、骨密度降低

影响骨密度的药物主要是 TDF 及可能引起 TDF 浓度升高的药物（如药物浓度增强剂）。在临床研究中发现，接受 TDF 治疗的 HIV 感染者中，腰椎和髋部的骨矿物质密度（BMD）相对基线下降。在使用含有 TDF 的 ART 方案的患者中，骨代谢的生物标志物（血清骨特异性碱性磷酸酶、血清降钙素、血清 C 端肽、尿 N 端肽）显著升高，提示骨软化增加。

对于患有骨量减少、骨质疏松的 HIV 感染者或骨折风险高的感染者，制定方案时应尽量避免使用对骨密度影响较大的 TDF，可以考虑使用 AZT 或 ABC（若 HLA-B*5701 阴性）或 TAF。也可用整合酶抑制剂替代蛋白酶抑制剂。对于正在接受 TDF 治疗的感染者，条件允许可转换成 TAF 或 AZT 或 ABC。骨量减少和骨质疏松常常没有症状,建议抗病毒治疗过程中监测骨密度,发现异常及时调整治疗方案。

八、神经精神毒性

NNRTIs 普遍都有不同程度的中枢神经系统毒性,其中最明显的是 EFV,NVP 相对最轻。常见的精神症状包括眩晕、失眠、困倦、注意力不集中、异常梦境、噩梦、情绪异常、注意力不集中、抑郁、精神病,甚至出现自杀倾向等,通常在治疗 4 周后可逐渐缓解。在使用 EFV 前应询问患者相关病史,若合并精神、神经疾病应避免使用 EFV。

INSTIs 类抗病毒药物中,DTG、BIC、RAL 或 EVG 都可能引起头痛、失眠、噩梦等不良反应,程度一般较轻。抑郁和自杀较少见,主要出现在已有精神疾病的患者中。

NRTIs 类抗病毒药物中,d4T、ddI 常常会引起外周神经病变,表现为针刺感、灼烧感、疼痛、手脚麻木等,发现后应及时停药,停用后大多数人能恢复。

九、代谢综合征

代谢综合征(MetS)在 HIV 感染者中的发病率明显高于 HIV 阴性人群。在 ART 对 HIV 感染者代谢影响方面,蛋白酶抑制剂,特别是 LPV/r 和 IDV,对三酰基甘油和脂质转运产生影响,这将导致血脂异常、脂肪营养不良和胰岛素抵抗,并促进脂肪因子的分泌,进而导致血管炎症和内皮功能障碍。

在 NRTIs 类抗病毒药物中,与 AZT 相比,使用 TDF 和 ABC 发生代谢综合征的风险更低。但使用 d4T、AZT、3TC、EFV、LPV/r 和 IDV 的人群已观察到伴有糖代谢受损的胰岛素抵抗,其潜在机制尚不明确。

开始接受 ART 通常会导致体重增加,大部分体重增加发生在治疗的第一年。与基于 NNRTI 的方案相比,含有 INSTIs 的方案导致的体重增加更多。在某些个体中,特别是由于 HIV 及其并发症导致体重减轻的个体,体重的增加代表 ART 逆转 HIV 所致相关炎症、加速分解代谢和减轻疾病相关厌食症,被认为对 HIV 感染者有益。另一方面,体重增加可能导致基线体重正常或超重的 HIV 感染者发展为肥胖的问题。应告知 HIV 感染者体重增加的可能性,并应向其提供有关饮食、运动、锻炼和行为改变的信息,以尽量减少体重增加的可能性。

有研究显示,司美格鲁肽(semaglutide)对于 HIV 感染者中出现的肥胖、脂肪肝和脂肪增生等代谢问题具有良好效果。通过减少腹部脂肪和降低炎症标志物 C 反应蛋白(CRP)的水平,司美格鲁肽不仅有助于体重管理,还可能降低因长期炎症导致的心血管疾病风险。

十、高脂血症

ART 导致血脂异常的具体机制尚不清楚,目前认为与 ART 后肝脏合成功能改变、炎症反应、氧化应激、药物影响和可能的遗传因素相关。

NRTIs 中的 TAF 与血脂异常有明显相关性,推荐血脂异常的 HIV 感染者使用对血脂影响较小的 TDF。含有药物浓度增强剂的 PIs,包括 LPV/r、ATV/r、DRV/r 均对血脂有影响,其中 LPV/r 对血脂影响最大。NNRTIs 中 EFV 可提升 TC 以及 LDL-C 水平,新一代的 NNRTI 如 DOR、RPV、ANV 对血脂的影响明显小于 EFV。多数 INSTIs 如 BIC、DTG、RAL 对血脂影响较小,但需要注意的是,使用 BIC、DTG 方案的患者有可能发生体重明显增加,在超重或肥胖的患者中需要谨慎使用。含有药物浓度增强剂的 EVG 对于血脂影响明显,不推荐用于血脂异常的 HIV 感染者。

除了 ARV 药物可能导致血脂异常外,可能还有其他传统因素(如家族史、性别、年龄、长期高脂饮食、缺乏运动、吸烟、饮酒等)。首先需要加强生活方式管理,低脂、低糖饮食,适当身体锻炼有助于降低血脂。其次才是更换为对血脂影响小的 ARV 药物(如 TDF、DOR、ANV 或 INSTIs)和使用调血脂药(如他汀类、依折麦布,甚至可以联用 PCSK9 抑制剂)。2024 年发表的 REPRIEVE 研究显示,低至中度 CVD 风险的 HIV 感染者每日口服匹伐他汀(pitavastatin)4mg,24 个月时冠状动脉计算机体层血管成像(CTA)平均非钙化斑块体积与安慰剂组相比减少 7%,平均低密度脂蛋白胆固醇(LDL-C)降低,氧化低密度脂蛋白和脂蛋白相关磷脂酶 A2 均有所减少。证明在 HIV 感染者中使用匹伐他汀治疗可以显著逆转通过冠脉 CTA 评估的斑块进展,在既往有斑块的患者中作用更加明显。其主要机制与 LDL-C 降低和抗动脉血管炎症有关。EACS 2023 指南建议 HIV 感染合并高脂血症的患者 LDL-C 水平至少控制在 3.0mmol/L 以下,有高危风险的需要降低至 1.8mmol/L 以下，有极高危风险的需要降低至 1.4mmol/L 以下。

（阮连国）

参 考 文 献

［1］ National Institute of Diabetes and Digestive and Kidney. LiverTox：Clinical and research information on drug-in-duced liver injury：Etravirine.（2018-02-20）［2024-06-20］. https：//www.ncbi.nlm.nih.gov/books/NBK548290/.

［2］ GIRARD P M, CAMPBELL T B, GRINSZTEJN B, et al. Pooled week 96 results of the phase Ⅲ DUET-1 and DUET-2 trials of etravirine：Further analysis of adverse events and laboratory abnormalities of special interest. HIV Med, 2012, 13（7）：427-435.

［3］ CAHN P, POZNIAK A L, MINGRONE H, et al. Dolutegravir versus raltegravir in antiretroviral-experienced, integrase-inhibitor-naive adults with HIV：Week 48 results from the randomised, double-blind, non-inferiority SAILING study. Lancet, 2013, 382（9893）：700-708.

［4］ National Institute of Diabetes and Digestive and Kidney. LiverTox：Clinical and research information on drug-in-duced liver injury：Dolutegravir.（2018-01-10）［2024-06-20］. https：//www.ncbi.nlm.nih.gov/books/NBK548350/.

［5］ MOLINA J M, CLOTET B, VAN LUNZEN J, et al. Once-daily dolutegravir versus darunavir plus ritonavir for treatment-naive adults with HIV-1 infection（FLAMINGO）：96 week results from a randomised, open-label, phase 3b study. Lancet HIV, 2015, 2（4）：e127-e136.

［6］ RAFFI F, RACHLIS A, STELLBRINK H J, et al. Once-daily dolutegravir versus raltegravir in antiretroviral-naive adults with HIV-1 infection：48 week results from the randomised, double-blind, non-inferiority SPRING-2 study. Lancet, 2013, 381（9868）：735-743.

［7］ VAN LUNZEN J, MAGGIOLO F, ARRIBAS J R, et al. Once daily dolutegravir（S/GSK1349572）in combination therapy in antiretroviral-naive adults with HIV：Planned interim 48 week results from SPRING-1, a dose-ranging, randomised, phase 2b trial. Lancet Infect Dis, 2012, 12（2）：111-118.

［8］ National Institute of Diabetes and Digestive and Kidney. LiverTox：Clinical and research information on drug-in-duced liver injury：Bictegravir.（2019-04-10）［2024-06-20］. https：//www.ncbi.nlm.nih.gov/books/NBK547914/.

［9］ DAAR E S, DEJESUS E, RUANE P, et al. Efficacy and safety of switching to fixed-dose bictegravir, emtricitabine, and tenofovir alafenamide from boosted protease inhibitor-based regimens in virologically suppressed adults with HIV-1：48 week results of a randomised, open-label, multicentre, phase 3, non-inferiority trial. Lancet HIV, 2018, 5（7）：e347-e356.

［10］ 中华医学会肝病学分会药物性肝病学组. 药物性肝损伤诊治指南. 中华肝脏病杂志, 2015, 23（11）：810-820.

［11］ 李航, 张福杰, 卢洪洲, 等. HIV 感染合并慢性肾脏病患者管理专家共识. 中国艾滋病性病, 2017, 23（6）：578-581.

［12］ 吕玮, 王鸥, 李太生. 人类免疫缺陷病毒感染合并骨骼疾病患者管理建议. 临床药物治疗杂志, 2021, 19（3）：1-8.

［13］ ZICARI S, SESSA L, COTUGNO N, et al. Immune activation, inflammation, and non-AIDS co-morbidities in HIV-infected patients under long-term art. Viruses, 2019, 11（3）：200.

［14］ PAULA A A, FALCÃO M C, PACHECO A G. Metabolic syndrome in HIV-infected individuals：Underlying mechanisms and epidemiological aspects. AIDS Res Ther, 2013, 10（1）：32.

［15］ KELESIDIS T, CURRIER J S. Dyslipidemia and cardiovascular risk in human immunodeficiency virus infection. Endocrinol Metab Clin North Am, 2014, 43（3）：665-684.

［16］ TEBAS P, SENSION M, ARRIBAS J, et al. Lipid levels and changes in body fat distribution in treatment-naive, HIV-1-Infected adults treated with rilpivirine or Efavirenz for 96 weeks in the ECHO and THRIVE trials. Clin Infect Dis, 2014, 59（3）：425-434.

［17］ ORKIN C, SQUIRES K E, MOLINA J M, et al. Doravirine/lamivudine/tenofovir disoproxil fumarate is non-inferior to efavirenz/emtricitabine/tenofovir disoproxil fumarate in treatment-naive adults with human immunodeficiency virus-1 infection：Week 48 results of the DRIVE-AHEAD trial. Clin Infect Dis, 2019, 68（4）：535-544.

［18］ CURRAN A, RULL A, NAVARRO J, et al. Lipidomics reveals reduced inflammatory lipid species and storage lipids after switching from EFV/FTC/TDF to RPV/FTC/TDF：A randomized open-label trial. J Clin Med, 2020, 9（5）：1246.

［19］ 马淑静, 符燕华, 谢小馨, 等. 艾诺韦林联合替诺福韦、拉米夫定在初治 HIV/AIDS 患者的疗效及安全性分析. 中国艾滋病性病, 2023, 29（8）：872-876.

［20］ SAUMOY M, SANCHEZ-QUESADA J L, ORDOÑEZ-LLANOS J, et al. Do all integrase strand transfer inhibitors have the same lipid profile？ Review of randomised controlled trials in naïve and switch scenarios in HIV-infected patients. J Clin Med, 2021, 10（16）：3456.

［21］ 中华医学会热带病与寄生虫学分会艾滋病学组. 人类免疫缺陷病毒/获得性免疫缺陷综合征患者血脂综合管理中国专家共识. 中华内科杂志, 2023, 62（6）：661-672.

第七章 药物相互作用

第一节 药物相互作用基础知识

一、基本概念

药物-药物相互作用（drug drug interaction, DDI）是指两种或两种以上药物同时或在一定时间内先后使用时，在机体因素（药物代谢酶、药物转运蛋白、药物结合蛋白、药物基因多态性等）的影响下，彼此之间相互作用而发生药动学或药效学的变化，临床表现为药效增强和/或毒副作用加重，也可表现为药效减弱和/或毒副作用减轻。这种相互作用可能导致以下三种情况。

1. **药效增强** 当两种药物同时使用时，其中一种药物可能增强另一种药物的效果，或使其药效延长。例如 RTV 与 PI 联用时，PI 血药浓度增高、代谢时间延长。

2. **药效减弱** 某种药物与另一种药物同时使用时，使其效果减弱或完全失效。例如，BIC 由 CYP3A4 代谢，而利福平是 CYP3A4 的强诱导剂，两者同时应用时，BIC 的代谢加快，血药浓度降低，从而影响疗效。

3. **新的不良反应** 两种药物联用也可能导致新的不良反应发生，这些反应可能是两种药物共同作用的结果，也可能是一种药物改变了另一种药物在体内的代谢或排泄方式所致。这种药物的相互作用是临床上最关注的，因为它直接影响到患者的治疗效果和安全。医师在开具处方时应考虑患者正在使用的其他药物，并注意可能出现的相互作用。患者也应该告知医师所有自己正在使用的药物，包括处方药、非处方药及补充剂，以避免不良的药物相互作用。

二、药物相互作用的机制

（一）药代动力学相互作用

药代动力学相互作用（drug pharmacokinetic interaction, DPI）是指两种或多种药物在体内共同作用时，彼此影响吸收、分布、代谢和排泄等生物转化过程，从而导致药物在体内的浓度发生变化。药代动力学相互作用可以分为两类：药物相互作用的促进和药物相互作用的抑制。

1. **药物相互作用的促进** 药物相互作用的促进主要表现在以下几个方面。

（1）吸收 多种药物同时服用时，某些药物可以影响其他药物的吸收速度和程度。例如，抗酸药中的 Ca^{2+} 离子与整合酶抑制剂同服形成螯合物，这种螯合物不能被吸收，从而影响了整合酶抑制剂的吸收，降低疗效。

（2）分布 由于药物相互作用，药物在体内的分布受到影响。有些药物可以改变体内其他药物的分布。例如，某些药物会与血浆蛋白结合，使其他药物更容易穿过生物膜，进入目标组织（target）。

（3）代谢 通过生物酶的作用，药物在肝脏等组织内被代谢。某些药物可影响酶诱导相互作用及酶抑制相互作用，影响其他药物的代谢速度和途径。

（4）排泄 药物经肾脏、肝脏等脏器被排出体外。有些药物会影响其他药物的排泄速度，例如肝药酶代谢的药物，当与肝药酶诱导剂或抑制剂配合使用时，可能会造成体内药物清除率的改变。

2. **药物相互作用的抑制**　药物相互作用的抑制主要表现在以下几个方面。

（1）吸收　可以降低其他药物的吸收速度，如食物、抗酸药等会对药物的吸收产生影响。

（2）分布　药物在体内的分布受到药物相互作用的影响。一些药物可以降低其他药物在体内的分布，如血浆蛋白结合率的改变。

（3）代谢　药物在体内的代谢受到其他药物的干扰，如酶诱导相互作用和酶抑制相互作用。

（4）排泄　某些药物可以影响其他药物的排泄速度，如抗生素、抗抑郁药等对经肝脏和肾脏排泄的药物产生影响。

（二）药效动力学相互作用

药效动力学（pharmacodynamics，PD）相互作用是指药物在体内作用过程中，不同药物之间可能产生的相互影响，从而影响药物的疗效和安全性。药效动力学相互作用主要包括：协同作用、拮抗作用、增强作用、抑制作用。

药物联合应用中的药效动力学相互作用意义重大。了解药效动力学相互作用有助于优化药物治疗方案，提高药物疗效，降低发生不良反应的风险。临床上，医师需要综合考虑影响药物相互作用的因素，如患者的病情、用药剂量、给药途径等，才能达到最好的治疗效果。同时，在新药研发、药物评价等方面也有助于研究药效动力学相互作用。

三、药物相互作用的影响

药物-药物相互作用可能导致药效增强、减弱，甚至引发不良反应，对患者的治疗效果和生命安全构成威胁。因此，深入了解药物相互作用的影响，对于合理使用药物、提高治疗效果具有重要意义。主要包括几个方面：药物代谢酶的抑制和诱导、药物转运蛋白的抑制和诱导、药物受体拮抗和激动、药物酸碱性影响、药物基因多态性影响。

总之，药物间相互作用的影响广泛而复杂。在临床应用中，应充分考虑药物相互作用，合理搭配用药，降低不良反应风险，提高治疗效果。利物浦大学 HIV 药物相互作用网站是一个提供 ARV 药物和常用药物之间相互作用相关数据的系统，可以让医疗专业人员更容易地查询 ARV 药物和其他常用药物之间的相互作用。

（陈谐捷　许飞龙）

第二节　药物体内代谢

一、药物代谢的过程

药物代谢是指药物在生物体内先转化为有活性的代谢产物，再被逐渐转化为低活性或无活性代谢产物，进而排出体外的一系列化学反应，主要发生于肝脏、肾脏等器官，这一过程决定了药物在人体内的浓度、治疗效果及药物的安全性。药物的代谢过程在很多方面表现出了它的关键性作用。

二、药物代谢的主要机制

药物代谢的主要机制可以分为两个阶段：官能团化反应（Ⅰ相代谢）和结合反应（Ⅱ相代谢）。药物代谢过程中的Ⅰ相代谢和Ⅱ相代谢是连续且相互关联的两个阶段，它们共同作用以转化药物分子，增加其水溶性，并促进其排泄。

1. **官能团化反应（Ⅰ相代谢）**　Ⅰ相代谢是药物代谢的第一阶段，主要涉及药物分子化学结构的改变。这些反应通常由一系列酶催化，特别是细胞色素 P450 酶系（CYPs），它们是一类广泛存在于肝脏中的氧化酶，占据了药物代谢酶的主导地位，占全部代谢酶的 75% 左右。Ⅰ相代谢的主要目的是引入或暴露官能团，如羟基（-OH）、羧基（-COOH）和氨基（-NH$_2$），这些官能团增加了药物分子的极性，从而为后续的Ⅱ相代谢打下基础。Ⅰ相代谢涉及的反应通常由以下酶类催化。

（1）细胞色素 P450（CYP450）　这是Ⅰ相代谢中最重要的酶类，包括多个亚家族，如 CYP1A2、

CYP2C9、CYP2D6、CYP2E1 和 CYP3A4 等。CYP450 酶系负责大多数药物的氧化反应。

（2）醇脱氢酶（alcohol dehydrogenase, ADH）　参与醇类化合物的氧化。

（3）醛脱氢酶（aldehyde dehydrogenase, ALDH）　催化醛类化合物的氧化。

（4）单胺氧化酶（monoamine oxidase, MAO）　参与胺类化合物的氧化。

（5）酰胺酶（amide hydrolase）　催化酰胺键的水解。

酶的配体可以分为三类：底物、诱导剂和抑制剂。

CYP 底物指的是被细胞色素 P450（特别是 CYP 酶）代谢的物质，通常包括药物、其他外源性化合物及某些内源性物质。当这些底物与 CYP 酶相结合时，会经历氧化、还原或水解等反应，从而被代谢或转化为其他化合物，且其代谢速度和程度直接受到酶活性的影响。不同的底物与特定的 CYP 酶结合后会经历不同的代谢反应，从而影响药物的药效和副作用。

诱导剂是指能够增加酶的表达或活性的物质。通过增加细胞色素 P450 的表达或活性，加速药物的代谢过程，可能导致药物在体内的血药浓度降低，从而减弱药物的疗效，并可能诱发耐药。同时，诱导剂还可能影响药物的半衰期，使药物半衰期缩短，进一步影响疗效。

抑制剂是指能够降低或抑制酶的活性或其表达的物质。通过降低或抑制酶的活性，减缓药物的代谢速度，使其在体内停留时间延长，可能导致药物在体内的血药浓度升高，从而增强药物的药效。但另一方面，过高的血药浓度也可能增加药物产生副作用的风险。同时，抑制剂还可能改变药物的代谢途径，产生新的代谢产物，进一步影响药物的安全性和有效性。有些抑制剂还能够影响细胞膜上的转运蛋白，进而阻止另一种药物的转运和吸收，降低其疗效。在药物与受体结合的过程中，抑制剂可能竞争性地与受体结合，从而占据受体位点，使药物无法发挥作用。

2. **结合反应（Ⅱ相代谢）**　Ⅱ相代谢反应是药物代谢的第二阶段，在药物代谢中扮演着重要角色。主要涉及将 I 相代谢产生的极性代谢物与体内的极性分子（如葡萄糖醛酸、硫酸、甘氨酸等）结合，形成更具有极性、水溶性的结合物。这些反应有助于药物及其代谢物的排泄，因为它们增加了分子的极性，从而提高了水溶性，但也会使药物的药理活性降低或消除。另外，Ⅱ相代谢物通过肾脏排泄或经胆汁排入肠道的可能性较大，因为它们的极性和水溶性都很高。维持药物疗效稳定，降低潜在毒性，这些代谢产物的产生必不可少。

（陈谐捷　许飞龙）

第三节　抗逆转录病毒药物的相互作用

抗逆转录病毒（ARV）药物与常用药物之间的药代动力学（pharmacokinetics, PK）相互作用很常见，可能导致药物的血药浓度增加或减少，在某些情况下，可能会增加毒性或影响疗效。临床上选择 ART 方案，开具或更换一种或多种药物时，必须考虑 ARV 药物之间或与其他药物合并用药之间的相互作用，监测治疗效果和相关毒副作用，必要时开展药物浓度监测（therapeutic drug monitoring, TDM）。临床医师对 HIV 感染者进行全病程管理过程中，需要充分了解 ARV 药物和常见临床合并用药的相互作用和注意事项。

一、药代动力学相互作用的机制

当 ARV 药物和其他常用药物合并用药时，PK 相互作用可能发生在药物的吸收、代谢或消除过程中，下面将描述单个 ARV 药物最常见的药物相互作用机制（表 4-7-3-1）。

（一）影响药物吸收的药代动力学相互作用

药物口服吸收的程度受以下因素影响。

1. **抑酸药**　如质子泵抑制剂、H_2 受体拮抗剂或抗酸剂，可减少需要胃酸才能达到最佳吸收的 ARV 药物（如 ATV 和 RPV）的吸收。

2. **含有多价阳离子的产品**　如矿物质补充剂、铁制品或含有铝、钙或镁的抗酸剂，可与整合酶抑制剂（INSTIs）结合并减少这些药物的吸收。

表 4-7-3-1 ARV 药物相互作用的机制

ARV 药物（按药物类别）	可能影响 ARV 药物口服吸收的机制			ARV 药物代谢诱导/抑制的酶			
	增加胃酸 pH	阳离子螯合	P-gp	CYP 底物	CYP 抑制剂	CYP 诱导剂	UGT1A1
INSTIs							
BIC	N/A	含有多价阳离子（如钙、镁、铝、铁、锌）的产品会降低口服 INSTIs 的浓度	底物	3A4	N/A	N/A	底物
CAB	N/A		底物	N/A	N/A	N/A	底物
DTG	N/A		底物	3A4（次要）	N/A	N/A	底物
EVG/c	N/A		抑制剂	3A4	3A4、2D6	2C9	底物
RAL	N/A		N/A	N/A	N/A	N/A	底物
PIs							
ATV	浓度下降	N/A	底物、诱导剂、抑制剂	3A4	3A4、2C8	N/A	抑制剂
ATV/c	浓度下降	N/A	底物、抑制剂	3A4	3A4、2D6、2C8	N/A	抑制剂
ATV/r	浓度下降	N/A	底物、抑制剂	3A4、2D6	3A4、2D6、2C8	1A2、2B6、2C8、2C9、2C19	ATV：抑制剂 RTV：诱导剂
DRV/c	N/A	N/A	底物、抑制剂	3A4	3A4、2D6	N/A	无数据
DRV/r	N/A	N/A	底物、抑制剂	3A4、2D6	3A4、2D6	1A2、2B6、2C8、2C9、2C19	诱导剂
LPV/r	N/A	N/A	底物	3A4、2D6	3A4	1A2、2B6、2C8、2C9、2C19	诱导剂
NNRTIs							
DOR	N/A	N/A	N/A	3A4、3A5	N/A	N/A	N/A
EFV	N/A	N/A	N/A	2B6（主要）、2A6、3A4	3A4	3A4、2B6、2C19	N/A
ETR	N/A	N/A	N/A	3A4、2C9、2C19	2C9、2C19	3A4	N/A
NVP	N/A	N/A	N/A	3A4、2B6	N/A	3A4、2B6	N/A
RPV	只有口服 RPV 浓度下降	N/A	N/A	3A4	N/A	N/A	N/A
NRTIs							
ABC	N/A	N/A	N/A	N/A	N/A	N/A	N/A
FTC	N/A	N/A	N/A	N/A	N/A	N/A	N/A
3TC	N/A	N/A	N/A	N/A	N/A	N/A	N/A
TAF	N/A	N/A	底物	N/A	N/A	N/A	N/A
TDF	N/A	N/A	底物	N/A	N/A	N/A	N/A
衣壳抑制剂							
LEN（s.q. 和 p.o.）	N/A	N/A	底物	3A4	3A4	N/A	底物

续表

ARV 药物（按药物类别）	可能影响 ARV 药物口服吸收的机制			ARV 药物代谢诱导/抑制的酶			
	增加胃酸 pH	阳离子螯合	P-gp	CYP 底物	CYP 抑制剂	CYP 诱导剂	UGT1A1
CCR5 拮抗剂							
MVC	N/A	N/A	底物	3A4	N/A	N/A	N/A
附着抑制剂							
FTR	N/A	N/A	底物	3A4	N/A	N/A	N/A
融合抑制剂							
T-20	N/A	N/A	N/A	N/A	N/A	N/A	N/A
ABT	N/A	N/A	N/A	N/A	N/A	N/A	N/A
单克隆抗体							
IBA	N/A	N/A	N/A	N/A	N/A	N/A	N/A

该表重点关注由细胞色素 P450（CYP450）和尿苷二磷酸葡萄糖醛酸转移酶（UGT1A1）介导的相互作用。N/A. 该机制没有临床相关的相互作用；3TC. 拉米夫定；ABC. 阿巴卡韦；ARV. 抗逆转录病毒药物；ATV. 阿扎那韦；ATV/c. 阿扎那韦/考比司他；ATV/r. 阿扎那韦/利托那韦；BIC. 比克替拉韦；ABT. 艾博韦泰；CAB. 卡替拉韦；CYP. 细胞色素P；DOR. 多拉韦林；DRV/c. 达芦那韦/考比司他；DRV/r. 达芦那韦/利托那韦；DTG. 多替拉韦；EFV. 依非韦伦；ETR. 依曲韦林；EVG/c. 艾维雷韦/考比司他；FTC. 恩曲他滨；FTR. 福替沙韦；IBA. 伊巴珠单抗；INSTIs. 整合酶抑制剂；LEN. 来那帕韦；LPV/r. 洛匹那韦/利托那韦；MVC. 马拉韦罗；NNRTIs. 非核苷类逆转录酶抑制剂；NRTIs. 核苷类逆转录酶抑制剂；NVP. 奈韦拉平；P-gp. P-糖蛋白；PIs. 蛋白酶抑制剂；p.o.. 口服；RAL. 拉替拉韦；RPV. 利匹韦林；RTV. 利托那韦；s.q.. 皮下注射；T-20. 恩夫韦肽；TAF. 富马酸丙酚替诺福韦；TDF. 富马酸替诺福韦二吡呋酯；UGT. 尿苷二磷酸葡萄糖醛酸转移酶。

3. 在肠道中诱导或抑制 CYP3A4 或外排转运蛋白 P-糖蛋白的药物　可能会减少或促进其他药物的吸收。

（二）影响肝脏代谢的药代动力学相互作用

两种主要的酶系统负责具有临床意义的药物相互作用。

1. CYP450 酶系统负责许多药物的代谢，包括非核苷类逆转录酶抑制剂（NNRTIs）、蛋白酶抑制剂（PIs）、CCR5 拮抗剂 MVC、整合酶抑制剂 EVG 等。

CYP3A4 是负责药物代谢最常见的酶，所有由该酶参与代谢的药物之间都会有药物相互作用。PIs 经过细胞色素 P450 酶系（如 3A4、2C9、2D6）代谢，经相关转运体转运。P 葡萄糖蛋白（P-gp）介导多种药物转运，产生较为广泛的药物相互作用，导致 PIs 或与其合用的有相同代谢途径的药物浓度发生异常变化，从而引起药效的下降或毒副作用的产生，提示临床上须特别注意这些合并用药。

2. 尿苷二磷酸葡萄糖醛酸转移酶（UGT1A1 酶）是负责整合酶抑制剂 CAB 和 RAL 代谢的主要酶。诱导或抑制 UGT 酶的药物可以影响这些药物的 PK。

整合酶抑制剂 BIC 和 DTG 及衣壳抑制剂来那帕韦（LEN）具有混合代谢途径，包括 CYP3A4 和 UGT1A1 酶。这些酶的底物，以及诱导或抑制这些酶的药物可能对这些药物的药代动力学产生不同程度的影响。

（三）药物浓度增强剂

PK 增强是一种用于增加 ARV 药物血药浓度的策略，用抑制 CYP3A4 酶活性的药物使另一个由相同途径代谢的药物代谢减低，从而减少每次的用药量和使用频次，可以更好地维持有效的血药浓度。目前，有两种药物被用作 PK 增强剂——利托那韦（RTV）和考比司他（COBI）。这两种药物都是 CYP3A4 酶的抑制剂，例如 LPV/RTV 同时使用，RTV 会抑制 CYP3A4 酶的活性，降低 LPV 的代谢，从而减少 LPV 的用药量和频次，提高患者的依从性。RTV 和 COBI 对其他 CYP 或 UGT 代谢酶和药物转运蛋白都有不同程度的影响。基于 PK 相互作用的复杂性或未知机制，对于合并用药必须警惕相互作用，例如与华法林、口服抗凝剂、苯妥英钠、伏立康唑、口服避孕药和某些羟甲戊二酰辅酶 A（HMG-CoA）还原酶抑制剂（他汀类药物）的相互作用等。

二、药物转运蛋白对药代动力学的影响

药物转运蛋白在各种组织中均有表达，在药物代谢中起着重要作用。对药物转运蛋白的了解正在不

断深入,特别是药物相互作用机制。例如,DTG 通过抑制肾小管细胞中的有机阳离子转运蛋白来降低二甲双胍的肾脏清除率。ARV 药物和伴随药物可能是这些药物转运蛋白的诱导剂、抑制剂和/或底物。药物转运蛋白对药物相互作用的影响是复杂的,临床意义尚不清楚。需要进一步了解这些药物相互作用机制的临床意义。

（陈谐捷　许飞龙）

第四节　临床常用药物与抗逆转录病毒药物相互作用各论

为查阅方便,本节以表格形式呈现,表格中的颜色、符号及抗逆转录病毒药物缩写如下。

颜色标识

绿色:推测的相互作用无临床意义。

红色:不推荐同时使用。

紫色:需要额外监测、改变药物剂量或给药时间的潜在临床显著相互作用。

黄色:较弱的潜在相互作用,或不需要监测或调整药物剂量。

符号标识

↑:非 ARV 药物的暴露量可能升高。

↓:非 ARV 药物的暴露量可能减少。

↔:无显著影响。

D:ARV 药物的暴露量可能下降。

E:ARV 药物的暴露量可能升高。

ARV 药物缩写及对应通用名

ATV/c:阿扎那韦/考比司他。

ATV/r:阿扎那韦/利托那韦。

DRV/c:达芦那韦/考比司他。

DRV/r:达芦那韦/利托那韦。

LPV/r:洛匹那韦/利托那韦。

DOR:多拉韦林。

EFV:依非韦伦。

ETV:依曲韦林。

NVP:奈韦拉平。

RPV:利匹韦林。

ABT:艾博韦泰。

MVC:马拉韦罗。

BIC:比克替拉韦。

CAB oral:卡替拉韦(口服)。

CAB/RPV:卡替拉韦/利匹韦林。

DTG:多替拉韦。

EVG/c:艾维雷韦/考比司他。

RAL:拉替拉韦。

TAF:富马酸丙酚替诺福韦。

TDF:富马酸替诺福韦二吡呋酯。

一、抗结核药与 ARV 药物的 DDI（表 4-7-4-1）

表 4-7-4-1　抗结核药与 ARV 药物的 DDI

抗结核药	ATV/c	ATV/r	DRV/c	DRV/r	LPV/r	DOR	EFV	ETV	NVP	RPV	ABT	MVC	BIC	CAB oral	CAB/RPV	DTG	EVG/c	RAL	TAF	TDF
氨基羟丁基卡那霉素A	↔	↔	↔	↔	↔	↔	↔	↔	↔	↔	↔	↔	↔	↔	↔	↔	↔	↔	↔	↔a
贝达喹啉	↑b	↑b	↑	↑	↑62%b	↓18%	↓	↑3%	↔b						↔b	↔	↑	↔		
卷曲霉素	↔	↔	↔	↔	↔	↔	↔	↔	↔	↔	↔	↔	↔	↔	↔	↑c	↔	↔	↔	↑Ea
氯苯吩嗪	↔b	↔b	↔	↔b		E			Eb			E	E		↔b					
环丝氨酸	↔	↔	↔	↔	↔	↔	↔	↔	↔	↔	↔	↔	↔	↔	↔	↔	↔	↔	↔	↔
德拉马尼	d	d	d	d	d	↔	↔e			↔f					↔f		d			
乙胺丁醇	↔	↔	↔	↔	↔	↔	↔	↔	↔	↔	↔	↔	↔	↔	↔	↔	↔	↔	↔	↔
乙硫异烟胺	↔	↔	↔	↔	↔	↔	↔	↔	↔	↔	↔	↔	↔	↔	↔	↔	↔	↔	↔	↔
异烟肼	↔	↔	↔	↔	↔	↔	↔	↔	↔	↔	↔	↔	↔	↔	↔	↔	↔	↔	↔	↔
卡那霉素	↔	↔	↔	↔	↔	↔	↔	↔	↔	↔	↔	↔	↔	↔	↔	↔	↔	↔	↔	↔a
莫西沙星	↑b	↓b		↓b			↓	↓		↔b					↔b					
对氨基水杨酸	↔	↔	↔	↔	↔	↔	↔	↔	↔	↔	↔	↔	↔	↔	↔	↑	↔	↔	↔	↑E
吡嗪酰胺	↔	↔	↔	↔	↔	↔	↔	↔	↔	↔	↔	↔	↔	↔	↔	↔	↔	↔	↔	↔
利福布汀	↑Dg	↑h	↑Dg	↑h	↑h	D50%i	↓38%j	D37%	↑17%	D42%k	↔	l	D38%	↔		↑Dg	E19%		Dm	
利福平	D	D72%D	D	D57%	D75%n	D82%	D26%	D58%	D80%			Do	D75%	D59%	D	D54%p	D	D40%q	Dm	D12%
利福喷丁	D	D	D	D	D	D	D	D	D			Do				Dr			Dm	
链霉素	↔	↔	↔	↔	↔	↔	↔	↔	↔	↔	↔	↔	↔	↔	↔	↔	↔	↔	↔	↔a

a. 由于存在附加肾小管毒性的风险，应避免联合给药，但如果这种使用不可避免，应密切监测肾功能。

b. 这种联合有可能延长 QT 间期，推荐进行心电图监测。

c. 氨基糖苷类药物具有肾毒性（风险与剂量和治疗时间有关）。应根据临床适当的情况监测肾功能，并相应地调整 ARV 的剂量。

d. 联合给药预计会增加德拉马尼代谢产物 DM-6705 的浓度，有可能延长 QT 间期。建议经常监测心电图。

e. 德拉马尼增加 EFV 的神经精神不良反应（如兴奋情绪和梦境异常）。

f. RPV 和 DM-6705（类代谢物）联用可能延长 QT 间期，推荐心电图监测。

g. 将利福布汀降至 150mg，每周 3 次。

h. 将利福布汀降至 150mg，q.d.，建议每日使用利福布汀，监测利福布汀相关毒性（如葡萄膜炎或中性粒细胞减少）。

i. DOR 的产品说明书建议与利福布汀联合给药时将 DOR 剂量增加到 100mg，b.i.d.，在停用利福布汀后，由于停用中 / 强诱导剂后诱导作用仍会持续，DOR 应至少保持在 100mg bid，持续至少 2 周。

j. 将利福布汀增加到每天 450mg。

k. 在共同用药期间，RPV 的剂量应增加到 50mg，q.d.（当停用利福布汀时，应减少到 25mg，q.d.）。注意，建议在停用利福布汀后维持 RPV 50mg，q.d.，至少 2 周，因为停用中 / 强诱导剂后存在持续的诱导作用。

l. 在没有 PI 的情况下，将 MVC 增加到 600mg，b.i.d.。当利福布汀、MVC 和 PI（TPV/r，FPV/r 除外）联用时，给予 MVC 150mg，b.i.d.。

m. 利福霉素在和 TAF 25mg，q.d. 合用时降低 TAF 的血药浓度，因此建议使用 TAF 25mg，b.i.d.。

n. 如果没有其他选择，建议双倍剂量 LPV/r。

o. 给予 MVC 600mg，b.i.d.。

p. 建议患者将 DTG 剂量调整到 50mg，b.i.d.，停用利福平后应维持 DTG 50mg，b.i.d. 2 周，因为停用强诱导剂后诱导作用持续。

q. RAL 800mg，b.i.d.。

r. 基于 DTG 与利福喷丁和利福平的相互作用研究，考虑合用利福喷丁时给予 DTG 50mg，b.i.d.，这种剂量调整应在停用利福喷丁后维持 2 周，因为停用强诱导剂后，诱导作用仍会持续。

二、抗感染药与 ARV 药物的 DDI（表 4-7-4-2）

表 4-7-4-2　抗感染药与 ARV 药物的 DDI

抗感染药		ATV/c	ATV/r	DRV/c	DRV/r	LPV/r	DOR	EFV	ETV	NVP	RPV	FTR	ABT	MVC	BIC	CAB oral	CAB/RPV	DTG	EVG/c	RAL	TAF	TDF
抗病毒药	阿昔洛韦	↔	↔	↔	↔	↔	↔	↔	↔	↔	↔	↔	↔	↔	↔	↔	↔	↔	↔	↔	↔	↑E
	布罗福韦酯	↑	↑	↑	↑	↑	↔	E	↔	↔	↑	↔	↔	E	↔	↔	↔	↔	↑	↔	E	E
	西多福韦	↔	↔	↔	↔	↔	↔	↔	↔	↔	↔	↔	↔	↔	↔	↔	↔	↔	↔	↔	↔	↑Ea
	泛昔洛韦	↔	↔	↔	↔	↔	↔	↔	↔	↔	↔	↔	↔	↔	↔	↔	↔	↔	↔	↔	↔	↑E
	膦甲酸	↔	↔	↔	↔	↔	↔	↔	↔	↔	↔	↔	↔	↔	↔	↔	↔	↔	↔	↔	↔	↔a
	更昔洛韦	↔	↔	↔	↔	↔	↔	↔	↔	↔	↔	↔	↔	↔	↔	↔	↔	↔	↔	↔	↔	↑Ea
	特考韦瑞	↑	↓	↔	↓	↓	↔	↓	↓	↔	D	↔	↔	D	E	↔	D	↔	E	↔	E	E
	缬昔洛韦	↔	↔	↔	↔	↔	↔	↔	↔	↔	↔	↔	↔	↔	↔	↔	↔	↔	↔	↔	↔	↑Ea
抗细菌药	阿奇霉素	↑ b,c	↑ b,c	↔	↔	↑ b,c	↔	↔	↔	↔	↔c	b,c	↔	↔b,c	↔	↔	↔c	↔	↔	↔	↔	↔
	头孢曲松钠	↔	↔	↔	↔	↔	↔	↔	↔	↔	↔	↔	↔	↔	↔	↔	↔	↔	↔	↔	↔	↔
	环丙沙星	↔ b,c	↔ b,c	↔	↔	↔b,c	↔	↔	↔	Ec	↔	b,c	↔	E	↔	↔	Ec	↔	↔	↔	↔	↔
	克拉霉素	↑Eb,c	↑Eb,c	↑E	↑	↑b,c	↑	↓39% E42%	↓39% E26%	↓39%	Ec	Eb,c	↔	E	E	↔	Ec	↔	↑E	↔	E	E
	红霉素	↑ b,c	↑ b,c	↑ b	↑ b	↑b,c	E	E	E	Ec	Eb,c	↔	↔	E	E	↔	Ec	↔	E	↔	↔	↔
	左氧氟沙星	↔ b,c	↔ b,c	↔	↔	↔b,c	↔	↔	↔	↔c	↔	b,c	↔	↔	↔	↔	↔c	↔	↔	↔	↔	↔
	磺胺嘧啶	↔	↓	↔	↓	↓	↔	↑	↑E	↔	↔	↔	↔	↔	↔	↔	↔	↔	↓	↔	↔	↔a
	磺胺甲噁唑/甲氧苄氨嘧啶	↔	↔	↔	↔	↔	↔	↔	↔	↔	↔	↔	↔	↔	↔	↔	↔	↔	↔	↔	↔	↔
抗真菌药	两性霉素B	↔	↔	↔	↔	↔	↔	↔	↔	↔	↔	↔	↔	↔	↔	↔	↔	↔	↔	↔	↔	↔a
	卡泊芬净	↑	↑	↔	↔	↔	↔	↓	↔	↓	↔	↑	↔	↔	↔	↔	↔	↔	↔	↔	↔	↔
	氟康唑	↑? b,c	↔ b,c	↔	↑?	↔	↔b,c	↑	E86%	E100%	Ec	Eb,c	↔	↔	↔	↔	↔	Ec	↑?	↔	E?	E
	氟胞嘧啶	↔	↔	↔	↔	↔	↔	↔	↔	↔	↔	↔	↔	↔	↔	↔	↔	↔	↔	↔	↔	↔d
	伊曲康唑	↑Ec	↑Ec	↑E	↑E	↑Ec	↑	↓39%	↓E	↓61%	Ec	Ec	↔	E	E	↔	Ec	↔	↑E	↔	E	E
	制霉菌素	↔	↔	↔	↔	↔	↔	↔	↔	↔	↔	↔	↔	↔	↔	↔	↔	↔	↔	↔	↔	↔
	泊沙康唑	Ec	E246% c	E	E	Ec	E	↓50%	E	E	Ec	Ec	↔	E	↔	↔	Ec	↔	Ec	↔	↔	E
	伏立康唑	↑↓ Ec	↑↓ Dc	↑E	↓	↑↓ Ec	E	↓E E36%	↑14%	↓E	E	E	↔	E	E61%	↔	E	↔	↑E	↔	↔	E
抗寄生物药	氨苯砜	↔	↔	↔	↔	↔	↔	↔	↔	↔	↔	↔	↔	↔	↔	↔	↔	↔	↔	↔	↔	↔
	锑酸葡甲胺	↔ b,c	↔	↔	↔	↔b,c	↔	↔	↔	↔	↔c	b,c	↔	↔	↔	↔	↔c	↔	↔	↔	↔	↔
	米替福新	↔	↔	↔	↔	↔	↔	↔	↔	↔	↔	↔	↔	↔	↔	↔	↔	↔	↔	↔	↔	↔
	巴龙霉素	↔	↔	↔	↔	↔	↔	↔	↔	↔	↔	↔	↔	↔	↔	↔	↔	↔	↔	↔	↔	↔
	戊烷脒	↔ b,c	↔ b,c	↔	↔	↔b,c	↔	↔	↔	↔	↔c	b,c	↔	↔	↔	↔	↔c	↔	↔	↔	↔	↔a

a. TDF 应避免联合使用肾毒性药物。如不能避免联合给药，应密切监测肾功能。

b. 建议进行心电监护。

c. 两种药物均可引起 QT 间期延长。

d. 联合给药可能潜在增加血液学毒性。如果需要，监测血液学参数并考虑减少剂量。

e. 肾脏损害和有时致命的肾衰竭用锑酸葡甲胺处理。密切监测肾功能十分必要。

三、调血脂药与 ARV 药物的 DDI（表 4-7-4-3）

表 4-7-4-3　调血脂药与 ARV 药物的 DDI

调血脂药		ATV/c	ATV/r	DRV/c	DRV/r	LPV/r	DOR	EFV	ETV	NVP	RPV	ABT	MVC	BIC	CAB oral	CAB/RPV	DTG	EVG/c	RAL	TAF	TDF
他汀类	阿托伐他汀	↑822%	↑	↑290%	↑	↑490%	↓2%	↑43%	↓37%	↓	↑4% D10%	↔	↔	↔	↔	↔	↔	↑	↔	↔	↔
	氟伐他汀	↑	↑	↑	↑	↔	↔	↑		↔	↔	↔	↔	↔	↔	↔	↔	↑	↔	↔	↔
	普伐他汀	↑	↑	↑	↑81%	↑33%	↔	↑44%	↓	↔	↔	↔	↔	↔	↔	↔	↔	↑	↔	↓4%	
	瑞舒伐他汀	↑242%	↑213%	↑93%	↑48%	↑108%	↔	↔	↔	↔	↔	↔	↔	↔	↔	↔	↔	↑38%	↔	↔	↔
	辛伐他汀	↑	↑	↑	↑	↑	↔	↓68%	↓	↓	↔	↔	↔	↔	↔	↔	↔	↑	↔	↔	↔
	匹伐他汀	↑31% E6% a	↑31% E6% a	↑ c	↑7% E3%	↓20% D11%	↔	↓11% D10%	↔	↔	↔	↔	↔	↔	↔	↔	↔	↑↓	↔	↔	↔
贝特类	非诺贝特	↔	↓14% D11%	↓14%	↓14% D11%	↓14%	↔	↔	↔	↔	↔	↔	↔	↔	↔	↔	↔	↔	↔	↔	↔
	苯扎贝特	↔	↔	↔	↔	↔	↔	↔	↔	↔	↔	↔	↔	↔	↔	↔	↔	↔	↔	↔	↔
烟酸类	烟酸	↔	↔	↔	↔	↔	↔	↔	↔	↔	↔	↔	↔	↔	↔	↔	↔	↔	↔	↔	↔
胆酸螯合剂	考来烯胺	↔b	↔b	↔b	↔b	↔b	↔b	↔b		↔b	↔b		↔b	↔b			↔b	↔b	↔b	↔b	↔b
胆固醇吸收抑制剂	依折麦布	↑a	↑a	↔	↔	↔	↔	↔		↔	↔		↔	↔			↔	E16%	↔		↔

a. 使用从最低剂量起始，并监测药物相关的不良事件。

b. ARV 给药时间应在考来烯胺给药前 1 小时或给药后 4~6 小时。

四、抗凝药物/抗血小板药物与 ARV 药物的 DDI（表 4-7-4-4）

表 4-7-4-4 抗凝药物/抗血小板药物与 ARV 药物的 DDI

抗凝药及抗血小板药物		ATV/c	ATV/r	DRV/c	DRV/r	LPV/r	DOR	EFV	ETR	NVP	RPV	ABT	MVC	BIC	CAB oral	CAB/RPV	DTG	EVG/c	RAL	TAF	TDF
抗凝剂	阿哌沙班	↑a	↑a	↑a	↑a	↑a	↔	↓	↓	↓	↔	↔	↔	↔	↔	↔	↔	↑a	↔	↔	↔
	利伐沙班	↑	↑	↑	↑	↑	↔	↓	↓	↓	↔	↔	↔	↔	↔	↔	↔	↑	↔	↔	↔
	华法林		↑或↓b		↓	↓	↔	↑或↓	↑	↑或↓	↔	↔	↔	↔	↔	↔	↔	↓	↔	↔	↔
抗血小板药物	阿司匹林	↔	↔	↔	↔	↔	↔	↔	↔	↔	↔	↔	↔	↔	↔	↔	↔	↔	↔	↔	↔
	氯吡格雷	↓c	↓c	↓c	↓c	↓c	↔	↓cE	↓c	↑dE	↔	↔	↔	↔	↔	↔	↔	↓c	↔	↔	↔
	替格瑞洛	↑	↑	↑	↑	↑	↔	↓	↓	↓	↔	↔	↔	↔	↔	↔	↔	↑	↔	↔	↔

a. 美国说明书建议，如必要，减少剂量使用阿哌沙班（2.5mg）。
b. 未增强的 ATV 预测会增加抗凝剂的浓度，建议监测凝血国际化比值（INR），并相应调整抗凝药物剂量。
c. 联合用药减少氯吡格雷转化成活性代谢物，导致患者对氯吡格雷无反应性，不建议联用，应考虑使用氯吡格雷的替代品。
d. 通过诱导 CYP3A4 和 CYP2B6 来增加氯吡格雷活性代谢物的数量。

五、抗抑郁药与 ARV 药物的 DDI（表 4-7-4-5）

表 4-7-4-5 抗抑郁药与 ARV 药物的 DDI

	抗抑郁药	ATV/c	ATV/r	DRV/c	DRV/r	LPV/r	DOR	EFR	ETV	NVP	RPV	ABT	MVC	BIC	CAB oral	CAB/RPV	DTG	EVG/c	RAL	TAF	TDF
NaSSA	米氮平	↑a	↑a	↑	↑	↑a	↔	↓	↓	↓	↔a	↔	↔	↔	↔	↔a	↔	↑	↔	↔	↔
SSRI	西酞普兰	↑ a,b	↑ a,b	↑	↑	↑ a,b	↔	↓	↓	↓	↔a	↔	↔	↔	↔	↔a	↔	↑	↔	↔	↔
	依他普仑	↑ a,b	↑ a,b	↑	↑	↑ a,b	↔	↓	↓	↓	↔a	↔	↔	↔	↔	↔a	↔	↑	↔	↔	↔
	氟西汀	↑	↑	↑	↑	↑a	↔	↓	↓	↔	↔	↔	↔	↔	↔	↔	↔	↑	↔	↔	↔
	氟伏沙明	↑	↑	↑	↑	↑a	↔	↓	E	↓	↔	↔	↔	↔	↔	↔	↔	↑	↔	↔	↔
	帕罗西汀	↑↓?	↑↓?	↓?	↓39%	↑↓?	↔		↑3%		↔	↔	↔	↔	↔	↔	↔	↑↓?	↔	↔	↔
	舍曲林	↑	↓	↑	↓49%	↓a	↔	↓39%	↓	↓	↔	↔	↔	↔	↔	↔	↓7%		↔	↑9%	↔
	沃替西汀	↑c	↑c	↑c	↑c	↑c	↔				↔	↔	↔	↔	↔	↔	↔	↑c	↔	↔	↔
SNRI	去甲文拉法辛	↔	↔	↔	↔	↔	↔				↔	↔	↔	↔	↔	↔	↔		↔	↔	↔
	度洛西汀	↑	↑↓	↑	↑↓	↑↓	↔				↔	↔	↔	↔	↔	↔	↔		↔	↔	↔
	米那普仑	↔	↔	↔	↔		↔				↔	↔	↔	↔	↔	↔	↔		↔	↔	↔
	文拉法辛	↑a	↑a	↑	↑	↑a	↔	↓	↓	↓	↔a	↔	D	↔	↔	↔a	↔	↑	↔	↔	↔
TCA	阿米替林	↑	↑	↑	↑	↑ a,b	↔				↔	↔	↔	↔	↔	↔	↔		↔	↔	↔
	氯米帕明	↑ a,b	↑ a,b	↑b	↑b	↑ a,b	↔	↓	↓	↓	↔	↔	↔	↔	↔	↔	↔	↑b	↔	↔	↔
	去郁敏	↑a	↑a	↑	↑	↑5%a	↔				↔a	↔	↔	↔	↔	↔a	↔	↑a	↔	↔	↔
	多虑平	↑	↑	↑	↑	↑	↔				↔	↔	↔	↔	↔	↔	↔		↔	↔	↔
	丙米嗪	↑ a,b	↑ a,b	↑b	↑b	↑ a,b	↔	↓	↓	↓	↔a	↔	↔	↔	↔	↔a	↔	↑b	↔	↔	↔
	去甲替林	↑a	↑	↑	↑	↑	↔				↔a	↔	↔	↔	↔	↔a	↔	↑a	↔	↔	↔
	三甲丙米嗪	↑a	↑	↑	↑	↑	↔				↔	↔	↔	↔	↔	↔	↔	↑a	↔	↔	↔
TeCA	马普替林	↑a	↑	↑	↑	↑	↔				↔	↔	↔	↔	↔	↔	↔	↑a	↔	↔	↔
	米安色林	↑a	↑	↑	↑	↑a	↓				↔a	↔	↔	↔	↔	↔a	↔	↑a	↔	↔	↔

续表

抗抑郁药		ATV/c	ATV/r	DRV/c	DRV/r	LPV/r	DOR	EFR	ETV	NVP	RPV	ABT	MVC	BIC	CAB oral	CAB/RPV	DTG	EVG/c	RAL	TAF	TDF
其他	阿戈美拉汀	↔	↓	↔	↓	↓	↔	↔	↔	↔	↔	↔	↔	↔	↔	↔	↔	↑?	↔	↔	↔
	安非拉酮	↔	↓	↔	↓	↓57%	↔	↓55%	↔	↓	↔	↔	↔	↔	↔	↔	↑?		↔	↔	↔
	萘法唑酮	↑	↑	↑	↑	↑	E	↓E	↓E	↓E	E		E	E	↔	E	↔	↑	↔	↔	↔
	苯乙肼	↔	↔	↔	↔	↔	↔	↔	↔	↔	↔	↔	↔	↔	↔	↔	↔	↔	↔	↔	↔
	瑞波西汀	↑	↑	↑	↑	↑	↔	↓	↓	↓	↔	↔	↔	↔	↔	↔	↔	↑	↔	↔	↔
	贯叶连翘	Dd	Dd	Dd	Dd	Dd	Dd	Dd	Dd	Dd	Dd	↔	Dd	Dd	↔	De	Dd	Dd	D	Dd	↔
	强内心百乐明	↔	↔	↔	↔	↔	↓	↓	↓	↓	↔	↔	↔	↔	↔	↔	↔	↔	↔	↔	↔
	曲唑酮	↑	↑	↑	↑	↑	↔	↓	↓	↓	↔	↔	↔	↔	↔	↔	↔	↑	↔	↔	↔
		a,b	a,b			a,b															

NaSSA. 去甲肾上腺素及特异性 5-羟色胺抗抑郁药；SSRI. 选择性 5-羟色胺再摄取抑制剂；SNRI. 5-羟色胺去甲肾上腺素再摄取抑制剂；TCA. 三环类抗抑郁药；TeCA. 四环类抗抑郁药。

a. 须注意，这两种药物都可诱导 QT 间期延长。

b. 建议进行心电图监测。

c. 根据患者的临床反应，在有强 CYP3A4 抑制剂存在的情况下，可能需要较低剂量的沃替西汀。

d. 一项研究表明，与贯叶连翘（又名圣约翰草）（贯叶连翘的提取物金丝桃素有诱导 P-gp 的成分）（<1mg/d）的临床相关药代动力学相互作用的风险较低。联合给药可考虑与贯叶连翘配方，但明确要求金丝桃素的含量每日总剂量为 1mg 或更少。

e. 欧洲说明书建议对无 DTG 即时耐药性的人使用 DTG 50mg，b.i.d.。美国说明书建议，应避免联合给药，因为没有足够的数据来给出给药建议。

六、抗焦虑药与 ARV 药物的 DDI（表 4-7-4-6）

表 4-7-4-6　抗焦虑药与 ARV 药物的 DDI

抗焦虑药		ATV/c	ATV/r	DRV/c	DRV/r	LPV/r	DOR	EFV	ETR	NVP	RPV	ABT	MVC	BIC	CAB oral	CAB/RPV	DTG	EVG/c	RAL	TAF	TDF
BZD	阿普唑仑	↑	↑	↑	↑	↑	↔	↓	↓	↓	↔	↔	↔	↔	↔	↔	↔	↑	↔	↔	↔
	氯二氮环氧化物	↑	↑	↑	↑	↑	↔	↓	↓	↓	↔	↔	↔	↔	↔	↔	↔	↑	↔	↔	↔
	氯硝西泮	↑	↑	↑	↑	↑	↔	↓	↓	↓	↔	↔	↔	↔	↔	↔	↔	↑	↔	↔	↔
	劳拉西泮	↔	↔	↔	↔	↔	↔	↔	↔	↔	↔	↔	↔	↔	↔	↔	↔	↔	↔	↔	↔
	去甲羟基地西泮	↔	↔	↔	↔	↔	↔	↔	↔	↔	↔	↔	↔	↔	↔	↔	↔	↔	↔	↔	↔
SSRI	依他普仑	↑a	↑a		↑	↑a		↓	↓		↔b	↔	↔	↔	↔b		↔b	↑	↔	↔	↔
	帕罗西汀	↑↓?	↑↓?	↑↓?	↓39%	↑↓?	↔	↔	↓3%	↔	↔	↔	↔	↔	↔	↔	↑↓?	↔	↔	↔	↔
SNRI	度洛西汀	↑	↑↓	↑	↑↓	↑↓	↔	↔	↔	↔	↔	↔	↔	↔	↔	↔	↔	↔	↔	↔	↔
	文拉法辛	↑b	↑b	↑	↑	↑b	↓	↓	↓	↔b	D	↔	↔b	↔	↔	↔	↔	↑	↔	↔	↔
其他	丁螺环酮	↑	↑	↑	↑	↑	↔	↓	↓	↓	↔	↔	↔	↔	↔	↔	↔	↑	↔	↔	↔
	羟嗪	↑a,b	↑a,b	↑a,b	↑a,b	↑a,b	↔	↔	↔	↔	↔	↔	↔	↔	↔	↔	↔	↑	↔	↔	↔

BZD. 苯二氮䓬类药物；SSRI. 选择性 5-羟色胺再摄取抑制剂；SNRI. 5-羟色胺去甲肾上腺素再摄取抑制剂。

a. 建议进行心电图监测。

b. 须注意，这两种药物都可诱导 QT 间期延长。

七、镇痛药与 ARV 药物的 DDI(表 4-7-4-7)

表 4-7-4-7　镇痛药物与 ARV 药物的 DDI

镇痛药	ATV/c	ATV/r	DRV/c	DRV/r	LPV/r	DOR	EFV	ETR	NVP	RPV	ABT	MVC	BIC	CAB oral	CAB/RPV	DTG	EVG/c	RAL	TAF	TDF
阿司匹林	↔	↔	↔	↔	↔	↔	↔	↔	↔	↔	↔	↔	↔	↔	↔	↔	↔	↔	↔	↔ b
塞来昔布	↔	↔	↔	↔	↔	↔	↑a	↑a	↔	↔	↔	↔	↔	↔	↔	↔	↔	↔	↔	↔ b
双氯芬酸	↔	↔	↔	↔	↔	↔	↑a	↑a	↔	↔	↔	↔	↔	↔	↔	↔	↔	↔	↔	E b
布洛芬	↔	↔	↔	↔	↔	↔	↑a	↑a	↔	↔	↔	↔	↔	↔	↔	↔	↔	↔	↔	↔ b
甲芬那酸	↔	↔	↔	↔	↔	↔	↑a	↑a	↔	↔	↔	↔	↔	↑11%	↔	↔	↔	↔	↔	↔ b
萘普生	↔	↔	↔	↔	↔	↔	↑a	↑a	↔	↔	↔	↔	↔	↔	↔	↔	↔	↔	↔	↔ b
尼美舒利	↔	↔	↔	↔	↔	↔	↑a	↑a	↔	↔	↔	↔	↔	↔	↔	↔	↔	↔	↔	↔ b
对乙酰氨基酚	↔	↓3%	↔	↔	↔	↔	↔	↔	↔	↔	↔	↔	↔	↔	↔	↔	↔	↔	↔	↔
吡罗昔康	↔	↔	↔	↔	↔	↔	↑a	↑a	↔	↔	↔	↔	↔	↔	↔	↔	↔	↔	↔	↔ b
阿芬太尼	↑	↑	↑	↑	↑	↔	↓	↓	↓								↑			↔
丁丙诺啡	↑	↑67% c	↑	↓11% c	↑~2%	↔	↓50%	↓25%	↓9%								↑35%			↑~5%
可待因	↑ d	↑ d	↑ d	↑ d	↑ d	↔	↓	↓	↓								↑ d			↔
双氢可待因	↑	↓↑	↑	↓↑	↓↑	↔	↓↑	↓	↓								↑			↔
芬太尼	↑	↑	↑	↑	↑	↔	↓	↓	↓								↑			↔
氢可酮	↓↑ g	↓↑ g	↓↑ g	↓↑ g	↓↑ g	↔	↓↑ h	↓↑ h	↓↑ h								↓↑ g			↔
氢吗啡酮	↔	↓		↓			↑													
美沙酮	↑? i	↓ i	↑?	↓16%	↓53% i	↓5%	↓52%	↑6%	↓~50%	↓16% i				↔ i		↓2%	↑7%			↑~5%
吗啡	↔ e	↓ e,f	↔ e	↓ e,f	↓ e,f			↔ e									↔ e			↔
羟考酮	↑	↑	↑	↑160%		↔	↓	↓	↓								↑			↔
盐酸哌替啶	↑	↓	↑	↓	↓	↔	↓ j	↓ j	↓ j								↑			↔
舒芬太尼	↑	↑	↑	↑	↑	↔	↓	↓	↓								↑			↔
他喷他多	↔	↔	↔	↔	↔	↔	↔	↔	↔	↔	↔	↔	↔	↔	↔	↔	↔	↔	↔	↔
曲马多	↑ d	↑ d	↑ d	↑ d	↑ d	↔	↓ k		↓ k								↑ d			

a. 临床意义未知。使用最低推荐剂量,特别是对有 CVD 危险因素的、有发生胃肠道并发症风险的、有肝或肾脏损害的患者和老年人。

b. 长期使用非甾体抗炎药(NSAID),如果患者先前存在肾功能不全、低体重或接受其他可能增加 TDF 暴露的药物,则潜在的肾毒性风险会增加,临床上必须监测肾功能。

c. 去丁丙诺啡浓度增加。

d. 由于转化成活性代谢物减少,镇痛作用潜在性降低。

e. RTV、COBI 或 ETV 抑制 P-gp 的活性,可增强阿片类药物在中枢神经系统中的作用。

f. 母药浓度降低,而活性代谢物浓度增加。

g. 氢可酮的浓度增加,但活性代谢物(去氢可酮和氢吗啡酮)的浓度降低,这些变化的临床意义尚不清楚。

h. 氢可酮浓度降低,但代谢物去甲氢可酮浓度增加。这些变化的临床意义尚不清楚。

i. 这两种药物都有可能延长 QT 间期,建议进行心电图监测。

j. 母体药浓度降低,但代谢物浓度升高,注意神经毒性的副作用。

k. 母药浓度降低,但其他活性代谢物的浓度没有变化。

八、抗高血压药与 ARV 药物的 DDI（表 4-7-4-8）

表 4-7-4-8　抗高血压药与 ARV 药物的 DDI

抗高血压药		ATV/c	ATV/r	DRV/c	DRV/r	LPV/r	DOR	EFV	ETV	NVP	RPV	ABT	MVC	BIC	CAB-oral	CAB/RPV	DTG	EVG/c	RAL	TAF	TDF
ACEI	依那普利	↔	↔	↔	↔	↔	↔	↔	↔	↔	↔	↔	↔	↔	↔	↔	↔	↔	↔	↔	↔
	培哚普利	↔	↔	↔	↔	↔	↔	↔	↔	↔	↔	↔	↔	↔	↔	↔	↔	↔	↔	↔	↔
ARB	坎地沙坦	↔	↔	↔	↔	↔	↔	↔	↔	↔	↔	↔	↔	↔	↔	↔	↔	↔	↔	↔	↔
	依普沙坦	↔	↔	↔	↔	↔	↔	↔	↔	↔	↔	↔	↔	↔	↔	↔	↔	↔	↔	↔	↔
	厄贝沙坦	↔	↓	↔	↓	↓	↔	↑	↑	↔	↔	↔	↔	↔	↔	↔	↔	↓	↔	↔	↔
	氯沙坦	↔	↓a	↔	↓a	↓a	↔	↑b	↑b	↔	↔	↔	↔	↔	↔	↔	↔	↓a	↔	↔	↔
	奥美沙坦	↔	↔	↔	↔	↔	↔	↔	↔	↔	↔	↔	↔	↔	↔	↔	↔	↔	↔	↔	↔
	替米沙坦	↔	↔	↔	↔	↔	↔	↔	↔	↔	↔	↔	↔	↔	↔	↔	↔	↔	↔	↔	↔
	缬沙坦	↑	↑	↑	↑	↑	↔	↔	↔	↔	↔	↔	↔	↔	↔	↔	↔	↔	↔	↔	↔
β受体阻滞剂	阿替洛尔	↑c	↔c		↑	↔c	↔	↔	↔	↔	↔	↔	↔	↑	↔	↔	↑	↑	↔	↔	↔
	比索洛尔	↑c	↑c	↑	↑	↑c	↔	↓	↓	↓	↔	↔	↔	↔	↔	↔	↑	↔	↔	↔	↔
	美托洛尔	↑c	↑c	↑	↑	↑c	↔	↔	↔	↔	↔	↔	↔	↔	↔	↔	↑	↔	↔	↔	↔
CCB	氨氯地平	↑d	↑d	↑	↑	↑e	↔	↓	↓	↓	↔	↔	↔	↔	↔	↔	↔	↑	↔	↔	↔
	地尔硫䓬	↑d	↑d	↑	↑	↑e	E	↓69%	↓E	↓	E	↔	E	E	↔	E	↔	↑	↔	↔	↔
	非洛地平	↑d	↑d	↑	↑	↑e	↔	↓	↓	↓	↔	↔	↔	↔	↔	↔	↔	↑	↔	↔	↔
	拉西地平	↑					↔	↔	↓	↓	↔f	↔	↔	↔	↔	↔f	↔	↑	↔	↔	↔
	乐卡地平	↑					↔	↓	↓	↓	↔	↔	↔	↔	↔	↔	↔	↑	↔	↔	↔
	尼卡地平	↑d	↑d	↑	↑	↑e	E	↓	↓E	↓	E f	↔	E	↔	↔	E f	↔	↑	↔	↔	↔
	硝苯地平	↑d	↑d	↑	↑	↑e	↔	↓	↓	↓	↔	↔	↔	↔	↔	↔	↔	↑	↔	↔	↔
	尼索地平	↑d	↑d	↑	↑	↑e	↔	↓	↓	↓	↔	↔	↔	↔	↔	↔	↔	↑	↔	↔	↔
	维拉帕米	↑d	↑d	↑	↑	↑e	E	↓	↓E	↓	E	↔	E	E	↔	E	↔	↑	↔	E	E
利尿剂	阿米洛利	↔	↔	↔	↔	↔	↔	↔	↔	↔	↔	↔	↔	↔	↔	↔	↑	↔	↔	↔	↔
	苄氟噻嗪	↔	↔	↔	↔	↔	↔	↔	↔	↔	↔	↔	↔	↔	↔	↔	↔	↔	↔	↔	↔
	氯噻酮	↔	↔	↔	↔	↔	↔	↔	↔	↔	↔	↔	↔	↔	↔	↔	↔	↔	↔	↔	↔
	依普利酮	↑	↑	↑	↑	↑	↔	↓	↓	↓	↔	↔	↔	↔	↔	↔	↔	↑	↔	↔	↔
	呋塞米	↔	↔	↔	↔	↔	↔	↔	↔	↔	↔	↔	↔	↔	↔	↔	↔	↔	↔	↔	E
	氢氯噻嗪	↔	↔	↔	↔	↔	↔	↔	↔	↔	↔	↔	↔	↔	↔	↔	↔	↔	↔	↔	↔
	吲达帕胺	↑	↑	↑	↑	↑	↔	↓	↓	↓	↔	↔	↔	↔	↔	↔	↔	↑	↔	↔	↔
	托拉塞米	↔	↓	↔	↓	↓	↔	↑	↑	↔	↔	↔	↔	↔	↔	↔	↔	↓	↔	↔	↔
	希帕胺	↔	↔	↔	↔	↔	↔	↔	↔	↔	↔	↔	↔	↔	↔	↔	↔	↔	↔	↔	↔
其他	可乐定	↔	↔	↔	↔	↔	↔	↔	↔	↔	↔	↔	↔	↔	↔	↔	↔	↔	↔	↔	↔
	多沙唑嗪	↑	↑	↑	↑	↑	↔	↓	↓	↓	↔	↔	↔	↔	↔	↔	↔	↔	↔	↔	↔
	肼屈嗪	↔	↔	↔	↔	↔	↔	↔	↔	↔	↔	↔	↔g	↔	↔	↔	↔	↔	↔	↔	↔h
	甲基多巴	↔	↔	↔	↔	↔	↔	↔	↔	↔	↔	↔	↔g	↔	↔	↔	↔	↔	↔	↔	↔
	莫索尼定	↔	↔	↔	↔	↔	↔	↔	↔	↔	↔	↔	↔	↔	↔	↔	↔	↔	↔	↔	↑?
	哌唑嗪	↑?	↑?	↑?	↑?	↑?	↔	↓?	↓?	↓?	↔	↔	↔	↔	↔	↔	↔	↑?	↔	↔	↔
	沙库巴曲	↑?	↑	↑	↑	↑	↔	↔	↔	↔	↔	E	(↓)	(↓)	(↓)	(↓)	(↓)	(↓)	(↓)	↔	↑
	螺内酯	↔	↔	↔	↔	↔	↔	↔	↔	↔	↔	↔	↔	↔	↔	↔	↔	↔	↔	↔	↔

ACEI. 血管紧张素转化酶抑制剂；ARB. 血管紧张素Ⅱ受体阻滞剂；CCB. 钙通道阻滞剂。

a. 母药浓度降低，但活性代谢物增加。

b. 母药浓度升高，但活性代谢物浓度降低。

c. PR 间期延长的风险。

d. 建议进行心电图监测。

e. 谨慎使用，因为 LPV 和钙通道阻滞剂均可延长 PR 间期。建议进行临床监测。

f. 注意，这两种药物都可诱导 QT 间期延长。

g. 有体位性低血压病史或服用已知可降低血压的伴随心血管事件风险增加的患者应谨慎使用。

h. 肼屈嗪具有一定的肾毒性。如果同时给药，应密切监测肾功能。

九、降血糖药与 ARV 药物的 DDI（表 4-7-4-9）

表 4-7-4-9　降血糖药与 ARV 药物的 DDI

降血糖药		ATV/c	ATV/r	DRV/c	DRV/r	LPV/r	DOR	EFV	ETV	NVP	RPV	ABT	MVC	BIC	CAB oral	CAB/RPV	DTG	EVG/c	RAL	TAF	TDF
双胍类	二甲双胍	↑a	↑a	↑290%	↔	↔	↔	↔		↔	↓3%	↔	↔	↑39%	↔	↓3%	↑79%b	↑a	↔	↔	↔
磺脲类	格列本脲	↑c	↑c	↑c	↑c	↑c	↔	↓c		↓c	↔	↔	↔	↔	↔	↔	↔	↑c	↔	↔	↔
	格列吡嗪	↔	↓d	↔	↓d	↓d	↔	↑c		↔	↔	↔	↔	↔	↔	↔	↔	↓d	↔	↔	↔
	格列美脲	↔	↓d	↑	↓d	↓d	↔	↑c		↔	↔	↔	↔	↔	↔	↔	↔	↓d	↔	↔	↔
格列奈类	瑞格列奈	↑c	↑c	↑c	↑c	↑c	↔	↑↓a		↓d	↔	↔	↔	↔	↔	↔	↔	↑c	↔	↔	↔
	那格列奈	↑a	↑↓a	↑a	↑↓a	↑↓a	↔	↑↓a		↓a	↔	↔		↔		↔	↔	↑↓a	↔	↔	↔
α-糖苷酶抑制剂	阿卡波糖	↔	↔	↔	↔	↔	↔	↔	↔	↔	↔	↔	↔	↔	↔	↔	↔	↔	↔	↔	↔
噻唑烷二酮类	吡格列酮	↑	↑	↑	↑	↑	↔	↑c		↓	↔	↔	↔	↔	↔	↔	↔	↑	↔	↔	↔
	罗格列酮	↓17%	↓17%	↔	↔		↔	↔		↓4%	↔	↔	↔	↔	↔	↔	↔	↔	↔	↔	↔
二肽基肽酶抑制剂（DPP-4抑制剂）	维格列汀	↔	↔	↔	↔	↔	↔	↔		↔	↔	↔	↔	↔	↔	↔	↔	↔	↔	↔	↔
	阿格列汀	↔	↔	↔	↔	↔	↔	↔		↔	↔	↔	↔	↔	↔	↔	↔	↔	↔	↔	↔
钠-葡萄糖共转运蛋白2抑制剂（SGLT-2抑制剂）	达格列净	↔	↔	↔	↔	↔	↔	↔		↔	↔	↔	↔	↔	↔	↔	↔	↔	↔	↔	↔

a. 建议监测并调整非 ARV 剂量。

b. 美国说明书建议，在开始使用二甲双胍和 DTG 时，将二甲双胍的日总剂量限制在 1 000mg。建议在联合用药期间监测肾功能，并在开始和停止联合用药时监测血糖。

c. 如需要联合用药，须密切监测临床效果，必要时减少非 ARV 药物用量。

d. 如需要联合用药，须密切监测临床效果，必要时增加非 ARV 药物用量。

十、皮质类固醇与 ARV 药物的 DDI（表 4-7-4-10）

表 4-7-4-10　皮质类固醇与 ARV 药物的 DDI

皮质类固醇	ATV/c	ATV/r	DRV/c	DRV/r	LPV/r	DOR	EFV	ETR	NVP	RPV	ABT	MVC	BIC	CAB oral	CAB/RPV	DTG	EVG/c	RAL	TAF	TDF
吸入、口服、倍氯米松局部和/或（吸入）	↑a	↑a	↑?a	↑11%b	↑a	↔	↔	↔	↔	↔	↔	↔	↔	↔	↔	↔	↑a	↔	↔	↔
倍他米松	↑c	↑c	↑c	↑c	↑c	D	↓	↓	↓	D	↔	D	D	↔	D	↔	↑c	↔	↔	↔
布地奈德（吸入）	↑c	↑c	↑c	↑c	↑c		↓	↓	↓		↔			↔			↑c	↔	↔	↔
环索奈德（吸入）	↑d	↑d	↑d	↑d	↑d	↔	↔	↔	↔	↔	↔	↔	↔	↔	↔	↔	↑d	↔	↔	↔
氯倍他索（局部）	↑c,e	↑c,e	↑c,e	↑c,e	↑c,e	↔	↔	↔	↔	↔	↔	↔	↔	↔	↔	↔	↑c,e	↔	↔	↔
地塞米松	↑cD	↑cD	↑cD	↑cD	↑cD	D	↓	↓D	↓	D	↔	Df	D	↔	D	↔	↑cD	↔	↔	↔
氟尼缩松（吸入）	↑g	↑g	↑g	↑g	↑g		↓	↓	↓		↔			↔			↑g	↔	↔	↔
氟喹诺酮（局部）	↑c,e	↑c,e	↑c,e	↑c,e	↑c,e	↔	↔	↔	↔	↔	↔	↔	↔	↔	↔	↔	↑c,e	↔	↔	↔
氟替卡松（吸入）	↑c	↑c	↑c	↑c	↑c		↓	↓	↓		↔			↔			↑c	↔	↔	↔
氢化可的松（口服）	↑c	↑c	↑	↑c	↑c		↓	↓	↓		↔			↔			↑c	↔	↔	↔
氢化可的松（局部）	↔	↔	↔	↔	↔	↔	↔	↔	↔	↔	↔	↔	↔	↔	↔	↔	↔	↔	↔	↔
甲泼尼龙	↑c	↑c	↑c	↑c	↑c	↔	↓	↓	↓	↔	↔	↔	↔	↔	↔	↔	↑c	↔	↔	↔
莫米松（吸入）	↑c	↑c	↑c	↑c	↑c	↔	↓	↓	↓	↔	↔	↔	↔	↔	↔	↔	↑c	↔	↔	↔
泼尼松龙（口服）	↑c	↑c	↑	↑c	↑c	↓20%	↓	↓		↔			↔				↑c	↔	↔	↔
泼尼松	↑c	↑c	↑c	↑c	↑c	↓20%	↓	↓		↔			↔		E 11%		↑c	↔	↔	↔
氟羟泼尼松龙	↑c	↑c	↑	↑c	↑c	↔	↓	↓		↔			↔				↑c	↔	↔	↔

a. RTV（100mg, b.i.d.）增加了活性代谢物（倍氯米松-17-单丙酸盐）的浓度，但对肾上腺功能没有显著影响。但仍须谨慎，使用尽可能低的皮质类固醇剂量并监测皮质类固醇的副作用。

b. DRV/r 降低了活性代谢物（倍氯米松-17-单丙酸）的暴露，对肾上腺功能无显著影响。

c. 有皮质类固醇水平升高、皮质醇增多症和肾上腺抑制的风险，这种风险存在于口服和注射皮质类固醇，也存在于局部、吸入或滴眼液中。

d. 不需要调整剂量，但要密切监测，特别是在使用高剂量或长期给药时出现皮质醇增多症的现象。

e. 经皮肤吸收的程度由许多因素决定，如炎症程度和皮肤的改变、持续时间、应用频率和表面、闭塞敷料的使用。

f. 在没有 PI 或其他强效 CYP3A4 抑制剂的情况下，考虑使用 MVC 600mg, q.d.，特别是在地塞米松高剂量和长期治疗的情况下。但是存在蛋白酶抑制剂或强 CYP3A4 抑制剂的情况下，建议将 MVC 降低到 150mg, b.i.d.。

g. 使用尽可能低的氟尼缩松的剂量，并监测皮质类固醇的副作用。

十一、激素类药物和 ARV 药物的 DDI（表 4-7-4-11）

表 4-7-4-11　激素类药物与 ARV 药物的 DDI

激素类药物		ATV/c	ATV/r	DRV/c	DRV/r	LPV/r	DOR	EFV	ETR	NVP	RPV	ABT	MVC	BIC	CAB oral	CAB/RPV	DTG	EVG/c	RAL	TAF	TDF
雌激素和孕激素	雌二醇	↑a	↓b	↑a	↓b	↓b	↔	↓b	↓b	↓b	↔	↔	↔	↔	↔	↔	↔	↑a	↔	↔	↔
	屈螺酮	↑a,c	↑a	↑a	↑a	↑a	↔	↓b	↓b	↓b	↔	↔	↔	↔	↔	↔	↔	↑a	↔	↔	↔
	去氢孕酮	↑a	↑a	↑a	↑a	↑a	↔	↓b	↓b	↓b	↔	↔	↔	↔	↔	↔	↔	↑a	↔	↔	↔
	乙羟基二降孕甾烯炔酮	↑a	↑a	↑a	↑a	↑a	↔	↓b	↓b	↓b	↔	↔	↔	↔	↔	↔	↔	↑a	↔	↔	↔
	甲羟孕酮（口服）	↑a	↑a	↑a	↑a	↑a	↔	↓b	↓b	↓b	↔	↔	↔	↔	↔	↔	↔	↑a	↔	↔	↔
	炔诺酮	↑a	↑a	↑a	↑a	↑a	↔	↓b	↓b	↓b	↔	↔	↔	↔	↔	↔	↔	↑a	↔	↔	↔
	甲基炔诺酮	↑a	↑a	↑a	↑a	↑a	↔	↓b	↓b	↓b	↔	↔	↔	↔	↔	↔	↔	↑a	↔	↔	↔

a. 绝经后接受替代激素治疗的女性，雌二醇暴露会增加，发生深静脉血栓形成、肺栓塞、卒中和心肌梗死的总体风险会增加，注意检测雌二醇暴露量增加的临床风险。单独使用雌激素或与孕激素联合使用时，建议使用最低的治疗剂量和最短的治疗时间。

b. 应监测雌激素缺乏的表现。

c. 禁止联合用药，在美国说明书描述有潜在的高钾血症风险。欧洲说明书建议对高钾血症进行临床监测。

十二、实体器官移植后应用的免疫抑制剂与 ARV 药物的 DDI（表 4-7-4-12）

表 4-7-4-12　实体器官移植后应用的免疫抑制剂与 ARV 药物的 DDI

免疫抑制剂		ATV/c	ATV/r	DRV/c	DRV/r	LPV/r	DOR	EFV	ETV	NVP	RPV	ABT	MVC	BIC	CAB oral	CAB/RPV	DTG	EVG/c	RAL	TAF	TDF
CS	泼尼松	↑	↑	↑	↑	↑	↔	↓20%	↓	↓	↔	↔	↔	↔	↔	↔	E11%	↑	↔	↔	↔
AM	咪唑硫嘌呤	↔	↔	↔	↔	↔	↔	↔	↔	↔	↔	↔	↔	↔	↔	↔	↔	↔	↔	↔	↔
	吗替麦考酚酯		↓a		↓a	↓a		↓a		↓a D13%											↑ Eb
CNI	环孢素	↑a	↑a	↑a	↑a	↑a	E	↓a	↓a	↓a	E	↔	E	E	↔	E	↔	↑a	↔	E	Eb
	他克莫司	↑a,c	↑a,c	↑a	↑a	↑a,c		↓a	↓a	↓a	↔c					↔c		↑a	↔		↔b
mTOR	依维莫司	↑	↑	↑	↑	↑		↓a	↓a	↓a								↑	↔	↔	
	西罗莫司	↑	↑	↑	↑	↑		↓a	↓a	↓a								↑			↔b
其他	抗胸腺细胞球蛋白	↔	↔	↔	↔	↔	↔	↔	↔	↔	↔	↔	↔	↔	↔	↔	↔	↔	↔	↔	↔
	巴利昔单抗	↔	↔	↔	↔	↔	↔	↔	↔	↔	↔	↔	↔	↔	↔	↔	↔	↔	↔	↔	↔
	贝拉西普	↔	↔	↔	↔	↔	↔	↔	↔	↔	↔	↔	↔	↔	↔	↔	↔	↔	↔	↔	↔

AM. 抗代谢物；CNI. 钙调神经蛋白抑制剂；CS. 糖皮质激素；mTOR. 哺乳动物雷帕霉素靶蛋白。

a. 推荐监测免疫抑制剂的血药浓度（TDM）。

b. 监测肾功能。

c. 这两种药物都有可能延长 QT 间期，建议进行心电图监测。

十三、抗肿瘤药与 ARV 药物的 DDI（表 4-7-4-13）

表 4-7-4-13　抗肿瘤药与 ARV 药物的 DDI

抗肿瘤药	ATV/c	ATV/r	DRV/c	DRV/r	LPV/r	DOR	EFV	ETV	NVP	RPV	ABT	MVC	BIC/F/TAF	CAB oral	CAB/RPV	DTG	EVG/c/F/TAF	RAL	TAF	TDF
抗肿瘤抗生素 博来霉素	↔	↔	↔	↔	↔	↔	↔	↔	↔	↔	↔	↔	↔	↔	↔	↔	↔	↔	↔	↔
柔红霉素	↔a	↔a	↔	↔	↔a	↔	↔a	↔	↔	↔a	↔	↔	↔	↔	↔a	↔	↔	↔	↔	↔
多柔比星	↔a	↔a	↔	↔	↔a	↔	↔a	↔	↔	↔a	↔	↔	↔	↔	↔a	↔	↔	↔	↔	↔
表柔比星	↔a	↓a	↔	↓	↓a	↔	↑a	↔	↔	↔a	↔	↔	↔	↔	↔a	↔	↔	↔	↔	↔
烷化剂 卡铂	↔	↔	↔	↔	↔	↔	↔	↔	↔	↔	↔	↔	↔	↔	↔	↔	↔	↔	↔	↔b,c
苯丁酸氮芥	↔	↔	↔	↔	↔	↔	↔	↔	↔	↔	↔	↔	↔	↔	↔	↔	↔	↔	↔	↔
顺铂	↑	↑	↑	↑	↑	↔	↔	↔	↔	↔	↔	↔	↑Ed	↔	↔	↔	↑b,d	↔	↑Eb,d	↑Eb,d
环磷酰胺	↓e	↓e	↓e	↓e	↓e	↔	↑f	↑f	↑f	↔	↔	↔	↔	↔	↔	↔	↓e	↔	↔	↔
达卡巴嗪	↔	↓e	↔	↓e	↓e	↔	↓	↔	↔	↔	↔	↔	↔	↔	↔	↔	↔	↔	↔	↑Eg
放线菌素	↔	↔	↔	↔	↔	↔	↔	↔	↔	↔	↔	↔	↔	↔	↔	↔	↔	↔	↔	↔
异环磷酰胺	↑h	↑h	↑h	↑h	↑h	D	↓f	↓f	↓f	D	↔	D	E或Di		D		↑b,h		↔b	↔b
奥沙利铂	↔l	↔l	↔	↔	↔	↔	↔l	↔	↔l	↔	↔	↔	↓j	↔	↔l	↔j	↔	↔	↔	↔b
甲基苄肼	↔	↓e	↔	↓e	↓e	↔	↓e	↔	↓e	↔	↔	↔	↔	↔	↔	↔	↔	↔	↔	↔
抗代谢药物 卡培他滨	↔l	↔l	↔	↔	↔l	↔	↔l	↔	↔	↔l	↔	↔	↑?	↔	↔l	↔	↑?	↔	↑?	↑?
阿糖胞苷	↔	↔	↔	↔	↔	↔	↔	↔	↔	↔	↔	↔	↔	↔	↔	↔	↔	↔	↔	↔
氟尿嘧啶	↔l	↔l	↔	↔	↔l	↔	↔l	↔	↔	↔l	↔	↔	↑?	↔	↔l	↔	↑?	↔	↑?	↑?
吉西他滨	↔	↔	↔	↔	↔	↔	↔	↔	↔	↔	↔	↔	↔	↔	↔	↔	↔	↔	↔	↔
巯基嘌呤	↔	↔	↔	↔	↔	↔	↔	↔	↔	↔	↔	↔	↔	↔	↔	↔	↔	↔	↔	↔
甲氨蝶呤	↑k	↑k	↑k	↑k	↑k	↔k	↔k	↔k	↔k	↔k	↔	↔k	↑?k		↑?k	↔k	↑k	↔k	↔k	↑b,k
植物生物碱 多西他赛	↑	↑	↑	↑	↑	↔	↓	↓	↓	↑?	↔	↑?	↔	↔	↑?	↔	↑	↔	↔	↔
依托泊苷	↑	↑	↑	↑	↑	↔	↓	↓	↓	↔	↔	↑	↔	↔	↔	↔	↑	↔	↔	↔
伊立替康	↑a,b	↑a,b	↑a	↑a	↑a	↔	↓c	↓c	↓c	↔	↔	↔	↔	↔	↔	↔	↑a	↔	↔	↔
紫杉醇	↑	↑	↑	↑	↑	D	↓D	↔	D	D	Dd	↔	D	↔	D	D	↑	↔	D	↔
长春碱	↑	↑	↑	↑	↑	D	↓	↔	D	D	Dd	↔	D	↔	D	↔	↑	↔	↔	↔
长春新碱	↑	↑	↑	↑	↑	↑	↔	↔	↔	↔	↔	↔	↔	↔	↔	↔	↔	↔	↔	↔
酪氨酸激酶抑制剂 达沙替尼	↑e	↑e	↑e	↑e	↑e	↔	↓e	↓	↓	Ee	↔	E	↔	↔	Ee	↔	↑	↔	↔	↔
厄洛替尼	↑	↑	↑	↑	↑	↔	↓	↓	↓	↔	↔	↓	↔	↔	↔	↔	↑	↔	↔	↔
吉非替尼	↑	↑	↑	↑	↑	↔	↓	↓	↓	↔	↔	↔	↔	↔	↔	↔	↑	↔	↔	↔
伊马替尼	↑e	↑e	↑e	↑e	↑e	E	↓Ee	↓E	↓E	Ee	↔	E	↔	↔	Ee	↔	↑e	↔	↔	↔
拉帕替尼	↑e	↑e	↑e	↑e	↑e	↔	↓e	↓	↓	Ee	↔	E	↔	↔	Ee	↔	↑e	↔	↔	↔
尼洛替尼	↑e	↑e	↑e	↑e	↑e	E	↓Ee	↓E	↓E	Ee	↔	E	Dd	↔	Ee	↔	↑e	↔	↔	↔
帕唑帕尼	↑e	↑e	↑e	↑e	↑e	↔	↓e	↓	↓	Ee	↔	E	↔	↔	Ee	↔	↑e	↔	↔	↔
舒尼替尼	↑e	↑e	↑e	↑e	↑e	↔	↓e	↓	↓	↔e	↔	↔	↔	↔	↔e	↔	↑e	↔	↔	↔

续表

抗肿瘤药		ATV/c	ATV/r	DRV/c	DRV/r	LPV/r	DOR	EFV	ETV	NVP	RPV	ABT	MVC	BIC/F/TAF	CAB oral	CAB/RPV	DTG	EVG/c/F/TAF	EVG/c/F/TDF	RAL	TAF	TDF
其他	阿比特龙	↔m	↔m	↔	↔	↔m	↔	↓m	↓	↓	↔	↔	↔	↔	↔	↔	↔	↔	↔	↔	↔	↔
	阿维鲁单抗	↔	↔	↔	↔	↔	↔	↔	↔	↔	↔	↔	↔	↔	↔	↔	↔	↔	↔	↔	↔	↔
	硼替佐米	↑m	↑m	↑	↑	↑m	↔	↓m	↓	↓	↔m	↔	↔	↔	↔	↔m	↔	↑	↑	↔	↔	↔
	维布妥昔单抗	↑a	↑a	↑a	↑a	↑a	↔	↓b	↓b	↓b	↔	↔	↔	↔	↔	↔	↔	↑a	↑a	↔	↔	↔
	西妥昔单抗	↔	↔	↔	↔	↔	↔	↔	↔	↔	↔	↔	↔	↔	↔	↔	↔	↔	↔	↔	↔	↔
	恩扎卢胺	D	D	D	D	D	D	↑m	D	D	D	↔	Dd	D	D	D	De	D	D	Df	↔	↔
	依维莫司	↑	↑	↑	↑	↑	↔	↓	↓	↓	↔	↔	↔	↔	↔	↔	↔	↑	↑	↔	↔	↔
	维泊妥珠单抗	↑a	↑a	↑a	↑a	↑a	↔	↓b	↓b	↓b	↔	↔	↔	↔	↔	↔	↔	↑a	↑a	↔	↔	↔
	索拉非尼	↔gm	↔gm	↔g	↔g	↔gm	↔	↓m	↓	↓	↔m	↔	↔	↔	↔	↔m	↔	↔g	↔g,h	↔	↔	↔h
	他莫昔芬	↑im	↑im	↑i	↑i	↑im	D	↓m	↓	D	Dm	↔	D	↔	D	Dm	↔	↑i	↑i	↔	↔	↔
	西罗莫司	↑	↑	↑	↑	↑	↔	↓j	↓j	↓j	E	↔	E	↔	↔	E	↔	↑	↑	↔	↔	↔
	曲妥珠单抗	↔	↔	↔	↔	↔	↔	↔	↔	↔	↔	↔	↔	↔	↔	↔	↔	↔	↔	↔	↔	↔
	恩美曲妥珠单抗	↑k	↑k	↑k	↑k	↑k	↔	↔	↔	↔	↔	↔	↔	↔	↔	↔	↔	↑k	↑k	↔	↔	↔

a. 维布妥昔单抗和维泊妥珠单抗是抗体-药物偶联物，包括单克隆抗体和细胞毒素单甲基澳瑞他汀 E（monomethyl auristatin E，MMAE），后者是一种有效的化疗药物和 CYP3A4 和 P-gp 的底物。同时给药可增加 MMAE 的浓度和中性粒细胞减少症的发生率。应密切监测患者的毒性反应。

b. 维布妥昔单抗和维泊妥珠单抗是抗体-药物偶联物，包括单克隆抗体和 MMAE，后者是一种有效的化疗药物和 CYP3A4 和 P-gp 的底物。同时给药可能会降低 MMAE 的浓度，但不需要预先调整剂量，因为游离 MMAE 对疗效的贡献很小。

c. 恩扎卢胺的半衰期很长（5.8 天），因此在开始使用 lenacapavir 之前，建议至少有 2 周（但最好是 4 周）的停药期，因为在强诱导剂停药后仍有持续的诱导作用。

d. 考虑在恩扎卢胺存在的情况下，每日 2 次，增加马拉韦罗至 600mg。恩扎卢胺的半衰期很长（5.8 天），由于强诱导剂停药后仍有持续的诱导作用，因此在停药后，马拉韦罗的剂量应保持在 600mg，每天 2 次，至少 2 周（最好是 4 周）。

e. 在没有整合酶类耐药的情况下，DTG 应每日 2 次，50mg。如存在整合酶类耐药的情况下，应避免这种组合。恩扎卢胺的半衰期很长（5.8 天），因此在停药恩扎卢胺后，由于强诱导剂的持续诱导作用，DTG 的剂量应保持在 50mg，每日 2 次，持续至少 2 周（最好是 4 周）。

f. 当与恩扎卢胺合用时，考虑将 RAL 的剂量增加到 800mg，每日 2 次。不建议同时服用每日一次的 RAL。恩扎卢胺有很长的半衰期（5.8 天），因此 RAL 的剂量应保持在 800mg，每日 2 次，至少持续 2 周（最好是 4 周），因为强诱导剂在停药后仍有持续的诱导作用。

g. 在使用利托那韦治疗方案的患者中观察到耐受性差。类似的效果也可能发生在含考比司他的治疗方案中。

h. 索拉非尼和 TDF 的潜在附加性肾毒性；如果联合用药或考虑替代抗逆转录病毒治疗方案，须监测肾功能。

i. 母体药物浓度升高，活性代谢物浓度降低，可能导致药效下降。

j. 母体药物浓度降低，活性代谢物浓度升高。

k. 由于可能增加 DM1（emtansine 的一种活性成分）的暴露和毒性，不建议共同给药。

l. DM1（emtansine 的一种活性成分）暴露和毒性可能增加。

m. 合用可导致 QT 间期和/或 PR 间期延长，建议进行心电图监测。

十四、治疗 HCV 的直接抗病毒药物与 ARV 药物的 DDI（表 4-7-4-14）

表 4-7-4-14　治疗 HCV 的直接抗病毒药物（DAA）与 ARV 药物的 DDI

DAA	ATV/c	ATV/r	DRV/c	DRV/r	LPV/r	DOR	EFV	ETV	NVP	RPV oral	ABT	MVC	BIC/F/TAF	CAB oral	CAB/RPV	DTG	EVG/c/F/TAF	RAL	TAF	TDF
艾尔巴韦/格拉瑞韦	↑	↑376% ↑958%	↑	↑66% ↑650%	↑271% ↑1186%	↓4% ↑7%	↓54% ↓83%	↓	↓	↑7% ↓2%	↔	↔	↔	↔	↔	↓2% ↓19%	↑118% ↑436%	↓19% ↓11%	↔	↓7% ↓14%
格卡瑞韦/哌仑他韦	↑553% ↑64%			↑397%	↑338% ↑146%	↔	↓	↓	↓	E84%	↔	E	E	↔	↔	↔	↑205% ↑57% E47%	E47%		E29%
索磷布韦	↔	↔	↑	↑34%	↔	↔	↓6%	↔	↓	↑9%	↔		↔	↔	↔	↔	↔	↓5% D27%		↓6%
索磷布韦/来迪派韦	↑a ↑113%a	↑8%	↑a	↑34% ↑39%a	↔a ↓8%	↑4%	↓6% ↓34%a	↔	↓	↑10% ↑8%a	↔	E	↑7% ↓13%				↑36% ↑78%a	↓5% ↓9% D~20%	E32%	E a
索磷布韦/维帕他韦	↔a ↑142%a	↑22%	↔a	↓16% ↓28%a	↓29% ↑2%a		↓3% ↓53%	↓	↓	↑16% ↓1%	↔	E				↓8% ↓9%	↑a	↑24% ↓2%		E a
索磷布韦/维帕他韦/伏西瑞韦	↑40% ↑93% ↑431%	↑40% ↑93% ↑431%	E45%a	E45% ↑ 243%b	↑↓		↓3% ↓53% ↓c	↓	↓	↔	↔		E58%			D3%			↑43% E52%	E40%a

a. 如果方案中含有 TDF，会导致替诺福韦（TFV）浓度增加，推荐监测肾功能。

b. 研究细节见 DRV/r, q.d.；DRV/r, b.i.d. 尚未被研究，应谨慎使用，因为相比 DRV/r, q.d.，联合 DRV/r, b.i.d. 时，伏西瑞韦浓度可能增加更多，导致更多的毒副作用（这在肝硬化患者中具有更显著的意义）；如果方案中含有 TDF，由于替诺福韦（TFV）浓度增加，推荐监测肾功能。

c. 伏西瑞韦与 EFV 联合一起应用，预测伏西瑞韦的浓度会下降，但是目前没有相关的研究数据。

十五、其他药物与 ARV 药物的 DDI（表 4-7-4-15）

表 4-7-4-15　其他药物与 ARV 药物的 DDI

其他药物		ATV/c	ATV/r	DRV/c	DRV/r	LPV/r	DOR	EFV	ETV	NVP	RPV	ABT	MVC	BIC	CAB oral	CAB/RPV	DTG	EVG/c	RAL	TAF	TDF
中枢神经类药物	卡马西平	↑D	↑D	↑D	↑	↑D c	D	↓27% D36%	D	↓↓ D	D	↔	D	D	D	D	D49%	↑D	D c	D	↔
	西酞普兰	↑a,b	↑a,b	↑	↑	↑a,b	↔	↓	↓	↓	↔b	↔				↔b	↔	↑			
	地西泮	↑	↑	↑	↑	↑	↔	↓	↓	↓	↔	↔				↔	↔	↑			
	拉莫三嗪	↔	↓32%d	↔		↓50%												↔		↓1%	
	米达唑仑	↑	↑	↑	↑	↑	↓18%	↓	↓	↓		↑18%	↑15%	↑10%	↔			↑		↓8%	
	米氮平	↑b	↑b	↑	↑	↑b		↓		↓	↔b					↔b		↑			
	苯妥英钠	D	↓D	D	↓D	↓D c	D	↓D	D	D	D	↔	D	D	D	D	Dd	D	D c	D	
	匹莫齐特	↑	↑	↑	↑	↑					↔b					↔b		↑			
	三唑仑	↑	↑	↑	↑	↑		↓	↓	↓								↑			
各类药物	解酸剂	D	D	↔	↔	↔	↔				D			D	D		D	D	D e		
	PPIs	D	D	↔	↔	↔	↔				D								E		
	H₂ 受体拮抗剂	D	D	↔	↔	↔	↔				D								E		
	阿呋唑嗪	↑b	↑b	↑	↑	↑b	↔	↓	↓		↔ b					↔ b		↑	↔		
	丁丙诺啡	↑	↑67%	↑	↓11%t	↑~2%	↔	↓50%	↓25%	↓9%								↑35%	↔		↑~5%
	麦角衍生物	↑	↑	↑	↑	↑	E	↑	↑	E		E	E			E		↑			
	沙美特罗（吸入）	↑	↑	↑	↑	↑	↔	↓	↓									↑			↑~5%
	西地那非	↑	↑	↑	↑	↑	↔	↓	↓37% ↓									↑			↑~5%
	瓦伦尼克林	↔	↔	↔	↔	↔	↔	↔	↔	↔	↔	↔	↔	↔	↔	↔	↔	↔			

a. 建议进行心电图监测。

b. 须注意，这两种药物都可诱导 QT 间期延长。

c. 不建议与 LPV/r 800/100mg, q.d. 或 RAL 1 200mg, q.d. 联合给药。如果无法避免使用，则给予 LPV/r 400/100 mg, b.i.d. 或 RAL 400mg, b.i.d., 并监测反应。

d. 欧洲说明书里说明在 DTG 没有耐药的情况下，推荐 DTG 50mg, q.d., 美国说明书建议，应避免联合给药，因为没有足够的数据来提出给药建议。

e. 服用含抗酸剂时不推荐使用 RAL 400mg, b.i.d. 或 1 200mg, q.d.; 如果与抗酸剂联合使用是不可避免的，可以使用碳酸钙抗酸剂，但只能用于 RAL 400mg, b.i.d., 不能用于 RAL 1 200mg, q.d.。

（陈谐捷　许飞龙）

参 考 文 献

[1] DUAN B, PENG J, ZHANG Y. IMSE: Interaction information attention and molecular structure based drug drug interaction extraction. BMC Bioinformatics, 2022, 23(Suppl 7): 338.

[2] DENG Y, QIU Y, XU X, et al. META-DDIE: Predicting drug-drug interaction events with few-shot learning. Brief Bioinform, 2022, 23(1): bbab514.

[3] QIAN Y, LI X, WU J, et al. MCL-DTI: Using drug multimodal information and bi-directional cross-attention learning method for predicting drug-target interaction. BMC Bioinformatics, 2023, 24(1): 323.

[4] QIU Y, ZHANG Y, DENG Y, et al. A comprehensive review of computational methods for drug-drug interaction detection. IEEE/ACM Trans Comput Biol Bioinform, 2022, 19(4): 1968-1985.

[5] ZHANG L, ZHANG Y D, ZHAO P, et al. Predicting drug-drug interactions: An FDA perspective. AAPS J, 2009, 11(2): 300-306.

[6] DUCLOS C, GRIFFON N, DANIEL C, et al. Reliability of drug-drug interaction measurement on real-word data: The remiames project. Stud Health Technol Inform, 2022, 294: 151-152.

[7] FATEHIFAR M, KARSHENAS H. Drug-drug interaction extraction using a position and similarity fusion-based attention mechanism. J Biomed Inform, 2021, 115: 103707.

[8] HU T M, HAYTON W L. Architecture of the drug-drug interaction network. J Clin Pharm Ther, 2011, 36(2): 135-143.

[9] JURIC D, BOLIC A, PRANIC S, et al. Drug-drug interaction trials incompletely described drug interventions in ClinicalTrials.gov and published articles: An observational study. J Clin Epidemiol, 2020, 117: 126-137.

[10] KOEPSELL H. Update on drug-drug interaction at organic cation transporters: Mechanisms, clinical impact, and proposal for advanced in vitro testing. Expert Opin Drug Metab Toxicol, 2021, 17(6): 635-653.

[11] LIN S, WANG Y, ZHANG L, et al. MDF-SA-DDI: Predicting drug-drug interaction events based on multi-source drug fusion, multi-source feature fusion and transformer self-attention mechanism. Brief Bioinform, 2022, 23(1): bbab421.

[12] MIN J S, BAE S K. Prediction of drug-drug interaction potential using physiologically based pharmacokinetic modeling. Arch Pharm Res, 2017, 40(12): 1356-1379.

[13] PENG Y, CHENG Z, XIE F. Evaluation of pharmacokinetic drug-drug interactions: A review of the mechanisms, in vitro and in silico approaches. Metabolites, 2021, 11(2): 75.

[14] PRUEKSARITANONT T, CHU X, GIBSON C, et al. Drug-drug interaction studies: Regulatory guidance and an industry perspective. AAPS J, 2013, 15(3): 629-645.

[15] ROHANI N, ESLAHCHI C. Drug-drug interaction predicting by neural network using integrated similarity. Sci Rep, 2019, 9(1): 13645.

[16] SANDSON N B, ARMSTRONG S C, COZZA K L. An overview of psychotropic drug-drug interactions. Psychosomatics, 2005, 46(5): 464-494.

[17] WU H Y, CHIANG C W, LI L. Text mining for drug-drug interaction. Methods Mol Biol, 2014, 1159: 47-75.

[18] YAN C, DUAN G, PAN Y, et al. DDIGIP: Predicting drug-drug interactions based on Gaussian interaction profile kernels. BMC Bioinformatics, 2019, 20(Suppl 15): 538.

[19] YU Y, HENRICH C, WANG D. Assessment of the drug-drug interaction potential for therapeutic proteins with pro-inflammatory activities. Clin Transl Sci, 2023, 16(6): 922-936.

[20] ZHAO Y, YIN J, ZHANG L, et al. Drug-drug interaction prediction: Databases, web servers and computational models. Brief Bioinform, 2023, 25(1): bbad445.

[21] SEIST G. Need for pharmacogenomic information also for generic medications: Recommendation of the European Society of Pharmacogenomics and Theranostics(ESPT). Drug Metabol Drug Interact, 2012, 27(2): 119.

[22] BROSEN K. Pharmacogenetics of drug oxidation via cytochrome P450(CYP) in the populations of Denmark, Faroe Islands and Greenland. Drug Metab Pers Ther, 2015, 30(3): 147-163.

[23] JENNEN D G, GAJ S, GIESBERTZ P J, et al. Biotransformation pathway maps in WikiPathways enable direct visualization of drug metabolism related expression changes. Drug Discov Today, 2010, 15(19/20): 851-858.

[24] LIU R, LIU J, TAWA G, et al. 2D SMARTCyp reactivity-based site of metabolism prediction for major drug-metabolizing cytochrome P450 enzymes. J Chem Inf Model, 2012, 52(6): 1698-1712.

［25］MARTINY V Y, MITEVA M A. Advances in molecular modeling of human cytochrome P450 polymorphism. J Mol Biol, 2013, 425(21): 3978-3992.

［26］RAJU B, CHOUDHARY S, NARENDRA G, et al. Molecular modeling approaches to address drug-metabolizing enzymes (DMEs) mediated chemoresistance: A review. Drug Metab Rev, 2021, 53(1): 45-75.

［27］SIM S C, KACEVSKA M, INGELMAN-SUNDBERG M. Pharmacogenomics of drug-metabolizing enzymes: A recent update on clinical implications and endogenous effects. Pharmacogenomics J, 2013, 13(1): 1-11.

［28］TYZACK J D, KIRCHMAIR J. Computational methods and tools to predict cytochrome P450 metabolism for drug discovery. Chem Biol Drug Des, 2019, 93(4): 377-386.

［29］VERMA H, SINGH BAHIA M, CHOUDHARY S, et al. Drug metabolizing enzymes-associated chemo resistance and strategies to overcome it. Drug Metab Rev, 2019, 51(2): 196-223.

［30］YIN J, LI F, ZHOU Y, et al. INTEDE: Interactome of drug-metabolizing enzymes. Nucleic Acids Res, 2021, 49(D1): D1233-D1243.

［31］LLERENA A. Clinical pharmacology of drug metabolism and drug interactions: Clinical, interethnical and regulatory aspects. Drug Metabol Drug Interact, 2013, 28(1): 1-3.

［32］BOULENC X, BARBERAN O. Metabolic-based drug-drug interactions prediction, recent approaches for risk assessment along drug development. Drug Metabol Drug Interact, 2011, 26(4): 147-168.

［33］LIN J H. Sense and nonsense in the prediction of drug-drug interactions. Curr Drug Metab, 2000, 1(4): 305-331.

［34］ANUSHA S, CP B, MOHAN C D, et al. A nano-MgO and ionic liquid-catalyzed 'Green' synthesis protocol for the development of adamantyl-imidazolo-thiadiazoles as anti-tuberculosis agents targeting sterol 14α-demethylase (CYP51). PLoS One, 2015, 10(10): e0139798.

［35］TURPEINEN M, ZANGER U M. Cytochrome P450 2B6: Function, genetics, and clinical relevance. Drug Metabol Drug Interact, 2012, 27(4): 185-197.

［36］MURAYAMA N, KAZUKI Y, SATOH D, et al. Induction of human cytochrome P450 3A enzymes in cultured placental cells by thalidomide and relevance to bioactivation and toxicity. J Toxicol Sci, 2017, 42(3): 343-348.

［37］顾融融, 石建, 阿基业, 等. HIV 蛋白酶抑制剂的药代动力学相互作用. 中国临床药理学与治疗学, 2012, 17(4): 472-480.

［38］European AIDS Clinical Society. Drug-drug interactions: EACS guidelines. (2023-12-15) [2024-05-14]. https://eacs.sanfordguide.com/drug-drug-interactions-other-prescribing-issues/drug-drug-interactions.

［39］The University of Liverpool. HIV drug interactions. (2024-08-30) [2024-09-14]. https://www.hiv-druginteractions.org/checker.

第八章　儿童抗病毒治疗

儿童 HIV 感染后比成人自然病情进展更快、HIV 病毒载量更高、对神经系统和生长发育的影响更明显。抗病毒药物在儿童使用经验不足,随着年龄增大和体重改变,药物剂量也要随之作出调整。ART 前后依从性管理不仅涉及患儿本人,监护人教育更为重要。因为这些因素的影响,与成年人相比,儿童 ART 的药物考量与管理都有很大不同,需要引起更多关注。

第一节　儿童 ART 的准备

一、儿童 ART 的考量

（一）儿童生长发育

如果不启动 ART,多数 HIV 感染儿童出生后 8 个月就开始出现体重和身高发育异常,智力发育障碍、痴呆及其他神经精神症状;但少数 HIV 感染儿童出生时就有临床症状,出现临床症状的平均时间为出生后 17 个月。影响艾滋病儿童生长发育和智力障碍的因素十分复杂,可能与营养缺乏、内分泌功能障碍、代谢因素、遗传因素、家庭环境、受教育的程度和经济状况等有关。而大多数学者认为,最主要的可能是 HIV 感染中枢神经系统所致。HIV 相关痴呆（HAD）是 HIV 感染儿童最严重的中枢神经系统表现,CT 扫描提示有脑皮质萎缩、白质异常、脑钙化和其他病变,表现为认知功能整体下降和某些特殊区域功能缺陷,如运动异常、语言障碍及行为异常。部分艾滋病儿童虽然临床上无其他明显症状,但经常有神经系统方面的异常,表现为脑萎缩、锥体束征、基底节钙化等。HIV 感染儿童也可能存在 HIV 感染之外的中枢神经系统继发感染,引起皮质萎缩、白质异常等;中枢神经系统某些功能障碍,如内分泌功能紊乱、生长激素分泌减少,导致生长发育迟缓。

从医学和社会角度来看,管理 HIV 感染新生儿的治疗更加复杂。由于<2 周的足月婴儿和≤4 周的早产儿 ARV 药物的安全性和药代动力学（PK）数据有限,该年龄组的药物和剂量选择具有挑战性。在生命最初几个月经历快速成熟变化的新生儿肝脏和肾功能不成熟,这可能导致幼儿和大龄儿童之间对 ARV 药物的剂量需求存在显著差异。当药物浓度低于治疗水平时,特别是对病毒复制水平高的幼儿,由于剂量不足、吸收不良或依从性不完全,ARV 药物耐药性可能迅速发展。治疗幼儿时,在快速生长期间进行密切随访并优化剂量尤为重要。此外,临床医师应持续评估患者的依从性,并解决影响依从性的潜在障碍。

（二）药物剂型

在临床用药方面,医生应该考虑依从治疗的潜在障碍。这些障碍可能包括复杂的给药计划、食物要求、口感等问题,以及需要使用多种配方来达到合适剂量。随着儿童的成长,临床医生应定期审查治疗方案,可通过每日口服一次的治疗方案来简化治疗,应及时考量儿童吞咽药片的能力。

（三）剂量计算方法

儿童用药选择考量通常须包括年龄和体重限制,虽然年龄可作为粗略的指导,但体重才是选择药物的决定因素(14天龄以下婴儿除外)。对早产儿没有给药建议。

临床医生需要注意青少年从儿童到成人 ARV 药物剂量的过渡。许多 ARV 药物(如 ABC、FTC、3TC、TDF 和一些 PIs)在儿童用药中会基于体重或体表面积以更高的剂量给药,而不是通过成人剂量直接推断。这些剂量建议是基于已报道的药代动力学数据,儿童的药物清除速度比成人更快。如果在需要时,较高的儿童剂量未过渡到较低的成人剂量(通常在 25～40kg 之间,取决于特定药物),就不能确保青少年的合适剂量,进而可能导致药物毒性风险增加。

二、监护人责任

患儿和监护人教育是建立良好服药依从性的重要组成部分。家庭依从性教育应在启动或改变 ART 之前开始,包括治疗目标的讨论、依从性的重要性,以及支持和维持儿童药物依从性的具体计划;说明用药时间和剂量的每日时间表,示范注射器、药杯和药盒的使用。此外,评估目前正在服用 ARV 药物或其他治疗慢性病药物的照顾者或其他家庭成员的用药依从性可能也有帮助。可以使用行为工具将服药纳入儿童的日常生活中。使用行为矫正技术,特别是对积极服药的强化和小奖励,都可以是促进依从性的有效工具。

心理问题和精神健康障碍(如抑郁症、药物滥用)会影响 ART 依从性,因此识别和治疗这些情况是预防依从性差的重要部分。如果儿童未被告知其 HIV 感染状态,应与照护者讨论是否应使儿童知晓。需要基于社会心理、发育因素及儿童和家庭需求进行全面衡量。

其他支持依从性的策略包括使用移动应用程序(App)提醒患者服药,设置手机闹钟提醒服药时间,发送短信提醒,提供药盒、吸塑包装和其他依从性支持工具,如有需要还可以将药物送至家中。此外,非洲赞比亚的研究证据表明,基于同伴教育的干预措施可改善青少年 HIV 感染者的依从性和健康结局。

三、临床与实验室评估

(一)治疗前评估

在开始 ART 时应进行体检,包括体重和身高测量,并应获得 CD4⁺ T 细胞计数和血浆 HIV 病毒载量的基线实验室检查结果,以监测 ART 疗效。为监测 ART 的基线情况,还应进行血常规、尿液分析和血清生化检查(包括电解质、葡萄糖、肌酐、肝功能、胆固醇和甘油三酯等)。

(二)治疗后评估

监测启动 ART 或改变方案的儿童,以评估方案的有效性、耐受性和药物不良反应为主,并评估用药依从性。临床医生和多学科团队应安排定期随访,以在启动新治疗方案后的最初几个月内密切监测患儿的情况。通过电话或远程医疗(如电话、邮件、短信、应用程序等)加强随访可能有助于维持依从性和早期识别药物副作用。

表 4-8-1-1 提供了监测时间和项目的建议,可根据患儿正在接受的 ART 方案进行调整。当患儿为了简化治疗而转换方案时,临床医师应在基线时获得新方案潜在副作用相关的实验室检测结果。随访包括在转换后 4 周测定血浆 HIV 病毒载量,以确保新方案有效。如果由于治疗失败而转换方案,应在患者仍在接受失败的方案时进行耐药性检测。这可以最大限度地增加识别耐药突变的机会,因为耐药毒株可能在停用 ARV 药物的几周内恢复为野生型。

表 4-8-1-1　儿童启动 ART 前后临床和实验室监测时间表

实验室检查	初诊	启动 ART	治疗后 1～2 周	治疗后 2～4 周	每 3～4 个月	每 6～12 个月	病毒学失败时
病史及体检	√	√	√	√	√		√
依从性评估		√	√	√	√		√
CD4⁺ T 细胞计数	√	√				√	√

续表

实验室检查	初诊	启动 ART	治疗后1～2周	治疗后2～4周	每3～4个月	每6～12个月	病毒学失败时
HIV病毒载量检测	√	√		√	√		√
耐药检测	√						√
血常规	√	√		√	√		√
血生化	√	√		√	√		√
血脂	√	√				√	
血糖		√				√	
尿常规	√	√				√	
HBV检测	√						√
妊娠检测（对部分可能的女童）	√	√					√
HLA-B*5701	√						

四、免疫接种

感染 HIV 的儿童应积极进行免疫接种预防感染性疾病。常规的公共卫生疫苗接种可以安全地用于接触或感染 HIV 的儿童。对接触或检测出 HIV 阳性的 0～18 岁儿童，推荐疫苗接种计划与健康儿童的疫苗接种计划基本一致。

所有灭活疫苗都可以安全地接种给免疫功能异常的个体。由于 HIV 感染儿童一旦患感染性疾病，后果可能更严重，也建议为 HIV 感染儿童接种肺炎球菌和 b 型流感嗜血杆菌结合疫苗等非计划免疫疫苗。肺炎球菌多糖疫苗适用于接种肺炎球菌结合疫苗后≥2 岁的儿童。脑膜炎球菌疫苗建议从 2 月龄开始接种。在常规疫苗接种年龄窗以外的 HIV 感染儿童，还建议接种其他疫苗，包括肺炎球菌结合疫苗（PCV13）或男性人乳头瘤病毒疫苗。流行性感冒减毒活疫苗（LAIV）对 HIV 感染儿童是禁忌的。建议 HIV 感染儿童每年接种与年龄相适应的流行性感冒疫苗作为常规预防流行性感冒的一部分。所有种类的疫苗在免疫功能障碍的个体中的效果可能不够理想。

与免疫功能正常的儿童相比，HIV 感染儿童出现某些疾病并发症的风险更高，而这些疾病只能应用活疫苗进行预防。根据 HIV 感染儿童的有限安全性、免疫原性和有效性数据，应考虑为 CD4$^+$T 细胞百分比≥15% 的 HIV 感染儿童和青少年接种单抗水痘疫苗。符合条件的儿童应接种 2 剂，间隔 3 个月，第一剂在儿童一周岁后尽快接种。建议为所有年龄≥12 个月且目前无严重免疫抑制证据的 HIV 感染者接种两剂麻疹、腮腺炎和风疹（MMR）疫苗。

不建议为 HIV 感染儿童接种口服伤寒疫苗。

轮状病毒疫苗在 HIV 感染儿童中的安全性的临床试验数据有限，但现有数据不表明轮状病毒疫苗在临床无症状或轻度症状的 HIV 感染婴儿中的安全性与未感染 HIV 的婴儿有不同。对于已知或怀疑免疫功能异常的婴儿，建议在接种轮状病毒疫苗前咨询专科医师。

某些疫苗（如甲肝疫苗），免疫应答可能具有个体差异。ART 后可能会出现免疫原性重建。在有效 ART 前接种疫苗的围产期 HIV 感染者，一旦 ART 开始，应接受两剂间隔适当的 MMR 疫苗。除非他们有严重的免疫抑制或有其他当前麻疹免疫证据。对于一些疫苗（如乙肝疫苗），建议进行接种后血清学检查以确保免疫应答。

（吴　亮　王　芳　张福杰）

第二节 儿童抗病毒治疗的方案选择

一、原则

应对所有感染 HIV 的婴儿和儿童开始 ART。建议对所有感染 HIV 的儿童快速启动 ART(定义为在确诊 HIV 感染后立即或在几天内开始治疗),但患有隐球菌性脑膜炎、播散性鸟分枝杆菌或结核分枝杆菌感染的儿童需要评估病情,以避免发生危及生命的免疫重建炎症反应。早期开始 ART 有明显获益,出生后一年内开始 ART 对于减少病毒储存库有益。

(一)ART 方案制定的考量

根据各大指南的推荐及意见,儿童的抗病毒治疗应按照以下原则来考量和制定治疗方案。

1. 有足够证据表明,使用该药物或治疗方案可持久抑制病毒,改善免疫功能,并改善临床症状。

2. 使用该药物或治疗方案的儿科经验。

3. 服用该药物或治疗方案的人群中短期和长期药物毒性的发生率和类型,重点关注儿童报告的毒性。

4. 适合儿科使用配方的可获得性和可接受性,包括口感、制备的易用性(如糖浆与粉末)、药片大小、适当剂量所需的药片数量或口服溶液的体积。

5. 给药频率,对食物和液体的要求。

6. 配伍禁忌,以及与其他药物的潜在药物相互作用。

(二)药物或药物组合选择的原则

根据指南和共识意见,推荐的药物或药物组合主要为以下两类。

1. **首选** 当儿童或成人的临床试验数据表明疗效最佳且持久、毒性可接受、使用方便,这些药物或药物组合被指定为首选用于初治儿童。

2. **替代** 药物或药物组合在初治儿童中的有效性或持久性低于成人或儿童的首选方案,或者存在毒性、剂量、配方、给药或相互作用的担忧,或这些药物或药物组合在儿童中使用的经验有限,则可将这些药物或药物组合归类为替代。

二、ART 方案

(一)初始 ART 的首选方案

初始 ART 的首选方案包括:两个 NRTI 加 INSTI、NNRTI 或增强 PI 的方案。在考虑患者的个体特征(特别是年龄)、耐药性检测结果、潜在毒副作用、药片大小和给药频率后,应选择一种合适的方案,推荐方案可参考表 4-8-2-1。儿童患者的药物依从性对治疗结局至关重要,因此,在选择方案时,还应考虑患者和照顾者的偏好。

1. RAL 干混悬剂可用于≥4 周龄且体重为 3~20kg 的婴幼儿,6mg/(kg·次),每日 2 次。RAL 片剂或嚼片可用于≥2 岁的儿童。RAL 咀嚼片可粉碎并溶解在液体中给≥4 周龄且体重至少 3kg 的婴儿使用。因为不同剂型生物不等效,不能用咀嚼片或干混悬剂替代 RAL 400mg 薄膜衣片。

2. BIC 仅作为含有 BIC/FTC/TAF 的固定剂量组合片剂的一部分,这种片剂被推荐为≥2 岁且体重≥14kg 儿童的首选方案。BIC/FTC/TAF 有两种剂量,14kg≤体重<25kg 的儿童可应用 BIC(30mg)/FTC(120mg)/TAF(15mg)剂型,≥25kg 儿童可应用 BIC(50mg)/FTC(200mg)/TAF(25mg)剂型。

3. DTG 被推荐为≥4 周龄、体重≥3kg 的婴儿、儿童和青少年的首选药物。DTG 分散片(5mg/片)适用剂量:3~<6kg,5mg;6~<10kg,15mg;10~<14kg,20mg;14~<20kg,25mg;≥20kg,30mg。均为每日 1 次。DTG 薄膜衣片可用于体重≥14kg 的儿童:体重≥14kg 不足 20kg,40mg;≥20kg,50mg;均为每日 1 次。薄膜衣片与分散片不可等剂量转换。含有 ABC/DTG/3TC 的固定剂量组合可以分散片的形式用于 10kg≤体重<25kg 儿童,以单片吞服的形式可用于体重≥25kg 的儿童。

表 4-8-2-1　不同年龄儿童 ART 方案的建议

年龄	首选方案	备选方案	说明
出生至 14 天内新生儿	ABC（或 AZT）+3TC+RAL（或 NVP）		RAL 用于体重≥3kg 以上婴儿
出生≥14 天至 4 周内新生儿	ABC（或 AZT）+3TC+RAL（或 LPV/r）	ABC（或 AZT）+3TC+NVP	1. 年龄非常小的婴幼儿体内药物代谢很快，且由于免疫系统功能尚未发育完全，体内 HIV 载量很高，婴幼儿治疗需要非常强力的方案 2. 曾暴露于 NNRTIs 类药物的婴幼儿选择 LPV/r
出生≥4 周婴儿	ABC+3TC+DTG	ABC（或 AZT）+3TC+NVP（或 RAL 或 LPV/r）	DTG 分散片可用于出生≥4 周且体重≥3kg 以上婴儿
≥2 岁儿童	ABC（或 AZT）+3TC+DTG，或 TAF/FTC+BIC	ABC（或 AZT）+3TC+NVP（或 RAL 或 LPV/r）	1. 体重≥14kg 儿童可选择含 BIC 方案，含有 NNRTI 或 INSTI 方案可以联用 TAF/FTC 2. 体重≥35kg 儿童选择含有 PI/r 方案时可联用 TAF/FTC 3. TDF 不能用于该年龄段儿童
≥3 岁儿童及青少年	ABC+3TC+DTG（或 EFV），或 TAF/FTC+BIC	AZT（或 TDF）+3TC+NVP（或 EFV 或 LPV/r 或 RAL），或 EVG/c/FTC/TAF	1. 体重≥25kg 儿童可备选 EVG/c/FTC/TAF 2. 体重≥35kg 儿童可备选 DOR 3. ≥12 岁可备选 RPV（用于 VL<100 000 拷贝 /ml 的患儿）

4. NVP 不能用于 $CD4^+$ T 细胞计数>250 个 /μl 的青春期女童，除非获益明显大于风险。NVP 已被美国 FDA 批准用于治疗≥15d 的婴儿。

（二）二线 ART 方案

对于发生一线治疗失败的患者，应根据患者的治疗史和耐药性检测结果选择 ART 方案，以优化新方案中的 ARV 药物疗效。DHHS 的 2024 年指南推荐的治疗方案变更见表 4-8-2-2。

为了优化 ARV 药物疗效，临床医生在选择新的 ART 方案时应评估患者的治疗史和耐药性检测结果。在选择基于 NNRTI 的方案中，NRTIs 成分尤其重要，因为如果病毒对 NRTIs 不够敏感，很容易产生对 NNRTI 的耐药性。如果有耐药检测报告作指导，方案应至少包含两种，最好是三种具有完全活性的药物，以实现持久和有效的病毒学抑制。对于存在与 FTC 和 3TC 相关的 M184V/I 突变，如果新方案包含 TDF、TAF 或 AZT，可继续使用这些药物，这种突变的存在可能会增加对这些 NRTIs 的敏感性。

表 4-8-2-2　DHHS 推荐的儿童二线 ART 方案选择

原方案	新方案选择
2NRTIs+NNRTI	• 2NRTIs+INSTI • 2NRTIs+ 增强 PI
2NRTIs+ 增强 PI	• 2NRTIs+ 二代 INSTI • 2NRTIs+ 另一种增强 PI • INSTI+ 另一种增强 PI（加用或不加用 NRTI） • 2NRTIs+NNRTI[a]
2NRTIs+INSTI	• 2NRTIs+ 增强 PI • DTG[b,c] 或 BIC[b,c]（如果在之前的方案中未使用过）加用 PI，加用或不加用一或两种 NRTIs；如果患者有某些已知的 INSTI 突变，或有耐药突变担忧，DTG 则须每日两次用药 • 2NRTIs+NNRTI[a]

原方案	新方案选择
包含 NRTI、NNRTI、PI 的失败方案	如 NRTI 有完全活性 • INSTI+ 2NRTIs 如 NRTI 不具有完全活性: • INSTI+ 2NRTIs,加或不加增强 PI 如 NRTI 活性很低 • INSTI 加或不加增强 PI 或 RPV 或 NRTIs • 如需其他活性药物,可考虑加用 T-20 或 MVC • 可考虑超说明书使用已批准的药物,或参与新型 ARV 药物治疗的临床试验 • HBV 共感染用药 [d]

a. 对于未接触过 NNRTIs 且对增强 PIs 有口味厌恶的年轻患者,NNRTIs 可作为一种选择。

b. 在为青少年选择 ART 方案时,应考虑所有 ARV 药物的益处和风险,并提供必要的信息和咨询以支持知情决策。

c. RAL 的耐药屏障较低,儿童和青少年需要每日 2 次给药;BIC 和 DTG 的耐药屏障较高,仅需每日 1 次给药。

d. HBV/HIV 共感染的儿童调整 ART 方案时,新方案必须包含对 HBV 有活性的药物。

(三)ART 的平稳转换

对于目前 ART 方案中持续病毒学抑制的儿童,应定期评估是否有机会改为新的治疗方案,以改善依从性、简化给药方式、增加 ARV 效力或耐药屏障,并降低药物短期或长期毒性。

当考虑方案转变时,临床医师首先应确认最近的 HIV 病毒载量检测结果,确认患者没有病毒学失败,并且具有良好的依从性(通过自我报告及父母报告、处方情况、既往病毒载量等进行评估)。临床医师还必须考虑 ART 史、耐受性、吞服药片的能力及既往的所有耐药检测结果,以避免使用新的 ARV 药物后,"存档"的耐药性会重新出现而导致治疗方案的疗效降低。当进行方案转换时,应密切监测患者病情,建议在转换到新方案后 2~4 周进行 HIV 载量检测。

(吴 亮 王 芳 张福杰)

第三节 新生儿围产期暴露预防

所有围产期暴露于 HIV 的新生儿应接受 ARV 药物治疗,以降低围产期 HIV 传播风险,根据风险高低选择适当的 ARV 药物方案。HIV 传播可发生在子宫内、产时或哺乳期间。应在出生后尽快开始使用适合胎龄的新生儿 ARV 药物治疗,最好在分娩后 6 小时内开始。

母亲的 HIV 病毒载量是 HIV 传播给新生儿的最重要风险因素。当母亲在妊娠期间未接受 ART,或在妊娠晚期才开始治疗或产前未能达到病毒抑制(病毒抑制定义为至少连续两次检测,间隔至少 4 周,HIV RNA 水平 <50 拷贝/ml)时,新生儿感染 HIV 的风险增加。母亲的 HIV 病毒载量越高,传播风险越大,特别是在妊娠晚期。传播风险的高低取决于病毒因素与其他母婴因素,包括分娩方式、分娩时的孕周和母亲健康状况。

在新生儿中使用 ARV 药物治疗包括以下几类情况(表 4-8-3-1)。

1. **ARV 预防** 无 HIV 感染证据的新生儿使用一种或多种 ARV 药物,以降低围产期感染 HIV 的风险。

2. **HIV 推定治疗** 围产期感染 HIV 高风险的新生儿使用三联 ARV 药物方案。推定治疗旨在为后来可能会被 HIV 感染的新生儿提供初步治疗,但也可作为预防 HIV 感染的措施。

3. **抗 HIV 治疗** 对已确诊的 HIV 感染新生儿进行 ART。

表 4-8-3-1　根据围产期 HIV 传播风险的新生儿 ARV 管理建议

围产期 HIV 风险水平	母婴临床情况	新生儿 ARV 管理方案
低风险新生儿	婴儿≥37 周时,母亲的情况 • 目前正在接受 ART,并在妊娠期间连续接受了至少 10 周的 ART • 在妊娠剩余时间内达到并维持病毒抑制 • 在妊娠 36 周或之后,以及分娩后 4 周内,HIV RNA <50 拷贝 /ml • 在妊娠期间没有急性 HIV 感染 • 良好的 ART 依从性	应用 AZT 2 周
	不符合上述标准,但妊娠 36 周或之后 HIV RNA<50 拷贝 /ml 的母亲所生的婴儿	应用 AZT 4~6 周
	未处于围产期 HIV 感染高风险的早产儿(妊娠<37 周)	应用 AZT 4~6 周
高风险新生儿	• 母亲产前未接受 ARV 药物 • 母亲仅接受产时 ARV 药物 • 母亲接受产前 ARV 药物但未达到病毒抑制 • 母亲在妊娠或哺乳期间患有急性或原发性 HIV 感染(在这种情况下,应立即停止哺乳)	推定 HIV 治疗使用 AZT+3TC+NVP(治疗剂量)或 AZT+3TC+RAL 三药联合治疗,从出生开始给药 2~6 周;如果三药方案的持续时间短于 6 周,AZT 应单独继续使用,以完成总共 6 周的预防治疗
新生儿推定 HIV 暴露	• 未确认 HIV 感染状态的母亲,在分娩或产后至少一次 HIV 检测呈阳性 • 新生儿 HIV 抗体检测阳性	对于围产期感染 HIV 风险高的新生儿,应采用上述 ARV 管理;如果补充检测证实母亲没有感染 HIV,则应立即停止婴儿 ARV 药物
新生儿 HIV 感染	新生儿 HIV 病毒学检测阳性	启动三种 ARV 药物联合治疗

4. 对妊娠期间患有急性 HIV 感染的母亲所生的婴儿实施推定 HIV 治疗,因为宫内传播风险较高。如果在母乳喂养期间被诊断为急性 HIV 感染,应立即停止母乳喂养。

5. ARV 药物应尽可能在出生时开始使用,最好在分娩后 6 小时内开始。

(吴　亮　王　芳　张福杰)

第四节　新的 ARV 药物在儿童中的使用

1. **卡替拉韦和利匹韦林(CAB+RPV)**　对于一些病毒学抑制的青少年,长效注射用 ARV 药物可被视为一种简化治疗方法。CAB+RPV 两药注射的 ART 方案已经被美国 FDA 批准用于病毒抑制(定义为病毒载量<50 拷贝 /ml)、无治疗失败史,且对任何药物无已知或疑似耐药性,体重≥35kg 和≥12 岁的儿童。该方案在成人患者进行的Ⅲ期临床研究 FLAIR 及 ATLAS 已经证明,与每天口服三药方案的成人相比,每月接受 CAB 和 RPV 注射的患者具有非劣效性。同样,在 ATLAS-2M 研究中,每 2 个月注射一次 CAB 和 RPV 的疗效不劣于每月注射。

国际母婴儿童青少年艾滋病临床试验(IMPAACT)2017 研究目前正在评估 12~18 岁儿童应用 CAB+RPV 方案的疗效及安全性。参与者接受了 CAB 或 RPV 的一次注射,早期结果显示药物代谢动力学可耐受,未发现新发的安全性问题,并且青少年及其照顾者可接受度高。但专家们目前仍存在一些顾虑,包括口服导入在青少年中是否有益和易于耐受,是否有儿童的特殊不良反应,有明确的 ART 史的儿童使用两药方案是否有效,以及可能出现操作方面的挑战。FDA 已批准其用于 12 岁以下儿童,估计符合适应证的青少年可从长效注射方案中受益。

2. **CCR5 拮抗剂马拉韦罗(MVC)**　MVC 提供了一种新的药物类别,但许多接受过 ART 的儿童和一些未接受过 ART 的儿童体内已经携带了 CXCR4 嗜性病毒,因此不能使用该药物。

3. **融合抑制剂恩夫韦肽(enfuvirtide,T-20)**　T-20 为首个融合抑制剂类药物,已被 FDA 批准用于 ≥6 岁接受 ART 的儿童,但必须每天皮下注射 2 次。具有更高耐药屏障的药物目前逐渐更容易获得(如第二代 INSTIs 中的 DTG 和 BIC、PIs 中的 DRV),减少了对 T-20 的需求。

4. **进入抑制剂**　两种抑制病毒 gp120 区域与 CD4 分子结合的药物已获批用于多重耐药青少年。口服福替沙韦(FTR)是一种 gp120 附着抑制剂,伊巴珠单抗(IBA)是一种人源化单克隆抗体,靶向 CD4 分子上的 gp120 附着区。这些具有新靶点的药物的出现,预计对多重耐药患者有益。一项对治疗经验丰富的成人耐多药 HIV 感染者进行的 3 期研究中,在优化的背景治疗基础上加用 FTR,60%(163/272)的参与者 96 周时病毒抑制水平得到改善并持续维持。需要注意的是,如果对这些新药的依从性不佳,特别是在失败的治疗方案中加用这些新药时,病毒耐药性可能会增强。

(吴　亮　王　芳　张福杰)

参 考 文 献

[1] SHIAU S, ABRAMS E J, ARPADI S M, et al. Early antiretroviral therapy in HIV-infected infants: can it lead to HIV remission? . Lancet HIV, 2018, 5(5): e250-e258.

[2] COTTON M F, HOLGATE S, NELSON A, et al. The last and first frontier: Emerging challenges for HIV treatment and prevention in the first week of life with emphasis on premature and low birth weight infants. J Int AIDS Soc, 2015, 18 (Suppl6): 20271.

[3] RAKHMANINA N, PHELPS B R. Pharmacotherapy of pediatric HIV infection. Pediatr Clin North Am, 2012, 59(5): 1093-1115.

[4] FOSTER C, MCDONALD S, FRIZE G, et al. "Payment by results": Financial incentives and motivational interviewing, adherence interventions in young adults with perinatally acquired HIV-1 infection: A pilot program. AIDS Patient Care STDS, 2014, 28(1): 28-32.

[5] BUCEK A, LEU C S, BENSON S, et al. Psychiatric disorders, antiretroviral medication adherence and viremia in a cohort of perinatally HIV-infected adolescents and young adults. Pediatr Infect Dis J, 2018, 37(7): 673-677.

[6] DENISON J A, BURKE V M, MITI S, et al. Correction: Project YES! youth engaging for success: A randomized controlled trial assessing the impact of a clinic-based peer mentoring program on viral suppression, adherence and internalized stigma among HIVpositive youth(15-24 years) in Ndola, Zambia. PLoS One, 2020, 15(4): e0232488.

[7] YIN D E, WARSHAW M G, MILLER W C, et al. Using CD4 percentage and age to optimize pediatric antiretroviral therapy initiation. Pediatrics, 2014, 134(4): e1104-e1116.

[8] AGWU A L, YAO T J, ESHLEMAN S H, et al. Phenotypic co-receptor tropism in perinatally HIV-infected youth failing antiretroviral therapy. Pediatr Infect Dis J, 2016, 35(7): 777-781.

[9] FIORE A E, UYEKI T M, BRODER K, et al. Prevention and control of influenza with vaccines: Recommendations of the Advisory Committee on Immunization Practices(ACIP), 2010. MMWR Recomm Rep, 2010, 59(RR-8): 1-62.

[10] KROGER A T, ATKINSON W L, MARCUSE E K, et al. General recommendations on immunization: Recommendations of the Advisory Committee on Immunization Practices(ACIP). MMWR Recomm Rep, 2006, 55(RR-15): 1-48.

[11] MCLEAN H Q, FIEBELKORN A P, TEMTE J L, et al. Prevention of measles, rubella, congenital rubella syndrome, and mumps, 2013: Summary recommendations of the Advisory Committee on Immunization Practices (ACIP). MMWR Recomm Rep, 2013, 62(RR-4): 1-34.

[12] LEVIN M J, LINDSEY J C, KAPLAN S S, et al. Safety and immunogenicity of a live attenuated pentavalent rotavirus vaccine in HIV-exposed infants with or without HIV infection in Africa. AIDS, 2017, 31(1): 49-59.

[13] FIORE A E, WASLEY A, BELL B P. Prevention of hepatitis A through active or passive immunization: Recommendations of the Advisory Committee on Immunization Practices(ACIP). MMWR Recomm Rep, 2006, 55(RR-7): 1-23.

[14] BARLOW-MOSHA L, ANGELIDOU K, LINDSEY J, et al. Nevirapine- versus lopinavir/ritonavirbased antiretroviral therapy in HIV-infected infants and young children: Long-term follow-up of the IMPAACT P1060 randomized trial. Clin Infect Dis, 2016, 63(8): 1113-1121.

［15］MURNANE P M, STREHLAU R, SHIAU S, et al. Switching to efavirenz versus remaining on ritonavir-boosted lopinavir in HIV-infected children exposed to nevirapine: Long-term outcomes of a randomized trial. Clin Infect Dis, 2017, 65(3): 477-485.

［16］AGWU A L, FAIRLIE L. Antiretroviral treatment, management challenges and outcomes in perinatally HIV-infected adolescents. J Int AIDS Soc, 2013, 16(1): 18579.

［17］Panel on Opportunistic Infections in HIV-Exposed and HIV-Infected Children. Guidelines for the preventionand treatment of opportunistic infections in HIV-exposed and HIV-infected children: Recommendations from the National Institutes of Health, Centers for Disease Control and Prevention, HIV Medicine Association of the Infectious Diseases Society of America, and Pediatric Infectious Diseases Society. (2022-01-04) [2024-05-19]. https: //clinicalinfo.hiv.gov/sites/default/ files/guidelines/archive/OI_Guidelines_Pediatrics_2022_01_04.pdf.

［18］ORKIN C, BERNAL MORELL E, TAN D H S, et al. Initiation of long-acting cabotegravir plus rilpivirine as direct-to-injection or with an oral lead-in in adults with HIV-1 infection: Week 124 results of the open-label phase 3 FLAIR study. Lancet HIV, 2021, 8(11): e668-e678.

［19］LOWENTHAL E D, CHAPMAN J, CALABRESE K, et al. Adolescent and parent experiences with long-acting injectables in the MOCHA study. (2022-02-12) [2024-05-19]. https: //www.croiconference.org/abstract/adolescent-and-parent-experiences-with-long-acting-injectables-in-the-mocha-study/.

［20］JAEGER H, OVERTON E T, RICHMOND G, et al. Long-acting cabotegravir and rilpivirine dosed every 2 months in adults with HIV-1 infection (ATLAS-2M), 96-week results: A randomised, multicentre, open-label, phase 3b, non-inferiority study. Lancet HIV, 2021, 8(11): e679-e689.

［21］WIZNIA A, CHURCH J, EMMANUEL P, et al. Safety and efficacy of enfuvirtide for 48 weeks as part of an optimized antiretroviral regimen in pediatric human immunodeficiency virus 1-infected patients. Pediatr Infect Dis J, 2007, 26(9): 799-805.

［22］ZHANG X, LIN T, BERTASSO A, et al. Population pharmacokinetics of enfuvirtide in HIV-1-infected pediatric patients over 48 weeks of treatment. J Clin Pharmacol, 2007, 47(4): 510-517.

［23］KING J R, ACOSTA E P, CHADWICK E, et al. Evaluation of multiple drug therapy in human immunodeficiency virus-infected pediatric patients. Pediatr Infect Dis J, 2003, 22(3): 239-244.

［24］KOZAL M, ABERG J, PIALOUX G, et al. Fostemsavir in adults with multidrug-resistant HIV-1 infection. N Engl J Med, 2020, 382(13): 1232-1243.

［25］LATAILLADE M, LALEZARI J P, KOZAL M, et al. Safety and efficacy of the HIV-1 attachment inhibitor prodrug fostemsavir in heavily treatment-experienced individuals: Week 96 results of the phase 3 BRIGHTE study. Lancet HIV, 2020, 7(11): e740-e751.

［26］COOVADIA A, ABRAMS E J, STEHLAU R, et al. Reuse of nevirapine in exposed HIV-infected children after protease inhibitor-based viral suppression: A randomized controlled trial. JAMA, 2010, 304(10): 1082-1090.

［27］GRENNAN J T, LOUTFY M R, SU D, et al. Magnitude of virologic blips is associated with a higher risk for virologic rebound in HIV-infected individuals: A recurrent events analysis. J Infect Dis, 2012, 205(8): 1230-1238.

［28］BOILLAT-BLANCO N, DARLING K E, SCHONI-AFFOLTER F, et al. Virological outcome and management of persistent low-level viraemia in HIV-1-infected patients: 11 years of the Swiss HIV Cohort Study. Antivir Ther, 2014, 20(2): 165-175.

［29］TEERAANANCHAI S, KERR S J, GANDHI M, et al. Determinants of viral resuppression or persistent virologic failure after initial failure with second-line antiretroviral treatment among Asian children and adolescents with HIV. J Pediatric Infect Dis Soc, 2020, 9(2): 253-256.

［30］The Panel on Antiretroviral Therapy and Medical Management of Children Living with HIV. Guidelines for the use of antiretroviral agents in pediatric HIV infection. (2024-06-27) [2024-06-30]. https: //clinicalinfo.hiv.gov/en/guidelines/ pediatric-arv/whats-new.

第九章　特殊人群抗病毒治疗

第一节　HIV/HCV 合并感染

一、流行病学

HCV 感染在全球范围内广泛流行，不同地区有显著的流行差异。据世界卫生组织的数据，全球约有 5 800 万慢性 HCV 感染者，每年约有 150 万新发感染病例，2019 年约有 29 万人死于 HCV 感染所致的肝硬化或肝细胞癌（hepatocellular carcinoma, HCC）。由于传播途径相似，HIV 感染者容易合并 HCV 感染，尤其是在静脉吸毒者和男男性行为者（MSM）中更为常见。全球 3 900 万 HIV 感染者中，约 6.2% 合并 HCV 感染。2014 年中国发表的一项调查研究显示，HIV 感染者中合并 HCV 感染的患病率为 18.2%。

二、HIV/HCV 合并感染的相互影响

（一）合并感染对疾病预后的影响

随着 ART 的广泛应用，HIV 感染者长期预后显著改善，预期寿命明显延长，机会性感染和病死率逐步下降，而终末期肝病逐渐成为 HIV/HCV 合并感染者发病和死亡的主要原因。HIV/HCV 合并感染者的肝纤维化进展更快，肝硬化并发症、HCC、肝病相关死亡等终末期肝病风险更高。尽管经直接抗病毒药物（direct-acting antiviral agents, DAAs）抗 HCV 治疗后，肝脏相关终点事件及肝病相关死亡风险有所降低，但合并感染者全因死亡、非肝脏相关死亡及非肝脏相关肿瘤的发生风险仍然高于 HCV 单一感染者。

（二）合并感染对 ART 疗效的影响

相比于 HIV 单一感染患者，HIV/HCV 合并感染者接受 ART 后，HIV RNA 抑制率和 CD4$^+$ T 细胞恢复无显著差异；相比于 HCV 单一感染者，HIV/HCV 合并感染者接受 DAAs 治疗后，同样可获得较高的持续病毒学应答（SVR）率。抗 HCV 治疗有助于重建免疫功能，减缓肝纤维化进展，降低肝脏相关事件发生风险，降低全因病死率。研究发现，HIV/HBV/HCV 三重感染者 ART 期间出现 HIV 病毒学失败及全因死亡的比例更高，随访依从性更差，提示该人群需要更加密切的监测随访。

三、HIV/HCV 合并感染抗病毒治疗

（一）抗病毒时机和药物选择

1. **抗病毒时机**　HIV/HCV 合并感染者均应进行抗 HIV 及抗 HCV 治疗。整合酶抑制剂（INSTIs）与 DAAs 相互作用较小。如果无法获得 INSTIs，为减少抗 HIV 与抗 HCV 治疗两类药物之间的相互作用，对于 CD4$^+$ T 细胞计数<350 个/μl 者，推荐先开始 ART，待耐受后即可启动抗 HCV 治疗。对于 CD4$^+$ T 细胞计数≥350 个/μl 且没有合并其他艾滋病相关疾病者，可以考虑先使用 DAAs 方案抗 HCV 治疗，疗程结束后再开始 ART。如果可获得 INSTIs，则无论 CD4$^+$ T 细胞计数水平如何，优先进行抗 HIV 治疗，耐受后尽快使用 DAAs 抗 HCV 治疗。

2. **抗病毒药物选择**　在抗 HIV 治疗方面，首选含有 INSTIs 的 ART 方案。抗 HCV 治疗方面，建议选

择肝脏毒性较小的药物，推荐使用 DAAs 方案，疗程与 HCV 单一感染者相同。由于疗效较差、毒副作用大、耐受性低等原因，不推荐聚乙二醇干扰素（PEG-IFN）治疗方案。不建议在失代偿期肝硬化患者中使用含 NS3/4A 的 PI 方案。我国目前主要的 DAAs 方案见表 4-9-1-1。

表 4-9-1-1　我国目前主要的直接抗病毒药物方案

类别	药品	规格	使用剂量
泛基因型方案			
NS5A 抑制剂 +NS5B 聚合酶核苷类似物抑制剂	可洛派韦（coblopasvir, CLP）+ 索磷布韦（sofosbuvir, SOF）	60mg CLP，胶囊 400mg SOF，片剂	CLP 1 粒，1 次 /d SOF 1 片，1 次 /d
NS5B 聚合酶核苷类似物抑制剂 /NS5A 抑制剂	索磷布韦 / 维帕他韦（sofosbuvir/velpatasvir, SOF/VEL）	400mg SOF 和 100mg VEL，复合片剂	1 片，1 次 /d
NS5B 聚合酶核苷类似物抑制剂 /NS5A 抑制剂 /NS3/4A 蛋白酶抑制剂	索磷布韦 / 维帕他韦 / 伏西瑞韦（sofosbuvir/velpatasvir/voxilaprevi, SOF/VEL/VOX）	400mg SOF、100mg VEL、100mg VOX，复合片剂	1 片，1 次 /d
基因型特异性方案			
NS3/4A 蛋白酶抑制剂 /NS5A 抑制剂	艾尔巴韦 / 格拉瑞韦（elbasvir/grazoprevir, EBR/GZR） 适用于：基因 1b、4 型	50mg EBR 和 100mg GZR，复合片剂	1 片，1 次 /d
NS5A 抑制剂 +NS3/4A 蛋白酶抑制剂	拉维达韦（ravidasvir, RDV）+ 达诺瑞韦（danoprevir, DNV） 适用于：基因 1b 型	200mg RDV，片剂 100mg DNV，片剂	RDV 1 片，1 次 /d DNV 1 片，2 次 /d
NS5A 抑制剂 /NS5B 聚合酶核苷类似物抑制剂	来迪派韦 / 索磷布韦（ledipasvir/sofosbuvir, LDV/SOF） 适用于：基因 1、2、4、5、6 型	90mg LDV 和 400mg SOF，复合片剂	1 片，1 次 /d
NS5A 抑制剂 +NS5B 聚合酶核苷类似物抑制剂	依米他韦（emitasvir, EMV）+ 索磷布韦（sofosbuvir, SOF） 适用于：基因 1b 型	100mg EMV，胶囊 400mg SOF，片剂	EMV 1 粒，1 次 /d SOF 1 片，1 次 /d

尽管 DAAs 种类繁多，建议优先选择针对任何 HCV 基因型的泛基因型方案，基因型特异性方案只针对特定基因型。

索磷布韦 / 维帕他韦可用于治疗 HCV 基因 1~6 型初治或者聚乙二醇干扰素 α 联合利巴韦林或索磷布韦经治患者，一般疗程为 12 周。在无法进行基因型、肝硬度检测的基层医院，大多数患者仍然适用该方案，但基线 FIB-4 评分（Fibrosis-4 Index）>3.25 的患者病毒复发风险可能会增加。FIB-4 评分是一种用于评估肝纤维化的无创方法，其计算公式为：$FIB\text{-}4 = \dfrac{年龄（岁）\times AST（U/L）}{血小板计数（\times 10^9/L）\times \sqrt{ALT（U/L）}}$，既往研究表明 FIB-4≥3.25 可诊断肝纤维化。

抗 HCV 治疗时须注意 DAAs 与 EFV、NVP、TDF 和 LPV/r 等抗 HIV 治疗药物之间的相互作用。尽量不调整 HIV 已得到有效抑制的患者的 ART 方案，特殊情况下可考虑更换为 TAF+3TC（或 FTC）+INSTIs 或者 3TC+DTG、3TC+LPV/r（合并 HBV 感染者除外）的方案。更改 ART 方案后推迟 2 周启动抗 HCV 治疗，结束抗 HCV 治疗后，如须重新换回原 ART 方案，也应推迟 2 周更换，以避免部分长半衰期药物的相互作用。因配合抗 HCV 治疗而更改原 ART 方案的患者，建议在更换后 2~8 周监测 HIV RNA，以评估新的 ART 方案是否能够有效抑制 HIV。

（二）经治患者的治疗策略

经治患者可分为两大类：聚乙二醇干扰素联合利巴韦林（ribavirin, RIB）或索磷布韦（PRS 经治）和

DAAs 经治。PRS 经治定义为既往经过规范的聚乙二醇干扰素 α 联合利巴韦林或同时联合索磷布韦治疗，或者索磷布韦联合利巴韦林治疗，但是治疗失败。PRS 经治患者的 DAAs 治疗方案与初治患者相同。DAAs 经治定义为既往经过规范的 DAAs 抗病毒治疗，但是治疗失败。无肝硬化或代偿期肝硬化的 DAAs 经治患者，可予索磷布韦/维帕他韦/伏西瑞韦联合治疗 12 周。DAAs 经治失败 2 次的患者，可予索磷布韦/维帕他韦/伏西瑞韦联合利巴韦林治疗 12 周。DAAs 经治的失代偿期肝硬化患者，禁用蛋白酶抑制剂，可予索磷布韦/维帕他韦联合利巴韦林治疗 24 周。治疗期间，注意监测利巴韦林对红细胞、血红蛋白的潜在影响。

（三）HIV/HCV 合并感染特殊人群的抗病毒治疗

1. **HIV/HBV/HCV 三重感染者**　HCV/HIV 合并感染者应用 DAAs 治疗前应常规进行 HBV 标志物筛查。对于 HIV/HBV/HCV 三重感染者，在 DAAs 药物治疗过程中有诱发 HBV 活动进而导致肝衰竭的报道，因此，三重感染者必须在包含抗 HBV 活性药物的 ART 方案治疗稳定后再开始抗 HCV 治疗。

2. **儿童**　HIV/HCV 合并感染的儿童应尽早启动 ART，无论 $CD4^+$ T 细胞水平高低。以干扰素为基础的方案不再推荐用于儿童及青少年患者。由于缺乏 DAAs 在 3 岁以下儿童中使用的数据，目前 DAAs 仅适用于 3 岁以上儿童的治疗。因此，HIV/HCV 合并感染的儿童启动抗 HCV 治疗时，应综合考虑年龄、药物的适用性及药物间相互作用等多方面因素。

3. **妊娠期女性患者**　HIV/HCV 合并感染的妊娠期女性患者应尽早启动 ART，无论 $CD4^+$ T 细胞水平高低。HIV/HCV 合并感染的妊娠期女性患者应在分娩和哺乳期结束后进行抗 HCV 治疗，建议使用 DAAs 治疗。

4. **慢性肾脏病患者**　研究表明，HIV 或 HCV 感染人群中慢性肾脏病（CKD）发生率均高于普通人群。已经诊断为 CKD 的 HIV/HCV 合并感染者，应尽早启动 ART 和抗 HCV 治疗。治疗方案上，建议选择无干扰素且主要经肝脏代谢的 DAAs 方案，如 NS3/4A 蛋白酶抑制剂、NS5A 抑制剂和 NS5B 非核苷聚合酶抑制剂。

5. **静脉药瘾者（IDU）**　静脉注射毒品往往会加速 HIV/HCV 合并感染者的肝脏疾病进展，也容易出现 HCV 再次感染。IDU 应定期检测 HCV 抗体和 HCV RNA。IDU 同样需要尽快接受抗 HCV 治疗，具体方案同普通患者，注意药物与毒品相互作用问题。仍有持续高危行为的 IDU 应在持续病毒学应答（sustained virologic response，SVR）后定期监测 HCV，再次感染者应再次给予抗 HCV 治疗。

（四）药物相互作用

常用 ART 药物如 EFV、NVP 和 LPV/r 与多数的 DAAs 存在相互作用，因此启动 DAAs 治疗时 ART 方案中应避免包含上述药物。INSTIs 与现有 DAAs 相互作用少，国内已有使用不限 HCV 基因型的固定组合——艾考恩丙替片抗 HIV 加索磷布韦/维帕他韦片，不区分 HCV 基因型抗 HCV 治疗的全国多中心大型队列研究，显示出良好的疗效及安全性，可作为 HIV/HCV 共感染人群的治疗方案。临床实践中要密切关注患者合并用药情况，并参考其他相关指南或药物说明书及时调整药物方案或调整药物剂量（见第四篇第七章）。临床医师可以在处方前登录利物浦大学关于肝炎药物相互作用的网页查询。

（林伟寅）

第二节　HIV/HBV 合并感染

一、流行病学

HIV 和 HBV 由于传播途径相似，两者合并感染常见，全球约 8.4% 的 HIV 感染者合并 HBV 感染。HIV/HBV 合并感染率存在显著的地域性差异，在 HBV 高流行区如中国，HBV 主要通过母婴传播，HIV/HBV 合并感染率约为 11.3%，其中西部（10.73%）和南部（14.18%）高于北部（6.36%）。在 HBV 低流行区如美国和欧洲，HBV 主要通过性接触和静脉注射药物传播，HIV/HBV 合并感染率约为 5%。

二、HIV 与 HBV 合并感染的相互影响

HIV 感染可影响 HBV 感染自然史的各个阶段，增加患者慢性肝病、肝硬化及肝细胞癌（HCC）的风险，从而影响疾病的预后和转归。与正常健康群体相比，HIV 感染人群中 HBV 慢性感染的比例明显升高，且 HBV 病毒复制水平高于单一 HBV 感染者，高 HBV DNA 水平与发生 HCC 风险显著相关。尽管 HIV/HBV 合并感染者接受 ART 后肝脏相关终点事件及肝病相关死亡风险有所降低，但肝病相关死亡仍成为其非艾滋病直接相关死亡的首要原因。

三、HIV/HBV 合并感染者的抗病毒治疗

（一）抗病毒时机和方案选择

HIV/HBV 合并感染者，无论 CD4[+] T 细胞计数和 HBV DNA 水平高低，只要无暂缓抗 HIV 治疗指征，均建议立即启动 ART。HIV/HBV 合并感染者启动 ART 时应该兼顾两种病毒，ART 方案应包含两种抗 HBV 活性的核苷类逆转录酶抑制剂（NRTIs），包括 TDF、TAF、3TC 和 FTC，初治患者推荐方案为 TDF（或 TAF）+3TC（或 FTC）联合第三种药物治疗。TAF 具有良好的肾脏及骨骼安全性，所致肾毒性和骨质疏松的发生率低于 TDF。ALLIANCE（4458）研究显示，含 TAF 的 ART 方案（BIC/FTC/TAF）在治疗 HIV/HBV 合并感染者方面，与含 TDF 的方案（DTG+FTC/TDF）相比，在第 48 周 HBV DNA 抑制率（63% vs. 43%）、HBeAg 血清学转换率（23% vs. 11%）等方面更有优势，差异有统计学意义，其机制仍不清楚；HBsAg 血清学转换率分别是 8% 和 3%，差异无统计学意义。第三种药物可以是 NNRTIs 或者增强 PIs 或 INSTIs。INSTIs 整体肝毒性低，而 EFV、NVP 和 LPV/r 等易引起肝损伤，在肝功能受损的感染者中应慎用。

现有的抗 HBV 核苷类药物（TDF、3TC、FTC、恩替卡韦、替比夫定、阿德福韦）均有不同程度抗 HIV 活性，应当避免使用上述单药治疗乙型肝炎，以避免诱导 HIV 对核苷类药物的耐药突变发生。既往有 HBV 相关治疗史的患者在启动 ART 前应行 HIV 耐药检测。

抗病毒治疗过程中应定期监测 HBV 相关指标，包括肝功能、HBV DNA 水平、甲胎蛋白（AFP）水平及肝脏影像学检查等。若出现 HBV 病毒反弹，首先要排除患者服药依从性不佳，并进行 HBV 相关耐药检测。部分患者存在消化道吸收不良或者药物相互作用等可能导致血药浓度下降的因素，条件允许可行 ART 药物的血药浓度检测以进一步鉴别原因。

（二）HBV 耐药处理

强效抗 HBV 活性药物的应用是 HIV/HBV 合并感染者能否实现 HBV 病毒抑制的关键，如 ART 方案中仅包含 3TC 或 FTC 一种具有抗 HBV 活性的 NRTI，出现 3TC 耐药的 HBV 感染者比例在 4 年内可高达 90%。由于对 3TC 耐药的 HBV 同时对替比夫定和恩替卡韦存在不同程度的交叉耐药，若 HBV 感染者出现 3TC 耐药，不可使用替比夫定和 FTC 抗 HBV 治疗，恩替卡韦剂量需要加倍。TDF 和 TAF 的 HBV 耐药屏障高，目前未见 HBV 相关耐药的报道，国内外指南推荐用于治疗 HIV/HBV 合并感染的两种抗 HBV 活性 NRTI 之一须为 TDF 或 TAF。HIV 耐药后选择新的 ART 方案时同样需要保留两种抗 HBV 活性的药物，并检测 HBV 是否也发生耐药。在治疗过程中须定期检测 HBV DNA 水平，以便及时发现病毒学突破、低病毒血症和应答不佳者，并尽早给予挽救治疗。

（三）特殊人群的抗病毒治疗

1. **妊娠期女性患者**　对于 HIV/HBV 合并感染的妊娠期女性患者，无论 CD4[+] T 细胞计数和 HBV DNA 水平高低，只要无暂缓抗 HIV 治疗指征，都应尽早启动 ART，方案应包含 2 种抗 HBV 活性药物。首选 TDF/FTC（或 TDF+3TC）+RAL 或 DTG 的治疗方案，替代方案为 TDF/FTC（或 TDF+3TC）+EFV（或 RPV 或 LPV/r）。TAF 用于妊娠期女性患者治疗的数据不多，有限数据显示有效性和安全性良好。使用含 TAF 的 ART 方案已经获得病毒抑制的 HIV/HBV 合并感染者如果受孕，可以不用更换 TAF。孕妇使用 LPV/r 的临床经验多，但消化道反应较为明显，且有增加早产或低体重儿的风险。RPV 在孕晚期浓度会降低，需要密切监测 HIV 载量。

对于 HBsAg 阳性母亲的新生儿，在出生后 12 小时内应接受抗 HBV 免疫球蛋白（HBIG）和乙肝疫苗

（三剂中的第一剂）接种。疫苗的第二剂和第三剂应分别在婴儿1个月和6个月时接种。

2. 儿童　HIV/HBV合并感染儿童也应尽早启动ART。需要注意的是，HIV/HBV合并感染儿童启动ART时须考虑年龄、体重、HBV感染阶段、抗HIV和HBV药物适用性等多种因素。对于慢性HBV感染活动期和肝硬化的HIV/HBV合并感染儿童，应及时行抗HBV治疗，推荐方案为TDF（或TAF）+3TC（或FTC）联合第三种药物。TAF和TDF适用于2岁及以上的儿童。不推荐仅包含3TC或FTC一种具有抗HBV活性的NRTI方案，以防3TC耐药。

3. 肾功能不全　HIV/HBV合并感染者若同时存在肾功能不全，应根据肾小球滤过率估算值（eGFR）调整药物剂量或更换药物。优先选择包含TAF/FTC（或TAF+3TC）的ART方案。TAF/FTC的单片复合制剂无须调整剂量可用于eGFR≥30ml/min的患者或eGFR<15ml/min且正在接受血液透析的患者。如eGFR<50ml/min，不推荐继续使用TDF，或应调整TDF剂量（eGFR 30～50ml/min，300mg，q.48h.；eGFR 15～29ml/min，300mg，每周2次）。3TC在eGFR≥30ml/min患者中无须调整剂量；eGFR 15～29ml/min，第一天150mg，然后100mg，q.d.。当不能使用TAF或TDF时，可在ART的基础上加用恩替卡韦抗HBV，并根据eGFR和是否接受血液透析调整用法和用量。

（四）药物间相互作用

某些通过细胞色素P450酶系统（尤其是CYP3A4）代谢药物的有效诱导剂，例如利福霉素类药物可降低TAF血药浓度，应避免上述药物联用。含有药物浓度增强剂的蛋白酶抑制剂或整合酶抑制剂与TAF联用时可导致TAF血药浓度升高，推荐剂量调整为10mg。含药物浓度增强剂的蛋白酶抑制剂或整合酶抑制剂与TDF联用时可增加TDF血浆浓度，但此时TDF剂量不须调整，但应密切监测肾脏及骨骼不良事件的发生。

（何耀祖）

第三节　合并结核病

结核病（tuberculosis，TB）是HIV/AIDS患者常见的机会性感染和疾病进展的重要影响因素，是患者死亡的主要原因之一。任何CD4$^+$ T细胞计数水平的HIV感染者都可能罹患结核病。在HIV感染的早期阶段，潜伏结核进展至活动性结核病的风险就开始增加，随着HIV感染的疾病进展，感染者发生严重的免疫缺陷，风险进一步增加至普通人群的至少20倍。即使采用有效的抗逆转录病毒治疗（ART），HIV感染者患结核病的风险仍然高于普通人群。

HIV合并结核病患者的治疗有其特殊性，涉及抗结核治疗与ART两个方面，必然会面临药物之间相互作用及药物不良反应叠加等问题。另外，HIV合并结核病患者接受ART后可能会出现结核相关免疫重建炎症综合征（TB-IRIS），进一步增加了合并感染的治疗难度。

HIV合并结核病患者的抗病毒治疗方案同成人、青少年一线抗病毒治疗方案，但需要考虑药物间相互作用、药物不良反应等问题。

一、用含利福平抗结核治疗方案的推荐

（一） 患者推荐首选ART方案为TDF+3TC/FTC+EFV。如果患者无法获取或不能应用TDF，可选择ABC+3TC+EFV，但须检测确认 *HLA-B*5701* 基因阴性、乙型肝炎表面抗原阴性及HIV RNA<100 000拷贝/ml。使用含利福平的抗结核治疗方案与含EFV的ART方案具有良好的疗效和较低的不良反应。利福平使EFV的曲线下面积（area under the curve，AUC）降低26%，但目前认为对EFV的疗效影响不大，因此，推荐与利福平合用时EFV仍使用标准剂量（600mg/d）。EFV对利福平血药浓度没有影响，利福平使用正常剂量。一项药物动力学研究显示，合并结核病的患者利福平与低剂量EFV（400mg/d）合用时，EFV血浆浓度低于单独使用，但仍维持在临界值以上，并未降低其抗病毒疗效。因此也有建议，低剂量EFV方案也可用于HIV合并结核病患者中。但是这方面的研究证据有限，美国感染病学会（IDSA）指南仍推荐HIV合并结核病患者的ART方案使用标准剂量EFV方案。

（二）患者推荐备选 ART 方案为 TDF+3TC/FTC+INSTI（DTG 或 RAL）。有研究结果显示，HIV 合并结核病患者使用含 DTG 的 ART 方案的抗病毒疗效非劣效于含 EFV 的方案，因此，含 DTG 的方案已被推荐用于 HIV 合并结核病患者。但需要注意的是，利福平可使 DTG 的 AUC 降低 54%、峰浓度（C_{max}）降低 43% 和谷浓度（C_{min}）降低 72%，如果与利福平合用时，DTG 剂量需要加倍（50mg，2 次/d）。利福平降低 RAL 的 AUC 40%、C_{max} 38%、C_{min} 61%，两者合用时，RAL 剂量亦需要加倍（800mg，2 次/d）。但也有研究结果显示，HIV 合并结核病患者使用含标准剂量 RAL（400mg，2 次/d）的 ART 方案在 24 周和 48 周时抗病毒疗效非劣效于含 EFV 的 ART 方案。由于相关研究数据不足，标准剂量 RAL 的 ART 方案仅被推荐用于特定的 HIV 合并结核病患者中。另外，不推荐使用 RAL 1 200mg 每日 1 次的方案。二联 ART 方案也不被推荐。

二、使用含利福布汀抗结核治疗方案的推荐

如抗结核方案中使用的是利福布汀，则 ART 方案为 TDF（或 ABC）+3TC（或 FTC）+PI（或 INSTI）。但须注意药物之间的相互作用，调整相关药物的剂量。利福布汀与 PI 合用时，利福布汀的 AUC 明显升高，需要降低其剂量为 150mg/d。有条件可进行血药浓度监测以指导相关药物的剂量调整。利福布汀对肝药酶的诱导作用较弱，HIV 合并结核病患者使用含 DTG 的 ART 方案，利福布汀无须调整剂量。不推荐 EVG/c 和 BIC 与利福霉素类药物合用。

三、注意事项

（一）利福霉素是短程抗结核治疗方案中的重要药物，其中利福平是肝脏 CYP（主要是 3A 和 2C）、P-糖蛋白（P-gp）和葡萄糖醛酸转移酶（UGT）1A1 酶的有效诱导剂，利福布汀和利福喷丁是 CYP3A4 的底物和诱导剂。利福霉素作为酶诱导剂，可以加速药物代谢，从而显著降低 ARV 药物暴露剂量。利福霉素均可与 NRTI 合用；但利福霉素与 PI、NNRTI 和 INSTI 之间存在相互作用，尽管如此，仍建议利福霉素尽可能用在 HIV 合并结核病患者的抗结核治疗方案中。

（二）不推荐利福平和利福喷丁与 DOR、RPV 联用，EFV 能降低利福布汀血药浓度 38%，二者联用时利福布汀的剂量应该增加至 0.45~0.6g/d；NVP 不影响利福布汀的血药浓度，二者合用时无须调整利福布汀的剂量。但利福平对 NVP 的血药浓度影响较大，二者合用有增加肝脏损伤的危险，故不推荐 NVP 应用于 HIV 合并结核病患者。

（三）利福平可以使 LPV/r 的 AUC 降低 75%，不推荐两者同时使用。

（四）利福喷丁是一种长效利福霉素，每日给药时的酶诱导作用显著大于利福平。但有研究表明，每日剂量利福喷丁对 EFV（600mg/d）的影响不大。

（五）由于 TAF 是 P-gp 的底物，利福霉素可能会降低其血浆浓度，目前不建议与利福霉素同时使用。然而，一项健康志愿者研究发现，TAF/FTC 与利福平联合给药后细胞内替诺福韦（TFV）浓度比 TDF 给药后细胞内 TFV 浓度高 4.2 倍。

（六）利福平可以使 BIC 的 AUC 降低 75%，不推荐二者合用；利福布汀可以降低 BIC 的 AUC 38%、C_{max} 20%、C_{min} 56%，不推荐其联合使用。

（许飞龙）

第四节 孕产妇

一、孕产妇抗病毒治疗需要考虑的问题

（一）妊娠期间如何选择抗逆转录病毒药物

对于妊娠期间或计划妊娠的 HIV 阳性女性，方案选择应基于妊娠女性的共同因素和个体层面的因素，遵循个体化的原则。药物在妊娠中使用的安全性数据是首要考虑因素，方案的持久性、耐受性和简

便性对于确保依从性和保留未来治疗选项特别重要。ART 须考虑与妊娠相关结局,包括对胎儿或新生儿的潜在短期和长期不良影响,如可能的致畸风险、早产或对生长发育的影响,以及关于这些风险的支持数据;妊娠期间药代动力学(PK)变化以及对妊娠女性的潜在不良影响,特别是在妊娠期间可能会加剧的不良影响。

个体层面的因素包括与其他药物的潜在药物相互作用、耐药性检测结果和患者既往 ART 用药史、合并症、耐受性和依从性、药物使用的便捷性和个人偏好。

(二)在有限数据情况下权衡 ART 的风险与益处

在妊娠期间或计划妊娠时选择使用哪些 ARV 药物,最好通过妊娠个体和医务人员之间共同商讨决定,需要全面讨论已知益处,以及对妊娠个体和胎儿的潜在风险。

妊娠期间使用的 ART 方案可以在分娩后进行调整或优化。这些决定应考虑几个因素:成人和青少年当前的 ART 推荐方案、避孕和未来妊娠的计划、依从性和药物偏好。需要注意的是,新 ARV 药物的 PK、药物安全性和效果的数据通常限于非妊娠成人。如果孕妇的 PK 评估显示妊娠期间的药物暴露量在非妊娠成人的有效范围内,ARV 药物治疗孕妇的效果可以从非妊娠成人的数据中推断出来。整个妊娠期间有效抑制病毒复制可预防 HIV 的母婴传播。应了解 ART 对母亲健康和预防 HIV 向胎儿及性伴侣传播的益处。除 TDF、FTC、3TC、EFV 和 DTG 外,其他 ARV 药物在受孕前或妊娠早期使用的风险数据有限。

1. **出生缺陷风险**　有关 ARV 药物出生缺陷风险的评估,目前只有 TDF、FTC、3TC、ZDV、EFV 和 DTG 有受孕前后暴露的大规模监测数据。

2. **早产和其他不良妊娠结果**　在选择 ART 方案时,也应考虑比出生缺陷更常见的其他不良妊娠结果的风险。例如,使用某些蛋白酶抑制剂,特别是 LPV/r,与早产风险增加有关。

3. **母体健康结果**　ART 方案的母体健康结果包括高血压、体重增加等数据。含有 DTG 的方案在非妊娠人群中观察到体重显著增加,尤其是在女性和同时接受 TAF 的人群中。然而,以非妊娠成人的体重增加数据推断 ARV 药物会导致妊娠人群体重增加是非常困难的。妊娠期间尽管观察到与 DTG 相关的体重增加,但这可能与母体健康状况改善有关。一些研究显示,与 TDF/FTC/EFV 相比,妊娠期间使用 TAF/FTC/DTG(0.08kg/周)和 TDF/FTC/DTG(0.03~0.05kg/周)的体重增加更显著。基于 DTG 或 EFV 方案治疗的女性在妊娠期间每周体重增加仍然低于 HIV 阴性的女性。ART 期间毒性监测研究发现,妊娠体重增加与 ARV 药物类别无关。然而,在妊娠开始时超重或肥胖的孕妇中,孕中期和孕晚期孕妇的每周妊娠体重增加在接受整合酶抑制剂的孕妇中大于其他类别的 ARV 药物。

在国际儿童青少年艾滋病临床试验(IMPAACT)中,妊娠超过 14 周时随机开始使用 TDF/FTC 与 TAF/FTC 加 DTG 的孕妇,其病毒学抑制、3 级或更高级不良事件、肌酐清除率没有差异,TAF/FTC 组的孕妇中有更多人妊娠体重增加过多。本研究中高妊娠体重增加与不良结果无关,但建模表明随着时间的推移,包含 TAF 和 DTG 的方案体重增加过多可能导致肥胖相关的不良妊娠结果增加。

(三)ARV 药物的药代动力学因素

妊娠期间发生的生理变化可以影响药物的吸收、分布、代谢和排泄,从而影响血药浓度,并可能增加病毒学失败或药物毒性的风险。妊娠期间胃肠过渡时间变长、全身水分和脂肪在整个妊娠期间增加,这些变化伴随着心输出量、通气量及肝脏和肾脏血流量的增加,血浆蛋白浓度也会下降,这些都可能会降低总血浆药物水平,但不一定会降低自由或未结合的血浆药物水平。此外,肾脏对钠的重吸收增加,肝脏和肠道中的细胞转运体和药物代谢酶发生变化。药物在胎盘的转运、药物在胚胎/胎儿和胎盘的隔室化、胎儿和胎盘对药物的生物转化,以及胎儿对药物的排泄也可以影响孕妇的药物药代动力学。

总的来说,NRTIs 和 NNRTIs 在孕妇和非孕妇中的药代动力学(PK)相似,尽管某些药物的 PK 数据有限或不可用。PIs 和 INSTIs 的 PK 变异性更大,尤其是在孕中期和孕晚期。由于妊娠期间的剂量可能有所不同,临床医师应关注目前可用的关于妊娠期间 ARV 药物的 PK 和剂量数据,以及 PK 变化如何影响妊娠期间使用特定 ARV 药物的建议。

(四)停止抗病毒治疗

妊娠期间和分娩后都不建议停止 ART。如果出于某种原因必须停止抗病毒治疗,应同时停止所有

ARV 药物。在条件允许时，无论是采用原来的方案或者新的方案，都应尽快重新开始 ART。如果必须停用半衰期较长的 ARV 药物（例如 NNRTIs）超过数天，在启动新方案达到病毒抑制后应密切观察是否有病毒反弹，如果没有达到完全的病毒抑制，应评估是否存在药物耐药。

妊娠期间暂时停用 ARV 药物在某些情况下可能是必要的，例如发生严重的药物毒副作用、止吐药无效的妊娠期剧烈呕吐、急性疾病或因为手术禁止患者口服药物等情况。单一药物造成的毒副作用或不耐受，应尽量更换药物而非停止整个 ART 方案。

治疗中断可导致病毒载量升高、疾病进展和孕妇免疫功能下降，并增加宫内 HIV 传播的风险。来自意大利儿童 HIV 感染登记处的 937 对母婴配对的前瞻性队列分析发现，在孕期中断 ART，包括在第一和第三孕期中断，与围产期 HIV 传播率增加独立相关。尽管整个队列的围产期传播率仅为 1.3%，但第一孕期中断治疗的母婴对中有 4.9% 发生传播（95% CI 1.9%～13.2%，aOR=10.33；P=0.005），第三孕期中断治疗的母婴对中有 18.2% 发生传播（95% CI 4.5%～72.7%，aOR=46.96；P=0.002）。

二、孕产妇抗病毒治疗方案选择

（一）从未接受过抗病毒治疗的孕产妇方案选择

从未接受抗病毒治疗的孕产妇应尽快启动治疗。参考中国、美国以及欧洲的相关指南，抗病毒治疗方案通常由三种药物组成。

1. 首选方案包括整合酶抑制剂 DTG 加 2NRTIs 组合、RAL 加 2NRTI 组合，蛋白酶抑制剂 DRV/r 加 2NRTI 组合：①DTG+TDF（或 TAF）+FTC（或 3TC）；②RAL（400mg，b.i.d.）+TDF（或 TAF）+FTC（或 3TC）；③DRV/r（600mg/100mg，b.i.d.）+TDF（或 TAF）+FTC（或 3TC）。

2. 替代方案包括 EFV（或 RPV）加 2NRTI 组合，LPV/r 加 2NRTI 组合：①BIC/FTC/TAF；②EFV（或 RPV）+TDF（或 TAF 或 AZT）+FTC（或 3TC）；③EFV（或 RPV）+ABC/3TC；④LPV/r+TDF（或 TAF 或 AZT）+FTC（或 3TC）；⑤LPV/r+ABC/3TC。

首选 NRTI 类药物 TDF、TAF、TFC 和 3TC 用于非妊娠成人，其优点包括理想的药代动力学（PK）数据、在孕期使用的广泛经验、每日 1 次给药，以及比 AZT 毒性更低。使用 ABC 需要在开始治疗前检测 *HLA-B*5701* 基因，为了避免等待 *HLA-B*5701* 检测结果而延迟抗病毒治疗，优先选择 TDF 或 TAF。此外，ABC 对 HBV 无效，对于 HBV 合并感染者，应使用同时具有抗 HBV 活性的 TDF 或 TAF 加 3TC 或 FTC。

DTG 是孕期使用的首选 INSTI。因为它在孕期的研究非常广泛，与高病毒抑制率、快速病毒载量下降、高耐受性和高耐药屏障有关。两项随机对照试验比较了孕期初治孕妇使用 DTG 加 2NRTIs 与使用 EFV 加 2NRTIs 的疗效。结果显示，基于 DTG 方案比基于 EFV 方案可更快地抑制病毒，有更多的女性在分娩时达到了病毒抑制（＜50 拷贝/ml）。DTG 与 EFV 相比，虽然病毒抑制率较高，但在降低母婴传播方面没有显著差异，两种方案的传播率都很低。安全性和有效性数据延伸到产后 50 周和 72 周，支持孕期使用基于 DTG 的方案。对于未曾使用长效注射剂卡替拉韦（CAB-LA）作为暴露前预防（PrEP）的孕妇，DTG 是早期（急性或近期）HIV 感染的首选药物。

对于曾经使用过 CAB-LA 的孕妇，需要等待 INSTI 的耐药检测结果，此时 DRV/r 优于 INSTI 方案。在一项最近的大型观察性研究中，使用 DRV/r 的病毒抑制率与使用 DTG 无显著差异。尽管对非妊娠成人 DRV/r 可每日 1 次给药，但 PK 数据不支持在孕期使用每日 1 次给药，推荐每日 2 次给药。

已有 BIC 在人类孕期的 PK 临床研究数据。孕中期和孕晚期的药物水平比非妊娠或产后个体低，并且 BIC 在孕晚期的降低程度比 DTG 更大。然而，BIC 水平仍保持在 95% 最大有效浓度以上，病毒抑制通常得以维持。因此，BIC 现在被推荐为孕期使用的替代药物。

尽管指南推荐在某些临床情况下非妊娠成人可使用某些两药方案，但由于在孕期缺乏数据，不推荐初治孕妇使用两药 ART 方案。

（二）不同情况下抗病毒药物的选择

1. **孕晚期就诊的初治孕产妇**　在孕晚期，尤其是对于病毒载量较高的 HIV 感染者，INSTIs 在初始抗病毒治疗中具有重要作用,因为 DTG 和 RAL 可迅速降低病毒载量(这些药物治疗 2 周内可使病毒载量下降约 2log)。在 DolPHIN 2 研究中,268 例孕期至少 28 周(中位数为 31 周)的乌干达和南非 ART 初治孕妇被随机分配接受 DTG 加 2NRTIs 或 EFV 加 2NRTIs。分娩时,DTG 组病毒载量<50 拷贝/ml 者显著增加[74.1% vs. 42.7%;调整后风险比为 1.64(1.31~2.06)P<0.000 1],并且达到<50 拷贝/ml 的时间更早(4.1 周 vs. 12.1 周)。在 IMPAACT1081 研究中,来自南美洲、非洲、泰国和美国的 408 例孕晚期(20~<37 周孕期)初治孕妇被随机分配接受 RAL 加 2NRTIs 或 EFV 加 2NRTIs。307 例进行主要疗效分析的女性中,EFV 组有 84%、RAL 组有 94% 在分娩时或邻近分娩时病毒载量<200 拷贝/ml(绝对差异 10%;95% CI 3%~18%;P=0.001 5);这一差异主要发生在孕晚期就诊的女性中(交互作用 P=0.040)。接受基于 RAL 的女性和接受基于 EFV 的女性达到病毒载量<200 拷贝/ml 的时间中位数分别为 8 天和 15 天。在治疗后 2 周、4 周和 6 周,接受 RAL 的女性病毒载量下降更多。

RAL 和 DTG 在孕晚期人群中降低病毒载量的效果类似。DTG 每日 1 次给药,RAL 需要每日 2 次给药,与 DTG 相比,RAL 的耐药屏障较低。BIC 目前是孕期启动 ART 的一个备选药物,但用于孕晚期启动 ART 的数据不足。其他 INSTIs(EVG、CAB)在孕期启动 ART 时不推荐使用,因为可能药物浓度不足(如 EVG)或者缺乏孕期治疗数据(如 CAB)。

2. 正在接受抗病毒治疗,病毒完全抑制的孕产妇 当发现妊娠时已经接受 ART 且达到病毒完全抑制者应继续原方案治疗。如果有效的 ART 方案不是孕期首选或替代药物,不应因此而更改治疗方案,更不能中断治疗。在法国围产期队列研究中,入选 1 797 例孕前 14 周 HIV RNA 水平<50 拷贝/ml 的妇女,根据当时的指南基于安全考虑在 411 例女性中更改 ART 方案,并未导致病毒学控制失败。然而,在 2001—2008 年间意大利跟踪的 662 例妊娠妇女中,孕期治疗方案更改与孕晚期 HIV RNA 水平>400 拷贝/ml 独立相关(aOR=1.66;95% CI 1.07~2.57;P=0.024)。这强烈提示了在孕前使用有效且耐受性好的方案的重要性,尽可能使用孕期首选和替代药物,以达到最大疗效并尽量减少孕期更改治疗方案的风险。

因为毒副作用较大,如 d4T、IDV、ddI 和治疗剂量的 RTV,或病毒学疗效较低(NVP)而不推荐在成人中使用的药物,一旦妊娠不应继续使用。幸运的是,这些药物现在已经很少用了。如果妊娠时在使用这些药物,应停用并转换为孕期推荐使用的其他 ARV 药物。

目前没有关于孕期使用口服二联方案的数据(例如,DTG+3TC 和 DTG+RPV)。然而,非妊娠人群的数据显示,DTG/3TC 和 DTG/RPV 与标准三药方案相比非劣效。这些口服二联方案中的每种药物成分(DTG,3TC,RPV)都有适用于孕期的 PK 数据,并且是孕期推荐的首选或替代药物。

关于长效注射剂 CAB 和 RPV 在孕妇中使用的数据仅限于少数未感染 HIV 者,这些患者在参加长效注射剂 CAB 用于暴露前预防临床试验中妊娠,确认妊娠后在孕早期停用了药物。在这些试验参与者中发现,药物清除在妊娠与未妊娠时类似。关于 CAB 在孕中期和孕晚期的药代动力学目前没有数据,无论是口服还是注射剂型。虽然非妊娠成人的数据表明,肥胖人群肌内注射 CAB 的清除较慢,但这可能不适用于因妊娠引起的体重增加,因为孕期的体积分布与肥胖时不同。孕期长效注射剂 RPV 的 PK 数据也缺乏,口服 RPV 在孕晚期浓度较低。一些在注射 CAB 和 RPV 时达到病毒抑制的患者曾经在口服 ART 上遇到困难,回到口服 ART 可能会增加病毒反弹的风险。临床医师和孕妇应该共同决定是否继续这种方案,并持续进行病毒载量监测(每 1~2 个月一次),或者在有经验的艾滋病治疗专家的协助下转换为首选或替代的三联方案。

当从长效注射剂 CAB 和 RPV 转换到孕期的口服方案时,必须考虑到长效注射剂的长半衰期(中位数 5.6~11.5 周),药物可持续存在长达 12 个月。当剂量为每月 1 次时,应在最后一次 CAB 和 RPV 注射后 1 个月内转换为口服方案。当剂量为每 2 个月一次时,应在最后一次 CAB 和 RPV 注射后 2 个月内转换为口服方案。

3. 既往接受过抗病毒药物,但目前未接受抗病毒治疗者 目前未接受 ART 的 HIV 感染孕产妇可能在过去接受过 ART 或围产期预防,或暴露后预防,或暴露前预防(PrEP)。有数据表明,在妊娠期间短期使用 ART 预防围产期传播可能会产生耐药,如果再次使用同样的药物进行抗病毒治疗,疗效会降低。基因型耐药检测表明,短期 ART 后的耐药性似乎很低。耐药主要见于接受基于 NNRTI 方案治疗的患者,并未见于接受基于 PI 方案治疗的患者。目前的数据表明,停止使用长效抗病毒药物(如 CAB-LA 和 RPV-LA)并且不启动替代方案治疗的患者没有出现耐药。然而,接受 CAB-LA 用于 PrEP 且感染 HIV 的个体可能出现整合酶抑制剂的选择性突变。因此,曾使用过 CAB-LA 的 HIV 阳性孕妇,需要等待基因型检测结果,可选择使用 RTV 增效的 PIs(如 DRV)。

患者可能因多种原因停止抗病毒治疗,妊娠前停药时间的长短也可能有所不同。曾接受过 ART 的孕妇在选择新的 ART 方案时,应考虑孕妇的抗病毒治疗史和先前的耐药检测结果,即使有当前的耐药性检测结果。耐药性检测报告的解释可能很复杂,当患者仍在接受 ART 或在停止治疗 4 周内进行耐药检测时,耐药检测结果最准确;停药长时间后再进行耐药检测不能准确反映患者耐药状况。在没有选择性药物压力的情况下,耐药病毒可能会恢复为野生型。因此,阴性结果并不能排除潜在的耐药病毒株,一旦重新启动 ART,这些耐药病毒株可能会很快再次出现。因此,在选择新的 ART 方案时,应考虑所有信息,包括先前接受的方案、病毒学反应、实验室检测(包括 *HLA-B*5701* 结果)、耐受性或依从性问题、食物需求、伴随药物、先前的医疗状况和所有先前耐药检测的结果。

曾接受过 ART 的孕妇在开始新的治疗之前,应进行耐药检测。ART 应在耐药检测结果回报之前开始,因为妊娠期 ART 时间的长短与围产期 HIV 传播率相关。必要时根据随后的耐药检测结果调整抗病毒药物,并持续监测病毒学反应。如果以前的方案耐受性良好且没有发现对该方案有耐药性的证据,则患者可以重新开始先前成功抑制病毒载量的 ART 方案。对于患有晚期 HIV 相关疾病、既往有使用过多种类型抗病毒药物治疗史、既往有严重毒性或依从性较差的孕妇,即使是有经验的医务人员也很难选择合适的抗病毒药物。除了进行基因型耐药检测,建议在妊娠早期咨询艾滋病治疗专家,为这些人选择合适的 ART 方案。

如果 ART 后,病毒学疗效不佳(例如,在 4 周内 HIV RNA 下降 1log 或更少),临床医师应重复检测耐药性,包括对 INSTIs 的耐药检测,而且需要评估药物依从性、食物需求和潜在的药物相互作用,包括相关的药代动力学研究,以决定是否调整方案。建议咨询有经验的艾滋病治疗专家。

4. 正在接受抗病毒治疗,未达到病毒抑制者 在妊娠期间应尽快实现病毒抑制,因为 HIV 载量高会增加围产期传播风险,病毒载量<50 拷贝/ml 时传播风险最低。基线 HIV RNA 水平在孕妇和非妊娠人群中都会影响实现病毒抑制的时间,而孕妇和非妊娠女性在达到病毒抑制的时间上没有显著差异。孕期发生的生理变化可能导致某些抗病毒药物的血浆浓度降低,从而失去病毒学控制,并可能导致围产期传播。为了早期发现病毒抑制问题,建议在孕晚期药物水平较低或缺乏孕期药代动力学(PK)数据的药物治疗期间,持续进行病毒载量监测(每 1~2 个月一次)。HIV 病毒载量>50 拷贝/ml 被定义为未达到病毒抑制,在妊娠或哺乳期间如果 HIV RNA 未达到灵敏检测的下限或出现病毒反弹,应在更改 ART 方案前查找低病毒血症的原因。

对于更换 ART 方案的患者,HIV RNA 预期会快速下降,理想情况下 4 周内至少下降至原来的 1/10。使用整合酶抑制剂时,下降可能会更快(治疗 2 周预期 HIV RNA 水平下降至约为原来的 1/100)。在英国,一项关于孕期开始 ART 的女性的多中心、回顾性、观察性研究发现,更高的基线病毒载量是第一阶段 HIV RNA 快速下降唯一相关的独立因素,并且在开始 ART 后第 14 天较低的病毒载量与孕 36 周达到检测不到水平的可能性相关。

在全球范围内,未达到病毒学抑制的情况仍然是孕妇的常见问题。来自 HIV 门诊的一份研究报告指出,在 2005 年至 2015 年间的 119 次妊娠中,有 33 名女性(27.7%)在孕晚期未实现病毒抑制(HIV RNA>500 拷贝/ml)。

(1)评估导致可检测的病毒血症影响因素:病毒学效果不佳通常与依从性差有关。其他潜在原因包括药物 - 药物相互作用、药物 - 食物相互作用。影响药物充分吸收的因素,例如同时服用含有钙、铁的维生素或食物与药物间隔不足;抗病毒药物整体耐受性差,妊娠反应导致的恶心和呕吐。

当病毒载量未如预期下降时,应当解决依从性障碍。一项系统回顾和荟萃分析研究了低、中、高收入国家孕期及孕后 ART 依从性(27% 的研究来自美国),结果显示只有 73.5% 的孕妇达到>80% 的依从性。导致孕期依从性不佳的因素包括抑郁症和其他精神障碍、难以接受 HIV 感染的现实、药物不良反应、亲密性伴侣暴力史、药物滥用、缺乏使用 ART 的经验、对 ART 预防围产期传播的作用认知不足等。其他影响依从性的因素还包括意外妊娠、社会和经济支持力度不足以及缺乏孕期保健。

一项回顾性研究探讨了孕期 HIV RNA>50 拷贝/ml 的病毒反弹风险，所纳入的 318 例孕妇接受 ART≥4 周且至少有一次检测不到病毒载量。在分娩前 1 个月内，有 19 例（6%）出现病毒反弹（HIV RNA>50 拷贝/ml），其中 6 例病毒载量超过 1 000 拷贝/ml。病毒反弹的预测因素包括使用可卡因和 HBV DNA 检测阳性。目前推荐在孕 34~36 周进行病毒载量检测以规划分娩方式；对于病毒反弹风险增加的患者，后续应进行重复检测。接受孕期药物浓度可能下降方案（例如 COBI 增效方案或 RPV）的人群，病毒反弹的风险可能更大。

孕晚期未实现病毒学抑制的原因可能是病毒学失败，但也可能是治疗时间不足。国际母婴青少年艾滋病临床试验（IMPAACT）P1025 前瞻性队列研究纳入 1 070 例 ART 初治的 HIV 孕妇，在孕 32 周后才开始三药 ART（使用 PI 或 NNRTI 基础方案，或仅使用 NRTI 方案）的风险显著增高，这些女性在分娩时的病毒载量>400 拷贝/ml。在南非公共机构接受产前护理的 10 052 例 HIV 孕妇的横截面分析报告显示，未实现病毒抑制（HIV RNA<50 拷贝/ml）主要与产前护理注册晚和 ART 启动较晚相关。在 2000—2017 年法国围产期队列研究的 14 630 例 HIV 女性中，分娩时 HIV RNA 水平和 ART 启动时机都与围产期 HIV 感染传播风险独立相关。

HIV 感染急性期的孕妇通常病毒载量较高，可能需要比非妊娠女性更长时间实现病毒学抑制。围产期感染 HIV 的孕妇也可能出现额外的依从性和病毒学抑制障碍。研究表明，对于孕妇来说，围产期感染 HIV 是分娩时期可检测病毒载量和较高围产期传播率的风险因素。如有需要，应在有经验的艾滋病治疗专家指导下优化 ART 方案。

（2）孕期对抗病毒药物代谢的影响：孕期生理变化可能导致某些 ARV 药物浓度降低，从而无法达到病毒学控制，有可能导致围产期传播。对于已经实现病毒抑制并在接受可能因 PK 问题在孕期增加病毒学失败风险的方案（例如 COBI 增效方案）的孕妇，或关于孕期剂量和/或安全性数据不足的方案（例如 DOR、口服二联方案和长效注射剂 CAB 和 RPV）的孕妇，临床医师应慎重考虑是继续该方案还是转换为孕期推荐使用的其他方案。

对于在孕期剂量方面存在 PK 问题或数据不足的方案，孕妇和临床医师可以选择继续使用病毒完全抑制的方案并持续监测病毒载量（每 1~2 个月一次，原因是可能需要在孕晚期更换方案，潜在的病毒反弹可能增加 HIV 母婴传播风险并导致剖宫产），或者选择在确认妊娠后尽快转换为推荐的口服方案。在这些情况下，患者咨询和知情决策十分重要，包括考虑可能增加新方案病毒学失败风险的个体因素（如 ARV 耐药或不耐受，或遵守其他方案困难）。在选择更换孕期 ART 方案后，临床医师应密切监测新方案的耐受性，评估不良反应，并持续监测病毒载量（每 1~2 个月一次）。

由于孕期生理变化，使用 ATV/COBI、DRV/COBI 或 EVG/c 与孕中期和孕晚期较低的血浆药物暴露（包括 COBI 及被增效的药物）相关。这些药物暴露的下降增加了孕中期和孕晚期病毒学失败的风险，以及潜在的围产期 HIV 传播风险。当接受这些方案治疗的女性发现妊娠时，可考虑继续该方案并持续监测病毒载量（每 1~2 个月一次）或转换为孕期推荐使用的其他方案。一项关于 134 例在孕期接受含 EVG 方案治疗的 HIV 感染孕妇的多中心回顾性研究显示，81.3% 的受试者在分娩时实现了病毒抑制（HIV RNA<40 拷贝/ml）；在 68 例孕前开始使用 EVG 并持续使用至分娩的女性中，分娩时病毒抑制率为 88.2%。这项研究的围产期 HIV 传播率为 0.8%。如果继续使用这些方案，应通过与食物同服来优化吸收。使用包含 EVG/c 方案的孕妇服用 ARV 药物和维生素的时间间隔应≥2 小时。

关于 DOR 在人类孕期的 PK 数据，仅有来自基于胎盘转运的体外研究 PK 建模数据。在接受含 DOR 的方案治疗且实现病毒抑制的患者妊娠后，应告知孕妇 DOR 的孕期使用数据有限。临床医师和患者应共同决定是继续使用 DOR 并持续监测病毒载量（每 1~2 个月一次）还是转换到其他首选或替代方案。

虽然 PK 数据显示 RPV 在孕中期和孕晚期的血浆浓度有所减少，但减少的幅度较小，且大多数孕妇有足够的药物暴露。一项 188 例分娩时服用含 RPV 方案的孕妇中的观察性研究发现，182 例（96.8%）的病毒载量<200 拷贝/ml。推荐标准剂量的 RPV 作为三联方案的成分之一，且应持续监测病毒载量（每

1～2个月一次）。

（3）病毒抑制不佳的处理：对于接受 ART 且病毒载量未达到抑制的孕妇，可采用以下三种方法进行评估和处理。

1）评估依从性、耐受性、剂量或可能的吸收问题（例如，恶心/呕吐、使用治疗胃食管反流的药物、服用整合酶抑制剂同时使用维生素和铁剂、对食物要求关注不足）。如果当前方案下血浆 HIV RNA＞200 拷贝/ml，在更换方案前应考虑进行耐药检测。对于 200 拷贝/ml＜HIV RNA＜500 拷贝/ml 的人群，耐药检测可能不成功，但仍应考虑进行检测或重复检测。

2）考虑调整 ARV 方案。

3）解决导致病毒抑制不佳的相关因素后，在2～4周内复查病毒载量。

孕期支持和评估依从性对于实现和维持最大程度的病毒抑制至关重要。应推广并提供孕前咨询和生育规划服务，减少意外妊娠，帮助 HIV 感染者实现生育愿望，并提供加强 ART 依从性的服务。对受 HIV 影响的移民社区及其他具有不利环境的社区，早期关注依从性支持需求也至关重要。在得克萨斯州一个社区中心进行的一项回顾性队列研究表明，与接受个体护理的孕妇相比，接受为 HIV 孕妇提供产前护理团队服务的孕妇在分娩时实现病毒抑制方面更具优势。其他可能的干预措施包括依从性教育，处理可能干扰药物吸收的问题，确保患者根据食物要求服用 ARV 药物，以及在家庭或医院环境中面对面给药。

因未达到病毒抑制而更换 ART 方案时，应在孕妇仍在使用当前方案时进行耐药检测。耐药检测结果可以用于选择更为有效的 ART 方案。对于有 INSTI 暴露的患者，耐药检测应包括 INSTI 耐药检测。

此外，当患者未能实现或未能维持病毒抑制的原因是依从性差时，尚不清楚在现有方案中添加新药物是否会改善依从性。通常不建议向病毒学失败的方案中添加单一 ARV 药物，因为这样做很少能实现完全的病毒学抑制，而且可能会增加对方案中一个或多个药物产生耐药的风险。

即使在病毒学失败的情况下，也不建议停止或短暂中断 ART，因为这样可能会导致 HIV RNA 迅速增加，CD4$^+$ T 细胞计数下降，以及围产期传播和临床进展风险增加。

三、孕产妇抗病毒治疗重要的观察指标及监测

（一）病毒载量和 CD4$^+$ T 细胞计数检测与监测

孕妇的病毒载量检测应比非孕妇更为频繁，因为分娩过程中快速和持续的病毒抑制对于预防围产期 HIV 传播非常重要。治疗依从性好且没有耐药突变的个体通常在首选方案治疗3～12周内实现病毒抑制，具体时间取决于初始病毒载量高低。病毒载量较高且 CD4$^+$ T 细胞计数较低的个体比病毒载量较低且 CD4$^+$ T 细胞计数较高的个体可能需要更长时间实现病毒抑制。使用 INSTI 方案可能在更短的时间内实现病毒抑制。大多数在治疗24周后达到病毒抑制的患者，在开始治疗后1～4周内至少有 1 log 的病毒载量降低。

HIV 孕妇初次就诊时应检测病毒载量，并在启动或更换 ART 后2～4周内复查，而后每月检测一次直到检测不到为止，此后至少每3个月监测一次。如果依从性不好，特别是在妊娠早期，因为孕期可检测到 HIV 病毒血症与围产期 HIV 传播风险增加有关，建议密切进行监测。同样，妊娠可能会降低某些药物的暴露水平或效力；正在服用这些药物的患者可能需要更换治疗方案或密切监测病毒载量。对于接受含有 RPV 或 COBI 增效的 EVG、ATV 或 DRV 方案的患者，也要密切监测病毒载量。增加病毒载量监测的频率有助于及时发现病毒反弹。病毒载量还应在妊娠36周时或计划分娩前4周内进行评估，以便为胎儿的分娩方式和新生儿的最佳治疗提供决策依据。

应在初次就诊时检测 CD4$^+$ T 细胞计数，并回顾以往的 CD4$^+$ T 细胞计数结果。对于已经接受 ART 超过2年、持续病毒抑制并且 CD4$^+$ T 细胞计数持续＞300 个/μl，同时能够在妊娠期间耐受 ART 的患者，只需要在产前就诊时检测一次 CD4$^+$ T 细胞计数，在本次妊娠期间即无须重复进行 CD4$^+$ T 细胞计数检测。对于接受 ART 不足2年并且 CD4$^+$ T 细胞计数＜300 个/μl、依从性不佳或有可能检测到病毒载量的患者，应在妊娠期间每3个月监测一次。对于接受 ART 不足2年但 CD4$^+$ T 细胞计数≥300 个/μl 的患者，则应

每 6 个月监测一次。这种方法的安全性得到了许多研究的支持，研究表明，ART 后情况稳定的患者（定义为病毒载量水平<50 拷贝/ml 并且 CD4$^+$ T 细胞计数>500 个/µl 至少 1 年），在一年内出现 CD4$^+$ T 细胞计数<350 个/µl 的可能性极低。

（二）HIV 药物耐药性检测

如果有以前的耐药结果，应结合抗病毒治疗史回顾耐药检测，并且在 HIV RNA 高于标准耐药检测阈值（通常 500 拷贝/ml<HIV RNA≤1 000 拷贝/ml，但在某些实验室中对于 200 拷贝/ml<HIV RNA≤500 拷贝/ml 也可进行检测）的 HIV 孕妇在启动或更换 ART 前进行基因型耐药检测。在治疗经历复杂，怀疑存在多种药物耐药并且正在使用失败的治疗方案的个体，也应进行基因型耐药检测。等待耐药检测结果时不应延迟 ART。如果结果显示存在耐药性，可以调整治疗方案。对于正在接受 ART 但病毒抑制不佳或在 ART 后出现病毒反弹的患者，也应进行耐药检测。在病毒学失败的情况下进行耐药检测最合适，最好是患者正在接受 ARV 药物治疗或在停药后 4 周内进行。即使停用 ARV 药物已经超过 4 周，耐药检测仍然可以提供有用的信息以指导治疗，尽管它可能无法检测到以前 ART 方案中所有药物的耐药突变。

（三）其他实验室检查和监测

应根据患者正在接受的药物已知的不良反应，选择合适的实验室检测项目用于评估和监测妊娠期间 ARV 药物的不良反应。使用 ABC 前应进行 *HLA-B*5701* 检测；正在接受含 AZT 方案的患者，进行血常规检测；对于接受含 TDF 方案的患者，须监测肾功能。所有接受 ART 的患者都应监测肝功能，最好在启动或更换 ARV 药物后 2～4 周内进行，此后约每 3 个月或根据其他临床需要进行复查。已观察到在使用 PI 的孕妇中出现肝功能异常，并且在妊娠期间使用任何 PI 都比使用 NNRTI 发生肝功能异常的比例更高。一般来说，孕妇比非孕妇更有可能出现转氨酶水平升高。

妊娠本身增加了糖耐量减低的风险。在一项荟萃分析中，HIV 阳性女性妊娠期糖尿病的总体患病率为 4.42%（95% *CI* 3.48%～5.35%），与非 HIV 人群相当。多数关于孕妇的研究认为，HIV 感染与妊娠期糖尿病之间没有关联。对妊娠期糖尿病有严格定义的研究显示，在妊娠期间使用基于 PI 方案的女性发生妊娠期糖尿病的风险增加。此外，一些研究提示，在使用整合酶抑制剂后发生糖尿病的风险也增加。在妊娠期间接受 ART 的 HIV 阳性孕妇应接受妊娠期糖尿病筛查。一些专家建议，在妊娠前开始接受含 PI 方案治疗的患者，如果有糖耐量减低风险因素，如肥胖，应在妊娠早期进行筛查。

（王　茜　孙丽君）

第五节　肾功能不全

一、定义

随着 ART 的普及，HIV 感染者生存状况发生显著改善，机会性感染作为主要死因占比在逐渐下降。反之，非艾滋病相关疾病的发病率增加，如肾脏、肝脏和心脏疾病等。值得注意的是，随着共病（如糖尿病和高血压）的增加，患慢性肾脏病（chronic kidney disease，CKD）的风险也显著提高。

CKD 是指持续时间>3 个月、对健康有影响的肾脏结构或功能异常，这种异常可以表现为肾脏损伤标志物阳性或估算肾小球滤过率（estimated glomerular filtration rate，eGFR）下降[eGFR<60ml/(min·1.73m^2)，分期为 G3a～G5]。

据统计，全球高达 30% 的 HIV 感染者合并肾脏疾病，并可能进展为终末期肾病（end-stage renal disease，ESRD），因此，肾脏疾病成为 HIV 感染者死亡的重要原因之一。我国 HIV 感染者 CKD 患病率为 16%，而非 HIV 感染人群的慢性肾脏病患病率为 10.8%，表明 HIV 感染者发生 CKD 的风险较一般人群更高。

合并肾功能不全的 HIV 感染者临床表现多样，包括水肿、高血压、尿量减少及蛋白尿等。这些症状不仅影响患者的生活质量，还可能加速疾病进展，增加其他心血管事件和感染风险。因此，对于 HIV 感染者,特别是合并肾功能不全的患者,及早诊断和有效治疗尤为重要。

二、HIV 感染与肾功能不全

(一)HIV 感染对肾脏的影响

HIV 对肾脏的直接影响是导致肾功能不全的主要原因之一。病毒直接侵袭肾小管和间质细胞,引起肾小管病变和炎症反应。典型的 HIV 相关肾病(HIV-associated nephropathy, HIV-AN)表现为塌陷型局灶性节段性肾小球硬化(focal segmental glomerulosclerosis, FSGS),伴肾小管微囊性变和间质炎症。HIV 感染也会导致免疫复合物在肾脏沉积,引起肾小球疾病。这些直接的病理生理学改变使得 HIV 感染者更容易发展为慢性肾病,成为合并肾功能不全的高风险群体之一。

HIV 相关肾脏病变主要有 2 种类型:HIV 相关肾病(HIV-AN)和 HIV 免疫复合物肾病。目前认为,HIV-AN 是由 HIV 感染肾脏细胞所致,主要表现为中到大量蛋白尿和短期内肾功能迅速减退,病程进展较快,eGFR 迅速下降,常在 8~16 周内迅速进展为终末期肾衰竭。若不及时接受 ART,可迅速进展为 ESRD,但目前国内相关报道较少。而 HIV 免疫复合物肾病是由 HIV 感染相关免疫复合物沉积于肾小球膜和毛细血管袢所致,尤其多见于合并 HBV/HCV 感染的患者。其病理表现为膜增生性肾小球肾炎、膜性肾病、IgA 肾病、"狼疮性肾炎"。此外,肾穿刺病理还可见血栓性微血管病、糖尿病肾病、高血压肾小球硬化、急性肾小管坏死等改变。

对于确诊 HIV 感染者,一旦出现大量蛋白尿、短期内肾功能迅速减退,须考虑 HIV 相关肾脏疾病。确诊的主要手段为肾活检。对于肾功能不全的高危人群,如高血压或糖尿病患者、CD4$^+$ T 细胞计数<200 个/μl、HIV 载量>4 000 拷贝/ml 和合并丙型肝炎病毒(HCV)感染者,即使看起来肾功能正常,也要每年接受一次系统的肾脏检查。

一旦确诊为 HIV-AN,无论 CD4$^+$ T 细胞计数或病毒载量如何,都应立即接受 ART,以改善肾功能,预防肾脏中与 HIV 相关的细胞炎症,提高长期存活率。依赖透析的患者,应根据肾功能及透析情况来调整抗病毒药物的剂量。此外,尽量避免使用增加肾脏毒性的抗病毒药物,如 IDV 和 TDF。

(二)抗病毒药物对肾功能的影响

尽管 ART 的普及使得 HIV 感染者寿命显著延长,但部分药物可能对肾脏产生负面影响。特别是 NRTIs 和 PIs,这些药物可能通过多种机制影响肾脏正常功能,包括直接肾毒性和干扰肾小管分泌等途径。因此,在抗 HIV 治疗中需要权衡抗病毒效果和对肾脏的不良影响。

NRTIs 可能通过多种机制导致肾功能下降。其中之一是通过抑制线粒体 DNA 合成,导致线粒体损伤,进而引发肾小管功能障碍。此外,NRTIs 还可以通过干扰肾小管的有机阴离子转运,影响尿液浓缩和稀释过程,增加尿毒症的风险。PIs 可能通过改变血脂代谢、导致胰岛素抵抗及干扰免疫系统等途径对肾功能产生影响。它们还会与其他药物相互作用,增加肾毒性风险。

INSTIs、FTC 和药物浓度增强剂等均可抑制肾小管对肌酐的分泌,导致血肌酐水平上升,但并未造成肾脏器质性损伤。这种现象属于药物竞争导致的血肌酐升高,通常发生在服药一周左右,并保持稳定。如果血肌酐水平未呈进行性上升,则无须干预。

(三)HIV 感染者合并肾功能不全的临床表现

合并肾功能不全的 HIV 感染者呈现出一系列复杂的临床表现,这不仅影响患者生活质量,还可能加速疾病进展。水肿是其中一个常见表现,由于肾脏滤过功能受损,导致体内液体潴留。高血压也常常伴随肾功能不全,部分原因是体内容量增加和钠潴留,部分是由于激活肾素-血管紧张素系统。

尿量减少是另一个常见症状。由于 eGFR 下降,尿液中的废物和多余液体无法被充分排除。此外,患者可能经历蛋白尿,即尿中蛋白质含量增加,是肾小球滤过功能受损的标志物,这不仅是肾功能不全的病理生理表现,还与患者的肾脏疾病严重程度相关。

除了上述常见症状,患者还可能出现疲劳、食欲缺乏、贫血等非特异性症状,这些均可能是肾功能不全导致。HIV 感染者合并肾功能不全需要综合治疗,定期监测肾功能、调整抗病毒治疗方案及管理并发症是这一特殊人群的关键临床管理策略,旨在缓解症状、延缓疾病进展,提高生活质量。

三、HIV感染者合并肾功能不全的治疗策略

合并肾功能不全的HIV感染者的治疗涉及综合性医疗管理,需要权衡抗病毒治疗效果和对肾脏的影响,以及在肾功能下降背景下维持患者整体健康。在此过程中,选择适当的抗病毒药物、考虑肾脏替代治疗,以及管理药物相互作用都是至关重要的。

(一)ART期间肾功能监测和评估

HIV感染者在接受ART期间,肾功能监测至关重要。一些抗病毒药物可能对肾脏造成不良影响,导致肾功能损伤或其他肾脏并发症的发生。因此,定期监测肾功能可以帮助及早发现并干预潜在的肾脏问题,从而提高HIV感染者的治疗效果和生活质量。

1. 监测指标

(1)非侵入性检查:

1)血肌酐和尿素氮(BUN):肌酐和BUN是评估肾功能最常用的指标,定期监测这两项指标可以评估肾小球滤过功能和肾小管功能是否受损。但在HIV感染者接受ART期间,特别需要注意ARV药物对肌酐水平的影响,结合临床情况综合评估肾功能。肌酐清除率(CrCl)估算公式:男性为(140-年龄)×体重(kg)÷(72×肌酐水平);女性为(140-年龄)×体重(kg)×0.85÷(72×肌酐水平)。

2)肾小球滤过率(eGFR):eGFR是评估肾功能最准确的指标之一,可根据eGFR对CKD进行分期(表4-9-5-1)。通过计算公式(如CKD-EPI、MDRD等)或测定方法(如核素肾功能扫描),可以准确估计eGFR。对HIV感染者来说,特别是在ART期间,定期监测eGFR可以帮助发现肾功能损伤,并及时调整治疗方案。

表 4-9-5-1　CKD 分期标准

CKD 阶段	GFR/(ml·min^{-1}·1.73m^{-2})	分期描述
1	≥90	肾功能正常,但存在其他肾损伤迹象
2	60~89	轻度肾功能减退
3a	45~59	中度肾功能减退
3b	30~44	
4	15~29	重度肾功能减退
5	<15	肾衰竭

3)尿液检查:包括尿常规、尿蛋白定量、尿微量白蛋白、尿特种蛋白等。尿检可以反映肾小管功能和肾小球滤过功能的情况,尤其是对于HIV相关肾病的早期筛查和监测至关重要。

4)血清电解质和酸碱平衡:定期监测血清钠、钾、钙、磷等电解质的水平,以及血气分析,有助于评估肾脏对电解质和酸碱平衡的调节功能。

5)影像学检查:如泌尿系统超声、CT和MRI等,可用于评估肾脏的结构和形态,早期发现肾脏损伤、结石等情况并及时处理。

(2)有创检查:有创检查方法可以提供更加直接和准确的信息,但需要在临床需要、操作风险及接受程度之间进行权衡。

1)肾动脉造影(renal angiography):肾动脉造影是通过向肾动脉内注射对比剂,结合X线或其他成像技术,直接观察肾血管结构和血流动力学的一种检查方法。它可用于评估肾动脉狭窄、动脉瘤、肾动脉血栓等疾病,对于肾功能不全的原因明确和治疗方案的制定具有重要意义。

2)肾血流率测定(renal blood flow measurement):肾血流率测定是通过介入性手术或特殊设备,直接测量肾脏的血流量和血流速度。它可用于评估肾脏的血液灌注情况,发现肾血流受限的情况,对于肾功能不全的原因诊断和治疗方案的制定具有指导意义。

3)肾动脉压力测定(renal artery pressure measurement):肾动脉压力测定是通过导管置入肾动脉,直

接测量肾脏的动脉压力和血流速度的一种检查方法。它可用于评估肾脏的血流动力学状态,发现肾动脉狭窄、肾动脉硬化等疾病,对于肾功能不全的原因诊断和治疗方案的制定具有指导意义。

4)肾静脉血氧饱和度测定(renal vein oxygen saturation measurement):肾静脉血氧饱和度测定是通过介入性手术或特殊设备,直接测量肾脏的静脉血氧饱和度的一种检查方法。它可用于评估肾脏的血氧供应情况,发现肾血管阻塞、缺血等疾病,对于肾功能不全的原因诊断和治疗方案的制定具有指导意义。

5)肾穿刺活检:适用于①不明原因的肾功能不全,当其他非侵入性检查无法明确肾脏病变类型和程度时,肾穿刺活检可以帮助确定病变类型和病理分级;评估肾脏病变的进展,为调整治疗方案提供依据。②评估移植肾功能,在肾移植术后,肾穿刺活检可用于评估移植肾功能和排斥反应,指导后续治疗和管理。

2. **监测频率**　HIV 感染者在 ART 期间应定期进行肾功能监测。监测频率应根据患者的具体情况和治疗方案而定,一般建议如下。

(1)初始治疗阶段:在开始 ART 后的 1~3 个月内进行一次肾功能评估,并监测患者对治疗的反应。在初始治疗阶段,肾功能监测的频率可能会增加,特别是对于高风险患者,如年龄较大、存在基础肾脏疾病或合并其他慢性疾病的患者。

(2)稳定治疗阶段:ART 期间,定期每 6 个月~1 年进行一次肾功能监测。对于高风险患者,如年龄较大、合并其他慢性疾病(如高血压、糖尿病等)或长期使用可能对肾脏产生不良影响的药物的患者,建议提高监测频率,可能需要每 3~6 个月进行一次肾功能评估。

(3)特殊情况:对于存在肾功能不全高风险的 HIV 感染者,如糖尿病、高血压等合并疾病的患者,或者长期接受可能对肾脏产生不良影响的药物治疗的患者,需要至少每 3~6 个月进行一次评估。如患者出现明显的肾脏症状、体征或实验室检查项目异常,或者接受新的药物治疗,也应该考虑提高肾功能监测的频率。

(二)抗病毒药物的选择

早期开展有效的 ART 后,HIV 相关 ESRD 的发病率有所降低。ART 是控制 HIV 感染和预防疾病进展的基石,而对于合并肾功能不全的患者,在选择抗病毒药物时需要考虑药物的肾毒性、排泄途径及抗病毒药与其他药物的相互作用。

TDF 主要通过肾近曲小管的多耐药蛋白(MRP-2)分泌,RTV 抑制 MRP-2,导致肾小管 TDF 累积,造成肾毒性,引起急性肾损伤(acute kidney injury, AKI)和/或近端小管功能障碍及范科尼综合征(Fanconi syndrome)等致命副作用。有基础肾功能不全的患者(CrCl<50ml/min)不建议使用 TDF。TDF 也与 CKD 风险升高相关,使用含 TDF 方案开始抗病毒治疗前须评估肾功能、血磷、尿糖及尿蛋白,并在治疗中监测,早期发现肾损伤迹象,及时撤换或减量 TDF 可部分恢复肾功能。如 TDF 不能耐受,可考虑更换药物为 AZT 或 ABC,也可以使用 3TC+DTG、3TC+LPV/r 的二联方案。TAF 具有较低的血浆浓度,抗病毒效果与 TDF 相似,eGFR 下降风险较低。尽管 TAF 相对 TDF 更安全,但仍有发生 AKI 的报告。

其他药物,例如 IDV 等 PIs 以及治疗单纯疱疹病毒或巨细胞病毒感染的阿昔洛韦等药物,也需要根据患者的肾功能状态进行剂量调整。CKD 合并贫血患者,当血红蛋白<80g/L 时,不要使用 AZT;合并血脂升高者,尽量不使用 LPV/r。在治疗过程中须监测肾功能,及时调整治疗方案。由于单片复合制剂无法对组合中的某个药物作出剂量调整,所以多数单片复合制剂不适合用于严重肾功能不全患者。

对于肾功能受损患者,推荐选择 DTG+3TC、bPI+3TC 或 bPI+DTG 等二联治疗方案。在病毒载量控制良好的情况下还可以选用 DTG+RPV 或 CAB+RPV 等二联简单治疗方案。这些药物的选择需要根据患者的具体情况,包括肾功能、耐药性等多个因素进行个体化决策。具体药物选择见表 4-9-5-2。

(三)肾脏替代治疗(renal replacement therapy, RRT)

对于合并肾功能不全的 HIV 感染者,肾脏替代治疗(包括透析和肾移植)可能成为必要的治疗手段。透析通过人工方法清除体内的废物和多余的液体,维持电解质平衡。对于严重的肾功能不全患者,肾移植可能是一个可行的选择,但需要在综合评估患者的整体状况和手术风险的基础上进行决策。

表 4-9-5-2 肾功能不全时常用 ARV 药物的选择和调整

药物名称	常用剂量	合并肾功能不全时给药剂量	药物代谢途径及相互作用
NRTIs			
阿巴卡韦（ABC）	300mg 口服，每日 2 次或 600mg 口服，每日 1 次	无须调整剂量	主要由肝脏代谢，约低于 2% 以原型经肾清除。与其他药物发生相互作用的可能性很小
阿巴卡韦/拉米夫定（ABC/3TC）	每日 1 次，每次一粒口服	如果 CrCl<30ml/min，则不推荐使用。建议使用单组分的药物并根据 CrCl 调整 3TC 剂量	见单药
齐多夫定（AZT、ZDV）	300mg 口服，每日 2 次	CrCl<10ml/min，100mg 口服，每日 3 次或 300mg 口服，每日 1 次；常规血液透析或腹膜透析：100mg，间隔 6~8h 一次；持续静脉血液滤过：300mg，每日 1 次	主要通过肝脏代谢，通过肾小球滤过和肾小管主动渗透排泄入尿。在肾功能不全的患者中，药物及其代谢物的排泄可能减慢，导致体内药物浓度增高，因此可能需要调整剂量。齐多夫定与肾排泄药物有潜在的相互作用。例如，它可能与某些用于治疗 HIV 的其他药物（如利托那韦/利托那韦酶促剂）共同使用时，增加这些药物的毒性风险
拉米夫定（3TC）	300mg 口服，每日 1 次或 150mg 口服，每日 2 次	CrCl>30ml/min，无须调整剂量；CrCl 15~29ml/min，首剂 150mg，然后 100mg 每日 1 次；CrCl 5~14ml/min，首剂 150mg，然后 50mg 每日 1 次；CrCl<5ml/min 或透析者，首剂 50mg，然后 25mg 每日 1 次	主要通过肾脏未经代谢直接排泄，经过肝脏代谢少，与其他药物相互作用可能性小。禁止与 FTC 联用，与具有相同排泄机制（肾小管清除）药物（如甲氧苄啶磺胺甲噁唑）同时使用时 3TC 血药浓度可增加，须密切观察不良反应。与某些抗病毒药物具有药效协同作用，须密切观察
恩曲他滨（FTC）	（胶囊）200mg 每日 1 次口服或（溶液）240mg 每日 1 次口服	CrCl 50~80ml/min，无须调整剂量；CrCl 30~49ml/min，（胶囊）200mg 隔日 1 次或（溶液）120mg 每日 1 次；CrCl 15~29ml/min，（胶囊）200mg 隔 2 日 1 次或（溶液）80mg 每日 1 次；CrCl<15ml/min，（胶囊）200mg 隔 3 日 1 次或（溶液）60mg 每日 1 次；透析者，（胶囊）200mg 每日 1 次或（溶液）240mg 每日 1 次	与 3TC 相似

续表

药物名称	常用剂量	合并肾功能不全时给药剂量	药物代谢途径及相互作用
富马酸替诺福韦二吡呋酯（TDF）	300mg 口服，每日 1 次	CrCl 50～80ml/min，无须调整剂量； CrCl 30～49ml/min，300mg 口服隔日 1 次； CrCl 10～29ml/min，300mg 口服每周 2 次； CrCl＜10ml/min，暂无建议；透析者，300mg 每周 1 次	主要通过肾脏代谢、排泄。经过肝脏代谢少，可能与其他通过肾脏被清除的药物产生竞争。可能会增加阿昔洛韦和伐昔洛韦的血清浓度。TDF 可能会增强非甾体抗炎药（NSAIDs）的肾毒性效应。TDF 可能会增加多柔比星的血清浓度
富马酸丙酚替诺福韦（TAF）	TAF 用于 HBV 治疗时，25mg 口服，每日 1 次	CrCl＜15ml/min，不推荐使用； 透析者，25mg 口服，每日 1 次	类似 TDF，TAF 因较低的血浆浓度而呈现出比 TDF 更好的肾脏耐受性，并且在细胞内的活性代谢物浓度大约比 TDF 高 20 倍
富马酸丙酚替诺福韦 / 恩曲他滨（TAF/FTC）	TAF 用于治疗 HIV 时，只能作为复合制剂中的一个组分，根据用药目的不同，有 10mg 和 25mg 两种规格	CrCl＜30ml/min，不推荐使用； 透析者，每次一片口服，每日 1 次	见单药
富马酸替诺福韦二吡呋酯 / 恩曲他滨（TDF/FTC）	每日 1 次，每次一粒口服	CrCl 30～49ml/min，每次一片口服，隔日 1 次； CrCl＜30ml/min 及透析者，不推荐使用	见单药
富马酸替诺福韦二吡呋酯 / 拉米夫定（TDF/3TC）	每日 1 次，每次一粒口服	CrCl＜50ml/min 及透析者，不推荐使用	见单药
NNRTIs			
多拉韦林（DOR）	100mg 口服，每日 1 次	轻度、中度或重度肾功能不全无须调整剂量。尚未在 ESRD 或亨廷顿病患者中进行研究	主要通过肝脏中的细胞色素 CYP3A 进行代谢。对于严重肾功能不全患者的用药调整并不明确
依非韦伦（EFV）	600mg 口服，每日 1 次，空腹，最好在睡前服用	无须调整剂量	既是 CYP3A4 和 CYP2B6 的底物，也能中等程度诱导这两种酶。在与两种酶的诱导剂或抑制剂共用时需要注意调整
依非韦伦 / 富马酸替诺福韦二吡呋酯 / 拉米夫定（EFV/TDF/3TC）	每日 1 次，每次一粒，空腹，最好在睡前服用	CrCl＜50ml/min，不推荐使用； 建议使用单组分的药物并根据 CrCl 调整 TDF 和 3TC 剂量	见单药
依曲韦林（ETR）	200mg 口服，每日 2 次，与食物一起服用	无须调整剂量	是 CYP3A4、CYP2C9 和 CYP2C19 的底物，并且是 CYP3A4 的诱导剂以及 CYP2C9、CYP2C19 和 P-gp 的抑制剂。ETR 不应与使用利托那韦 / 利托那韦酶促剂、非核苷类逆转录酶抑制剂，以及磷酸双酯替格瑞洛一起使用

药物名称	常用剂量	合并肾功能不全时给药剂量	药物代谢途径及相互作用
奈韦拉平（NVP）	200mg 口服，每日 2 次或 400mg 口服，每日 1 次	肾功能不全患者无须调整剂量； 亨廷顿病患者在每次透析治疗后应接受额外剂量的 NVP 200mg	作为 CYP3A4 的底物，在与 CYP3A4 的诱导剂或抑制剂共用时需要注意调整。同时，NVP 能诱导 CYP3A 和 CYP2B，可能会降低其他主要通过这两种酶代谢的药物的血浆浓度，与 CYP3A4 的诱导剂如利福平共用可能会降低 NVP 的血浆浓度，影响其疗效。CYP3A4 的强效抑制剂可能会增加 NVP 的血浆浓度，增加发生副作用的风险
利匹韦林（RPV）	25mg 口服，每日 1 次	无须调整剂量	主要通过细胞色素 CYP3A 进行代谢，能够诱导或抑制 CYP3A 的药物可能会影响 RPV 的代谢速率。在每日 1 次，每次 25mg 的剂量下，RPV 通常不会对其他经 CYP 酶代谢的药物造成临床上显著的影响
利匹韦林 / 富马酸丙酚替诺福韦 / 恩曲他滨（RPV/TAF/FTC）	每日 1 次，每次一粒	慢性亨廷顿病患者，每日 1 次，每次一片。在亨廷顿病透析日后给药； 不建议用于未接受透析治疗的 CrCl<30ml/min 的患者	见单药
利匹韦林 / 富马酸替诺福韦二吡呋酯 / 恩曲他滨（RPV/TDF/FTC）	每日 1 次，每次一粒	CrCl<50ml/min，不推荐使用； 建议使用单组分的药物并根据 CrCl 调整 TDF 和 FTC 剂量	见单药
利匹韦林 / 多替拉韦（RPV/DTG）	每日 1 次，每次一粒	无须调整剂量； CrCl<30ml/min，密切监测不良反应	见单药

INSTIs

药物名称	常用剂量	合并肾功能不全时给药剂量	药物代谢途径及相互作用
比克替拉韦 / 富马酸丙酚替诺福韦 / 恩曲他滨（BIC/TAF/FTC）	每日 1 次，每次一粒	慢性亨廷顿病患者，每日 1 次，每次一片。在透析日后给药。接受慢性亨廷顿病治疗的患者在开始使用之前应进行病毒学抑制； 不建议用于未接受透析治疗的 CrCl<30ml/min 患者	BIC 主要通过细胞色素 CYP3A 进行代谢，能够诱导或抑制 CYP3A 的药物可能会影响 BIC 的代谢速率。强效的 CYP3A 抑制剂（如某些抗真菌药、抗生素）可能会增加 BIC 的血浆浓度，而 CYP3A 诱导剂（如某些抗癫痫药、瑞格列奈）可能会减少 BIC 的血浆浓度。因此，使用 BIC 时应避免或谨慎使用这些药物，以防止 BIC 浓度过高引起的毒性或浓度过低影响治疗效果

续表

药物名称	常用剂量	合并肾功能不全时给药剂量	药物代谢途径及相互作用
卡替拉韦（CAB）	治疗：CAB 30mg 口服，每日 1 次，RPV 25mg 口服，随餐服用，然后改用 CAB 肌内注射和 RPV 肌内注射 暴露前预防：CAB 30mg 口服，每日 1 次，然后改用 CAB 肌内注射；负荷剂量：CAB 600mg/3ml 肌内注射，每月 1 次，共 2 剂；持续阶段：CAB 600mg/3ml 肌内注射，每 2 个月 1 次	无须调整剂量	主要通过肝脏代谢，通过尿苷二磷酸葡萄糖醛酸转移酶（UGT）1A1 和 UGT1A9 介导的葡萄糖醛酸化代谢。未使用 CAB 或 RPV 肌内注射制剂进行药物相互作用研究。利用口服 CAB 和 RPV 的药物相互作用研究结果提出 CAB 肌内注射和 RPV 肌内注射的剂量建议
多替拉韦（DTG）	50mg 口服，每日 1 次或 50mg 口服，每日 2 次	无须调整剂量	主要通过 UGT1A1 酶代谢，并且是 UGT1A3、UGT1A9、CYP3A4、转运 P- 糖蛋白（P-gp）和乳腺癌耐药蛋白（BCRP）的底物。因此，能诱导这些酶或转运蛋白的药物可能会降低 DTG 的血浆浓度和疗效。DTG 在体外对 CYP、UGT 酶系和 P-gp 没有抑制或诱导作用，所以不会影响经这些途径代谢药物的活性。但 DTG 可抑制 OCT2 和 MATE1 转运蛋白，可能增加依赖这些转运蛋白排泄的药物的血浆浓度。与抑酸剂（如含钙、铝的制剂）共用时，可能会影响 DTG 的吸收而降低 DTG 的血药浓度，应在服用 DTG 前后两小时内避免使用抑酸剂
多替拉韦 / 拉米夫定（DTG/3TC）	每日 1 次，每次一粒	CrCl<30ml/min，不推荐使用；建议使用单组分的药物并根据 CrCl 调整 3TC 剂量	见单药
多替拉韦 / 利匹韦林（DTG/RPV）	每日 1 次，每次一粒，随餐服用	无须调整剂量；CrCl<30ml/min，密切监测不良反应	见单药
艾维雷韦 / 考比司他 / 富马酸丙酚替诺福韦 / 恩曲他滨（EVG/c/TAF/FTC）	每日 1 次，每次一粒	慢性亨廷顿病患者，每日 1 次，每次一片。在透析日后给药；不建议用于未接受透析治疗的 CrCl<30ml/min 患者	EVG 主要通过肝脏 CYP3A 进行代谢，某些 CYP3A 酶的强效诱导剂，如利福平，可能会降低 EVG 的血药浓度，导致不良反应增加。在 CrCl 50~60ml/min 的患者中，将克拉霉素剂量减少 50%，不要在 CrCl<50ml/min 的患者中共同给药，考虑替代 ARV 或使用阿奇霉素
艾维雷韦/考比司他/富马酸替诺福韦二吡呋酯 / 恩曲他滨（EVG/c/TDF/FTC）	每日 1 次，每次一粒	CrCl<70ml/min，不推荐使用；如果患者在治疗期间 CrCl 降至 30ml/min，则停用	见单药

续表

药物名称	常用剂量	合并肾功能不全时给药剂量	药物代谢途径及相互作用
拉替拉韦(RAL)	400mg 口服,每日 2 次 与利福平合用时,每次 800mg,每日 2 次	无须调整剂量	主要通过肝脏 UGT1A1 酶代谢,少部分通过 CYP3A4 代谢。与 CYP3A4 强抑制剂或诱导剂共用时,可能影响 RAL 的血药浓度。例如,与利福平(CYP3A4 诱导剂)共用可能降低 RAL 的有效性,而与酮康唑(CYP3A4 抑制剂)共用可能增加 RAL 的血药浓度,导致不良反应
PIs			
阿扎那韦(ATV)	400mg 口服,每日 1 次	不需要透析的患者无须调整剂量; 在初治亨廷顿病患者中,ATV 300mg 加 RTV 100mg 每日 1 次; 在 ART 经治的亨廷顿病患者中,不推荐使用 ATV 和 ATV/r	作为 CYP3A4 的底物,在与 CYP3A4 的诱导剂或抑制剂共用时需要注意调整剂量。与强效 CYP3A4 抑制剂如酮康唑共用时,可能显著增加 ATV 的血药浓度,增加不良反应。与 CYP3A4 诱导剂如利福平共用可能减少 ATV 的血药浓度,降低疗效。此外,ATV 可以增加其他药物的浓度,如西瓜霜,这是因为 ATV 抑制了 CYP3A4
阿扎那韦/考比司他(ATV/c)	每日 1 次,每次一粒	如果与 TDF 一起使用,CrCl <70ml/min 时,不推荐使用	见单药
达芦那韦(DRV)	在初治患者和无 DRV 耐药突变的患者中:DRV 800mg 加 RTV 100mg 每天 1 次,随餐服用 在具有至少一种 DRV 耐药突变的患者中:DRV 600mg 加 RTV 100mg 每天 2 次,随餐服用	无须调整剂量	是 CYP3A4 的底物,通常受 CYP3A4 的代谢影响。与酮康唑共用需谨慎,可能须调整剂量。同样,CYP3A4 的诱导剂可能降低 DRV 的血药浓度,如使用利福平可能须增加 DRV 的剂量
洛匹那韦/利托那韦(LPV/r)	LPV/r 400mg/100mg 每日 2 次口服或 LPV/r 800mg/200mg 每日 1 次口服	避免亨廷顿病患者每日 1 次给药方案	主要通过肝脏细胞色素 P450 酶系统代谢,尤其是 CYP3A 异构体。代谢产物主要通过粪便排出,少量通过尿液排出。由于 LPV/r 都能抑制 CYP3A,特别是利托那韦作为强效 CYP3A 抑制剂,与通过 CYP3A 代谢的其他药物共用时可能会增加这些药物的血药浓度,导致作用时间延长和增加不良反应风险。在临床常用浓度下,LPV/r 不会抑制 CYP2D6、CYP2C9、CYP2C19、CYP2E1、CYP2B6 或 CYP1A2 的活性。与强 CYP3A 抑制剂共用,如酮康唑,可显著增加 LPV/r 血药浓度,可能需要调整剂量。与 CYP3A 诱导剂共用,如利福平,可降低 LPV/r 血药浓度,影响疗效。此外,LPV/r 可能增加其他经 CYP3A 代谢药物的血药浓度

HIV 的透析传播罕见,严格的感染控制可有效预防。美国 CDC 不建议常规隔离 HIV 血液透析患者。在某些国家,如阿根廷、哥伦比亚和埃及,曾发生过患者间 HIV 传播,主要由于未遵守感染控制程序。传播原因可能包括透析器具复用、接头污染等。美国 CDC 允许 HIV 感染者的透析器重复使用,并建议采取标准预防措施。腹膜透析中,患者应接受预防感染培训以降低污染风险,特别是在晚期免疫抑制状态下。ART 时代数据显示,HIV 感染者的腹膜炎风险和非典型病原体感染率较高,但研究结果并不完全一致。

在 20 世纪 80 年代,ART 时代前,接受透析的艾滋病患者病死率极高。但 ART 问世后,这一情况有所改善。ART 虽然提高了 HIV 阳性透析患者的生存率,但长期使用可能增加心血管疾病风险。肾移植逐渐成为 HIV 阳性 ESRD 患者的重要治疗选择,但由于钙调磷酸酶抑制剂与 ART 之间可能存在显著相互作用,移植团队与患者的 HIV 治疗相关医护人员需要密切沟通。PIs(LPV、ATV 等)、NRTIs(ABC、3TC)可影响免疫抑制剂的代谢,导致血药浓度升高或降低。须密切监测免疫抑制剂血药浓度和临床效应,调整剂量以避免不良反应或免疫抑制失败。

一些药物可能与 RRT 过程中的药物相互作用,导致治疗效果降低或不良反应增加。在接受 RRT 的 HIV 感染者中,由于肾功能受损可能需要调整 ARV 的剂量或使用其他治疗方案。包括依非韦伦(EFV)、利托那韦(RTV)等,需要根据肾功能进行剂量调整,以避免过量或不足。某些抗生素在 RRT 过程中的药物排泄可能会受到影响,氨基糖苷类抗生素如庆大霉素(gentamicin)、阿米卡星(amikacin)等,在肾功能受损时需要调整剂量以避免肾毒性。一些抗真菌药物如氟康唑(fluconazole)、伊曲康唑(itraconazole)等可能需要剂量调整或监测,以确保在 RRT 过程中安全应用。氟康唑的剂量通常需要根据肾功能进行调整,特别是在接受血液透析的 HIV 感染者中。

总之,肾脏替代治疗的选择需要充分考虑患者的 HIV 感染状态,包括抗病毒治疗对治疗过程的影响。一些抗病毒药物可能需要调整剂量,以防在透析过程中被过多清除,一般建议在血液透析后再服用抗病毒药物。此外,在进行肾脏替代治疗的 HIV 感染者管理中,也需要密切关注患者的免疫状态并控制感染。

(四)药物相互作用的管理

由于 HIV 感染者通常需要同时接受多种药物治疗,药物相互作用的管理成为关键一环。对于合并肾功能不全的患者,这一管理更为复杂,因为抗病毒药物和肾脏替代治疗本身就可能与其他药物相互作用。

抗病毒药物和免疫抑制剂可能与其他药物(如抗高血压药、抗生素等)发生相互作用,影响药物吸收、代谢和排泄。这可能导致治疗效果降低或药物毒性增加。因此,在治疗合并肾功能不全的 HIV 感染者时,需要定期监测药物浓度,调整药物剂量,并根据具体情况调整治疗方案。

在药物相互作用的管理中,多学科医疗团队合作尤为重要,包括感染病专家、肾病学家、临床药师等,他们可以共同制定个体化治疗方案,确保患者在综合治疗中获得最佳效果。同时,医疗团队需要做好患者教育与沟通。患者需要充分了解药物治疗的重要性和可能的风险,与医疗团队建立良好的治疗合作关系。

HIV 感染者合并肾功能不全的治疗需要个体化和多学科的综合管理。在全面评估患者情况的基础上,制定个体化治疗策略,选择适当的抗病毒药物、考虑肾脏替代治疗并管理药物相互作用。这不仅需要医疗团队的专业知识,还需要与患者密切合作,共同制定最合适的治疗计划,以提高患者的生存率和生活质量。

四、患者管理和支持

1. **医疗团队的角色** 在管理合并肾功能不全的 HIV 感染者时,医疗团队发挥着关键的作用。这个团队通常由多个专业人员组成,包括感染病专家、肾病学家、临床药师、护士和社会工作者。每个成员都在其专业领域内贡献自身的专业知识,共同确保患者获得全面的医疗管理。

感染病专家负责制定和调整抗病毒治疗方案,监测 HIV 感染的控制,并处理可能的感染并发症。肾病学家专注于肾脏方面的问题,协助评估肾功能状态,提供关于肾脏替代治疗的建议。临床药师负责管理药物治疗,包括血药浓度监测和药物相互作用监测,以确保用药的安全性和有效性。护士在患者护理中起到关键作用,负责监测病情、提供教育和支持,并协助协调各个专业团队的工作。社会工作者可以协助患者解决心理社会问题,包括经济困难、心理压力等。

医疗团队的协作是确保患者得到最佳治疗的关键。通过定期的团队会议和信息共享,医疗团队可以及时调整治疗计划,解决潜在问题,并为患者提供全方位支持。

2. 心理社会支持的重要性　合并肾功能不全的HIV感染者面临着身体和心理的双重压力,可能感受到沮丧、焦虑和社会隔离。因此,提供心理社会支持对于患者的整体健康和康复至关重要。心理治疗师和社会工作者可以提供情感支持和应对策略,帮助患者应对疾病带来的心理困扰和挑战。

家庭和朋友的支持也是治疗过程中不可或缺的一部分。患者和家人需要接受关于HIV感染和肾功能不全的教育,了解疾病的病因、治疗方案和预后。同时,团队须对患者的心理状态和生活质量进行定期评估,发现问题后及时介入,以确保他们获得全面照顾和支持。以上措施均有助于创造一个理解和支持的社交环境,通过综合的患者管理模式和全面的支持体系,合并肾功能不全的HIV感染者可以获得最佳的治疗效果,提高生活质量,实现更好的康复。

（黄晓婕　何佳泽）

第六节　肝功能不全

HIV感染者合并肝功能不全不仅会增加治疗复杂性,而且会对患者的整体健康状况产生严重影响。肝脏的免疫介导性损伤和直接病毒感染相互交织,使得HIV感染合并肝功能不全患者需要更为综合和个体化的治疗方案,所面临的挑战愈发引起关注。

HIV感染者出现肝损伤的原因多种多样,主要包括直接病毒作用、抗逆转录病毒药物、病毒性肝炎、酒精摄入、药物性肝损伤、代谢相关脂肪性肝病、自身免疫性肝病等。这些因素通过不同途径影响肝脏功能,导致肝损伤及相关并发症的发生。

一、HIV感染与肝损伤

（一）HIV对肝脏的直接影响

HIV感染不仅对全身免疫系统造成严重影响,而且也直接影响肝脏。HIV是一种逆转录病毒,其独特的生物学特征使得它能够直接感染肝细胞,导致多层次生物学效应,其中炎症和细胞损伤最为显著。

1. HIV感染对肝细胞的直接作用　HIV感染的初始阶段是病毒进入宿主细胞,这一过程同样发生在肝脏的肝细胞中。研究表明,HIV可直接作用于肝脏细胞,通过gp120蛋白受体信号通路引起肝脏细胞凋亡。此外,HIV还可能通过影响肝星状细胞和库普弗细胞(Kupffer细胞)的功能来引起免疫介导的肝损伤。HIV与宿主细胞表面的CD4受体结合后进入细胞内部。另外,HIV感染还可直接激活肝星状细胞,激活代谢途径,促进氧化应激,从而导致肝损伤。肝脏的Kupffer细胞、肝星状细胞等细胞表面均表达CD4受体,使得肝脏成为HIV感染的一个重要靶器官。

2. 炎症和细胞损伤　HIV成功进入肝细胞后开始利用宿主的生物合成机制进行自我复制。这个过程伴随着病毒颗粒的产生和释放,导致宿主细胞破裂和死亡。这种病毒复制过程触发了肝脏内部的炎症反应,进而激活免疫系统。此外,酒精摄入也可能加重氧化应激,对肝细胞造成二次打击。HIV感染还可导致肠道菌群易位,引起肝脏细菌脂多糖水平升高,进一步加剧肝细胞损伤。

（二）免疫介导损伤

免疫介导性损伤是HIV感染合并肝功能不全的重要机制之一,其影响不仅限于肝脏,还波及全身免疫系统的异常激活,进一步加剧了肝脏的病理变化。

1. 免疫系统异常激活　HIV感染不仅局限于对肝细胞的直接损害,还引起了机体免疫系统的异常激活。免疫细胞,如CD4[+]T细胞,被HIV感染后遭到破坏,导致免疫功能下降。免疫系统为了应对这一状况而过度激活,这种激活状态也波及肝脏。

2. 免疫介导损伤机制　免疫介导性损伤的机制涉及炎症因子的释放和细胞因子的过度产生。免疫系统激活导致肝脏内炎症因子的过度释放,如肿瘤坏死因子-α(TNF-α)、白细胞介素-1β(IL-1β)等,这些因子直接参与肝脏组织的损伤和修复过程,加剧了肝脏的不良病理变化。

3. 肝功能不全风险增加 免疫介导性损伤不仅对肝细胞直接造成损伤,还增加了合并肝功能不全的风险。肝脏的炎症和细胞损伤会促进肝纤维化和肝硬化的发展,从而影响肝脏功能。在 HIV 感染者中,免疫介导性损伤与 HIV 病程的进展和肝功能下降密切相关,是导致 HIV 感染者合并肝功能不全的关键因素之一。

(三)病毒性肝炎

合并病毒性肝炎是 HIV 感染者最常见的肝损伤原因之一。HIV/HBV 和 HIV/HCV 合并感染者肝纤维化和肝脏相关病死率明显增加。相较于单纯 HIV 感染者,合并感染者更容易发展为肝硬化和肝细胞癌(hepatocellular carcinoma,HCC),且 HIV 感染者 HCC 发病时间较早。ART 可显著改善肝脏病变,尼日利亚和赞比亚的研究发现,HIV/HBV 合并感染者接受 ART 后,肝纤维化和肝硬化程度均有显著下降。

(四)其他因素

1. 药物性肝损伤 包括 ARV 药物、抗结核药物、抗真菌药物等,这些药物可能引发肝脏毒性反应。

2. 代谢相关脂肪性肝病(metabolic associated fatty liver disease,MAFLD) HIV 感染者 MAFLD 患病率高于非 HIV 感染人群,与肥胖、糖尿病、抗病毒药物使用等因素相关。

3. 酒精性肝损伤 酒精摄入可直接损伤肝细胞,导致肝脏受损。

4. 还须考虑自身免疫性肝病、肝脏占位性病变和胆道疾病对肝损伤的影响。

二、HIV 感染合并肝功能不全的治疗策略

肝毒性是 ART 最常见且严重的毒副作用之一。其临床表现从轻度无症状的血清转氨酶升高到肝衰竭不等。根据回顾性研究,ART 相关严重肝毒性发生率约为 10%,而危及生命的事件发生率为 2.6/100 人年。

HIV 感染合并肝功能不全的患者需要综合治疗策略,以确保在抑制病毒复制的同时最大程度地保护肝脏功能。HIV 感染合并肝功能不全的治疗策略包括监测与调整、药物选择、药物相互作用和代谢途径等方面。

(一)监测与调整

1. 定期监测肝功能 在 HIV 感染合并肝功能不全的患者中,定期监测肝功能指标是确保治疗效果和患者安全的关键。包括监测转氨酶、血清胆红素、血清白蛋白等指标,以评估肝脏的健康状况。

2. 及时调整治疗方案 如发现肝功能异常,医疗人员须及时调整治疗方案,可能包括调整药物剂量、更换药物或采取其他干预措施,以避免肝脏进一步受损。

当基线肝功能检测结果为 1~2 级异常,并且肝功能相对稳定时,可以在进行保肝治疗的同时,考虑启动或继续抗病毒治疗,并查找肝功能损害原因(如 HAV、HBV、HCV、HEV 感染,脂肪肝、自身免疫性肝病、中草药,服用肝损伤药物等)。若 ART 前的基线肝功能检测显示为 3~4 级异常,暂缓启动 ART,可予保肝治疗,或者转诊到专科医院寻求资深临床专家的建议。

3. 多学科团队协作 合并肝功能不全的患者需要多学科团队协作,包括感染病专家、肝脏病学专家、临床药师等。通过多学科的协同工作,可以更全面地评估患者的状况,制定更为有效的治疗策略。

(二)HIV 合并肝脏疾病的诊断流程

1. 初筛阶段 询问患者是否有肝功能不全的风险因素,即乙型肝炎或丙型肝炎。若不存在风险因素,则检查患者的肝功能指标 ALT/AST 是否升高。

2. 风险因素评估 如果存在风险因素或 ALT/AST 升高,需进行肝炎病毒筛查,包括甲型(HAV IgM)、乙型(HBsAg)、丙型(HCV-Ab,HCV RNA)和戊型(HEV IgM)肝炎病毒,合并 HBV 感染者还应监测丁型肝炎抗体(HDV IgM 或总抗体)。根据筛查结果进行下一步病毒学评估。

3. 进一步的肝脏疾病评估 如果肝炎病毒筛查结果为阴性,但 ALT/AST 升高,需要进一步评估非病毒性肝脏疾病,如:脂肪肝、代谢综合征等非酒精性肝脏疾病、酒精或毒素引起的肝损伤、自身免疫性肝病、遗传性疾病[如肝豆状核变性(Wilson 病)、α1-抗胰蛋白酶缺乏症]等。

4. 定量评估

（1）肝纤维化评估：除了病理学和影像学（如肝脏彩超、肝脏 CT、肝脏瞬时弹性成像、肝脏磁共振等）检查外，目前一些简易评分更适合基层，可以使用无需肝活检的纤维化评分系统（APRI）和肝纤维化指数（FIB-4）对肝脏的损伤程度进行评估。根据 APRI 和 FIB-4 的值将肝病分为三个等级。

轻度：APRI<0.5，FIB-4<1.45。

中度：APRI 0.5~1.5，FIB-4 1.45~3.25。

重度：APRI>1.5，FIB-4>3.25。

非酒精性脂肪性肝病的评估则使用不同的分值范围。

（2）肝功能异常分级（表 4-9-6-1）

表 4-9-6-1 肝功能异常分级

肝功能异常分级	ALT 或 AST（正常值上限的倍数）	TBil（正常值上限的倍数）
1 级（轻度）	>1~2.5	>1~1.5
2 级（中度）	>2.5~5	>1.5~2.5
3 级（重度）	>5~10	>2.5~5
4 级（潜在生命威胁）	>10	>5

ALT. 丙氨酸转氨酶；AST. 天冬氨酸转氨酶；TBil. 总胆红素。

（3）Child-Pugh 评分（表 4-9-6-2）：Child-Pugh 评分是评价肝硬化患者肝脏储备功能的最常用手段之一，对患者的预后有重要的预测价值。该系统基于五个临床和生化参数：总胆红素（total bilirubin）、白蛋白（albumin）、凝血酶原时间[prothrombin time，PT 或国际标准化比值（INR）]、腹水和肝性脑病（hepatic encephalopathy）。分数越>高表示肝脏储备功能越差。根据总分数，Child-Pugh 评分将患者分为 A、B、C 三级，A 代表预后最好，C 代表预后最差。这个评分系统在决定肝硬化患者是否适合进行肝脏手术，以及评估其他肝病治疗效果时具有一定指导意义。

（三）药物选择

在合并肝功能不全的情况下，药物选择变得更为复杂。一些 ARV 药物可能对肝脏产生负担，增加肝脏的损伤风险。因此，选择既能有效抑制 HIV 复制又对肝脏影响较小的药物至关重要。同时，一些药物可能具有对肝脏的保护作用，有助于防止或减缓肝脏功能的进一步下降。

1. 肝脏代谢途径 合并肝功能不全的患者在使用 ARV 药物时，需要格外关注药物之间的相互作用和代谢途径。选择主要不通过肝脏代谢的药物可能更为合适，以降低药物浓度积累的风险，从而减少肝脏毒性的发生。

2. 药物对肝脏的影响 某些抗病毒药物可能具有对肝脏的保护作用，可以延缓肝脏病变的进展。在药物选择时需要仔细权衡抗病毒效果和对肝脏的影响，确保治疗既有效又安全。

慢性 HBV 或 HCV 感染与某些 ART 药物（如 NVP）引起的药物性肝损伤风险增加相关。在 HIV 合并 HBV 或 HCV 感染者中，这种增加的肝毒性风险可能与进展期肝病和细胞色素 P450 活性降低有关。细胞色素 P450 活性降低可能导致 PI（如 RTV）的暴露增加，从而增加肝毒性风险。此外，某些转氨酶升高的情况可能与慢性 HBV 感染本身相关，如免疫重建综合征、停用抗 HBV 活性 ART、突破性感染，或 HBeAg 血清转化为抗 HBe 等。在 CD4$^+$ T 细胞计数<200 个/μl 的患者中，若在开始 ART 的同时不给予抗 HBV 治疗，患者可能因免疫重建而发生急性肝炎。

3. 个体化治疗 合并肝功能不全的 HIV 感染者需要更为个体化的治疗策略。通过综合考虑患者的病史、病毒载量、肝功能指标等因素，医疗专业人员可以制定针对性的治疗方案。这可能包括药物剂量调整、定期监测肝功能指标，并在必要时进行治疗调整。

对于患有肝硬化且 CD4$^+$ T 细胞计数低的患者，在开始 ART 的首个月内，应密切观察肝功能的变化，以便及时识别因免疫重建导致的肝功能受损和肝衰竭。

表 4-9-6-2　Child-Pugh 评分

项目		评分标准
总胆红素 [a]	1分	<34μmol/L（<2mg/dl）
	2分	34~50μmol/L（2~3mg/dl）
	3分	>50μmol/L（>3mg/dl）
血清白蛋白	1分	>35g/L（>3.5g/dl）
	2分	28~35g/L（2.8~3.5g/dl）
	3分	<28g/L（<2.8g/dl）
PT/INR	1分	<4s（INR<1.7）
	2分	4~6s（INR1.7~2.3）
	3分	>6s（INR>2.3）
腹水	1分	无
	2分	轻度
	3分	中、重度
肝性脑病 [b]	1分	无
	2分	1~2级
	3分	3~4级
总分		
Child-Pugh 分级	总分5~6分	A级
	总分7~9分	B级
	总分≥10分	C级

[a]. 吉尔伯特综合征或正在服用阿扎那韦的患者使用改良总胆红素水平。

[b]. 肝性脑病分级。

1级：轻度认知障碍、焦虑、躁动、精细震颤、协调能力下降。

2级：嗜睡、定向力差、扑翼样震颤。

3级：嗜睡易激惹、明显认知障碍、言语不清、大小便失禁、过度换气。

4级：昏迷、去大脑强直姿势、弛缓。

在决定治疗方案时，须综合考虑多种因素，如疾病阶段、其他医疗和社会情况、既往治疗史及药物相互作用。治疗 HIV/HBV 或 HCV 合并感染可以延长大多数患者的生存时间、降低并发症发生率并提高生活质量。对于合并肝硬化或桥接性纤维化的患者，也应优先使用DAA类药物进行抗HCV治疗。

（四）药物相互作用

1. **避免药物相互作用**　合并肝功能不全的患者通常需要接受多种药物治疗，包括抗病毒药物和可能的辅助治疗。因此需要避免不良的药物相互作用，特别是那些可能增加肝脏负担的相互作用。定期的药物审查和调整是确保患者安全用药的关键步骤。

2. **药物肝毒性**　严重的肝毒性常和 NVP 有关，在启动包含 NVP 方案治疗前，应先评估 HIV 感染者的肝脏健康状况、HBV 和 HCV 感染情况，以及 ALT 与 AST 的基线水平。若这些指标初始正常，治疗后 ALT 或 AST 升高超过 200U/L，应暂停使用 NVP。待转氨酶正常化、症状缓解后，可在专家指导下更换为其他 ARV 药物。初期治疗中至少每两周检查一次肝功能。EFV 也可能引起转氨酶升高，出现重度肝损害时应检查是否有肝炎病毒合并感染、酒精和其他药物等因素。

在抗病毒治疗中，特别是使用 INSTIs 时（尤其 DTG），可能观察到转氨酶轻至中度升高，尤其是在免疫重建和合并病毒性肝炎中更为常见,但很少需要因此停药。对于合并 HBV 感染者,因肝炎恶化风险较高,建议更频繁地监测肝功能,平均每 2 周一次。若 ALT 超过 400U/L 或出现黄疸,应立即寻求专家咨询并考虑转肝病专科继续治疗。合并结核病的 HIV 感染者在 ART 期间肝功能不稳定时也应咨询专家。停用含 3TC、FTC、TAF 或 TDF 的治疗方案可能导致 HBV 感染者病情恶化。具体药物相互作用及选择见表 4-9-6-3。

表 4-9-6-3 ART 常用药物在合并肝功能不全时的选择和调整

药物名称	常用剂量	合并肝功能不全时给药剂量	药物代谢途径及相互作用
NRTIs			
阿巴卡韦(ABC)	300mg 口服,每日 2 次或 600mg 口服,每日一次	Child-Pugh A 级:200mg,每日 2 次(口服液) Child-Pugh B 级或 C 级:禁忌使用	主要由肝脏代谢,约低于 2% 以原型经肾清除。主要途径是生成 5′-羧酸 -5′- 葡萄糖苷酸经尿排出,也受到 CYP3A4 的影响。与其他药物发生相互作用的可能性很小。利福平使 ABC 曲线下面积(AUC)减小,但剂量无须调整。与某些抗病毒药物使用时,须密切观察不良反应,如更昔洛韦与缬更昔洛韦(血液毒性)、利巴韦林(乳酸酸中毒、肝脏失代偿)
阿巴卡韦 / 拉米夫定(ABC/3TC)	每日 1 次,每次一粒口服	Child-Pugh A 级:减少 ABC 的剂量(不可使用此合剂) Child-Pugh B 级或 C 级:禁忌使用	见单药
齐多夫定(AZT、ZDV)	300mg 口服,每日 2 次	暂无建议	主要通过肝脏代谢,在肝内结合成一种非活性的葡萄糖醛酸化代谢物齐多夫定葡萄糖醛酸化物(GAZT),然后通过肾小球滤过和肾小管主动渗透排泄入尿。凡是经肝排出的药物,特别是通过葡萄糖醛酸化作用清除的,可能会抑制 AZT 的代谢,在肝功能受损时需要调整剂量或密切监测患者的肝功能,它也受到 CYP3A4 的影响。利福平使 AZT 的 AUC 降低 43%,建议避免同时使用,如需同时使用,AZT 剂量无须调整,但应密切监测疗效及肝毒性。多柔比星可能会抑制 AZT 向活性形式转化的磷酸化过程。华法林等可能会增加 AZT 引起的血液毒性。利巴韦林在体外试验中与 AZT 的抗病毒活性产生相反作用
拉米夫定(3TC)	300mg 口服,每日 1 次或 150mg 口服,每日 2 次	无须调整剂量	主要通过肾脏未经代谢直接排泄,经过肝脏代谢少,与其他药物相互作用可能性小。禁止与 FTC 联用,与具有相同排泄机制(肾小管清除)的药物(如甲氧苄啶磺胺甲噁唑)同时使用时 3TC 血药浓度可增加,须密切观察不良反应。与某些抗病毒药物具有药效协同作用,须密切观察

续表

药物名称	常用剂量	合并肝功能不全时给药剂量	药物代谢途径及相互作用
恩曲他滨（FTC）	200mg 口服，每日 1 次	Child-Pugh A 级或 B 级：无须调整剂量 Child-Pugh C 级：无推荐剂量，缺乏数据支撑，谨慎使用，可能增加不良反应	与 3TC 相似
富马酸替诺福韦二吡呋酯（TDF）	300mg 口服，每日 1 次	无须调整剂量	主要通过肾脏代谢、排泄。经过肝脏代谢少，可能与其他通过肾脏被清除的药物产生竞争。与 TDF 合用可能会增加阿昔洛韦和伐昔洛韦的血清浓度。TDF 可能会增强非甾体抗炎药（NSAIDs）的肾毒性效应。TDF 可能会增加多柔比星的血清浓度。与替诺福韦合用可能会减少 ATV 的血清浓度，反之亦然。TDF 和 DRV 合用时可能会相互增加血清浓度
富马酸丙酚替诺福韦（TAF）	TAF 用于 HBV 治疗时，25mg 口服，每日 1 次	Child-Pugh B 级或 C 级：不推荐使用	类似 TDF，TAF 因其较低的血浆浓度而呈现出比 TDF 更好的肾脏耐受性，并且在细胞内的活性代谢物浓度比 TDF 约高 20 倍。其排出途径包括胆汁排泄（占给药剂量的 47%）和肾脏排泄（占约 36%）。TAF 与一些药物存在相互作用，比如可能会与影响 P-糖蛋白（P-gp）和乳腺癌抗药蛋白（BCRP）活动的药物发生相互作用。强烈影响 P-gp 和 BCRP 的药物可能会改变 TAF 的吸收，例如 P-gp 诱导剂可能会减少 TAF 的暴露量，而 P-gp 抑制剂则可能增加 TAF 的吸收和血浆浓度。HIV/HBV 合并感染者在停止治疗后出现了肝炎急性加重的情况，反而对病情不利。建议在停止 HBV 感染治疗至少 6 个月内，通过临床和实验室随访定期进行肝功能监测
富马酸丙酚替诺福韦/恩曲他滨（TAF/FTC）	TAF 用于 HIV 治疗时，只能作为复合制剂中的一个组分，根据用药目的不同，有 10mg 和 25mg 两种规格	Child-Pugh A 级或 B 级：无须调整剂量 Child-Pugh C 级：无推荐剂量，缺乏数据支撑，谨慎使用，可能增加不良反应	见单药
富马酸替诺福韦二吡呋酯/恩曲他滨（TDF/FTC）	300mg TDF+200mg FTC，每日 1 次	Child-Pugh A 级或 B 级：无须调整剂量 Child-Pugh C 级：无推荐剂量，缺乏数据支撑，谨慎使用，可能增加不良反应	见单药
富马酸替诺福韦二吡呋酯/拉米夫定（TDF/3TC）	300mg 3TDF+300mg TC，每日 1 次	Child-Pugh A 级或 B 级：无须调整剂量 Child-Pugh C 级：不推荐使用，可能增加不良反应	见单药

药物名称	常用剂量	合并肝功能不全时给药剂量	药物代谢途径及相互作用
NNRTIs			
多拉韦林（DOR）	100mg 口服，每日 1 次	Child-Pugh A 级或 B 级：无须调整剂量 Child-Pugh C 级：缺乏数据支撑	主要通过肝脏中的 CYP3A 进行代谢。与强 CYP3A 酶诱导剂合用可能会显著降低其血浆浓度，影响疗效并可能导致耐药。例如，与利福霉素共用时，需要增加 DOR 的剂量。不应与某些抗癫痫药物（如卡马西平、奥卡西平）、米托坦、利福平、利福喷丁或圣约翰草共用。对于肝功能受损患者的用药调整并不明确
依非韦伦（EFV）	600mg 口服，每日 1 次，空腹，最好在睡前服用	无剂量推荐，肝功能损害患者慎用，肝功能不全可能影响药物的代谢，增加药物相关副作用的风险	既是 CYP3A4 和 CYP2B6 的底物，又能中等程度诱导这两种酶。在与两种酶的诱导剂或抑制剂共用时需要注意调整。因此，在 EFV 与其他药物共用时，可能会导致依赖 CYP3A4 或 CYP2B6 进行代谢的药物血浆浓度降低。使用 EFV 需要注意可能影响其他药物效果的相互作用，同时服用某些药物，比如 ABC 等，可能会增加 EFV 的代谢。服用 EFV 时应避免大量或长期饮用酒精，因为酒精可能增加 EFV 的不良反应。EFV 应在空腹时服用，因为与食物一起服用可能会增加 EFV 的浓度，从而增加不良反应的可能性
依非韦伦/富马酸替诺福韦二吡呋酯/拉米夫定（EFV/TDF/3TC）	每日 1 次，每种药物每次一粒，空腹，最好在睡前服用	Child-Pugh A 级：慎用 Child-Pugh B 级或 C 级：不建议使用	见单药
依曲韦林（ETR）	200mg 口服，每日 2 次，与食物一起服用	Child-Pugh A 级或 B 级：无须调整剂量 Child-Pugh C 级：无推荐剂量	是 CYP3A4、CYP2C9 和 CYP2C19 的底物，并且是 CYP3A4 的诱导剂以及 CYP2C9、CYP2C19 和 P-gp 的抑制剂。ETR 不应与使用利托那韦/利托那韦酶促剂、非助磷脂类的抗逆转录病毒药物，以及磷酸双酯替格瑞洛一起使用
奈韦拉平（NVP）	200mg 口服，每日 2 次或 400mg 口服，每日 1 次	Child-Pugh A 级或 B 级：无须调整剂量 Child-Pugh C 级：禁忌使用	作为 CYP3A4 的底物，在与 CYP3A4 的诱导剂或抑制剂共用时需要注意调整剂量。同时，NVP 能诱导 CYP3A 和 CYP2B，可能会降低其他主要通过这两种酶代谢的药物的血浆浓度，与 CYP3A4 的诱导剂如利福平共用可能会降低 NVP 的血浆浓度，影响其疗效。CYP3A4 的强效抑制剂可能会增加 NVP 的血浆浓度，增加发生副作用的风险。NVP 自身也是 CYP3A4 的诱导剂，可能降低某些药物的血浆浓度，如避孕药。在使用 NVP 联合其他药物治疗时，应考虑这些相互作用，避免影响治疗效果

续表

药物名称	常用剂量	合并肝功能不全时给药剂量	药物代谢途径及相互作用
利匹韦林（RPV）	25mg 口服，每日 1 次	Child-Pugh A 级或 B 级：无须调整剂量 Child-Pugh C 级：无推荐剂量	主要通过细胞色素 CYP3A 进行代谢，能够诱导或抑制 CYP3A 的药物可能会影响 RPV 的代谢速率。在每天一次，每次 25mg 的剂量下，RPV 通常不会对其他经 CYP 酶代谢的药物造成临床上显著的影响
利匹韦林 / 富马酸丙酚替诺福韦 / 恩曲他滨（RPV/TAF/FTC）	每日 1 次，每次一粒	Child-Pugh A 级或 B 级：无须调整剂量 Child-Pugh C 级：无推荐剂量	见单药
利匹韦林 / 富马酸替诺福韦二吡呋酯 / 恩曲他滨（RPV/TDF/FTC）	每日 1 次，每次一粒	Child-Pugh A 级或 B 级：无须调整剂量 Child-Pugh C 级：无推荐剂量	见单药
利匹韦林 / 多替拉韦（RPV/DTG）	每日 1 次，每次一粒	Child-Pugh A 级或 B 级：无须调整剂量 Child-Pugh C 级：无推荐剂量	见单药
INSTIs			
比克替拉韦 / 富马酸丙酚替诺福韦 / 恩曲他滨（BIC/TAF/FTC）	每日 1 次，每次一粒	Child-Pugh A 级或 B 级：无须调整剂量 Child-Pugh C 级：不推荐使用	BIC 主要通过 CYP3A 进行代谢，能够诱导或抑制 CYP3A 的药物可能会影响 BIC 的代谢速率。也可通过 UGT1A1 介导的葡萄糖醛酸化代谢。强效的 CYP3A 抑制剂（如某些抗真菌药、抗生素）可能会增加 BIC 的血浆浓度，而 CYP3A 诱导剂（如某些抗癫痫药、瑞格列奈）可能会降低 BIC 的血浆浓度。因此，使用 BIC 时应避免或谨慎使用这些药物，以防止 BIC 浓度过高引起的毒性或浓度过低影响治疗效果
卡替拉韦（CAB）	治疗：CAB 30mg 口服，每日 1 次，RPV 25mg 口服，随餐服用，然后改用 CAB 肌内注射和 RPV 肌内注射 暴露前预防：CAB 30mg 口服，每日 1 次，然后改用 CAB 肌内注射；负荷剂量：CAB 600mg/3ml 肌内注射，每月 1 次，共 2 剂；持续阶段：CAB 600mg/3ml 肌内注射，每 2 个月 1 次	Child-Pugh A 级或 B 级：无须调整剂量 Child-Pugh C 级：暂无建议	主要通过肝脏代谢，通过 UGT1A1 和 UGT1A9 介导的葡萄糖醛酸化代谢。未开展 CAB 或 RPV 肌内注射制剂药物相互作用研究。利用口服 CAB 和 RPV 的药物相互作用研究结果来提出 CAB 肌内注射和 RPV 肌内注射的剂量建议 含有多价阳离子（Al、Mg 或 Ca）的抑酸剂：可能导致 CAB 口服制剂药效下降，在服用 CAB p.o. 前至少 2 小时或服用后 4 小时服用抑酸剂。CAB 或 RPV 肌内注射制剂联用抑酸剂时无须调整剂量。与 H_2 受体拮抗剂和质子泵抑制剂联用均无须调整剂量； 禁忌与利福平和利福喷丁联用，CAB 疗效下降； 禁忌与卡马西平、奥卡西平、苯巴比妥、苯妥英钠联用

药物名称	常用剂量	合并肝功能不全时给药剂量	药物代谢途径及相互作用
多替拉韦（DTG）	50mg 口服，每日 1 次或 50mg 口服，每日 2 次	Child-Pugh A 级或 B 级：无须调整剂量 Child-Pugh C 级：不推荐使用	主要通过 UGT1A1 酶代谢，并且是 UGT1A3、UGT1A9、CYP3A4、P-gp 和 BCRP 的底物。因此，能诱导这些酶或转运蛋白的药物可能会降低 DTG 的血浆浓度和疗效。DTG 在体外对 CYP、UGT 酶系和 P-gp 没有抑制或诱导作用，所以不会影响经这些途径代谢的药物的活性。但 DTG 可抑制 OCT2 和 MATE1 转运蛋白，可能增加依赖这些转运蛋白排泄的药物的血浆浓度。与抑酸剂（如含钙、铝的制剂）共用时，可能会影响 DTG 的吸收而降低 DTG 的血药浓度，应在服用 DTG 前后 2 小时内避免使用抑酸剂。此外，DTG 与利福平等 CYP3A4 诱导剂共用时，可能需要增加 DTG 的剂量，因为这些诱导剂可降低 DTG 的血药浓度
多替拉韦 / 拉米夫定（DTG/3TC）	每日 1 次，每次一粒	Child-Pugh C 级：不推荐使用	见单药
多替拉韦 / 利匹韦林（DTG/RPV）	每日 1 次，每次一粒，随餐服用	Child-Pugh A 级或 B 级：无须调整剂量 Child-Pugh C 级：无推荐剂量	见单药
埃替拉韦 / 考比司他 / 富马酸丙酚替诺福韦 / 恩曲他滨（EVG/c/TAF/FTC）	每日 1 次，每次一粒	Child-Pugh A 级或 B 级：无须调整剂量 Child-Pugh C 级：不推荐使用	EVG 主要通过肝脏 CYP3A 进行代谢，并且是 CYP3A 和 UGT1A1/3 底物。CYP3A 酶的强效诱导剂，如利福平，可能会降低 EVG 的血药浓度，降低其疗效，禁忌联用。而 CYP3A 酶的抑制剂，如酮康唑，可能会增加 EVG 的血药浓度，导致不良反应增加。与抗真菌药、抗凝药、精神神经类药物联用时需要注意监测血药浓度，谨慎用药
埃替拉韦/考比司他/富马酸替诺福韦二吡呋酯 / 恩曲他滨（EVG/c/TDF/FTC）	每日 1 次，每次一粒	Child-Pugh A 级或 B 级：无须调整剂量 Child-Pugh C 级：不推荐使用	见单药
拉替拉韦（RAL）	400mg 口服，每日 2 次与利福平合用时，每次 800mg，每日 2 次	Child-Pugh A 级或 B 级：无须调整剂量 Child-Pugh C 级：不推荐使用	主要通过肝脏 UGT1A1 酶代谢，少部分通过 CYP3A4 代谢。与强 CYP3A4 抑制剂或诱导剂共用时，可能影响 RAL 的血药浓度。例如，与利福平（CYP3A4 诱导剂）共用可能降低 RAL 的有效性，而与酮康唑（CYP3A4 抑制剂）共用可能增加 RAL 的血药浓度，导致不良反应

药物名称	常用剂量	合并肝功能不全时给药剂量	药物代谢途径及相互作用
PIs			
阿扎那韦（ATV）	400mg 口服，每日 1 次	Child-Pugh A 级：无须调整剂量 Child-Pugh B 级：300mg 口服，每日 1 次（未加强），仅适用于初治患者 Child-Pugh C 级：不推荐使用 不建议对肝功能损害患者进行增强治疗	作为 CYP3A4 的底物，在与 CYP3A4 的诱导剂或抑制剂共用时需要注意调整。与强效 CYP3A4 抑制剂如酮康唑共用时，可能显著增加 ATV 的血药浓度，增加不良反应。与 CYP3A4 诱导剂如利福平共用可能减少 ATV 的血药浓度，降低疗效。此外，ATV 可以增加其他药物的浓度，如西瓜霜，这是因为 ATV 抑制了 CYP3A4
阿扎那韦 / 考比司他（ATV/c）	每日 1 次，每次一粒	不推荐使用	见单药
达芦那韦（DRV）	在初治患者和无 DRV 耐药突变的患者中：DRV 800mg 加 RTV 100mg 每日 1 次，随餐服用 在具有至少一种 DRV 耐药突变的患者中：DRV 600mg 加 RTV 100mg 每日 2 次，随餐服用	Child-Pugh A 级或 B 级：无须调整剂量 Child-Pugh C 级：不推荐使用	是 CYP3A4 的底物，通常受 CYP3A4 的代谢影响。与酮康唑共用需谨慎，可能需调整剂量。同样，CYP3A4 的诱导剂可能降低 DRV 的血药浓度，如使用利福平可能须增加 DRV 的剂量
洛匹那韦 / 利托那韦（LPV/r）	LPV/r 400mg/100mg 每日 2 次口服或 LPV/r 800mg/200mg 每日 1 次口服	无剂量推荐 肝功能损害患者慎用	主要通过肝脏细胞色素 450 酶系统代谢，尤其是 CYP3A 异构体。代谢产物主要通过粪便排出，少量通过尿液。由于 LPV/r 都能抑制 CYP3A，特别是利托那韦作为强效 CYP3A 抑制剂，与通过 CYP3A 代谢的其他药物共用时可能会增加这些药物的血药浓度，导致作用时间延长和增加不良反应风险。在临床常用浓度下，LPV/r 不会抑制 CYP2D6、CYP2C9、CYP2C19、CYP2E1、CYP2B6 或 CYP1A2 的活性。与强 CYP3A 抑制剂共用，如酮康唑，可显著增加 LPV/r 的血药浓度，可能需要调整剂量。与 CYP3A 诱导剂共用，如利福平，可降低 LPV/r 血药浓度，影响疗效。此外，LPV/r 可能增加其他经 CYP3A 代谢的药物的血药浓度

三、综合治疗

　　HIV 感染合并肝功能不全是一种复杂的病理状态，在整体治疗策略和心理社会支持方面的综合考虑，对于患者的全面健康至关重要。

（一）整体治疗策略

1. 多学科团队的协同工作　合并肝功能不全的 HIV 感染者需要多学科团队的协作，包括感染病专家、肝脏病学专家、营养学家、临床药师等。通过专业团队的共同努力，可以更全面地评估患者的状况，制定更为有效的治疗策略。

2. 药物治疗与支持性疗法的结合　在整体治疗策略中，药物治疗是关键的一环。合适的抗病毒药物需要与支持性疗法结合，以减轻症状、提高免疫功能，同时最小化肝脏负担。需要对合并症状进行治疗，如肝硬化、腹水等。

3. 营养支持　由于 HIV 感染和肝功能不全可能导致营养不良，营养支持是综合治疗的重要组成部分。专业的营养学家应参与治疗计划，制定合适的饮食方案，确保患者获得足够的营养，提高免疫系统的抵抗力。

（二）心理支持和社会支持

1. 心理健康的重要性　HIV 感染合并肝功能不全对患者的心理健康可能产生严重影响。专业的心理医师可以提供情绪支持、心理咨询，帮助患者应对疾病带来的心理压力。

2. 患者教育和自我管理　患者教育是心理支持的一个重要方面。通过向患者提供关于 HIV 感染和肝功能不全的详细信息，使他们更好地了解疾病，增强自我管理能力。鼓励患者戒酒，以及避免使用其他导致肝损伤的药物（例如毒品），合并非酒精性脂肪肝的患者需要健康饮食和锻炼身体。患者的积极参与和自我管理对于治疗的成功至关重要。

3. 社会支持网络　建立健全的社会支持网络对于患者的康复非常重要。家庭成员、朋友与支持团体的参与，可以提供情感上的支持，减轻患者的心理负担。社会支持网络还可以在患者面对疾病挑战时提供实际帮助和鼓励。

（黄晓婕　何佳泽）

第七节　老年 HIV 感染者

一、定义

多数文献把 50 岁以上的 HIV 感染个体定义为老年 HIV 感染者。中国新报告 HIV 感染者中，50 岁以上人数也呈上升趋势。随着 ART 的广泛应用和疗效持续提高，HIV 感染者现在能够享受更长寿、更健康的生活，这也使在治患者逐步老龄化。预计到 2030 年，50 岁及以上的 HIV 感染者将占全球所有 HIV 感染者的 70% 以上。

老年 HIV 感染者面临独特的疾病风险，他们疾病进展更加迅速，且并发症和合并症发生率更高，从而导致这一人群的多重用药和处方不当的风险增加。这些问题进一步增加了药物负担、药物-药物相互作用（DDI）和药物不良反应的风险，可能会影响 ART 的依从性和患者治疗结局。

二、HIV 感染在老年人中的特殊性

（一）老年人感染 HIV 的原因

老年人感染 HIV 涉及多种因素，包括社会、生理和心理层面。尽管一般认为老年人不属于高风险人群，但近年研究显示，性接触传播仍然是该群体主要的 HIV 感染途径。许多老年人对 HIV 的认知程度较低，容易低估感染的风险，从而导致不安全的性行为。

心理和社会因素也在老年人 HIV 感染中发挥着重要作用。社会隔离、孤独感和心理健康问题可能导致老年人寻求不健康的应对方式，其中包括高危性行为，从而增加感染 HIV 的风险。

（二）老年人 HIV 感染的疾病特点

老年人感染 HIV 后，其发病特点与年轻人存在一些差异。由于免疫系统相对较弱，老年人感染 HIV 后免疫功能下降更明显，疾病进展也更快。老年人往往并存其他慢性疾病，如高血压、糖尿病等基

础疾病,需要同时应用多种药物治疗,药物相互作用可能会影响药物吸收、代谢和排泄,进而影响 ART 效果。

HIV 诊断在老年人中常常被延误,因为医师和患者往往低估了他们感染 HIV 的风险,从而忽略了 HIV 检测。而且在实际生活中,大多数老年人可能不会与家人或医护人员讨论他们的性生活,也可能意识不到自己存在感染 HIV 或其他性传播疾病的风险。这种意识淡薄导致许多老年人在艾滋病晚期才被确诊,出现的某些症状可能被误认为是其他疾病。研究显示,相比年轻人,50 岁以上的 HIV 感染者在被诊断时更可能处于疾病晚期,这增加了死亡的风险。

针对这些挑战,医疗团队需要制定更为个体化和全面的治疗计划。包括定制化的药物选择、专门针对老年患者的心理支持服务及更灵活的治疗方案。社会、家庭的支持和教育也不可忽视。

三、老年 HIV 感染者的抗病毒治疗

(一)ART 时机和方案选择

尽快启动 ART 已被证明能够显著降低 HIV 感染者的并发症发生率和病死率,这对于老年 HIV 感染者同样适用,甚至更有必要。世界卫生组织,以及美国和欧洲的专家均推荐所有 HIV 感染者都要接受 ART,不论其 $CD4^+$ T 细胞计数水平。老年 HIV 感染者对 ART 的免疫应答减弱,且因为免疫系统的自然衰退和 HIV 破坏,他们还面临着更高的非艾滋病相关疾病风险,包括心脑血管疾病、骨骼疾病、肾脏疾病、神经认知障碍及肿瘤等。老年 HIV 感染者还须应对跌倒、虚弱、功能障碍及失能等老年综合征的风险。这些症状可能比 HIV 阴性的老年人更早出现,不少患者可能会同时经历虚弱和跌倒等多种老年综合征。HIV 感染老年人群中骨质疏松及骨折的风险增加,常见的跌倒风险因素包括多药物治疗和周围神经病变等。据报道,高达 25% 及以上的老年 HIV 感染者经历过跌倒。

在选择老年人的初始 ART 方案时,没有绝对的最佳推荐方案。医师要综合考虑个体正在使用的其他药物和共存疾病,尤其是肝肾功能,因为多药治疗(通常是五种或以上)可能会增加不良反应和药物相互作用。用药不当、认知功能障碍、骨折,以及治疗依从性下降的风险都需要特别关注。

(二)药物相互作用

老年 HIV 感染者通常患有多种慢性疾病,需要同时使用多种药物进行治疗,包括 ARV 药物和其他慢性病治疗药物,这增加了潜在的药物相互作用风险,使得药物相互作用成为老年 HIV 感染者抗病毒治疗中一个重要而复杂的问题。

选用 ART 方案时须特别注意药物相互作用,特别是涉及 PIs、NNRTIs、整合酶抑制剂、药物浓度增强剂(如利托那韦、考比司他),以及它们对细胞色素 P450、葡萄糖醛酸转移酶(UGT)系统和 P-糖蛋白的影响。对于含整合酶抑制剂的治疗方案,还须注意多价阳离子补充剂(如钙和铁)对药物吸收的潜在影响。

药物相互作用可能导致药物浓度的波动,从而影响 ART 的稳定性和效果。某些 ARV 药物可能与老年人常用的心血管药物(如抗高血压药、调血脂药、抗凝药等)和中枢神经系统药物(如抗抑郁药、抗癫痫药)等发生相互作用,影响药物的代谢和排泄,进而影响治疗效果。研究表明,50 岁以上的 HIV 感染者更容易遇到潜在的药物相互作用问题,且在老年 HIV 感染者中有较高比例存在至少一种潜在的不适当用药的情况。美国老年医学会的 Beers 标准和 STOPP/START 标准等工具可帮助识别不适当用药,相关临床指南也提供了一些建议。建议指出,尤其是在老年 HIV 感染者中,药物简化和细致的药物审查对于降低药物不良事件发生率至关重要。

个体化治疗方案成为解决药物相互作用的关键。医疗团队需要根据患者的具体病史和用药情况制定最合适的治疗计划,可能需要调整药物剂量或选择更符合老年人生理状况的药物。此外,密切监测患者的药物反应和副作用也是确保治疗成功的重要步骤。

(三)依从性与安全性

有研究显示,超过 50 岁的患者对 ART 的依从性通常比年轻患者更好,一些报告显示依从性超过 95%。相应地这个年龄组的病毒抑制率也更高。一项研究发现,平均年龄为 57 岁的 HIV 感染者中断治疗

的可能性小于平均年龄为 33 岁的年轻患者，尽管病毒抑制效果好，但两组患者的免疫结局相似。此外，虽然老年患者对 ART 的依从性似乎较高，但对于非 ARV 药物的依从性信息则较少。

在 ART 安全性和耐受性方面，针对老年 HIV 感染者的研究较少，由于这一群体可能存在肝肾功能减退以及其他共病，发生不良反应的风险更大。既往研究多采用较早期的治疗药物，耐受性较近年来使用的抗病毒治疗用药差。不必基于年龄调整用药剂量，但监测老年患者的肝肾功能以及时调整治疗方案是必要的。随着年龄增长，由于生理变化，如脂肪增多、胃 pH 变化等，可能会影响药物动力学并增加药物不良反应的风险。细胞色素 P450 酶系统的变化可能导致老年 HIV 感染者在使用 ARV 药物时剂量偏高，增加不良反应的风险。因此，药物的剂量和选择需要谨慎。

（四）老年人的生理变化对治疗的影响

老年人的生理变化可能对 HIV 治疗产生显著影响。即便通过 ART 成功抑制病毒，免疫功能的恢复可能并不充分。启动 ART 时的年龄越大，免疫恢复越不理想，临床结局越差。赞比亚的一项研究显示，与年轻成人相比，40 岁以上的成人在接受 ART 后 CD4$^+$ T 细胞计数水平恢复较差。NA-ACCORD 研究也发现，从 40 岁起，治疗 24 个月后的免疫应答随着年龄增长而下降，尽管年龄对病毒抑制效果没有影响。另一项法国的研究发现，50 岁以上的患者病毒抑制率较高，但 CD4$^+$ T 细胞计数恢复速度更慢，且发展为晚期艾滋病的风险更高。这些发现强调了 HIV 感染早期诊断和抗病毒治疗的重要性。

免疫系统的老化还可能影响药物的吸收、分布和代谢，从而影响抗病毒药物的效果。一些抗病毒药物可能在老年人体内停留时间延长，增加药物的累积，进而导致副作用的发生，尤其是使用药物浓度增强剂的方案。因此，老年人的生理变化需要在治疗计划中得到充分考虑。

生理变化还体现在老年人对药物的耐受性上。老年人通常伴随有其他慢性疾病，如心血管疾病、骨密度下降等，一些有可能引起或加重这些疾病风险的抗病毒药物的使用要更为谨慎。

（五）心理和社会因素

心理和社会因素对老年 HIV 感染者的抗病毒治疗具有重要的影响。社会隔离、耻辱感、孤独感，以及对 HIV 的社会偏见可能导致老年人在治疗过程中遭遇更大的心理压力，从而影响药物依从性，使得老年人更难坚持规定的治疗方案。

心理支持服务可以帮助老年患者更好地应对治疗过程中的心理压力。定期的心理咨询、支持小组活动，以及与家庭成员的沟通都可以帮助缓解老年人的心理负担。医疗团队应该关注老年患者可能面临的心理健康问题，及时介入并提供必要的治疗。

社会因素也可能影响老年人的治疗结果。经济状况、家庭支持和医疗保健可及性都是重要的考虑因素。一些老年人可能因为经济拮据而无法负担治疗费用，从而影响药物的获取和依从性。活动不便也会影响老年患者的治疗随访。家庭成员的支持和社会服务机构的介入，提供经济援助和其他支持，可以在很大程度上改善老年患者的治疗条件。

在治疗规划中融入社会和心理支持，促进老年人的整体健康，是保障治疗成功的一个关键环节。医疗团队还需要与老年人的家庭成员和社区合作，共同应对可能影响治疗的社会因素，从而提供全面的支持和关怀。

四、预后

随着 ART 的普及和改进，HIV 感染者的预期寿命正在逐渐接近 HIV 阴性人群，特别是接受早期治疗的感染者。虽然较早期的研究显示老年 HIV 感染者在接受 ART 后免疫恢复可能有所延迟，但最新的数据表明 ART 能显著降低这一群体的 HIV 相关病死率。在 CD4$^+$ T 细胞计数更高时开始 ART，45～65 岁的 HIV 感染者死亡风险显著下降。虽然老年 HIV 感染者整体病死率在下降，但非艾滋病因素导致的死亡比例却在上升，病死率仍高于年轻感染者，诊断为 HIV 感染时年龄较大的患者病死率更高。因此，针对老年 HIV 感染者的治疗策略需要综合考虑多个因素，并进行个体化的制定，以最大程度地提高治疗效果和患者的生活质量。

（黄晓婕　曹文慧）

第八节　精英控制者

所谓"精英控制者"是指一小部分 HIV 感染者在没有进行 ART 的情况下, 血浆 HIV-1 RNA 水平维持在检测水平以下(<50 拷贝 /ml)数年, 关于这些人启动 ART 益处的数据非常有限, 如何对他们进行最佳管理仍存在不确定性。

一、是否进行 ART 之考量

既往 START 和 TEMPRANO 研究已表明, 无论 CD4+ T 细胞计数如何, 启动 ART 对患者明显有益。因此, 强烈不鼓励推迟 ART 以确定患者是否为长期不进展的精英控制者。START 研究中也包括了许多病毒载量非常低的 HIV 感染者, 结果提示无论病毒血症程度如何, 立即开始启动 ART 均有益处。但该研究并没有包括足够数量的精英控制者, 难以确定 ART 在这一特定人群中的临床影响。

同时, 精英控制状态也并不一定能长期保持, 除极个别患者(如"旧金山病人")在随访期间病毒载量均持续低于检测值下限, 更多的精英控制者最终都会失去对病毒的抑制, 继而发生持续的病毒复制, 最终缓慢进展到艾滋病期。一项美国的研究显示, 自发性病毒控制(定义为在没有进行 ART 的情况下, 1 年内至少 3 次 HIV RNA<50 拷贝 /ml)的发生率为每年 1.22%, 并且与病毒血症突破(即在无法检测到的时期之间出现可检测到的病毒血症)显著相关。

免疫进展风险(即 CD4+ T 细胞计数进行性下降)也在许多对照队列中得到证实, CD4+ T 细胞的减少与病毒突变和持续的低水平病毒复制有关。一些研究观察了 ART 对精英控制者的效果, 研究报告显示 ART 后精英控制者 CD4+ T 细胞数增加, 免疫功能恢复。

除了病毒学及免疫学进展, 即使是 CD4+ T 细胞计数正常的精英控制者也显示出异常高的免疫激活和动脉粥样硬化相关标志物水平, 可能导致非艾滋病相关疾病的风险增加, 并与 HIV 感染者的不良预后有关。一项观察性研究表明, 精英控制者比普通人群和接受 ART 的患者更常因心血管和呼吸系统疾病住院。此外, 一项包含 4 例高 CD4+ T 细胞计数的精英控制者的研究显示, 在 ART 开始后免疫激活标志物整体降低, 似乎经历了异常免疫激活的改善, 这表明在精英控制者中 ART 可能是有益的。同时, 精英控制者也会发生癌症, 虽然发病率可能不易估计, 但癌症的类型与接受 ART 的患者及一般患者的癌症类型相似。癌症治疗可能会影响免疫系统, 削弱病毒控制, 并导致 HIV 病毒载量失去控制, 如之前或同时伴随 ART 可能会预防这种情况的发生。

基于病毒储存库方面, 上述研究同时观察了血液和直肠活检组织中 HIV RNA 和 HIV DNA 水平的变化, 显示经 ART 后血浆和直肠 HIV RNA 水平显著降低, 血液中 HIV DNA 总量显著降低。另有研究同样显示, ART 特异性 CD8+ T 细胞(CD38 和 HLA-DR 阳性, 即控制 HIV 的 CD8s 的已知标记)显著下降, IP-10 炎症标志物下降, 可能反映了储存库 HIV 数量减少, 提示 ART 可能导致有复制能力的 HIV 储存库大量损耗。该研究亦观察到精英控制者中 ART 安全性良好和患者自主报告生活质量的改善。但是, 这些数据依然没有清晰地明确 ART 是否减少了 HIV 储存库, 是否减少了非艾滋病相关疾病的发生。

从传播的角度, 在精英控制者中启动 ART 能否降低 HIV 传播风险? 目前从未有过精英控制者传播 HIV 的报道, 但精英控制者可能更愿意将 ART 作为"治疗即预防"的工具。

以上问题通常相互关联。例如, 低水平病毒复制通常伴随着 CD4+ T 细胞减少、免疫激活和慢性炎症的增加。总之, ART 的潜在免疫益处是否超过了 ARV 药物毒性的潜在风险, 并最终使临床获益尚不清楚。因为精英控制者的人数非常少, 随机对照试验不太可能解决这个问题。

二、何种情况考虑启动 ART

基于以上依据, 强烈建议对有疾病进展证据的精英控制者进行 ART, 其中进展的定义是 CD4+ T 细胞计数下降或出现 HIV 相关并发症或合并症。Lambotte 教授等认为, 如果精英控制者面临以下问题中的一个或几个, 就应该就是否进行 ART 和医师进行充分讨论, 尽可能精准地评估病情, 考虑启动 ART : ①病毒复制失控；②间歇性病毒血症（blips）；③希望降低 HIV 传播风险；④CD4$^+$ T 细胞计数下降；⑤持续、过度地免疫激活；⑥发生心血管疾病或癌症等合并症。

具体到临床场景的建议如下。

（1）病毒载量超过 1 000 拷贝/ml：开始 ART。

（2）病毒载量始终在 50～1 000 拷贝/ml 之间，CD4$^+$ T 细胞或 CD4/CD8 比值下降：开始 ART。

（3）病毒载量始终在 50～1 000 拷贝/ml 之间，CD4$^+$ T 细胞或 CD4/CD8 比值维持稳定：密切随访。

（4）间歇性病毒血症，伴有 CD4$^+$ T 细胞计数或 CD4/CD8 比值的下降：开始 ART。

（5）间歇性病毒血症，如果 CD4$^+$ T 细胞计数或 CD4/CD8 比值维持稳定：密切随访。

（6）癌症：考虑开始 ART。

（7）病毒载量低于检测下限，CD4$^+$ T 细胞计数或 CD4/CD8 比值下降：考虑治疗其他与 HIV 无关的合并症。

（8）合并心血管疾病、肥胖、吸烟、丙型或乙型肝炎：考虑治疗合并症。

（9）如果患者拒绝启动 ART：应后续密切随访。

三、治疗策略

对于需要抗病毒治疗的精英控制者，建议使用三药联合的经典 ART 方案。除此之外，还可以在临床试验中尝试其他治疗策略以优化 ART 和潜在不良事件。这些潜在疗法包括：两药 ART、长效注射药物、抗 HIV 特异性广谱中和抗体。这些策略可能有助于减少非艾滋病定义事件的发生，强烈建议采用个性化和以患者为中心的方法来治疗精英控制者。

（陈志敏）

第九节 HIV-2 感染

相比 HIV-1 而言，HIV-2 感染的特征通常表现为：无症状期更长、血浆病毒载量较低、CD4$^+$ T 细胞计数下降更慢、传播率更低、生存时间中位数更长、病死率更低。然而，如果在没有 ART 干预的情况下，随着时间的推移，大多数 HIV-2 感染者将进展为艾滋病期并最终死亡。有研究显示，在校正 CD4$^+$ T 细胞计数、年龄和性别后，HIV-1 和 HIV-2 感染的艾滋病晚期患者的病死率相近。因此，ART 对 HIV-2 感染具有重要作用。

一、ART 的目标

ART 的目标与 HIV-1 感染的 ART 目标一致，即持久抑制 HIV-2 复制、恢复免疫功能、减少病毒变异及耐药发生、抑制 HIV-2 感染疾病的进展、减少或不再发生相关并发症、阻断 HIV-2 传播、延长患者生存期和提高生存质量。尽管没有关于 HIV-2 治疗作为预防的数据，但 HIV-1 感染者的研究数据和关于 HIV-2 传播自然史的数据均表明，有效的 ART 能降低性传播风险。

二、ART 的监测与评估

HIV-2 患者需要持续监测 CD4$^+$ T 细胞计数，因为在血浆中无法检测到 HIV-2 病毒载量的情况下仍可能发生疾病进展。接受 ART 的 HIV-2 感染者的疗效评估和临床监测与 HIV-1 感染者一致，包括 CD4$^+$ T 细胞计数、病毒载量、实验室检查（如血红蛋白、肌酐和肝功能）、筛查和治疗各种合并症（如结核病、HBV 感染、HCV 感染和其他性传播疾病）。建议接种疫苗（如 COVID-19、HBV 和 HPV 疫苗）和健康保健。需要持续保证随访和治疗的依从性。由于缺乏广泛可用的 HIV-2 病毒载量和耐药检测，对 HIV-2 感染者免疫或病毒学失败的评估变得更为复杂。鉴于在自然状态下的 HIV-2 感染者中发现固有的低病毒载量，因此还没有定义病毒学失败的标准。此外，如何定义在开始 ART 前已无法检测到病毒载量个体的失败尚不清楚。一些研究表明，在接受 ART 的 HIV-2 感染者中，CD4$^+$ T 细胞计数比 HIV-1 感染者的改善更慢，从而使判断 HIV-2 感染者免疫功能缺陷或重建更加困难。因此,目前使用包括病毒学失败、缺乏较好的免疫重建、发生新的机会性感染或艾滋病相关恶性肿瘤在内的综合疗效终点来定义 HIV-2 治疗失败,如治疗失败应及时更换 ART 方案。

三、ART 时机

HIV-2 感染者的 ART 比 HIV-1 更具挑战性。与指导 HIV-1 感染者抗病毒治疗丰富的科学和临床证据相比,对 HIV-2 感染者的 ART 知之甚少。现有的 HIV-2 抗逆转录病毒治疗指南和建议是基于回顾性队列研究、小病例系列、个案报告、体外数据和 HIV-1 感染者治疗数据的额外推断。关于何时开始启动 ART、选择何种初始或后续 ART 方案,尚无随机对照试验报告。因此,最佳治疗策略及何时开始启动治疗尚未确定。鉴于许多 HIV-2 感染者在开始治疗后 CD4$^+$ T 细胞计数恢复较差,有必要尽早启动 ART。

普遍认为,在出现以下情况时应开始治疗:HIV-1/HIV-2 双重感染者、有症状的 HIV-2 感染(WHO 分期 3 或 4 期,美国 CDC 分期 B 或 C 期)、CD4$^+$ T 细胞计数<500 个/μl、妊娠或哺乳、合并 HBV 感染,以及血清学不一致的伴侣。亦有小部分试验对未接受 ART 且基线 CD4$^+$ T 细胞计数>500 个/μl 的 HIV-2 成年感染者启动 ART,结果显示 CD4$^+$ T 细胞计数显著增加,表明早期治疗具有免疫学益处。对于 CD4$^+$ T 细胞计数正常且检测不到 HIV-2 病毒载量的无症状感染者,应权衡使用 ART 的风险与改善临床结局和预防 HIV-2 传播的未知益处,由医患共同决定是否启动 ART。

四、抗 HIV-2 药物

一些国家和国际指南推荐了针对 HIV-2 感染的初始和二线 ART 首选和替代药物方案。然而,目前还没有随机对照临床试验数据来支持这些方案的有效性。ARV 药物的选择主要参考体外药敏数据,以及队列研究和小型单组试验的观察性数据。与 HIV-1 感染的治疗相似,采用三药联合治疗方案,以两种 NRTI 作为治疗方案的骨干,与第 3 种核心药物联用。没有证据支持在感染 HIV-2 的个体中采用两药方案或其他形式的简化方案的有效性。

1. **核苷类逆转录酶抑制剂(NRTIs)**　来自体外研究的数据表明,HIV-2 和 HIV-1 对当前临床使用的所有 NRTIs 同样敏感。然而,HIV-2 比 HIV-1 更有可能对 NRTIs 产生耐药性。HIV-2 感染相关的传播性耐药报道罕见,但在法国一项纳入 47 例未接受 ART 的 HIV-2 感染者的研究中,超深度测序显示其中 3 人的血浆病毒耐药相关突变(RAM)高于 20% 的检测阈值,NRTIs 的传播耐药率为 7.9%(95% CI 0～16.5%)。获得性耐药在病毒学失败的经治患者中普遍存在。耐药数据表明 TDF 和 ABC 比 AZT 更适合作为一线用药。常见突变包括针对 3TC/FTC(如 M184V)和多数 NRTI(如 Q151M 通路)的高水平耐药突变。体外试验数据显示,HIV-2 只要发生 2 种 NRTI 突变(如 Q151M 和 M184V),即可对 AZT 和 3TC 产生完全耐药性。相比之下,患者存在已知可使其他 NRTI 敏感性降低的突变时(如 K65R 和/或 Q151M),TDF 和 ABC 可能仍有部分活性,但 3 种主要的 NRTI 突变全部存在时(即 K65R、Q151M 和 M184V),将对 NRTIs 类药物普遍耐药。HIV-2 逆转录酶中似乎并没有出现像 HIV-1 中积累的胸腺嘧啶类似物突变(TAM)的经典模式。几项小型研究显示,可针对双 NRTI 方案未能获得良好疗效的 HIV-2 感染者换用三种 NRTI 联合治疗方案,但其有效性的临床数据仍充满争议。

2. **非核苷类逆转录酶抑制剂(NNRTIs)**　HIV-2 对 NNRTIs 具有内在耐药性,包括第二代药物,例如依曲韦林、利匹韦林和多拉韦林,因此不推荐使用。

3. **蛋白酶抑制剂(PIs)**　总的来说,含有抗 HIV-2 活性的增强 PI+两种 NRTI 方案比只含有两种或三种 NRTI 的方案更有利于病毒学和免疫应答。DRV、LPV 和 SQV 对 HIV-2 的活性高于其他 PI。虽然在体外 LPV/r 比 DRV 对 HIV-2 活性更强,但耐受性较差,一般优先考虑使用增强 DRV 以提高疗效和依从性。较早期的未增强 PI 为基础的方案,包括 NFV 或 IDV 加 AZT 和 3TC,以及以 ATV 为基础的方案均显示临床成功率较低,应避免使用。HIV-2 蛋白酶含有与 HIV-1 耐药性相关的基因多态性,包括主要突变(如 V32I/L、M46I/V、I47V)和次要突变(如 L10VI、E35G/R、Q58E、A71V/I、G73A/T),这些突变可能是各种 PIs 抗 HIV-2 效价不同的原因,还会增加 HIV-2 感染者使用基于 PI 的 ART 方案病毒学失败风险。

4. **整合酶抑制剂（INSTIs）** 所有的 INSTIs，包括 RAL、EVG、DTG、BIC 和 CAB，体外试验均显示具有对 HIV-2 的有效活性。在观察性研究中，以 INSTIs 为基础的方案显示出良好的治疗效果。三个小型、单臂、开放标签的临床试验评估了基于 INSTIs 的方案对未接受 ART 的 HIV-2 感染者的有效性，包括 RAL+TDF/FTC、EVG/c/TDF/FTC，以及 DTG+ABC/3TC 或 TDF/FTC，所有研究在 48 周时均显示出良好的临床、免疫及病毒学疗效，为 HIV-2 治疗建议提供了迄今为止最好的证据。目前研究尚未检出治疗前基线针对 INSTIs 耐药相关的主要突变。然而，与 HIV-1 类似，HIV-2 感染者在 ART 期间也可能会产生对 INSTIs 的耐药。一项针对 HIV-2 感染者的小型研究显示，含 RAL 的 ART 方案发生病毒学失败与出现关键标记性突变相关，这些突变会导致 HIV-2 对 RAL 耐药。此外，HIV-1 感染的主要 INSTIs 耐药突变 Q148R 和 N155H 也会导致 HIV-2 出现耐药性。另一种主要突变 Y143C 本身不会使 HIV-2 产生显著耐药性，但在伴随其他特定突变时可诱导耐药。新的数据也显示，整合酶抑制剂耐药突变 G118R 和 231ins（在整合酶 231 位密码子插入 5 个氨基酸）可造成对第一代和第二代 INSTI 耐药。

5. **其他抗病毒药物**

（1）融合抑制剂：HIV-2 对 T-20 具有内在耐药性，不推荐使用。

（2）CCR5 拮抗剂：MVC 似乎对某些 HIV-2 分离物有活性。虽然已经开发了基因型和表型方法来评估共受体的使用，但目前没有商业化的检测手段来确定 HIV-2 的宿主细胞趋向性。并且已知 HIV-2 除了使用 CCR5 和 CXCR4 受体外，还使用许多其他次要的共受体，例如 CCR1、CCR2b、CCR3、CXCR6 和 GPR15，而且对这些受体的亲和力比 HIV-1 更强。因此不推荐 CCR5 拮抗剂用于抗 HIV-2。

（3）单克隆抗体：体外试验显示伊巴珠单抗（IBA）对 HIV-2 分离株有活性。

（4）附着抑制剂：有限的数据表明，HIV-2 对福替沙韦（FTR）具有内在耐药性，是否有效尚不清楚。

（5）衣壳抑制剂：来那帕韦（LEN）在体外对 HIV-2 显示出纳摩尔级别的效力，但对 HIV-2 的活性比 HIV-1 低 11～25 倍。

五、初治 ART 方案

在获得更明确的结果数据之前，对 HIV-2 单一感染或 HIV-1/HIV-2 双重感染者的管理建议如下。

1. 对于大多数 HIV-2 感染者，推荐的初始抗逆转录病毒治疗方案包括 1 种 INSTIs+2 种 NRTIs。

2. 另一种推荐方案是对 HIV-2 有活性的增强 PIs（DRV 或 LPV）+2 种 NRTIs。避免使用包括 ATV、IDV、NFV 和 TPV 等对 HIV-2 疗效较差的 PI。

3. HIV-2 对 NNRTIs 具有内在耐药性，因此，不推荐使用基于 NNRTI 的方案，包括长效注射 RPV（与 CAB 联用）。

4. HIV-2 在体外表现出对附着抑制剂 FTR 的内在耐药性，有限的数据显示对 FTR 的内在抗性。因此，这些药物不推荐用于治疗 HIV-2 感染者。

5. 对于耐多药 HIV-2 感染者，可根据体外数据考虑使用 IBA 和 LEN。

6. 对于 HBV/HIV-2 合并感染者，须选择含有对 HIV-2 和 HBV 均有活性的药物。

六、经治 ART 方案

ART 启动后应监测 HIV-2 RNA 血浆水平、CD4$^+$ T 细胞计数和临床状态，综合评估治疗效果。对一线 ART 失败的 HIV-2 感染者首选治疗方案知之甚少，目前还没有正式的研究涉及 HIV-2 感染二线治疗的结果，也没有发表关于二线治疗的 HIV-2 相关指南。用于预测 HIV-1 耐药的基因型检测可能不适用于 HIV-2，且在感染 HIV-2 的患者中进行耐药性检测是否有临床益处及对后续的实施指导作用仍存在极大分歧。因此，在病毒学、免疫学或临床失败的情况下，应与 HIV-2 管理专家协商制定新的 ART 方案。

七、HIV-2 感染与妊娠

具有生育能力的 HIV-2 感染者在选择治疗方案时需要考虑与 HIV-1 感染者相似的因素，包括药物对胎儿的致畸作用等不良结局。HIV-2 围产期传播率较 HIV-1 感染者低 20～30 倍。几项研究证实，无论是否采取干预措施,HIV-2 的围产期传播率都很低(0~4%),这可能与 HIV-2 感染女性的血浆病毒载量低、CD4$^+$ T 细胞计数较高、宫颈病毒脱落较少有关。HIV-2 感染孕妇可参照 HIV-1 感染者的指南进行治疗,临床医师应确保所选择的 ART 方案也适用于治疗 HIV-2。目前建议所有感染 HIV-2 的孕妇使用 2 种 NRTI+1 种 INSTI 或增强 PI 方案。基于 HIV-1 感染孕妇临床试验中获得的药物有效性和安全性数据,以下方案可用于治疗 HIV-2 感染孕妇和有生育意愿的女性:DTG、BIC、RAL 或 DRV/r+2 个 NRTI(ABC+3TC 或 TDF/TAF+FTC/3TC)。AZT 加 3TC 可作为替代的两种 NRTI 骨干药物。所有未合并 HIV-1 的 HIV-2 感染产妇所生的婴儿都应接受为期 4 周的 AZT 预防方案。根据新生儿感染 HIV 的风险进行抗病毒管理。如果孕妇已经在使用抗 HIV-2 的 ART 方案,则应继续治疗。一旦开始治疗,则参照 HIV-1 感染者的建议,应在产后继续进行 ART。

（陈志敏）

参 考 文 献

［1］World Health Organization. Hepatitis C. (2023-07-18)［2023-11-01］. https：//www.who.int/news-room/fact-sheets/detail/hepatitis-c.

［2］PLATT L, EASTERBROOK P, GOWER E, et al. Prevalence and burden of HCV co-infection in people living with HIV：A global systematic review and meta-analysis. Lancet Infect Dis, 2016, 16(7)：797-808.

［3］ZHANG F J, ZHU H, WU Y S, et al. HIV, hepatitis B virus, and hepatitis C virus co-infection in patients in the China National Free Antiretroviral Treatment Program, 2010-12：A retrospective observational cohort study. Lancet Infect Dis, 2014, 14(11)：1065-1072.

［4］郭朋乐, 蔡卫平, 陈谐捷, 等. 合并 HBV、HCV 感染对获得性免疫缺陷综合征患者死亡原因影响的研究. 中华肝脏病杂志, 2018, 26(7)：495-498.

［5］MACÍAS J, BERENGUER J, JAPÓN M A, et al. Fast fibrosis progression between repeated liver biopsies in patients coinfected with human immunodeficiency virus/hepatitis C virus. Hepatology, 2009, 50(4)：1056-1063.

［6］CHALOUNI M, POL S, SOGNI P, et al. Increased mortality in HIV/HCV-coinfected compared to HCV-monoinfected patients in the DAA era due to non-liver-related death. J Hepatol, 2021, 74(1)：37-47.

［7］LIN W Y, WANG X C, ZHANG J B, et al. A simple, feasible, efficient and safe treatment strategy of sofosbuvir/velpatasvir for chronic HCV/HIV-1 coinfected patients regardless of HCV genotypes：A multicenter, open-label study in China. Lancet Reg Health West Pac, 2023, 36：100749.

［8］中华医学会肝病学分会, 中华医学会感染病学分会. 丙型肝炎防治指南(2022 年版). 中华肝脏病杂志, 2022, 30(12)：1332-1348.

［9］World Health Organization. Hepatitis B. (2023-07-18)［2024-02-01］. https：//www.who.int/news-room/fact-sheets/detail/hepatitis-b.

［10］World Health Organization. HIV/AIDS. (2023-07-13)［2024-02-01］. https：//www.who.int/zh/news-room/fact-sheets/detail/hiv-aids.

［11］LEUMI S, BIGNA J J, AMOUGOU M A, et al. Global burden of hepatitis B infection in people living with human immunodeficiency virus：A systematic review and meta-analysis. Clin Infect Dis, 2020, 71(11)：2799-2806.

［12］曹阳, 周明浩, 翟祥军. 我国 HIV 感染者合并感染 HBV 现况. 中华流行病学杂志, 2021, 42(2)：327-334.

［13］PATEL E U, THIO C L, BOON D, et al. Prevalence of hepatitis B and hepatitis D virus infections in the United States, 2011-2016. Clin Infect Dis, 2019, 69(4)：709-712.

［14］BODSWORTH N J, COOPER D A, DONOVAN B. The influence of human immunodeficiency virus type 1 infection on the development of the hepatitis B virus carrier state. J Infect Dis, 1991, 163(5)：1138-1140.

［15］GILSON R J, HAWKINS A E, BEECHAM M R, et al. Interactions between HIV and hepatitis B virus in homosexual men：Effects on the natural history of infection. AIDS, 1997, 11(5)：597-606.

［16］KOUAMÉ G M, BOYD A, MOH R, et al. Higher mortality despite early antiretroviral therapy in human immunodeficiency virus and hepatitis B virus(HBV)-coinfected patients with high HBV replication. Clin Infect Dis, 2018, 66(1)：112-120.

［17］中华医学会感染病学分会艾滋病丙型肝炎学组, 中国疾病预防控制中心. 中国艾滋病诊疗指南(2021 年版). 中华内科杂志, 2021, 60(12)：1106-1128.

［18］European AIDS Clinical Society. EACS guidelines version 11.1, October 2022.（2022-10-12）［2024-02-01］. https：//www. eacsociety.org/media/guidelines-11.1_final_09-10.pdf.

［19］The U.S. Department of Health and Human Services Panel on Antiretroviral Guidelines for Adults and Adolescents. Guidelines for the use of antiretroviral agents in adults and adolescents with HIV.（2024-09-12）［2024-09-20］. https：// clinicalinfo.hiv.gov/en/guidelines/adult-and-adolescent-arv.

［20］EKE A C, BROOKS K M, GEBREYOHANNES R D, et al. Tenofovir alafenamide use in pregnant and lactating women living with HIV. Expert Opin Drug Met, 2020, 16（4）: 333-342.

［21］AVIHINGSANON A, LU H Z, LEONG C L, et al. Bictegravir, emtricitabine, and tenofovir alafenamide versus dolutegravir, emtricitabine, and tenofovir disoproxil fumarate for initial treatment of HIV-1 and hepatitis B coinfection（ALLIANCE）: A double-blind, multicentre, randomised controlled, phase 3 noninferiority trial. Lancet HIV, 2023, 10（10）: e640-e652.

［22］HAVLIR D V, KENDALL M A, IVE P, et al. Timing of antiretroviral therapy for HIV-1 infection and tuberculosis. N Engl J Med, 2011, 365（16）: 1482-1491.

［23］TOROK M E, YEN N T, CHAU T T, et al. Timing of initiation of antiretroviral therapy in human immunodeficiency virus （HIV）-associated tuberculous meningitis. Clin Infect Dis, 2011, 52（11）: 1374-1383.

［24］中国性病艾滋病防治协会 HIV 合并结核病专业委员会. 人类免疫缺陷病毒感染/艾滋病合并结核分枝杆菌感染诊治专家共识. 新发传染病电子杂志, 2022, 7（1）: 73-87.

［25］SOKHELA S. The Effect of Rifampicin on the Pharmacokinetics of Intracellular Tenofovir-diphosphate and Tenofovir When Coadministered With Tenofovir Alafenamide Fumarate During the Maintenance Phase of Tuberculosis Treatment in TB/ HIV-1 Coinfected Participants.（2020-06-10）［2024-03-20］. https：//adisinsight.springer.com/trials/700322862.

［26］BROOKS K M, GEORGE J M, PAU A K, et al. Cytokine-mediated systemic adverse drug reactions in a drug-drug interaction study of dolutegravir with once-weekly isoniazid and rifapentine. Clin Infect Dis, 2018, 67（2）: 193-201.

［27］CERRONE M, ALFARISI O, NEARY M, et al. Rifampicin effect on intracellular and plasma pharmacokinetics of tenofovir alafenamide. J Antimicrob Chemother, 2019, 74（6）: 1670-1678.

［28］ZASH R, HOLMES L, DISEKO M, et al. Neural-tube defects and antiretroviral treatment regimens in Botswana. N Engl J Med, 2019, 381（9）: 827-840.

［29］TSHIVUILA-MATALA C O O, HONEYMAN S, NESBITT C, et al. Adverse perinatal outcomes associated with antiretroviral therapy regimens: systematic review and network meta-analysis. AIDS, 2020, 34（11）: 1643-1656.

［30］CANIGLIA E C, SHAPIRO R, DISEKO M, et al. Weight gain during pregnancy among women initiating dolutegravir in Botswana. EClinicalMedicine, 2020, 29/30: 100615.

［31］BAXEVANIDI E E, ASIF S, QAVI A, et al. Predicted long-term adverse birth and child health outcomes in the ADVANCE trial.（2021-03-06）［2024-04-14］. https：//www.croiconference.org/abstract/predicted-long-term-adverse-birth-and-child-health-outcomes-in-the-advance-trial/.

［32］GALLI L, PULITI D, CHIAPPINI E, et al. Is the interruption of antiretroviral treatment during pregnancy an additional major risk factor for mother-to-child transmission of HIV type 1？. Clin Infect Dis, 2009, 48（9）: 1310-1317.

［33］European AIDS Clinical Society. EACS Guidelines Version 12.0.（2023-12-10）［2024-04-14］. https：//www.eacsociety.org/ guidelines/eacs-guidelines/.

［34］中华医学会感染病学分会艾滋病丙型肝炎学组, 中国疾病预防控制中心. 中国艾滋病诊疗指南（2021 年版）. 中国艾滋病性病, 2021, 27（11）: 1182-1201.

［35］ZHANG H, HINDMAN J T, LIN L, et al. A study of the pharmacokinetics, safety, and efficacy of bictegravir/emtricitabine/ tenofovir alafenamide in virologically suppressed pregnant women with HIV. AIDS, 2024, 38（1）: F1-F9.

［36］WAITT C, ORRELL C, WALIMBWA S, et al. Safety and pharmacokinetics of dolutegravir in pregnant mothers with HIV infection and their neonates: A randomised trial（DolPHIN-1 study）. PLoS Med, 2019, 16（9）: e1002895.

［37］JOAO E C, MORRISON R L, SHAPIRO D E, et al. Raltegravir versus efavirenz in antiretroviral-naive pregnant women living with HIV（NICHD P1081）: An open-label, randomised, controlled, phase 4 trial. Lancet HIV, 2020, 7（5）: e322-e331.

［38］PATEL K, HUO Y, JAO J, et al. Dolutegravir in pregnancy as compared with current HIV regimens in the United States. N Engl J Med, 2022, 387（9）: 799-809.

［39］GERETTI A M, FOX Z, JOHNSON J A, et al. Sensitive assessment of the virologic outcomes of stopping and restarting non-nucleoside reverse transcriptase inhibitor-based antiretroviral therapy. PLoS One, 2013, 8（7）: e69266.

［40］ALAGARATNAM J, PETERS H, FRANCIS K, et al. An observational study of initial HIV RNA decay following initiation of combination antiretroviral treatment during pregnancy. AIDS Res Ther, 2020, 17(1): 41.

[41] PATEL M, TEDALDI E, ARMON C, et al. HIV RNA suppression during and after pregnancy among women in the HIV outpatient study, 1996 to 2015. J Int Assoc Provid AIDS Care, 2018, 17: 2325957417752259.

[42] NACHEGA J B, UTHMAN O A, ANDERSON J, et al. Adherence to antiretroviral therapy during and after pregnancy in low-income, middle-income, and high-income countries: A systematic review and meta-analysis. AIDS, 2012, 26(16): 2039-2052.

[43] KATZ I T, LEISTER E, KACANEK D, et al. Factors associated with lack of viral suppression at delivery among highly active antiretroviral therapy-naive women with HIV: A cohort study. Ann Intern Med, 2015, 162(2): 90-99.

[44] WOLDESENBET S A, KUFA T, BARRON P, et al. Viral suppression and factors associated with failure to achieve viral suppression among pregnant women in South Africa. AIDS, 2020, 34(4): 589-597.

[45] MCKINNEY J, JACKSON J, SANGI-HAGHPEYKAR H, et al. HIV-adapted group prenatal care: Assessing viral suppression and postpartum retention in care. AIDS Patient Care STDS, 2021, 35(2): 39-46.

[46] DI BIAGIO A, AMERI M, SIRELLO D, et al. Is it still worthwhile to perform quarterly CD4$^+$ T lymphocyte cell counts on HIV-1 infected stable patients? . BMC Infect Dis, 2017, 17(1): 127.

[47] BIADGO B, AMBACHEW S, ABEBE M, et al. Gestational diabetes mellitus in HIV-infected pregnant women: A systematic review and meta-analysis. Diabetes Res Clin Pract, 2019, 155: 107800.

[48] KOOPSEN J, MATTHEWS G, ROCKSTROH J, et al. Hepatitis C virus transmission between eight high-income countries among men who have sex with men: A whole-genome analysis. Lancet Microbe, 2023, 4(8): e622-e631.

[49] 中国疾病预防控制中心性病艾滋病预防控制中心. 国家免费艾滋病抗病毒药物治疗手册. 5 版. 北京: 人民卫生出版社, 2023.

[50] 中华医学会感染病学分会艾滋病丙型肝炎学组, 中国疾病预防控制中心. 中国艾滋病诊疗指南(2021 年版). 协和医学杂志, 2022, 13(2): 203-226.

[51] PATEL K, ASRANI S K, FIEL M I, et al. Accuracy of blood-based biomarkers for staging liver fibrosis in chronic liver disease: A systematic review supporting the AASLD Practice Guideline. Hepatology, 2025, 81(1): 358-379.

[52] BERENGUER J, ALDÁMIZ-ECHEVARRÍA T, HONTAÑÓN V, et al. Clinical outcomes and prognostic factors after HCV clearance with DAA in HIV/HCV coinfected patients with advanced fibrosis/cirrhosis. Hepatology, 2025, 81(1): 238-253.

[53] COOKE G S, FLOWER B, CUNNINGHAM E, et al. Progress towards elimination of viral hepatitis: A Lancet Gastroenterology and Hepatology Commission update. Lancet Gastroenterol Hepatol, 2024, 9(4): 346-365.

[54] CROXFORD S, KITCHING A, DESAI S, et al. Mortality and causes of death in people diagnosed with HIV in the era of highly active antiretroviral therapy compared with the general population: An analysis of a national observational cohort. Lancet Public Health, 2017, 2(1): e35-e46.

[55] The American Association for the Study of Liver Diseases, The Infectious Diseases Society of America. Recommendations for testing, managing, and treating hepatitis C.(2022-10-24)[2024-03-20]. http://www.hcvguidelines.org/.

[56] THIO C L, SEABERG E C, SKOLASKY R J R, et al. HIV-1, hepatitis B virus, and risk of liver-related mortality in the Multicenter Cohort Study(MACS). Lancet, 2002, 360(9349): 1921-1926.

[57] WANDELER G, MAURON E, ATKINSON A, et al. Incidence of hepatocellular carcinoma in HIV/HBV-coinfected patients on tenofovir therapy: Relevance for screening strategies. J Hepatol, 2019, 71(2): 274-280.

[58] DEGENHARDT L, PEACOCK A, COLLEDGE S, et al. Global prevalence of injecting drug use and sociodemographic characteristics and prevalence of HIV, HBV, and HCV in people who inject drugs: A multistage systematic review. Lancet Glob Health, 2017, 5(12): e1192-e1207.

[59] LYLES C M, MARGOLICK J B, ASTEMBORSKI J, et al. The influence of drug use patterns on the rate of CD4$^+$ lymphocyte decline among HIV-1-infected injecting drug users. AIDS, 1997, 11(10): 1255-1262.

[60] LUCAS G M, GRISWOL M, GEBO K A, et al. Illicit drug use and HIV-1 disease progression: A longitudinal study in the era of highly active anti-retroviral therapy. Am J Epidemiol, 2006, 163(5): 412-420.

[61] MOORE R D, KERULY J C, CHAISSON R E. Differences in HIV disease progression by injecting drug use in HIV-infected persons in care. J Acquir. Immune Defic Synd, 2004, 35(1): 46-51.

[62] ACEIJAS C, OPPENHEIMER E, STIMSON G V, et al. Antiretroviral treatment for injecting drug users in developing and transitional countries 1 year before the end of the "Treating 3 million by 2005. Making it happen. The WHO strategy" ("3by5"). Addiction, 2006, 101(9): 1246-1253.

[63] MATHERS B M, DEGENHARDT L, PHILLIPS B, et al. Global epidemiology of injecting drug use and HIV among people who inject drugs: A systematic review. Lancet, 2008, 372(9651): 1733-1745.

[64] CELENTANO D D, GALAI N, SETHI A K, et al. Time to initiating highly active antiretroviral therapy among HIV-infected injection drug users. AIDS, 2001, 15(13): 1707-1715.

[65] CHANDER G, HIMELHOCH S, MOORE R D. Substance abuse and psychiatric disorders in HIV-positive patients: Epidemiology and impact on antiretroviral therapy. Drugs, 2006, 66(6): 769-789.

[66] NOSYK B, MIN J E, EVANS E, et al. The effects of opioid substitution treatment and highly active antiretroviral therapy on the cause-specific risk of mortality among HIV-positive people who inject drugs. Clin Infect Dis, 2015, 61(7): 1157-1165.

[67] 豆智慧, 张福杰, 赵燕, 等. 2002—2014 年中国免费艾滋病抗病毒治疗进展. 中华流行病学杂志, 2015, 36(12): 1345-1350.

[68] WOLFE D, CARRIERI M P, SHEPARD D. Treatment and care for injecting drug users with HIV infection: A review of barriers and ways forward. Lancet, 2010, 376(9738): 355-366.

[69] LONG E F, BRANDEAU M L, GALVIN C M, et al. Effectiveness and cost-effectiveness of strategies to expand antiretroviral therapy in St. Petersburg, Russia. AIDS, 2006, 20(17): 2207-2215.

[70] MIENTJES G H, MIEDEMA F, VAN AMEIJDEN E J, et al. Frequent injecting impairs lymphocyte reactivity in HIV-positive and HIV-negative drug users. AIDS, 1991, 5(1): 35-41.

[71] CARRICO A W, GOMICRONMEZ W, JAIN J, et al. Randomized controlled trial of a positive affect intervention for methamphetamine users. Drug Alcohol Depend, 2018, 192: 8-15.

[72] MOORE D J, PASIPANODYA E C, UMLAUF A, et al. Individualized texting for adherence building (iTAB) for methamphetamine users living with HIV: A pilot randomized clinical trial. Drug Alcohol Depend, 2018, 189: 154-160.

[73] TRAN B X, OHINMAA A, DUONG A T, et al. Cost-effectiveness of methadone maintenance treatment for HIV-positive drug users in Vietnam. AIDS Care, 2012, 24(3): 283-290.

[74] BRACCHI M, STUART D, CASTLES R, et al. Increasing use of 'party drugs' in people living with HIV on antiretrovirals: A concern for patient safety. AIDS, 2015, 29(13): 1585-1592.

[75] WOOD E, HOGG R S, YIP B, et al. Rates of antiretroviral resistance among HIV-infected patients with and without a history of injection drug use. AIDS, 2005, 19(11): 1189-1195.

[76] WERB D, MILLS E J, MONTANER J S G, et al. Risk of resistance to highly active antiretroviral therapy among HIV-positive injecting drug users: A meta-analysis. Lancet Infect Dis, 2010, 10(7): 464-469.

[77] Centers for Disease Prevention and Control. HIV in the US by age: HIV diagnoses. (2024-04-22) [2024-05-20]. https://www.cdc.gov/hiv/data-research/facts-stats/age.html.

[78] GBD 2021 Nervous System Disorders Collaborators. Global, regional, and national burden of disorders affecting the nervous system, 1990-2021: A systematic analysis for the Global Burden of Disease Study 2021. Lancet Neurol, 2024, 23(4): 344-381.

[79] 汤后林, 金怡晨, 吕繁. 我国老年人群艾滋病防控现状与挑战. 中华流行病学杂志, 2023, 44(11): 1669-1672.

[80] GUARALDI G, MILIC J, CASCIO M, et al. Ageism: The-ism affecting the lives of older people living with HIV. Lancet HIV, 2024, 11(1): e52-e59.

[81] JUSTICE A C, GOETZ M B, STEWART C N, et al. Delayed presentation of HIV among older individuals: A growing problem. Lancet HIV, 2022, 9(4): e269-e280.

[82] AHUJA S K, MANOHARAN M S, LEE G C, et al. Immune resilience despite inflammatory stress promotes longevity and favorable health outcomes including resistance to infection. Nat Commun, 2023, 14(1): 3286.

[83] RODÉS B, CADIÑANOS J, ESTEBAN-CANTOS A, et al. Ageing with HIV: Challenges and biomarkers. EBioMedicine, 2022, 77: 103896.

[84] MARCUS J L, LEYDEN W A, ALEXEEFF S E, et al. Comparison of overall and comorbidity-free life expectancy between insured adults with and without HIV infection, 2000-2016. JAMA Netw Open, 2020, 3(6): e207954.

[85] CHOUDHARY S K, VRISEKOOP N, JANSEN C A, et al. Low immune activation despite high levels of pathogenic human immunodeficiency virus type 1 results in long-term asymptomatic disease. J Virol, 2007, 81(16): 8838-8842.

[86] Insight Start Study Group, LUNDGREN J D, BABIKER A G, et al. Initiation of antiretroviral therapy in early asymptomatic HIV infection. N Engl J Med, 2015, 373(9): 795-807.

［87］BADJE A, MOH R, GABILLARD D, et al. Effect of isoniazid preventive therapy on risk of death in west African, HIV-infected adults with high CD4 cell counts: Long-term follow-up of the Temprano ANRS 12136 trial. Lancet Glob Health, 2017, 5(11): e1080-e1089.

［88］SERETI I, GULICK R M, KRISHNAN S, et al. ART in HIV-positive persons with low pretreatment viremia: results from the START trial. J Acquir Immune Defic Syndr, 2019, 81(4): 456-462.

［89］YANG O O, CUMBERLAND W G, ESCOBAR R, et al. Demographics and natural history of HIV-1-infected spontaneous controllers of viremia. AIDS, 2017, 31(8): 1091-1098.

［90］GROVES K C, BIBBY D F, CLARK D A, et al. Disease progression in HIV-1-infected viremic controllers. J Acquir Immune Defic Syndr, 2012, 61(4): 407-416.

［91］LEON A, PEREZ I, RUIZ-MATEOS E, et al. Rate and predictors of progression in elite and viremic HIV-1 controllers. AIDS, 2016, 30(8): 1209-1220.

［92］CHUN T W, SHAWN JUSTEMENT J, MURRAY D, et al. Effect of antiretroviral therapy on HIV reservoirs in elite controllers. J Infect Dis, 2013, 208(9): 1443-1447.

［93］PEREYRA F, LO J, TRIANT V A, et al. Increased coronary atherosclerosis and immune activation in HIV-1 elite controllers. AIDS, 2012, 26(18): 2409-2412.

［94］KRISHNAN S, WILSON E M, SHEIKH V, et al. Evidence for innate immune system activation in HIV type 1-infected elite controllers. J Infect Dis, 2014, 209(6): 931-939.

［95］CROWELL T A, GEBO K A, BLANKSON J N, et al. Hospitalization rates and reasons rmong HIV elite controllers and persons with medically controlled HIV infection. J Infect Dis, 2015, 211(11): 1692-1702.

［96］HATANO H, YUKL S A, FERRE A L, et al. Prospective antiretroviral treatment of asymptomatic, HIV-1 infected controllers. PLoS Pathog, 2013, 9(10): e1003691.

［97］OKULICZ J F, BOUFASSA F, COSTAGLIOLA D, et al. Cancers in elite controllers: Appropriate follow-up is essential. AIDS, 2016, 30(11): 1852-1855.

［98］POIZOT-MARTIN I, LAROCHE H, CANO C E, et al. Cancer risk in HIV-infected patients: Elite controllers are also concerned. AIDS, 2018, 32(5): 673-675.

［99］NOEL N, LEROLLE N, LÉCUROUX C, et al. Immunologic and virologic progression in HIV controllers: The role of viral "blips" and immune activation in the ANRS CO21 CODEX study. PLoS One, 2015, 10(7): e0131922.

［100］LI J Z, SEGAL F P, BOSCH R J, et al. Antiretroviral therapy reduces T-cell activation and immune exhaustion markers in human immunodeficiency virus controllers. Clin Infect Dis, 2020, 70(8): 1636-1642.

［101］NOËL N, SAEZ-CIRION A, AVETTAND-FENOËL V, et al. HIV controllers: To treat or not to treat? Is that the right question? . Lancet HIV, 2019, 6(12): e878-e884.

［102］TAYLOR B S, TIEU H V, JONES J, et al. CROI 2019: Advances in antiretroviral therapy. Top Antivir Med, 2019, 27(1): 50-68.

［103］ESBJÖRNSSON J, MÅNSSON F, KVIST A, et al. Long-term follow-up of HIV-2-related AIDS and mortality in Guinea-Bissau: A prospective open cohort study. Lancet HIV, 2018: S2352-3018(18)30254-6.

［104］MARTINEZ-STEELE E, AWASANA A A, CORRAH T, et al. Is HIV-2-induced AIDS different from HIV-1-associated AIDS? Data from a West African clinic. AIDS, 2007, 21(3): 317-324.

［105］DE SILVA T I, VAN TIENEN C, ONYANGO C, et al. Population dynamics of HIV-2 in rural West Africa: Comparison with HIV-1 and ongoing transmission at the heart of the epidemic. AIDS, 2013, 27(1): 125-134.

［106］BALESTRE E, EKOUEVI D K, TCHOUNGA B, et al. Immunologic response in treatment-naive HIV-2-infected patients: The IeDEA west Africa cohort. J Int AIDS Soc, 2016, 19(1): 20044.

［107］MATHERON S, DESCAMPS D, GALLIEN S, et al. First line raltegravir/emtricitabine/tenofovir combination in HIV-2 infection: Phase 2 non-comparative trial (ANRS 159 HIV-2). Clin Infect Dis, 2018, 67(8): 1161-1167.

［108］GOTTLIEB G S, RAUGI D N, SMITH R A. 90-90-90 for HIV-2? Ending the HIV-2 epidemic by enhancing care and clinical management of patients infected with HIV-2. Lancet HIV, 2018, 5(7): e390-e399.

［109］DUARTE F, MIRANDA A C, PERES S, et al. Transmitted drug resistance in drug-naïve HIV-2 infected patients. AIDS, 2016, 30(10): 1687-1688.

［110］STORTO A, VISSEAUX B, BERTINE M, et al. Minority resistant variants are also present in HIV-2-infected antiretroviral-naive patients. J Antimicrob Chemother, 2018, 73(5): 1173-1176.

[111] DEUZING I P, CHARPENTIER C, WRIGHT D W, et al. Mutation V111I in HIV-2 reverse transcriptase increases the fitness of the nucleoside analogue-resistant K65R and Q151M viruses. J Virol, 2015, 89(1): 833-843.

[112] SCHUTTEN M, VAN DER ENDE M E, OSTERHAUS A D. Antiretroviral therapy in patients with dual infection with human immunodeficiency virus types 1 and 2. N Engl J Med, 2000, 342(23): 1758-1760.

[113] SMITH R A, RAUGI D N, WU V H, et al. Comparison of the antiviral activity of bictegravir against HIV-1 and HIV-2 isolates and integrase inhibitor-resistant HIV-2 mutants. Antimicrob Agents Chemother, 2019, 63(5): e00014-19.

[114] BA S, RAUGI D N, SMITH R A, et al. A trial of a single-tablet regimen of elvitegravir, cobicistat, emtricitabine, and tenofovir disoproxil fumarate for the initial treatment of human immunodeficiency virus type 2 infection in a resource-limited setting: 48-week results from Senegal, West Africa. Clin Infect Dis, 2018, 67(10): 1588-1594.

[115] PACHECO P, MARQUES N, RODRIGUES P, et al. Safety and efficacy of triple therapy with dolutegravir plus 2 nucleoside reverse transcriptase inhibitors in treatment-naive human immunodeficiency virus type 2 patients: Results from a 48-week phase 2 study. Clin Infect Dis, 2023, 77(5): 740-748.

[116] SMITH R A, WU V H, SONG J, et al. Spectrum of activity of raltegravir and dolutegravir against novel treatment-associated mutations in HIV-2 integrase: A phenotypic analysis using an expanded panel of site-directed mutants. J Infect Dis, 2022, 226(3): 497-509.

[117] LE HINGRAT Q, COLLIN G, BACHELARD A, et al. Ibalizumab shows in-vitro activity against group A and group B HIV-2 clinical isolates. AIDS, 2022, 36(8): 1055-1060.

[118] NOWICKA-SANS B, GONG Y F, MCAULIFFE B, et al. In vitro antiviral characteristics of HIV-1 attachment inhibitor BMS-626529, the active component of the prodrug BMS-663068. Antimicrob Agents Chemother, 2012, 56(7): 3498-3507.

[119] REEVES I, CROMARTY B, DEAYTON J, et al. British HIV association guidelines for the management of HIV-2 2021. HIV Med, 2021, 22(Suppl 4): 1-29.

[120] Panel on Treatment of Hiv During Pregnancy and Prevention of Perinatal Transmission. Recommendations for the Use of Antiretroviral Drugs During Pregnancy and Interventions to Reduce Perinatal HIV Transmission in the United States. (2024-01-31)[2024-02-14]. https: //clinicalinfo.hiv.gov/en/guidelines/perinatal.

第十章 免疫重建不良

随着 ART 的广泛开展,艾滋病已成为一种慢性疾病。大多数接受 ART 的 HIV 感染者 CD4$^+$ T 细胞显著增加,预期寿命也接近一般人群的水平。然而,仍有部分 HIV 感染者在 HIV 病毒完全抑制数年后,CD4$^+$ T 细胞数量仍不能恢复至较高水平,称之为免疫重建不良者(immunological non-responders,INR)。

一、定义

目前国际上尚无 INR 的统一定义。系统文献回顾显示,较为常用的定义是:ART 后 HIV 持续抑制 1 年以上,CD4$^+$ T 细胞数持续低于 200 个/μl。不少研究显示 ART 4 年后 CD4$^+$ T 细胞增长趋于平稳并进入平台期,CD4$^+$ T 细胞计数达到 350 个/μl 以上的患者发生艾滋病机会性感染的风险显著降低。美国 DHHS 指南定义为:ART 后 4~7 年 CD4$^+$ T 细胞计数仍达不到 350 个/μl。《中国艾滋病诊疗指南(2024 版)》的诊断标准为:接受 ART 4 年以上,外周血病毒载量低于检测下限(<50 拷贝/ml)超过 3 年,CD4$^+$ T 细胞数仍持续低于 350 个/μl。

二、流行病学

由于 INR 的定义在不同国家和地区不同,各个研究存在差异,这种差异导致 INR 发生率波动较大,通常在 9%~45% 之间。一项在欧洲地区开展的大型免疫重建不良队列研究,将 ART>4 年,CD4$^+$ T 细胞计数<200 个/μl 定义为免疫重建不良,在该研究中免疫重建不良的发生率为 30.5%。另外在美国开展的一项 INR 研究,以启动 ART 后持续病毒抑制 4 年以上,CD4$^+$ T 细胞计数<500 个/μl 作为定义,其 INR 发生率为 24.5%。在非洲地区开展的一项研究表明,启动 ART 达到持续病毒抑制后,CD4$^+$ T 细胞计数<200 个/μl 的发生率为 7%。我国浙江地区开展的一项回顾性研究显示,ART>1 年,CD4$^+$ T 细胞计数<200 个/μl 的发生率为 2.9%。

三、发病机制

HIV 感染者发生 INR 的机制尚不清楚,可能涉及多个复杂的病理过程,目前研究较为明确的机制包括骨髓造血功能受损、胸腺输出功能降低、异常免疫激活及肠道菌群失调等。

1. **骨髓造血功能受损** CD4$^+$ T 细胞来源于骨髓中的造血干细胞和造血祖细胞,在胸腺中分化成熟后输出至外周血及外周淋巴组织。骨髓功能是否正常对于 CD4$^+$ T 细胞是否能够恢复至关重要。研究发现,HIV 会损伤造血干细胞,破坏骨髓造血功能。部分造血干细胞表达 HIV 病毒受体,如 CD4、CCR5 和 CXCR4,使它们易被 HIV 感染。有研究通过比较免疫重建良好和 INR 人群的骨髓样本发现,INR 人群的骨髓造血干细胞克隆能力下降,同时骨髓中 IL-2 和 TNF-α 增加,提示造血功能受损是发生 INR 的机制之一。

2. **胸腺输出功能降低** 胸腺 CD4$^+$ T 细胞输出功能的降低也被认为是发生 INR 的一个重要机制。既往人们认为，胸腺只在儿童时期处于活跃状态，然而现在的研究发现胸腺在成年时也会活跃，特别是在淋巴细胞减少的情况下，如发生 HIV 感染时。研究发现胸腺体积大小与是否发生 INR 存在关联，HIV 感染者中胸腺体积较大者比胸腺体积较小者有更好的 CD4⁺ T 细胞输出功能。HIV 会导致胸腺中天然 T 细胞的数量和功能下降，造成胸腺输出的天然 T 细胞数量减少及增殖功能降低。研究表明，与免疫重建良好人群相比，INR 人群即使经过长时间的 ART 也很难逆转这种胸腺天然 T 细胞输出数量减少的现象，提示 INR 人群胸腺组织发生了永久性损伤。

3. **异常免疫激活** 免疫激活涵盖了整个 HIV 感染的自然过程。HIV 感染者血浆和淋巴结中含有持续高水平的促炎因子，如 TNF-α、IL-6 和 IL-1B 等。免疫激活水平现在被普遍用作 HIV 感染者疾病进展的预测指标，其对疾病进展的预测效果甚至比 CD4⁺ T 细胞数量以及 HIV 载量更好。与免疫重建良好人群相比，INR 人群体内免疫激活水平更高，目前研究还无法证实过度免疫激活是 INR 的因还是果。有研究发现 INR 人群体内 CXCR4 嗜性的 HIV 比例更高，提示 CXCR4 嗜性 HIV 可能通过引起持续性免疫激活，导致天然 T 细胞含量下降。

4. **肠道菌群失调** 健康肠道菌群除了可辅助营养物质的摄取、代谢和毒素降解外，还具有调节免疫、维持肠道免疫的作用。HIV 感染者体内肠道菌群紊乱，肠黏膜屏障受损，引起菌群易位，肠道内脂多糖等物质进入血液循环，导致免疫激活，加速疾病进展。有研究表明菌群易位增加与 CD4⁺ T 细胞数量降低有关。INR 人群肠道菌群组成发生显著改变，研究表明 INR 人群巨单孢菌(*Megamonas*)相对丰度显著低于免疫重建良好者，而粪球菌(*Coprococcus*)和布劳特氏菌(*Blautia*)则呈现相反趋势。

四、影响因素

INR 受到多种因素的影响，包括启动 ART 时基线 CD4⁺ T 细胞水平和病毒载量、性别、年龄、ART 方案、合并其他病毒感染(如 HBV、HCV 等)、HIV 亚型等。

1. **基线 CD4⁺ T 细胞水平** 基线 CD4⁺ T 细胞计数低是 INR 发生的重要危险因素。一项多中心队列研究发现，基线 CD4⁺ T 细胞计数<100 个/μl 的患者，免疫重建发生率仅为 30%。大多数基线 CD4⁺ T 细胞计数<200 个/μl 的 HIV 感染者 ART 后较难达到 CD4⁺ T 细胞计数>500 个/μl，同时基线较低的 CD4/CD8 比值与较高的 INR 风险相关。可见，较低的基线 CD4⁺ T 细胞水平意味着更严重的免疫系统损伤，免疫重建的难度也更大。

2. **基线病毒载量** 基线 HIV 载量是 INR 中被广泛研究的变量，大部分的研究表明基线 HIV 载量高的感染者，CD4⁺ T 细胞计数恢复较慢。高病毒载量可能导致更严重的免疫系统破坏，使得 CD4⁺ T 细胞难以恢复。

3. **年龄** 年龄较大的 HIV 感染者更容易发生 INR。一项队列研究表明，年龄较大者接受 ART 12 个月后 CD4⁺ T 细胞计数恢复较年轻者差，这可能与老年人胸腺功能较差有关。

4. **性别** 性别对免疫重建也会产生影响，一项来自非洲的多中心队列研究结果显示，男性人群 INR 发生率较女性人群显著增加。这与先前的众多研究结果一致，其原因尚未阐明。此外，有研究表明，异性恋男性(HET)的 T 细胞恢复率远远低于男男性行为者(MSM)。

5. **ART 方案** 不同的 ART 方案也会影响 CD4⁺ T 细胞的恢复。有研究报道与 NNRTIs 方案相比，使用 INSTIs 和 PIs 的 HIV 感染者免疫重建更好。但普遍认为，只要能够获得长期病毒学抑制，ART 方案对免疫重建的影响不大。

6. **合并感染** HBV 和 HCV 合并感染在 HIV 感染者中常见，两者有相似的传播途径。既往大量研究报道，合并 HCV 感染是 INR 的危险因素。如一项前瞻性研究比较了 HCV/HIV 合并感染和 HIV 单一感染人群 ART 后 CD4⁺ T 细胞数量变化的规律，发现合并感染人群的 CD4⁺ T 细胞数量增长速度较慢。另外一项大型观察性研究也表明，HIV 感染者合并 HBV 感染时发生 INR 的风险增加。

7. **HIV 亚型** 有研究结果发现，CRF_01AE 亚型感染者发生 INR 的风险高于感染 CRF_07BC 亚型者。其他基于亚洲人群的研究也证实了 CRF_01AE 毒株的致病性高于 CRF_07BC 毒株，导致疾病进展更快，病死率高，免疫重建能力较差。

五、危害

INR 人群机会性感染的发生率显著高于免疫重建良好人群,例如肺孢子菌肺炎(PCP)、结核病、念珠菌感染及隐球菌性脑膜炎等。这些患者由于 $CD4^+$ T 细胞计数较低,免疫系统恢复较差,机会性感染的症状更为严重,复发率较高,治疗更为棘手。

INR 患者发生非艾滋病相关疾病的风险显著高于免疫重建良好人群。研究表明,INR 患者心血管疾病风险显著增加,这可能与持续的免疫激活和炎症反应有关。同时,INR 患者出现脂肪肝和肝硬化的比例显著上升。与免疫重建良好人群相比,INR 患者骨密度下降更为显著,发生骨质疏松症和骨折的风险增加。此外,INR 患者更易出现肾衰竭和神经认知功能减退等问题。

INR 患者更容易罹患艾滋病相关肿瘤和非艾滋病相关肿瘤,如卡波西肉瘤、非霍奇金淋巴瘤、肺癌、肝癌、乳腺癌等。

由于发生机会性感染和并发症的风险增加,INR 患者的生活质量受到严重影响,而且面临的心理健康问题更为严峻,抑郁症和焦虑症的发病率增加。

INR 患者全因病死率明显上升。研究显示,INR 患者与免疫重建良好者的病死率分别为 3%~23% 和 1%~7%,前者的死亡风险是后者的 2~3 倍。此外,INR 患者中因机会性感染、并发症和恶性肿瘤等因素导致的死亡比例亦更高。

总体而言,INR 患者更易遭受严重的机会性感染、非艾滋病相关疾病,以及恶性肿瘤的侵袭,同时总体死亡风险也显著升高。为了应对这些潜在的威胁,临床管理策略中应加强对这些患者的监测和干预。

(赵和平　侯慧君)

第二节　免疫重建不良的处理

目前尚无针对 INR 患者的明确有效的治疗方法,国内外已有许多尝试和临床试验,旨在改善 INR 患者的免疫功能。

一、管理策略

1. **评估**　对于 INR 患者,首先需要明确是否存在病毒学失败。如果有病毒学反弹或持续低病毒血症,须评估患者的服药依从性,是否存在消化道吸收不良、药物 - 药物相互作用等影响因素。如果有条件,可以进行 HIV 耐药检测。同时,需要评估是否存在影响 $CD4^+$ T 细胞恢复的因素,例如是否合并 HBV、HCV 感染、恶性肿瘤、使用免疫抑制药物等,并对此进行对症处理。

由于免疫细胞异常激活、低初始 $CD4^+$ T 细胞均与 INR 相关,检测外周血初始 $CD4^+$ T 细胞百分比、调节性 T 细胞(regulatory T cell, Treg)、免疫细胞表面 PD-1、TIM-3、CD95 等指标,可能对 INR 的评估具有意义。

2. **免疫治疗**　近年来针对 INR 进行了一系列免疫治疗方案的研究探索,其主要目的是诱导免疫功能恢复,降低致病性,降低 HIV 炎症和免疫激活,促进直接有效的特异性免疫应答,使免疫系统恢复正常。

细胞因子(IL-2、IL-7、IL-15 等)、生长激素治疗可能刺激胸腺输出,短期改善 $CD4^+$ T 细胞数量和功能,但未能改善患者结局,而且产生较多、较严重的药物副作用。有报道称,靶向细胞因子单克隆抗体,例如卡那单抗和间充质干细胞,可能抑制异常免疫激活,改善 INR。但这些研究需要扩大样本量来证实。

一些微生物或免疫调节剂可能抑制异常免疫激活,改善 INR。例如糖皮质激素、羟氯喹、氯喹、他汀类药物、利福昔明、肠道益生菌,但并不能显著改善 $CD4^+$ T 细胞的数量和功能。

羟基雷公藤内酯醇(LLDT-8)是雷公藤多苷的主要成分的类似物,有临床研究显示,LLDT-8 能够增加 INR 患者外周血 $CD4^+$ T 细胞计数。也有报道显示,一些中药方剂,例如温肾健脾中药方、免疫 2 号颗粒,能够提高 INR 患者外周血 $CD4^+$ T 细胞计数。但这些研究的样本量均较小,观察时间不长,需要进一步的临床研究来探索。

一些用于治愈艾滋病的免疫策略,例如 CAR-T 细胞回输,有助于提升患者免疫功能,未来可能用于 INR 治疗。

3. ART 方案 在 HIV 感染早期,尽快实施 ART 可有效避免 HIV 感染者 CD4$^+$ T 细胞水平进一步下降,同时有助于改善炎症激活水平、降低 HIV 储存库。这是从根本上预防 INR 发生的最重要手段。

对于基线 HIV 载量高、CD4$^+$ T 细胞计数低的患者,启动 ART 时尽可能选择抗病毒疗效强、耐药屏障高的方案,确保治疗成功并持续有效。

对于已实现病毒学抑制的患者,由于调整 ART 方案并不能明显改善免疫重建,不推荐仅仅为改善免疫重建而进行 ART 方案调整。同时需要注意,在有效的 ART 基础上增加 ARV 药物种类、数量,不但不会改善 CD4$^+$ T 细胞的恢复情况,反而可能会增加药物毒副作用并导致药物相互作用等问题。

二、预防与监测

1. 预防 HIV 感染者发生机会性感染与肿瘤的风险与低 CD4$^+$ T 细胞水平密切相关,尤其是 CD4$^+$ T 细胞计数<200 个/μl 的 INR 患者,更容易发生 PCP、弓形虫脑炎、巨细胞病毒(CMV)感染、播散性结核病等多种机会性感染和肿瘤。对于既往发生过 PCP、CMV 感染、弓形虫脑炎及马尔尼菲青霉病的 INR 患者,可参照相应疾病的预防措施;在防治肿瘤方面,INR 患者预防肿瘤的总体原则可参考其他 HIV 感染者与非 HIV 感染人群诊疗指南。同时,INR 患者应定期进行相关指标筛查与健康监测,维护良好的生活方式,以降低肿瘤发生风险。

2. 监测

(1)病毒载量:ART 期间,均应定期进行病毒载量监测。建议每半年检测一次病毒载量,方案转换后 4~8 周复查一次。

(2)CD4$^+$ T 细胞计数:INR 患者的艾滋与非艾滋相关事件的发病率和病死率显著高于免疫重建良好的 HIV 感染者。CD4$^+$ T 细胞计数的多少与疾病进展和机会性感染、肿瘤的发生密切相关。INR 患者相比免疫重建良好的患者需要增加 CD4$^+$ T 细胞计数的检测频率。结合我国 HIV 管理的实际情况及各国指南,建议 INR 患者达到病毒学抑制后,至少每 6 个月检测一次 CD4$^+$ T 细胞计数;CD4$^+$ T 细胞计数<200 个/μl 的 INR 患者最好每 3 个月检测一次。

总之,HIV 感染者发生 INR 的过程极其复杂,是多种因素共同作用的结果,这些因素相互加强,不断推进疾病发展,最明显的表现包括 CD4$^+$ T 细胞数量减少和功能降低、慢性持续性免疫激活。目前 INR 的机制尚不明了,因此缺乏有效治疗手段,尽早发现和治疗 HIV 感染,且采取强效快速的 ART 方案,是目前防治 INR 的最有效手段。

(孟 玉)

参 考 文 献

[1] KAUFMANN G R, PERRIN L, PANTALEO G, et al. CD4 T-lymphocyte recovery in individuals with advanced HIV-1 infection receiving potent antiretroviral therapy for 4 years: The Swiss HIV Cohort Study. Arch Intern Med, 2003, 163(18): 2187-2195.

[2] KELLEY C F, KITCHEN C M, HUNT P W, et al. Incomplete peripheral CD4$^+$ cell count restoration in HIV-infected patients receiving long-term antiretroviral treatment. Clin Infect Dis, 2009, 48(6): 787-794.

[3] KROEZE S, ONDOA P, KITYO C M, et al. Suboptimal immune recovery during antiretroviral therapy with sustained HIV suppression in sub-Saharan Africa. AIDS, 2018, 32(8): 1043-1051.

[4] HE L, PAN X, DOU Z, et al. The factors related to CD4$^+$ T-cell recovery and viral suppression in patients who have low CD4$^+$ T cell counts at the initiation of haart: A retrospective study of the national HIV treatment sub-database of Zhejiang province, China, 2014. PLoS One, 2016, 11(2): e0148915.

[5] JENKINS M, HANLEY M B, MORENO M B, et al. Human immunodeficiency virus-1 infection interrupts thymopoiesis and multilineage hematopoiesis in vivo. Blood, 1998, 91(8): 2672-2678.

［6］MARANDIN A, KATZ A, OKSENHENDLER E, et al. Loss of primitive hematopoietic progenitors in patients with human immunodeficiency virus infection. Blood, 1996, 88(12): 4568-4578.

［7］CARTER C C, ONAFUWA-NUGA A, MCNAMARA L A, et al. HIV-1 infects multipotent progenitor cells causing cell death and establishing latent cellular reservoirs. Nat Med, 2010, 16(4): 446-451.

［8］ALEXAKI A, WIGDAHL B. HIV-1 infection of bone marrow hematopoietic progenitor cells and their role in trafficking and viral dissemination. PLoS Pathog, 2008, 4(12): e1000215.

［9］ISGRÒ A, LETI W, DE SANTIS W, et al. Altered clonogenic capability and stromal cell function characterize bone marrow of HIV-infected subjects with low CD4$^+$ T cell counts despite viral suppression during HAART. Clin Infect Dis, 2008, 46(12): 1902-1910.

［10］HAYNES B F, MARKERT M L, SEMPOWSKI G D, et al. The role of the thymus in immune reconstitution in aging, bone marrow transplantation, and HIV-1 infection. Annu Rev Immunol, 2000, 18: 529-560.

［11］DOUEK D C, VESCIO R A, BETTS M R, et al. Assessment of thymic output in adults after haematopoietic stem-cell transplantation and prediction of T-cell reconstitution. Lancet, 2000, 355(9218): 1875-1881.

［12］VIGANO A, VELLA S, PRINCIPI N, et al. Thymus volume correlates with the progression of vertical HIV infection. AIDS, 1999, 13(5): F29-F34.

［13］KOLTE L, DREVES A M, ERSBØLL A K, et al. Association between larger thymic size and higher thymic output in human immunodeficiency virus-infected patients receiving highly active antiretroviral therapy. J Infect Dis, 2002, 185(11): 1578-1585.

［14］SMITH K Y, VALDEZ H, LANDAY A, et al. Thymic size and lymphocyte restoration in patients with human immunodeficiency virus infection after 48 weeks of zidovudine, lamivudine, and ritonavir therapy. J Infect Dis, 2000, 181(1): 141-147.

［15］DOUEK D C, MCFARLAND R D, KEISER P H, et al. Changes in thymic function with age and during the treatment of HIV infection. Nature, 1998, 396(6712): 690-695.

［16］VRISEKOOP N, VAN GENT R, DE BOER A B, et al. Restoration of the CD4 T cell compartment after long-term highly active antiretroviral therapy without phenotypical signs of accelerated immunological aging. J Immunol, 2008, 181(2): 1573-1581.

［17］BIRX D L, REDFIELD R R, TENCER K, et al. Induction of interleukin-6 during human immunodeficiency virus infection. Blood, 1990, 76(11): 2303-2310.

［18］MOLINA J M, SCADDEN D T, BYRN R, et al. Production of tumor necrosis factor α and interleukin 1β by monocytic cells infected with human immunodeficiency virus. J Clin Invest, 1989, 84(3): 733-737.

［19］GROSSMAN Z, MEIER-SCHELLERSHEIM M, SOUSA A E, et al. CD4$^+$ T-cell depletion in HIV infection: Are we closer to understanding the cause? . Nat Med, 2002, 8(4): 319-323.

［20］SOUSA A E, CARNEIRO J, MEIER-SCHELLERSHEIM M, et al. CD4 T cell depletion is linked directly to immune activation in the pathogenesis of HIV-1 and HIV-2 but only indirectly to the viral load. J Immunol, 2002, 169(6): 3400-3406.

［21］NAKANJAKO D, SSEWANYANA I, MAYANJA-KIZZA H, et al. High T-cell immune activation and immune exhaustion among individuals with suboptimal CD4 recovery after 4 years of antiretroviral therapy in an African cohort. BMC Infect Dis, 2011, 11: 43.

［22］BÄCKHED F, LEY R E, SONNENBURG J L, et al. Host-bacterial mutualism in the human intestine. Science, 2005, 307(5717): 1915-1920.

［23］REDD A D, DABITAO D, BREAM J H, et al. Microbial translocation, the innate cytokine response, and HIV-1 disease progression in Africa. Proc Natl Acad Sci U S A, 2009, 106(16): 6718-6723.

［24］MARCHETTI G, COZZI-LEPRI A, MERLINI E, et al. Microbial translocation predicts disease progression of HIV-infected antiretroviral-naive patients with high CD4$^+$ cell count. AIDS, 2011, 25(11): 1385-1394.

［25］SANDLER N G, WAND H, ROQUE A, et al. Plasma levels of soluble CD14 independently predict mortality in HIV infection. J Infect Dis, 2011, 203(6): 780-790.

［26］MERLINI E, BAI F, BELLISTRÌ G M, et al. Evidence for polymicrobic flora translocating in peripheral blood of HIV-infected patients with poor immune response to antiretroviral therapy. PLoS One, 2011, 6(4): e18580.

［27］VÁZQUEZ-CASTELLANOS J F, SERRANO-VILLAR S, JIMÉNEZ-HERNÁNDEZ N, et al. Interplay between gut microbiota metabolism and inflammation in HIV infection. ISME J, 2018, 12(8): 1964-1976.

[28] VÁZQUEZ-CASTELLANOS J F, SERRANO-VILLAR S, LATORRE A, et al. Altered metabolism of gut microbiota contributes to chronic immune activation in HIV-infected individuals. Mucosal Immunol, 2015, 8(4): 760-772.

[29] WANG Z, QI Q. Gut microbial metabolites associated with HIV infection. Future Virol, 2019, 14(5): 335-347.

[30] WANG Z, USYK M, SOLLECITO C C, et al. Altered gut microbiota and host metabolite profiles in women with human immunodeficiency virus. Clin Infect Dis, 2020, 71(9): 2345-2353.

[31] FUCHS D, FORSMAN A, HAGBERG L, et al. Immune activation and decreased tryptophan in patients with HIV-1 infection. J Interferon Res, 1990, 10(6): 599-603.

[32] Zhao H, Feng A, Luo D, et al. Altered gut microbiota is associated with different immunologic responses to antiretroviral therapy in HIV-infected men who have sex with men. J Med Virol. 2023 Mar; 95(3): e28674.

[33] YAP S H, ABDULLAH N K, MCSTEA M, et al. HIV/human herpesvirus co-infections: Impact on tryptophan-kynurenine pathway and immune reconstitution. PLoS One, 2017, 12(10): e0186000.

[34] ROUL H, MARY-KRAUSE M, GHOSN J, et al. CD4+ cell count recovery after combined antiretroviral therapy in the modern combined antiretroviral therapy era. AIDS, 2018, 32(17): 2605-2614.

[35] ZHANG Q, YU X, WU T, et al. Immunological and virological responses in older HIV-infected adults receiving antiretroviral therapy: An evidence-based meta-analysis. J Acquir Immune Defic Syndr, 2020, 83(4): 323-333.

[36] KAUFMANN G R, FURRER H, LEDERGERBER B, et al. Characteristics, determinants, and clinical relevance of CD4 T cell recovery to < 500 cells/μl in HIV type 1-infected individuals receiving potent antiretroviral therapy. Clin Infect Dis, 2005, 41(3): 361-372.

[37] NGLAZI M D, LAWN S D, KAPLAN R, et al. Changes in programmatic outcomes during 7 years of scale-up at a community-based antiretroviral treatment service in South Africa. J Acquir Immune Defic Syndr, 2011, 56(1): e1-e8.

[38] FLORENCE E, LUNDGREN J, DREEZEN C, et al. Factors associated with a reduced CD4 lymphocyte count response to HAART despite full viral suppression in the EuroSIDA study. HIV Med, 2003, 4(3): 255-262.

[39] ZHAO H, FENG A, LUO D, et al. Factors associated with immunological non-response after ART initiation: A retrospective observational cohort study. BMC Infect Dis, 2024, 24(1): 138.

[40] SANTIN M, MESTRE M, SHAW E, et al. Impact of hepatitis C virus coinfection on immune restoration during successful antiretroviral therapy in chronic human immunodeficiency virus type 1 disease. Eur J Clin Microbiol Infect Dis, 2008, 27(1): 65-73.

[41] Opportunistic Infections Project Team of the Collaboration of Observational HIV Epidemiological Research in Europe (COHERE) in EuroCoord, YOUNG J, PSICHOGIOU M, et al. CD4 cell count and the risk of AIDS or death in HIV-Infected adults on combination antiretroviral therapy with a suppressed viral load: A longitudinal cohort study from COHERE. PLoS Med, 2012, 9(3): e1001194.

[42] YANG X, SU B, ZHANG X, et al. Incomplete immune reconstitution in HIV/AIDS patients on antiretroviral therapy: Challenges of immunological non-responders. J Leukoc Biol, 2020, 107(4): 597-612.

[43] LICHTENSTEIN K A, ARMON C, BUCHACZ K, et al. Low CD4+ T cell count is a risk factor for cardiovascular disease events in the HIV outpatient study. Clin Infect Dis, 2010, 51(4): 435-447.

[44] WEBER R, SABIN C A, FRIIS-MØLLER N, et al. Liver-related deaths in persons infected with the human immunodeficiency virus: The D:A:D study. Arch Intern Med, 2006, 166(15): 1632-1641.

[45] YONG M K, ELLIOTT J H, WOOLLEY I J, et al. Low CD4 count is associated with an increased risk of fragility fracture in HIV-infected patients. J Acquir Immune Defic Syndr, 2011, 57(3): 205-210.

[46] MA Y, ZHANG J, YANG X, et al. Association of CD4+ cell count and HIV viral load with risk of non-AIDS-defining cancers. AIDS, 2023, 37(13): 1949-1957.

[47] KELLY C, GASKELL K M, RICHARDSON M, et al. Discordant immune response with antiretroviral therapy in HIV-1: A systematic review of clinical outcomes. PLoS One, 2016, 11(6): e0156099.

[48] GARCÍA F, DE LAZZARI E, PLANA M, et al. Long-term CD4+ T-cell response to highly active antiretroviral therapy according to baseline CD4+ T-cell count. J Acquir Immune Defic Syndr, 2004, 36(2): 702-713.

[49] WEIJSENFELD A M, BLOKHUIS C, STUIVER M M, et al. Longitudinal virological outcomes and factors associated with virological failure in behaviorally HIV infected young adults on combination antiretroviral treatment in The Netherlands, 2000 to 2015. Medicine, 2019, 98(32): e16357.

[50] REMIEN R H, DOLEZAL C, WAGNER G J, et al. The association between poor antiretroviral adherence and unsafe sex：Differences by gender and sexual orientation and implications for scale-up of treatment as prevention. AIDS Behav, 2014, 18(8): 1541-1547.

[51] MCMAHON J M, BRAKSMAJER A, ZHANG C, et al. Syndemic factors associated with adherence to antiretroviral therapy among HIV-positive adult heterosexual men. AIDS Res Ther, 2019, 16(1): 32.

[52] GE Y, ZHOU Y, LIU Y, et al. Immune reconstitution efficacy after combination antiretroviral therapy in male HIV-1 infected patients with homosexual and heterosexual transmission. Emerg Microbes Infect, 2023, 12(1): 2214250.

[53] BAYARSAIKHAN S, JAGDAGSUREN D, GUNCHIN B, et al. Survival, CD4 T lymphocyte count recovery and immune reconstitution pattern during the first-line combination antiretroviral therapy in patients with HIV-1 infection in Mongolia. PLoS One, 2021, 16(3): e0247929.

[54] GE Y, LIU Y, FU G, et al. The molecular epidemiological and immunological characteristics of HIV-1 CRF01_AE/B recombinants in Nanjing, China. Front Microbiol, 2022, 13: 936502.

[55] 中华医学会感染病学分会艾滋病丙型肝炎学组. 艾滋病免疫功能重建不全者临床诊疗专家共识(2023版). 中华传染病杂志, 2024, 42(1): 3-13.

第十一章 清除 HIV 潜伏感染储存库和功能性治愈

ART 是目前临床上广泛应用的抗 HIV 策略。虽然 ART 能够最大程度地抑制 HIV 感染者体内的病毒复制、改善感染者的免疫功能、延缓疾病的发生、降低病死率，但是由于 HIV 潜伏感染储存库的长期稳定存在，这种治疗策略并不能彻底清除感染者体内的 HIV，感染者在停止 ART 后的短短几周内，体内潜伏的病毒就会再次反弹，因此 HIV 感染者必须长期规范服药。而长期的药物治疗不仅会产生严重的毒副作用，还会引起病毒耐药突变的发生，给社会和个人带来了极大的经济和健康负担。如何让 HIV 感染者摆脱终身服药的困境，彻底清除感染者体内的病毒依然是治愈 HIV 感染亟待解决的关键问题。目前还没有治愈 HIV-2 感染的研究报告，主要还是聚焦于 HIV-1 感染。

实现治愈 HIV 感染的策略大致分为三类：一是彻底清除感染者体内所有 HIV 潜伏感染的细胞，如激活和杀伤策略（shock-and-kill）、造血干细胞或脐带血回输、基因编辑等。二是诱导感染者体内强大的免疫系统抑制 HIV 潜伏储存库的反弹，达到功能性治愈的目标，如免疫检查点抑制剂治疗、广谱中和抗体治疗（broadly neutralizing antibodies，bnAbs）、细胞免疫治疗等。三是永久沉默 HIV 潜伏储存库，使 HIV 潜伏感染的细胞处于始终无法被激活的潜伏状态，如阻断和封锁策略（block-and-lock）等。

第一节 HIV-1 潜伏感染细胞的清除

激活和杀伤策略是采用潜伏感染激活剂（latency reversing agents，LRAs）激活 HIV 潜伏感染细胞中的病毒，之后通过病毒引发的细胞病变效应或者通过感染者自身的免疫系统来识别和杀伤表达病毒蛋白的细胞，从而减少甚至清除感染者体内 HIV 潜伏感染细胞。这个策略起效的关键在于，一是潜伏感染激活剂需要有效地激活细胞内潜伏的 HIV，使病毒蛋白表达的同时不引起细胞因子释放综合征，组蛋白去乙酰化抑制剂（如 SAHA、Panobinostat 和 Romidepsin 等）、蛋白激酶 C 激活剂（如 PMA、Bryotatin-1 和 Protratin 等）、NF-κB 激动剂等小分子药物能够靶向不同的细胞通路，从而发挥作用；二是机体需要具备强大的免疫系统，能够识别和清除表达病毒蛋白的靶细胞。然而，大量的临床试验表明现阶段已知的潜伏感染激活剂中没有一种能够有效减少 HIV 感染者体内的病毒储存库规模。

异源造血干细胞或脐带血回输完全代替 HIV 感染者体内的免疫细胞，或许可以达到清除 HIV 潜伏感染细胞的目标。其中"柏林病人"是世界上首例完全清除体内 HIV 感染的患者，其通过骨髓移植缺失 32 个碱基对 CCR5（CCR5Δ32）的健康人造血干细胞，在中断 ART 后的十多年里，他的体内未检测到 HIV 反弹。此外，之后的"伦敦病人""纽约病人""杜塞尔多夫病人"和"希望之城病人"也是通过类似的移植策略达到治愈 HIV 感染的案例。但目前这种策略可复制性太低，只适用于合并急性白血病或淋巴瘤的 HIV 感染者。考虑到世界范围内，天然 CCR5 缺失的健康人群比例较低，研究者们在体外采用基因编辑技术敲除造血干细胞的 CCR5，之后再回输到患有急性白血病或淋巴瘤的 HIV 感染者体内，这种方法排除了引起感染者发生急性白血病的风险，也证明了基因编辑技术应用于体内的安全性，但是由于基因编辑效率较低，远未达到治愈 HIV 感染的目的。

另外，利用新型的 CRISPR/Cas9 等基因编辑技术靶向敲除 HIV 原病毒基因组中序列保守区域，从而永久地灭活 HIV 潜伏感染细胞也是清除病毒感染的潜在策略之一。然而，考虑到整合的 HIV 原病毒 DNA 序列中逃逸突变的发生、基因编辑的有限效率，以及难以进入组织中的潜伏储存库等因素，这种策略在临床应用仍然需要进一步探索优化。

（刘炳峰）

第二节　功能性治愈

　　功能性治愈的目的是利用机体强大的免疫系统，在 HIV 感染者停止 ART 后，机体能够长期控制 HIV 的反弹。抗逆转录病毒药物在功能性治愈艾滋病方面取得了进展，但仍面临耐药性、成本和可及性，以及治愈与控制的区别等问题。未来艾滋病功能性治愈的方向包括基因编辑技术、免疫疗法、长效抗逆转录病毒药物和联合治疗策略等。

　　早期的研究结果显示，即便成功激活了潜伏感染的病毒，正在进行 ART 的 HIV 感染者体内的 CD8$^+$ T 细胞并不能清除这些被感染的细胞。因此，重塑患者强有力的抗病毒免疫功能对功能性治愈至关重要。在 HIV 感染者中，IFN-α 疗法可以促进 CD8$^+$ T 细胞和 NK 细胞分泌穿孔素（perforin）和颗粒酶 B（granzyme B）。对进行 ART 的 HIV 感染者注射聚乙二醇化的 IFN-α-2A，可以降低 HIV 的整合并且抑制病毒的复制，说明 IFN-α 可以介导 HIV 感染细胞的清除。免疫检查点抑制剂治疗策略利用靶向免疫检查点受体的抗体，例如抗 PD-1 抗体，其不仅能够激活 HIV 潜伏感染细胞，同时也增强了 T 细胞对激活后细胞的杀伤功能，但是这种疗法同样导致 HIV 感染细胞风险的增加，在治疗过程中引发了较严重的副作用，因此该临床方案仍然需要进一步改善。

　　HIV 广谱中和抗体不仅能够与 HIV 包膜糖蛋白 Env 结合，抑制病毒的进入和传播，而且还能够通过依赖抗体的细胞毒性作用（antibody-dependent cellular cytotoxicity，ADCC）增强机体免疫细胞对靶细胞的杀伤。广谱中和抗体曾极大地鼓舞和振奋了人们预防和根治艾滋病的信心。然而，近年来广谱中和抗体治疗 HIV 感染的道路却远没有当初预期的那么顺利。针对 CD4 分子位点的广谱中和抗体 VRC01、3BNC117、10-1074 和 PGT121 完成了 I 期临床研究，证实其在感染人群中均具有良好耐受性和一定的体内抗病毒活性，能够显著延长 HIV 感染者体内病毒反弹的时间。然而在经治人群的停药研究中，均因中和抗体耐药突变毒株的选择积累而制约了其抗病毒效力，出现了停药后病毒载量的迅速反弹。另外一项 UB-421 II 期临床研究结果表明，几乎所有受试者在研究期内均维持了良好的病毒学应答，同时保持了相对稳定的 CD4$^+$ T 细胞计数。但随着抗病毒药物停药时间的延长，受试者外周血 CD8$^+$ T 细胞计数出现了明显上升，显著高于停药前水平。UB-421 是针对人 CD4 分子 D1 区域的单克隆抗体，极有可能存在耐药风险，使得 UB-421 单药长期应用的前景备受挑战。因此广谱中和抗体治疗并不能彻底清除 HIV 潜伏储存库。目前看来，由于在体内的半衰期较短，bNAbs 需要和其他抗病毒策略联用，才有可能达到艾滋病功能性治愈，并且需要进一步恢复感染患者的免疫监控功能。

　　回输 HIV 特异性嵌合抗原受体 T 细胞（chimeric antigen receptor T cell，CAR-T 细胞），尤其是基于广谱中和抗体设计的 CAR-T 细胞治疗将抗体基序靶向 HIV 的特异性和 CAR-T 细胞有效杀伤靶细胞的特性结合起来，为抗 HIV 治疗提供了新的思路。其胞外抗原识别区域可以是单链抗体可变区（single-chain fragment variable，scFv）或天然 CD4（CD4-CAR）。有研究团队在 CD4-CAR 基础上串联了单链抗体 17b（CD4-17b-CAR），模拟了 HIV gp120 三聚体的结合区域，增强了两者的亲和力并降低了 HIV 进入 CAR-T 细胞的风险。另有团队在 CD4-CAR 慢病毒载体中共表达特异性针对 HIV 感染的共受体 CCR5 或 HIV 基因组 LTR 的 shRNA，在人源化小鼠感染模型中，回输该载体转导的造血干细胞或造血祖细胞（hematopoietic stem cell/hematopoietic progenitor cell）。一方面，细胞通过 shRNA 防御 HIV 感染；另一方面，CD8$^+$ T 细胞通过 CD4-CAR 杀伤 HIV 感染细胞。过继回输 CAR-T 细胞与 HIV 广谱中和抗体相比，前者可以被视为"有生命的药物"（living drug），具有在体内长期生存的潜能。研究显示，CD4-CAR-T 细胞在体内半衰期可长达十多年。尽管在靶细胞被清除后，体内免疫反应和大部分特异性 CAR-T 细胞数量都会随之下降，但剩余的部分效应细胞可以转化为记忆状态，并迁移至免疫休息所。如果病毒再次反弹，抗原特异性的 CAR-T 免疫细胞可以快速扩增。因此，CAR-T 细胞有潜力对 HIV 病毒储存库提供长期的免疫监控，从而使感染者有机会不必终身服用 ARV 药物。研究显示这种疗法虽然能够延缓中断 ART 后 HIV 感染者体内病毒反弹，但是 HIV 仍然产生了逃逸突变，因此 CAR-T 细胞免疫疗法仍然需要进一步优化。

（刘炳峰）

第三节　永久沉默 HIV 潜伏感染储存库

阻断和封锁策略旨在利用潜伏促进剂（latency-promoting agents，LPAs）促进潜伏感染的 HIV 永久沉默。LPAs 需要诱导 HIV 潜伏沉默进入不可逆的状态，从而在中止 ART 后达到抑制 HIV 感染者体内病毒反弹的目的。现有的 LPAs 包括二脱氢皮质抑素 A（didehydro-cortistatin A，dCA）、硫化氢、Hsp90 抑制剂、CDK8/19 抑制剂以及 mTOR 抑制剂等。

dCA 是一种从海绵中提取的天然甾体生物碱类似物，其作为一种 Tat 抑制剂被发现，通过与 Tat 的 TAR 区域特异性结合从而抑制 Tat 介导的 HIV 转录启动和再激活，建立起接近永久的 HIV 潜伏感染状态。HIV 感染的人源化小鼠模型显示，dCA 能够进入血浆和免疫豁免区，不仅能够显著减少脾脏、淋巴结、骨髓等淋巴组织中的病毒载量，而且显著延长了 ART 中断的 HIV 潜伏储存库的反弹时间。猴免疫缺陷病毒（SIV）感染的恒河猴模型中，dCA 联合 ART 减少了病毒产生和 LRAs 诱导下的病毒反弹。有研究报道，硫化氢通过改善细胞线粒体的生物能量和干扰铁代谢、抑制 NF-kB 通路、招募表观遗传沉默因子 YY1 到 HIV 启动子上，抑制 HIV 的激活、减少病毒复制。热激蛋白 90（heat shock protein 90，Hsp90）在 HIV 基因表达和复制中发挥着重要的作用，Hsp90 的抑制剂 AUY922、17AAG 通过抑制 NF-κB 信号通路，可抑制潜伏 HIV 的再激活，有助于维持 HIV 潜伏状态。CDK8/19 抑制剂 Senexin A、BRD6989 通过抑制 RNA 聚合酶Ⅱ被招募到 HIV 的 LTR 区，进而阻止 HIV 的转录、复制，促进 CD4$^+$ T 细胞中 HIV 潜伏感染状态的维持。此外，在 HIV 潜伏感染细胞中进行大规模 shRNA 筛选研究发现，mTOR 通路抑制剂 Torin1、pp242 能够通过抑制 Tat 和阻断 CDK9 的磷酸化从而抑制 HIV 转录和再激活；抑制 mTORC1 和 mTORC2 的共同亚基 MLST8 或 mTOR 表达水平，同样能够显著抑制潜伏 HIV 的再激活。

联合使用具有协同作用的 LPAs 可以减少用药剂量，最大限度地减少药物长期使用的毒副作用。然而，仍然有一些重要问题需要解决，包括：LPAs 疗法与 HIV 感染者组织中残留的病毒载量及停药后反弹时间的关系；LPAs 作为一线治疗药物对病毒潜伏储存库大小的影响；病毒对 LPAs 的耐药机制；以及 Tat 抑制剂类的 LPAs 对 HIV 感染相关的免疫激活和慢性炎症的影响等。总之，LPAs 在 HIV 感染者体内的临床治疗效果仍需要进一步的研究。

此外，HIV 疫苗是有效阻止 HIV 传播的重要措施，目前有大量的研究及临床试验以包膜蛋白 Env 的不同结构域为主要的免疫原，但是由于 HIV 序列本身的多样性，尤其是 Env 极其容易发生突变，以及 Env 高度糖基化的特点，使得现有的疫苗策略也往往引起病毒的免疫逃逸。此外，HIV 潜伏储存库在体内长期稳定存在，至今尚没有有效的策略能够刺激机体产生大量具有广泛中和抗体反应的广谱中和抗体，从而能够有效阻止 HIV 感染，抑制体内潜伏 HIV 反弹，HIV 治疗性疫苗的研发依然任重道远。

（刘炳峰）

参考文献

［1］GHOSN J, TAIWO B, SEEDAT S, et al. HIV. Lancet, 2018, 392（10148）: 685-697.

［2］COHN L B, CHOMONT N, DEEKS S G. The biology of the HIV-1 latent reservoir and implications for cure strategies. Cell Host Microbe, 2020, 27（4）: 519-530.

［3］LIU C, MA X, LIU B, et al. HIV-1 functional cure: Will the dream come true? . BMC Med, 2015, 13: 284.

［4］NIXON C C, MAVIGNER M, SAMPEY G C, et al. Systemic HIV and SIV latency reversal via non-canonical NF-κB signalling in vivo. Nature, 2020, 578（7793）: 160-165.

［5］SILICIANO J D, SILICIANO R F. Low inducibility of latent human immunodeficiency virus type 1 proviruses as a major barrier to cure. J Infect Dis, 2021, 223(12 Suppl 2): 13-21.

[6] HÜTTER G, NOWAK D, MOSSNER M, et al. Long-term control of HIV by *CCR5* Delta32/Delta32 stem-cell transplantation. N Engl J Med, 2009, 360(7): 692-698.

[7] HSU J, VAN BESIEN K, GLESBY M J, et al. HIV-1 remission and possible cure in a woman after haplo-cord blood transplant. Cell, 2023, 186(6): 1115-1126.e8.

[8] GUPTA R K, ABDUL-JAWAD S, MCCOY L E, et al. HIV-1 remission following CCR5Δ32/Δ32 haematopoietic stem-cell transplantation. Nature, 2019, 568(7751): 244-248.

[9] XU L, WANG J, LIU Y, et al. CRISPR-edited stem cells in a patient with HIV and acute lymphocytic leukemia. N Engl J Med, 2019, 381(13): 1240-1247.

[10] HERSKOVITZ J, HASAN M, PATEL M, et al. CRISPR-Cas9 mediated exonic disruption for HIV-1 elimination. EBioMedicine, 2021, 73: 103678.

[11] GUILLOT B, PORTALÈS P, THANH A D, et al. The expression of cytotoxic mediators is altered in mononuclear cells of patients with melanoma and increased by interferon-alpha treatment. Br J Dermatol, 2005, 152(4): 690-696.

[12] AZZONI L, FOULKES A S, PAPASAVVAS E, et al. Pegylated Interferon alfa-2a monotherapy results in suppression of HIV type 1 replication and decreased cell-associated HIV DNA integration. J Infect Dis, 2013, 207(2): 213-222.

[13] FROMENTIN R, DAFONSECA S, COSTINIUK C T, et al. PD-1 blockade potentiates HIV latency reversal ex vivo in $CD4^+$ T cells from ART-suppressed individuals. Nat Commun, 2019, 10(1): 814.

[14] BAR K J, SNELLER M C, HARRISON L J, et al. Effect of HIV antibody VRC01 on viral rebound after treatment interruption[J]. N Engl J Med, 2016, 375(21): 2037-2050.

[15] SCHEID J F, HORWITZ J A, BAR-ON Y, et al. HIV-1 antibody 3BNC117 suppresses viral rebound in humans during treatment interruption. Nature, 2016, 535(7613): 556-560.

[16] STEPHENSON K E, JULG B, TAN C S, et al. Safety, pharmacokinetics and antiviral activity of PGT121, a broadly neutralizing monoclonal antibody against HIV-1: A randomized, placebo-controlled, phase 1 clinical trial. Nat Med, 2021, 27(10): 1718-1724.

[17] MENDOZA P, GRUELL H, NOGUEIRA L, et al. Combination therapy with anti-HIV-1 antibodies maintains viral suppression. Nature, 2018, 561(7724): 479-484.

[18] WANG C Y, WONG W W, TSAI H C, et al. Effect of anti-CD4 antibody UB-421 on HIV-1 rebound after treatment interruption[J]. N Engl J Med, 2019, 380(16): 1535-1545.

[19] SNELLER M C, BLAZKOVA J, JUSTEMENT J S, et al. Combination anti-HIV antibodies provide sustained virological suppression. Nature, 2022, 606(7913): 375-381.

[20] LIU L, PATEL B, GHANEM M H, et al. Novel CD4-based bispecific chimeric antigen receptor designed for enhanced anti-HIV potency and absence of HIV entry receptor activity. J Virol, 2015, 89(13): 6685-6694.

[21] ZHEN A, KAMATA M, REZEK V, et al. HIV-specific immunity derived from chimeric antigen receptor-engineered stem cells. Mol Ther, 2015, 23(8): 1358-1367.

[22] QI J, DING C, JIANG X, et al. Advances in developing CAR T-cell therapy for HIV cure. Front Immunol, 2020, 11: 361.

[23] LIU B, ZHANG W, XIA B, et al. Broadly neutralizing antibody-derived CAR T cells reduce viral reservoir in individuals infected with HIV-1. J Clin Invest, 2021, 131(19): e150211.

[24] TAKI E, SOLEIMANI F, ASADI A, et al. Cabotegravir/rilpivirine: The last FDA-approved drug to treat HIV. Expert Rev Anti Infect Ther, 2022, 20(8): 1135-1147.

[25] DERBALAH A, KARPICK H C, MAIZE H, et al. Role of islatravir in HIV treatment and prevention: An update. Curr Opin HIV AIDS, 2022, 17(4): 240-246.

[26] KESSING C F, NIXON C C, LI C, et al. In vivo suppression of HIV rebound by didehydro-cortistatin a, a "block-and-lock" strategy for HIV-1 treatment. Cell Rep, 2017, 21(3): 600-611.

[27] PAL V K, AGRAWAL R, RAKSHIT S, et al. Hydrogen sulfide blocks HIV rebound by maintaining mitochondrial bioenergetics and redox homeostasis. Elife, 2021, 10: e68487.

[28] HAYNES B F, WIEHE K, BORROW P, et al. Strategies for HIV-1 vaccines that induce broadly neutralizing antibodies. Nat Rev Immunol, 2023, 23(3): 142-158.

[29] MOUSSEAU G, CLEMENTZ M A, BAKEMAN W N, et al. An analog of the natural steroidal alkaloid cortistatin a potently suppresses Tat-dependent HIV transcription. Cell Host Microbe, 2012, 12(1): 97-108.

[30] MOUSSEAU G, KESSING C F, FROMENTIN R, et al. The Tat inhibitor didehydro-cortistatin A prevents HIV-1 reactivation from latency. mBio, 2015, 6(4): e00465.

[31] MEDIOUNI S, KESSING C F, JABLONSKI J A, et al. The Tat inhibitor didehydro-cortistatin A suppresses SIV replication and reactivation. FASEB J, 2019, 33(7): 8280-8293.

[32] ANDERSON I, LOW J S, WESTON S, et al. Heat shock protein 90 controls HIV-1 reactivation from latency. Proc Natl Acad Sci U S A, 2014, 111(15): E1528-E1537.

[33] HORVATH R M, BRUMME Z L, SADOWSKI I. CDK8 inhibitors antagonize HIV-1 reactivation and promote provirus latency in T cells. J Virol, 2023, 97(9): e0092323.

[34] BESNARD E, HAKRE S, KAMPMANN M, et al. The mTOR complex controls HIV latency. Cell Host Microbe, 2016, 20 (6): 785-797.

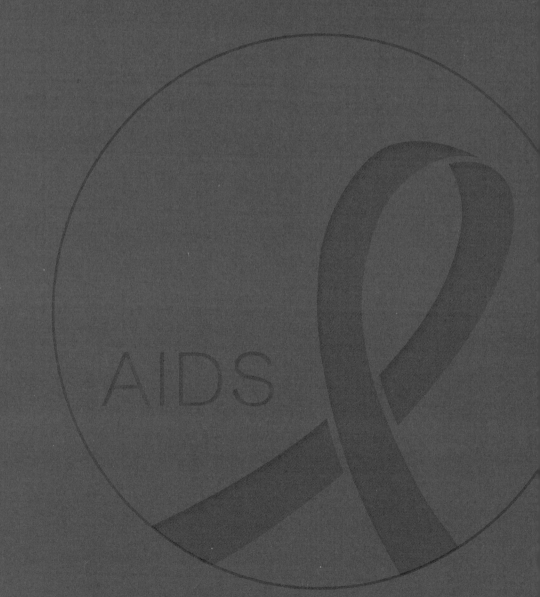

第五篇

艾滋病相关疾病

第一章　艾滋病合并机会性感染

第一节　概　述

机会性感染（opportunistic infections，OIs）是由条件致病病原体引起的感染。一般情况下，条件致病病原体寄生在正常人体内不致病，仅在人体免疫功能低下时引起感染并致病。其也可以是人体对某种病原体易感性增高而新发生的感染。艾滋病患者由于$CD4^+$ T细胞受侵，免疫功能被严重损害，导致抵抗力下降，容易发生各种OIs。艾滋病相关OIs和肿瘤均被定义为艾滋病相关疾病（又名：艾滋病定义性疾病）。随着ART的广泛开展，艾滋病相关疾病的发病率已大幅降低，但仍是艾滋病患者死亡的主要原因。

艾滋病相关OIs可以累及全身几乎所有系统和器官，最常见包括：呼吸系统、消化系统、中枢神经系统、血液系统、泌尿系统、生殖系统、皮肤黏膜等。常见病原体包括：结核分枝杆菌、非结核分枝杆菌、耶氏肺孢子菌、隐球菌、马尔尼菲篮状菌、念珠菌、巨细胞病毒（CMV）、弓形虫、JC病毒等。不同国家和地区OIs的病原谱不尽相同，欧美国家近年来以隐球菌、弓形虫感染为主，我国北方以结核分枝杆菌、耶氏肺孢子菌、隐球菌感染为主，南方则以结核分枝杆菌、耶氏肺孢子菌、马尔尼菲篮状菌感染为主。同时，OIs病原谱与患者$CD4^+$ T细胞水平密切相关，耶氏肺孢子菌感染常见于$CD4^+$ T细胞＜200个/μl的患者，马尔尼菲篮状菌感染常发生在$CD4^+$ T细胞＜100个/μl的患者，JC病毒感染可引起进行性多灶性白质脑病，多发生在$CD4^+$ T细胞＜50个/μl的患者，然而，结核分枝杆菌（结核菌）感染可发生于$CD4^+$ T细胞任何数值时。$CD4^+$ T细胞与OIs病原谱的关系如图5-1-1-1。

病原体诊断技术是OIs诊治领域的重要组成部分。随着人类对微生物认识的不断深化和科技进步的

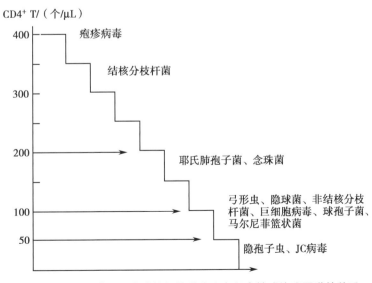

图5-1-1-1　$CD4^+$ T细胞计数与艾滋病患者机会性感染病原谱的关系

发展,分子生物学、免疫学、质谱分析等多个领域的突破促进了病原体诊断技术的快速发展。OIs 的诊断主要依赖于涂片、培养、特异性抗原检测、测序技术、实时荧光定量 PCR 等。这些诊断技术的联合应用,显著提高了 OIs 诊断的准确性和灵敏度,并明显缩短了诊断时间,有助于医生制定早期、有效的治疗方案。部分试验还有助于疗效判断。

艾滋病合并 OIs 的死亡率往往较高,与感染的病原体种类、严重程度、合并感染情况、患者的基础免疫状况及治疗及时性等有关,早期诊断和有效的抗病原治疗,对于降低死亡率至关重要。

降低艾滋病发病率和病死率是艾滋病防控的重要目标之一,要达到该目标,对艾滋病相关 OIs 进行早发现和规范化治疗至关重要。本篇将从病原学、流行病学、发病机制、临床表现、辅助检查、诊断与鉴别诊断、治疗、预防和预后方面,对艾滋病相关 OIs 进行阐述。

(郭朋乐 李凌华)

第二节 结 核 病

HIV 感染是机体感染结核分枝杆菌(*Mycobacterium tuberculosis*, MTB)的独立危险因素,机体感染 MTB 后可表现为结核潜伏感染(latent tuberculosis infection, LTBI)或结核病(tuberculosis, TB)两种状态。HIV 阳性人群感染 MTB、LTBI 进展为 TB 的风险明显高于 HIV 阴性人群。合并 TB 也促进 HIV 感染者进展至艾滋病期,影响其抗病毒治疗效果和免疫功能的恢复。TB 是艾滋病患者最常见的机会性感染和死亡原因之一,不仅诊断较为困难,而且面临着抗结核治疗与抗病毒药物相互作用、结核分枝杆菌耐药等多种挑战。

一、病原学和流行病学

(一)病原学

MTB 是专性需氧细菌,无鞭毛,有菌毛,有微荚膜但不形成芽孢,细菌壁没有革兰氏阳性菌的磷壁酸或革兰氏阴性菌的脂多糖,抗酸染色阳性。MTB 致病,可能与细菌在组织细胞内繁殖引起炎症,机体对菌体成分(荚膜、脂质和蛋白质等)产生的免疫损伤,以及代谢物质毒性等有关。

(二)流行病学

1. **流行情况** 根据世界卫生组织(WHO)发布的《2023 年全球结核病报告》,2022 年我国估算的结核病新发患者数为 74.8 万,估算结核病发病率为 52/10 万。在 30 个结核病高负担国家中,我国估算结核病发病数排第 3 位,占全球发病数的 7.1%。我国的结核病死亡数估算为 3 万,结核病死亡率为 2.0/10 万。全球估算约有 1 060 万人感染结核病,发病率为 133/10 万,其中合并 HIV 感染者为 67.1 万(占 6.3%);结核病导致的死亡人数为 130 万,其中 HIV 阳性结核病患者死亡人数为 16.7 万,尽管死亡人数多年来呈下降趋势,但距 2023 年 WHO 终结结核病战略目标(即至 2035 年 TB 相关的死亡降低 95%)尚有差距。

2. **感染来源** 与 HIV 阴性人群相似,主要传染源也是痰涂片阳性伴咳嗽、咳痰症状的肺结核患者。

3. **感染途径** 与 HIV 阴性人群相似,MTB 主要经呼吸道、消化道传播,亦可通过破损皮肤、黏膜、生殖器官和胎盘等接触传播。

4. **易感人群** HIV 阳性人群均为 MTB 易感者,尤其进展至艾滋病期的患者。

二、发病机制

HIV 与 MTB 感染两者会相互影响。HIV 阳性人群免疫系统缺损,增加了感染 MTB 的风险,与此同时,感染 MTB 促进了 HIV 感染的进程,有关机制尚不完全清楚,主要研究集中在如下方面。

(一)HIV 感染对 MTB 感染的影响

1. 合并感染营造 MTB 特异性 CD4$^+$ T 细胞耗竭的微环境。有研究发现,HIV 感染可引起 MTB 特异性 CD4$^+$ T 细胞耗竭,这可能与结核病发生风险提高相关。也有研究发现,即使 MTB 特异性 CD4$^+$ T 细胞数量处于正常水平,一些 HIV 感染者依然无法有效控制 MTB,发生结核病的风险仍较高,推测除了

CD4⁺ T 细胞数量,MTB 特异性 CD4⁺ T 细胞功能及细胞因子也可能发挥主要作用。同时,由于白细胞介素 -12(IL-12)、γ- 干扰素(IFN-γ)和肿瘤坏死因子 -α(TNF-α)信号通路参与调控 CD4⁺ T 细胞的分化和应答,这些信号通路出现基因缺陷时,可显著增加宿主对 MTB 的易感性。

2. HIV 感染破坏巨噬细胞功能,增加 MTB 的易感性。巨噬细胞是除 CD4⁺ T 细胞之外,HIV 感染的主要靶细胞。研究表明,MTB 特异性 CD4⁺ T 细胞容易受到 HIV 感染的损伤与它们分泌巨噬细胞炎症蛋白 1β(MIP-1β)不足有关,MIP-1β 起到结合 CCR5 阻断 HIV 病毒入侵的作用。HIV 感染的 T 细胞和巨噬细胞相互接触融合可促进多核巨细胞形成,加速 CCR5 嗜性 HIV 在巨噬细胞中的传播和复制。HIV 感染的巨噬细胞可与 CD4⁺ T 细胞稳定结合并通过 gp120-CD4 LFA-1-ICAM-1 相互作用促进病毒向 T 细胞传播,形成"特洛伊木马"效应;与此同时,可诱导 CD4⁺ T 细胞凋亡,最终成为杀害 T 细胞的帮凶。现有研究已表明:①HIV 病毒 Nef 蛋白可直接水解巨噬细胞胞浆内吞噬体循环蛋白 AP1,抑制 VAMP3 依赖的吞噬体内膜形成,进而抑制巨噬细胞的吞噬功能;②HIV 病毒 Nef 蛋白与自噬调节因子 Beclin 1 相互作用,抑制 LC3 依赖的自噬降解过程,影响巨噬细胞清除功能;③间接体内条件下,HIV 感染可直接促进巨噬细胞内 MTB 的存活。

(二)MTB 感染对 HIV 的影响

1. MTB 感染增加 HIV 复制,增加病毒多样性。研究发现,活动性结核病患者外周血 CCR5⁺CD4⁺ T 细胞比例显著增加,且肺部定植的 MTB 特异性 CD4⁺ T 细胞以高表达 CCR5 为特征,使得 MTB 特异性 CD4⁺ T 细胞作为靶细胞更容易被 HIV 感染,增加了 HIV 的复制。研究还发现,MTB 感染通过增加树突状细胞表面趋化因子受体 CXCR4 的数量来促进树突状细胞感染 HIV,进一步加速了艾滋病的进展。

2. MTB 主要通过诱导 Th2 细胞的产生使身体对细胞外感染更具抗性,同时抑制对细胞内感染的抗性,不利于清除细胞内潜伏 HIV,进一步利于 HIV 在体内潜伏。

3. MTB 在组织细胞内大量增殖会诱发多种细胞因子的释放,进而引起炎症及免疫损伤,促进 ART 后的慢性免疫激活增强,影响长期预后。

(三)病理特点

HIV 阳性人群结核病病理学改变与其免疫状态有关,免疫功能相对完好的结核病患者表现典型肉芽肿性炎症或坏死性病变;随着免疫抑制程度的加重,且机体 CD4⁺ T 细胞耗竭、巨噬细胞数量减少及功能受损,典型结核性肉芽肿可表现为形成不良甚至完全缺失、坏死性病变减轻,呈现为非特异性炎症反应。

三、临床表现

HIV 阳性人群合并结核病的临床表现受免疫抑制程度的影响。免疫功能正常时临床表现与 HIV 阴性患者类似,但随着免疫功能下降,发生肺外结核与血行播散性结核的风险逐渐增加,临床症状也越趋于不典型。

(一)肺结核

1. 当 CD4⁺ T 细胞计数≥200 个 /μl 时,艾滋病合并肺结核的临床特点与 HIV 阴性人群类似。

2. 当患者 CD4⁺ T 细胞计数<200 个 /μl 时,艾滋病合并肺结核常发生血行播散性感染,除了 HIV 阴性人群肺结核典型症状(发热、咳嗽、盗汗和体重减轻)外,常伴高热,病情进展快速,可出现脓毒症、肺广泛病变引起急性呼吸衰竭、胸腔积液等。

(二)肺外结核

随着 CD4⁺ T 细胞计数降低,HIV 阳性人群发生肺外结核风险增加,且多数同时存在肺结核。肺外结核主要表现为血行播散性结核、淋巴结结核、结核性脑膜炎、结核性心包炎、消化道结核病、骨与关节结核等。

1. **血行播散性结核** 对比 HIV 阴性患者,HIV 阳性患者的体温峰值更高、血红蛋白水平更低。

2. **淋巴结结核** 淋巴结结核患者 MTB 多为高负荷,除淋巴结肿大外,伴发热、盗汗、体重下降等全身性症状,常累及全身多个部位淋巴结。

3. **结核性脑膜炎** 总体而言,艾滋病合并结核性脑膜炎的中枢神经系统症状和体征及短期预后与

HIV 阴性结核性脑膜炎患者无显著差异,但发生意识障碍比例及体重下降程度更高、脑膜刺激征不显著。

4. 结核性心包炎　HIV 阳性肺外结核 20% 表现为心包积液,部分出现心脏压塞,但甚少发生缩窄性心包炎。

5. 消化道结核病　胃肠道结核最常见的病变部位为回盲部,常表现为溃疡性病变;与 HIV 阴性人群比较,HIV 阳性胃肠道结核多为多发溃疡,溃疡面较深大。

6. 骨与关节结核　合并 HIV 感染并不增加 TB 患者发生骨与关节结核的比例,临床特征无明显改变。

四、辅助检查

(一)实验室检查

1. 病原学检测　检测方法包括涂片显微镜检查、分枝杆菌培养、分枝杆菌药物敏感性试验等。标本类型可采用痰、诱导痰、支气管肺泡灌洗液、胃液、胸腔积液、组织标本、血液等。涂片显微镜检查包括齐-内抗酸染色和荧光染色镜检,后者的灵敏度优于前者。然而,单纯抗酸染色阳性,无法判断是 MTB 还是非结核分枝杆菌(nontuberculous mycobacteria, NTM)或诺卡菌(Nocardia),需要进行培养、质谱鉴定或使用分子生物学方法鉴定。由于合并 HIV 感染者开放性排菌比例较低,痰涂片阴性更常见,需要连续对3 份不同痰标本进行检测,以提高涂片阳性率。结核分枝杆菌培养阳性既是结核病诊断金标准,也是评价抗结核疗效的依据。然而,结核分枝杆菌培养耗时较长,固体培养法一般需 4~8 周,液体培养法可缩短到 1~3 周。分枝杆菌药物敏感性试验包括表型药物敏感性试验和基因型药物敏感性试验两种,目前多采用表型药物敏感性试验,虽然表型药敏试验耗时长,但可检测多种类型抗结核药物的耐药性,对于指导治疗具有重要帮助。

艾滋病患者肺外结核病多见,尽早留取标本进行检测对于明确诊断至关重要,尤其需要注意留取粪便、尿液、脑脊液以及穿刺液进行抗酸染色涂片和培养。HIV 阳性患者尿液及血液培养阳性率高于 HIV 阴性人群,但对于培养分枝杆菌阳性的患者,应注意鉴别 NTM 感染可能。

2. 病理学检查　组织病理学检查包括镜检和特殊染色。HIV 阳性 TB 患者病理组织改变与机体免疫缺陷程度有关,免疫功能相对正常者与 HIV 阴性者相似,表现为典型坏死性或非坏死性肉芽肿性炎症或肉芽肿伴干酪样坏死,抗酸染色阳性。然而,随着免疫抑制程度加重,典型结核性肉芽肿形成不良甚至完全缺失,坏死性病变也越来越轻。鉴于 MTB 与 NTM 具有类似组织病理特征,单纯依靠镜检和特殊染色并不能准确鉴定 MTB,可借助分子病理学检测帮助鉴别。分子病理学检测利用压力循环技术(pressure cycling technology, PCT)对样本核酸进行扩增,检测样本中是否有 MTB 特异序列。该方法既可鉴别 MTB 与 NTM,也提高了结核病诊断的灵敏度和特异度。

3. 免疫学检测　可检测 MTB 相关抗体或抗原。结核抗体检测灵敏度受宿主对 MTB 的免疫应答影响。在免疫功能正常的 HIV 阳性人群,结核菌素皮肤试验(TST)灵敏度与 HIV 阴性人群相当,阳性者难以区分卡介苗接种、LTBI 与活动性 TB。而对于细胞免疫功能受损患者,TST 试验很容易出现假阴性情况。重组结核分枝杆菌融合蛋白皮肤试验(EC)可鉴别卡介苗接种与结核分枝杆菌感染,且受 NTM 感染的影响小,但在 HIV 阳性人群中容易产生假阴性可能。

与 TST、EC 相比,IFN-γ 释放试验(IGRA)灵敏度相对增加,但仍明显低于 HIV 阴性人群。在免疫功能正常的 HIV 阳性人群,IGRA 阳性无法区分 LTBI 与活动性 TB,不能预测其治疗转归;但在免疫功能受损的 HIV 阳性患者中,IGRA 阳性对于诊断具有重要意义。联合应用 IGRA 和 TST/EC 可提高检出效能。

脂阿拉伯甘露聚糖(LAM)抗原是 MTB 细胞壁特异性抗原,检测尿液 LAM 可实现快速检测。WHO推荐 3 类 HIV 阳性人群可使用尿液 LAM 测定辅助诊断活动性结核病:①有结核病的体征和症状;②合并艾滋病相关性疾病;③CD4+ T 细胞计数<200 个/μl。如果尿液 LAM 检测阳性,应开始结核筛查,但阴性并不能排除结核病的可能,另外,尿液 LAM 不能检测结核耐药性。

4. 分子生物学检测　分子生物学诊断技术具有灵敏和快速的特点,可将结核病诊断时间缩短至 1~

3 天。

结核分枝杆菌核酸检测（Xpert MTB/RIF）技术具有检测时间短、操作简单等优点，可在两小时内检测 MTB 和利福平耐药性。在 HIV 阳性人群中，Xpert MTB/RIF 检测的灵敏度略低于 HIV 阴性人群。Xpert MTB/RIF 的灵敏度与 CD4$^+$ T 细胞计数相关，与免疫功能相对完好的 HIV 感染者相比，其在重度免疫缺陷患者中的灵敏度会更高。与 Xpert MTB/RIF 检测相比，超敏结核分枝杆菌及利福平耐药基因检测（Xpert MTB/RIF Ultra）具有更低的检测下限，可显著提高检测结核病及利福平耐药结核病的灵敏度，尤其对菌阴肺结核和肺外结核的早期快速诊断具有重要作用。WHO 强烈推荐 Xper MTB/RIF 和 Xpert MTB/RIF Ultra 技术应用于有结核病症状和体征的 HIV 感染者及耐药结核病患者的初次检测，从而替代传统的涂片镜检、培养和药物敏感性检测方法，但上述两种方法都不能用于抗结核疗效的评价。

等温扩增技术主要包括环介导等温扩增技术（loop-mediated isothermal amplification，LAMP）和实时荧光核酸恒温扩增检测技术（simultaneous amplification and testing，SAT）。LAMP 是以脱氧核糖核酸（DNA）为检测靶标，而 SAT 是以核糖核酸（RNA）为检测靶标。LAMP 对 HIV 阳性疑似结核病的诊断价值并不优于痰涂片镜检，不可代替 Xpert MTB/RIF 或 Xpert MTB/RIF Ultra。SAT 技术的优势是能够区分活菌与死菌，可用于活动性结核病的诊断。

探针-方向杂交技术既能检测 MTB，也能检测利福平及异烟肼耐药突变。与探针-方向杂交技术相比，线性探针技术与高分辨率溶解曲线技术可同时对多种药物进行耐药基因检测，包括利福平、异烟肼、乙胺丁醇、链霉素和喹诺酮类药物。

二代测序技术（NGS）不仅可用于结核病诊断，还可同时检测 MTB 对 8 类抗结核药物的抗性相关突变。NGS 通量高、耗时短，能快速检测标本中的 MTB，其诊断肺结核的灵敏度及特异度与 Xpert MTB/RIF 相当，但对肺外结核的诊断灵敏度高于 Xpert MTB/RIF，对结核性脑膜炎具有极高的诊断价值。NGS 与传统检测方法联合应用可以显著提高 MTB 的检出率。此外，NGS 可区分 MTB 和 NTM，还能鉴别其他感染或共感染，尤其是在 HIV 阳性人群中的应用价值高。但是 NGS 结果判读尚无统一标准，需要与临床特征密切结合。

（二）影像学检查

1. 肺结核 HIV 阳性 TB 患者胸部影像学改变受其免疫功能影响，当 CD4$^+$ T 细胞计数＞200 个 /μl 时，肺结核影像学特征与 HIV 阴性人群类似，表现为上叶尖后段或下叶背段的斑片或结节影、双肺弥漫分布的粟粒状结节影、孤立或多发性薄壁/厚壁空洞，具有卫星病灶的结节或球状影、实性病变、胸腔积液、心包积液及纵隔和/或肺门淋巴结肿大等。当机体 CD4$^+$ T 细胞计数＜200 个 /μl 时，除共性特征（胸腔积液、心包积液及纵隔和/或肺门淋巴结肿大）外，其他胸部影像学改变不典型，可表现为双肺中叶、下叶间质性和粟粒状渗出性病变，空洞性病变少见。

2. 消化道结核 常见于肠结核，可表现为回盲部腔壁增厚、肠段狭窄、肠壁周围渗液及邻近淋巴结肿大等。

3. 结核性脑膜炎 特征性表现为脑水肿、脑梗死、脑实质结节灶、颅底池狭窄及闭塞与脑膜强化等。头颅电子计算机断层扫描（CT）检查以多发、低密度结节病灶为主，周围常伴有不同程度的脑水肿。磁共振（MRI）表现为脑膜增厚，以颅底部增厚明显，增强扫描脑膜有明显强化，或伴有结节性不规则强化或环形强化。

五、诊断与鉴别诊断

（一）诊断

任何 CD4$^+$ T 细胞计数水平的 HIV 感染者都可罹患结核病。HIV 阳性结核病的诊断需结合临床表现、辅助检查以及影像学、细菌学、免疫学、病理学和分子生物学结果来进行综合分析和判断。对于伴随结核病相关表现的，如发热、咳嗽、盗汗、消瘦等表现的 HIV 感染者，尤其应注意排除结核病的可能。同时，在进行诊断时应注意 HIV 感染者的免疫功能状态，CD4$^+$ T 细胞计数较高的结核病患者临床症状与诊断技术的灵敏度及特异度与 HIV 阴性人群基本一致，而 CD4$^+$ T 细胞计数较低患者的症状和体征非典型，肺外结核多发,且部分检测技术的灵敏度下降。不能将用于 HIV 阴性人群结核病的诊断方法和思路简单地套用在 HIV 阳性结核病的诊断中。WHO 指南推荐 MTB 快速分子检测技术应作为结核病的初始诊断方法。

（二）鉴别诊断

1. **NTM 病**　HIV 阳性 NTM 病的临床症状与 TB 极为相似,但双肺粟粒型病变不多见,鉴别有赖于病原学检查。

2. **侵袭性真菌病**　艾滋病合并隐球菌性脑膜炎,中枢神经系统表现与结核性脑膜炎相似,难以鉴别,但隐球菌性脑膜炎脑脊液压力更高,脑脊液检查可以帮助鉴别,一般表现为轻度炎症,细胞数轻度升高,蛋白含量轻 - 中度升高,糖和氯化物多轻度降低。脑脊液病原学检查发现隐球菌及隐球菌荚膜抗原阳性可明确诊断。艾滋病合并肺隐球菌病患者与肺结核临床表现也极为相似,肺部也可出现粟粒样改变或空洞,需行痰、支气管肺泡灌洗液、肺组织等标本的病原学检查来确诊。

艾滋病合并播散性马尔尼菲篮状菌病也可出现肺结核和肺外结核的临床表现,其脐凹样皮疹、半乳甘露聚糖（GM）抗原或 Mp1p 抗原检测具有重要鉴别价值,确诊依靠血液、骨髓及其他无菌体液的培养或病理学发现马尔尼菲篮状菌孢子。

3. **淋巴瘤**　艾滋病合并淋巴瘤与淋巴结结核临床症状相似,也可引起全身淋巴结肿大,但其肿大淋巴结多数无痛,外周血 $\beta2$- 微球蛋白、乳酸脱氢酶（LDH）与乳酸升高。鉴别依赖于组织病理学和免疫组化。

（三）注意事项

1. 不管 $CD4^+$ T 细胞计数多少,HIV 阳性人群都可能感染 MTB,发生结核病。

2. HIV 阳性 TB 的组织病理、临床表现和影像学改变受患者免疫功能影响,当免疫功能正常时,与 HIV 阴性 TB 无明显差别,但免疫功能受损时,炎症反应和坏死性病变较轻,肺外结核更常见。

3. 推荐联合应用多种技术来提高诊断的灵敏度和特异度,包括结核菌的病原学、免疫学及分子生物学等技术。随着 T 细胞免疫功能的下降,免疫学检测的假阴性率逐渐增高。淋巴结穿刺标本行病理学、培养及分子学检查的诊断价值较高,在免疫功能严重抑制患者中尿液和血液分枝杆菌培养的阳性率相对较高,建议多部位且多次留取标本进行检测帮助明确病原诊断。

4. 病原学检测推荐进行分枝杆菌的菌种鉴定,以区分 MTB 和 NTM。涂片抗酸染色阳性时,需注意与 NTM、诺卡菌等鉴别。

5. 推荐对于 HIV 阳性血行播散性肺结核患者进行腰椎穿刺检查,排除结核性脑膜炎可能。

六、治疗

HIV 阳性 TB 的治疗原则与单纯 TB 基本相同:早期、联合、适量、规律和全程使用敏感药物治疗。一线抗结核治疗药物主要包括异烟肼、利福平或利福布汀、乙胺丁醇及吡嗪酰胺。但疗程可根据患者情况适当调整,需注意抗结核药物和抗病毒药物间的相互作用。

（一）抗结核菌治疗

1. **MTB 对一线抗结核药物敏感**　推荐采用标准的一线抗结核药物 6 个月短程化疗方案:2 个月强化期治疗,使用异烟肼＋利福平(或利福布汀)＋乙胺丁醇＋吡嗪酰胺;然后 4 个月巩固期治疗,使用异烟肼＋利福平(或利福布汀)。

绝大多数患者可使用 6 个月疗程方案,但如果合并淋巴结结核或血行播散性肺结核、中枢神经系统结核病、气管/支气管内膜结核、结核性胸膜炎,不管痰液的抗酸菌涂片或培养是否阳性,抗结核疗程应延长至 9~18 个月,甚至更长。

也有研究显示,针对敏感 MTB 的肺结核患者,使用 4 个月短程抗结核方案的疗效非劣效于传统 6 个月治疗方案,可作为敏感肺结核治疗的替代方案。该方案为:先进行 2 个月强化期治疗(异烟肼＋利福喷丁＋莫西沙星＋吡嗪酰胺),然后进行 2 个月巩固期治疗(异烟肼＋利福喷丁＋莫西沙星)。

2. **MTB 对一线抗结核药物可疑耐药或耐药**　对于有耐药结核病患者密切接触史、居住在高耐药结核病流行地区、抗结核治疗 4 个月后仍持续菌阳或既往有中断抗结核治疗史的患者,应进行药物敏感性试验,并尽可能根据结果制定个性化抗结核方案。

利福平敏感异烟肼耐药结核病患者的治疗方案:利福平+乙胺丁醇+吡嗪酰胺+左氧氟沙星,治疗6个月。

利福平耐药或耐多药结核病长程治疗方案的药物分为3组:A组(左氧氟沙星或莫西沙星、贝达喹啉、利奈唑胺)、B组(氯法齐明、环丝氨酸、特立齐酮)、C组(乙胺丁醇、德拉马尼、吡嗪酰胺、亚胺培南/西司他丁或美罗培南、阿米卡星或链霉素、卷曲霉素、乙硫异烟胺或丙硫异烟胺、对氨基水杨酸)。WHO推荐治疗方案应该含有所有三种A组药物以及至少一种B组药物,以保证治疗开始时方案含有至少4种可能有效药物,同时,保证贝达喹啉停药后方案尚有至少3种药物来完成余下的疗程。如果只使用1种或2种A组药品,则应包括2种B组药品,如果方案不能单纯由A组和B组的药品组成,则可添加C组药品组成方案。耐多药结核病或耐利福平结核病的治疗疗程为18~20个月。

2022年WHO推荐了2种耐多药结核病或耐利福平结核病的短程方案。①6个月方案:贝达喹啉+普托马尼+利奈唑胺(600mg)+莫西沙星;②9个月方案:强化期(4个月)——贝达喹啉+左氧氟沙星/莫西沙星+乙硫异烟胺(或利奈唑胺600mg)+乙胺丁醇+大剂量异烟肼+吡嗪酰胺+氯法齐明;巩固期(5个月)——左氧氟沙星/莫西沙星+氯法齐明+乙胺丁醇+吡嗪酰胺。短疗程方案的有效性优于长疗程方案,但短疗程方案不适用于血行播散性肺结核、重症结核病和中枢神经系统结核病,另外,资源有限地区获取新型抗结核药物困难。

(二)ART时机

尽管ART可能导致免疫重建炎症综合征(immune reconstitution inflammatory syndrome, IRIS),但鉴于IRIS很少导致死亡,因此对于HIV阳性TB患者,不管CD4$^+$T细胞计数多少均建议尽早启动ART,推荐在抗结核治疗开始后2周内尽早启动ART。对于合并耐药TB患者,WHO建议,在使用二线抗结核药物后8周内开始ART;对于中枢神经系统结核病患者,建议在抗结核治疗开始后的4~8周启动ART,如果同期再使用糖皮质激素治疗脑膜炎,建议ART时机提前到抗结核治疗后2周内。合并活动性TB的HIV阳性孕妇,基于孕妇健康和减低HIV母婴传播考虑,推荐在开始抗结核治疗后尽早开始ART。

几项大型临床试验均表明,无论是否合并MTB感染,早期启动ART对艾滋病患者均有利;同时,TB患者无论CD4$^+$T细胞计数<50个/μl或≥50个/μl,早期启动ART均可显著减少艾滋病相关事件或死亡的发生。

选择抗病毒药物应考虑抗病毒药物的毒副作用及其与利福霉素之间的药物相互作用,治疗过程中需密切监测药物不良反应,必要时调整抗病毒或抗结核药物的剂量,条件允许时进行血药浓度监测(therapeutic drug monitoring, TDM)以指导个体化治疗。如果ART过程中诊断为活动性结核病,应立即开始抗结核治疗,并根据药物之间相互作用调整抗病毒治疗方案。

七、预防

WHO推荐成人和青少年HIV感染者(包括已接受ART者、孕妇和既往已接受结核病治疗者),排除活动性结核病发生可能,无论免疫抑制程度如何,均应接受结核病预防性治疗(TPT)。与结核病患者接触或生活在结核病传播风险较高环境中的HIV阳性儿童或婴儿,均应接受TPT。中国艾滋病诊疗指南(2024版)没有对HIV感染者推荐TPT。

TPT治疗方案包括长程方案和短程方案。长程方案为:异烟肼[5mg/(kg·d)],1次/d,6~9个月,联合ART可显著降低结核病风险。短程方案包括:①利福喷丁(600mg/d)+异烟肼(300mg/d),1次/d,1个月;与长程方案对比,二者的有效性相当,但该方案不良事件发生率低、治疗完成率高。②利福喷丁(900mg/w)+异烟肼(900mg/w),1次/w,3个月;与长程方案比较,二者的有效性和安全性一致,但该方案耐受性更好。③利福平[10mg/(kg·d)]+异烟肼[5mg/(kg·d)],1次/d,3个月;对比长程方案,二者的有效性和安全性相似,该方案治疗完成率更高。④利福平[10mg/(kg·d)],1次/d,4个月;该方案有效性非劣效于长程方案,安全性和治疗完成率更好。应用利福霉素的TPT方案时,应注意抗逆转录病毒药物(ARV)与利福霉素之间的药物相互作用。

八、预后

经过积极抗结核治疗和尽早启动 ART，密切监测和处理治疗过程中的不良事件，大部分合并结核病患者都可以治愈，但结核性脑膜炎预后不佳。

（许飞龙　刘新华）

第三节　非结核分枝杆菌病

非结核分枝杆菌（nontuberculous mycobacteria，NTM）是分枝杆菌属内除结核分枝杆菌复合群（*Mycobacterium tuberculosis* complex，MTC）和麻风分枝杆菌以外的其他分枝杆菌。NTM 在环境中特别是土壤和水中广泛存在，可侵犯人体肺脏、鼻窦、淋巴结、关节以及中枢神经系统，导致免疫抑制人群尤其是艾滋病患者的播散性感染，即 NTM 病，CD4$^+$ T 细胞低于 50 个/μl 时风险最高。由于 NTM 病临床表现与结核病、侵袭性真菌病极为相似，合并其他机会性感染时疾病表现更加复杂，明确诊断较为困难，因此会延误治疗。同时，病原治疗面临着抗 NTM 药物毒副作用及其与抗病毒药物之间的相互作用等多个挑战，除此之外，HIV 感染者合并 NTM 病的耐药问题也日益突出，增加了治疗难度。

一、病原学和流行病学

（一）病原学

NTM 属于放线菌目分枝杆菌属，抗酸染色阳性。NTM 广泛存在于自然界水环境、城市供水系统、土壤、灰尘及动物体表等。NTM 与结核分枝杆菌类似，具有细胞壁、细胞膜、细胞质及内含物与拟核等细菌基本结构，无芽孢、荚膜及鞭毛。迄今为止，共发现 NTM 菌种近 200 种、14 个亚种，只有少部分对人类具有致病性。根据 NTM 生长速度和 16S rRNA，遵循细菌分类学原则，可将 NTM 分为快速生长型（rapidly growing mycobacterium，RGM）和缓慢生长型（slowly growing mycobacterium，SGM），其致病性不尽相同。引起 NTM 病最常见菌种的是鸟分枝杆菌复合群（*Mycobacterium avium* complex，MAC），另外还有 SGM 的堪萨斯分枝杆菌、猿分枝杆菌、瘰疬分枝杆菌、海分枝杆菌、苏加分枝杆菌、蟾分枝杆菌以及 RGM 的脓肿分枝杆菌、偶发分枝杆菌和龟分枝杆菌。而戈登分枝杆菌、耻垢分枝杆菌、产黏液分枝杆菌、土地分枝杆菌等一般不致病或致病性弱，分离到该菌株可能系污染或短暂的定植（见表 5-1-3-1）。

表 5-1-3-1　NTM 分类

菌种类别	代表菌种	常见致病部位
缓慢生长型 NTM（SGM）	堪萨斯分枝杆菌、猿分枝杆菌和海分枝杆菌	肺部、皮肤、骨关节
	瘰疬分枝杆菌、苏加分枝杆菌	肺部、淋巴结
	MAC、蟾分枝杆菌	肺部；MAC 还可引起骨关节、泌尿生殖系统等播散性病变
快速生长型 NTM（RGM）	脓肿分枝杆菌、偶发分枝杆菌和龟分枝杆菌	皮肤、软组织、肺部

（二）流行病学

1. **流行情况**　由于 NTM 在自然界的分布受自然气候、地理、人群生活习惯等多种因素影响，各地 NTM 病发病情况不尽相同。HIV 感染人群由于免疫缺陷，NTM 感染风险增加。在欧美国家，高达 25%～50% 的 HIV 感染者合并 NTM 感染，多呈现为播散性感染，MAC 是最常见菌种。东南亚国家 10% 左右 HIV 阳性者合并 NTM 感染，比例最高为堪萨斯分枝杆菌，其次是脓肿分枝杆菌、偶发分枝杆菌、MAC 及瘰疬分枝杆菌。我国是分枝杆菌感染高负担国家，HIV 阳性人群分枝杆菌培养阳性的标本中约 50% 鉴定为 NTM，常见菌种包括 MAC、堪萨斯分枝杆菌、戈登分枝杆菌、脓肿分枝杆菌等。NTM 感染与地理纬度有关，我国东南地区 NTM 感染率高于东北地区。

2. **感染来源** NTM 广泛存在于人类接触的环境中,包括自然界的水环境、城市供水系统、灰尘和土壤中。

3. **感染途径** 主要通过吸入、吞咽及创伤等途径传播。

4. **易感人群** HIV 感染人群如果免疫力下降,尤其 CD4$^+$ T 细胞低于 50/μl 时是高危人群。

二、发病机制

NTM 通过呼吸道、胃肠道、皮肤等途径侵入人体,致病过程与结核病相似,且 HIV 阳性人群与 HIV 阴性人群感染 NTM 的过程基本一致。NTM 侵入机体后,中性粒细胞捕获并杀灭大部分 NTM,但残留 NTM 被巨噬细胞吞噬并在其内生长繁殖。部分 NTM 通过溶酶体酶作用被溶解,其抗原产物及其菌体成分被运送至局部的淋巴结,激活多种效应细胞释放多种细胞因子,从而产生 CD4$^+$ T 细胞等介导的免疫反应和迟发型变态反应。当 HIV 感染者 CD4$^+$ T 细胞低于 50 个 /μl 时,细胞免疫无法杀灭 NTM,容易进展为播散性 NTM 病。TNF-α 上调黏附分子表达,增加黏附作用,并促进巨噬细胞活化和吞噬,参与肉芽肿形成,也可引起组织坏死及空洞形成。α1-抗胰蛋白酶可增强巨噬细胞吞噬、溶酶体融合和自噬能力,促进巨噬细胞控制胞内分枝杆菌感染。NTM 细胞壁的蜡质成分抑制 Th1 型免疫反应,可抵抗机体免疫力和药物的攻击。

三、临床表现

NTM 病的全身中毒症状和局部损害表现与结核病相似,主要侵犯肺脏,但全身各个器官系统皆可罹患。HIV 阳性 NTM 病容易发生肺外病变和播散性病变。

(一) NTM 肺病

HIV 合并 NTM 肺病最为常见,主要菌种有 MAC、堪萨斯分枝杆菌及脓肿分枝杆菌等。临床症状和体征与肺结核相似,主要表现为慢性咳嗽、气促、咯血、发热、盗汗、体重减轻,但全身中毒症状较轻。疾病严重程度存在个体差别,多数起病缓慢,表现为慢性肺部疾病恶化,部分患者无明显症状或表现为急性发病,出现呼吸道症状与全身中毒症状。

(二) 肺外 NTM 病

肺外 NTM 病主要包括 NTM 淋巴结病与 NTM 皮肤病,通常是播散性 NTM 病的一部分。NTM 淋巴结病的致病菌主要包括 MAC、嗜血分枝杆菌及瘰疬分枝杆菌等,临床特征与结核性淋巴结病相似,常累及颈部、锁骨上及下颌淋巴结,其次是腋下、腹股沟、纵隔及腹腔淋巴结,但 NTM 淋巴结病周围组织炎症反应较轻,干酪样坏死、溃疡及形成慢性窦道较少见,大多无全身症状。NTM 皮肤病的致病菌主要有偶发分枝杆菌、脓肿分枝杆菌、龟分枝杆菌、海分枝杆菌和溃疡分枝杆菌,大多发生在针刺伤口、开放性伤口与手术部位处,可表现为皮肤及皮下软组织感染、结节病灶、局部脓肿及溃疡性病变,干酪样坏死少见,往往迁延不愈。

(三) 播散性 NTM 病

HIV 感染合并 NTM 病常呈全身播散,主要菌种为 MAC,也包括堪萨斯分枝杆菌、脓肿分枝杆菌、嗜血分枝杆菌等。可侵犯全身所有脏器系统(包括:肺部病变、淋巴结炎、皮肤病变、胃肠道病变、骨病及心包炎等),但症状无特异性,主要包括发热、咳嗽、腹泻、腹痛、乏力、体重下降、肝脾及淋巴结肿大等。

四、辅助检查

(一) 实验室检测

1. **病原学检测** NTM 涂片镜检采用齐 - 内抗酸染色法和荧光镜检法。鉴于涂片显微镜检查不能区分结核分枝杆菌与 NTM,其诊断参考价值有限。分离培养推荐联合使用固体培养和液体培养以提高阳性率。SGM 分枝杆菌培养一般需 2~3 周,部分需超过 8 周。NTM 培养的标本包括痰液、血液、腹腔积液、脑脊液和脓液等,HIV 感染者血液培养阳性率高于 HIV 阴性人群。由于不同菌种对药物的敏感性不同,菌种鉴定对治疗方案的制定具有重要价值。先使用对硝基苯甲酸（PNB）生长试验、MPT64 抗原（MTB 特定分泌蛋白，NTM 不分泌）检测法和 PCR 技术对 NTM 菌株进行初步鉴别。再使用直接同源基因或序列比较方法（鉴定"金标准"）、高通量测序或基质辅助激光解析电离飞行时间质谱技术（MALDI-TOF-MS）鉴别分枝杆菌至种水平。

需要注意的是，当 NTM 与结核分枝杆菌同时感染时，MPT64 抗原检测也可表现为阳性；高通量测序包括靶向测序（tNGS）、宏基因组学测序（mNGS）和全基因组测序（WGS），检测阳性一次等同于一次分子检测阳性，需要至少再有一份标本检测鉴定结果为同一菌种时才可考虑其临床意义，同时应排除不致病的 NTM 菌株。

2. NTM 药物敏感试验   当 NTM 鉴定菌种后，应进行表型药物敏感试验。鉴于 NTM 菌种的多样性和菌种间差异，建议结合菌株对特定药物的 MIC 与血药浓度、药时曲线下面积等参数综合判断。

3. 病理学检测   NTM 病的病理变化与结核病类似，但干酪样坏死较少，机体组织反应较弱。HIV 阳性 NTM 病的组织病理多表现为非特异性炎症：组织细胞浸润、慢性炎症、纤维化和机化性肺炎，甚至完全无炎症反应。

4. 血常规   常见白细胞降低、血红蛋白下降；HIV 感染合并播散性 NTM 病患者血红蛋白下降更显著。

（二）影像学检查

1. NTM 肺病   由于 HIV 感染合并 NTM 肺病患者免疫功能受损，影像学特征与 HIV 阴性人群有较大差异。HIV 感染者肺内病变部位无明显倾向性，主要表现为双肺多叶段斑片影、条索影及结节影，可伴胸腔积液、纵隔和/或肺门淋巴结肿大，而弥漫性粟粒结节、空洞及实变少见。

2. 播散性 NTM 病   除肺部病变特征外，伴有多部位浅表淋巴结肿大，及肝脾肿大与腹腔、腹膜后及肠系膜淋巴结肿大等。

五、诊断与鉴别诊断

由于 HIV 感染者免疫功能受损，临床症状、影像学特征及病理特征缺乏特异性，涂片镜检阳性率低，培养时间长，无法及时满足临床需求。高通量测序易受环境菌污染、费用昂贵，且判读结果尚无统一标准。因此，HIV 感染合并 NTM 病的诊断应通过临床表现、影像学表现、细菌学、病理检查及分子生物学进行综合判断。

（一）疑似 NTM 病

CD4$^+$ T 细胞<100 个/μl 的艾滋病患者，具备以下条件之一，即可疑诊为 NTM 病：①IFN-γ 释放试验阴性而痰抗酸杆菌阳性，伴肺内病变，接受正规抗结核治疗无效；②痰液或其他标本镜检发现菌体形态异常的分枝杆菌；③标本中分枝杆菌培养阳性，但其菌落形态和生长情况与结核分枝杆菌有差异；④标本抗酸涂片阳性，但结核分枝杆菌分子生物学检测阴性。

（二）确诊 NTM 病

1. NTM 肺病   CD4$^+$ T 细胞<100 个/μl 的艾滋病患者具有呼吸系统症状和/或全身症状，胸部影像学检查发现肺内病变，排除其他肺部疾病，在排除标本外源性污染的前提下，符合以下条件之一者可诊断 NTM 肺病：①至少两份不同时间获取的痰标本 NTM 培养阳性并鉴定为同一致病菌，和/或 NTM 分子生物学检测均为同一菌种；②至少一次支气管肺泡灌洗液或支气管冲洗液 NTM 培养和/或分子生物学检测阳性；③经支气管或其他肺组织活检发现分枝杆菌病组织病理学特征性改变，并且 NTM 培养和/或分子生物学检测阳性；④肺组织活检发现分枝杆菌组织学特征，且至少一次的痰标本或支气管灌洗液中 NTM 培养和/或分子生物学检测阳性。

2. 肺外 NTM 病   具有局部和/或全身性症状，经检查发现肺外组织、器官病变，除外标本外源性污染，并排除其他疾病，病变部位穿刺物或活检组织 NTM 培养和/或分子生物学检测为阳性。

3. 播散性 NTM 病   患者具有相关的临床症状，经相关检查发现肺或肺外组织与器官病变，血培养 NTM 阳性，和/或骨髓、肝脏、胸腔或腹腔内淋巴结穿刺物培养 NTM 阳性。

（三）鉴别诊断

1. **结核病**　结核病临床症状与 NTM 病相似，可累及全身多脏器，表现为发热、咳嗽、疲乏、消瘦、肝脾及全身淋巴结肿大等，胸部影像学可见粟粒样、斑片状、空洞、实变与结节等。HIV 感染者无论 CD4+ T 细胞计数的水平高低均可出现结核病，而 NTM 病基本发生于 CD4+ T 细胞计数<100 个/μl 的患者，可通过无菌组织或液体培养及菌种鉴定鉴别。

2. **侵袭性真菌病**　NTM 临床表现与隐球菌病、马尔尼菲篮状菌病相似，鉴别诊断主要依靠临床症状与无菌标本培养、组织病理学检查。

3. **淋巴瘤**　多数淋巴瘤患者以浅表淋巴结肿大为首发症状，部分患者可累及全身多组织或器官，常见的全身症状与 NTM 病类似。但淋巴瘤肿大淋巴结多数无痛、质韧饱满，后期可相互融合、与皮肤粘连及破溃。鉴别依靠组织病理学和分子病理学检查。

六、治疗

（一）治疗原则

HIV 感染者合并 NTM 病治疗原则与 HIV 阴性 NTM 病相似。由于大多数 NTM 对常用抗分枝杆菌药物耐药，考虑到其临床治疗效果不确切、药物不良反应及药物间相互作用等，临床医生在决定是否治疗时应权衡利弊、综合判断。

1. 需严格评估 NTM 病诊断是否成立，以避免过度诊断与治疗。

2. 在菌种鉴定、疾病程度与并发症的基础上选择合适的治疗方案。

3. 由于不同菌种的耐药模式存在差异，NTM 菌种鉴定和药物敏感性试验极其重要，建议应根据药敏试验结果选择药物。

4. 不建议对疑似 NTM 病进行试验性治疗。

5. 应注意药物不良反应监测、服药依从性教育及药物间相互作用等。

（二）抗 NTM 药物

1. **新型大环内酯类药物**　新型大环内酯类药物中的阿奇霉素和克拉霉素一直是治疗 NTM 病最重要的药物，尤其是对 MAC、堪萨斯分枝杆菌、脓肿分枝杆菌、戈登分枝杆菌和蟾分枝杆菌等具有较强的抗菌作用。鉴于阿奇霉素的耐受性良好、组织渗透性好、与细胞色素 P450 系统介导的药物之间相互作用更少等优势，对于大环内酯类药物敏感的 NTM 病患者，建议优选以阿奇霉素为基础的方案。

2. **利福霉素类药物**　利福平与利福布汀是治疗 NTM 病的常用药物，两者的作用机制相同。利福布汀比利福平的抗 NTM 活性强。利福平与利福布汀均对堪萨斯分枝杆菌、戈登分枝杆菌及蟾分枝杆菌有较强的抗菌活性，但利福布汀对 MAC 的抗菌活性优于利福平，且对 RGM（如脓肿分枝杆菌、偶发分枝杆菌等）也具有一定的抗菌活性（利福平对 RGM 天然耐药）。由于利福布汀对肝脏细胞色素 P450-3A（CYP3A）系统的诱导作用较弱，对 HIV 合并 NTM 病患者同时进行 ART 时，利福布汀较利福平有更大的优势。

3. **乙胺丁醇**　乙胺丁醇是治疗 NTM 病最常用的骨干药物。乙胺丁醇通过抑制分枝杆菌细胞壁合成对 MAC、堪萨斯分枝杆菌、戈登分枝杆菌、瘰病分枝杆菌和蟾分枝杆菌等均有一定抗菌活性，而对脓肿分枝杆菌、偶发分枝杆菌耐药。乙胺丁醇与其他 NTM 药物间无交叉耐药性，与利福平、链霉素与氟喹诺酮类药物等具有协同作用。

4. **氨基糖苷类药物**　阿米卡星通过抑制分枝杆菌蛋白质合成而发挥杀菌作用。阿米卡星对 MAC、堪萨斯分枝杆菌与戈登分枝杆菌等多数 NTM 具有较强的抗菌活性。妥布霉素类对龟分枝杆菌的抗菌活性强于阿米卡星。

5. **氟喹诺酮类药物**　氟喹诺酮类药物中的氧氟沙星、环丙沙星、左氧氟沙星、加替沙星和莫西沙星等通过阻止 DNA 的合成而发挥杀菌作用，对 NTM 均具有一定的抗菌活性，其中莫西沙星和加替沙星的抗菌活性最强，尤其对 MAC 与偶发分枝杆菌的作用最为显著。

6. **异烟肼**　异烟肼对堪萨斯分枝杆菌、戈登分枝杆菌和蟾分枝杆菌具有一定的抗菌活性，对 MAC

的抗菌作用较弱,但对大部分RGM天然耐药。

7. **利奈唑胺** 利奈唑胺可通过抑制细菌蛋白质的合成而发挥抗菌作用,其对堪萨斯分枝杆菌、戈登分枝杆菌和蟾分枝杆菌等具有较强的抗菌活性,且对RGM也有一定的抗菌活性,但对MAC的抗菌活性较弱。

8. **头孢西丁** 头孢西丁对RGM如偶发分枝杆菌、脓肿分枝杆菌等具有较强的抗菌作用。

9. **氯法齐明** 氯法齐明对堪萨斯分枝杆菌、MAC和瘰疬分枝杆菌有较强的抗菌作用,但对RGM抗菌活性较弱或无抗菌作用。

10. **其他药物** 替加环素与亚胺培南/西司他丁对RGM具有较强的抗菌活性,而对SGM抗菌活性弱;多西环素对蟾分枝杆菌、戈登分枝杆菌和偶发分枝杆菌有一定抗菌作用,对MAC、堪萨斯分枝杆菌抗菌作用弱,而对脓肿分枝杆菌和龟分枝杆菌耐药;米诺环素对戈登分枝杆菌、偶发分枝杆菌及脓肿分枝杆菌有一定抗菌作用,对MAC、堪萨斯分枝杆菌与蟾分枝杆菌抗菌活性弱,龟分枝杆菌对其耐药;复方磺胺甲噁唑对偶发分枝杆菌、蟾分枝杆菌和戈登分枝杆菌有一定抗菌作用,而对MAC和堪萨斯分枝杆菌抗菌活性弱。

(三)常见NTM病的病原治疗

1. **MAC病** MAC病的首选治疗方案为阿奇霉素500mg/d或克拉霉素500mg/次,2次/d+乙胺丁醇15mg/(kg·d)+利福布汀300～600mg/d。若严重MAC感染,可加用阿米卡星或氟喹诺酮类药物;疗程至少12个月。

2. **堪萨斯分枝杆菌病** 利福平是治疗堪萨斯分枝杆菌病的核心药物,治疗方案分为利福平敏感和利福平耐药2种方案:①利福平敏感型治疗方案——利福平450～600mg/d+乙胺丁醇750～1 000mg/d+异烟肼300mg/d或大环内酯类药物(阿奇霉素500mg/d或克拉霉素500～1 000mg/d);②利福平耐药型治疗方案——大环内酯类药物(阿奇霉素500mg/d或克拉霉素500～1 000mg/d)+氟喹诺酮类药物(莫西沙星400mg/d)+乙胺丁醇750～1 000mg/d,可加用利奈唑胺600mg/d或氯法齐明100～200mg/d。疗程至少12个月。

3. **蟾分枝杆菌病** 推荐治疗方案为阿奇霉素500mg/d或克拉霉素500～1 000mg/次+利福布汀300mg/d或利福平450～600mg/d+乙胺丁醇750～1 000mg/d+莫西沙星400mg/d或利奈唑胺600mg/d;对严重的蟾分枝杆菌病,可在治疗前3个月内加用阿米卡星。疗程持续至培养转阴后至少12个月。

4. **瘰疬分枝杆菌病** 其治疗方案为阿奇霉素500mg/d或克拉霉素500～1 000mg/次+氯法齐明100～200mg/d+乙胺丁醇750～1 000mg/d+氟喹诺酮类药物(莫西沙星400mg/d);建议疗程为培养转阴后至少12个月。

5. **脓肿分枝杆菌病** 阿奇霉素/克拉霉素、阿米卡星、亚胺培南/西司他丁、头孢西丁和替加环素具有较强的抗菌活性,利福布汀、利奈唑胺和米诺环素有一定的抗菌作用,氟喹诺酮类药物对其抗菌活性较弱。对利福平、异烟肼和乙胺丁醇天然耐药。大环内酯类药物敏感型治疗方案:初始阶段方案中使用≥3种活性药物,维持3～6个月,后持续阶段使用≥2种活性药物。大环内酯类药物耐药型治疗方案:初始阶段方案中使用≥4种药物,时间为3～6个月,后持续阶段使用≥2种活性药物。建议疗程均为培养转阴后至少12个月。

6. **偶发分枝杆菌病** 对克拉霉素、阿米卡星、亚胺培南/西司他丁、替加环素、环丙沙星、米诺环素和复方磺胺甲噁唑敏感,利福布汀、莫西沙星、利奈唑胺和多西环素对其有一定抗菌作用。对利福平、异烟肼、乙胺丁醇、氯法齐明和头孢西丁耐药。推荐治疗方案为:初始阶段方案中使用≥3种活性药物,时间为3～6个月;持续阶段方案中使用≥2种活性药物。建议疗程为培养转阴后至少12个月。

以上6种常见NTM病的病原治疗方案见表5-1-3-2。

(四)外科手术治疗

由于部分难治性NTM肺病如局灶性、空洞性疾病单使用抗生素治疗很难治愈,可考虑进行肺切除手术。在进行肺切除手术前,应首先进行抗菌药物治疗,持续治疗至培养转阴12个月后。若患者肺部病灶为孤立结节且无其他NTM肺病特征,进行外科手术切除后,无须再进行抗菌药物治疗。

表 5-1-3-2　常见 NTM 病治疗方案及疗程

常见 NTM 病类型	治疗方案	疗程
MAC 病	阿奇霉素 500mg/d 或克拉霉素 500mg/ 次, 2 次 /d+ 乙胺丁醇 15mg/(kg·d), 并联用利福布汀 300～600mg/d。若严重 MAC 感染, 可加用阿米卡星或氟喹诺酮类药物	至少 12 个月
堪萨斯分枝杆菌病		
利福平敏感型	利福平 450～600mg/d+ 乙胺丁醇 750～1 000mg/d+ 异烟肼 300mg/d 或大环内酯类药物(阿奇霉素 500mg/d 或克拉霉素 500～1 000mg/d)	至少 12 个月
利福平耐药型	大环内酯类药物(阿奇霉素 500mg/d 或克拉霉素 500～1 000mg/d)+氟喹诺酮类药物(莫西沙星 400mg/d)+乙胺丁醇 750～1 000mg/d, 可加用利奈唑胺 600mg/d 或氯法齐明 100～200mg/d	至少 12 个月
蟾分枝杆菌病	阿奇霉素 500mg/d 或克拉霉素 500～1 000mg/ 次 + 利福布汀 300mg/d 或利福平 450～600mg/d+ 乙胺丁醇 750～1 000mg/d+ 莫西沙星 400mg/d 或利奈唑胺 600mg/d; 对严重的蟾分枝杆菌病, 可在治疗前 3 个月内加用阿米卡星	培养转阴后至少 12 个月
瘰疬分枝杆菌病	阿奇霉素 500mg/d 或克拉霉素 500～1 000mg/ 次 + 氯法齐明 100～200mg/d+ 乙胺丁醇 750～1 000mg/d+ 氟喹诺酮类药物(莫西沙星 400mg/d)	培养转阴后至少 12 个月
脓肿分枝杆菌病		
大环内酯类药物敏感型	阿奇霉素 / 克拉霉素、阿米卡星、亚胺培南 / 西司他丁、头孢西丁、替加环素具有较强的抗菌活性, 利福布汀、利奈唑胺和米诺环素有一定的抗菌作用。初始阶段方案中使用≥3 种活性药物, 维持 3～6 个月, 后持续阶段使用≥2 种活性药物	培养转阴后至少 12 个月
大环内酯类药物耐药型	初始阶段方案中使用≥4 种药物(除大环内酯类药物外), 时间为 3～6 个月, 后持续阶段使用≥2 种活性药物	培养转阴后至少 12 个月
偶发分枝杆菌病	克拉霉素、阿米卡星、亚胺培南 / 西司他丁、替加环素、环丙沙星、米诺环素和复方磺胺甲噁唑敏感, 利福布汀、莫西沙星、利奈唑胺和多西环素有一定抗菌作用。初始阶段方案中使用≥3 种活性药物, 时间为 3～6 个月; 持续阶段方案中使用≥2 种活性药物	培养转阴后至少 12 个月

（五）ART 时机

对于所有 HIV 感染合并 NTM 病患者, 无论 CD4$^+$ T 细胞计数水平, 均应接受 ART, 推荐在抗 NTM 治疗后 2 周内尽早启动 ART。由于目前对中枢神经系统 NTM 病患者启动 ART 的最佳时机尚未明确, 通常建议抗 NTM 治疗 4 周后启动 ART。

HIV 合并 NTM 病患者抗病毒治疗方案同成人青少年一线抗病毒治疗方案, 但需要考虑药物间相互作用(尤其需关注利福霉素、蛋白酶抑制剂、非核苷类逆转录酶抑制剂)、药物不良反应及服药依从性等问题。有条件可进行血药浓度监测以指导相关药物的剂量调整。

七、预防

美国卫生与公众服务部(United States Department of Health and Human Services, DHHS)建议 CD4$^+$ T 细胞计数＜50 个 /μl 的艾滋病患者进行预防性治疗以减少播散性 MAC 病的可能, 推荐方案为: 首选阿奇霉素(1 200mg/ 次, 1 次 /w), 次选克拉霉素(1 000mg/d), 若患者不能耐受大环内酯类药物, 可使用利福布汀（300mg/d）；至 CD4$^+$ T 细胞计数＞100 个 /μl 且维持 3 个月以上可停止预防性治疗。

中国艾滋病诊疗指南（2024 版）没有推荐对 HIV 感染者预防性治疗 MAC 病，我国也没有相关研究报告。

八、预后

HIV 感染合并 NTM 病的 1 年病死率为 15.7%、5 年为 22.6%。如果患者能够获得及时诊断和治疗，大多数 HIV 阳性 NTM 病可治愈，但部分资源有限地区由于检测手段有限，导致诊断延迟或误诊、漏诊，病死率较高。对 HIV 感染合并 NTM 病进行筛查和早期诊断、菌种鉴定和药物敏感试验，可提高疗效，可有效降低病死率。

（许飞龙）

第四节　肺孢子菌肺炎

肺孢子菌肺炎（*Pneumocystis carinii* pneumonia, PCP），现称为耶氏肺孢子菌肺炎（*Pneumocystis jirovecii* pneumonia, PJP），曾经被称为卡氏肺孢子虫肺炎和卡氏肺囊虫肺炎，是艾滋病患者呼吸道最常见的机会性感染。

一、病原学和流行病学

（一）病原学

肺孢子菌是 PCP 的病原，曾被归类作为原虫生物。1988 年后，根据核糖体 RNA、基因序列同源性、细胞壁构成及关键酶的结构，才明确其为真菌。然而，肺孢子菌不是典型的真菌，其具有其他真菌不具备的特性：①肺孢子菌的细胞壁含胆固醇而不是麦角固醇；②生活史包括滋养体、包囊前期和包囊；③不能在真菌培养基上生长；④大多数抗真菌药物对其无效。既往认为感染人类的是卡氏肺孢子菌，后来生物学研究提示为耶氏肺孢子菌（*P. jirovecii*）。因此耶氏肺孢子菌肺炎（PJP）才是指代人类感染时使用的疾病名称，但目前仍普遍使用 "PCP" 指代 "肺孢子菌肺炎"，是为了保留既往所熟知的疾病缩写。

（二）流行病学

耶氏肺孢子菌在周围环境中广泛存在，主要通过空气传播。有证据表明，肺孢子菌可以人际传播，并且可能会通过环境储存传播。人体内定植的肺孢子菌对其传播可能也很重要。研究显示，人群中 75% 于 4 岁前已有过感染，绝大多数为隐性感染。PCP 传统上被认为是由潜伏感染再激活引起的，但最近有研究发现至少有一些艾滋病患者可能是近期获得的感染。在广泛使用磺胺预防和 ART 之前，全球 70%～80% 艾滋病患者一生中曾罹患 PCP，其中约 90% 患者 CD4$^+$ T 细胞＜200 个 /μl，20%～40% 的死亡与 PCP 有关。分析我国各地收治住院的艾滋病患者机会性感染疾病分布，PCP 约占当中的 4.27%～42.1%。后 ART 时代，虽然发达国家艾滋病患者 PCP 病例有所减少，然而 PCP 仍是最常见的机会性感染和病死原因之一。

二、发病机制

目前认为肺孢子菌的包囊是肺孢子菌在环境中存在和传播的形式。滋养体是导致人体发病的主要原因。由于 HIV 感染者的免疫系统无法有效控制定植在呼吸道中的肺孢子菌的生长和扩散，肺孢子菌的包囊在进入患者呼吸道后，侵入肺泡裂解，释放孢子体，孢子体发育为滋养体。艾滋病患者肺泡上皮的巨噬细胞对肺孢子菌的吞噬作用和炎症激活功能受损，肺孢子菌不能被有效清除或抑制。滋养体黏附在 II 型肺泡上皮，在肺泡内大量增殖扩散并侵袭肺泡上皮细胞。肺泡巨噬细胞功能下降，虽能对肺孢子菌进行吞噬，但却不能将其杀死或消化。继而大量炎症趋化因子、细胞因子及炎症介质释放，引起肺部炎症反应。促使肺泡上皮细胞水肿变性、坏死脱落，与血管内膜剥离后导致细胞死亡及微小血管渗漏，肺间质充血水肿、肺泡间隔增宽，间质中淋巴细胞、巨噬细胞和浆细胞浸润，肺泡内蛋白质的沉积，形成所谓的"泡沫状嗜酸性渗出物"，引起肺间质性改变、肺泡结构受损等，影响肺泡气体交换，最终可导致患者呼吸衰竭进而死亡。

三、临床表现

艾滋病合并 PCP 最常见的临床表现为亚急性发作的进行性呼吸困难、发热、干咳和胸部不适。患者的临床进程通常是逐渐进展的。最常见的症状是呼吸困难（95%）、发热（80%～100%，超过 80% 的患者体温 >38℃）和咳嗽（95%）。一般患者在就诊前有持续 2～3 周的呼吸道症状。活动后气促或进行性加重的呼吸困难是特征性表现，运动时血氧饱和度下降 ≥5% 是一种可靠且快速的测试。干咳、心动过速和胸部不适也是常见表现，但是并不具备特异性。体格检查缺乏指向性的阳性体征，体征与症状严重程度不成比例。50% 的病例肺部听诊无明显异常，余下的患者或可闻及少许的啰音。低氧血症可能导致 I 型呼吸衰竭，需要使用机械通气和血管活性药治疗提示预后不良。有文献建议临床上可依据患者罹患 PCP 后的临床表现、动脉血气分析的氧分压和血氧饱和度水平以及影像学的表现进行分类（如表 5-1-4-1 所示）。另有文献仅根据患者动脉血气分析中肺泡 - 动脉氧分压差（A-a 梯度）<35mmHg、35～45mmHg、>45mmHg 三种情况将 PCP 分为轻、中、重度。

表 5-1-4-1　肺孢子菌肺炎疾病分类

临床表现	疾病分类		
	轻度	中度	重度
呼吸困难	劳累时发作	最小运动量/在静息时发作	静息时发作
静息时动脉血气氧分压	PaO_2>80mmHg	PaO_2 60～80mmHg	PaO_2<60mmHg
血氧饱和度	SaO_2>96%	SaO_2 91%～96%	SaO_2<91%
影像学	胸部 X 线检查正常/微小病变	胸部 X 线检查显示弥漫间质性改变	胸部 X 线检查显示广泛的间质性改变，可能伴有弥漫性肺泡渗出
其他		可能伴有发热	静息时呼吸急促、发热、咳嗽

四、辅助检查

（一）实验室检查

1. 一般检查

（1）血常规　无特征性改变。部分患者可出现白细胞轻度升高，中性粒细胞升高，淋巴细胞减少。

（2）血气分析　动脉血气显示氧分压下降、肺泡 - 动脉氧分压差升高和呼吸性碱中毒。90% 的患者肺泡 - 动脉氧分压差出现增大，从轻度（<35mmHg）至重度（>45mmHg）不等。治疗开始时静脉和动脉氧分压差超过 30mmHg 与高死亡率相关。

（3）血乳酸脱氢酶（LDH）　LDH 水平可能反映了非特异性的肺部炎症或其他组织损伤导致的细胞缺氧。LDH 在 PCP 病情进展时显著升高，治疗有效后下降，可动态反映 PCP 患者肺部炎症反应及病变的严重程度，与患者氧合的下降呈负相关。据统计，LDH 对 PCP 诊断的灵敏度和特异度分别为 66%～91% 和 36%～52%。一项研究发现，PCP 存活患者的平均 LDH 为 340IU，而死亡患者为 447IU。更重要的是，如果治疗后 LDH 水平仍然升高，则提示预后不良。

2. 病原学检查　由于肺孢子菌无法体外培养，病原学检查依赖于合格的下呼吸道标本中检出肺孢子菌。下呼吸道标本包括诱导痰、支气管肺泡灌洗液（bronchoalveolar lavage fluid, BALF）、活检得到的肺组织等。

（1）痰涂片　PCP 患者的痰量少，痰涂片检出率相对较低，有报道称使用高渗盐水诱导痰液进行 PCP 诊断的特异度接近 100%。但灵敏度有很大差异，为 50%～90%。病原体负荷较低、痰样本质量及检测方法均对准确性有影响，因此诱导痰样本检测结果阴性也不能排除 PCP。

（2）组织活检　肺组织活检虽检出率高，但对患者损伤大，极容易引发大出血及气胸。尤其是经胸穿刺活检的气胸发生率为30%，故不作推荐。

（3）BALF涂片阳性率较高（90%～100%）且较安全，轻症患者可作为首选检测方法，但重度患者缺氧明显，不能耐受气管镜检查。

（4）插管患者的气管内抽吸物检测灵敏度很高，有研究提示为92%。与支气管镜检查BALF检测效能相当。

当前还开拓了在血液/血清、口腔冲洗液、鼻咽分泌物、尿中的相关病原学新的检测方法，但由于灵敏度、特异度或可靠性等问题，还有待进一步完善相关临床验证。

肺孢子菌的实验室染色方法分为传统染色和免疫荧光染色。传统染色主要包括六亚甲基四胺银（GMS）、甲苯胺蓝、吉姆萨（Giemsa）、迪夫快速（Diff-Quik）及瑞氏（Wrights）染色等。GMS染色对包囊识别的特异性好，但无法识别滋养体，形态不典型时易误检。Giemsa染色和Diff-Quik染色结果不稳定，对实验人员的技术要求较高。直接或间接免疫荧光染色是较敏感的检测方法，易于辨认包囊，阳性率高于GMS染色，还可以染色滋养体，技术要求较低，但总体灵敏度低于PCR法。一般认为，痰免疫荧光染色可用于HIV合并PCP的早期诊断。

3. **病理检查**　肺孢子菌感染的肺部病变的分布常常是不均匀的，炎症可使肺泡结构破坏形成气囊，呈蜂窝状改变，后期可融合成肺大疱。病变的肺部组织通常会出现肺泡壁增厚，肺泡腔内炎症及大量泡沫状嗜酸性渗出物；肺泡内的渗出物由生物体、大量表面糖蛋白、来自肺部的蛋白样渗出物以及巨噬细胞和炎症细胞的碎片组成。肺泡腔内渗出物通过染色镜检，可发现肺孢子菌的滋养体或包囊，有助于辅助诊断。与此同时，肺泡间质被多形核白细胞和淋巴细胞浸润。

4. **血清免疫学检查**

（1）1,3-β-D-葡聚糖（G试验）　1,3-β-D-葡聚糖是肺孢子菌包囊细胞壁的主要组成部分，是诊断PCP的有效方法之一，其特点是阴性预测值较高。不同的临床研究显示，在重度免疫抑制且有呼吸系统症状的患者中，血清G试验>80pg/ml用于诊断PCP的阳性预测值为96%，但特异度较低，仅有75%～86%。某些感染其他真菌的患者、革兰氏阴性内毒素血症的患者或有使用某些抗生素、血制品以及纤维素膜过滤器透析治疗的患者可能出现假阳性结果。而G试验<80pg/ml的阴性预测值为95%。一项meta分析纳入23项观察性研究，发现1,3-β-D-葡聚糖<80pg/ml的阴性预测值为95%。因此有学者认为HIV阳性感染者血清G试验阴性可排除PCP，对此还需要更多的真实世界研究数据验证。另有研究认为下呼吸道标本PCR结合G试验可鉴别肺孢子菌定植或致病。

（2）耶氏肺孢子菌抗体　利用ELISA技术使用抗原工具检测肺孢子菌的IgM和IgG抗体。有研究表明，患者血清样本IgM抗体检测在诊断PCP时具有100%的灵敏度和81%的特异度。需要注意的是，免疫功能低下可能影响该测定在HIV阳性人群中的灵敏度，另外既往感染或曾经病原暴露也可能导致假阳性结果。

还有其他一些血清学标志物，如KL-6和S-腺苷甲硫氨酸也被评估作为PCP标志物，但特异性较低，目前尚不推荐用于诊断。

5. **分子生物学检查**　应用PCR技术检测呼吸道标本的肺孢子菌特异性核酸片段具有取材方便、检测简便的特点，对临床诊断有重要辅助意义。

（1）普通PCR检测　可检测肺孢子菌DNA，灵敏度99%，特异度91%。由于灵敏度高，很少出现假阴性结果。因此，若BALF的PCR阴性意味着需要考虑其他病原感染的可能性，而PCR阳性高度提示耶氏肺孢子菌的存在，但无法区分感染或定植。

（2）巢式PCR检测　灵敏度更高，其缺点是易污染，极微量的污染可造成假阳性。

（3）定量PCR（qPCR）　克服了普通PCR和巢式PCR不能定量和假阳性等缺点，灵敏度和特异度更高。但目前仍没有明确阈值区分患者定植或感染。

（4）环介导等温扩增技术（loop-mediated isothermal amplification，LAMP）　是一种特殊的核酸扩增方法，可通过肉眼直接确定阳性结果。LAMP法较传统染色法的灵敏度更高，不存在与其他真菌的交叉反应,可用于 PCP 的早期诊断。LAMP 技术操作简便,不需要昂贵的仪器,适合基层医院应用。

（5）宏基因组二代测序（mNGS）　在感染病研究领域广泛应用,对 PCP 的诊断亦起到一定的辅助作用。但是不同的试验流程对检出有不同的影响,去人源化流程有导致漏检的可能,影响检出率,因此有建议 mNGS 检测需同时补充 PCR 或其他的检测方法进行验证。病原体靶向测序（tNGS）弥补了 mNGS 的缺点,采用多重 PCR 正向富集目标病原,可增加样本中病原微生物信息、提高灵敏度。现今业界没有指南或共识规范该检测技术,从而使其对 PCP 诊断作出指引,故仍作为传统检测技术的补充。

（二）影像学检查

PCP 影像学表现相对具有一定特征性。X 线典型表现为双肺透亮度减低、以肺门为中心对称弥漫分布磨玻璃影。但也有部分患者的胸片呈阴性。

相对胸片,更推荐肺部高分辨率 CT（HRCT）扫描检查（图 5-1-4-1）。根据不同时期的不同表现,可分为早期、进展期及终末期。

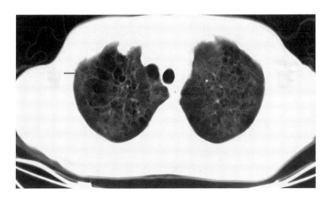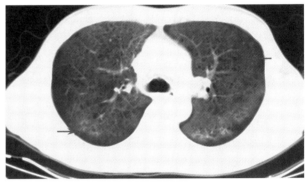

图 5-1-4-1　艾滋病合并肺孢子菌肺炎肺部影像学表现

双肺上叶气囊形成并致密的磨玻璃样改变（左）;对称性弥漫性分布的均匀致密的磨玻璃样改变,可见胸膜下区域"月弓征"（右）。

早期为炎性渗出期,典型表现为肺内多发粟粒状小结节,密度较低,边界欠清,以中下肺野分布为主,可伴有肺门影增大。

进展期为浸润期,粟粒及斑片状阴影融合扩大为均匀致密的磨玻璃样改变,以对称性弥漫性分布,多由中肺向下肺发展,病变区与正常肺组织交错存在。病灶胸膜下区域少见,呈现为"月弓征",即胸膜下常见的"新月形"或"柳叶形"的未受累的肺实质。

终末期为增殖修复期,多发生在未经治疗的情况下,病变以实变、纤维化为主,见大片状高密度影或索条状、网格状改变,也可形成碎石路征,最后呈弥漫性实质性改变。双肺上叶气囊形成是其特征表现,少数患者可发展为自发性气胸或纵隔及皮下气肿。肺气囊可出现在感染的任何阶段,常常多发,也可相互融合。

虽然这些影像学表现提示 PCP,但不能作为确诊的依据,但若 HRCT 无异常表现,则 PCP 可能性极小。

（三）内镜检查

需要注意的是,肺孢子菌主要侵犯肺泡,而不是支气管,因此在气管镜下可能不会观察到特异性的气道黏膜改变。辨别肺孢子菌肺炎通常需要通过镜检留取气道样本或活检组织并配合其他检测方法去实施。

五、诊断与鉴别诊断

（一）推断诊断

所有未接受 ART 和/或 CD4+ T 细胞<200 个/μl 的 HIV 感染者,如果同时出现:①发热、干咳、亚急

性进行性呼吸困难甚至活动后血氧饱和度下降；②血清 G 试验＞80pg/ml 和 LDH 升高；③胸片或 HRCT 显示弥漫性间质性或肺泡浸润改变，应高度怀疑 PCP。但是由于临床症状及体征、一般实验室检查结果与影像学资料均不具有特征性，所以以上资料仅作为推定诊断的依据。

（二）确诊

由于肺孢子菌无法体外培养，组织、支气管肺泡灌洗液或诱导痰样本中病原体的组织病理学或细胞病理学表现是 PCP 明确诊断所必需的条件。也有文献指出，诊断还可基于患者的典型临床表现，结合呼吸道样本中病原体的 PCR 阳性检测结果来明确。

（三）鉴别诊断

在 HIV/AIDS 人群中，PCP 需要与其他肺部感染，如真菌、弓形虫、巨细胞病毒、流感病毒性肺炎以及新型冠状病毒感染（COVID-19）等相鉴别。还应考虑是否为其他恶性肿瘤的肺部表现。

（1）侵袭性真菌病　主要与马尔尼菲篮状菌病（TSM）鉴别。TSM 患者也可出现发热、咳嗽和肺部弥漫性间质性改变，但 TSM 还经常伴发全身淋巴结肿大、肝脾肿大、严重贫血、血小板低下、肝功能损害，病原学培养出 TM 或组织病理发现横隔样孢子可确诊。

（2）巨细胞病毒（CMV）肺炎　通常发生在 CD4$^+$ T 细胞＜50 个/μl 的 HIV 感染者中。巨细胞病毒肺炎的临床表现与 PCP 相似。确诊 CMV 肺炎需要在肺或气道活检组织中观察到 CMV 包涵体。

（3）病毒性肺炎　表现为急性发作的发热、肌痛和头痛，随后出现进行性加重的呼吸系统症状。胸部影像学表现可为弥散性间质性改变，部分肺野片状致密影，沿支气管血管束分布的实变影或磨玻璃样改变。呼吸道咽拭子相应病毒核酸检测阳性。

（4）Kaposi 肉瘤（KS）　在 CD4$^+$ T 细胞＜100 个/μl 的艾滋病患者中，KS 可在肺部引起多灶性结节性病变，多达 20% 患者没有特征性皮肤病变。可通过支气管镜检查直接观察特征性病变及病理进行诊断；PET-CT 也能帮助鉴别。

六、治疗

治疗前，首先应对患者病情、对药物的耐受性及胃肠道功能作初步评估。若患者不能进食或出现严重腹泻，则要评估是否应使用静脉药物治疗。由于 PCP 病情进展较快不宜延误治疗，对临床推断为 PCP 的急症患者，均应启动经验性治疗。而且即使已给予相应治疗，气道内包囊和 DNA 检测阳性仍可持续数日至数周，并不影响 PCP 诊断。

（一）对症支持治疗

主要包括几方面：①卧床休息，密切监测患者的临床症状、氧合状态；②对于低氧血症的患者，需要给予氧疗来改善氧合；如果患者病情较重，动脉血氧分压低于 70mmHg，需要给予呼吸支持或收治到重症监护室治疗；③保证充足的营养摄入，必要时可通过肠内或肠外进行营养支持。

（二）病原治疗

PCP 推荐的治疗方案和替代治疗方案总结如表 5-1-4-2，剂量、禁忌证和常见不良反应的总结见表 5-1-4-3。

表 5-1-4-2　PCP 病原学治疗方案

首选方案	替代治疗方案
磺胺甲噁唑 - 甲氧苄啶（复方磺胺甲噁唑） 轻至中度患者： 甲氧苄啶（TMP）15～20mg/（kg·d）+磺胺甲噁唑（SMZ）75～100mg/（kg·d），分 3～4 次给药，口服 ×21d	轻至中度患者： TMP15mg/（kg·d）+氨苯砜 100mg/d，口服 ×21d 或阿托伐醌悬浮液 750mg b.i.d.，随餐口服 ×21d
重度患者： SMZ-TMP 剂量同口服，静脉注射 ×21d	重度患者： 克林霉素 450mg q.6h. 或 600mg q.8h.，静脉滴注＋伯氨喹 15～30mg/d q.d. 口服 ×21d 或喷他脒 3～4mg/（kg·d），缓慢静脉输注（＞60 分钟）×21d

表 5-1-4-3　PCP 病原治疗药物使用注意事项

药物	使用禁忌证	常见不良反应
SMZ-TMP	对本品过敏、叶酸缺乏引起的巨幼红细胞贫血、孕妇及哺乳期妇女、<2 个月龄婴儿、重度肝肾功能不全	过敏（药疹至超敏反应）、药物热、骨髓抑制、恶心和呕吐、腹泻、肝功能不全、肾功能不全、高钾血症
氨苯砜	对本品及磺胺过敏、严重肝功能损害、精神障碍者	发热、异常乏力、皮疹、溶血性贫血、恶心、呕吐、高铁血红蛋白血症、肝功能不全、周围神经炎
克林霉素	对本品或林可霉素过敏	腹泻、恶心、呕吐、皮疹、食道炎、艰难梭菌相关结肠炎、肝功能不全、肾功能不全、白细胞/血小板减少、药物超敏反应综合征
阿托伐醌	对本品过敏	血小板减少、角膜病变、胰腺炎、肝炎、急性肾损伤、过敏、高铁血红蛋白血症
喷他脒	对本品过敏	恶心、心律失常、高钾血症、肾毒性、低血糖、低血压、肝功能障碍、白细胞减少、血小板减少、幻觉
伯氨喹	对本品过敏、G-6-PD 缺乏症、系统性红斑狼疮、类风湿关节炎	溶血性贫血、高铁血红蛋白血症、药物热、恶心、呕吐、腹痛、粒细胞缺乏症

1. 磺胺甲噁唑-甲氧苄啶（复方磺胺甲噁唑，SMZ-TMP）　SMZ-TMP 被广泛推荐作为治疗 HIV 合并 PCP 的一线治疗方案。磺胺甲噁唑竞争性抑制二氢叶酸合成酶（DHPS），甲氧苄啶抑制肺孢子菌二氢叶酸还原酶（DHFR），两药联用抑制肺孢子菌叶酸合成并产生协同杀伤作用。

SMZ-TMP 吸收不受食物或其他药物的影响，口服后 2~4 小时、静脉用药后 1~2 小时血药浓度达峰。

SMZ-TMP 在 HIV 感染者使用中的不良反应高达 25%~50%。报告的不良反应包括过敏、药物热、骨髓抑制、恶心和呕吐、腹泻、肝功能不全、肾功能不全、高钾血症。既往对非抗微生物磺胺类药物过敏的患者，出现 SMZ-TMP 过敏的风险极低。高钾血症是由于 TMP 阻断肾脏集合小管钠通道所致，多见于接受大剂量治疗的患者，但正常剂量也会导致部分患者的血钾升高，一般可通过补液或给予其他降钾方法治疗。

有报道 SMZ-TMP 可引起急性肾损伤。TMP 主要经尿液以原形排泄，会减少肾小管肌酐的分泌而导致血清肌酐升高，因此血肌酐水平并不能准确反映患者肾小球滤过率。临床上需注意与真实的肾功能不全鉴别。如果患者原有肾功能不全且肌酐清除率≤30ml/min，应调节 SMZ-TMP 的剂量，一般推荐肌酐清除率介于 15~30ml/min 的患者采用 50% 的治疗剂量。

对于 SMZ-TMP 治疗中仅出现 1~2 级皮肤过敏反应的患者，除可通过支持治疗和短期停药等手段调整治疗方案外，还可以谨慎尝试脱敏治疗。

建议可尝试使用 SMZ-TMP 小儿混悬液（含 TMP 8mg/ml 和 SMZ 40mg/ml）按照以下方案进行脱敏：
- 第 1 日　1.25ml，单次给药；
- 第 2 日　1.25ml，一日 2 次；
- 第 3 日　1.25ml，一日 3 次；
- 第 4 日　2.5ml，一日 2 次；
- 第 5 日　2.5ml，一日 3 次；
- 第 6 日　1 片单强度片剂。

对于需要使用足量治疗剂量的患者，可在之后数日逐渐增加剂量。接受脱敏的患者应使用替代性治疗方案，直到能耐受治疗剂量的 SMZ-TMP 为止。

如果在磺胺类药物治疗过程中出现以下任何一种情况，应立即停用：
- 持续性皮疹和/或发热超过 5 日；
- 中性粒细胞绝对计数<500 个/μl；
- 低血压；
- 顽固性高钾血症；

- 出现结膜刺激、黏膜受累、皮肤疼痛、靶形损害、水疱或皮肤脱屑。

早期妊娠时使用 SMZ-TMP 与胎儿发生神经管缺陷和心血管、泌尿道异常的风险增加相关。补充叶酸有可能降低该风险,但有人担心叶酸可能会导致治疗失败。因此,建议只对孕三月以内女性使用叶酸。

2. 氨苯砜 氨苯砜口服后可迅速且几乎完全从胃肠道吸收。氨苯砜血浆浓度在给药后 2～8 小时内达到峰值,平均半衰期约为 20～30 小时。作用机制及疗效与 SMZ-TMP 相似,但毒性较小。使用 SMZ-TMP 发生不良反应的患者通常可以耐受氨苯砜治疗。但如果患者曾对 SMZ-TMP 发生过严重过敏反应,则尽可能避免使用。

氨苯砜治疗可能引起多种不良反应,可分为药物反应、剂量依赖性反应、过敏反应及特异质反应。最常见的药理学反应是血液学副作用,如高铁血红蛋白血症、溶血(G6PD 缺乏症患者)和贫血。所有接受氨苯砜治疗的患者都会在一定程度上出现高铁血红蛋白血症,随着治疗的继续,由于红细胞中烟酰胺腺嘌呤二核苷酸(NADH)依赖性还原酶活性的适应性增加,高铁血红蛋白血症将变得不那么明显。高铁血红蛋白水平在 30% 或以上时通常发生呼吸困难、恶心和心动过速,接近 55% 时则会发生意识障碍,达到 70% 的水平容易致命。一旦怀疑高铁血红蛋白血症,应进行系统排查以明确诊断。有病例报道介绍氨苯砜诱导的较严重的高铁血红蛋白血症使用亚甲蓝和活性炭治疗。活性炭可防止胃肠道进一步吸收氨苯砜,亚甲蓝可将高铁血红蛋白转化为血红蛋白。然而,亚甲蓝不应用于 G6PD 缺乏症的患者,因为可能会诱发溶血性贫血。

3. 克林霉素和伯氨喹 克林霉素和伯氨喹对肺孢子菌的作用机制尚不清楚。该方案最常见的不良反应包括皮疹、胃肠道不适和发热。伯氨喹也可引起 G6PD 缺乏症患者的溶血。

4. 阿托伐醌 阿托伐醌对耶氏肺孢子菌的作用机制尚未完全阐明,且效果不如上述方案。阿托伐醌的生物利用度高度依赖于配方和饮食。在轻度至中度疾病患者中,阿托伐醌与 SMZ-TMP 的治疗成功率相似,不良事件较少。治疗失败原因考虑为影响阿托伐醌吸收的因素较多,降低了其生物利用度。

5. 喷他脒 喷他脒治疗 PCP 的作用机制尚不清楚,似乎可以杀死非复制期的菌体。许多研究表明喷他脒与 SMZ-TMP 的疗效相似,但由于较高的副作用发生率(50%)使其很少被使用。目前通常作为重症患者的二线治疗选择。雾化剂仅推荐用于预防。副作用包括低血压、晕厥、注射部位疼痛和组织坏死、荨麻疹、静脉炎和静脉血栓形成、血糖紊乱、心律失常和吸入治疗时诱发支气管痉挛。

总的来说,SMZ-TMP 是治疗 HIV 合并 PCP 的首选方案,轻中度患者口服治疗,重度患者可选择静脉用药,疗程至少 21 日。对于不能使用 SMZ-TMP 的患者,替代药物的选择需基于疾病的严重程度、患者的耐受和变态反应情况,以及给药的便利性。轻至中度肺炎的替代治疗方案按优先顺序选择氨苯砜→克林霉素-伯氨喹→阿托伐醌。重度肺炎的替代治疗方案建议给予克林霉素-伯氨喹。对于危及生命且无法使用口服药物的患者,可选择静脉用喷他脒,一旦患者能耐受口服治疗,应及时换用毒性更低的方案。

(三)糖皮质激素辅助治疗

糖皮质激素可作为中重度 PCP(定义为动脉氧分压<70mmHg 或肺泡-动脉氧分压差>35mmHg)的辅助治疗。建议在抗感染药物首次给药前或不晚于治疗开始后 72 小时给药,可选择的方案为:泼尼松 40mg,2 次/d,口服 5 天,而后改为 20mg,2 次/d,口服 5 天,最后改为 20mg,1 次/d,口服 11 天,激素总疗程不长于 21 天。如果需要静脉注射甲泼尼龙治疗,剂量为相应口服泼尼松的 75%。激素可减弱机体细胞因子和其他炎性标志物的产生,从而减少炎症反应对肺组织的损伤。在接受治疗 1 个月时,与接受安慰剂的患者相比,使用糖皮质激素辅助治疗患者的死亡率 OR 值为 0.56(95%CI 0.32～0.98),在随访 3～4 个月时为 0.59(95%CI 0.41～0.85)。注意妊娠期使用糖皮质激素可能增加高血压、葡萄糖不耐受或妊娠期糖尿病的风险。

(四)治疗失败时的处理

经治疗 4～8 日的患者临床表现未显示任何改善需考虑为治疗失败。治疗失败的原因可能是病情严重,或是伴随其他未控制的感染,也可能与磺胺类药物耐药相关的突变发生有关。

对于治疗 8 日后无改善甚至继续加重的患者建议调整治疗方案,例如口服困难的患者更改为静脉用药;替代方案无效的患者更改为磺胺脱敏方案;SMZ-TMP 治疗失败的患者更改为克林霉素-伯氨喹补救治疗。由于我国目前伯氨喹供应较局限,各地衍生出不同的组合治疗方案。其中卡泊芬净是其中提及较多的一种药物。卡泊芬净属棘白菌素类抗真菌药物,作用于真菌细胞壁,抑制 β-(1,3)-葡聚糖合成,从而破坏真菌细胞壁结构的完整性,改变细胞内外的渗透压,导致其裂解及死亡。肺孢子菌仅包囊有细胞壁,而滋养体没有该成分,所以卡泊芬净只能杀灭包囊,无法根治 PCP,因此不推荐单独使用棘白菌素类治疗。国内部分个案报道提示,卡泊芬净联合 SMZ-TMP 的方案有效,近期另有回顾性分析在机械通气的艾滋病合并 PCP 患者中发现,联合治疗的临床疗效优于 SMZ-TMP 单药治疗,且并未增加不良事件发生风险;但同样有其他回顾性对照研究结果显示联合治疗与 SMZ-TMP 单药治疗结果无差异。目前还没有相对应的 RCT 研究,联合治疗的安全性与有效性还有待进一步明确。

肺孢子菌 DHFR 和 DHPS 的突变可能引起 SMZ-TMP 耐药,但当前缺乏针对肺孢子菌的标准化培养系统,更没有体外药敏试验,无法判断这些突变所赋予的耐药程度。DHPS 基因的突变随着磺胺类药物的暴露而增加。在一项研究中,分别有 63% 和 75% 的病例存在 DHPS 和 DHFR 基因突变,两种基因的突变与治疗失败没有相关性。另有研究显示,突变的存在与患者机械通气治疗时间延长有关,但与死亡率增加无关。此外,也有 SMZ-TMP 在突变存在情况下治疗仍成功的案例报道。目前缺乏针对突变存在时治疗方案更改的指引,建议应根据具体情况进行选择,对于存在突变而且病原治疗后没反应或病情持续恶化的病例,考虑改变病原治疗方案。

（五）ART 时机

推荐诊断 PCP 2 周内对患者开始 ART,最好在 PCP 治疗病情稳定后立即启动。早期启动 ART 可改善患者预后。在一项随机对照试验中,纳入了 282 例除结核病以外的机会性感染患者,其中 63% 患有怀疑或明确的 PCP,早期 ART 患者发生艾滋病进展或死亡的比率显著低于延迟 ART 患者。

七、预防

预防分为一级预防和二级预防。

一级预防主要针对 $CD4^+$ T 细胞计数 < 200 个 /μl 并且未接受 ART 的患者,可使此类人群发生 PCP 的风险降至 1/9,同时可以降低艾滋病患者的医疗保健成本和病死率。推荐 $CD4^+$ T 细胞 < 200 个 /μl 或者 $CD4^+$ T 细胞百分比 < 14% 的艾滋病患者,开始进行 PCP 一级预防。预防药物推荐一日一次口服 SMZ-TMP 0.48 克,若存在磺胺类药物过敏的情况,可使用氨苯砜、阿托伐醌或喷他脒雾化替代治疗。

二级预防是在完成规范治疗后,患者一日一次口服 SMZ-TMP 0.96 克,继续治疗以防止复发。如果不进行二级预防,患者 PCP 复发的风险为(60%～70%)/年。

PCP 患者经 ART 后 $CD4^+$ T 细胞增加至 > 200 个 /μl 并持续 ≥ 3 个月时,可停止预防用药;接受 ART 后,$CD4^+$ T 细胞为 100～200 个 /μl,病毒载量低于检测下限持续 3～6 个月,也可考虑停止预防用药。如 $CD4^+$ T 细胞再次降低到 < 200 个 /μl,应重启预防用药。对于 $CD4^+$ T 细胞为 100～200 个 /μl 且持续至少 6 个月检测不到病毒载量的患者,不推荐重启预防治疗。

八、预后

接受抗病原体治疗后 3～5 天,大多数 PCP 患者病情改善,但部分患者仍会发生进行性呼吸衰竭。在 ART 广泛应用之前,治疗效果部分取决于患者就诊时的缺氧程度,轻至中度缺氧者病死率 < 10%,重度缺氧者病死率 > 20%。需要入住 ICU 或接受机械通气患者死亡率高达 60%。与预后不良相关的因素还包括:年长、既往有 PCP 病史、LDH 水平升高、$CD4^+$ T 细胞计数低下及 BALF 中存在 CMV。

（关家龙）

第五节　马尔尼菲篮状菌病

马尔尼菲篮状菌病(Talaromycosis marneffei, TSM)是由马尔尼菲篮状菌(*Talaromyces marneffei*, TM)感染引起,常发生于免疫功能低下,尤其 $CD4^+$ T 细胞计数低于 100 个 /μl 的艾滋病患者。TSM 具有地区流行性,是东南亚国家及我国南部地区艾滋病患者重要的机会性感染之一。在艾滋病患者中,TSM 常为累及多个脏器的播散性感染,如不及时治疗,病死率高。

一、病原学和流行病学

(一)病原学

生物学特点　TM 既往也叫马尔尼菲青霉菌。2011 年,由于对部分 RNA 聚合酶Ⅱ最大亚基因的重新测序,结合表型和外表达数据系统的发展,使得其分类发生了改变。TM 是土壤菌群的重要成员,可以栖息在土壤、植被、空气、室内环境和一些食品中。它们在有机物质的生物降解中发挥着重要作用,是制药和制造业的重要资源。

(1)形态特征　TM 的形态特征在体内和体外有所不同。体内,它以酵母态分布,呈椭圆形或近球形,直径约为 2～10μm。在有些情况下,当菌丝发育不良时,酵母菌可以分裂成两个或多个小孢子。在体外,它可以产生菌丝,具有分枝、透明的外观,菌丝一般在 25℃左右的温度下生长。

(2)生长条件呈现温度双相型(如图 5-1-5-1)。在室温下(25～30℃)和中性或微碱性环境下的琼脂培养基上迅速生长。它也可以在 37℃下生长,但生长速度较慢。此外,它在微氧或低氧条件下也能生长。

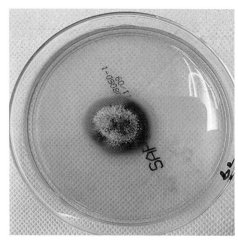

菌丝相（25℃）　　　　酵母相（37℃）

图 5-1-5-1　马尔尼菲篮状菌的温度双相性特征

(二)流行病学

1. **流行情况**　TM 于 1956 年首次在越南竹鼠中分离出来。首次自然发生的感染是在 1973 年的美国南卡罗来纳州,从一名患有霍奇金淋巴瘤的病人切除的脾脏结节中分离出 TM。第二例病例发生在 1984 年,一名在东南亚旅游的美国人回国后反复咯血,肺切除术的病理中发现肉芽肿,组织切片可见酵母细胞,经培养证实为 TM。同年,在曼谷报告了 5 例病例。1985 年,广西报告了 8 例病例。随后我国南方其他省份也进行了报道,包括香港、广东等。1964 年至 2017 年,33 个国家的中英文献中共报道了 21 833 例病例。89.8% 的病例是 HIV 感染者。绝大多数病例(99.5%)来自亚洲。

该疾病在东南亚国家及我国南方地区,尤其广东、广西常见,是这些地区艾滋病患者的主要机会性感染疾病。随着流动人口数量的逐年增加,该疾病已经远远超出了原流行区,我国 20 余个省市相继报告了该病病例。在澳大利亚、比利时、法国、德国、日本、荷兰、阿曼、瑞典、瑞士、多哥、英国和美国等国家也有散发病例报告。TSM 发病也有一定的季节特征,如广东地区以 3～8 月份的雨季明显高发。

2. **感染来源**　1956 年首次在被用作恙虫病立克次体感染的实验感染模型的竹鼠中发现了 TM。巴黎巴斯德研究所的法国真菌学家 Gabriel Segretain 首次描述了这种真菌,并以当时研究院院长 Hubert Marneffei 的名字命名。从那时起,一些实地研究也证实可从竹鼠中分离出 TM,竹鼠的分布与报道的人类感染病例分布相似。此外，从竹鼠中分离出的 TM 与同一地区感染人类的分离株具有相似性，甚至是相同的基因型，这表明竹鼠可能是重要的感染来源。

此外，TM 可从竹鼠粪便和竹鼠生存的深洞土壤样本中分离出来，居住或到高原地区旅行可使感染的概率增加。

3. **传播途径**　TM 的传播途径仍不明确，目前认为主要经呼吸道及密切接触传播。

4. **易感人群**　免疫缺陷人群，尤其是 T 细胞缺乏或存在 γ 干扰素抗体的人群，艾滋病患者 CD4$^+$ T 细胞计数低于 100 个 /μl 时易感。

二、发病机制

（一）马尔尼菲篮状菌的传播与吸附

TM 菌丝相主导传播，其分生孢子易随风播散，经呼吸道感染宿主。TM 表面存在有细胞外基质蛋白的结合位点，在唾液酸特异性植物凝集素介导下可与层粘连蛋白、纤连蛋白、硫酸软骨素 B、肝素等黏多糖类相结合。此外，Lau 等研究发现甘油醛 -3- 磷酸脱氢酶（GAPDH）可能参与 TM 与宿主的黏附过程。

（二）马尔尼菲篮状菌菌丝 - 酵母的双相转变

研究发现双相真菌在形态固定时，其致病性消失，因此认为，菌丝 - 酵母的形态转变是 TSM 的致病关键。其中有细胞壁及细胞膜脂质成分的改变，也有毒力因子表达的差异。如编码杂合型组氨酸激酶的基因 drkA、形态转化调节基因 abaA、转录因子 StuA、HgrA、MadsA 等是 TM 分生孢子在宿主内以酵母形式生长所必需的。

（三）马尔尼菲篮状菌的抗氧化应激作用

TM 感染宿主后，需要抵抗细胞呼吸爆发、营养缺乏等应激，并抑制细胞因子生成及诱导巨噬细胞凋亡等。TM 在体内外及不同时相均能产生黑色素，与编码漆酶的基因 pbrB 有关，其可增强 TM 逃避巨噬细胞清除的能力。有研究证实，乙醛酸盐循环中的关键酶——异柠檬酸裂解酶的编码基因 acuD、sodA 编码的超氧化物歧化酶（SOD）及过氧化物酶 - 过氧化氢酶均有利于 TM 在细胞内的生存。

（四）马尔尼菲篮状菌与机体的免疫反应

TM 入侵宿主并致病的机制尚不清楚。据推测，与其他双相真菌感染类似，宿主通过吸入环境中的分生孢子而被感染，巨噬细胞作为宿主防御的主要防线，通过 L- 精氨酸依赖的一氧化氮途径吞噬 TM 分生孢子。被肺泡巨噬细胞吞噬的 TM 抵抗环境压力，发展到致病性酵母期。研究表明，在健康小鼠中，TM 2～3 周即被清除，而在裸鼠或 T 细胞耗竭的小鼠中，TM 感染是致命的，这表明 T 细胞清除 TM 感染是必要的。

需要指出的是，TM 的致病机制还存在许多未解之谜，需要进一步的研究来加深我们对这种病原体的认识。这些研究对于预防和治疗 TM 引起的感染和疾病具有重要意义。

三、临床表现

TM 感染可为局部及播散性感染。在艾滋病患者中，多数为累及多系统的播散性感染。好发于 CD4$^+$ T 细胞极低的艾滋病患者，中位发病 CD4$^+$ T 细胞计数一般＜50 个 /μl。感染累及血流、肺部、消化道、肝脾、淋巴结、颅内等，以多个部位同时感染常见。临床特征包括发热、乏力、体重减轻、脐凹样皮疹、肝脾和淋巴结肿大、呼吸道和胃肠道症状。艾滋病合并 TSM 患者常与其他疾病合并存在，如 PCP、CMV 感染、结核病及其他感染。

多达 70% 的患者出现皮肤病变，多表现为中央坏死性丘疹、传染性软疣样病变，多为圆形、椭圆形、脐凹样，表面破溃结痂后呈现黑色。多始于面部，并扩散到颈部、胸部、背部和四肢（图 5-1-5-2）。

除皮肤病变外，其他临床表现缺乏特异性。约 20% 的患者出现口咽部黏膜损伤。约 30% 的患者出现外周性淋巴结炎；肠系膜和腹膜后淋巴结病常见，可导致腹部不适、腹水、压痛和反跳痛，有些病人因此被误诊为急腹症。约 30% 的患者出现腹泻或腹痛等胃肠道症状。约 40% 的患者出现咳嗽或呼吸急促

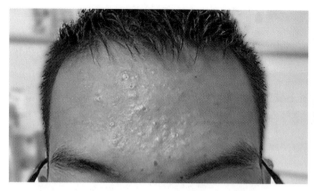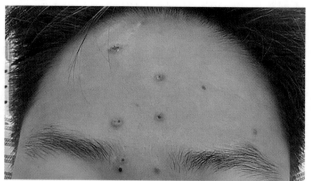

图 5-1-5-2　艾滋病合并马尔尼菲篮状菌病患者面部典型皮疹

等肺部症状。约 70% 的患者出现肝脾肿大。

极少数病例可出现中枢神经系统感染表现，常伴有多种神经系统症状和体征，如神志改变（精神错乱、躁动和嗜睡等）、头痛、头晕、双下肢肌力下降、颈强直、惊厥等。可能出现颅内压升高表现。

此外，少数病变可累及骨骼系统，骨质破坏和关节、软组织肿胀、压痛。另有个案报道累及葡萄膜出现双眼肿痛、畏光、视力下降等眼病。

四、辅助检查

（一）实验室检查

1. 常规生化　常见血红蛋白下降、血小板减少，多数患者白细胞降低，少数可升高。血生化可出现肝功能受损，AST 升高较 ALT 升高更为常见。约 10% 患者出现总胆红素升高、肌酐升高。也可出现血清腺苷脱氨酶和乳酸脱氢酶升高。颅内感染者脑脊液检测蛋白水平轻至中度升高，细胞数正常或轻度升高，葡萄糖和氯化物水平下降。

2. 病原学检查

（1）涂片及培养　对于播散性感染病例，单独进行血或骨髓培养，TM 阳性率在 70% 左右，同时进行血及骨髓培养，阳性率可提高至 90%。培养 14 天内，依据 TM 典型特征即温度双相性以及在 25℃ 条件下产生酒红色色素来判断。非典型菌株可通过基质辅助激光解吸电离飞行时间质谱（MALDI-TOF MS）辅助识别，然而 TM 的 MALDI-TOF MS 数据库仍在建设中。

也可通过对皮肤等活组织进行薄层涂片，染色后显微镜下可见到细胞内或细胞外椭圆形或圆形有明显横隔的孢子。

（2）分子生物学检测　对 TM 的内部转录间隔区 5.8S rRNA 和 18S rRNA 基因设计特异性寡核苷酸引物，可用于真菌的鉴定。运用实时荧光定量 PCR 可进行相对定量。结果显示该方法特异度接近 100%，灵敏度 60%～100% 不等。由于真菌细胞壁厚，如何获取真菌核酸成为影响该方法诊断灵敏度的关键问题。该方法的准确性和可靠性需要在更多的临床样本中进行评估，并进行前瞻性验证，以确定其在 TM 感染中的诊断价值。

随着宏基因组测序（mNGS）方法的应用，通过该方法诊断的病例数也逐渐增加，尤其是在诊断中枢神经系统 TM 感染中具有较大应用优势。

（3）血清学检测　血清学检测方法在 TM 感染诊断中的发展较为迅速，其方法简便、快速，在临床上应用广泛。

半乳甘露聚糖（galactomannan，GM）实验阳性率为 80% 左右，但由于其和其他真菌存在交叉反应，特异度不足 80%。从 1999 年到 2002 年，泰国的研究小组开发了针对 TM 甘露糖蛋白 Mp1p 的 ELISA 和乳胶凝集试剂盒，尿液灵敏度超过 95%。Mp1p 抗原检测已应用于临床，真实世界数据显示其特异度可高达96.8%，灵敏度在 72%～82% 之间。

从 2003 年到 2016 年，泰国另一研究小组开发出针对 4D1S 的单克隆抗体，对 53 例 TM 感染患者和

331 例对照组的血液样本进行检测,显示出 97% 的灵敏度和 93% 的特异度。2018 年,该小组使用相同的单克隆抗体开发了一种免疫层析检测方法,用尿液样本诊断 TM 感染。其灵敏度为 88%(66 例血培养阳性 TM 感染患者);特异度为 100%(70 例健康对照和 42 例其他真菌或细菌感染患者)。

(4)病理 侵犯肺、肠、淋巴结、皮肤组织时,病理多表现为肉芽肿反应、化脓性反应、坏死性反应。在巨噬细胞内可见较多圆形或卵圆形,不出芽、无荚膜,直径 2~3μm 的孢子。在细胞外可见腊肠状且中间有横隔的孢子。

(二)影像学检查

在艾滋病合并 TSM 的患者中,85% 患者可出现肺部影像学改变,主要为弥漫性粟粒状改变、斑片影、空洞及胸腔积液等。肝脾肿大常见,也可见肝脾内低密度病灶。腹部 CT 多见腹膜后及肠系膜多发肿大淋巴结,典型表现为"三明治"征(图 5-1-5-3),形成机制为肠系膜被前后肿大淋巴结包裹。颅内感染者可表现为脑室扩张和炎性病灶,也可出现血管炎、血管闭塞等。骨质损伤时,骨骼系统 CT 可见骨质虫蛀样破坏。

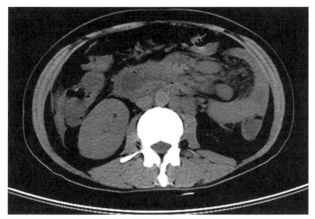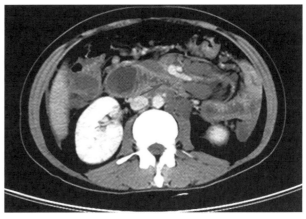

图 5-1-5-3 艾滋病合并马尔尼菲篮状菌病患者腹部 CT"三明治"征象

五、诊断与鉴别诊断

(一)诊断

1. **临床诊断** 居住在流行地区或有流行地区旅游史的艾滋病患者,出现典型脐凹样皮疹,或伴有发热、体重减轻、淋巴结肿大、肝脾肿大等临床表现,同时 GM 试验或 Mp1p 抗原阳性可辅助临床诊断 TM 感染。

2. **确诊** 居住在流行地区或有流行地区旅游史的艾滋病患者,出现典型脐凹样皮疹,或伴有发热、体重减轻、淋巴结肿大、肝脾肿大等临床表现,同时满足以下条件之一者可确诊:

(1)培养或涂片提示 TM 阳性:标本可为血液、骨髓、肺泡灌洗液、淋巴结抽吸液等。显微镜下,TM 为椭圆形或圆形具有典型的中央间隔的酵母菌,可在细胞内或细胞外。最终的诊断依赖于培养,TM 的鉴定基于菌落的形态,双相转变特征等。培养过程通常需要 4~14 天。

(2)组织病理阳性:皮肤、肺、淋巴结等组织 Giemsa 或革兰氏染色显示圆形或椭圆形直径约 3~8μm 的胞内、外酵母,中央分隔,可作出诊断。

(3)核酸检测阳性:无菌标本或组织中,TM 核酸检测阳性。

(二)鉴别诊断

1. **其他细菌、真菌引起的脓毒血症** 两者均有发热、皮疹,并累及多系统,实验室检查也可见血小板下降。TSM 更多见于 CD4[+] T 细胞计数低于 100 个/μl 的患者,且皮疹具有"脐凹样"典型特征,可通过血培养及血清学检测予以鉴别。

2. **黑热病** 由杜氏利什曼原虫引起。也表现为发热、皮疹、淋巴结肿大、肝脾肿大、血小板显著下降等。该疾病多起病缓慢,有白蛉叮咬史,多流行于长江以北地区。可通过血、骨髓涂片及培养鉴定病原体。

3. 组织胞浆菌病 组织胞浆菌病是由组织胞浆菌引起的侵袭性真菌病,常累及肺、肠道,可呈播散性感染。症状有发热、咳嗽、呼吸困难、肠出血、穿孔等。肺部影像学可见弥漫性斑片状浸润,多发淋巴结肿大常见。临床表现与TSM难以区分,可通过培养及血清学检测予以鉴别。并且需注意两者同时存在的可能。

4. 结核病 艾滋病合并结核病也可出现发热、咳嗽、消瘦等症状,肺部影像学可见粟粒样、斑片状、结节状改变,也常出现淋巴结肿大,可累及脑、肠道等多部位。但TM感染常发生于CD4$^+$T细胞计数<100个/μl的人群,且有典型皮疹,可通过培养、血清学及核酸检测予以鉴别。

5. 淋巴瘤 淋巴瘤也可出现全身多系统病变,可出现淋巴结肿大、肝脾肿大,且临床表现如发热、消瘦、腹痛等与TSM病极其相似。可通过培养、血清学、淋巴结活检等予以鉴别。

六、治疗

(一)一般治疗

1. 对症支持治疗 对于发热、咳嗽、腹痛等症状给予物理降温、解热镇痛、止咳、化痰等处理。加强营养及能量补充,改善贫血,必要时输注红细胞、血小板等。休克病例注意适当补液,监测出入量,必要时加用血管活性药物。

2. 器官支持治疗 重症病例可出现呼吸衰竭、心力衰竭等,需转ICU行呼吸机支持、血液净化、ECMO等。

(二)抗真菌治疗

1. 诱导期 首选方案:两性霉素B脂质体3~5mg/(kg·d)或两性霉素B脱氧胆酸盐0.5~0.7mg/(kg·d)或两性霉素B胆固醇硫酸酯复合物3~4mg/(kg·d)治疗2周。替代方案:伏立康唑(voriconazole,VOR),首日6mg/kg,q.12h.;然后4mg/kg,q.12h.,用药2周。

2. 巩固期 首选方案:伊曲康唑(itraconazole,ITR)200mg,口服,q.12h.,持续10周。替代方案:伏立康唑200mg,口服,q.12h.,持续10周。

3. 维持期 相当于二级预防。口服伊曲康唑200mg/日,至经ART后HIV病毒抑制且CD4$^+$T细胞计数>100个/μl,至少维持6个月。

考虑到药物副作用及可及性问题,也有研究使用伊曲康唑、泊沙康唑(posaconazole)等进行诱导期治疗,治疗效果与伏立康唑类似。该疾病由于常合并肝肾功能损伤、血小板下降,也有研究表明先使用伏立康唑,序贯两性霉素B的方案也能取得良好结局。

使用时需注意药物毒副作用。两性霉素B毒性较大,可有胃肠道反应、发热、寒战、头痛等不良反应。肾毒性较常见,可出现蛋白尿、管型尿、血肌酐升高。还有白细胞下降、贫血、周围神经炎、复视和肝损害等。静脉输液也可引起血栓性静脉炎。伏立康唑最常见的不良事件为视觉障碍、发热、过敏、肝功能损伤等,用药过程中可通过血药浓度监测作出剂量调整。

(三)ART时机

建议抗真菌治疗2周内启动ART,应注意TM相关免疫重建炎症综合征(IRIS)及唑类药物与抗病毒药物之间的相互作用。

七、预后

如果不能获得及时抗真菌治疗,患者疾病进展迅速,病死率高,多因脓毒性休克、广泛出血和多器官功能衰竭而死亡。2周后死亡病例多因合并其他机会性感染所致。

根据目前研究报道,死亡危险因素主要包括:高真菌负荷(以每毫升血液TM集落形成单位衡量)、诊断延迟、年龄大、肝肾功能严重损伤、血小板严重减少和血乳酸脱氢酶水平升高等。

(郭朋乐)

第六节　隐球菌病

隐球菌病(cryptococcosis)是新型隐球菌或格特隐球菌感染人体后导致中枢神经系统、呼吸系统和其他器官组织受累的感染性疾病。该病以中枢神经系统受累最为多见,其次为肺部受累,还可以累及血液、皮肤、骨骼等器官和组织。

HIV 感染者是隐球菌病最常见的易感人群。随着 HIV 在 20 世纪 80 年代中期开始流行,HIV 相关隐球菌病是 HIV 感染者最重要的机会性感染和致死性原因。每年 HIV 相关隐球菌性脑膜炎(HIV-associated cryptococcal meningitis,HCM)新发病例接近 100 万例,占 HIV 感染人群的 5%~8%,其中,以 CD4$^+$ T 细胞计数小于 100 个/µl 的患者更为多见。HIV 合并隐球菌病具有如下临床特点:①隐球菌性脑膜炎多见;②脑膜炎患者的脑脊液隐球菌负荷较高,脑脊液隐球菌涂片和培养更容易阳性;③脑脊液细胞数与非 HIV 感染者相比,有核细胞数目偏低;④约 40%~60% 的患者同时合并肺部受累,且肺部病灶多发;⑤隐球菌血症更为常见;⑥抗 HIV 治疗后容易出现免疫重建炎症综合征(immune reconstitution inflammatory syndrome,IRIS)。

一、病原学及流行病学

(一)病原学

隐球菌孢子在显微镜下呈现圆形或卵圆形,直径约 5~10µm。菌体周围有较厚的荚膜。直径大于 15µm 的隐球菌称为泰坦隐球菌,有较强的环境生存能力和致病性。隐球菌被巨噬细胞吞噬后,荚膜可以在巨噬细胞胞浆酸性环境中膨胀,从而抵御巨噬细胞杀伤。目前认为隐球菌直径大小、荚膜厚度均和隐球菌致病能力有关。隐球菌荚膜抗原,是隐球菌的主要毒力因子,在隐球菌的发病过程中起重要作用。

隐球菌至少包括 22 个亚种,常见的有新型隐球菌(Cryptococcus neoformans)、格特隐球菌(Cryptococcus gattii),较为少见的还有罗伦特隐球菌、浅黄隐球菌、浅白隐球菌、胃隐球菌、腐生隐球菌等。这些菌种广泛存在于土壤、鸟类粪便中,也可存在于腐烂植物、水果中。节肢动物、野生哺乳动物身上也可以分离到隐球菌。在临床上,致病的隐球菌主要包括新型隐球菌和格特隐球菌。根据隐球菌荚膜多糖抗原免疫特性,分为 A、B、C、D、AD 和 AB 6 个血清型。根据核酸序列变异特点,新型隐球菌分为 VN Ⅰ、VN Ⅱ、VN Ⅲ、VN Ⅳ基因型,而格特隐球菌分为 VG Ⅰ、VG Ⅱ、VG Ⅲ、VG Ⅳ基因型。

(二)流行病学

1. 流行情况　本病在全球呈现散发特征。感染者见于各年龄段。HIV 感染者多见于青年患者,非 HIV 感染多见于中老年患者。男性多于女性,男女比约(3~4):1。在全球范围内,HIV 感染者仍然是隐球菌感染的最常见人群。隐球菌感染也是导致 HIV 感染者死亡的重要原因。未经抗病毒治疗的 HIV 感染者,隐球菌发病率约为 5%~8%。患者 CD4$^+$ T 细胞小于 200 个/µl,特别是小于 100 个/µl,是隐球菌病的高危因素。全球 HIV 相关隐球菌病死亡人数占所有艾滋病相关死亡人数的 15% 左右。在撒哈拉以南的非洲地区,隐球菌病是 HIV 感染者首要的死亡原因。近年来,由于 ART 的普及,HIV 相关隐球菌病发病率呈现明显下降,非 HIV 相关隐球菌病患者比例逐步上升。

2. 传染源　隐球菌存在于自然环境中,可以从土壤、鸟粪(尤其是鸽粪)中分离到,也可以从家禽、哺乳动物、节肢动物等身上分离到。部分新型隐球菌感染患者有鸽子接触病史,也有相当部分患者无明确的鸽子接触史。据推断可能是受鸟类粪便污染土壤中的隐球菌播散在空气中被人类吸入肺部而感染。

树木是格特隐球菌在自然环境中的传染源。在北美和澳大利亚的桉树上可以分离到隐球菌,并造成了格特隐球菌在当地人群中的隐球菌感染和发病。

隐球菌病患者不是隐球菌的传染源。既往认为隐球菌不在人体寄生。然而临床已经报道了多例患者在拔牙后发生隐球菌性脑膜炎,也有研究在人的粪便中发现了隐球菌序列。隐球菌是否在人体寄生有待进一步证实。

3. 传播途径　环境中(特别是被污染的空气或者灰尘)的隐球菌孢子可被人吸入肺部,也可以通过消化道或者破损皮肤进入人体内引起真菌寄生或者发病。在人类,隐球菌被吸入肺部后先在肺泡内沉积,多数被肺泡巨噬细胞吞噬消灭,部分在肺部形成隐球菌结节,甚至形成隐球菌肺炎。肺泡内不能被肺泡巨噬细胞消灭的隐球菌可以形成隐球菌血症。部分隐球菌可以穿透血脑屏障,进入中枢神经系统,形成HCM。

4. **易感人群** 免疫功能受损人群是隐球菌病的易感人群。例如HIV感染、长期使用糖皮质激素、免疫抑制剂、化疗药物、自身免疫性疾病(红斑狼疮、溶血性贫血、类风湿关节炎)、糖尿病等均是隐球菌的易感因素。HIV感染者是隐球菌病最常见的人群。自20世纪80年代以来,HIV在全世界流行,HIV相关隐球菌病发病率明显上升,开展ART后,HCM的发病率明显下降。

二、发病机制

(一)感染肺部

进入肺部的隐球菌孢子被巨噬细胞吞噬后,巨噬细胞产生免疫反应,释放炎症因子和趋化因子,进一步促使巨噬细胞、嗜酸性细胞、树突状细胞在感染位置聚集和包绕,形成肉芽肿样结节。$CD4^+$和$CD8^+$T细胞也参与对隐球菌的杀伤过程。倘若上述过程未能彻底杀灭隐球菌,则肉芽肿逐步增大,形成影像学可见的结节和炎症,即肺隐球菌病。

(二)血液播散

未被肺部巨噬细胞杀灭的隐球菌进入血液,形成隐球菌血症。血液中的隐球菌随着血流再次播散至肺部,在肺组织内靠近胸膜区域形成多发的球状结节;也可以随着血流播散至中枢神经系统、皮肤、骨骼等部位形成相应部位的病变。

(三)隐球菌性脑膜炎

在中枢神经系统,存在较高浓度的多巴胺和黑色素,是隐球菌进入中枢神经系统的趋化因子,诱使隐球菌侵犯中枢神经系统。同时人体脑脊液中缺乏抗体和补体,造成中枢神经系统内隐球菌难以清除,最终形成中枢神经系统隐球菌病,习惯称为隐球菌性脑膜炎。其发病过程和机制如下。

1. **隐球菌穿越血脑屏障** HIV感染者血脑屏障(blood-brain barrier, BBB)的结构完整性低于非HIV感染者。HIV感染后血液中会出现HIV膜蛋白(HIV-gp120)和反式转录激活因子蛋白(HIV-Tat)。这两种蛋白均可以作用于BBB的人脑微血管内皮细胞,从而降低后者的紧密连接蛋白的表达,造成BBB的通透性增加,从而利于病毒、细菌和真菌穿过。隐球菌既可以以游离酵母菌的形式通过大脑微血管内皮细胞的胞吞作用入侵血脑屏障,也可以借助巨噬细胞的携带,通过类似"特洛伊木马"形式穿越突破血脑屏障,进入中枢神经系统。另外,隐球菌可以通过分泌尿素酶来分解BBB的人脑微血管内皮细胞,破坏BBB的完整性,从而进入中枢神经系统。

2. **隐球菌和中枢神经系统内的免疫细胞相互作用** 隐球菌引起中枢神经系统炎症的因素包括隐球菌致病性及中枢神经系统内部免疫细胞产生炎症反应。隐球菌抗原是隐球菌的重要毒力因子。研究发现,脑脊液隐球菌抗原浓度越高、菌落计数越多、隐球菌直径越大、荚膜越厚,脑膜炎程度就越重。隐球菌抗原可以诱发中枢神经系统的小胶质细胞及星形胶质细胞产生炎症因子,是中枢神经系统产生炎症的重要机制。细胞因子和炎症因子的参与是隐球菌性脑膜炎发生和维持的重要因素。Th1细胞因子[白细胞介素(interleukin, IL)-10、IL-12、肿瘤坏死因子β、肿瘤坏死因子α和γ干扰素]的过度表达及其与Th2细胞因子(IL-4、IL-5、IL-6和IL-10)之间的比例失衡,促进了HCM的发展。

(四)其他部位感染

隐球菌经过血液系统播散,可以感染肺外和中枢神经系统以外的部位,如皮肤、骨骼、内脏等部位,形成相应部位的感染灶。

三、临床表现

(一)隐球菌性脑膜炎

起病可为急性、亚急性或慢性,以急性和亚急性较为多见。发热、头痛、恶心、呕吐是最常见的临床症状,可伴有视力和听力减退、肢体活动障碍。严重者可以出现癫痫发作和昏迷。患者的发热可以表现为高热,也可以表现为低热。头痛主要在顶颞部,表现为胀痛、钝痛或者隐痛,可伴有枕部放射痛。疼痛开始呈间歇性,后疼痛时间逐步延长。患者往往有食欲减退,可出现恶心、呕吐,甚至喷射性呕吐。

查体可有瞳孔对光反射迟钝。脑膜刺激征可以阳性,表现为颈部抵抗或强直、Kernig 征、Brudzinski 征阳性。

根据患者症状、体征及影像学表现,中枢神经系统隐球菌病分为以下几种。①脑膜炎型:患者发病可以呈急性、亚急性和慢性,主要表现为发热、头痛,查体可见脑膜刺激征。头颅影像学检查主要表现为软脑膜增厚。②脑膜脑炎型:患者除了脑膜炎的症状和体征外,还表现为脑实质损伤,比如肢体活动不利,脑神经的损害等。③肉芽肿型:发热不明显,主要以头痛、头晕、肢体活动障碍为主要表现,影像学提示脑实质占位,容易与脑部恶性肿瘤混淆。

(二)肺隐球菌病

约 40%~60% 的隐球菌性脑膜炎患者同时伴有肺隐球菌病。轻微的隐球菌肺病患者可无明显症状,仅在常规肺部影像学筛查时发现肺部异常病灶。肺隐球菌病主要表现为胸痛、咳嗽、少量咳痰。严重者出现发热、呼吸困难,症状与其他肺炎导致的症状难以区分。

(三)皮肤隐球菌病

HIV 感染者的皮肤隐球菌感染常常作为播散性隐球菌病临床表现的一部分。可以表现为丘疹、痤疮样病变、溃疡、皮下结节。典型皮肤表面病变表现为圆形斑丘疹,顶部凹陷,类似传染性软疣。也可以出现皮肤炎症改变,例如蜂窝织炎、结节病或脂膜炎等。还可以表现为皮下红色或紫蓝色结节性病变。少部分患者表现为皮肤脓肿、皮肤溃疡和皮肤窦道。原发性皮肤隐球菌病需要做皮损部位活检或者分泌物培养,以便与马尔尼菲篮状菌、念珠菌甚至分枝杆菌感染造成的病变相鉴别。

(四)其他部位隐球菌感染

除中枢神经系统、肺部和皮肤外,骨骼、腹腔、前列腺等部位感染也偶尔被报道。感染骨骼时,表现为局部骨质破坏,骨膜增厚,偶有窦道与体表相通。感染腹腔内脏时表现为内脏占位、梗阻或者化脓性改变,临床相对少见。

四、辅助检查

(一)实验室检查

1. **常规检查**　血常规检查提示白细胞正常或者轻度升高,中性粒细胞轻度升高或者正常,淋巴细胞减少,血红蛋白多表现为轻度贫血;C 反应蛋白轻度升高或者正常,若出现隐球菌血症可以明显升高;肝肾功能检查可有血清白蛋白降低、胆碱酯酶减少。患者 CD4$^+$ T 细胞明显减少,常常低于 100 个 /μl。

2. **脑脊液检查**　对于在中枢神经系统以外发现隐球菌感染的患者,或者怀疑中枢神经系统有可能出现隐球菌感染的患者,均需要行腰椎穿刺检查以便推定中枢神经系统有无隐球菌感染。隐球菌性脑膜炎患者腰椎穿刺多表现为脑脊液压力明显升高,约 60%~80% 的患者脑脊液压力大于 250mmH$_2$O,约 40% 的患者脑脊液压力会超过 350mmH$_2$O。脑脊液外观多澄清或者稍浑浊。脑脊液常规与非 HIV 感染的隐球菌性脑膜炎有所区别:细胞数多数正常或者轻度异常,一般在 8.0(2.0~28.0)×10^6/L 左右;蛋白轻度到中度升高,测定值多在 0.6(0.4~0.9)g/L 左右;糖、氯化物正常或者轻微偏低。

3. **病原学检查**

(1)隐球菌墨汁染色检查　脑脊液墨汁染色是诊断隐球菌性脑膜炎的快速、简便方法。通常是取一定量的脑脊液经过离心,去掉大部分上清,然后取 100μl 左右沉渣混悬液与印度墨汁混匀后置于载玻片,在显微镜下镜检。隐球菌在黑色背景内呈现透亮的隐球菌形态。HIV 感染者脑脊液隐球菌涂片阳性率约为 75%~85%,阳性率与脑脊液真菌数量以及检验者经验、技术熟练程度有关。脑脊液中的白细胞有时可被误诊断为隐球菌孢子。脑脊液中隐球菌数量多少与预后呈正相关,数量越多预后越差。

(2)隐球菌培养　脑脊液、支气管肺泡灌洗液(BALF)和组织培养是确诊隐球菌感染的重要手段之一,同时也可以进行药物敏感性测定。隐球菌性脑膜炎患者脑脊液培养的阳性率约 70%。通过 2 周培养,多数患者可以获得阳性培养结果。培养时间过短影响培养阳性率,极少数患者需要培养 4 周以上才能获得阳性培养结果。一般而言,未经治疗的隐球菌性脑膜炎患者,如果脑脊液隐球菌涂片阴性,培养2周后脑脊液阳性的概率约60%,而脑脊液隐球菌涂片阳性的患者,培养2周,脑脊液培养阳性的概率约80%。肺隐球菌病患者BALF培养阳性率约为20%~60%,与感染部位、操作者取样水平、BALF送样量密切相关。受感染部位的组织经过穿刺或者活检后,取组织剪碎,置于无菌生理盐水中送隐球菌培养,也可以获得阳性培养结果,从而有助于诊断。

4. **免疫学检查** 隐球菌抗原(CrAg)检查是近年来诊断隐球菌感染的最重要方法。隐球菌抗原主要包含2种成分:葡糖醛酸木糖甘露聚糖(GXM)和半乳甘露聚糖(GM)。目前诊断试剂主要针对GXM进行。常用的方法包括侧向免疫层析(胶体金)法、乳胶凝集法和化学发光法等,其中以侧向免疫层析法应用最为普遍。该方法适用于血浆、脑脊液、BALF、尿液等体液标本。具有操作简单、快速、准确的特点。在HIV感染者中,CrAg检测在血浆中的灵敏度和特异度分别达到99.7%和94.1%,在BALF中的灵敏度和特异度可以达到93.1%和100.0%。另外,CrAg可以进行半定量的滴度检测,且血浆中的CrAg滴度可以预测隐球菌性脑膜炎的发生。研究结果表明血浆中CrAg滴度≥1:320,可以预测隐球菌性脑膜炎的发生。CrAg检测的不足是:①HIV感染者治疗后CrAg滴度下降与疗效的相关性尚不确定,不能用于疗效判断;②少数患者可以出现假阳性,如类风湿因子阳性、系统性红斑狼疮、肿瘤患者以及阿萨希毛孢子菌感染等;③有前带和后带现象,导致检测的假阴性。

5. **分子生物学检查** 近年来,基于核酸扩增的检测方法也应用在隐球菌感染的检测上,包括高通量测序技术、荧光定量PCR技术等。其中最受关注的是高通量测序技术,该技术通过无差别基因扩增,在病原微生物检测方面有独到优势。特别适用于血液、脑脊液、BALF以及组织中的病原微生物检出。基于核酸扩增的检测方法在检测隐球菌感染时有一定局限性:因为隐球菌的细胞壁具有较厚的荚膜,在样本处理时细胞壁难以被完全裂解,并导致后续的隐球菌核酸提取困难,因此在检测隐球菌的时候,标本中隐球菌核酸阳性序列数普遍不高,甚至出现假阴性结果。另外,由于该方法是基于对核酸的检测,难以区分活菌和死亡细菌,影响临床疗效判定。

6. **病理学检查** 病理学检查是确诊隐球菌感染的金标准。病理表现为受感染部位的肉芽肿性炎,病变内可见巨噬细胞聚集,通过特殊染色,内部可见隐球菌孢子。隐球菌性脑膜炎主要表现为颅底软脑膜变厚,蛛网膜下腔含有黏稠的渗出物及局限性肉芽肿形成,后者由巨噬细胞、组织细胞、淋巴样细胞及纤维母细胞所组成。隐球菌可沿血管周围鞘膜侵入附近皮质或深部脑实质,引起脑干的血管炎,导致局部脑组织缺血或软化。通过六胺银(GMS)或者过碘酸-无色品红(PAS)、阿尔辛蓝(AB)、黏蛋白卡红(MC)、苏木精-伊红(HE)等染色可以在组织中发现直径2~10μm的隐球菌菌体及周围存在的大于菌体1~3倍的荚膜。肺隐球菌病理表现为肺组织内肉芽肿性结节及纤维组织增生,结节内巨噬细胞、嗜酸性细胞、树突状细胞聚集,巨噬细胞内可见散在分布的厚壁圆形或者椭圆形隐球菌孢子。

(二)影像学检查

对隐球菌性脑膜炎患者的头颅进行CT和MRI检查,约80%的患者可以发现头颅影像学的异常。主要表现为脑膜增厚及脑实质的异常。其中,脑实质的缺血梗死灶约为52%,脑室扩大约为31%,肉芽肿样改变约为24%。病灶以多发为主(45%),常见的受累部位依次为额叶(30%)、顶叶(27%)、基底节(25%)、脑室旁(21%)等位置。

如伴有肺部受累,影像学可以表现为结节性、空洞性病变,也可以表现为肺部片状阴影、渗出影、大片炎症,甚至可以类似肺部恶性肿瘤。部分免疫功能极度低下的患者表现为间质性病变。结节性病变呈多发性,主要分布于肺野中下部,上部相对较少,且以肺野外带多见。少部分呈单发结节和有壁空洞。部分病变可以靠近肺门,并导致纵隔淋巴结肿大,甚至导致远端气管阻塞,与肿瘤难以鉴别。有观点认为病变空洞壁上出现壁中洞是肺隐球菌病相对有特点的影像表现。

五、诊断和鉴别诊断

(一)诊断

1. 流行病学资料和临床表现符合下列条件的患者均需要常规筛查CrAg:①HIV阳性,且患者CD4+

T 细胞计数<200 个/μl，尤其是<100 个/μl；②出现受累部位的症状和体征，如发热、头痛、恶心、呕吐、咳嗽、脑膜刺激征阳性等表现。

2. **诊断依据** 患者出现组织和器官受累表现，结合血清 CrAg 筛查阳性，从受累部位体液或组织标本中检测出下列任意一项阳性结果，可以诊断相应部位的隐球菌病：①培养到隐球菌；②通过墨汁染色或组织病理切片发现隐球菌孢子；③受累部位体液标本 CrAg 阳性；④采用基于核酸扩增的方法检测到隐球菌核酸序列。

（二）鉴别诊断

1. 隐球菌性脑膜炎需和中枢神经系统疾病鉴别

（1）结核性脑膜炎 患者既往有肺结核病史或者亲属有结核病病史，多伴有营养不良或者基础性疾病。主要表现为头痛、发热、恶心、呕吐、乏力，起病缓慢，意识障碍常逐渐加重。患者腰椎穿刺提示脑脊液压力在 180~280mmH$_2$O 之间，脑脊液外观偏浑浊，脑脊液化验提示细胞数增多，计数多在（100~500）个×10^6/L，以淋巴细胞为主；细胞蛋白明显升高，多在（0.9~5.0）g/L 之间，脑脊液葡萄糖多在（2.0~2.5）mmol/L。多数结核性脑膜炎患者依靠脑脊液检查并结合临床表现获得临床诊断，仅有少数患者可以通过脑脊液中发现结核菌涂片阳性、培养阳性或者结核核酸阳性而确诊。部分隐球菌性脑膜炎与结核性脑膜炎在临床表现上难以鉴别，因此，对于未能获得脑脊液阳性病原学结果的脑膜炎患者而言，脑脊液隐球菌抗原阴性是排除隐球菌性脑膜炎的重要依据。

（2）化脓性脑膜炎 是细菌进入中枢神经系统引起的脑膜及脑实质炎症。多见于儿童、有心脏疾病基础的老年人或者其他有免疫抑制因素的成人。致病菌以革兰氏阳性细菌多见。起病急剧，常以高热、寒颤、头痛、呕吐为主要表现，意识障碍出现较早。查体可见脑膜刺激征（即颈项强直，角弓反张，Kernig 征、Brudzinski 征阳性）。化验提示外周血白细胞和 C 反应蛋白明显升高，脑脊液检查压力增高，外观浑浊，细胞数增多，计数多>1 000×10^6 个/L，以中性粒细胞为主，蛋白明显升高，葡萄糖常低于1.5mmol/L，甚至更低。脑脊液培养或者核酸扩增往往可获得阳性病原学结果。

（3）病毒性脑膜炎 患者发病前 2 周往往有上呼吸道感染病史。腰椎穿刺提示脑脊液压力正常或者轻度升高，外观澄清；细胞数多正常，以淋巴细胞为主；蛋白正常或者仅仅轻度升高，葡萄糖水平正常。不同病毒累及的中枢神经部位有所不同，在 MRI 上均表现为长 T$_1$、长 T$_2$ 异常信号，受累部位水肿。例如：单纯疱疹脑炎主要累及大脑半球颞叶、岛叶和额叶的皮层和皮层下白质，多伴有出血，呈 T$_1$ 低信号，T$_2$ 高信号，侵犯大脑额叶或者是颞叶皮层区时，与豆状核边界清楚，凸面向外，呈现"刀切征"。巨细胞病毒脑炎主要累及脑室膜、皮层、脑干、基底节等处，MRI 表现为脑室旁白质出现长 T$_1$、长 T$_2$ 异常信号。脑脊液病毒核酸检测阳性可协助诊断。

（4）弓形虫脑病和淋巴瘤 以肉芽肿病变为主要表现的隐球菌性脑膜炎需要和弓形虫脑病及中枢神经系统淋巴瘤相鉴别。弓形虫脑病在增强 CT 和 MRI 上主要表现为位于大脑皮质或者基底节的多发或者单发的增强改变，周围伴有明显的炎性水肿带，且边缘相对整齐。患者有饲养或者接触猫狗病史，血液或者脑脊液弓形虫抗体阳性可以协助诊断。中枢神经系统淋巴瘤常位于脑白质深部或灰白质交界区域，表现为点状、线形、环状及肿块增强，环状强化往往不规则，边缘呈指状。中枢神经系统淋巴瘤可以单发也可伴随外周淋巴瘤。脑组织活检或者通过流式细胞仪测定脑脊液细胞表面的肿瘤细胞标志物可以协助诊断。

2. 肺隐球菌病和其他肺部疾病相鉴别 鉴于 CrAg 抗原在诊断隐球菌感染时灵敏度和特异度均大于95%，因此，对于 HIV 感染合并肺部病变的患者，特别是 CD4$^+$ T 细胞<100 个/μl 的患者，均应该进行隐球菌抗原筛查。血浆或者 BALF 的隐球菌抗原检测阳性，肺部存在隐球菌感染的影像学表现，经过抗隐球菌治疗后肺部病变缩小或者吸收，可以临床诊断肺隐球菌病。确诊肺隐球菌需要肺部病变部位的穿刺或者手术活检病理学结果。

（1）肺结核 HIV 合并肺结核感染的肺部临床表现根据患者不同 CD4$^+$ T 细胞水平而有所不同。相应临床表现和鉴别要点参见本章其他章节。患者痰液检查结核 GeneXpert 阳性、痰培养阳性、结核菌涂片阳性或者 γ 干扰素释放试验阳性有助于肺结核和其他病变的鉴别诊断。纵隔淋巴结结核病灶在增强 CT

上呈现边缘环形强化、中间病灶大片坏死无强化的特点。必要时可以通过纵隔穿刺进行病理活检来鉴别纵隔结核和纵隔隐球菌感染。

（2）非结核分枝杆菌感染 非结核分枝杆菌感染的临床表现见本章其他章节。患者 $CD4^+$ T 细胞计数多<100 个/μl。肺部病灶多呈多发斑状影，病变往往靠近胸膜或者纵隔。结节病变周围可有少许渗出，而隐球菌结节灶周围较为光滑。非结核分枝杆菌感染患者的纵隔、腹膜后淋巴结肿大较多见，可以通过血液、BALF 和穿刺标本的分枝杆菌培养和病理学检查加以鉴别。

（3）肺癌 患者年龄往往较大，既往有吸烟病史。中央型肺癌主要表现为支气管壁增厚，管腔狭窄和远端阻塞；周围型肺癌多位于肺野中外带，病变不规则，病灶呈分叶状，周围带有毛刺。病灶可见血管集束征，病灶周围气管有切断、压迫和包埋现象。如靠近胸膜，可以有胸膜牵拉现象。增强 CT 呈现不均匀强化现象。确诊有赖于病理活检。

（4）马尔尼菲篮状菌肺部感染 马尔尼菲篮状菌肺部感染和隐球菌肺部感染难以从影像学鉴别。总体而言，马尔尼菲篮状菌更多见肺外受累的表现，如皮疹、腹膜后淋巴结增大（CT 呈现"三明治征"）更为多见，患者 C 反应蛋白和前降钙素升高更为明显。可以通过马尔尼菲篮状菌抗原 MP1P、隐球菌抗原 CrAg、血液培养等检测结果协助诊断。

3. 皮肤隐球菌病 皮肤隐球菌病表现为中央凹陷的坏死性皮疹病变，要和马尔尼菲篮状菌病、组织胞浆菌病和传染性软疣相鉴别。

皮肤隐球菌病患者隐球菌抗原阳性，皮疹多位于面部，数量偏少；马尔尼菲篮状菌病患者的皮疹多位于头面部和躯干，皮疹更密集，发热明显，炎症指标明显升高。组织胞浆菌病患者多有国外旅居史，皮肤病变多位于口腔、舌、咽喉、胃肠、外生殖器或皮肤，骨和关节很少被波及。传染性软疣多位于面部，率先出现在面部某区域，然后向周围区域扩散，病史相对较长，无发热等不适。皮肤病理切片显示隐球菌病可在巨噬细胞内见到带有厚壁的圆形孢子，马尔尼菲篮状菌可在吞噬细胞内见到腊肠样中间带有横隔的真菌孢子，组织胞浆菌病可见真菌孢子将细胞成分挤到细胞一侧，细胞内可见"轮辐样"孢子。

六、治疗

（一）常用的抗隐球菌药物

1. 两性霉素 B 去氧胆酸盐（AmBd）及脂质制剂 AmBd 是一种多烯类抗真菌药物。该药对新型隐球菌具有高度抗菌活性，耐药少见。本品与真菌细胞膜的麦角固醇结合，引起细胞膜通透性改变，细胞内的电解质外漏，从而导致真菌死亡。该药静脉滴注，使用时需要溶解在 5% 葡萄糖溶液 500ml 中；治疗肺部感染时也可雾化吸入。静脉给药后在肝脏浓度最高，其次为脾、肺、肾、胰腺等部位。脑脊液中的 AmBd 浓度约为血液同期浓度的 1%～5%。该药经过肾脏排泄，排泄期较长，停药后 7 周仍然可以在尿液中被检测到。AmBd 不易被透析清除。该药静脉使用具有骨髓抑制、肾脏损伤、低钾血症、输液反应等多种副作用，但近年来，随着药物生产工艺的不断改进，药物品质不断提高，不良反应已经大幅度减少，然而肾脏损伤、低钾血症仍较为常见。

目前临床上主要有两款两性霉素 B 含脂复合制剂，包括两性霉素 B 脂质体（L-AmB）和两性霉素 B 脂质复合体（ABLC）。这些药物通过将 AmBd 和脂类结合，减少了 AmBd 对网状内皮系统和肾脏的损伤，因此适合老年人、婴幼儿及不能耐受 AmBd 的患者使用。由于资源有限地区 AmBd 相对缺乏，且有一定副作用，因此探索 AmBd 及含脂药物的短程治疗方案在国外较为流行。新近研究提示诱导期采用 AmBd〔1mg/（kg·d）〕连续用药 7 天，或者两性霉素 B 脂质体（L-AmB）10mg/d 给药 1 天，然后序贯大剂量氟康唑（1 200mg/d）联合氟胞嘧啶（5-FC）治疗 2 周也可取得较好疗效（表 4-1-6-2）。

2. 氟康唑（fluconazole，Flu） Flu 是三唑类抗真菌药物，对隐球菌有抑制作用。近年来，虽然隐球菌对 Flu 耐药折点有所上升，但是 90%～95% 隐球菌菌株仍然保持对 Flu 的敏感性。Flu 有静脉和口服两种剂型。口服制剂吸收完全，生物利用度达 90%。Flu 在体内多种组织中的浓度等于或高于血液中的浓度。在治疗隐球菌性脑膜炎时，脑脊液与血浆浓度比值大于 0.6。由于该药分子量小，蛋白结合率低，因此可以被血液和腹膜透析清除。Flu 主要通过肾脏滤过，80% 经过尿液排出，因此在尿液里有较高的浓度。

Flu 对于隐球菌有抑制作用，因此常要与 5-FC 联用治疗隐球菌病。Flu 副作用较少，消化道反应是最常见的副作用。个别患者在使用过程中可能出现肝功能异常甚至肝衰竭。Flu 可以延长 QT 间期，造成心律失常甚至猝死，因此使用 Flu 时应尽量避免和导致 QT 间期异常的药物合用。

3. **伏立康唑（voriconazole，VOR）**　VOR 是氟康唑的改良衍生物，它用氟嘧啶基取代了氟康唑的三唑环部分，并增加了一个甲基从而大大增加了对组织的穿透性。VOR 抗菌谱更广，杀菌效力更强，对隐球菌具有杀菌活性。本品分为口服和注射制剂。口服制剂吸收利用率约为注射剂型的 96%。VOR 给药后在体内多种组织中具有相当或者明显高于血液的组织浓度。主要通过肝脏代谢，少量经过肾脏代谢。注射剂型中的 β 环糊精能影响 VOR 在肾脏排泄。VOR 的主要副作用为肝功能损伤、视觉改变、精神异常和全身不适。在治疗隐球菌感染时常用于难治性隐球菌的挽救性治疗。虽然 VOR 是强力抗真菌药物，但近期研究发现 VOR 作为诱导期药物治疗新型隐球菌性脑膜炎效果未能优于 AmBd。

4. **氟胞嘧啶（flucytosine，5-FC）**　5-FC 是氟化的嘧啶类化合物。其作用机制是进入真菌体内后经过代谢转化为氟尿嘧啶，替代尿嘧啶掺入真菌核酸，从而阻断真菌核酸合成，导致真菌死亡。5-FC 分为针剂和口服剂型。口服剂型生物利用度约为注射剂的 85%。注射剂在低温地区会形成结晶，需要加温溶解后使用。5-FC 进入体内后在多种组织内浓度等于或者高于同期血药浓度。脑脊液中的药物浓度约为同期血浓度的 50%～100%。该药 90% 通过肾脏代谢，肾小球滤过率降低能延长药物在体内的代谢时间。

5-FC 常与其他抗真菌药物联合应用治疗隐球菌病。5-FC 的主要副作用是骨髓抑制、肾功能减退、消化道反应，也可以出现肝功能异常和精神异常。

5. **其他抗真菌药物**　近年来，新的三唑类药物不断面世，包括泊沙康唑、艾沙康唑等。这些药物也有成功治疗隐球菌的个案报道，但是是否优于 AmBd 和 VOR 缺乏系统评估。

（二）一般治疗

患者确诊隐球菌性脑膜炎后，嘱患者卧床休息，给予低盐低脂高蛋白饮食。补充维生素、电解质，特别是在两性霉素 B 去氧胆酸盐治疗期间给予含钾丰富的食物。避免活动，隐球菌性脑膜炎患者需保持大便通畅，以免患者用力排便时增加颅内压。肺隐球菌病患者必要时给予吸氧治疗。

（三）抗隐球菌治疗方案

1. **隐球菌性脑膜炎**

（1）抗隐球菌治疗　隐球菌性脑膜炎的治疗方案分为诱导期、巩固期和维持期治疗。诱导期方案国外指南首选两性霉素 B 脂质体（L-AmB）联合 5-氟胞嘧啶（5-FC），备选 ABLC 或 AmBd 联合 5-FC，疗程 2 周；而国内指南推荐首选 AmBd 或 L-AmB 联合 5-FC，疗程不少于 4 周。国内有研究显示采用较低剂量的 AmBd[0.5mg/（kg·d）] 治疗隐球菌性脑膜炎具有更低的不良反应发生率、更高的安全性和更好的耐受性。对于无法使用 L-AmB 或 ABLC 或 AmBd+5-FC 方案的患者，可以采用氟康唑 +5-FC、伏立康唑 +5-FC 等作为替代诱导方案。常用的诱导期、巩固期及维持期方案及替代方案见表 5-1-6-1。

（2）颅内压控制　脑疝是导致隐球菌患者短期死亡的因素，因此应该积极控制颅内压以防患者因为脑疝死亡。控制颅内压可以极大地改善患者预后。对于颅内压升高的 HCM 患者，控制颅内压和抗隐球菌治疗同等重要。采用的方法包括治疗性腰穿、分流手术（包括脑室腹腔分流术、脑室外引流术或者腰大池引流术）等。一般而言，对于颅内压大于 250mmH_2O 的患者，特别是颅内压大于 300mmH_2O 的患者，要通过治疗性腰穿或者分流手术积极降低颅内压。分流手术可能会出现手术失败、术口感染、植入管路阻塞等并发症。对于无手术条件的患者，国内多采用甘露醇和甘油果糖等降低颅内压缓解症状。然而，这种药物降压措施是否能提高患者生存率有较大争议。

2. **肺隐球菌病**　对于弥漫性肺隐球菌病或者呈现为中重度肺炎的肺隐球菌病患者，治疗方案和治疗疗程参照隐球菌性脑膜炎的治疗方案和疗程；对于轻 - 中度症状且只有局灶性肺部浸润的患者，建议使用氟康唑治疗，400～800mg/d，持续 10 周，然后 200mg/d，至少 6 个月。对于诊断明确，且治疗无效的患者，可以考虑手术切除病灶，然后再抗隐球菌治疗至少 3～6 个月。

表 5-1-6-1　艾滋病合并隐球菌性脑膜炎常用抗真菌治疗方案

诱导期首选方案	疗程
1. AmBd 0.5~0.7mg/(kg·d)+5-FC 100mg/(kg·d)	≥4 周
2. AmBd 0.7~1.0mg/(kg·d)+5-FC 100mg/(kg·d)	≥2 周
3. AmBd 1.0mg/(kg·d)+5-FC 100mg/(kg·d)×1 周,然后改用 Flu 1 200mg/d+5-FC 100mg/(kg·d)×1 周	2 周
4. L-AmB 10mg/(kg·d)+5-FC 100mg/(kg·d)×1 天,然后改用 Flu 1 200mg/d+5-FC 100mg/(kg·d)×2 周	2 周
诱导期替代方案	**疗程**
1. Flu 1 200mg/d+5-FC 100mg/(kg·d)	≥2 周
2. Flu 800mg/d+ 5-FC 100mg/(kg·d)	≥2 周
3. AmBd 0.7~1.0mg/(kg·d)+Flu 800~1 200mg/d	≥2 周
4. VOR 200mg q.12h.+5-FC 100mg/(kg·d)	≥2 周
巩固期方案	**疗程**
Flu 400~800mg/d	6~8 周
维持期方案	**疗程**
Flu 200mg/d	≥1 年[#]

[#].停药标准为维持 CD4[+] T 细胞计数>100 个/μl 以上,且两次测定(间隔至少 3 个月)外周血 HIV-RNA 阴性。

3. 非中枢神经系统和非肺部隐球菌病　隐球菌血症、骨骼、胃肠道等器官,出现 2 个部位以上隐球菌感染或 CrAg 滴度≥1∶320 的患者,抗隐球菌治疗方案和疗程参照隐球菌性脑膜炎治疗方案。对于单发局限的隐球菌感染病灶且 CrAg 的滴度<1∶320,可以考虑给予氟康唑 400mg/d 治疗 6~12 个月。

4. 单纯隐球菌抗原血症　无症状隐球菌抗原血症的患者,如血清 CrAg 滴度<1∶320,给予口服氟康唑 400~800mg/d,10 周后改为 200mg/d 口服维持,总疗程 6~12 个月。

(四)ART 时机

HIV 合并非中枢神经系统隐球菌病推荐抗隐球菌 2 周开始 ART。HIV 合并隐球菌性脑膜炎患者,过早启动 ART 可能会因为发生 IRIS 而增加病死率,推荐抗隐球菌治疗 4~6 周后开始抗 HIV 治疗。

七、预防

(一)一级预防

由于艾滋病合并隐球菌性脑膜炎常发生在 CD4[+] T 细胞计数<100 个/μl 的患者中,因此推荐对于 CD4[+] T 细胞计数<100 个/μl 的患者常规进行隐球菌抗原筛查。对于隐球菌抗原阴性的患者,建议尽早开始 ART,提升患者免疫功能;避免与鸽子等禽类接触,从而减少隐球菌感染的概率。目前不推荐对 CD4[+] T 细胞计数<100 个/μl、无隐球菌感染证据的患者给予口服氟康唑作为预防手段。

(二)二级预防

对于诊断为隐球菌病的患者,完成诱导期和巩固期抗隐球菌治疗后,需要再继续口服氟康唑 200mg/d,疗程至少 1 年。

八、预后

尽管 ART 的引入让 HIV 相关隐球菌病发病率出现下降趋势,但是 HCM 急性期死亡率仍然较高,医疗资源不足地区死亡率达到 20%~40%。患者预后不良的危险因素包括:脑脊液压力>250mmH$_2$O、脑脊液隐球菌负荷过大、脑脊液或者血液 CrAg 滴度过高(>1∶1 024)、患者意识状态改变、采用非 AmBd+5-FC 为基础的诱导期治疗方案、伴随其他并发症等。近年来,随着早期诊断技术的进步、抗隐球菌诱导期方案的优化、分流手术的开展、巩固期氟康唑用药的强化、ART 方案和治疗时机的优化及对 IRIS 的有效控制,HCM 病死率已经大幅度下降。

(许利军)

第七节　念珠菌感染

念珠菌病（candidiasis）是由各种致病性假丝酵母菌引起的局部或全身感染性疾病。艾滋病合并念珠菌感染，是目前发病率较高的深部真菌病。早期诊断、早期治疗，则预后较好，延误治疗或播散性感染，则预后不佳。

一、病原学和流行病学

（一）病原学

念珠菌广泛存在于自然界，为机会致病真菌。白念珠菌（*Candida albicans*）是临床上最为常见的致病真菌，其他致病真菌种还有热带念珠菌（*C.tropicalis*）、光滑念珠菌（*C.glabrata*）、近平滑念珠菌（*C.parapsilosis*）和克柔念珠菌（*C.krusei*）。在不同的环境条件下，念珠菌可表现出酵母态、假菌丝态和菌丝态 3 种形态。耳道念珠菌（*Candida auris*）近年来在全球范围内广泛流行，耳道念珠菌天然容易携带抗真菌药物耐药相关基因，常呈多重耐药，可导致菌血症、伤口相关感染和导管相关感染，也可感染泌尿道、呼吸系统、消化系统和神经系统。

（二）流行病学

1. 流行情况　我国研究报道，艾滋病住院患者中真菌感染率为 17.5%～36.6%。艾滋病患者的侵袭性真菌病（invasive fungal disease，IFD）大多由机会性致病真菌引起，念珠菌是最常见的真菌之一。目前已发现有 200 余种念珠菌，临床上念珠菌感染的菌种以白念珠菌最为常见，约占所有临床感染的 70%，其次为热带念珠菌和光滑念珠菌感染，约占 10%～15%。近年有研究指出，念珠菌感染的菌种分布发生改变，非白念珠菌感染比例增加，且出现了由不同菌种组合而成的念珠菌复合群。HIV 感染者口咽念珠菌病（oropharyngeal candidiasis，OPC）的发病率为 7%～48%，进入艾滋病期，OPC 的发病率高达 80%～90%。即使随着 ART 的开展，OPC 的总体患病率有所下降，但仍是 HIV 感染者主要的机会性感染之一。HIV 感染者中 5%～10% 的患者会出现念珠菌性食管炎（candida esophagitis，CE）。大多数 CE 的病原体是白念珠菌，但也有少部分其他念珠菌种。深部器官念珠菌病常继发于念珠菌血源性播散，在艾滋病患者中相对不常见。

2. 感染来源　念珠菌广泛存在于自然界。念珠菌病的传染源为念珠菌病患者、带菌者以及被念珠菌污染的食物、水。念珠菌还存在于人体的皮肤、口腔、上呼吸道、阴道以及胃肠道黏膜中。

3. 感染传播途径

（1）内源性传播　内源性传播是念珠菌病的主要传播方式。念珠菌是人体内正常菌群，正常情况下不会对人体产生影响。但是当人体免疫力低下或微生态菌群紊乱时，念珠菌大量繁殖并入侵周围组织，从而引起自身性感染。常见的感染部位为口腔、胃肠道、呼吸道、泌尿生殖道等。

（2）外源性传播　外源性传播主要为直接接触传染，包括：性接触传播、母婴传播、亲水性作业等。摄入被念珠菌污染的食物和水也是常见的传播方式。在院内，医护人员与不同患者之间的接触、医疗器械的使用可导致间接性感染。

4. 易感人群　在 HIV 感染者中，口腔和食管念珠菌病十分常见，主要见于 CD4$^+$ T 细胞计数＜200 个/μl 的患者。而深部器官念珠菌病常继发于念珠菌血源性播散，相对不常见。

二、发病机制

（一）HIV 感染对念珠菌感染的影响

HIV 感染者的免疫系统受损，使得机体对真菌的防御能力下降。念珠菌可分泌多种水解酶，水解酶可帮助念珠菌入侵组织和逃脱宿主免疫系统的攻击。入侵组织后，念珠菌形成由孢子、菌丝体和假菌丝组成的生物膜，酵母细胞从成熟的生物膜中释放，散布到宿主周围组织中以启动新的生物膜。生物膜的形成可导致播散性血流感染（念珠菌血症）。固有免疫系统在念珠菌感染早期发挥作用。适应性免疫应答主要包括 T 细胞介导的细胞免疫和 B 细胞介导的体液免疫。细胞免疫以 CD4$^+$ T 细胞亚群的免疫反应为主。T 细胞介导的细胞免疫是机体抗真菌的主要免疫效应,不同亚群的 Th 细胞分泌病原相关细胞因子来增强固有免疫和微生物抗菌肽的作用,从而清除真菌;细胞毒性 T 细胞激活后直接杀伤念珠菌并阻断宿主体内菌丝的形成。体液免疫以 B 细胞介导的抗原抗体反应为主,抗体通过干预真菌黏附和芽管的形成对抗真菌入侵。HIV 感染者 CD4$^+$ T 细胞数量不断减少,抵抗真菌感染的能力大大减弱。

HIV 感染合并口腔念珠菌病患者因免疫功能受损,口腔黏膜定植的念珠菌增多。念珠菌黏附于口腔上皮细胞表面后形成菌丝及生物膜,通过分泌念珠菌素及多种水解酶,对口腔黏膜上皮造成损伤进而侵袭。口腔卫生不良、口腔黏膜破损、口腔龋齿/义齿等增加了口咽念珠菌病(OPC)的发生风险。HIV 感染者发生 OPC 的概率与 CD4$^+$ T 细胞计数呈负相关,CD4$^+$ T 细胞计数<200 个/μl 的患者更易发生 OPC。

（二）病理特点

病变组织可见念珠菌卵圆形芽孢或孢子、假菌丝或菌丝。口腔念珠菌感染病理可见口腔上皮不全角化,表层水肿,上皮棘层增厚,上皮内见中性粒细胞浸润,并在表层形成微小脓肿,结缔组织内可见毛细血管充血、扩张和炎细胞浸润,上皮层内可见真菌菌丝,呈一定角度侵入上皮角化层,数量多者见真菌孢子。

三、临床表现

艾滋病合并真菌感染的临床表现因感染部位和真菌种类而异。常见的症状包括:持续发热、咳嗽、呼吸困难、腹泻、皮疹、口腔溃疡等。

（一）口咽念珠菌病

HIV 感染者口咽念珠菌病可无明显症状,严重者可有口干、口腔黏膜烧灼感、疼痛;累及舌至声带者,表现为口腔内有棉花样的发黏感、味觉改变或丧失、声音沙哑。根据临床表现和起病时间,OPC 一般可分为急性表现、慢性表现和慢性黏膜皮肤念珠菌病综合征。急性表现包括急性假膜型念珠菌病和急性红斑型念珠菌病,其中以急性假膜型念珠菌病最常见。急性假膜型念珠菌病亦称"鹅口疮",通常表现为遍布口腔黏膜的多灶性、凝乳样黄白色斑块,轻轻刮擦可去除,残留其下为红色侵蚀性的基底。急性红斑型念珠菌病表现为口腔疼痛伴局部发红的黏膜病变,常发生于接受广谱抗生素或类固醇治疗的患者。慢性表现包括慢性红斑型(萎缩性)念珠菌病、口角炎和慢性增殖性念珠菌病。

（二）食管念珠菌病

主要表现为吞咽疼痛、吞咽困难,部分患者伴胸骨后灼痛感、进食不畅、异物感等,严重者有恶心、呕吐、腹泻、体重下降。胃镜、食管镜检查可见食管管壁有白膜、白斑,多见于中上段食管壁,质地脆,伴或不伴充血、水肿,伴或不伴浅表溃疡,水冲洗不能剥离。

（三）外阴阴道念珠菌病

主要表现为外阴瘙痒、灼痛、性交疼痛以及排尿痛,部分患者阴道分泌物增多。白带白色稠厚,呈凝乳或豆腐渣样。妇科检查可见外阴红斑、水肿,常伴有抓痕,严重者可见皮肤皲裂、表皮脱落。阴道黏膜红肿、小阴唇内侧及阴道黏膜附有白色块状物,擦除后露出红肿黏膜面,急性期还可能见到糜烂及浅表溃疡。

（四）念珠菌血症

念珠菌血流感染,常由局部病灶侵犯突破黏膜屏障入血导致。可有发热、头痛、头晕、恶心、呕吐、心率加快、呼吸急促等非特异性临床症状和体征,早期全身毒血症状较轻,易被原发基础疾病和伴发的其他感染表现所掩盖。

（五）播散性念珠菌病

指念珠菌侵入血液循环后在血液中生长繁殖,随血流播散至 2 个或 2 个以上不相邻器官,引起相应器官感染。根据临床表现不同分为急性播散性念珠菌病和慢性播散性念珠菌病。

1. 急性播散性念珠菌病(acute disseminated candidiasis)　急性起病,临床表现为寒战、高热,血培养持续阳性,全身各脏器(包括肺部、肝脏、脾脏、肾脏、骨髓、眼等)、皮肤或皮下软组织可有多发性小脓肿,病情常迅速恶化,出现神志淡漠、嗜睡以及多器官功能障碍或衰竭、感染性休克等。

2. **慢性播散性念珠菌病(chronic disseminated candidiasis)**　是侵袭性念珠菌病的一种独特表现形式,主要累及肝脏和脾脏,偶可累及肾脏等其他器官,故又称为肝脾念珠菌病(hepatosplenic candidiasis,HSC)。患者可有发热,影像学检查可发现肝、脾,甚至双肾多发感染灶。

四、辅助检查

(一)一般实验室检查

主要包括血常规、血生化等。

(二)病原学检查

1. **直接涂片镜检法**　用刮片刮取病变处黏膜,经 10% 氢氧化钾(KOH)涂片或荧光染色后于显微镜下见念珠菌假菌丝和成群芽孢即可诊断。呼吸道、阴道分泌物中只见芽孢时需排除定植可能。

2. **分离培养法**　应用拭子、黏膜冲洗等方法,对病变进行培养,阳性分离菌株可采用念珠菌显色琼脂法等进行初步鉴定。

3. **血清学诊断**　若患者考虑存在念珠菌血流感染或侵袭性念珠菌病,可进行血液 $1,3\text{-}\beta\text{-}D\text{-}$ 葡聚糖检测(G 试验)、念珠菌甘露聚糖抗原/抗体检测、血液真菌培养、念珠菌 IgM 和 IgG 抗体检测等。

4. **细胞/组织活检**　活检可疑受侵部位,如肺组织、肝组织、骨组织、脑组织等。标本分别送病原学检查(病原学培养和/或 mNGS)和病理学检查(常规 HE 染色和过碘酸希夫、六胺银染色)。

5. **分子生物学诊断**　宏基因组二代测序(metagenomic next generation sequencing,mNGS)可能提高检出率。

(三)影像学检查

胸部 X 线片(胸片)、B 超、CT 或 MRI 等检查可提示肺、肝、肾、脾等器官的侵袭性损害。念珠菌性食管炎影像学检查显示食管受累,表现为受累食管张力降低和蠕动减弱/失常、周围边缘不规则("毛刷征")、黏膜粗大、不规则充盈缺损("鹅卵石征")等。钡剂造影检查可作为内镜检查的替代方法,食管吞钡造影显示,食管狭窄的特征性表现为"泡沫状"和"羽毛状"外观。双对比食管造影(double-contrast esophagography)是诊断念珠菌性食管炎的一种高度灵敏的替代方法。研究显示,双对比食管造影技术对念珠菌性食管炎诊断的灵敏度高达 90%。

(四)内镜检查

胃镜、食管镜检查可见食管隆起性白苔,可伴周围黏膜充血、水肿、溃疡,严重者黏膜质地脆,有时伴管腔狭窄。行内镜检查时,可采集食管壁表面分泌物进行真菌涂片镜检、培养分离鉴定及药敏试验等微生物学检查,综合评估取材风险后可行白膜/白斑活检、组织活检术。

五、诊断与鉴别诊断

(一)诊断

真菌培养是诊断侵袭性念珠菌病的主要依据,一旦分离出念珠菌,仍需行菌种鉴定。由于侵袭性念珠菌病临床表现不典型,大多数通过血培养明确诊断,但血培养阴性不能排除该诊断。真菌 G 试验是诊断侵袭性念珠菌病的一个重要参考,灵敏度和特异度分别为 76.8% 和 85.3%,真菌 G 试验的特异度随着检测结果数值的升高而升高,动态监测真菌 G 试验结果对于疗效判断也有重要意义。建议对高危患者每周进行 2 次动态监测以提高其特异度,并结合临床表现及其他微生物学检查结果综合判断。

血培养念珠菌阳性即可诊断念珠菌血症,但血培养阳性率不及 50%,故明确局部感染灶、真菌 G 试验动态监测均有助于临床诊断。在规范抗真菌治疗下,若血培养 2 次或以上阳性且均为同一种念珠菌,则诊断为持续血流感染。

口咽念珠菌病通过简单的体格检查发现口腔黏膜"鹅口疮"即可作出临床诊断。

(二)鉴别诊断

口腔念珠菌感染须与以下疾病进行鉴别诊断,包括其他病原微生物如疱疹病毒、梅毒及马尔尼菲篮状菌等感染所致的口腔黏膜改变,以及扁平苔藓、口腔白斑病、口腔癌等非感染所致皮肤黏膜疾病。念珠菌性食管炎的鉴别诊断包括其他感染性食管炎、其他非感染性炎症性食管炎或任何其他形式的食管黏膜炎症、食管静脉曲张、食管癌、胃食管反流病、食管角化。念珠菌侵袭其他器官应与细菌感染、其他真菌感染相鉴别。

六、治疗

(一)一般治疗

去除诱因、清除局部感染灶,例如口腔念珠菌感染者应保持口腔清洁;外阴阴道念珠菌病患者应保持外阴清洁,勤换内裤,用过的内裤、毛巾等物品需要消毒。

(二)病原治疗

常用于治疗念珠菌病的抗真菌药物有三唑类药物(氟康唑、伊曲康唑、伏立康唑、泊沙康唑)、棘白菌素类药物(卡泊芬净、米卡芬净)、多烯类药物(两性霉素 B 及其脂质制剂)。

口腔念珠菌感染可考虑局部用药,当局部用药无效或发生侵袭性念珠菌病时选用全身用药。由于口腔和食管念珠菌病在艾滋病人群中很常见,可对有吞咽疼痛、胸骨后烧灼感等症状的患者经验性使用氟康唑 100～200mg/d 治疗,一般症状会在 1 周左右缓解。口腔念珠菌病常首选氟康唑,也可使用制霉菌素局部涂抹,含碳酸氢钠的漱口水漱口,伊曲康唑和泊沙康唑治疗也有效。对于食管念珠菌病,首选氟康唑口服或静脉滴注,或口服伊曲康唑 200mg/d,疗程为 14～21 天。

念珠菌血症及深部器官念珠菌病在获得药敏试验结果前,首选棘白菌素类抗真菌药物。对于病情相对较轻、无唑类抗真菌药物暴露史,且对其耐药可能性较小的患者,可选用氟康唑。两性霉素 B 适用于可能为唑类或棘白菌素类耐药者,伏立康唑适用于粒细胞缺乏并需要额外覆盖曲霉感染者。在初始治疗病情稳定、血培养转阴 5～7 天后(初始治疗至少 10 天),可采用降阶梯治疗策略,即改用静脉或口服唑类药物治疗。免疫功能极度低下的危重症患者,初始治疗疗程相应延长。通常根据念珠菌药敏试验结果选用唑类药物降阶梯治疗,且若非克柔念珠菌或耳念珠菌感染,首选氟康唑。对于一些难治性患者或克柔念珠菌感染者可选择伏立康唑治疗,耳念珠菌感染可选棘白菌素类药物。可在患者感染相关症状和体征消失、血培养转阴性 2 周后停药;若有其他器官累及,抗真菌治疗疗程也应相应延长。

有些念珠菌菌种对抗真菌药天然耐药,如克柔念珠菌对氟康唑天然耐药,葡萄牙念珠菌对两性霉素 B 天然耐药;光滑念珠菌对常用唑类抗真菌药敏感性较低,甚至对棘白菌素类药物耐药也有报道;耳念珠菌呈多重耐药。

抗真菌药物中三唑类药物均易与 ART 药物发生相互作用,主要与非核苷类逆转录酶抑制剂(NNRTIs)和蛋白酶抑制剂(PIs)相互作用明显。如患者原 ART 方案中包含 NNRTI 或 PI,可改用整合酶抑制剂(INSTI)替代。药物浓度增强剂(利托那韦、考比司他)与抗真菌药物间相互作用多见。各种抗真菌药物与 ARV 药物之间的相互作用见第四篇第七章第四节。在抗真菌治疗方案调整或疗程结束后,尽量维持原来有效的 ART 方案,避免频繁更换。

(三)ART 时机

艾滋病合并念珠菌病应在抗真菌治疗后 2 周内启动 ART。

七、预后

随着 ART 的普及,艾滋病合并口咽念珠菌病及念珠菌性食管炎通常预后良好,而发生念珠菌血症及深部器官感染患者预后较差,因此尽早启动 ART 及早发现、早治疗念珠菌感染是改善患者预后的关键。

八、预防

(一)一级预防

一级药物预防不推荐。艾滋病患者应保持良好的个人卫生,特别是要保持皮肤、口腔、阴道等部位的清洁,维持良好的营养和免疫状态。避免接触感染源,避免使用被污染的物品。定期接受体检,及时发现念珠菌感染的迹象。在 HIV 感染者中并不推荐使用抗真菌药物进行 OPC 的一级预防。在治疗过程中，去除易感因素和保持口腔卫生是预防 OPC 复发或治疗失败的重中之重。有效的 ART 治疗可以显著减少由念珠菌引起的口腔定植以及 OPC 的发生，因此 HIV 感染者应尽早启动 ART 治疗。

（二）二级预防

艾滋病患者一旦诊断念珠菌感染，应立即接受合适的抗真菌治疗，并定期进行随访和监测，以评估治疗效果、监测病情变化和检测复发情况。对已治愈的黏膜念珠菌病患者不主张维持治疗；但对于经常复发的患者，建议接受氟康唑维持治疗，ART 后 CD4$^+$ T 细胞计数＞200 个/μl 可停药。

（洪仲思）

第八节 组织胞浆菌病

组织胞浆菌病（histoplasmosis）是一种地方性真菌病，由荚膜组织胞浆菌引起。它是一种二态真菌，根据环境条件表现出不同的形态：土壤中的霉菌和哺乳动物宿主中的芽殖酵母。霉菌在氮含量高且存在鸟类和蝙蝠粪便的土壤中生长最好。拆除旧建筑、耕作、养鸡、考古挖掘和洞穴探险与感染风险增加有关。组织胞浆菌病在世界各地的艾滋病患者中均有发现，包括美洲、亚洲部分地区和非洲。接触鸟粪或蝙蝠粪便是艾滋病患者组织胞浆菌病的危险因素之一。

一、病原学和流行病学

组织胞浆菌病在北美洲、中美洲和南美洲的一些地区高度流行，在亚洲和非洲的某些国家也有报道。它经常影响免疫功能受损的人，包括 HIV 感染者，其中最常见的临床表现是播散性组织胞浆菌病。播散性组织胞浆菌病的症状是非特异性的，可能与其他传染病，特别是血行播散性肺结核难以区分，从而使诊断和治疗变得复杂。组织胞浆菌病是美洲 HIV 感染者中由真菌病原体引起的最常见的机会性感染之一。

二、发病机制

从污染土壤或其他物质中将霉菌形态的荚膜组织胞浆菌吸入肺内后可发生感染。荚膜组织胞浆菌在肺内转变成酵母菌形态并被巨噬细胞摄入，然后巨噬细胞通过网状内皮系统（肝、脾、淋巴结和骨髓）血行播散。在绝大多数病例中，肺是荚膜组织胞浆菌的入侵门户，极少数情况下也可见移植受者通过感染的移植器官被传染。

三、临床表现

临床表现不具特异性，症状与受累器官有关，大多数患者会出现至少持续 1 个月的发热和体重减轻。常见症状包括发热、盗汗、乏力、体重减轻、恶心、呕吐、咳嗽及呼吸困难。腹泻和头痛较少见。发生持续头痛时应警惕脑膜炎。体格检查显示肝脾和淋巴结肿大。发生皮肤和黏膜病变提示播散性疾病。有些临床表现差异可能与相应地理位置的致病微生物的基因差异有关。

合并组织胞浆菌病的晚期艾滋病患者也可表现为危及生命的严重感染，其特征为休克、急性呼吸窘迫综合征、肝功能衰竭、肾功能衰竭、神志改变、弥散性血管内凝血和反应性噬血细胞综合征。

四、辅助检查

（一）实验室检查

实验室检查的异常结果取决于具体的受累器官，主要为继发于骨髓受累的全血细胞减少和碱性磷酸酶升高；肝酶通常仅轻微升高。高钾血症和低钠血症提示肾上腺受累。肌酐升高可见于急性肾损伤患者，提示预后不良。非特异性炎症标志物常升高，如乳酸脱氢酶、铁蛋白、红细胞沉降率和 C 反应蛋白。发生脑膜炎时，脑脊液的检查结果通常与其他真菌性感染引起的脑膜炎相似，例如单个核白细胞为主（50～500 个/μl）、葡萄糖浓度低以及蛋白质水平轻微升高。然而，单纯局灶性中枢神经系统病变或中枢神经系统血管异常的患者中脑脊液检查结果可能会无改变。

（二）影像学检查

与临床体征和症状以及实验室结果异常一样，影像学表现也因受累器官系统不同而有所差异。40%～50% 合并播散性组织胞浆菌病的晚期艾滋病患者存在肺部病灶，特征通常为弥漫性间质性浸润或网状结节浸润。局灶性浸润在急性肺组织胞浆菌病中常见，但在播散性组织胞浆菌病中罕见。其他较少见的表现包括胸腔积液、纵隔淋巴结肿大、空洞性疾病和钙化肉芽肿。初始胸片可能正常。腹部 CT 可能显示肝脾肿大和肾上腺增大伴中央区域坏死。

五、诊断与鉴别诊断

（一）诊断

1. **培养、组织病理学和细胞病理学** 从临床标本中分离出荚膜组织胞浆菌仍是诊断组织胞浆菌病的金标准，组织病理学或直接显微镜鉴定也被认为是确诊方法；组织胞浆菌培养诊断的灵敏度取决于标本和疾病状态。播散性疾病患者的血培养或骨髓培养以及慢性肺组织胞浆菌病患者的 BALF 或痰液的灵敏度最高，而急性和亚急性肺组织胞浆菌病的培养灵敏度最低，免疫功能低下患者的培养灵敏度也较高。

组织病理学特征包括肉芽肿（干酪性或非干酪性），使用 Grocott-Gomori 的六亚甲基四胺银或过碘酸希夫染色可观察到卵形、窄基芽殖酵母。组织病理学鉴定的灵敏度因组织样本和疾病状态而异，播散性和慢性肺部疾病的鉴定灵敏度较高，而急性和亚急性肺组织胞浆菌病的鉴定灵敏度较低。

细胞病理学检查可以检查组织抽吸物和液体，其侵入性比组织病理学检查小。最常用的细胞病理学检查标本是 BALF，对急性肺组织胞浆菌病的诊断灵敏度为 48%。然而，当与抗原检测相结合时，灵敏度上升到 97%。

2. **抗原抗体** 尿液、血清及 BALF 中的荚膜梭菌多糖抗原可用于组织胞浆菌检测；血清检测抗荚膜嗜血杆菌特异性抗体可辅助诊断某些组织胞浆菌病综合征（如纵隔肉芽肿、纤维化），或与抗原检测结合可提高灵敏度。组织胞浆菌病可与芽生菌病产生交叉反应，也可能与其他侵袭性真菌感染（如球孢子菌属、曲霉菌属、副球孢子菌属、申克孢子丝菌和马尔尼菲篮状菌）发生交叉反应，但可以通过比较浓度来区分。

3. **血清学诊断** 检测抗荚膜嗜血杆菌特异性抗体可辅助诊断某些组织胞浆菌病综合征（如纵隔肉芽肿、纤维化），或与抗原检测结合可提高灵敏度。主要缺陷包括感染后抗体产生需要时间（4～8 周）以及某些免疫功能低下患者无法产生可检测到的体液免疫应答。3 种最常见的抗体检测方法包括补体结合试验（CF）、免疫扩散试验（ID）和酶免疫分析（EIA）。大多数组织胞浆菌病患者的 CF 滴度 1：8 或更高，但滴度 >1：32 更强烈地表明存在活动性感染。此外，如果至少间隔 2 周检测一次，抗体滴度升高 ≥4 倍，则可诊断为急性感染。

4. **基于分子的诊断** 分子诊断依赖于特定病原体的核酸检测。实验室聚合酶链式反应（PCR）种类繁多，但均未获得批准用于临床样本检测。这些检测的总体灵敏度为 67%～100%。

（二）鉴别诊断

播散性组织胞浆菌病的鉴别诊断取决于受累的器官系统，但一般包括有一系列相似临床体征和症状（如发热、体重减轻、肝脾肿大、淋巴结肿大和全血细胞减少）的感染性和非感染性疾病。主要有马尔尼菲篮状菌病、结核病、其他地方性真菌病、播散性隐球菌病、多中心型淋巴结增生症、结节病、恶性肿瘤等。

六、治疗

播散性组织胞浆菌病的诱导和维持抗真菌治疗方案因疾病分类不同而不同。重度或中重度组织胞浆菌病定义为存在至少一种涉及重要器官的体征或症状，包括呼吸或循环衰竭、神经系统体征、肾功能衰竭、凝血功能异常以及 WHO 体能状态评分大于 2（一个人超过一半的清醒时间都要卧床，只能进行有限活动，但生活可自理，不能正常工作）。轻度至中度组织胞浆菌病定义为不包括上述定义严重程度的特征的体征和症状。

（一）诱导治疗

重度或中重度组织胞浆菌病：脂质体两性霉素 B 3.0～5.0mg/（kg·d），持续两周；随后口服伊曲康唑口服液 200mg，每日 3 次，3 天后改为 200mg，每日 2 次，疗程 12 周。轻度至中度组织胞浆菌病：口服伊曲康唑口服液 200mg，每日 3 次，3 天后改为 200mg，每日 1～2 次，疗程 6～12 周。

（二）维持治疗

伊曲康唑胶囊或片剂 200mg，每日 2 次，持续 12 个月。当患者临床稳定、接受 ART、病毒载量受到抑制且免疫状态有所改善时，可以考虑进行少于 12 个月的治疗。

七、预防

居住在或到访过组织胞浆菌病流行地区的艾滋病患者无法完全避免接触该病，但 $CD4^+$ T 细胞计数 <150 个/μl 的患者应避免参加这些活动，包括处理物体表面灰尘，清理被粪便污染的鸡舍，破坏被鸟粪或蝙蝠粪污染的区域，清洁、改造或拆除旧建筑，以及探索洞穴等。在组织胞浆菌病发病率高的地区，对于 $CD4^+$ T 细胞计数 <150 个/μl 的患者可考虑使用伊曲康唑进行预防，伊曲康唑可以降低组织胞浆菌病的发病率，但不能降低死亡率。如果实施预防性治疗，一旦 $CD4^+$ T 细胞计数 ≥150 个/μl 持续 6 个月，即可以停止。如果 $CD4^+$ T 细胞计数降至 <150 个/μl，则应重新开始预防治疗。

（孟　玉）

第九节　巨细胞病毒感染

巨细胞病毒（cytomegalovirus，CMV）感染在 HIV 阳性人群中相当普遍，免疫功能尚正常者发生 CMV 感染后常表现为潜伏感染或无症状活动性感染，而免疫功能严重低下者发生 CMV 感染后则可进展为播散性或局限性终末器官疾病，称为巨细胞病毒病（cytomegalovirus disease，CMVD）。艾滋病合并 CMVD 可累及全身多个器官系统，如眼部、肺部、消化系统以及神经系统等，临床表现与器官受累情况有关，具有高致残性和高致死性的特点。

一、病原学和流行病学

（一）病原学

人巨细胞病毒（human cytomegalovirus，HCMV）又称人疱疹病毒 5 型（human herpes virus-5，HHV-5），简称巨细胞病毒（CMV），属于 β 疱疹病毒亚科，是一种广泛存在于自然界中的双链 DNA 病毒，具有严格的种属特异性。1956 年首次从人体组织中分离培养出 CMV，其外观呈球形，直径约 200nm，分子量为（150～160）×10^3kDa。核心为 235～250kb 的线性双链 DNA，是目前已知感染人类病毒中最大的基因组，由独特长序列（unique long，UL）和独特短序列（unique short，US）两部分组成，含有至少 170 个开放阅读框（open reading frame，ORF）。基因组由二十面体衣壳包绕形成核衣壳，核衣壳被富含蛋白质的被膜所包围，最外层包膜来源于细胞膜，包含了几种病毒编码的糖蛋白。CMV 对外界抵抗力差，对酸、脂溶剂均敏感，60℃加热 30 分钟或紫外线照射均可使之灭活。CMV 可感染人体上皮细胞、内皮细胞、成纤维细胞、骨髓细胞等，感染后不易从体内清除，长期潜伏于髓系细胞中。CMV 为机会致病性病毒，致病力弱，对免疫功能正常的健康个体通常没有明显毒力；但当宿主免疫功能显著下降时，CMV 原发感染或潜伏感染再激活则可导致严重临床症状。

（二）流行病学

1. **流行情况**　CMV 在人群中普遍易感，全球范围内成人血清 CMV 抗体阳性率为 40%～100%，发展中国家高于发达国家。CMV 和 HIV 感染途径相似，HIV 阳性人群血清 CMV 抗体阳性率高于 HIV 阴性人群。此外，在 HIV 阳性人群中，有临床症状者血清 CMV 抗体阳性率高于无临床症状者，男男性行为者阳性率高于经其他途径感染者。

2. **感染来源**　CMV 仅能感染人类，患者及病毒携带者是唯一感染来源，病毒主要存在于感染者的血液、唾液、眼泪、羊水、乳汁、精液、子宫颈和阴道分泌物、尿液以及粪便中。

3. **感染途径**　胎儿和婴幼儿可经宫内感染，也可在母体分娩和哺乳过程中感染；成年个体可通过密切接触含有病毒的体液感染，也可通过性接触感染。

4. **易感人群**　人群对 CMV 普遍易感，但在免疫功能正常人群中极少导致特异性组织器官损害，而在免疫功能低下患者（如器官及骨髓移植、HIV 感染、肿瘤、妊娠及应用免疫抑制剂等）中则可进展为终末器官疾病。

二、发病机制

（一）HIV 与 CMV 的相互作用

HIV 和 CMV 之间的直接和间接相互作用可能影响病毒复制及感染结局，可能的机制包括以下 4 种：①CMV 编码的调节蛋白与 HIV 长末端重复序列（long terminal repeat，LTR）区域之间的直接相互作用导致病毒基因表达反式激活；②通过释放 CMV 诱导的炎症细胞因子和趋化因子刺激 HIV 复制的增强；③通过 CMV 诱导加强干扰素的释放进而上调中央记忆 T 细胞表达 CCR5；④CMV 通过诱导炎症细胞因子和趋化因子介导 HIV 感染的 T 细胞克隆扩增。研究发现，生殖道中检测到 CMV DNA 与 HIV 传播风险增加有关。此外，无论是否启动 ART，HIV 阳性人群中检测到 CMV DNA 的存在还与外周血较高水平的 HIV DNA 相关。

（二）艾滋病合并 CMV 感染的形式和特点

HIV 阳性人群感染 CMV 的方式如下。

1. **原发感染**　宿主初次感染 CMV 且在感染前对该病毒无特异性抗体（6 个月以内的婴儿可有从母体被动获得的 IgG 抗体）。

2. **潜伏感染再激活**　潜伏在宿主体内的病毒重新激活并复制增殖。初次感染宿主后 CMV 可在体内长期存在而不被清除，机体通过免疫系统有效抑制病毒复制而表现为潜伏感染。病毒主要潜伏于骨髓多能 $CD34^+$ 造血干细胞中，潜伏感染期间病毒基因组持续存在并以极低水平进行复制，但无法检测到感染性病毒颗粒。当宿主平衡状态破坏后，潜伏感染可转换为激活状态，潜伏的病毒随着髓系细胞分化重新激活、释放，并感染新的细胞。

3. **再感染**　血清抗体阳性个体可再次感染外源性不同毒株或更大剂量的同株病毒。既往感染 CMV 产生的抗体不具有终身保护能力，已感染过 CMV 的个体再次发生 CMV 继发感染的情况并不罕见。

HIV 阳性人群感染 CMV 的特点　HIV 阳性人群感染 CMV 后，如果免疫功能尚正常，多表现为潜伏感染或无症状活动性感染，如果免疫功能严重低下则可进展为巨细胞病毒病。$CD4^+$ T 细胞计数<50 个/μl、HIV RNA>100 000 拷贝/ml、未启动 ART 或者 ART 失败、高病毒载量水平、CMV 病毒血症以及既往合并其他机会性感染等是 HIV 阳性人群发生 CMVD 的高危因素。在合并 CMVD 的患者中，CMV 视网膜炎（cytomegalovirus retinitis，CMVR）约占 85%，CMV 相关性消化系统疾病约占 10%，而 CMV 相关性神经系统疾病、肺炎和肾上腺炎约占 5%。

随着 ART 的普及，HIV 阳性人群中 CMVD 发病率显著下降，但合并 CMV 感染仍与该人群多种不良结局发生有关，是艾滋病相关疾病、严重非艾滋病相关疾病和死亡的独立危险因素。研究发现，无论是否启动 ART 治疗，HIV 阳性人群发生非艾滋病相关疾病（如心血管疾病、认知功能障碍、恶性肿瘤和骨质疏松症等疾病）的风险均显著高于 HIV 阴性人群，这可能与 CMV 诱导的机体慢性炎症和免疫激活有关。

三、临床表现

CMV 感染包括潜伏感染和活动性感染，潜伏感染通常无临床症状，活动性感染通常表现为 CMV 血症和 CMVD。CMV 血症大多无临床症状，少数可出现发热、乏力、肌痛和关节痛等非特异性临床表现。CMVD 在各个器官及系统中均可发生，根据累及部位可出现不同临床表现，亦可同时累及多个部位，表现为播散性 CMVD。

（一）CMV 血症

CMV 血症是指患者血液中检测到病毒核酸、抗原或分离培养出病毒，但尚未累及终末器官的一种感染状态，常见于 CD4$^+$ T 细胞计数＜100 个/μl、HIV RNA＞100 000 拷贝/ml 的艾滋病患者。CMV 血症虽然不属于 CMVD，但却是 HIV 阳性人群发生 CMVD 和死亡的危险因素，且 CMV DNA 水平与发生 CMVD 和死亡的风险呈正相关。CMV 血症通常无临床症状，但也可出现发热、乏力、肌痛和关节痛等非特异性临床表现。

（二）CMV 视网膜炎

CMV 视网膜炎（CMVR）为艾滋病患者中最常见的 CMVD，单侧起病居多，如果延误治疗，也可累及对侧。CMVR 早期通常没有临床症状，进展阶段可出现飞蚊症、外周视野缺损、视力下降、漂浮物或盲点等典型临床表现，伴或不伴有眼痛、眼胀。如果治疗不及时，眼底病变持续进展可发生进行性全层视网膜坏死、视网膜脱离、视神经萎缩，最终导致失明。

（三）CMV 相关性消化系统疾病

CMV 相关性消化系统疾病在艾滋病合并 CMVD 患者中的发病率仅次于 CMVR，结肠和食管为其常见受累部位。CMV 结肠炎常表现为发热、厌食、腹痛、腹泻、体重减轻及全身乏力，严重时可出现肠穿孔和肠出血。CMV 食管炎常表现为发热、吞咽疼痛、恶心、呕血、黑便、中上腹或胸骨后不适，多数患者伴有食管下段括约肌多发性溃疡。

（四）CMV 相关性神经系统疾病

CMV 相关性神经系统疾病临床表现与病灶累及的解剖位置有关，常表现为痴呆、脑室脑炎和多发性神经根脊髓病，预后差。CMV 痴呆常表现为发热、嗜睡和意识模糊。CMV 脑室脑炎起病急，疾病进展快，治疗不及时者常在诊断后数周内死亡，特征性表现为脑神经麻痹、眼球震颤等局灶神经体征。CMV 多发性神经根脊髓病多为急性或亚急性起病，常表现为吉兰-巴雷综合征，病情可在数周内迅速进展，表现为大小便失禁和迟缓性截瘫，出现强直性脊髓病或骶尾部感觉异常。

（五）CMV 肺炎

CMV 肺炎在艾滋病患者中少见，起病较急，临床表现无特异性，主要表现为发热、干咳、胸闷、呼吸困难、活动后气促、低氧血症等。疾病早期临床症状重但肺部体征少，晚期可出现发绀、呼吸急促、心率增快，伴或不伴有肺部干湿啰音。

四、辅助检查

（一）病原学检查

1. **分子生物学检测**　基于聚合酶链式反应（polymerase chain reaction，PCR）的分子生物学检测方法适用于血液、房水、脑脊液和尿液等多种样本检测，灵敏度和特异度均较高，可用于 CMV 病毒载量监测和疗效评估。

2. **抗体检测**　CMV IgM 和 CMV IgG 抗体检测通常采用酶联免疫吸附试验（enzyme linked immunosorbent assay，ELISA），主要用于筛查 CMV 感染，对活动性感染和早期诊断意义不大。血清中 CMV IgM 阳性提示近期感染或潜伏感染再激活，IgG 阳性提示既往感染。

3. **抗原检测**　CMV PP65 抗原在感染早期即可出现，且蛋白表达水平与病毒载量水平呈正相关。PP65 抗原是 CMV 活动性感染的标志，可以作为指导临床用药及评估治疗效果的重要指标。PP65 抗原在白细胞减少症患者中的检出灵敏度较低，且不适用于大样本量检测。

4. **病毒分离培养**　是诊断活动性 CMV 感染的金标准，特异度高但灵敏度较低。且实验条件要求高、培养技术繁杂、耗时长，主要用于科学研究，临床应用少。

5. **宏基因组二代测序**　宏基因组二代测序（mNGS）是近年发展起来的病原体诊断新技术，检测周期短且检测全面，但检测成本较高，部分地区可及性差，检测结果需结合临床表现及其他辅助检查结果综合分析。

6. **组织病理学检查**　组织病理学检查为诊断 CMVD 的金标准，特异度高，检查方法包括苏木精-伊红（hematoxylin-eosin staining，HE）染色和免疫组织化学分析。HE 染色可在组织标本中检出呈典型"鹰眼征"的包涵体，同时可见组织炎症、损害及坏死等表现。该方法灵敏度低，早期诊断价值不大，且为有创性检查。免疫组织化学分析通过检测组织中的 CMV 早期抗原进行诊断，灵敏度较高。

（二）眼科检查

经验丰富的眼科医师根据典型眼底表现可进行临床诊断，准确率高达 95%，病变不典型者需完善房水或玻璃体标本 CMV DNA 检测协助诊断。根据病灶与黄斑中心凹区域的病变表现，CMVR 检眼镜下典型表现可分为中央型和外周型两种类型。中央型 CMVR 典型表现为"番茄炒鸡蛋样"改变，眼底可见发生在后极部的沿视网膜血管弓分布的黄白色渗出坏死灶，可同时见出血渗出新鲜病灶及色素瘢痕等陈旧病灶，常累及视盘，可见血管鞘。外周型 CMVR 则表现为发生在视网膜中周部的颗粒型病变，周边部沿视网膜血管分布的颗粒状渗出，无出血或仅有少量出血，无血管鞘，缓慢进展，新旧病变同时可见。

检眼镜检查发现眼底病变后，可进一步完善荧光素眼底血管造影术。早期病变区呈荧光遮蔽，晚期病变区边缘荧光染色；病变区内视网膜血管荧光素渗漏，出血遮挡荧光。此外，光学相干断层扫描主要用于检查视网膜、视网膜神经纤维层、黄斑和视盘等眼后段结构情况，可出现视网膜出血、视网膜水肿和 / 或黄斑脱落、视网膜前膜和视网膜萎缩等表现。

（三）消化内镜检查

CMV 结肠炎消化内镜典型表现为深凿样溃疡、纵行溃疡及卵石征；CMV 食管炎好发于食管中下段，消化内镜检查可见食管黏膜糜烂或溃疡，溃疡常多发、边界平整、基底如刀削样或覆少量白苔。此外，消化内镜检查还可获取病变组织进行组织病理学检查。

（四）影像学检查

CMV 脑室脑炎头颅影像学检查主要表现为脑室周围增强伴或不伴有脑室肿大；CMV 多发性神经根脊髓病头颅 MRI 可无明显异常，增强 MRI 可表现为部分神经根增强。CMV 肺炎胸部影像学表现与肺孢子菌肺炎相似，胸部 X 线片检查以间质性肺炎的细小网格影及小结节影为主要表现，胸部 CT 表现为磨玻璃影或直径＜1cm 的小结节影，大结节影、有支气管充气征的实变阴影较少见。

五、诊断与鉴别诊断

（一）CMV 血症

患者血液中 CMV 核酸、抗原或病毒分离培养检测结果呈阳性，但未发现视网膜、消化系统、神经系统等终末器官受累的临床或实验室证据时，即可诊断为 CMV 血症。

艾滋病合并 CMV 血症时，需与 CMVD 进行鉴别。如果患者血液中 CMV 核酸、抗原或病毒分离培养检测结果呈阳性，且视网膜、消化道系统、神经系统等靶器官存在受累证据，则应诊断为相应器官的 CMVD，而不再同时诊断 CMV 血症。

（二）CMVR

严重免疫功能缺陷的艾滋病患者，出现飞蚊症、视野缺损、视力模糊、视力快速下降时应考虑 CMVR 可能，确诊有赖于检眼镜检查和房水或玻璃体标本检测到 CMV DNA，并排除其他病原体或基础性疾病导致的视网膜病变。由于 CMVR 患者早期常没有临床症状，因此，HIV 阳性人群无论是否启动 ART，只要 CD4$^+$ T 细胞计数＜200 个 /μl，均应定期进行眼底检查。如果发现 CMVR 证据，应尽快进行规范抗 CMV 治疗。

艾滋病合并 CMVR 时，需与以下疾病进行鉴别。

1. **HIV 视网膜病变**　常见于尚未启动 ART 的患者，眼底表现为棉絮斑、罗特斑（Roth spot）、视网膜出血、微血管异常等，一般无临床症状，通常可自行消失，无须特殊治疗。根据眼底检查和 CMV 病原学检测结果可以鉴别。

2. **梅毒性脉络膜视网膜炎**　少见，常有梅毒病史，眼底检查颞侧黄斑可见黄色深层浸润，荧光素眼底血管造影可见针尖样渗漏、局部色素上皮增生。鉴别诊断有赖于流行病学史、眼底检查以及特异性抗螺旋体抗体检测。

（三）CMV 相关性消化系统疾病

严重免疫功能缺陷的艾滋病患者，出现吞咽疼痛、恶心、腹痛、腹泻、呕血、黑便、发热、厌食、乏力、体重减轻、中上腹或胸骨后不适等临床表现时应警惕合并 CMV 相关性消化系统疾病的可能，消化内镜检查可协助诊断，消化道黏膜组织活检发现"鹰眼样"包涵体或免疫组化染色法检测 CMV 早期抗原阳性即可确诊。

艾滋病合并 CMV 相关性消化系统疾病时，需与以下疾病进行鉴别。

1. 溃疡性结肠炎　青壮年人群中多见，病程一般 4～6 周，常出现持续或反复发作的腹泻、黏液脓血便、腹痛和里急后重等临床表现。消化内镜检查显示，病变一般从直肠开始，黏膜粗糙呈细颗粒状，黏膜血管纹理模糊、紊乱，多发性糜烂或溃疡；慢性病变可见假性息肉，结肠带变钝或消失。根据消化内镜检查、黏膜活检及病原学检查可以鉴别。

2. 肠结核　多见于中青年人群，常同时存在肠外结核，病变好发于回盲部。临床表现为腹痛、腹部肿块以及腹泻与便秘交替，还可出现结核中毒症状如低热、消瘦、贫血、盗汗、乏力等，消化内镜检查显示为炎性息肉，病理检查为干酪样肉芽肿。鉴别诊断有赖于组织活检找到抗酸杆菌、结核菌素试验强阳性或 T-SPOT.TB 检测阳性。

（四）CMV 相关性神经系统疾病

严重免疫功能缺陷，尤其是 CD4$^+$ T 细胞计数<50 个/μl 的艾滋病患者，出现痴呆、嗜睡、意识模糊、脑神经麻痹、眼球震颤或吉兰-巴雷综合征等临床表现时，应考虑本病可能。患者脑脊液检查常表现为细胞数增多、蛋白正常或升高、葡萄糖定量正常或降低，脑组织活检发现 CMV 包涵体可明确诊断。脑脊液 CMV DNA 检测是除脑活检、脑脊液病毒分离、病毒培养外最有意义的检查手段，其灵敏度可达 95%，特异度可达 85%。

艾滋病合并 CMV 相关性神经系统疾病时，需与以下疾病进行鉴别。

1. 单纯疱疹病毒性脑炎　好发于免疫功能低下者，既往多有口周或生殖器疱疹史，起病较急，轻症患者可仅表现为发热、头痛、呕吐等症状，重症患者常以意识障碍为主要表现，发病早期即可出现脑电图异常，头颅影像学检查表现为额叶、颞叶炎症性异常信号。根据脑脊液病原学检测结果可以鉴别。

2. HIV 相关性脑病　以认知功能障碍和弥漫性脑损伤为主要特征，多发生于未经 ART 治疗的患者，病情进展较慢，早期临床症状轻微，易漏诊。头颅 MRI 显示弥漫性脑白质异常信号，脑脊液 HIV 病毒分离呈阳性。本病缺乏特异性确诊方法，需排除其他疾病才能诊断。

（五）CMV 肺炎

严重免疫功能缺陷，尤其是 CD4$^+$ T 细胞计数<50 个/μl 的艾滋病患者，出现发热、咳嗽、呼吸困难及低氧血症等临床表现需考虑本病的可能，胸部影像学检查可协助诊断。肺泡灌洗液中检测到 CMV 对诊断 CMV 肺炎的特异度并不高。支气管镜或肺活检在组织中发现与 CMV 感染相符的病理学改变或包涵体，且排除其他病原体感染所导致的肺部疾病时，可明确诊断为 CMV 肺炎。

艾滋病合并 CMV 肺炎时，需与以下疾病进行鉴别。

1. 肺孢子菌肺炎（PCP）　常见于免疫功能严重低下者，是艾滋病相关疾病，亚急性起病，典型表现为发热、干咳及进行性呼吸困难，肺部磨玻璃样改变为 PCP 患者特征性影像学表现。根据血清学及病原学相关检测可以鉴别。

2. 其他病毒性肺炎　临床及影像学表现与 CMV 肺炎相似，根据相关病毒抗体及病原学检测可以鉴别。

六、治疗

（一）病原学治疗

1. **CMV 血症**　在未合并 CMVD 的情况下，不建议对合并 CMV 血症的 HIV 感染者进行抗 CMV 治疗,尽早启动 ART 即可。对于需延迟启动 ART 的 HIV 感染者,若血 CMV DNA≥10 000 拷贝/ml,可考虑抗 CMV 治疗,防止 CMVD 发生。

2. CMVR 抗 CMV 治疗包括全身治疗和玻璃体腔内注射局部治疗,一般均为单药治疗。更昔洛韦局部治疗联合全身治疗效果优于更昔洛韦单药全身治疗。中央型病变在治疗开始即可采用局部治疗联合全身抗 CMV 治疗,外周型病变可仅给予全身治疗。全身治疗常用药物有更昔洛韦、膦甲酸钠及缬更昔洛韦等,不仅可以改善患眼的临床症状,同时还能降低对侧眼感染以及播散性 CMV 感染的风险。局部治疗采用更昔洛韦或膦甲酸钠玻璃体腔内注射,可在患眼局部迅速达到有效药物浓度,及时控制感染,尤其适用于危及视力的中央型 CMVR。

抗 CMV 治疗诱导期(诱导治疗)疗程通常为 2~3 周,诱导治疗结束后还应进行维持治疗(二级预防),直至患者经有效 ART 获得病毒学抑制和免疫功能重建。当 CD4$^+$ T 细胞计数再次下降至低于 100 个/μl 时,应再次启动维持治疗。当患者再次出现眼底活动性病变时,则应重新开始诱导治疗。抗 CMV 治疗方案与疗程详见表 5-1-9-1。

3. CMV 相关性消化系统疾病 艾滋病合并 CMV 相关性消化系统疾病患者确诊后应尽快接受抗 CMV 治疗,疑似 CMV 结肠炎的患者也可尽早接受经验性抗 CMV 治疗。治疗通常首选静脉滴注更昔洛韦,若无法耐受,则采用静脉滴注膦甲酸钠或者口服缬更昔洛韦,疗程 3~6 周或直至临床表现消失,目前认为不需要进行维持治疗(详见表 5-1-9-1)。

4. CMV 相关性神经系统疾病 所有确诊为 CMV 相关性神经系统疾病的艾滋病患者均应立即接受抗 CMV 治疗,通常采用更昔洛韦与膦甲酸钠联合抗 CMV 治疗,疗程 3~6 周(详见表 5-1-9-1)。诱导治疗结束后继续单药维持治疗,直至患者经有效 ART 获得病毒学抑制和免疫功能重建。

5. CMV 肺炎 患者肺泡灌洗液标本中检出 CMV,但没有临床表现或同时检出其他病原体时,一般无需抗 CMV 治疗。只有在患者肺部出现明显临床表现、肺泡灌洗液标本中检出 CMV 且未检测到其他病原体时,才考虑抗 CMV 治疗。诱导期疗程至少 2 周,病情稳定后还需继续维持治疗,直至患者经有效 ART 获得病毒学抑制和免疫功能重建(详见表 5-1-9-1)。

(二)ART 时机

早期启动 ART 重建患者免疫功能可减少 CMVD 和其他机会性感染发生的风险。如果排除 CMVD 且无其他禁忌证,艾滋病合并 CMV 血症患者应当立即启动 ART。考虑到 1~2 周的抗 CMV 治疗即可控制病毒复制,延缓 ART 启动可能增加其他机会性感染的发生风险,目前认为艾滋病合并 CMVD 患者应在抗 CMV 治疗 2 周内尽早启动 ART。

七、预防

(一)CMV 感染

CMV 存在于血液、精液、宫颈液、尿液和唾液等体液中,并可通过密切接触传播。勤洗手、使用安全套、不与他人分享食物或餐具可降低 CMV 感染风险。

(二)CMVD

尽快启动 ART 重建受损的免疫功能是预防 CMV 血症和 CMVD 最有效的措施。使用抗 CMV 药物进行一级预防可能会引发耐药、增加患者经济负担且无明确获益,故对于没有明确 CMV 感染证据的 HIV 阳性人群无需进行一级预防。艾滋病合并部分特定 CMVD 的患者,在完成抗 CMV 诱导期治疗后,还需进行维持期治疗,此即二级预防,方案与疗程见表 5-1-9-1。

八、预后

在 ART 普及以前,CMV 在 HIV 感染者中常导致严重 CMVD,若早期未能及时诊断和治疗,其致残率和病死率高。CMVR 在未予治疗的情况下,可在几个月内进展为失明,但早期诊断并及时治疗的患者可获得较好的预后。此外,CMV 感染还可能导致机体免疫激活、慢性炎症反应、免疫衰老等。

表 5-1-9-1 艾滋病合并 CMVD 治疗方案及疗程

		诱导期治疗方案及疗程	维持期治疗方案及疗程
CMVR	全身治疗	1. 治疗方案： （1）更昔洛韦 5mg/（kg·次），静脉滴注，1 次 /12h； （2）膦甲酸钠 60mg/（kg·次），静脉滴注，1 次 /8h； （3）膦甲酸钠 90mg/（kg·次），静脉滴注，1 次 /12h； （4）缬更昔洛韦 900mg/ 次，口服，1 次 /12h 2. 疗程：2～3 周	1. 治疗方案： （1）缬更昔洛韦 900mg/ 次，口服，1 次 /24h； （2）更昔洛韦 5mg/（kg·次），静脉滴注，1 次 /24h； （3）膦甲酸钠 90～120mg/（kg·次），静脉滴注，1 次 /24h； （4）更昔洛韦 1 000mg/ 次，口服，1 次 /8h 2. 疗程：眼底无活动性病变，且 ART 后 CD4$^+$ T 细胞计数＞100 个 /μl 并持续 3～6 个月可考虑停药
	局部治疗（玻璃体腔内注射）	1. 首选方案： （1）更昔洛韦 2mg/ 次，2 次 / 周； （2）膦甲酸钠 2.4mg/ 次，2 次 / 周 2. 替代方案： 更昔洛韦 3～4mg/ 次，1 次 / 周 3. 疗程：通常 7～10 天内给药 1～4 次，根据患眼活动病灶控制情况或房水 CMV DNA 转阴情况来决定是否停止玻璃体腔注射	
CMV 相关性消化系统疾病		1. 首选方案： 更昔洛韦 5mg/（kg·次），静脉滴注，1 次 /12h 2. 替代方案： （1）膦甲酸钠 60mg/（kg·次），静脉滴注，1 次 /8h； （2）膦甲酸钠 90mg/（kg·次），静脉滴注，1 次 /12h； （3）缬更昔洛韦 900mg/ 次，口服，1 次 /12h 3. 疗程：≥3 周	不推荐进行长期维持治疗，但需警惕复发的可能
CMV 相关性神经系统疾病		1. 首选方案： （1）更昔洛韦［5mg/（kg·次），1 次 /12h］联合膦甲酸钠（90mg/kg，1 次 /24h），静脉滴注； （2）更昔洛韦［5mg/（kg·次），1 次 /24h］联合膦甲酸钠（90mg/kg，1 次 /12h），静脉滴注； （3）更昔洛韦［5mg/（kg·次），1 次 /12h］联合膦甲酸钠（90mg/kg，1 次 /12h），静脉滴注 2. 替代方案： （1）更昔洛韦 5mg/（kg·次），静脉滴注，1 次 /12h； （2）膦甲酸钠 60mg/（kg·次），静脉滴注，1 次 /8h； （3）膦甲酸钠 90mg/kg，静脉滴注，1 次 /12h 3. 疗程：3～6 周	1. 治疗方案： （1）缬更昔洛韦 900mg/ 次，口服，1 次 /24h； （2）更昔洛韦 5mg/（kg·次），静脉滴注，1 次 /24h； （3）膦甲酸钠 90～120mg/（kg·次），静脉滴注，1 次 /24h； （4）更昔洛韦 1 000mg/ 次，口服，1 次 /8h 2. 疗程：ART 后 CD4$^+$ T 细胞计数＞100 个 /μl 并持续 3～6 个月
CMV 肺炎		1. 治疗方案： （1）更昔洛韦 5mg/（kg·次），静脉滴注，1 次 /12h； （2）膦甲酸钠 60mg/（kg·次），静脉滴注，1 次 /8h； （3）膦甲酸钠 90mg/（kg·次），静脉滴注，1 次 /12h； （4）缬更昔洛韦 900mg/ 次，口服，1 次 /12h 2. 疗程：≥2 周且病情稳定	1. 治疗方案： （1）缬更昔洛韦 900mg/ 次，口服，1 次 /24h； （2）更昔洛韦 5mg/（kg·次），静脉滴注，1 次 /24h； （3）膦甲酸钠 90～120mg/（kg·次），静脉滴注，1 次 /24h； （4）更昔洛韦 1 000mg/ 次，口服，1 次 /8h 2. 疗程：ART 后 CD4$^+$ T 细胞计数＞100 个 /μl 并持续 3～6 个月

（陈耀凯　何小庆）

第十节   弓形虫脑病

弓形虫脑病(cerebral toxoplasmosis)即脑弓形体病,是由弓形虫感染引起的中枢神经系统疾病,好发于免疫功能低下者,是 HIV 阳性人群最常见的中枢神经系统机会性感染疾病之一,病死率高。艾滋病合并弓形虫脑病患者最常见的临床表现为局灶性脑炎,典型症状包括头痛、意识模糊、活动受限和发热等。

一、病原学和流行病学

(一)病原学

刚地弓形虫是一种原虫,寄生于人类和动物体内,猫和猫科动物是其终宿主,中间宿主包括人、其他哺乳类动物和鸟类等 200 余种动物,其生活史可分为滋养体(包括速殖子和缓殖子)、包囊、裂殖体、配子体和卵囊五个发育阶段。

弓形虫在中间宿主体内进行无性繁殖。卵囊、包囊或假包囊被中间宿主吞食后,可在肠道内释放出子孢子、缓殖子或速殖子,子孢子和缓殖子侵入肠上皮细胞并分化为速殖子,速殖子经淋巴和血液循环扩散至全身组织器官的有核细胞内进行无性繁殖。当速殖子复制并占据整个宿主细胞的细胞质时,细胞膜即成为速殖子集合体的膜,此为"假包囊"。速殖子不断积累直至宿主细胞膜破裂,释放出的速殖子重新侵入新的宿主细胞内复制,最终可导致组织坏死。在大多数情况下,宿主可通过免疫反应抑制该循环,虫体在细胞内分化为缓殖子,缓慢增殖并形成包囊。包囊可在宿主体内长期存活,当宿主免疫功能降低时,包囊破裂释放出缓殖子,缓殖子分化为速殖子进而导致潜伏性感染再激活,并出现相应的临床表现。

弓形虫在终宿主体内不仅可进行无性繁殖,还可进行有性繁殖。当卵囊或含有包囊、假包囊的其他动物组织被猫或猫科动物吞食后,可在肠道内释放出子孢子、缓殖子或速殖子,继而侵入肠道上皮细胞内并发育成裂殖体,裂殖体成熟后胀破上皮细胞释放出裂殖子,再侵入新的肠道上皮细胞。肠道上皮细胞内的部分裂殖体可发育成雄性和雌性配子体,雌雄配子体结合形成合子,最终发育成卵囊,卵囊随粪便排出体外,此为有性繁殖过程。

(二)流行病学

1. **流行情况**   弓形虫病为人畜共患的寄生虫病,呈世界性分布。人群血清弓形虫抗体流行率差异较大,与地理区域、气候条件、饮食和卫生习惯、饮用水质量等多种因素密切相关。全球范围内人群血清弓形虫抗体阳性率约为 30%,弓形虫与 HIV 共感染率为 4.3%～75.0%。

2. **感染来源**   猫和猫科动物是最重要的感染来源,其他感染弓形虫的哺乳类动物和禽类等也可作为感染来源。弓形虫主要存在于这些宿主的组织器官、内脏、血液和排泄物中。

3. **感染途径**   弓形虫感染途径分为先天性感染和获得性感染两种。先天性感染指虫体在母体通过胎盘垂直感染胎儿。获得性感染主要包括以下 3 种:①经口传播,如食入被弓形虫卵囊污染的食物或水,摄入含有包囊或假包囊的未熟肉类、蛋或生乳品;②密切接触传播,黏膜或损伤的皮肤接触被弓形虫感染动物的唾液或接触被卵囊污染的土壤、水源等;③医源性感染,如输血、器官移植等。研究发现,生食贝类也是感染弓形虫的危险因素。此外,弓形虫还可通过吞咽含弓形虫卵囊的精液进行传播。

4. **易感人群**   人群对弓形虫普遍易感。在免疫功能正常的人群中,弓形虫感染常无症状,但在免疫功能低下者(如器官及骨髓移植、HIV 感染、肿瘤及接受免疫抑制剂等)中,则可导致弓形虫脑病等特异性组织器官损害。

二、发病机制

(一)HIV 与弓形虫的相互作用

弓形虫有可能是加重 HIV 所诱导免疫功能损伤的辅助因子。有研究证实,弓形虫与 HIV 共感染可加重感染 HIV 后所导致的免疫功能障碍以及加速其进展为艾滋病期的疾病进程。其可能的机制如下:弓形虫感染诱导产生的肿瘤坏死因子(tumor necrosis factor, TNF)导致 HIV 病毒基因表达反式激活,HIV 复制增强加重宿主免疫功能损伤,进而导致弓形虫增殖不受控制。

（二）艾滋病合并弓形虫感染的形式和特点

HIV 阳性人群感染弓形虫的方式如下。

1. **原发感染** 宿主初次感染弓形虫且在感染前对弓形虫无特异性抗体。

2. **再激活感染** 初次感染弓形虫后,宿主可通过免疫系统有效抑制弓形虫复制而形成休眠状态的包囊,包囊在体内长期存活而不被清除。当宿主平衡状态破坏后,包囊中的弓形虫由休眠状态转换为激活状态,释放并感染新的细胞。

HIV 阳性人群感染弓形虫的特点 在 HIV 阳性人群中,若免疫功能尚正常,感染后弓形虫在宿主体内形成的缓殖子保持休眠状态,导致无症状感染。当宿主免疫功能严重低下时,无症状感染可再激活而引发相应临床表现。$CD4^+$ T 细胞计数<50 个/μl、未启动 ART 或 ART 失败、未进行抗弓形虫预防性治疗、食用未熟肉类和蔬菜、与猫科动物接触等是 HIV 阳性人群发生弓形虫病的高危因素。与 HIV 阴性人群不同,艾滋病合并弓形虫病患者最常见的发病形式为弓形虫脑病,其他临床类型的弓形虫病(如弓形虫眼病、弓形虫肺病、弓形虫心肌炎等)并不常见。Belanger 等对 116 例艾滋病合并弓形虫病患者进行分析发现,其中 103 例(88.8%)为弓形虫脑病,7 例(6%)为弓形虫肺病,4 例(3.5%)为弓形虫眼病,2 例(1.7%)为播散性弓形虫病。据估计,血清弓形虫抗体阳性且未接受预防性用药的 HIV 阳性人群,12 个月内进展为弓形虫脑病的概率约为 33%。

三、临床表现

艾滋病合并弓形虫脑病以亚急性起病为主(2~3 周发病),常表现为局灶性脑炎,典型症状包括头痛、局灶性症状、意识模糊、活动受限以及发热等。

虫体可侵犯颅内多个部位,临床表现较为复杂,但缺乏特异性。Vidal 等研究发现,艾滋病合并弓形虫脑炎患者的临床表现主要为头痛(38%~93%)、发热(35%~88%)、局灶性神经系统缺陷(22%~80%)、癫痫发作(19%~58%)、精神错乱(15%~52%)、精神运动或行为变化(37%~42%)、共济失调(2%~30%)、脑神经麻痹(12%~28%)和视觉异常(8%~19%)。若延误治疗,病情可持续进展,导致癫痫发作、昏迷和死亡。

四、辅助检查

（一）脑脊液常规与生化检查

患者脑脊液检查表现为白细胞增多,以淋巴细胞为主,可能伴有嗜酸性粒细胞增多;约三分之二的患者出现脑脊液蛋白质水平升高,约半数患者出现脑脊液压力升高。

（二）病原学检查

1. **抗体检测** 抗体检测包括弓形虫 IgG 抗体和弓形虫 IgM 抗体,常用检测方法有金标法、间接血细胞凝集试验(indirect hemagglutination assay, IHA)和酶联免疫吸附试验(enzyme linked immunosorbent assay, ELISA),可在血液、脑脊液和脑组织等多种样本中进行检测。大多数艾滋病合并弓形虫脑病患者血清 IgG 抗体呈阳性,但 IgM 抗体检测阳性率不高。HIV 阳性人群由于免疫功能受到抑制,即使存在弓形虫感染,弓形虫抗体检测亦可能存在假阴性,血清中无法检测到弓形虫抗体。

2. **抗原检测** 弓形虫抗原检测一般采用单克隆抗体夹心 ELISA 法,可用于弓形虫感染的早期诊断。

3. **分子生物学检测** 聚合酶链式反应(polymerase chain reaction, PCR)具有简单快捷、特异度高、经济效益高等优点,且能在多种样本(包括脑脊液、骨髓、血液、羊水和房水等)中进行检测,灵敏度不受患者免疫状态影响,适用于 HIV 阳性人群。该方法的灵敏度与标本类型有关,脑脊液标本灵敏度为 35%~72%,血液标本灵敏度为 11%~22%。与常规 PCR 相比,实时定量 PCR、巢式 PCR、环介导等温扩增技术(loop-mediated isothermal amplification, LAMP)的灵敏度和特异度更高。

4. **宏基因组二代测序** 宏基因组二代测序(mNGS)是近年发展起来用于病原体诊断的新技术,用于弓形虫脑病病原学诊断的灵敏度和特异度均可达 100%,但检测成本较高、部分地区可及性差,检测结果仍需结合临床表现及其他辅助检查结果综合分析。

5. **组织病理学检查** 脑组织活检找到弓形虫为诊断弓形虫脑病的金标准,免疫过氧化物酶染色法镜检灵敏度高于瑞氏染色法或Giemsa染色法(吉姆萨染色法)。

(三)影像学检查

影像学检查是发现弓形虫脑病患者颅内病灶的主要手段。头颅影像学检查常显示双侧多发病灶,好发于幕上,其次为基底节区及皮髓质交界区,也可见于额叶、顶叶、枕叶、颞叶、丘脑、脑干等部位。计算机断层扫描(computed tomography,CT)的典型表现为皮层或基底神经节灰质多发病灶,增强后呈环形强化及"靶征",通常伴有明显水肿,少数病灶合并出血可呈高密度。磁共振成像(magnetic resonance imaging,MRI)对弓形虫脑病诊断的灵敏度优于CT,能更好地显示病灶多发分布、环形偏心性强化等,在诊断与鉴别诊断上较CT更具优势。典型MRI表现为颅内多发的片状长T_1和长T_2信号;增强扫描可见多发环状、螺旋状及结节状明显异常强化,壁厚均匀,周围脑组织水肿明显,可有占位效应(图5-1-10-1)。

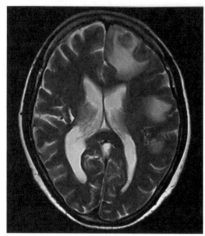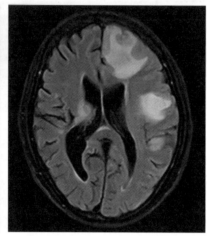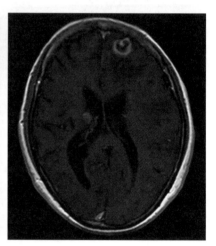

图5-1-10-1 艾滋病合并弓形虫脑病患者增强MRI影像学检查
MRI影像学检查显示颅内环形强化病灶,呈"偏心靶征",伴周围水肿带。

五、诊断与鉴别诊断

(一)诊断

在严重免疫功能缺陷人群中,尤其是当艾滋病患者的CD4[+]T细胞计数<50个/μl时,若出现发热、头痛、局灶性症状、活动受限以及意识模糊等中枢神经系统感染的临床表现,应考虑合并弓形虫脑病的可能。头颅影像学检查发现伴有周围脑组织水肿的典型环形强化病灶,血清、组织液等标本弓形虫IgG抗体检测呈阳性者可确立临床诊断。在临床诊断基础上,脑组织活检中找到弓形虫,或脑脊液中检出弓形虫核酸可确立病原学诊断。经验性抗弓形虫治疗有效亦可作为诊断依据。

(二)鉴别诊断

HIV阳性人群合并弓形虫脑病时,需与以下疾病相鉴别。

1. **进行性多灶性白质脑病** 好发于免疫功能低下人群,是一种由JC病毒感染所致的亚急性致死性中枢神经系统脱髓鞘疾病,临床表现为偏瘫、偏身感觉障碍、视野缺损、失语、共济失调、癫痫乃至痴呆。依据临床表现、影像学检查和脑脊液病原学检测结果可以鉴别。

2. **颅内肿瘤** 根据肿瘤累及部位可出现不同临床表现,常伴有头痛、呕吐、癫痫等症状,影像学检查常表现为颅内占位性病变,与环形强化病灶有显著区别。单光子发射计算机断层扫描(single photon emission computed tomography,SPECT)检查有助于两者的鉴别诊断。

3. **其他中枢神经系统疾病** HIV阳性人群易合并结核性脑膜炎、隐球菌性脑膜脑炎、巨细胞病毒性脑炎、神经梅毒等其他中枢神经系统疾病,也需相鉴别。

六、治疗

（一）一般治疗

1. **降颅压** 对于高颅压患者,可给予甘露醇脱水剂。

2. **抗癫痫药** 对于出现癫痫发作症状的患者,应予以抗癫痫药物治疗,但需注意抗癫痫药物与 ART 药物间的相互作用,且不应常规预防性使用抗癫痫药物。

3. **糖皮质激素** 对于艾滋病合并弓形虫脑病患者,不建议常规使用糖皮质激素治疗,仅适用于脑水肿明显者。

（二）病原学治疗

基于国内外研究、药物不良反应、药物-药物相互作用以及药物可及性,目前用于艾滋病合并弓形虫脑病患者抗弓形虫治疗的药物或方案如下。

1. **乙胺嘧啶(pyrimethamine)联合磺胺嘧啶(sulfadiazine,SD)方案** 根据患者体重,选择不同治疗剂量。体重>60kg 者:乙胺嘧啶(负荷剂量 200mg,此后 75mg/d,口服)联合磺胺嘧啶(1.5g/次,q.6h.,口服),疗程至少 6 周。体重≤60kg 者:乙胺嘧啶(负荷剂量 200mg,此后 50mg/d,口服)联合磺胺嘧啶(1.0g/次,q.6h.,口服),疗程至少 6 周。该方案为国内外指南推荐的首选方案,但药物可及性差,我国临床极少应用。该方案通常与甲酰四氢叶酸联合使用,以降低乙胺嘧啶引起的叶酸缺乏相关临床表现。

2. **复方磺胺甲噁唑(SMZ-TMP)联合克林霉素或阿奇霉素方案** 两种方案推荐剂量与疗程:SMZ-TMP(1.44g/次,3 次/d,口服)联合克林霉素(600mg/次,静脉给药,q.6h.)或联合阿奇霉素(0.5g/d),疗程至少 6 周。该方案为国内外指南推荐的替代方案。

3. **联磺甲氧苄啶片联合克林霉素或阿奇霉素方案** 两种方案推荐剂量与疗程:联磺甲氧苄啶片(1.44g/次,3 次/d,口服)联合克林霉素(600mg/次,静脉给药,q.6h.)或联合阿奇霉素(0.5g/d),疗程至少 6 周。

4. **SMZ-TMP 单药治疗方案** SMZ-TMP 单药剂量为 40~120mg/(kg·d),疗程至少 6 周。国际队列研究的荟萃分析显示,就死亡率、临床应答率和影像学应答率而言,基于 SMZ-TMP 单药的抗弓形虫方案非劣效于基于乙胺嘧啶的联合治疗方案(P>0.05),且 SMZ-TMP 单药方案比乙胺嘧啶联合磺胺嘧啶或乙胺嘧啶联合克林霉素方案因不良反应而中断治疗的风险更低(7.3% vs. 30.5%,P<0.01 或 7.3% vs. 13.7%,P=0.031)。

5. **其他方案**

（1）乙胺嘧啶联合克林霉素或阿奇霉素方案 一项临床研究结果显示,乙胺嘧啶联合克林霉素的临床治愈率可达 47.6%,与乙胺嘧啶联合磺胺嘧啶方案无明显差异。另一项纳入 2 项研究共 56 例艾滋病合并弓形虫脑病患者的系统综述显示,乙胺嘧啶联合阿奇霉素治疗弓形虫脑病临床有效率可达 67.0%,影像学有效率为 66.7%。

（2）克林霉素联合阿奇霉素方案 日本和我国的两项个案报道分别显示,对 SMZ-TMP 等治疗药物不能耐受的艾滋病合并弓形虫脑病患者采用克林霉素联合阿奇霉素进行治疗,治疗后复查头颅 MRI 均显示病灶明显吸收好转。值得注意的是,克林霉素和阿奇霉素合用会产生拮抗作用,存在交叉耐药的风险。该方案循证医学证据不足,疗效尚不确切,仅适用于对 SMZ-TMP、乙胺嘧啶等药物不可及或严重过敏或不能耐受的患者。

（三）ART 时机

艾滋病合并弓形虫脑病患者 ART 启动时机,因缺乏高质量研究证据而存有争议。考虑到早启动 ART 可显著降低患者进展为艾滋病期或死亡的发生风险,目前认为,艾滋病合并弓形虫脑病患者应在抗弓形虫治疗后 2 周内尽早启动 ART。

七、预防

（一）弓形虫感染

弓形虫存在于中间宿主和终宿主的组织器官、内脏、血液和排泄物中,可经口及密切接触传播。不吃生肉、生的贝类以及未煮熟的肉类,蔬菜水果食用前要清洗干净,接触生肉或土壤后要洗手,不养宠物,不用未煮熟的肉类食物喂猫等措施均可降低弓形虫感染风险。

（二）弓形虫脑病

1. 一级预防　首选方案为SMZ-TMP（0.96g/d，口服）。对于弓形虫IgG抗体阳性的HIV阳性人群，当CD4[+]T细胞计数<200个/μl时应启动一级预防，直至患者经ART治疗达到病毒学抑制且CD4[+]T细胞计数>200个/μl，并持续3~6个月后方可停止。或ART后CD4[+]T细胞计数在100个/μl以上，病毒载量持续低于检测下限3~6个月，也可停止预防用药。

2. 二级预防　所有艾滋病合并弓形虫脑病患者在完成抗弓形虫治疗后均需予以SMZ-TMP进行二级预防，直至患者经ART治疗达到病毒学抑制且CD4[+]T细胞计数>200个/μl并持续6个月。一旦CD4[+]T细胞计数下降到<200个/μl，需重新启动预防用药。

八、预后

即使经过抗弓形虫治疗，艾滋病合并弓形虫脑病患者住院病死率仍高达30%。有研究为艾滋病合并弓形虫脑病患者预后预测建立了评分系统，评分标准包括发热、头晕、记忆力减退、意识障碍、出现症状至就诊的时间≥15天、CD4[+]T细胞计数<25个/μl、头颅影像学检查呈斑片状损伤七个风险因素，评分>9分与患者6周死亡率显著相关，该评分模型的受试者操作特征（receiver operating characteristic，ROC）曲线下面积（AUC）为0.976（$P<0.001$），灵敏度和特异度分别为100%和86.9%。

（陈耀凯　何小庆）

第十一节　进行性多灶性白质脑病

进行性多灶性白质脑病（progressive multifocal leukoencephalopathy，PML）是一种罕见的亚急性严重脱髓鞘脑病，由多瘤病毒属中的JC病毒（JC virus，JCV）再激活所致。PML几乎仅发生于免疫功能受损者，如HIV感染、慢性淋巴细胞白血病、淋巴肉瘤、结核病、恶性肿瘤、肾移植或其他疾病使用免疫抑制剂者。通常表现为亚急性神经功能障碍，不对称的多灶性症状包括性格改变、运动障碍（例如轻偏瘫）、肢体共济失调、步态共济失调以及视觉症状（如偏盲和复视）等。目前尚无针对PML的特异性治疗，死亡率高。

一、病原学和流行病学

（一）病原学

PML由人多瘤病毒2型，即JC病毒再激活所致。JC病毒属乳多空病毒纲多瘤病毒科人多瘤病毒（human polyomavirus，HPyV）分支。人多瘤病毒病毒体是无包膜二十面体小颗粒，直径为40~45nm，可耐受50℃加热30分钟，几乎不影响传染性。环状双链DNA约5 000个碱基对，基因组可分为三部分：非编码控制区、早期病毒基因区和晚期病毒基因区。

（二）流行病学

HIV感染是PML患者的常见易感因素。大多数HIV感染合并PML患者的免疫功能受到严重抑制，CD4[+]T细胞计数通常<200个/μl。但PML也可见于CD4[+]T细胞计数正常的HIV感染者。

ART广泛应用以前，PML被视为成人HIV感染相关的主要机会性感染之一，患病率为1%~5%。ART广泛应用后，HIV感染者中的PML发生率已明显降低。一项来自丹麦的研究，纳入了全国16岁及以上的HIV感染者人群，经过3个观察期发现，ART广泛应用后PML的发病率由3.3%下降至1.3%。

二、发病机制及病理表现

（一）发病机制

儿童期可发生无症状的JCV初次感染，约86%的成人可检出抗体。大多数情况下，JCV主要潜伏在肾脏和淋巴器官中，免疫功能正常的宿主偶尔会发生再激活感染，但出现严重细胞免疫抑制时，JCV容易被再激活和复制，有时可进展为临床疾病。此时病毒复制可导致病毒基因组重排，产生可在胶质细胞中复制的嗜神经变异型。病毒随后播散至脑,诱发少突胶质细胞裂解性感染,而少突胶质细胞是 CNS 中产生髓磷脂的细胞。PML 病变一般起始于大脑半球,而后扩展至其他区域,大脑半球、小脑和脑干均可受累,但通常不会累及视神经和脊髓。

（二）病理表现

PML 的病理特征是遍布大脑、大小不等、多发脱髓鞘病,开始为小灶性的脱髓鞘病变,最终病灶融合。除了脱髓鞘,星形胶质细胞及少突胶质细胞还可见特有的细胞改变。星形胶质细胞增大,含有深染、变形和奇异的核,频繁进行有丝分裂。少突胶质细胞的细胞核增大、密染,并可见由 JCV 颗粒晶体阵列形成的病毒包涵体。

三、临床表现

PML 开始常无明显症状,发病年龄多在 40~70 岁。临床表现为不对称的多灶性症状患者常常出现视力缺损(45%,通常是同向偏盲)、心智受损(38%,痴呆、思维混乱、人格改变)、偏瘫(包括半侧或单肢瘫痪)以及共济失调。20% 的患者出现癫痫发作。整个病程中很少有发热和头痛。

尽管 PML 病变主要位于白质,但 PML 症状常常提示皮质疾病。这些皮质症状由连结相应皮质区的白质神经束病变所致。例如,失语可能是由潜藏于左侧额叶和颞叶语言区的病变引起;枕叶白质病变可出现类似皮质盲的症状;癫痫主要发生于 PML 病灶紧邻皮质的患者。但是神经病理学检查发现 PML 患者也常见皮质脱髓鞘,提示 PML 的皮质症状可能源于皮质脱髓鞘病变。

接受 ART 后 CD4$^+$ T 细胞计数快速升高、血浆 HIV 病毒载量降低的 HIV 感染者可能出现 PML 病变中的炎症反应加重,即免疫重建炎症综合征(immune reconstitution inflammatory syndrome, IRIS),可为新发或原本临床症状加重,脑 MRI 可见 PML 病灶对比增强。

四、辅助检查

（一）一般实验室检查

PML 的脑脊液检查大多正常,不具特征性。脑脊液白细胞计数可轻度增多($<20\times10^6$ 个/L),蛋白浓度可轻至中度升高($<1g/L$)。脑脊液白细胞计数 $>20\times10^6$ 个/L 可见于 PML-IRIS,但也可提示合并其他病原体感染。

（二）病原学检查

采用聚合酶链反应(PCR)或宏基因二代测序检测脑脊液(CSF)中病毒 DNA 有助于确诊。血液或尿液 JC 病毒检测阳性诊断价值不大。

（三）影像学检查

PML 的典型脑影像学表现是单侧或双侧的分散性脱髓鞘病灶,病灶与脑血管分布区不一致,而且无占位效应也无对比增强。PML 病灶通常始发于顶枕叶或额叶的皮质下白质,但也可累及胼胝体、脑干、锥体束和小脑。在头颅 CT 上,PML 病灶表现为斑片状或融合状低密度白质病变。MRI 病灶呈 T_1 加权序列信号减弱、T_2 加权序列和 FLAIR 序列信号增强。PML 病灶通常不会出现对比增强,但 PML-IRIS 患者可能出现 PML 病灶增强。

五、诊断与鉴别诊断

（一）诊断

免疫功能严重下降的 HIV 感染者(CD4$^+$ T 细胞计数 <200 个/μl)出现亚急性神经功能障碍,脑 MRI 发现与血管分布区不一致的局灶性或多灶性脑白质病变(通常无占位效应),则应疑诊 PML。

对于临床和脑影像学特征符合 PML 的患者,若脑脊液 PCR 或病原学二代测序检出 JCV DNA 则可确诊 PML。

初始脑脊液 JCV PCR 阴性的患者,建议评估有无其他神经系统疾病,并复行腰椎穿刺和脑脊液 JCV PCR 或病原学二代测序。若复查 PCR 无阳性发现,不排除存在肿瘤等其他病因,则可安排脑活检。PML

患者脑组织病理学呈典型的三联征：脱髓鞘、异型星形胶质细胞和增大的少突胶质细胞核。电镜可见乳多空病毒颗粒，通过针对多瘤病毒蛋白的免疫组化检查或针对 JCV DNA 的原位杂交证实存在 JCV 感染的胶质细胞可确诊。

（二）鉴别诊断

HIV 感染者的 PML 鉴别诊断包括 HIV 脑病、原发性中枢神经系统（CNS）淋巴瘤、其他病原体 CNS 感染和脑部其他脱髓鞘疾病。

1. **HIV 脑病** HIV 脑病病变通常呈对称性、界限不清、位于脑室周围区域，存在认知障碍和脑脊液 HIV RNA 升高，但无局灶性感觉、运动和视觉障碍；而 PML 病变通常不对称、遍及整个白质、界限清楚、伴局灶性神经功能障碍。

2. **原发性 CNS 淋巴瘤** 原发性 CNS 淋巴瘤可能出现类似 PML 病变表现。然而，皮质受累、中度水肿、给予对比剂后弥漫性增强、脑脊液细胞学或 EB 病毒 PCR 检测阳性能帮助鉴别。

3. **其他病原体 CNS 感染** 其他病原体 CNS 感染也可表现为颅内病变和神经系统症状，例如弓形虫脑病、新型隐球菌性脑膜炎和巨细胞病毒（CMV）脑炎等。

（1）弓形虫脑病：常见症状有头痛、低热和局灶性神经功能缺失（癫痫、偏瘫或失语），严重者出现意识模糊、昏迷，CT 显示一个或多个低密度病灶，增强扫描呈环形或结节样增强的水肿带。

（2）新型隐球菌性脑膜炎：通常表现为进行性头痛和神志改变等非局灶性表现，多伴发热，脑脊液压力明显升高，脑脊液隐球菌抗原阳性，墨汁染色可找到隐球菌或脑脊液可培养出隐球菌。

（3）CMV 脑炎：通常表现为发热、头痛、意识障碍等脑实质损害表现，多为非局灶性，偶尔可有局灶性特征，通过脑脊液 CMV PCR 检测进行诊断。

4. **脑部其他脱髓鞘疾病** 脑部其他脱髓鞘疾病可发生在任何 $CD4^+$ T 细胞水平的 HIV 感染者中，获得性中枢性脱髓鞘疾病以多发性硬化为代表，好发于青壮年，多以亚急性方式起病，大多数患者病变部位多发，病程呈缓解-复发特征，常见症状为肢体无力、感觉异常和眼部症状（急性单眼视力下降、眼肌麻痹）等，通过 $CD4^+$ T 细胞水平和脑脊液 JC 病毒检测可帮助鉴别。

六、治疗

目前尚无针对 PML 的特异性治疗，其死亡率非常高。PML 主要的治疗方法是恢复患者的适应性免疫应答，该策略有可能延长生存期。对于 HIV 感染伴 PML 的患者，最佳治疗方法是尽快启动有效 ART。ART 可改善或稳定 PML，延长生存期。使用 ART 的患者 1 年生存率约为 50%，而未使用 ART 的患者 1 年生存率只有约 10%。ART 广泛临床应用的早期，有研究显示选择中枢渗透性（central nervous system penetration-effectiveness, CPE）评分（表 5-1-11-1）高的方案可延长 PML 患者的生存期，但近年研究并未显示高 CPE 评分的方案疗效更优。考虑原因为：ART 控制 PML 主要是通过重建系统免疫力，从而限制中枢神经系统 JCV 感染，而不是通过在中枢神经系统局部起作用。近年强效、低耐药的药物投入使用，病毒抑制率高，从而使高 CPE 评分对疗效的影响消失。

较早的疗效个案提示阿糖胞苷和西多福韦对 PML 有效，曾用于治疗 PML，抑制 JCV 的药物（如托泊替康、米氮平、甲氟喹）或作用于 IRIS 假说机制的药物（如马拉韦罗）也曾用于治疗 PML。然而，在随机试验或前瞻性研究中，阿糖胞苷、西多福韦和甲氟喹均未显示出临床获益。其余药物的证据仅来自少数 PML 患者。因此，目前并不认为这些药物能有效治疗 PML。

七、预防

目前还没有方法减少 JCV 的暴露，HIV 感染者预防 PML 最好的方法是早诊断、早治疗，尽快重建受损的免疫系统。

八、预后

PML 的病程通常呈进展性，约 80% 患者发病后 6～12 个月内死亡。在后 ART 时代，虽然患者生存期

表 5-1-11-1　ART 药物中枢渗透性（CPE）评分

药物分类	CPE 评分				
	0	1	2	3	4
NRTI		TDF TAF	3TC DDI D4T	ABC FTC	AZT
NNRTI			RPV ETR	EFV	NVP
PIs	APV APV/r	NFV SQV SQV/r TPV/r	ATV ATV/r FPV	DRV/r LPV/r FPV/r IDV	IDV/r
INSTIs			EVG	RAL	DTG
EIs		T-20		MVC	
药物浓度增强剂	Cobi	RTV			

得到一定延长，但脑部受累区域并未发生髓鞘再生，55%～80% 的 PML 生存患者遗留有重度神经系统后遗症，长期存活者的脑部 MRI 显示容积减小。

（黄湛镰）

第十二节　神经认知障碍

HIV 相关神经认知障碍（HIV-associated neurocognitive disorders，HAND）（简称神经认知障碍）是指除 HIV 感染外没有其他明确病因的认知障碍，临床上包括从无症状的神经认知障碍（asymptomatic neurocognitive impairment，ANI）到轻微神经认知障碍（minor neurocognitive disorder，MND）和严重痴呆的一系列疾病。最严重的临床情况为 HIV 相关性痴呆（HIV-associated dementia，HAD），也被称为艾滋病痴呆综合征或 HIV 脑病。

一、流行病学

神经认知障碍在 HIV 感染者中常见，无论是否使用 ART。ART 的广泛应用显著降低了较严重神经认知障碍（即 HAD）的发病率。相比于 ART 对 HAD 发病率的重大影响，HIV 感染者即使达到病毒抑制，轻度神经认知障碍的患病率仍较高，不同研究结果显示患病率为 20%～69%。

在接受 ART 的 HIV 感染者中，较低 CD4$^+$ T 细胞计数与神经认知障碍的风险增加相关。发生 HAD 的危险因素包括 CD4$^+$ T 细胞计数较低、感染 HIV 时年龄较大、HIV 感染的持续时间长、曾经患艾滋病相关疾病、存在合并症以及存在传统心血管危险因素等。不管后续病毒抑制和免疫重建情况如何，治疗前严重免疫抑制可能对神经认知功能有持久影响。

二、发病机制

HIV 在感染初期的数日内播散至中枢神经系统（central nervous system，CNS），此后大部分未经治疗患者的脑脊液（cerebrospinal fluid，CSF）中可检测到 HIV。随着疾病进展，CSF 的特征也发生改变。最初，CSF 中的病毒与血液中的病毒基因相同，可能源自 CD4$^+$ T 细胞的转运。随后，CNS 的 HIV 感染可以"区室化"，其内的病毒独立于血液中的病毒进行演变。此外，CNS 中 HIV 的细胞嗜性可能转变为以巨噬细胞嗜性为主，而血液中的病毒通常维持 T 细胞嗜性。中枢神经系统损伤可能是 CNS 巨噬细胞或小胶质细胞被病毒感染的直接结果，也可能是由于神经毒素和机体产生的有潜在毒性的细胞因子（如 IL-1β、

TNF-α、IL-6 和 TGF-β）的间接影响。HIV 也感染星形胶质细胞，但通常是非增殖性的，其致病意义仍不确定。几乎没有证据表明 HIV 会感染神经元和少突胶质细胞。

虽然 ART 可降低脑脊液 HIV RNA，但相当一部分患者即使在数年的持久病毒抑制后，CNS 中仍有轻度免疫激活的生物标志物证据。引起这一持续炎症反应的病理生理机制尚不清楚。

三、临床表现

轻度 HAND 的主要认知障碍包括注意力、工作记忆、执行功能（例如解决复杂问题的能力）及信息处理速度存在困难。HAND 常伴情感障碍，早期表现可能包括情感淡漠、嗜睡、性欲丧失及情绪反应减弱，语言及运动障碍不常见。轻度 HAND 中认知障碍的发生和时间进程较慢，可能数年维持稳定。ANI 患者在测试中存在此类神经认知障碍，但没有明显的症状或功能损害。MND 患者可能表现为在阅读、执行复杂任务、交谈和活动中维持专注力方面存在困难。这些症状可能较细微，常被忽视或归因于疲劳或其他疾病。

HAD 是最严重的 HAND，通常发生于 CD4$^+$ T 细胞计数＜200 个 /μl 且血浆病毒水平较高、未经治疗的 HIV 感染者中。已接受 ART 且病毒载量得到良好控制的患者很少发生 HAD，此类患者通常表现为残留的认知障碍或进展缓慢的轻度认知障碍。部分抗病毒治疗成功的患者可出现 CNS 中 HIV 病毒逃逸，这些患者尽管血浆病毒载量得到抑制，但脑脊液中仍可检测到 HIV RNA，还是会发生与 HAD 患者一样严重、呈亚急性进展的认知障碍。

经典型 HAD 的主要特征是皮质下功能障碍，表现为注意力 - 专注力障碍、抑郁症状，以及精神运动速度和精准度受损。HAD 相关障碍可能随时间推移时轻时重，而阿尔茨海默病等其他神经变性疾病呈进行性神经功能下降。

1. **认知障碍**　HAD 的显著特征有明显记忆障碍、执行功能受损、注意力和专注力较差、思维迟缓，以及情感淡漠。认知障碍通常很明显，并且明显损害日常自理能力。HAD 患者通常动作很慢、很健忘而无法工作或准备膳食，在步行或驾驶时可能迷路。患者的判断力常常保持相对完好。

2. **行为和心境改变**　HAD 的行为改变通常以情感淡漠和缺乏积极性（意志缺乏）为特征。HAD 患者也可能出现易激情绪、失眠、体重减轻、躁动和焦虑，与抑郁的不同之处是，HAD 患者通常不表现为烦躁不安，且没有哭泣和悲伤感。HAD 相关心境改变可能进展为伴偏执观念和幻觉的精神病。此外，小部分 HAD 患者可能发生躁狂。

3. **运动症状和体征**　大部分明确有 HAD 的患者表现为运动缓慢（通过快速对指敲击或足尖点地进行检查）和步态缓慢（通过定时步态测试评估）。此外，患者可出现眼球扫视运动受损、平稳肢体运动明显困难（尤其是下肢）、轮替运动障碍、反射亢进以及额叶释放征阳性。

四、辅助检查

（一）一般实验室检查

脑脊液检查　未接受 ART 的 HAD 患者脑脊液通常呈非特异性的蛋白水平和细胞数轻度增高，脑脊液中可检测出 HIV RNA，但这种脑脊液改变也可见于不伴神经认知障碍的未治疗 HIV 感染者。一项纳入 46 例未治疗 HIV 感染者的横断面研究显示，这一人群的脑脊液平均 HIV RNA 水平为 3.6 log 拷贝 /ml，脑脊液白细胞计数范围为（0～11）×10^6 个 /L，神经功能障碍的存在与脑脊液 HIV RNA 水平无关。但也有研究提示，脑脊液病毒载量大于等于血浆病毒载量与 HAD 发生有关。

（二）影像学检查

HAD 患者的脑成像通常显示有明显的脑萎缩。脑萎缩主要发生于基底节（尤其是尾状核）和白质，也发生于皮质区域。MRI T$_2$ 加权像也显示弥漫性或斑片状白质高信号。无论患者有无认知障碍，上述表现常见于年龄较大的患者。磁共振波谱分析、功能性 MRI 以及 PET 扫描等显示部分病例存在皮质下区域异常，甚至在神经认知障碍较轻的患者中也发现此类异常。轻度神经认知障碍患者的脑影像学表现通常正常。

五、诊断与鉴别诊断

（一）诊断

HIV 感染者如果通过病史和体格检查发现神经认知障碍（尤其是新发或提示有进展）或经神经心理测验发现存在认知障碍，在全面评估后排除其他引起神经认知障碍的病因可诊断为 HAND。

严格来说，需要正式的神经心理测验才能将障碍分为 HAD、MND 和 ANI。然而，全面神经心理测验成本高，需要专业人员来实施和解读，且普及性差。在实际工作中，HAD 通常在不进行正式神经心理测验的情况下，基于明显影响功能的严重认知和运动障碍做出诊断；MND 可根据影响功能的轻度认知下降症状或体征进行诊断；根据定义，ANI 只能通过正式神经心理测验进行诊断。

如果 HIV 感染者经 ART 达到病毒学抑制，但还是发生了亚急性进展性认知障碍，这些障碍不能由其他疾病解释，且脑脊液可检测到 HIV RNA，则可诊断为罕见的 CNS 病毒逃逸综合征。

（二）鉴别诊断

HIV 感染者合并机会性感染/肿瘤或其他合并症也会出现认知障碍，鉴别诊断需要考虑患者的免疫抑制程度以及 ART 状态，需要鉴别的疾病包括以下几种。

1. 中枢神经系统感染 对于 $CD4^+$ T 细胞计数<200 个/μl 的患者，需要鉴别其他病原体引起的中枢神经系统感染。

较常出现认知障碍的有弓形虫脑病和进行性多灶性白质脑病（PML），这两种疾病通常都表现为局灶性障碍，MRI 分别表现为单发或多个局灶性病变和单侧或双侧的分散性脱髓鞘病灶。

隐球菌性脑膜炎也可出现认知障碍，通常表现为头痛和神志改变等非局灶性表现，通过脑脊液检测到隐球菌/隐球菌抗原或培养出隐球菌来诊断。

CMV 脑炎也可出现认知障碍，多为非局灶性表现，偶尔可有局灶性特征，通过脑脊液 CMV DNA 检测进行诊断。对于任何水平 $CD4^+$ T 细胞计数的患者，都需要鉴别神经梅毒，可通过脑脊液梅毒检查进行鉴别。

2. 原发性 CNS 淋巴瘤 EB 病毒感染相关原发性 CNS 淋巴瘤表现类似于弓形虫脑病和 PML，伴局灶性表现，根据肿块位置，该病也可仅表现为认知和行为改变。影像学检查示占位性病变，可将其与 HAD 相鉴别。

3. 其他痴呆综合征 随着生存期延长，经 ART 充分控制 HIV 感染的患者可能发生其他痴呆疾病。

（1）阿尔茨海默病 早期、相对孤立的记忆丧失后出现较高级皮质功能障碍，如失语、失认和失用症，而 HAD 患者通常不会出现这些表现。脑脊液 τ 蛋白或 β 淀粉样蛋白检测，脑部 PET 扫描可帮助明确阿尔茨海默病的诊断。

（2）血管性痴呆 血管性痴呆的表现与 HAD 非常类似，也有皮质下特征。通常可通过高血压背景、腔隙性脑卒中发作及特征性 MRI 表现来鉴别。

六、治疗

ART 对治疗和预防 HAD 有明确效果。HAD 患者启动 ART 后，尽管残留一些损害，但神经认知功能有明显的临床改善。ART 的广泛应用对 HAD 发病率产生了显著影响，接受 ART 且病毒被长期抑制的患者极少发生 HAD。

ART 对轻度 HAND（即 MND、ANI）的作用不如对 HAD 那样明确。尚无系统性研究证实启用 ART 可改善这类轻度 HAND 患者的认知障碍。尽管使用了 ART，轻度持续性认知功能障碍的患病率仍然很高。目前尚无明确证据提示不同 ART 方案对 HAND 的治疗效果是否不同。HAND 患者根据中枢渗透性（CPE）评分选择 ART 方案的研究结果不一，较多研究支持 CPE 评分高的 ART 方案对 HAND 疗效更好，但近年也有研究不支持这个结论。CPE 评分与临床疗效相关性不佳的原因可能是其未充分反映细胞内药物分布，而这比脑脊液药物浓度更加影响疗效。依非韦伦虽然 CPE 评分高，但 HAND 患者应避免使用含有依非韦伦的方案，该药可引起多种神经精神不良反应，可能影响对神经认知缺陷的早期评估。

七、预防

严重的神经认知障碍通常发生于 CD4$^+$ T 细胞计数＜200 个 /μl 且血浆病毒水平较高、未经治疗的晚期 HIV 感染者。因此，HIV 感染者预防 HAND 最好的方法是早诊断、早治疗，尽快控制 HIV，重建受损的免疫系统。

八、预后

轻度神经认知障碍患者部分一直只有轻度症状，而另一些则会进展为更严重的疾病。一项纳入 1 651 例患者的研究显示，HAND 与死亡率增加相关。即使有效 ART 广泛使用后，神经认知障碍也是 HIV 感染者死亡风险增加的标志。

（黄湛镰）

第十三节　猴　　痘

猴痘（Mpox，既往称为 monkeypox）是猴痘病毒（monkeypox virus，MPXV）感染引起的一种人畜共患病。猴痘以皮疹、发热、淋巴结肿大为特征，有自限性特点，但艾滋病合并猴痘患者由于免疫力低下，容易引起重症感染，出现坏死性皮疹，可继发细菌感染、局部脓肿甚至脓毒症，病死率较高，因此，将猴痘在此章进行介绍。

一、病原学和流行病学

（一）病原学

猴痘病毒是痘病毒科正痘病毒属的成员，与天花病毒（variola major virus，VARV）、牛痘病毒（cowpox virus，CPXV）等正痘病毒属成员亲缘关系较近，为砖状或卵形，（220～450）nm×（140～260）nm 大小，基因组为线性双链 DNA，大小约 200kb。进化学分析将其分为 2 个分支，分支Ⅰ既往被称为中非分支，分支Ⅱ既往称为西非分支，其中Ⅱb 亚型 B.1 谱系是 2022 年以来世界流行的主要毒株。

（二）流行病学

1. **流行情况**　1958 年，丹麦一所实验室的研究人员从患天花样皮疹的食蟹猕猴中分离了该病毒，因此将其命名为猴痘病毒。1970 年，刚果民主共和国报道了世界上第一例已知的人类猴痘病毒感染病例。此后，猴痘在中非和西非地区局部流行，少量病例外溢至美国、英国、新加坡和以色列。

2022 年 5 月，英国报道了 80 余例无非洲旅居史的猴痘患者，揭开了猴痘世界流行的序幕。截至 2024 年 4 月，全球 117 个国家报告了猴痘 95 226 例，死亡 185 例。在不同研究系列中，猴痘患者有 40%～50% 的比例合并 HIV 感染。2024 年 WHO 报告数据显示，在已知 HIV 感染状态的猴痘患者中，51.9%（18 335/35 316）为 HIV 感染者。

我国 2022 年 9 月 16 日在重庆报道国内首例输入性猴痘病例，2023 年 6 月 10 日，广州首次报道 2 例本土猴痘病例，猴痘进入中国并呈现本土传播。截至 2023 年 12 月，共报道猴痘 1 712 例。

2. **感染来源**　猴痘的传染源为患病动物和人。在非洲以外地区，猴痘感染者是最主要的传染源。

3. **传播途径**　猴痘主要通过与动物或人及其体液的密切接触传播，也可通过呼吸道分泌物污染的飞沫颗粒传播，以及通过污染物间接传播。

4. **易感人群**　人群对猴痘普遍易感，当前流行中男性同性性行为（MSM）人群是猴痘感染最主要的高风险人群，HIV 阳性的 MSM 群体感染猴痘的风险更高。由于正痘病毒之间具有广泛的交叉免疫，接种牛痘病毒天花疫苗对猴痘有 85% 的保护作用，但这种交叉保护免疫可能会随着时间的推移而减弱。

二、发病机制

猴痘病毒通过皮肤、软组织、上呼吸道黏膜等部位侵入人体，在局部引起强烈的免疫反应，导致巨噬细胞、成纤维细胞和多形核白细胞局部募集。病毒可直接或通过抗原呈递细胞进入淋巴管,扩散到引流淋巴结,在淋巴结内进行初始复制,导致低度原发性病毒血症,靶向脾脏和肝脏等其他大器官,在那里扩增并导致第二次主要病毒血症,然后进一步扩散到远处的器官,如肺、肾脏、肠道和皮肤。

猴痘病毒感染刺激体液和细胞免疫反应,限制病毒复制并诱导康复患者的长期免疫。CD4$^+$ T 细胞在增强 B 细胞的归巢以及向抗体分泌细胞的分化中发挥作用,而 CD8$^+$ T 细胞杀死被感染的巨噬细胞以防止病毒传播,CD4$^+$ T 细胞计数高(≥350 个/μl)的 HIV 感染者也表现出类似的痘病毒特异性 T 细胞反应。体液免疫反应包括针对多种抗原靶点的正痘病毒特异性 IgM 和 IgG 抗体,这些抗体具有记忆 B 细胞的长期持久性,可防止再次感染或发展为严重疾病。在先前免疫过的非人类灵长类动物中,B 细胞反应对保护至关重要,CD4$^+$ 或 CD8$^+$ T 细胞的消耗对疾病保护的影响较小,然而,免疫前 CD4$^+$ T 细胞的消耗减少了这种保护性 B 细胞反应和抗体的发展,因此增加了感染的严重程度。

在晚期艾滋病患者的皮肤病变中发现高水平活性复制 MPXV,提示晚期艾滋病患者的猴痘可能是由于 MPXV 直接感染和持续复制所致。病变真皮和表皮内观察到中性粒细胞(MPO$^+$)成群浸润,CD4$^+$ T 细胞数量低,朗格汉斯细胞数量低或缺失,B 细胞极少量。因此,晚期艾滋病患者可能由于 CD4$^+$ T 细胞缺乏导致 B 细胞成熟和抗体产生功能障碍和细胞毒性 T 细胞受损增加而导致病变难以控制。

三、临床表现

猴痘潜伏期为 2~21 天,中位潜伏期为 6~7 天,以中年男性为主,合并其他性传播疾病的比例约 15%~30%。

艾滋病合并猴痘患者的临床表现与 HIV 是否得到良好控制密切相关,控制良好的 HIV 感染者临床特征与非 HIV 猴痘感染者相似,主要表现为发热、头痛、淋巴结病、肌痛或疲劳,随后出现皮疹,从斑疹发展为丘疹、水疱、脓疱,2~4 周内结痂、脱落,可伴有瘙痒及疼痛。皮疹部位以肛门生殖器和口咽部为主,可累及面部、躯干、四肢、手掌、足底、口腔黏膜、结膜、角膜等。皮疹数量可单个或多个,同一阶段可有不同类型的皮疹。此外,皮疹可先于前驱症状出现。最常见的并发症为直肠疼痛、直肠炎、喉咙痛,其他还有吞咽困难、阴茎水肿、继发性细菌感染和结膜炎。

晚期艾滋病(CD4$^+$ T 细胞<200 个/μl,特别是 CD4$^+$ T 细胞<50 个/μl)患者合并猴痘的临床表现更为严重,主要表现为大的坏死性皮疹、肺部受累、继发感染、脓毒症等。皮疹数量更多,直径可达 2cm 以上,皮疹持续时间长达数月,迁延难以愈合。发生并发症比例高,肺部并发症表现为气促;细菌感染表现为皮下脓肿、血流感染等;中枢神经系统受累主要表现为意识模糊;眼部并发症主要表现为眶蜂窝织炎和角膜炎;泌尿生殖系统主要并发症为生殖器水肿和坏死性溃疡(图 5-1-13-1、图 5-1-13-2)。

晚期艾滋病合并猴痘患者 ART 后,可能发生免疫重建炎症综合征,从开始 ART 到猴痘症状恶化的中位时间约为 14 天,表现为新发皮疹、原有皮疹扩大及出现新的并发症等。

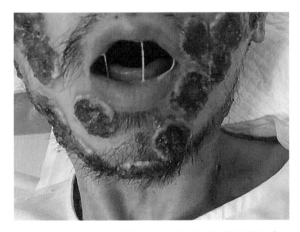

图 5-1-13-1 晚期艾滋病合并猴痘患者的面部皮疹

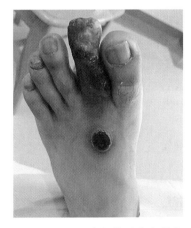

图 5-1-13-2 晚期艾滋病合并猴痘患者的皮疹及足趾坏死

四、辅助检查

（一）一般实验室检查

1. **血常规** 白细胞基本正常，淋巴细胞计数可升高，少部分患者可见血小板下降。继发细菌感染时白细胞计数可升高，以中性粒细胞升高为主。

2. **生化检查** 可出现肝功能受损，AST 与 ALT 升高。部分患者由于进食量减少，可能会出现低蛋白血症和低尿素氮血症。

（二）血清学检测

单纯猴痘患者 IgM 抗体通常在皮疹发作后第 5 天检测到，而 IgG 抗体在皮疹发作后第 8 天检测到。HIV 阳性人群的血清学反应可能比非 HIV 感染者延迟 3～5 天，晚期艾滋病人甚至难以产生抗体。

（三）病原学检查

1. **核酸检测和基因测序** 核酸检测最常用，灵敏度和特异度均高，主要有常规 PCR 和定量 PCR，其他有宏基因组测序（mNGS）等。病变皮损，包括焦痂、疱疹液、病变皮肤拭子的阳性率最高，为 97%～100%，咽拭子、肛拭子和精液的阳性率也较高，血液、尿液的阳性率较低。

2. **病毒分离和培养** 需要在三级及以上的实验室进行，主要用于科学研究。

（四）影像学检查

HIV 感染合并猴痘常见的影像学异常为盆腔 CT 发现有直肠壁增厚、水肿及腹股沟淋巴结肿大。肺部影像学可以表现为结节样病变、磨玻璃影、间质性改变等。

（五）病理检查

HIV 感染合并猴痘患者皮肤活检提示高水平的活性复制 MPXV 主要位于表皮、真皮上部和毛囊的根鞘，皮脂腺和皮下基质未见 MPXV，病毒复制部位表皮出现急性坏死和溃疡。

五、诊断与鉴别诊断

（一）诊断

根据 WHO 2024 年 3 月发布的监测病例定义，分为以下几类。

1. **疑似病例** ①发病前 21 天内接触疑似或确诊的猴痘患者，并出现以下任何一种情况：急性发热（>38.5℃）、头痛、肌痛、背痛、极度虚弱或疲乏；②出现不明原因的急性皮疹、黏膜病变或淋巴结肿大，并且引起急性皮疹或皮肤病变的常见原因（如水痘、带状疱疹、过敏性皮炎等）不能完全解释临床症状。

2. **临床诊断病例** 出现不明原因的急性皮疹、黏膜病变或淋巴结肿大，伴有以下任意一条：①发病前 21 天内与猴痘疑似或确诊病例有流行病学关联；②发病前 21 天内有多个性伴侣和/或随意性伴侣；③正痘病毒感染检测结果阳性。

3. **确诊病例** 通过核酸检测和/或测序检测 MPXV 阳性。

（二）鉴别诊断

1. **水痘** 两者均有发热、皮疹，水痘的好发人群为儿童及青少年，多见清亮的疱疹，疱疹壁较薄，少有中间凹陷的黑色焦痂样皮疹，水痘的皮疹呈向心性分布，手足心罕见皮疹，也无淋巴结肿大。

2. **马尔尼菲篮状菌病** 马尔尼菲篮状菌病是艾滋病常见的机会性感染之一，表现为发热与脐凹样皮疹，常有淋巴结肿大。但马尔尼菲篮状菌病的皮疹数量更多，分布范围更广，皮疹分布区域不以生殖器和肛周为主。

3. **带状疱疹** 两者均可表现为疱疹，但带状疱疹少见发热，少有淋巴结肿大，脓疱与焦痂较少。皮疹区域在躯体一侧呈带状分布，疼痛更为常见。

六、治疗

（一）一般治疗

包括隔离、休息、症状监测、给予充分的营养和水分支持，予退热、止痛、止痒等对症治疗，有口腔病变者使用盐水或醋酸氯己定漱口水漱口,对于生殖器或肛门直肠病变者使用坐浴。保持皮疹部位清洁干燥,防止继发细菌感染,有明确感染证据时予抗感染治疗,继发脓肿时予穿刺引流。由于艾滋病合并猴痘患者病情重,皮疹迁延不愈,容易合并焦虑、抑郁等心理疾病,心理评估和介入非常重要。

(二)病原学治疗

目前首选的抗猴痘病毒药物——特考韦瑞(tecovirimat)是一种核心蛋白半胱氨酸蛋白酶抑制剂,通过抑制 VP37,抑制高尔基体衍生的脂质"包膜"形成和病毒颗粒从感染的宿主细胞释放,从而发挥抗病毒作用。西多福韦(cidofovir)通过结合痘病毒 DNA 聚合酶抑制病毒复制,动物实验表明早期给药可降低外周血病毒载量和皮肤病变计数。布林西多福韦(brincidofovir)是一种口服生物利用度低且肾毒性较低的西多福韦脂质类似物,在动物实验中已被证明可有效治疗包括猴痘病毒在内的正痘病毒感染。牛痘免疫球蛋白静脉注射(vaccinia immune globulin intravenous,VIGIV)单剂量给药可提供抗牛痘病毒的被动免疫球蛋白 G(IgG)抗体,为猴痘患者提供一些交叉保护。曲氟尿苷(trifluridine)是一种眼部抗病毒药物,为胸腺嘧啶类似物,干扰细胞 DNA 合成,在动物模型和人类中证明对眼部牛痘病毒感染有效。

虽然有以上抗病毒药物,但仍有报道晚期艾滋病合并猴痘患者使用上述药物后,皮疹持续数月不能缓解,抗病毒药物对这些患者的疗效有待进一步研究。

(三)ART 时机

由于免疫功能对控制猴痘病情至关重要,目前建议确诊HIV 感染者尽快抗病毒治疗。

七、预后

免疫功能良好的 HIV 感染者预后和非 HIV 感染者相似,通常属于自限性疾病,病死率较低;但晚期艾滋病合并猴痘患者出现并发症的概率高,病程长,具有更高的病死率。

八、预防

WHO 目前不推荐对所有人群开展广泛疫苗接种,仅建议对感染高风险人群进行暴露前预防,以及接触后4~14 天内进行暴露后预防。目前全球有 3 种天花疫苗可用于猴痘的预防。MVA-BN 是复制缺陷的修饰安卡拉牛痘病毒株疫苗,属于第三代疫苗,可用于免疫功能低下者和孕妇。LC16m8 是一种从李斯特痘苗株衍生而来的天花减毒疫苗,在动物模型中可通过单剂量提供有效保护。ACAM2000 为第二代具有复制能力的减毒牛痘病毒疫苗,通过划痕接种,但有罕见的严重心脏副作用,并可能引起牛痘,不能用于HIV 感染者或免疫功能低下者。

(杨慧勤)

第十四节　隐孢子虫病

一、病原学和流行病学

隐孢子虫病(cryptosporidiosis)是由隐孢子虫(cryptosporidium)感染引起的人畜共患寄生虫病,是中低收入国家 HIV 阳性人群慢性腹泻的常见原因,1986 年被列入艾滋病相关疾病。隐孢子虫在全球广泛分布,目前已发现至少有 15 种隐孢子虫,人感染的隐孢子虫几乎都是微小隐孢子虫。同一宿主的生活史中有无性生殖、有性生殖和孢子生殖三个阶段。隐孢子虫卵囊会污染公共供水和娱乐性水源,如游泳池和湖泊,人类通过摄入卵囊而发生感染。隐孢子虫的人际传播很常见,尤其是性活跃的男性同性性行为人群(MSM)。

二、临床表现

隐孢子虫病患者最常见的症状是急性或亚急性水样腹泻或黏液稀便,可伴有恶心、呕吐和下腹痉挛。疾病的严重程度从无症状到大量水样腹泻,每天可多达数十次。吸收不良很常见,伴有体重下降,甚至呈恶病质。少数的患者出现低热、全身不适、乏力。免疫抑制的患者往往会出现更严重的症状,而免疫功能正常的人仅表现为自限性腹泻,持续数天可以自愈。胆道和胰管上皮可感染隐孢子虫,导致急性胆囊炎或硬化性胆管炎,尤其是在长期患病和 CD4+ T 细胞较低的 HIV 阳性人群中。肺隐孢子虫感染也有报道,但可能存在认识不足。

三、辅助检查

1. **病原学检查** 传统的抗酸染色或直接免疫荧光可对粪便中的卵囊进行显微镜鉴定,这样的方法有较高的灵敏度。浓缩方法[如福尔马林(37% 甲醛溶液)-乙酸乙酯浓聚法]可提高隐孢子虫病的诊断。然而,这些方法仍然不够灵敏,其他新的诊断方法应用越来越多。酶联免疫吸附测定法或免疫层析测试进行抗原检测也有应用,据报道,灵敏度为 66%~100%。然而,一些免疫层析检测经常产生假阳性结果。尽管单份粪便样本通常可以诊断有严重腹泻的隐孢子虫病患者,但建议对病情较轻的患者重复进行粪便采样。

2. **病理学检查** 隐孢子虫肠炎可以依靠小肠组织的病理活检来诊断。

四、诊断

隐孢子虫病的诊断需要结合流行病学史、临床症状及辅助检查来综合判断,病原学及病理学检查是确诊的金标准。

五、鉴别诊断

隐孢子虫病需要和食物中毒、肠道细菌感染、病毒性肠炎、肠结核、肠道真菌感染、等孢球虫病等疾病相鉴别。

六、治疗

在严重免疫抑制的情况下,ART 是治疗的关键,当恢复到 CD4+ T 细胞>100 个/μl 时,大多数隐孢子虫病可得到临床缓解。因此建议尽快开始 ART 治疗。

1. **对症支持治疗** ①积极口服和/或静脉补液,补充电解质;②对腹泻的对症治疗可选用肠蠕动抑制剂;阿片类药物可能比洛哌丁胺更有效,但不建议在妊娠晚期使用阿片类药物;除非认为利大于弊,否则应避免在妊娠早期使用洛哌丁胺。洛哌丁胺是妊娠晚期首选的肠蠕动抑制剂;③加强营养支持。避免吃高脂肪食物。由于腹泻会导致乳糖酶缺乏,患者应避免食用乳制品。

2. **抗病原体治疗** 目前尚无理想的抗隐孢子虫药物。硝唑尼特(nitazoxanide)在体内有广谱抗寄生虫和细菌活性,但缺少免疫缺陷患者的使用数据。在一项 1998 年的研究中,CD4+ T 细胞计数>50 个/μl 的成人艾滋病合并隐孢子虫病患者接受硝唑尼特 500~1 000mg 治疗,每日两次口服,持续 14 天,硝唑尼特治疗组的寄生虫治愈率和腹泻消退率明显高于安慰剂组。然而,在两项针对 HIV 感染儿童的随机试验中,未能证实硝唑尼特治疗隐孢子虫性腹泻的疗效。巴龙霉素、螺旋霉素、阿奇霉素、克林霉素也可能有减轻腹泻症状并缩短病程的作用。大蒜素肠溶胶囊也有一定疗效。

七、ART

建议尽快接受 ART。在动物和体外试验中,抗 HIV 的蛋白酶抑制剂(PIs)可以抑制隐孢子虫,但没有临床证据表明基于 PI 的 ART 方案更适用于隐孢子虫病患者。

八、预防

由于隐孢子虫病具有高度传染性,患者需要隔离治疗。加强病人与病畜的粪便管理,防止粪便污染食物和饮用水。被污染的肠镜、便盆等物品可放在 3% 漂白粉溶液中浸泡 15 分钟后再清洗。加热 65~70℃ 30 分钟也可杀死卵囊。HIV 阳性人群在可能接触到粪便后应尽快洗手。在以下活动中也需要洗手:

处理宠物或其他动物后、园艺或任何其他与土壤接触的活动后、准备食物或进食前、性生活前后。应避免无保护的性行为,尤其是可能接触粪便的行为,在性生活中使用安全套以减少此类暴露。避免直接接触宠物排泄物。不宜直接饮用湖泊、河流的水及娱乐用水。CD4⁺ T 细胞低的患者应谨慎食用生蚝或其他未煮熟的食物。在医院环境中,勤洗手可以预防隐孢子虫感染。

(刘 波)

第十五节 等孢球虫病

一、病原学和流行病学

等孢球虫病(isosporiasis)是由等孢球虫感染引起的寄生虫病。寄生于人类的等孢球虫有两种:贝氏等孢球虫(*Isospora belli*)和纳塔尔等孢球虫(*Isospora natalensis*)(又称纳氏等孢球虫)。以贝氏等孢球虫为主,纳氏等孢球虫罕见。等孢球虫病可发生在世界各地,但主要发生在热带和亚热带地区。人类通过摄入被等孢球虫污染的食物或水而感染。免疫受损的患者,尤其 HIV 感染者是等孢球虫感染的高危人群。

二、临床表现

等孢球虫病最常见的表现是水样、非血性腹泻,腹泻可以大量且持续,特别是在免疫功能受损的患者中,导致严重脱水、电解质紊乱,如低钾血症、体重减轻和吸收不良。也有报道等孢球虫感染可引起无结石性胆囊炎/胆管病和反应性关节炎。

三、辅助检查

1. **病原学检查** 粪便检测可见等孢球虫卵囊[尺寸:(23～36)μm×(12～17)μm]。即使是严重腹泻的患者,卵囊也可能间歇性地低水平脱落。用灵敏的方法重复粪便检查可以提高诊断率;改良的抗酸技术可将卵囊染成鲜红色;紫外线荧光显微镜下自动显示荧光。也可以通过检测十二指肠吸出物/黏液中的卵囊来诊断。

2. **病理学检查** 肠、胆道、淋巴结、脾脏和肝脏活检标本可发现寄生虫不同的发育阶段。

四、诊断

等孢球虫病的诊断需要结合流行病学史、临床症状及辅助检查来综合判断,病原学及病理学检查是确诊的金标准。

五、鉴别诊断

等孢球虫病需要和食物中毒、肠道细菌感染、病毒性肠炎、肠结核、肠道真菌感染、隐孢子虫病等疾病相鉴别。

六、治疗

1. **对症支持治疗** 脱水患者积极地口服和/或静脉补液,补充电解质。营养不良患者加强营养补充。
2. **病原体治疗** 复方磺胺甲噁唑(SMZ-TMP)是治疗等孢球虫病的首选药物,也是唯一一个得到大数据和临床经验支持的药物。用法:0.96g/次,每日 4 次口服,持续 10 天。另外一项研究认为,每日 2 次服用 SMZ-TMP(0.96g/次)也有效,但临床研究数据很少。有限数据显示,乙胺嘧啶联合磺胺嘧啶、乙胺嘧啶联合磺胺多辛治疗可能有效。对磺胺不耐受患者可以使用乙胺嘧啶 50～75mg/次,每日 1 次口服;需与叶酸联合使用,以降低乙胺嘧啶引起的叶酸缺乏。
3. **维持治疗(二级预防)** 首选 SMZ-TMP 0.96g/次,每周 3 次口服。SMZ-TMP 0.96g/次,每日 1 次

口服同样有效。不耐受磺胺的患者可以使用乙胺嘧啶（25mg/d）加叶酸（5～10mg/d），或环丙沙星500mg/次，每周3次口服，也可以作为替代。ART后CD4⁺T细胞持续＞200个/μl达6个月以上，可停止维持治疗。

七、ART时机

ART可以减少等孢球虫病的复发，对于符合ART标准的等孢球虫病患者，可以同时开始SMZ-TMP治疗和ART。

八、预防

CD4⁺T细胞＜200个/μl的艾滋病患者应接受SMZ-TMP（0.96g/次，每周3次）预防。

（刘　波）

参 考 文 献

［1］KORBER B, MULDOON M, THEILER J, et al. Timing the ancestor of the HIV-1 pandemic strains. Science, 288(5472): 1789-1796.

［2］刘剑君, 王黎霞. 现代结核病学. 第2版. 北京：人民卫生出版社, 2022.

［3］中华医学会结核病学分会临床检验专业委员会. 结核病病原学分子诊断专家共识. 中华结核和呼吸杂志, 2018, 41(9): 688-695.

［4］LÓPEZ-GATELL H, COLE S R, MARGOLICK J B, et al. Effect of tuberculosis on the survival of HIV-infected men in a country with low tuberculosis incidence. AIDS, 2008, 22(14): 1869-1873.

［5］World Health Organization. Global tuberculosis report 2023 .Geneva：World Health Organization, 2023.［2024-11-17］. https://www.who.int/publications/i/item/9789240083851.

［6］BELL L C K, NOURSADEGHI M. Pathogenesis of HIV-1 and Mycobacterium tuberculosis co-infection. Nat Rev Microbiol, 2018, 16(2): 80-90.

［7］ESMAIL H, RIOU C, BRUYN E D, et al. The immune response to Mycobacterium tuberculosis in HIV-1-coinfected persons. Annu Rev Immunol, 2018, 36: 603-638.

［8］DAY C L, ABRAHAMS D A, HARRIS L D, et al. HIV-1 infection is associated with depletion and functional impairment of Mycobacterium tuberculosis-specific CD4 T cells in individuals with latent tuberculosis infection. J Immunol, 2017, 199(6): 2069-2080.

［9］KAPLAN J E, BENSON C, HOLMES K K, et al. Guidelines for prevention and treatment of opportunistic infections in HIV-infected adults and adolescents：recommendations from CDC, the National Institutes of Health, and the HIV Medicine Association of the Infectious Diseases Society of America. MMWR Recomm Rep, 2009, 10, 58(RR-4): 1-207.

［10］WALLET C, DE ROVERE M, VAN ASSCHE J, et al. Microglial cells：The main HIV-1 reservoir in the brain. Front Cell Infect Microbiol, 2019, 9: 362.

［11］XIE M, LEROY H, MASCARAU R, et al. Cell-to-cell spreading of HIV-1 in myeloid target cells escapes SAMHD1 restriction. mBio, 2019, 10(6): e02457-19.

［12］KRUIZE Z, KOOTSTRA N A. The role of macrophages in HIV-1 persistence and pathogenesis. Front Microbiol, 2019, 10: 2828.

［13］World Health Organization. WHO consolidated guidelines on tuberculosis：Module 3：diagnosis-tests for tuberculosis infection, 2022 update. Geneva：World Health Organization, 2022.

［14］中华人民共和国国家卫生和计划生育委员会. 肺结核诊断标准. 新发传染病电子杂志, 2018, 3(1): 59-61.

［15］中华医学会放射学分会传染病学组, 中国医师协会放射医师分会感染影像专业委员会, 中国研究型医院学会感染与炎症放射专业委员会, 等. 获得性免疫缺陷综合征相关肺结核影像诊断标准专家共识. 中华医学杂志, 2021, 101(37): 2962-2967.

［16］中华医学会结核病学分会, 结核病病理学诊断专家共识编写组. 中国结核病病理学诊断专家共识. 中华结核和呼吸杂志, 2017, 40(6): 419-425.

［17］袁媛，卢水华.《世界卫生组织结核病整合指南模块4：药物敏感结核病的治疗》解读.中国防痨杂志，2022，44（11）：1122-1125.

［18］贺晓新，李波，周林.《4个月含利福喷丁抗结核治疗方案疗效观察》解读.中国防痨杂志，2021，43（12）：1243-1247.

［19］中华医学会结核病学分会.非结核分枝杆菌病诊断与治疗指南（2020年版）.中华结核和呼吸杂志，2020，43（11）：918-945.

［20］中华医学会热带病与寄生虫学会分艾滋病学组.人类免疫缺陷病毒/艾滋病患者合并非结核分枝杆菌病诊治专家共识.传染病信息，2019，32（6）：481-489.

［21］中国性病艾滋病防治协会HIV合并结核病专业委员会.人类免疫缺陷病毒感染/艾滋病合并结核分枝杆菌感染诊治专家共识.新发传染病电子杂志，2022，7（1）：73-87.

［22］初乃惠，段鸿飞.非结核分枝杆菌病诊断与治疗.北京：人民卫生出版社，2018.

［23］中华医学会结核病学分会，非结核分枝杆菌病实验室诊断专家共识编写组.非结核分枝杆菌病实验室诊断专家共识.中华结核和呼吸杂志，2016，39（6）：438-443.

［24］MCSHANE P J, GLASSROTH J. Pulmonary disease due to nontuberculous mycobacteria：Current state and new insights. Chest, 2015, 148（6）：1517-1527.

［25］GONZALEZ-SANTIAGO T M, DRAGE L A. Nontuberculous mycobacteria：skin and soft tissue infections. Dermatol clin, 2015, 33（3）：563-577.

［26］中国研究型医院学会感染与炎症放射专业委员会，中华医学会放射学分会传染病学组，中国医师协会放射医师分会感染影像专业委员会，等.非结核分枝杆菌肺病影像诊断专家共识.中国研究型医院，2021，8（3）：1-6.

［27］HUANG Y C, LIU M F, SHEN G H, et al. Clinical outcome of mycobacterium abscessus infection and antimicrobial susceptibility testing. J Microbiol Immunol Infect, 2010, 43（5）：401-406.

［28］CRESPO-LEIRO M G, MUIIZ J, GONZALEZ-VILCHEZ F, et al. Comment on：post-transplant lymphoproliferative disease in heart and lung transplantation：Defining risk and prognostic factors. J Heart Lung Transplant, 2016, 35（5）：693-694.

［29］HAWORTH C S, BANKS J, CAPSTICK T, et al. British Thoracic Society guidelines for the management of non-tuberculous mycobacterial pulmonary disease（NTM-PD）. Thorax, 2017, 72（Suppl 2）：ii1-ii64.

［30］AKSAMIT T R, PHILLEY J V, GRIFFITH D E. Nontuberculous mycobacterial（NTM）lung disease：the top ten essentials. Respir Med, 2014, 108（3）：417-425.

［31］HAAS M K, DALEY C L. Mycobacterial lung disease complicating HIV infection. Semin Respir Crit Care Med, 2016, 37（2）：230-242.

［32］CATHERINOT E, LANTERNIER F, BOUGNOUX M E, et al. Pneumocystis jirovecii pneumonia. Infect Dis Clin North Am, 2010, 24（1）：107-138.

［33］SAX P E, KOMAROW L, FINKELMAN M A, et al. Blood（1->3）-beta-D-glucan as a diagnostic test for HIV-related Pneumocystis jirovecii pneumonia. Clin Infect Dis, 2011, 53（2）：197-202.

［34］CRUCIANI M, MARCATI P, MALENA M, et al. Meta-analysis of diagnostic procedures for Pneumocystis carinii pneumonia in HIV-1-infected patients. Eur Respir J, 2002, 20（4）：982-989.

［35］BATEMAN M, OLADELE R, KOLLS J K. Diagnosing Pneumocystis jirovecii pneumonia：A review of current methods and novel approaches. Med Mycol, 2020, 58（8）：1015-1028.

［36］DEL C O, BUTLER-LAPORTE G, SHEPPARD D C, et al. Diagnostic accuracy of serum（1-3）-β-D-glucan for Pneumocystis jirovecii pneumonia：A systematic review and meta-analysis. Clin Microbiol Infect, 2020, 26（9）：1137-1143.

［37］KAZANJIAN P, ARMSTRONG W, HOSSLER P A, et al. Pneumocystis carinii mutations are associated with duration of sulfa or sulfone prophylaxis exposure in AIDS patients . J Infect Dis, 2000, 182（2）：551-557.

［38］GAGNON S, BOOTA A M, FISCHL M A, et al. Corticosteroids as adjunctive therapy for severe Pneumocystis carinii pneumonia in the acquired immunodeficiency syndrome. A double-blind, placebo-controlled trial. N Engl J Med, 1990, 323（21）：1444-1450.

［39］GORDIN F M, SIMON G L, WOFSY C B, et al. Adverse reactions to trimethoprim-sulfamethoxazole in patients with the acquired immunodeficiency syndrome. Ann Intern Med, 1984, 100（4）：495-499.

［40］LEE B L, MED I, BENOWITZ N L, et al. Dapsone, trimethoprim, and sulfamethoxazole plasma levels during treatment of Pneumocystis pneumonia in patients with the acquired immunodeficiency syndrome（AIDS）. Evidence of drug interactions. Ann Intern Med, 1989, 110（8）：606-611.

［41］LOPEZ BERNALDO DE QUIROS JC, MIRO JM, PEÑA JM, et al. A randomized trial of the discontinuation of primary and secondary prophylaxis against Pneumocystis carinii pneumonia after highly active antiretroviral therapy in patients with HIV infection . N Engl J Med, 2001, 344(3): 159-167.

［42］EL-SADR W M, MURPHY R L, YURIK T M, et al. Atovaquone compared with dapsone for the prevention of Pneumocystis carinii pneumonia in patients with HIV infection who cannot tolerate trimethoprim, sulfonamides, or both. N Engl J Med, 1998, 339(26): 1889-1895.

［43］WEVERLING G J, MOCROFT A, LEDERGERBER B, et al. Discontinuation of Pneumocystis carinii pneumonia prophylaxis after start of highly active antiretroviral therapy in HIV-1 infection. EuroSIDA Study Group Lancet, 1999, 353 (9161): 1293-1298.

［44］TRIKALINOS T A, IOANNIDIS J P. Discontinuation of Pneumocystis carinii prophylaxis in patients infected with human immunodeficiency virus：A meta-analysis and decision analysis. Clin Infect Dis, 2001, 33(11): 1901-1909.

［45］LEOUNG G S, STANFORD J F, GIORDANO M F, et al. Trimethoprim-sulfamethoxazole (SMZ-TMP) dose escalation versus direct rechallenge for Pneumocystis carinii pneumonia prophylaxis in human immunodeficiency virus-infected patients with previous adverse reaction to SMZ-TMP. J Infect Dis, 2001, 184(8): 992-997.

［46］WHITE P L, PRICE J S, BACKX M. Therapy and management of Pneumocystis jirovecii infection . J Fungi (Basel), 2018, 4(4): 127.

［47］BATEMAN M, OLADELE R, KOLLS J K. Diagnosing Pneumocystis jirovecii pneumonia：A review of current methods and novel approaches. Med Mycol, 2020, 58(8): 1015-1028.

［48］ZHU M, YE N, XU J. Clinical characteristics and prevalence of dihydropteroate synthase gene mutations in Pneumocystis jirovecii-infected AIDS patients from low endemic areas of China . PLoS One, 2020, 15(9): e0238184.

［49］何小庆，黄银秋，秦圆圆，等. 复方磺胺甲噁唑联合卡泊芬净治疗艾滋病合并中重度肺孢子菌肺炎的疗效与安全性分析 . 中华传染病杂志, 2023, 41(4): 255-262.

［50］刘晋新，唐小平. 艾滋病影像图谱. 北京：清华大学出版社, 2023: 153-167.

［51］HAMILTON A J, JEAVONS L, YOUNGCHIM S, et al. Sialic acid-dependent recognition of laminin by Penicillium marneffei conidia. Infect Immun, 1998, 66(12): 6024-6026.

［52］HAMILTON A J, JEAVONS L, YOUNGCHIM S, et al. Recognition of fibronectin by Penicillium marneffei conidia via a sialic acid-dependent process and its relationship to the interaction between conidia and laminin. Infect Immun, 1999, 67 (10): 5200-5205.

［53］SRINOULPRASERT Y, KONGTAWELERT P, CHAIYAROJ S C. Chondroitin sulfate B and heparin mediate adhesion of Penicillium marneffei conidia to host extracellular matrices. MicrobPathog, 2006, 40(3): 126-132.

［54］LAU S K, TSE H, CHAN J S, et al. Proteome profiling of the dimorphic fungus Penicillium marneffei extracellular proteins and identification of glyceraldehyde-3-phosphate dehydrogenase as an important adhesion factor for conidial attachment . FEBS J, 2013, 280(24): 6613-6626.

［55］BOYCE K J, SCHREIDER L, KIRSZENBLAT L, et al. The two-component histidine kinases DrkA and SlnA are required for in vivo growth in the human pathogen Penicillium marneffei . Mol Microbiol, 2011, 82(5): 1164-1184.

［56］BORNEMAN A R, HYNES M J, ANDRIANOPOULOS A. The abaA homologue of Penicillium marneffei participates in two developmental programmes：Conidiation and dimorphic growth . Mol Microbiol, 2000, 38(5): 1034-1047.

［57］BORNEMAN A R, HYNES M J, ANDRIANOPOULOS A. A basic helix loop-helix protein with similarity to the fungal morphological regulators, Phd1p, Efg1p and StuA, controls conidiation but not dimorphic growth in Penicillium marneffei. Mol Micro biol, 2002, 44(3): 621-631.

［58］BUGEJA H E, HYNES M J, ANDRIANOPOULOS A. HgrA is necessary and sufficient to drive hyphal growth in the dimorphic pathogen Penicillium marneffei . Mol Microbiol, 2013, 88(5): 998-1014.

［59］SAPMAK A, BOYCE KJ, ANDRIANOPOULOS A, et al. The pbrB gene encodes a laccase required for DHN-Melanin synthesis in conidia of talaromyces (Penicillium) marneffei. PLOS ONE, 2015, 10(4): e122728.

［60］CANOVAS D, ANDRIANOPOULOS A. Developmental regulation of the glyoxylate cycle in the human pathogen Penicillium marneffei. Mol Microbiol, 2006, 62(6): 1725-1738.

［61］THIRACH S, COOPER C J, VANITTANAKOM P, et al. The copper, zinc superoxide dismutase gene of Penicillium marneffei：Cloning, characterization, and differential expression during phase transition and macrophage infection. Med Mycol, 2007, 45(5): 409-417.

［62］PONGPOM P, COOPER C J, VANITTANAKOM N. Isolation and characterization of a catalase-peroxidase gene from the pathogenic fungus, Penicillium marneffei. Med Mycol, 2005, 43(5): 403-411.

［63］Le T, Wolbers M, Chi N H, et al. Epidemiology, seasonality, and predictors of outcome of AIDS-associated Penicillium marneffei infection in Ho Chi Minh City, Viet Nam. Clin Infect Dis, 2011, 52(7): 945-952.

［64］李兰娟, 王宇明. 感染病学(第3版). 北京: 人民卫生出版社, 2015.

［65］汪复, 张婴元. 实用抗感染治疗学(第3版). 北京: 人民卫生出版社, 2020.

［66］XU L, ZHANG X, GUO Y, et al. Unique clinical features of cryptococcal meningitis among Chinese patients without predisposing diseases against patients with predisposing diseases. Medical mycology, 2019, 57(8): 944-953.

［67］XU L, TAO R, WU J, et al. Short-course rather than low-dose amphotericin B may exert potential influence on mortality in cryptococcal meningitis patients treated with amphotericin B plus flucytosine alone or in combination with fluconazole. Front Microbiol, 2019, 10: 2082.

［68］CHEN J, ZHANG R, SHEN Y, et al. Serum cryptococcal antigen titre as a diagnostic tool and a predictor of mortality in HIV-infected patients with cryptococcal meningitis. HIV Med, 2019, 20(1): 69-73.

［69］ZHAO H, LU Y, LI S, et al. Voriconazole plus flucytosine is not superior to amphotericin B deoxycholate plus flucytosine as an induction regimen for cryptococcal meningitis treatment. Mycoses, 2024, 67(1): e13674.

［70］刘正印, 王贵强, 朱利平, 等. 隐球菌性脑膜炎诊治专家共识. 中华内科杂志, 2018, 57(5): 317-323。

［71］PERFECT J R, DISMUKES W E, DROMER F, et al. Clinical practice guidelines for the management of cryptococcal disease: 2010 update by the infectious diseases society of America. Clin Infect Dis, 2010, 50(3): 291-322.

［72］World Health Organization. Guidelines for diagnosing, preventing and manging cryptococcal disease among adults, adolescents and children living with HIV. Geneva: World Health Organization, 2002.

［73］JARVIS J N, LAWRENCE D S, MEYA D B, et al. Single-dose liposomal amphotericin B treatment for cryptococcal meningitis. N Engl J Med, 2022, 386(12): 1109-1120.

［74］KAZUO S, KOICHI M, YAYOI H, et al. Candida auris sp. nov., a novel ascomycetous yeast isolated from the external ear canal of an inpatient in a Japanese hospital. Microbiol Immunol, 2009, 53(1): 41-44.

［75］宁永忠. 成人耳念珠菌感染诊治防控专家共识. 临床检验杂志, 2020, 38(08): 564-570.

［76］中华医学会热带病与寄生虫学分会艾滋病学组. 艾滋病合并侵袭性真菌病诊治专家共识. 中华传染病杂志, 2019, 37(10): 581-593.

［77］闫志敏, 华红. 口腔念珠菌病的规范化诊断理念与防治策略[J]. 中华口腔医学杂志, 2022, 57(7): 780-785.

［78］British HIV Association guidelines on the management of opportunistic infection in people living with HIV: The clinical management of Candidiasis 2019. HIV Med, 2021, 22(1): 73.

［79］黄小华, 张利军, 高慧双, 等. 念珠菌性食管炎诊疗专家共识. 临床检验杂志, 2023, 41(04): 241-246.

［80］杨欣, 孙欣. 白色念珠菌的致病和耐药机制研究进展. 中国现代应用药学, 2021, 38(08): 1021-1024.

［81］于垚, 何慧倩, 吴梦雪, 等. 念珠菌与宿主相互作用的研究进展. 菌物学报, 2020, 39(11): 2088-2108.

［82］浙江省性病艾滋病防治协会艾滋病临床治疗专业委员会, 浙江省性病艾滋病防治协会艾滋病护理和关怀专业委员会. HIV感染者口咽念珠菌病管理专家共识. 中华临床感染病杂志, 2023, 16(02): 108-112.

［83］裴婧, 卓夏阳, 贾云香. 口腔念珠菌病8例临床病理分析. 上海口腔医学, 2008, (03): 322-324.

［84］GUARANA M, NUCCI M. Acute disseminated candidiasis with skin lesions: A systematic review. Clin Microbiol Infect, 2018, 24(3): 246-250.

［85］DE CASTRO N, MAZOYER E, PORCHER R, et al. Hepatosplenic candidiasis in the era of new antifungal drugs: A study in Paris 2000-2007. Clinical Microbiology and Infection, 2012, 18(6): 1-3.

［86］中华医学会感染病学分会艾滋病丙型肝炎学组, 中国疾病预防控制中心. 中国艾滋病诊疗指南(2021年版). 协和医学杂志, 2022, 13(02): 203-226.

［87］朱利平, 管向东, 黄晓军, 等. 中国成人念珠菌病诊断与治疗专家共识. 中国医学前沿杂志(电子版), 2020, 12(01): 35-50.

［88］MORRELL M, FRASER V J, KOLLEF M H. Delaying the empiric treatment of Candida bloodstream infection until positive blood culture results are obtained: A potential risk factor for hospital mortality. Antimicrob Agents Chemother, 2005, 49(9): 3640-3645.

［89］KANG S J, KIM S E, KIM U J, et al. Clinical characteristics and risk factors for mortality in adult patients with persistent candidemia. J Infect, 2017, 75(3): 246-253.

[90] AGNELLI C, VALERIO M, BOUZA E, et al. Persistent candidemia in adults: Underlying causes and clinical significance in the antifungal stewardship era. Eur J Clin Microbiol Infect Dis, 2019, 38(3): 607-614.

[91] MARTIN-LOECHES I, ANTONELLI M, CUENCA-ESTRELLA M, et al. ESICM/ESCMID task force on practical management of invasive candidiasis in critically ill patients. Intensive Care Med, 2019 45(6): 789-805.

[92] ASLAM S, ROTSTEIN C, AST Infectious disease community of practice. Candida infections in solid organ transplantation: Guidelines from the American Society of transplantation infectious diseases community of practice . Clin Transplant, 2019, 33(9): e13623.

[93] PAPPAS P G, KAUFFMAN C A, ANDES D R, et al. Clinical practice guideline for the management of candidiasis: 2016 update by the infectious diseases society of America. Clin Infect Dis, 2016, 62(4): e1-e50.

[94] ANON.Guidelines for diagnosing and managing disseminated histoplasmosis among people living with HIV. Washington (DC): Pan American Health Organization, 2020.

[95] PEREZ F, CACERES D H, FORD N, et al. Summary of guidelines for managing histoplasmosis among people living with HIV. J Fungi(Basel), 2021, 7(2): 134.

[96] SCHLEISS M R. Cytomegalovirus //ELKE E L, MARTA C N, CHRISTINE E J. Maternal Immunization.New York: Academic Press, 2020: 253-288.

[97] GRIFFITHS P, REEVES M. Pathogenesis of human cytomegalovirus in the immunocompromised host. Nat Rev Microbiol, 2021, 19(12): 759-773.

[98] FREEMAN M L, LEDERMAN M M, GIANELLA S. Partners in crime: The role of CMV in immune dysregulation and clinical outcome during HIV infection. Curr HIV/AIDS Rep, 2016, 13(1): 10-19.

[99] KAPLAN J E, BENSON C, HOLMES K K, et al. Guidelines for prevention and treatment of opportunistic infections in HIV-infected adults and adolescents: Recommendations from CDC, the National Institutes of Health, and the HIV Medicine Association of the Infectious Diseases Society of America. MMWR Recomm Rep, 2009, 10, 58(RR-4): 1-207.

[100] SKIPPER C P, SCHLEISS M R. Cytomegalovirus viremia and advanced HIV disease: is there an argument for anti-CMV treatment? . Expert Rev Anti Infect Ther, 2023, 21(3): 227-233.

[101] HE X Q, HUANG Y Q, ZENG Y M, et al. Timing of antiretroviral therapy for HIV-infected patients with cytomegalovirus retinitis: Study protocol of a multi-center prospective randomized controlled trial. Trials, 2021, 22(1): 218.

[102] 中华医学会感染病学分会艾滋病丙型肝炎学组. 艾滋病合并巨细胞病毒病诊疗专家共识(2024 年版). 中华传染病杂志, 2024, 42(03): 129-140.

[103] 孙挥宇, 毛菲菲, 李丹. 艾滋病相关眼病图谱. 北京: 人民卫生出版社, 2022: 19-82.

[104] 陈耀凯, 吕圣秀. 艾滋病机会性感染实例图谱. 重庆: 重庆大学出版社, 2021: 151-160.

[105] DIAN S, GANIEM A R, EKAWARDHANI S. Cerebral toxoplasmosis in HIV-infected patients: A review. Pathog Glob Health, 2023, 117(1): 14-23.

[106] ATTIAS M, TEIXEIRA D E, BENCHIMOL M, et al. The life-cycle of Toxoplasma gondii reviewed using animations. Parasit Vectors, 2020, 13(1): 588.

[107] SCHLÜTER D, BARRAGAN A. Advances and challenges in understanding cerebral toxoplasmosis.Front Immunol, 2019, 10: 242.

[108] VIDAL J E.HIV-related cerebral toxoplasmosis revisited: Current concepts and controversies of an old disease. J Int Assoc Provid AIDS Care, 2019, 18: 2325958219867315.

[109] LI Y, ZENG Y M, LIU M, et al. Development of a risk scoring system for prognostication in HIV-related toxoplasma encephalitis. BMC Infect Dis, 2020, 20(1): 923.

[110] LI Y, ZENG Y, LU Y, et al. Synergistic sulfonamides plus clindamycin as an alternative therapeutic regimen for HIV-associated Toxoplasma encephalitis: A randomized controlled trial. Chin Med J(Engl), 2022, 135(22): 2718-2724.

[111] LIN D S, BOWMAN D D. Toxoplasma gondii: An AIDS enhancing cofactor. Med Hypotheses, 1992, 39(2): 140-142.

[112] "十三五"国家科技重大专项艾滋病机会性感染课题组. 艾滋病合并弓形虫脑炎临床诊疗的专家共识. 西南大学学报 (自然科学版), 2020, 42 (07): 38-48.

[113] 中华医学会感染病学分会艾滋病丙型肝炎学组, 中国疾病预防控制中心. 中国艾滋病诊疗指南(2021 年版). 中华内科杂志, 2021, 60(12): 1106-1128.

[114] 林果为, 王吉耀, 葛均波. 实用内科学(第 15 版).北京: 人民卫生出版社, 2017: 320-324.

[115] TAN C S, KORALNIK I J. Progressive multifocal leukoencephalopathy and other disorders caused by JC virus: Clinical

features and pathogenesis. Lancet Neurol, 2010, 9(4): 425.

[116] JOLY M, CONTE C, CAZANAVE C, et al. Progressive multifocal leukoencephalopathy: Epidemiology and spectrum of predisposing conditions. Brain, 2023, 146(1): 349-358.

[117] BERGER J R, AKSAMIT A J, CLIFFORD D B, et al. PML diagnostic criteria: Consensus statement from the AAN Neuroinfectious disease section. Neurology, 2013, 80(15): 1430-1438.

[118] POWER C, GLADDEN J G, HALLIDAY W, et al. AIDS- and non-AIDS-related PML association with distinct p53 polymorphism. Neurology, 2000, 54(3): 743-746.

[119] LEVY R M, BREDESEN D E, ROSENBLUM M L. Neurological manifestations of the acquired immunodeficiency syndrome (AIDS): Experience at UCSF and review of the literature. J Neurosurg, 1985, 62(4): 475-495.

[120] HOLMAN R C, JANSSEN R S, BUEHLER J W, et al. Epidemiology of progressive multifocal leukoencephalopathy in the United States: Analysis of national mortality and AIDS surveillance data. Neurology, 1991, 41(11): 1733-1736.

[121] BERGER J R, KASZOVITZ B, POST M J, et al. Progressive multifocal leukoencephalopathy associated with human immunodeficiency virus infection. A review of the literature with a report of sixteen cases. Ann Intern Med, 1987, 107(1): 78-87.

[122] BERGER J R, SCOTT G, ALBRECHT J, et al. Progressive multifocal leukoencephalopathy in HIV-1-infected children. AIDS, 1992, 6(8): 837-841.

[123] VANDERSTEENHOVEN J J, DBAIBO G, BOYKO O B, et al. Progressive multifocal leukoencephalopathy in pediatric acquired immunodeficiency syndrome. Pediatr Infect Dis J, 1992, 11(3): 232-237.

[124] SACKTOR N. The epidemiology of human immunodeficiency virus-associated neurological disease in the era of highly active antiretroviral therapy. J Neurovirol, 2002, 8Suppl2: 115-121.

[125] ENGSIG F N, HANSEN A B, OMLAND L H, et al. Incidence, clinical presentation, and outcome of progressive multifocal leukoencephalopathy in HIV-infected patients during the highly active antiretroviral therapy era: A nationwide cohort study. J Infect Dis, 2009, 199(1): 77-83.

[126] WEBER T, TREBST C, FRYE S, et al. Analysis of the systemic and intrathecal humoral immune response in progressive multifocal leukoencephalopathy. J Infect Dis, 1997, 176(1): 250-254.

[127] KARTAU M, SIPILÄ J O, AUVINEN E, et al. Progressive multifocal leukoencephalopathy: Current insights. Degener Neurol Neuromuscul Dis, 2019, 9: 109-121.

[128] ANTINORI A, AMMASSARI A, GIANCOLA M L, et al. Epidemiology and prognosis of AIDS-associated progressive multifocal leukoencephalopathy in the HAART era. J Neurovirol, 2001, 7(4): 323-328.

[129] HALL C D, DAFNI U, SIMPSON D, et al. Failure of cytarabine in progressive multifocal leukoencephalopathy associated with human immunodeficiency virus infection. AIDS Clinical Trials Group 243 Team. N Engl J Med, 1998, 338(19): 1345.

[130] MARRA C M, RAJICIC N, BARKER D E, et al. A pilot study of cidofovir for progressive multifocal leukoencephalopathy in AIDS. AIDS, 2002, 16(13): 1791-1797.

[131] CLIFFORD D B, NATH A, CINQUE P, et al. A study of mefloquine treatment for progressive multifocal leukoencephalopathy: Results and exploration of predictors of PML outcomes. J Neurovirol, 2013, 19(4): 351-8.

[132] ANAND P, HOTAN G C, VOGEL A, et al. Progressive multifocal leukoencephalopathy: A 25-year retrospective cohort study. Neurol Neuroimmunol Neuroinflamm, 2019, 6(6): e618.

[133] HEATON R K, FRANKLIN D R, ELLIS R J, et al. HIV-associated neurocognitive disorders before and during the era of combination antiretroviral therapy: Differences in rates, nature, and predictors. J Neurovirol, 2011, 17(1): 3-16.

[134] D'ARMINIO M A, CINQUE P, MOCROFT A, et al. Changing incidence of central nervous system diseases in the EuroSIDA cohort. Ann Neurol, 2004, 55(3): 320-328.

[135] CRUM-CIANFLONE N F, MOORE D J, LETENDRE S, et al. Low prevalence of neurocognitive impairment in early diagnosed and managed HIV-infected persons. Neurology, 2013, 80(4): 371-379.

[136] SACKTOR N, SKOLASKY R L, SEABERG E, et al. Prevalence of HIV-associated neurocognitive disorders in the Multicenter AIDS Cohort Study. Neurology, 2016, 86(4): 334-340.

[137] BHASKARAN K, MUSSINI C, ANTINORI A, et al. Changes in the incidence and predictors of human immunodeficiency virus-associated dementia in the era of highly active antiretroviral therapy. Ann Neurol, 2008, 63(2): 213-221.

[138] MOULIGNIER A, COSTAGLIOLA D. Metabolic syndrome and cardiovascular disease impacts on the pathophysiology

and phenotype of HIV-associated neurocognitive disorders. Curr Top BehavNeurosci, 2021, 50: 367-399.

［139］KILLINGSWORTH L, SPUDICH S. Neuropathogenesis of HIV-1: Insights from across the spectrum of acute through long-term treated infection. Semin Immunopathol, 2022, 44(5): 709-724.

［140］EDÉN A, PRICE R W, SPUDICH S, et al. Immune activation of the central nervous system is still present after ＞4 years of effective highly active antiretroviral therapy. J Infect Dis, 2007, 196(12): 1779-1783.

［141］SCHOUTEN J, CINQUE P, GISSLEN M, et al. HIV-1 infection and cognitive impairment in the cART era: A review. AIDS, 2011, 25(5): 561-575.

［142］SPUDICH S S, NILSSON A C, LOLLO N D, et al. Cerebrospinal fluid HIV infection and pleocytosis: Relation to systemic infection and antiretroviral treatment. BMC Infect Dis, 2005, 5: 98.

［143］ULFHAMMER G, EDÉN A, ANTINORI A, et al. Cerebrospinal fluid viral load across the spectrum of untreated human immunodeficiency virus type 1(HIV-1) infection: A cross-sectional multicenter study. Clin Infect Dis, 2022, 75(3): 493-502.

［144］DAL P G J, MCARTHUR J H, AYLWARD E, et al. Patterns of cerebral atrophy in HIV-1-infected individuals: Results of a quantitative MRI analysis. Neurology, 1992, 42(11): 2125-2130.

［145］MASTERS M C, ANCES B M. Role of neuroimaging in HIV-associated neurocognitive disorders. Semin Neurol, 2014, 34(1): 89-102.

［146］PULLIAM L, REMPEL H, SUN B, et al. A peripheral monocyte interferon phenotype in HIV infection correlates with a decrease in magnetic resonance spectroscopy metabolite concentrations. AIDS, 2011, 25(14): 1721-1726.

［147］HEATON R K, CLIFFORD D B, FRANKLIN D J, et al. HIV-associated neurocognitive disorders persist in the era of potent antiretroviral therapy: CHARTER Study. Neurology, 2010, 75(23): 2087-2096.

［148］SMURZYNSKI M, WU K, LETENDRE S, et al. Effects of central nervous system antiretroviral penetration on cognitive functioning in the ALLRT cohort. AIDS, 2011, 25(3): 357-365.

［149］HEATON R K, ELLIS R J, TANG B, et al. Twelve-year neurocognitive decline in HIV is associated with comorbidities, not age: A CHARTER study. Brain, 2023, 146(3): 1121-1131.

［150］VIVITHANAPORN P, HEO G, GAMBLE J, et al. Neurologic disease burden in treated HIV/AIDS predicts survival: A population-based study. Neurology, 2010, 75(13): 1150-1158.

［151］BUNGE E M, HOET B, CHEN L, et al. The changing epidemiology of human monkeypox-A potential threat? A systematic review. PLoS Negl Trop Dis, 2022, 16(2): e0010141.

［152］World Health Organization. 2022-23 mpox(monkeypox) outbreak: Global trends. Geneva: World Health Organization, 2024.

［153］ADLER H, GOULD S, HINE P, et al. Clinical features and management of human monkeypox: A retrospective observational study in the UK. Lancet Infect Dis, 2022, 22(8): 1153-1162.

［154］PEIRÓ-MESTRES A, FUERTES I, CAMPRUBÍ-FERRER D, et al. Frequent detection of monkeypox virus DNA in saliva, semen, and other clinical samples from 12 patients, Barcelona, Spain, May to June 2022. Euro Surveill, 2022, 27 (28): 2200503.

［155］O'SHEA J, ZUCKER J, STAMPFER S, et al. Prolonged mpox disease in people with advanced HIV: Characterization of mpox skin lesions. J Infect Dis, 2024, 229(Supplement_2): S243-S248.

［156］THORNHILL J P, BARKATI S, WALMSLEY S, et al. Monkeypox virus infection in humans across 16 countries- April-June 2022. N Engl J Med, 2022, 387(8): 679-691.

［157］TARÍN-VICENTE E J, ALEMANY A, AGUD-DIOS M, et al. Clinical presentation and virological assessment of confirmed human monkeypox virus cases in Spain: A prospective observational cohort study. Lancet, 2022, 400(10353): 661-669.

［158］MITJÀ O, ALEMANY A, MARKS M, et al. Mpox in people with advanced HIV infection: A global case series. Lancet, 2023, 401(10380): 939-949.

［159］WARNER N C, SHISHIDO A, FULCO P P, et al. Immune reconstitution inflammatory syndrome due to monkeypox in two patients with AIDS. AIDS, 2023, 37(7): 1187-1188.

［160］LIM C K, ROBERTS J, MOSO M, et al. Mpox diagnostics: Review of current and emerging technologies. J Med Virol, 2023, 95(1): e28429.

［161］RAO A K, SCHRODT C A, MINHAJ F S, et al. Interim clinical treatment considerations for severe manifestations of mpox- the United States, February 2023. MMWR Morb Mortal Wkly Rep, 2023, 72(9): 232-243.

[162] World Health Organization. Clinical management and infection prevention and control for monkeypox: Interim rapid response guidance, 10 June 2022. Geneva: World Health Organization, 2022.

[163] World Health Organization. Vaccines and immunization for monkeypox: Interim guidance, 24 August 2022. Geneva: World Health Organization, 2022.

[164] CHECKLEY W, WHITE A C, J R, et al. A review of the global burden, noveldiagnostics, therapeutics, and vaccine targets for cryptosporidium. Lancet Infect Dis, 2015, 15(1): 85-94.

第二章　艾滋病相关肿瘤

第一节　概　述

HIV 感染导致免疫功能受损，增加了恶性肿瘤的发生风险。艾滋病合并恶性肿瘤，可以分为艾滋病相关肿瘤[即艾滋病定义肿瘤（AIDS-defining cancers，ADCs）]和非艾滋病相关肿瘤[即非艾滋病定义肿瘤（non-AIDS-defining cancers，NADCs）]。其中，艾滋病相关肿瘤主要包括淋巴瘤、卡波西肉瘤（Kaposi sarcoma，KS）和宫颈癌，约占该人群癌症发病率的 2/3。随着抗逆转录病毒治疗（ART）的广泛应用和机会性感染的良好管理，HIV 感染者的寿命显著延长，同时艾滋病相关肿瘤的发病率也明显降低。但是，目前因恶性肿瘤死亡的人数仍占 HIV 感染者的 1/3 以上。研究显示，接受 ART 的 HIV 感染者的预期寿命约为 72～75 岁，其终身患癌风险为 25%～40%。

一、概况和抗肿瘤治疗原则

（一）淋巴瘤

艾滋病相关性淋巴瘤（AIDS-related lymphoma，ARL）是 HIV 感染者最常见的恶性肿瘤，其中以侵袭性 B 细胞淋巴瘤为主，极少出现惰性淋巴瘤。WHO 将弥漫大 B 细胞淋巴瘤（diffuse large B-cell lymphoma，DLBCL）、伯基特淋巴瘤（Burkitt lymphoma，BL）、原发性中枢神经系统淋巴瘤（primary central nervous system lymphoma，PCNSL）、浆母细胞淋巴瘤（plasmablastic lymphoma，PL/PBL）、原发性渗出性淋巴瘤（primary effusion lymphoma，PEL）、外周 T 细胞淋巴瘤（peripheral T-cell lymphoma，PTCL）和淋巴结滤泡辅助性 T 细胞淋巴瘤血管免疫母细胞型（nodal T-follicular helper cell lymphoma，angioimmunoblastic-type，nTFHL-AI，曾命名为血管免疫母细胞性 T 细胞淋巴瘤、免疫母细胞淋巴瘤）定义为艾滋病相关性淋巴瘤。此外，美国国立综合癌症网络（NCCN）的 B 细胞淋巴瘤指南也单列一章介绍 HIV 相关性 B 细胞淋巴瘤（DLBCL、BL、PCNSL、PBL 和 PEL）。其中，DLBCL 和 BL 占 ARL 的 70%～90%。在 pre-ART 时代，HIV 感染者发生非霍奇金淋巴瘤（non-Hodgkin lymphoma，NHL）的相对风险是 HIV 阴性人群的 60～200 倍，而发生 DLBCL、BL 和 PCNSL 的相对风险分别是 HIV 阴性人群的 9.6 倍、15 倍和 250 倍。在 ART 时代，HIV 感染者发生艾滋病相关肿瘤的风险较之前显著下降，但 ARL 的风险仍较高，约是 HIV 阴性人群的 25 倍，具体表现为 DLBCL 和 PCNSL 的发病率呈下降趋势，BL 和霍奇金淋巴瘤（Hodgkin lymphoma，HL）则呈上升趋势，PBL 和 PEL 罕见。研究认为，当 HIV 感染者 75 岁时，其 NHL 的累积发病风险显著高于 HIV 阴性人群（4.4% vs. 0.01%）。临床表现因淋巴瘤亚型、受累部位和疾病分期等而异。多数患者表现为肿瘤晚期和高侵袭性，B 症状（不明原因发热>38℃，连续 3 天以上，排除感染原因；夜间盗汗，可浸透衣物；体重于诊断前半年内下降>10%）和结外/中枢受累常见。淋巴瘤发病亚型与 CD4$^+$ T 细胞计数存在一定的相关性（表 5-2-1-1）。确诊金标准是病理活检。在 ART 时代，艾滋病相关肿瘤治疗的安全性、有效性和临床结局与 HIV 阴性人群类似，管理原则和临床试验的机会应与 HIV 阴性人群等同。但是，需关注药物相互作用（drug-drug interaction，DDI）、机会性感染筛查、监测药物毒性和体能状态等。最优治疗方案建议多学科诊疗，包括感染内科、血液/肿瘤内科、病理科、PET-CT 中心、医学影像科、放疗科和药学部等。

表 5-2-1-1　艾滋病相关性淋巴瘤亚型和 CD4$^+$ T 细胞计数的相关性

亚型	受累部位	CD4$^+$ T 细胞计数/（个·μl^{-1}）	临床和预后特点
弥漫大 B 细胞淋巴瘤	淋巴结和结外	<200	最常见 HIV 感染晚期 可能累及中枢神经系统 ART 改善预后
伯基特淋巴瘤	淋巴结、结外和骨髓	>200	ART 时代发病率上升 ART 改善预后 EBV$^+$ 者呈免疫母细胞浆细胞样形态
原发性渗出性淋巴瘤	多浆膜腔积液 亦存在淋巴结和结外受累的报道	<100	常并发卡波西肉瘤 侵袭性强 预后不良
浆母细胞淋巴瘤	结外、口腔、淋巴结	<200	侵袭性强 预后不良

（二）卡波西肉瘤

KS 是一种内皮细胞起源的多中心性血管肿瘤，与人疱疹病毒 8 型（human herpesvirus 8，HHV-8）感染高度相关，包括经典型、艾滋病型（侵袭性强）、地方型（如主要在非洲地区）和医源型（免疫抑制，如器官移植后）。艾滋病相关型 KS 好发于内脏（约 50%）、皮肤（约 30%）和口腔（约 1/3）。最常见于地中海区域、东欧地区的老年人（>60 岁）。在 pre-ART 时代，美国艾滋病型 KS 的发病率是 HIV 阴性人群的 20 000 倍，是其他免疫缺陷人群的 300 倍。在 ART 时代，艾滋病型 KS 的发病率较前下降，但其依然是 HIV 感染者第二常见恶性肿瘤。最常见于同性恋或双性恋男性，患者中男性稍多于女性。艾滋病型 KS 的发病与 HHV-8 感染、未接受 ART 和宿主免疫力低下有关，发病机制尚无定论。HHV-8 的血清学阳性率可预测 KS 的发生率。诊断依赖于肿瘤组织的活检病理。预后通过 TIS 分期来评估。治疗目的在于缓解症状、延缓疾病进展、缩小肿瘤、减轻水肿和器官损害、避免心理应激等。可选手段包括局部外用药物、病灶内化疗、液氮冷冻疗法、电化学疗法、手术切除、放疗、系统治疗等。ART 至关重要，除可控制 HIV 复制和促进免疫重建外，还能有效清除 HHV-8，清除率为 60%~80%。建议肿瘤专家会诊指导最佳的局部治疗和全身治疗。

（三）宫颈癌

与 HIV 阴性人群相比，HIV 感染者患宫颈癌的风险增加约 3~5 倍，以鳞癌为主，平均诊断年龄为 50 岁。多数与高危型（16 或 18 型）人乳头状瘤病毒（human papilloma virus，HPV）持续感染相关。早期宫颈癌多无症状，性交后不规则阴道流血常为首发症状，巨块型肿瘤可出现自发出血、阴道分泌物恶臭或下腹痛。活检病理或手术病理是诊断金标准。合并淋巴结肿大者，注意筛查病因，评估肿瘤转移或感染的可能性。分期系统包括国际妇产科联盟（FIGO）2018 版分期系统和 2021 版 TNM 分期系统。推荐遵照指南治疗宫颈癌，不建议根据 HIV 状况修改癌症的治疗标准方案。治疗手段包括手术、放疗、系统性治疗（含化疗、免疫治疗和靶向治疗）。初治宫颈癌，以手术和放疗为主，化疗、靶向治疗和免疫治疗为辅。复发转移宫颈癌，以局部治疗、系统性治疗和免疫治疗为主。放疗适用于各期宫颈癌，尤其是局部晚期宫颈癌。

二、治疗和管理原则

（一）抗病毒时机

抗病毒和抗肿瘤药物可以同时安全使用，建议尽早启动 ART，至少在抗肿瘤前 7 天开始，有利于快速免疫重建、提高肿瘤完全缓解率（complete response，CR）和改善总生存期（overall survival，OS）等。但是，对于长期 ART 治疗的终末期艾滋病患者,若其继续抗病毒治疗提升 CD4$^+$T 细胞计数的概率较小,可考虑单纯化疗。但是,需注意药物相互作用,具体可参考第四篇第七章药物相互作用,或在利物浦大学 HIV 药物相互作用网站查询。

(二)放疗原则

HIV 感染不是放疗的禁忌,应根据实际需要,将放疗作为癌症管理的一部分。建议根据肿瘤类型、分期和指南评估根治性或姑息性放疗适应证,其剂量分级和治疗量亦需遵循指南。注意同步放化疗时,需要额外监测放化疗毒性和副作用。使用调强放疗、质子治疗、近距离放疗和体部立体定向放疗等保形技术时,注意限制黏膜、皮肤和骨髓等结构的剂量。可考虑综合运用止痛、营养和其他支持治疗,最大限度地避免放疗中断。

(三)手术原则

HIV 感染状态不应该成为任何手术决策的考量标准。HIV 感染合并肿瘤患者的术后临床结局、住院时间和并发症与 HIV 阴性患者相似。不建议在术前或术后针对 HIV 感染者进行额外的 HIV 相关化验和检查。建议术者采用标准的暴露预防措施,如双层手套、面屏、隔离衣和弯盘传递器械等。相较于 CD4$^+$T 细胞计数或 HIV 病毒载量,患者的整体健康状态(如器官功能和营养)更有助于手术结局的预测。没有证据表明低 CD4$^+$T 细胞计数与预后较差相关,此外,病毒学抑制与否也未能影响手术结局。

(四)支持治疗原则

抗肿瘤治疗期间建议给予最佳支持治疗。若化疗方案存在诱发中性粒细胞减少症的高、中或低风险,按照必须、推荐或考虑的分层管理使用粒细胞集落刺激因子。针对既往曾经出现过粒细胞缺乏(粒缺)或者 CD4$^+$T 细胞计数极低的患者,考虑其发生粒缺伴发热的风险增加,强烈建议使用粒细胞集落刺激因子。

(陈娟娟　彭　劼)

第二节　淋　巴　瘤

艾滋病相关性淋巴瘤(ARL)是 HIV 感染者/AIDS 患者发病和死亡的主要原因。在 ART 时代,控制良好的 HIV 患者可以承受淋巴瘤的强化治疗,其预后可得到极大改善。此节重点介绍在 HIV 感染群体中发病率更高的弥漫大 B 细胞淋巴瘤、伯基特淋巴瘤、原发性中枢神经系统淋巴瘤、浆母细胞淋巴瘤和原发性渗出性淋巴瘤。针对 HIV 感染合并外周 T 细胞淋巴瘤和免疫母细胞性淋巴瘤患者的肿瘤全程管理策略进展较少,建议参照 HIV 阴性人群。

一、弥漫大 B 细胞淋巴瘤

(一)流行病学

艾滋病相关性弥漫大 B 细胞淋巴瘤(AR-DLBCL)是 HIV 感染者最常见的 NHL,约占 ARL 的 75%,在细胞起源、形态学特征、免疫学表型、分子遗传学特点、临床表现、治疗反应和预后等方面存在较大异质性。2022 年第 5 版 WHO 造血与淋巴组织肿瘤分类和 2024 版 NCCN 指南分别将其分为 19 种和 22 种亚型,其中以非特指型(not otherwise specified, NOS)最为常见。与 HIV 阴性人群相比,AR-DLBCL 的发病率更高,男性稍多,偏年轻化,肿瘤分期更晚,结外受累多见,侵袭性更强,B 症状尤其发热更为常见。

(二)发病机制

病因和发病机制复杂且不明,可能与 HIV 诱导免疫抑制、慢性抗原刺激、免疫失调、遗传学异常、细胞因子失调、树突状细胞受损、病毒共感染、免疫监视和免疫应答紊乱等相关。

从组织细胞形态上,AR-DLBCL 可以分为中心母细胞型和免疫母细胞型。此外,细胞起源分类对该病的预后判断和治疗指导尤为重要,根据基因表达谱可分为生发中心来源亚型(germinal-center B-cell-like, GCB)、活化 B 细胞亚型(activated B-cell-like, ABC)和第三型。根据细胞遗传学,具有 *MYC* 和 *BCL2* 和/或 *BCL6* 重排的 DLBCL 被称为“双打击”和“三打击”淋巴瘤,作为独立的亚型呈现。12%~28%

的 AR-DLBCL 存在 *MYC* 重排,明显高于 HIV 阴性群体。近来,肿瘤基因分子遗传学的发展日新月异,DLBCL 的分子亚型分为 C1、C2、C3、C4、C5 亚型;基因亚型则分为 *A53*、*BN2*、*EZB*、*MCD*、*N1* 和 *ST2* 亚型;其对应关系和机制见表 5-2-2-1。免疫分型也处于探索之中。

表 5-2-2-1 AR-DLBCL 分子亚型和基因亚型的对应关系和机制

分子亚型	基因亚型	遗传学标志物	调控信号通路	预后
C1	*BN2*	BCL6,NOTCH2,TNFAIP3,DTX1	NOTCH2 信号通路,免疫逃逸	一般
C2	*A53*	TP53,非整倍性	遗传不稳定,免疫逃逸	不好或一般
C3	*EZB*	BCL2,EZH2,TNFSFR14,CREBBP,KMT2D	表观遗传学,PI3K 信号通路,细胞迁移,免疫细胞相互作用	好(如 EZB$^+$ MYC$^+$ 或双/三打击的高级别 B 细胞淋巴瘤则预后差)
C4	*ST2*	TET2,SGK1,DUSP2,ZFP36L1,ACTG1,ACTB,ITPKB,NFKBIA	JAK/STAT 信号通路	好
C5	*MCD*	MYD88,CD79B,PIM1,HLA-B,BTG1,CDKN2A,ETV6,SPIB,OSBPL10	B 细胞抗原受体,NF-κB 信号通路	不好或一般
–	*N1*	NOTCH1,IRF2BP2	NF-κB 信号通路	未知

(三)筛查与诊断

1. **治疗前评估** 与 HIV 阴性人群相比,AR-DLBCL 的治疗前评估需额外关注 B 症状、韦氏环和结外病变、病毒共感染和中枢神经系统(CNS)受累等,详见表 5-2-2-2。

表 5-2-2-2 AR-DLBCL 治疗前评估

分类	推荐项目	选做项目
病史采集和体格检查	完整的病史采集(包括发热、盗汗、体重减轻等 B 症状) 体格检查(尤其注意皮肤、浅表淋巴结、韦氏环及肝、脾及腹部包块等) ECOG 体能状态评估	
实验室检查	血尿便常规、血清生化全项、LDH、肝肾功、CD4$^+$ T 细胞、HIV RNA、HBV、HCV、梅毒 脑脊液检查 育龄女性须行妊娠试验	红细胞沉降率、β2- 微球蛋白(β2-MG)、EBV DNA、CMV DNA 血清免疫固定电泳、血清蛋白电泳 讨论生育问题(男性讨论精子库问题)
影像学检查	PET-CT 或颈部 + 胸部 + 腹部 + 盆腔增强 CT 和全身骨扫描/骨 X 线检查 心电图、心脏超声或 MUGA 扫描 CNS 受累者行 MRI	胃肠内镜或钡餐检查 CT 增强 颅脑增强 MRI/平扫或增强 CT 浅表淋巴结和腹部 B 超
有创检查	肿物活检(推荐)/穿刺 腰椎穿刺术(除 PEL),完善脑脊液常规、生化、细胞学检查及流式细胞学分析	骨髓穿刺+活检(骨髓活检样本应在 1.6cm 以上)

2. **诊断** 确诊依赖于组织病理学和免疫组化。最理想的标本是完整切除的淋巴结或结外病灶,其次是部分切除、钳取或粗空芯针多点穿刺的组织标本,不推荐细针穿刺标本。

(四)临床管理

1. **临床分期** 采用 Lugano 分期(附表 1)和/或 Ann Arbor 分期(附表 2)。重点强调淋巴结分区(附

图1)的规范化。

2. **危险分层**　推荐分层管理,包括病理预后分层(细胞起源分类、双打击和三打击)和临床危险分层(国际预后指数 IPI、适用于≤60 岁的年龄调整的 aa-IPI、适用于利妥昔单抗时代的修正的 R-IPI、更有利于区分高危患者的 NCCN-IPI 和评估中枢神经系统受累风险的 CNS-IPI)。

一部分单/多中心的中小样本回顾性或观察性研究显示,AR-DLBCL 较为特征性的独立预后不良因素包括 EBV 共感染、低 CD4/CD8 比值、短诊断-治疗间隔、低淋巴细胞与单核细胞比值、$CD4^+$ T 细胞减少(在 ART 时代其预后作用受到挑战)、低蛋白血症和低血红蛋白/红细胞分布宽度比值等,并基于此提出了新的危险分层模型,但是其有效性有待前瞻性或大样本队列研究的验证。

3. **治疗**

(1)总体原则:推荐采用基于年龄和预后的分层治疗策略,整体治疗策略分为一线治疗和复发/难治(relapsed/refractory, R/R)治疗,且应尽可能以治愈为目标。

(2)化疗方案:参考 HIV 阴性人群治疗指南,但是推荐层级略有不同。针对 $CD4^+$ T 细胞计数>50 个/μl 的 AR-DLBCL-NOS,一线治疗首选 R-EPOCH,特别是合并双/三打击、双表达、Ki-67>80%、non-GCB、IPI 评分>2 分或浆母细胞浸润的患者;次选 R-CHOP;关注心功能不全、中枢受累、睾丸受累和高龄等特殊人群治疗方案的变化。此外,$CD4^+$ T 细胞计数>50 个/μl 者,利妥昔单抗可以安全使用;如若其<50 个/μl,则建议根据实际情况个体化使用治疗决策。同时也要注意,未来是免疫、靶向和细胞治疗的时代,建议临床研究纳入 HIV 阳性群体以评估各类新药在免疫缺陷人群中的安全性和有效性。考虑到 AR-DLBCL 中枢受累风险较高,建议行鞘内注射(鞘注)预防。尽管在 HIV 阴性群体中,CAR-T 逐渐取代了年轻高危患者(年龄<60 岁、IPI 评分≥3 分)高剂量化疗联合自体造血干细胞移植(HDT/ASCT)的一线巩固治疗地位,但是考虑到可及性、经济负担、地区经济和医疗水平发展不平衡等因素,HDT/ASCT 仍旧是年轻高危 AR-DLBCL 的优选。并发症(肿瘤溶解综合征和上腔静脉综合征)、放疗、完全缓解后维持治疗、ASCT 和支持治疗的处理原则同 HIV 阴性人群。针对原发纵隔、原发乳腺和原发睾丸的 DLBCL 以及伴 *MYC*、*BCL2* 和/或 *BCL6* 重排或 NOS 的高级别 B 细胞淋巴瘤患者,参照 HIV 阴性人群治疗原则管理。

4. **新药进展**

(1)根据基因分子遗传学和免疫学实施精准分层治疗具有广阔的应用前景。目前含有维泊妥珠单抗(pola,一种靶向 CD79b 的抗体药物偶联物)的 pola-R-CHP 和 pola+BR 方案已写入指南并分别作为一线和二线治疗的可选推荐。

(2)临床上年轻高危、R/R 和缺乏 HDT/ASCT 条件的患者,免疫化疗联合靶向/细胞/免疫治疗的新策略依旧值得探索。可选的药物包括小分子靶向药物(BTKi、SYKi、PKCi、HDACi、BETi、EZH2i、BCL2i、XPO1i、蛋白酶体抑制剂、PI3Ki、mTORi、JAKi、VEGFR-2i 和免疫调节剂)、非细胞免疫治疗(抗CD20 鼠源化单抗、抗 CD20 人源化单抗、抗 CD19 人源化单抗、靶向 CD19/CD3 或 CD20/CD3 的双特异性抗体、靶向 CD19 或 CD79b 或 CD30 或 CD74 的抗体药物偶联物和免疫检查点抑制剂)、细胞免疫治疗(靶向CD19 的多个 CAR-T、CD19/CD22 双靶点 CAR-T、靶向 CD19 的异基因 CAR-T 和脐血来源的 CAR-NK)。

(3)伏立诺他(一种组蛋白去乙酰化酶抑制剂)联合 EPOCH 在 AR-DLBCL 中无获益。另一项临床研究考虑到 ARL 常合并 γ 疱疹病毒潜伏感染,而硼替佐米(一种蛋白酶体抑制剂)能够诱导其裂解激活,在 R/R ARL 中证实硼替佐米+ICE 可作为联合治疗之选。PD-1 单抗亦可使部分 R/R ARL 患者获益。以上均有待于随机、双盲、多中心、前瞻性临床研究的验证。

5. **疗效评价**　淋巴瘤治疗效果评价包括完全缓解(CR)、部分缓解(PR)、疾病稳定(SD)和疾病进展(PD),评价标准参阅附表3。

6. **预后**受益于 ART 和利妥昔单抗两大里程碑式事件,AR-DLBCL 的预后在过去二十年有了明显改善,发达国家的 OS 率可达 70%～80%,几乎与 HIV 阴性人群无异,越来越多的证据表明其预后影响因素更偏向于肿瘤本身,而非 HIV 相关参数。

7. **随访**

(1)项目:包括病史采集、体格检查、实验室检查(血常规、血清生化、LDH)、超声检查等。PET-CT

或 CT 检查建议间隔 3～6 个月以上或存在可疑疾病复发时实施。针对可疑复发病灶,应通过活检证实。

（2）时机:第 1～2 年,每 3 个月随访一次。第 3～5 年,每 6 个月随访一次。5 年后,每年随访一次,终身随访。

二、伯基特淋巴瘤

（一）流行病学

艾滋病相关性伯基特淋巴瘤(AR-BL)是一种高侵袭性的 NHL,以 8 号染色体 *MYC* 基因与 Ig 伙伴基因易位为主要特征,可通过高强度化疗治愈。具体类型包括地方性(多见于非洲)、散发性和免疫缺陷相关性(如 HIV、器官移植受者、先天免疫缺陷)。AR-BL 约占 ARL 的 40%,远高于 HIV 阴性人群的 1%～2%。HIV 感染者的终身患病风险为 10%～20%,与 ART、CD4$^+$ T 细胞水平和年龄无关。AR-BL 的恶性程度极高,细胞倍增周期很短,生长迅速,病变可累及全身各组织器官,部分患者呈急性白血病表现,若不及时治疗,可在数月内死亡。与 HIV 阴性人群相比,AR-BL 结外受累、B 症状、疾病晚期、低体能和 EBV 共感染的比例更高,常累及胃肠道、骨髓和中枢神经系统。

（二）发病机制

尚不明确,可能与 *MYC* 基因易位、免疫抑制、B 细胞失调、HIV 直接/间接致癌作用和 EBV 感染有关,具体分子突变还包括:TCF3、ID3、TP53、DDX3X 和 CCND1 突变。此外,CD4$^+$ T 细胞计数正常患者发生 AR-BL 的原因可能为这群细胞是生发中心激活和防止 B 细胞凋亡所必需,一旦其数值过低,生发中心的活跃度将下降,继而 *MYC* 易位和 BL 恶变的概率将降低。

（三）筛查与诊断

1. **治疗前评估**　参阅 AR-DLBCL。重点关注侵袭性生长、腹部大包块、高肿瘤负荷、中枢受累高风险、结外病灶和 EBV DNA 等。

2. **诊断**　确诊依赖于活检病理、临床特点、细胞形态学、免疫表型和遗传学。需额外关注 t(8;14)(q24;q32)、*MYC* 重排、P53 失活、TdT 和染色体微阵列检测 11q 异常。

（四）临床管理

1. **临床分期**　采用 Lugano 分期(附表 1)。Ann Arbor 分期在 BL 中的适用度不高。

2. **危险分层**　成人使用伯基特淋巴瘤预后指数(BL-IPI)。

3. **治疗**

（1）总体原则:成人一线治疗推荐基于年龄和预后的分层策略,复发/难治者根据缓解时间选择治疗方案。

（2）化疗方案:若患者体能和耐受性可,更推荐多药、剂量强化的一线免疫化疗(表 5-2-2-3)。需强制性监测和处理肿瘤溶解综合征,同时警惕高颅压、气道阻塞、心脏压塞、消化道出血、肠梗阻和肠穿孔等严重并发症。所有 AR-BL 均需鞘注预防中枢浸润。CNS 受累高风险和已 CNS 受累者优先使用含高 CNS 穿透性药物的化疗方案。CNS 受累者每周鞘注甲氨蝶呤+阿糖胞苷+地塞米松 2 次,直至脑脊液恢复正常后每周鞘注 1 次,连用 4 周。脑实质受累者,不推荐 DA-EPOCH+R。一线桥接 HDT/ASCT 可延长 AR-BL 的生存期,但放疗在 BL 中作用有限。CD4$^+$ T 细胞计数<50 个/μl 时,给予最佳支持治疗,并密切监测和及时处理化疗后骨髓抑制和继发感染,G-CSF 适用于所有患者。

表 5-2-2-3　AR-BL 成人一线治疗

分组	分层	推荐	次要推荐
年龄<60 岁	低危	CODOX-M/IVAC+R DA-EPOCH+R	HyperCVAD/MA+R
	高危	CODOX-M/IVAC+R HyperCVAD/MA+R	DA-EPOCH+R
年龄≥60 岁		DA-EPOCH+R	

成人复发/难治后推荐选择与一线治疗不同的方案（表 5-2-2-4）。二线治疗 CR 者，序贯 HDT/ASCT± 放疗；PR 者继续二线方案化疗或序贯 HDT/ASCT± 放疗；特殊病例如动员失败和持续骨髓受累者，可选择异基因造血干细胞移植 ± 放疗；SD 或 PD 者，推荐临床试验、最佳支持治疗或姑息治疗。

表 5-2-2-4　成人复发/难治治疗

分组	推荐	次要推荐
初次复发≥6 个月	临床试验	R-GDP
	DA-EPOCH+R+ 鞘注	大剂量阿糖胞苷 +R
	R-ICE	异基因造血干细胞移植
	R-IVAC	最佳支持治疗
		姑息治疗
初次复发<6 个月，或原发难治	临床试验	最佳支持治疗
		姑息治疗

4. 新药进展　多数药物处于临床前阶段，安全性和有效性不详，具体包括小分子靶向药物（BTKi、BRDi、PI3K/mTORi、MCL-1i）、非细胞免疫治疗（双特异性抗体）和细胞免疫治疗（CAR-T）。

5. 疗效评价和随访　参阅 AR-DLBCL。

6. 预后　AR-BL 的预后在 ART 时代明显改善，2 年 OS 率已从 1996—2000 年间的 45% 上升到 2005 年的 75%。

三、原发中枢神经系统淋巴瘤

（一）流行病学

艾滋病相关性原发中枢神经系统淋巴瘤（AR-PCNSL）是一种罕见且预后不良的 NHL，病灶原发且局限于脑实质、软脑膜、眼和脊髓，通常发生于 CD4$^+$ T 细胞计数极度低下的患者，主要亚型为 DLBCL。在 pre-ART 时代，AR-PCNSL 的发病风险是 HIV 阴性人群的 250 倍；随着 ART 的广泛应用，其发病率显著下降。不同于 HIV 阴性人群，AR-PCNSL 常表现为 EBV 阳性和颅内多发病变。脑脊液 EBV DNA 阳性率 >90%，但预测价值较低。临床表现根据累及部位而异，包括局灶性神经症状、神经精神症状、高颅压、癫痫和眼部症状等。最佳治疗方案不详，ART 可明确获益，目前推荐以大剂量甲氨蝶呤为基础的方案化疗，缓解后尽快行自体造血干细胞移植。

（二）发病机制

机制不详，可能与遗传学异常（9p24.1 拷贝数异常/易位、*BCL6* 易位和 6p21 缺失）、多基因突变（NF-κB 通路的 *MYD88* 突变、BCR 通路的 *CD79B* 突变、JAK/STAT 通路的异常激活、PI3K/AKT/mTOR 通路的 *PTEN*、*CDKN2A* 和 *PIM1* 等突变）、表观遗传学（甲基化）、DNA 损伤应答（ATM 和 TP53）和转录调节（IRF2BP2、ETV6、IRF4、EBF1 和 TBL1XR1）有关。

（三）筛查与诊断

1. 治疗前评估　重点关注颅脑增强 MRI 和眼科检查寻找肿瘤病灶。立体定向脑组织穿刺活检是最为常用的诊断方法；手术切除病灶可能延误化疗时机或继发并发症，因此不常规推荐手术切除；活检前避免使用糖皮质激素。若仅脑膜受累或穿刺组织不足以明确诊断，可考虑联合其他辅助检查技术，如行腰椎穿刺完善脑脊液常规、生化、细胞学检查、流式细胞分析、脑脊液基因重排、脑脊液细胞因子检测、PCR 检测 IG 重排和/或 TCR 基因重排、基因突变检测等，但是当患者存在血小板减少、中枢大肿块或抗凝治疗等情况时，腰椎穿刺需谨慎。15%～25% 的 PCNSL 患者存在眼部受累；如果出现眼部症状和/或眼部检查异常，玻璃体活检是一种可选诊断途径。其余参阅 AR-DLBCL。60 岁以上者完善睾丸超声。

2. 诊断　确诊依赖于组织病理学和免疫组化。病理额外关注 PD-1、PD-L1、CD5、CD138、IG 重排和/或 TCR 基因重排等,基因突变关注 *MYD88*、*CD79B*、*CDKN2A* 和 *PIM1* 等。

（四）临床管理

1. **临床分期** 缺乏 PCNSL 专用的分期系统。Ann Arbor 分期不适用。

2. **危险分层** 国际结外淋巴瘤工作组（IELSG）预后指数和 Sloan-Kettering 癌症中心（Memorial Sloan-Kettering Cancer Center, MSKCC）预后模型。

3. **治疗**

（1）总体原则:一经诊断应尽快抗肿瘤治疗,推荐尽快启动 ART。与 HIV 阴性人群类似,一线治疗建议基于体能和耐受性进行分层管理,首选可穿透血脑屏障的含大剂量甲氨蝶呤的联合治疗方案,分为诱导、巩固和维持三个阶段,CR 后尽快桥接含塞替派预处理方案的 HDT/ASCT。复发/难治者则根据既往方案和缓解时间来选择治疗策略。

（2）化疗方案:诱导阶段,HIV 未控制或体能较差不能成为拒绝大剂量甲氨蝶呤化疗的理由,但是肾功能不全者应谨慎使用或调整剂量。巩固阶段,无法 HDT/ASCT 者,每个月行大剂量甲氨蝶呤+利妥昔单抗治疗,疗程 1 年。维持阶段,若遗留残留病灶,可考虑大剂量阿糖胞苷±依托泊苷、全颅脑放疗（WBRT）后替莫唑胺、低剂量 WBRT 或最佳支持治疗。无法耐受全身治疗者,可考虑 WBRT,然后再次评估体能状态是否可以接受全身治疗;若玻璃体、视网膜受累,则需放疗至眼球或球内注射;考虑到放疗的远期神经毒性与年龄呈正相关,诱导治疗后 CR 且年龄>60 岁的患者,巩固治疗选择 WBRT 时需要权衡利弊。若 CSF 或脊髓 MRI 受累,无法耐受大剂量甲氨蝶呤者,考虑鞘注+替代方案/脊髓局部放疗。伊布替尼存在曲霉感染风险,治疗期间注意 DDI（表 5-2-2-5）。

表 5-2-2-5 AR-PCNSL 一线治疗

分层	治疗阶段	推荐	次要推荐
身体状态良好,可以耐受全身化疗	诱导	含大剂量甲氨蝶呤的全身化疗: MTX（8g/m²）+R± 替莫唑胺 MTX（3.5g/m²）+WBRT+R-MPV MTX（3.5g/m²）+WBRT+ 替莫唑胺 +R	大剂量甲氨蝶呤/阿糖胞苷/塞替派/利妥昔单抗 脊髓病变或 CSF 阳性在系统治疗基础上（甲氨蝶呤/阿糖胞苷/利妥昔单抗）+鞘注 临床试验 大剂量甲氨蝶呤+靶向治疗
	巩固	CR 和 PR 者:含塞替派的预处理方案（TBC、BCNU+TT）序贯 ASCT 低剂量 WBRT	CR 和 PR 者:EA 序贯 ASCT 大剂量阿糖胞苷序贯 ASCT
	维持		来那度胺 替莫唑胺（WBRT 后） BTKi
身体状态差,不能耐受全身化疗	诱导	低剂量 WBRT	临床试验
	维持		来那度胺 替莫唑胺 BTKi

复发/难治者优选既往未曾接受过的方案,首选参与临床试验（表 5-2-2-6）。

4. **新药进展** BTKi（伊布替尼和泽布替尼等）、免疫调节剂（来那度胺和泊马度胺等）、PI3K/mTOR 抑制剂（temsirolimus）、免疫检查点抑制剂（PD-1 和 PD-L1）和 CAR-T 作为单药治疗复发性 PCNSL 均显示出临床活性,可考虑用于挽救治疗。

5. **疗效评价和随访** 疗效评价和随访原则同 HIV 阴性人群,随访项目主要是颅脑增强 MRI,既往脊柱受累者加做脊柱 MRI+腰椎穿刺,既往眼部受累者加做眼科检查。

6. **预后** 整体预后极差,OS 仅为 3～4 个月。

表 5-2-2-6　AR-PCNSL 复发和难治治疗

分组	分层	主要推荐	次要推荐
既往接受全颅脑放疗		临床试验 全身化疗 ± 自体造血干细胞移植 姑息治疗	BTKi± 化疗 来那度胺 ± 化疗 PD-1/PD-L1 单抗
既往接受大剂量甲氨蝶呤全身化疗,无放疗史	缓解时间≥12 个月	临床试验 其他方案 ±ASCT 姑息治疗	BTKi± 化疗 重复大剂量 MTX 方案化疗 全脑放疗 来那度胺 ± 化疗 PD-1/PD-L1 单抗
	缓解时间<12 个月	临床试验 全颅脑或局部放疗 ± 其他方案化疗 其他方案化疗 ±ASCT 姑息治疗	BTKi± 化疗 来那度胺 ± 化疗 PD-1/PD-L1 单抗

四、浆母细胞淋巴瘤

（一）流行病学

艾滋病相关性浆母细胞淋巴瘤（AR-PBL）是一种少见的高侵袭性 NHL,约占 ARL 的 2%,ART 未降低其发病率。诊断年龄中位数较年轻（HIV 阳性 vs. HIV 阴性 =43 岁 vs. 55 岁）,儿童罕见,男性占多数（男：女 =7：1）,CD4$^+$ T 细胞计数中位数为 206 个 /μl。主要累及口腔（40%）和消化道,也可累及骨髓（27%～40%）、皮肤和淋巴结等,90% 表现为结外受累,常伴 B 症状,肿瘤增殖指数高。65%～69% 确诊时即为晚期（Ⅲ 或Ⅳ 期）。

（二）发病机制

尚不清楚,常伴随 EBV 感染和 *MYC* 过表达,可能与 JAK/STAT3（约 62%）和 RAS-MAPK（约28%）等信号通路异常激活以及 *PRDM1* 突变有关。AR-PBL 的 B 细胞受体信号基因（如 *CD79A/B*、*BLK*、*LYN* 和 *SWAP70*）显著下调。

（三）筛查与诊断

1. **治疗前评估**　参阅 AR-DLBCL,关注口腔和消化道病灶。

2. **诊断**　病理诊断是金标准（表 5-2-2-7）。

表 5-2-2-7　AR-PBL 诊断要点

形态学	多表现为免疫母细胞和 / 或浆母细胞形态,也可表现为晚期分化 B 细胞,如浆细胞分化的成熟淋巴细胞等;增殖指数高（ >70%～90%）;大细胞,胞质中等丰富,卵圆形核,核仁突出,可见星空现象
IHC	CD79a(+)、IRF-4/MUM-1(+)、PRDMI/BLIPM-1(+)、CD38(+)、CD138(+)、CD19(-)、CD20(-)、PAX5(-)、CD45(-/±)、XBP1(+)、κ/λ(+)、CD30、HHV-8、ALK、MIB-1、CD56、CD117、CD28、CD27、CD81、PD-L1
原位杂交	EBER-ISH（约 70%～80% 阳性）
基因	常伴随 *MYC* 易位或 *MYC* 过表达（约占 50%）,且常与 IgH 重排相关（约占 49%）

（四）临床管理

1. **临床分期**　适用于 Ann Arbor 分期。

2. **危险分层**　可选择 IPI、aa-IPI 或 NCCN-IPI 评分。

3. **治疗**

（1）总体原则:最佳治疗方案尚未达成共识,鼓励参加临床试验。

（2）化疗方案:一线治疗首选 EPOCH+ 鞘注 +ASCT,次选改良的 CODOX-M/IVAC 和 HyperCVAD。

建议鞘注预防中枢受累。化疗敏感的年轻高危患者(IPI>2分、*MYC*基因重排或*TP53*基因缺失)首次CR后,推荐尽快桥接HDT/ASCT。异基因造血干细胞移植、复发/难治患者HDT/ASCT的应用经验有限。放疗的疗效不明,早期仅侵犯头颈部者,联合放疗可提高生存率。

4. **新药进展** 硼替佐米+DA-EPOCH方案(V-EPOCH)可提高CR率,5年OS率为65%,远期疗效有待研究。CD38单克隆抗体(达雷妥尤单抗)的疗效尚不明确。联合伏立诺他无法改善预后。

5. **疗效评价和随访** 参阅AR-DLBCL。

6. **预后** 整体预后差,CR率为67%~92%,1年OS率为67%,2年OS率<40%,5年OS率约22%,生存时间中位数<12个月,复发/难治占比为54%~61%。预后良好的参数包括:ECOG评分≥2分、分期较早和化疗后CR。预后不良的因素包括:*MYC*重排、复发/难治和合并感染。

五、原发性渗出性淋巴瘤

(一)流行病学

艾滋病相关性原发性渗出性淋巴瘤(AR-PEL)是一种罕见的无实体肿块的侵袭性NHL,占ARL的1%~4%。绝大多数PEL患者HIV阳性,极少数病例为实体器官移植患者和慢性丙型病毒性肝炎患者。男性,尤其男性同性性行为者多见(92%~95%),诊断年龄中位数较年轻(HIV阳性 vs. HIV阴性=42岁 vs. 73岁)。发病与低CD4$^+$T细胞计数无关;约1/3~1/2存在卡波西肉瘤病史,部分伴多中心卡斯尔曼病。

(二)发病机制

具体发病机制尚不清楚,涉及的学说包括:病毒感染学说(几乎所有PEL都感染了HHV-8)和细胞起源学说(PEL起源于免疫母细胞和浆细胞之间的B细胞发育阶段,而非生发中心)。PEL激活NF-κB、JAK/STAT、PI3K/AKT和HGF/c-MET等信号通路,部分患者高表达PD-L1。

(三)筛查与诊断

1. **治疗前评估** 参阅AR-DLBCL,影像学评估积液位置,病理和流式细胞术分析多浆膜腔积液性质,关注HHV-8 DNA。

2. **诊断** 诊断关键是恶性细胞的核内存在HHV-8(表5-2-2-8)。

(1)典型的PEL表现为肿瘤性浆膜腔积液,无实体肿块;好发于胸膜(60%~90%)、腹膜(30%~60%)、心包膜(30%)、关节间隙和脑膜(罕见)。患者常因恶性浆膜腔积液引起的相关症状而就诊,如呼吸困难(胸膜腔或心包积液)、腹胀(腹水)或关节肿胀等,可伴随B症状。

(2)体腔外PEL是一种变异类型,约占1/3,常表现为实体肿物,无恶性浆膜腔积液,多见于胃肠道;其流行病学、形态学、免疫表型、病毒相关性、临床病程和总体生存情况都与典型PEL相类似。

表5-2-2-8 AR-PEL诊断要点

病毒检测	恶性细胞核内存在HHV-8是PEL的诊断关键,最常用的方法是LANA-1的免疫组化
浆膜腔积液	渗出液,且常为血性,恶性细胞阳性
形态学	形态多变,从免疫母细胞或浆母细胞到更具间变性特征的细胞不等,某些细胞与Reed-Sternberg细胞相类似;胞核大而圆,形状不规则,核仁突出;胞质丰富,呈强嗜碱性,偶见空泡
免疫表型	常反映成熟B细胞向终末浆细胞分化。CD45(+,超90%患者)、CD19(−)、CD20(−/+)、CD79a(−)、T/NK细胞相关抗原(−)、CD30(+)、CD38(+)、CD138(+)、CD71(+)、上皮膜抗原(+)、PD-1、PD-L1等
细胞遗传学	暂未发现PEL特征性的遗传学异常。肿瘤细胞中存在复杂的、重现性细胞遗传学异常;免疫球蛋白基因可见克隆性重排和超突变

(四)临床管理

1. **临床分期** 常见的NHL分期系统并不适用于PEL。

2. **危险分层** IPI等预后指数尚未在PEL中验证。

3. 治疗

（1）总体原则：高证据级别的治疗数据有限，最佳化疗方案不明，鼓励参加临床试验。

（2）化疗方案：一线治疗首选 EPOCH，次选 CHOP 和临床试验。极少数病例存在 CD20 阳性，推荐联合利妥昔单抗。DA-EPOCH 和 CHOP 的 CR 率约为 40%～50%；DA-EPOCH-R2 的 2 年 OS 率为 66.7%。体能状态差或严重合并症者，考虑单用脂质体蒽环类药物，或者脂质体蒽环类药物＋硼替佐米＋泼尼松。无法耐受全身化疗或其他治疗失败时，局部姑息性放疗可能获益。尚不清楚 CHOP+HD-MTX、CODOX-M/IVAC、自体/异基因造血干细胞移植能否改善预后。复发/难治者可选 CAR-T（阿基仑赛）、HDT/ASCT 或局部放疗。

4. 新药进展

针对 PEL 激活信号通路的靶向治疗包括蛋白酶体抑制剂（硼替佐米）、免疫调节药物（沙利度胺、来那度胺和泊马度胺）、mTOR 抑制剂、AKT 抑制剂、CD38 单克隆抗体（达雷妥尤单抗）、靶向 CD30 的抗体药物偶联物（维布妥昔单抗）、免疫检查点抑制剂（PD-1 和 PD-L1）等，具体疗效有待研究。

5. 疗效评价和随访

同 HIV 阴性人群。

6. 预后

预后差，化疗缓解期短（约 6 个月），1 年 OS 率约 30%，5 年 OS 率仅为 28%；EPOCH 方案的 3 年无事件生存率为 71%，生存时间中位数＜1 年，不治则 OS＜3 个月。EBV 阳性和化疗后 CR 提示预后良好，而 IL-6 升高和累及多个体腔与预后不良相关。

附　　录

附表 1　2014 版 Lugano 分期

局限期	Ⅰ期	仅侵及单一淋巴结区域（Ⅰ），或侵及单一结外器官不伴有淋巴结受累（ⅠE）
	Ⅱ期	侵及≥2 个淋巴结区域，但均在膈肌同侧（Ⅱ），可伴有同侧淋巴结引流区域的局限性结外器官受累（ⅡE）
	Ⅱ期大包块	Ⅱ期伴有大包块者
进展期	Ⅲ期	侵及膈肌上下淋巴结区域，或侵及膈上淋巴结＋脾受累（ⅢS）
	Ⅳ期	侵及淋巴结引流区域之外的结外器官（Ⅳ）

附表 2　Ann Arbor 分期

A 组	无全身症状
B 组	有全身症状，包括不明原因发热（＞38℃，连续 3 天及以上）、盗汗（连续 7 天及以上）或体重减轻（6 个月内下降 10% 以上）
E	淋巴瘤累及淋巴结外器官。单一结外部位受侵，病变侵犯到与淋巴结/淋巴组织直接相连的器官/组织时，不记为Ⅳ期，应在各期后记入"E"字母（如病变浸润至与左颈部淋巴结相连结的皮肤，记录为"ⅠE"）
X	大瘤块，肿瘤直径＞胸廓宽度的 1/3 或融合瘤块最大径＞10cm

附表 3　Lugano 2014 淋巴瘤治疗效果评价标准

疗效	病灶区域	PET-CT 评价	CT 评价
完全缓解（CR）	淋巴结及结外受累部位	完全的代谢缓解：5 分法（5-PS）评分 1、2、3 分伴或不伴有残存肿块影 注：咽淋巴环、结外高代谢摄取器官如脾脏或粒细胞集落刺激因子干预后的骨髓，代谢可能高于纵隔/肝血池，此时浸润部位的摄取不超过周围正常组织时，可判定为 CR	完全的影像学缓解（包括如下）：淋巴结靶病灶长径≤1.5cm；结外病灶消失

疗效	病灶区域	PET-CT 评价	CT 评价
完全缓解（CR）	不可测量病灶	不适用	消失
	器官增大	不适用	恢复正常
	新病灶	无	无
	骨髓	无 FDG 代谢增高病变	形态学正常；若形态学不能确定，需免疫组织化学确认阴性
部分缓解（PR）	淋巴结及结外受累部位	部分代谢缓解：评分4或5分，与基线相比摄取降低，影像残存病灶可为任意大小注：中期评估时，上述情况提示治疗有效；治疗结束时，提示可能病变残存	部分缓解，包括以下条件：最多6个淋巴结和结外病灶垂直直径乘积之和降低≥50%。当病灶小到 CT 无法测量，统一设为 5mm×5mm；当病灶看不见，设为 0mm×0mm；当淋巴结大于 5mm×5mm，取实际值
	不可测量病灶	不适用	消失/消退/维持不变，未增大
	器官增大	不适用	脾脏长径较正常脾脏长径增大值降低＞50%
	新病灶	无	无
	骨髓	比正常骨髓摄取更高、但较基线减低；如果淋巴结缩小情况下骨髓持续存在局灶性异常改变，需考虑活检或再次扫描	不适用
病情稳定（SD）	淋巴结及结外受累部位	改善：中期或治疗结束时评价，评分为4或5分，与基线相比摄取值无明显变化	疾病稳定：最多6个淋巴结和结外病灶长径与对应垂直直径乘积之和降低＜50%
	不可测量病灶	不适用	未达疾病进展
	器官增大	不适用	未达疾病进展
	新病灶	无	无
	骨髓	较基线无变化	不适用
疾病进展（PD）	淋巴结靶病灶/淋巴结融合肿块/结外病灶	评分4或5分，摄取较基线升高和/或在中期或治疗结束评价时出现新的 FDG 摄取增高病灶	至少满足以下1条1个淋巴结病灶需符合以下异常条件：长径＞1.5cm 且长径与对应垂直直径乘积之和较最小状态增加≥50%；长径≤2cm 的病灶，长径或短径增加 0.5cm；长径＞2cm 的病灶，长径或短径增加 1cm脾大时：长径增加＞既往较基线增加值的50%；若基线无脾大，长径需在基础值增加＞2cm；新发或复发的脾大
	不可测量病灶	无	新发病灶或此前不可测量的病灶明确进展
	新病灶	排除炎症、感染等后出现的新发 FDG 摄取增高病灶；若不确定新发病灶性质，需考虑活检	原缓解病灶增大；新发淋巴结任一径线＞1.5cm；新发结外病灶任一径线＞1cm；如＜1cm 需确认与淋巴瘤相关；明确与淋巴瘤相关的任何大小的病灶
	骨髓	新发或复发的 FDG 摄取增高灶	新发或复发性浸润

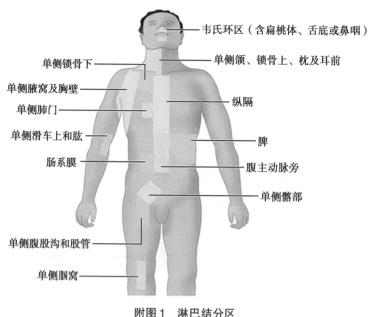

附图1 淋巴结分区

（陈娟娟 彭 劼）

第三节 卡波西肉瘤

一、流行病学

在 20 世纪 80 年代末期,卡波西肉瘤的风险比普通人群高 3 640 倍,但在 ART 时代,这种风险已经下降至 300 倍左右。在 AIDS 晚期 CD4+ T 细胞计数明显下降的患者中,KS 更常见,侵袭性更强,更易累及内脏和/或淋巴结。事实上,CD4+ T 细胞计数和 HIV 病毒载量与 KS 的发生风险相关,有效的 ART 降低了 KS 发生风险,也可改善 KS 的预后。然而,CD4+ T 细胞计数正常且 HIV 病毒载量检测不到的患者也可发生 KS。

二、发病机制

HHV-8 可感染并转化人内皮细胞,导致 KS 病灶中的肿瘤性梭形细胞成分形成。HHV-8 的几种病毒基因产物可影响细胞周期调控和细胞凋亡的控制,HHV-8 的基因组片段含病毒癌基因,后者在肿瘤形成的发病机制中很重要。虽然 KS 病灶中的小部分梭形细胞表达裂解周期基因,但多数梭形细胞呈 HHV-8 潜伏感染。一方面,少数病毒基因可在潜伏期表达,其可作为游离基因使病毒在宿主细胞内复制,同时干扰抑癌基因功能并避免被宿主免疫系统识别。另一方面,在裂解周期表达的病毒基因可能对增加生长因子,如对血管内皮生长因子和酪氨酸激酶受体 KIT 的表达尤其重要,这些因子刺激血管生成并激活生长调控通路,导致细胞生长失调控。

目前认为,在 KS 的发生、发展过程中,免疫因素尤其是天然免疫应答可能起非常重要的作用。Toll样受体 4(TLR4)在 KS 组织中呈强阳性表达,主要表达于异形血管内皮细胞和瘤细胞,定位在胞膜和胞质,同时发现在细胞核中也有表达;在未并发 KS 的 HIV 感染者和健康志愿者正常皮肤组织中表达极少。

三、筛查与诊断

（一）临床表现

1. **皮肤侵犯** KS 皮肤损害最常见于下肢、面部(特别是鼻)、口腔黏膜和生殖器。皮损多为椭圆形,沿皮肤张力线呈线性排列,可对称分布。皮肤病变无痛痒,通常不会造成表面皮肤或下方结构坏死。颜色取决于血管富集程度,可呈现粉色、红色、紫色和棕色,偶可见病灶周围有黄色晕环。早期病变易误诊为紫癜、血肿、血管瘤、皮肤纤维瘤或痣。皮损更常表现为直径数毫米至数厘米的丘疹。偶可见斑块样病变,特别是在足底和股部,或呈外生型及蕈伞型伴表面皮肤破坏。淋巴水肿可能特别严重,尤其是在面部、生殖器和下肢,原因可能是淋巴结肿大引起的血管阻塞导致。

2. **口腔受累**　最常见的皮肤外部位是口腔,约 1/3 的 KS 患者存在口腔受累,约 15% 的病例最先累及口腔,常由牙科医生发现。应尽可能通过活检来确诊 KS。口腔内最常见的受累位置是腭部,其次是牙龈。正常咀嚼可能易损伤口腔内病灶,进而导致疼痛、出血、溃疡或继发感染。病变进展可能影响营养摄入和说话。有无口腔症状常对治疗决策造成重大影响。

3. **内脏受累**　现已发现 KS 几乎可累及所有的内脏器官,包括淋巴结、肝脏、胰腺、心脏、睾丸、骨髓、骨和骨骼肌。最常见的内脏侵犯部位是胃肠道和呼吸系统,但内脏受累作为 KS 首发表现的情况相对少见。另外,由于 ART 以及多种治疗方式的应用,内脏受累已大幅减少。

(1)胃肠道:ART 普及前约 40% 的 KS 患者在初次诊断时存在胃肠道受累,尸检时多达 80% 存在胃肠道受累。胃肠道受累可见于无皮肤病变的患者,可以无症状或引起体重减轻、腹痛、恶心、呕吐、消化道出血、吸收不良、肠梗阻和/或腹泻。KS 胃肠道病灶通过内镜易检出,通常表现为出血结节,单个或融合分布,可见于胃肠道任何部位。应尽可能通过活检确诊 KS,但由于病灶常位于黏膜下,活检可能漏诊。高级别病灶更可能发生侵袭与播散。治疗通常取决于有无症状。

(2)呼吸系统:KS 常见肺部受累。肺部病变可以是 KS 的首发表现,而且 15% KS 肺部受累患者并无皮肤黏膜病变。患者可表现为呼吸急促、发热、咳嗽、咯血或胸痛,肺部受累也可能无症状,最初由胸部 X 线检查发现。影像学表现多样,可包括结节性、间质性和/或肺泡浸润、胸腔积液、肺门和/或纵隔淋巴结肿大,或仅表现为孤立结节。病灶在支气管镜下的特征性外观为樱桃红色、略微隆起的病灶。支气管镜与影像学结果相关性佳,但偶有经支气管镜确诊的 KS 患者胸部 X 线检查正常。

(二)诊断

1. **治疗前评估**　KS 主要需要关注皮肤及黏膜等的病灶,详见表 5-2-3-1。

表 5-2-3-1　KS 治疗前评估项目

分类	推荐项目	选做项目
病史采集和体格检查	完整的病史采集 体格检查(对皮肤、口腔和淋巴结检查,记录水肿,并对口腔、结膜和皮肤病变进行拍照,以记录疾病程度) ECOG 体能状态评估	
实验室检查	血尿便常规、血清生化全项、$CD4^+$ T 细胞、HIV RNA、HBV、HCV、梅毒、育龄女性须行妊娠试验	
影像学检查	PET-CT 或颈部 + 胸部 + 腹部 + 盆腔增强 CT/MRI 和心电图、心脏超声	鼻咽镜、胃镜、肠镜、支气管镜、骨扫描
有创检查	肿物活检/切除(推荐)/穿刺	

2. **诊断**　确诊依赖于组织病理学,免疫组化需做 CD31、CD3、HHV-8、D2-40、VEGFR-3、FLI1 等。

四、临床管理

(一)分期

KS 最常用的分期系统是由美国国立卫生研究院的 AIDS 临床试验组(AIDS Clinical Trial Group,ACTG)所制定的 TIS 分期(表 5-2-3-2),包括评价肿瘤范围(T)、免疫状态(I)和全身性疾病严重程度(S)。该系统综合考虑了 KS 和 HIV 感染,将患者分为低风险预后组(0)或高风险预后组(1),T1S1 预后最差。但是,TIS 分期不适用于经典型 KS 和医源性 KS。

表 5-2-3-2　KS 的 TIS 分期

评价	低风险预后组（以下所有）	高风险预后组（以下任一情况）
肿瘤范围（T）	T0：局限于皮肤和/或淋巴结和/或极轻度口腔疾病（局限于上腭的非结节性 KS）	T1：肿瘤相关水肿或溃疡、广泛口腔 KS、胃肠道 KS 淋巴结以外器官的 KS
免疫状态（I）	I0：CD4$^+$ T 细胞计数≥150 个/μl	I1：CD4$^+$ 细胞计数<150 个/μl
全身性疾病严重程度（S）	S0：无机会性感染或鹅口疮病史 无 B 症状 KPS≥70 分	S1：机会性感染史和/或存在鹅口疮、B 症状 KPS<70 分 其他 HIV 相关疾病（如神经系统疾病、淋巴瘤）

I 在 ART 治疗的情况下预后价值低于 T 或 S。B 症状为不明原因的发热、盗汗、>10% 的不自主体重减轻或腹泻持续 2 周以上。

（二）治疗

1. 总体原则　无症状且患者在美观上可接受的伴有局限性皮肤疾病可单独使用 ART。伴有症状和/或美观上不可接受的局限性皮肤疾病的 HIV 感染者/AIDS 患者应接受 ART，并尽可能采用最微创和毒性最小的治疗方案。晚期皮肤、口腔、内脏或淋巴结卡波西肉瘤患者的首选初始治疗是 ART 联合全身治疗。对于不适合全身治疗的患者，可使用 ART 联合放疗。

2. 抗肿瘤治疗

（1）局部治疗：包括外用药物和灶内化疗。病灶内化疗可诱导肿瘤消退，小病灶优选此法，最常用的药物是长春碱，可直接注射入 KS 病灶；较大病灶可能需要多点注射。

（2）激光和冷冻治疗：局限于皮肤或黏膜早期阶段的 KS 使用激光或者液氮冷冻清除病灶，但是易复发。

（3）放射治疗：KS 对放疗敏感，报告的治疗病灶完全缓解率范围为 60%～93%。KS 的放射治疗用于有症状和/或外观上不可接受的局限性皮肤疾病患者。

（4）全身性治疗：有限皮肤疾病和晚期疾病的首选一线全身治疗药物是多柔比星脂质体。多柔比星脂质体与心脏毒性风险相关（需要行心脏彩超评估心脏功能）。紫杉醇是局限性皮肤疾病和晚期疾病一线全身治疗的替代方案。

复发/难治 KS 治疗选择包括一线治疗（泊马度胺、来那度胺、沙利度胺）、二线治疗（硼替佐米、吉西他滨、白蛋白结合型紫杉醇、长春瑞滨、博来霉素、依托泊苷）和其他治疗（伊马替尼、贝伐珠单抗、PD-1 单抗）。患者如果可以耐受且持续缓解（≥3 个月），可重复上述治疗。

对 KS 患者使用紫杉醇方案时可能存在两种重要的相互作用：紫杉醇治疗前需要糖皮质激素预先给药。考虑到类固醇可能使 HIV 感染者发生进一步免疫抑制并加重 KS，通常会将地塞米松剂量减至化疗前 6 小时和 12 小时口服 10mg，而不是常用的 20mg。与许多其他抗逆转录病毒药物一样，紫杉醇通过细胞色素 P450 酶代谢。紫杉醇相关的毒性主要源于该药物和抗逆转录病毒药物的相互作用。

3. 疗效评价　ACTG 已正式定义 KS 对治疗的反应，疗效评价可见表 5-2-3-3。

（三）预后

联合 ART 显著降低了 KS 的发生率，并改善了 KS 患者的预后，过去这些患者常早期死亡。T0 期患者 5 年总生存率为 92%，T1 期患者为 83%。

（四）随访

对于 KS 接受全身治疗的患者，应根据治疗反应以及 HIV 病毒血症和免疫重建程度定期随访。随访应包括询问病史和体格检查、全血细胞计数（CBC）、分类计数和综合代谢检查、CD4$^+$ T 细胞计数和 HIV RNA，以及 ART 的依从性。

如果观察到病灶的变化，应对病灶进行拍照记录。再根据临床症状、食管胃十二指肠内镜检查（EGD）/结肠镜、支气管镜检查、胸部 X 线或胸部 CT 和/或腹部/盆腔增强 CT 等明确有无复发。

值得注意的是 KS 不能根除，即使完全缓解后，未来 KS 的风险仍持续存在。避免医源性免疫抑制以

表 5-2-3-3　KS 的疗效评价

完全缓解（CR）	不存在任何可检测的残留疾病，包括持续至少 4 周的肿瘤相关（局部）水肿。已知有内脏病变的患者应在基线时通过与受累部位相关的适当内镜或放射学检查进行再分期
部分缓解（PR）	无新发皮肤黏膜病变、受累的内脏部位或以下症状的出现或恶化： 肿瘤相关水肿或积液； 以及所有既往存在且持续至少 4 周的病灶数量减少 50% 或以上； 或所有既往隆起性病变中至少 50% 完全变平（即所有既往结节性病变的 50%）或斑块样病变变成斑疹； 或至少 5 个可测量病灶的最大正交直径乘积之和减少 50%。 注：当存在残留肿瘤相关水肿或积液，但疾病在其他方面符合完全缓解标准时，应将缓解归类为"部分缓解"
病情稳定（SD）	不符合 PD 或 PR 标准的任何缓解
疾病进展（PD）	既存病灶大小增加 >25% 和/或出现新病灶或疾病部位和/或皮肤或口腔病灶的特征从黄斑变为斑块样或结节 >25%。如果出现新的或增加的肿瘤相关水肿或积液，则认为疾病进展

及优化和随访免疫功能和 HIV 控制对于将这种风险降至最低非常重要，因为疾病的风险通常随着免疫重建而降低。然而，即使在 CD4$^+$ T 细胞计数"正常"的情况下，KS 也可持续存在、复发或再次出现症状。每 6 个月随访 1 次，如果患者病情稳定超过 2 年且 HIV RNA 检测不到，CD4$^+$ T 细胞计数在正常范围内，可以每年随访 1 次。

（赵　涵　何浩岚）

第四节　宫　颈　癌

一、流行病学

宫颈癌是女性生殖系统恶性肿瘤中最常见的肿瘤，也是女性第四常见的癌症。2020 年国际癌症研究机构的数据库表明，全球约有 60.4 万名妇女被诊断患有宫颈癌，约有 34.2 万名妇女死于该疾病。宫颈癌的发病率在全球范围内表现出显著的地区差异，主要集中在低收入和中等收入国家，尤其是撒哈拉以南非洲地区特别高，这与该地区 HIV、HPV 的感染较多有关。在非洲南部和东部，15 岁以上女性的 HIV 流行率约为 30%，其年龄标准化宫颈癌发病率在全世界最高，达 43/10 万人，而在西亚、北美等地区宫颈癌发病率很低。

宫颈癌的发病率 20 岁之前一般处于较低水平，20 岁之后会快速上升，在 50～54 岁达到高峰，之后又会逐渐下降。病死率在 25 岁之前处于较低水平，25 岁以后随着年龄增加逐渐升高，并在 80～84 岁达到高峰。但不管哪个地区哪个年龄段，HIV 阳性妇女患宫颈癌的风险是 HIV 阴性妇女的 3～6 倍。所以根据 WHO 的定义，HPV 相关的宫颈癌为艾滋病相关肿瘤。在美国，宫颈癌占 AIDS 人群癌症的 1% 左右，这个比例较低主要是因为 HIV 感染者基本以男性为主。

二、发病机制

HIV 感染者与非感染者一样，女性生殖道的 HPV 感染均是发生宫颈癌的必要但非充分条件，因为 HPV 感染者中仅有一小部分会进展为宫颈癌。宫颈上皮内瘤变（CIN）发病机制涉及的主要因素包括 HPV 亚型、年龄及感染持续时间，因为免疫系统应答减弱会导致 HPV 感染持续存在，所以免疫抑制是 HIV 感染者发生 CIN 的重要因素。研究发现 CD4$^+$ T 细胞计数低者（如 <200 个/μl）HPV 感染率最高，而且更常感染 HPV 高危亚型，宫颈 HPV 持续感染的风险也较高。HIV 感染者的 HPV 感染很可能在潜伏期后长期存在，而这在非 HIV 感染者中比较罕见。HIV 感染者的免疫抑制程度可预测宫颈病变的发生及严重程度。

三、筛查与诊断

（一）临床表现

早期宫颈癌通常无症状，所以常规筛查是非常重要的。对于无症状的患者，宫颈癌可能是在宫颈癌筛查中或妇科检查时发现可见病灶而偶然发现的。在有症状的患者中，就诊时最常见的症状是：不规则或大量阴道出血，性交后出血，一些患者表现为阴道分泌物呈水样、黏液样或脓性且有恶臭。

诊断时，有局限性病变、区域性病变和远处转移的患者占比分别约为 44%、34% 和 15%。晚期疾病可能表现为骨盆痛或腰痛，可能沿下肢后侧放射。肠道或泌尿系统症状（如压力相关性主诉、血尿、便血、阴道排尿或排便）并不常见，提示疾病晚期。

HIV 感染者确诊宫颈癌时一般较晚期，且体能状态更差。常发生转移，而转移部位较为少见。由于 AIDS 的一些症状与晚期宫颈癌的症状相似（如体重减轻、乏力、淋巴结肿大），因此可能无法及时诊断，所以一部分患者因为 AIDS 的其他表现住院时才诊断出宫颈癌。

（二）诊断

1. 治疗前评估 和 HIV 阴性患者相比，HIV 感染者的宫颈癌需注意其他器官的转移情况，详见表 5-2-4-1。

表 5-2-4-1 宫颈癌治疗前评估

分类	推荐项目	选做项目
病史采集和体格检查	完整的病史采集（包括阴道异常出血、异常分泌物等） 体格检查（使用窥器观察宫颈及相关妇科检查） ECOG 体能状态评估	
实验室检查	血尿便常规、血清生化全项、CD4$^+$ T 细胞计数、HIV RNA、HBV、HCV、梅毒、鳞状细胞癌抗原（SCC）、糖类抗原 125（CA125）、癌胚抗原（CEA）、宫颈 HPV 定性和定量、妊娠试验	糖类抗原 199（CA199）、人附睾蛋白 4（HE4）
影像学检查	PET-CT+ 盆腔增强 MRI 或颈部 + 胸部 + 腹部 + 盆腔增强 CT/MRI+ 全身骨扫描/骨 X 线检查、心电图	肾图、膀胱镜、肠镜 颅脑增强或者平扫 MRI/CT 浅表淋巴结和腹部 B 超
有创检查	宫颈活检（推荐）/穿刺	

MRI 对宫颈癌的肿瘤大小的判定及周围器官组织的侵犯选择优于 CT。通常不使用 PET-CT 评估宫颈癌的肿瘤大小和局部扩散情况，因为示踪剂在膀胱内集聚可能会影响观察宫颈。

2. 诊断 确诊依赖于组织病理学，免疫组化需做 P16、P53、P63、P40、CK、Ki-67 等，按照 2020 年 WHO 第 5 版子宫颈恶性肿瘤组织学分类主要病理类型可以分为鳞癌、腺癌、腺鳞癌、腺肉瘤等多种类型。

四、临床管理

（一）分期

分期系统——遵照 FIGO 2018 年分期原则，宫颈癌 FIGO 临床分期见表 5-2-4-2。

表 5-2-4-2 子宫颈癌的临床分期（FIGO 2018 年分期）

分期	描述
I	癌症仅局限于子宫颈（扩散至子宫体者不予考虑）
I A	显微镜下诊断的浸润癌，最大浸润深度≤5.0mm
I A1	间质浸润深度≤3.0mm
I A2	间质浸润深度>3.0mm 而≤5.0mm

分期	描述
ⅠB	最大浸润深度＞5.0mm 的浸润癌（大于ⅠA 期的范围）；病变局限在子宫颈，病变大小为肿瘤最大直径
ⅠB1	间质浸润深度＞5.0mm 而最大径线≤2.0cm 的浸润癌
ⅠB2	最大径线＞2.0cm 而≤4.0cm 的浸润癌
ⅠB3	最大径线＞4.0cm 的浸润癌
Ⅱ	子宫颈癌侵犯至子宫外，但未扩散到阴道下 1/3 或骨盆壁
ⅡA	累及阴道上 2/3，无子宫旁浸润
ⅡA1	浸润癌最大径线≤4.0cm
ⅡA2	浸润癌最大径线＞4.0cm
ⅡB	子宫旁浸润，但未达骨盆壁
Ⅲ	癌症累及阴道下 1/3 和/或扩散到骨盆壁和/或导致肾积水或无功能肾和/或累及盆腔和/或腹主动脉旁淋巴结
ⅢA	癌症累及阴道下 1/3，未扩散到骨盆壁
ⅢB	扩散到骨盆壁和/或肾积水或无功能肾（明确排除其他原因所致）
ⅢC	盆腔和/或腹主动脉旁淋巴结受累（包括微小转移），不论肿瘤的大小与范围（采用r 与 p 标注）
ⅢC1	只有盆腔淋巴结转移
ⅢC2	腹主动脉旁淋巴结转移
Ⅳ	癌症已扩散超出真骨盆或已累及膀胱或直肠黏膜（活检证实）。出现泡状水肿不足以诊断为Ⅳ期
ⅣA	扩散至邻近的器官
ⅣB	转移至远处器官

所有的分期，都可以利用影像学和病理学检查结果来辅助临床所见，判定肿瘤的大小与浸润深度。病理学检查结果优于影像学与临床判别。脉管受累不改变分期，不再考虑病灶的横向范围；孤立的肿瘤细胞不改变分期，但需要记录下来；r 与 p 的加入是为了标注诊断ⅢC 期的依据来源。例如：若影像提示盆腔淋巴结转移，则分期为ⅢC1r 期，当病理学检查确诊后，就成为ⅢC1p 期。影像学检查手段、病理学诊断技术都应该记录下来。

TNM 分期采用美国癌症联合会（American Joint Committee on Cancer, AJCC）第 9 版，具体见表 5-2-4-3。

表 5-2-4-3　AJCC（第 9 版）TNM 分期

分期	描述
T_X	原发肿瘤不能评估
T_{is}	原位癌
T_0	无原发性肿瘤证据
T_1	肿瘤局限于子宫颈
T_{1a}	浸润性癌镜下浸润深度≤5.0mm
T_{1a1}	间质浸润深度≤3.0mm
T_{1a2}	间质浸润深度＞3.0mm，但≤5.0mm
T_{1b}	临床可见的局限于子宫颈的肿瘤；或镜下可见超出 T_{1a} 的范围（淋巴脉管侵犯不改变分期，水平浸润宽度不再纳入分期）
T_{1b1}	肿瘤间质浸润＞5.0mm 和肿瘤最大径≤2.0cm
T_{1b2}	肿瘤最大径＞2.0cm，但≤4.0cm
T_{1b3}	肿瘤最大径＞4.0cm
T_2	肿瘤侵犯超出子宫颈，但未达到盆壁或者阴道下 1/3
T_{2a}	肿瘤侵犯阴道上 2/3，无子宫旁浸润
T_{2a1}	肿瘤最大径≤4.0cm
T_{2a2}	肿瘤最大径＞4.0cm

分期	描述
T_{2b}	有子宫旁浸润,但未达盆壁
T_3	肿瘤侵犯至阴道下 1/3,和/或扩散至盆壁,和/或引起肾积水或无功能肾
T_{3a}	肿瘤侵犯阴道下 1/3,但未达到盆壁
T_{3b}	肿瘤侵犯盆壁,和/或引起肾积水或无功能肾
T_4	活检证实侵犯膀胱或直肠黏膜或肿瘤扩散至邻近器官(大疱性水肿病例不列为ⅣA期)
N_x	区域淋巴结无法评估
N_0	无区域淋巴结转移
$N_{0(i+)}$	区域淋巴结中的孤立肿瘤细胞≤0.2mm 或单个淋巴结横截面中的单个肿瘤细胞或肿瘤细胞簇≤200 个
N_1	仅盆腔淋巴结转移
N_{1mi}	盆腔区域淋巴结转移(>0.2mm,但最大径≤2.0mm)
N_{1a}	盆腔区域淋巴结转移(最大径>2.0mm)
N_2	腹主动脉旁淋巴结转移,含或不含盆腔淋巴结转移
N_{2mi}	腹主动脉旁区域淋巴结转移(>0.2mm,但最大径≤2.0mm),含或不含盆腔淋巴结转移
N_{2a}	腹主动脉旁区域淋巴结转移(最大径>2.0mm),含或不含盆腔淋巴结转移
M_0	没有远处转移
cM_1	远处转移(包括腹股沟淋巴结转移、腹腔内病灶、肺、肝或骨转移;不包括盆腔或主动脉旁淋巴结或阴道转移)
pM_1	病理确诊的远处转移(包括腹股沟淋巴结转移、腹腔内病灶、肺、肝或骨转移;不包括盆腔或主动脉旁淋巴结或阴道转移)

原发肿瘤(T),淋巴结转移(N),远处转移(M)。

T_1	N_0	M_0	Ⅰ
T_{1a}	N_0	M_0	ⅠA
T_{1a1}	N_0	M_0	ⅠA1
T_{1a2}	N_0	M_0	ⅠA2
T_{1b}	N_0	M_0	ⅠB
T_{1b1}	N_0	M_0	ⅠB1
T_{1b2}	N_0	M_0	ⅠB2
T_{1b3}	N_0	M_0	ⅠB3
T_2	N_0	M_0	Ⅱ
T_{2a}	N_0	M_0	ⅡA
T_{2a1}	N_0	M_0	ⅡA1
T_{2a2}	N_0	M_0	ⅡA2
T_{2b}	N_0	M_0	ⅡB
T_3	N_0	M_0	Ⅲ
T_{3a}	N_0	M_0	ⅢA
T_{3b}	N_0	M_0	ⅢB
$T_X, T_0, T_{1\sim3}$	N_1	M_0	ⅢC1
$T_X, T_0, T_{1\sim3}$	N_2	M_0	ⅢC2
T_4	N_{Any}	M_0	ⅣA
T_{Any}	N_{Any}	M_1	ⅣB

医护人员可以通过影像学检查(即超声检查、CT、MRI 和 PET-CT),以判断宫颈腺癌的大小、淋巴结状态,以及局部或全身播散情况评估临床分期。但是,已认识到影像学检查也有局限性,例如,在中等偏下收入国家,影像学检查可能很少甚至不可及。另外,可采用影像学引导的细针抽吸活检,或者手术切除疑似病灶,从而补充临床检查结果,为疾病分期提供更准确的信息。但最准确还是需要术后分期。

(二)治疗

1. **总体原则**　早期手术为主,中晚期放疗为主,化疗为辅。

2. **抗肿瘤治疗**

(1)手术:适用于 I A、I B1、I B2、II A1 期(≤4cm),早期病变最适合手术切除,术后对复发风险中等或较高的患者使用辅助放化疗。

(2)同步放化疗: I B3、II A2 期首选(>4cm)。

(3)放疗:广泛适用,外照射可采用前后对穿野、盆腔四野、三维适形、调强放疗。适形放疗和调强放疗已应用于临床,由于子宫颈癌后装腔内放疗的剂量学特点,具有不可替代性。

(4)化疗:顺铂、紫杉醇和贝伐珠单抗联合治疗可改善晚期或转移性宫颈癌患者的生存情况,且该方案目前是这类患者的标准一线治疗。对于二线治疗,可以选用靶向治疗或免疫治疗,例如,程序性死亡受体配体 -1(programmed death ligand-1, PD-L1)阳性或微卫星高度不稳定(microsatellite instability-high, MSI-H)/错配修复缺陷(deficient mismatch repair, dMMR)的患者可选择程序性死亡受体 -1(programmed death-1, PD-1)抑制剂(如帕博利珠单抗)。神经营养酪氨酸受体激酶(NTRK)基因融合阳性的患者可以选用拉罗替尼或恩曲替尼。治疗方式的选择取决于本地区现有的设备、妇科肿瘤医师的技术水平以及患者的一般状况、年龄、期望、肿瘤分期和肿瘤标志物检测结果,治疗前应进行充分的医患沟通。

3. **宫颈癌的疗效评价**　参考实体瘤 RECIST(Response Evaluation Criteria in Solid Tumors)1.1 版本(表 5-2-4-4)。

表 5-2-4-4　宫颈癌的疗效评价

完全缓解(CR)	所有靶病灶消失,全部病理淋巴结短直径必须减少至<10mm,并至少持续 4 周
部分缓解(PR)	靶病灶直径总和减少至少 30%,并至少持续 4 周
病情稳定(SD)	靶病灶减少程度没达到 PR,增加的程度也没达到 PD 水平,介于两者之间
疾病进展(PD)	靶病灶直径总和增加至少 20%,或出现新病灶

靶病灶的定义和选择:选择易于测量的大病灶,要求最长直径≥10mm,每个器官最多 2 个,整个研究最多 5 个。淋巴结如果最大短轴直径超过 15mm,则可作为靶病灶。最长直径之和(SLD):必须将随访扫描中目标病灶的最长直径总和与治疗期间的基线、治疗期间最小 SLD 进行比较,称为"最低点"。在满足增加 20% 的基础上,SLD 绝对增加值应≥5mm,才称为疾病进展。非靶病灶和新病灶:非靶病灶无须进行测量,但应在基线评估时记录。任何新的肿瘤病灶出现都意味着疾病进展。疗效的确认:评价为 CR 或 PR 的患者必须在至少 4 周后重复评估确认。评价为 SD 的患者应在方案规定的间隔时间后重复评估确定(一般不低于 6~8 周)。特殊情况:骨病变,只有可识别的软组织成分适合作为目标病灶进行测量;囊性病变,单纯性囊肿不应视为恶性病灶或作为靶病灶。

(三)预后

多项研究证明 HIV 感染宫颈癌患者即便应用了 ART,死亡风险也更高,尤其是接受治愈性治疗的患者。鉴于 HIV 感染宫颈癌患者预后不良,美国 CDC 将中度和重度宫颈异型增生归为早期 HIV 感染症状,将浸润性宫颈癌作为 AIDS 指征性疾病。

(四)随访

肿瘤治疗结束至 2 年内,每 3~6 个月随访 1 次;治疗结束 2 年后,每 6~12 个月随访 1 次。根据患者疾病复发风险进行年度复查。

随访内容包括:全身体格检查、妇科检查、肿瘤标志物检测和子宫颈或阴道残端细胞学、CD4+ T 细胞计数、HIV RNA、HPV 检查。必要时行阴道镜检查及活体组织病理学检查、胸部 X 线检查、胸部 CT、盆腔 MRI、超声、全身浅表淋巴结超声、PET-CT 检查。根据症状、体征怀疑复发时可进行相关实验室、影像学检查，如血常规、血尿素氮、肌酐等。根据检查结果，必要时行阴道镜检查及活体组织病理学检查、胸部 X 线检查、胸部 CT、盆腔 MRI、超声、全身浅表淋巴结超声检查。

（赵 涵 何浩岚）

参 考 文 献

［1］NCCN. NCCN clinical practice guidelines in oncology：B-cell lymphomas（Version 1.2025）.［2024-12-20］. https：//www. nccn.org/guidelines/guidelines-detail? category=1&id=1480.

［2］NCCN. NCCN clinical practice guidelines in oncology：Cancer in people with HIV（Version 1.2025）.［2024-11-01］. https：// www.nccn.org/guidelines/guidelines-detail? category=4&id=1487

［3］NCCN. NCCN clinical practice guidelines in oncology：Cervical cancer（Version 1.2025）.［2024-12-19］. https：//www.nccn. org/guidelines/guidelines-detail? category=1&id=1426.

［4］NCCN. NCCN clinical practice guidelines in oncology：Kaposi sarcoma（Version 1.2025）.［2024-11-01］. https：//www.nccn. org/guidelines/guidelines-detail? category=1&id=1485.

［5］NOY A. Optimizing treatment of HIV-associated lymphoma. Blood, 2019, 134(17)：1385-1394.

［6］LURAIN K. Treating cancer in people with HIV. J Clin Oncol, 2023, 41(21)：3682-3688.

［7］YARCHOAN R, ULDRICK T S. HIV-associated cancers and related diseases. N Engl J Med, 2018, 378(11)：1029-1041.

［8］GOEDERT J J, HOSGOOD H D, BIGGAR R J, et al. Screening for cancer in persons living with HIV infection. Trends Cancer, 2016, 2(8)：416-428.

［9］RE A, CATTANEO C, MONTOTO S. Treatment management of haematological malignancies in people living with HIV. Lancet Haematol, 2020, 7(9)：e679-e689.

［10］KIMANI S M, PAINSCHAB M S, HORNER M J, et al. Epidemiology of haematological malignancies in people living with HIV. Lancet HIV, 2020, 7(9)：e641-e651.

［11］CARBONE A, VACCHER E, GLOGHINI A. Hematologic cancers in individuals infected by HIV. Blood, 2022, 139(7)：995-1012.

［12］RUST B J, KIEM H P, ULDRICK T S. CAR T-cell therapy for cancer and HIV through novel approaches to HIV-associated haematological malignancies. Lancet Haematol, 2020, 7(9)：e690-e696.

［13］DOLCETTI R, GLOGHINI A, CARUSO A, et al. A lymphomagenic role for HIV beyond immune suppression? . Blood, 2016, 127(11)：1403-1409.

［14］ALVARNAS J C, LE RADEMACHER J, WANG Y, et al. Autologous hematopoietic cell transplantation for HIV-related lymphoma：Results of the BMT CTN 0803/AMC 071 trial. Blood, 2016, 128(8)：1050-1058.

［15］RAMOS J C, SPARANO J A, CHADBURN A, et al. Impact of Myc in HIV-associated non-Hodgkin lymphomas treated with EPOCH and outcomes with vorinostat（AMC-075 trial）. Blood, 2020, 136(11)：1284-1297.

［16］LURAIN K, RAMASWAMI R, MANGUSAN R, et al. Use of pembrolizumab with or without pomalidomide in HIV-associated non-Hodgkin's lymphoma. J Immunother Cancer, 2021, 9(2)：e002097.

［17］CHEN J, LIU X, QIN S, et al. A novel prognostic score including the CD4/CD8 for AIDS-related lymphoma. Front Cell Infect Microbiol, 2022, 12：919446.

［18］NASTOUPIL L J, BARTLETT N L. Navigating the evolving treatment landscape of diffuse large B-cell lymphoma. J Clin Oncol, 2023, 41(4)：903-913.

［19］SCHMITZ R, WRIGHT G W, HUANG D W, et al. Genetics and pathogenesis of diffuse large B-cell lymphoma. N Engl J Med, 2018, 378(15)：1396-1407.

［20］CHEN J, WU Y, KANG Z, et al. A promising prognostic model for predicting survival of patients with HIV-related diffuse large B-cell lymphoma in the ART era. Cancer Med, 2023, 12(11)：12470-12481.

［21］ATALLAH-YUNES S A, MURPHY D J, NOY A. HIV-associated Burkitt lymphoma. Lancet Haematol, 2020, 7(8)：e594-e600.

［22］ROSCHEWSKI M, STAUDT L M, WILSON W H. Burkitt's Lymphoma. N Engl J Med, 2022, 387(12)：1111-1122.

［23］GUPTA N K, NOLAN A, OMURO A, et al. Long-term survival in AIDS-related primary central nervous system lymphoma. Neuro Oncol, 2017, 19(1): 99-108.

［24］FERRERI A J M, CALIMERI T, CWYNARSKI K, et al. Primary central nervous system lymphoma. Nat Rev Dis Primers, 2023, 9(1): 29.

［25］LIU Z, FILIP I, GOMEZ K, et al. Genomic characterization of HIV-associated plasmablastic lymphoma identifies pervasive mutations in the JAK-STAT pathway. Blood Cancer Discov, 2020, 1(1): 112-125.

［26］LURAIN K, POLIZZOTTO M N, ALEMAN K, et al. Viral, immunologic, and clinical features of primary effusion lymphoma. Blood, 2019, 133(16): 1753-1761.

［27］SHIMADA K, HAYAKAWA F, KIYOI H. Biology and management of primary effusion lymphoma. Blood, 2018, 132(18): 1879-1888.

［28］CESARMAN E, CHADBURN A, RUBINSTEIN P G. KSHV/HHV8-mediated hematologic diseases. Blood, 2022, 139(7): 1013-1025.

［29］PATEL P, HANSON D L, SULLIVAN P S, et al. Incidence of types of cancer among HIV-infected persons compared with the general population in the United States, 1992-2003. Ann Intern Med, 2008, 148(10): 728-736.

［30］RE A, CATTANEO C, ROSSI G. HIV and lymphoma: From epidemiology to clinical management. Mediterr J Hematol Infect Dis, 2019, 11(1): e2019004.

［31］HERNANDEZ-RAMIREZ R U, SHIELS M S, DUBROW R, et al. Cancer risk in HIV-infected people in the USA from 1996 to 2012: A population-based, registry-linkage study. Lancet HIV, 2017, 4(11): e495-e504.

［32］ARMSTRONG A W, LAM K H, CHASE E P. Epidemiology of classic and AIDS-related Kaposi's sarcoma in the USA: Incidence, survival, and geographical distribution from 1975 to 2005. Epidemiol Infect, 2013, 141(1): 200-206.

［33］DUBROW R, QIN L, LIN H, et al. Association of CD4$^+$ T-cell count, HIV-1 RNA viral load, and antiretroviral therapy with Kaposi sarcoma risk among HIV-infected persons in the United States and Canada. J Acquir Immune Defic Syndr, 2017, 75(4): 382-390.

［34］VITALE F, BRIFFA D V, WHITBY D, et al. Kaposi's sarcoma herpes virus and Kaposi's sarcoma in the elderly populations of 3 Mediterranean islands. Int J Cancer, 2001, 91(4): 588-591.

［35］JANG H S, CHA J H, OH C K, et al. A case of classic Kaposi's sarcoma with multiple organ involvement. J Dermatol, 2000, 27(11): 740-744.

［36］ANDERSON L A, LAURIA C, ROMANO N, et al. Risk factors for classical Kaposi sarcoma in a population-based case-control study in Sicily. Cancer Epidemiol Biomarkers Prev, 2008, 17(12): 3435-3443.

［37］KLEIN S L, FLANAGAN K L. Sex differences in immune responses. Nat Rev Immunol, 2016, 16(10): 626-638.

［38］BERAL V, PETERMAN T A, BERKELMAN R L, et al. Kaposi's sarcoma among persons with AIDS: A sexually transmitted infection? . Lancet, 1990, 335(8682): 123-128.

［39］HOOVER D R, BLACK C, JACOBSON L P, et al. Epidemiologic analysis of Kaposi's sarcoma as an early and later AIDS outcome in homosexual men. Am J Epidemiol, 1993, 138(4): 266-278.

［40］GOEDERT J J, VITALE F, LAURIA C, et al. Risk factors for classical Kaposi's sarcoma. J Natl Cancer Inst, 2002, 94(22): 1712-1718.

［41］TRATTNER A, HODAK E, DAVID M, et al. The appearance of Kaposi sarcoma during corticosteroid therapy. Cancer, 1993, 72(5): 1779-1783.

［42］SEHITOGLU I, BEDIR R, CURE E, et al. Evaluation of the relationship between c-Kit expression and mean platelet volume in classic Kaposi's sarcoma. An Bras Dermatol, 2016, 91(4): 430-435.

［43］LU X, WAN X, LI X, et al. Expression of TLR4 gene is downregulated in acquired immune deficiency syndrome-associated Kaposi's sarcoma. Exp Ther Med, 2019, 17(1): 27-34.

［44］CAPONETTI G, DEZUBE B J, RESTREPO C S, et al. Kaposi sarcoma of the musculoskeletal system: A review of 66 patients. Cancer, 2007, 109(6): 1040-1052.

［45］KROWN S E, METROKA C, WERNZ J C. Kaposi's sarcoma in the acquired immune deficiency syndrome: A proposal for uniform evaluation, response, and staging criteria. AIDS Clinical Trials Group Oncology Committee. J Clin Oncol, 1989, 7(9): 1201-1207.

［46］NANNAN P V, HOETELMANS R M, VAN HEESWIJK R P, et al. Paclitaxel in the treatment of human immunodeficiency virus 1-associated Kaposi's sarcoma--drug-drug interactions with protease inhibitors and a nonnucleoside reverse transcriptase inhibitor: A case report study. Cancer Chemother Pharmacol, 1999, 43(6): 516-519.

［47］BOWER M, DALLA P A, COYLE C, et al. Prospective stage-stratified approach to AIDS-related Kaposi's sarcoma. J Clin Oncol, 2014, 32(5): 409-414.

［48］SUNG H, FERLAY J, SIEGEL R L, et al. Global cancer statistics 2020: GLOBOCAN estimates of incidence and mortality worldwide for 36 cancers in 185 countries. CA Cancer J Clin, 2021, 71(3): 209-249.

［49］STELZLE D, TANAKA L F, LEE K K, et al. Estimates of the global burden of cervical cancer associated with HIV. Lancet Glob Health, 2021, 9(2): e161-e169.

［50］赫捷, 魏文强. 2019 中国肿瘤登记年报. 北京: 人民卫生出版社, 2021.

［51］ROBBINS H A, PFEIFFER R M, SHIELS M S, et al. Excess cancers among HIV-infected people in the United States. J Natl Cancer Inst, 2015, 107(4): dju503.

［52］SIEGEL R L, MILLER K D, WAGLE N S, et al. Cancer statistics, 2023. CA Cancer J Clin, 2023, 73(1): 17-48.

［53］MAIMAN M, FRUCHTER R G, GUY L, et al. Human immunodeficiency virus infection and invasive cervical carcinoma. Cancer, 1993, 71(2): 402-406.

［54］SINGH G S, AIKINS J K, DEGER R, et al. Metastatic cervical cancer and pelvic inflammatory disease in an AIDS patient. Gynecol Oncol, 1994, 54(3): 372-376.

［55］GAVINSKI K, DINARDO D. Cervical cancer screening. Med Clin North Am, 2023, 107(2): 259-269.

［56］BHATLA N, AOKI D, SHARMA D N, et al. Cancer of the cervix uteri. Int J Gynaecol Obstet, 2018, 143 Suppl 2: 22-36.

［57］BHATLA N, BEREK J S, CUELLO FREDES M, et al. Revised FIGO staging for carcinoma of the cervix uteri. Int J Gynaecol Obstet, 2019, 145(1): 129-135.

［58］ROBINSON W R, FREEMAN D. Improved outcome of cervical neoplasia in HIV-infected women in the era of highly active antiretroviral therapy. AIDS Patient Care STDS, 2002, 16(2): 61-65.

［59］TEWARI K S, SILL M W, PENSON R T, et al. Bevacizumab for advanced cervical cancer: Final overall survival and adverse event analysis of a randomised, controlled, open-label, phase 3 trial (Gynecologic Oncology Group 240). Lancet, 2017, 390(10103): 1654-1663.

［60］YOUN J W, HUR S Y, WOO J W, et al. Pembrolizumab plus GX-188E therapeutic DNA vaccine in patients with HPV-16-positive or HPV-18-positive advanced cervical cancer: Interim results of a single-arm, phase 2 trial. Lancet Oncol, 2020, 21(12): 1653-1660.

［61］MINION L E, TEWARI K S. Cervical cancer-state of the science: From angiogenesis blockade to checkpoint inhibition. Gynecol Oncol, 2018, 148(3): 609-621.

［62］DRYDEN-PETERSON S, BVOCHORA-NSINGO M, SUNEJA G, et al. HIV infection and survival among women with cervical cancer. J Clin Oncol, 2016, 34(31): 3749-3757.

［63］ABU-RUSTUM N R, YASHAR C M, AREND R, et al. NCCN guidelines(R) insights: Cervical cancer, version 1.2024. J Natl Compr Canc Netw, 2023, 21(12): 1224-1233.

［64］OLAWAIYE A B, BAKER T P, WASHINGTON M K, et al. The new (version 9) American joint committee on cancer tumor, node, metastasis staging for cervical cancer. CA Cancer J Clin, 2021, 71(4): 287-298.

［65］WHO Classification of Tumours Editorial Board. WHO classification of tumours: Female genital tumours. 5th ed. Lyon: IARC Press, 2020: 8.

第三章 艾滋病免疫重建炎症综合征

部分 HIV 感染者/AIDS 患者接受 ART 后 HIV RNA 水平显著下降，外周血 CD4$^+$ T 细胞计数升高，但临床症状却愈发严重，且会出现一些新的病原微生物的机会性感染。这种 ART 后免疫指标恢复但病情恶化的表现，称为免疫重建炎症综合征（immune reconstitution inflammatory syndrome，IRIS）。临床上将 IRIS 分为两类：①启动 ART 后未知或隐匿的感染出现活化，称为暴露型 IRIS；②前期接受了机会性感染治疗，但启动 ART 后临床症状反而加重，称为矛盾型 IRIS。

目前研究最多的 IRIS 相关病原包括隐球菌、巨细胞病毒、结核分枝杆菌等。IRIS 需与原有机会性感染控制欠佳或新发感染相鉴别。除了机会性感染，一些 AIDS 相关肿瘤，例如卡波西肉瘤（Kaposi sarcoma，KS）也可出现 IRIS。本章将从 IRIS 定义、流行病学、发病机制、危险因素与预警指标、临床特点、诊断与鉴别诊断、治疗、预防及预后等方面进行阐述。

第一节 定义与流行病学

一、定义

目前普遍认为，IRIS 是因为 ART 后免疫功能恢复，机体产生了针对体内潜伏病原体或已治疗过的病原体抗原成分的过度免疫炎症反应，从而导致临床恶化。机体内的抗原刺激物（包括临床隐匿的结构完整的病原体、死亡的病原体及其残存抗原）是导致 IRIS 发生的必要因素。各大指南对 IRIS 定义大同小异，认为是 HIV 感染者/AIDS 患者的一种临床综合征（表 5-3-1-1）。

表 5-3-1-1 国内外各大指南对 IRIS 的定义

指南	定义
中国艾滋病诊疗指南（2024 版）	IRIS 指 AIDS 患者在 ART 后免疫功能恢复过程中出现的一组临床综合征，主要表现为发热、潜伏感染变成活动性感染、原有感染的加重或恶化
DHHS 2024	IRIS 是由 ART 后特异性免疫反应恢复引起的机会性感染（如结核病）恶化（反常 IRIS）或隐匿性感染新发（暴露 IRIS）的一种临床综合征
EACS 2023	在接受 ART 期间，在排除了已治疗/未治疗机会性感染或药物毒性反应后，与炎症反应（通过体格检查、影像学检查或组织活检）有关的"反常恶化"（反常 IRIS）或"新发"症状（暴露 IRIS）

二、流行病学

根据既往研究报道，HIV 感染者/AIDS 患者接受 ART 后约 10%～50% 发生 IRIS，严重阻碍患者的机体恢复。

（一）结核病相关免疫重建炎症综合征

研究报道，在 HIV 阳性患者中，结核病相关免疫重建炎症综合征（tuberculosis-associated immune reconstitution inflammatory syndrome, MTB-IRIS）多数发生于 ART 后 6～7 周,发生率 7%～40%。在一项荟萃分析中发现,CD4$^+$ T 细胞计数<50 个/µl 时 MTB-IRIS 发生率为 20.7%,当 CD4$^+$ T 细胞计数≥50 个/µl 时 IRIS 发生率为 17.7%。在南非社区服务中心一项对接受 ART 长达 4.5 年的 AIDS 合并肺结核患者(n=1 480 例)观察研究发现,CD4$^+$ T 淋巴细胞计数<200 个/µl 时暴露型 MTB-IRIS 发生率约为 40%。另一项在南非德班开展的随机对照试验显示,HIV 阳性结核性脑膜炎患者 ART 后 MTB-IRIS 发生率为 47%。

（二）非结核分枝杆菌病相关免疫重建炎症综合征

HIV 阳性非结核分枝杆菌病(non-tuberculous mycobacteria disease, NTMD)患者 ART 后 1～3 个月发生 IRIS(NTM-IRIS)比例较高。一项回顾性研究显示,1997 年至 2000 年间 180 例 HIV 阳性鸟分枝杆菌复合群(Mycobacterium avium complex, MAC)感染患者 IRIS 发生率为 31%,而该研究是在晚发现患者中进行的,有可能高估 NTM-IRIS 的发生率。

（三）隐球菌病相关免疫重建炎症综合征

在不同文献报道中,隐球菌病相关 IRIS(C-IRIS)发生率差异较大,主要取决于患者 ART 前的 CD4$^+$ T 细胞计数、研究地域及 IRIS 不同定义等因素。南非德班的一项前瞻性队列研究观察发现 C-IRIS 发生率为 13%～17%。一项系统综述研究显示 HIV 感染者/AIDS 患者 ART 过程中 10%～50% 出现 C-IRIS。

（四）巨细胞病毒性视网膜炎相关免疫重建炎症综合征

艾滋病合并巨细胞病毒性视网膜炎(CMVR)患者启动 ART 后仍有相当比例发生 IRIS(CMVR-IRIS)。墨西哥的一项临床研究显示,早启动 ART 较延迟 ART 发生 CMVR-IRIS 的概率(71% vs. 31%)显著增加,提示控制 CMVR 后再启动 ART 可能有助于降低 CMVR-IRIS 的发生风险。

（五）卡波西肉瘤相关免疫重建炎症综合征

HIV 阳性 KS 患者 ART 后也可能发生 IRIS(KS-IRIS)。墨西哥国家癌症研究所开展的一项回顾性研究发现,部分 HIV 阳性 KS 患者启动 ART 后 6 个月内发生 KS-IRIS,主要表现为临床症状恶化,伴发 HIV RNA 降低至少 1 个 log,且 CD4$^+$ T 细胞计数较基线增加≥50 个/µl 或升高≥2 倍。不同研究报道 KS-IRIS 发病率差异较大,从 2.4%～39% 不等,主要与研究设计、人群、地理区域和调查的 IRIS 类型(矛盾型 vs. 暴露型)有关。

（六）进行性多灶性白质脑病相关免疫重建炎症综合征

有关艾滋病合并进行性多灶性白质脑病患者发生免疫重建炎症综合征(PML-IRIS)的研究数据多来源于系统综述,发病率为 3.7%～63.4%,但这些数据多数来源于发达国家,中低收入国家因诊断困难获取数据有限。PML-IRIS 多数发生于 ART 后 4～8 周,少数发生于 6 个月后。

（聂静敏）

第二节　发病机制、危险因素与预警指标

一、发病机制

目前 IRIS 发病机制尚不清楚,研究主要集中于重建免疫系统细胞的调节、病原体的类型和病原负担、辅助性 T 细胞(Th 细胞)谱的变化和宿主遗传易感性之间的相互作用。目前认为,异常免疫反应是主要因素,受到 CD4$^+$ T 淋巴细胞、调节性 T 细胞、Th1 与 Th2 失衡以及 Th17 细胞的影响。ART 启动后的免疫反应失调同免疫重建的炎症环境为 IRIS 的发生创造了条件,并且这种免疫应答是一种过度的失调性的异常免疫反应,从而导致炎症的恶化。病原体特异性免疫反应导致感染病原体的组织发生炎症,也可引发细胞增殖性疾病。目前对分枝杆菌(包括结核分枝杆菌与非结核分枝杆菌)、隐球菌及卡波西肉瘤相关 IRIS 发病机制研究较为深入并进行以下阐述。

分枝杆菌相关 IRIS 的发病机制已被深入探索,研究发现 IRIS 的发生依赖于髓系激活。在免疫功能良好的宿主中,髓系细胞的两个信号被完全激活:①模式识别受体识别微生物产物;②与 CD4$^+$ T 细胞产

生的 γ 干扰素(IFN-γ)的相互作用。特别是 IFN-γ 的产生,触发巨噬细胞完全激活并产生促炎反应,以控制分枝杆菌感染和防止播散。相比之下,免疫抑制的宿主可能具有先天和适应性免疫反应的时间,只有髓系激活的第一个信号,缺乏该谱系的完全激活。启动 ART 后,分枝杆菌特异性抗原对 T 细胞的过度活化可激活巨噬细胞,并快速增加巨噬细胞在组织中的数量,进而激活第二髓系信号,引发炎症和随后的细胞因子风暴并导致组织损伤,这可能就是分枝杆菌相关 IRIS 的免疫学特征。

隐球菌相关 IRIS 的机制研究主要包括以下 5 个方面:①启动 ART 后体内细胞免疫反应增强,隐球菌性脑膜炎相关 IRIS(CM-IRIS)本质上是机体针对残余病原体的 $CD4^+$ T 细胞反应增强;②细胞因子反应,Th1 型、Th2 型、Th17 型细胞因子之间相互关联,在免疫功能重建过程中,Th1/Th2 失衡,调节性 T 细胞(Treg)功能不足,可能与 IRIS 的发生有关;③高真菌负荷、低病原体清除率,机体针对残余病原体的 $CD4^+$ T 细胞反应失调导致 IRIS 的发生,高真菌负荷、低真菌清除率与 IRIS 的发生与发展密切相关;④初始脑脊液中低炎症反应,CM 患者脑脊液中低白细胞计数和低蛋白水平使其在 ART 后更易发生 IRIS,推测脑脊液中低炎症反应与 CM-IRIS 发生相关;⑤遗传因素,早期的 CM-IRIS 是先天性免疫反应相关基因的上调,而后期是适应性免疫反应相关基因的失调,因此遗传因素可能与 IRIS 的发生有关。

KS-IRIS 的发病机制涉及卡波西肉瘤疱疹病毒(KSHV)、细胞因子和宿主免疫反应。在 HIV、KSHV 高负荷患者中,KSHV 特异性免疫应答无法控制 KSHV 在组织细胞中复制,促进细胞因子诱导的反应性血管增殖和肿瘤发生,导致 KS-IRIS。

PML-IRIS 的发病机制不明,可能为免疫重建失调导致 PML 恶化或免疫恢复中 JC 病毒持续感染进展。

二、危险因素与预警指标

目前关于 IRIS 发生的危险因素与预警指标研究较多,主要集中在宿主因素、病原体因素和治疗相关因素等。

1. **宿主因素** 包括年龄、基线 $CD4^+$ T 细胞计数<100 个/μl;基因多态性研究显示 TNF A-308*I,IL6-174*G 与分枝杆菌相关 IRIS 有关。

2. **病原体因素** 包括高负荷病原体与基线高水平 HIV RNA。

3. **治疗相关因素** 主要为病原菌治疗与初始 ART 之间间隔时间短、ART 后病毒载量快速下降。

4. **其他因素** 研究显示,脑脊液中 TNF-α、IFN-γ 变化可作结核性脑膜炎相关 IRIS 的预测指标;基线较低血浆趋化因子配体 2(CCL2)、金属蛋白酶(MMP-7)异常表达可能预测 MTB-IRIS。

(聂静敏 许飞龙)

第三节 临床特点、诊断与鉴别诊断

一、临床特点

IRIS 可以累及全身各个组织器官或系统,临床表现取决于病原类型、受累部位、宿主与异种抗原相互作用等。不同疾病相关 IRIS 临床特点具体如下。

(一)MTB-IRIS

矛盾型 MTB-IRIS 表现为结核病症状加重,除发热外,可出现胸膜浸润或者新发结核病灶、胸腔淋巴结或外周淋巴结肿大、化脓性淋巴结炎、皮肤或内脏出现结核脓肿、结核性关节炎或骨髓炎等。

暴露型 MTB-IRIS 表现启动 ART 后新发结核病症状,临床症状出现快且类似于细菌性肺炎,局部表现为淋巴结炎和脓肿形成,暴露型 MTB-IRIS 在临床上相对少见。

(二)NTM-IRIS

播散性 NTM-IRIS 临床症状取决于受侵犯的脏器系统病变,主要包括发热、咳嗽、体重下降、乏力及淋巴结肿大等,伴或不伴有原病灶的进展。

局灶性 NTM-IRIS 多表现为发热、皮肤软组织感染、淋巴结炎症等,淋巴结干酪样坏死、溃疡及形成慢性窦道较少见。

(三)C-IRIS

C-IRIS 最常见临床特征为中枢神经系统症状,表现为脑膜炎症状,如头痛、恶心、呕吐、视力障碍和颈强直等,并可出现颅内压升高、意识障碍、癫痫发作和局灶性神经病等症状。CM-IRIS 中枢神经系统影像学变化呈多样性,缺乏特异性,可表现为脑炎、脑膜脑炎、隐球菌肉芽肿与胶性假囊及其诱发的血管周围间隙扩大等。

C-IRIS 涉及肺部时通常表现为胸闷、气促、呼吸衰竭、急性呼吸窘迫综合征等,肺部 CT 的特征性表现为结节内空洞。少数 C-IRIS 表现为纵隔淋巴结炎和软组织、皮肤、骨骼和关节病变,脉络膜视网膜炎以及高钙血症等。

(四)CMVR-IRIS

CMVR-IRIS 可累及眼前节和眼后节。眼前节炎为持续的前房内炎症反应,主要表现为葡萄膜炎,伴有虹膜粘连或继发性白内障(包括前囊膜、后囊膜下白内障)。眼后节炎主要是玻璃体炎、黄斑囊样水肿伴或不伴黄斑前膜。玻璃体炎可表现为短暂一过性玻璃体混浊,也可表现为持续性玻璃体混浊。部分 CMVR-IRIS 出现视网膜新生血管膜、视盘炎、视神经萎缩、视网膜脱离及增生性玻璃体视网膜病变。其他少见并发症包括视盘上新生血管、玻璃体黄斑牵引综合征、霜样树枝状视网膜血管炎。

(五)KS-IRIS

KS-IRIS 根据病变位置不同,临床表现差异较大。KS-IRIS 常表现为原 KS 病变部位的炎症增加、病变扩大或新发病变,伴明显的组织肿胀、压痛增加、周围水肿或局部水肿加重,且在 KS 皮损消退后水肿可持续存在。

KS-IRIS 肺部表现包括咳嗽、呼吸困难、咯血、肺实质结节性病变和胸腔积液等;支气管病变可出现急性气道阻塞。除此之外,KS-IRIS 的非典型表现还可出现口腔占位、乳糜性胸腹水等。

在播散性 KS-IRIS 患者中,多为淋巴结和内脏受累,特别是在呼吸道和胃肠道,其他器官也可能受到影响,如骨、软骨、肾。在胃肠道受累的情况下,尽管通常无明显症状,但也可能出现严重的并发症,如肠梗阻、肠出血、肠穿孔等。

(六)PML-IRIS

PML-IRIS 表现为急性神经系统症状,病变主要累及白质,部分患者合并累及胼胝体、脑干、小脑、灰质等。临床症状因中枢受累区域而异,包括行为和认知障碍、感觉和运动障碍、共济失调、失语症和大脑皮质的视觉改变。

二、诊断与鉴别诊断

(一)诊断标准

目前 IRIS 缺乏统一的诊断标准,通常诊断包括如下指标:①ART 前 CD4$^+$ T 细胞计数<100 个/μl,ART 后血浆病毒载量下降和 CD4$^+$ T 细胞计数回升;②ART 后 3 个月内,患者出现原有已知感染或先前未知潜伏感染的恶化,表现为局部或全身性的炎症反应;③排除其他原因导致的临床恶化,如药物不良反应、出现新的感染、药物剂量不足、依从性欠佳、耐药或治疗失败等。

(二)鉴别诊断

IRIS 确诊需要通过临床特征、体格检查、影像学或组织病理活检等详细评估,主要通过 4 个方面进行排除性鉴别诊断:①ART 或其他治疗的药物毒副作用,尤其是药物热、超敏反应等;②由于抗感染疗效不佳或已知感染加重;③依从性欠佳导致现有机会性感染恶化;④新发未治疗的机会性感染。

通过临床诊断主线横向联系进行鉴别诊断分析(图 5-3-3-1):启动 ART 后首次诊断的机会性感染等疾病,统称为 ART 相关疾病,若并发过度炎症反应,称之为暴露型 IRIS,若没有过度的炎症反应,尚不能称之为暴露型 IRIS(如 ART 前漏诊隐球菌病,启动 ART 后隐球菌病继续进展,此时的隐球菌病不一定伴

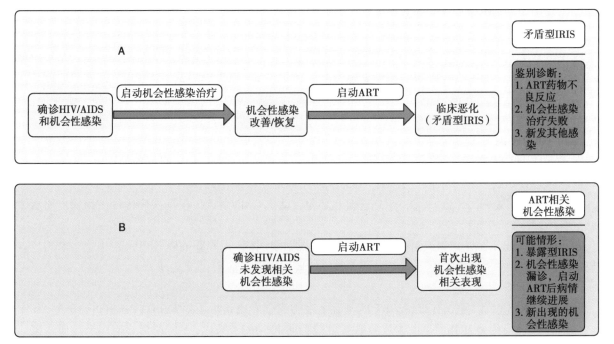

A 中所示为矛盾型 IRIS 的发病过程；
B 中所示为暴露型 IRIS 的发病过程；
ART：抗逆转录病毒治疗。

图 5-3-3-1　HIV 相关 IRIS 分类、诊断及鉴别诊断流程图

随过度的炎症反应）。矛盾型 IRIS 的诊断及鉴别诊断标准包括上述要求（正在接受 ART、ART 前已确诊机会性感染或疾病，以及初始治疗有效）、临床标准（发病时间需要在 ART 后 3 个月以内，以及病情恶化相关表现）以及排除其他导致临床恶化的病因等几个方面。

（聂静敏　许飞龙）

第四节　治疗、预防及预后

一、IRIS 治疗

IRIS 治疗及管理的原则为：以缓解症状为主，继续 ART、抗感染与对症治疗相结合。原则上不建议停止 ART，除非患者出现严重药物不良反应、中枢神经系统 IRIS 或危及生命的炎症综合征，才考虑短期停止 ART。通过抗感染治疗可尽量降低病原体的抗原负荷，减轻病原体引起的免疫反应。IRIS 通常具有自限性，若炎症未缓解可考虑使用非甾体抗炎药或皮质类固醇。该部分对分枝杆菌、隐球菌、巨细胞病毒、KS 等相关 IRIS 治疗相关研究进展进行概述。

（一）MTB-IRIS

大多数矛盾型 MTB-IRIS 具有自限性。针对轻度 MTB-IRIS 患者，可使用非甾体抗炎药缓解症状。对于中、重度矛盾型 TB-IRIS 患者，建议使用泼尼松[1～1.5mg/（kg·d），2 周；减量为 0.5～0.75mg/（kg·d），2 周]治疗。针对化脓性淋巴结炎或结核性脓肿，需要手术介入治疗。研究显示 TNF-α 和 IL-18 基因多态性可能成为 MTB-IRIS 基因治疗的靶点。

对于暴露型 MTB-IRIS，应立即启动标准抗结核治疗，若病情严重或危及生命，建议短期（一般不长于 4 周）使用皮质类固醇。

（二）NTM-IRIS

轻、中度 NTM-IRIS 患者可使用非甾体抗炎药，若症状不能缓解或重度 NTM-IRIS，可短期（4～8 周）

使用皮质类固醇(如泼尼松 20~40mg/d)。

(三) C-IRIS

C-IRIS 以 CM-IRIS 为主。CM-IRIS 的管理策略是继续 ART、抗真菌治疗及降低颅内压。对于严重的 CM-IRIS 患者,可在上述治疗措施的基础上辅以非甾体抗炎药、糖皮质激素、免疫调节剂等。糖皮质激素可选用泼尼松[0.5~0.75mg/(kg·d)],后 2~6 周内逐渐减量,持续时间根据临床症状调整。研究报告,免疫调节剂羟氯喹、阿达木单抗和沙利度胺可有效缓解 CM-IRIS 症状。

(四) CMVR-IRIS

对于矛盾型 CMVR-IRIS 患者,在继续 ART、抗 CMV 治疗的基础上,患眼局部使用糖皮质激素(包括滴眼液滴眼、球周注射或玻璃体腔内注射)或静脉使用糖皮质激素治疗。

对暴露型 CMVR-IRIS 患者,在 ART 基础上立即启动抗 CMV 治疗,根据疾病程度使用糖皮质激素局部或全身治疗。

对于眼部其他并发症,如白内障、增生性玻璃体视网膜病变、视网膜前膜等可采用相应手术治疗。研究显示,部分渗出性视网膜脱离患者应用贝伐珠单抗玻璃体腔内注射可提高视力。

(五) KS-IRIS

针对 KS-IRIS 患者,建议在维持 ART 的基础上在肿瘤学专家指导下对 KS 化疗方案进行调整。

与机会性感染相关 IRIS 不同,糖皮质激素可能会使 KS-IRIS 恶化,不建议常规使用糖皮质激素。若 KS-IRIS 合并严重超敏反应,在充分评估风险和获益基础上谨慎应用糖皮质激素,并密切监测 KS 病化。KS-IRIS 的靶向治疗策略尚不明确。

(六) PML-IRIS

针对 PML-IRIS 患者,在继续 ART 的基础上辅以皮质类固醇治疗,质类固醇类型、剂量和持续时间尚未明确。鉴于免疫抑制会损害 JC 病毒(JCV)特异性细胞免疫反应,密切监测临床症状。研究显示,PD-1 检查点抑制剂帕博利珠单抗可恢复淋巴细胞介导的病毒清除能力,可能作为 PML-IRIS 的辅助疗法。其他治疗方法包括靶向病毒基因组治疗、被动和主动免疫等。

二、IRIS 预防

预防 IRIS 的措施包括:①对于 HIV 感染者,遵循"发现即治疗"的策略,可将 CD4$^+$ T 细胞数控制在较高水平,有效降低 IRIS 发生;②启动 ART 前对机会性感染进行细致排查及有效治疗,降低病原负荷;③根据不同疾病类型,确定 ART 启动的最佳时机;④在 ART 后 3 个月内,密切监测可能出现的免疫异常紊乱。

(一) MTB-IRIS 的预防

早期 ART 可能会增加 MTB-IRIS 发病率,但有助于降低病死率,因此,对于 HIV 阳性结核病患者(除外结核性脑膜炎患者)均主张尽早接受 ART。

对于矛盾型 MTB-IRIS 高风险患者,启动 ART 的同时使用泼尼松(40mg/d,2 周;后调整为 20mg/d,2 周)可能降低 MTB-IRIS 发生率。

研究显示,维生素 D 可以增强固有免疫细胞的抗菌活性,降低 MTB 致病性,促进肺结核空洞的恢复,进而减少 MTB-IRIS 的发生。

(二) NTM-IRIS 的预防

启动 ART 前,尤其是对于重度免疫缺陷的患者,全面仔细筛查其是否合并 NTM 病,并进行积极治疗。

(三) C-IRIS 的预防

C-IRIS 的预防策略主要包括 3 个方面。

(1)早期隐球菌感染筛查及治疗:对 CD4$^+$ T 细胞计数<100 个 /μl 的艾滋病患者,可通过检测血隐球菌抗原(CrAg)进行隐球菌感染筛查,早期对隐球菌抗原血症患者进行抗真菌治疗。

(2)延迟启动 ART:针对隐球菌性脑膜炎患者,过早启动 ART 会增加 CM-IRIS 发生率和死亡率。因此,建议抗真菌治疗后4～6周后启动ART。

（3）早期识别预测因子：研究显示,脑脊液细胞因子和趋化因子升高可能与CM-IRIS发生风险有关；Ⅰ/Ⅱ型IFN和IFN诱导的基因可能预测C-IRIS的发生；转录组学研究发现,AIM2、BEX1和C1QB可能作为C-IRIS新型生物标志物。因此,早期识别预测因子,及时优化诊疗策略可降低C-IRIS风险。

（四）CMVR-IRIS的预防

预防CMVR-IRIS的关键是尽早启动ART。尽早启动ART、重建受损的免疫系统是预防CMV病毒血症和巨细胞病毒病的关键。对于已发生CMV病毒血症患者,在没有明确禁忌证的情况下,也应尽快启动ART或辅以抗CMV治疗,减少CMV相关器官损害。ART方案可选择强效、低毒、药物相互作用少的药物组合。

（五）KS-IRIS的预防

尽早启动ART可减少KS的发病率。研究发现,在使用缬更昔洛韦预防CMV感染时,KS发病率降低,重度KS-IRIS事件减少；但临床上使用时需权衡该预防措施的获益和风险。

（六）PML-IRIS的预防

PML-IRIS的危险因素除低CD4$^+$T细胞计数、HIV RNA快速下降与JC病毒高负荷外,还与遗传因素、JC病毒特异性有关。尽早启动ART可减少PML的发病率,也是治疗PML的方法。目前尚没有其他预防PML-IRIS的方法。

三、预后

IRIS是ART后免疫功能恢复情况下发生的一系列炎症性疾病,表现为已知或未知的既存感染或疾病恶化。IRIS的预后与疾病类型、诊断标准、免疫抑制程度、治疗可及性等相关。大部分IRIS具有自限性,少部分重症IRIS,尤其是中枢神经系统疾病相关IRIS病死率较高,可达13%～75%。通过采用继续ART、病因治疗与辅以非甾体抗炎药或皮质类固醇的综合策略可以降低IRIS的发病率和病死率。

（聂静敏 许飞龙）

参 考 文 献

［1］胡志亮,刘媛,钟艳丹,等.艾滋病合并乙型肝炎病毒相关免疫重建炎症综合征一例.中华传染病杂志,2019,37（2）:118-119.

［2］中华医学会感染病学分会艾滋病丙型肝炎学组,中国疾病预防控制中心.中国艾滋病诊疗指南（2021年版）.协和医学杂志,2022,13（2）:203-226.

［3］OLIVEIRA-DE-SOUZA D,VINHAES C L,ARRIAGA M B,et al.Molecular degree of perturbation of plasma inflammatory markers associated with tuberculosis reveals distinct disease profiles between Indian and Chinese populations.Sci Rep,2019,9（1）:8002.

［4］TYAGI P,PAL V K,AGRAWAL R,et al.Mycobacterium tuberculosis reactivates HIV-1 via exosome-mediated resetting of cellular redox potential and bioenergetics.mBio,2020,11（2）:e03293-e03319.

［5］GAILLET A,CALIN R,FLANDRE P,et al.Increased risk of IRIS-associated tuberculosis in HIV-infected patients receiving integrase inhibitors.Infect Dis Now,2021,51（1）:90-93.

［6］MEYA D B,OKURUT S,ZZIWA G,et al.HIV-associated cryptococcal immune reconstitution inflammatory syndrome is associated with aberrant T cell function and increased cytokine responses.J Fungi（Basel）,2019,5（2）:42.

［7］YOON H A,NAKOUZI A,CHANG C C,et al.Association between plasma antibody responses and risk for cryptococcus-associated immune reconstitution inflammatory syndrome.J Infect Dis,2019,219（3）:420-428.

［8］胡志亮,陈伟,陈亚玲,等.沙利度胺治疗艾滋病合并糖皮质激素依赖性隐球菌免疫重建炎症综合征一例.中华传染病杂志,2019,37（7）:438-440.

［9］REID E,SUNEJA G,AMBINDER R F,et al.AIDS-related Kaposi sarcoma,version 2.2019,NCCN clinical practice guidelines in oncology.J Natl Compr Canc Netw,2019,17（2）:171-189.

［10］BRUST J C M,MCGOWAN J P,FINE S M,et al.Management of immune reconstitution inflammatory syndrome（IRIS）.

Baltimore（MD）: Johns Hopkins University, 2021.

［11］中华中医药学会防治艾滋病分会. 艾滋病免疫功能重建不良中西医协同治疗专家共识. 中医学报, 2020, 35（2）: 281-284.

［12］"十三五"国家科技重大专项艾滋病机会性感染课题组. 艾滋病合并隐球菌病临床诊疗的专家共识. 西南大学学报（自然科学版）, 2020, 42（7）: 1-19.

［13］BALASKO A, KEYNAN Y. Shedding light on IRIS: From pathophysiology to treatment of cryptococcal meningitis and immune reconstitution inflammatory syndrome in HIV-infected individuals. HIV Med, 2019, 20（1）: 1-10.

［14］ZUCMAN D, MELLOT F, COUDERC L. HIV-associated cancers and related diseases. N Engl J Med, 2018, 378（22）: 2144-2145.

［15］CESMECI E, GUVEN D C, AKTAS B Y, et al. Case of metastatic Kaposi sarcoma successfully treated with anti-PD-1 immunotherapy. J Oncol Pharm Pract, 2021, 27（7）: 1766-1769.

［16］National Institutes of Health, HIV Medicine Association, Infectious Diseases Society of America. Guidelines for the prevention and treatment of opportunistic infections in adults and adolescents with HIV.（2024-12-16）［2024-12-18］. https://clinicalinfo.hiv.gov/sites/default/files/guidelines/documents/adult-adolescent-oi/guidelines-adult-adolescent-oi.pdf.

［17］THAKUR K T. CNS infections in HIV. Curr Opin Infect Dis, 2020, 33（3）: 267-272.

［18］SERETI I, SHEIKH V, SHAFFER D, et al. Prospective international study of incidence and predictors of immune reconstitution inflammatory syndrome and death in people living with human immunodeficiency virus and severe lymphopenia. Clin Infect Dis, 2020, 71（3）: 652-660.

［19］BRIENZE V M S, ANDRÉ J C, LISO E, et al. Cryptococcal immune reconstitution inflammatory syndrome: From blood and cerebrospinal fluid biomarkers to treatment approaches. Life（Basel）, 2021, 11（2）: 95.

［20］VOLKOW P, CHAVEZ GALAN L, RAMON-LUING L, et al. Impact of valganciclovir therapy on severe IRIS-Kaposi sarcoma mortality: An open-label, parallel, randomized controlled trial. PLoS One, 2023, 18（5）: e0280209.

第六篇

非艾滋病相关疾病

AIDS

第一章 概 述

一、疾病谱

随着抗逆转录病毒治疗（antiretroviral therapy，ART）的出现和广泛应用，艾滋病患者的疾病谱发生了显著改变，艾滋病相关疾病如各种机会性感染和艾滋病相关肿瘤的发病率大大降低，各种非艾滋病相关疾病（non-AIDS defining disease，NAD）发病率呈上升趋势。在全球范围内，NAD 是艾滋病患者就诊日益增长的一个原因。这些疾病已成为后 ART 时代艾滋病患者重要的疾病负担，也是影响艾滋病患者生存质量及寿命的重要因素。

对艾滋病患者影响比较大的常见 NAD 包括：①心脑血管疾病，包括冠心病、心肌梗死、心力衰竭、心源性猝死、高血压、脑梗死等。②代谢性疾病，包括糖尿病、血脂代谢异常、非酒精性脂肪肝等。③非艾滋病相关肿瘤（non-AIDS defining cancer，NADC），包括肝癌、肺癌、乳腺癌、前列腺癌、结直肠癌、肛门癌、霍奇金淋巴瘤等。④其他，如骨骼疾病（骨质疏松、股骨头坏死等）、慢性肝肾疾病（肝硬化、慢性肾功能损伤等）。

二、流行病学

研究表明，全世界有相当数量艾滋病患者死于心血管疾病、NADC 和肝脏疾病。NAD 在 HIV 感染人群中的流行特征不同于 HIV 阴性人群，表现为患病率的差异、发病年龄和人群分布不同及危险因素差异等。

（一）患病率

多种 NAD 在 HIV 感染者中的患病率明显高于 HIV 阴性人群，包括心血管疾病、非酒精性脂肪肝、血脂异常、肺癌、肛门癌、霍奇金淋巴瘤等。

（二）患病年龄与人群分布

多种 NAD 在 HIV 感染人群中的发病年龄较普通人群年轻，如 HIV 感染人群中某些非艾滋病相关肿瘤的发生比一般人群早 3~4 年，包括肛门癌、肺癌和骨髓瘤。HIV 人群大多数肿瘤的发病率随着年龄的增长而升高。不同肿瘤类型在不同年龄范围的分布不同，随着年龄增长，非感染相关肿瘤比感染相关肿瘤更为常见。

（三）危险因素

NAD 患病危险因素包括传统的危险因素以及 HIV 相关危险因素等。

1. **传统危险因素** 如老年、吸烟、肥胖、高脂血症等，这些因素与肺癌、心血管疾病及脂肪肝的发生有关。ART 的使用使艾滋病患者的寿命延长，以及新发老年 HIV 感染者数量增多，导致艾滋病人群中老年患者比例不断增加。中国南方的一项队列研究发现，传统危险因素对 HIV 感染人群心血管疾病、终末期肝病和肾病以及 NADC 的发病贡献远远超过 HIV 相关的风险因素，如吸烟、高血压和糖尿病仍是 HIV 人群心血管疾病的主要危险因素。

2. HIV 感染相关因素 ①免疫重建不良：研究显示，免疫重建不良的患者，相比 CD4$^+$ T 细胞计数较高的患者 NAD 发病率和病死率更高。②HIV 相关的免疫炎症反应：虽然 HIV 相关炎症随着抗病毒治疗而改善，但在病毒学抑制的情况下 HIV 相关炎症仍持续存在。研究显示，ART 前及 ART 后第一年较高的血浆白细胞介素 6（IL-6）水平、可溶性肿瘤坏死因子受体水平、可溶性 CD14 水平以及 D-二聚体水平与 NAD 的发生相关。而较低的 ART 前 CD4$^+$ T 细胞计数和较高的 ART 前 HIV RNA 水平与较高的 ART 前炎症标志物水平相关。③抗 HIV 药物副作用：多种抗 HIV 药物副作用与 NAD 的发生有关，如洛匹那韦/利托那韦等药物引起血脂升高，替诺福韦引起骨质疏松和肾毒性，阿巴卡韦引起心血管事件风险增加、齐多夫定的线粒体毒性引起脂肪肝等。

3. 合并感染 由于存在相同的感染途径，HIV 感染者合并 HBV、HCV、EBV 及 HPV 的感染风险较高，而这些病毒感染是肝癌、霍奇金淋巴瘤、鼻咽癌、肛门癌等肿瘤的高风险因素。

三、筛查与诊断

（一）确定筛查的目标人群

根据 NAD 相关危险因素确定需要筛查的目标人群。如肿瘤筛查：对男性性行为人群和 HPV 感染人群开展肛门癌筛查，40～75 岁女性开展乳腺癌筛查，50 岁以上的男性开展前列腺癌筛查，>35 岁、有结肠直肠癌家族史人群开展结直肠癌筛查，有肝癌家族史、合并病毒性肝炎、>45 岁患者开展肝细胞癌筛查，50 岁以上长期吸烟史的感染者开展肺癌筛查等。对男性 35 岁、女性 45 岁以上、吸烟人群、糖尿病患者、高血压患者、高血脂患者、早发性冠心病家族史、高体重指数以及久坐生活方式的感染者进行心血管疾病评估。对于肥胖人群、使用齐多夫定等药物者进行脂肪肝筛查。但需注意，HIV 人群某些疾病发病年龄可能比普通人群年轻，所以疾病筛查需要基于个体化风险评估进行调整。

（二）选择合适的筛查手段

根据 NAD 病种选择合适的筛查方法，具体可参考普通人群相关指南。如直肠指诊、高分辨率肛门镜检查和细胞学检查筛查肛门癌，宫颈涂片、宫颈液基细胞学检查筛查宫颈癌，乳腺超声检查或钼靶 X 线筛查乳腺癌，粪便隐血检查、肛门指检、电子肠镜检查筛查结直肠癌，超声或甲胎蛋白筛查肝细胞癌，前列腺特异抗原筛查前列腺癌，低剂量螺旋 CT 筛查肺癌等，采用 SCORE2 评分标准、颈动脉超声检查评估 10 年心血管疾病风险，双能 X 线检查筛查骨质疏松，空腹血糖、糖耐量试验及糖化血红蛋白筛查糖尿病等。定期监测患者血压、体重/体质指数、血脂水平、肝功能、肾功能等检查筛查高血压、代谢性疾病及肝肾疾病。

（三）制定合理的筛查周期

针对不同的 NAD 病种制定合理的筛查周期，如癌症每 1～3 年筛查一次，血脂、血糖和血压每 3～6 个月筛查一次，脂肪肝每 6～12 个月筛查一次，心血管疾病风险每年评估一次，骨密度每年评估一次。

（四）诊断与鉴别诊断

诊断可参照普通人群相关疾病指南。注意与艾滋病相关疾病进行鉴别。如肺癌，与肺部感染性疾病如肺部真菌感染及肺结核等鉴别；脑血管疾病与颅内感染性疾病鉴别。除了患者的临床表现和体征，应结合患者的抗病毒治疗情况及免疫状态进行综合评估，免疫功能极度低下者 AIDS 相关机会性感染及肿瘤的发病风险较高，而获得病毒学抑制、免疫水平较高的人群需考虑非 AIDS 相关疾病可能。

四、临床管理

非艾滋病相关疾病的诊治是艾滋病患者全生命周期管理的一项重要内容，对于经筛查并明确诊断的 NAD 应该采取多学科综合诊疗模式为患者制定个体化规范化的治疗方案。方案的制定应由感染科医师和 NAD 相关专业医师共同参与，包括肿瘤科、心内科、内分泌科、神经内科、外科等。

（一）非艾滋病相关疾病治疗

对于 NAD 的管理，总体原则与 HIV 阴性人群一致。不能因为合并 HIV 感染而耽误或影响 NAD 的治疗。应遵循相关疾病的指南或共识对 NAD 进行标准治疗，同时又要基于 HIV 感染及药物因素对疾病的影响进行合理干预。具体可参照相关指南和本书相关章节内容。

（二）抗逆转录病毒治疗

NAD可能是艾滋病患者发病和就诊的原因之一，相当数量的艾滋病患者是在诊治NAD的过程中，筛查并确诊了HIV感染。对于这些确诊NAD时尚未启动ART的艾滋病患者，ART启动的时机与指征与普通HIV感染者相同，如无明确禁忌需要尽快启动ART。对于确诊NAD时已经接受ART的经治艾滋病患者，如无特殊原因，不应中断ART治疗，必要时可进行方案的调整。在为NAD艾滋病患者选择或调整ART方案时，最基本的原则是保证抗病毒治疗方案的有效性和安全性，另外还需要考虑以下因素。

1. **NAD治疗药物与抗HIV药物之间潜在的相互作用** 如利托那韦或考比司他等增效剂或蛋白酶抑制剂可抑制CYP3A4，因此可能与该途径代谢的药物产生显著相互作用。在共病多药物负担的情况下，可优先选择以整合酶抑制剂为核心的ART方案。但含有多价阳离子的药物和补品（如复合维生素、抗酸剂等）可以与整合酶抑制剂结合，减少它们的吸收。抗酸剂、H2受体拮抗剂、质子泵抑制剂等可减少阿扎那韦和利匹韦林的吸收。

2. **NAD治疗药物与抗HIV药物毒副作用的叠加** 如齐多夫定因存在骨髓抑制毒副作用，应避免用于接受化疗的肿瘤患者；已经存在骨密度降低或骨质疏松的老年患者，不宜选用含有替诺福韦的ART方案；存在认知障碍表现的中枢疾病患者，应谨慎选择含有依非韦伦的ART方案。

3. **抗HIV药物对NAD的影响** 在NAD临床管理中，需要注意抗HIV药物因素对NAD的影响。如抗HIV药物引起的脂肪肝、高脂血症、骨密度减少、肾脏疾病等，在给予常规处理外，必要时应调整或优化抗HIV治疗方案。

4. **抗病毒治疗依从性** 对于老年、合并多种慢性疾病等药物负担重的患者，应考虑服药的便捷性，尽量减少患者用药负担，条件允许下优先选择复方单片抗病毒药物，以保证较好的服药依从性。特殊情况下，还要合理选择药物的剂型或服药方式，如液体制剂、可打开的胶囊、可压碎的片剂或静脉注射制剂等，来保证药物的摄入或吸收。

五、预防与干预

预防NAD，一方面需要提高艾滋病患者对于此类疾病的认识，另一方面需要医务人员在艾滋病患者全病程管理中加强对NAD风险因素的筛查和干预。

（一）NAD传统风险因素筛查与干预

研究表明，通过传统风险因素干预可大大降低多种NAD的发病风险。如戒烟能使非艾滋病相关癌症和心肌梗死的发病风险分别减少24%和37%；预防总胆固醇升高和高血压可使心肌梗死风险减少约40%；避免饮酒可使终末期肝病风险减少35%；高血压和总胆固醇升高对终末期肾病的人群归因分数（population attributable fraction，PAF）分别是39%和22%。因此，对于这些传统风险因素的筛查和干预对于预防NAD非常重要。在艾滋病患者全病程管理中，要开展NAD传统风险因素的定期监测、筛查和干预，定期检测或测量血脂、血糖、血压等，倡导健康的生活方式，戒烟戒酒，做好体重管理，多运动锻炼，必要时采用药物或疫苗预防，如采用他汀类药物预防心血管疾病，接种HPV疫苗有助于减少HPV相关癌症，接种HBV疫苗、检测及治疗HBV和HCV感染减少肝炎病毒相关的终末期肝病的发生等。

（二）ART的管理与优化

研究表明，艾滋病患者的免疫及炎症状态与NAD发病风险相关。即使在ART一年后，治疗前基线$CD4^+$ T细胞计数较低也与较高的炎症标志物水平有关。CD4/CD8比值和$CD8^+$细胞计数可作为严重非艾滋病相关事件发病预测因素，包括心肌梗死、NADC和全因死亡。无论患者$CD4^+$ T细胞计数如何，如CD4/CD8比值<0.3或CD8计数≥1 500个/μl，NAD发病风险升高，应给予密切随访监测和有针对性的预防干预。早发现和早治疗HIV感染，长期抑制病毒复制，促进重建免疫功能，降低免疫激活和炎症反应，有利于降低非艾滋病相关事件的发病风险。对于经治艾滋病患者，要建立慢病管理档案，定期监测各

种风险因素和指标,必要时调整和优化 ART 方案,不仅要维持良好的病毒学抑制和达到良好的免疫学重建,也要避免或减少与 NAD 发病风险增加有关的毒副作用的发生,如血脂升高、骨毒性、肾毒性等。

(王珍燕　沈银忠　刘　莉)

参 考 文 献

[1] National Comprehensive Cancer Network.Cancer in People with HIV. Pennsylvania:National Comprehensive Cancer Network,2024.

[2] RUFFIEUX Y, MUCHENGETI M, OLAGO V, et al. Age and cancer incidence in 5.2 million people with human immunodeficiency virus(HIV):The South African HIV Cancer Match Study. Clin Infect Dis,2023,76(8):1440-1448.

[3] ANGELIDOU K, HUNT P W, LANDAY A L, et al. Changes in inflammation but not in T-cell activation precede non-AIDS-defining events in a case-control study of patients on long-term antiretroviral therapy. J Infect Dis,2018,218(2):239-248.

[4] ALTHOFF K N, MCGINNIS K A, WYATT C M, et al. Comparison of risk and age at diagnosis of myocardial infarction, end-stage renal disease, and non-AIDS-defining cancer in HIV-infected versus uninfected adults. Clin Infect Dis,2015,60(4):627-638.

[5] NAZARI I, FEINSTEIN M J. Evolving mechanisms and presentations of cardiovascular disease in people with HIV:Implications for management. Clin Microbiol Rev,2024,37(1):e0009822.

[6] MARTINEZ-SANZ J, DIAZ-ÁLVAREZ J, ROSAS M, et al. Expanding HIV clinical monitoring:the role of CD4, CD8, and CD4/CD8 ratio in predicting non-AIDS events. EBioMedicine,2023,95:104773.

[7] SHIELS M S, ALTHOFF K N, PFEIFFER R M, et al. HIV infection, immunosuppression, and age at diagnosis of non-AIDS-defining cancers. Clin Infect Dis,2017,64(4):468-475.

[8] PACHECO Y M, JARRIN I, ROSADO I, et al. Increased risk of non-AIDS-related events in HIV subjects with persistent low CD4 counts despite cART in the CoRIS cohort. Antiviral Res,2015,117:69-74.

[9] TENORIO A R, ZHENG Y, BOSCH R J, et al. Soluble markers of inflammation and coagulation but not T-cell activation predict non-AIDS-defining morbid events during suppressive antiretroviral treatment. J Infect Dis,2014,210(8):1248-1259.

[10] ALTHOFF K N, GEBO K A, MOORE R D, et al. Contributions of traditional and HIV-related risk factors on non-AIDS-defining cancer, myocardial infarction, and end-stage liver and renal diseases in adults with HIV in the USA and Canada:A collaboration of cohort studies. Lancet HIV,2019,6(2):e93-e104.

[11] CASPER C, CRANE H, MENON M, et al. HIV/AIDS comorbidities:Impact on cancer, noncommunicable diseases, and reproductive health. // HOLMES K K, BERTOZZI S, BLOOM B R, et al. Major infectious diseases. 3rd ed. Washington(DC):The International Bank for Reconstruction and Development / The World Bank,2017.

第二章 代谢紊乱

HIV 感染者随着生存期逐渐延长,合并代谢紊乱或代谢综合征已经成为一个引起广泛关注的公共卫生问题,可表现为脂肪营养不良、超重或肥胖、血脂异常和胰岛素抵抗等。HIV 感染者代谢综合征患病率存在地区差异。一项荟萃分析显示,全球 HIV 感染者代谢综合征的患病率范围为 16.7%~31.3%。代谢紊乱与动脉粥样硬化性心血管疾病(atherosclerotic cardiovascular disease, ASCVD)的发生风险密切相关,而 ASCVD 正成为 HIV 感染者非艾滋相关疾病的主要死亡原因。本章将探讨 HIV 感染者合并血脂异常和血糖异常的流行病学及其发病机制,并系统阐述相关筛查、诊断以及临床管理。

第一节 血脂异常

一、流行病学

全球范围内 HIV 感染者血脂异常的发生较为普遍。2020 年一项纳入全球 39 项研究、涉及 13 698 例 HIV 感染者的系统综述和荟萃分析显示,血脂异常的总体患病率为 39.5%。针对欧洲、阿根廷、澳大利亚和美国共 49 734 例患者进行的 11 项队列研究分析表明,HIV 感染者的血脂异常患病率大约为 42%。在非洲,针对 HIV 感染者调查结果存在较大差异,其血脂异常患病率为 13%~70%。对于亚洲 HIV 感染者(中国、印度、泰国),通过 TAHOD 数据库的分析显示,亚洲 HIV 感染者中高胆固醇(cholesterol, TC)的患病率为 4%,低高密度脂蛋白胆固醇(high-density lipoprotein cholesterol, HDL-C)的患病率为 10%,高甘油三酯(triglyceride, TG)的患病率为 11%。我国的 HIV 感染者血脂流行情况更不乐观,2009—2012 年,一项在中国高 HIV 感染者流行地区的 11 个省(市)进行的多中心临床试验的基线数据显示,HIV 感染者的血脂异常患病率达 51.7%。国内外 HIV 感染者的血脂异常特征差异不大,在抗逆转录病毒治疗(ART)前,血脂异常多表现为甘油三酯水平偏高、HDL-C 水平偏低,低密度脂蛋白胆固醇(low-density lipoprotein cholesterol, LDL-C)水平却低于普通人群。开始接受 ART 后,LDL-C 水平逐渐升高,治疗 2 年后 HIV 感染者人群中高胆固醇血症比例提高至 20% 左右。

二、发病机制

(一)传统血脂异常因素

某些基因突变可能导致脂质代谢过程中的关键酶或蛋白质功能异常,从而导致血液中胆固醇水平显著升高。如家族性高胆固醇血症是一种常染色体显性遗传疾病,其主要原因是低密度脂蛋白受体(LDLR)基因的突变,使得细胞摄取低密度脂蛋白胆固醇(LDL-C)的能力下降。除了遗传因素,继发性因素也是造成传统血脂异常的重要原因。这些继发性因素可能涉及家族中的遗传倾向、个体的性别和年龄、不健康的饮食习惯(特别是长期摄入高脂肪食物)、体重控制不当导致的肥胖、吸烟和饮酒等不良生活习惯,以及某些疾病状态或药物使用的影响。这些因素可以干扰脂蛋白在体内的正常代谢,进而引发血浆中甘油三酯(TG)、总胆固醇(TC)、极低密度脂蛋白胆固醇(VLDL-C)和低密度脂蛋白胆固醇(LDL-C)

水平的上升,同时降低高密度脂蛋白胆固醇(HDL-C)的浓度。

(二)HIV 相关因素

HIV 感染引起了复杂的免疫应答过程,其中包括慢性炎症和免疫系统的过度激活。这一过程中,TNF-α、IL-6 和 IL-1β 等细胞因子的水平显著升高,这些因子在脂肪组织中引发了强烈的应激反应,导致脂肪细胞炎症和脂肪变性。这些变化不仅影响了血脂的正常代谢,还可能导致高甘油三酯血症和低 HDL-C 血症等代谢异常。TNF-α 在这一过程中也起到了关键的作用,它通过降低胰岛素受体的激酶活性以及下调相关的底物和转运体,促进了胰岛素抵抗,并诱导了脂肪细胞的凋亡。IL-6 的逐渐增加影响了胰岛素信号传导通路,促进了肝脏的糖异生作用,增加了甘油三酯的产生。此外,HIV 感染可以促进免疫系统的炎性介质释放,这些介质可能损害心肌细胞和血管内皮,影响循环系统的功能,从而进一步增加了血脂代谢异常的风险。

(三)抗逆转录病毒治疗相关因素

ART 药物在控制 HIV 感染的同时,往往会存在血脂代谢紊乱的副作用。目前的研究认为,这种紊乱与 ART 后肝脏合成功能的改变、持续的炎症反应、氧化应激反应、药物直接的影响以及潜在的遗传因素有关。从药物类别的角度来看,NRTI 和 NNRTI 这两类药物主要导致 TC、LDL-C、HDL-C 和 TG 水平的上升;而 PI 类药物则普遍会升高 TC、LDL-C 和 TG,低剂量的利托那韦会降低 HDL-C 水平。不同 ART 药物的临床研究进一步表明,尽管依非韦伦(EFV)相较于洛匹那韦/利托那韦(LPV/r)对血脂的影响较小,但同样也会提高 LDL-C、TG 和 HDL-C 的水平。

三、筛查与评估

(一)HIV 感染者合并血脂异常的筛查

根据《中国血脂管理指南(2023 年)》对于高危人群的管理建议,推荐每 3～6 个月检测 1 次血脂,因心血管疾病入院的患者应 24 小时内完成血脂检测。对于 HIV 感染初诊计划启动 ART 的患者,应完善筛查有无家族性高胆固醇或早发性心血管疾病史(男性一级直系亲属 55 岁前或女性一级直系亲属 65 岁前患心血管疾病)。

(二)HIV 感染者合并血脂异常 ASCVD 风险评估

可采用《中国血脂管理指南(2023 年)》和《人类免疫缺陷病毒/获得性免疫缺陷综合征患者血脂综合管理中国专家共识》的建议,评估 HIV 感染者未来 10 年发生 ASCVD 的发病风险,并以此作为调脂治疗的决策依据(表 6-2-1-1、表 6-2-1-2)。

表 6-2-1-1　血脂异常 ASCVD 风险评估(ASCVD 人群)

ASCVD 人群
超高危人群:发生过≥2 次严重 ASCVD 事件或发生过 1 次严重 ASCVD 事件,且合并≥2 个高危险因素
严重 ASCVD 事件: (1)近期 ACS 病史(<1 年) (2)既往心肌梗死病史(除上述 ACS 以外) (3)缺血性卒中史 (4)有症状的周围血管病变,既往接受过血运重建或截肢
高危险因素: (1)IDLC≤1.8mmol/L,再次发生严重的 ASCVD 事件 (2)早发冠心病(男<55 岁,女<65 岁) (3)家族性高胆固醇血症或基线 LDL-C≥4.9mmol/L (4)既往有 CABG 或 PCI 治疗史 (5)糖尿病 (6)高血压 (7)CKD 3～4 期 (8)吸烟
极高危人群:不符合超高危标准的其他 ASCVD 患者

表 6-2-1-2 血脂异常 ASCVD 风险评估（非 ASCVD 人群）

非 ASCVD 人群

符合下列任意条件者，可直接列为高危，无须进行 ASCVD 10 年发病风险评估

（1）LDL-C≥4.9mmol/L 或 TC≥7.2mmol/L

（2）糖尿病患者（年龄≥40 岁）

（3）CKD 3～4 期

不符合者，评估 ASCVD 10 年发病风险

危险因素（个）	血清胆固醇水平分层/（mmol·L⁻¹）	
	3.1≤TC＜4.1 或 1.8≤LDL-C＜2.6	4.1≤TC＜5.2 或 2.6≤LDL-C＜3.4
0～1	低危（＜5%）	低危（＜5%）
2	低危（＜5%）	低危（＜5%）
3	低危（＜5%）	中危（5%～9%）
0	低危（＜5%）	低危（＜5%）
1	低危（＜5%）	中危（5%～9%）
2	中危（5%～9%）	高危（≥10%）
3	高危（≥10%）	高危（≥10%）

ASCVD 10 年发病风险为中危且年龄＜55 岁者，评估余生风险

具有以下任意 2 项及以上危险因素者，定义为 ASCVD 高危人群

- 收缩压≥160mmHg 或舒张压≥100mmHg
- 非 -HDL-C≥5.2mmol/L（200mg/dl）
- HDL-C＜1.0mmol/L（40mg/dl）
- BMI≥28kg/m²
- 吸烟

1. **准确识别高危及极高危人群** ①极高危人群：已经明确诊断为动脉粥样硬化性心血管疾病（ASCVD）的患者，无需进一步评估其他危险因素，直接列为极高危人群。②高危人群：对于低密度脂蛋白胆固醇（LDL-C）水平达到或超过 4.9mmol/L（即 190mg/dl）的个体，无论是否伴随其他危险因素，直接列为高危人群。对于年龄在 40 岁及以上的糖尿病患者，若其 LDL-C 水平在 1.8～4.9mmol/L（即 70～190mg/dl）之间，同样直接列为高危人群。在以上识别标准中，不再根据危险因素的个数进行分层，而是基于明确的血脂指标和疾病状态来快速、准确地识别出需要特别关注的极高危和高危人群。这样的识别方法有助于提高预防和治疗的效率，降低心血管事件的发生风险。

2. 对于不符合直接列为极高危或高危标准的人群，将根据存在的危险因素个数、LDL-C 水平以及是否合并高血压等因素，参照 ASCVD 的 10 年发病平均风险，进行更为细致的分层。具体分层标准如下：根据危险因素［SLA，S：吸烟，L：低 HDL-C（高密度脂蛋白胆固醇），A：年龄（根据特定年龄阈值）］及其他因素包括 LDL-C 水平及是否合并高血压，分为①低危，不存在或仅存在一个危险因素（SLA），且 LDL-C 水平较低，未合并高血压，ASCVD 10 年发病平均风险＜5%；②中危，存在两个或两个以上危险因素（SLA），或 LDL-C 水平在中等范围内，或合并高血压，但 ASCVD 10 年发病平均风险在 5%～9% 之间；③高危，存在多个危险因素（SLA），且 LDL-C 水平较高，或合并高血压，ASCVD 10 年发病平均风险≥10%。注意在进行风险评估时，应综合考虑个体的整体健康状况、家族史、生活习惯等多种因素，以得出更为准确的风险评估结果。对于某些特定人群（如家族性高胆固醇血症患者），可能需要采用更为严格的风险评估标准。对于评估结果为中危或高危的个体，应制定个性化的预防和治疗方案，以降低 ASCVD

的发病风险。

3. 为了更全面地评估 ASCVD 的风险,特别是对于 10 年发病风险为中危的人群,进行余生风险评估尤为重要。这一评估旨在识别出中青年人群中 ASCVD 余生风险为高危的个体,从而对这些包括血脂在内的危险因素进行早期干预。我国的余生风险研究模型已表明,对高危患者进行早期干预可有效避免或延迟心血管疾病的发生,显著提高预期寿命,为患者带来更大的终身获益。在进行余生风险评估时,可将其视为 ASCVD 风险评估的重要补充。对于 10 年发病风险为中危的人群,如果存在以下任意两项或两项以上的危险因素,其 ASCVD 风险评估等级应提升为高危:①收缩压≥160mmHg(1mmHg=0.133kPa)或舒张压≥100mmHg,高血压是心血管疾病的重要危险因素,持续的高血压状态会加速动脉粥样硬化的进程;②非 HDL-C≥5.2mmol/L(200mg/dl),非 HDL-C 水平升高反映了体内致动脉粥样硬化脂蛋白的积累,与心血管疾病风险密切相关;③HDL-C<1.0mmol/L(40mg/dl),低水平的 HDL-C 无法有效清除体内的胆固醇,增加了心血管疾病的风险;④BMI≥28kg/m²,肥胖是心血管疾病的独立危险因素,BMI 过高通常伴随着血脂异常、高血压等多种心血管风险因素;⑤吸烟:吸烟会损害血管内皮功能,加速动脉粥样硬化的进程,显著增加心血管病的风险。

四、临床管理

HIV 感染者降脂治疗的原则是尽可能降低 LDL-C,降低 ASCVD 的发生风险,鉴于 HIV 感染本身以及 ART 均为血脂异常的高危因素,故相较于一般人群,HIV 感染合并血脂异常患者的管理目标应相对严格。

(一)血脂管理目标

参考《2023 年欧洲临床艾滋病学会(EACS)指南》以及《人类免疫缺陷病毒/获得性免疫缺陷综合征患者血脂综合管理中国专家共识》的建议,对于 HIV 感染合并高脂血症的患者,根据患者 ASCVD 风险等级推荐以下血脂管理目标。

1. **LDL-C 的管理目标**　推荐 HIV 感染合并高脂血症的患者将 LDL-C 至少控制至 3.0mmol/L(116mg/dl)。根据 ASCVD 风险等级进一步下调治疗目标。对于 ASCVD 风险较高的患者,应设定更低的 LDL-C 目标值。

2. **高危或极高危患者的治疗目标**　对于基线 LDL-C 水平较高的高危或极高危患者,如果在经过 3 个月的降脂治疗后,仍然难以达到基本的治疗目标值,可以考虑将 LDL-C 至少降低 50% 作为替代治疗目标。

3. **已达到目标值的极高危患者的治疗**　对于部分临床基线 LDL-C 已在目标值的极高危患者,可以考虑将 LDL-C 从基线值降低 30% 左右作为替代治疗目标,以进一步降低 ASCVD 风险。

4. **TG 的管理目标**　目前尚无明确证据表明 TG 与 ASCVD 风险有直接的相关性,且没有明确的 TG 治疗目标。然而,为了维持血脂健康,推荐将 TG 控制在合适水平,即<1.7mmol/L(150mg/dl)。

以上推荐目标基于当前的临床证据和专家共识,但每例患者的具体情况可能有所不同。因此,在制定血脂管理计划时,应综合考虑患者的整体健康状况、合并症、治疗耐受性和药物相互作用等因素,制定个体化的治疗方案。同时,患者应遵循医师的建议,积极配合治疗,以控制血脂水平,降低 ASCVD 风险。

(二)HIV 感染者血脂异常的管理方案

应先考虑改善生活方式,无效后再考虑调整 ART 方案,之后考虑使用降脂药物。

1. **强化健康教育与生活方式干预的重要性**　在预防和治疗血脂异常的过程中,健康教育与树立健康理念扮演着至关重要的角色。这不仅是血脂管理的第一步,更是其取得成功的关键前提。健康教育的核心在于提高 HIV 感染者对血脂异常的认识,让他们明白血脂异常对健康的潜在危害,并了解如何通过科学的方式进行有效管理。树立健康理念则要求 HIV 感染者转变生活方式,从饮食、运动、作息等多个方面入手,构建健康的生活习惯。这不仅有助于控制血脂水平,还能提升整体健康水平,预防其他疾病的发生。

饮食治疗作为血脂管理的基础措施之一,强调低脂、低糖、高纤维的饮食原则。患者应减少饱和脂肪和反式脂肪的摄入,增加富含膳食纤维的食物,如全谷物、蔬菜、水果等,控制总热量的摄入,避免超重或肥胖。另外增加运动量、戒烟限酒、保持良好的作息习惯等都有助于提高机体的新陈代谢水平,促进血脂的正常代谢和排出。

无论是否进行药物调脂治疗,健康教育与生活方式干预都是血脂管理不可或缺的一部分。它们能够从根本上改变患者的生活习惯,降低血脂异常的风险,为患者带来长期的健康益处。

2. **调整 ART 方案** 在为 HIV 感染者制定 ART 方案时,需要综合考虑药物有效性、不良反应、患者依从性以及对血脂水平的影响等多个因素,以确保患者能够获得最佳的治疗效果和生活质量。不同 ART 药物对于血脂的影响见表6-2-1-3。

表 6-2-1-3　常用抗逆转录病毒治疗药物对血脂代谢的影响

药物类型	药物名称	简称	TC	LDL-C	HDL-C	TG
NRTI	齐多夫定	AZT, ZDV	↑	↑	—	↑
	拉米夫定	3TC	—	→		—
	阿巴卡韦	ABC	↑	↑		
	替诺福韦	TDF	↓	↓		
	恩曲他滨	FTC		→		
	替诺福韦艾拉酚胺	TAF	TC∶HDL-C 比值不变	↑	↑	↑
NNRTI	依非韦伦	EFV	↑	↑	↑	↑
	奈韦拉平	NVP	—	—	—	—
	利匹韦林	RPV	—	→	—	—
	多拉韦林	DOR	较优	较优	较优	较优
	艾诺韦林	ANV	尚需积累更多临床数据			
PI	洛匹那韦 / 利托那韦	LPV/r	↑	↑		↑
	阿扎那韦 / 利托那韦	ATV/r	↑	↑		
	达芦那韦 / 利托那韦	DRV/r	↑	↑		
INSTI	拉替拉韦	RAL	—	—	—	—
	艾维雷韦 / 考比司他	EVG/c	→	↑	↑	↑
	多替拉韦	DTG		→		
	比克替拉韦	BIC	→	→	→	→

↑为上升,↓为下降,→为无影响。

(三)调脂治疗

1. **他汀类药物** 他汀类药物是药物降脂治疗的基石,多项研究已经证明他汀类药物治疗在一般人群 ASCVD 二级预防以及高危患者一级预防中的有效性。一项全球多中心、随机对照临床研究纳入全球五大洲 12 个国家 140 余个医疗中心,最终入组 7 769 例 HIV 感染者,经传统 ASCVD 风险评估为低或中风险人群,参与者被随机分配接受每日一次口服匹伐他汀或安慰剂,研究结果显示,与安慰剂组相比,服用匹伐他汀组 LDL 水平较基线时下降了 30%,主要心血管事件发生率降低了 35%,故国内外医学领域的专家共识均一致推荐他汀类药物作为调脂治疗的首选方案。在针对 HIV 感染者的抗逆转录病毒治疗(ART)中,一些对血脂影响较小的 ART 方案也被广泛采用,以减少药物间相互作用并维持血脂健康。目前临床使用的部分非核苷逆转录酶抑制剂（NNRTI）药物如多拉韦林（DOR）、艾诺韦林和利匹韦林（RPV），以及大多数整合酶抑制剂（INSTI）药物如拉替拉韦（RAL）、多替拉韦（DTG）、比克替拉韦（BIC）等，均与他汀类药物无明显药物相互作用。此外，大多数核苷逆转录酶抑制剂（NRTI）如替诺福韦酯（TDF）、恩曲他滨（FTC）、拉米夫定（3TC）、阿巴卡韦（ABC）等也与他汀类药物无相互作用。

尽管他汀类药物在降脂治疗中具有显著疗效，但仍需注意其可能产生的不良反应。最常见的不良反应包括肝功能异常，这需要在治疗期间定期监测肝功能指标。此外，长期治疗可能会增加糖尿病的诱发风险，因此患者需警惕血糖水平的变化。肌酶升高也是他汀类药物的一个潜在副作用，特别是在高剂量使用时，需密切监测并及时调整用药方案。

2. 依折麦布（胆固醇吸收抑制剂） 当使用他汀类药物治疗后，患者的 LDL-C 水平仍不能达到预期标准时，可以考虑加用依折麦布进行联合治疗。依折麦布的常用剂量为 10mg/d。此剂量下，依折麦布能够降低 LDL-C 的水平，并与其他降脂药物如他汀类产生良好的协同作用。当单独使用依折麦布时，其降低 LDL-C 的作用强度相对较低，约为 18%～20%，在使用过程中，应注意监测药物可能带来的不良反应。

3. PCSK9 抑制剂 对于经过最大耐受剂量他汀类药物及依折麦布治疗后，LDL-C 水平仍未能达到目标值的患者，可以考虑联合使用前蛋白转化酶枯草溶菌素 9（PCSK9）抑制剂。这种联合降脂治疗能够显著提高 LDL-C 的达标率，并降低动 ASCVD 事件的再发率。目前，我国已有 3 款 PCSK9 抑制剂上市。其中，依洛尤单抗是一款注射型针剂，其用药方案有两种：一种是每两周进行一次 140mg 的皮下注射；另一种是每月进行一次 420mg 的皮下注射。第二种 PCSK9 抑制剂是阿利西尤单抗，其推荐用药方案是每两周进行一次 75mg 的皮下注射。若患者需要进一步降低 LDL-C 水平，可将剂量调整至最大剂量，即每两周进行一次 150mg 的皮下注射。第三种为托莱西单抗，用药方案为 300mg，皮下注射，每 4 周 1 次。在使用这些药物时，应确保按时按量进行注射，并定期监测血脂水平。同时，也应注意观察可能出现的不良反应，如注射部位疼痛、红肿等，总之，对于经过最大耐受剂量他汀类药物和依折麦布治疗后 LDL-C 仍不达标的患者，联合使用 PCSK9 抑制剂是一种有效的治疗策略，能够显著提高 LDL-C 的达标率，降低 ASCVD 事件的再发率。另外，小干扰 RNA（siRNA）药物通过与肝脏细胞中的 *PCSK9* 基因序列结合，抑制其表达，从而降低 LDL-C 的水平，用于成人原发性高胆固醇血症或混合型血脂异常患者的治疗。用法为在首剂后三个月注射加强针，此后每年需注射两次。

4. 二十碳五烯酸乙酯（IPE，高纯度鱼油制剂） 大剂量 IPE（2g/次，2 次/d）治疗后，确实能够观察到甘油三酯（TG）水平以及心血管事件发生率有一定程度的降低。然而，值得注意的是，尽管存在这样的观察结果，但已发表的关于鱼油（ω-3 脂肪酸的主要天然来源）治疗的研究并未能显示出一致的心血管事件风险降低的效果。

5. 传统医学 传统医学在调节血脂方面具有丰富的经验和独特的理论体系。尤其是中医和藏医，对血脂代谢有着独特的理解和系统理论。中医注重通过辨证论治来平衡体内气血、阴阳，从而调节血脂代谢。藏医则侧重于消化系统的功能，认为消化不良可能与血脂异常有关。通过专科门诊的辨证论治，患者可以获得更加精准、个性化的治疗方案。

（四）血脂管理路径

不同心血管风险等级的 HIV/AIDS 患者血脂管理路径见图 6-2-1-1。

1. 鉴于 HIV 感染与 ART 均为血脂异常的高危因素，推荐血脂正常的 HIV/AIDS 感染初治患者首先选择那些对血脂影响较小的治疗方案开始治疗。如果患者因经济原因或药物可及性限制，使用对血脂影响较大的药物（如 LPV/r、EFV）人群，应特别注意血脂监测。推荐每 3～6 个月进行一次血脂复查。对于高危或极高危人群，如果调整方案后出现不良反应，应根据个体情况调整随访频次。这意味着，如果患者的血脂状况或整体健康状况出现显著变化，可能需要更频繁的监测和随访。

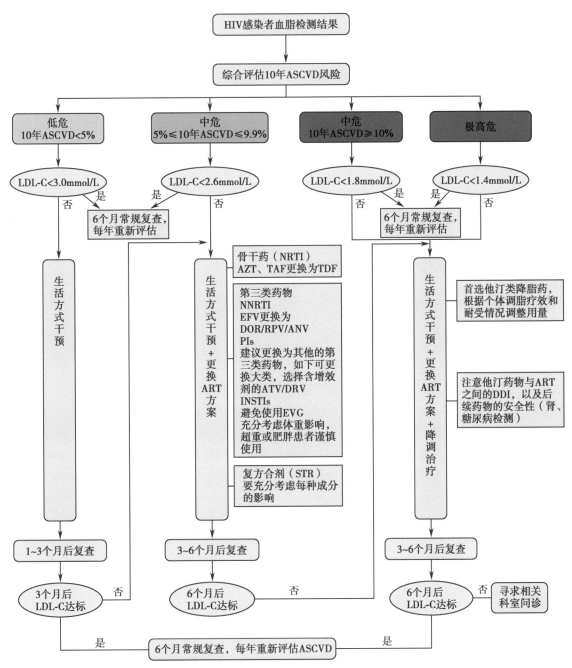

图 6-2-1-1　HIV 感染者合并血脂异常管理途径

2. 对于 ASCVD 风险评估为低危的 LDL-C 或 TC 升高的 HIV/AIDS 患者,首先,应推荐患者改善生活方式,包括均衡饮食、增加运动、戒烟限酒等。这些措施对于降低血脂水平具有基础性作用。在改善生活方式后,对患者进行 2~3 个月的随访观察。如果在此期间,患者的血脂水平能够达标(即 LDL-C 和 TC 降至正常范围),则可以暂时维持原有的 ART 方案。对于达标的患者,除了维持 ART 方案外,还应继续强调饮食及非药物治疗的重要性,以确保血脂水平持续保持在正常范围。无论患者血脂是否达标,都应每 3~6 个月进行一次血脂复查。这有助于及时发现血脂水平的变化,并根据需要进行相应的调整。如果经过 2~3 个月的改善生活方式后,患者的血脂水平仍然无法达标,应考虑更换对血脂影响较小的 ART 方案。在选择新的 ART 方案时,应综合考虑患者的整体健康状况、药物相互作用以及患者的意愿等因素。总之,对于 ASCVD 风险评估为低危的 LDL-C 或 TC 升高的 HIV/AIDS 患者,首先推荐改善生活方式并进行随访观察。如果生活方式改善无效,应考虑更换对血脂影响较小的 ART 方案。同时,还应综合管理患者的其他疾病和并发症,以确保患者良好的整体健康状况。

3. 针对那些 ASCVD 风险评估为中危,同时 LDL-C 或 TC 水平偏高,并伴随多种 ASCVD 风险的 HIV 感染者,建议在调整生活方式的同时,即刻将 ART 方案转向对血脂影响较小的选择。如果在调整后的 ART 方案持续治疗 6 个月后,相关指标仍然未能达标,则应当启动他汀类药物的治疗策略。

4. 对于 ASCVD 风险评估为高危或极高危的 HIV/AIDS 患者,应立即开始他汀类药物治疗,以控制血脂水平。同时,为了降低血脂风险,应更换为对血脂影响较小的 ART 方案。在开始他汀类药物治疗后的 6 周内,应复查血脂、转氨酶和肌酸激酶,以评估药物效果和患者耐受性。如果血脂能达到目标值,且患者没有出现药物不良反应,可以将复查频率逐步调整为每 3~6 个月一次。如果血脂未达标,但患者没有药物不良反应,应每 3 个月监测一次。调整他汀类药物的剂量。更换他汀类药物的种类,以寻找更适合患者的药物。联合应用不同作用机制的调脂药物,如胆酸螯合剂或贝特类药物,以达到更好的降脂效果。

在整个治疗过程中,应密切关注患者的血脂变化、药物反应和可能的不良反应,确保治疗的有效性和安全性。

(五)血脂异常患者常见并发症及管理

血脂异常患者往往伴随合并症或并发症,其中代谢综合征的主要防治目标是预防 ASCVD 以及 2 型糖尿病,而对已有 ASCVD 的患者来说,预防心血管事件的再次发生尤为重要。原则上,首先要启动生活方式干预,包括合理饮食、适度运动、戒烟限酒等,以改善血脂水平和其他代谢指标。然而,如果单纯通过生活方式干预无法达到预期目标,那么就需要针对各个组分采取相应的药物治疗。

1. **高血压**　对于普通高血压患者,治疗的首要目标是将血压降低到 140/90mmHg 以下。而对于那些已经合并心血管疾病的患者,如果身体条件允许,建议将血压进一步降至 130/80mmHg 以下,以减少心血管事件的风险。不论采用何种治疗方法,关键是将血压控制在目标值以下。这通常包括生活方式的调整和药物治疗。在生活方式干预不能有效控制血压的情况下,药物治疗是必要的。长效降压药物因其能够提供更平稳的血压控制效果,并有助于减少心血管并发症,被推荐使用。患者应按照医师的建议,定时定量服用降压药物,以确保血压得到有效控制。高血压患者需要定期监测血压,以评估治疗效果。同时,定期的随访也是必要的,以便医师根据患者的病情变化,及时调整治方案。

2. **2 型糖尿病**　对于 2 型糖尿病(diabetes mellitus type 2,T2DM)患者的高血糖管理,生活方式干预和二甲双胍是首选的一线治疗策略。生活方式干预应始终贯穿于整个治疗过程中。这包括均衡饮食、适量运动、控制体重、戒烟限酒等,旨在帮助患者改善血糖水平,提高整体健康状态。在没有禁忌证的情况下,二甲双胍应作为糖尿病药物治疗方案的基石,并应持续保留在治疗方案中。二甲双胍通过减少肝脏葡萄糖的产生、提高胰岛素敏感性来降低血糖,对大多数 T2DM 患者都是安全有效的。当单一降糖药物治疗无法使血糖达标时,应采用两种甚至三种不同作用机制的药物进行联合治疗。这种联合用药策略可以更有效地控制血糖,同时减少药物副作用的风险。对于合并 ASCVD 或 ASCVD 高危的 T2DM 患者,无论其糖化血红蛋白(glycosylated hemoglobin,HbA1c)是否达标,只要没有禁忌证,都应在二甲双胍的基础上加用具有 ASCVD 获益证据的降糖药物。这类药物通常包括钠-葡萄糖耦联转运体 2(sodium-glucose linked transporter 2,SGLT2)抑制剂和胰高血糖素样肽-1(glucagon-like peptide-1,GLP-1)受体激动剂,它们不仅能降低血糖,还能降低心血管事件的风险。

3. **脑血管疾病**　特别是缺血性卒中和短暂性脑缺血发作,已成为我国人口死亡和致残的首要原因,其特点为高发病率、高病死率、高致残率以及高复发率。针对这一严峻的健康挑战,血脂管理在预防和控制脑血管疾病中的重要作用不容忽视。在预防脑血管疾病方面,除了采取健康的生活方式外,长期合理的药物治疗同样关键。他汀类药物作为降脂治疗的首选药物,已被广泛证实对于降低脑血管疾病风险具有显著效果。然而,对于具有脑出血病史的非心源性缺血性卒中或短暂性脑缺血发作患者,在使用他汀类药物时需权衡其潜在的风险和获益。

4. **高尿酸血症**　痛风患者常常存在脂代谢紊乱的现象,尤其是甘油三酯水平的异常升高。不仅如此,即使在健康人群中,也观察到血尿酸水平与甘油三酯和胆固醇水平之间存在正相关关系,而与高密度脂蛋白胆固醇水平呈负相关。这些关联表明,高尿酸血症可以作为高脂血症的一个危险因素和独立预测因子。对于高甘油三酯血症伴随高尿酸血症的患者,研究发现他们往往携带载脂蛋白 E2 等位基因。这种基因的存在可能影响肾脏对尿酸的分泌功能,导致尿酸排泄减少。同时,升高的脂蛋白酶也可能干扰血尿酸的清除过程,进一步加剧了高尿酸血症的状况。基于这些发现,我们推测甘油三酯可能是高尿酸血症常见的代谢影响因子之一。因此,在预防和治疗高尿酸血症时,除了关注尿酸水平本身,还应重视脂代谢紊乱的纠正,尤其是甘油三酯水平的控制。

HIV/AIDS 患者合并血脂异常需要内分泌科、心血管内科、营养科、运动医学科等多学科综合管理,包括普及健康教育,提倡均衡膳食,避免不良生活习惯,减重等在内的综合预防措施可延缓 ASCVD 等并发症,选择合适的对血脂影响较小的 ART 方案亦有助于维持血脂在相对稳定和较为理想的水平。

(马　萍　樊立娜)

第二节　血　糖　异　常

一、流行病学

血糖异常包括糖尿病前期即空腹血糖受损(impaired fasting glucose, IFG)和/或糖耐量减低(impaired glucose tolerance, IGT)和 2 型糖尿病(T2DM)。全球范围内,HIV 感染者血糖异常的发生率呈上升趋势。一项来自意大利的研究表明,HIV 感染者罹患糖尿病的风险是普通人群的两倍。在中国进行的多中心研究发现,新诊断的 HIV 感染者血糖异常发生率为 19.99%,其中 IFG 占 9.47%,而 T2DM 的患病率则达 10.5%。与一般人群相似,HIV 感染者随着年龄的增加,血糖异常的风险也逐渐增高。非洲 4 个国家的大型队列研究发现,50 岁及以上的 HIV 感染者中,有 13.4% 的 HIV 感染者合并血糖异常。另外,ART 也增加了 HIV 感染者发生血糖异常的风险,随着 ART 时间的延长,血糖异常的患病率逐渐升高。例如,一项坦桑尼亚的研究发现,接受 ART 至少 2 年的 HIV 感染者血糖异常发生率(33%)远高于未接受过 ART 的感染者(8%)。尼日利亚的一项大型队列研究也显示,12 个月的 ART 后,有 5.3% 的 HIV 感染者患上 T2DM,且这一风险与年龄无关,提示 HIV 感染者的血糖异常与 ART 药物之间存在直接关联。美国的一项研究也报告经治的 HIV 感染者 T2DM 的患病率为 6.0%。HIV 感染者进展为糖尿病前期(prediabetes, preDM)和糖尿病人数的迅速增加,已经成为全球关注的公共卫生问题。这一趋势不仅影响了 HIV 感染者的生活质量和健康状况,也增加了医疗系统的负担。因此,对 HIV 感染者进行血糖监测和管理,以及优化 ART 方案,减少其对血糖的影响,已成为当前亟待解决的问题。

二、发病机制

(一)传统因素

1. 胰岛素分泌受损和胰岛素抵抗　多项研究表明,各种原因导致的胰岛素分泌不足和胰岛素抵抗在血糖异常的发病中起了重要作用。特定的基因突变或多态性可能影响胰岛 β 细胞的发育、成熟或功能,从而导致胰岛素分泌减少。而在胰岛素抵抗和高血糖的环境中,胰岛 β 细胞可能无法应对长期的过度负荷,进而发生功能衰竭,减少胰岛素的合成和分泌。长期的高血糖也可能直接对胰岛 β 细胞造成损害,破坏其正常的胰岛素分泌功能。在疾病早期,胰岛素抵抗可能更为显著,此时胰岛 β 细胞会通过增加胰岛素的分泌来补偿,随着时间的推移,如果高血糖和胰岛素抵抗状态持续存在,胰岛 β 细胞可能会由于负担过重而功能受损,这就导致了胰岛素分泌不足。例如,一项前瞻性研究纳入了 6 500 多例基线血糖正常的英国公务员,发现 505 例受试者在随访时间中位数为 9.7 年时被诊断为糖尿病。与未患糖尿病的受试者相比,在诊断前的五年内,确诊糖尿病的受试者胰岛素敏感性显著降低。美国开展的糖尿病预防计划(Diabetes Prevention Program, DPP)对高危"糖尿病前期"人群的研究表明,基线胰岛素敏感性(抵抗)降低和胰岛素分泌减少会随着时间的推移增加糖尿病的发生风险。胰岛 β 细胞功能的原发性缺陷可能发生在疾病发病的早期,而随着年龄和体重的增加,胰岛素抵抗可能会变得更加严重,从而暴露易感受试者胰岛 β 细胞功能的潜在缺陷,导致糖耐量减低并最终导致明显的高血糖。

2. 遗传因素 T2DM 是一种多基因疾病,可能有数千种遗传因素参与起病。例如,转录因子或胰岛素合成相关基因的多态性可能降低胰岛素分泌,影响血糖调节。基因突变或多态性也可能影响身体组织对胰岛素的反应,包括肌肉、肝脏和脂肪组织中的胰岛素信号传导效率。这些信号途径受损可能导致胰岛素抵抗。胰岛素受体和胰岛素受体底物相关基因的突变可能减少胰岛素受体数量或功能,影响胰岛素受体后信号传导途径的调节,进而影响胰岛素敏感性。一项 T2DM 多基因风险评分显示,个体易感性差异约占 20%。此外,家族中有糖尿病病史的个体患病风险明显增加。

3. 环境因素 环境因素在血糖异常中扮演重要角色,如饮食结构、生活方式、肥胖、过量能量摄入和缺乏运动可导致胰岛素抵抗。此外,暴饮暴食、久坐不动的生活方式以及由此导致的超重和腹部肥胖与胰岛素抵抗密切相关。肥胖导致的慢性低度炎症和脂毒性可能损害胰岛 β 细胞功能。此外,缺乏足够的身体活动降低了能量消耗,降低了肌肉胰岛素敏感性,增加了 2 型糖尿病的风险。睡眠障碍、长期压力和心理紧张可能通过激活皮质醇等应激激素的释放进一步增加胰岛素抵抗的风险。

(二)HIV 感染因素

除了传统因素外,HIV 感染本身也可能引起胰岛素抵抗及胰岛素分泌不足从而导致 HIV 感染者发生血糖异常。

随着 HIV 在体内的不断复制,CD4+ T 细胞逐渐减少,免疫系统持续激活可导致系统性慢性炎症。炎症细胞因子包括肿瘤坏死因子(TNF-α)、白细胞介素(如 IL-1 和 IL-6)等,可以影响胰岛素的信号传导,干扰胰岛 β 细胞,从而增加胰岛素抵抗。

HIV 感染导致免疫损伤,巨噬细胞和其他免疫细胞能够直接干扰胰岛素受体和胰岛素信号途径分子的分子,直接或间接地影响胰岛素信号途径,从而导致胰岛素抵抗。

HIV 感染和慢性炎症引起身体的应激反应,可能导致激素水平的变化,例如皮质醇水平的上升,促进胰岛素抵抗。而免疫反应以及慢性炎症可以影响脂肪组织的代谢和功能,导致脂肪分布的改变(如向腹部和内脏积累)。这种脂肪分布的改变被认为与代谢综合征相关,代谢紊乱可能迫使胰岛 β 细胞过度工作,以应对胰岛素抵抗所带来的血糖负荷增加,长期过载可能导致胰岛 β 细胞疲劳和胰岛素分泌下降。除了 HIV 带来的损伤,一些常见的合并感染如巨细胞病毒感染,结核分枝杆菌感染及其治疗药物如磺胺均可以引起胰腺炎,造成胰岛功能障碍,胰岛素分泌不足,进而引起血糖异常的发生。

(三)ART 相关因素

1. 蛋白酶抑制剂(PI) PI 对脂肪细胞的分化和功能具有潜在影响,特别是,PI 可能干扰与胰岛素敏感性密切相关的腹部脂肪细胞的正常分化过程。这种干扰导致脂质存储方式的变化,从而诱发胰岛素抵抗。另外,PI 还可能诱导内质网应激,损害胰岛素受体和胰岛素信号传递部位的功能,进而影响胰岛素在细胞内的正常作用,在各种 PI 中,以利托那韦作为增强剂联合使用时则会影响线粒体功能。PI 还可以降低胰岛素敏感性,并通过抑制葡萄糖转运体 4(glucose transporter 4, GLUT4)影响胰岛素的分泌。GLUT4 是脂肪细胞和肌肉细胞中负责葡萄糖转运的蛋白质,其功能的抑制会导致胰岛素刺激下的葡萄糖摄取受阻。多种一代 PI 如茚地那韦、利托那韦、奈非那韦和安普瑞那韦已被证实通过直接抑制胰岛素反应,并阻断 3T3-L1 脂肪细胞中胰岛素刺激的葡萄糖摄取。长期体外暴露于 PI 也被证明会诱导胰岛 β 细胞凋亡,进一步引起血糖异常。

2. 核苷逆转录酶抑制剂(NRTI)与非核苷逆转录酶抑制剂(NNRTI) 某些 NRTI 也可引起脂肪代谢异常,可能是由于 NRTI 抑制线粒体 DNA 聚合酶 γ,从而导致肌肉和脂肪细胞的能量代谢发生障碍,当这些细胞的能量代谢发生障碍时,胰岛素信号传导也会受到损害,最终导致胰岛素抵抗等代谢问题。长期使用某些 NRTI 会导致巨噬细胞的功能和存活受损,这种影响可能进一步导致脂肪分布异常。这种异常的脂肪分布可能会降低身体对胰岛素的反应。此外,一些研究表明,NRTI 可能直接影响肌肉细胞和肝细胞中的葡萄糖运输和利用。NRTI 类药物比如齐多夫定(AZT),司他夫定(D4T)、恩曲他滨(FTC)和去羟肌苷(DDI)也可以通过引起线粒体功能障碍、局部脂肪再分布、炎症和游离脂肪酸代谢失调降低胰岛素敏感性。这些机制共同作用,可能增加患者发生糖尿病等代谢性疾病的风险。

3. **整合酶抑制剂(INSTI)** 一项大型北美 HIV 队列研究发现,与基于 NNRTI 的患者相比,基于 INSTI 的患者糖尿病风险增加了 17%,基于 PI 的患者 DM 风险增加了 27%。其中 INSTI 中艾维雷韦(EVG)增加 40% 的风险。使用 INSTI 的艾滋病患者出现体重增加,而体重增加和肥胖可能与多种健康隐患相关,如代谢综合征、糖尿病和心血管疾病等。针对这一现象,可能的解释有如下几点:①INSTI 直接或间接地影响脂肪代谢,包括改变脂肪组织的功能和分布,这些变化可能与补偿性的胰岛素分泌增加、脂质存储和体重上升有关。②ART 改善了一些患者的整体健康状况和免疫功能,这可能导致体重的增加。尤其对于原先体重较低的患者来说,体重增加可能是恢复健康的一个正常现象。③某些 INSTI 可能影响相关激素或神经信号的传导,从而增加患者的食欲,导致体重上升。④INSTI 可能影响能量平衡,减少因 HIV 感染所致的慢性免疫激活和能量耗散,导致患者摄入的能量多于消耗等。此外,有研究观察到 INSTI 的使用与脂质代谢改变有关,缺氧诱导因子-1α 基因表达显示,INSTI 诱导的脂肪细胞肥大通过缺氧机制参与脂肪纤维化,可能进一步促进胰岛素抵抗。

(四)其他因素

HIV 相关性脂肪肝及 HIV/HBV、HIV/HCV 共感染等引起肝功能损伤都可以造成肝脏胰岛素抵抗。肝脏可以通过直接或间接方式调节葡萄糖正常稳态,肝脏中过量的甘油三酯和甘油二酯会激活 PKC-ε 和 JNK,导致抑制 IRS-2。除了 HIV 相关因素外,糖尿病家族史和脂肪萎缩家族史也是导致糖尿病风险增高的重要因素。此外,HIV 感染者常需服用多种药物,如抗精神病药物、皮质类固醇和阿片类药物等,这些药物可能干扰脂肪代谢,导致代谢紊乱,从而增加胰岛素抵抗,进一步导致血糖异常。HIV 感染本身及 ART 相关促炎性细胞因子和/或游离脂肪酸增加也是 HIV 感染者糖尿病风险增加的重要危险因素。这些因素可能通过多种途径影响胰岛素的敏感性和分泌,从而增加糖尿病的风险。

三、HIV 感染者合并糖尿病及糖尿病前期的筛查与诊断

(一)背景评估

收集详细的个人信息,尤其注意有无糖尿病诊断以及诊断的具体时间,治疗方式和治疗效果。详细询问糖尿病及其并发症的症状如多饮、多尿、体重减轻、视力模糊和手足麻木等。记录是否合并高血压、血脂异常、冠心病、周围血管病、脂肪肝、肿瘤、睡眠呼吸暂停综合征及治疗情况等既往史。询问其一级亲属(如父母、兄弟姐妹)有无糖尿病及并发症的病史,以评估患者的遗传风险。收集患者吸烟、饮酒、体重及腰围、饮食习惯及运动情况等信息。这些信息对于全面评估患者的糖尿病风险、制定个性化的治疗方案和进行长期管理至关重要。

定期评估 ART 药物的选择,对于伴有糖尿病高危因素的 HIV 感染者,尽量避免使用某些可能会影响胰岛素敏感性或胰岛素分泌的药物。优化 ART 方案,在保证病毒学成功的同时,选择对血糖影响小的 ART 药物组合,避免药物诱发或加重糖尿病的发生。根据患者具体情况(如糖尿病家族史、脂肪萎缩家族史等),制定个体化的 ART 方案。

(二)HIV 感染者合并血糖异常的筛查

HIV 感染者在 ART 前,ART 后 3~6 个月时宜进行糖尿病筛查,以后每年进行一次筛查,包括筛查空腹血糖(fasting plasma glucose, FPG)和随机血糖。

对于 HIV 感染者且属于糖尿病高危人群,筛查结果为 6.1mmol/L≤FPG<7.0mmol/L、7.8mmol/L≤随机血糖<11.1mmol/L 时,应进行口服葡萄糖耐量试验(oral glucose tolerance test, OGTT)进一步明确是否存在高血糖状态。

（三）HIV T2MD 的诊断

HIV T2MD 的诊断与一般人群相同，可采用国际上通用的 WHO 糖尿病专家委员会（1999 年）提出的诊断和分类标准，见表 6-2-2-1 和 6-2-2-2。

表 6-2-2-1 糖尿病诊断标准

诊断标准	静脉血浆葡萄糖水平/(mmol·L^{-1})
糖尿病症状	
随机血糖	≥11.1
或空腹血糖（FPG）	≥7.0
或 OGTT 2 小时血糖（2h PG）	≥11.1

①若无糖尿病症状（烦渴多饮、多尿、难以解释的体重减轻），需要重复一次才能诊断。随机血糖不能用来诊断 IFG 或 IGT；②空腹指的是至少 8 小时内无热量摄入；③须排除应激性高血糖；④采用标准化检测方法且有严格质量控制的医疗机构，可以将糖化血红蛋白（HbA1c）≥6.5% 作为补充诊断；⑤感染 HIV 的儿童糖尿病诊断标准与成人相同；⑥感染 HIV 且具有糖尿病高危因素的孕产妇强调在规范 ART 的同时，如首次产前检查结果正常，在孕 24~28 周行 OGTT，筛查妊娠糖尿病（GDM）：FPG≥5.1mmol/L，1h PG≥10.0mmol/L 或 2h PG≥8.5mmol/L 即可诊断 GDM。

表 6-2-2-2 糖代谢状态分类

糖代谢分类	静脉血浆葡萄糖/(mmol·L^{-1})	
	空腹血糖（FPG）	糖负荷后 2 小时血糖（2h PG）
正常血糖（NCG）	<6.1	<7.8
空腹血糖受损	6.1~<7.0	<7.8
糖尿量减低（IGT）	<7.0	7.8~<11.1
糖尿病（DM）	≥7.0	≥11.1

2024 年 3 月 28 日，《国际糖尿病联合会（IDF）关于负荷后 1 小时血糖诊断中度高血糖和 2 型糖尿病的立场声明》，正式提出 1h PG 用于高血糖诊断的新标准：1h PG≥8.6mmol/L：用于 IH 诊断，1h PG≥11.6mmol/L：用于 T2DM 的诊断，应复查以确认诊断，读者可以参考。

（四）HIV 感染者合并糖尿病并发症的诊断

无论是否感染 HIV，对糖尿病的各种并发症及伴随疾病如肥胖、高血压、血脂异常、脂肪肝、阻塞性睡眠呼吸暂停、癌症、认知功能障碍、焦虑症、抑郁症等均应进行相应的检查和诊断，及时转诊到相应的专科诊治是确保患者获得最佳治疗的关键。

四、HIV/AIDS 合并血糖异常的管理

在糖尿病的管理上，尚缺乏针对病因的根治性治疗方法。糖尿病治疗的近期目标是控制高血糖和相关代谢紊乱；远期目标是预防或延缓糖尿病慢性并发症，提高生活质量、降低病率和延长寿命。《中国 2 型糖尿病防治指南（2020 年版）》和 ADA 糖尿病指南 2024 版均强调血糖目标应采取"以患者为中心的方法"的综合管理，管理团队应包括感染科、内分泌科、心血管内科等在内的临床医师，还应有护士、营养师、运动学专家、药剂师、口腔医师、足病医师及精神科医师等共同参与，并充分考虑 HIV 感染者合并糖尿病的临床特征如年龄、BMI、性别、遗传差异、种族、低血糖风险等，并根据患者预期寿命、糖尿病病程、是否存在微血管/大血管并发症/心血管疾病风险因素/合并症以及患者认知和心理状态个体化制定。《中国 2 型糖尿病防治指南（2020 年版）》关于糖尿病综合控制目标见表 6-2-2-3。

（一）生活方式干预

生活方式干预是糖尿病管理的重要措施之一，包括健康教育、膳食管理、体重管理、运动管理等多个环节，建议所有糖尿病患者无论是否感染 HIV，均应接受全面的糖尿病教育，充分认识糖尿病并掌握自我管理技能。膳食管理在糖尿病管理中占据重要位置。患者应接受专业医学营养师的评估，制订个性化的饮

表 6-2-2-3 糖尿病综合控制目标

检测指标	目标值
毛细血管血糖/(mmol·L⁻¹)	
空腹	4.4~7.0
非空腹	≤10
糖化血红蛋白 HbA1c/%	<7.0
血压(收缩压/舒张压)/mmHg	<130/80
总胆固醇/(mmol·L⁻¹)	<4.5
高密度脂蛋白胆固醇/(mmol·L⁻¹)	
男性	>1.0
女性	>1.3
甘油三酯/(mmol·L⁻¹)	
男性	<1.7
女性	<2.6
低密度脂蛋白胆固醇/(mmol·L⁻¹)	
未合并 ASCVD	<2.6
合并 ASCVD	<1.8
体重指数/(kg·m⁻²)	<24.0

1mmHg=0.133kPa。

食计划,确保摄入足够的营养同时控制血糖水平。体重管理也是糖尿病管理中的重要环节。患者应在医师的指导下制订减重计划,通过合理的饮食和增加运动来减轻体重。最后,运动管理也是糖尿病管理中不可或缺的一部分。适当的运动可以提高胰岛素敏感性,促进血糖的利用,并有助于减轻体重和改善心血管健康。

1. 膳食管理 膳食管理是糖尿病管理和糖尿病自我管理教育不可或缺的组成部分。目标包括避免体重增加、保持每天正餐和零食中碳水化合物摄入量的一致性以及均衡的营养成分,达到维持理想体重,并满足不同情况下的营养需求。应咨询专业医师以提供建议。地中海饮食、素食、低碳水化合物且为低升糖指数的碳水化合物膳食有助于控制体重,改善胰岛素抵抗,但不推荐包括 HIV 感染合并血糖异常的患者长期接受极低能量(<800kcal/d)的营养治疗。推荐摄入优质脂肪,占总热量20%~30%,以富含单不饱和脂肪酸和 ω-3 多不饱和脂肪酸组成的脂肪为主,如某些坚果和种子、鱼类等,限制饱和脂肪酸和反式脂肪酸的摄入。增加膳食纤维,严格控制蔗糖、果糖制品以及精加工谷类的摄入,可选择全谷类。每日食盐量应低于 5g,同时限制含盐量高的食物,如味精、鸡精、酱油、盐浸等加工食品及调味酱等。肾功能正常时,推荐蛋白质的供能比为 15%~20%,并保证优质蛋白摄入量占总蛋白的一半以上。不饮酒。适当补充维生素及微量营养素。尤其是长期服用二甲双胍的人群,应防止维生素 B₁₂ 缺乏,注意补充。

2. 体重管理 由于某些 ART 药物导致体重增加的副作用,HIV 感染者的体重增加正成为新的挑战,这一现象更不利于血糖控制。HIV/T2DM 患者应接受有关饮食管理和体育锻炼的咨询,以达到减轻体重或防止体重增加的目的。减轻体重可缓解胰岛素抵抗和胰岛 β 细胞功能受损,从而改善血糖。对于难以减轻体重的患者,维持体重是另一个目标。体重管理策略包括改变生活方式和药物治疗等。血糖的改善与热量限制和体重减轻的程度有关。体重下降 5%~10% 可有效改善非酒精性脂肪性肝炎、睡眠呼吸暂停和 2 型糖尿病的其他合并症。

3. 运动管理 运动对 HIV/糖尿病的患者是有益的,可提高对胰岛素的反应能力,并延缓糖耐量受损向显性糖尿病的发展。运动亦有助于减轻体重。建议每周总共至少 150 分钟的中等强度有氧运动,每周至少 3 日有运动,且休息日不能超过连续 2 日。身体素质良好的患者可能适合持续时间较短的高强度训练,身体素质欠佳的患者可逐渐增加运动量,循序渐进,长期坚持。运动宜选择有氧加阻抗相结合的方式进行,每周至少增加 2 次阻抗运动,自由重量训练或器械式重量训练,两次阻抗运动间隔大于 48 小时。阻抗运动对于体重正常的 2 型糖尿病患者可能更加重要。由于肌肉是葡萄糖的主要利用器官,肌少症患者基础代谢率下降等可能会增加胰岛素抵抗的发生。中等强度的运动包括健步走、太极拳、骑自行车及打乒乓球、羽毛球、板球和高尔夫球等。较高强度的运动包括快节奏舞蹈、有氧健身操、游泳、骑车上坡、足球、篮球等。需要注意的是,既往无运动习惯的患者开始运动的时候应在专业人员的指导下进行,运动前进行必要的健康评测和运动能力评估,可避免运动不当造成的损伤,保证运动的安全性和科学性。

(二)转换抗病毒治疗方案

由于含利托那韦或可比司他作为增强剂,或者胸苷类似物如齐多夫定、司他夫定等的抗病毒方案可造成胰岛素抵抗,HIV/ 糖尿病的患者可以考虑更换 ART 方案,推荐以新型整合酶抑制剂为核心的 ART 方案,但需评估转换方案的获益及风险。

(三)降糖药物治疗

在饮食和运动不能使血糖控制达标时,应及时采用包括口服药和注射剂治疗在内的降糖药物治疗。根据作用机制的不同,口服降糖药可分为促胰岛素分泌剂、双胍类、噻唑烷二酮类(thiazolidinedione,TZD)、α- 糖苷酶抑制剂、二肽基肽酶 -4(DPP-4)抑制剂、钠 - 葡萄糖耦联转运体 2(SGLT2)抑制剂。注射制剂有胰岛素、胰岛素类似物、胰高血糖素样多肽 -1(GLP-1)受体激动剂。HIV 感染者合并糖尿病时,应避免使用与 ART 药物有相互作用的降糖药物。

1. **双胍类**　二甲双胍作为 T2DM 的一线治疗药物和联合用药中的基础用药,具有良好的降糖效果。美国糖尿病协会和欧洲糖尿病研究协会推荐二甲双胍作为 T2DM 的药物治疗基石,《中国 2 型糖尿病防治指南(2020 年版)》也指出,二甲双胍治疗与生活方式干预均为 T2DM 患者高血糖的一线治疗,且若无禁忌证,二甲双胍应一直保留在药物治疗方案中。单独使用二甲双胍可以使 HbA1c 平均下降 1%～2%,且不增加体重,无低血糖发生,可以单独给药。此外二甲双胍可以降低 CVD 的发生风险。应特别需要注意的是二甲双胍与多替拉韦联合使用时,多替拉韦会增加二甲双胍浓度。

2. **磺脲类**　磺脲类药物通过不依赖于血糖浓度的方式刺激胰岛 β 细胞分泌胰岛素,发挥降血糖作用,同时其还可以降低微血管合并症。单独使用磺脲类药物可以使 HbA1c 降低 1%～1.5%。缺点包括体重增加(2～4kg),低血糖症。我国上市的磺脲类药物主要有格列本脲、格列美脲、格列齐特、格列吡嗪和格列喹酮。

3. **格列奈类**　为非磺脲类胰岛素促泌剂,主要通过刺激胰岛素的早时相分泌而降低餐后血糖,有一定的降低空腹血糖作用。可以使 HbA1c 平均下降 0.5%～1.5%。我国上市的格列奈类药物主要有瑞格列奈、那格列奈和米格列奈。

4. **噻唑烷二酮类**　TZD 药物通过提高靶细胞对胰岛素的敏感性而降低血糖,其药物的主要优点包括单药可以使 HbA1c 降低 0.7%～1.0%,且不增加低血糖风险。体重增加和水肿是其常见的不良反应。我国上市的 TZD 主要有罗格列酮和吡格列酮及其与二甲双胍的复方制剂。

5. **α- 糖苷酶抑制剂**　此类药物主要通过抑制碳水化合物在小肠上部的重吸收而降低餐后血糖,适用于以碳水化合物为主要食物成分,且伴有餐后血糖升高的患者。每日 2～3 次,餐前即刻吞服或与第一口食物一起嚼服。α- 糖苷酶抑制剂可使 HbA1c 平均下降 0.5%,并降低体重。我国主要有阿卡波糖、伏格列波糖和米格列醇。α- 糖苷酶抑制剂可与双胍类、磺脲类、TZD 或胰岛素联合使用。

6. **DPP-4 抑制剂**　DPP-4 抑制剂通过抑制二肽基肽酶 -4 而减少 GLP-1 在体内失活,使内源性 GLP-1 水平升高,GLP-1 以葡萄糖浓度依赖的方式增加胰岛素分泌,同时抑制胰高血糖素的分泌,降低血糖。临床常用药物包括西格列汀、沙格列汀、维格列汀和利格列汀。此类药物可使 HbA1c 降低 0.4%～0.9%。单独使用不增加低血糖的风险。一项小型研究显示服用西格列汀治疗的 HIV 感染者的 CD4 或 HIV RNA 未受到影响。值得注意的是,沙格列汀与强细胞色素 P450 3A4/5 抑制剂(如利托那韦)和沙格列汀具有相互作用,联合使用时应减少剂量。

7. 钠 - 葡萄糖耦联转运体 2 抑制剂　SGLT2 抑制剂可抑制肾脏对葡萄糖的吸收,降低肾糖阈,促进尿糖的排出,从而达到降低血糖的目的。我国上市的 SGLT2 抑制剂有达格列净、恩格列净、卡格列净和艾托格列净。SGLT2 抑制剂单药治疗可使 HbA1c 降低 0.5%~1.2%,单独使用不增加低血糖风险,另外该类药物有一定的体重减轻和降压作用。一系列大型研究进一步证实了 SGLT2 抑制剂在心血管和肾脏保护方面的益处。这些研究结果表明,SGLT2 抑制剂不仅能够降低糖尿病患者的血糖水平,还能够减少心血管疾病的发生风险,并改善肾功能。常见不良反应为泌尿系统感染和生殖系统感染及与血容量不足相关的疾病。临床使用过程应定期评估肝肾功能。

8. 胰高血糖素样多肽 -1 受体激动剂　GLP-1 受体激动剂在治疗糖尿病和体重管理方面显示出了显著的效果。这类药物能够与胰岛 β 细胞上的 GLP-1 受体结合,进而以葡萄糖依赖性的方式刺激胰岛素的合成和分泌,同时减少胰高血糖素的释放,从而有效降低血糖水平。除了对胰岛 β 细胞的直接作用外,GLP-1 受体激动剂还能作用于中枢神经系统中的 GLP-1 受体,通过减少食物摄入来辅助控制血糖。此外,它还能促进棕色脂肪组织的生热作用,并加速白色脂肪组织的分解,从而增加能量消耗,有助于体重的减轻。同时,GLP-1 受体激动剂还可以延迟胃排空,这对于糖尿病患者来说有助于平稳血糖波动。在给药方式上,GLP-1 受体激动剂通常采用皮下注射的方式给药,能够有效降低 HbA1c 水平达 1.0%~1.5%。除了显著的降血糖效果外,GLP-1 受体激动剂还具有明显的体重减轻作用,这是通过其多种生理机制综合作用实现的。目前市场上已有多种 GLP-1 受体激动剂药物可供选择,包括艾塞那肽、利拉鲁肽、贝那鲁肽、利司那肽等。这些药物均可单独使用或与其他降糖药物联合使用。

9. 胰岛素　如果有证据表明存在持续的分解代谢(体重减轻)、存在高糖毒性,或当 HbA1c 水平[>10%(86mmol/mol)]或血糖水平[≥300mg/dl(16.7mmol/L)]非常高,应考虑早期应用胰岛素。使用建议从睡前甘精胰岛素或地特胰岛素等长效胰岛素 10~15U 开始,根据血糖水平,每 3 天增加 2~3U,直到空腹血糖达到 6.7mmol/L。如果单独使用长效胰岛素不能使空腹血糖达标时,建议加用餐时短效胰岛素。当 HbA1c>9%,严重肝病或严重肾病时,推荐胰岛素作为一线治疗方案。然而,胰岛素治疗也需要个体化,根据患者的具体情况进行调整。因此,在使用胰岛素时,建议咨询专业医师并进行密切的血糖监测。

(四)HIV/糖尿病慢性并发症的防治

与普通人群相似,HIV 感染者合并糖尿病慢性并发症是患者致残、致死的主要原因,因此早防早治至关重要。为了确保 HIV/糖尿病患者的健康,每年均应进行慢性并发症筛查,包括:①监测血压并将血压控制在 130/80mmHg 以下;②监测血脂并处理血脂异常,在调脂治疗前评估 ASCVD 风险,并根据风险级别启动对 ASCVD 的一级预防以降低心血管事件,已有 ASCVD 病史的糖尿病患者应启动二级预防;③严格控制血糖,可预防或延缓糖尿病肾病并发症,如果发生糖尿病肾病且进展至终末期肾病应及早肾内科治疗,甚至肾脏替代治疗;④及时进行综合眼科检查以及早诊治糖尿病眼部病变,保护视力;⑤严格控制血糖并维持血糖稳定可预防或延缓糖尿病神经病变;⑥所有 HIV/糖尿病的患者均应进行足部检查,并进行足部自我护理的教育,对于糖尿病足推荐多学科管理,规范化处理,以降低截肢率。ADA 指南中关于糖尿病并发症管理建议见图 6-2-2-1。HIV 感染者合并糖尿病并发症管理可作参照。

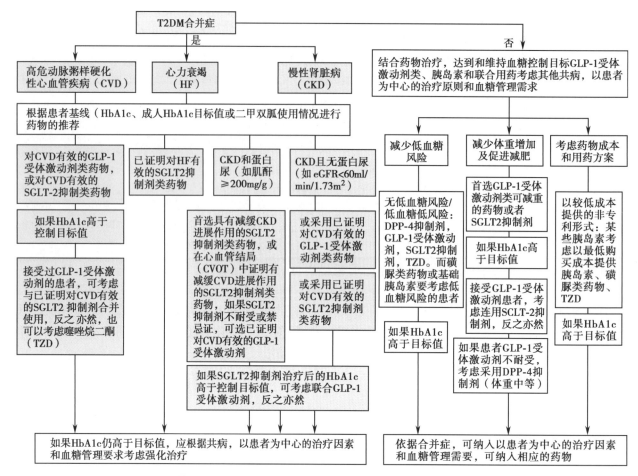

图 6-2-2-1 HIV/AIDS 患者合并糖尿病并发症管理流程图

（马　萍　樊立娜）

参 考 文 献

[1] NGUYEN K A, PEER N, MILLS E J, et al. A meta-analysis of the metabolic syndrome prevalence in the global HIV-infected population. PLoS One, 2016, 11(3): e0150970.

[2] YUSUF S, HAWKEN S, OUNPUU S, et al. Effect of potentially modifiable risk factors associated with myocardial infarction in 52 countries(the INTERHEART study): Case-control study. Lancet, 2004, 364(9438): 937-952.

[3] DAD Study Group, FRIIS-MØLLER N, REISS P, et al. Class of antiretroviral drugs and the risk of myocardial infarction. N Engl J Med, 2007, 356(17): 1723-1735.

[4] 李小迪, 曹玮, 刘正印, 等. 长期联合抗反转录病毒治疗对人类免疫缺陷病毒感染/艾滋病患者心血管病风险的影响. 中华传染病杂志, 2022, (40): 496-504.

[5] GRAND M, BIA D, DIAZ A. Cardiovascular risk assessment in people living with HIV: A systematic review and meta-analysis of real-life data. Curr HIV Res, 2020, 18(1): 5-18.

[6] SHEN Y, WANG J, WANG Z, et al. Prevalence of dyslipidemia among antiretroviral-naive HIV-infected individuals in China. Medicine(Baltimore), 2015, 94(48): e2201.

[7] YANG J, CHEN J, JI Y, et al. Lipid profile and renal safety of tenofovir disoproxil fumarate-based anti-retroviral therapy in HIV-infected Chinese patients. Int J Infect Dis, 2019, 83: 64-71.

[8] FRIIS-MØLLER N, RYOM L, SMITH C, et al. An updated prediction model of the global risk of cardiovascular disease in HIV-positive persons: The Data-collection on Adverse Effects of Anti-HIV Drugs(D: A: D) study. Eur J Prev Cardiol, 2016, 23(2): 214-223.

[9] WATERS D D, HSUE P Y. Lipid abnormalities in persons living with HIV infection. Can J Cardiol, 2019, 35(3): 249-259.

［10］BIJKER R，JIAMSAKUL A，UY E，et al. Cardiovascular disease-related mortality and factors associated with cardiovascular events in the TREAT Asia HIV Observational Database（TAHOD）. HIV Med, 2019, 20（3）: 183-191.

［11］GUO F，HSIEH E，LV W，et al. Cardiovascular disease risk among Chinese antiretroviral-naïve adults with advanced HIV disease. BMC Infect Dis, 2017, 17（1）: 287.

［12］LAGATHU C，BÉRÉZIAT V，GORWOOD J，et al. Metabolic complications affecting adipose tissue, lipid and glucose metabolism associated with HIV antiretroviral treatment. Expert Opin Drug Saf, 2019, 18（9）: 829-840.

［13］中国血脂管理指南修订联合专家委员会. 中国血脂管理指南（2023 年）. 中华心血管病杂志, 2023, 51（3）: 221-255.

［14］中华医学会热带病与寄生虫学分会艾滋病学组. 人类免疫缺陷病毒/获得性免疫缺陷综合征患者血脂综合管理中国专家共识. 中华内科杂志, 2023, 62（6）: 661-672.

［15］KRIKKE M，HOOGEVEEN R C，HOEPELMAN A I，et al. Cardiovascular risk prediction in HIV-infected patients: Comparing the Framingham, atherosclerotic cardiovascular disease risk score（ASCVD）, Systematic Coronary Risk Evaluation for the Netherlands（SCORE-NL）and Data Collection on Adverse Events of Anti-HIV Drugs（D: A: D）risk prediction models. HIV Med, 2016, 17（4）: 289-297.

［16］AMBROSIONI J，LEVI L，ALAGARATNAM J，et al. Major revision version 12.0 of the European AIDS Clinical Society guidelines 2023. HIV Med, 2023, 24（11）: 1126-1136.

［17］GRINSPOON S K，FITCH K V，ZANNI M V，et al. Pitavastatin to prevent cardiovascular disease in HIV infection. N Engl J Med, 2023, 389（8）: 687-699.

［18］国家心血管病中心, 国家基本公共卫生服务项目基层高血压管理办公室, 国家基层高血压管理专家委员会. 国家基层高血压防治管理指南 2020 版. 中国循环杂志, 2021, 36（03）: 209-220.

［19］中华医学会神经病学分会, 中华医学会神经病学分会脑血管病学组. 中国缺血性卒中和短暂性脑缺血发作二级预防指南 2022. 中华神经科杂志, 2022, 55（10）: 1071-1110.

［20］GALLI L，SALPIETRO S，PELLICCIOTTA G，et al. Risk of type 2 diabetes among HIV-infected and healthy subjects in Italy. Eur J Epidemiol, 2012, 27（8）: 657-665.

［21］SHEN Y，WANG Z，LIU L，et al. Prevalence of hyperglycemia among adults with newly diagnosed HIV/AIDS in China. BMC Infect Dis, 2013, 13: 79.

［22］NJUGUNA B，KIPLAGAT J，BLOOMFIELD G S，et al. Prevalence, risk factors, and pathophysiology of dysglycemia among people living with HIV in Sub-Saharan Africa. J Diabetes Res, 2018, 2018: 6916497.

［23］MAGANGA E，SMART L R，KALLUVYA S，et al. Glucose metabolism disorders, HIV and antiretroviral therapy among Tanzanian adults. PLoS one, 2015, 10（8）: e0134410.

［24］ISA S E，OCHE A O，KANG'OMBE A R，et al. Human immunodeficiency virus and risk of type 2 diabetes in a large adult cohort in Jos, Nigeria. Clin Infect Dis, 2016, 63（6）: 830-835.

［25］TABÁK A G，JOKELA M，AKBARALY T N，et al. Trajectories of glycaemia, insulin sensitivity, and insulin secretion before diagnosis of type 2 diabetes: An analysis from the Whitehall II study. Lancet（London, England）, 2009, 373（9682）: 2215-2221.

［26］VUJKOVIC M，KEATON J M，LYNCH J A，et al. Discovery of 318 new risk loci for type 2 diabetes and related vascular outcomes among 1.4 million participants in a multi-ancestry meta-analysis. Nat Genet, 2020, 52（7）: 680-691.

［27］MAHAJAN A，TALIUN D，THURNER M，et al. Fine-mapping type 2 diabetes loci to single-variant resolution using high-density imputation and islet-specific epigenome maps. Nat Genet, 2018, 50（11）: 1505-1513.

［28］TSAI S F，WU H T，CHEN P C，et al. Stress aggravates high-fat-diet-induced insulin resistance via a mechanism that involves the amygdala and is associated with changes in neuroplasticity. Neuroendocrinology, 2018, 107（2）: 147-157.

［29］NON L R，ESCOTA G V，POWDERLY W G. HIV and its relationship to insulin resistance and lipid abnormalities. Transl Res, 2017, 183: 41-56.

［30］REID M，MA Y，SCHERZER R，et al. Higher CD163 levels are associated with insulin resistance in hepatitis C virus-infected and HIV-infected adults. AIDS（London, England）, 2017, 31（3）: 385-393.

［31］SHAH S，HILL A. Risks of metabolic syndrome and diabetes with integrase inhibitor-based therapy. Curr Opin Infect Dis, 2021, 34（1）: 16-24.

［32］BERGMAN M，MANCO M，SATMAN I，et al. International diabetes federation position statement on the 1-hour post-load plasma glucose for the diagnosis of intermediate hyperglycaemia and type 2 diabetes. Diabetes Res Clin Pract, 2024, 209: 111589.

［33］中华医学会糖尿病学分会. 中国2型糖尿病防治指南(2020年版). 中华糖尿病杂志, 2021, 13(4): 315-409.

［34］American Diabetes Association Professional Practice Committee. 2. Diagnosis and classification of diabetes: Standards of care in diabetes-2024. Diabetes Care, 2024, 47(Suppl 1): S20-S42.

［35］American Diabetes Association Professional Practice Committee. 9. Pharmacologic approaches to glycemic treatment: Standards of medical care in diabetes-2022. Diabetes Care, 2022, 45(Suppl 1): S125-S143.

［36］ELSAYED N A, ALEPPO G, ARODA V R, et al. 5. Facilitating positive health behaviors and well-being to improve health outcomes: Standards of care in diabetes-2023. Diabetes care, 2023, 46(Supple 1): S68-S96.

［37］KOBAYASHI Y, LONG J, DAN S, et al. Strength training is more effective than aerobic exercise for improving glycaemic control and body composition in people with normal-weight type 2 diabetes: A randomised controlled trial. Diabetologia, 2023, 66(10): 1897-1907.

［38］MONAMI M, CANDIDO R, PINTAUDI B, et al. Effect of metformin on all-cause mortality and major adverse cardiovascular events: An updated meta-analysis of randomized controlled trials. Nutr Metab Cardiovasc Dis, 2021, 31(3): 699-704.

［39］NGUYEN Q, WOOTEN D, LEE D, et al. GLP-1 receptor agonists promote weight loss among people with HIV. Clin Infect Dis, 2024, 19: ciae151.

［40］NEAL B, PERKOVIC V, MATTHEWS D R, et al. Rationale, design and baseline characteristics of the CANagliflozincardioVascular Assessment Study-Renal (CANVAS-R): A randomized, placebo-controlled trial. Diabetes, Obes Metab, 2017, 19(3): 387-393.

［41］GIUGLIANO D, LONGO M, SIGNORIELLO S, et al. The effect of DPP-4 inhibitors, GLP-1 receptor agonists and SGLT-2 inhibitors on cardiorenal outcomes: A network meta-analysis of 23 CVOTs. Cardiovasc Diabetol, 2022, 21(1): 42.

［42］American Diabetes Association. 9. Pharmacologic approaches to glycemic treatment: Standards of medical care in diabetes-2021. Diabetes Care, 2021, 44(Suppl1): S111-S124.

第三章 心脑血管疾病

HIV 感染者和艾滋病患者(people living with HIV/AIDS, PLWHA)的寿命已经得到了极大延长,他们会经历普通人群中常见的衰老疾病,包括心脑血管疾病(cardiovascular and cerebrovascular disease, CCVD)。多项研究表明 PLWHA 患心血管疾病(cardiovascular disease, CVD)如冠状动脉疾病(包括急性心肌梗死)的风险增加。也有报道表明 PLWHA 也有较高的缺血性脑卒中、心力衰竭和外周动脉疾病的风险。而且最近的研究表明,HIV 相关的风险因素可能超出动脉粥样硬化的传统风险因素。这种情况引起了全球公共卫生关注,尤其是在中低收入国家。

第一节 流 行 病 学

从 1990 年到 2015 年,全球由 HIV 感染引起的 CVD 负担增加了两倍多,从 74 万 / 年增加到 257 万 / 年。一项模型估计,到 2030 年底,约 70% 的 PLWHA 年龄将超过 50 岁,其中 78% 将患 CVD。PLWHA 患 CVD 的风险比 HIV 阴性个体高约 1.5~3 倍,尽管两组 CVD 的传统风险因素分布没有差异。最近的几项研究表明,HIV 特异性风险因素的潜在机制可能导致 PLWHA 中 CVD 的加速,即抗逆转录病毒治疗(anti-retroviral therapy, ART)的副作用和由 HIV 免疫激活引起的全身慢性炎症。在 $CD4^+$ T 细胞计数较低和 HIV 病毒载量控制不佳的 PLWHA 中 CVD 的发生率更高。与未感染的个体相比,CVD 在女性和年轻人中更常见。PLWH 的心血管负担也存在区域差异,撒哈拉以南非洲的发病率更高。从 1999 年到 2013 年,尽管总体艾滋病相关病死率有所下降,但 CVD 相关病死率显著上升。

在前 ART 时代,HIV 相关心肌病主要由 HIV 病毒或感染心肌的相关机会性病原体引起,并经常导致心肌炎及心力衰竭。即使在 ART 时代,HIV 感染仍然是心力衰竭的风险因素。最近的横断面数据表明,与未感染者相比,PLWHA 中心力衰竭的患病率高出 66%。也有研究表明,在 HIV 病毒载量峰值 ≥100 000 拷贝 /ml 和 $CD4^+$ T 细胞计数最低值<200 个 /μl 的人群中,诊断心力衰竭的概率增加了 2 倍以上。在普通人群中发现心力衰竭的传统风险因素也会增加 PLWHA 的风险,例如年龄较大、超重、高血压、糖尿病、吸烟和既往心肌梗死病史。PLWHA 中特别相关的其他风险因素包括 HIV 病毒复制、免疫抑制状态和某些 ART 药物,以及肝纤维化和抑郁症。与 HIV 感染相关的肺动脉高压很普遍(比特发性肺动脉高压更普遍),可能是 PLWHA 心力衰竭风险的另一个重要驱动因素。ART 时代心力衰竭流行病学变化的一部分包括从主要的扩张型心肌病表型[可被认为是射血分数降低的心力衰竭(heart failure with reduced ejection fraction, HFrEF)]转变为包括 HFrEF 和射血分数正常的心力衰竭(heart failure with normal ejection fraction, HFpEF)。射血分数正常与降低的心力衰竭发生率(HFpEF 与 HFrEF)数据很少。与未感染者相比,PLWHA 中 HFpEF 的风险增加了 21%,HFrEF 的风险增加了 37%。而且,与未感染 HIV 的普通人群相比,PLWHA 在心肌梗死(心力衰竭的风险因素)后很难接受适当的侵入性诊疗措施,会进一步加剧病死率差异。未来对 HIV 和心力衰竭的研究应侧重于无症状心力衰竭的早期筛查、适当的干预和降低风险,以及降低 PLWHA 心力衰竭的病死率。

急性心肌梗死(acute myocardial infarction, AMI)是 PLWHA 中最常见的 CVD 表现之一,与普通人群

相比,AMI 的风险高 1.5~2 倍。25~30 岁患者的 AMI 发病率为 0.27/1 000 人年,>70 岁患者的发病率为 16.99/1 000 人年,这表明 AMI 是一种衰老疾病,与多种风险因素有关,包括 ART。此外,在有 5 年 HIV 感染病史的患者中,AMI 的发病率为 0.44/1 000 人年,而在感染超过 15 年的患者中,发病率高达 1.68/1 000 人年。$CD4^+$ T 细胞降低及病毒载量未低于检测下限的 PLWHA 患 AMI 的风险更高。与无 HIV 的患者相比,PLWHA 通常表现为单血管病变、更高的支架再狭窄率和再入院率,而且 AMI 后心肌瘢痕形成的发生率更高。此外,与未感染的个体相比,PLWHA 在 AMI 第一次发作后再次发生缺血性事件的风险增加。在至少有一次 AMI 发作的 PLWHA 中,CVD 导致的病死率从 1999—2002 年的 73% 下降到 2011—2014 年的 41%。然而,考虑到年龄、性别、AMI 年份、吸烟、高血压和糖尿病等因素后,PLWHA 在 AMI 后一年的死亡风险更高。

PLWHA 外周动脉疾病的患病率在不同队列中有 2%~27% 的显著差异,这些患者的风险增加了 30%,特别是在 $CD4^+$ T 细胞低和病毒复制率高的患者中。迄今为止,只有少数研究评估了 PLWHA 的踝肱指数(ankle brachial index, ABI),表明异常 ABI 在 PLWHA 中的患病率似乎高于普通人群,尤其是在病毒未控制的患者和 / 或长期接受 ART 的患者中。需要进行大规模的纵向研究来确定 ABI 在 PLWHA 中的意义和临界值。最近的一项荟萃分析发现,与非 HIV 对照组相比,PLWHA 的动脉硬度升高,与未经治疗的个体相比,接受 ART 的患者动脉硬度增加,表明持续 ART 暴露对心血管系统的负面影响。此外,$CD4^+$ T 细胞高的 PLWHA 早期开始 ART 并不能改善动脉弹性。对内皮和微循环采用不同方法的研究表明,HIV 感染与内皮和微循环功能障碍有关。

艾滋病相关高血压由 HIV 和一些 ART 药物引起的,并且可能与肾脏和心脏的某些合并症有关。PLWHA 的高血压发病率高达 20%~30%,且近年来呈逐步上升的趋势。尽管一些研究表明,与非 HIV 感染者相比,坚持 ART 的 PLWHA 成年人的高血压患病率更高,且一些研究表明 ART 的使用与高血压之间存在正相关。HIV 病毒可通过多种机制增加高血压的风险,包括病毒对免疫系统的破坏、慢性炎症反应、ART 药物的副作用以及生活方式等因素。

PLWHA 相关脑卒中的流行病学特征随着时间的推移而演变,因为导致 PLWHA 相关脑卒中发病的影响因素也随着时代的发展不断演变。在前 ART 时代,HIV 相关脑卒中通常影响年轻的 PLWHA。美国学者对 1990 年至 1994 年收入住院的 PLWHA 相关脑卒中进行了回顾性分析,发现这些患者的年龄在 19~44 岁之间,且 PLWHA 患缺血性卒中的概率比未感染 HIV 的患者高出 3 倍以上。脑卒中通常发生在晚期 HIV 感染的情况下,常常伴有机会性感染、凝血功能障碍或艾滋病相关的恶性肿瘤。随着现代 ART 的引入,PLWHA 的平均年龄增加,并且机会性感染的发病率也出现下降。近年来,随着 ART 在中低收入国家的普及,PLWHA 的预期寿命也在逐渐增加。PLWHA 的老龄化必然会导致传统血管危险因素的增加。在 ART 治疗引入的背景下,PLWHA 的卒中风险在增加,多项研究表明,HIV 与卒中之间存在密切的关联性。一项文献荟萃分析发现,在校正了人口统计学和血管危险因素后,PLWAH 与 HIV 未感染者脑卒中的风险比(HR)为 1.53~2.16。分析美国一个大型医疗保健赔数据库中的数据显示,PLWHA 的脑卒中风险很高,在校正了性别和年龄后其卒中发病率几乎是 HIV 未感染对照组的 3 倍。大量研究证实,病毒血症未控制或 $CD4^+$ T 细胞计数低于 200 个 /μl 的 PLWHA 患脑卒中的风险会增加。

(李文伟 刘 莉)

第二节 发 病 机 制

PLWHA 中 CCVD 的发生是 HIV 介导、传统风险因素和 ART 相关的心脏血管代谢效应以及易感遗传因素之间复杂相互作用的结果。

一、传统心脑血管疾病危险因素

随着 PLWHA 的老龄化,与普通人群相比,他们表现出更高的传统 CCVD 风险因素的患病率,如高血压、血脂异常、糖尿病和吸烟。高血压是艾滋病患者心血管疾病的主要危险因素,患病率在 4.8%~73.4%

之间。HIV 诱导的慢性炎症会导致内皮功能和完整性的改变，而 ART 与肾素和血管紧张素系统失调有关。

HIV 人群中血脂异常的平均患病率为 39.5%，范围为 7.7%~73.4%。PLWHA 的血脂异常可能归因于各种机制，如基础脂肪代谢和肝脏新生脂肪生成增加，胰岛素抑制脂肪细胞脂解的能力降低，以及外周脂肪酸捕获受损。此外，在胰岛素抵抗或糖尿病的 PLWHA 中，高脂血症的发生率更高。在这一人群中，血脂异常的特点是低密度脂蛋白胆固醇（LDL-C）和高密度脂蛋白胆固醇（HDL-C）异常，但最常见的异常是高甘油三酯血症，特别是在 ART 启动后。

某些 ART 药物可能会导致身体脂肪重新分布，表现为面部和四肢的脂肪萎缩或脂肪肥大和内脏脂肪聚积。脂肪代谢不良可能是心血管疾病的一个重要危险因素，因为它与血脂异常、高甘油三酯血症、HDL-C 降低、胰岛素抵抗增加和糖尿病相关。PLWHA 糖尿病的平均患病率为 7.24%，范围为 0.5%~39.1%，与 CD4$^+$T 细胞计数低（<200 个/μl）、脂肪营养不良以及一些较老的 ART 药物的使用有关。

吸烟在 PLWHA 非常常见，吸烟率为 33%，并导致心脑血管疾病发病率和死亡率均增加。此外，在 PLWHA 中，违禁药物使用和心脑血管疾病之间有着密切的联系。这一人群中最常用的违禁药物是海洛因、大麻、可卡因和甲基苯丙胺，这些都会导致心律失常和冠状动脉粥样硬化，从而引起心脑血管疾病。

二、HIV 相关的危险因素及发病机制

除了传统的心脑血管疾病危险因素和 ART 相关的代谢效应外，许多研究强调了 HIV 在 PLWHA 心脑血管疾病发病机制中的意义。HIV 可以通过多种机制诱导和加速动脉粥样硬化和内皮功能障碍，包括慢性炎症、病毒复制和机会性感染引起的持续免疫激活、病毒对脂肪组织的直接影响、胆固醇代谢的改变，以及肠道微生物移位。

（一）HIV 感染相关的发病机制

1. 慢性炎症和持续的免疫激活 慢性炎症性疾病，如 HIV 感染，是公认的动脉粥样硬化的危险因素。HIV 的自然史通常包括病毒复制的急性期、免疫激活和持续病毒复制的慢性期。事实上，越来越多的数据表明，慢性非控制性 HIV 感染在 PLWHA 的心脑血管死亡率和发病率中起着关键作用。SMART 研究小组发现，ART 中断与炎症和凝血标志物的显著升高有关，随后全因死亡率增加。PLWHA 不仅存在免疫抑制还有免疫失调。病毒快速复制的初始阶段（高病毒血症）引起促炎细胞因子爆发，这是由干扰素 α 和白细胞介素 -1（IL-1）引起的。持续炎症是动脉粥样硬化、血栓形成和心肌功能障碍的原因，可导致一系列临床表现，包括心肌梗死、卒中、心力衰竭和心源性猝死。HIV 感染还可上调 IL-6 和单核细胞趋化蛋白 -1（monocyte chemoattractant protein 1, MCP-1）这两种炎性因子，导致巨噬细胞募集、迁移和转化为泡沫细胞。巨噬细胞既携带 HIV 病毒，又受到 HIV Nef 蛋白的影响，该蛋白会抑制胆固醇从细胞中流出，可能加速泡沫细胞的形成并影响 HIV 动脉粥样硬化的形成。氧化应激、NLRP3 炎症小体的激活和内质网（endoplasmic reticulum, ER）应激也有助于动脉粥样硬化的形成。由于相关的血脂异常和 HIV 蛋白（如 gp120）的释放，ER 应激受到 HIV 感染的影响，这些蛋白触发 ER 应激反应和相关的巨噬细胞凋亡。活化的 T 细胞和单核细胞导致持续的炎症、高凝状态和内皮功能障碍，这些过程都与心脑血管疾病的发展有关。

有证据表明，即使是通过 ART 达到病毒抑制的 PLWHA 以及病毒持续不复制的"精英控制者"，患 CCVD 和心血管事件的风险也比未感染的患者高，这一现象可能归因于持续的 HIV 诱导炎症和免疫激活。一项将 SMART 试验中感染 HIV 的参与者与其他临床研究中未感染的参与者进行比较的研究发现，PLWHA 中的高敏 C 反应蛋白（hypersensitive C-reactive protein, hsCRP）、IL-6、D-二聚体和胱抑素 C 显著升高，即使在用 ART 抑制 HIV 后，这种情况仍持续存在。毫无疑问，这种促炎环境易导致多种慢性 HIV 合并症，包括 CCVD。HIV 病毒可通过多种机制增加高血压的风险。尽管传统的心血管疾病危险因素起了一定作用，但它们并不能完全解释 PLWHA 中高血压的驱动机制。涉及的特定机制/途径包括慢性免疫激活和炎症、微生物易位、内皮功能障碍、肾素 - 血管紧张素 - 醛固酮系统（renin-angiotensin-aldosterone system, RAAS）异常激活、肾脏疾病、血脂异常和脂肪营养不良、交感神经激活和免疫重建。HIV 可以

直接感染血管内皮细胞,导致内皮功能障碍。内皮细胞在维持血管张力和血管内环境稳定中起着关键作用。HIV 感染可能损害内皮细胞的功能,使其无法正常释放血管舒张因子,如一氧化氮(nitric oxide,NO),从而导致血管张力升高和高血压的发生。另一个新出现的高血压患病率的促成因素是血压的盐敏感性(salt sensitivity of blood pressure,SSBP)。SSBP 也是高血压相关不良事件(如中风、心肌梗死甚至死亡)的危险因素。SSBP 的患病率在高血压患者中约为 50%,与非感染者相比,SSBP 在 PLWHA 中更为普遍,但其机制尚不清楚。

2. 脂肪组织效应和胆固醇代谢改变   在过去的几年里,脂肪组织在慢性炎症中的作用越来越被人们所认识。最近的数据显示,脂肪细胞和脂肪组织驻留的免疫细胞参与对 HIV 感染的免疫反应。在病毒抑制的患者中,脂肪组织可能是 HIV 的宿主,因为存在受感染的 $CD4^+$ T 细胞和巨噬细胞。此外,尽管病毒受到抑制,HIV 蛋白仍会在循环中和脂肪组织中持续存在。体外研究表明,当用 HIV 蛋白刺激时,脂肪细胞会产生促炎介质。HIV 可诱导皮下脂肪组织纤维化和代谢功能障碍,从而导致异位脂肪重新分布到内脏。内脏脂肪的积累反过来会导致胰岛素抵抗,并增加 CCVD 的风险。脂肪组织和 HIV 之间的直接相互作用,以及 ART 的作用,产生了促炎状态和功能失调的代谢和激素环境,易患 CVD 和其他非 HIV 相关合并症。

除了对脂肪组织的影响外,HIV 还影响血脂水平和代谢,以及葡萄糖稳态。血脂异常在 PLWHA 中很常见,在治疗和未治疗的 PLWHA 中,其特征通常是 HDL-C 水平降低和甘油三酯水平升高。HIV 破坏高密度脂蛋白的功能,而 ART 不能将 HDL-C 水平恢复到感染前的基线,从而降低了 HDL-C 在动脉粥样硬化中的保护作用。一项蛋白质组学研究得出结论,HIV 复制诱导了与脂质合成、运输和代谢有关的新型酶。此外,在一项 PLWHA 初始治疗的观察性研究中,较高的病毒载量与 LDL-C、极低密度脂蛋白胆固醇(very low-density lipoprotein cholesterol,VLDL-C)和甘油三酯水平增加相关,而胰岛素抵抗与较低 $CD4^+$ T 细胞计数相关。同样,"多中心艾滋病队列研究"表明,在 ART 启动之前,HIV 感染与男性 PLWHA 中 HDL-C 水平较低有关。尽管 LDL-C 在复制的活跃期较低,但 HDL-C 水平的降低以及 VLDL-C 和甘油三酯水平的增加可能解释了 HIV 的促动脉粥样硬化作用,最终导致心脑血管疾病的发生。

3. 微生物失调和移位   2006 年 Brenchley 等提出,在 HIV 感染的早期,胃肠道黏膜受到 $CD4^+$ T 细胞的攻击,上皮 - 肠道屏障被破坏,并导致肠道微生物和微生物成分"泄漏"到门静脉和系统循环中,导致慢性免疫刺激。根据这一假设,越来越多的数据表明,HIV 与微生物和微生物产物从肠道转移到系统循环有关,即使在病毒抑制的患者中,这种情况也会加剧慢性免疫激活、内皮损伤,最终导致心脑血管疾病。在病毒受控的 PLWHA 中微生物易位可能通过高水平的 $CD38^+$ $CD8^+$ T 细胞和可溶性血栓调节蛋白(一种内皮激活标记物)引发特定的免疫激活。除了慢性免疫激活外,微生物移位可能与高凝状态和血栓形成风险增加有关,这可能导致心脑血管事件。数据显示,在 PLWHA 中经常发现表达组织因子的巨噬细胞和血小板,组织因子是凝血级联反应的起始因子;脂多糖和鞭毛蛋白可诱导炎性因子在单核细胞中的表达。

PLWHA 中微生物和微生物产物的失调和移位涉及几种机制。首先,病毒通过细胞毒性 $CD8^+$ T 细胞的激活破坏受感染的 $CD4^+$ T 细胞,直接和间接地损伤黏膜。位于胃肠道黏膜的 $CD4^+$ T 细胞耗竭发生在感染过程的早期。其次,HIV 破坏肠道上皮细胞之间紧密连接,正如之前在猴免疫缺陷病毒感染中所描述的那样。这些作用破坏了胃肠黏膜屏障,从而允许共生细菌及其成分转移到血液循环。此外,HIV 通过引起绒毛萎缩、隐窝增生和细菌过度生长而影响胃肠道管腔通透性。最后,PLWHA 中产生肠免疫球蛋白(immunoglobulin,Ig)A 的 B 细胞减少导致管腔 IgA 水平降低,并容易导致细菌过度生长和移位。

(二)ART 相关的危险因素

ART 使 PLWHA 的预期寿命急剧增加,但终身给药带来了与这些药物的累积长期暴露相关的某些风险。在各种药物不良反应中,代谢毒性仍然是最常见和最重要的不良反应之一。ART 通过诱导新的心脑血管风险因素(如血脂异常、胰岛素抵抗和体重增加)或加剧现有风险因素而引起心脏及代谢毒性。

1. **蛋白酶抑制剂** 通过对较老的蛋白酶抑制剂（PI）与 CCVD 相关原因的研究表明，这些 PI 与血脂异常、脂肪代谢不良和代谢综合征有关，最显著的是茚地那韦和洛匹那韦，前者已基本不再应用，后者则是我国耐药患者的主要二线方案核心药物。最近的研究发现，长期使用达芦那韦与脑卒中风险增加之间存在关联。在多项研究中，尚未显示阿扎那韦与脑卒中风险的增加有关。相反，有研究显示，与不含阿扎那韦方案相比，含阿扎那韦的方案会降低脑卒中风险。我国常用的洛匹那韦/利托那韦也会显著升高甘油三酯和胆固醇，导致代谢综合征，但一般出现在用药的最初几个月，之后变得相对平稳，目前尚无使用该药与心脑血管发病率相关性的系统研究。

2. **核苷逆转录酶抑制剂** 除蛋白酶抑制剂外，另一种已被证明与心脑血管风险增加相关的药物是核苷逆转录酶抑制剂（NRTI）。几项观察性研究以及对这些研究的荟萃分析显示，阿巴卡韦与包括缺血性卒中在内的心脑血管疾病风险之间的增加有关。由于慢性肾病的 HIV 患者更倾向于选择使用阿巴卡韦，而慢性肾病的患者可能存在更高的心脑血管疾病风险，因此，有人怀疑心脑血管疾病风险的增高由此造成。但是，最近的 RESPOND 研究认为，心脑血管疾病的发病率与近期使用阿巴卡韦（6 个月内）之间存在显著关联，而且不能用心脑血管疾病或慢性肾病风险增高的个体优先使用了阿巴卡韦来解释。

（三）其他 HIV 相关因素

1. **机会性感染** 极度免疫抑制的 PLWHA 可能出现各种机会性感染，某些机会性感染的病原体可直接损害心脑血管。在严重的感染状况下，出现的感染性休克、全身炎症反应综合征，都会增加患者心脑血管疾病风险。

2. **营养与心理因素** HIV 感染会导致营养不良，进而引发一系列的代谢和生理障碍。营养不良可能导致体内某些激素水平增加，导致心脑血管疾病。营养不良往往会导致胰岛素抵抗，从而造成高血糖和高胆固醇等代谢紊乱，这也是导致心脑血管疾病的一个因素。艾滋病的诊断和治疗过程非常复杂，患者的心理压力较大。长期的心理压力可能会引起生理反应，如肾上腺素分泌增加、神经系统兴奋等，从而导致心脑血管疾病风险增加。

（刘 莉 王春燕）

第三节 筛查及诊断

一、风险评估及筛查

国内外各大指南均建议为所有 PLWHA 进行心脑血管疾病的风险评估，并进行积极的管理，但目前尚未就如何评估这一人群的心脑血管疾病风险达成共识。为了估计 PLWHA 的心脑血管疾病风险，有多种临床风险评分体系可以采用，但大部分传统风险评估模型未将 HIV 感染特异性危险因素纳入考量，低估了 HIV 感染者的心血管疾病风险。目前，对于评估 PLWHA 心脑血管疾病风险的最准确工具，还没有达成科学共识，因为每种风险预测模型都有优缺点。美国心脏协会提出了一种适用于 PLWHA 的心血管疾病风险评估模型，除了一般的 ASCVD 风险因素外，还纳入了 HIV 相关的风险因素如 CD4[+] T 细胞及 ART。HIV 相关风险因素的存在使计算的风险向上调整了 1.5~2 倍。抗 HIV 药物不良反应的 5 年数据收集（D：A：D）模型风险≥3.5% 和 10 年 Framingham CVD 模型风险评估≥10% 可替代 ASCVD 高风险。

卒中模拟（stroke mimics），国内也翻译为假性卒中，它是症状模拟或类似缺血性卒中的急性神经功能缺损的非血管疾病。在 HIV 感染的人群中，出现卒中模拟的患者增多，约 15% 的急性局灶性神经功能缺损患者会出现类似卒中的症状。PLWHA 的卒中模拟通常包括中枢神经系统弓形体病、进行性多灶性白质脑病、病毒性脑炎（如 HIV、HSV-1、巨细胞病毒）、真菌感染（如隐球菌）、淋巴瘤、结核瘤和脑脓肿、HIV 相关的肿胀性脱髓鞘。由于卒中模拟与 PLWHA 相关脑卒中的治疗和预后完全不同，排除这些卒中模拟至关重要。

二、诊断

1. 高血压　高血压的诊断需要获取多次测量值,排除多巴胺、甲状腺素等药物的影响。高血压的诊断基于以下两个标准。

（1）体腔内、外器官损害表现　①左心室肥厚;②心血管危害,如心力衰竭、冠心病、脑卒中、动脉狭窄等;③肾脏损害,如肾功能减退或血尿素氮、肌酐升高;④眼底改变,如视网膜动脉狭窄;⑤颈动脉搏动观察,评估动脉壁的厚度以及粥样硬化情况。

（2）完整测量和分级诊断等级　见表6-3-3-1(取多个时间测量平均值)。

表 6-3-3-1　血压水平的定义与分级

定义与分级	收缩压/mmHg		舒张压/mmHg
正常血压	<120	和	<80
正常高值血压	120~139	和/或	80~89
高血压	≥140	和/或	≥90
1级高血压	140~159	和/或	90~99
2级高血压	160~179	和/或	100~109
3级高血压	≥180	和/或	≥110
单纯收缩期高血压	≥140	和	<90

当收缩压与舒张压分属不同级别时,以较高的级别为准。单纯收缩期高血压按照收缩压水平分级。

2. 冠状动脉粥样硬化性心脏病　普通人群与 HIV 感染者在诊断冠心病方面不尽相同。根据疾病发作时特点,结合年龄和存在冠心病危险因素,心肌损伤标志物及动态心电图改变,结合冠脉 CTA 或者冠脉造影检查即可建立诊断。详细诊断及鉴别诊断情况可参照普通人群相关疾病相关章节。

3. 脑卒中　PLWHA 发生脑卒中的表现与未感染 HIV 患者的脑卒中表现相似,突然出现的局灶性神经功能缺损是最常见的表现。免疫功能低下的 PLWHA 可能会出现非典型的症状表现:精神状态改变、急性意识丧失、发热或在数小时至数天内发生逐步进展的局灶性神经功能缺损。

一旦脑卒中的诊断确立,评估缺血性脑卒中的病因分型就十分重要,它可以帮助人们了解脑卒中的具体病因或机制,是脑卒中治疗和预防的重要途径。由于 PLWHA 相关脑卒中在病理生理学意义上与普通人群的脑卒中具有异质性,PLWHA 相关脑卒中的亚型评估对深入了解其可能机制、治疗管理和复发风险预测更具有重要指导价值。TOAST 分型是目前最常用的分类方法,这种分类方法有五个亚型,包括三类确定的缺血性卒中亚型:大动脉粥样硬化型(大血管狭窄引起);心源性栓塞型(心房颤动或心内膜炎等原因引起);以及小血管闭塞型或腔隙性卒中;还有两类亚型分为其他特定型和未确定型。大量 PLWHA 相关脑缺血性卒中的研究也是基于这一分类,由于这一分类十分简便,直到目前,还在临床上大量运用。但这一分类工具出现在艾滋病尚未广泛流行的年代,那时候,三种确定类型的脑卒中占比约75%,而现在的研究显示,PLWHA 相关脑卒中三种类型的占比不足50%,而大量 PLWHA 相关脑卒中病例只能被归类为其他特定型和未确定型。最新描述的 HIV 感染者脑卒中的几种类型,包括加速动脉粥样硬化、HIV 相关血管炎、有内膜增生但没有动脉粥样硬化或血管炎的非动脉粥样硬化等均应被归类为其他特定型;此外,影像学定义的脑小血管病(small vessel disease, SVD),可能也存在大动脉的狭窄。TOAST 分型显然存在较大的局限性。为此,Benjamin 等将影像学与实验室检查结合起来,提出一个新的针对 PLWHA 相关缺血性脑卒中的分类方法,这一分类方法比 TOAST 分型更全面,但也更复杂。Benjamin 等的病因分类方法将 PLWHA 相关缺血性脑卒中分为九个亚型,分别是:①机会性感染;②心源性血栓;③血管炎;④动脉粥样硬化或非动脉粥样硬化血管病;⑤抗磷脂抗体综合征或血栓性血小板减少性紫癜;⑥小血管病;⑦其他特定性;⑧多因素;⑨隐源性。前面六个亚型又可根据证据强度分别判断为确定和可能两个层级。

为了完善PLWHA的病因诊断，至少需要完善以下方面的检查：①实验室检查。HIV检测、全血计数和血液涂片、尿常规分析、抗心磷脂抗体和狼疮抗凝物、抗β_2糖蛋白抗体、镰状细胞病血红蛋白、血清梅毒特异性抗体（免疫测定＋凝集试验）和梅毒非特异性抗体检测；脑脊液分析：显微镜、生物化学、墨汁染色和抗酸染色、细菌真菌培养、结核分枝杆菌培养等。②影像学和电生理检查。头颅CT或MRI、ECG、颈动脉和椎动脉超声以及超声心动图。对于疑难病例特别是怀疑卒中模拟的病例，MRA、CTA、血管壁成像、DSA等技术的应用对于明确诊断是有意义的。考虑存在机会性感染而常规手段难以明确病原时，可以实施微生物的宏基因组二代测序。

（李文伟　刘　莉）

第四节　临床管理

HIV感染者临床管理方案的制定应由感染科医师和心脑血管内科专业医师共同参与，包括HIV抗病毒治疗方案以及心脑血管疾病管理两部分内容。与一般人群相似，生活方式干预是治疗的基石。此外，选择合适的ART方案以降低药物引发的心血管疾病风险以及做好血压、血脂的监测和控制同样重要。通过实施筛查和预防策略来重点改善心血管健康，降低心血管疾病的发病率和死亡率，提高生活质量。

HIV感染者的心血管风险管理主要包括四个方面。第一，选择合适的ART方案以降低药物引发的心脑血管疾病风险；第二，做好血压和血脂的监测与控制；第三，规范管理合并的冠脉动脉粥样硬化性心脏病和脑卒中；第四，积极进行生活方式干预。

（一）HIV感染者合并心血管疾病的ART方案选择

在启动抗病毒治疗前，应对HIV感染者进行心血管风险评估，合并心血管疾病或有较高的心血管疾病风险，应选择合适的ART方案，以降低药物相关的心血管疾病风险。对于已在接受ART的感染者，如果治疗过程中出现心血管疾病或有较高的心血管疾病风险，应考虑调整ART方案。国际指南对于初治和经治HIV感染者合并心血管疾病或存在高风险患者的ART方案推荐可以参考《人类免疫缺陷病毒感染者相关心血管疾病危险因素的管理建议》。

（二）HIV感染者血脂异常和高血压的管理

1. HIV感染者血脂异常的管理　血脂异常的主要危害是增加心血管疾病的发病风险。血脂紊乱与多个危险因素交互作用决定了个体的心血管疾病总体风险，应根据个体心血管疾病风险，制订个体化的综合治疗决策。HIV感染者的血脂异常定义、分级和调脂目标可参考《中国成人血脂异常防治指南（2016年修订版）》。在启动抗病毒治疗前需评估血脂水平，如血脂水平正常，每半年到一年检测1次。

欧洲指南建议对40岁以上的男性和50岁以上的女性进行年度心脑血管疾病风险评估，评分模型为Framingham或D∶A∶D。对于既往无CVD且10年CVD风险＞10%的PLWHA，应考虑优化ART，避免采用CVD风险高的方案（如齐多夫定和阿巴卡韦）。对于这些高危人群，LDL-C目标设定应＜1.82mmol/L。定义高风险的其他因素遵循2019年欧洲指南（甘油三酯＞3.5mmol/L，低密度脂蛋白胆固醇＞4.94mmol/L、血压≥180/100mmHg、家族性高胆固醇血症、糖尿病≥10年无器官损伤，估计肾小球滤过率30～60ml/min）。对于高危个体或二级预防，LDL-C目标设定为＜1.43mmol/L。

LDL-C在心脑血管疾病发病中起着核心作用，提倡以降低血清LDL-C水平来防控ASCVD危险。所以，推荐以LDL-C为首要干预靶点。而非HDL-C可作为次要干预靶点。将非HDL-C作为次要干预靶点，是考虑到高甘油三酯（TG）血症患者体内有残粒脂蛋白升高，后者很可能具有致动脉粥样硬化作用。调脂治疗需设定目标值：极高危者LDL-C＜1.8mmol/L；高危者LDL-C＜2.6mmol/L；中危和低危者LDL-C＜3.4mmol/L。LDL-C基线值较高不能达目标值者，LDL-C至少降低50%。极高危患者LDL-C基线在目标值以内者，LDL-C仍应降低30%左右。临床调脂达标，首选他汀类调脂药物。起始宜应用中等强度他汀，根据个体调脂疗效和耐受情况，适当调整剂量，若胆固醇水平不能达标，与其他调脂药物联合使用。高水平LDL-C的HIV感染者建议先进行3～6个月的生活方式干预，之后若其10年心血管疾病风险仍高,可启动中等强度他汀类治疗,同时可考虑优化抗病毒治疗方案。

甘油三酯(TG)没有目标,但<1.7mmol/L 表示风险较低,较高水平表示需要寻找其他风险因素。建议将他汀类药物治疗作为降低高甘油三酯血症高危人群心血管疾病风险的首选药物(TG>2.3mmol/L)。高甘油三酯血症的确认需要通过空腹脂质测试进行验证。非常高的 TG(>10mmol/L)会增加胰腺炎的风险,应使用贝特类药物。高风险或极高风险受试者应每年进行一次血脂检测,低风险和中等风险受试者应每3~5 年进行一次血脂检测。通过降低 LDL-C 和甘油三酯来降低心血管疾病风险的具体降脂药物参见表6-3-4-1(来源于欧洲艾滋病临床学会指南第 12 版)。

建议 HIV 感染者合并血脂异常时,应根据肝功能等具体情况选择他汀类药物,并依据 ART 方案调整他汀类剂量。当他汀类药物不能有效控制胆固醇水平时,可加用依折麦布或依洛尤单抗。指南推荐 HIV 感染者使用普伐他汀。辛伐他汀、洛伐他汀不可与 PI、艾维雷韦/考比司他共用,与依非韦伦、奈韦拉平共用时因较强的药物相互作用而需调整剂量。除他汀类药物外,非诺贝特、鱼油、苯扎贝特可用于治疗 HIV 感染者高甘油三酯血症。

绝大多数人对他汀的耐受性良好,其不良反应多见于接受大剂量他汀治疗者,需监测肝功能、肌肉不良反应如肌痛、肌炎和横纹肌溶解。长期服用他汀有增加新发糖尿病的风险(10%~12%),属他汀类效应。

2. HIV 感染者高血压的管理

(1)评估和监测 ①定期监测血压,以评估治疗效果和及时调整治疗方案;②定期进行肾功能、电解质平衡和血脂谱等实验室检查;③评估患者的心血管风险,包括心电图、心脏超声等检查。

(2)药物治疗的选择 ①在选择抗 ART 方案时,避免使用已知可能增加心脏疾病风险的药物,如含有阿巴卡韦的组合;②对于血脂影响较大的药物,如某些蛋白酶抑制剂,应权衡利弊,必要时考虑更换其他类别的药物,或者联合使用调脂药物;③在选择降压药物时,应考虑药物的心血管安全性、肾脏保护作用以及与 ART 药物的相互作用。

(3)药物相互作用的管理 高血压药物与 ART 药物相互作用可参考欧洲艾滋病指南。①在开始新的药物治疗前,应咨询药师或进行药物相互作用数据库查询;②对于已知存在相互作用的药物组合,应密切监测患者的血压和心功能。

(4)个体化治疗 ①根据患者的具体情况(如年龄、性别、合并症、肾功能等)制定个性化的治疗方案;②对于老年患者或有心血管疾病风险的患者,应更加谨慎地选择药物。

(5)定期评估和调整 ①定期评估治疗效果,包括血压控制情况、ART 治疗的疗效和耐受性;②根据患者的反应和实验室检查结果,及时调整药物剂量或更换药物。

(三)冠脉动脉粥样硬化性心脏病和脑卒中的管理

1. 冠脉动脉粥样硬化性心脏病的管理

(1)抗心肌缺血药物 主要目的是减少心肌耗氧量(减慢心率或减弱左心室收缩力)或扩张冠状动脉,缓解心绞痛发作。包括硝酸酯类药物、β 受体阻滞剂、钙通道阻滞剂等。足量 β 受体阻滞剂与硝酸酯类药物治疗后仍不能控制缺血症状的患者可口服长效钙通道阻滞剂。由于钙通道阻滞剂有显著解除冠状动脉痉挛的作用,因此对变异型心绞痛疗效显著,对于血管痉挛性心绞痛的患者,可作为首选药物。钙通道阻滞剂类药物与 ART 药物之间的相互作用参见"血压管理"。

(2)抗血小板治疗 阿司匹林(环氧合酶抑制剂)是抗血小板治疗的基石,如无禁忌证,无论采用何种治疗策略,所有患者均应口服阿司匹林,负荷量 150~300mg(未服用过阿司匹林的患者);维持剂量为每日 75~100mg,长期服用。对于阿司匹林不耐受患者,可考虑使用吲哚布芬替代。也可考虑应用 P2Y12 受体拮抗剂,注意利托那韦或考比司他可降低氯吡格雷的暴露功效,导致患者血小板聚集抑制不足,HIV 感染者选择该类药物时需谨慎。其他药物如血小板糖蛋白Ⅱb/Ⅲa(GPⅡb/Ⅲa)受体拮抗剂(GPI)和磷酸二酯酶抑制剂(主要包括西洛他唑和双嘧达莫),后者仅作为阿司匹林不耐受患者的替代药物。双嘧达莫可引起"冠状动脉窃血"现象,诱发心绞痛发作,目前不推荐使用。

(3)抗凝治疗 除非有禁忌,所有急性心肌梗死患者均应在抗血小板治疗基础上常规接受抗凝治疗,

表6-3-4-1　通过降低LDL-C和甘油三酯来降低心血管疾病风险的药物

种类	药物	剂量	不良反应	关于降脂治疗与ART联合使用的建议	
				与PI/r联用	与NNRTI联用
他汀类(i, viii)	阿托伐他汀(ii)	10~80mg 每日一次	胃肠道症状、头痛、失眠、横纹肌溶解症(罕见)、中毒性肝炎	从低剂量开始(v)[每日最大剂量:10mg(AZT/r);20mg(LPV/r);40mg(DRV/r)]	考虑增加剂量(vi)
	氟伐他汀(iii)	20~80mg 每日一次		考虑提高剂量(vi)	
	普伐他汀(iii)	20~80mg 每日一次		考虑增加剂量(vi, vii)	考虑增加剂量(vi)
	瑞舒伐他汀(ii)	5~40mg 每日一次		从低剂量开始(v)[每日最大剂量:10mg(ATV/r, LPV/r);20mg(DRV/r)]	从低剂量开始(v)
	辛伐他汀(ii)	10~40mg 每日一次		禁忌	
	匹伐他汀(viii)	1~4mg 每日一次		预计无相互作用	
三磷酸腺苷柠檬酸裂解酶抑制剂	贝培酸	180mg 每日一次	痛风、胆结石	预计无相互作用	禁用辛伐他汀>40mg 每日一次
肠道胆固醇吸收抑制剂↓(i, ix)	依折麦布(iv)	10mg 每日一次	胃肠道症状	预计无相互作用	
PCSK9抑制剂(x) 单克隆抗体	依洛尤单抗	每周2次,每次140mg 或每月420mg		预计无相互作用	
	阿利尤单抗	每周2次,每次75mg 或150mg,或每月300mg		预计无相互作用	
鱼油,ω-3	二十碳五烯酸乙酯(xi)	2g 每日两次	心房颤动、出血	预计无相互作用	

i 他汀类药物是首选的一线治疗药物;不同的他汀类药物具有不同降低LDL-C的能力。

ii, iii, iv 对于难以实现LDL-C目标的人员,请咨询/转诊专家。预期削减幅度。

LDL-C: ii 1.5~2.5mmol/L, iii 0.8~1.5mmol/L, iv 0.2~0.5mmol/L。

v, vi 抗逆转录病毒药物可能v抑制(他汀类药物毒性,减少剂量)或vi诱导(=他汀类药物作用较小,增加剂量逐渐达到预期效益ii, iii他汀类药物的排泄。

vii 例外:如果与DRV/r一起使用,则从较低剂量开始的普伐他汀开始。

匹伐他汀药物目前还没有发现发病率/死亡率试验数据支持其使用,但与其他他汀类药物相比,它可能具有减少免疫激活和动脉炎症,增加高密度脂蛋白的优点。

viii 该制剂可用于对他汀类药物不耐受的人,或在LDL-C减少不足时添加到他汀类药物中,尽管他汀类药物耐受性最高。

x 依洛尤单抗已有用于HIV感染者的数据。

xi Icosapent-ethyl是一种来自二十碳五烯酸(EPA)的纯酯,作为他汀类药物治疗的辅助药物,用于降低心肌梗死高危患者和/或甘油三酯升高的心血管疾病高危糖尿病患者的心血管风险(<1.7mmol/L)。

根据治疗策略以及缺血、出血事件风险选择不同药物。常用的抗凝药包括普通肝素、低分子量肝素、磺达肝癸钠和比伐芦定。

（4）调脂治疗　可参见前文。

（5）血管紧张素转化酶抑制剂或血管紧张素Ⅱ受体阻滞剂　对不稳定型心绞痛（unstable angina pectoris, UAP）/非 ST 段抬高心肌梗死（non-ST segment elevation myocardial infarction, NSTEMI）患者，长期应用血管紧张素转化酶抑制剂能降低心血管事件发生率，HIV 感染者 ART 中使用血管紧张素转化酶抑制剂/血管紧张素Ⅱ受体阻滞剂参见"血压管理"。

（6）冠状动脉血运重建术

1）经皮冠状动脉介入治疗（percutaneous coronary intervention, PCI）　为有创性检查手段，可发现狭窄性病变的部位并估计其程度，一般认为管腔直径减少 70%～75% 或以上会严重影响血供，根据冠脉狭窄程度确定进一步行球囊扩张或支架植入等情况。

冠状动脉血管内超声成像（intravascular ultra-sound imaging, IVUS）、冠状动脉光学相干断层成像（optical coherence tomography, OCT）、冠状动脉血流储备分数（fractional flow reserve, FFR）测定以及临床冠状动脉定量血流分数（quantitative flow ratio, QFR）等可用于指导介入治疗。

2）冠状动脉旁路移植术（coronary artery bypass grafting, CABG）　主要根据临床因素、术者经验和基础冠状动脉病变的严重程度选择血运重建策略。对存在心肌梗死相关机械并发症的患者需要进行血运重建时，建议行外科修补术的同时行 CABG。

（7）心脏康复　心脏康复分为三期，即Ⅰ期（院内康复期）、Ⅱ期（院外早期康复或门诊康复期）及Ⅲ期（院外长期康复期）。心脏康复可改善患者运动能力、生活质量，降低冠心病患者心血管风险，缩短住院时间，减少心肌梗死再发及再住院率，节省住院时间及住院费用。

2. 脑卒中的管理

（1）急性期静脉溶栓和血管内取栓　关于超急性治疗，有人认为组织型纤溶酶原激活剂（tissue plasminogen activator, tPA）对 PLWHA 应该有效。一项研究评估了在 PLWHA 中使用 tPA 与未感染 HIV 的患者比较，发现两组之间的病死率或实质内出血的发生率没有差异。在我国以及国际上所有的缺血性脑卒中诊疗指南中，均未将 PLWHA 作为特例处理，所以当患者处于溶栓和动脉取栓的时间窗内，且无禁忌证时，均应按照现行指南的原则处理。由于 PLWHA 有较高卒中模拟的发病率，在进行上述处理前，应当注重鉴别。

（2）抗血小板治疗　对于 HIV 相关缺血性脑卒中急性期患者是否应当建议在发病后 24～48 小时内，或静脉溶栓和动脉取栓后 24 小时后启动指南建议的抗血小板治疗，目前没有专门相关的研究，基于前述同样的原因，除非有新的证据出现，我们建议 PLWHA 急性脑卒中的相关决策过程按照一般指南处理。

不断出现的新证据显示，阿司匹林或氯吡格雷作为 PLWHA 心脑血管疾病的一级或二级预防用药可能是有益的。在 HIV 得到控制的 PLWHA 中，阿司匹林中被证明可以减少体内的血小板聚集、T 细胞和单核细胞活化标志物，还可以减少阿巴卡韦诱导的体内活化和血小板过度活跃，从而降低初次心血管事件发生后仍继续服用阿巴卡韦患者再次发生心血管事件的风险。最近的随机对照试验还显示，阿司匹林组与未经治疗组相比并不能减少 HIV 感染者的血小板活化（P 选择素和 PAC-1 表达），而氯吡格雷降低了上述指标。与基线相比，氯吡格雷治疗组内皮细胞中血小板介导的促炎转录物表达减少，阿司匹林组和无治疗组则没有变化。综上所述，对于 PLWHA 的一级预防和二级预防可以使用阿司匹林或氯吡格雷抗血小板治疗。

（3）他汀类药物的使用　目前关于缺血性卒中的一级预防的指南建议，在估计有心血管疾病（包括脑卒中）10 年高风险的患者中使用他汀类药物。二级预防中他汀类药物是治疗的基石。2023 年 REPRIEVE 研究的报告结果显示，匹伐他汀组的心脑血管不良事件发生率为 4.81/1 000 人年，安慰剂组为 7.32/1 000 人年（危险比为 0.65；95% CI 0.48～0.90；P=0.002）。肌肉相关症状以及糖尿病发生两组间无差别。研究显示，具有低至中度心血管疾病风险的 PLWHA 每日口服 4mg 匹伐他汀可以降低心脑血管疾病的发病率。

（4）传统危险因素的控制 随着 PLWHA 人群的存活年龄不断增长，缺血性脑血管疾病的传统危险因素，比如高血压、大血管狭窄等也会增加。目前没有专门适用于 PLWHA 合并上述疾病的具体指南，其管理可以参照针对普通人群的指南。

心房纤颤/心房扑动是 PLWHA 心源性卒中的重要原因，临床上可能需要抗凝治疗。以前华法林是 HIV 患者使用的主要抗凝药物；但是，它与通过 CYP450 途径代谢的抗逆转录病毒药物存在显著的相互作用。因此，新型的口服抗凝药物可能是潜在的替代品，常用的利伐沙班与 PI 有强烈相互作用、不推荐同时使用，而达比加群则没有显著的相互作用，阿哌沙班可能需要减少剂量（2 次/d，2.5mg/次）。

糖尿病在 PLWHA 人群中也很普遍。PLWHA 中没有治疗糖尿病的具体指南，PLWHA 的治疗应参照一般人群指南。磺酰脲类化合物是 CYP2C9 酶的底物。利托那韦和奈非那韦等 PI 是 CYP2C9 诱导剂，联合运用可降低磺酰脲类药物的血药浓度。同时运用利托那韦和奈非那韦可能使得磺酰脲类药物治疗失去疗效。噻唑烷二酮类药物在联合应用 PI 的情况下，其血药浓度会增加。多替拉韦可增加二甲双胍的血药浓度。因此，在接受 ART 的 PLWHA 患有糖尿病时，降糖药物的选择要特别考虑与 ART 药物的相互作用。

（四）生活方式干预

生活方式干预是心血管疾病一级预防的重要措施，是控制血压、血脂的基本手段，所有 HIV 感染者均应提倡健康饮食、平衡膳食营养，并坚持改善生活方式，避免过度的精神紧张及压力，控制体重，坚持体育锻炼，戒烟，限制饮酒等多种生活方式综合干预。建议每日摄入胆固醇小于 300mg，尤其是 ASCVD 等高危患者，摄入脂肪不应超过总能量的 20%～30%。减少盐和饱和脂肪的摄入量，增加膳食纤维和钙的摄入量，适量增加新鲜水果和蔬菜的摄入，限制酒精摄入。

（刘 莉 李文伟 王春燕）

参 考 文 献

［1］GANDHI R T，BEDIMO R，HOY J F，et al. Antiretroviral drugs for treatment and prevention of HIV infection in adults：2022 Recommendations of the International Antiviral Society-USA Panel. JAMA，2023，329（1）：63-84.

［2］中国老年医学学会高血压分会，北京高血压防治协会，国家老年疾病临床医学研究中心，等. 中国老年高血压管理指南2023. 中华高血压杂志，2023，31（6）：508-538.

［3］World Health Organization. Consolidated guidelines on HIV prevention，testing，treatment，service delivery and monitoring：Recommendations for a public health approach. Geneva：World Health Organization，2021.

［4］中华医学会，中华医学会临床药学分会，中华医学会杂志社. 高血压基层合理用药指南. 中华全科医师杂志，2021，20（1）：21-28.

［5］杨德业，赵连友，李玉明，等. 中国继发性高血压临床筛查多学科专家共识（2023）. 心脑血管病防治，2023，23（1）：1-24.

［6］PRAKASH P，SWAMI VETHA B S，CHAKRABORTY R，et al. HIV-associated hypertension：Risks，mechanisms，and knowledge gaps. Circ Res，2024，24，134（11）：e150-e175.

［7］ISAAC D K，KHAN Z. Prevalence，awareness，treatment，control of hypertension，and availability of hypertension services for patients living with human immunodeficiency virus（HIV）in Sub-Saharan Africa（SSA）：A systematic review and meta-analysis. Cureus，2023，15（4）：e37422.

［8］UCCIFERRI C，FALASCA K，VECCHIET J. Hypertension in HIV：Management and treatment. AIDS Rev，2017，19（4）：198-211.

［9］AVGOUSTI H，FEINSTEIN M J. Prevention and treatment of cardiovascular disease in HIV：Practical insights in an evolving field. Top Antivir Med，2023，31（5）：559-565.

［10］中华医学会心血管病学分会，中华心血管病杂志编辑委员会. 急性 ST 段抬高型心肌梗死诊断和治疗指南（2019）. 中华心血管病杂志，2019，47：783-799.

［11］中华医学会心血管病学分会预防学组，中国康复医学会心血管病专业委员会. 冠心病患者运动治疗中国专家共识. 中华心血管病杂志，2015，43（7）：575-588.

［12］《中国心血管健康与疾病报告 2022》编写组.《中国心血管健康与疾病报告 2022》概述. 中国心血管病研究，2023，21

（7）: 577-600.

［13］中国心血管病风险评估和管理指南编写联合委员会. 中国心血管病风险评估和管理指南. 中国循环杂志, 2019, 34（1）: 4-28.

［14］HENNING R J, GREENE J N. The epidemiology, mechanisms, diagnosis and treatment of cardiovascular disease in adult patients with HIV. Am J Cardiovasc Dis, 2023, 13（2）: 101-121.

［15］URINA-JASSIR M, PATIÑO-ALDANA A F, HERRERA-PARRA L J, et al. Factors associated with coronary artery disease among people living with human immunodeficiency virus: Results from the Colombian HIV/AIDS registry. Int J Cardiol Cardiovasc Risk Prev, 2023, 18: 200205.

［16］VISSEREN F L J, MACH F, SMULDERS Y M, et al. 2021 ESC guidelines on cardiovascular disease prevention in clinical practice: Developed by the Task Force for cardiovascular disease prevention in clinical practice with representatives of the European Society of Cardiology and 12 medical societies with the special contribution of the European Association of Preventive Cardiology（EAPC）. Rev Esp Cardiol（Engl Ed）, 2022, 75（5）: 429.

［17］AMBROSIONI J, LEVI L, ALAGARATNAM J, et al. Major revision version 12.0 of the European AIDS clinical society guidelines 2023. HIV Med, 2023, 24（11）: 1126-1136.

［18］DU M, WANG Y, QIN C, et al. Prevalence and incidence of stroke among people with HIV. AIDS, 2023, 37: 1747-1756.

［19］BENJAMIN L, BRYER A, EMSLEY H, et al. HIV infection and stroke: Current perspectives and future directions. Lancet Neurol, 2012, 11: 878-890.

［20］RANSLEY G, ZIMBA S, GADAMA Y, et al. Trends and clinical characteristics of HIV and cerebrovascular disease in low- and middle-income countries（LMICs）between 1990 and 2021. Curr HIV/AIDS Rep, 2022, 19: 548-565.

［21］GRINSPOON S, FITCH K, ZANNI M, et al. Pitavastatin to prevent cardiovascular disease in HIV infection. N Engl J Med, 2023, 389（8）: 687-699.

［22］BOGORODSKAYA M, CHOW F, TRIANT V. Stroke in HIV. Can J Cardiol, 2019, 35（3）: 280-287.

［23］BENJAMIN L, BRYER A, LUCAS S, et al. Arterial ischemic stroke in HIV: Defining and classifying etiology for research studies. Neurol Neuroimmunol Neuroinflamm, 2016, 3（4）: e254.

［24］CORBETT C, BREY N, PITCHER R, et al. Prevalence and characteristics of HIV-associated stroke in a tertiary hospital setting in South Africa. Neurology, 2022, 99（9）: e904-e915.

［25］SILVA-PINTO A, COSTA A, SERRAO R, et al. Ischaemic stroke in HIV-infected patients: A case-control study. HIV Med, 2017, 18（3）: 214-219.

［26］SPAGNOLO-ALLENDE A, GUTIERREZ J. Role of brain arterial remodeling in HIV-associated cerebrovascular outcomes. Front Neurol, 2021, 12: 593605.

［27］HUNTER M, SHENOY A, DWORK A, et al. Brain vascular intima vulnerability among HIV-positive and negative individuals. AIDS, 2018, 32（15）: 2209-2216.

［28］BARBHAIYA M, ZUILY S, NADEN R, et al. 2023 ACR/EULAR antiphospholipid syndrome classification criteria. Ann Rheum Dis, 2023, 82（10）: 1258-1270.

［29］SUKUMAR S, MAZEPA M, CHATURVEDI S. Cardiovascular disease and stroke in immune TTP-challenges and opportunities. J Clin Med, 12（18）: 5961.

［30］BASHIR B, MOHAMED M, HUSSAIN M, et al. Trends of coagulation parameters in human immunodeficiency virus patients. Medicina（Kaunas）, 2023, 59（10）: 1826.

［31］NGUYEN I, KIM A, CHOW F. Prevention of stroke in people living with HIV. Prog Cardiovasc Dis, 2020, 63（2）: 160-169.

［32］MWAKYANDILE T, SHAYA G, MUGUSI S, et al. Effect of aspirin on HIV disease progression among HIV-infected individuals initiating antiretroviral therapy: Study protocol for a randomised controlled trial. BMJ Open, 2021, 11（11）: e049330.

［33］MARCANTONI E, GARSHICK M, SCHWARTZ T, et al. Antiplatelet effects of clopidogrel vs aspirin in virologically controlled HIV: A randomized controlled trial. JACC Basic Transl Sci, 2022, 7（11）: 1086-1097.

［34］KLEINDORFER D, TOWFIGHI A, CHATURVEDI S, et al. 2021 guideline for the prevention of stroke in patients with stroke and transient ischemic attack: A guideline from the American Heart Association/American Stroke Association. Stroke, 202, 52（7）: e364-e467.

［35］ARNETT D, BLUMENTHAL R, ALBERT M, et al. 2019 ACC/AHA guideline on the primary prevention of cardiovascular disease: Executive summary: A report of the American College of Cardiology/American Heart Association Task Force on clinical practice guidelines. J Am Coll Cardiol, 2019, 74(10): 1376-1414.

[36] O'BRIEN M, HUNT P, KITCH D, et al. A randomized placebo controlled trial of aspirin effects on immune activation in chronically human immunodeficiency virus-infected adults on virologically suppressive antiretroviral therapy. Open Forum Infect Dis, 2017, 4(1): ofw278.

[37] 吕玮,林雪,李太生. 人类免疫缺陷病毒感染者相关心血管疾病危险因素的管理建议. 中华传染病杂志, 2020, 38 (2): 8.

[38] European AIDS Clinical Society. Guidelines Version 11.0, October 2021. [2024-05-30]. http: //www.eacsociety.org/ guidelines/eacs-guidelines/eacs-guidelines.html.

第四章 骨关节疾病

HIV 感染者和艾滋病患者(PLWHA)得益于有效的 ART 寿命不断延长,也出现了多种病理性骨相关疾病,如骨质疏松、骨软化和骨坏死。其中,骨质疏松症是最常见的,某些生活方式因素、激素改变和合并症可增加骨丢失的风险,这些因素在 PLWHA 中普遍存在,包括:体力活动不足、钙和维生素 D 摄入不足、吸烟、饮酒和使用阿片类物质、低睾酮水平以及混合感染 HCV。ART 本身也可能与骨密度(bone mineral density, BMD)降低及骨软化、骨坏死有关。因此,如何筛查、管理 PLWHA 合并骨质疏松及脆性骨折、骨软化和骨坏死,日益引起医学界广泛关注。

第一节 流 行 病 学

近年来,研究表明 PLWHA 中骨质疏松的患病率显著增加。根据约翰霍普金斯大学的一项回顾性荟萃分析,PLWHA 中骨质疏松的患病率高达 15%,远远超过同年龄阶段未感染 HIV 病毒的对照组,其患病率是对照组的 3.7 倍。最新研究发现,PLWHA 发生骨折的年发病率达到 0.53%,远高于普通人群。PLWHA 患骨折的概率是性别和年龄相对应的正常人群的 3 倍,而在髋部发生骨折的概率更是正常人群的 9 倍。这些数据清晰地表明,PLWHA 面临着严重的骨质疏松和脆性骨折风险。美国哥伦比亚大学医学中心的研究人员进行的荟萃分析也证实了这一观点,他们发现 HIV 阳性患者发生骨折的概率为普通人群的 1.58 倍,发生骨质疏松和脆性骨折的概率为普通人群的 1.35 倍。多项研究表明,PLWHA 的骨折发生率高于匹配的对照未感染者。2020 年的一篇荟萃分析纳入了评估 PLWHA 骨折负担的研究,估计汇总患病率为 6.6%,这表明其骨折概率几乎是普通人群的 2 倍。一项前瞻性队列研究,即 HIV 门诊纳入了 5 826 例在美国 10 家 HIV 诊所接受治疗的 PLWHA,发现他们的年龄校正骨折发生率是一般人群的 1.98~3.69 倍。另一横断面研究纳入了 222 例 HIV 感染门诊患者和 222 例年龄匹配的非 HIV 感染对照者,发现 HIV 感染组的骨折更多(45 例 vs. 16 例)。与普通人群一样,骨质疏松也是 PLWHA 发生骨折的一个重大危险因素。例如,在两项 HIV 队列研究的 1 006 例参与者中,存在骨质疏松与新发骨折(主要为肋骨或胸骨、手、足和腕部)的风险增加至 4 倍有关。这些数据再次强调了 PLWHA 中骨质疏松和骨折问题的紧迫性和严重性。

自 2004 年以来,已有许多替诺福韦(TDF)治疗的 PLWHA 出现骨毒性病例的报道。一些接受 TDF 治疗的 PLWHA 发生 Fanconi 综合征,其特征是骨痛、代谢性酸中毒和糖尿。在这种情况下,持续接受 TDF 治疗的患者在几个月内可能会出现骨痛加剧、步态障碍和在没有帮助的情况下逐渐无法行走,这是由于低磷血症性骨软化引起的多发性功能不全骨折。骨毒性的患病率还没有很好地确定,因为只有严重的病例被报道。Woodward 等人发现,在接受该药物治疗的患者中,低磷血症性骨软化症的患病率约为 0.5%。同时使用 TDF 和利托那韦增效的蛋白酶抑制剂是一个诱发因素。当与蛋白酶抑制剂联合使用时,TDF 的毒性会增加,因为该类药物会增加 TDF 在细胞内的浓度。在一项 TDF 诱导的肾小管病变和 / 或骨软化的文献分析中,21 篇论文报道了 53 例 PLWHA 中 26 例患者出现孤立性近端肾小管病变,25 例患者出现多发性功能不全骨折和近端肾小管病变的特征模式,而 2 例患者出现了孤立性骨病，包括骨软化症以及骨质疏松。这些结果确立了 TDF 诱导毒性的可能表现范围，从轻度低磷血症至严重骨病。在许多已发表的病例中，骨软化伴有骨质疏松和缺血性骨坏死。

股骨头骨折和骨坏死已成为治疗 HIV 感染期间骨病的重要表现。基于 PLWHA 的研究，HIV 阳性者的骨折风险比普通人群高 1.5～3 倍。股骨头坏死虽然是一种罕见的骨病，但在 PLWHA 中的比例高于普通人群。在 HIV 感染的情况下，据估计，与普通人群相比，PLWHA 骨坏死的风险高出 100 倍。

（刘　莉）

第二节　危险因素与发病机制

PLWHA 发生骨质疏松、骨软化和骨坏死与多种因素相关。

一、危险因素

PLWHA 的低骨密度及骨代谢障碍常由多种因素引起，因为患者既可能有传统危险因素（如体重减轻、营养不良、性腺功能减退、维生素 D 缺乏），也可能有 HIV 相关危险因素（如 HIV 病毒、ART 药物、相关身体组成改变、HIV 感染持续时间、慢性疾病等）。

（一）传统危险因素

骨丢失的传统危险因素包括女性、高龄、低 BMI、吸收不良、锻炼不足、使用类固醇、绝经持续时间、吸烟及注射吸毒等，可能与 HIV 相关危险因素协同作用。一项研究凸显了女性中生殖功能状态的重要性，其纳入 84 例体重正常的 HIV 女性感染者，发现与月经正常的女性相比，月经稀少或卵泡刺激素（follicle-stimulating hormone，FSH）升高的女性出现了骨密度降低。研究显示 PLWHA 的维生素 D 水平低，可能与骨密度降低相关。

（二）HIV 相关风险因素

1. **HIV 感染**　在 HIV 感染人群中，除骨丢失的传统危险因素比例较高外，HIV 感染本身也可能有促进作用。一些观察性研究提示 HIV 感染与股骨颈、全髋和腰椎骨密度降低独立相关。此外，HIV 感染所处的阶段也可能影响骨丢失风险。在 HIV 感染患者中，感染的持续时间、HIV 病毒载量和更晚期的 HIV 感染状态（通过 $CD4^+$ T 细胞计数最低点反映）与骨密度较低的风险较高有关。HOPS 研究纳入近 6 000 例 PLWHA，发现 PLWHA 的骨折发生率高于一般人群，而且最低 $CD4^+$ T 细胞计数 ＜200 个/μl 者的骨折风险更高。一项包括 73 例患者的横断面研究测定了骨代谢的生化标志物，HIV 感染晚期患者表现出低水平的骨钙素（骨形成的一种标志物）和高水平的 C 端肽（骨吸收的一种标志物）。对 16 例患者在开始 ART 后进行随访，发现骨钙素水平升高，且骨钙素变得与 C 端肽有相关性，这表明 ART 对于骨重塑有利。据报道，在 HIV 感染者中，即使没有甲状旁腺浸润性疾病，仍有甲状旁腺激素（parathyroid hormone，PTH）分泌和功能受损。HIV 感染者不仅基线 PTH 水平比对照者低，而且据一项研究报道，6 例 AIDS 患者接受乙二胺四乙酸（ethylenediaminetetraacetic acid，EDTA）诱导低钙血症，所有钙浓度下的 PTH 应答都减弱。一些病例报告已介绍了与开始 ART 后可发生的免疫重建炎症综合征相关的高钙血症。相关的感染和疾病包括结核病、鸟分枝杆菌（*Mycobacterium avium*）复合群感染、隐球菌感染、结节病以及高级别淋巴瘤。

2. **丙型肝炎感染**　无论是否感染 HIV，丙型肝炎病毒（hepatitis C virus，HCV）感染都与骨密度降低和骨折风险增加相关。美国一项大型横断面研究发现 HCV 感染的患者髋部骨折发病率高于未感染 HCV 和 HIV 者，也高于仅感染 HIV 者（分别为 2.7/1 000 人年、1.3/1 000 人年和 2.0/1 000 人年）。在合并感染 HIV 和 HCV 的患者中，髋部骨折率最高（3.1/1 000 人年）。

3. **ART 药物**　PLWHA 低骨密度的病因是多因素的，但 ART 药物特别是替诺福韦（TDF）的毒性，发挥着重要作用，这种骨密度下降可能在治疗的第 1～2 年后趋于稳定。TDF 对骨骼的影响不依赖于宿主、病毒和免疫因素。丙酚替诺福韦(tenofovir alafenamide,TAF)是另一种 TDF 制剂,其对骨密度的不良影响小于 TDF,但病毒抑制效果相似。数项对含有 TAF 或含有 TDF 的方案开始治疗的随机试验显示,与含有 TDF 方案组相比,含有 TAF 方案组在 48 周时患者脊柱和髋部的骨密度降低更少。该骨密度获益在 96 周时仍然持续,但两组的病毒抑制情况无差异。

一些资料指出,蛋白酶抑制剂对骨密度有不良影响。过去暴露于茚地那韦、沙奎那韦、利托那韦增强的洛匹那韦或 TDF 与骨坏死风险独立相关。研究发现,与依非韦伦组的患者相比,随机分配到阿扎那韦治疗组的患者脊柱骨密度丢失更多,髋部骨密度则没有这种现象。同样,在另一项试验中,相比于拉替拉韦,利托那韦增效的阿扎那韦或达芦那韦组患者脊柱和髋部骨密度降低更多。该差异可能与使用 TDF 联合增效蛋白酶抑制剂后,TDF 血药浓度增加有关。

4. 其他药物 一项对 14 例海洛因成瘾男性的研究显示,阿片类药物与低骨密度相关。相比于阿片类既往使用者,以及年龄及性别匹配的健康对照者,这些海洛因成瘾者的腰椎骨密度下降了 11%。长期使用阿片类药物者伴发的性腺功能减退症可能在一定程度上造成了骨密度降低。其他一些用于 PLWHA 的药物也可能加速骨丢失,包括糖皮质激素和酮康唑。

二、发病机制

骨代谢改变很少是由病毒直接感染骨骼或甲状旁腺引起。更常见的情况是,全身性炎症和循环细胞因子,以及 HIV 相关的机会性感染、肿瘤和/或药物通过间接机制影响骨骼。

(一) HIV 及其蛋白质与骨细胞的相互作用

在许多病毒致病机制中,HIV 调节蛋白、辅助蛋白和结构蛋白在细胞与宿主的相互作用中发挥着关键作用,因此在实验研究中显示出对骨骼的显著影响,促进骨骼形成和吸收平衡的变化。需要强调的是,HIV 诱导的对细胞的有害影响不仅是病毒主动复制和感染性病毒粒子作用的结果,而且是由释放到细胞外介质的几种 HIV 蛋白引起的,这些蛋白可能会对周围细胞产生旁观者有害效应,如凋亡、氧化应激、线粒体功能障碍或自噬改变。

间充质干细胞(mesenchymal stem cell,MSC)是能够向多种组织谱系分化的多能前体细胞,如脂肪细胞、成软骨细胞和成骨细胞。由于间充质干细胞表达 CD4 受体、CCR5 和 CXCR4 辅助受体,这些细胞可能容易感染 HIV,阻止成骨细胞发育。

Tat 蛋白可能被认为是一种刺激破骨细胞生成和骨吸收活性的病毒因子。HIV 辅助蛋白 Vpr 上调来自健康供体的外周单核细胞中核因子 κB 受体激活蛋白配体(receptor activator of NF-κB ligand,RANKL)的表达,增强破骨细胞活性。此外,Tat 和 Rev 蛋白通过增加破骨细胞前体中的活性氧和 TNF-α 的产生,增加单核细胞向破骨细胞的分化,并增强破骨细胞吸收功能。

HIV 也会通过无细胞病毒感染破骨细胞前体,或者更有效地通过从受感染的 T 细胞转移感染。这些受感染的前体细胞表现出更大的迁移能力,并增强了病毒感染改变骨吸收机制的骨中募集和集中的能力。可溶性 HIV 结构蛋白也是细胞致病作用的介质。这些蛋白质从有效感染的细胞中释放后,可以作为病毒颗粒的一部分或介导旁观者效应。HIV 感染可导致慢性 T 细胞激活及促炎症细胞因子生成增多,从而增强破骨细胞活性。在 PLWHA 中,免疫细胞的 RANKL 表达增加,护骨因子(osteoprotegerin,OPG)表达降低,从而加速了骨丢失。此外,HIV 蛋白通过促进成骨细胞凋亡(程序性细胞死亡)而使骨形成减少。

(二) 淋巴细胞功能障碍

在 PLWHA 中,B 细胞和 T 细胞可能功能障碍,对骨稳态产生影响。它们是 OPG 的来源,其功能障碍会导致病毒诱导的骨丢失。因此,与未感染 HIV 的个体相比,HIV 感染者中表达 RANKL 的 B 细胞(静息记忆和耗竭的组织样记忆 B 细胞)因炎症而扩增的频率更高,表达 OPG 的 B 细胞频率更低,从而导致 PLWHA 与总髋骨密度、T 评分和 Z 评分相关的 RANKL/OPG 比率更低。同样,在 CD4$^+$ T 细胞缺乏的 PLWHA(>200 个/μl)中,T 细胞 OPG 的产生也显著降低。这种 T 细胞 RANKL/OPG 降低的比率与髋关节、腰椎的 BMD 衍生的 Z 评分显著相关。

（三）HIV 相关肠道微生物组的改变及其与骨丢失的关系

肠道微生物群对骨代谢有影响，作为平衡骨密度的潜在新靶点引起了人们的关注。这一证据的基础主要集中在其参与调节免疫系统和骨细胞之间的作用。PLWHA 的肠道微生物组与未感染者相比表现出不同的组成。其中，细菌组成的多样性、基因和功能发生了变化，这些功能性或促炎性或潜在致病性，其丰度与免疫状态相关。HIV 感染后，肠道相关淋巴组织（gut-associated lymphoid tissue，GALT）中的 T 细胞耗竭很明显，随后随着 LPS 水平的增加，屏障通透性和微生物易位增加。这种情况诱导先天免疫激活，导致促炎细胞因子环境的转变，同时增强破骨细胞生成和骨吸收。

由于免疫抑制以及慢性免疫激活会影响肠道微生物组，肠道细菌及其分子产物（代谢物和蛋白质）会影响骨代谢。活跃的肠道微生物群和宿主之间的相互作用，可以通过抗病毒治疗来减少炎症并恢复正常的免疫-骨骼相互作用。

（四）ART 药物对骨组织代谢的作用

ART 的广泛使用使艾滋病从一种致命疾病转变成了一种接近正常预期寿命的慢性疾病。但在治疗过程中，患者的骨丢失可能会有增无减。在接受 ART 的 PLWHA 中，骨质疏松症的发生率似乎是未感染者的 3 倍。有报告估计，在 2 年的 ART 治疗后，BMD 会下降 6%，尽管继续治疗，BMD 仍保持不变。

1. TDF　ART 药物中，多种药物都可能影响骨密度，其中 TDF 的影响最大。TDF 对骨骼的影响不依赖于宿主、病毒和免疫因素。这种对骨骼的负面影响是直接的（对破骨细胞和 / 或成骨细胞的药物影响）和 / 或间接的（对近端肾小管和 / 或维生素 D 代谢的药物作用）。

1）TDF 对骨骼的直接作用　将 TDF 暴露与骨骼病理学联系起来的数据是有限的。体外研究表明，在暴露于生理剂量 TFV 的破骨细胞和成骨细胞中，参与细胞信号传导、能量和氨基酸代谢的基因表达发生了改变。在一项利用肉瘤细胞系的研究中，TFV 暴露导致异常钙沉积。

2）TDF 通过肾 / 内分泌系统对骨骼的间接影响　TFV 通过肾小球滤过和近端小管主动分泌而被清除。动物研究表明，TFV 暴露后出现线粒体功能障碍和肾小管毒性。严重的近端小管病变，即 Fanconi 综合征，于 2002 年首次报道与 TDF 相关，但罕见。在最严重的形式中，其特征是碳酸氢盐和磷酸盐消耗，导致骨软化和骨痛。替诺福韦会导致线粒体 DNA 耗竭，尤其是影响富含线粒体的近曲小管细胞，并最终导致肾细胞损伤和 Fanconi 综合征。Fanconi 综合征是肾近端小管功能障碍，导致磷、葡萄糖和氨基酸的吸收减少。伴有继发于近端小管碳酸氢盐消耗（Ⅱ型 RTA）的代谢性酸中毒。大多数由 TDF 引起的肾损伤病例显示出一定程度的 Fanconi 综合征，肾小球滤过率低或正常。在一些患者中，近端小管病变还导致磷酸盐消耗和 / 或钙三醇缺乏，导致骨丢失加速。这可能是由于 PCT 细胞线粒体在骨化三醇合成中的主要作用。此外，肾小球滤过率的降低和慢性肾脏疾病相关的骨软化症会对 PLWHA 的心血管疾病产生巨大影响，是该人群发病率和死亡率升高的主要原因。服用 TDF 的患者通常会出现低磷酸盐血症、高磷酸盐血症以及葡萄糖尿和氨基尿。尿液中的大量磷损失会耗尽体内磷储备，并导致症状性低磷酸盐血症。

横断面研究报告了由至少两种相关实验室标准定义的 TDF 相关肾小管病变的患病率为 17%～22%，但上市后监测报告称，与 TDF 使用相关的严重肾损伤和肾小管病变并不常见，发病率分别为＜0.6% 和 0.1%。亚临床小管病变可能是 TDF 驱动的 BMD 降低的关键因素。在横断面和前瞻性研究中，视黄醇结合蛋白（retinol-binding protein，RBP）和 β2- 微球蛋白是近端小管功能障碍的标志物，这些标志物在接受含有 TDF 的 ART 患者中升高。虽然亚临床小管病变的长期后果尚不清楚，但最近的一项研究显示，在使用含有 TDF 的 ART 患者中，RBP/ 肌酸酐比率的升高与腰椎 BMD 的降低独立相关。虽然 TDF 驱动的亚临床小管病变导致骨病理的假说令人信服，但仍存在数据空白。最重要的是，肾脏假说并不能解释使用 TDF 观察到的 BMD 变化的特征动力学。一旦使用 TDF 出现肾小管功能障碍，通常会持续，但含 TDF 方案的 BMD 损失在 ART 的第一年最大，随后趋于稳定。长期 TDF 似乎不会导致骨密度持续下降。

TDF 可能直接影响维生素 D 代谢，导致持续的甲状旁腺功能亢进和骨转换增加。甲状旁腺激素

（PTH）水平在 TDF 开始后早期升高。维生素 D 缺乏者的 PTH 水平增加更大，但维生素 D（25-羟维生素 D_3）水平充足者也会增加。在接受稳定含 TDF 的 ART 受试者中，较高的血浆 TDF 水平与较高水平的维生素 D 结合受体有关，从而导致较低的游离（生物活性）1, 25- 二羟维生素 D_3。这一"功能性"维生素 D 缺乏的新发现可能会导致接受含 TDF 治疗的患者继发性甲状旁腺功能亢进。此外，在含有 TDF 的 ART 开始时补充维生素 D_3 可能具有治疗作用；补充维生素 D_3 可减弱 PTH 的增加和 BMD 的降低。

2. 蛋白酶抑制剂 除了与 NRTI 相关的 BMD 降低外，关于蛋白酶抑制剂（PI）对骨代谢的影响现有数据仍然存在争议。骨转换增加、骨丢失加速和骨密度降低的患病率更高，但少数研究显示了相反的结果。对骨密度的不良影响与评估不同 PI 对成骨细胞活性影响的体外观察结果一致。例如，临床上与骨质减少有关的两种 PI，利托那韦（RTV）和沙奎那韦（SQV），消除了 γ 干扰素介导的蛋白酶体中 RANKL 信号适配蛋白 TRAF6（肿瘤坏死因子受体相关因子 6）的降解。在炎症条件下，γ 干扰素主要通过上调巨噬细胞的活性来促进骨丢失，从而导致 T 细胞活化和破骨细胞因子的产生。相比于拉替拉韦，利托那韦增效的阿扎那韦或达芦那韦组患者脊柱和髋部骨密度降低更多。该差异可能与使用替诺福韦（TDF）联合增效蛋白酶抑制剂后，TDF 血药浓度增加有关。

RTV 作为破骨细胞活化剂出现，在体外和离体研究中促进破骨细胞的增殖和活化，导致骨吸收增加。高于正常浓度的 RTV［而非茚地那韦（IDV）］能够通过削弱 RANKL 诱导的信号传导，在体外和体内抑制破骨细胞功能和破骨细胞生成。然而，作为 PI 增效剂的 RTV，其血药浓度较低，通过使用非经典 Wnt 蛋白 5B 和 7B 以及核因子 κB 信号传导的激活启动子上调破骨细胞生长因子转录物的产生，抑制参与经典 Wnt 信号传导的基因，有利于血单核细胞分化为破骨细胞。

3. 其他 ART 药物 ART 促进骨密度下降的潜在机制仍然存在争议。一些研究表明依非韦伦治疗与低维生素 D 水平有关。其机制可能是参与维生素 D 的 25 羟基化的细胞色素 P450 2R1 表达减少。依非韦伦也可能促进维生素 D 转化为其非活性代谢产物。其他 NRTI 介导 BMD 损失的机制可能通过血液中乳酸浓度升高。钙储存不稳定，导致钙羟基磷灰石损失，特别是在骨小梁中。

除了免疫细胞外，HIV 共受体 CCR5 还通过直接调节破骨细胞生成和破骨细胞与成骨细胞之间的通讯，参与骨细胞功能的调节。使用 CCR5 缺陷的小鼠模型，破骨细胞的细胞运动和骨吸收活性出现功能障碍，这与足细胞和包括 Pyk2 在内的黏附复合物分子的紊乱有关。这样的实验模型表现出由 RANKL 诱导的骨质疏松抵抗。研究显示，CCR5 拮抗剂 maraviroc 与 PLWHA 的髋关节和腰椎骨丢失程度较低有关，作为 CCR5 拮抗药治疗的药物，可能有助于改善 HIV 感染患者的骨健康。

（五）股骨头坏死

股骨头坏死的病理生理学尚不清楚，但主要机制是血管闭塞导致骨缺氧和坏死。炎症和凝血增加，如 D- 二聚体和 C 反应蛋白水平升高，也与骨坏死风险有关。AIDS 相关机会性感染和较低的 CD4 计数与骨坏死风险增加有关。白人、既往骨折史和既往骨坏死史是与骨坏死事件独立相关的因素。这些相同的因素预测了骨折风险；这可能是 HIV 感染情况下骨质疏松和骨坏死风险过高的常见机制。然而，尽管骨质疏松性骨折是低骨密度的临床表现，但骨坏死有不同的发病机制，涉及循环受损。

（刘　莉）

第三节　筛查与诊断

一、筛查与监测

（一）筛查对象及方法

指南推荐，对所有绝经后女性 PLWHA 和 50 岁以上男性 PLWHA 采用双能 X 射线吸收法（dual energy X-ray absorptiometry，DXA）进行骨密度筛查，这是筛查骨质疏松的最佳手段。

骨密度是指单位面积（面积密度，g/cm^2）或单位体积（体积密度，g/cm^3）所含的骨量。骨密度测量技术是对被测人体骨矿含量、骨密度和体质成分进行无创性定量分析的方法。常用的骨密度测量方法有 DXA、定量计算机体层成像（quantitative computed tomography，QCT）、外周双能 X 射线吸收（peripheral dual energy X-ray absorptiometry，pDXA）、单能 X 射线吸收（single X-ray absorptiometry，SXA）、外周定量 CT（peripheral quantitative computed tomography，pQCT）和定量超声（quantitative ultrasound，QUS）等。目前国内外公认的骨质疏松症诊断标准是基于 DXA 检测的结果，也应用于临床筛查。

PLWHA 比一般人群更早开展筛查的依据是，一些前瞻性和回顾性研究显示，HIV 感染本身就是骨质疏松的危险因素之一。骨丢失的其他危险因素包括低 BMI、吸烟史、性腺功能减退症、长期使用糖皮质激素或绝经早。

具有一个或多个骨质疏松性骨折临床危险因素且未发生骨折的骨量减少患者，可通过骨折风险评估工具（Fracture Risk Assessment Tool，FRAX®）计算未来 10 年髋部骨折及主要骨质疏松性骨折的发生率。当 FRAX® 评估阈值为骨折高风险患者，建议给予治疗。对于骨密度未知患者，可先采用 FRAX® 进行风险评估，评估为中高风险患者，推荐行骨密度检测，并将股骨颈骨密度值代入 FRAX® 重新计算未来骨折风险，再据此判断是否进行治疗干预。虽然 FRAX® 并未在 HIV 感染人群中得到验证，目前还需进行纵向研究来证明 HIV 感染人群中 FRAX® 评分和骨折风险之间存在关系。但临床上可以应用此工具对 PLWHA 进行评估，包括治疗前评估及治疗过程中的持续评估，特别是含 TDF 的 ART 方案患者。

（二）筛查的间隔时间

HIV 感染人群复行筛查的最佳间隔时间存有争议。一项包含 4 957 例绝经后女性（≥67 岁）的一般人群研究提示，复行筛查性 DXA 的时间可基于基线骨密度。复行筛查的间隔时间根据前 10% 的受试者发生骨质疏松来确定，具体如下：骨密度正常（股骨颈和全髋的 T 评分＞-1）或轻度骨质减少（T 评分为 -1.49～-1.1）的女性约为 15 年，中度骨质减少（T 评分为 -1.99～-1.5）的女性为 5 年，重度骨质减少（T 评分为 -2.49～-2.0）的女性为 1 年。一项研究纳入了大多为男性（73%）、较年轻（平均年龄 39.4 岁）的 PLWHA，结果显示：轻度骨质减少（T 评分为 -1.6～-1.1）患者进展为骨质疏松的时间＞10.2 年，中度骨质减少（T 评分为 -2～-1.6）患者＞8.5 年，重度骨质减少（T 评分为 -2.4～-2）患者为 3.2 年。这些研究结论可以作为临床筛查间隔的参考。

（三）监测

包括一般检查如血常规、尿常规、红细胞沉降率、肝和肾功能，血钙、血磷、血碱性磷酸酶、25-羟维生素 D_3（25-hydroxyvitamin D_3，25-OH-D_3）和甲状旁腺素（parathyroid hormone，PTH）水平，以及尿钙、尿磷和尿肌酐等，对于使用 TDF 的 PLWHA，监测血尿钙磷等指标有助于监测骨软化发生的风险。

二、诊断

DXA 骨密度检测是目前通用的骨质疏松症诊断依据。对于绝经后女性、50 岁及以上男性，建议参照 WHO 推荐的诊断标准。DXA 测量的骨密度通常需要转换为 T 评分（T score）用于诊断，T 评分为（骨密度测定值-同种族同性别正常青年人峰值骨密度）/同种族同性别正常青年人峰值骨密度的标准差。推荐使用 DXA 测量的中轴骨（腰椎 1～4、股骨颈或全髋部）骨密度或桡骨远端 1/3 骨密度的 T 评分≤-2.5 为骨质疏松症的诊断标准。

对于儿童、绝经前女性和 50 岁以下男性，其骨密度水平的判断建议用同种族的 Z 评分表示，Z 评分为（骨密度测定值-同种族同性别同龄人骨密度均值）/同种族同性别同龄人骨密度的标准差。将 Z 评分≤-2.0 视为"低于同年龄段预期范围"或低骨量。

髋部或椎体脆性骨折，不依赖于骨密度测定，临床上即可诊断骨质疏松症；肱骨近端、骨盆或前臂远端的脆性骨折，且骨密度测定显示骨量减少（-2.5＜T 评分＜-1.0），就可诊断骨质疏松症。

骨质疏松、骨软化、骨坏死的特征、风险因素和临床检查与诊断方法可参见表 6-4-3-1。

表6-4-3-1 骨质疏松、骨软化、骨坏死的特征、风险因素和临床检查与诊断方法

健康状况	特征	风险因素	诊断检查
骨质疏松症	• 骨量减少和改变骨质量 • HIV感染者骨折风险增加 • 骨折前无症状 • 病因多因素 • ART初始治疗期间观察到BMD损失（主要是腰椎BMDZ值评分≤-2，且有脆性骨折 • 开始使用某些抗逆转录病毒药物后，BMD损失更大	考虑经典风险因素，并使用FRAX评估≥40岁人群的骨折风险 考虑进行DXA在存在≥1风险的人群： 1. 绝经后妇女 2. 男性≥50岁 3. 跌倒风险高 4. 骨折风险高的人（基于FRAX评估，未使用DXA，10年主要骨质疏松性骨折风险>20%） 5. 低冲击骨折史 6. 临床性腺功能低下（有症状，见性功能障碍） 7. 口服糖皮质激素（至少5mg/d泼尼松当量>3个月）	DXA扫描对于具有典型风险因素并需要DXA的患者，在可行的情况下，可考虑在ART开始之前或开始后不久进行DXA扫描 将DXA结果添加到FRAX® 以改进骨折风险预测 • 可能低估艾滋病毒感染者的风险 • 考虑将HIV作为继发性骨质疏松症的病因 • 骨小梁评分（TBS：源自DXA扫描结果）也可添加到FRAX®风险预测中 如果骨密度低，排除继发性骨质疏松症的原因 如果DXA诊断结果显示骨质疏松，或身高明显下降（≥4厘米）或出现脊柱后凸，则需通过侧位DXA图像或侧位脊柱X线片（腰椎和胸部）评估脊椎骨折（基于DXA的脊椎骨折评估可用作为侧位脊柱X线片的替代方法）
骨软化症	• 骨矿化缺陷 • 与维生素D缺乏有关 • 骨折风险增加和骨疼痛 • 维生素D缺乏可能导致近端肌肉无力	• 暗黑皮肤 • 饮食不足 • 避免日光照射 • 吸收不良 • 肥胖 • 肾性磷酸盐流失	测量血清钙、磷酸盐、碱性磷酸酶和25-羟维生素D，如果缺乏或不足，请检查PTH水平，并考虑补充维生素D（如有临床指征） |	ng/ml	nmol/L
---	---	---
缺乏	<10	<25
不足	<20	<50	
骨坏死	• 长骨骨骺板坏死导致急性骨痛 • 罕见但HIV感染者患病率增加	风险因素： • CD4+ T细胞计数低 • 糖皮质激素暴露 • 静脉注射毒品 • 酒精 • 血液凝固障碍	磁共振成像

（刘 莉）

第四节　临床管理

一、实验室检测评估及病因排查

如果存在骨质疏松（依据 T 评分＜-2.5 或出现病理性骨折），应进行骨质疏松继发性病因的筛查并进行恰当的治疗，包括对性腺功能减退和/或 HIV 的评估。

对于 PLWHA 中骨丢失的继发性原因，实验室评估包括：全血细胞计数、钙、白蛋白、磷、血尿素氮（blood urea nitrogen, BUN）和肌酐、谷丙转氨酶、碱性磷酸酶、25-羟维生素 D_3、全段 PTH、促甲状腺激素（thyroid stimulating hormone, TSH）、24 小时尿钙和尿肌酐、男性清晨总睾酮水平，以及年轻闭经女性的雌二醇、FSH、黄体生成素（luteinizing hormone, LH）和催乳素。HIV 感染人群中维生素 D 不足或缺乏的患病率很高，而 25-羟维生素 D_3 水平可反映人体的维生素 D 储备量，因此测量该指标可能尤为有用。根据病史和/或体格检查结果，可能还需评估是否有其他继发性原因（如多发性骨髓瘤、乳糜泻、库欣综合征）。

骨转换过程中产生的中间代谢产物或酶类，称为骨转换标志物（bone turnoverbiochemical marker, BTM）。BTM 分为骨形成标志物和骨吸收标志物，前者反映成骨细胞活性及骨形成状态，后者反映破骨细胞活性及骨吸收水平，具体参考《原发性骨质疏松症诊疗指南（2022）》，BTM 不能用于骨质疏松症的诊断，但在多种骨骼疾病的鉴别诊断、判断骨转换类型、骨折风险预测、监测治疗依从性及药物疗效评估等多个方面发挥重要作用，原发性骨质疏松症患者的 BTM 水平通常正常或轻度升高。如果 BTM 水平显著升高，需排除高转换型继发性骨质疏松症或其他代谢性骨病的可能性，如甲状旁腺功能亢进症、畸形性骨炎及恶性肿瘤骨转移等。在上述标志物中，推荐血清 I 型前胶原 N 端前肽（N-terminal propeptide of type I procollagen, P1NP）和血清 I 型胶原交联 C 端末端肽（type I collagen cross-linked C-telopeptide, CTX）为反映骨形成和骨吸收灵敏度较高的标志物。

二、风险因素管理

HIV 与骨骼健康之间的相互作用受到一系列可改变的风险因素的显著影响，包括维生素 D 缺乏、钙不足、营养、吸烟和饮酒等生活方式因素以及体育活动减少。了解和管理这些因素对于制定有针对性的干预措施来缓解这一人群的骨病至关重要。PLWHA 中常见的几种合并症会使骨骼健康进一步复杂化。其中，代谢综合征成分，如胰岛素抵抗和 2 型糖尿病（T2DM），在 PLWHA、非酒精性脂肪肝病（non-alcoholic fatty liver disease, NAFLD）以及性腺功能减退和丙型肝炎病毒（HCV）合并感染中高度流行。

三、临床治疗

（一）骨质疏松

1. 一般治疗　主要为调整生活方式包括加强营养、充足日照、规律运动、戒烟、限酒、避免过量饮用咖啡及碳酸饮料、尽量避免或少用影响骨代谢的药物、采取避免跌倒的生活措施等。

2. 骨健康基本补充剂

（1）钙剂　充足的钙摄入对获得理想峰值骨量、缓解骨丢失、改善骨矿化和维护骨骼健康有益。钙剂选择需考虑钙元素含量、安全性和有效性。对于有高钙血症和高钙尿症患者，应避免补充钙剂；补充钙剂需适量，超大剂量补充钙剂可能增加肾结石和心血管疾病的风险。目前尚无充分证据表明单纯补钙可以替代其他抗骨质疏松症药物治疗。在骨质疏松症防治中，钙剂应与其他药物联合使用。

（2）维生素 D　充足的维生素 D 可增加肠钙吸收、促进骨骼矿化、保持肌力、改善平衡和降低跌倒风险等。维生素 D 不足可导致继发性甲状旁腺功能亢进症，增加骨吸收，从而引起或加重骨质疏松症。首先建议接受充足的阳光照射。对于维生素 D 缺乏或不足者，应给予维生素 D 补充剂。为维持骨健康，建议血清 25-OH-D_3 水平保持在 20μg/L（50nmol/L）以上。对于骨质疏松症患者，尤其是在骨质疏松症药物治疗期间，血清 25-OH-D_3 水平如能长期维持在 30μg/L 以上，则更为理想，但要注意当 25-OH-D_3 水平超过 150μg/L 时有可能出现高钙血症。

3. 抗骨质疏松症药物治疗　PLWHA 药物治疗的总体方法与一般人群相似。对于感染 HIV 且确诊骨质疏松（T 评分≤-2.5）的男性和绝经后女性，或任何有脆性骨折的 PLWHA，建议开始药物治疗。由于缺乏对 PLWHA 中骨折的前瞻性资料，对于此类人群的骨质疏松，开始药物治疗前应仔细考虑。药物治疗的长期副作用也不清楚，而且长期使用双膦酸盐可能引起一些罕见疾病，如颌骨坏死与非典型股骨骨折。这个问题非常重要，因为 PLWHA 可能比一般人群更早开始治疗。

抗骨质疏松症药物按作用机制分为骨吸收抑制剂、骨形成促进剂、双重作用药物、其他机制类药物及中成药（表 6-4-4-1）。建议将双膦酸盐作为男性和绝经后女性 PLWHA 的一线治疗。对于有生育潜能的女性，双膦酸盐通常只用于特殊情况，因为此类药物对妊娠大鼠的毒性作用提示，胚胎暴露后可能受到不良影响。不能耐受双膦酸盐的患者、使用双膦酸盐后骨密度减少和/或发生临床骨折的患者，或者肾功能受损的患者也可选择地舒单抗，但显示其对 PLWHA 安全有效的数据有限。也可选择其他药物，例如特立帕肽、阿巴帕肽、选择性雌激素受体调节剂（selective estrogen receptor modulator, SERM）、romosozumab，但尚未在 PLWHA 中作过专门研究。

表 6-4-4-1　防治骨质疏松症的主要药物

骨吸收抑制剂	骨形成促进剂	双重作用药物	其他机制类药物	中成药
双膦酸盐 RANKL 单克隆抗体（地舒单抗） 降钙素 雌激素 选择性雌激素受体调节剂	甲状旁腺激素类似物	硬骨抑素单克隆抗体（romosozumab）	活性维生素 D 及其类似物（阿法骨化醇、骨化三醇、艾地骨化醇） 维生素 K_2	骨碎补总黄酮制剂 淫羊藿总黄酮制剂 人工虎骨粉制剂 中药复方制剂等

（1）双膦酸盐　焦磷酸盐类似物，通过结合羟磷灰石晶体来抑制骨吸收，是治疗骨质疏松的一线药物。阿仑膦酸盐的患者耐受性也很好。阿仑膦酸盐还可降低 PLWHA 的骨吸收标志物。唑来膦酸是静脉输注给药的双膦酸盐，一年 1 次；这可提高患者依从性。接受含 TDF 方案的患者，两次输注唑来膦酸相比改用不同的 ART 方案在增加骨密度方面更有效。

（2）地舒单抗　地舒单抗是针对 RANKL 的全人源单克隆抗体，可抑制破骨细胞形成、减少骨吸收、增加骨密度并降低骨折风险。应注意地舒单抗为短效作用药物，不存在药物假期，一旦停用，需要序贯双膦酸盐类或其他药物，以防止骨密度下降或骨折风险增加。

（3）降钙素　降钙素（calcitonin）是一种钙调节激素，能抑制破骨细胞的生物活性、减少破骨细胞数量，减少骨量丢失并增加骨量。

（4）雌激素　大量循证医学证据表明绝经激素治疗（menopausal hormone therapy, MHT）能有效减少绝经后妇女骨量丢失，降低椎体、非椎体及髋部骨折的风险，疗效肯定。需关注子宫内膜癌、乳腺癌、心血管疾病及血栓风险。

（5）选择性雌激素受体调节剂　如雷洛昔芬（raloxifene），该药物在骨骼与 ER 结合，发挥类雌激素的作用，抑制骨吸收，增加骨密度，降低椎体和非椎体骨折发生风险，有研究表明该类药物能够降低 ER 阳性浸润性乳腺癌的发生风险。

（6）甲状旁腺激素类似物（parathyroid hormone analogue, PTHa）　PTHa 是促骨形成药物，国内已上市的特立帕肽（teriparatide）是重组人甲状旁腺激素 N 端 1-34 片段（recombinant human parathyroid hormone 1-34, rhPTH 1-34）。间断使用小剂量 PTHa 能刺激成骨细胞活性，促进骨形成、增加骨密度、改善骨质量、降低椎体和非椎体骨折风险。特立帕肽总体安全性良好，常见不良反应为恶心、眩晕等。其他用于治疗骨质疏松的药物包括阿巴帕肽（PTH 相关蛋白类似物）。

（7）硬骨抑素单克隆抗体　romosozumab 通过抑制硬骨抑素（sclerostin）的活性，拮抗其对骨代谢的负向调节作用,在促进骨形成的同时抑制骨吸收。

（8）活性维生素 D 及其类似物　此类药物更适用于老年人、肾功能减退及 1α 羟化酶缺乏或减少的患者,具有提高骨密度、减少跌倒、降低骨折风险的作用,活性维生素 D 在治疗骨质疏松症时,可与其他抗骨质疏松症药物联用。

（9）维生素 K 类　四烯甲萘醌是维生素 K_2 的一种同型物,是羧化酶的辅酶,在 γ-羧基谷氨酸的形成中起着重要作用。γ-羧基谷氨酸是骨钙素发挥正常生理功能所必需的,具有提高骨量的作用。

（10）中成药　中成药治疗骨质疏松症具有治病求本兼改善临床症状的作用,应在中医学理论指导下使用,适应证、用法和注意事项请参阅药品说明书。

4. **转换 ART 方案**　对于接受 TDF 治疗且被确诊低骨密度的患者,建议将 TDF 换为 TAF 治疗。也可选择换为不含有 TDF 的方案。评估将含 TDF 方案换为含 TAF 方案的研究表明,这种方案转换可带来轻度骨密度获益。尚不知晓这些获益是否可转变为对骨折发病率的长期获益。对于接受 TDF 治疗且有肾脏排磷增多的患者,我们推荐将 TDF 换为 TAF 或其他药物。肾磷酸盐丢失可通过测量 24 小时尿磷酸盐,或通过计算磷酸盐排泄分数进行评估（结果＞20%～30% 提示磷酸盐丢失）。

专家建议在脆性骨折风险高的患者中避免使用 TDF 和增效蛋白酶抑制剂。评估将蛋白酶抑制剂为基础的治疗方案转换为其他方案的研究未显示出骨密度获益。一项小型研究中,18 例患者从基于蛋白酶抑制剂的方案转为基于非核苷逆转录酶抑制剂的方案,48 周随访后,DXA 扫描未见骨密度改善。

（二）骨软化和骨坏死

1. **骨软化**　骨软化是指骨矿化缺陷,通常由维生素 D、钙或磷酸盐不足所致。TDF 可导致 HIV 感染者出现骨软化。这些患者通常表现为弥漫性骨痛（尤其是多发性应力性骨折导致的下肢骨痛）和行走困难。推荐停止这些患者的 TDF 治疗。

2. **骨质坏死**　骨质坏死,也称为缺血性坏死,发生于骨骼血运不足的区域,通常表现为单侧或双侧骨或关节疼痛。

已有几项病例报告和病例系列研究报道了 HIV 感染者出现骨质坏死的情况。一项横断面研究对 339 例无症状 HIV 感染者进行 MRI 检查发现,其髋骨缺血性坏死率很高（4.4%）,而无 HIV 感染对照者中为 0 例。尽管该研究关注的是髋部,但缺血性坏死也可累及肩关节等其他关节。一些患者中可发现骨质坏死的其他危险因素,包括既往糖皮质激素暴露。

在对 11 820 例 HIV 感染者的 EuroSIDA 前瞻性队列研究中,在研究期间观察到了 619 次的新发骨折以及 89 例的骨坏死。骨质坏死的危险因素包括最低 $CD4^+$ T 细胞计数较低、既往骨质坏死、既往骨折和确诊 AIDS。多变量分析显示,骨质坏死与任何类型的 ART 都无关。主要治疗方法仍是手术干预以缓解症状。

（刘　莉）

参 考 文 献

［1］OLALI A Z, CARPENTER K A, MYERS M, et al. Bone quality in relation to HIV and antiretroviral drugs. Curr HIV/AIDS Rep, 2022, 19（5）: 312-327.

［2］DELPINO M V, QUARLERI J. Influence of HIV infection and antiretroviral therapy on bone homeostasis. Front Endocrinol（Lausanne）, 2020, 11: 502-507.

［3］OFOTOKUN I, WEITZMANN M N. HIV and bone metabolism. Discov Med, 2011, 11（60）: 385-393.

［4］SKELTON M, CALLAHAN C, LEVIT M, et al. Men with HIV have increased alveolar bone loss. Res Sq［Preprint］, 2024: rs.3.rs-4314428.

［5］SHIAU S, YIN M T, STREHLAU R, et al. Deficits in bone architecture and strength in children living with HIV on antiretroviral therapy. J Acquir Immune Defic Syndr, 2020, 84（1）: 101-106.

［6］SCHINAS G, SCHINAS I, NTAMPANLIS G, et al. Bone disease in HIV: Need for early diagnosis and prevention. Life（Basel）, 2024, 14（4）: 522-527.

［7］PERAZZO J D, WEBEL A R, FICHTENBAUM C J, et al. Bone health in people living with HIV: The role of exercise and directions for future research. J Assoc Nurses AIDS Care, 2018, 29(2): 330-337.

［8］PRAMUKTI I, LINDAYANI L, CHEN Y C, et al. Bone fracture among people living with HIV: A systematic review and meta-regression of prevalence, incidence, and risk factors. PLoS One, 2020, 15: e0233501.

［9］CHANG C J, CHAN Y L, PRAMUKTI I, et al. People with HIV infection had lower bone mineral density and increased fracture risk: A meta-analysis. Arch Osteoporos, 2021, 16: 47-53.

［10］STARUP-LINDE J, ROSENDAHL S B, STORGAARD M, et al. Management of osteoporosis in patients living with HIV-A systematic review and meta-analysis. J Acquir Immune Defic Syndr, 2020, 83: 1-8.

［11］ALVAREZ-BARCO E, MALLON P W G. What's new in bone disease and fractures in HIV?. Curr Opin HIV AIDS, 2021, 16: 186-191.

［12］BATTALORA L, ARMON C, PALELLA F, et al. Incident bone fracture and mortality in a large HIV cohort outpatient study, 2000-2017, USA. Arch Osteoporos, 2021, 16: 117-120.

［13］MENG W, CHEN M, SONG Y, et al. Prevalence and risk factors of low bone mineral density in HIV/AIDS patients: A Chinese cross-sectional study. J Acquir Immune Defic Syndr, 2022, 90: 360-368.

［14］MACDONALD H M, MAAN E J, BERGER C, et al. Deficits in bone strength, density and microarchitecture in women living with HIV: A cross-sectional HR-pQCT study. Bone, 2020, 138: 115509.

［15］ATENCIO P, CABELLO A, CONESA-BUENDIA F M, et al. Increased risk factors associated with lower BMD in antiretroviral-therapy-naïve HIV-infected adult male. BMC Infect Dis, 2021, 21: 542.

［16］VIZCARRA P, GALLEGO J, VIVANCOS M J, et al. Evaluation of the fracture risk assessment tool for determining bone disease and the impact of secondary causes of osteoporosis in people living with HIV. HIV Res Clin Pract, 2020, 21: 63-71.

［17］CARR A, GRUND B, SCHWARTZ A V, et al. The rate of bone loss slows after 1-2 years of initial antiretroviral therapy: Final results of the Strategic Timing of Antiretroviral Therapy (START) bone mineral density substudy. HIV Med, 2020, 21: 64-70.

［18］HAN W M, WATTANACHANYA L, APORNPONG T, et al. Bone mineral density changes among people living with HIV who have started with TDF-containing regimen: A five-year prospective study. PLoS One, 2020, 15: e0230368.

［19］IATAN I, LEE T C, MCDONALD E G. Tenofovir-induced osteomalacia with hypophosphataemia. BMJ Case Rep, 2021, 14: e240387.

［20］MAZZITELLI M, BRANCA ISABEL P, MURAMATSU T, et al. FRAX assessment in people ageing with HIV. HIV Med, 2022, 23: 103-108.

［21］MAKRAS P, PETRIKKOS P, ANASTASILAKIS A D, et al. Denosumab versus zoledronate for the treatment of low bone mineral density in male HIV-infected patients. Bone Rep, 2021, 15: 101128.

［22］MARASCO E, MUSSA M, MOTTA F, et al. Denosumab for the treatment of HIV-associated osteoporosis with fractures in a premenopausal woman. Reumatismo, 2021, 73: 54-58.

［23］CAMPBELL L, BARBINI B, BURLING K, et al. Safety of tenofovir alafenamide in people with HIV who experienced proximal renal tubulopathy on tenofovir disoproxil fumarate. J Acquir Immune Defic Syndr, 2021, 88: 214-219.

［24］DIALLO K, WEMBULUA B S, AIDARA M, et al. Osteonecrosis of the humeral head in a human immunodeficiency virus-infected patient under tenofovir disoproxil fumarate-emtricitabine-lopinavir/ritonavir for 10 years: A case report. J Med Case Rep, 2021, 15: 624-630.

［25］中华医学会骨质疏松和骨矿盐疾病分会. 原发性骨质疏松症诊疗指南（2022）. 中国全科医学, 2023, 26(14): 1671-1691.

第五章　肝肾疾病

第一节　非酒精性脂肪性肝病

非酒精性脂肪性肝病（non-alcoholic fatty liver disease，NAFLD）已成为非艾滋病相关疾病中最常见的合并症之一，同时也是HIV感染者慢性肝病首要的病因。NAFLD是一种与胰岛素抵抗、遗传易感密切相关的慢性代谢性、应激性肝损伤，其病理学改变与酒精性肝病（alcoholic liver disease，ALD）相似，但无过量饮酒等导致肝脂肪变的其他原因，患者通常存在肥胖、胰岛素抵抗及代谢综合征等相关表现。其疾病谱包括非酒精性脂肪肝（non-alcoholic fatty liver，NAFL）、非酒精性脂肪性肝炎（non-alcoholic steatohepatitis，NASH）及其相关肝纤维化、肝硬化、肝衰竭及肝细胞癌。为了更准确地反映其发病机制，2020年，国际脂肪肝专家组建议将NAFLD更名为代谢相关脂肪性肝病（metabolic associated fatty liver disease，MAFLD），该命名强调MAFLD是代谢综合征累及肝脏的表现。然而，2023年欧美三大学会建议将NAFLD更名为代谢功能障碍相关脂肪性肝病（metabolic dysfunction-associated steatotic liver disease，MASLD），进一步扩大了脂肪性肝病的诊断范围。目前NAFLD、MAFLD和MASLD这三个术语在学术界同时存在，由于本文引用了大量NAFLD相关的研究数据，因此我们将继续沿用经典的NAFLD来描述这一疾病。

HIV感染者合并NAFLD的风险高于普通人群，且起病隐匿，许多患者首诊时病情已发展至进展期肝纤维化、代偿期肝硬化，甚至是失代偿期肝硬化、原发性肝癌等终末期肝病阶段，因此，在HIV感染者中早期筛查和干预NAFLD显得尤为重要。目前，临床上尚缺乏针对HIV感染者NAFLD的特效药，生活方式干预仍然是最主要的治疗手段。

一、流行病学

随着人口老龄化及代谢综合征的流行，全球NAFLD患病率从1990—2006年的25.3%上升至2016—2019年的38.0%，呈现逐年增长的趋势，在2型糖尿病、肥胖患者等高危人群中NAFLD的患病率分别上升至55.5%和90.0%。我国流行病学数据显示，NAFLD在中国患病率已然高达31.0%，患者数量近2.5亿，预计2030年总人数将超过3亿。NAFLD已取代乙型病毒性肝炎成为我国第一大慢性肝病，也是日常健康体检时肝功能异常的首要原因，并且NAFLD相关的肝脏恶性肿瘤发病率不断上升，因此NAFLD已成为我国日益严重的公共卫生问题，严重危害人体健康，并对社会经济造成了巨大的负担。

与HIV阴性的人群相比，HIV感染者面临更高的NAFLD风险。根据大型多中心研究、纵向队列和荟萃分析估测HIV感染者中NAFLD的患病率为30.0%～73.0%，其中20.0%～63.0%的人群患有NASH。随着HIV感染者的老龄化以及肥胖和代谢综合征患病率的上升，今后HIV感染者NAFLD的患病率可能会进一步增加。

相比HIV阴性NAFLD患者，HIV阳性NAFLD患者更容易出现NASH、更多的肝损伤特征（包括小叶炎症和嗜酸性小体）和更高的肝纤维化评分（FIB-4/APRI评分）。非侵入性影像学研究评估提示，HIV阳性NAFLD患者的显著肝纤维化（≥F2）的患病率为12.0%，进展期肝纤维化（≥F3）患病率为4.7%，肝硬化患病率为 2.9%。

HIV 感染者发生 NAFLD 的危险因素与一般人群相似，如肥胖、胰岛素抵抗、高血压和血脂异常等，然而，HIV 阳性 NAFLD 患者并不仅限于肥胖人群，研究发现高达 1/4～1/3 的 HIV 阳性 NAFLD 患者是瘦型 NAFLD，并且这类患者存在明显的肝纤维化和肝硬化现象。这些发现表明，在 HIV 阳性和阴性的患者中，NAFLD 的发病机制可能存在差异。

二、发病机制

与普通人群相比，HIV 感染者有更多的 NAFLD 形成的驱动因素。首先，传统的 NAFLD 风险因素，如代谢综合征、肠道微生物易位在该人群中更常见。此外，HIV 感染者特异性因素，如 HIV 感染、脂肪代谢障碍、持续异常的免疫激活、ART 和遗传因素等均可能促进 NAFLD 的发生发展。

（一）代谢综合征

随着 HIV 感染者寿命的延长，代谢综合征的发病率呈上升趋势。NAFLD 的发生通常与代谢综合征密切相关，包括高血压、高血糖、脂质代谢异常等。NAFLD 是代谢综合征在肝脏的表现，代谢功能障碍和胰岛素抵抗是 NAFLD 的重要发病机制。研究发现，大约 90% 的 NAFLD 患者，至少合并一种代谢综合征，且随着相关代谢综合征的加重，NAFLD 的患病风险和疾病严重程度升高。HIV 感染者由于持续的免疫激活易发生胰岛素抵抗，导致外周脂肪组织的水解增加，从而增加游离脂肪酸向肝脏的输送，在肝脏中，游离脂肪酸酯化为甘油三酯，加速 NAFLD 的发生。因此，代谢因素在 HIV 感染者 NAFLD 的发生和发展中均起到重要的作用。

（二）肠道微生物易位

在动物模型和人体研究中证实，肠道微生物 - 肠 - 肝轴与 NAFLD 和 NASH 的发病密切相关。HIV 可诱导肠道 $CD4^+$ T 细胞耗竭和巨噬细胞吞噬功能障碍，导致肠道黏膜免疫屏障功能改变、肠壁通透性增加和肠道菌群紊乱，促进了肠道微生物及其产物从胃肠道易位到门静脉和体循环，持续激活宿主免疫系统，导致循环中脂多糖（lipopolysaccharide, LPS）、LPS 结合蛋白水平升高，与肝巨噬细胞（hepatic macrophage）上的 Toll 样受体（Toll-like receptor, TLR）4 和其他病原体识别受体结合，进而产生转化生长因子 β（transforming growth factor-β, TGF-β）等细胞因子，直接激活肝星状细胞（hepatic stellate cell, HSC）或启动募集其他白细胞群体来促进肝脏炎症反应和纤维化。此外，HIV 感染者还受到肠道微生物群多样性匮乏的影响，HIV 诱导的菌群失调以共生细菌和保护性细菌的丰度减少、促炎症细菌和致病菌群丰度增加为特征。因此，肠道微生态失调可能在 HIV 感染者 NAFLD 的发生发展中扮演重要的作用。

（三）脂肪代谢障碍

HIV 感染者通常存在脂肪代谢障碍的现象。其脂肪产生、储存和代谢过程发生紊乱从而导致了脂肪的不规律分布，其中以内脏脂肪沉积和外周脂肪萎缩较为常见，这种现象与长期 ART、全身性炎症反应和持续免疫激活有关。早期的 PI 和 NRTI 在降低 HIV 病毒载量的同时，可引起严重的线粒体毒性和氧化应激反应，导致脂肪代谢障碍，表现为皮下脂肪萎缩，而肝脏、血管等内脏组织器官中的脂质积累，可进一步诱发 NASH。HIV 感染者由于胃肠道屏障功能障碍、腹泻、机会性感染等原因，因此多存在消瘦、$CD4^+$ T 细胞计数低和病毒载量高的 HIV 感染者皮下脂肪中具有编码脂肪生成、储存以及具有重要内分泌功能的脂肪因子的基因表达异常，致促炎细胞因子表达增加，其中 TNF-α、IL-6 能够抑制脂蛋白脂肪酶（lipoprotein lipase, LPL），LPL 参与甘油三酯代谢，它的缺乏会导致脂肪沉积，促进 NAFLD。因此脂肪代谢障碍是 HIV 感染者 NAFLD 发生的病理生理学基础。

（四）HIV 直接影响

在未接受 ART 的 HIV 感染者的组织病理学研究中观察到较高的脂肪变性发生率，这表明 HIV 本身具有直接致脂肪变性的作用；此外，HIV 阳性 NAFLD 患者的体重指数（BMI）、内脏脂肪往往低于 HIV 阴性 NAFLD 患者；提示 HIV 感染本身与 NAFLD 的发生有关。HIV 可直接侵袭免疫系统和消化道黏膜，驱动微生物及其产物易位进入血液循环，导致持续免疫激活，释放大量炎性细胞因子（如 TNF-α、IL-6 和 IL-1β 等）和其他免疫活性物质，诱导脂肪细胞应激反应，并刺激肝纤维生成和细胞死亡。HIV 包膜蛋白可以与肝细胞表面受体结合诱导细胞信号传导,引起线粒体功能障碍,促进活性氧(reactive oxygen,ROS)的产生,ROS 可诱导引起肝损伤的氧化应激反应,并抑制脂肪酸 β 氧化,导致脂肪在肝细胞积聚从而促进肝脏炎症和纤维化。HIV 可以感染肝巨噬细胞,在肝细胞凋亡中发挥关键作用,同时分泌高水平的 TGF-β,激活 HSC 以促进肝纤维化。HIV 也可以直接感染并激活 HSC,从而导致肝胶原沉积和纤维形成。尽管 ART 抑制了 HIV 的复制,但 HIV 感染者仍存在病毒储备,可导致持续的免疫激活和慢性炎症,诱导脂肪细胞发生炎症改变,影响机体血脂代谢,易发生 NAFLD。

(五)抗逆转录病毒治疗

HIV 治疗指南建议,无论 CD4+ T 细胞计数如何,所有患者都应启动 ART。HIV 感染者需要终身使用抗病毒药物,许多早期 ART 方案,特别是 PI、NRTI 和 NNRTI,可通过增加线粒体毒性、抑制脂肪酸氧化、促进脂代谢异常和胰岛素抵抗等多种机制增加 HIV 感染者 NAFLD 的风险。已有报道早期的 NRTI,如司他夫定、去羟肌苷,通过增加线粒体毒性、脂肪细胞死亡和游离脂肪酸、甘油三酯的积累,促进肝脏脂肪变性、胰岛素抵抗、内脏脂肪沉积以及全身和组织水平炎症的发展,目前已不再使用。齐多夫定容易引起体内脂肪重新分布、向心性肥胖,增加 NAFLD 发生的风险。新一代的 NRTI,如丙酚替诺福韦也被发现与 NAFLD 的发生相关。NNRTI 如依非韦伦有肝功能损害、血脂升高等风险。PI 如洛匹那韦/利托那韦片有明确的高甘油三酯血症、腹泻、肝功能损害等不良反应。目前,ART 已进入整合酶抑制剂(INSTI)时代,多项研究发现含 INSTI 的治疗方案体重增加较 PI、NNRTI 更明显,但尚无 INSTI 与脂肪肝发生相关的直接证据。因此,在对 HIV 感染者选择 ART 方案时需综合考虑其对代谢相关因素的影响,密切关注有无导致 NAFLD 的风险。

(六)遗传因素

全基因组关联分析(genome-wide association study,GWAS)表明,含 Patatin 样磷脂酶域蛋白 3(Patatin-like phospholipase domain containing 3,PNPLA3)、跨膜蛋白 6 超家族成员 2(transmembrane 6 superfamily member 2,TM6SF2)和葡萄糖激酶调节蛋白(glucokinase regulatory protein,GCKR)的多态性促进了 NAFLD 及相关肝损伤的发生。上述基因在脂滴中的脂类重塑、肝脏极低密度脂蛋白(very low density lipoprotein,VLDL)的分泌和脂肪合成中发挥作用,对 NAFLD、NASH 的发生有较大的影响。其中 PNPLA3 rs738409 变异对 NAFLD 遗传易感性的影响最大,其突变使 PNPLA3 抵抗泛素化介导的降解,导致突变蛋白积聚在肝脂滴上和甘油三酯动员障碍,诱发脂肪变性并增加对肝毒素的易感性,从而导致 NAFLD。在多中心 HIV 感染者队列研究中也发现 PNPLA3 基因多态性与较高的 NAFLD 患病率相关,提示遗传易感性可能在 HIV 感染者 NAFLD 中起重要作用。

三、筛查与诊断

HIV 感染者 NAFLD 起病隐匿,常无症状或症状轻微,且缺乏特异性,许多患者首诊时就已经处于显著肝纤维化或肝硬化阶段,甚至是失代偿期肝硬化阶段,因此,早期识别高风险 NAFLD 人群对于针对性地预防疾病进展尤为重要。欧洲艾滋病临床学会(European AIDS Clinical Society,EACS)建议对所有 HIV 感染者和代谢综合征患者进行 NAFLD 筛查。

NAFLD 的诊断需要排除饮酒及引起肝脂肪变性或脂肪性肝炎的所有其他病因,患者无过量饮酒史,即男性饮酒折合乙醇量<30g/d,女性<20g/d,排除所有已知的可导致脂肪肝的慢性肝病的病因,如病毒性肝炎、自身免疫性肝炎、药物性肝炎、肝豆状核变性等遗传或代谢性因素。肝活检仍然是 NAFLD/NASH 诊断的金标准,可以区分 NAFL 和 NASH,识别肝纤维化分期,但由于存在操作有创性、取样误差、患者接受度低、并发症风险、难以在基层医院普及等局限性,不常规用于 NAFLD 患者的筛查、随访。

HIV 感染者应定期进行全血细胞计数、肝肾功能、血脂等检查,计算 FIB-4 评分、APRI 评分或 NAFLD 纤维化评分(NAFLD fibrosis score,NFS)来进行 NAFLD 筛查及纤维化风险分层。肝纤维化分期是决定 NAFLD 患者远期预后的重要因素。FIB-4 评分最初研发用于 HIV/HCV 共感染者肝纤维化风险的评估,因临床应用广泛且诊断效能良好而被推荐作为肝纤维化的一线评估指标,纳入年龄、天冬氨酸转氨酶(aspartate transaminase,AST)、丙氨酸转氨酶(alanine transaminase,ALT)、血小板(platelet,PLT)计数等指标,临界(cut-off)值<1.3 为风险较低,而>2.67 表示晚期纤维化(F3~4)的概率较高。APRI 指数,即 AST 和 PLT 比率指数,是一种用于评估肝纤维化程度的血清学标志物。成人 APRI≥2 预示发生肝硬化,<1 可排除肝硬化。针对纤维化,APRI 的 ROC 曲线下面积(AUROC)为 0.8,同时 CD4$^+$ T 细胞计数的分层并不影响该指数的性能。上述预测模型依赖于转氨酶、白蛋白和血小板等指标的血清水平,其中血小板计数是这些模型中的关键指标,由于 HIV 感染者常伴血小板减少,这些评分在 HIV 感染者 NAFLD 诊断中的准确性可能降低。

腹部超声检查可根据近场回声增强("明亮肝")、远场回声衰减以及肝脏血管模糊等特征诊断肝脂肪变,但易受检测医师主观评判的影响,此外,在病态肥胖或肝脂肪变性低于 20% 的患者中,它们的诊断准确性较低。肝脏瞬时弹性成像技术测定肝硬度值(liver stiffness measurement,LSM)、受控衰减参数(controlled attenuation parameter,CAP),如 FibroScan、FibroTouch,可定量、动态检测肝纤维化、脂肪变,可检出>5% 的肝脂肪变,准确区分轻度肝脂肪变与中重度肝脂肪变,可以作为传统 B 型超声一个很好的补充检测手段。采用 LSM 临界值 8.0kPa、12kPa 可以将 NAFLD 患者进展期肝纤维化风险划分为低、中、高三级,LSM<8.0kPa 的患者可被视为临床肝纤维化的低风险人群,LSM>12.1kPa 表明可能存在临床显著纤维化。美国放射学学会(American College of Radiology,ACR)适宜性标准中,将磁共振弹性成像(magnetic resonance elastography,MRE)确定为目前国际上最为准确和适用的无创肝纤维化检查方式。MRE 是一种基于磁共振技术的非侵入式定量检测软组织弹性和结构的影像检查手段,使得"影像触诊"成为可能,通过一次屏气实现肝组织弹性定量诊断和肝纤维化分级,且不受肥胖和腹水的影响。

建议常规门诊随访的 HIV 感染者通过血清肝纤维化 4 项、FIB-4 等无创指标和肝脏瞬时弹性成像技术(FibroScan/FibroTouch/MRE)筛查有无显著肝纤维化或肝硬化,当无创诊断提示存在进展期肝纤维化或肝损伤的病因不能明确时,应建议患者进行肝活检。

四、临床管理

目前,临床有关 HIV 阳性 NAFLD 患者临床管理方面的数据还是比较有限的,与普通 NAFLD 人群类似,生活方式干预仍是治疗的基础。此外,定期监测肝功能、管理代谢相关并发症(肥胖、胰岛素抵抗和血脂异常)、选择对脂质代谢和代谢相关疾病影响小的 ART 药物等也是改善 HIV 阳性 NAFLD 患者的重要策略。

(一)生活方式干预

通过饮食和运动干预减轻体重,对所有 NAFLD 患者均有益。对于患有 NAFLD 的 HIV 感染者,治疗的关键在于纠正不良生活方式,饮食干预和运动干预紧密结合,会取得更好的效果。在保证足够营养的同时,限制膳食热量摄入可以改善肥胖和超重 HIV 感染者的肝脂肪变性。饮食结构的调整强调减少碳水化合物和饱和脂肪酸(如动物脂肪、油炸食品)的摄入,避免饮用果糖和含糖饮料,应增加膳食纤维(如水果、蔬菜)和不饱和脂肪酸(如鱼、虾、牛奶)等食物的摄入,例如欧洲肝病学会(European Association for the Study of the Liver,EASL)、欧洲糖尿病学会(European Association for the Study of Diabetes,EASD)和欧洲肥胖学会(European Association for the Study of Obesity,EASO)共同推出的临床实践指南推荐地中海膳食模式(Mediterranean dietary pattern)。

研究表明,运动可以显著改善 NAFLD 患者的肝脏脂肪变和肝功能指标。HIV 感染者可以通过锻炼改善免疫系统功能,提高自身抵抗力,更好地控制病情。当前国内外发布的 NAFLD 患者诊疗指南、专家共识对 NAFLD 患者运动干预措施虽有提及,但推荐的运动方案各有差异,对于运动的频率、时间及强度尚未形成统一标准,尤其缺乏专门针对 HIV 阳性 NAFLD 患者如何运动的系统、具体、规范的指导方案。

NAFLD 患者可选择的运动类型包括:有氧运动、阻力运动、有氧运动与阻力运动联合、高强度间歇运动,医护人员在实践过程中应结合患者的实际情况,根据患者生理机能、心肺功能、兴趣偏好、并以能够坚持为原则,制订个体化运动处方。对于超重或肥胖患者鼓励减肥,1 年内减重 3%~5% 可以逆转单纯性脂肪肝;减重 5%~10% 能显著降低血清转氨酶水平并改善 NASH;减重 10% 以上并维持 1 年,才有希望逆转肝纤维化。建议在感染科医师、临床营养师或内分泌科医师的指导下采用多学科联合干预及坚持长期运动的原则。部分患者并不适合运动减肥，尤其是老年、心肺功能不佳、身体虚弱和骨骼肌减少症等患者，抗阻运动可能比有氧运动更合适，建议治疗前先至医院相关专科进行健康评估。

（二）药物治疗

2024 年 3 月美国食品药品监督管理局（FDA）批准 Rezdiffra（Resmetirom）用于治疗中-重度肝纤维化（F2~3）的 NASH 患者，是全球首个获批上市用于治疗 NASH 的药物，为 NASH 治疗迎来了里程碑式突破。这是一款口服的选择性甲状腺激素 β（THR-β）受体激动剂，Rezdiffra 能够避免激活肝脏以外组织（如心脏和骨骼）的 THR-α 受体，并且在肝脏被特异性摄取。在肝脏中，THR-β 是主要的甲状腺激素受体形式，激活后可以降低肝内胆固醇和甘油三酯水平，减轻脂肪在肝脏中的病理性堆积。

迄今为止，我国临床上仍缺乏治疗 HIV 阳性 NAFLD 患者的特效药物。美国、欧洲指南推荐抗氧化剂维生素 E（800IU/d），口服 2 年可以使无糖尿病的成人 NASH 患者血清 ALT 恢复正常并显著改善肝脂肪变和肝脏炎症。加拿大的一项研究发现，维生素 E 可以改善 HIV 阳性 NAFLD 患者的转氨酶水平和肝脂肪变程度。然而，维生素 E 的长期使用安全性尚不确定，长期大剂量使用维生素 E 可能增加患者心血管事件和前列腺癌的风险。

最新的美国糖尿病指南推荐吡格列酮和胰高血糖素样肽-1 受体激动剂（GLP-1 RA）作为治疗 2 型糖尿病成人患者（活检证实合并 NASH）的首选药物。吡格列酮属于噻唑烷二酮类药物，为胰岛素增敏剂，可减少外周组织和肝脏的胰岛素抵抗，增加依赖胰岛素的葡萄糖处理，并减少肝糖原的输出。GLP-1 RA 通过激活 GLP-1 受体，以葡萄糖浓度依赖的方式增强胰岛素分泌，抑制胰高糖素分泌，并能够延缓胃排空，通过中枢性的食欲抑制减少进食量。对于患有 2 型糖尿病的成人，尤其是超重或肥胖且患有 NAFLD 的人群，考虑使用 GLP-1 RA 作为生活方式干预的辅助治疗，该激动剂在 NASH 治疗中已有显示获益的证据。

他汀类药物及二甲双胍在 HIV 阴性 NAFLD 患者中使用虽然没有直接改善 NASH 和肝纤维化的证据，但可通过改善血脂异常和胰岛素抵抗、降血糖、辅助减轻体重等间接方式获益，我国指南推荐可用于合并高血脂、高血糖等代谢疾病的 NAFLD 患者。以上两类药物使用时需注意随访肝功能，因为有出现一过性肝功能异常的可能，在严重肝功能损伤或肝硬化失代偿患者中应慎用。

替莫瑞林（tesamorelin）是一种合成的生长激素释放因子类似物，通过作用于大脑垂体来刺激生长激素产生，已被美国 FDA 批准用于减少 HIV 感染者内脏脂肪和腹部脂肪堆积。美国的一项研究发现，接受了替莫瑞林治疗一年的 HIV 感染相关 NAFLD 患者，35% 患者的肝脂肪变性消失了，且能有效阻止患者肝纤维化的进展。西尼韦罗（cenicriviroc）是一类口服趋化因子受体 2/5（CCR2/CCR5）双拮抗剂，在 Ⅱb 期临床试验中，患有 NASH 的受试者（肝纤维化分期 F1~3）经过西尼韦罗治疗 1 年后，肝纤维化和系统性炎症标志物水平持续下降，肝活检显示受试者的肝纤维化情况持续改善，其安全性和耐受性良好，而且西尼韦罗在晚期肝纤维化中的疗效更明显，但西尼韦罗并不能改善受试者的脂肪性肝炎。由于 CCR5 是 HIV 进入 T 细胞的关键受体，提示西尼韦罗可能是治疗 HIV 阳性 NASH 患者的一种新方法。

目前针对 NAFLD 及 NASH 开发的新型药物大都仍处于临床试验开发阶段或临床前的药理研究阶段，尚未获批进入临床使用。如 aramchol 是一种新型脂肪酸胆汁酸偶合物，能够通过抑制脂肪酸代谢的关键酶——硬脂酰 CoA 去饱和酶 1 的活性来减少肝脏脂肪生成并促进线粒体脂肪酸 β 氧化。2018 年 aramchol 治疗 NASH 的 Ⅱb 期临床试验结果证实了该药可有效降低肝脏脂肪浸润，进而改善 NASH 病理特征，我国国家药品监督管理局已批准该药的 Ⅲ 期新药临床试验申请。然而，它对 HIV 感染者 NAFLD 是否有效尚不清楚。

积极筛查和管理包括糖尿病、高血压、高血脂、高尿酸血症等其他代谢性疾病，并鼓励患者在综合医院相应专科门诊接受诊治。对于有 NASH 特别是合并进展期肝纤维化的患者可以选择保肝药物单药治疗，疗程需 1 年以上，但目前尚无被批准用于治疗的有效药物。对于血清 ALT 高于正常值上限的患者，口服一种保肝药物 6 个月，如果血清 ALT 仍无明显下降，则可改用其他保肝药物。至今尚无有效药物推荐用于预防 NASH 患者肝硬化和肝细胞癌。目前在我国临床广泛应用的门冬氨酸鸟氨酸、多烯磷脂酰胆碱、甘草酸类、水飞蓟素（宾）、双环醇、还原型谷胱甘肽、S-腺苷甲硫氨酸、熊去氧胆酸等针对肝脏损伤的治疗药物安全性良好,部分药物在药物性肝损伤、胆汁淤积性肝病等患者中已取得相对确切的疗效,但这些药物对 NASH 和肝纤维化的治疗效果仍需进一步的临床试验证实。

(三)手术治疗

1. **减肥手术** 国际糖尿病联盟建议,对于轻中度肥胖但保守治疗不能控制血糖及重度肥胖的 2 型糖尿病患者可考虑减肥手术治疗。我国《非酒精性脂肪性肝病防治指南(2018 年更新版)》表明,减肥手术可有效控制代谢紊乱,还可逆转 2 型糖尿病和代谢综合征。此外,顽固性肥胖患者及肝移植术后复发的 NASH 患者可考虑减肥手术。目前应用的术式有:Roux-en-Y 胃旁路术(Roux-en-Y gastric bypass, RYGB)、胆胰分流并十二指肠转位术(biliopancreatic diversion with duodenal switch, BPD-DS)、腹腔镜可调节胃束带术(laparoscopic adjustable gastric banding, LAGB)、垂直带状胃成形术(vertical banded gastroplasty, VBG)等。研究发现,减肥手术可通过减轻体重来提高患者对胰岛素的敏感性、降低血脂水平,最终降低代谢综合征的病死率,也有利于改善 NASH 患者病情,还可有效降低心血管事件的风险。然而,减肥手术作为 NAFLD 治疗的一种补充措施,目前仍缺乏随机对照试验(randomized controlled trial, RCT)研究来确定 NAFLD 的缓解是否是永久性的,以及 NAFLD 术后的复发率,也尚未在 HIV 感染者中进行研究,加上减肥手术的健康风险及医疗成本,因而尚未被推荐广泛应用于临床。

2. **肝脏移植手术** NAFLD 发展至失代偿期肝硬化、肝癌等终末期肝病时,需考虑行肝移植挽救生命。然而,由于 HIV 感染者存在免疫功能缺陷,可能会增加移植物失功能和术后感染风险,以及缺乏对 HIV 感染者的治疗和管理经验等,导致 HIV 阳性一度被视为移植的禁忌证。目前随着医学的进步,HIV 阳性受者与 HIV 阴性受者的肝移植术后 5、10 年生存率的差异无统计学意义。一项回顾性队列纳入73 206 例肝移植受者,658 例为 HIV 阳性,HIV 阳性和 HIV 阴性的肝移植受者的移植物 3 年(2008—2011年)累积存活率分别为 64.4% 和 77.3%,两组受者在 2012—2015 年的移植物累积存活率均有改善,且 HIV 阳性患者改善幅度更大,这可能得益于抗 HIV 药物与免疫抑制剂的合理应用及手术技术的进步。上述研究表明,对于合并终末期肝病的 HIV 感染者,肝移植手术是最佳的治疗方法。目前,HIV 阳性不再是肝移植的禁忌证,如果患者符合肝移植适应证和伦理要求,应及时进行肝移植手术治疗。然而当前接受肝移植的 HIV 感染者总体数量仍然很低,有关 HIV 阳性 NAFLD 患者肝移植的研究数据有限。

鉴于 HIV 阳性 NAFLD 患者的复杂性,对于这部分患者的长期管理需要包括感染科、肝病科、内分泌科、营养科等在内的多学科医师团队共同参与。建议临床医师根据患者的不同风险分层对其进行对应的干预。对于进展期肝纤维化低风险(FIB-4<1.3 或 LSM<8.0kPa 或肝活检 F0～F1)患者,主要采取生活方式干预,管理代谢危险因素;对于进展期肝纤维化风险不确定(FIB-4 为 1.3～2.67 和/或 LSM 为 8～12kPa 且无法或不愿进行肝活检)患者以及进展期肝纤维化高风险(FIB-4>2.67 或 LSM>12kPa 或肝活检 F2～F3)患者则需在生活方式干预的同时进行药物治疗,必要时甚至需要考虑手术治疗。

(纪留娟 钱志平)

第二节 慢性肾功能损伤

尽管给予 ART,但 HIV 感染者仍存在慢性炎症、代谢紊乱和重叠感染等多种因素,这些因素均与 HIV 感染者慢性肾脏病(chronic kidney disease, CKD)的发生有一定的相关性;一旦出现 CKD,进展为终末期肾病(end stage renal disease, ESRD)的风险也高于 HIV 阴性人群。

慢性肾功能损伤的临床表现多样,早期可以无症状,直至进展为需要肾脏替代治疗(renal replacement therapy, RRT)的尿毒症期。个体在感染 HIV 以后,CKD 的发生见于多种因素:①嗜肾脏病毒可以导致肾小球炎症和肾小管损伤;②某些抗逆转录病毒药物具有潜在的肾脏毒性或导致机体代谢紊乱;③HIV 感染者往往存在内皮功能障碍和炎症通路激活导致动脉粥样硬化相关的肾脏损害;④HIV 感染者寿命普遍延长,导致与年龄相关的肾功能下降和 HIV 相关合并症叠加,HIV 老年患者出现肾功能损害的风险相对升高。

因此 HIV 感染和 CKD 之间的相互影响对患者的临床管理具有重要意义,HIV 感染者的肾脏疾病预防和临床治疗也因此极具挑战,需要肾脏科、感染科和临床药理学等多学科参与。

一、流行病学

慢性肾脏病是 HIV 感染者最常见的合并症之一。我国 HIV 感染者中 CKD 发病率高达 16%~18%,远高于普通人群中 CKD 的发病率。一项荟萃分析纳入了来自 60 个国家的 61 篇文献,共 209 078 例年龄大于 18 岁的 HIV 感染者。使用已建立的基于血清肌酐的方程,包括 MDRD 公式(Modification of Diet in Renal Disease)、CKD-EPI 公式(Chronic Kidney Disease Epidemiology Collaboration)和 CG 公式(Cockcroft-Gault)对肾小球滤过率(glomerular filtration rate, GFR)进行估算。MDRD 组、CKD-EPI 组和 CG 组所得出的 CKD 发病率分别为 6.4%、4.8% 和 12.3%。亚组分析显示,根据 MDRD 公式,非洲地区 HIV 感染者 CKD 的发病率较高,尤以西非地区发病率 14.6% 为最高。CKD 发病率的地区差异可能和不同地区高血压、糖尿病等基础疾病发病率不同有关。

自从引入 ART 后,HIV 复制受到有效抑制,HIV 相关肾病(HIV-associated nephropathy, HIVAN)的发病率显著下降。然而,随着这些患者年龄的增长,常见的糖尿病肾病、高血压相关性肾动脉硬化和非塌陷型局灶节段性肾小球硬化(focal segmental glomerulosclerosis, FSGS)的发生率也随之升高。

二、发病机制

肾脏病理谱多样,包括与基因表达直接相关的病变,HIV 直接作用于肾小球和肾小管所致病变,以及与合并症、药物作用、免疫失调和合并感染相关的病变,往往需要肾组织活检来区分。本章节主要就 HIVAN、HIV 相关免疫复合物介导肾病(HIV-associated immune-mediated kidney disease)、HIV 相关血栓性微血管肾病(thrombotic microangiopathy HIV-associated renal disease)以及肾小管和间质性肾病进行讨论。涉及抗 HIV 药物相关的肾小管损害已在本书第四篇抗病毒治疗相关章节中详述。

(一)HIV 相关肾病

HIVAN 影响所有肾组织结构,包括肾小球、肾小管和间质。塌陷型 FSGS 是 HIVAN 的典型病理表现,以肾小球基底膜塌陷伴有肾小球上皮细胞肥大和增生为典型表现,其他组织学特征还包括肾小管和间质改变,如肾小管微囊性病灶、间质炎症、纤维化和肾小管网状包涵体等。免疫荧光可见塌陷节段和系膜区 IgM、补体 C3 和 C1q 沉积。电子显微镜下,弥漫性足细胞足突消失和内皮管网状包涵体是其典型特征。

在肾脏足细胞和肾小管上皮细胞可观察到 HIV。当 HIV 的附属辅助蛋白 Nef 和 Vpr 在小鼠中过度表达时,可以出现肾病综合征的临床表现和实验室检查特点,提示这些蛋白在 HIVAN 中发挥致病作用。

HIVAN 的患病率在世界范围内各不相同,据报道在撒哈拉以南非洲地区的发病率最高。在美国,HIVAN 也主要发生在非洲裔人,尤其是 CD4$^+$ T 细胞计数显著减少和病毒载量高水平复制的人群中。因此,认为其发生可能是与宿主遗传因素、病毒因素、环境和行为因素之间复杂的相互作用有关。

非洲裔患者对 HIVAN 的遗传易感性主要是由于编码载脂蛋白 L1 的 *APOL1* 基因发生了变异,该变异使当地人对大多数导致昏睡病的布氏锥虫产生免疫。在邻近 *APOL1* 的基因中发现了两个与肾脏疾病风险相关的等位基因(G1 和 G2 等位基因),其与 HIVAN 和非 HIV 相关 CKD(包括 FSGS 和高血压相关性肾动脉硬化)均有关。血清尿激酶型纤溶酶原激活物受体可能与 APOL1 相互作用,从而激活在足细胞中表达的 aVb3 整合素受体,进而促进遗传易感人群肾脏疾病的发生发展;在 *APOL1* 转基因小鼠中,*APOL1* 基因表达减少与肾脏组织学改善以及氮质血症和蛋白尿减少相关。可见,*APOL1* 风险基因的表达和产物很可能损害足细胞和其他肾组织结构。而 HIV 感染能够刺激干扰素水平升高,干扰素可进一步促进 *APOL1* 基因表达,足以诱发肾脏疾病。但是,并非所有 HIVAN 的患者同时具有两个风险等位基因突变,且部分非裔人群患 HIVAN 时没有或只有一个 *APOL1* 风险等位基因突变,这提示遗传、病毒或环境因素之间的相互作用对 HIVAN 的发生也存在一定影响。

在接受 ART 的患者中,病毒载量通常检测不到,非塌陷型 FSGS 在活检中也较为常见,临床上往往难以与高血压引起的肾动脉硬化等基础疾病所致肾病相鉴别。这些病例通常没有明显的肾小管间质疾病,而且足细胞消失的程度通常比 HIVAN 轻,可能与接受 ART 后 HIVAN 肾脏表现较轻有关。

(二)HIV 相关免疫复合物介导肾病

该类型的肾脏疾病与 HIV 特异性抗原抗体(包括但不仅限于 gp120、gp41 和 p24 的抗体)免疫复合物在肾小球和毛细血管襻沉积有关,与其他病原体(如丙型肝炎病毒、乙型肝炎病毒)的合并感染可能影响 HIV 免疫介导肾脏疾病的发病机制。

肾脏活检是确立 HIV 免疫介导肾脏疾病诊断的必要条件。在 HIV 感染的个体中,已发现多种免疫复合物介导的肾小球疾病,病理类型表现多样,包括 HIV 相关性 IgA 肾病、狼疮样肾小球肾炎、膜性肾病、膜增生性肾小球肾炎、冷球蛋白血症性肾小球肾炎等,以及其他以肾小球细胞增生、炎症和纤维化为特征的组织学表现。

(三)血栓性微血管肾病

HIV 感染者的内皮细胞中可以发现 HIV p24 抗原,认为其可以导致内皮细胞损害和功能失调,从而引起血栓性微血管病变。血栓性微血管病变是 HIV 感染相关肾脏疾病的另一个原因,临床除肾功能损伤外还可见血小板减少和微血管病性溶血性贫血,伴或不伴发热和神经功能损害。外周血涂片检测到破裂红细胞、血清触珠蛋白水平降低有助于确定诊断。

(四)肾小管和间质性肾病

肾小管间质性损害可继发于抗生素、质子泵抑制剂、非甾体抗炎药物使用以及分枝杆菌感染,也可能发生于肾实质感染其他病原体后。ART 相关的药物如蛋白酶抑制剂、TDF 也可能引起肾小管和间质性肾损害。另外,如上文所述,典型 HIVAN 也可有肾小管间质损害。

两种罕见但不同形式的肾小管间质损伤与 HIV 感染背景下的免疫功能障碍有关,多伴有特征性 $CD8^+$ T 细胞浸润:①弥漫性浸润性淋巴细胞增多综合征(diffuse infiltrative lymphocytosis syndrome, DILS)是一种针对 HIV 的过度免疫反应,约 10% 的病例累及肾脏;②免疫重建炎症综合征(IRIS)是一种炎症性疾病,表现为 ART 启动后原有感染的加重,可以累及肾脏,但总体而言相对较少见。

(五)其他导致慢性肾功能损伤的因素

随着年龄增长,代谢综合征、糖尿病和高血压的发病率在 HIV 感染者中同样会逐渐升高。因此,HIV 感染者也面临着如糖尿病肾病、高血压相关性肾动脉硬化和非塌陷型 FSGS 等一般人群常见的肾功能损伤类型。慢性 HIV 感染后的机会感染、炎症反应和衰老等特征,与糖尿病、高血压和 *APOL1* 基因突变等遗传及环境因素叠加,导致 ESRD 的发病率高于一般人群。因此,对于 HIV 感染者血糖和血压的管理十分重要。

三、筛查与诊断

慢性肾功能损伤在早期阶段可以没有明显的症状,随着疾病的进展,可以出现外周组织水肿、腰酸、乏力、夜尿增多和尿量减少,常伴有食欲不振、皮肤瘙痒、口腔异味等非特异性表现,严重者可并发血压升高、贫血、电解质紊乱、酸碱平衡失常、钙磷代谢异常、中枢神经系统障碍等,直至需要透析维持的 ESRD 阶段。临床可有蛋白尿阳性、尿沉渣异常和肾小球滤过率进行性降低。

对于新诊断的 HIV 感染者或启动 ART 时,建议常规进行肾功能筛查以指导抗病毒和预防机会性感染药物的选择。对于已经接受治疗的 HIV 感染者建议至少每年一次定期监测尿液分析和肾功能。对于已知存在 CKD 或 CKD 高风险的人群(如有高血压、糖尿病等基础疾病,或同时感染乙型或丙型肝炎病毒),以及接受 TDF、利托那韦、考比司他或整合酶抑制剂等药物治疗的患者,建议提高监测频率。

尿液分析在肾损害的早期诊断中具有关键作用。为了早期发现 HIV 感染者的肾功能损害,需要对尿液(如蛋白尿、镜下血尿等)进行适当的评估。可选择 24 小时尿蛋白定量和尿蛋白/肌酐比值(albumin-to-creatinine ratio, ACR)来评估尿蛋白排泄情况。尿 ACR 由于不需要收集 24 小时尿液,因此临床上较常使用,以 ACR＞30mg/g 为检测显性微量蛋白的阈值,往往提示肾功能损伤。近端肾小管损伤可见继发于 TDF,其特征是磷酸盐、葡萄糖、碳酸氢盐、尿酸和尿蛋白的重吸收受损。常规实验室检查应包括血浆磷酸盐、尿酸排泄分数和尿 β2- 微球蛋白测定等。

慢性肾脏病的诊断需对 GFR 进行评估，其中，核医学方法测定 ^{99m}Tc-DTPA 血浆清除率是 GFR 评估的金标准。临床上更常使用基于血清肌酐值的经过验证的研究方程（如 MDRD 公式和 CKD-EPI 公式等）对 GFR 进行估算。估算的 GFR 受到营养状况、肌肉量、血流动力学状态和抗病毒药物等因素的影响，并不能完全准确反映肾功能的状态，其动态变化更有助于早期识别个体肾功能的下降。使用考比司他或整合酶抑制剂等药物可抑制近端肾小管分泌肌酐，从而可能增加血清肌酐浓度，导致基于肌酐所估算的 GFR 有所下降，解读 GFR 或肌酐清除率时应考虑到这一点。胱抑素 C 是一种与肌肉量无关的肾功能标志物，但由于炎症可能导致胱抑素 C 水平升高，其在 HIV 感染者中的应用价值尚需更多临床研究进行评估。

对于所有不明原因 GFR 下降伴或不伴有其他泌尿系统检验异常的 HIV 感染者，及时请肾病科会诊。根据 KDIGO 推荐意见，当 GFR＜45ml/（min·1.73m²），白蛋白排泄率＞300mg/24h（或 ACR＞300mg/g），肾功能快速或不明原因恶化［年 GFR 下降＞5ml/（min·1.73m²）］时，需要及时多学科介入，进行一系列相关检查，包括评估肾功能动态变化、患者的用药方案、HIV 载量和肾脏形态学。当 CKD 病因不明、CKD 进展迅速或需要判断预后时，应考虑肾活检。

四、临床管理

（一）内科基础治疗

HIV 病毒学控制是降低急性肾损伤和 HIV 相关肾脏疾病的重要治疗手段，因此，国内外指南均推荐所有 HIV 阳性个体立即开始 ART。CKD 的存在影响 ART 药物的选择和剂量的使用，在启动 ART 前应评估肾功能和 CKD 的危险因素。TDF 作为被广泛使用的抗病毒药物，因其具有潜在的肾功能损害风险，在老年、合并 HBV/HCV 感染、控制不佳的高血压和糖尿病、HIV 病毒高载量、CD4⁺ T 细胞计数低等高危人群中应尽量避免使用。TDF 和利托那韦等蛋白酶抑制剂联用会导致肾损害风险增加。另外，阿扎那韦和茚地那韦也被报道与间质性肾炎、肾结石形成相关。

目前尚无严格的研究评估血压控制、糖尿病治疗、血管紧张素转化酶抑制剂（angiotensin-converting enzyme inhibitor, ACEI）和血管紧张素受体阻滞剂（angiotensin receptor blocker, ARB）在延缓 HIV 感染者 CKD 进展方面的疗效，干预措施主要依据一般人群 CKD 中的循证医学证据进行推荐。与非 HIV 感染者一样，HIV 感染者 CKD 的治疗措施基于减缓肾脏疾病的进展，包括控制高血糖、高血压、蛋白尿、高胆固醇血症、高尿酸血症和酸中毒等基础情况。

ACEI/ARB 类药物可能有助于减少蛋白尿和减缓进行性纤维化，并延缓进展到 ESRD。推荐所有 50 岁以上不需要透析的 CKD 患者服用他汀类药物，无论其胆固醇水平如何。需要注意的是，他汀类药物的选择受到降脂治疗相关毒性以及抗逆转录病毒药物之间相互作用的限制。辛伐他汀和洛伐他汀应避免使用，而阿托伐他汀、瑞舒伐他汀等需要在检查是否存在药物相互作用并调整剂量后方可使用。别嘌醇和非布司他用于治疗高尿酸血症，但需要注意潜在肝毒性和与抗逆转录病毒药物之间的相互作用。口服碳酸氢盐治疗与 ART 之间没有显著的药理学相互作用，因此可以不受限制地用于纠正代谢性酸中毒。

胰岛素不存在与抗逆转录病毒药物之间的相互作用。二甲双胍血药浓度受多替拉韦、考比司他等药物影响，对于快速进展的肾衰竭患者不建议使用二甲双胍。格列齐特和格列吡嗪使用前需要注意可能的药物相互作用。

糖皮质激素可能在 HIVAN 和免疫介导的肾病治疗中发挥一定作用，但支持证据有限。在对 HIVAN 患者进行免疫抑制治疗时，应仔细评估其风险和获益。HIV 相关血栓性微血管肾病患者可选择血浆置换。

（二）肾脏替代治疗

一般认为，HIV 感染与肾脏替代治疗（renal replacement therapy, RRT）疗效无明显相关性，接受透析的患者中，HIV 感染者存活率和非 HIV 感染者相似。在 HIV 阳性的 CKD 患者中，接受血液透析（hemodialysis, HD）和腹膜透析（peritoneal dialysis, PD）的预后也相似。HIV 阳性 ESRD 患者接受 PD 后发生腹腔感染的风险增高,需要引起警惕。

目前 HIV 感染者的治疗需要包括 ART 在内的多种药物的复杂治疗方案。ESRD 患者接受抗逆转录病毒治疗时需要调整药物剂量。由于 HIV 感染者接受 PD 治疗的研究文献很少,尚缺乏对这部分患者药物减量的临床数据。

(三)肾脏移植

国外 HIV 感染者的肾移植登记数据显示这部分患者 5 年和 10 年结局良好。目前已经证实在 HIV 控制良好的人群中进行肾移植的安全性,符合条件的 HIV 感染控制良好的 ESRD 患者应接受肾移植评估。HIV 感染者的肾移植候选者的 $CD4^+$ 细胞计数最好高于 200 个 /μl,并且检测不到病毒载量。

适用于一般人群的免疫抑制剂方案可应用于 HIV 感染者,但抗逆转录病毒药物和预防同种异体排斥反应所需的免疫抑制药物之间的相互作用需要密切监测。一般而言,为了尽量减少药物之间的相互作用并达到稳定的血药浓度,整合酶抑制剂和核苷逆转录酶抑制剂是首选的抗逆转录病毒药物。同时,术后应遵循现行艾滋病防治指南中有关机会性感染预防的干预措施进行预防。

鉴于 *APOL1* 风险变异和 HIVAN 发生之间的相关性,有报道显示,与不携带变异等位基因的供者相比,携带变异 *APOL1* 等位基因供者的肾脏与受者的不良结局有一定相关。目前,供者和受者 *APOL1* 基因变异对 HIVAN 的复发风险仍在进一步的研究观察中。

(袁　伟　张宇一)

参 考 文 献

[1] RINELLA M E, NEUSCHWANDER-TETRI B A, SIDDIQUI M S, et al. AASLD practice guidance on the clinical assessment and management of nonalcoholic fatty liver disease. Hepatology, 2023, 77(5): 1797-1835.

[2] YOUNOSSI Z M, GOLABI P, PAIK J M, et al. The global epidemiology of nonalcoholicfatty liver disease (NAFLD) and nonalcoholic steatohepatitis (NASH): A systematic review. Hepatology, 2023, 77(4): 1335-1347.

[3] YOUNOSSI Z M, GOLABI P, DE AVILA L, et al. The global epidemiology of NAFLD and NASH in patients with type 2 diabetes: A systematic review and meta-analysis. J Hepatol, 2019, 71(4): 793-801.

[4] HUANG D Q, EL-SERAG H B, LOOMBA R, et al. Global epidemiology of NAFLD-related HCC: Trends, predictions, risk factors and prevention. Nat Rev Gastroenterol Hepatol, 2021, 18(4): 223-238.

[5] ESTES C, ANSTEE Q M, ARIAS-LOSTE M T, et al. Modeling NAFLD disease burden in China, France, Germany, Italy, Japan, Spain, United Kingdom, and United States for the period 2016-2030. J Hepatol, 2018, 69(4): 896-904.

[6] KRISHNAN A, SIMS O T, SURAPANENI P K, et al. Risk of adverse cardiovascular outcomes among people with HIV and nonalcoholic fatty liver disease. AIDS, 2023, 37(8): 1209-1216.

[7] LEMOINE M, ASSOUMOU L, GIRARD P M, et al. Screening HIV patients at risk for NAFLD using MRI-PDFF and transient elastography: A European multicenter prospective study. Clin Gastroenterol Hepatol, 2023, 21(3): 713-722.

[8] GAWRIEH S, LAKE J E, DEBROY P, et al. Burden of fatty liver and hepatic fibrosis in persons with HIV: A diverse cross-sectional US multicenter study. Hepatology, 2023, 78(2): 578-591.

[9] KALLIGEROS M, VASSILOPOULOS A, SHEHADEH F, et al. Prevalence and characteristics of nonalcoholic fatty liver disease and fibrosis in people living with HIV monoinfection: A systematic review and meta-analysis. Clin Gastroenterol Hepatol, 2023, 21(7): 1708-1722.

[10] MANZANO-NUNEZ R, RIVERA-ESTEBAN J, NAVARRO J, et al. Uncovering the NAFLD burden in people living with HIV from high- and middle-income nations: A meta-analysis with a data gap from Subsaharan Africa. J Int AIDS Soc, 2023, 26(3): e26072.

[11] VODKIN I, VALASEK M A, BETTENCOURT R, et al. Clinical, biochemical and histological differences between HIV-associated NAFLD and primary NAFLD: A case-control study. Aliment Pharmacol Ther, 2015, 41(4): 368-378.

[12] LEUMI S, BIGNA J J, AMOUGOU M A, et al. Global burden of hepatitis B infection in people living with human immunodeficiency virus: A systematic review and meta-analysis. Clin Infect Dis, 2020, 31, 71(11): 2799-2806.

[13] 曹阳,周明浩,翟祥军. 我国 HIV 感染者合并感染 HBV 现况. 中华流行病学杂志, 2021, 42(2): 327-334.

[14] THIO C L, SEABERG E C, SKOLASKY R, et al. HIV-1, hepatitis B virus, and risk of liver-related mortality in the

Multicenter Cohort Study（MACS）. The Lancet, 2002, 360（9349）: 1921-1926.

［15］TUMA P, MEDRANO J, RESINO S, et al. Incidence of liver cirrhosis in HIV-infected patients with chronic hepatitis B or C in the era of highly active antiretroviral therapy. Antivir Ther, 2010, 15（6）: 881-886.

［16］RUPASINGHE D, CHOI J Y, YUNIHASTUTI E, et al. Factors associated with high alanine aminotransferase（ALT）and cirrhosis in people living with HIV on combination antiretroviral treatment（cART）in the Asia-Pacific. J Med Virol, 2022, 94（11）: 5451-5464.

［17］PLATT L, EASTERBROOK P, GOWER E, et al. Prevalence and burden of HCV co-infection in people living with HIV: A global systematic review and meta-analysis. Lancet Infect Dis, 2016, 16（7）: 797-808.

［18］HE J, SHI R, DUAN S, et al. Microbial translocation is associated with advanced liver fibrosis among people with HIV. HIV Med, 2022, 23（9）: 947-958.

［19］YEN D W, SHERMAN K E. Causes and outcomes of hepatic fibrosis in persons living with HIV. Curr Opin HIV AIDS, 2022, 17（6）: 359-367.

［20］European AIDS Clinical Society. Guidelines Version 12.0, October 2023.［2024-05-30］.https://www.eacsociety.org/guidelines/eacs-guidelines/.

［21］中华医学会消化病学分会. 中国肝硬化临床诊治共识意见. 中华消化杂志, 2023, 43（4）: 227-247.

［22］中华医学会肝病学分会. 肝纤维化诊断及治疗共识（2019 年）. 临床肝胆病杂志, 2019, 35（10）: 2163-2172.

［23］EKRIKPO U E, KENGNE A P, BELLO A K, et al. Chronic kidney disease in the global adult HIV-infected population: A systematic review and meta-analysis. PLoS One, 2018, 13（4）: e0195443.

［24］ALFANO G, GUARALDI G, FONTANA F, et al. Therapeutic management of HIV-infected patients with chronic kidney disease. J Nephrol, 2020, 33（4）: 699-713.

［25］SWANEPOEL C R, ATTA M G, D'AGATI V D, et al. Kidney disease in the setting of HIV infection: Conclusions from a kidney disease: Improving Global Outcomes（KDIGO）Controversies Conference. Kidney Int, 2018, 93（3）: 545-559.

［26］COHEN S D, KOPP J B, KIMMEL P L. Kidney diseases associated with human immunodeficiency virus infection. N Engl J Med, 2017, 377（24）: 2363-2374.

［27］李航, 张福杰, 卢洪洲, 等. HIV 感染合并慢性肾脏病患者管理专家共识. 中国艾滋病性病, 2017, 23（6）: 578-581.

第六章 非艾滋病相关肿瘤

与一般人群相比,HIV 感染者许多常见癌症的发病率更高。在 ART 时代,HIV 感染者肿瘤性疾病的疾病谱发生改变,艾滋病定义性肿瘤的发病率不断下降,非艾滋病相关肿瘤(NADC)逐渐成为 HIV 感染人群并发肿瘤的主要类型,包括肝细胞癌、非小细胞肺癌、肛门鳞状细胞癌(简称肛门癌)和霍奇金淋巴瘤等。

HIV 感染人群 NADC 有不同于普通人群的流行特征。除了传统危险因素,NADC 的发病还与 HIV 感染本身以及 HIV 感染人群的行为特征等有关。研究表明,HIV 感染人群大部分肿瘤的发病率随着年龄的增长而升高。HIV 感染人群某些 NADC 的患病年龄比一般人群早 3～4 年,包括肛门癌和肺癌等。不同肿瘤类型在不同年龄范围的分布不同。一项对南非 500 多万 HIV 感染人群的研究发现,在年轻 HIV 感染者中,无论是男性还是女性,感染相关肿瘤的发病率都明显高于非感染相关肿瘤。然而,从 40 岁开始,非感染相关肿瘤发病率明显上升。在整个研究人群中,到 55 岁时,非感染相关肿瘤的发病率超过了感染相关肿瘤的发病率。

NADC 的管理应由肿瘤科、感染病科、病理科、外科、放射科等多学科共同管理。应按照相关指南对 NADC 进行规范化管理。对于合并 NADC 的 HIV 感染者,在制定治疗决策时应考虑患者的体能状况。患者体能状况不佳的原因可能与 HIV 感染、肿瘤或合并感染等其他原因有关。建议对所有 HIV 感染者进行 ART,另外需要注意肿瘤治疗药物与抗 HIV 药物之间潜在的相互作用,避免选用与化疗药存在副作用叠加的药物。化疗和放疗会引起 $CD4^+$ T 细胞计数下降,对于接受肿瘤化放疗的 HIV 感染者,应注意机会性感染的防治。

第一节 肛 门 癌

肛门癌包括肛管及肛周皮肤的鳞状上皮细胞癌、肛管皮肤的基底细胞癌、恶性黑色素瘤及肛周 Paget 病等,其中肛管及肛周皮肤的鳞状上皮细胞癌最为常见并具有代表性,一般所指肛门癌即为鳞癌。以下主要介绍肛门鳞癌在 HIV 感染者中的表现及诊治。

一、流行病学

肛门癌约占 HIV 感染者所有癌症的 10%。HIV 感染者肛门癌的发病率远高于普通人群,是 HIV 阴性人群的 25～35 倍。这与多种因素有关,包括人乳头瘤病毒(human papilloma virus,HPV)感染、男男性行为及 HIV 感染引起的免疫缺陷等。

肛门癌的发病率在不同性别、年龄和性行为方式的 HIV 感染人群中不同。一项荟萃分析显示,HIV 阳性男男性行为(men who have sex with men,MSM)人群肛门癌的发病率为 85/10 万人年,显著高于 HIV 阴性 MSM 人群(19/10 万人年);非 MSM 男性 HIV 感染者肛门癌发病率为 32/10 万人年;女性 HIV 感染者为 22/10 万人年。而且,随年龄增长,肛门癌发病率增加。年龄<30 岁的 HIV 阳性 MSM 人群肛门癌发病率为 16.8/10 万人年,而年龄>60 岁的 HIV 阳性 MSM 人群肛门癌发病率增加至 107.5/10 万人年。女性在诊断外阴癌后,肛门癌的发病率(48/10万人年)显著高于宫颈癌患者(9/10万人年)和阴道癌患者(10/10万人年)。

二、筛查与诊断

几乎所有的肛门癌都是由HPV引起的,而且肛门癌发生之前都有高级别鳞状上皮内病变(high-grade squamous intraepithelial lesion, HSIL),对HIV感染者进行筛查并治疗发现的HSIL可以有效降低肛门癌的发生率。

根据国际肛门肿瘤学会建议,对于不同年龄段的人群,应该基于风险分层来确定何时开始进行肛门癌筛查。对于MSM HIV感染者,建议在35岁时开始进行肛门癌筛查。有外阴癌前病变或癌症病史的人群,建议在外阴癌前病变或癌症诊断后1年内开始进行肛门癌筛查。对于有宫颈/阴道HSIL或癌症、肛周疣、持续宫颈HPV16感染(>1年)或有自身免疫性疾病病史的人群,肛门癌发病率高于普通人群但不到10倍。对于这些人群,如年龄≥45岁且具备筛查能力,可考虑进行共同决策的筛查,即医师和患者共同参与和决定进行筛查。

目前用于肛门癌筛查的策略包括肛门细胞学检查、高危型HPV检测(包括HPV16与18基因型)、高危型HPV-细胞学联合检测和肛门直肠指诊。如果通过细胞学检查发现肛门鳞状上皮内病变,则应在可能的情况下进行高分辨率肛门镜检查。

肛门癌的诊断依赖于病理活检。鉴于早期肛门癌预后良好,建议对所有可疑患者进行局麻下的肛直肠检查,并进行活组织检查,并根据胸部、腹部和盆腔CT检查和盆腔MRI检查结果进行疾病分期,以评估区域淋巴结和肿瘤扩散情况。也可选择PET/CT进行疾病分期。与增强CT相比,PET/CT对异常淋巴结的灵敏度更高。因HPV相关疾病通常是多灶性的,诊断为肛门癌的女性HIV感染者,应进行阴道镜检查以检查是否存在外阴、阴道或宫颈疾病。

三、临床特征

不同疾病阶段,肛门癌表现不同,包括肛门部刺激症状、肛门部肿块表现、晚期消耗衰竭及转移症状等。多项对照研究表明,相比非HIV感染者,HIV感染者患肛门癌时的年龄更年轻。然而,肿瘤诊断时的肿瘤分期两组人群间并无差异。

(一)肛门部刺激症状

早期肛门癌一般无症状,至溃疡形成后可出现疼痛。疼痛呈持续性,便后加重。另外有肛门不适、异物感、瘙痒等。累及肛门括约肌时可出现便意频频、里急后重、排便困难、大便失禁,同时便条变细变窄,粪中有黏液及脓血等。

(二)肛门部肿块表现

起初肛管部出现小的硬结,逐渐长大后表面溃烂,形成溃疡,其边缘隆起,并向外翻转,呈紫红色,有颗粒结节,底部不平整,呈灰白色,质地较硬,有触痛。也有的呈息肉状。

(三)晚期消耗衰竭及转移症状

晚期患者有消瘦、贫血、乏力等恶病质表现,腹股沟淋巴结肿大。若转移至肝脏、肺及侵犯前列腺、膀胱、阴道后壁、宫颈等周围组织器官时,可出现相应症状。

四、治疗与预后

HIV感染者并发肛门癌的治疗可参照普通人群相关指南。总体治疗原则为:首先通过直肠肛门镜检查评估肿瘤大小及浸润深度,然后行CT等影像学检查评估区域淋巴结转移和全身转移情况,最后以放化疗为主。腹会阴联合切除术不再作为初诊肛管鳞状细胞癌的首选治疗方式,而是作为其他治疗手段都无效后的治疗方式。

对于T_1分期的早期肛门癌患者,可选择手术切除。放化疗联合治疗肛门癌的应答率很高,但约30%的患者需要行腹会阴联合切除术来处理持续或复发的病变。HIV感染状态不会影响需要行腹会阴切除手术患者的预后。化疗方案首选 5- 氟尿嘧啶（5-fluorouracil，5-FU）联合丝裂霉素，其他有效方案还包括 5-FU 或卡培他滨联合顺铂、卡培他滨联合奥沙利铂，不耐受双药方案者，可考虑单药 5-FU 或卡培他滨同步放疗。放疗推荐调强适形放射治疗（intensity-modulated radiation therapy，IMRT），以尽可能避免损害正常组织，同时保证覆盖目标区域。对于接受挽救性手术后出现转移性或局部复发的患者，则应给予最佳支持性治疗。

所有接受放化疗的 HIV 感染者需同时接受 ART，并注意机会性感染的防治。虽然 HIV 状态通常不影响肛门癌的治疗，但 HIV 阳性肛门癌患者的死亡风险较普通人群显著增加，标化死亡率（standardized mortality rate，SMR）是普通人群的 124 倍。

（邓　力　李　垒　王珍燕）

第二节　肺　癌

一、流行病学

肺癌约占 HIV 感染者所有癌症的 11%，也是 HIV 感染者癌症死亡的最常见原因。HIV 感染者肺癌发病率比普通人群高 2.5 倍以上。不同于其他几种 NADC，如肛门癌、肝细胞癌和霍奇金淋巴瘤等，这些肿瘤往往合并致瘤病毒感染，但是目前尚未发现 HIV 感染背景下与肺癌相关的病毒共感染。HIV 阳性人群肺癌发病风险增加的原因或机制可能包括多个方面，除了年龄、吸烟等传统危险因素外，HIV 感染相关的因素也与 HIV 感染人群肺癌发病风险增加有关。

（一）传统危险因素

吸烟仍是 HIV 感染者患肺癌的一个主要风险因素。HIV 感染人群吸烟的流行率高于普通人群，感染 HIV 的吸烟者似乎比未感染 HIV 的人更早患肺癌，吸烟的 HIV 感染者患肺癌的风险是不吸烟的 HIV 感染者的两倍多。研究表明，HIV 感染者在吸烟暴露量较少的情况下也会患肺癌，而且即使控制吸烟暴露，肺癌的风险也会持续增加。

慢性阻塞性肺疾病（chronic obstructive pulmonary disease，COPD）是肺癌的独立危险因素。HIV 感染者患 COPD 的风险似乎更大，可能的原因包括：HIV 感染人群有较高的吸烟率，HIV 感染者免疫失调或肺 $CD8^+$ T 细胞活性增加而引起的肺部炎症增加，以及反复或慢性的肺部感染等。类似于普通人群，COPD 似乎也是 HIV 感染者发生肺癌的独立危险因素。

由于 HIV 感染者抗病毒治疗后预期寿命不断延长，但随着年龄的增长和免疫系统的衰老，他们患癌症风险也会上升。

（二）HIV 感染相关危险因素

研究表明，HIV 感染相关因素，包括免疫抑制、肺部及全身性炎症等，也与肺癌的发生有关。$CD4^+$ T 细胞计数低于 500 个 /μl 的 HIV 感染者患肺癌的风险增加。HIV 相关的肺部慢性炎症在肺癌的发生发展中也可能起到一定作用。与 HIV 相关的肺部慢性炎症与多种机制相关，包括 $CD8^+$ T 细胞浸润和失调、病毒对上皮完整性的损害以及肺部微生物群的改变等。与 HIV 感染相关的全身性炎症也与癌症风险有关，研究发现 HIV 感染者诊断肺癌前促炎细胞因子水平升高。

二、筛查与诊断

根据 EACS 指南，建议对年龄 50～80 岁的肺癌高危人群（吸烟≥20 包 / 年，仍在吸烟或者戒烟＜15 年）进行肺癌筛查。对于 HIV 感染人群肺癌的筛查与诊治原则可以参考《中华医学会肺癌临床诊疗指南（2023 版）》，该指南对于肺癌筛查的人群选择，以及对于肺癌基线筛查出结节的管理流程做了详细的建议。但需注意，HIV 感染者肺癌患病年龄可能比普通人群更年轻。另外，相比 HIV 阴性人群，HIV 感染者患良性肺结节的概率更高。必要时应进行其他感染性疾病的筛查与鉴别，肺活检同时进行细菌、真菌和分枝杆菌等病原体的涂片和培养。肺癌筛查过程中特别注意过度诊断及过度治疗，比如原位腺癌和肺不典型腺瘤样增生已经归入腺样前驱病变。

对于肺癌的筛查，建议采用低剂量螺旋 CT，筛查时间间隔为 1 年。年度筛查结果正常的，建议每 1～2 年继续筛查。胸部增强 CT、上腹部增强 CT（或超声）、头部增强 MRI（或增强 CT）以及全身骨扫描是肺癌诊断和分期的主要方法。^{18}F-FDG PET/CT 对于淋巴结转移和胸腔外转移（脑转移除外）有更好的诊断效能。当纵隔淋巴结是否转移影响治疗决策，而其他分期手段难以确定时，采用纵隔镜或超声支气管镜检查（EBUS/EUS）等有创分期手段明确纵隔淋巴结状态。

肺癌的诊断主要是使用各种呼吸介入技术获得病理学标本，若条件允许，除细胞学取材外，建议尽可能获取组织标本，除用于诊断外，还可以进行基因检测。组织活检是目前肺癌的诊断金标准，但由于创伤性和多次活检导致患者依从性差的特点，液体活检成为了目前的新趋势。目前临床常用的肿瘤标志物包括癌胚抗原（carcinoembryonic antigen，CEA）、糖类抗原 15-3（carbohydrate antigen 15-3，CA15-3）、胃泌素释放肽前体（progastrin releasing peptide，ProGRP）、细胞角蛋白 19 片段（CY21-1）、神经元特异性烯醇化酶（neuron-specific enolase，NSE）、鳞状细胞癌抗原（squamous cell carcinoma antigen，SCCA），这些标志物广泛运用于肺癌的辅助诊断，但对于早期肺癌的诊断灵敏度及特异度欠佳。最近有研究发现血清肿瘤自身抗体谱的检测稳定性好、灵敏度及特异度高，并逐渐成为肺癌早期诊断研究的热点。液体活检的代表标志物包括 ctDNA、循环肿瘤细胞（circulating tumor cell，CTC）和外泌体（exosome），这三者在肿瘤的早期筛查、用药治疗、疗效评估、预后判断以及预后监测方面都具备各自的优势。

三、临床特征

HIV 阳性肺癌在诊断时往往已处于疾病晚期或转移性阶段。普通人群中，肺癌分为小细胞癌（small cell carcinoma，SCLC）和非小细胞肺癌（non-small cell carcinoma，NSCLC），其中 NSCLC 占所有病例的 85%，最常见的两种组织学类型是腺癌（40%）和鳞癌（25%）。根据大型队列研究的数据，HIV 感染者与非感染者在肺癌诊断时的临床分期和组织学亚型分布相似。与 HIV 阴性人群相比，被诊断为肺癌时 HIV 感染者似乎更年轻。关于 HIV 感染者肺癌中临床相关致癌突变的患病率，目前公开发表的数据有限。最近一项较大规模队列的研究，在 63 例 HIV 感染合并肺癌患者中发现了 3.3% 的 EGFR 突变和 29% 的 KRAS 突变，这些突变流行率似乎与非 HIV 感染肺癌患者中的流行率类似。

四、治疗与预后

HIV 阳性肺癌患者总体治疗原则同 HIV 阴性患者。应根据患者的机体状况、肿瘤的病理组织学类型、分子分型和肿瘤分期采取多学科综合治疗的模式，采用手术、放疗、化疗、分子靶向治疗和免疫治疗等治疗措施。

解剖学切除术是早中期肺癌的治疗手段，也是目前临床治愈肺癌的重要方法。但有研究显示，与 HIV 阴性患者相比，HIV 感染者术后并发症发生率可能更高。然而，也有研究显示 HIV 阳性肺癌患者手术并发症和 30 天死亡率与 HIV 阴性患者相似。这些研究结果的差异可能与患者的异质性或医疗护理的差异有关。HIV 感染者作为免疫缺陷人群，需要对他们做好手术指征评估和术后感染等并发症的防治。

对于晚期肺癌患者，应根据 HIV 阴性肺癌患者指南进行放化疗和／或靶向及免疫治疗。化疗分为新辅助化疗、辅助化疗、姑息化疗，应当严格掌握临床适应证，化疗应当充分考虑患者病期、体力状况、不良反应、生活质量及患者意愿，避免治疗过度或治疗不足。在重度免疫缺陷的 HIV 感染者有可能出现 3～4 级的治疗毒性，包括血液学毒性和机会性感染。对于小细胞肺癌及鳞状细胞癌，放射治疗作为肿瘤综合治疗的重要组成部分。靶向药物常用于治疗晚期肺癌，可单独使用，也可与化疗联合使用。对于所有晚期肺癌患者都应常规进行基因突变检测，有指征和条件者建议使用靶向药物治疗，但应注意靶向药物与 ART 药物之间的潜在相互作用。目前可选择的靶向药物治疗靶点基因包括：EGFR、肿瘤血管生成、ALK、ROS1、KRAS、BRAF、RET、MET、NTRK 和 HER2 等。HIV 感染者应用免疫检查点抑制剂（immune checkpoint inhibitor，ICI）通常是安全有效的，但需注意在合并卡波西肉瘤疱疹病毒（Kaposi's sarcomaassociated herpes virus，KSHV）感染者中使用 ICI 可能会增加 KSHV 相关炎症综合征发生的风险。

另外,使用 ICI 也可能会引起潜伏结核分枝杆菌感染的再激活。

　　HIV 阳性肺癌患者生存预后较 HIV 阴性患者差。根据一项荟萃分析数据,HIV 阳性肺癌患者的标化死亡率是 HIV 阴性患者的 3.95 倍。但根据目前的研究,HIV 感染似乎不是造成生存差异的原因,生存预后的差异主要与 HIV 感染和非感染人群之间的肺癌治疗差异有关。研究显示,HIV 感染者接受肺癌治疗的可能性较 HIV 未感染者更低。所以,在临床实践中,需要鼓励 HIV 阳性肺癌患者积极接受治疗,接受与非 HIV 感染者相似的标准治疗方案。目前,许多关于肺癌的临床试验排除了 HIV 阳性患者,有关 HIV 阳性肺癌患者的研究大多数规模较小且患者异质性较高,以后需要在 HIV 阳性肺癌患者中开展更大规模的前瞻性临床研究,为 HIV 阳性肺癌患者的治疗提供参考。

（吴庆国　王珍燕　沈银忠）

第三节　肝细胞癌

一、流行病学

　　研究表明,HIV 感染者肝细胞癌(HCC)患病风险是普通人群的 3 倍以上。发病风险增加相关的危险因素包括:肝炎病毒共感染、HIV 感染引起的免疫抑制、HIV 直接对肝脏产生影响以及使用具有肝毒性的药物等。

（一）肝炎病毒共感染

　　HIV 感染者 HCC 患病风险较普通人群更高的部分原因是 HBV 或 HCV 的共感染率较高。HIV 影响 HBV/HCV 感染的自然史,加速肝硬化和肝癌的发生。在全球范围内,HIV 感染者中合并 HBV 感染比例为 7.6%。在西方国家,大约 30% 的 HIV 感染者同时合并 HCV 感染,在静脉注射吸毒者中感染率更高,约 75%。美国的一项研究,在 2001—2019 年间共随访了 430 万人年 HIV 感染者,其中 1 736 例发生了 HCC。与一般人群相比,HIV 感染者 HCC 的发病率增加了 2.79 倍。2015—2019 年与 2001—2004 年相比,HCC 的发病率显著下降。HIV 阳性 HCC 患者中,25% 合并 HBV 感染,59% 合并 HCV 感染,13% 为 HBV/HCV 共感染。不同国家或地区,HIV 合并 HBV 或 HCV 感染的流行率不同。不同于西方国家,我国以合并 HBV 感染多见。有研究调查了 8 354 例 HIV/HBV 合并感染者,HCC 发病率为 1.8/1 000 人年,风险因素分析发现 HBV DNA>200IU/ml 增加 HCC 的患病风险,HBV DNA 每增加 1.0 log10 IU/ml,HCC 发病风险增加 1.18 倍。

（二）HIV 感染相关因素

　　为了明确 HIV 感染相关因素是否会促进 HCC 的发展,有项研究在 35 659 例 HIV 感染退伍军人队列中进行了前瞻性观察,评估了 HIV RNA、$CD4^+$ T 细胞计数和 $CD8^+$ T 细胞计数及百分比与 HCC 发生的相关性。结果发现,该队列中有 302 例(0.8%)在 281 441 人年的随访期间发生了 HCC(发病率为 107.3/10 万人年)。在无基线肝硬化的患者中,较高的 HIV RNA 水平(HR=1.25,95% CI 1.12~1.40,每 1.0 log10 拷贝/ml)和持续 12 个月或更长时间的可检测 HIV 病毒血症(HR=1.47,95% CI 1.02~2.11)与较高的 HCC 发病风险独立相关。多项研究显示,HIV 感染引起的细胞免疫缺陷与 HCC 发病风险增加有关。$CD4^+$ T 细胞计数低于 200 个/μl 的患者 HCC 发病风险增加了 71%,$CD4^+$ T 细胞计数低于 350 个/μl 或低于 500 个/μl 与 HCC 发病风险增加独立相关。

　　感染 HIV 的患者主要表现为 $CD8^+$ T 细胞免疫反应,主要由细胞因子介导,这会增加肝脏炎症和纤维化。HIV 外膜蛋白 gp120 可诱导肝细胞凋亡并释放炎症趋化因子,从而促进肝脏纤维化。另外,HIV 会损害肠道黏膜完整性,导致内毒素过表达,后者通过 Toll 样受体上调促炎和促纤维化的细胞因子,从而引起肝脏炎症。

　　多种抗 HIV 药物具有潜在肝毒性。在一项前瞻性队列研究中,调查了 ART 药物的累积使用与晚期肝病或 HCC 之间的相关性。结果显示,累积使用 d4T、ddI、TDF 与晚期肝病或 HCC 发病率增加显著相关。

二、筛查与诊断

具有肝癌发病高危因素的人群,需定期接受肝癌筛查以实现早期诊断。对于初诊的 HIV 感染者,常规筛查 HBV/HCV 共感染状态,根据筛查结果给予 HBV 疫苗接种,或针对性地抗 HCV 或 HBV 治疗,这是对于 HIV 感染者肝癌简单有效的初级预防措施。采用同时覆盖抗 HBV 活性药物的 ART 方案持续抑制 HBV DNA≥1 年可显著降低肝癌发生的风险。对于 HIV/HBV 合并感染者,国内外指南均建议 ART 方案同时包含两种兼具抗 HBV 的药物。鉴于 HBV 的潜在致癌性,建议对所有 HIV/HBV 合并感染者,即使在没有肝硬化的情况下,也要每半年进行肝癌筛查。

肝癌筛查和诊断技术主要包括血清学标志物和影像学检查。甲胎蛋白(α-fetalprotein,AFP)是目前筛查和诊断肝癌最重要的血清学标志物。AFP≥400ng/ml,且排除慢性或活动性肝炎、肝硬化、睾丸或卵巢胚胎源性肿瘤以及妊娠等,高度怀疑肝癌,但仍有约 30% 的假阴性率。异常凝血酶原(des-γ-carboxyprothrombin,DCP/protein induced by vitamin K absence or antagoist-Ⅱ,PIVKA-Ⅱ)和液体组织活检是近年新兴研发的肿瘤筛查技术,在肝癌早筛上具有较高的灵敏度和特异度。影像学检查主要包括腹部超声、CT 和磁共振等。

三、临床特征

与 HIV 阴性患者相比,HIV 阳性 HCC 患者年龄较轻,疾病分期较晚,症状较多见,肿瘤负荷高,肝功能较差,感染风险较高,总体预后仍不令人满意。

四、治疗与预后

对于 HIV 阳性肝癌患者,要给予与 HIV 阴性患者同样的标准治疗,包括外科手术、经导管动脉化疗栓塞(transcatheter arterial chemoembolization,TACE)、消融、放疗、靶向、免疫、中医中药等。具体应根据患者病情,严格按照临床分期实施个体化的治疗。HIV 合并 HCC 患者一经诊断,往往处于疾病晚期,因此可选择的治疗方案有限。手术治疗取决于疾病的阶段。手术切除是无血管侵犯或远处转移的孤立性肿瘤的首选治疗。TACE 可用于保留肝功能且无转移的患者。门静脉栓塞是合并慢性肝炎患者常采用的干预措施。肝移植为肝癌患者提供了最佳的生存率。

肝癌的外科手术治疗是目前获得最长生存预后的最重要治疗方式,包括肝切除术和肝移植术。对于具有外科手术指征的患者,应积极给予手术治疗。对于不能切除的局部疾病患者可考虑乙醇注射、射频消融、TACE 或放疗等治疗措施。HIV 阳性患者应与阴性患者一样考虑进行肝移植,HIV 感染并不是接受肝移植肝癌患者的预后因素。

肝癌的系统治疗包括分子靶向药物治疗、免疫治疗、化学治疗和中医中药治疗等。系统抗肿瘤治疗的适应证主要为:①中国肝癌分期(China liver cancer staging,CNLC)Ⅲa、Ⅲb 期患者;②不适合手术切除或 TACE 治疗的 CNLC Ⅱb 期肝癌患者;③TACE 治疗抵抗或 TACE 治疗失败的肝癌患者;④与 TACE/肝动脉灌注化疗等局部治疗联合实现肝癌的可切除转化。目前系统治疗根据循证医学证据分为一线和二线治疗。一线治疗最主要的是分子靶向治疗药物及靶向与免疫检查点抑制剂联合的治疗方案。最早应用的一线治疗药物是索拉非尼,应用时间已接近 20 年。索拉非尼用于 HIV 阳性肝癌患者的研究显示,虽然治疗有不错的应答率,但药物引起的腹泻和手足综合征等副作用较为明显。其他被批准用于未经系统治疗的不可切除肝癌患者的主要治疗药物及方案包括:①阿替利珠单抗联合贝伐珠单抗;②信迪利单抗联合贝伐珠单抗;③多纳非尼;④仑伐替尼。二线治疗是指一线治疗进展后的分子靶向药物或免疫检查点抑制剂。现今主要应用于临床的药物包括:瑞戈非尼、阿帕替尼、卡瑞利珠单抗、替雷利珠单抗等。

HIV 阳性 HCC 患者生存率较差。荟萃分析显示,HIV 阳性肝癌患者标化死亡率是 HIV 阴性患者的 8.36 倍。不良预后可能与部分患者未接受积极的治疗有关,HIV 阳性患者复发后治疗意愿不如 HIV 阴性患者强烈。当 HIV 感染者接受积极治疗时,他们的生存率与 HIV 阴性肝癌患者相似。

HIV 阳性肝癌患者生存预后影响因素除了肿瘤学特征以外,HIV 感染相关因素,包括可检出的 HIV

RNA 水平及低 CD4$^+$ T 细胞计数是预后不良的危险因素。ART 与更好的总生存率相关,故对所有的 HIV 阳性肝癌患者均应进行 ART。应注意抗 HIV 药物与靶向治疗药物及化疗药物等潜在的相互作用。

有研究发现,HIV 阳性 HCC 肿瘤组织样本较 HIV 阴性样本有更高的 PD-L1 表达率,提示 HIV 阳性 HCC 具有显著的免疫耗竭肿瘤微环境。T 细胞免疫功能障碍可能是 HIV 阳性 HCC 患者预后不良的潜在机制,而 PD-1 通路是 HCC 的治疗靶点,以后需要在 HIV 感染者中开展免疫检查点抑制剂治疗 HCC 的临床研究。

（黄杨卿　王珍燕　沈银忠）

第四节　霍奇金淋巴瘤

霍奇金淋巴瘤(Hodgkin lymphoma, HL)是一种淋巴组织来源非艾滋病相关肿瘤,由独特的恶性肿瘤细胞与大量非肿瘤炎症细胞和/或纤维化组织混合构成。根据形态学和免疫表型,HL 分为两个主要亚型:经典型 HL(classic HL, cHL)和结节性淋巴细胞为主型 HL(nodular lymphocyte predominant HL, NLPHL)。HIV 感染者常见的主要亚型是 cHL,以下主要讨论 cHL。

一、流行病学

HIV 感染者 HL 的发病风险是一般人群的 5～14 倍,发病率约为 50/10 万人年,占 HIV 感染者所有癌症类型的 4%。HL 的发病率与 CD4$^+$ T 细胞计数之间的关系是复杂的。HL 最常发生在 CD4$^+$ T 细胞计数低于 200 个/μl 时,尽管 ART 后 CD4$^+$ T 细胞计数提升,但在抗病毒治疗期间仍存在发生 HL 的风险。HL 的发病率在开始 ART 后的前半年内呈增加趋势,之后保持稳定或下降。

研究表明,诊断 cHL 的 HIV 感染者年龄比一般人群大。在 ART 时代,cHL 主要发生于免疫功能中等程度降低的 HIV 感染者,诊断 cHL 时 CD4$^+$ T 细胞计数通常在 150～260 个/μl 之间。重度免疫抑制的 HIV 感染者发生 HL 的风险相对较低,CD4$^+$ T 细胞计数高于 500 个/μl 的 HIV 感染者患病风险与一般人群类似。不同免疫功能状态 cHL 发病率不同的机制尚不清楚,有"假说"认为与肿瘤细胞发育和增殖需要的肿瘤微环境有关,肿瘤细胞的发育和增殖需要一定数量的 CD4$^+$ T 细胞。肿瘤细胞产生许多细胞因子和趋化因子,导致活化的 CD4$^+$ T 细胞、组织细胞和其他细胞涌入肿瘤组织。

cHL 的发病机制涉及癌基因和抑癌基因的获得性突变、自分泌和旁分泌信号转导异常、免疫逃逸,以及病毒感染等相关因素。约 80%～100% 的 HIV 相关 cHL 与 EB 病毒(EB virus, EBV)感染相关。目前,尚不明确 EBV 在 cHL 发病中的具体作用机制。HIV 和 EBV 之间可能通过细胞失调、免疫缺陷和/或慢性抗原刺激以及炎症介导等相互作用共同参与了淋巴瘤的形成。

二、诊断

诊断 cHL 和确定其组织学亚型需行组织活检,推荐病变淋巴结或结外病灶切除或切取活检,骨髓穿刺及活检。不能切除或切取者建议空芯针刺活检,细针抽吸活检通常不足以对 cHL 进行诊断和分类。需注意,HIV 感染者常合并各种机会性感染等非恶性疾病,可能会影响分期,应注意鉴别。

需要在多形性炎症细胞浸润背景下有 HRS 细胞特征性镜下表现,结合免疫组织化学,才能做出诊断。cHL 典型表型为:CD45$^-$、CD20$^-$(或异质性阳性)、PAX5(弱阳性)、BOB.1 和 Oct-2 至少一个失表达,CD30$^+$、CD15$^{+/-}$、LMP1$^{+/-}$ 或 EBER$^{+/-}$;NLPHL 典型表型为:CD45$^+$、CD20$^+$、PAX5$^+$、BOB.1 和 Oct-2 均阳性,EMA$^{+/-}$、IgD$^{+/-}$、CD30$^-$、CD15$^-$、LMP1$^-$ 或 EBER$^-$。

三、临床特征

根据组织学 cHL 可分为四种亚型:混合细胞型 cHL(mixed cellularity cHL, MCCHL)、结节硬化型 cHL(nodular sclerosis cHL, NSCHL)、淋巴细胞为主型 cHL(lymphocyte-rich cHL, LRCHL)和淋巴细胞消减型 cHL(lymphocyte-depleted cHL, LDCHL)。发生于 HIV 感染者的 cHL 以 MCCHL 和 LDCHL 为主。

随着免疫抑制程度的降低,NSCHL 更为常见。

HIV 相关 cHL 多见于中等程度免疫缺陷患者,多表现为侵袭性特征,常伴有 B 症状,即发热(体温持续高于 38℃)、盗汗(夜间大量出汗)或体重减轻(过去 6 个月内不明原因体重减轻 10% 以上)。许多患者诊断时处于疾病进展期,除有淋巴结肿大外,常有骨髓、肝脏、脾脏累及等结外病变。中枢神经系统受累较少见。

四、治疗与预后

HIV 阳性 HL 治疗的总体原则应根据患者病情制定基于预后评估的分层治疗方案。应用于普通人群的 HL 化疗方案均在 HIV 感染者中进行了研究,结果显示 ABVD 方案(多柔比星、博来霉素、长春新碱、达卡巴嗪)的毒性比 BEACOPP 方案(博来霉素、依托泊苷、多柔比星、环磷酰胺、长春新碱、丙卡巴肼、泼尼松)小,可能是 HIV 阳性 HL 的首选化疗方案。

(一)治疗前评估

治疗前,应对患者进行充分的病情评估,以便确定疾病分期及制定治疗分层。包括:①病史采集及体格检查,尤其要评估患者的体能状态(Eastern Cooperative Oncology Group,ECOG)以及有无合并 B 症状;②实验室检查:血常规、血清生化(肝功能、肾功能、LDH、β2 微球蛋白等)、HBV、HCV、CD4$^+$ T 细胞计数、HIV RNA 水平、EBV 等;③心肺功能;④影像学检查:首选 PET/CT 检查进行肿瘤分期;⑤骨髓检查:因 HIV 阳性 HL 患者骨髓累及常见,推荐对 HIV 阳性患者进行骨髓穿刺或活检。

HL 的分期基于 2014 年 Lugano 分期标准。肿瘤分期有助于制定治疗分层。根据有无不良预后因素,早期(Ⅰ期和Ⅱ期)HL 分为预后良好型和预后不良型。常用的早期 HL 预后评估模型有 EORTC(欧洲癌症研究和治疗组织)、GHSG(德国霍奇金淋巴瘤研究组)和 NCCN(美国国立综合癌症网络)(表 6-6-4-1),存在至少一项危险因素,即为预后不良型。晚期(Ⅲ期和Ⅳ期)应采用国际预后评分(international prognostic score,IPS)来评估预后。IPS 是根据一项关于 5 000 多例 cHL 患者临床特征和结局的回顾性研究制定的,共包括以下 7 项危险因素:白蛋白<40g/L,血红蛋白<10^{5}g/L,男性,年龄≥45 岁,Ⅳ期病变,白细胞计数≥15×10^9 个/L,淋巴细胞占白细胞比例<8% 和/或计数<0.6×10^9 个/L。每项计 1 分,总分 0～7 分。根据得分将患者划分为 6 个预后组,得分≥5 分者,5 年 OS 率为 67%;得分 0、1、2、3、4 分者 5 年 OS 率分别为 98%、97%、91%、88% 和 85%。

表 6-6-4-1　Ⅰ期和Ⅱ期霍奇金淋巴瘤不良预后因素

预后因素	EORTC	GHSG	NCCN
年龄	≥50 岁		
ESR 和 B 症状	>50mm/h 且无 B 症状;或>30mm/h 且有 B 症状	>50mm/h 且无 B 症状;或>30mm/h 且有 B 症状	≥50mm/h 或有 B 症状
纵隔大肿块	MTR>0.35	MMR>0.33	MMR>0.33
受累淋巴结区域	>3 个	>2 个	>3 个
结外病灶		有	
大肿块直径			>10cm

EORTC,欧洲癌症研究和治疗组织;GHSG,德国霍奇金淋巴瘤研究组;NCCN,美国国立综合癌症网络;MMR,肿瘤最大径/胸腔最大径;MTR,肿块最大径/胸腔 T$_{5/6}$ 水平横径。

(二)治疗

1. 预后良好的早期 cHL

对于预后良好的早期 cHL,建议采取治疗应答指导的治疗策略。初始治疗采用 ABVD 方案化疗 2 个周期,然后进行 PET/CT 扫描,而不是预定疗程的化疗或联合治疗(CMT:化疗后放疗)。根据 PET/CT 结果,使用 5 分 Deauville(DS)量表评分,然后制定后续治疗方案。若 DS 评分为 1～3,可采取单纯化疗或 CMT。如采取单纯化疗方案,可额外给予 2 个周期的 ABVD(DS 1~2)或 4 个周期的多柔比星+长春碱+达卡巴嗪方案(AVD)(DS 3);如采取联合治疗方案,可单用 20Gy ISRT 或额外给予 1 个周期的 ABVD 后再行 30Gy ISRT。若 DS 评分为 4 分,若局灶性阳性,额外给予 2 个周期的 ABVD,然后 PET/CT 评估。若为阴性,联合 ISRT;若为阳性,按原发难治性 cHL 治疗。若 DS 评分为 5 分,建议对活动性病变再次进行活检。若活检阳性,按原发难治性 cHL 治疗。活检阴性,额外给予 2 个周期 ABVD,然后行 PET 再分期。

2. 预后不良的早期 cHL

对于大多数预后不良的早期 cHL 患者,推荐采用 ABVD 方案,具体疗程取决于 2 个化疗周期后 PET/CT 评效结果。若完全缓解,再给予 2~4 个周期的 ABVD(共 4~6 个周期);若部分缓解,再给予 4 个周期的 ABVD(总共 6 个周期),然后放疗;若疾病进展,按难治性疾病处理。化疗结束后是否放疗,取决于诊断时有无巨块型纵隔疾病或局部疾病是否持续。对于巨块型 cHL 患者,可考虑联合治疗,而不是单纯化疗。

3. 晚期 cHL

对于晚期 cHL 患者,建议首选纳武利尤单抗+多柔比星+长春碱+达卡巴嗪(N+AVD)作为初始治疗方案,而不是维布妥昔单抗+多柔比星+长春碱+达卡巴嗪方案(BV+AVD)。对于健康状况尚可、有不良预后特征的晚期 cHL 患者,有些专家会采用维布妥昔单抗+依托泊苷+环磷酰胺+多柔比星+达卡巴嗪+地塞米松方案(BrECADD),但该方案毒性较强,适用 60 岁以下患者。不适合或没条件使用纳武利尤单抗时,首选初始治疗方案取决于年龄和合并症。60 岁以下患者通常选用 BV+AVD,或 BrECADD,或 RATHL 方案(2 个周期 ABVD,然后序贯 4 个周期 AVD)。对于 60 岁以上人群,通常选用 BV-AVD-BV 序贯治疗。

4. 复发难治性 HL

HIV 感染人群复发难治性 HL 的治疗可参照 HIV 阴性人群治疗方案。治疗目标应该是实现疾病长期控制,同时减少治疗的毒性和并发症。治疗首选二线挽救方案化疗后进行大剂量化疗联合自体造血干细胞移植(hematopoietic cell transplantation,HCT)。对于不符合自体 HCT 条件的患者,根据患者具体情况给予个体化治疗,首选二线挽救化疗或免疫检查点抑制剂(ICI),如信迪利单抗、替雷利珠单抗、卡瑞利珠单抗、赛帕利单抗、派安普利单抗,或维布妥昔单抗。有研究表明,HIV 感染人群采用自体或同种异体造血干细胞移植是可行且安全的。越来越多的证据表明,HIV 感染者接受 ICI 治疗通常是安全有效的,但需注意:感染 KSHV 的 HIV 感染者使用 ICI 可能会增加多中心型卡斯尔曼病(multicentric Castleman disease,MCD)或 KSHV 炎性细胞因子综合征(KICS)发生的风险。患者出现不明原因的发热应进行 MCD 和 KICS 的相关检查,包括 C 反应蛋白、KSHV 血清病毒载量、IL-6 和 IL-10 等。另外,ICI 的使用还可能导致结核病的再活化,在使用 ICI 之前应注意潜伏结核的筛查。

目前尚无公认的针对复发/难治经典型霍奇金淋巴瘤(R/R cHL)的首选挽救化疗方案,常用的方案有:ICE(异环磷酰胺,卡铂,依托泊苷)、GVD(吉西他滨,长春瑞滨,多柔比星脂质体)、DHAP(地塞米松,顺铂,大剂量阿糖胞苷)、GDP(吉西他滨,地塞米松、顺铂)、BeGEV(苯达莫司汀,吉西他滨,长春瑞滨)、靶向化疗(如维布妥昔单抗+苯达莫司汀)。

(三)预后

在 ART 前时代,HIV 阳性 HL 患者预后明显差于 HIV 阴性患者,完全缓解(CR)率为 44%~65%,总生存期(OS)中位数约为 18 个月。然而,在 ART 后时代,HIV 阳性 HL 患者的预后显著改善。虽然 HIV 阳性 HL 表现出更强的侵袭性特征,但采用标准的规范化治疗,HIV 阳性 HL 患者生存预后与普通人群类似。

德国的一项研究,采用风险分层治疗 HIV 阳性 HL 患者:早期预后良好的患者接受 2~4 个周期的 ABVD 方案治疗,随后接受 30Gy 的受累野放疗。对于早期预后不良的患者,给予 4 个周期的 BEACOPP 或 4 个周期的 ABVD+30Gy 受累野放疗。晚期患者给予 6~8 个疗程的 BEACOPP 治疗。在进展期 HIV 感染者中,用 ABVD 代替 BEACOPP。预后分析显示,早期预后良好组 CR 率为 96%,早期预后不良组

CR率为100%,晚期CR率为86%。2年OS率为91%,早期和晚期疾病组间OS无显著差异。

美国一项基于人群的研究表明,HIV阳性HL患者5年OS率明显低于HIV阴性患者(66% vs. 80%),但这种差异主要与治疗提供的差异有关,许多患者由于经济条件、年龄等因素未接受化疗。多项研究表明,HIV感染状态并不影响患者预后。一项对109例HIV阳性HL患者的预后研究,采用^{18}F-FDG PET/CT评估患者基线总代谢肿瘤体积(total metabolic tumor volume, TMTV),结果显示,TMTV>527cm^{3}是预后不良的独立危险因素。在观察性队列中,化疗同时联合ART显著改善了HIV阳性HL患者的预后,在化疗同时应维持或尽早启动ART。

(王珍燕　沈银忠)

参 考 文 献

［1］PALEFSKY J M, LEE J Y, JAY N, et al. Treatment of anal high-grade squamous intraepithelial lesions to prevent anal cancer. N Engl J Med, 2022, 386(24): 2273-2282.

［2］SENDAGORTA CUDÓS E, SOTOMAYOR C, MASIA CANUTO M, et al. Incidence of anal cancer and related risk factors in HIV-infected patients enrolled in the national prospective Spanish Cohort CoRIS. Dis Colon Rectum, 2023, 66(12): e1186-e1194.

［3］STIER E A, CLARKE M A, DESHMUKH A A, et al. International Anal Neoplasia Society's consensus guidelines for anal cancer screening. Int J Cancer, 2024, 154(10): 1694-1702.

［4］OBERG M, JAAKKOLA M S, WOODWARD A, et al. Worldwide burden of disease from exposure to second-hand smoke: A retrospective analysis of data from 192 countries. Lancet, 2011, 377(9760): 139-146.

［5］BABURAJ G, DAMERLA R R, UDUPA K S, et al. Liquid biopsy approaches for pleural effusion in lung cancer patients. Mol Biol Rep, 2020, 47(10): 8179-8187.

［6］COHEN S A, LIU M C, ALESHIN A. Practical recommendations for using ctDNA in clinical decision making. Nature, 2023, 619(7969): 259-268.

［7］RING A, NGUYEN-STRÄULI B D, WICKI A, et al. Biology, vulnerabilities and clinical applications of circulating tumour cells. Nat Rev Cancer, 2023, 23(2): 95-111.

［8］DESAI J, ALONSO G, KIM S H, et al. Divarasib plus cetuximab in KRAS G12C-positive colorectal cancer: A phase 1b trial. Nat Med, 2024, 30(1): 271-278.

［9］HENDRIKS L E L, REMON J. Speeding up antibody-drug conjugate development in pretreated EGFR-mutant non-small-cell lung cancer. J Clin Oncol, 2023, 41(35): 5351-5355.

［10］IAMS W T, PORTER J, HORN L. Immunotherapeutic approaches for small-cell lung cancer. Nat Rev Clin Oncol, 2020, 17(5): 300-312.

［11］DE BAÈRE T, AUPÉRIN A, DESCHAMPS F, et al. Radiofrequency ablation is a valid treatment option for lung metastases: Experience in 566 patients with 1037 metastases. Ann Oncol, 2015, 26(5): 987-991.

［12］CAO B, LIU M, WANG L, et al. Remodelling of tumour microenvironment by microwave ablation potentiates immunotherapy of AXL-specific CAR T cells against non-small cell lung cancer. Nat Commun, 2022, 13(1): 6203.

［13］DIKA I E, HARDING J J, ABOU-ALFA G K. Hepatocellular carcinoma in patients with HIV. Curr Opin HIV AIDS, 2017, 12(1): 20-25.

［14］TORGERSEN J, KALLAN M J, CARBONARI D M, et al. HIV RNA, CD4$^+$ percentage, and risk of hepatocellular carcinoma by Cirrhosis Status. J Natl Cancer Inst, 2020, 112(7): 747-755.

［15］MCGEE-AVILA J K, ARGIRION I, ENGELS E A, et al. Risk of hepatocellular carcinoma in people with HIV in the United States, 2001-2019. J Natl Cancer Inst, 2024, 116(1): 61-68.

［16］BRANDÃO M, DURIEUX V, AUPRIH M, et al. Systemic treatment and radiotherapy for patients with non-small cell lung cancer(NSCLC) and HIV infection: A systematic review. Lung Cancer, 2023, 178: 75-86.

［17］SIGEL K, MAKINSON A, THALER J. Lung cancer in persons with HIV. Curr Opin HIV AIDS, 2017, 12(1): 31-38.

［18］Hodgkin Lymphoma, version 1.2025. NCCN Clinical Practice Guidelines in Oncology.

［19］中国临床肿瘤学会指南工作委员会. 中国临床肿瘤学会(CSCO)淋巴瘤诊疗指南2023. 北京: 人民卫生出版社, 2023.

［20］NAVARRO J T, MOLTÓ J, TAPIA G, et al. Hodgkin lymphoma in people living with HIV. Cancers(Basel), 2021, 13(17):

4366.

[21] LIEVIN R, HENDEL-CHAVEZ H, BALDÉ A, et al. Increased production of B-cell activating cytokines and altered peripheral B-cell subset distribution during HIV-related classical Hodgkin lymphoma. Cancers (Basel), 2021, 28, 14(1): 128.

[22] OLSZEWSKI A J, CASTILLO J J. Outcomes of HIV-associated Hodgkin lymphoma in the era of antiretroviral therapy. AIDS, 2016, 30(5): 787-796.

[23] CARBONE A, VACCHER E, GLOGHINI A. Hematologic cancers in individuals infected by HIV. Blood, 2022, 139(7): 995-1012.

[24] BESSON C, LANCAR R, PREVOT S, et al. High risk features contrast with favorable outcomes in HIV-associated Hodgkin lymphoma in the Modern cART Era, ANRS CO16 LYMPHOVIR Cohort. Clin Infect Dis, 2015, 61(9): 1469-1475.

[25] YUAN T, HU Y, ZHOU X, et al. Incidence and mortality of non-AIDS-defining cancers among people living with HIV: A systematic review and meta-analysis. EClinicalMedicine, 2022, 52: 101613.

[26] SORIGUÉ M, GARCÍA O, TAPIA G, et al. HIV-infection has no prognostic impact on advanced-stage Hodgkin lymphoma. AIDS, 2017, 31(10): 1445-1449.

[27] KIMANI S M, PAINSCHAB M S, HORNER M J, et al. Epidemiology of haematological malignancies in people living with HIV. Lancet HIV, 2020, 7(9): e641-e651.

[28] KIM H N, NEWCOMB C W, CARBONARI D M, et al. Risk of HCC with hepatitis B viremia among HIV/HBV-coinfected persons in North America. Hepatology, 2021, 74(3): 1190-1202.

[29] BOWER M, PALFREEMAN A, ALFA-WALI M, et al. British HIV Association guidelines for HIV-associated malignancies 2014. HIV Med, 2014, 15 Suppl 2: 1-92.

[30] LOUARN N, GALICIER L, BERTINCHAMP R, et al. First extensive analysis of 18F-labeled fluorodeoxyglucose positron emission tomography-computed tomography in a large cohort of patients with HIV-associated Hodgkin lymphoma: Baseline total metabolic tumor volume affects prognosis. J Clin Oncol, 2022, 40(12): 1346-1355.

第七章 外科手术

随着 HIV 感染者年龄的增长,对外科治疗的需求,如冠状动脉血运重建等,可能增加。本章将聚焦于外科手术相关问题,包括发病率和病死率、术前评估以及围手术期和术后管理,及外科手术过程中 HIV 暴露后预防。

一、HIV 感染者术后并发症的风险

随着 ART 在 HIV 感染者中的广泛使用,大多数感染者手术效果普遍良好。但有研究表明,与非 HIV 感染人群相比,HIV 感染者术后并发症的发病率和病死率偏高,尤其是在艾滋病相关并发症或 CD4$^+$ T 细胞计数较低的患者中。在一项针对美国退伍军人接受住院手术的回顾性研究中,1 641 例 HIV 感染者术后 30 天病死率高于 3 282 例手术匹配的非感染对照组(3.4% vs. 1.6%)。而且在不同的 CD4$^+$ T 细胞计数分层中,HIV 感染者和非 HIV 感染者之间的病死率仍存在差异。另外低蛋白血症和年龄较大也是高病死率的独立相关因素。在另一项关于 HIV 感染者与非感染者手术效果的回顾性研究中,发现除肺炎外,HIV 感染者的各种并发症并不常见。在一项针对接受紧急手术(阑尾切除术、胆囊切除术或结肠切除术)的住院患者的回顾性队列研究中,HIV 感染者在住院期间死亡的风险可能性更大(4.4% vs. 1.6%)。但无症状 HIV 感染者的手术效果与非 HIV 感染者相似。

关于术后并发症(如伤口感染、子宫内膜炎、肺炎)的风险是否更高,研究数据也存在差异。一项回顾性研究指出,与非 HIV 感染的患者相比,接受癌症手术的 HIV 感染者罹患肺部并发症和肺炎的风险更高。在一项急诊手术的回顾性研究中也发现,艾滋病患者发生术后并发症的概率增加,包括肺炎、尿路感染、败血症、急性肾衰竭等。在另一项回顾性研究中,肺癌手术后的短期疗效没有因 HIV 感染状态而显著差异。

二、术前评估

对需要手术的 HIV 感染者的一般治疗方法与其他患者的治疗方法相似。

(一)一般健康状况

评估心脏和肺部的风险很重要。研究数据表明,与非 HIV 感染者相比,HIV 感染者患冠状动脉疾病的风险增加,这可能与持续的慢性炎症有关。HIV 感染者也有患慢性肺病的风险,因为吸烟的流行率高(超过 40%),且戒烟的成功率低于普通人群。如上所述,HIV 感染者发生术后肺部并发症的风险更高。术前评估肺对一氧化碳的扩散能力可能有助于选择患者的手术治疗方法。

(二)HIV 疾病状况

应评估任何与 HIV 感染相关的机会性感染或其他并发症的病史。如果 HIV 感染者没有 3 个月内 CD4$^+$ T 细胞计数和 HIV 病毒载量的结果,则应进行相应检测。临床医师应注意到,急性疾病可能会暂时降低 CD4$^+$ T 细胞计数,因此在这种情况下应谨慎解读 CD4$^+$ T 细胞计数。

CD4$^+$ T 细胞计数是免疫功能程度的评估指标,并用于确定是否需要预防各种机会性感染。大多数研究发现,CD4$^+$ T 细胞计数较低的患者术后细菌并发症和败血症的发生率增加,高 HIV 病毒载量与并发症

风险增加有关。因此,对于择期手术,最好与 HIV 治疗专科医师合作,在手术之前实现病毒抑制。需手术的 HIV 感染者如未开始 ART 或出现治疗失败,应咨询 HIV 专科医师。

(三)用药史

根据目前各大 HIV 诊疗指南,无论 CD4$^+$ T 细胞计数如何,所有 HIV 感染者都应开始 ART。蛋白酶抑制剂和非核苷逆转录酶抑制剂与许多其他药物具有显著的药物相互作用。应在住院期间,特别在手术麻醉前,了解和避免 ART 药物与麻醉药物间的相互作用,从而保证手术过程的安全性。

(四)既往病史

应向患者询问有关病毒性肝炎史、肺结核接触史、酒精和药物使用史。详细的性传播疾病史对接受可能的输卵管脓肿手术的女性尤为重要。还应对正在接受手术的育龄妇女进行妊娠试验检测。

(五)营养状况

营养状况应通过近期饮食情况,术前实验室检查结果(白蛋白、血红蛋白等)和 BMI 来评估。HIV 感染者有消瘦和营养缺乏的风险。脂肪萎缩,例如颊部脂肪萎缩和四肢萎缩,可能在长期接受 ART 的 HIV 感染者中出现,需要与继发性至晚期 HIV 感染的消瘦区分。脂肪萎缩也可能伴有脂肪沉积区域(如内脏肥胖),这可能被误认为是单纯性肥胖。

(六)实验室评估

常规术前实验室检查应包括血常规、肝功能、肾功能、凝血酶原时间和活化部分凝血酶时间等。全血细胞减少症可见于与 HIV 相关的骨髓发育不良、机会性感染或肿瘤或其他原因相关的晚期艾滋病患者。任何轻微的血清肌酐异常都应进行进一步尿液分析,筛查蛋白尿,以确定患者是否患有 HIV 相关肾病、Fanconi 综合征等。血小板计数和凝血酶原时间的测定对于评估出血风险很重要,尤其是对于那些 HCV 或 HBV 感染继发的晚期肝病患者。血小板减少症也可能是免疫介导的特发性血小板减少性紫癜(idiopathic thrombocytopenic purpura, ITP),与潜在的 HIV 感染有关,通常见于未经治疗的晚期免疫缺陷患者。HIV 相关 ITP 通常表现为轻度至中度血小板减少,偶有血小板计数会降至 10 000/μl～20 000/μl 及以下,会增加出血风险。

(七)手术切口种类及污染程度评估

清洁切口,用"Ⅰ"代表,是指非外伤性的、未感染的伤口;手术未进入呼吸道、消化道、泌尿生殖道及口咽部位。即指的是缝合的无菌切口,如甲状腺次全切除术等。

可能污染的切口,用"Ⅱ"代表,是指手术时可能带有污染的缝合切口,如胃大部切除术等。皮肤不容易彻底灭菌的部位、6 小时内伤口经过清创术后、新缝合的切口再度切开者,都属此类。

污染切口,用"Ⅲ"代表,是指邻近感染区或组织直接暴露于感染物的切口,如化脓性阑尾炎手术、肠梗阻坏死的手术、局部含有坏死组织的陈旧性创伤伤口等。

三、围手术期管理

HIV 感染可导致人体内休眠病原微生物的重新激活或增加对外源性病原微生物的易感性,从而导致病性感染;有效的 ART 导致 CD4$^+$ T 细胞计数增加,重建机体免疫功能,从而显著降低围手术期机会性感染的风险。故围手术期非必要,不停 ART。

根据《中国人类免疫缺陷病毒感染者围手术期抗病毒治疗专家共识(第二版)》,围手术期管理建议如下。

(一)HIV 病毒载量及 CD4$^+$ T 细胞与手术时机的选择

免疫功能状态是 HIV 感染者外科手术风险评估和手术时机选择应着重考虑的因素。HIV 感染会导致人体免疫功能缺陷,当 CD4$^+$ T 细胞计数下降至 200 个/μl 以下时,提示患者进入极度免疫抑制状态,出现机会性感染和肿瘤的风险增加。手术的打击会增加机会性感染风险,免疫的抑制也会增加术后并发症的风险。有研究显示,AIDS 患者术后脓毒症发生率可达 48.94%;当 CD4$^+$ T 细胞计数 ≤100 个/μl 时,术后脓毒症发生率可高达 81.25%。

一般情况下,当患者 CD4$^+$ T 细胞 >500 个/μl 时,HIV 感染本身并不影响手术的正常实施,HIV 感染者可采取和常规手术患者相同的手术方法,同时注意加入防护流程。当患者 CD4$^+$ T 细胞计数为 200～500 个 /μl 时,应引起术者的重视,需缩小手术范围,减少手术创伤,如患者合并其他并发症,则须在控制并发症基础上再制定手术治疗方案。对 CD4$^+$ T 细胞计数＜200 个 /μl 的患者,若非必要则尽可能择期手术。如患者需急诊手术,CD4$^+$ T 细胞不应成为阻碍手术的限制条件,但需根据 CD4$^+$ T 细胞的水平采取合理的手术方式和策略。可考虑微创治疗或推迟手术直至患者免疫功能恢复;必须行急诊手术的,要与患者和家属充分沟通,说明手术利弊以及可能出现的风险,研究表明 HIV 感染者急诊手术术后并发症和死亡风险明显增加。

术前病毒载量实现控制对避免术中病毒传播非常重要,如果可行,可以考虑择期手术。如果术前无法实现病毒控制,则在术中需注意防护,避免出现职业暴露。

(二)HIV 感染者围手术期抗病毒治疗

外科疾病患者术前检查时发现 HIV 阳性,在其选择初始抗病毒治疗方案时,可根据患者病情分别采用急诊手术、限期手术和择期手术,如患者需尽早手术治疗时可选择快速强效抗病毒治疗方案,如以整合酶抑制剂(integrase strand transfer inhibitor, INSTI)为核心的单片制剂,也可在术中与艾博韦泰联合使用。术前选择快速强效的 ART 方案,2～4 周可以快速降低患者 HIV RNA 载量,甚至血液中检测不到病毒[病毒载量＜20 拷贝 /ml 或未检测到(target not detected, TND)],可明显减少手术部位感染和并发症,保证患者手术安全,同时降低医务人员职业暴露后感染 HIV 的风险。

1. 术前快速启动强效抗病毒治疗及术中术后的持续抗病毒治疗 对于所有新发现的 HIV 感染者,WHO 指南推荐在 7 天内尽快启动 ART。HIV 阳性合并外科疾病考虑手术治疗时,需权衡 ART 时机和方案对手术的总体获益和风险,并结合手术类型、手术时限以及患者 HIV 载量、CD4$^+$ T 细胞计数以及患者经济条件综合评估,建议术前尽早使用快速降病毒的强效抗病毒治疗,术后转至专科进行抗病毒治疗。

2. 围手术期 ART 方案选择 在可行的情况下,抗 ART 药物通常应持续到围手术期。然而,如果临床上有必要,停止服用 ART 药物几天不应对其有效性产生有害影响。当某些药物的剂量在很长一段时间内间歇性错过时,病毒耐药性更有可能发生。

(1)HIV 感染初治患者 ART 方案选择 目前国内外大多数指南优先推荐以 INSTI 为核心的 ART 方案,主要推荐单片复合制剂(single-tablet regimen, STR),疗效强大,依从性更好。

(2)HIV 阳性经治患者 ART 方案选择 如术前患者 HIV 载量控制良好(病毒载量＜20 拷贝 /ml 或 TND),CD4$^+$ T 细胞计数＞200 个 /μl,根据手术需要,可以选择继续应用原治疗方案。

(3)围手术期禁食禁水期 ART 方案选择 如手术要求禁食禁水,可于手术当天暂停口服抗病毒药物,手术后应尽快恢复口服抗病毒药物,尤其是合并乙型肝炎的患者。一般情况下中断 1 天口服抗病毒药物不会对其效力和有效性产生影响,如考虑患者胃肠道手术需禁食,不能口服抗病毒药物,可考虑使用注射类药物,同时术后尽快恢复口服抗病毒药物治疗。8 周长效肌内注射制剂即将上市,可作为围手术期禁食禁水期抗病毒维持治疗患者的抗病毒治疗方案。

(三)围手术期预防性应用抗菌药物

研究表明 HIV 感染者因免疫功能较差,手术部位感染等并发症发生率显著高于 HIV 阴性患者,因此其围手术期预防性应用抗菌药物有其特殊性,对于手术创伤大、手术时间长、年龄大合并基础病较多的患者,应适当延长抗菌药物使用时间并提高抗菌药物级别。对合并手术部位感染高危因素的患者应强调预防性应用抗菌药物,对于 CD4$^+$ T 细胞计数＜200 个 /μl 的感染者,应根据国家《抗菌药物临床应用指导原则(2015 年版)》选择预防用药。

四、术后管理

大多数术后并发症,包括延迟愈合、伤口感染和细菌性败血症,更常发生在严重免疫抑制(表现为 CD4$^+$ T 细胞计数低)、营养不良(表现为血清白蛋白低)和 / 或中性粒细胞减少症(如绝对中性粒细胞计数＜500 个 /μl)的患者中。然而,在 ART 时代,获得免疫重建的 HIV 感染者似乎有着良好的结果。

（一）营养

一旦确定患者无法维持充足的营养,则应进行营养干预,包括经口补充、肠内喂养(管饲)或肠外喂养(静脉营养)。推荐首选肠内而非肠外营养支持,因为其相对简单、安全、并发症少且成本低。目前有多种补充剂可用于经口营养补充,大部分口服补充剂可提供300kcal能量、12g蛋白质以及各种维生素和矿物质。一些特殊类型的口服补充剂可能对特定群体有益。一般而言,高蛋白口服补充剂最适用于创伤患者和恶性肿瘤患者。预增稠型补充剂和布丁有助于为吞咽困难患者和神经系统疾病患者提供营养支持。无法耐受肠内营养支持的患者需要接受静脉补液和肠外营养,直到可以过渡为肠内营养,具体方案由治疗团队决定。

（二）术后发热处理

HIV感染者和术后发热的处理方法取决于伴随症状的存在和性质,以及CD4$^+$T细胞计数测量的免疫缺陷水平。常见病因如手术部位感染、艰难梭菌感染、深静脉导管感染、肺炎、尿路感染、血栓性静脉炎和药物中毒。除了全面的病史采集和体格检查外,评估还应包括全血细胞计数和分类计数、肝功能检查、两次血培养、尿液分析和胸部X线检查。其中,CD4$^+$T细胞计数低于200个/μl的发热患者应考虑机会性感染。对于此类患者,除上述检查外,还应进行常规血培养和抗酸杆菌染色。呼吸困难或头痛的症状也可能分别指导对肺孢子菌肺炎或隐球菌性脑膜炎的额外评估。

（三）肾上腺功能减退症

手术应激可能暴露出既往未曾发现的肾上腺功能减退症,这在HIV晚期患者中更常见,这些患者往往伴有鸟分枝杆菌复合体或巨细胞病毒的感染。肾上腺功能障碍的许多症状是非特异性的。伴随术后电解质改变(如低钠血症或高钾血症)或低血压需要考虑术后肾上腺功能减退症,必要时行促肾上腺皮质激素兴奋试验。

五、职业暴露与预防

1. **外科手术与HIV职业暴露**　人们对手术期间HIV传播有较大担忧,相对而言,外科医师HIV职业暴露风险更高。HIV职业暴露是指在从事艾滋病防治工作及执行相关工作的过程中,被HIV感染者或者艾滋病患者的血液、体液污染了破损的皮肤或非胃肠道黏膜,或被含有艾滋病病毒的血液、体液污染了的针头及其他锐器刺破皮肤,从而可能被HIV感染的情况。1981年至2013年间,美国有58例记录在案的输血相关和150例可能的职业获得性HIV感染病例。在58例职业获得性HIV传播中,最常见的接触途径是经皮/穿刺损伤。

2. **医护人员应避免高危操作**　HIV阳性暴露源接触是导致职业暴露发生的主要原因,在进行手术操作过程中应该仔细操作,避免直接暴露。对于容易发生刺伤的锐器做好防护,严格执行各项规章操作。医护人员在进行血液相关的操作时,戴好手套、口罩,注射过程中,手持无菌注射器,严格谨慎防止刺伤。完成操作后做好清洁处理。输液时应用常规拔针法,先拔出针头,输液冲管冲洗针头,再关闭输液器,从而能够将针头血量降低,避免针刺伤因污染源血量过多导致感染状况加重。血液、体液接触场合应做好自身防护,身穿隔离服,必要时可以戴上护目镜,通过多种措施来避免污染源与皮肤组织黏膜接触。如果医务人员有皮肤损伤时,更应避免接触艾滋病患者的分泌物,为了保证防护的有效性,可以通过双层手套的形式来强化效果。

3. **加强HIV职业暴露防护培训**　进一步增强医护人员的自身防护意识,强调普遍性预防原则,对有效预防艾滋病职业暴露有非常重要意义,应加强对医护人员的职业暴露防护培训,通过防护培训加强上述职业人群对艾滋病防护的重视,充分认识到预防艾滋病职业暴露的重要性。

4. **心理教育**　对于发生职业暴露的人员而言,心理存在很大的紧张、恐惧、家庭和工作环境的压力、药物毒副反应的影响等多种负面情绪,因而需要对其进行心理干预。通过心理疏导来确保能够维持良好心态,积极进行预防性治疗和HIV监测工作。积极配合的职业暴露人员,其后续情绪状况更好,通过对暴露人员进行知识讲解,强化认知,为后续防控感染奠定基础。

5. **暴露后阻断**　对于经皮、黏膜或非接触皮肤暴露于潜在传染性体液的手术人员,进行暴露后阻断

（ post exposure prophylaxis, PEP ）须权衡 HIV 感染风险和 PEP 的潜在毒性。如果暴露源已知有 HIV 感染，应进行 PEP。

（练士贤　刘　莉　张　强）

参 考 文 献

[1] LOUIS J, LANDON M B, GERSNOVIEZ R J, et al. Perioperative morbidity and mortality among human immunodeficiency virus infected women undergoing cesarean delivery. Obstet Gynecol, 2007, 110(2 Pt 1): 385-390.

[2] KING J J, PERKAL M F, ROSENTHAL R A, et al. Thirty-day postoperative mortality among individuals with HIV infection receiving antiretroviral therapy and procedure-matched, uninfected comparators. JAMA Surg, 2015, 150(4): 343-351.

[3] CHICHOM-MEFIRE A, AZABJI-KENFACK M, ATASHILI J. CD4 count is still a valid indicator of outcome in HIV-infected patients undergoing major abdominal surgery in the era of highly active antiretroviral therapy. World J Surg, 2015, 39(7): 1692-1699.

[4] POLANCO A, ITAGAKI S, CHIANG Y, et al. Changing prevalence, profile, and outcomes of patients with HIV undergoing cardiac surgery in the United States. Am Heart J, 2014, 167(3): 363-368.

[5] POURCHER G, PEYTAVIN G, SCHNEIDER L, et al. Bariatric surgery in HIV patients: Experience of an Obesity Reference Center in France. Surg Obes Relat Dis, 2017, 13(12): 1990-1996.

[6] IZADMEHR S, LEAPMAN M, HOBBS A R, et al. Clinical characteristics and outcomes of HIV-seropositive men treated with surgery for prostate cancer. Int Urol Nephrol, 2016, 48(10): 1639-1645.

[7] GAHAGAN J V, HALABI W J, NGUYEN V Q, et al. Colorectal surgery in patients with HIV and AIDS: Trends and outcomes over a 10-year period in the USA. J Gastrointest Surg, 2016, 20(6): 1239-1246.

[8] SHANTHAMURTHY D, MANESH A, ZACCHAEUS N G, et al. Perioperative outcomes in human immunodeficiency virus-infected patients: The PRO HIV study. Int J STD AIDS, 2018, 29(10): 968-973.

[9] DOMINICI C, CHELLO M. Impact of human immunodeficiency virus (HIV) infection in patients undergoing cardiac surgery: A systematic review. Rev Cardiovasc Med, 2020, 21(3): 411-418.

[10] FARIAS F, DAGOSTINI C M, FALAVIGNA A. HIV and surgery for degenerative spine disease: A systematic review. J Neurol Surg A Cent Eur Neurosurg, 2021, 82(5): 468-474.

[11] SANDLER B J, DAVIS K A, SCHUSTER K M. Symptomatic human immunodeficiency virus-infected patients have poorer outcomes following emergency general surgery: A study of the nationwide inpatient sample. J Trauma Acute Care Surg, 2019, 86(3): 479-488.

[12] SIGEL K M, STONE K, WISNIVESKY J P, et al. Short-term outcomes for lung cancer resection surgery in HIV infection. AIDS, 2019, 33(8): 1353-1360.

[13] RUSSELL L A, CRAIG C, FLORES E K, et al. Preoperative management of medications for rheumatologic and HIV diseases: Society for Perioperative Assessment and Quality Improvement (SPAQI) Consensus Statement. Mayo Clin Proc, 2022, 97(8): 1551-1571.

[14] National Institutes of Health, Centers for Disease Control and Prevention, HIV Medicine Association, et al. Guidelines for the prevention and treatment of opportunistic infections in adults and adolescents with HIV. (2024-08-15)[2024-08-22]. https://clinicalinfo.hiv.gov/en/guidelines/adult-and-adolescent-opportunistic-infection/whats-new-guidelines.

[15] Centers for Disease Control and Prevention. Monitoring selected national HIV prevention and care objectives by using HIV surveillance data: United States and 6 dependent areas, 2020. (2022-10-05)[2024-08-22]. https://www.cdc.gov/hiv/library/reports/hiv-surveillance/vol-27-no-3/index.html.

[16] ZHENG X, GONG L, XUE W, et al. Kidney transplant outcomes in HIV-positive patients: A systematic review and meta-analysis. AIDS Res Ther, 2019, 16(1): 37.

[17] BOTHA J, FABIAN J, ETHEREDGE H, et al. HIV and solid organ transplantation: Where are we now. Curr HIV/AIDS Rep, 2019, 16(5): 404-413.

[18] HENDERSON D K, DEMBRY L M, SIFRI C D, et al. Management of healthcare personnel living with hepatitis B, hepatitis C, or human immunodeficiency virus in US healthcare institutions. Infect Control Hosp Epidemiol, 2022, 43(2): 147-155.

［19］中华医学会感染病学分会艾滋病学组,中国疾病预防控制中心.中国艾滋病诊疗指南(2024版).中华传染病杂志,2024,42(5):257-284.

［20］韦善求,兰江,罗晓璐,等.艾滋病患者感染病原菌分布及耐药性.中华医院感染学杂志,2014,24(22):5514-5515.

［21］Centers for Disease Control and Prevention. Updated U.S. Public Health Service guidelines for the management of occupational exposures to HIV and recommendations for postexposure prophylaxis. (2023-01-30)[2024-08-22]. https://stacks.cdc.gov/view/cdc/20711.

［22］《抗菌药物临床应用指导原则》修订工作组.抗菌药物临床应用指导原则(2015年版).(2015-08-27)[2024-08-22]. https://www.gov.cn/foot/site1/20150827/9021440664034848.pdf.

第八章　器　官　移　植

第一节　概　　述

自 20 世纪 60 年代我国开展器官移植以来，器官移植事业发展迅速。目前国际上开展的各种器官移植都已经在我国开展，在一些先进的移植中心某些器官的移植效果已经接近或达到国际先进水平。据统计，2015—2022 年底，中国累计完成公民逝世后器官捐献 4.02 万例，捐献大器官突破 12.01 万个，器官捐献、移植数量均居世界第二位，亚洲首位。随着外科技术的进步和免疫抑制剂的发展，器官移植后患者的生存率得到不断提高。现各器官移植中心都在探索、扩大原来的手术适应证，以期挽救更多的器官衰竭患者。

随着 ART 的有效实施，HIV 感染者的各种并发症发生率明显下降，生存时间不断延长，但由于 HIV 相关损害及 ART 药物不良反应导致的器官损害的风险也显著上升，HIV/AIDS 患者肝、肾、心、肺等器官衰竭的比例也远高于 HIV 阴性患者。因此，对 HIV/AIDS 患者进行器官移植以挽救患者生命成为该群体积极救治的重要部分。

HIV 感染曾是移植的禁忌证，原因是担心移植术后免疫抑制治疗会加快 HIV 感染进展，而如果不进行免疫抑制治疗，移植排斥反应又会使移植手术失败导致死亡率增加和浪费捐献的器官。得益于 ART 药物和免疫抑制剂的发展与合理使用，在美国和欧洲，许多移植中心已不再将 HIV 感染作为移植的禁忌证。2004 年我国完成了首例 HIV 感染者肝移植手术。2013 年美国国会通过了《HIV 器官政策公平法案》（HIV Organ Policy Equity，HOPE），该法案允许对 HIV 阳性受者移植来自 HIV 阳性供者的器官开展研究。2019 年美国约翰斯·霍普金斯大学完成了符合 HOPE 的全球首例 HIV 携带者之间（HIV-HIV）活体肾移植手术。在此之前，美国已经完成约 100 例 HIV 阳性患者间的器官移植手术，器官均来自死亡供体。

目前针对 HIV 移植受者选择标准尚未统一，接受移植手术的 HIV 患者首先要满足普通人群进行移植的手术标准，比如心脏功能耐受手术、无活动性感染、无肿瘤并发症等。大多数中心规定接受移植手术的 HIV 患者必须符合以下条件：在至少 6 个月稳定 ART 方案治疗下，病毒载量低于检测下限，并且 $CD4^+$ T 细胞计数 >200 个 /μl，对于接受肝移植患者 $CD4^+$ T 细胞计数 >100 个 /μl。经过治疗的机会性感染（opportunistic infections，OIs）病史不是排除患者的原因，但对于有卡波西肉瘤（Kaposi sarcoma）、中枢神经系统淋巴瘤或进行性多灶性脑白质病的患者，应视具体情况而定，许多中心可能不会考虑将其纳入移植候选者。合并丙型肝炎病毒（HCV）或乙型肝炎病毒（HBV）感染的患者需要进行肝脏检查和肝纤维化评估。

（练士贤）

第二节　HIV 感染者器官移植的需求及结局

HIV 感染者生存时间的延长，肾脏、肝脏、心脏和肺部的终末期疾病持续增加，导致对可用于移植的器官需求也在增加。HOPE 自通过以来，已有超过 440 个器官成功从 HIV 阳性供者移植给 HIV 阳性受者,基本上都是肾脏和肝脏移植。证据表明这些移植对于活体供者和受者都是安全的。HIV 感染者占终末期肾病(end-stage renal disease,ESRD)人群的 0.5%～1.5%,其发病率高于 HIV 阴性患者。除了糖尿病和高血压等传统风险因素外,HIV 相关性肾病(HIV-associated nephropathy,HIVAN)和抗逆转录病毒治疗也是独立的因素。Canaud 等(2014)介绍了一种新的潜在机制,即尽管血浆中检测不到 HIV RNA,但在受体活检组织中仍可发现 HIV,后者导致了移植后与 HIV 相关的肾损伤。在单中心法国病例研究中,电子显微镜下发现 5/19 例受体肾的足细胞感染了 HIV,与肾病蛋白尿和移植物功能障碍有关,只能用 HIVAN 来解释。在 8/19 例受体中,观察到肾小管细胞的病毒浸润,具有亚临床急性细胞排斥反应和移植物功能障碍的特征。这一小部分研究表明,同种异体肾脏移植的 HIV 浸润可能导致排斥反应,或者可能被误认为排斥反应。值得注意的是,HIV 移植受者仅在 3/150 例受试者中记录了 HIVAN。最近,在南非 HIV 阳性的肾移植供受体病例中,3/43 例患者中发现了 HIVAN 的病理特征,而在活检中,6/43 例患者有非特异性细胞浸润。这些发现的意义以及与排斥反应的关系尚不清楚。虽然 ESRD 的发病率有所下降,但患病率仍在继续上升。最近的数据表明,HIV 感染者的 ESRD 风险高出 2～4 倍。与 HIV 阴性对照组相比,HIV 感染者的透析病死率更高,可能与透析时间更长和移植机会不足等有关。一项研究表明,每年有高达 8.7% 的 HIV 阳性 ESRD 患者死亡,几乎是 HIV 阴性对照组的两倍。移植可将这种病死率降低近 80%。

终末期肝病(end-stage liver disease,ESLD)占 HIV 感染者死亡人数的 10% 左右,仅次于 HIV 相关并发症。多种因素可导致,包括 HBV 和 HCV 的合并感染,分别发生在 10% 和 >30% 的 HIV 感染人群中,以及药物诱导的肝病、酒精性和非酒精性脂肪肝。失代偿性肝硬化的 HIV 感染者,包括等待肝移植的患者,其死亡率高于 HIV 阴性患者。当比较 HIV/HCV 合并感染和 HCV 单纯感染患者的生存率时,也得到了同样的结论,可能是由于 HIV/HCV 合并感染患者术后 HCV 复发率高,导致移植物失功和受者死亡。最近的一项意向治疗分析指出,这些组在等待移植名单上的死亡率高出 7 倍(35% vs. 5%)。对于 HIV 阳性 ESLD 患者,肝移植手术是最佳的治疗方法。在美国,HIV 阳性 ESLD 患者接受肝移植的机会有限,前瞻性研究表明,等待名单上的一年生存率很低,在一个系列中超过 50%。

心血管疾病(cardiovascular disease,CVD),包括 HIV 相关的心肌病、肺动脉高压和冠状动脉疾病,会导致预后较差的 HIV 感染者出现心肺器官功能衰竭。ART 改善了这些疾病的各个方面,例如减少收缩性心力衰竭,但一些抗逆转录病毒药物,特别是蛋白酶抑制剂,会增加代谢风险。心血管疾病和心力衰竭的发病率正在增加,心源性猝死仍然很常见。移植是一种新兴的治疗 HIV 感染者终末期心肺疾病的方法,尽管目前病例结果数据仍然有限。

美国一份 HIV 器官移植(HIVTR)中期报告显示,18 例肾移植受者的 3 年生存率为 94%,但 11 例肝移植受者为 64%。肝移植受者的死亡原因主要是 HCV 或肝细胞癌复发。67% 的肾移植受者出现排斥反应,比 HIV 队列中报告的其他器官移植更常见。同样,在后来的 HIVTR 移植分析中,89 例 HIV/HCV 合并感染肝移植受者中有 39% 经历了排斥反应。在这两组中,HIV 特异性并发症,如持续的 HIV 病毒血症或 OI 都罕见。一项从器官共享联合网络(United Network for Organ Sharing,UNOS)得到多中心研究数据显示,HIV 感染移植受者 1 年、2 年和 3 年的累积生存率(87%、73% 和 73%)与 HIV 阴性组(87%、82%、78%)相比差异没有统计学意义。在 HIV 感染组中,较差的预后与 HCV 合并感染、移植前 CD4+ T 细胞计数 <200 个/μl 以及移植后 ART 耐受性差等因素有关。这些早期发现促进了美国范围内 HIV 感染者移植的显著增加:肾移植从 1997—2001 年的 43 例增加到 2001—2006 年的 208 例。研究结果还揭示了 HIV 感染者器官移植面临的挑战如排斥反应增加和药物相互作用,以及 HIV/HCV 合并感染受者的不良结局。

(练士贤)

第三节　移植前评估

术前需对患者全身状况进行评估,内容包括体力状况、营养状况和重要器官功能状况等方面。HIV 感染者移植前需行 HIV 相关评估,如 HIV 病毒载量、CD4+ T 细胞计数、机会性感染、合并肿瘤等方面。

一、术前体力状况评估

当前,国际上多项诊疗指南均将体力状况作为手术评估的重要指标。美国东部肿瘤协作组(Eastern Cooperative Oncology Group, ECOG)活动状态(performance status, PS)评分简便、易行,是一个通行评估标准。ECOG-PS评分3~4分的患者,应慎重考虑手术。

二、术前营养风险筛查

术前营养风险筛查的工具主要有两种,即欧洲肠外肠内营养学会推荐的营养风险筛查(nutritional risk screening 2002, NRS-2002)评分表和美国肿瘤协会推荐的患者参与的主观全面评定(patient-generated subjective global assessment, PG-SGA)。NRS-2002评分表具有简便、实用和容易掌握的优点。NRS-2002得分≥3分表明患者存在营养风险,需要在围手术期进行营养支持。PG-SGA由患者自我评估部分及医务人员评估部分两部分组成,具体内容包括体重、摄食情况、症状、活动和身体功能、疾病与营养需求的关系、代谢方面的需求、体格检查等7个方面,前4个方面由患者自己评估,后3个方面由医务人员评估,总体评估结果包括定性评估及定量评估两种。它适用于各种疾病,特别是肿瘤患者群体的营养评估。

三、术前重要器官功能评估

器官移植患者术前详细评估心血管功能、肺功能、肝功能、肾功能等,有助于减少围手术期并发症,提高手术成功率。

(一)心血管评估

心血管评估方法包括心电图、心肺运动试验、药物负荷超声心动图、冠状动脉造影和心脏计算机断层扫描等。美国纽约心脏病学会(New York Heart Association, NYHA)分级是评价心力衰竭严重程度的通用分级方法,具体分级如下:①1级,心脏病患者日常活动量不受限制,一般活动不引起乏力、呼吸困难等心力衰竭症状;②2级,心脏病患者体力活动轻度受限,休息时无自觉症状,一般活动下可出现心力衰竭症状;③3级,心脏病患者体力活动明显受限,低于平时一般活动即引起心力衰竭症状;④4级,心脏病患者不能从事任何体力活动,休息状态下也存在心力衰竭症状,活动后加重。

(二)肺功能评估

肺功能评估方法包括肺功能检查、血气分析、肺部CT、脉搏指数连续心输出量(pulse index continuous cardiac output, PICCO)监测、经胸超声心动图(transthoracic echocardiography, TTE)等。目前,最常用的肺功能分级标准是慢性阻塞性肺疾病全球倡议(The Global Initiative for Chronic Obstructive Lung Disease, GOLD)发布的,该标准根据患者第一秒钟用力呼气量占用力肺活量百分率($FEV_{1\%}$)将患者分为4级:①GOLD 1级,轻度,$FEV_{1\%} \geq 80\%$;②GOLD 2级,中度,$50\% \leq FEV_{1\%} < 80\%$;③GOLD 3级,重度,$30\% \leq FEV_{1\%} < 50\%$;④GOLD 4级,极重度,$FEV_{1\%} < 30\%$。

(三)肝功能评估

肝功能评估方法包括肝功能、凝血功能、定量肝功能试验、腹部超声、腹部CT/MRI等以及HBV、HCV等病毒学检测。Child-Pugh评分系统是最常用的临床评分系统,是1964年由Child和Turcotte提出,1972年由Pugh改进,包括血清胆红素、血浆白蛋白、凝血酶原时间、肝性脑病及腹水共5个指标,分别记以1分、2分和3分,并将5个指标计分进行相加,总和最低分为5分,最高分为15分,根据分值将肝脏储备功能分为A(5~6分)、B(7~9分)、C(≥10分)三级,分数越高,肝脏储备功能越差。Mayo评分(Mayo risk score, MRS)是Mayo医学中心的Diekson ER等于1989年为了预测原发性胆汁性肝硬化(primary biliary cirrhosis, PBC)未接受肝移植患者的生存率制定的。Mayo评分为连续性评分系统,可连续监测疾病的发展。Mayo评分更适宜评估急性肝硬化或危重患者,而Child-Pugh评分适用于中长期肝硬化患者。终末期肝病模型(model for end-stage liver disease, MELD)评分主要对非肝移植的终末期肝病短期、中期死亡率进行预测;同时可用于评价肝移植前患者等待供肝期间的死亡率及预测患者移植术后的存活率。

自 2002 年开始,美国以 MELD 评分取代 Child 分级作为肝源分配的依据。MELD 评分越高说明患者病情越严重,预后越差,生存率越低。

(四)肾功能评估

肾功能评估方法包括肾功能、肾小球滤过率(glomerular filtration rate, GFR)等。近年来一些新型生物学标志物如胱抑素 C、白细胞介素 -18(interleukin-18, IL-18)、视黄醇结合蛋白(retinol-binding protein, RBP)、中性粒细胞明胶酶相关脂质运载蛋白等由于灵敏度、特异度高而被用以评价肾功能。胱抑素 C 可以自由通过肾小球滤过,在近曲小管全部重吸收并迅速代谢,不受性别、年龄、肌肉含量、感染、肿瘤等因素影响,是判断肾小球滤过功能早期损伤的灵敏指标,可作为评估移植患者肾功能的理想指标。美国国家肾脏基金会根据肾小球滤过率(GFR),将慢性肾脏病分为 5 期,具体如下:①1 期,肾小球滤过率在 90ml/min以上,肾功能处于正常状态,主要表现为蛋白尿、血尿。②2 期,肾小球滤过率在 60~89ml/min,提示肾功能已经出现减退,但程度较轻。③3 期,肾小球滤过率在 30~59ml/min,3 期又分为 3A 期和 3B 期。3A 期的肾小球滤过率在 45~59ml/min,提示肾功能中度异常,3B 期的肾小球滤过率在 30~44ml/min,提示肾功能中重度异常,可出现并发症,易向尿毒症方向发展。④4 期,肾小球滤过率在 15~29ml/min,提示肾功能重度异常,多数患者出现肾性贫血、肾性骨病、肾性高血压等各种并发症。⑤5 期,肾小球滤过率在15ml/min 以下,为肾病终末期,即尿毒症期,需进行肾脏替代治疗。

四、HIV 相关评估

HIV 感染者术前需接受至少 6 个月的 ART,并且 HIV 病毒载量低于检测下限。HIV 感染者接受规律ART 后,病毒学有效控制,CD4$^+$ T 细胞计数恢复至 500 个/μl 以上或接近于健康人,可认为治疗后免疫重建良好。HIV 感染者发生机会性感染和肿瘤的风险与低 CD4$^+$ T 细胞水平密切相关,因此目前大多数移植中心对于 HIV 感染移植患者需要 CD4$^+$ T 细胞计数>200 个/μl,肝移植患者 CD4$^+$ T 细胞计数>100 个/μl。HIV 感染者移植前需排除活动性机会性感染及合并肿瘤等情况。目前美国卫生与公众服务部(United States Department of Health and Human Services, HHS)正在建立 HIV 感染患者的肾脏和肝脏移植的新标准。

(曹　烨)

第四节　免疫抑制和同种异体移植物排斥反应

同种异体移植中,排斥反应有两种基本类型:宿主抗移植物反应(host-versus-graft reaction, HVGR)和移植物抗宿主反应(graft-versus-host reaction, GVHR)。在实体器官移植中,主要为宿主抗移植物反应,移植物抗宿主反应虽偶有报道,但总体发病率很低。移植排斥反应主要表现为三种不同的类型。①超急性排斥反应:较为罕见,一般发生在移植后 24 小时内,出现坏死性血管炎表现,移植物功能丧失,受者常伴有全身症状。②急性排斥反应:临床最常见的移植排斥反应类型,多见于移植后一周到几个月内,但移植多年以后亦可发生急性排斥反应。典型的急性排斥反应表现为发热、移植部位胀痛和移植器官功能减退等。③慢性排斥反应:一般在器官移植后数月至数年发生,表现为进行性移植器官的功能减退直至丧失。

一项 HIVTR 分析(150 例肾移植受者,随访时间中位数为 1.7 年)证实了 HIV 感染的移植受者具有良好的 1 年和 3 年移植物存活率,分别为 90% 和 74%,与美国国家登记的老年 HIV 阴性感染者的存活率相似,排斥反应是 HIV 阴性人群的 2.5 倍,1 年和 3 年发生率分别为 31% 和 41%。这主要与 T 细胞介导的排斥反应增加有关。美国和欧洲的其他研究观察到 20%~40% 的受者出现肾排斥反应。肝排斥反应的发生率在 10%~50% 之间,与某些报道中的 HIV 感染受者相似,但 HIV/HCV 合并感染受者的肝排斥反应一直较高。

排斥反应增加的可能因素包括宿主和药物相关因素。HIV 感染会导致免疫激活增强,包括同种反应性记忆 T 细胞群,但 HIV 感染肾脏受体中 CD3$^+$ HLA$^-$ DR$^+$ 细胞水平的升高与排斥反应相关性尚未明确,目前确切的机制和意义尚不清楚。诱导免疫抑制的选择仍然存在争议,特别是抗胸腺细胞球蛋白

（antithymocyte globulin, ATG）的使用，ATG 被推荐用于高排斥风险的肾脏受者，但无论 HIV 状态如何，都会导致 CD4+ 和 CD8+ T 细胞减少。在 HIVTR 中，观察到与 ATG 诱导和排斥反应的矛盾关联，同时需要住院治疗的感染增加了 2 倍，死亡率增加了 3.5 倍（95% CI 1.3~9.1；P<0.01）。相比之下，2000—2014 年对 189 例接受 ATG 治疗的 HIV 感染肾脏受者进行的一项更大规模的登记研究报告称，与未接受诱导的受者相比，急性排斥反应减少了 40%，移植物存活率提高了 50%。该研究还显示 OI 的发生率较低（830 例器官移植受者中共有 6 例非巨细胞病毒、非念珠菌性食管炎事件）。蛋白酶抑制剂（PI）和维持性免疫抑制剂之间的药物相互作用也与排斥反应有关。在钙调磷酸酶抑制剂中，他克莫司比环孢素更有效，证明了其对 HIVTR 以及英国 125 例 HIV 感染者肾脏受体的保护作用，在这些受者中，使用他克莫司可降低 73% 的 1 年排斥反应和较少的疱疹病毒再激活。HIV 感染者器官移植后排斥反应高于 HIV 阴性患者，适当的免疫抑制治疗可以减少排斥反应的发生。

（曹　烨）

第五节　抗病毒治疗与抗排异反应药物间相互作用

对于 HIV/AIDS 患者器官移植手术，器官移植专家和艾滋病专家的紧密协作对患者预后具有重要意义。移植前，多学科专家团队应该制定周密的 ART 方案，目标是最大限度地减少移植前毒性和移植后药物相互作用，同时保持病毒抑制。只要可行，患者就应该接受基于非蛋白酶抑制剂的 ART 方案。移植后，通常可以维持移植前的 ART 方案，但应尽可能避免使用可能损害器官功能的药物，例如肾移植后使用富马酸替诺福韦二吡呋酯或心脏移植后使用阿巴卡韦。此外，使用固定剂量组合方案需要谨慎，特别是因为肾功能波动，或者在含有强效细胞色素 P450 酶（cytochrome P450 protein, CYP）系统抑制剂（如考比司他、利托那韦）的制剂中，会导致钙调磷酸酶抑制剂（calcineurin inhibitor, CNI）药物浓度超治疗水平。因此，移植后应随时监测患者体内的免疫抑制剂药物浓度和抗病毒药物浓度，及时对用药种类和剂量做出调整，尤其是用药方案的改变需要两个团队的专家充分讨论、慎重决定；药物方案更改后要密切观察患者 CD4+ T 细胞水平和 HIV 病毒载量的变化以及排异反应、肝毒性、肾毒性等不良反应状况。

一、免疫抑制治疗

器官移植受者免疫抑制方案应用的基本原则包括：①在有效预防排斥反应的前提下，尽量减少不良反应；②采用免疫抑制剂联合用药方案，利用免疫抑制剂协同作用，增加药物的免疫抑制效果，同时减少各项药物的剂量，降低其不良反应；③遵循个体化的用药原则，制定个体化的用药方案，即根据不同的个体，或同一个体不同时段以及个体对药物的顺应性和不良反应调整用药种类和剂量；④由于存在个体药代动力学差异，某些药物如 CNI 需要通过监测血药浓度来调整用量；⑤关注药物间相互作用以平衡其免疫强度，从而降低受者因免疫功能降低所致的继发感染和肿瘤的发生率。

临床常用的免疫抑制剂依据其作用机制分为化学免疫抑制剂和生物免疫抑制剂两大类。化学免疫抑制剂又分为四类：①钙调磷酸酶抑制剂（calcineurin inhibitor, CNI）是移植术后维持免疫抑制最基本的药物，主要包括环孢素（cyclosporine A, CsA）和他克莫司（tacrolimus, Tac, FK506）；②哺乳动物雷帕霉素靶蛋白（mammalian target of rapamycin, mTOR）抑制剂，主要包括西罗莫司（sirolimus）和依维莫司（everolimus）；③抗代谢类免疫抑制药物主要是霉酚酸（mycophenolic acid, MPA）、吗替麦考酚酯（mycophenolate mofetil, MMF）和硫唑嘌呤（azathioprine, Aza）；④糖皮质激素，常用的有琥珀酸钠氢化可的松、甲泼尼龙琥珀酸钠等，是最早应用于免疫抑制的非特异性药物。目前糖皮质激素在肝移植术后免疫抑制维持方案中使用越来越少，常与抗代谢类药物和/或 CNI 类药物联合应用于基础治疗，也可作为免疫诱导和急性排斥反应的一线治疗首选药。生物免疫抑制剂主要分为单克隆抗体及多克隆抗体，单克隆抗体目前临床应用的是白细胞介素 2 受体拮抗剂（interleukin-2 receptor antagonist, IL-2Ra），如巴利昔单抗（basiliximab）和达利珠单抗（daclizumab）。多克隆抗体目前临床应用的有两类：抗胸腺细胞球蛋白（antithymocyte globulin, ATG）和抗胸腺细胞免疫球蛋白（antilymphocyte globulin, ALG）。与巴利昔单抗相比,使用 ATG 进行免疫抑制诱导的肾移植受者具有更明显的长期淋巴细胞消耗,伴发更频繁和严重的感染,增加了移植物失功的风险。

二、免疫抑制剂和抗病毒药物之间的相互影响

见第四篇第七章第四节表4-7-4-12。

(刘　莉)

第六节　机会感染的预防

免疫抑制剂是减少移植后排斥反应,提高移植成功率的关键因素。但免疫抑制剂的使用不可避免地降低了患者的免疫功能,增加了术后感染的风险。HIV/AIDS 器官移植患者术后抗排异反应和 HIV 抑制效果均较好,但机会性感染也高于正常人群。移植后随着免疫抑制诱导治疗和早期强化治疗,受体的免疫力不断降低,在 3 个月左右降到谷底,后期随着免疫抑制剂的减量免疫力有所恢复,在 1 年左右基本恢复到稳态水平。免疫抑制状态下感染的临床表现呈现非典型的变化,发热和局部肿痛等体征减少甚至缺失,有可能通过实验室或影像学检查才能发现异常。一些在免疫力正常人群不常见的机会性感染会在移植后人群中出现,尤其是在术后 1~12 个月这段时间,主要包括病毒和真菌感染。免疫抑制剂的调控是预防 OI 的重要措施,监测免疫抑制剂血药浓度、白细胞计数和分类、T 细胞亚群计数和 IgG 定量等指标可以帮助判断患者的免疫状态。

大多数移植受者接受抗菌药物预防。这些预防措施通常可以降低相关机会性感染的发生率并延迟其发生。因此,使用此类预防策略可能会改变相关机会性感染的时间。例如,在不进行预防的情况下,CMV 可能会在移植后 1~3 个月内出现,但在接受缬更昔洛韦治疗的患者中,CMV 会出现较晚(停止预防后 1~2 个月)。一般情况下,感染发生分三个时期,第一个时期即移植后第一个月,几乎所有感染都是典型的术后院内感染所致;在极少数情况下,患者会出现受者源性感染或供者源性感染。第二个时期在免疫抑制高峰期,通常是移植后 1~12 个月,大多数感染是典型的机会性感染,包括 CMV、曲霉菌、诺卡氏菌和弓形体病;使用预防措施将延迟机会性感染发生。第三个时期即移植后 1 年以上发生的感染,通常是社区获得性感染,尽管机会性感染可能很少发生。与其他健康患者相比,这些感染可能会持续更长时间并导致更多并发症。

一、巨细胞病毒

器官移植后感染 CMV 的临床表现多种多样,可从无症状到病情严重,甚至可能导致死亡。器官移植后 CMV 的预防分为普遍预防和抢先治疗策略。①普遍预防策略:大多数移植中心使用口服缬更昔洛韦,对于无法口服治疗的患者,静脉注射更昔洛韦。②抢先治疗策略:一旦实验室检查发现 CMV 病毒血症,立即开始进行抗病毒治疗,常用抗 CMV 药物包括缬更昔洛韦、更昔洛韦(口服和静脉给药,口服仅用于预防)、膦甲酸钠和西多福韦,直至 CMV 血清指标转阴。治疗 CMV 感染的一线抗病毒药物为静脉滴注更昔洛韦,治疗 2~3 周或 CMV 病毒血症转阴、临床症状好转后,剂量减半或序贯给予口服缬更昔洛韦。中重度患者可酌情减少免疫抑制剂用量。

二、BK 病毒

BK 病毒原发感染多发生在儿童时期,在原发感染后常潜伏在尿路上皮细胞中。健康人群中 BK 病毒的隐性感染很常见,但在移植受者中更为常见。大多数患者出现病毒尿和病毒血症早于 BK 病毒肾病的发生,对肾移植受者进行 BK 病毒常规筛查可以降低发生 BK 病毒肾病的风险。建议移植后每个月筛查一次 BK 病毒血症,直至 9 个月,然后每 3 个月筛查一次,直至 2 年,并对儿科肾移植患者进行长期筛查。对于持续高水平或不断升高的血浆 BK 病毒血症或活检证实的 BK 病毒肾病,可降低免疫抑制剂剂量,控制疾病进展。通常根据病毒载量逐步减少 MPA 和 CNI(或转换 mTOR 抑制剂)。环孢素可能通过细胞内

受体亲环蛋白（cyclophilin, CyP）和活化 T 细胞核因子（nuclear factor of activated T cell, NFAT）抑制 BK 病毒复制，因此将他克莫司转换为环孢素是抗 BK 病毒治疗的有利选择。如果该措施未能改善病毒血症或存在进行性肾功能障碍，则可以给予辅助抗病毒药物，包括西多福韦、来氟米特或静脉注射免疫球蛋白（intravenous immunoglobulin, IVIg）。

三、结核病

与普通人群相比，移植人群中结核病（tuberculosis, TB）的发病率明显增高。降低移植后结核病风险的最佳方法是无论 CD4[+] T 细胞计数如何，所有 HIV 移植受者均应接受结核分枝杆菌潜伏感染（latent tuberculosis infection, LTBI）筛查。如果检测结果为阳性，但没有活动性结核的证据，应对 LTBI 进行治疗。此外，与任何传染性结核病患者密切接触的 HIV 感染者，无论筛查结果如何，都应接受 LTBI 治疗。研究表明，无论结核菌素皮肤试验（tuberculin skin test, TST）或 γ 干扰素释放试验（interferon-γ release assay, IGRA）结果如何，异烟肼都能降低 TB 风险和病死率。9 个月每日服用异烟肼（9H）预防仍然是首选的治疗方法；利福喷丁加异烟肼，每周 1 次，连续 12 周（3HP），与 9H 方案疗效相同且耐受良好。4 个月每日服用利福平（4R）方案的主要疗效结果不低于 9H，但由于缺乏数据，4R 方案仅被推荐作为 9H 和 3HP 方案的替代方案。

四、肺孢子菌

肺孢子菌肺炎通常发生在移植后 1～6 个月，因此建议所有器官移植受者在移植后接受至少 6～12 个月预防治疗，考虑对肺和小肠移植受者，以及既往有肺孢子菌感染史的移植患者终身预防治疗。甲氧苄啶/磺胺甲噁唑（TMP/SMX）为无磺胺类药物过敏史患者首选的肺孢子菌肺炎预防性药物，如果患者无法耐受该方案，则可以使用阿托伐醌或氨苯砜。

五、新型隐球菌

新型隐球菌感染通常发生在移植后一年或更长时间。大多数隐球菌病是由于体内隐球菌重新激活而发生的，呼吸道传播也可引起疾病。隐球菌感染大多数病例累及中枢神经系统。一般通过血清或脑脊液隐球菌抗原检测和培养来确诊。治疗主要包括 3 个阶段：诱导治疗、巩固治疗、维持治疗。首选使用两性霉素 B 和 5- 氟胞嘧啶脂质制剂进行初始诱导治疗，之后过渡到以氟康唑为基础的巩固治疗，维持治疗通常持续至少一年。减少免疫抑制是治疗移植受者隐球菌病的重要措施，但可能会引发移植物排斥反应或免疫重建炎症综合征（immune reconstruction inflammatory syndrome, IRIS），治疗过程中要谨慎调整免疫抑制剂的用量，避免减量过快引发 IRIS。

六、弓形虫

抑制后免疫抑制情况下可发生弓形虫病，使用甲氧苄啶/磺胺甲噁唑（TMP/SMX）预防可以降低移植后感染的风险。建议至少进行 1 年的预防，但最佳预防持续时间尚未得到充分研究。对于磺胺过敏患者，可选阿托伐醌。

（刘 莉 练士贤）

第七节 随 访

由于不同移植受者的免疫抑制剂使用的种类和剂量均不完全相同，个体化治疗在住院期间内难以实现，因此应与受者进行长期有效的交流，随时了解受者的状况。HIV 感染移植受者术后免疫抑制剂与ART 药物间相互作用，需及时对药物种类和剂量做出调整。器官移植患者术后随访具有重要意义，方式主要包括门诊随访、电话随访、网络随访等。随访资料有专人负责登记并保存，以便对患者病情进行准确记录分析，为患者术后的治疗和保健提供有力参考。

一、随访的目的

目的包括：①了解移植器官的功能状况及患者全身情况；②了解免疫抑制剂的疗效及不良反应，并及时调整其用药量；③了解 ART 的疗效及不良反应；④并发症的监测和治疗。

二、随访的频率

随访是移植术后移植器官长期存活的重要保证，随访频率视术后时间长短而定，原则上是先密后疏。一般情况下术后 1 个月内，每周随访 1 次；术后 1~3 个月每 2 周随访 1 次；术后 2 年内每个月随访 1 次；2 年后至少每个季度随访 1 次。如果出现免疫抑制剂血药浓度不稳定、不良反应、感染和排斥反应等并发症，需酌情增加随访频率。

三、随访的内容

1. **基本信息**　完整的病史采集及体格检查。
2. **实验室检查**　包括血常规、尿常规、血清生化和免疫抑制剂血药浓度、淋巴细胞亚群检测、免疫球蛋白系列检测及肿瘤标志物检测、病毒检测等。
3. **特殊检查**　包括超声检查、胸腹部 CT、血管造影、PET/CT 等。

（曹　烨）

参 考 文 献

[1] SMITH C J, RYOM L, WEBER R, et al. Trends in underlying causes of death in people with HIV from 1999 to 2011（D：A：D）: A multicohort collaboration. Lancet, 2014, 384（9939）: 241-248.

[2] BLUMBERG E A, ROGE RS C C, American Society of Transplantation Infectious Diseases Community of Practice. Solid organ transplantation in the HIV-infected patient: Guidelines from the American Society of Transplantation Infectious Diseases Community of Practice. Clin Transplant, 2019, 33: e13499.

[3] 李小杉, 高蓉, 钟平, 等. HIV/AIDS 患者肺脏移植进展. 中国艾滋病性病, 2022, 28（2）: 234-239.

[4] 中华医学会器官移植学分会. 器官移植免疫抑制剂临床应用技术规范（2019 版）. 器官移植, 2019, 10（3）: 213-226.

[5] SWINNEN L J. Outcomes of kidney transplantation in HIV infected recipients. N Engl J Med, 2011, 364（7）: 683-684.

[6] FRASSETTO L A, BROWNE M, CHENG A, et al. Immunosuppressant pharmacokinetics and dosing modifications in HIV-1 infected liver and kidney transplant recipients. Am J Transplant, 2007, 7（12）: 2816-2820.

[7] FISHMAN J A. Infection in organ transplantation. Am J Transplant, 2017, 17（4）: 856-879.

[8] BOYLE S M, LEE D H, WYATT C M. HIV in the dialysis population: Current issues and future directions. Semin Dial, 2017, 30（5）: 430-437.

[9] MALLIPATTU S K, WYATT C M, HE J C. The new epidemiology of HIV-related kidney disease. J AIDS Clin Res, 2012, Suppl 4: 1.

[10] FREEDMAN B I. APOL1 and nephropathy progression in populations of African ancestry. Semin Nephrol, 2013, 33（5）: 425-432.

[11] KRUZEL-DAVILA E, WASSER W G, AVIRAM S, et al. APOL1 nephropathy: From gene to mechanisms of kidney injury. Nephrol Dial Transplant, 2016, 31（3）: 349-358.

[12] ABRAHAM A G, ALTHOFF K N, JING Y, et al. End-stage renal disease among HIV-infected adults in North America. Clin Infect Dis, 2015, 60（6）: 941-949.

[13] GATHOGO E, JOSE S, JONES R, et al. End-stage kidney disease and kidney transplantation in HIV-positive patients: An observational cohort study. J Acquir Immune Defic Syndr, 2014, 67（2）: 177-180.

[14] SARACHO R, MARTIN ESCOBAR E, COMAS FARNES J, et al. Clinical evolution of chronic renal patients with HIV infection in replacement therapy. Nefrologia, 2015, 35（5）: 457-464.

[15] BICKEL M, MARBEN W, BETZ C, et al. End-stage renal disease and dialysis in HIV-positive patients: Observations from

a long-term cohort study with a follow-up of 22 years. HIV Med, 2013, 14(3): 127-135.

[16] RASCH M G, HELLEBERG M, FELDT-RASMUSSEN B, et al. Increased risk of dialysis and end-stage renal disease among HIV patients in Denmark compared with the background population. Nephrol Dial Transplant, 2014, 29(6): 1232-1238.

[17] TRULLAS J C, COFAN F, BARRIL G, et al. Outcome and prognostic factors in HIV-1-infected patients on dialysis in the cART era: A GESIDA/SEN cohort study. J Acquir Immune Defic Syndr, 2011, 57(4): 276-283.

[18] LOCKE J E, GUSTAFSON S, MEHTA S, et al. Survival benefit of kidney transplantation in HIV-infected patients. Ann Surg, 2017, 265(3): 604-608.

[19] SAWINSKI D, GOLDBERG D S, BLUMBERG E, et al. Beyond the NIH multicenter HIV transplant trial experience: Outcomes of HIV+ liver transplant recipients compared to HCV+ or HIV+/HCV+ coinfected recipients in the United States. Clin Infect Dis, 2015, 61(7): 1054-1062.

[20] COWELL A, SHENOI S V, KYRIAKIDES T C, et al. Trends in hospital deaths among human immunodeficiency virus-infected patients during the antiretroviral therapy era, 1995 to 2011. J Hosp Med, 2015, 10(9): 608-614.

[21] FARAHANI M, MULINDER H, FARAHANI A, et al. Prevalence and distribution of non-AIDS causes of death among HIV-infected individuals receiving antiretroviral therapy: A systematic review and meta-analysis. Int J STD AIDS, 2017, 28(7): 636-650.

[22] JOSHI D, O'GRADY J, DIETERICH D, et al. Increasing burden of liver disease in patients with HIV infection. Lancet, 2011, 377(9772): 1198-1209.

[23] RAGNI M V, EGHTESAD B, SCHLESINGER K W, et al. Pretransplant survival is shorter in HIV-positive than HIV-negative subjects with end-stage liver disease. Liver Transpl, 2005, 11(11): 1425-1430.

[24] PINEDA J A, ROMERO-GOMEZ M, DIAZ-GARCIA F, et al. HIV coinfection shortens the survival of patients with hepatitis C virus-related decompensated cirrhosis. Hepatology, 2005, 41(4): 779-789.

[25] ARAIZ J J, SERRANO M T, GARCIA-GIL F A, et al. Intention-to-treat survival analysis of hepatitis C virus/human immunodeficiency virus coinfected liver transplant: Is it the waiting list?. Liver Transpl, 2016, 22(9): 1186-1196.

[26] SUBRAMANIAN A, SULKOWSKI M, BARIN B, et al. MELD score is an important predictor of pretransplantation mortality in HIV-infected liver transplant candidates. Gastroenterology, 2010, 138(1): 159-164.

[27] MURILLAS J, RIMOLA A, LAGUNO M, et al. The model for end-stage liver disease score is the best prognostic factor in human immunodeficiency virus 1-infected patients with end-stage liver disease: A prospective cohort study. Liver Transpl, 2009, 15(9): 1133-1141.

[28] JARRETT H, BARNETT C. HIV-associated pulmonary hypertension. Current Opinion in Hiv and Aids, 2017, 12(6): 566-571.

[29] REMICK J, GEORGIOPOULOU V, MARTI C, et al. Heart failure in patients with human immunodeficiency virus infection: Epidemiology, pathophysiology, treatment, and future research. Circulation, 2014, 129(17): 1781-1789.

[30] ALVI R M, NEILAN A M, TARIQ N, et al. Protease inhibitors and cardiovascular outcomes in patients with HIV and heart failure. J Am Coll Cardiol, 2018, 72(5): 518-530.

[31] ROLAND M E, BARIN B, CARLSON L, et al. HIV-infected liver and kidney transplant recipients: 1- and 3-year outcomes. Am J Transplant, 2008, 8(2): 355-365.

[32] TERRAULT N A, ROLAND M E, SCHIANO T, et al. Outcomes of liver transplant recipients with hepatitis C and human immunodeficiency virus coinfection. Liver Transpl, 2012, 18(6): 716-726.

[33] YOON S C, HURST F P, JINDAL R M, et al. Trends in renal transplantation in patients with human immunodeficiency virus infection: An analysis of the United States renal data system. Transplantation, 2011, 91(8): 864-868.

[34] STOCK P G, BARIN B, MURPHY B, et al. Outcomes of kidney transplantation in HIV-infected recipients. N Engl J Med, 2010, 363(21): 2004-2014.

[35] 吴亮, 赵红心. 艾滋病相关机会性感染的诊疗进展. 中国艾滋病性病, 2022, 28(5): 608-616.

[36] SUBRAMANIAN A K, THEODOROPOULOS N M, Infectious Diseases Community of Practice of the American Society of Transplantation. Mycobacterium tuberculosis infections in solid organ transplantation: Guidelines from the Infectious Diseases Community of Practice of the American Society of Transplantation. Clin Transplant, 2019, 33(9): e13513.

[37] FAURE E, LIONET A, KIPNIS E, et al. Risk factors for Pneumocystis pneumonia after the first 6 months following renal transplantation. Transpl Infect Dis, 2017, 19(5): e12735.

第七篇

HIV 感染者综合管理

第一章 HIV 感染者管理体系和内容

第一节 HIV 感染者管理体系

一、HIV 感染者管理体系的发展

（一）国内外 HIV 感染者管理体系的形成

纵观艾滋病作为一种疾病出现后的管理体系演变，可以看到这是一个复杂且持续的发展过程，涉及了从紧急应对到全面预防、治疗和关怀等多层面的策略调整和创新。20 世纪 80 年代，艾滋病被认为是一种新的公共卫生威胁，世界卫生组织和受到疫情波及的各国政府开始紧急应对，主要关注病例的隔离和治疗。由于此时对艾滋病的认知有限，管理策略主要集中在对已经出现症状的 HIV 感染者的医疗干预上。进入 20 世纪 90 年代，随着对人类免疫缺陷病毒（HIV）的深入了解，抗逆转录病毒治疗（ART）的出现标志着对艾滋病的应对措施取得重大突破，使得艾滋病病人的生存期显著延长，生活质量得到改善。随着防治手段的丰富和科学证据的更新，国际社会逐渐认识到艾滋病管理需要一个全面的策略，包括预防、治疗、关怀和支持等。首先，通过推广自愿咨询检测（VCT）和定期筛查，将 HIV 感染者的发现关口前移，尽量使 HIV 感染在早期就得到诊断和管理，而不是等疾病进展到艾滋病期才被诊断出来。本章提到的"HIV 感染者"，包括了 HIV 感染者及艾滋病病人。从 21 世纪初至今，倡导将 HIV 感染者管理服务整合到初级卫生保健系统中，强调多学科合作、社区和 HIV 感染者参与，同时新的诊断和治疗工具，如 HIV 自我检测（HIVST）和新的抗逆转录病毒药物，被陆续纳入管理策略中。随之，HIV 感染者管理的重要性被进一步强调，伴随着管理路径的建立和推广，HIV 感染者的管理不再局限于医院，而是扩展到了社区和家庭，形成了更加全面和连续的公共管理体系，不仅包括公共卫生及医疗卫生服务，还包括心理支持、社会融合、法律保护等多方面的综合服务。同时，国际合作在 HIV 感染者管理中也发挥了关键作用，包括提供 HIV 防治资金、技术支持和科研合作。

在国内，受到国际社会管理体系演变的影响，以及伴随对疾病认识的深化和治疗技术的进步，HIV 感染者管理规划逐步规范和完善。自 1985 年首次诊断艾滋病病例以来，中国在 HIV 感染者管理方面经历了从初步认识到全面防治的发展历程。1998 年成立的卫生部艾滋病预防与控制中心，于 2002 年 1 月更名为中国疾病预防控制中心性病艾滋病预防控制中心，是国家级从事艾滋病防治指导的专业技术机构。2004 年"四免一关怀"政策的实施，以及 2006 年《艾滋病防治条例》的出台，都极大地推动了艾滋病防治工作的法制化和系统化。目前，已经建立起包括疾病预防控制机构、医疗机构、基层卫生机构、妇幼保健机构、性病防治机构、结核病防治机构等在内的公共卫生服务体系，以及全社会多部门参与的格局。

（二）HIV 感染者管理体系建设的必要性

HIV 感染者管理体系建设的必要性体现在多个层面。首先，完善的体系建设是保证公共卫生安全的关键环节，可有效控制疫情，保护公众健康。其次，这一体系确保 HIV 感染者权益得到保护，包括隐私保护和获得必要医疗资源的权利。此外，通过连续性服务和管理，可以更合理分配医疗资源，确保有限资源

用于最需要的HIV感染者。最后,连续性服务为研究HIV的流行病学、疾病进展规律、耐药性等科学问题提供了宝贵数据,有助于改进防治策略。

科学研究的不断进步和国际合作的加强,将使HIV感染者管理体系得到持续发展和完善。在全球范围内,HIV感染者管理策略正经历着持续的创新和改进。新的管理策略不断纳入,包括强调了宣传教育的重要性,旨在减少新的感染并提高现有HIV感染者的生活质量;扩大检测和治疗服务的可及性,促进主动检测,以及加强抗病毒治疗服务,都是当前管理策略的关键组成部分。特别值得一提的是,通过实施综合干预措施,已经显著降低了HIV的母婴传播。在抗病毒治疗方面的研究也取得了显著进展,比如整合酶抑制剂的成熟运用、长效注射治疗药物的出现、单克隆抗体联合疗法的研究等均预示着HIV感染者期望寿命将有望不断延长。此外,功能性治愈的研究正在积极推进,包括重建HIV感染者的免疫系统,以及实现对HIV病毒复制的长期控制等。这些手段的突破给HIV感染者的长期存活提供了新的希望。

二、HIV感染者全周期管理

(一)慢性传染病管理模式

人感染HIV后可以存活很长时间,特别是抗病毒治疗的出现,让HIV感染者有望存活到普通人群的期望寿命。因此HIV感染作为一种需要终身管理的慢性疾病状态,其全周期管理的概念与高血压、糖尿病等慢性病管理模式有着相似之处,但又有其特殊性。糖尿病和高血压作为常见的慢性疾病,其全周期管理策略包括早期预防、定期监测、个性化治疗和持续的生活方式干预,这些措施旨在控制疾病进展,减少并发症,提高患者的生活质量。HIV感染者的全周期管理同样需要强调早期发现、持续监测、抗病毒治疗,以及心理和社会支持,但同时,HIV感染者携带HIV病毒,具有传播风险,其管理过程中始终要贯穿减少传播HIV的主线。随着抗逆转录病毒治疗的广泛应用,HIV感染者的生存期限显著延长,这就要求有一个全面且持续的综合管理体系来应对长期存活带来的挑战,除了减少传播HIV风险,还包括长期的药物副作用管理、并发症预防和心理健康关怀等。此外,HIV感染者管理还特别强调隐私保护和反歧视措施,以确保HIV感染者能够在社会生活中得到平等对待。

(二)HIV感染者全周期管理

HIV感染者全周期管理的概念是在对疾病认识的深化和医疗技术进步的基础上逐渐形成的。自1981年艾滋病被首次报告以来,人们对这一疾病的理解经历了从恐慌、误解到科学管理的转变。抗逆转录病毒治疗的出现使得艾滋病从一个致命性疾病转变为可控制的慢性传染病。HIV感染者管理是从确诊为HIV感染起,持续至生命终结的全流程管理。这种管理方式关注HIV感染者在确诊后的整个生命过程中的健康状况,包括健康管理、治疗、随访监测、心理支持和社会服务等多个方面。全周期管理的实施需要医疗卫生专业人员、社会工作者及HIV感染者和家人的共同努力。通过多方位、多层次的管理服务,旨在最大限度地减少HIV感染对个人和社会的影响,提高HIV感染者的生活质量,并延长其寿命。

《"健康中国2030"规划纲要》提出了健康中国建设的目标和任务,强调要"把健康融入所有政策,加快转变健康领域发展方式,全方位、全周期维护和保障人民健康"。随后人民日报在《推进全生命周期健康管理》一文中指出"全生命周期健康管理从健康影响因素的广泛性、社会性、整体性出发,以人的生命周期为主线,对婴儿期、幼儿期、儿童期、少年期、青年期、成年期、老年期等不同阶段进行连续的健康管理和服务,对影响健康的因素进行综合治理"。它不是对生命周期各个阶段"平均用力",而是根据不同群体的特点,在重点时期为重点人群提供健康干预。就HIV感染者而言,从感染到发现,无论是儿童还是成人或者老年,在不同的生命阶段可能面临不同的健康挑战。例如,儿童和青少年HIV感染者可能需要特别的心理支持,成年HIV感染者可能更关注正常的工作能力和家庭生活,老年HIV感染者则可能面临与其他慢性疾病共存的问题。因此,全面的、个性化的管理理念对于满足HIV感染者在不同生命周期阶段的需求至关重要。

(赵　燕)

第二节　HIV 感染者管理的服务对象分类

HIV 感染者全周期管理的服务对象是所有 HIV 感染者。根据 HIV 感染者社会人口学信息，以及健康行为、疾病特征等，针对不同人群分类，如孕妇、儿童、老年人及性工作者等，管理策略关注点各不相同。例如，孕妇的 HIV 管理不仅包括预防母婴传播的措施，还包括孕期和产后的全面医疗关怀。儿童和青少年 HIV 感染者需要特别的教育和心理支持，以帮助他们应对成长过程中可能遇到的挑战。老年 HIV 感染者则需要考虑与年龄相关的健康问题，如共病管理和药物相互作用等。以下将进行分类介绍，以进一步明确不同类型服务对象关注的重点。

一、不同性别的 HIV 感染者

（一）男性 HIV 感染者

对于男性 HIV 感染者，尤其是男男同性性行为者（MSM）的综合性策略，核心在于减少传播、提供有效的抗病毒治疗、强化心理社会支持，以及促进社区参与和教育，提高他们的自我效能感和社会接纳度。政策和法律层面的支持同样至关重要，它们为 HIV 感染者提供了必要的保护，确保他们能够在不受歧视的环境中生活和工作。

（二）女性 HIV 感染者

对于女性 HIV 感染者，尤其是孕妇，须确保母婴健康和减少 HIV 传播。对于已知 HIV 感染的育龄妇女，应为她们提供个性化的咨询，包括解释抗病毒治疗的潜在影响和药物相互作用，以确保她们在计划妊娠时做出正确选择。对于女性多性伴者，要尽早给予抗病毒治疗，强调安全性行为。

二、不同疾病进展期的 HIV 感染者

（一）急性感染期

在 HIV 急性感染期，管理重点在于提升医疗专业人员对于急性 HIV 感染症状的识别能力，实现对感染的早期诊断。这不仅有助于控制病毒的快速复制，降低 HIV 感染者的传播风险，还能通过及时的抗病毒治疗改善 HIV 感染者的长期健康预后，延缓疾病的进展。

（二）无症状期

在无症状期，积极进行抗病毒治疗，提供心理社会支持和健康教育，帮助 HIV 感染者应对可能的心理压力，鼓励他们维持健康的生活方式，从而降低并发症的风险。定期进行性健康教育，以减少 HIV 的进一步传播。

（三）艾滋病期

对于已经发展到艾滋病期的艾滋病病人，需要提供全面的抗病毒治疗，以及对机会性感染和并发症的预防和治疗。这包括对 HIV 感染者进行定期医疗评估，确保他们能够获得及时的医疗干预，以减轻症状、延长生存期，并尽可能提高生活质量。在这一阶段，关怀和心理支持尤为重要，以确保 HIV 感染者得到尊严和舒适的照顾。

三、不同传播途径的 HIV 感染者

HIV 感染者管理策略应针对不同传播途径感染 HIV 的人群，如性传播、静脉注射吸毒传播、母婴传播、血液传播及职业暴露等，制定相应的管理措施。

（一）通过静脉注射吸毒途径感染

通过静脉注射吸毒感染 HIV 者，其管理策略侧重于减少通过共用注射器传播 HIV 的风险，对 HIV 感染者实施抗病毒治疗，转介到美沙酮维持治疗项目，减少或摆脱毒品依赖，同时控制 HIV 感染后的进展。通过提供心理支持和康复服务，鼓励他们重返社会，减少复吸的可能性。

（二）通过母婴传播途径感染

管理措施包括为孕妇提供孕期 HIV 检测，确保 HIV 感染孕妇接受抗病毒治疗，以及对新生儿进行早

期 HIV 检测和及时的治疗。这些措施显著降低了婴儿的 HIV 感染率。同时，提供营养指导和产后关怀，确保母婴健康。

（三）通过性途径感染

管理对象是 HIV 感染者及其性伴侣（也称"性伴"）。管理策略包括鼓励 HIV 感染者在确诊后及时通知其性伴侣进行检测；通过教育和宣传活动，提高 HIV 感染者性伴关于艾滋病传播途径、预防措施等方面的认知水平（这是减少 HIV 传播的关键）；倡导安全性行为，如推广正确使用安全套以降低 HIV 经性传播风险；感染的一方尽早进行抗病毒治疗。同时，为其配偶提供心理咨询和支持服务，帮助家庭应对与 HIV 感染相关的心理压力和可能的社会歧视。

（四）通过其他途径感染

对于发生职业暴露者，在接受规范抗病毒治疗的同时，应为其提供更多的心理支持和法律援助，以确保他们的权益得到保护。

（贾翰潞）

第三节　HIV 感染者管理的服务内容

HIV 感染者管理是一个多维度的过程，它不仅关注 HIV 感染者的生理健康，还包括心理健康和社会福祉。这一过程要求医疗卫生工作人员与 HIV 感染者建立长期的信任关系，以确保他们能够获得持续、个性化的关怀和支持。

一、HIV 感染者管理的主要内容

（一）行为干预

HIV 感染者多由于高危行为感染 HIV，包括男男性行为、卖淫嫖娼、共用针具静脉注射吸毒等，宣传教育是干预工作的核心，通过提高高危人群对 HIV 传播途径的认识，强调安全性行为的重要性，以及提供正确的信息，减少不安全性行为的发生，并为其性伴侣提供必要的预防和干预服务。

社会组织在行为干预的健康教育中发挥着不可或缺的作用，他们通常更接近目标群体，能够提供更为直接和有针对性的教育和支持，这些组织通过举办研讨会、社区活动、同伴教育等形式，增强特定人群的防治意识，并为 HIV 感染者提供心理和社会支持。

（二）健康监测

定期监测包括对 HIV 感染者的病毒载量、$CD4^+$ T 细胞计数和其他相关健康指标的监测。医护人员向 HIV 感染者提供最新的艾滋病相关信息，包括新的治疗进展、预防策略和健康生活方式的建议。健康监测有助于 HIV 感染者更好地了解自己的健康状况，做出正确的健康决策，并积极参与自己的健康管理。

（三）抗病毒治疗动员

抗病毒治疗动员始于 HIV 感染者被确诊时，并贯穿于之后的随访过程。在结果告知阶段，提供医学咨询帮助 HIV 感染者了解抗病毒治疗的重要性和长期治疗的必要性。同时，医护人员应与 HIV 感染者共同制定医疗计划，确保他们了解如何获取药物、监测治疗效果，并在遇到问题时知道如何寻求帮助。治疗动员不仅确保了 HIV 感染者能够及时有效地接受抗病毒治疗，还为他们提供了全面的健康支持，以提高他们的生活质量并减少 HIV 的传播。

（四）治疗效果评价

治疗效果评价是确保 HIV 感染者获得最佳治疗效果的关键环节。病毒载量是判断血液中 HIV 数量的指标，通过定期检测病毒载量可监控 HIV 在体内的复制水平。病毒载量的降低通常意味着抗病毒治疗有效，有助于保护并恢复免疫系统。$CD4^+$ T 细胞计数的监测可直接反映 HIV 感染者是否获得免疫重建。

耐药性检测对于长期接受抗病毒治疗的 HIV 感染者十分重要，尤其是对于病毒载量持续不降或治疗失败的 HIV 感染者,耐药性检测能够指导医生调整治疗方案,避免耐药株传播。此外,对并发症和药物副作用的监测同样重要,它们不仅影响 HIV 感染者的生活质量,还可能影响治疗的持续性和安全性。

(五)配偶和性伴的参与

HIV 感染者全周期管理不仅关注于 HIV 感染者本身的直接治疗和护理,还扩展到其所在家庭环境和亲密关系,确保家庭成员和性伴侣能够获得必要的信息、资源和支持,以应对由于 HIV 感染引起的情感、社会和健康挑战。定期的 HIV 检测对于家庭成员和性伴侣至关重要,有助于减少病毒传播,通过教育家庭成员了解 HIV 的传播途径和预防方法,可以增强自我保护能力,降低感染风险;或及时发现新的 HIV 感染者,尽早开始抗病毒治疗。

此外,家庭规划和生殖健康咨询对于 HIV 感染者及其配偶来说同样重要,包括提供关于安全性行为、预防母婴传播,以及计划生育等注意事项,这些信息和资源可以帮助 HIV 感染者及其家庭保护自己和未出生子女的健康。

(六)心理支持

HIV 感染者及其家庭成员可能会经历否认、愤怒、抑郁等一系列复杂的情绪反应,可以通过专业的心理咨询和支持网络帮助他们处理这些情绪,提供情感安慰,并帮助他们建立积极的应对策略。定期随访过程既为 HIV 感染者提供了一个讨论其可能面临的心理压力、焦虑、抑郁或其他情绪问题的机会,也为 HIV 感染者提供了一个分享经验、获得情感支持的平台,医护人员或社会组织可以提供心理咨询服务,或者将 HIV 感染者转介给专业的心理健康专家。

(七)政策和法规支持

HIV 感染者了解法律和权益保护信息得使得他们在面对歧视和不公平待遇时能够获得法律援助和支持,有助于为 HIV 感染者提供一个更加公平和正义的社会环境。政策和法规支持可以确保 HIV 感染者的隐私权得到保护、反对歧视、获得法律援助,并改善医疗服务的可及性和质量。

(八)人文关怀

人文关怀是一种以人为中心的照护方式,它超越了传统的医疗干预,涵盖了对 HIV 感染者心理、社会、情感和法律需求的全面关注。在这一过程中,保护 HIV 感染者的隐私和个人信息是首要任务,确保他们在寻求帮助和治疗时不会受到不必要的社会压力,减少公众对 HIV 感染者的偏见和歧视,创造一个更加包容和支持的社会环境。

二、HIV 感染者管理的效果评价

HIV 感染者管理的效果评价是一个多维度的评估过程,它不仅关注 HIV 感染者的生理健康,还包括心理健康、社会适应能力和经济状况。

1. **针对疾病的评估**　这一评价过程可以通过定量和定性的方法,如问卷调查、深度访谈、生活质量量表等工具,来衡量 HIV 感染者在接受管理后的生活改善情况。同时通过信息系统中 HIV 感染者的病毒载量、$CD4^+$ T 细胞计数、死亡报告、性伴感染情况等,评估抗病毒治疗的有效性和对病毒传播的控制效果。

2. **社会层面的评估**　包括对卫生及医疗服务体系的可及性、质量和效率的分析,确保 HIV 感染者能够获得及时、有效的医疗服务。以及现行政策和法规在保护 HIV 感染者权益、减少歧视和促进社会包容性方面的评估。

3. **成本效益分析**　通过比较管理策略的成本及其带来的健康和社会经济收益,来评估策略的经济合理性,有助于决策者了解资源投入的效益,为未来的资源分配和政策制定提供依据。定期的总体评价不仅有助于持续改进艾滋病的管理策略,还能为艾滋病防治工作提供有效支撑。

近年来,中国在艾滋病防治方面取得了显著成效,如基本阻断了输血传播,有效控制了注射吸毒传播,显著降低了母婴传播等。同时,中国也在积极应对新的挑战,如流动人口和性开放带来的 HIV 传播风险。政府不断加大投入力度,通过宣传教育、监测检测、抗病毒治疗等措施,加强和推动国际合作,努力实现联合国艾滋病规划署提出的目标。尽管如此,中国仍面临着艾滋病防治的挑战,包括提高抗病毒治疗的疗效、减少新发感染及消除对 HIV 感染者的歧视等。

（贾翰潞）

第四节　HIV 感染者管理的公共卫生意义

艾滋病作为一种传染性疾病，从疾病防控的角度，按照传染病防控的三要素来管理，即切断传播途径、控制传染源、保护易感者。对 HIV 感染者进行综合管理和服务，对于公共卫生、法律、伦理及人道等方面均有重要意义，需要政府、专业卫生机构、社会组织等多方合作，共同参与。HIV 感染者管理的益处在于，它能够为 HIV 感染者提供从确诊、治疗到长期关怀的连续性服务，确保 HIV 感染者能够获得及时的医疗干预，提高生活质量，减少传播风险，从而产生深远的、积极的公共卫生影响。

一、HIV 感染者管理的公共卫生意义

（一）控制疾病的传播

1. **减少危险行为**　HIV 感染者因发生了危险行为而感染 HIV，例如性传播方式包括了多性伴、没有采取安全措施的性行为等。HIV 感染者携带 HIV，作为传染源，可以通过性传播、母婴传播等方式传播给接触者。定期的健康教育，有效降低危险行为或者采用安全的行为，例如使用安全套等，可以降低将病毒传播给他人的风险。

2. **抗病毒治疗降低传播风险**　HIV 感染者通过规范的抗病毒治疗，可使血液中病毒载量降低到检测不到的水平，此时生殖道及其他组织的病毒水平也随之下降，可以基本避免经性传播和母婴传播。需要强调的是，一旦开始接受抗病毒治疗，HIV 感染者就一定要按时按量规范用药，不能随意停药，保证血液中病毒载量持续维持在检测不到的水平。

（二）延缓疾病进展

1. **提供定期关怀**　包括医学关怀及社会家庭关怀。定期医学监测可以观察病情变化。如：定期检查中包括的 CD4$^+$ T 细胞计数，可以提示免疫抑制程度，可依据其检测结果将其及时转介到抗病毒治疗机构；可以筛查出常见的慢性疾病、恶性肿瘤和机会性感染等，及时进行诊治，延长生存期。定期进行健康指导，包括指导合理的营养摄入，可以增强机体抵抗力，指导适当锻炼，拒绝烟、酒，以及养成健康的生活方式。这些均有助于 HIV 感染者维持良好的健康状况，增强免疫系统机能，减轻疾病对身体的影响等。

2. **进行抗病毒治疗管理**　督促 HIV 感染者按时服用抗病毒药物，避免在服药期间出现漏服、停药，定期检测病毒载量。成功的抗病毒治疗能够抑制 HIV 感染者体内病毒复制，改善机体免疫系统功能，延缓病情进展。

3. **延长期望寿命**　自抗病毒治疗问世以来，HIV 感染者的期望寿命已逐渐延长，几乎接近一般人群水平。抗病毒治疗阻止了疾病进程的发展，显著降低了 HIV 相关疾病的发病率与死亡率。通过积极治疗可以成功实现病毒抑制、免疫重建、预期寿命接近普通人群水平等。

（三）提高生命质量

1. **正常生活和社会参与**　建立积极乐观的生活态度，更好地参与社会工作和生活。HIV 感染者在面对诊断和治疗时，要树立信心，建立积极的心态，寻求医生、家人和朋友的支持，对于健康和生活质量至关重要。HIV 感染者不仅需要接受药物治疗，还需要包括心理、社会、生活方式等各方面的帮助。正视 HIV 感染的长期影响，努力提高整体健康水平和生活质量。

2. **广泛的社会支持**　了解 HIV 感染者权利和义务及相应的法律法规，寻求家庭和社会的支持，包括家人、朋友、社会组织等，有助于缓解其心理压力。用积极的心态面对疾病，保持乐观的情绪、积极参与社会活动等，有助于提高心理健康水平。

3. **心理支持**　通过心理辅导、运动、艺术创作等活动，有助于减轻焦虑和压力。保持积极的生活态度，参与感兴趣的社会活动和社交圈，有助于提高生活质量。HIV 感染者可能会经历焦虑、抑郁等心理问题，可以寻求心理支持，如心理咨询、加入支持团体等。亲人和朋友的支持对于 HIV 感染者的心理健康至

关重要,他们的理解、支持和陪伴可以帮助 HIV 感染者更好地面对困难和挑战。

二、HIV 感染者管理的保障措施

(一)政府领导和专业支持

HIV 感染者的管理遵循国家传染病管理的法律法规要求,由专业的机构进行技术层面的管理和指导。在我国,国家疾病预防控制局组织拟订传染病预防控制及公共卫生监督的法律法规草案、政策、规划、标准,负责疾病预防控制网络和工作体系建设。中国疾病预防控制中心性病艾滋病预防控制中心作为国家级艾滋病预防控制专业技术机构,承担的相关工作职责包括制定艾滋病防治有关的技术方案和指南,指导各地实施国家艾滋病防治规划或行动计划。研究制定艾滋病等防治有关技术方案和指南;开展艾滋病防治的技术指导、培训和技术支持;协助制定与艾滋病预防控制相关的法律法规、规章标准和规划规范等,并提供科学依据。各级政府对艾滋病防治的重视,提供必要的资金、人员等,是开展 HIV 感染者健康管理的基础。

(二)多部门协作

部门合作可以对资源进行整合和合理分配。例如,卫生部门可以提供艾滋病检测和治疗服务,宣传部门可以提供宣传资源和平台,社会福利部门可以提供生活保障服务等。通过合理调配资源,能够更好地支持艾滋病预防工作的开展。另外,社区组织的参与也非常重要。

(三)技术支撑

开展 HIV 感染者管理,需要具备规范、科学指导的条件和能力。按照循证医学的原则,跟踪学习国际上在该领域开展的研究结果,并转化为工作实践。例如,2011 年 HPTN052 研究结果显示,对于单阳性伴尽早并规范接受抗病毒治疗可以减少 HIV 感染风险。该结果迅速被世界卫生组织的指南推荐,使感染 HIV 后尽早进行规范的抗病毒治疗这一措施得以在全球推广。经多个研究证实,尽早进行抗病毒治疗明显减少了单阳性伴中阴性一方的感染概率。专业机构要配备专业技术人员,使其接受规范的培训,能够了解本领域专业知识和科技进展,更好地将理论和知识应用于服务实践。

(四)HIV 感染者的配合

作为 HIV 感染者,应该做好心理调节,了解疾病传播和进展的知识,更好地配合专业机构的工作。主要包括:接受疾病预防控制机构等的流行病学调查和指导;接受医疗卫生机构的治疗和医学指导,尽早并规范使用抗病毒治疗药物;定期接受医疗机构和疾控部门的健康随访;采取必要的防护措施,防止感染他人,不以任何方式故意传播 HIV 等。做自己健康的第一责任人。

(赵　燕)

参 考 文 献

[1] World Health Organization. Consolidated guidelines on HIV, viral hepatitis and STI prevention, diagnosis, treatment and care for key populations. Geneva:World Health Organization, 2022.

[2] Joint United Nations Programme on HIV/AIDS. The path that ends AIDS:UNAIDS Global AIDS Update 2023. Geneva: Joint United Nations Programme on HIV/AIDS, 2023.

[3] 中华医学会感染病学分会艾滋病学组,中国疾病预防控制中心. 中国艾滋病诊疗指南(2024 版). 协和医学杂志, 2024, 15(06):1261-1288.

[4] 韩孟杰. 我国艾滋病流行形势分析和防治展望. 中国艾滋病性病, 2023, 29(03):247-250.

[5] 汪俊杰,杜凌遥,唐红. HIV 感染的全程综合管理策略. 中华临床感染病杂志, 2023, 16(2):113-119.

[6] 孙丽君,王爱玲,张福杰,等. HIV 阳性孕产妇全程管理专家共识. 中国艾滋病性病, 2020, 26(3):335-338.

第二章 HIV 感染者管理模式

第一节 HIV 感染者管理模式类型

随着抗病毒药物治疗使用规模的扩大,HIV 感染者的寿命得到有效延长,艾滋病的慢性疾病管理特点也越来越明显。世界卫生组织(World Health Organization, WHO)早在 2005 年就提出将艾滋病纳入慢性疾病模式管理。2004 年我国"四免一关怀"政策的实施给艾滋病患者的管理提供了政策和经费支持的基础。各地根据不同流行特点和工作基础开展 HIV 感染者的相关管理工作。以下围绕不同维度对感染者管理的模式进行阐述。

一、公共卫生管理

按照《中华人民共和国传染病防治法》要求,艾滋病作为乙类传染性疾病进行管理。作为传染病就要考虑进行公共卫生管理。公共卫生管理是指公共卫生机构通过健康教育、行为干预、社会宣传等方法,为 HIV 感染者提供健康服务,降低疾病的社会影响;同时,公共卫生机构与医疗机构协作,动态监测 HIV 感染者疾病情况,指导传染病防控措施,提高公共卫生产出。疾病预防控制机构承担制定相关技术规范、信息报告管理、HIV 感染者管理指导等技术管理及综合协调的职能,并遵循预防为主的原则,联合并充分发挥医疗机构、社区组织的协同作用。

2023 年 7 月,国家发展和改革委员会等部门印发《国家基本公共服务标准(2023 年版)》(以下简称基本公共服务标准)。这是自 2021 年标准印发后的首次更新,其中与艾滋病相关的内容包括为 HIV 感染者和病人提供健康咨询、行为干预、配偶/固定性伴检测、感染者随访、督导服药等服务,并配合相关机构做好转介。基层医疗卫生机构作为基本公共卫生服务项目的主要承担者,负责艾滋病防治相关工作在各地基层医疗卫生机构的落实。总体来说,HIV 感染者管理需要艾滋病抗病毒治疗定点医疗机构、基层医疗卫生机构、疾病预防控制机构等共同参与完成。

二、医疗管理

人体感染 HIV 后,$CD4^+$ T 细胞计数会随着病程不断降低,并由于免疫功能下降引发一系列相关疾病。同时,病毒复制会造成全身多个器官受损。因此,HIV 感染者需要长期持续的医疗管理。

1. 门诊管理 HIV 感染者需要到医疗机构门诊就诊,进行疾病进展方面的检查和评估。特别是已经进行抗病毒药物治疗的感染者,需要定期复诊,评估治疗效果与药物使用的安全性等。

(1)艾滋病定点医疗机构的门诊是 HIV 感染者获得诊疗服务与接受持续抗病毒药物治疗的重要场所。为了促进 HIV 感染者启动和维持抗病毒药物治疗,定点医疗机构在门诊通常提供一系列的综合管理服务。在此服务流程中,以 HIV 感染者预约挂号为起点,经过个案管理师或护理人员引导接受以下服务:生理、心理和社会功能测评;治疗动机及依从性等方面的评估;无严重机会性感染的初治 HIV 感染者在知情同意下,自愿签署接受抗病毒药物治疗的知情同意书;同意进入抗病毒治疗的 HIV 感染者可以通过继续约见医生获得适当的抗病毒药物治疗方案并完善相应的实验室检查;接受依从性教育或 HIV 感染者同伴教育支持等服务。优质的门诊管理流程对于 HIV 感染者开启和维持抗病毒药物治疗具有积极影响。良好的服务体验有利于提高治疗质量。文献显示，HIV 感染者在医疗机构等候时间较短，对于预防 HIV 感染者失访有积极影响。医疗机构中配备经验丰富的医务人员、个案管理师及同伴教育人员对于感染者消除紧张、焦虑等负面情绪，以及改善其就医体验具有积极影响。

（2）门诊随访是指医疗机构对曾在医院就诊 HIV 感染者以通讯或其他的方式，进行定期了解患者病情变化和指导患者康复的一种观察方法。

国家抗病毒治疗指南中也强调了加强对 HIV 感染者的随访，且对于感染者管理遵循隐私保密原则。具体的监测方法有：HIV 感染者主动随访，即每 3 个月 HIV 感染者主动到定点医疗机构复诊并获得抗病毒治疗药物；实验室监测，即监测 HIV 感染者治疗过程中的相关指标，包括病毒载量、CD4$^+$ T 细胞计数等重要指标。应设立抗病毒药物治疗管理监测预警指标，即如果患者超出 3 个月时间没有及时回到定点医疗机构就诊，系统会自动提示。随访管理内容不仅关注抗病毒药物治疗效果指标、治疗安全风险指标，如长期抗病毒药物治疗副作用的监测等，还应关注 HIV 感染者的生活事件，如非艾滋病相关疾病筛查、妊娠或者生育需求、就医困难原因等。随访服务提供者将根据 HIV 感染者的需求提供相应的支持或转介服务，以确保在治 HIV 感染者一直保持在抗病毒药物治疗队列里，预防 HIV 感染者自行中断治疗或者失访等事件的发生。

（3）个案管理：WHO 提议为 HIV 感染者提供以患者健康需求为中心的关怀服务，以达到降低 HIV 相关发病率与病死率的目的。通过提供及时、安全、高质量和适宜的临床与非临床服务，提升 HIV 感染者健康产出与生命质量，提升所用资源的效果和效率。在西太平洋地区，日本是亚洲首个引入艾滋病个案管理的国家，早在 1997 年就安排护士协调员（coordinator nurse）在艾滋病临床中心为感染者提供个案管理服务，负责安排 HIV 感染者的日常护理、患者及家属的支持和管理系统，以提高患者的生活及治疗质量。2013 年，部分省份医疗机构的工作人员到我国台湾省学习了解艾滋病个案管理模式，并在 2014—2016 年，在 6 个城市（北京、西安、重庆、杭州、南京、武汉）开展个案管理试点项目，招募培训个案管理师。随后在抗病毒治疗机构开始探索不同人群（男男性接触人群、老年群体、儿童、流动人口等）的个案管理，并开发相关工具。2020 年中国性病艾滋病防治协会成立艾滋病护理与个案管理专业委员会，倡导在定点医疗机构开展个案管理，支持定点医疗机构对 HIV 感染者提供同质化、标准化的个案管理服务路径。

个案管理重点服务对象为初治或需要特别支持的 HIV 感染者，服务时间为 6 个月至 1 年。其操作流程包括评估个案、接案（如不符合接案标准，则提供常规医疗机构服务或社区组织服务）、制定计划、实施个案管理、评估、结案等，对于结案后出现问题的 HIV 感染者可以重新纳入个案管理。

2. 住院管理是针对初治或者发现合并严重机会性感染等疾病的患者提供的诊疗服务。研究显示，我国晚发现感染者（新确证感染者的初始 CD4$^+$ T 细胞＜200 个/μl）比例在 30%～40%，CD4$^+$ T 细胞计数可能和 HIV 感染者显示出来的症状体征不一致。有 50% 的晚期 HIV 感染者可能临床上并没有显著可识别的症状。HIV 感染者在门诊、住院的管理有所差别，在门诊管理的 HIV 感染者需要持续性监测其实验室指标并通过跨部门协作，及时发现重症需要住院管理的 HIV 感染者。

住院管理侧重对症治疗、生命支持治疗和病因探查。HIV 感染者通常在定点医疗机构相关科室住院。医务人员需要采取标准预防与防护用品［参照《医院隔离技术标准》（WS/T 311—2023）］。应根据 HIV 感染者的病情决定是否需要单间并决定隔离标准，不可因为其感染 HIV 而进行区别收治，标识 HIV 感染者身份等。住院管理应根据 HIV 感染者病情变化开展院内、院外多学科会诊，以确保 HIV 感染者得到和非 HIV 感染者均等的高质量诊疗服务和标准收费。

三、社区管理

1. 社区组织定义：社区组织（community base organization，CBO）是指独立于政府系统和市场系统、具有一定程度公共性质并承担一定公共职能的社会组织。在国际上，由于文化和语言的差异，社区组织的称谓也有所不同，如非政府组织、非营利组织、第三部门等。鉴于在艾滋病防治领域里国内和国际的文献及工作通识，本文用 CBO 来代指社区组织。

2. 社区组织的特点：CBO 具有工作灵活度高、社区深入性强，更容易关注到社区中的弱势群体等特点，且 CBO 的工作人员多来自受艾滋病影响的人群，易获得服务对象的信任。因此，CBO 在艾滋病防治工作中能够起到补充政府职能、推动政府工作、建立交流平台等作用，形成了政府、专业机构、CBO 共同参与的良好格局。

鉴于服务 HIV 感染者的特点，我国 CBO 与医疗机构、疾控体系保持了密切联系，这种联系有益于 CBO 获取专业技术、资金、政策等方面的支持。根据以服务对象医疗需求为主的特点，目前 CBO 更多是围绕医疗机构提供服务。在政策层面，医院的 CBO 是政府实施艾滋病防治措施的有力补充；在治疗层面，医疗机构充分发挥特殊优势，更加公平地对待 HIV 感染者，医院的 CBO 可为 HIV 感染者在医院内部就医过程中沟通及转诊提供协助；在关怀层面，医院 CBO 能够更包容、更深入、更有效地开展心理疏导、心理减压等服务；在应急层面，当医疗机构人力资源储备不足时，CBO 弹性的人力资源、较强的社会动员能力能够提供应急补充服务。

3. 社区组织的服务功效：在抗病毒药物治疗体系和医疗体系中纳入 CBO 的服务对于改善 HIV 感染者体验，提高服务效果具有重要意义。WHO 在指南中也推荐在不同国家、地区建立不同的有效治疗服务方案，其中就包括了 CBO 提供的最佳实践。基于 CBO 提供的服务，不仅在于提供服务的便利性，也包括根据 HIV 感染者的需要提供信息咨询支持等。该项服务的提供也切实降低了 HIV 感染者和医疗单位的工作负荷、增强了队列保持率、减少了 HIV 感染者的疾病负担。

国家建立的社会组织参与艾滋病防治基金项目，由中华预防医学会管理，支持全国多个社会组织依法依规开展高危行为人群宣传教育、预防干预、检测咨询以及感染者和患者关怀救助等工作。国内的 CBO 在抗病毒药物治疗工作中重点提供了信息性、工具性、社会互动性和情感性支持，重点拓展的领域包括服务、教育和社会倡导等。北京市定点医疗机构中纳入"咨询-检测-治疗"一站式服务，在重点人群动员检测并建立转介 HIV 感染者的绿色通道，确保新发现的 HIV 感染者尽快启动抗病毒药物治疗。这一举措在 HIV 感染者抗病毒治疗队列保持方面发挥了重要作用。

提供成功的 CBO 服务需要有充足可靠的支持资源，包括固定的专业从业者、药物供应、优质医疗转介保障和可靠的治疗监测系统，同时需要对有失访、中断治疗的高风险患者进行持续动态的评估和支持。

四、自我管理

自我管理（self management）是源于心理行为治疗领域的一种行为方法，通过减少风险因素或控制和管理慢性病，被广泛应用于国内外慢性病的治疗和护理当中，并获得令人满意的效果。

研究学者提出慢性病自我管理的概念属性应包括：①患者需要积极主动参与护理过程；②存在患者与保健提供者的互动；③借助一定健康管理手段；④目的是维护慢性病患者的健康状况和日常生活能力。WHO 在 2016 年推出了患者参与（patient engagement）技术指南，强调了患者在参与方面的五大影响因素，包括患者自身背景和健康认识、患者自身健康状态与意愿、医务人员对于患者参与的意愿和态度、卫生机构对于患者参与的接受程度、社会医疗环境和氛围。

HIV 感染者自我管理的参与可以从决策性、照护性、诉求性等方式进入。

1. 决策性参与指在初期的治疗方案拟定、药物服用时间确定、疾病成本花费负担、家庭支持评估等方面，注重提供感染者参与的渠道与机会。

2. 照护性参与指 HIV 感染者通过接受抗病毒药物治疗系统培训，掌握相关健康维护知识与技能，运用"知信行"理论或者 HIV 感染者自报告系统等工作，参与抗病毒药物治疗过程中的监测与管理（如实验室指标的识别、症状量表的主动使用、情绪主动测量、睡眠监测、社会支持获取等）。

3. 诉求性参与指 HIV 感染者能够熟知并使用政策法规，运用法律维护其自身权益，使其在生活和学习、就医、就职及养老等方面得到应有的保障（如知晓其维护权益的管理部门或服务热线，结合自身情况利用社会政策申请和获取社会福利等）。

在支持 HIV 感染者自我管理方面，医疗机构可以通过以下五个步骤开展：培训医务人员关于 HIV 感染者自我管理相关知识；针对 HIV 感染者开展感染者自我管理支持性活动（如针对 HIV 感染者提出健康管理的问题给予积极肯定与正面反馈等）；提供 HIV 感染者自我管理多元通道（包括但不限于门诊、住院病房、互联网、电话、邮件、患者服务中心等）；与患者参与的 CBO 开展合作并设计相关服务内容；给予项目支持性政策环境等。

（韩　晶）

第二节　以患者为中心的服务

在临床领域，传统"以疾病为中心"的思想逐渐被"以患者为中心"的医疗服务理念取代。在艾滋病防治领域围绕以患者为中心的理念更加凸显，并在疾病预防和治疗、疾病照护、社区关怀和政策支持等方面一以贯之。

研究发现，健康相关生活质量是 HIV 感染者长期健康和福祉的核心，如多种合并症、社交隔离、身心脆弱、经济困难、症状负担重、残疾，以及既往污名化和歧视的经历都会影响 HIV 感染者的持续治疗和生活质量。通过开展整合式医疗照顾，提供适切的生育支持、咨询辅导等，根据 HIV 感染者的需求提供保密服务。在医疗场所内通过培训与各类活动，不断消除医疗场所内的歧视与污名，让 HIV 感染者及其照顾者获得高质量诊疗、护理、临终关怀等以患者为中心的重要服务举措。

（韩　晶）

第三节　服务的形式及特点

1. 服务计划的个体化。WHO 和 UNAIDS 提出了针对 HIV 感染者提供差异化服务的目的，即不让任何一个人掉队。例如，治疗药物组合依照 HIV 感染者个人状况（性别、年龄、合并症、经济等）而选择；领取药物方式与时长（月）；转化方案的可及性等。

2. 关怀照顾的全程化。《中国艾滋病诊疗指南（2024）》提出 HIV 感染者全程管理的概念，其关注的环节主要包括：①HIV 感染的预防和早期诊断；②机会性感染的诊治和预防；③个体化 ART 的启动和随访，服药的依从性教育和监督；④非艾滋病定义性疾病（non-AIDS-definingdiseases，NAD）的筛查与处理；⑤社会心理综合关怀。从疾病纵深管理方面，美国学者也提出了持续照顾（HIV continuum of care，CoC）的概念，包括了从 HIV 诊断、进入关怀/医疗体系、获得 ART 药物至达到持续病毒学抑制。

3. 服务团队的多元化。提供尊重和反映 HIV 感染者个人喜好、需求和价值的医疗护理，并确保所有临床决策符合 HIV 感染者的价值观，是医疗场所中以 HIV 感染者为中心的体现。在临床工作中，不仅需要感染科临床医生的参与，针对 HIV 感染者不同患病阶段的需求，护理人员、个案管理师、实验室人员、药师、社区组织的同伴、疾控机构随访人员都可以根据需要进行协助，以更好地让 HIV 感染者获得相应的服务与支持。

4. 服务网络的下沉化。HIV 感染者前往定点医疗机构或庞大的三级甲等医院通常会意味着消耗更多的交通时间成本和在医疗流程之内的等待时间成本。因此，根据 HIV 感染者治疗稳定情况与医疗机构服务能力、CBO 的支持能力和当地接纳 HIV 感染者的社会环境等，提供多点、便利的取药点或治疗点，对于 HIV 感染者抗病毒药物治疗的可及性、便利性而言是可以借鉴和参考的。

5. 信息获取的智能化。"互联网+医疗"是一种基于多种形式的医疗保健服务，主要包括：网络集成技术与医疗服务相融合；以互联网的信息技术手段为载体进行健康教育、信息查询等。通过互联网可提高人们对疾病预防的意识，规范慢性病日常行为并维持足够的复诊次数，降低并发症等风险，最终节约了人们的时间成本，降低了发病风险，同时对简化就医流程、提高患者就医体验、优化医疗资源配置等起到巨大推动作用。国内外关于"互联网+医疗"的研究较多，发现其对患者疾病治疗及康复过程具有良好的效果。借助于高水平的医疗团队，CBO 也可以运用互联网技术弥补基层医疗资源不足和医生诊疗经验不足的现状，为患者开展互联网医疗或线上咨询指导服务。

（韩　晶）

第四节　不同部门服务协作

群医学理念是由卫生保健系统单独或者联合其他协作者,在实现个体保健和治疗的基础上,为促进人口整体健康水平而开展的一系列具体活动。目标是在有限的医疗资源条件下,建立优质安全的卫生健康服务体系,高效合理分配与利用资源,以满足人民健康需求,顺应健康长寿的未来医学发展方向。在艾滋病防治领域开展的工作,让行政管理部门意识到整合医疗机构和疾控部门资源共同面对挑战、关切HIV 感染者健康生命诉求至关重要,卫生工作者要将从"以治病为中心"向"以人民健康为中心"的理念转变。

一、医疗机构内协作

为落实国家"四免一关怀"政策,抗病毒药物治疗的定点医疗机构承担了抗病毒治疗相关工作,包括筛查检测、阳性告知、疫情上报、绿色通道转介、启动治疗、随访关怀、耐药筛查、机会性感染处置和职业暴露等工作。医疗机构内相关部门,包括临床、医技和其他部门,既有独立职责也有协同义务,共同完成定点医疗机构内部整合工作。

1. 临床科室。协作临床中各部门协作,落实抗病毒药物治疗和机会性感染治疗的相关要求,合理制定诊疗、监测、检查方案,并组织相关人员落实。临床科室建立院内的艾滋病临床队列,确保服务达到医院及疾控机构等制定的标准。临床人员直接提供 HIV 感染者门诊和急诊诊疗、护理、健康教育、咨询等服务,为前来就诊的高风险人员提供职业暴露及性暴露前后预防处理服务,并完善相关信息上报。医技部门负责开展 CD4$^+$ T 细胞和 HIV 病毒载量、耐药检测等、影像学、药学等方面业务,并承担所需试剂、耗材、药物的招标、采购和管理等工作。

2. 其他辅助部门。社区组织协助为定点医疗机构就诊的 HIV 感染者提供人文关怀、健康教育和同伴咨询。根据 HIV 感染者需要提供医院内服务转介、陪诊等社会工作服务。

二、卫生体系协作

1. 疾控部门负责疫情监测,及时、准确、全面掌握艾滋病疫情和流行趋势。建立并优化艾滋病监测网络建设、配备不同层级检测设备和人员。开展流行病学调查、哨点监测,严格疫情报告制度等,并及时向社会公布。组织落实 HIV 感染者规范随访服务,并提供技术指导。

2. 妇幼保健机构其负责为孕产妇提供预防母婴传播检测与咨询服务,为感染孕产妇及所生儿童提供规范的干预服务,接受预防母婴传播相关技术指导和培训,按照要求收集、上报相关信息资料。母婴阻断工作包括多个方面,如咨询、检测、妊娠指导、药物阻断、分娩、人工喂养、随访、关爱等。在推荐婚检、救助、社会组织关怀等方面需要民政部门参与;而在疫情监测、实验室质量管理等方面,疾控中心的作用是无可替代的。因此,良好的、可持续的合作机制是消除艾滋病母婴传播的重要保障。

3. 性病防治机构开展性病诊疗业务的医疗机构职责包括:根据性病诊断标准和技术规范对性病就诊者进行诊断治疗,并按照规定报告疫情;针对就诊者及高风险人群开展性病防治知识宣传、健康教育、咨询和必要的干预;协助卫生行政部门开展性病诊疗业务培训;开展实验室检测质量控制;协助疾病预防控制机构开展疫情调查和流行病学调查等工作。鉴于性病防治机构服务对象的隐匿性与性传播疾病患者面临的歧视与羞辱,性病防治机构应与疾控部门和/或开展性病防治工作的社会组织开展合作,在当地卫生行政部门的统一规划和疾病预防控制机构的指导下,对有 HIV 高感染危险行为的人群开展健康知识宣传和行为干预,提供咨询、阳性转介等服务。

4. 结核病防治机构负责做好肺结核患者的报告、登记和相关信息的录入等工作;为符合条件的结核分枝杆菌潜伏感染者提供预防性治疗服务;对肺结核患者和家属进行健康教育;开展机构内的结核感染控制工作。为所有结核患者进行 HIV 筛查,如果筛查阳性,应该转诊到疾控机构进行确证检测。

5. 其他公共卫生项目医疗机构开展戒毒治疗,即对吸毒人员采取相应的医疗、护理、康复等医学措施,帮助其减轻毒品依赖、促进身心康复的医学活动。维持治疗机构除为治疗人员提供维持治疗外,还应充分利用戒毒医疗资源,支持做好社区戒毒社区康复人员的戒毒治疗和身心康复。还须开展禁毒和防治艾滋病、丙型肝炎(丙肝)、梅毒等法律法规的宣传工作;提供心理咨询、心理康复及行为矫治等工作;开展艾滋病、丙型肝炎、梅毒和毒品检测;协助相关部门对治疗的HIV感染者进行随访、治疗和转介;协助食品药品监管部门开展对治疗人员药物滥用的监测工作。

在美沙酮维持治疗工作中,需要多部门的协作,如公安机关要做好吸毒人员的检测、登记和管控,协助社区戒毒社区康复工作机构加强日常管理,配合卫生部门做好戒毒医疗服务。民政部门要将社区戒毒、社区康复工作纳入和谐社区建设和农村社区建设试点工作的重要内容,落实各项有关政策。司法行政部门要加强对社区戒毒、社区康复人员的法制教育;强制隔离戒毒所要做好解除强制隔离戒毒人员出所时与社区戒毒、社区康复机构的衔接工作。人力资源社会保障部门要把社区戒毒、社区康复人员纳入就业培训工作规划,按规定落实各项就业扶持政策。工会组织要加强对吸毒职工的法制教育和帮扶救助等。

三、多部门协作

政府主导,多部门合作是我国防治艾滋病的指导方针之一。多部门合作在国际上的成功经验已经得到验证。政府的组织领导是多部门合作的重要保障,防治艾滋病不是卫生机构独立解决问题,而是涉及方方面面,相关部门需要形成各司其职,各负其责,齐抓共管,协同作战良好局面。

重要的协作关系列举如下。

1. 不同行政部门之间的协作,例如,教育和宣传部门协助支持卫生部门,使用受众喜闻乐见的方式开展广泛的艾滋病防治知识的传播工作。坚持经常性传播和重点宣传教育相结合,针对不同人群开展适宜的健康教育与科普宣传,消除对HIV感染者的羞辱和歧视,传播艾滋病防治的正确知识,营造良好的社会氛围。监管场所与定点医疗机构、疾控部门协作,保障HIV感染者的治疗持续及合并症的诊疗服务。协同办理出入监管场所HIV感染者的信息转介,确保国家艾滋病防治信息的持续性、准确性和完整性。

2. 国家科研机构针对艾滋病等重大传染性疾病等任务,提供科研经费支持,支持开展国际交流与合作、人员教育培养等。对于艾滋病疫苗、国产药物研发、中西医结合治疗、科技成果转化、定点医疗机构建设等方面给予支持。

3. 社会企业通过课题或公益捐赠等形式,支持定点医疗机构、社会组织等开展整合式服务,为贫困HIV感染者和特殊HIV感染者群体提供经济援助或必要公益物资支持等,支持HIV感染者回归工作、学习和生活,感受到社会主义大家庭的温暖。

(韩　晶)

参 考 文 献

[1] World Health Organization. Consolidated guidelines on the use of antiretroviral drugs for treating and preventing HIV infection: Recommendations for a public health approach.2nd ed. Geneva: WHO Press, 2013.(2024-12-28)[2016-06-01]. https://iris.who.int/bitstream/handle/10665/208825/9789241549684_eng.pdf.

[2] Joint United Nations Programme on HIV/AIDS.Fast-Track- Ending the AIDS epidemic by 2030. Geneva: Joint United Nations Programme on HIV/AIDS, 2014.(2024-12-28)[2014-11-18]. https://www.unaids.org/sites/default/files/media_asset/JC2686_WAD2014report_en.pdf.

[3] 樊代明. 整合医学初探. 医学争鸣, 2012, 3(02): 3-12.

[4] 杨维中,冷志伟,单广良,等. 群医学:弥合预防医学与临床医学裂痕的新兴学科. 中华医学杂志,2020,100(26): 2001-2005.

[5] 任明辉,张拓红,徐进,等.促进初级卫生保健高质量发展,迈向全民健康新时代的北京倡议.中国全科医学,2024,27(10): 1149-1152.

［6］刘璇, 湛永乐, 岳和欣, 等. 浅述群医学与价值医疗. 中华流行病学杂志, 2021, 42（05）: 923-927.

［7］Master's in Public Health Degree Programs.What is population medicine.（2024-12-28）［2020-05-02］.https: //www. masterspublichealth.net/faq/what-is-population-medicine/.

［8］任成山, 刘恩, 林辉. 群医学的理念及发展现状. 中华肺部疾病杂志（电子版）, 2020, 13（5）: 581-585.

［9］王毅. 曾光. 现有措施不足以控制艾滋病流行. 中华医学信息导报, 2003（22）: 3-4.

第三章　HIV 感染者社会心理支持

第一节　HIV 感染者常见社会心理问题

抗逆转录病毒治疗（antiretroviral therapy，ART）使艾滋病成为可防可控的慢性传染性疾病。但是，由于艾滋病传播途径的特殊性、不可治愈性、病死率高等特点，以及人们对艾滋病的污名化和歧视，HIV 感染者在躯体、情绪、认知、行为及社会关系等方面容易出现问题，包括抑郁、焦虑、睡眠障碍等社会心理问题，严重者长期存在创伤后应激障碍，甚至存在自伤自杀的意念或行为。国内外研究表明，HIV 感染者心理健康水平低于一般人群，影响心理健康的不利因素包括：较高的心理压力、消极的应对方式、缺乏社会支持和家庭功能等。以下将具体介绍几种常见社会心理问题的特点、发病率及影响因素，为医务人员的诊疗提供参考。

一、抑郁

抑郁（depression）是一种负性情绪，其特征是在日常生活中产生悲伤、失落、愤怒和沮丧的感觉。当这种抑郁情绪持续存在并严重影响个人的生活功能时，则可能发展为抑郁症。抑郁症是一种临床诊断的心理疾病，表现为长期且显著的情绪低落、自我否定及自我价值感低下，并伴随社会和认知功能的损害，是导致自残和自杀的重要因素。

在国内外针对艾滋病合并抑郁的研究中，通常采用贝克抑郁量表（Beck Depression Inventory，BDI）、流行病学研究中心抑郁量表（Center for Epidemiologic Studies Depression Scale，CES-D）等量表来筛查抑郁症状，以评估个体的抑郁程度，然而是否确诊为抑郁症需要精神科医生综合评估。一项来自全球的 meta 研究显示，HIV 感染者中抑郁症状的检出率约为 31%。2021 年袁清青等对我国 HIV 感染者抑郁的系统回顾和 meta 分析结果显示，抑郁的检出率高达 53.8%，差异来源于地域和筛查工具的不同。祁慧等对未接受抗病毒治疗的 HIV 感染者中抑郁症、焦虑症的发病现状进行分析，发现存在抑郁、焦虑情绪的患者占总样本的 40.07%，而采用心理疾病专家诊断系统确诊为抑郁症、焦虑症的 HIV 感染者占总样本的 17.43%。此研究可以作为 HIV 感染者存在抑郁症状及确诊抑郁症之间关系的参考。

2022 年，一项 HIV 感染者抑郁影响因素的 meta 分析结果显示，年龄≥50 岁、户籍为农村、独居、$CD4^+$ T 细胞<200 个/μl、疾病分期为艾滋病期、感知歧视或羞耻等是 HIV 感染者抑郁的危险因素，而经济水平高和社会支持较好是保护因素。抑郁不仅影响 HIV 感染者的心理健康，还可能对其身体健康和疾病进展产生负面影响。抑郁状态下的 HIV 感染者可能面临治疗依从性下降、免疫功能减弱等问题，从而加剧 HIV 病情的发展。因此，及时识别和治疗抑郁对于 HIV 感染者至关重要。

二、焦虑

焦虑（anxiety）是一种情绪反应，表现为紧张不安、惊恐、躯体化表现、失眠等，当焦虑症状持续存在，影响日常生活功能、导致行为异常时称焦虑症。焦虑症是需要临床诊断的心理疾病。在国内外针对焦虑的研究中，通常采用多种量表作为焦虑症状的筛查工具，包括焦虑自评表（Self-Rating Anxiety Scale，

SAS）、医院焦虑与抑郁量表（Hospital Anxiety and Depression Scale-Anxiety, HAD-A）等，这些量表帮助研究人员评估个体的焦虑水平。

张雯欣等对截至 2022 年 3 月有关中国 HIV 感染者焦虑检出率的横断面研究进行 meta 分析，结果显示焦虑症状检出率为 33.04%，差异的来源与地域和筛查工具有关。此外，一项针对门诊 HIV 感染者的研究发现，焦虑症状的检出率为 20.0%，而采用心理疾病专家诊断系统确诊为焦虑症的患病率为 9.4%，这可以作为焦虑症状与确诊焦虑症之间关系的参考。

研究还发现，新诊断 HIV 感染者的焦虑状况最严重，平均检出率为 41.14%；其次是老年人群（≥50岁）为 34.68%；男男同性性行为人群为 31.71%。获得社会、家人、朋友支持的个体焦虑程度低，说明社会支持是焦虑症状的保护因素。因此，需要重点关注新诊断的 HIV 感染者、老年人群、社会支持度低的 HIV 感染者，及早筛查发现存在焦虑症状的感染者并提供有针对性的干预。

三、睡眠障碍

睡眠障碍（sleep disorder）是指睡眠中出现的异常情况，包括睡眠时长和质量的异常，也可以表现为睡眠和觉醒节律的紊乱。睡眠障碍可能出现在感染 HIV 后的各个阶段，是 HIV 感染者治疗期间发生率最高、最严重的核心症状之一。谢鹏等对截至 2023 年 7 月我国 HIV 感染者睡眠障碍的 meta 分析结果发现，HIV 感染者睡眠障碍的发生率为 46%。总体而言，学历低、已婚、失业、存在焦虑和抑郁症状、缺乏社会支持者更容易出现睡眠障碍。特别需要关注的是，男男性行为者、确诊时间较短、抗病毒治疗方案中包含依非韦伦（EFV）、服药依从性差的 HIV 感染者发生睡眠障碍的风险更高，是导致 HIV 感染者睡眠障碍的重要因素，是临床医务人员需要关注的重点。

四、创伤后应激障碍

创伤后应激障碍（post-traumatic stress disorder, PTSD）是由创伤性事件引起，以创伤性再体验、回避、麻木和警觉性增高为主要症状的精神疾病。PTSD 是 HIV 感染者最容易发生的疾病之一，同时也是引发其他精神疾病的重要风险因素之一。研究表明，HIV 感染者中 PTSD 的患病率为 38%，其中 40.4% 终生不愈。HIV 感染者 PTSD 发病率高于一般人群，尤其是遭受过暴力或虐待的女性 HIV 感染者，其 PTSD 的患病率约为非 HIV 感染女性的 5 倍。感染 HIV 与 PTSD 共病的患者，其自杀意念与自杀企图是一般 HIV 感染者的 4.7～7.6 倍。感染 HIV 与 PTSD 共病可能与患者自身生理因素（如位于端脑的皮质嗅球体积改变）、心理因素（如童年期遭受过悲惨经历）、社会因素（如 HIV 相关的污名化）等有关。感染 HIV 与 PTSD 共病的概率较高，成因较为复杂。有单一因素的影响，也可能是多重因素共同作用的结果。在临床实际工作中，建议以患者为中心，开展个性化的医疗服务。

五、自杀意念及自杀行为

自杀（suicide）是一种复杂的社会现象，也是重要的公共卫生问题和精神卫生问题。自杀意念及自杀行为是一系列生理、心理及社会因素共同作用的结果，既往研究表明，歧视可能是 HIV 感染者心理问题产生的重要原因，而这些心理问题包括低自尊、低社会支持感知、焦虑以及抑郁等，最终产生自杀意念和实施自杀。

研究发现，HIV 感染者自杀意愿率较高，其自杀未遂率也高于一般人群。自杀行为发生至少有两个高峰时期，一个是刚得知 HIV 感染的时期，另一个是出现艾滋病症状时期。一项关于中国 HIV 感染者相关研究的 meta 分析显示，自杀意念发生率为 30.3%。其中，失业的 HIV 感染者自杀意念发生率为 32.7%，高于有工作者，但不同性别、学历、居住地等的 HIV 感染者自杀意念差异不显著。

利用 2013—2018 年国家艾滋病病例报告系统数据分析我国 HIV 感染者自杀死亡的空间分布及特征，结果显示，自杀死亡占总死亡的比例为 2.31%，自杀死亡率为 33.12/万。确诊一年内 HIV 感染者的自杀死亡比例最高，特别是确诊后一周内自杀死亡比例最高，之后呈下降趋势。自杀死亡率及自杀死亡比例呈现空间聚集性，我国中南部和东部地区为较高区域；低年龄及男男同性性行为感染是 HIV 感染者自杀死亡的主要危险因素；经济水平在全国范围内对自杀死亡比例的影响以负相关为主。

　　HIV 感染者在面对疾病的过程中，除了常见的社会心理问题外，还可能出现精神性疾病等问题，比如精神分裂症、双相障碍、认知障碍等。这些精神性疾病问题可能与 HIV 感染本身或其治疗药物所产生的影响有关。综上所述，HIV 感染者面临的社会心理问题复杂而多样。因此，医务人员需要重视并及时干预这些问题，以提高 HIV 感染者的心理健康水平，改善其生活质量。

（张娅玲）

第二节　HIV 感染者抗病毒治疗依从性

　　HIV 感染者抗病毒治疗依从性是指 HIV 感染者按照处方或医嘱要求按时按量服药的依从程度，不依从是指感染者没有遵循医嘱方案，表现为 HIV 感染者在服药过程中不能坚持服药、服药剂量不足或过量、没有按时服药、没有按饮食或其他要求服药等。抗病毒治疗的依从性与治疗效果直接相关，并影响患者的健康状况及后续治疗。服药依从性只有在 95% 或以上才可以最大限度地抑制病毒复制，促进机体免疫系统重建和降低艾滋病相关的发病率和病死率。服药依从性差可能导致 HIV 耐药毒株的出现、抗病毒治疗失败、出现临床症状和增加死亡危险，进而限制抗病毒治疗药物的选择性。另外，由于服药不依从产生的 HIV 耐药株可传染给新感染者，给其他感染者的抗病毒治疗带来困难。因此，HIV 感染者服药依从性对保证个体治疗效果和整体抗病毒治疗工作顺利开展具有举足轻重的意义。

一、服药依从性现状

　　对我国 2012—2022 年关于 HIV 感染者抗病毒治疗依从性的 meta 分析结果显示，合并后的抗病毒治疗依从率为 86.57%（95% CI 86.01%～87.12%），但与好的依从率标准（95%）仍存在差距。不同地区间抗病毒治疗依从率比较发现，华东地区最高，依从率为 92.13%（95% CI 91.45%～92.82%），西北地区最低，依从率为 55.07%（95% CI 50.75%～59.38%），可见不同地区依从率差异较大，提示医务人员需要关注各自治疗点患者服药依从性的评估。研究经常采用的依从性评估方法包括：抗病毒治疗用药自陈式问卷（Community Programs for Clinical Research on AIDS Antiretroviral Medication Self-Report Questionnaire，CPCRA）、Morisky 服药依从性量表（8-itemMorisky Medication Adherence Scale，MMAS-8）、依从性支持评价中心（The Center for Adherence Support Evaluation，CASE）指数、药品计数、面对面问答等，不同依从性评价方式对依从性的评估结果没有显著差异。

二、服药依从性的影响因素

　　影响 HIV 感染者服药依从性的因素较为复杂，包括感染者自身因素、治疗相关因素、医疗服务质量因素、社会文化因素等，如图 7-3-2-1 所示。

（一）感染者自身因素

　　HIV 感染者对疾病及抗病毒治疗的认知程度越高，依从性越好。HIV 感染者的认知因素与其年龄、受教育程度等密切相关。年龄较大、受教育程度低者对疾病的认知不足，依从性不佳；存在神经认知障碍方面疾病的 HIV 感染者依从性通常较差，轻者容易忘记服药，重者（如精神分裂、阿尔茨海默病等）不能自行服药。心理因素会影响到 HIV 感染者服药的动力，抑郁与服药依从性呈负相关。物质滥用者、酗酒者等出现不按时服药的概率较高。独居者可能由于无人提醒、缺乏社会支持，服药依从性较差；住集体宿舍者由于担心暴露也容易出现不按时服药的情况。无工作或工作不固定，经济条件差者服药依从性较差。

（二）治疗相关因素

　　研究表明，HIV 感染者服药期间发生药物不良反应者可能会出现不依从的行为；治疗方案复杂的 HIV 感染者依从性可能较差，一天服药一次者依从性较好；治疗时间对依从性的影响较为复杂，治疗 10 年以上 HIV 感染者依从性有变差的倾向；疾病严重程度也影响抗病毒治疗依从情况，CD4$^+$ T 细胞计数越

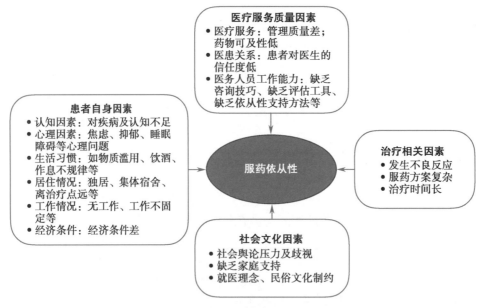

图 7-3-2-1　HIV 感染者服药依从性影响因素

少,病情越严重的 HIV 感染者越倾向于遵从医嘱,而认为自己身体无异常者可能出现不依从的情况。

(三)医疗服务质量因素

抗病毒治疗机构为 HIV 感染者提供规范的诊疗,保证 HIV 感染者不断药、提醒 HIV 感染者按时复诊、落实医保政策等对保证感染者的服药依从性非常重要。医务人员工作能力对 HIV 感染者服药依从性有影响,医务人员能够根据感染者理解能力传递科学的 HIV 感染及抗病毒治疗相关知识、能准确评估 HIV 感染者服药依从性问题并给予针对性指导、能与感染者建立并保持良好的医患关系等,对 HIV 感染者服药依从性有积极影响。

(四)社会文化因素

社会文化因素是一个复杂的概念,它涉及多个领域和维度,包括但不限于教育、宗教、语言、民族和地理特征、历史事件、技术进步、经济变化、娱乐文化、族群关系等。目前针对社会文化因素对 HIV 感染者服药依从性影响的研究不多。已有的相关研究包括,社会大众对 HIV 感染者存在歧视、对男男同性性行为 HIV 感染者也存在歧视,因此遭受过歧视或者认为自己可能受到歧视的 HIV 感染者依从性较差;不同民族之间的风俗习惯和语言环境不同会影响到与医务人员的沟通,导致 HIV 感染者和艾滋病患者对按时服药的重要性缺乏理解;HIV 感染者缺乏家庭支持也可能导致依从性较差,同伴支持在 HIV 感染者治疗及减轻副作用方面有积极作用。此外,医务人员需要关注民间传统的就医理念、网络文化等因素对依从性的影响,这些都是 HIV 感染者依从性教育中不可忽视的因素。

三、服药依从性的咨询

治疗点需要将新入组、病毒载量反弹、脱失再找回、依从性差等重点 HIV 感染者纳入个案管理。由个案管理师为其提供完整的服药依从性咨询,这是 HIV 感染者后续保持良好依从性的基础。依从性风险评估内容及应对方式见表 7-3-2-1。个案管理师须根据个案管理相关工作流程及咨询清单开展工作,与 HIV 感染者建立良好咨询关系,使用清晰、易于理解的依从性咨询工具,积极应用数字化、多媒体等便捷方式为 HIV 感染者和艾滋病患者提供依从性咨询。

针对转入常规管理的 HIV 感染者和艾滋病患者,医务人员需要在其每次接受随访时开展依从性评估。可采用核对药品种类、服药时间、剩余药量等方式初步评估服药依从性,对于存在漏服、错服或者停药的感染者,须进一步探索明确是否存在依从性障碍并提供有针对性的依从性教育,对于依从性不良的 HIV 感染者建议纳入个案管理。

表 7-3-2-1　HIV 感染者服药依从性风险评估及应对策略

内容	存在问题	应对策略
认知水平	□记忆力差 □不能独立阅读书面材料 □语言不通 □思维混乱	• 使用患者能理解的材料或语言进行宣教 • 核对患者对服药及随访的理解并对重点内容重复讲解 • 使用纸笔等材料记录重点内容并交给患者保存 • 寻求家属或同伴支持
对疾病的认知	□不知晓自己的患病情况 □对疾病的认知不足 □对治疗的认知不足	• 加强对患者的咨询和宣教 • 提供科学的信息和案例 • 寻求家属或同伴支持
治疗意愿	□完全无治疗意愿 □治疗意愿较弱	• 分析治疗意愿弱的原因 • 关注患者的需求和感受 • 寻找突破口，激发治疗动机 • 定期评估和反馈
居住地状况	□独居　□集体宿舍　□居无定所 □住址距就诊地点交通不便　□居住在外地	• 制定合适的随访计划 • 提供多样化随访方式
就业情况	□没有工作/无法工作　□工作不稳定 □工作时间不规律　□频繁出差在外 □从事注意力高度集中的工作　□夜间工作	• 关注生活或工作变化对依从性的挑战 • 关注药物方案与生活节奏的匹配
经济情况	□无收入来源　□家庭平均月收入低于 3 000 元	• 链接社会资源
自理能力	□衣食住行自理有困难　□复诊需人陪同	• 对家属进行健康宣教 • 加入感染者小组支持 • 链接社会资源
家庭/社会关系	□无家属　□孤儿　□家人不知情 □缺乏家人、朋友的关心与支持 □担心或遭受了歧视	• 提供告知家属或朋友利弊的咨询 • 对家属进行健康宣教 • 链接社会资源 • 加入感染者小组支持
并发症/其他疾病	□结核病　□性传播疾病 _____　□丙肝 □高血压　□高血糖　□其他 _____	• 合理安排不同药物的服药时间 • 提供相应健康宣教 • 转介治疗
成瘾行为	□过度饮酒　□过度吸烟　□使用毒品 _____	• 提供健康宣教或心理辅导 • 转介治疗 • 寻求家属或同伴支持
心理健康	□负面情绪较重（如焦虑、抑郁等） □有睡眠障碍　□有精神障碍 _____	• 使用相应量表进行评估,确定问题严重程度 • 提供健康宣教或心理辅导 • 转介治疗
不良反应	□发生过严重药物不良反应	• 讲解出现不良反应后的处理方法 • 推荐优化后的治疗方案
高危行为	□多性伴　□无保护性行为	• 提供健康宣教或心理辅导 • 加入感染者小组支持
营养水平	□有营养不良　□进食困难	• 营养建议 • 转介治疗

（张娅玲）

第三节 HIV 感染者的社会支持

一、社会支持的概念

社会支持(social support)是指运用物质和精神手段,对相关群体进行多层次帮助的行为体系,其实质是一种资源的传递。目前,社会支持在社会科学领域占有重要地位,但它早期在医学领域运用更为广泛,是由依附理论演变而来,强调早期关系的重要性。20 世纪 70 年代后,人们更多地将社会支持的属性分为工具性支持和情绪性支持,前者是指个体在社会中获得物质属性的资源,常表现为金钱、物质、服务等,后者是指个体内心被支持的情感体验,常表现为关心、信任、理解等。

二、社会支持的类型

在不同的视角下,社会支持呈现出多样化的分类特征。从提供支持的主体看,分为正式支持与非正式支持,前者指各种制度性支持,提供者多为政府、正式的社会组织,后者常为亲朋好友与非正式组织。从社会支持程度的影响层面来看,主要有两套体系,一个是从个人、家庭、社区三个层面来分析社会支持资源,另一个是从个人、环境、发展因素三个层面来分析。从微观来看,社会支持是指个人通过互动接触等获得的物质支持和精神支持。一方面,它具有缓冲应激压力的作用,通过削弱压力来提高生存质量,另一方面,有助于个体保持积极的正向情绪和心理健康。所以不难看出,社会支持在科普艾滋病预防和干预知识、减少高危行为、降低艾滋病的社会歧视、提供社会关怀和家庭支持等方面都能发挥积极的作用。同时,实践证明社会支持不仅能够降低诊疗成本、缓解各级政府财政压力,还能有效提升 HIV 感染者的生存质量。针对 HIV 感染者的社会支持方式列举如下。

(一)全社会参与落实关爱行动

社会心理学指出,社会歧视是一种由排斥性与否定性的社会态度造成的不公正、不合理并带有社会偏见的、不公平的制度或者行为。所以反对艾滋病社会歧视不仅是文明社会的基本要求,还应体现在动员更多的社会力量参与到对 HIV 感染者及其家庭成员的关爱活动中来。

近几年来,全国各地在大力推进中国红丝带行动,在 HIV 感染者的关爱活动中做了大量的工作,积累了宝贵的社会支持经验,如开展受艾滋病影响儿童关爱行动、推动支持全社会共同参与的 HIV 感染者互助生产自救等。同时,进一步发挥各行各业在关爱 HIV 感染者和反社会歧视行动中的优势,提高艾滋病自愿咨询检测的可及性和私密性,使更多有高危行为的人主动前来咨询检测;为 HIV 感染者持续提供心理支持和关心、关爱等服务,为他们及其家人营造一个尊重、理解、友善、包容的心理社会支持系统,为 HIV 感染者创造良好的生存环境。

我国艾滋病防治工作实施的"四免一关怀"政策,在体现政府的人文关怀和社会支持方面发挥了非常积极的作用。HIV 感染者不仅面临着躯体上的病痛和生活上的困难,还可能面临着社会的歧视,因此应该在法律支持、人格保障、药物干预、复诊康复、健康科普、心理辅导、人际交往等方面给予关爱。

(二)每个人参与营造包容环境

无论 HIV 感染者身份如何,因何种原因患病,他们在医学范畴中都是病患,在社会学范畴中均是弱势群体。这就要求 HIV 感染者的家庭成员有义务给予他们足够的接纳和照料;社区和政府有责任给予 HIV 感染者及时、公平的疾病预防与保健资源;社会中的每个人都应给予 HIV 感染者人格和权利方面的充分尊重,包括 HIV 感染者同伴间的互相理解与支持。只有最大程度地消除社会歧视,尊重 HIV 感染者的人身权利,使他们有尊严地生活在社会之中,才有可能有效地遏制艾滋病的传播。

众多 HIV 感染者心理健康状况的现场研究表明,营造包容的社会环境对于防治艾滋病具有十分重要的意义。通过广泛深入的健康教育,积极科普艾滋病防治知识,使社会大众掌握艾滋病传播途径、自我保护方法和技能、艾滋病防治的政策法规和关爱措施等,教育引导每个人养成积极健康的生活习惯,消除对艾滋病不必要的恐慌和紧张心理。通过持续建立以人为本的社会氛围,以悦纳的心态给 HIV 感染者以更多的社会关怀,以利于消除艾滋病对人类健康的威胁。

三、社会支持的主要表现

1. 来自家庭的支持与关爱需要家庭成员间能够接受其 HIV 感染者的身份,提供持续的关怀和支持,在抗病毒药物治疗中提供照顾、提醒和陪同等。

2. 来自 HIV 感染者社区的支持给予 HIV 感染者稳定的人际关系支持和社会身份认同。

3. 来自社会的接纳和关怀让 HIV 感染者能够体会到全社会的温暖和包容,从而树立积极乐观的心态。

4. 来自国家政策的保障从制度、经济、政策等方面全方位保障,让符合条件的 HIV 感染者可以及时享受国家"四免一关怀"政策、低保申请和社会救助等政策。

5. 来自社会平等的公平对待消除社会歧视和羞辱,让 HIV 感染者在就医、就业、求学等方面享有平等的待遇。

（庞　宇）

第四节　HIV 感染者的家庭支持

为进一步提升 HIV 感染者的健康状况,UNAIDS 提出让 HIV 感染者拥有良好的生存质量这一目标,对 HIV 感染者的社会照护体系,特别是家庭支持提出了更高要求。在艾滋病已经逐渐转变为一种可控的慢性传染性疾病的同时,其流行趋势及疾病特点给相关机构和组织带来了日益加重的负担,同时也导致 HIV 感染者对家庭支持的需求不断增多。

家庭支持中,照顾者的身份可以分为正式照顾和非正式照顾,正式照顾是指在专业机构提供维持性、治疗性、康复性的照顾,通常是有相关专业资格的人员提供系统的照顾。非正式照顾包括了家庭内照顾,与正式照顾构建起围绕患者服务的支持网络和相互补充。家庭照顾是更强调家庭作用的照顾方式,与居家护理含义相近,都是强调在居住地接受照料,但家庭照顾更强调家庭成员给予的照料服务,而居家护理还可指专业护理人员的照料服务。家庭照顾地点固定在居住地,照料提供者与 HIV 感染者之间多为亲属关系,HIV 感染者所需的一切基本生活需求都在居所及家庭成员的帮助下得到满足。家庭照顾伴随着"家文化"而生,其既是具有血缘的群体活动的结果,也包括了 HIV 感染者的社会关系和社会支持体系的支撑功能。

一、非正式照顾者在减轻疾病负担中的作用

非正式照顾者,又被称为家庭照顾者,一般指没有经过严格的资格培训,为 HIV 感染者提供无偿照料服务的家庭成员或者朋友。非正式照顾者为 HIV 感染者提供直接的照护,并作为 HIV 感染者的主要家庭支持来源,一定程度上能够帮助患者提高抗病毒治疗的依从性、改善患者生活质量及心理健康状况,在 HIV 感染者关怀和支持中起到重要作用。

在目前的医疗社会中,非正式照顾者为 HIV 感染者提供的照顾服务是不可缺少的。截至目前,非正式照顾者为成年人提供大约 90% 的居家长期护理。以美国为例,非正式照顾者可通过降低专业化护理服务相关的成本,大约每年为医疗保健系统节省 3 500 亿美元,如果所有的非正式照顾者都被专业人员替换,医疗保健系统的成本可能会飙升,估计的非专业化护理服务成本为 2 210 亿美元,专业化护理服务成本为 6 420 亿美元。我国也有数以百万计的家属、朋友等承担着 HIV 感染者的非正式照顾者的角色,他们为国家医疗保健系统节省了大量的卫生资源。因此,非正式照顾者在促进感染者健康和降低国家医疗成本方面起着重要作用。

二、照顾负担的增加对非正式照顾者的身心健康影响

研究发现,疾病的诊断及治疗不仅影响 HIV 感染者本身,同时也会影响其照顾者的心理状况。照顾

者不仅需要承担 HIV 感染者的照护任务,还要应对 HIV 感染者各种各样的需求,诸如疾病相关的症状和并发症的处理,给予身体、心理、社会及经济等方面的支持等。国内外大量研究表明,由于承担照顾者角色,非正式照顾者需要面对不同程度的照顾者负担,因而身心健康受到影响,并引发一系列的公共卫生和社会问题。人口老龄化、慢性病患者人数的增加,以及缺乏对家庭或非正式照顾者的专业支持,增加了照护者的负担。当照顾患者的角色需求超过照顾者自身角色转变及应对能力时,照顾者便会感到压力,甚至出现身心疲惫,表现为身体及心理负担,多数照顾者还伴有严重的经济负担。照顾者角色可对照顾者自身产生多方面的负面效应,包括总体生活质量、生理、心理、经济和社会等方面,可表现为疲乏、无力、睡眠障碍、食欲减退、焦虑、抑郁、生活质量下降等。所以,对于照顾者的足够关心关爱,在 HIV 感染者家庭支持中同样重要。

三、以家庭为中心开展赋权支持和政策落地

1986 年,WHO 在《渥太华宪章》中着重强调将赋权作为促进健康的一项战略。WHO 定义"患者赋权"为:患者对影响其健康的决策和行动获得更大控制权的过程。伊朗学者 Alhani 基于扎根理论提出了以家庭为中心的赋权模式(family centered empowerment model),此模式认为可以通过增强家庭系统作为重点来促进健康行为能力、改变认知态度、提高自我效能和提高应对技能,而目标的实现涵盖了四个连续的、完整的执行阶段,包括感知威胁、解决问题、教育干预和系统评价。因此,家庭赋权是以赋权为基础,医护人员结合照顾者的照顾问题,制定个性化照顾方案,向家庭成员传达照顾知识及技能,使其能够积极掌握健康的生活方式,进而达到提高患者抗病毒药物治疗成效及其家庭生活质量的目的。为了更好地赋权家庭成员,医疗机构和艾滋病关爱组织可以通过以下策略提供支持。

(一)运用适宜方法提供健康教育,支持和提升家庭成员健康知识水平,例如医疗机构内的健康宣传园地、健康折页、科普视频、公众号、热线电话、主题健康日宣传等。

(二)运用同伴支持、心理咨询等方法,改善家庭成员负性情绪,如通过招募感染者类似家庭的家属开展同伴支持,分享积极经验,或者由有经验的医务人员、心理咨询师提供压力管理、负性情绪识别,以及处理的帮扶。

(三)整合社会资源,通过公益项目提供家庭援助或喘息服务。例如通过政府购买服务或者志愿者组织公益项目,提供为感染者家庭采买生活用品、医院内陪诊、护送检查等服务。

(庞　宇)

第五节　HIV 感染者的自我心理调节

艾滋病正在变成一种可控的慢性传染性疾病,在重视治疗 HIV 感染者躯体疾病的同时,还应持续关注 HIV 感染者的精神心理问题,并提供有效的自我调节方式。

一、HIV 感染引起的心理负担

HIV 感染者的心理压力集中在对于患病现实的感受、对生死的强烈感受、对社会隔离的感受、对社会支持的强烈期盼等方面。按照得知被感染后的反应阶段可分为:震惊与否认、愤怒与压力、磋商与烙印、忧郁与沮丧、接受与面对,以及恶化与死亡六个阶段。研究显示,HIV 感染者易产生众多精神心理健康问题,这些健康问题包括但不限于焦虑、抑郁、躁狂、物质成瘾、创伤后应激障碍、认知功能障碍,以及抗病毒治疗药物引起的情绪障碍、睡眠障碍等副作用。研究显示,在美国的 HIV 感染者中,严重抑郁障碍的患病率为 16.2%～36%;在巴西的一项横断面调查中,有 32% 的 HIV 感染者出现抑郁症。而我国的一项系统综述也显示 HIV 感染者中有 50% 伴有不同程度的抑郁症状。另有研究报道,HIV 感染者合并焦虑的患病率约为 21%～40%,创伤后应激障碍的患病率约为 30%,分裂情感性精神障碍的患病率约为 0.2%～15%,且精神障碍发病率可能随艾滋病病情加重而增加。相关 meta 分析结果显示,HIV 感染者的自杀死亡率为 10.2/1 000 人年,约是一般人群的 100 倍(0.11/1 000 人年)。

从 HIV 感染者自身角度看,艾滋病引发精神心理健康问题的原因主要有以下四个方面。

1. 由对艾滋病的恐惧、遭受社会歧视或得知感染 HIV 带来的突然打击导致的严重情感障碍、应激障碍。

2. HIV 在感染早期便侵入人体中枢神经系统,HIV 本身及 HIV 感染后免疫细胞激活引发的炎症反应及病毒蛋白 tat/gp120 等的神经毒性作用可造成中枢神经系统损害,导致认知行为改变。

3. HIV 破坏人体免疫系统造成免疫功能缺陷,从而使机体容易罹患机会性感染、肿瘤及其他躯体功能紊乱和脑损害而继发器质性精神障碍。

4. 抗病毒药物的神经毒性作用也可导致患精神障碍的风险增加。

二、精神障碍与 HIV 感染的相互作用

精神障碍患者的 HIV 感染和传播问题也应得到关注。首先,已有充分的证据表明,精神障碍患者在对 HIV 的了解方面可能存在相当大的缺陷,或者由于自知力缺乏、降低而无法认识到自己行为的风险水平。其次,当躁狂等情感障碍发作时,精神障碍患者可能无法控制自己的行为,导致该部分患者易发生感染 HIV 的高危行为,如无保护的性行为。此外,精神障碍患者易发生注射吸毒、性虐等高危行为。在 Michael 等的调查中发现,情感障碍患者比精神分裂患者有更多的性伴侣及更频繁的无保护性行为,从而导致了更高的感染和传播 HIV 的风险。在对其制定 HIV 感染防控措施时,应根据不同的精神障碍类型制定个性化的干预手段。

HIV 感染者合并精神障碍加速了 HIV 感染后的病程进展,影响了抗病毒治疗的依从性,且由于药物相互作用等,也影响了临床治疗结局。HIV 感染者合并精神障碍可能成为 HIV 在社区传播的载体,并且由于其较差的依从性,可能使产生耐药毒株的风险增加。感染 HIV 后的早期特征是 $CD4^+/CD8^+$ T 细胞比率下降,导致细胞免疫反应迅速损伤。有研究发现,抑郁症可使 $CD4^+/CD8^+$ T 细胞比率下降速度加快两倍,并且对基线 $CD4^+$ T 细胞水平有负面影响。此外,还有研究认为 HIV 感染者中的抑郁症会对患者的认知功能产生负面影响,与语言、理解、注意力、记忆力等认知领域损害有关。这进一步增加了治疗的复杂性。目前不少研究认为,HIV 感染者中的精神障碍是导致治疗依从性差的独立危险因素。HIV 感染者合并精神障碍的治疗依从性显著低于单独 HIV 感染者,且更有可能停止抗病毒治疗。

HIV 感染会导致感染者出现以下三个方面的转变,这些在指导 HIV 感染者自我调节时都要加倍注意。

1. 认知下降无法集中注意力、短期记忆力差、思维迟缓、判断力缺陷、健忘等。

2. 行为异常缺乏兴趣和动力、社交恐惧、易怒、反应迟钝、谵妄、躁狂等。

3. 运动功能障碍精细的手指运动困难、步态困难、震颤、共济失调、下肢痉挛、偏瘫等。

三、HIV 感染者的自我心理调节

针对 HIV 感染者的自我调节,需要进行全病程管理并提供良好的社会心理支持。同时,心理干预可以改善 HIV 感染者的精神状态,获得良好社会支持有助于改善 HIV 感染者的精神心理健康状况。因此,从个人角度,要在以下几方面进行应对。一是具备识别压力的能力,学习掌握抑郁、焦虑等常见精神心理障碍的临床表现。二是自行通过压力、焦虑、抑郁自评量表了解自己的心理健康状况,如果自评结果有问题,建议及时咨询专科医生,还要注意及时告知负责自己抗病毒治疗的医生。三是掌握一些简便易行的自我调整方法。例如,积极自我管理,主动沟通和合作,与医生、护士或者社区人员共同讨论和管理自身疾病,一起制定行动的目标和计划并付诸实施;根据自身的实际情况选择有效的方法和技能,并进行持续完善。做一些自己喜欢或感兴趣的事情,如慢跑等运动、正念疗法、冥想、听音乐、腹式呼吸等。四是寻求正规心理援助。例如,由专业的心理工作者实施认知行为疗法、焦点问题解决疗法、催眠疗法等。

（庞　宇）

参 考 文 献

[1] 蒋美平, 王慧群, 张利漫, 等. 中国 HIV/AIDS 患者抑郁影响因素的 META 分析. 现代预防医学, 2022, 49(1): 146-151.

[2] 张雯欣, 范颂, 陈润, 等. 中国 HIV/AIDS 患者焦虑检出情况的 Meta 分析. 中华疾病控制杂志, 2023, 27(12): 1467-1474.

[3] 谢鹏, 万彬, 赵霞, 等. 中国 HIV/AIDS 患者睡眠障碍发生率及影响因素. 中国艾滋病性病, 2023, 29(12): 1380-1386.

[4] 孙咏冰, 宋兵, 姜天俊. HIV/AIDS 与创伤后应激障碍共病的研究进展. 中国艾滋病性病, 2023, 29(9): 1063-1066.

[5] 韩梦蝶, 许明慧, 陈旭, 等. 中国 HIV/AIDS 病例自杀意念发生率的 Meta 分析. 预防医学, 2022, 34(11): 1132-1138.

[6] 肖琛嫦. 艾滋病感染者/患者歧视感知状况及其影响抑郁和自杀意念的中介效应研究. 武汉: 武汉大学, 2017.

[7] 张晗希. 中国艾滋病病毒感染者自杀死亡分布及相关疾病负担研究. 北京: 中国疾病预防控制中心, 2021.

[8] 周正红, 高艳霞. AIDS 患者和 HIV 感染者心理健康及影响因素的研究. 中华疾病控制杂志, 2014, 18(11): 1040-1043.

[9] 袁清青, 李芙蓉, 阮艺宏, 等. 中国艾滋病患者群体中抑郁症患病率 Meta 分析. 中国艾滋病性病, 2021, 27(01): 45-49.

[10] 彭迁, 罗美玲, 张英. 我国 HIV/AIDS 病例抗病毒治疗依从性的 Meta 分析. 预防医学, 2023, 35(11): 975-980.

[11] WANG YY, JIN Y, CHEN C, et al. Meta-analysis of adherence to highly active antiretroviral therapy in patients with HIV infection in China. AIDS Care, 2019, 31(8): 913-922.

[12] SHUBBER Z, MILLS EJ, NACHEGA JB, et al. Patient-reported barriers to adherence to antiretroviral therapy: A systematic review and meta-analysis. PLoS Med, 2016, 13(11): e1002183.

[13] 张娅玲, 张月华, 张莎, 等. 云南省 ART 患者服药依从性及影响因素调查. 中国艾滋病性病, 2022, 28(3): 333-336.

[14] 中国疾病预防控制中心, 性病艾滋病预防控制中心. 国家免费艾滋病抗病毒药物治疗手册(第 5 版). 北京: 人民卫生出版社, 2023.

[15] 中国疾病预防控制中心性病艾滋病预防控制中心. HIV 感染者个案管理实用手册. 北京: 人民卫生出版社, 2018.

[16] WANG T, FU H, KAMINGA AC, et al. Prevalence of depression or depressive symptoms among people living with HIV/AIDS in China: A systematic review and meta-analysis. BMC Psychol, 2018, 18(1): 160.

[17] LOWTHER K, SELMAN L, HARDING R, et al. Experience of persistent psychological symptoms and perceived stigma among people with HIV on antiretroviral therapy(ART): A systematic review. Int J Nurs Stud, 2014, 51(8): 1171-1189.

[18] NEIGH GN, RHODES ST, VALDEZ A, et al. PTSD co-morbid with HIV: Separate but equal, or two parts of a whole. Neurobiol Dis, 2016, 92(Pt B): 116-123.

[19] OWE-LARSSON B, SÄLL L, SALAMON E, et al. HIV infection and psychiatric illness. Afr J Psychiatry(Johannesbg), 2009, 12(2): 115-128.

[20] NIU L, LUO D, LIU Y, et al. The mental health of people living with HIV in China, 1998-2014: A systematic review. PLoS One, 2016, 11(4): e0153489.

[21] 陈江浩. 中枢神经系统 HIV-1 感染的研究进展. 山东医药, 2018, 58(10): 102-105.

[22] 滕竞飞, 潘卫. HIV-1 Tat 蛋白的生物学特性及其致病效应. 中国生物制品学杂志, 2009, 22(4): 406-410.

[23] MCGOWAN JA, BROWN J, LAMPE FC, et al. Resilience and physical and mental well-being in adults with and without HIV. AIDS Behav, 2018, 22(5): 1688-1698.

[24] SAHOTA PC, CAKOUROS BE, RUSSELL R, et al. Causal pathways between severe mental illness and behaviors related to HIV: Patient perspectives. Community Ment Health J, 2020, 56(2): 338-347.

[25] CAREY MP, CAREY KB, MAISTO SA, et al. HIV risk behavior among psychiatric outpatients: Association with psychiatric disorder, substance use disorder, and gender. J Nerv Ment Dis, 2004, 192(4): 289-296.

[26] 吕正超, 张双梅, 汪习成, 等. 41 例 HIV 相关的精神病患者的临床特点分析. 中国艾滋病性病, 2017, 23(6): 496-498.

[27] SMITH A B. Comorbid mental health disorders in persons living with HIV: Adherence to antiretroviral therapy. Arch Psychiatr Nurs, 2019, 33(4): 364-370.

[28] KARSTAEDT AS, KOOVERJEE S, SINGH L, et al. Antiretroviral therapy outcomes in patients with severe mental illness. J Int Assoc Provid AIDS Care, 2015, 14(5): 428-433.

[29] SPINA E, PISANI F. Clinically significant pharmacokinetic drug interactions of antiepileptic drugs with new antidepressants and new antipsychotics. Pharmacol Res, 2016(106): 72-86.

[30] RAHIMI K K, RAKHSHAN M, GHANBARI A. The effect of family centered empowerment model on the illness perception in heart failure patients: A randomized controlled clinical trial. J Caring Sci, 2018, 7(4): 189-195.

第四章　重点人群管理

第一节　高传播风险人群的管理

一、定义和特征

对于 HIV 感染者而言,高传播风险人群是指由于某些行为或情况,更有可能传播 HIV 的人。例如,静脉注射吸毒者、性传播疾病感染者、多性伴者,以及男男性行为者等,均是 HIV 的高传播风险人群。

(一)多性伴者

包括女性、男性、跨性别者,性伴复杂,特别是无保护的肛交或阴道性交,会显著增加 HIV 传播的可能性。伴发的性传播疾病(如梅毒、生殖器疱疹、衣原体、淋病和细菌性阴道炎等)也会因为其导致黏膜破损或溃疡而增加 HIV 传播风险。

(二)吸毒人群

共用受污染的注射器具吸毒是 HIV 传播的一个主要途径。而其他一些非静脉途径使用的药物滥用[如冰毒或摇头丸(亚甲二氧基甲基苯丙胺等物质)]可能导致高风险性行为,比如与多个性伴发生关系和/或无保护性行为,进一步增加 HIV 性传播风险。

(三)男男性行为者

首先,相对于阴道壁的鳞状上皮,直肠黏膜为柱状上皮,更为脆弱,在性行为过程中极易出现破损;其次,同性恋者或双性恋者通常同时拥有多个性伴侣,极大增加 HIV 感染几率。另外,由于不必担心怀孕,男男性行为者可能更容易忽视安全套的使用,使其更容易传播 HIV。

除此以外,急性期 HIV 感染者和未经治疗的 HIV 感染者,由于高病毒载量等原因,将 HIV 传播给其他人的风险更高,应加强上述有高危行为的 HIV 感染者的管理,及早纳入治疗,在提高感染者自身健康状态的同时,也减少 HIV 传播风险。

二、风险评估与干预措施

风险评估是评估 HIV 传播风险的重要步骤,便于及时采取恰当的预防措施和及时治疗。

包括询问个体的性行为史、注射毒品史、性伴侣情况等,确保 HIV 高风险人群及时接受干预和治疗服务,主要包括以下几方面。

(一)改进行为方式

包括使用安全套、使用清洁注射器、固定性伴、及时治疗性传播疾病等。使用安全套可以大大减少通过性行为传播 HIV 的风险。正确使用男性安全套的 HIV 预防效率高达 85% 以上;推广使用一次性注射器可以有效降低静脉吸毒人群 HIV 感染风险;减少性伴侣的数量也可以降低感染 HIV 和其他性传播疾病的风险;及时诊断、积极治疗性传播疾病有助于降低 HIV 传播的风险。

(二)治疗即预防

HIV 感染者及早开始抗病毒治疗,并维持病毒载量在检测限以下,从而避免通过性行为将 HIV 传染给性伴。这一策略不仅有助于改善HIV感染者的健康状况,也是防止HIV传播的有效手段。

HIV感染高风险人群管理的关键在于实施有效的干预措施与抗病毒治疗,以及加强社区参与和支持。未来的挑战在于利用技术创新、消除歧视和确保资源公平分配,以实现更广泛的社会包容和全球合作。持续的监测和评估将指导策略调整,以应对不断变化的流行病学和医疗环境。

(代丽丽)

第二节　未成年HIV感染者的管理

一、未成年HIV感染者特殊的管理需求

(一)未成年HIV感染者躯体—心理—社会心理变化

研究和临床观察结果显示,受母婴传播感染HIV的婴幼儿或儿童感染HIV后疾病进展快,无症状期短,HIV病毒载量较高。因母婴传播而感染HIV的青少年具有明显病耻感和自我效能感低下,不同年龄和发育阶段的心理社会需求等均处于不稳定状态。在抗病毒治疗过程中,未成年HIV感染者由于不断变化的身高、体质量和体表面积、药物代谢能力显著变化而出现的抗病毒治疗血药浓度不足、缺乏适宜的药物剂型、药片数量或者口服液单次剂量过多、给药频率不利等因素,也面临着有别于成人HIV感染者的特殊问题和困难。未成年HIV感染者的治疗支持系统主要依靠其监护人,而HIV母婴传播母婴垂直传播通常存在家庭聚集性患病、单亲(双亲)孤儿、未成年人监护人责任和能力缺失等情况,未成年HIV感染者的关怀与治疗存在更多障碍。此外,青少年首次性行为年龄降低和低龄HIV感染者构成比上升,青少年学生由于年龄跨度大,各阶段所接受的性教育程度以及所面临的风险不平衡,因性传播导致的HIV感染亦值得关注。

(二)未成年HIV感染者抗病毒治疗特点

因母婴传播感染HIV的未成年人疾病进展迅速,常常导致生长发育明显受限,免疫功能严重损害,未经有效治疗的HIV感染儿童生存时间短。应及时开展HIV早期诊断和快速启动抗病毒治疗。现有ART药物治疗模式下,未成年人需终身坚持治疗,可能历经数十年,相较于成人治疗,落实全生命周期管理的需求更为突出。抗病毒治疗方案方面,目前可选的药物种类仍较少,因儿童及老年人、孕妇等特殊人群通常不易被纳入药物上市前临床试验,由上市后临床观察和真实世界临床数据支持的新型药物使用或者抗病毒治疗方案更新较为滞后。对于大多数年龄小于13岁,体质量不足30kg的婴幼儿及儿童,药物剂量和剂型需要动态调整,限制了固定剂量复合制剂的使用,服药的便利性还难以满足患儿需求。更应注意的是,由于面临数十年的长期治疗,ART的中、远期毒副反应须需长期关注和早期识别、合理处置。

二、未成年HIV感染者的管理建议

结合未成年HIV感染者全生命周期管理的需求和特点,应营造社会、家庭、医疗机构和未成年HIV感染者自身接纳和共同应对疾病的内外环境,包括减少社会歧视、增强家庭氛围、规范治疗和持续的高水平服药依从性支持、未成年HIV感染者向成人过渡阶段的品格培养、提升自我效能感等。尤其是应探索和促进未成年HIV感染者的疾病诊断告知,以更好地发挥诊断告知在提高服药依从性方面的作用。来自社会和家庭父母(父母或监护人)的共同感情、支持、帮助和关心可以帮助未成年HIV感染者重拾生活的希望和增强心理复原力,指导健全人格形成,更好地应对感染HIV带来的歧视等心理负担,从而保持良好的服药依从性。医务人员需要从多种角度理解未成年HIV感染者的服药行为,从认知、行为、态度和效能等方面全面评估和促进其服药依从性,增强艾滋病相关诊疗服务对未成年HIV感染者的友好性和可及性。

抗病毒治疗方面,积极推动未成年HIV感染者的早诊断、早治疗,落实快速启动抗病毒治疗,选择规范并且适宜的治疗方案和药物剂型,医疗机构应保持药物的计划申报、领用和储存、处方调配等工作环节质量稳定。随访过程中关注未成年HIV感染者的生长发育状况、心理健康状况和家庭社会支持状况,指导规范服药,避免出现因给药剂量不足、药物剂型不适宜或者药物相互作用影响等导致抗病毒治疗失败。

重视抗病毒治疗中远期毒副反应筛查管理和治疗历过程中可能出现的非艾滋病相关性疾病处理。关注新的抗病毒治疗药物和方案在未成年 HIV 感染者中的研究进展，及时优化治疗。

（李　侠）

第三节　孕产妇及单阳家庭的管理

一、HIV 阳性孕产妇管理

母婴传播是儿童感染 HIV 的主要途径。研究发现，在不进行任何干预的情况下，HIV 的母婴传播率可达 45%，而规范的抗病毒治疗、安全助产和喂养指导等措施能将 HIV 母婴传播率控制在 2% 以下。

（一）孕产妇抗病毒治疗

HIV 阳性的育龄女性在怀孕前最好实现 HIV 病毒的持续抑制（例如，两次低于检测下限的 HIV 病毒载量，间隔至少 3 个月），以最大限度地提高阳性母亲健康水平，减少 HIV 传播风险，并最大限度地减少母婴传播风险。

（二）安全分娩

是否采用剖腹产要评估收益和风险。需要在 34~36 孕周（或者预产期前 4 周内）进行孕妇病毒载量检测。对于病毒载量＞1 000 拷贝/ml 的孕妇，以及未接受抗病毒治疗，或病毒载量未知的孕妇，选择性剖腹产可有效预防 HIV 母婴传播。产前检查和分娩过程中尽量避免可能增加母婴传播危险的损伤性操作，包括会阴侧切、人工破膜、宫内胎儿头皮监测、用胎头吸引器或产钳助产等。应严密观察并积极处理产程。尽可能减少新生儿接触母亲血液、羊水及分泌物的时间和机会。

二、单阳家庭

单阳家庭是指夫妻双方中有一方感染 HIV，而另一方没有感染。尝试怀孕过程中，HIV 阴性一方感染 HIV 的风险大大增加。为了减少 HIV 在单阳家庭中的传播，应加强婚检和孕前检查，强调 HIV 感染者性伴检查，对发现的单阳家庭采取必要的监测和干预手段，进行生育指导，定期检测性病并及时治疗，以降低 HIV 在伴侣间的传播风险。

（一）没有生育需求的单阳家庭

性行为时做好保护性措施，可以有效降低 HIV 传播风险，并在医生指导下做好避孕，注意避孕药物与抗病毒治疗药物间的相互影响，抗病毒治疗药物可能影响避孕药物的作用。

（二）有生育需求的单阳家庭

1. 怀孕前准备女性需要完善妇科体检、超声检查、输卵管通畅试验、基础体温、激素水平化验、宫颈涂片（细胞学、微生物学）、血清学检测（TORCH、HBV、HCV、梅毒等）等；男性需要完善精液检查、血清学检测（HBV、HCV、梅毒等）、衣原体检测等；阳性一方进行 HIV 病毒载量、CD4[+] T 细胞计数检测，阴性配偶进行 HIV 抗体检测。治疗并发的性病，以降低其对生育和 HIV 传播风险的影响。

2. 男阴女阳家庭如果女方正在接受抗病毒治疗，且病毒载量已经维持在检测限以下（间隔 3 个月，2 次病毒载量），可选择排卵期自然受孕。如果病毒控制不够理想，可以选择体外授精或宫腔内人工受精，即将 HIV 阴性男性伴侣的精液人工注入阴道内进行人工助孕。建议的治疗方案见孕妇的抗病毒治疗方案选择部分。

3. 男阳女阴家庭如果男方正进行抗病毒治疗且病毒载量持续控制在检测限以下（间隔 3 个月，2 次病毒载量），可以选择在排卵期进行自然受孕。

4. 为了提高受孕成功率，准确计算排卵期非常重要，可以寻求妇产科医生的帮助。如果病毒载量检测受限或不可及，建议进行抗病毒治疗半年及以上再进行受孕。这种情况下，建议阴性一方服用暴露前预防药物。

（代丽丽）

第四节　老年 HIV 感染者的管理

一、定义和特征

在 HIV 感染者管理中,老年人是一个特别需要关注的群体。随着有效的抗病毒治疗推广及整体人口的老龄化,HIV 感染者的寿命普遍延长;另一方面,随着整体人群寿命延长和健康水平的提高,老年人的社交活动较以往更加广泛和活跃,使得 50 岁及以上的 HIV 感染者数量增加。老年 HIV 感染者有着更高的并发症和合并症发生率,以及更高的合并用药率,并且,老年 HIV 感染者生理上衰弱和记忆衰退等特征都给抗病毒治疗方案选择和依从性保障等带来一定的困难和挑战,并因长期治疗而加剧。应采用多学科协作方法为老年 HIV 感染者提供全面的医疗和心理社会支持,这对于提高其药物依从性和生活质量至关重要。参与者包括内科医生、老年病专家、药剂师、营养师和心理咨询师等,他们共同为患者提供个性化治疗计划,包括提供心理社会支持、强化生活方式干预、药物管理等。

二、开展定期筛查、评估和健康支持服务

（一）定期筛查

据估计,2016 年,美国年龄≥55 岁新诊断的成年 HIV 感染者中,36% 的人在确诊时已经到了艾滋病期。此外,相较于一般人群,老年人在确诊时其 $CD4^+$ T 细胞计数较低,且下降速度更快,这种感染诱导的免疫变化类似于加速衰老过程。

老年 HIV 感染者是一个容易被忽略的人群,老年人一般缺乏自我检测意识,医护人员对老年人感染 HIV 风险也存在认识不到位等问题,导致老年人 HIV 检测率较低。美国疾病预防与控制中心建议 13~64 岁人群每年至少进行一次 HIV 检测,高风险人群则需更频繁检测。然而,50~64 岁成年人 HIV 检测率仍低于 5%,且随年龄增长而进一步降低。因此,对老年人开展定期 HIV 及性病筛查至关重要,对确诊的老年 HIV 感染者应加强定期健康评估,及早识别和管理与老龄化相关的慢性疾病,保障抗病毒治疗的临床疗效。

（二）定期开展认知、心理和健康评估

对于老年 HIV 感染者,使用特定的筛查工具定期进行认知功能和心理健康评估,如 HIV 相关性痴呆量表、Frascati 标准和蒙特利尔认知评估量表（Montreal Cognitive Assessment, MoCA）,以识别 HIV 相关的神经认知障碍（HIV-associated neurocognitive disorders, HAND）及其他心理健康问题。此外,相对于年轻的 HIV 感染者,老年 HIV 感染者应增加评估睡眠、饮食和药物相互作用等的频次。老年 HIV 感染者还面临心血管疾病、骨病和跌倒及功能限制等多种并发症的额外风险。心血管疾病与 HIV 复制导致的慢性炎症和抗病毒治疗药物的副作用等相关。骨病在 HIV 感染者中普遍存在,早期筛查和治疗对于避免骨折和功能性衰退至关重要。

（三）提供心理健康和社会支持服务

提供心理健康和社会支持服务,可帮助老年 HIV 感染者应对孤独、抑郁和社会隔离等问题,改善他们的生活质量。老年 HIV 感染者可能面临独特的社会和心理挑战,包括与疾病相关的污名和误解,以及老龄化过程中可能出现的孤立和边缘化。

（四）强化生活方式干预

强化生活方式干预,鼓励老年 HIV 感染者采取健康的生活方式,包括均衡饮食、适量运动、戒烟限酒,以及定期进行骨密度检测和心血管风险评估,以降低并发症的风险。

三、个性化的抗病毒治疗方案

（一）尽早开始抗病毒治疗

所有 HIV 感染者,尤其是老年人,都建议接受抗病毒治疗,早期抗病毒治疗可以提高免疫恢复能力,

并降低发生非艾滋病定义性疾病的风险。研究表明,在 50～70 岁的 HIV 感染者中,确证感染 HIV 后立即开始抗病毒治疗可显著降低全因和非艾滋病定义性疾病的病死率。

（二）个性化选择治疗方案

选择抗病毒治疗方案时应根据老年 HIV 感染者的具体情况,特别是要考虑潜在的药物间相互作用,尽量减少治疗副作用。除监测抗病毒治疗的有效性与安全性外,还应特别留意抗病毒治疗药物对肾脏、肝脏、心血管、中枢神经系统、代谢和骨骼的影响。例如富马酸替诺福韦二吡呋酯（tenofovir disoproxil fumarate,TDF）存在引起骨密度下降和肾小管损伤的副作用,尤其是和带有激动剂的蛋白酶抑制剂（protease inhibitors,PIs）等药物同时使用时风险更大,因此,需要对年龄≥50 岁的男性与绝经后的女性进行骨密度监测,并建议在有发生骨折高风险的老年 HIV 感染者中,将 TDF 和增强型 PI 更换为其他药物,比如富马酸丙酚替诺福韦（tenofovir alafenamide fumarate,TAF）和整合酶抑制剂（integrase strand transfer inhibitors,INSTIs）；对有肾功能损伤的老年 HIV 感染者,应考虑避免使用含 TDF 的方案。

（三）加强治疗依从性

依从性对于抗病毒治疗效果至关重要。但由于多种原因,HIV 感染者可能难以遵循治疗方案。这些原因包括复杂的服用方法或食物饮水等限制、高药片负担、药物副作用,或药物间相互影响,以及患者存在的抑郁和神经认知障碍等问题。为了提高老年感染者的依从性,建议定期评估其健康状况,减少不必要的伴随用药,简化抗病毒治疗方案,并采用循证行为方法和家庭支持等措施增强依从性。

（四）药物管理和安全

对于老年 HIV 感染者,药物管理尤为重要,因为他们可能同时患有多种与 HIV 感染和老龄化相关的并发症,需要服用多种药物。多药治疗与很多不良健康结局的风险增加有关,例如跌倒、虚弱、住院和死亡。因此针对多药治疗的管理应包括:①根据临床情况,及时优化抗病毒治疗方案,包括尽可能简化抗病毒治疗；②定期用药复查,对非必需伴随用药进行"修剪"；③密切监测患者的药物治疗计划,注意药物间潜在的相互作用和副作用,尤其是肝脏和肾脏。非核苷类逆转录酶抑制剂（non-nucleoside reverse transcriptase inhibitors,NNRTIs）和带有激动剂的药物,如增强的 PIs 等,都影响细胞色素 P450 酶的活性,在老年 HIV 感染者中要特别警惕药物相互作用、药物不良反应等问题。

（代丽丽）

第五节　新发现感染者的管理

一、初步评估

（一）病史和体格检查

在确证 HIV 感染后,初次就诊时,医务人员应详细询问 HIV 感染者并记录其健康状况,包括慢性病史、合并用药情况、药物过敏史、心理状况、吸毒史、性病史,以及艾滋病暴露前/后预防用药的相关信息。对于新发现感染时就处于疾病进展期的 HIV 感染者,CD4$^+$ T 细胞通常小于 200 个/μl,需要评估是否存在机会性感染或与免疫抑制相关的疾病,如肺孢子菌肺炎、口腔念珠菌病、肺结核、HIV 相关的中枢神经系统和胃肠道疾病,以及播散性真菌病或合并其他病毒的感染。

（二）治疗前基线检查

HIV 新发感染者在开始抗病毒治疗前进行上药前检测的目的,一方面是了解 HIV 感染者的基线健康状态,为合理选择抗病毒治疗方案做好准备,并及时治疗合并症或存在的机会性感染；另一方面也为了收集基线健康指标,用于治疗后药物不良反应的监测。检测内容应包括乙型肝炎、丙型肝炎、梅毒等其他性病和传染性疾病的病原学指标,肝肾功能、血脂、血糖等健康项目和 HIV 特异性实验室检测项目,包括 CD4$^+$ T 细胞计数、HIV 病毒载量和 HIV 基线耐药评估等。CD4$^+$ T 细胞计数反映了免疫系统损伤的程度,有助于确定患者是否需要进行机会性感染的预防。HIV 病毒载量代表病毒活跃复制的水平,治疗期间定期监测病毒载量是评估抗病毒治疗效果最重要的指标。HIV 基因耐药检测可以发现常用针对抗病毒治疗药物(逆转录酶、蛋白酶、整合酶)耐药性的基因突变,从而指导临床抗病毒治疗方案的初步选择。

(三)心理状态评估及干预

新发 HIV 感染者常常因为担心身份暴露、社会歧视、疾病的不良预后、治疗的经济压力等而出现许多心理和社会问题,包括抑郁、焦虑、耻辱感、孤独、自杀行为和药物依从性差等。因此,对于 HIV 新发感染者,医护人员应在遵循隐私保密原则的基础上,加强对 HIV 感染者的随访及管理,提供必要的心理咨询,可以通过心理量表等方式进行心理评估,及时进行心理干预。

(四)健康宣教

对患者进行充分的艾滋病相关知识的宣教和治疗意愿沟通,内容应包括 HIV 传播途径及传播风险、疾病预后、重要临床指标,以及抗病毒治疗的临床获益、可能的药物不良反应、依从性及随访检测的重要性等,帮助患者在知情的情况下做出有益于自身的治疗决策,为开始治疗做好准备。

二、抗病毒治疗的管理

(一)快速启动抗病毒治疗

HIV 新发感染确诊后,应尽快启动抗病毒治疗。目前,全球多个指南均推荐快速启动抗病毒治疗,建议在确诊 7 天内启动,做好准备的 HIV 感染者可以确诊当天启动抗病毒治疗,而不必等待耐药检测结果。如果后期发现基线耐药基因突变,可以再调整抗病毒治疗方案。

快速启动抗病毒治疗可以减少患者脱失,更快地抑制病毒复制,缩短达到病毒学抑制所需的时间,降低 HIV 的传播风险,减轻严重的艾滋病事件(结核病、肺孢子菌肺炎、艾滋病相关肿瘤),以及严重的非艾滋病定义事件(心血管、肾脏和肝脏疾病)和死亡。快速启动抗病毒治疗可以通过优化诊断到治疗的流程来实现,更应该强调治疗前依从性教育和治疗后的随访,来保证治疗依从性。

如果患者存在严重的未经治疗的机会性感染,特别是涉及中枢神经系统的感染,如隐球菌性脑膜炎或结核性脑膜炎,应首先针对机会性感染进行病原学的治疗,经专科医生评估后,再开始抗病毒治疗,以降低免疫重建炎症综合征引发的致命危险。

(二)择期抗病毒治疗的管理

对于确诊后拒绝快速启动抗病毒治疗的 HIV 感染者,医疗人员应密切关注,须充分评估其身体及心理状况,了解阻碍其启动抗病毒治疗的原因,协助患者解决困难,使其能够接受治疗,尽快启动抗病毒治疗。

(三)抗病毒治疗方案的选择

初治抗病毒治疗方案的选择,可以综合考虑患者意愿、实验室检查结果基线(包括肝功能、肾功能、病毒载量值、耐药结果、CD4$^+$ T 细胞计数等)、不良反应、过敏史、药物相互作用、是否合并病毒性肝炎的感染、其他慢性基础疾病等因素,为患者选择合适的方案。具体抗病毒治疗方案的选择,可以参考抗病毒治疗相关章节。

三、加强依从性教育

临床医生应定期向患者强调药物依从性的重要性,因为依从性与患者的疗效密切相关,服药依从性下降会导致治疗失败,甚至诱发 HIV 耐药突变,并使未来的治疗方案复杂化或选择受到限制。医生应积极与患者沟通,发现并努力解决可能影响患者治疗依从性的障碍,比如因经济原因、交通问题、药物不良反应、意外情况等问题不能现场随访等。其中,患者存在精神障碍、心理问题和使用毒品等均不应成为拒绝接受抗病毒治疗的理由。

以患者为中心的慢病随访对实现治疗成功的目标至关重要。医护人员要了解患者的医疗费用支付方式,国家针对 HIV 感染者提供免费抗病毒治疗药物及检测等政策和措施,可以降低 HIV 感染者的成本,而社会小组的志愿服务、个案管理、艾滋病知识教育和免费咨询,都是保证患者随访的关键举措。

四、预防 HIV 传播

因为 HIV 传播风险与病毒水平密切相关，HIV 感染者，尤其是急性期或艾滋病期患者，病毒载量水平通常很高，传播的风险也较高。因此对于新发现的 HIV 感染者，要强调采取安全的预防措施来减少 HIV 传播。比如：正确使用安全套，采取安全的性行为；不吸毒，不共用针具；及时对 HIV 感染者的配偶和性伴、与 HIV 感染者共用注射器的静脉药物依赖者及 HIV 感染者所生子女等进行医学检查和 HIV 检测，为其提供相应的咨询服务。对有感染 HIV 风险的人提供暴露前和暴露后预防。

总之，尽早启动抗病毒治疗，可以尽快抑制病毒复制，降低病毒血症水平，减少传播给性伴和新生儿的风险，具有显著的公共卫生意义。

（代丽丽）

第六节　治疗失败人群的管理

一、治疗失败人群特殊的管理需求

（一）治疗依从性不良

治疗失败常常是 HIV 感染者服药依从性不良导致的抗病毒治疗药物水平不足的结果，可伴有或不伴有 HIV 耐药产生。患者治疗依从性不良，未按医嘱执行定时、定量和终身坚持服药的原因较为复杂，常有抗病毒治疗以外的因素参与，例如患者生命价值感和治疗动机低下、合并药物（毒品）滥用、居无定所或者频繁流动、有其他合并症（包括并发的神经精神疾病）都可能增加服药不依从的风险；抗病毒治疗方面，药物毒副反应导致的不能耐受、药片负担重、与或不与食物同服的限制条件复杂等常导致服药不依从，胃肠道吸收障碍和药物相互作用也可能成为体内药物浓度不足的常见原因。此外，抗病毒治疗服务系统层面的因素也可能导致 HIV 感染者服药依从性差，例如部分资源有限地区，可能出现药物供应中断；处方错误或者处方药品调剂错误；患者对如何正确服用抗病毒治疗药物出现误解等。我国不同地区研究显示，影响患者治疗依从性的原因还有居住地去往抗病毒治疗定点医院的距离和花费、就诊环境的私密性和就诊体验、家人是否知晓和支持患者进行抗病毒治疗等。治疗依从性不佳可以通过剩余药品计数和依从性自我报告等方式核查，也可能表现为患者不按时复诊或失访。

（二）产生 HIV 耐药

随着抗病毒治疗时间延长，部分患者可能出现治疗失败。病毒未有效抑制时可能出现对正在使用的抗病毒药物发生抵抗的耐药病毒株。耐药病毒株的产生和传播将妨碍抗病毒治疗防控艾滋病的策略实施效果。2022 年我国一项 meta 分析结果显示，病毒学失败的初治 HIV 感染者总耐药比例为 54.78%（95% CI 51.37%～58.18%）；其中，NNRTI 为 49.13%（95% CI 44.64%～53.61%）；NRTI 为 36.45%（95% CI 32.95%～39.96%）；PI 为 2.77%（95% CI 2.06%～3.40%）。累积 meta 及时间趋势检验结果提示，除 PI 呈上升趋势外，其余三类均呈下降趋势；且各耐药率在不同特征人群和不同样本来源间存在差异。耐药病毒株持续复制会导致 HIV 感染者治疗失败，而且发生耐药后会使得后续的药物选择变得更有限，而 HIV 耐药株的进一步传播，同样会导致 HIV 新发感染者的药物选择受限。应该加强服药依从性管理，最大限度减少治疗失败发生。同时加强对于发生治疗失败者的耐药检测，科学指导药物更换。

（三）既往发生过治疗失败及有耐药病史

随着我国推广抗病毒治疗的时间不断延长，接受抗病毒治疗的累计人数不断增加，一部分 HIV 感染者在治疗历程中曾经出现过治疗失败和检测发现过 HIV 耐药，在发生新的治疗失败或者拟进行任何抗病毒治疗方案转换之前，均应回顾 HIV 感染者或艾滋病患者完整的抗病毒治疗史，包括历次病毒载量、积累的 HIV 耐药检测结果、过去出现的治疗不耐受、药物不良反应等。

二、治疗失败者的管理建议

（一）治疗失败而未检测到 HIV 耐药的 HIV 感染者

核心管理原则包括采取个案管理干预措施，提高其治疗的依从性，并确保药物达到有效浓度水平。落实以患者为中心的治疗策略，了解和处理 HIV 感染者或艾滋病患者坚持治疗的障碍，例如可以通过优化抗病毒治疗方案、选择不要求与食物同服的方案和复方单片制剂来减少药片负担和克服抗病毒治疗对日常生活的干扰。如果 HIV 感染者或艾滋病患者因药物毒副反应症状导致依从性差且对症治疗无效，也应该更换适宜的抗病毒治疗方案。提供依从性辅助工具，如药盒和短信提醒等，这些已被证明在提高治疗依从性方面是有效的。协同各方力量关注和解决更复杂的其他因素，如针对静脉吸毒者推广美沙酮替代治疗以促进回归正常生活；积极治疗 HIV 感染者并发精神疾病；个案管理师开展一对一的个性化教育；依从性评估和依从性咨询活动等都有助于改善治疗依从性。另外，对于依从性不佳且出现失访的 HIV 感染者，应由抗病毒治疗定点医疗机构、疾控部门和社会组织共同开展"脱失找回再入组"工作。建议的找回方式包括电话、家访和面对面访谈等。例如，云南省抗病毒治疗"脱失找回再入组"工作由多部门参与，投入资源较多，但脱失找回再入组成功率仍然不高。女性、找回时年龄≤60 岁、文化程度为小学至高中或中专、入组至最后脱失时间＞24 个月是 HIV 感染者脱失找回再入组的保护因素。

（二）治疗失败且证实产生 HIV 耐药者

首先注意，抗病毒治疗失败需要进行耐药性检测时，应该在服药时或停药后立即（4 周内）进行检测。随着检测技术和能力的提高，所有治疗失败者（HIVRNA＞200 拷贝/ml）均可以进行耐药检测。同时应加强 HIV 耐药检测全流程管理，提高标本送检质量和效率，尽量缩短出具 HIV 耐药报告的等待时间，及时和科学地指导抗病毒治疗方案更换。

如前所述，出现病毒学失败时应首先评估感染者的治疗依从性、药物-药物或药物-食物相互作用，保证良好的服药依从性是抗病毒治疗成败关键，也应该注意 HIV 感染者或艾滋病患者依从性支持和促进工作应该始终坚持，不因抗病毒治疗优化或自我报告依从性改善而停止；治疗失败后的抗病毒治疗目标仍是选择一种耐受性良好、负担最小、快速持久地产生病毒学抑制的方案。实现这一目标将改善 HIV 感染者的健康，挽救患者生命并预防病毒传播。

如果治疗失败的 HIV 感染者发生广泛的交叉耐药或者多个类别抗病毒治疗药物同时耐药，已经无法获得两种以上活性药物组成新的有效的抗病毒治疗方案，仍应继续原方案维持抗病毒治疗，而不是完全中断抗病毒治疗。

（三）免疫学和临床失败者

尽管 HIV 病毒载量是评估抗病毒治疗疗效的"金标准"，但是由于目前 HIV 感染者治疗过程中主动监测 HIV 病毒载量的意愿、观念和支付能力较低，加之基层治疗机构大多不能开展常规 HIV RNA 检测，国家免费提供 HIV 病毒载量频次为 1 次/年，尚不能完全满足临床医生及时确认是否出现治疗失败和进一步开展干预的全部需求。临床医生应了解和掌握免疫学失败和临床治疗失败的标准，尤其是针对抗病毒治疗过程中新发或者复发艾滋病Ⅲ期和Ⅳ期严重机会性感染和肿瘤的患者，及时进行依从性评估和 HIV 病毒载量检测，尽早发现病毒学失败者。

（四）既往有病毒学失败或耐药病史者

无论是目前出现新的治疗失败或者考虑任何抗病毒治疗方案转换之前，均应回顾患者完整的抗病毒治疗病史，包括历次病毒载量、积累的 HIV 耐药检测结果，以及对先前治疗方案的临床和病毒学反应等，必要时可进一步开展 HIV RNA 和耐药检测等，以确保新的抗病毒治疗方案有效，保持 HIV 抑制状态。

（李　侠）

第七节　神经精神障碍的管理

一、伴有神经精神疾病 HIV 感染者特殊的管理需求

（一）HIV 感染伴发神经精神疾病现况

神经精神障碍是一组以个体功能障碍为主要特征的综合征，可表现为认知、情感或意志行为紊乱。受社会、经济和个体心理等因素共同影响，HIV 感染者较非 HIV 感染人群更易出现不同程度的精神障碍。有研究报道，至少约 1/3 的 HIV 感染者罹患相关精神障碍（简称 HIV 相关精神障碍）。HIV 相关精神障碍主要包括 HAND、焦虑、抑郁、创伤后应激障碍（PTSD）及双相情感障碍。多项研究显示，HIV 感染者不同年龄特征、不同性别、青少年、老年、MSM 等面临的疾病负担有所差异。同时，HIV 相关精神障碍还应与躯体疾病伴发的精神症状（器质性精神障碍）、代谢性脑病和药物所致中枢神经系统不良反应等其他疾病鉴别。有文献报道，在感染科住院的 HIV 感染者需要精神专科会诊的病例中最常见的症状为失眠、焦虑抑郁、谵妄；精神专科诊断主要为情感障碍、神经症性障碍和器质性精神障碍；其中 HIV 相关认知功能障碍诊断率为 6.18%。

（二）HIV 伴发神经精神疾病对抗病毒治疗的影响

UNAIDS 提出的"6 个 95% 目标"旨在让 HIV 感染者最大限度获得良好的健康相关生活质量（HRQOL）。抗病毒治疗问世以来，HIV 感染者中，重型精神障碍患病率逐渐下降，现有数据已经证明有效的抗病毒治疗可降低 HIV 相关精神疾病、阿尔茨海默病、帕金森病、多发性硬化症等疾病风险比。另一方面，抗病毒治疗药物可能的中枢神经系统不良反应与 HIV 感染者进入老年期，同时患有各种合并症（包括心律失常、瘫痪、其他神经系统疾病、复杂性糖尿病、甲状腺功能减退症、肾功能衰竭、淋巴瘤、类风湿关节炎等）的多重因素叠加，使抗病毒治疗面临巨大的挑战。总体而言，神经精神疾病带来的风险和挑战包括抗病毒治疗依从性降低、药物相互作用复杂、疗效评估困难等。

二、伴有神经精神疾病的 HIV 感染者管理建议

（一）全病程多学科协作机制的建立

HIV 伴发神经精神疾病患病率高但个体症状差异大，症状不典型，部分起病隐匿，进展缓慢，早期临床症状可不明显，极易发生漏诊和误诊。临床上感染科医师应提高认识，对于高危患者或有症状患者进行有效筛查，如采用医院抑郁焦虑量表（HAD）、匹兹堡睡眠质量指数（PSQI）和 MoCA 筛查认知功能障碍等适宜工具开展筛查。同时，建立有效运转的全病程多学科协作机制，感染科、精神科、神经内科、医学影像科、康复科等多科室协作，规范诊治，充分开展疾病诊断、鉴别诊断和相关专科治疗，对整体改善患者预后和生存质量有积极意义。

（二）抗病毒治疗优化

2010 年逆转录病毒和机会性感染大会（Conference on Retroviruses and Opportunistic Infections，CRIO）将抗病毒治疗药物的 CPE 值从低到高分为 1~4 分，不同抗病毒治疗方案的总评分反映该方案渗透人体中枢神经系统的整体情况。CPE 评分≥7 分的抗病毒治疗方案被认为能够更好地抑制脑脊液中 HIV 病毒和改善 HIV 相关神经认知功能障碍。其中 CPE 值为 4 分的药物有 AZT、NVP；3 分的有 ABC、FTC、EFV、LPV/r、RAL 等。在综合评估不同 HIV 感染者或艾滋病患者的 ART 药物适应症基础上，尽量组成 CPE 总评分≥7 分的抗病毒治疗方案是优化抗病毒治疗的主要目标之一。

另外，现有的抗病毒治疗药物中，EFV、利匹韦林和多替拉韦等存在不同程度神经系统不良反应，当 HIV 感染者的抗病毒治疗方案包含这些药物时应注重药物不良反应与 HIV 相关神经精神疾病的叠加作用。国内外指南均建议，在抗病毒治疗随访中应增加定期神经精神症状筛查和评估干预。以 EFV 为例，在启动含有 EFV 的抗病毒治疗方案前和随访过程中，均应进行抑郁和自杀风险评估，对于出现相关表现的 HIV 感染者或艾滋病患者及时停用 EFV，优化治疗方案的同时联合神经精神专科治疗干预。近期研究亦表明，临床医生和政策制定者应考虑对接受多替拉韦治疗的儿童或青少年进行自杀筛查。

（三）精神科相关药物治疗

HIV伴发的神经精神疾病治疗以抗病毒治疗及躯体疾病治疗为主,同时应重视精神科药物治疗。在精神专科医生指导下开具药物处方,应考虑抗病毒治疗药物、抗感染药物、慢性合并症治疗药物与精神科药物之间的相互作用,宜选用相互作用较小的新型抗抑郁/焦虑药及非典型抗精神病药。在器质性精神障碍患者中,选择使用控制症状迅速且不良反应较小、安全系数高的非典型抗精神病药物。对冲动、自杀风险高的HIV感染者严防冲动或自杀,在躯体疾病好转的情况下及时转入精神科治疗。

（四）心理支持

研究证实,早期心理干预可有效减少HIV相关神经精神疾病的发生,因此,应在HIV感染者全病程管理模式中增加经济投入、社会支持和政策规范,在初级保健中应评估HIV感染者心理状况并及时给予干预,注重患者-家属-医院-社区一体化管理模式的建设,建立区域性精神卫生信息交流平台,以减轻患者及其家属的经济和心理负担。临床实践中可以建立同伴支持团队,开展小组活动或者一对一心理咨询干预等,最终促进HIV感染者抗病毒治疗依从性维持和生活质量提升。

（李　侠）

第八节　缺乏家庭和社会支持的HIV感染者的管理

一、缺乏家庭和社会支持的HIV感染者特殊的管理需求

一项来自伊朗的研究结果显示,当地HIV感染者的主要问题有婚姻问题、家庭冲突、缺乏家庭支持、经济困难、来自婚姻关系以及原生家庭的社会排斥等。HIV感染者常见家庭问题有失业、住房需求、基本需求、无家可归等。我国云南、四川等多项关于抗病毒治疗依从性和疗效影响因素的研究提示,HIV感染者缺乏稳定的婚姻家庭、社会支持薄弱等,与较高的治疗失败率有关。家庭或个人经济困难,灾难性医疗支出也是导致患者治疗动机不强或失访的可能原因。关注缺乏家庭和社会支持的HIV感染者的心理、社会和家庭问题,不仅是疾病防控的重要环节,也是支持抗病毒治疗顺利开展的重要需求。

二、缺乏家庭和社会支持的HIV感染者的管理建议

要结合缺乏家庭和社会支持HIV感染者全病程管理的需求和特点,通过社会救助、医疗保障,以及社区组织、医疗机构和HIV感染者自我效能感提升等共同发力,继续探索走一条中国特色抗病毒治疗道路。目前实践已经证明,我国艾滋病救治相关社会支持由政府主导,为贫困HIV感染者和艾滋病患者(包括致孤儿童)提供多方面支持,包括将贫困艾滋病患者及致孤儿童纳入政府救助金发放人群的范围,满足其基本生存需要。在医疗支持方面,国务院颁布了"四免一关怀"政策,各地依据实际情况制定具体的实施方案。医疗机构快速提高免费抗病毒治疗能力,不断规范和加强技术支持,有效促进了艾滋病防治整体工作发展。近年来,我国艾滋病抗病毒治疗医疗保障政策进入了多元化的新发展阶段,具体包括免费抗病毒治疗政策、门诊特殊病种政策、双通道政策、单独支付政策、医疗救助政策等。目前免费抗病毒治疗政策是主体,各政策之间优势互补,适应了不同HIV感染者群体的抗病毒治疗需求。另外,在政府政策支持下,强化社会组织和社会工作机构参与的艾滋病综合防治模式,有助于提升对脆弱人群开展关怀服务的适宜性和有效性,使关怀服务更加专业、全面和可持续,在促进HIV感染者随访管理和关怀救助质量上发挥了有效的补充作用。

（李　侠）

参 考 文 献

[1] World Health Organization. Consolidated guidelines on HIV, viral hepatitis and STI prevention, diagnosis, treatment and care for key populations. Geneva: World Health Organization, 2022.

[2] 马迎华. 中国青少年学生艾滋病防控的关键要素. 中国学校卫生, 2020, 41(12): 1761-1766, 1771.

［3］LUCIE C, YULIA S, ELONA T, et al. Clinic and care: Associations with adolescent antiretroviral therapy adherence in a prospective cohort in South Africa. AIDS, 2021, 35(8): 1263-1271.

［4］张月华, 张娅玲, 张莎, 等. 云南省 HIV 阳性儿童抗病毒治疗依从性及其影响因素. 现代预防医学, 2021, 48(15): 2831-2834.

［5］Panel on Treatment of HIV During Pregnancy and Prevention of Perinatal Transmission. Recommendations for the Use of Antiretroviral Drugs During Pregnancy and Interventions to Reduce Perinatal HIV Transmission in the United States. Department of Health and Human Services. (2024-01-31)[2024-02-27]. https://clinicalinfo.hiv.gov/en/guidelines/perinatal/recommendations-arv-drugs-pregnancy-overview.

［6］European AIDS Clinical Society. EACS Guidelines version 12.0.(2023-10)[2024-02-27]. https://www.eacsociety.org/guidelines/eacs-guidelines/.

［7］Panel on Antiretroviral Guidelines for Adults and Adolescents. Guidelines for the Use of Antiretroviral Agents in Adults and Adolescents with HIV. Department of Health and Human Services. (2023-12-6)[2024-02-27]. https://clinicalinfo.hiv.gov/en/guidelines/adult-and-adolescent-arv.

［8］SUZANNE M M, MARK J S, VINCENT C M. Management of virologic failure and HIV drug resistance. Infect Dis Clin North Am, 2019, 33(3): 707-742.

［9］赵燕, 甘秀敏, 赵德才, 等. 我国艾滋病抗病毒治疗进展及推进高质量发展的思考. 中国艾滋病性病, 2023, 29(6): 619-622.

［10］袁德富, 殷玥琪, 陈剑双, 等. 中国初始接受抗病毒治疗病毒学失败的 HIV/AIDS 患者耐药情况的 Meta 分析. 中国艾滋病性病, 2022, 28(2): 162-167.

［11］WALDRON E M, BURNETT-ZEIGLER I, WEE V, et al. Mental health in women living with HIV: The unique and unmet needs. J Int Assoc Provid AIDS Care, 2021, 20(5): 1-18.

［12］TURKOVA A, WHITE E, KEKITIINWA A R, et al. Neuropsychiatric manifestations and sleep disturbances with dolutegravir-based antiretroviral therapy versus standard of care in children and adolescents: a secondary analysis of the ODYSSEY trial. Lancet Child Adolesc Health, 2023, 7(10): 718-727.

［13］黄小平, 李志强, 汪习成, 等. HIV/AIDS 相关精神障碍研究进展. 中国艾滋病性病, 2022, 28(9): 1102-1106.

［14］蔚家琪, 张彤. HIV 相关神经认知障碍: 发病机制、诊断、治疗新进展. 传染病信息, 2021, 34(2): 107-111.

［15］郝阳, 陈清峰, 韩孟杰, 等. 我国免费艾滋病抗病毒治疗启动与发展: 走出一条中国特色抗病毒治疗道路. 中国艾滋病性病, 2022, 28(1): 1-5.

［16］郑雯琳, 戴淑玉, 王芃, 等. 社会组织促进 HIV 感染者和艾滋病患者随访关怀效果评估. 中国预防医学杂志, 2023, 24(5): 473-477.

第五章　艾滋病管理相关政策

第一节　艾滋病管理国际策略及进展

一、制定全球战略目标

（一）认识到艾滋病疫情的严重性

自 1981 年美国首例病例报告以来，艾滋病在世界各地陆续被发现。随着相关死亡人数不断增长，艾滋病疫情给人类健康和社会经济发展带来巨大威胁。但在早期，各国政府尚未意识到艾滋病疫情的严重性，使艾滋病疫情逐渐在多个国家成为众所周知的公共卫生危机。

为提高世界各国对艾滋病疫情的认识，1987 年，联合国大会第一次将一个疾病问题即艾滋病问题提上议程，并审议通过了世界卫生组织（World Health Organization，WHO）编制的《全球艾滋病预防和控制战略》。该战略是当时全球应对艾滋病疫情的主要政策框架，旨在预防 HIV 传播，减少 HIV 传播对个人和社会的影响，动员各国和国际社会联合起来奋力对抗艾滋病。1988 年，关于艾滋病预防计划的世界卫生部长峰会在伦敦举行，来自 148 个国家的代表出席并通过了《伦敦艾滋病预防宣言》。该宣言呼吁各国政府采取行动，重视艾滋病疫情对人类的严重威胁，并实施 WHO 倡导的全球艾滋病战略。

1994 年，艾滋病首脑会议在巴黎举行，包括中国在内的 42 个国家政府首脑或代表签署了《巴黎艾滋病首脑会议宣言》。该宣言承认艾滋病疫情的严峻形势已对人类构成威胁，并承诺将与艾滋病的斗争作为一项重点工作。自此，各国政府普遍认识到艾滋病疫情的严重性，并开始思考如何应对艾滋病蔓延的问题。

（二）扭转艾滋病的蔓延

2000 年的联合国千年首脑会议上，189 个国家的国家元首和政府首脑共同签署了《联合国千年宣言》。其中，"与艾滋病毒/艾滋病、疟疾和其他疾病作斗争"成为联合国千年发展目标的 8 项主要目标之一，各国承诺到 2015 年遏制并开始扭转艾滋病的蔓延。

在 2001 年的联合国大会艾滋病问题特别会议、2006 年和 2011 年的联合国大会艾滋病问题高级别会议上，各国国家元首和政府代表先后审议通过了《关于艾滋病毒/艾滋病问题的承诺宣言》《关于艾滋病毒/艾滋病问题的政治宣言》和《关于艾滋病毒和艾滋病问题的政治宣言：加大行动力度，消灭艾滋病毒和艾滋病》。这些宣言载有一系列致力于扭转疫情的国家目标和全球行动，旨在审议通过后的未来 5 年对各国作出指导，以实现全面普及 HIV 预防、治疗、关怀和救助服务的目标。同时，利用联合国大会特别会议和高级别会议，艾滋病问题在国际议程上的地位也不断提高。

2015 年，世界实现了有关艾滋病的千年发展目标，成功遏制并扭转了艾滋病的蔓延。不过，艾滋病只是由致死率极高的疾病转变成可控可治的慢性感染性疾病，世界各国还需在艾滋病问题上开展进一步的应对行动。

（三）终结艾滋病

1. **三个"90%"的治疗目标**　2014 年，联合国艾滋病规划署（UNAIDS）提出了"三个 90%"的治疗目标,即到 2020 年,90% 的 HIV 感染者知道自己的感染状况;90% 的确诊 HIV 感染者接受抗病毒治疗;90% 的在治 HIV 感染者体内病毒得到抑制。不同于以往宣言中力求防治工作取得渐进式进展的具体目标,"三个 90%"的治疗目标朝着更为远大的方向前进,即到 2030 年终结艾滋病的流行。据此,在 2015 年的联合国可持续发展目标中,艾滋病被列入子目标 3.3,成为到 2030 年需要终结流行的传染病之一。2016 年,联合国大会艾滋病问题高级别会议通过了《关于艾滋病毒/艾滋病问题的政治宣言:快速加紧防治艾滋病毒和到 2030 年终结艾滋病流行》,也确立了这一宏伟的全球目标。

　　然而,由于各国艾滋病防治进展并不均衡,2020 年"三个 90%"的治疗目标没能在全球实现。尤其是在扩大抗病毒治疗和减少社会歧视方面,部分国家还需承担起自己肩负的责任,以更强烈的紧迫感采取行动。

　　2. 艾滋病防控的六个目标　2021 年,UNAIDS 发布了《2021—2026 年全球艾滋病战略:终结不平等,终结艾滋病》,进一步提出了艾滋病防控的六个目标,即到 2025 年,95% 的 HIV 易感人群使用综合预防措施;"三个 95%"的治疗目标(95% 的 HIV 感染者知道自己的感染状况、95% 的确诊 HIV 感染者接受抗病毒治疗、95% 的在治 HIV 感染者体内病毒得到抑制);95% 的育龄妇女获得 HIV、性和生殖健康相关服务;95% 的 HIV 母婴阻断服务覆盖率;90% 的 HIV 感染者接受结核病预防性治疗;90% 的 HIV 感染者和易感人群与其他综合保健服务建立联系。相较于既往制定的目标,艾滋病防控的六个目标更加关注艾滋病对妇女和儿童的危害,注重艾滋病相关卫生服务与其他卫生服务乃至非卫生服务的整合,重视以人为本的一揽子服务和综合防治方法。同年,联合国大会艾滋病问题高级别会议通过了《关于艾滋病毒和艾滋病问题的政治宣言:结束不平等现象,进入 2030 年之前终结艾滋病的轨道》,而艾滋病防控的六个目标也作为 2025 年的纲领性目标被纳入其中,以实现到 2030 年消除艾滋病这一公共卫生威胁。

二、抗病毒治疗和药品策略的演变

(一)抗病毒治疗方案和药品的出现

　　抗病毒治疗是一种应对艾滋病问题的独特手段,它可以降低 HIV 感染者的发病率和病死率,同时减少 HIV 传播,因而不仅具有极高的临床价值,还具有巨大的公共卫生意义。从某种程度上来说,抗病毒治疗为人类终结艾滋病在世界范围内的流行带来了希望。

　　但在艾滋病被发现的最初 6 年,由于缺乏有效的抗病毒药物,艾滋病本身尚不可治。对 HIV 感染者所采用的策略主要包括:提高 HIV 感染者对艾滋病的认识、阻止 HIV 感染者传播 HIV,以及向病程终末期的 HIV 感染者提供艾滋病相关疾病的治疗、关怀和救助服务。直到 1987 年,首个抗逆转录病毒药物齐多夫定(AZT)问世,从此艾滋病变得有望治疗。而在 1996 年,三联抗病毒治疗方案诞生,又使艾滋病不再难治。

　　1987 年,WHO 发起了全球艾滋病防治计划(Global Programme on AIDS, GPA),呼吁世界各国对 HIV 感染者开展抗病毒治疗。在发起之初,GPA 致力于审评抗病毒新药,同时也充当起新药信息交流的论坛。通过开展抗病毒治疗,感染者的发病率和病死率大幅降低,寿命得以延长,甚至许多病程终末期的 HIV 感染者都能将体内 HIV 病毒载量控制在检测不到的极低水平,从而恢复正常的生活状态。

(二)抗病毒治疗和药品获取的不平等

　　近几十年来,用于艾滋病抗病毒治疗的药物和技术取得了长足的进步。然而,并非所有国家都能在第一时间享受到这些成果。尤其是在药品获取方面,发达国家与发展中国家之间存在着严重的不平等问题。一般而言,HIV 感染者需要长期服用抗病毒药物来维持治疗,但在早年间,维持治疗所需的药品价格过高,致使每人每年的平均治疗费用高达 20 000 美元。发展中国家的绝大多数 HIV 感染者及他们所在的卫生系统都无力承担如此高昂的治疗费用,也无法及时获取药品来开展治疗。

　　1997 年,WHO 发布的《1987—1995 年全球艾滋病防治计划:最后的报告,重点是 1994—1995 这两年》提到,GPA 无法向发展中国家推荐任何当时市售的抗病毒药品,因为这些药品既负担不起又难以买到,无法在发展中国家广泛使用。好在面对如此困境,各国卫生机构和国际卫生组织选择了迎难而上,继而开展了一系列的行动,以便让 HIV 感染者都能平等享有获得抗病毒治疗的机会。

（三）扩大抗病毒治疗和药品获取的行动

1. **开展抗病毒药品获取项目** 1997年，UNAIDS发起了抗病毒药品获取倡议（HIV Drug Access Initiative，DAI）。作为一个试点项目，该倡议旨在探索新颖、有效的模式，促进抗病毒和抗机会性感染药品的获取。

1998年，试点国家乌干达和科特迪瓦的部分HIV感染者就获得了抗病毒药品，并使当地的成人一线抗病毒治疗方案价格下降到每人每年约7 200美元。

1999年，也就是DAI实施近2年后，当地人们逐渐意识到抗病毒药品还能以更低的价格获得。在乌干达，一个艾滋病治疗中心开始接受来自印度的仿制药供应；而在科特迪瓦，DAI则开始从西班牙采购仿制药。同年，巴西艾滋病控制项目（Brazilian AIDS Control Program，BACP）在本国启动。该项目允许当地以较低成本生产抗病毒仿制药，这让巴西成为首个通过本国公共卫生系统就可以免费提供抗病毒治疗的发展中国家。

2000年，加速准入倡议（Accelerating Access Initiative，AAI）启动。5个联合国组织（联合国人口基金会、联合国儿童基金会、WHO、世界银行、UNAIDS）与部分知名制药公司达成伙伴关系，旨在一起解决抗病毒药品费用难以负担的问题，努力增加中低收入国家获得抗病毒治疗的机会。通过这一举措，成人一线抗病毒治疗方案的价格下降到每人每年约1 200美元。据此，39个国家制定了本国的治疗可及性计划，并与相关制药公司签订了独立的定价协议。同年，在联合国千年发展目标中，各国承诺到2010年向所有需要者普遍提供抗病毒治疗。

2. **增强廉价优质药品的供给** 2002年，全球抗击艾滋病、结核病和疟疾基金（Global Fund to Fight AIDS，Tuberculosis and Malaria，GFTAM）成立。经WHO仿制药资格预审项目和GFTAM决定，抗病毒仿制药也有资格获得资助，这一决定成为抗病毒药品获取方面的一个重要突破。同年，WHO在《世界卫生组织基本药物标准清单》中增加了12种艾滋病抗病毒药物，以促进药品价格合理化，方便发展中国家及时获取药品。

2003年，抗病毒药品获取方面又出现了一个重要突破。因为原研药大多数属于不同的制药公司，且公司之间又存在竞争关系，所以市面上由原研药组成的固定剂量组合（fixed dose combination，FDC）有限。但是，仿制药却没有这方面的限制，因而得以组成各种FDC并被率先生产出来。通过使用FDC仿制药，HIV感染者的服药片数从10~15片/天减少到2片/天，这使得仿制药在价格低廉外又有了新的竞争优势。至此，成人一线抗病毒治疗方案价格降至每人每年约200美元。

3. **发起多个计划扩大治疗覆盖率** 2003年，WHO和UNAIDS启动了"三五计划"。该计划旨在简化艾滋病的治疗方案和治疗指南，并号召全球行动起来，到2005年向发展中国家的300万HIV感染者提供抗病毒治疗。

2010年，在"三五计划"的基础上，WHO和UNAIDS发起了"2.0治疗"运动，该计划的核心内容是降低治疗费用、简化治疗过程、减轻卫生部门的负担，并改善感染者的生活质量。通过此举，可在资金有限的条件下进一步加快抗病毒药品的获取速度，扩大抗病毒治疗的覆盖范围和治疗效果。

2011年，联合国大会通过决议《关于艾滋病毒和艾滋病问题的政治宣言：加大行动力度，消灭艾滋病毒和艾滋病》，承诺让所有符合治疗条件者普遍接受抗病毒治疗，争取到2015年让1 500万名HIV感染者接受抗病毒治疗。

2013年，UNAIDS、WHO、总统防治艾滋病紧急救援计划（PEPFAR）和GFTAM联合发布了《治疗2015》。该报告为世界各国提供了一个以结果为导向的框架，以便能够快速大幅度提高抗病毒治疗的覆盖率，从而到2015年遏制并开始扭转艾滋病的蔓延。尤其是报告中重点提到的30个国家，需要格外努力尽快扩大治疗规模。

4. **开展全员治疗** 2014年，UNAIDS提出了抗病毒治疗覆盖率90%的目标，同时强调了解决药品获取方面的难题。通过社会组织的积极行动和制药公司之间在药品销售上的竞争，成人一线抗病毒治疗方案价格降至每人每年约100美元。

2015年，WHO指南将"无论CD4$^+$T细胞水平多少"作为推荐开始治疗时机，换言之，就是不以

CD4$^+$ T 细胞水平作为开始治疗的时机,这使得对全部 HIV 感染者进行抗病毒治疗成为可能。

2021 年,UNAIDS 提出了到 2025 年抗病毒治疗覆盖率达到 95% 的目标,同时从药品的价格谈判、研发生产、采供体系等方面提出了一些新要求。

此外,一些国际项目也长期致力于向发展中国家免费提供抗病毒药品,或与制药公司进行价格谈判来降低药品费用。通过一系列扩大抗病毒治疗和药品获取的行动,2024 年,基于仿制药的成人一线抗病毒治疗方案价格降至每人每年约 37～72 美元。

三、减少社会歧视和争取合法权益的策略

(一)社会恐慌和歧视的原因

20 世纪 80 年代,随着艾滋病的快速蔓延和相关死亡率的急剧上升,这种疾病给公众带来了巨大的恐慌。很快,艾滋病疫情也影响到了一些知名人士,并引发各大媒体的高度关注。20 世纪 80 年代末和 90 年代初,有关艾滋病疫情的媒体报道接二连三,也加剧了当时的社会恐慌。在非洲,许多感染者因慢性腹泻而日渐消瘦,严重者甚至危及生命,而当地人则认为他们死于一种神秘的、无法治愈的"苗条病"。随着一系列针对艾滋病疫情的报道,这些感染者发病期的照片也在全世界广为流传,更是营造出一种令人恐惧的氛围。

此外,艾滋病往往通过性途径传播,又与边缘化人群有关,因而公众对 HIV 感染者普遍存在歧视。特别是在艾滋病蔓延初期,因其似乎只影响男男性行为者,致使当时很多人将这种疾病称为"同性恋相关免疫缺陷(gay-related immune deficiency,GRID)""同性恋瘟疫"或"同性恋综合征"。类似的污名化和歧视性描述还有很多,给全世界的 HIV 感染者带来了深远影响。而在许多国家,包括当时艾滋病正在蔓延的非洲和加勒比海地区,当地的道德信仰也助长了这种歧视。

(二)争取合法权益的努力

1. **提出议案维护 HIV 感染者的权益**　在社会恐慌和歧视甚嚣尘上的同时,维护 HIV 感染者权益的运动也发展起来。其中,最著名的 HIV 感染者权益维护议案就是 1983 年的 *The Denver Principles*(丹佛原则)。该原则谴责某些人企图给 HIV 感染者贴上"受难者"的标签,因为这是对 HIV 感染者的否定。HIV 感染者只有在病程的终末期才会变成艾滋病病人,才会变得被动、无助且需要他人照顾。

此外,丹佛原则还给不同人群提出了不同建议。首先,呼吁公众支持 HIV 感染者同歧视者作斗争,不要把艾滋病的蔓延只归咎于 HIV 感染者,不要对 HIV 感染者的生活方式指指点点。其次,建议 HIV 感染者形成自己的组织,选派代表参加各类与艾滋病相关的活动和决策,同时减少通过性行为传播 HIV 的风险,并主动将自己的感染状态告知性伴。最后,主张 HIV 感染者可以像其他人一样拥有正常的性生活和情感生活,同时要求医生充分尊重 HIV 感染者的意愿和隐私,并提供高质量和透明化的医疗服务。如今,该原则为许多社会组织和国际倡议所采纳,还被广泛视作 HIV 感染者权益维护运动的基础。

2. **成立民间社会组织支持 HIV 感染者**　20 世纪 80 年代中期,抗击艾滋病的民间社会组织纷纷成立。例如,1985 年,2 位参与形成丹佛原则的 HIV 感染者创立了艾滋病人联盟(People With AIDS Coalition,PWAC)。这些民间社会组织旨在倡导改善 HIV 感染者的生存质量,并消除针对 HIV 感染者的歧视。而且不只是在美国,在巴西、塞内加尔、乌干达和菲律宾等国家和地区也有民间抗艾组织成立,它们为 HIV 感染者提供关怀和支持,发明和促进预防策略,并倡导科学家、医生和政治家采取更多行动。1988 年通过的《伦敦艾滋病预防宣言》也号召民间社会组织参与创造支持性的社会环境,以便实施艾滋病预防项目和对 HIV 感染者进行人文关怀。

3. **促进 HIV 感染者参与艾滋病防治工作**　1994 年的《巴黎艾滋病首脑会议宣言》正式确立了"促进艾滋病病人、HIV 感染者及受艾滋病影响的人们更大程度参与(GIPA)的原则"。该原则与丹佛原则的许多主题相似,肯定了 HIV 感染者以及受艾滋病影响的人们既往对艾滋病防治工作的贡献,同时强调了未来将给予他们更大的社会空间来参与艾滋病防治工作。

此后,GIPA 原则逐渐被数百个国家采用,并在 2001 年的联合国大会艾滋病问题特别会议中得到重申。2003 年,WHO 和 UNAIDS 启动的"三五计划"也认识到,在艾滋病防治领域,HIV 感染者作为一方代

表是十分必要的。

（三）减少社会歧视的目标

1. 零歧视愿景　虽然 1988 年的《伦敦艾滋病预防宣言》、1994 年的《巴黎艾滋病首脑会议宣言》、2001 年的《关于艾滋病毒 / 艾滋病问题的承诺宣言》、2006 年的《关于艾滋病毒 / 艾滋病问题的政治宣言》和 2011 年的《关于艾滋病毒和艾滋病问题的政治宣言：加大行动力度，消灭艾滋病毒和艾滋病》都强调了消除与艾滋病相关的社会歧视，保障 HIV 感染者及有关群体的合法权益，但这些宣言里只有各种承诺和呼吁，而没有任何实质性的目标。直至 2010 年，UNAIDS 在《2011—2015 年战略：实现"零"战略目标》中提出了零歧视愿景，并根据这一开创性的愿景设定了 2015 年需要实现的四大目标。这些目标旨在消除与艾滋病相关的污名化、歧视、性别不平等以及针对妇女和女童的暴力，提高人们获取预防、治疗、关怀和救助服务的意愿。

2. 零歧视目标　为在 2015 年后将零歧视愿景继续转变为具体的里程碑和终点，2014 年，UNAIDS 在《快速轨道：到 2030 年终结艾滋病的流行》中提出了零歧视目标，即到 2020 年和 2030 年都要实现对艾滋病的零歧视。作为一个宏伟的全球目标，零歧视目标旨在推动艾滋病防治工作中的权益维护和性别平等，激励和动员世界各国实现"不让任何一个人掉队"的承诺。其中，2020 年需要实现的目标在 2016 年的《关于艾滋病毒 / 艾滋病问题的政治宣言：快速加紧防治艾滋病毒和到 2030 年终结艾滋病流行》中得到确立。

3. "三个 10%"目标　为进一步细化零歧视目标，2021 年，UNAIDS 在《2021—2026 年全球艾滋病战略：终结不平等，终结艾滋病》中进一步提出了"三个 10%"目标，即到 2025 年，少于 10% 的 HIV 感染者和重点人群遭遇污名化和歧视；少于 10% 的 HIV 感染者、妇女、女童和重点人群遭受基于性别的不平等和暴力；少于 10% 的国家存在惩罚性法律和剥夺限制服务获取的政策环境。"三个 10%"目标旨在医疗保健场所中消除歧视性的法律和做法，促进人们获取和利用艾滋病相关服务。同年，这些目标也在《关于艾滋病毒和艾滋病问题的政治宣言：结束不平等现象，进入 2030 年之前终结艾滋病的轨道》中得到确立。

（刘　姜）

第二节　艾滋病管理国内相关政策和法规

一、HIV 感染者管理服务体系

（一）早期管理策略

1999 年，卫生部印发《关于对艾滋病病毒感染者和艾滋病病人的管理意见》（卫疾控发〔1999〕第 164 号），强调对 HIV 感染者的管理是一项政策性很强的工作，除卫生部门外，还需要公安、司法、教育、民政、海关、社会保障等多个部门密切配合，共同承担责任，并提出采取医疗服务、社区服务、社会与家庭关怀相结合的管理方式，加强管理，消除社会歧视，开展关怀活动。同时，要加强法制教育和道德教育，对恶意传播疾病的，要依法追究法律责任。

2004 年《关于印发〈关于艾滋病抗病毒治疗管理工作的意见〉的通知》（卫医发〔2004〕106 号）提出，承担艾滋病抗病毒治疗任务的医院应为艾滋病病毒检测阳性孕妇提供健康咨询、产前指导和分娩服务，做好母婴传播阻断及定期随访监测等工作。同年，国务院印发《国务院关于切实加强艾滋病防治工作的通知》（国发〔2004〕7 号），进一步强调了包括疫情监测和报告、权利和义务保障、医疗救治、救助关怀、监管场所管理、感染者流动管理等方面的措施。

（二）卫生服务提供体系

在艾滋病综合防治总体策略方面，2006 年开始实施的《艾滋病防治条例》（国务院令第 457 号）要求，县级以上人民政府统一领导艾滋病防治工作，建立健全艾滋病防治工作协调机制和工作责任制，对有关部门承担的艾滋病防治工作进行考核、监督。县级以上人民政府有关部门按照职责分工负责艾滋病防治及其监督管理工作。国务院卫生主管部门会同国务院其他有关部门制定国家艾滋病防治规划；县级以上地方人民政府依照条例规定和国家艾滋病防治规划,制定并组织实施本行政区域的艾滋病防治行动计划。

在防治服务体系和机构职责方面,疾病预防控制机构按照属地管理的原则,对 HIV 感染者进行医学随访。医疗机构为 HIV 感染者提供艾滋病防治咨询、诊断和治疗服务。医疗卫生机构按照预防艾滋病母婴传播技术指导方案的规定,对孕产妇提供艾滋病防治咨询和检测,对感染艾滋病病毒的孕产妇及其婴儿,提供预防艾滋病母婴传播的咨询、产前指导、阻断、治疗、产后访视、婴儿随访和检测等服务。结合机构职责,在艾滋病管理和卫生服务体系方面,各级疾病预防控制机构、艾滋病定点医院、妇幼保健机构分别是本辖区艾滋病预防、抗病毒治疗、预防母婴传播的技术牵头单位,负责纵向技术支撑指导,而基层医疗卫生机构(乡镇卫生院和社区卫生服务中心)结合实际落实艾滋病预防干预措施。

(三)艾滋病救助相关体系

我国对 HIV 感染者实行"四免一关怀"政策。2006 年国务院颁布的《艾滋病防治条例》要求,向农村艾滋病病人和城镇经济困难的艾滋病病人免费提供抗病毒治疗药品;对农村和城镇经济困难的 HIV 感染者、艾滋病病人适当减免抗机会性感染治疗药品的费用;向接受艾滋病咨询、检测的人员免费提供咨询和初筛检测;向感染 HIV 的孕产妇免费提供预防艾滋病母婴传播的治疗和咨询。生活困难的艾滋病病人遗留的孤儿和感染 HIV 的未成年人接受义务教育的,应当免收杂费、书本费;接受学前教育和高中阶段教育的,应当减免学费等相关费用。

2010 年,国务院印发的《国务院关于进一步加强艾滋病防治工作的通知》要求,进一步落实艾滋病防治政策,扩大防治工作覆盖面,做好救治关怀工作,维护 HIV 感染者和艾滋病病人的合法权益,强化保障措施,健全防治工作长效机制。

此后,国家于 2001—2005 年和 2006—2010 年制订了两个《中国遏制与防治艾滋病行动计划》,以及后续制定的《中国遏制与防治艾滋病"十二五"行动计划的通知》(国办发〔2012〕4 号)、《中国遏制与防治艾滋病"十三五"行动计划的通知》(国办发〔2017〕8 号)和《中国遏制与防治艾滋病规划(2024—2030年)》(国办发〔2024〕51 号),都明确了不同时期艾滋病关怀救助政策。

二、保障感染者就医权益和履行义务相关政策

(一)定点医疗相关政策变迁

在艾滋病抗病毒治疗服务方面,我国采取了定点医疗制度,维护 HIV 感染者的就医权益。艾滋病防治定点医疗制度是指由指定的传染病医院或者设有传染病科的综合医院负责收治艾滋病病人,提供抗病毒治疗、机会性感染等艾滋病相关疾病的治疗服务;其他超出定点医院诊治能力的疾病通过转诊、会诊等方式解决。我国市级及以上地区一般都设有定点医院,疫情严重地区,县级或乡镇设有定点治疗机构。

1. **发展过程**　主要包括以下 4 个阶段。

(1)初始阶段:1999 年 4 月,卫生部《关于对艾滋病病毒感染者和艾滋病病人的管理意见》提出,为维护社会安定,严格保密制度,保障个人合法权益,卫生行政部门指定医疗机构为 HIV 感染者和病人提供医疗服务;被指定的医疗机构必须及时收治就诊,并应及时安排医务人员为其进行疾病的诊治,不得拒绝。

(2)补充阶段:2004 年 4 月,卫生部和国家中医药管理局制定的《关于艾滋病抗病毒治疗管理工作的意见》要求,设区的市级以上卫生行政部门根据本地区艾滋病发病率及艾滋病病人分布情况,指定传染病医院或者设有传染病区(科)的综合医院负责收治危重、重症机会感染、有伴发疾病或者合并症的艾滋病病人。2005 年,卫生部下发的《关于加强艾滋病抗病毒治疗工作的通知》提出,医政管理部门要指定定点医院承担艾滋病抗病毒治疗任务,要负责收治危重、重症机会感染、有伴发疾病或者合并症的艾滋病病人。

(3)发展阶段:2006 年 3 月,国务院颁布的《艾滋病防治条例》要求,医疗机构应当为 HIV 感染者和艾滋病病人提供艾滋病防治咨询、诊断和治疗服务。医疗机构不得因就诊的病人是艾滋病病人,推诿或者拒绝对其其他疾病进行治疗。2010 年,国务院印发的《关于进一步加强艾滋病防治工作的通知》要求,保障 HIV 感染者和艾滋病病人及其家庭成员在就医、就业、入学等方面的合法权益,加强艾滋病防治定点

综合医院及传染病医院的学科和能力建设,保障 HIV 感染者和艾滋病病人的诊疗权益。

（4）强化阶段:出现针对艾滋病病人就医推诿的问题引起了社会关注和政府领导的高度重视。2012年,卫生部印发的《关于加强艾滋病患者和病毒感染者医疗服务工作的通知》要求加强定点综合医院和传染病医院的学科与能力建设,提高其综合诊疗能力,并加强监督管理,落实其为 HIV 感染者和病人提供诊疗服务的责任。各地卫生行政部门统筹考虑艾滋病患者的综合诊疗需求,指定具备条件的医院承担艾滋病患者医疗服务工作;医疗机构要严格落实首诊负责制。2013 年,国家卫计委等六部委发布了《关于进一步推进艾滋病防治工作的通知》,要求各地指定具备条件的医院承担艾滋病患者的综合医疗服务工作。强化医疗机构首诊(问)负责制,不得以任何理由推诿或者拒绝诊治。在不具备相关诊疗条件时,首诊医疗机构要及时将患者转诊至定点医院;不适宜转诊的,由定点医院医务人员到首诊医疗机构开展医疗服务。《中国遏制与防治艾滋病"十三五"行动计划》(国办发〔2017〕8 号)要求,按照就近治疗原则,科学合理设置抗病毒治疗定点医疗机构,优化艾滋病检测、咨询、诊断、治疗等工作流程,提高感染者和病人治疗可及性和及时性。疫情严重地区要推广从诊断到治疗"一站式"服务。抗病毒治疗定点医疗机构要严格执行有关诊疗指南,进一步规范治疗管理,加强耐药检测和病情监测,及时更换药物和处理药物不良反应,提高治疗质量和效果。要加强 HIV 感染者和艾滋病病人中结核病等机会性感染疾病的筛查、诊断和治疗工作。传染病防治机构、公共卫生机构、承担 HIV 感染者和艾滋病病人综合医疗服务的定点医疗机构等要建立健全与抗病毒治疗定点医疗机构的转诊制度,保障 HIV 感染者和艾滋病病人得到及时、规范的抗病毒治疗。

在艾滋病防治初期,HIV 感染者和艾滋病病人数量少,发病的人数也少,医疗服务需求相对不高,为尽快集中力量解决 HIV 感染者和艾滋病病人的医疗需求问题,采用了定点医疗制度。主要作用表现为三方面:①解决了 HIV 感染者和艾滋病病人的基本医疗需求,集中开展抗病毒治疗;②维护了 HIV 感染者和艾滋病病人的就医权益,保护了其隐私,稳定了社会秩序;③降低了对综合医院的负面影响,统筹使用了有限的卫生资源等,因为艾滋病病人在定点医院就诊,就减少了对综合医院的影响,如院方担心因为收治艾滋病病人而导致其他病人来院看病时的顾虑。

2. 存在的问题　主要问题包括:①HIV 感染者和艾滋病病人在非定点医院就医过程中遇到了就诊难的问题,因为存在所谓"定点",部分到非定点医院就诊的艾滋病病人,被简单问询后就转到定点医院了;②受制于诊疗技术,部分在定点医院就诊的病人,认为定点医院技术有限,无法提供有效治疗,有需要去其他综合医院就诊的需求。

3. 定点医疗制度的变革　艾滋病定点医疗制度依然适用于当前实际情况。绝大多数艾滋病病人了解定点医疗制度,熟悉当地定点医院并前往就诊,从某种意义上讲,担心被歧视和享受免费抗病毒药物使得艾滋病病人已经依赖了这一制度:解决了基本医疗需求,有效保护了其隐私。对存在的不足,需要进行必要的完善。

（1）提高现有定点医院的综合医疗服务能力。加强定点医院的学科和软硬件建设,提高其综合诊疗能力,按照"大专科、强综合"方针设立综合性的临床科室,如妇产科、普外科、骨科等;引进和培训医疗人才,提高医疗服务能力;增加必要的诊疗设施和设备等。

（2）健全会诊和转诊机制。由于定点医院不可能在短期内发展成学科齐全的综合医院,因此,根据当地艾滋病疫情和病人需要,卫生行政部门须制定和完善艾滋病会诊和双向转诊的专项制度,指定某些综合医院或专科医院的特定临床科室对艾滋病定点医院进行技术支持,明确其承担的治疗职责、工作程序,以及合理的经济补助。当 HIV 感染者和艾滋病病人患有重症疾病,需要接受专科治疗或手术,但技术要求超出定点医院救治能力的,按照程序进行转诊或会诊,指定的非定点医院不能推诿或拒绝;另一方面,当非定点医院收治了艾滋病病人,按照首诊负责制,在经过合理治疗后,可以转诊到定点医院进行后续治疗。

（3）在定点和非定点医院,都要加强医务人员的培训,降低歧视和恐惧,减少职业暴露的风险。

（4）增强医疗机构和疾控部门的合作,加强对艾滋病病人的宣传和沟通。在完善定点医疗制度方面,不能一味强调艾滋病病人的就医权益,而是要积极调动医务人员的积极性,除了监督医疗机构,也需要与病人沟通。对一些确实因艾滋病导致免疫力低下，不适合进行手术的，要积极解释和沟通，不能认为是医务人员的歧视和拒绝。遇到此类情况，需要医疗机构与疾控机构一起对病人进行耐心解释，减少误解；同时，加强对艾滋病病人的健康教育，必须履行就医告知接诊医生的义务，减少医生职业暴露的风险。

（二）异地抗病毒治疗相关政策发展

异地抗病毒治疗是指接受抗病毒治疗的 HIV 感染者和艾滋病病人的户籍地与目前治疗和取药的医疗机构所在地不一致。异地抗病毒治疗人数不断增加是与艾滋病防控措施的加强、社会经济的发展和病人的个人需求密切相关的。

1. 相关政策文件的表述　在不同的政策文件中，出现了若干与异地治疗有关联的关键词，包括"就地家庭治疗""属地管理""就地治疗"。

（1）2004 年的《中华人民共和国传染病防治法》规定，发现传染病疫情时，应遵循疫情报告属地（指户籍地）管理原则。2004 年，卫生部、国家中医药管理局制定的《关于艾滋病抗病毒治疗管理工作的意见》提出，抗病毒治疗原则上实行就地家庭治疗。2006 年，《艾滋病防治条例》规定，按照属地管理的原则，对感染者和病人进行医学随访。

（2）2012 年《中国遏制与防治艾滋病"十二五"行动计划的通知》要求，为扩大治疗覆盖面，提高治疗水平和可及性，要根据 HIV 感染者和艾滋病病人的具体情况，按照就地（指现居住地）治疗原则，及时开展抗艾滋病病毒治疗。完善医疗卫生机构在抗艾滋病病毒治疗、抗机会性感染治疗、随访、药品提供等方面的管理制度，以及异地治疗的转介和衔接机制，加强被监管人员和流动人口中 HIV 感染者和艾滋病病人的治疗工作，提高治疗的可及性和规范化程度。

（3）2017 年《中国遏制与防治艾滋病"十三五"行动计划》要求，加强流动人口中 HIV 感染者和艾滋病病人治疗工作，探索建立异地治疗工作机制和保障机制。

（4）2019 年，10 部门印发的《遏制艾滋病传播实施方案（2019—2022 年）》（国卫疾控发〔2019〕54 号）明确要求，建立 HIV 感染者流出地与流入地信息交流管理机制，对流入半年以上的 HIV 感染者，在尊重其本人意愿前提下，由流入地负责随访和治疗。

（5）2024 年《中国遏制与防治艾滋病规划（2024—2030 年）》要求，做好感染者异地抗病毒治疗衔接。

2. 政策发展的主要方向　主要包括以下五个方面。

（1）深入调查分析抗病毒治疗经费缺口，建立异地抗病毒治疗经费投入机制：根据流动的 HIV 感染者和艾滋病病人数量，以及各项服务开展情况，测算各地异地治疗相关的服务需求及费用，合理制定年度预算，减轻流入地的经费压力。

建立流入地异地抗病毒治疗补偿机制。根据异地开展治疗相关服务的工作量，对流入地开展异地抗病毒治疗及随访工作予以合理补偿。具体的补偿办法和额度，需要在全国范围内选择地区进行调查的基础上，根据艾滋病疫情、经济发展水平、流入人数等因素制定。

（2）落实流入地艾滋病防治人员的绩效考核倾斜政策：由于外地流入的 HIV 感染者和艾滋病病人较多，流入地的疾控机构和医疗机构工作人员工作量加大，在绩效考核方面应给予合理的倾斜。

（3）制定异地治疗的服务指南：明确异地治疗的 HIV 感染者和艾滋病病人随访管理等职责要求，强化相关服务质量，加强对 HIV 感染者和艾滋病病人的宣传教育，提高其配合程度。继续完善流入地与流出地的转介和衔接机制，避免失访。

（4）艾滋病定点医疗机构要科学设定异地治疗 HIV 感染者和艾滋病病人的检测项目，规范治疗流程，避免不必要的检测，对某些病种实行临床路径，节约卫生资源。

（5）提升流入地药品计划制定能力，建立动态调剂机制，避免药品短缺和浪费。

（三）预防艾滋病社会综合治理的政策

在我国，社会综合治理工作已形成了党政统一领导，综治机构组织协调，各部门各方面各负其责、齐抓共管，广大人民群众积极参与的工作格局。防治艾滋病是一个复杂的医学问题，也是一个紧迫的民生问题、社会问题。因此，综合治理的方针对于属于社会问题并且存在违法犯罪行为的艾滋病领域同样是适用的，从近年来较多的司法实践和判例及其震慑作用也可以看到综合治理在艾滋病源头治理方面的重大现实意义。

1. 艾滋病综合防治与综合治理并行不悖　1998年国务院《中国预防与控制艾滋病中长期规划（1998—2010年）》要求，预防与控制艾滋病是一项刻不容缓、复杂而长期的艰巨任务，需要全社会参与并实施综合治理。

1999年经国务院批准施行的《关于对艾滋病病毒感染者和艾滋病病人的管理意见》，坚持预防和宣传教育为主，加强社区综合治理和预防指导，防止艾滋病病毒的扩散和传播，保护人民群众的身体健康。对明知自己是艾滋病病毒感染者或艾滋病病人而故意感染他人者，应依法追究其法律责任。

2004年国务院印发《关于切实加强艾滋病防治工作的通知》（国发〔2004〕7号），提出坚持预防为主，实施综合治理；依法管理，强化监督等工作要求，并强调要加强对艾滋病病毒感染者和病人的法制教育和道德教育，对恶意传播疾病的艾滋病病毒感染者或病人，要依法追究法律责任。公安部门要依法严厉打击卖淫嫖娼、贩毒和吸食、注射毒品等违法犯罪活动，加强对强制戒毒人员、查处的卖淫嫖娼人员和城市流动人口等人群的艾滋病防治知识宣传。

2006年3月施行的《艾滋病防治条例》提出，我国艾滋病防治工作的方针是坚持预防为主、防治结合，工作机制是政府组织领导、部门各负其责、全社会共同参与。在强调保护艾滋病病毒感染者合法权益的同时，也特别强调应当履行的义务，第三十八条规定，艾滋病病毒感染者和艾滋病病人应当将HIV感染或者发病的事实及时告知与其有性关系者，采取必要的防护措施，防止感染他人；不得以任何方式故意传播艾滋病。第六十二条规定，故意传播艾滋病的，依法承担民事赔偿责任；构成犯罪的，依法追究刑事责任。

2010年国务院印发《国务院关于进一步加强艾滋病防治工作的通知》（国发〔2010〕48号），虽然没有提及综合治理的字眼，但同样含有依法防治的理念，例如，加强对艾滋病病毒感染者和病人的法制和道德教育，增强其社会责任感，引导其积极参与艾滋病防治工作。依法打击故意传播艾滋病行为和利用HIV感染者、艾滋病病人身份进行的违法犯罪活动。

2012年国务院办公厅印发《中国遏制与防治艾滋病"十二五"行动计划》（国办发〔2012〕4号），在工作原则中要求坚持预防为主、防治结合、依法防治、科学防治；在防治措施中提出，依法打击卖淫嫖娼、聚众淫乱等违法犯罪行为。依法打击故意传播艾滋病和利用感染者身份进行的违法犯罪活动，建立健全对违法犯罪感染者和病人的监管制度，做好其回归社会后的治疗、救助等衔接工作，维护社会和谐稳定。

2017年国务院办公厅印发《中国遏制与防治艾滋病"十三五"行动计划》（国办发〔2017〕8号），在工作原则中依然强调坚持预防为主、防治结合、依法防治、科学防治；坚持综合治理、突出重点、分类指导；在防治措施中提出，强化社会综合治理，依法严厉打击卖淫嫖娼、聚众淫乱、吸毒贩毒等违法犯罪活动，加大城乡结合部、农村等薄弱地区打击力度，依法从重处罚容留与艾滋病传播危险行为相关的活动场所和人员。公安部门要落实与艾滋病有关案件的举报和立案处理程序，严厉打击利用HIV感染者身份的违法犯罪活动。加强易感染艾滋病危险行为人群的警示教育和法制宣传，着力控制性传播。

2019年，最高人民法院、最高人民检察院、公安部、司法部联合出台《关于依法严厉打击传播艾滋病病毒等违法犯罪行为的指导意见》（公通字〔2019〕23号），明确规定从维护社会治安的大局出发，依法严厉惩治，切实维护人民群众的安全感和生命健康权，并界定了12种准确认定行为性质的刑罚和依法收集证据的重点内容，包括故意伤害罪、传播性病罪、寻衅滋事罪、敲诈勒索罪、以危险方法危害公共安全罪、诈骗罪等。

因此，溯源分析我国艾滋病防治相关政策内容，对恶意或故意传播艾滋病以及利用艾滋病危害社会等违法犯罪行为的，坚持依法打击和综合治理一直是艾滋病防治的重要工作原则。

2. 预防艾滋病社会综合治理的新发展　2019年，为进一步贯彻党中央、国务院决策部署，遏制艾滋病性传播上升势头，经国务院同意，10部门联合印发《遏制艾滋病传播实施方案（2019—2022年）》，遏制艾滋病性传播上升势头，启动实施遏制艾滋病传播"六大工程"，其中就包括政法部门牵头的预防艾滋病社会综合治理工程。

预防艾滋病社会综合治理工程主要包括三方面。

（1）依法做好相关领域社会管理：政法部门组织协调、推动和督促有关部门开展艾滋病相关社会治安综合治理工作，妥善应对艾滋病相关重大突发事件。公安等部门结合专项行动，加强对娱乐服务场所监督管理，严厉打击涉黄等违法犯罪活动，依法从重打击处理涉及艾滋病传播危险的相关违法犯罪行为，依法责令相关经营场所停业整顿直至吊销证照，对涉嫌故意传播艾滋病的案件要及时依法立案侦查。公安、司法行政、卫生健康等部门对抓获的卖淫嫖娼、聚众淫乱、吸毒贩毒人员进行艾滋病检测，对检测发现的 HIV 感染者加强重点管理并及时开展抗病毒治疗。

（2）加强合成毒品等物质管控：卫生健康、药品监管、公安等部门密切监测药物滥用情况，依法查处危害健康的非法催情剂等，及时将易促进艾滋病传播的滥用物质纳入毒品管控范围，依法加大打击力度。

（3）加强不法社交媒体和网络平台清理：宣传、网信、工业和信息化、公安等部门加强社交媒体、网络平台和社交软件的监管，实施分级分类管理、属地管理和全流程管理，督促相关企业将监管措施落实到位，配合卫生健康部门发布艾滋病风险提示和健康教育信息。结合"净网"等专项行动，依法清理和打击传播色情信息、从事色情和毒品交易的社交媒体、网络平台和个人，维护网络传播秩序。

3. 我国预防艾滋病社会综合治理的实践

（1）故意传播艾滋病有法可依：故意传播艾滋病是指明知自己感染了艾滋病，故意不采取防范措施发生某些高危行为（如卖淫、嫖娼、不采取防范措施与人发生性关系、针刺等）。

什么是"明知"？根据最高人民法院和最高人民检察院司法解释，①有证据证明曾到医院或者其他医疗机构就医或者检查，被诊断为患有严重性病的；②根据本人的知识和经验，能够知道自己患有严重性病的；③通过其他方法能够证明行为人是"明知"的。具有上述情形任何一种的，都应当认定为"明知"。在我国法律法规体系中，故意传播艾滋病涉及民事和刑事责任。

（2）关于民事责任：《中华人民共和国传染病防治法》第七十七条规定，单位和个人违反本法规定，导致传染病传播、流行，给他人人身、财产造成损害的，应当依法承担民事责任。

2021 年 1 月 1 日起施行的《中华人民共和国民法典》的第三条规定，民事主体的人身权利、财产权利以及其他合法权益受法律保护，任何组织或者个人不得侵犯。第一千一百七十九条规定，侵害他人造成人身损害的，应当赔偿医疗费、护理费、交通费、营养费、住院伙食补助费等为治疗和康复支出的合理费用，以及因误工减少的收入。造成残疾的，还应当赔偿辅助器具费和残疾赔偿金；造成死亡的，还应当赔偿丧葬费和死亡赔偿金。

（3）关于刑事责任：2017 年 7 月 25 日起施行的《最高人民法院、最高人民检察院关于办理组织、强迫、引诱、容留、介绍卖淫刑事案件适用法律若干问题的解释》规定了两种刑罚：传播性病罪和故意伤害罪。①明知自己患有艾滋病或者感染艾滋病病毒而卖淫、嫖娼的，依照刑法第三百六十条的规定，以传播性病罪定罪。②明知自己感染艾滋病病毒而卖淫、嫖娼的或者明知自己感染艾滋病病毒，故意不采取防范措施而与他人发生性关系的，致使他人感染艾滋病病毒的，依照刑法第二百三十四条第二款的规定，以故意伤害罪定罪处罚。

2019 年，最高人民法院、最高人民检察院、公安部、司法部联合出台《关于依法严厉打击传播艾滋病病毒等违法犯罪行为的指导意见》（公通字〔2019〕23 号），结合各地司法实践，界定了部分刑罚，主要包括：故意伤害罪、传播性病罪、故意杀人罪、危害公共安全罪等。

（4）主要启示：通过综合分析我国政策发展、典型案例和工作实践，可以大略厘清我国在预防艾滋病社会综合治理方面的发展脉络和现实情况，大致可以得到以下启示。

1）某种违法犯罪对社会公共利益危害越大，与之对应的制衡法律手段就应该越有力和完善。恶意/故意传播艾滋病或者利用艾滋病病毒感染者身份违法犯罪不仅导致艾滋病传播，对受害者造成身心危害，还会造成社会恐慌，因此，需要依法防治和综合治理。

2）依法防治与科学防治作为我国艾滋病防治的重要工作原则，在不同方面发挥着相辅相成的作用。依法防治的原则既是对相关部门和防治机构的工作要求，也是对防治对象履行责任的要求。社会和谐稳定与法治是相互依存的，依法治国是党领导人民治理国家的基本方略，全面推进依法治国必须坚持法律面前人人平等，不能因感染了某种疾病就在法律执行上有所不同。

3）加强艾滋病的源头治理，就必须加强社会综合治理。艾滋病防治工作的方针是"预防为主、防治结合"，与社会综合治理工作的指导方针"打防结合，预防为主"，其"防范、治本"的思想是一致的。在当前我国艾滋病传播以经性传播为主的情况下，在对全体公民加强法治教育、提高道德素质、增强法治观念这一实现路径上，二者也是一致的。社会综合治理的主要目标之一是大大减少社会丑恶现象、治安秩序良好，这一目标的实现对减少艾滋病传播同样具有重要意义。因此，实施预防艾滋病社会治理工作，是我国依法治国思想的体现，是我国艾滋病防治实践的发展，也与国际惩治故意传播艾滋病行为的主流思想相一致。

（四）HIV 感染者权益保障和履行义务的相关政策

2006 年开始实施的《艾滋病防治条例》（国务院令第 457 号）要求，任何单位和个人不得歧视艾滋病病毒感染者、艾滋病病人及其家属。艾滋病病毒感染者、艾滋病病人及其家属享有的婚姻、就业、就医、入学等合法权益受法律保护。

在保障 HIV 感染者合法权益的同时，感染者也需要遵守法律法规，履行相关义务。包括：接受疾病预防控制机构或者出入境检验检疫机构的流行病学调查和指导；将 HIV 感染或者其发病的事实及时告知与其有性关系者；就医时，将 HIV 感染或者发病的事实如实告知接诊医生；采取必要的防护措施，防止感染他人。艾滋病病毒感染者和艾滋病病人不得以任何方式故意传播艾滋病。

在各项相关义务中，"将感染或者发病的事实及时告知与其有性关系者"尤为突出，配偶告知是艾滋病防控中的难题之一。

开展 HIV 感染者配偶告知是必要的。从法律、伦理学、公共卫生的角度看，必须对 HIV 感染者配偶进行告知，否则，会侵害配偶的知情权和健康权，造成家庭内传播，导致疫情上升。但是，医务人员是否具有受法律保护的资格去告知 HIV 感染者配偶是有争议的。

有专家认为，医务人员有为 HIV 感染者/病人保守隐私的义务，同时，也有避免其他人（如 HIV 感染者配偶）受到伤害的责任，当这两者发生冲突时，通过对可能的危害权衡，保护 HIV 感染者配偶健康的责任就比保密义务更重要，当 HIV 感染者本人拒绝告知其配偶时，医务人员就有权利也有责任对 HIV 感染者配偶进行告知。也有专家认为，医务人员告知 HIV 感染者配偶的可行性还需要商榷，因为医务人员强制告知 HIV 感染者配偶后，可能引起一定的负面影响，如夫妻关系变差甚至家庭破裂。因此，对工作人员的告知能力要求较高，更需要明确的法律界定。

（徐　鹏）

参 考 文 献

［1］UNAIDS. 90-90-90：An ambitious treatment target to help end the AIDS epidemic .（2014-10-01）［2024-12-29］. https：//files.unaids.org/en/media/unaids/contentassets/documents/unaidspublication/2014/90-90-90_en.pdf.

［2］VELLA S, SCHWARTLÄNDER B, SOW S P, et al. The history of antiretroviral therapy and of its implementation in resource-limited areas of the world . AIDS, 2012, 26（10）：1231-1241.

［3］RODGER A J, SABIN C A. How have guidelines on when to start antiretroviral therapy affected survival of people living with HIV infection. Curr Opin HIV AIDS, 2016, 11（5）：487-491.

［4］MERSON M H, O'MALLEY J, SERWADDA D, et al. The history and challenge of HIV prevention. Lancet, 2008, 372（9637）：475-488.

［5］SABIN M L. How the Denver Principles changed health care for everyone. Lancet, 2023, 401（10394）：2099-2100.

［6］中华人民共和国国务院. 艾滋病防治条例（国务院令第 457 号）.（2006-01-29）［2024-12-29］. https：//www.gov.cn/flfg/2006-02/12/content_186324.htm.

［7］中华人民共和国国务院办公厅. 中国遏制与防治艾滋病"十二五"行动计划（国办发〔2012〕4 号）.（2012-01-13）［2024-12-29］. https：//www.gov.cn/gongbao/content/2012/content_2084242.htm.

［8］中华人民共和国国务院办公厅. 中国遏制与防治艾滋病"十三五"行动计划（国办发〔2017〕8 号）.（2017-01-19）［2024-12-29］. https：//www.gov.cn/zhengce/zhengceku/2017-02/05/content_5165514.htm.

[9] 中华人民共和国第十届全国人民代表大会常务委员会. 中华人民共和国传染病防治法(主席令第十七号). (2004-08-28)[2024-12-29]. https：//www.gov.cn/zhengce/2005-06/27/content_2602162.htm.

[10] 中华人民共和国卫生健康委, 中宣部, 中央政法委, 等. 遏制艾滋病传播实施方案(2019—2022 年)(国卫疾控发 〔2019〕54 号). (2019-09-11)[2024-12-29]. https：//www.gov.cn/zhengce/zhengceku/2019-11/13/content_5451669.htm.

第六章　艾滋病相关伦理学

第一节　艾滋病伦理问题总述

伦理学是人类行动的社会规范。生命伦理学探讨生命科学和医疗卫生领域中的伦理问题和行动规范,其基本原则是尊重、不伤害、有益和公正。这些基本原则构成我们评价该领域行动的伦理框架。

艾滋病的预防与治疗属于公共卫生范畴,有其自身的公共卫生特点和特有的公共卫生价值。这些价值与传统医学伦理学之间有重合,也有部分不同,如何解决这些问题,尤其是公共卫生或公众健康利益与个人权利或利益之间的冲突,则是公共卫生伦理学需要讨论的基本问题。

艾滋病防治的医学伦理学也应遵循以下原则。

1. 不伤害原则。是指在医学服务中不使病人受到不应有的伤害。伤害主要指身体上的伤害、精神上的伤害以及社会、经济上的伤害或损失。身体上的伤害包括疼痛、痛苦、残疾、死亡等。因为医疗活动是有可能会给病人或第三者带来有害后果的。不伤害原则是强化医务人员以病人为中心,以维护病人利益为目的,坚决杜绝有意的和不负责任的人为伤害的伦理原则。

无伤害原则,在临床诊疗实践中的主要体现就是治疗的最优化。最优化原则要求医务人员在为自己的服务对象进行治疗服务时,做到效果最佳、痛苦最小、耗费最少和安全无害。伦理学原则不仅是要求我们不伤害病人,而且要求我们切实地能促进他们的健康与康复。

2. 尊重原则。是指医患交往时应该真诚地相互尊重。狭义的尊重是指尊重病人的人格权,广义的尊重还应包括尊重病人的自主权利。在艾滋病防治中,尊重可使 HIV 感染者避免感到负罪和惭愧,从而使他们避免意志消沉、绝望和自暴自弃。

普通人一旦感染 HIV 一般都会有道德负疚感,会感到其在社会、伦理和法律上"低人一等",难以得到和享有常人所拥有的伦理和法律的权利。这是歧视产生的根源之一,歧视已经严重妨碍我们的艾滋病预防和控制工作,它使 HIV 感染者不敢去治疗,因为害怕别人知道自己感染 HIV 后在社会上无立足之地,隐匿自己的不安全行为,导致原有的感染 HIV 高危行为不能改变,最终使病毒继续在传播和蔓延。

3. 有益原则。是指从事医学治疗或医学研究时,应时刻把病人或研究对象的健康放在第一位,这是医学伦理学的首要原则。一切有利于病人,这不是"行善",而是对医务人员的刚性要求。医务人员、公共卫生人员的职责是促进服务对象的健康,预防流行病的蔓延,如果不做就是失职。对医生而言,促进病人健康、治愈疾病、防止死亡,或至少缓解症状、减少痛苦,这些都是他们应尽的义务。

4. 公正原则。是指在形式上要求对相同的病人给予同样的对待,对在相关方面不同的病人应该区别对待。公正原则在医疗卫生资源和卫生服务的分配上十分重要,在艾滋病防治中公正的原则也十分重要。这些都体现在医学公共卫生伦理学的具体原则之中。公共卫生伦理学的公正原则,要求在一切行动中应使所有的目标人群平等地受益。

在临床上,公正的原则还表现为医生要在态度上平等地对待病人。询问病史时,医生对待所有病人应举止端庄,态度热情,全神贯注。医生精神集中而冷静,语言得当,可增强患者信任感,使病人产生信赖感和亲切感,有利于缓解就诊时的紧张心理,有利于倾诉病情,从而获得全面、可靠的病史资料,做出正确的诊断和治疗。

(刘康迈)

第二节 艾滋病临床治疗与关怀中的伦理问题

在艾滋病抗病毒治疗中,医务人员除了要遵循一般临床治疗的伦理学基本原则外,还有一些其他提法的伦理原则。如2002年在美国芝加哥医师职业精神峰会上通过的《医师宣言》中医学专业精神的三项基本原则,即将患者利益放在首位的原则、患者自主的原则和社会公正的原则等。

医生的十项职业责任分别为:提高业务能力的责任、对患者诚实的责任、为患者保密的责任、和患者保持适当关系的责任、提高医疗质量的责任、促进医疗可及的责任、对有限的资源进行公平分配的责任、对科学知识负有责任、通过解决利益冲突而维护信任的责任、对专业负责的责任。

除这些原则和责任要求外,在一些特殊方面还应予以格外关注。

一、对艾滋病病人的治疗应格外注意受益最大化和风险最小化

在治疗方面,医务人员应在治疗过程中加强监测,及时处理可能出现的副作用或并发症等。在治疗药物或治疗方案的选定方面,应以患者为中心,以降低伤害和治愈为目的,做好艾滋病病人及其家属的知情同意工作。检测结果或治疗效果也应该及时告知病人,并做好相关咨询工作。

艾滋病病人信息的泄露会导致对艾滋病病人精神和社会方面的伤害。在精神方面,艾滋病病人有关情况,除告知负责治疗护理的医务人员及相关家庭成员外,应保守秘密,不得泄露给无关第三者。医务人员应注意避免在非故意的情况下泄露病人有关信息,如在医院的公开场合讨论病人的病情等。

二、对无行为能力的艾滋病病人的处理

90%的艾滋病病人在艾滋病期都有因HIV感染引起的组织病理改变,因此有一定比例的艾滋病病人会发生认知、行为、情感和运动的障碍,甚至完全痴呆,需要在病人尚没有失去行为能力时,指定代理人为其选择如何治疗或拒绝治疗做出决定。

在病人意识清醒、有行为能力时由医务人员让病人预先用书面或口头表示,一旦其处于临终状态而自己又无自主行为能力时,他们将选择何种方式处理,或者预先指定一位代理人,代替患者作出决定。

三、努力防止医源性感染

在医疗过程中,防止HIV病毒的医源性感染十分重要。医源性感染有以下几个途径:通过输血或输用人血制品而感染,通过侵入性操作、通过器官或组织移植和人工授精传播HIV。

为有效防止医源性或职业性感染(指医务人员在从事诊疗、护理活动过程中接触到HIV),必须对供血者、血液制品或捐赠器官组织者进行强制性HIV检测,使用一次性注射器和针头和其他必要的防护措施,也有必要对接受手术或其他侵入性干预的病人在术前进行HIV检测。这些既是医院的操作规定,也是伦理要求,应该得到伦理学上的保护。

四、防止产生HIV耐药的伦理问题

在治疗艾滋病病人的过程当中,防止HIV产生耐药,是一项重要的伦理义务。如果HIV产生耐药,将对艾滋病的治疗和遏制HIV的传播扩散造成严重影响。同时要求病人配合医生的治疗,严格按照医嘱服药。与医务人员合作,共同防止HIV传播。

实行药物治疗标准化也是防止耐药的有效途径。药物治疗方案既要考虑到先进性,又要能照顾到当地的药品供应情况,尽量选用副作用较小的药品,并实行药物毒性反应的监测。

五、在治疗中的母乳喂养问题

在发展中国家,对 HIV 阳性孕妇进行抗病毒治疗的时候,医务人员经常不得不面临的一个问题就是:HIV 阳性孕妇的婴儿哺乳问题。如果母乳喂养婴儿,婴儿将面临被 HIV 感染的风险;如果不用母乳喂养,婴儿在缺乏代乳品的情况下,将面临营养不良甚至死亡。另外,在一些国家拒绝哺乳的产妇可能遭到丈夫或家人的遗弃,甚至引起家庭暴力;感染的妇女放弃哺乳会影响她在家庭和社会中的地位和形象等等。这些情况提出了一个伦理学难题,即医生在取舍时,必须要考虑婴儿/儿童的最大利益,但也要考虑感染 HIV 的母亲实际情况,综合评定后才可作出医疗决定。医生必须反复衡量,慎重考虑。必要和可能时,要与包括其丈夫或家庭成员在内的人员详细讨论将要面对的问题。

六、在临床调查中实行减少伤害政策的伦理学问题

对于普通人的医学调查与行为干预并没有特殊的伦理问题要讨论,在伦理学上成为问题的是,对那些有高危行为人群进行调查与行为干预中。而要很好地完成这方面的工作,必须了解减少伤害的政策。

1. 艾滋病的流行和蔓延突出了一些社会问题,例如吸毒、卖淫、男男同性性行为、青少年性行为等问题。

就吸毒和卖淫而言,众说纷纭,很难有统一的思想认识,而且这也是人类或任何一个国家都不可能在短期内解决的问题。

客观存在的社会现象我们无法完全改变,也不能等待这些问题解决后再考虑预防控制艾滋病,因此,为了预防控制 HIV 蔓延而去试图减少社会上的吸毒、卖淫、高风险的性行为等,应该能够获得伦理学上的辩护。这些预防措施包括吸毒时避免使用不清洁针具;以美沙酮替代海洛因注射;发生卖淫嫖娼行为、男男同性性行为时使用安全套等。

2. 实行减少艾滋病伤害策略的伦理学根据在艾滋病防治中,减少伤害策略更符合“不伤害”和“有利”的伦理原则,可保护有危险行为人群的健康,从而也大大保障了一般人的健康,使之不受 HIV 病毒的侵袭。例如,对于静脉吸毒者,在他们未摆脱毒瘾的情况下,提供清洁针具,采用美沙酮代替疗法,保护他们避免感染 HIV 等。实践证明,凡采取这些防控方法的国家,吸毒者中的 HIV 传播均得到了不同程度的控制。

七、医生在尊重感染者隐私权和保守秘密方面需要注意的问题

1. 需要注意尊重 HIV 感染者的隐私权。在对病人的治疗期间,医生常常需要与同行交换有关病人病情的信息,以听取同行的专业意见。同时,医院常有教学任务,对病人病情的讨论是医学生学习不可或缺的一个组成部分,这种讨论是必要的,也是合理和正当的。但是讨论案例时应避免提及个人隐私信息,需要采取有效的防范措施,限制无关的人员听到,或者看到病人不愿与他人共享的私人信息。

2. 需要注意避免信息不适当泄露,医疗机构一般以计算机存储形式保存病人的记录,医院和医生应该按照规定的安全程序设置和访问计算机里储存的信息,以防个人隐私泄露。另外,也要防止在学术报告中因信息使用不当而造成泄露。例如在医生准备的学术论文或者学术会议发言稿中,应该去除所有可追踪识别病人身份的姓名、职业、照片,以及其他的私人信息,否则也会构成对病人的隐私权的侵害。

3. 病人的配偶告知问题。告知涉及医患之间的彼此信任,这对保持良好医患关系,和维系患者就医过程的诚实性都有重要意义。

医生应建议 HIV 感染者主动向其配偶告知其感染的问题,并提供可能出现问题的处理方法。一般来说,告知配偶有关病人感染的信息,是病人本人的义务,但同时医生有义务督促感染者将其感染状态告知其配偶。

从伦理学上讲,保护他人免受重大的伤害应压倒保护患者秘密的义务。因人的权利有很多种,例如:知情权、言论权、迁居权、隐私权等等,但人权中最重要的是生命权,当被迫需要对一个人的隐私权与另一个人的生命权进行权衡取舍时,选择保护生命权是可以得到伦理学支持的。

（刘康迈）

第三节 健康宣教中的伦理问题

在目前尚无疫苗和根治药物，并且技术前景并不乐观的情况下，避免 HIV 感染的行为预防和社会预防尤显重要。随着 HIV 感染的迅速蔓延，其防治中的伦理学问题日益突出，主要体现在疾病歧视与道德恐慌、个人权利与公众健康、隐私保密与知情权利，及社会责任与行为自主等方面。当前我国的艾滋病预防工作仍然面临着一系列伦理、法律和社会难题，成为制约防艾成效的重要因素。

艾滋病预防干预主要涉及宣传教育、行为干预和治疗三方面内容。如何保障 HIV 感染者应有的权利，坚持仁爱与宽容，有利和公正的伦理学原则，同时又坚持社会主义精神文明价值观，需要我们认真考虑在防治中维护社会伦理正义，与自己服务对象建立平等、和谐和信任关系之间的伦理平衡。

在艾滋病的预防上，强调依法惩处违法行为，强调以正面宣传为主，把预防艾滋病的宣传教育作为加强社会主义精神文明建设的重要内容。提出了在预防和控制艾滋病性病宣传教育中，大众媒介应以宣传治本为主，结合法制和道德教育，提倡洁身自爱。倡导保持和发扬中华民族的传统美德（忠于配偶、避免卖淫嫖娼和婚外性行为、以及不吸毒等）。

同时，也要积极开展反歧视的宣教活动。教育公众正确对待 HIV 感染者，关注他们的需求和生活。对一些被国际上的防治实践证明是有效的控制措施，如推广使用安全套、美沙酮维持治疗、针具清洁和交换等，不遗余力地进行推广。并从理论上、伦理上向群众解释清楚，并使大众愿意共同参与艾滋病防治工作中去。

一、在艾滋病宣传教育中符合伦理学的做法

1. 应以正面宣传方式为主，尽量少用暴露或揭露的方式报道与艾滋病相关的各种信息。这符合伦理学上不伤害的原则。

2. 最好能尝试通过有意义的活动（例如表演）与要提供的信息有机地整合在一起，以寓教于乐的方式进行宣传。

3. 尽可能动员各目标人群所关注的人物去从事艾滋病预防控制宣传活动。例如，受拥戴的音乐家、运动员、学者或其他有影响力的公众人物。

4. 在对目标人群提供建议时，应是清楚的、切实的和可行的，以及不进行价值观评判。只要我们的建议做到这几点，就可以得到伦理学的辩护。

5. 在目标人群承认有高危行为和改变高危行为可能会有困难时，应能提出实际的，可替代的建议来解决这些困难。

6. 准备好备用方案，向目标人群提供不止一种的选择，以保证提供的建议和咨询的可行性，例如宣传安全性行为，可提供避孕套的使用、性行为的忠诚，或减少性伴等几种选择。优先选择符合现行道德的措施，也是获得伦理学上的支持的条件之一。

7. 在对目标人群进行宣传时，强调改变行为以后可能带来的好处，以具体实例说话，而不是枯燥地理论说教，或一味禁止什么。

8. 在宣传时，要体现出其他人或部门对被提供服务的目标人群的关心（例如：他们的家庭、父母、社会组织等），同时站在服务对象的位置上，适时提出忠告。

9. 应注意利用重要的时机进行宣传，如设法在很多不同的节假日或宣传日，结合节日特点进行大范围的宣传，例如在"艾滋病日"人们格外关注艾滋病时，开展的宣传活动往往能起到事半功倍的效果。

10. 宣传过程中传播的信息应时常变换形式，如果长时间提供一成不变的信息，人们会对信息失去兴趣，不愿意再予以关注。

二、在艾滋病的预防宣传中，有可能与伦理学相冲突的做法

1. 不要使用恐吓性的宣传方式。因为这种恐吓的方式也许会成功地让人们产生恐惧心理，但是可能

也会使你的服务对象忽略了艾滋病可以预防的,同时,可能忽略了告诉人们如何预防感染。

2. 在宣传报道各地疫情的发展时应实事求是,真实准确,发稿前应经核实。在艾滋病宣传中,凡涉及感染者、病人的个人情况,未经本人同意,任何单位或个人均不得公开泄露,图像必须遮挡。

3. 在预防艾滋病的宣传教育工作中,要重视内容的针对性、科学性、准确性,同时兼顾通俗性与趣味性。应加大力度,要动员各种大众传播媒介参与,内容上要适合全社会各不同人群的理解能力和满足全社会和不同人群的需求。

4. 要考虑场合和对象,以及对象的接受程度,在不合适的场合和对不合适的人群,有些宣传可能起到相反的效果。例如在预防共用注射用具吸毒传播艾滋病的各种宣传时,只能针对相关的重点人群。同时还要考虑使用的宣传载体,不适合使用大众媒体进行宣传的内容,就要选择恰当的宣传方式。

5. 在艾滋病的预防宣传中,不宜渲染"绝症""超级癌症"等表述,客观的宣传应是"艾滋病是一种尚无有效治疗办法、病死率高,但是可以预防的传染病"。

6. 在推广使用安全套的宣传上,应采取实事求是的态度处理。对敏感问题可以通过不敏感的方式进行宣传,例如:宣传在高危人群中推广使用安全套,应明确这是基于防病的需要,并不代表对卖淫嫖娼违法行为的默许。既要宣传精神文明,报道打击卖淫嫖娼,又要正确地宣传安全套的防病作用。

另外,在宣传中要让人们认识到安全套的防病作用是建立在正确使用的基础上,同时也要让人们理解安全套预防艾滋病的效果并不是 100%。如果质量不好或因使用不当出现破裂或滑落,也还是有感染 HIV 病毒的可能。要强调虽然安全套并非 100% 安全,但远比不用安全套要安全。

7. 宣传中不要进行价值观的评价,即不要戴着有色眼镜看待任何听众,或试图给他们的行为作某种结论。不要把感染 HIV 病毒与"罪"和"错"联系起来宣传。要防止对 HIV 病毒感染者的歧视,要通过宣传使人们了解到公共卫生层面上 HIV 感染与预防的信息,强调感染者也是疾病的受害者,与其他病人一样,都需要人们和社会给予人道主义的关心和帮助。通过宣传要让群众明白歧视 HIV 感染者的行为只会加重病毒的传播,以及增大对全社会人群的健康的威胁。

8. 在向群众宣传报道时,要让群众知道,每个人都必须懂得预防措施,否则都有可能感染 HIV。不要使用医学专业词汇,因为大多数服务对象很难完全明白技术性和科学性的词汇的全部含义。如果想要说服你的服务对象改变行为,就必须使用他们能够理解的语言。

9. 提供的预防信息要有针对性,不要提供与听众行为阶段不相称的信息,提供的信息与目标人群的文化水平要相符。提供的信息不能是枯燥乏味的。

10. 尽可能不要使用目标人群不能理解的图片或标志,也不要使用一些人们厌恶的动物去形容艾滋病病人,比如蛇或者老鼠,因为有时会被人们误以为这些动物与感染或传播 HIV 病毒有关。

只要我们在艾滋病预防宣传中注意到两手齐抓,两手都要硬,就能成功控制住艾滋病的流行,同时在预防宣传实践中做到符合伦理学的基本原则。

(刘康迈)

第四节 临床试验中的伦理问题

一、临床试验与检测应做到知情同意

艾滋病临床试验的一个重要伦理学话题就是知情同意。知情同意的主要形式是签署知情同意书,但并不等于知情同意书就是知情同意的全部。研究者或其他专业医疗专家与患者之间的讨论和征询、谈话的录音、记录等都可构成知情同意的内容。

二、临床试验与医学检测在伦理学方面的问题

(一)检测方法的精确性

目前,常用的检测方法是检测 HIV 病毒的抗体,而不是 HIV 病毒本身。由于感染 HIV 后需要数周到

数月后人体内才能产生 HIV 抗体,这段时间被称为窗口期。如果检测时正好处在窗口期内,则检测出的结果是阴性,但实际上受检者已经感染了 HIV,只是其血清中的抗体尚未产生;另一方面,HIV 初筛方法也可能出现假阳性结果,因此目前 HIV 检测方法采用初筛方法和确证方法相结合,以提高检测结果的准确性。即便如此,仍有结果不确定的可能。这些必须向受检者交代清楚,同时也尽可能采取当时最可靠、误差最小的检测方法。

（二）检测目的应伴随有效的处置

检测目的应该明确,且能够提供有价值的新信息,并对所提供的新信息采取有效的措施,即减少 HIV 病毒传播,有利于受检者接受 HIV 感染的预防措施或医疗服务。如果仅为了研究,与受检者自身利益关系不大,应向受检者交代清楚,必要时可适当提供相关补偿。

（三）必须获得受检者的知情同意并告知检测结果

对于 HIV 检测结果,需要考虑以下三个方面。

1. 检测信息的质量。如检测用什么试剂、准确性有多高、结果的可靠性如何、有无必要用其他试剂重做一遍等,都需要告知受检者,并提出建设性建议。

2. 检测结果的告知原则。检测结果必须告知受检者本人。如果受检者本人能够在得知检测结果后作出理性决定,可将检测结果告知受检者本人。但是检测方必须要考虑受试者个体间的差异、告知后可能发生的后果、告知 HIV 抗体阳性对受检者的健康或心理产生的负面影响以及潜在的社会和经济后果等。如果暂时不具备告知条件,也可适当暂缓告知,之后再寻机告知。但告知是必须的。

3. 检测后干预将 HIV 阳性结果告知受检者后,应该提供咨询服务。咨询的最终目的是鼓励、说服和支持 HIV 感染者告知自己的配偶、性伴、吸毒伙伴等,并使配偶、性伴、吸毒伙伴等前来进行咨询、检测。咨询人员要采取各种措施,努力说服 HIV 感染者将自己的感染状态告知其配偶或伙伴,说明国家有明确的法规规定他们有告知的义务;如果他们在易感染的情况下,自己不肯告知其配偶、性伴、吸毒伙伴而造成新的 HIV 感染,他们会因违法而受到法律惩罚。

咨询内容不仅包括健康教育,促进改变危险行为,也应包括如何应对家人和社会对其 HIV 阳性检测结果的反应。对于 HIV 检测结果是阳性的人,应提供有关抗病毒治疗的信息和医疗服务。

三、在扩大检测时切实保护个人的权利

除了少数情况外,如献血者和医疗侵入性操作前需要进行强制检测外,HIV 的检测推荐实行自愿咨询检测(VCT)。强制检测多数情况下不能得到伦理学的辩护。那么如何既能扩大 HIV 检测范围,又能保护个人权利,或者将可能侵犯个人权利的情况最小化呢?

（一）扩大检测必须在一个有准备的环境中进行

所谓有准备的环境,首先是检测的同时能提供咨询和治疗。如果没有足够的资源和能力提供咨询和治疗,那么检测的意义就会弱化。另外,有准备的环境还包括坚决贯彻知情、同意和保密原则并坚决反对污名和歧视。保证知情、自愿和同意的前提是,必须让受检者事先知情,让受检者有机会选择参加或不参加 HIV 抗体的检测。目前在扩大检测中,对受检者采取的知情不反对的检测原则,也仍然是符合伦理学原则的。

（二）贯彻 3C 原则

3C 原则即同意(consent)、保密(confidentiality)和咨询(counseling)。扩大检测是重要防治策略之一,可以说服、动员服务对象参加检测。尽量避免强迫和不正当的诱导。这样扩大检测策略才能在符合伦理学原则的前提下顺利实施。

（刘康迈）

第五节　艾滋病的临终关怀

艾滋病的临终关怀是指为现代医学治愈无望的艾滋病病人提供缓解极端痛苦、维护生命尊严、帮助

临终者安宁走完生命最后历程,以及为临终者家属提供包括居丧在内的生理和心理关怀的一系列立体化卫生保健服务。

临终关怀体现了伦理学最基本的原则,即尊重的原则和有益的原则。临终关怀以医务人员为主,同时有家属、社会团体和社会各界人士等社会志愿者参加,是社会公益事业。临终关怀不以延长临终病人的生存时间为目标,而是以丰富临终病人的有限生命,提高其临终阶段生活质量为宗旨。为临终病人提供有意义、有尊严的生活,让其在有限的时间里,保持头脑清醒,在可控制的病痛中,接受关怀和享受余生,让病人保持积极的心态到生命最后一刻。

一、以治疗为目的转向以对症和护理为主的服务

艾滋病病人进入到临终阶段,就意味着以照料为主,即以治疗为主转变为以对症为主的照料临终阶段,以维护临终病人的尊严和权利。每个人的尊严都不应该因生命活动的降低而递减,个人的权利也不应该因身体衰竭而被剥夺。只要病人还未进入昏迷状态,他们仍然有思想、有意识、有感情,我们就仍然应该尊重其人格并维护其个人权利与利益,如允许获知病情信息、允许保留个人隐私和自己的各种生活方式、参与医疗护理方案的制定、讨论死亡等。医生应该与艾滋病病人讨论临终阶段生命维持治疗问题。可能有的医生不愿意与病人讨论临终关怀的问题,怕使病人沮丧,引起不安。但是对于没有更好的治疗选择的病人,这是不得不面对的事实。

二、可以终止无效治疗

本着伦理学上的有益原则,要看治疗能否给病人带来好处或受益,如果带给病人的好处或受益超过带给他们的负担和痛苦,可以选择继续治疗。如果治疗无效,或对改善病人的机体状态、缓解症状、减轻疼痛毫无用处,并给病人带来身体或精神上的痛苦则建议放弃。如果处于临终状态的艾滋病病人要求终止无效治疗,医务人员应遵照他的意愿。如果病人或家属未提出中断治疗,而无效治疗对病人既没有好处,同时又浪费宝贵的资源,则医务人员需要讲明情况,征求家属或本人意见是否终止无效治疗。

三、对临终病人的关怀

临终关怀的理念是让每一位临终病人安详地走完人生最后一段旅程。有人认为,临终只是等待死亡,生活已毫无价值,这是不对的。临终关怀认为,临终也是生活,是一种特殊类型的生活。这种照料是以重视病人实际需要为前提,尽量按照病人和家属的愿望进行全面、细致的护理。艾滋病病人处于临终状态时,他们的意愿可能不一样。有人会要求继续治疗,希望出现奇迹。有人要求在家里等待生命的最后时刻到来或终止治疗。

应尽量满足病人的临终要求,使病人能平稳安详地离去。通过全面照顾,使得他们的生命得到尊重,疾病症状得以有效地控制,生命质量得到提高,使其在临终时能够安宁舒适、无痛苦。

四、对医护服务人员的要求

医生、护士、护工、家属要共同配合,以良好的态度、语言、表情和行为去影响和安慰临终病人,尽量给临终病人提供精神上的安慰和生活上的照料,使他们没有痛苦或者减少其痛苦,不留遗憾地度过人生的最后时刻。临终关怀工作人员必须学习、掌握临终病人生活质量的知识与照护技术,如各种镇痛药的正确使用、心理疏导方法等;学习掌握询问临终病人有何未竟事宜的技能技巧,提供优质的不留遗憾服务。

五、对病人家属的关怀

临终关怀服务不仅需要关心病人,也要关心患者家属的身心健康。对病人家属而言,适当的关怀可减轻他们的精神痛苦,帮助他们接受亲人死亡的现实,顺利度过服丧期,还可以使家属获得情感支持,让他们的权利和尊严得到保护。临终关怀既能为病人家属提供照料服务,又为其去世的亲人提供妥帖的居

丧服务,使逝者死而无憾,生者问心无愧。

六、病人遗体处理

艾滋病病人死亡后的尸体及其使用过的有关物品应按传染病防治条例相关规定进行处理。

总之,临终关怀彰显人道主义精神,表现在同情和理解临终病人的心理和行为变化,在此基础上以最真诚、亲切、慈爱的态度对待病人。尊重病人的利益和权利,保守隐私、保留生活习惯,尽量满足患者的生活需求。临终关怀的宗旨就是为濒死者及其家属提供缓和性、支持性的照护,给濒死者以安宁,让其在生命最后阶段安详地、满意地走到生命的终点。

（刘康迈）

参 考 文 献

［1］王陇德.艾滋病学.北京:北京出版社,2009.
［2］樊民胜,张金钟.医学伦理学.北京:中国中医药出版社,2009.

第七章 HIV 感染者医疗关怀

第一节 医疗关怀的原则

一、制定医疗关怀服务标准

虽然抗病毒治疗不能治愈 HIV 感染,但已证实可以延长 HIV 感染者的生命,将艾滋病从一种致死性疾病转变为可治可控的慢性疾病。HIV 感染者需要终身治疗,因此医疗关怀尤为重要。提供优质的艾滋病关怀是 HIV 感染者医疗保健服务的关键原则。在医疗关怀过程中,首先,HIV 感染者应在其隐私保密、知情同意、自主权和尊严等方面受到尊重。其次,有能力开展抗病毒治疗的卫生体系应提供综合服务,包括 HIV 的检测、咨询、预防和治疗机会性感染、抗病毒治疗、预防母婴传播、治疗依从性支持和提供心理社会支持等,并与社区关怀建立连接。

医疗机构所提供的关怀服务需要不断完善。制定医疗关怀标准的目的是明确 HIV 感染者应该接受到的最低关怀标准,以便能有效地满足 HIV 感染者不断变化的需求。通过贯彻落实这些标准,希望能帮助 HIV 感染者实现最佳的健康结果,提升生活质量。HIV 感染者医疗关怀标准贯穿 HIV 感染者的整个生命历程,处于不同生命阶段的 HIV 感染者(包括青少年和青年、中年、老年)所需要的关怀各有侧重,涵盖 HIV 相关的预防、检测、诊断治疗和关怀等多个方面。

二、以人为本的关怀

与长期管理其他健康状况的方式保持一致,应使 HIV 感染者能够优化自我管理并获得同伴支持的机会,HIV 感染者应该积极参与有关其自身健康和社会支持的决定。

1. 使用 HIV 临床支持服务的人应积极参与这些服务的设计、规划、提供和评估之中。为了确保积极参与决策,可能需要为 HIV 感染者和服务提供者都提供相应的支持和资源。

2. 服务应将感染者置于决策的中心位置,并确保所开展的评估和所提供的关怀服务不仅能处理临床方面的问题,还能够兼顾患者所报告的问题重点。

3. 服务应确保 HIV 感染者能够获得与其治疗和关怀有关的调查、抗病毒治疗和其他方面的书面信息。如果愿意或必要,也可以口头提供等效信息。至少,服务应确保患者能获得有关以下内容的书面信息。

(1)监测 CD4$^+$ T 细胞计数和病毒载量的目的和方法、频率,以及这些检测方法的意义。

(2)抗病毒治疗的工作原理,包括依从性的重要性、治疗的好处及存在的风险。

(3)抗病毒治疗的选择,包括个别药物的潜在副作用和如果发生这些副作用后将如何处理。

(4)关于药物间相互作用重要性的信息,尤其是与合并症和其他长期疾病相关的信息。

(5)有关改善一般健康状况的信息。

4. 给 HIV 感染者提供的信息应该是通俗易懂的语言文字,并因个人需求(包括年龄与教育文化程度)不同而采用不同的形式。

三、团队建设

HIV 感染仍旧是一种被污名化的疾病,它会对感染者的生活造成影响。影响因素可能是多重的,涉及性别、性取向、年龄、种族、收入、教育、药物依赖和/或酒精依赖,或其他病史和社会经历。因此需要多个团队的共同协作,为 HIV 感染者提供服务。应确保从事艾滋病服务的所有工作人员都应接受适当培训,认识到受影响社群的多样性及在社会和健康方面造成的重大影响。首先,应组建医疗团队,这个团队应该包括艾滋病专家、艾滋病防控领域以外的专家、全科医生和其他社区从业者;其次,还应组建护理团队,专业的艾滋病护理工作应由专业的护士来提供。

四、信息安全

1. 要使 HIV 感染者意识到,卫生专业人员或其他承担保密责任的人员会以保密的方式使用他们的个人健康记录。只会收集对监测、规划、治疗监测或研究有用的数据,并且这些信息不会有任何其他用途。
2. 艾滋病服务机构应该拥有健全的信息系统,配备专门的数据管理人员,以确保信息的准确、完整,并及时更新信息。

(丁海波)

第二节　HIV 门诊提供的治疗与关怀

一、检测、诊断与预防服务

(一)检测
在下述情况与临床情境下,应该由医务人员为所有服务对象提供常规 HIV 检测。
1. 避孕与性健康服务;
2. 人工流产服务;
3. 药物依赖项目,包括注射器具的提供;
4. 产前服务;
5. 与结核、淋巴瘤、乙型肝炎(乙肝)与丙型肝炎(丙肝)相关的医疗服务;
6. 存在与 HIV 急性感染期相一致症状的人;
7. 存在 HIV 检测指南中所明确的出现临床状况的人;
8. 所有进入羁押系统或在羁押系统内转移的人员。

(二)诊断
1. 提供 HIV 诊断检测的医疗卫生服务机构应该有一个明确路径,使被诊断为 HIV 阳性的人能够获得专业的医疗服务。
2. 新诊断的 HIV 感染者应该在收到 HIV 阳性检测结果后 2 周内由经过培训的工作人员对其疾病状态进行全面评估。
3. 新诊断的 HIV 感染者如出现 HIV 相关症状和/或体征(包括原发感染的症状和/或体征),应及时转诊,由相关领域专家进行进一步评估和治疗。
4. HIV 感染者的伴侣应通过伴侣告知程序及时收到进行 HIV 检测的建议。

(三)预防
应使所有性活跃人群了解并获得量身定制的一整套综合性预防 HIV 感染方案。包括安全套、获取免费 HIV 和性传播感染(STI)筛查、STI 治疗、伴侣告知、行为干预等,以及让 HIV 感染高危人群(如男男同性性行为人群、吸毒者)和 HIV 感染者了解可降低 HIV 传播风险的一系列干预措施。应在作出 HIV 诊断和后续就诊时评估传播给他人的风险。被评估为有传播给他人风险的人应提供一一对应的降低感染 HIV 风险的措施。

1. 应加强人群对 STI 在 HIV 传播中所起作用的认识。

2. 应使 HIV 感染者意识到，已有证据表明正在接受抗病毒治疗且至少有 6 个月血液中已经检测不到病毒载量的 HIV 感染者和艾滋病患者不会将 HIV 传播给其性伴侣。

3. 针对所有 HIV 阴性人群，建议在暴露前预防用药指南基础上，根据个人暴露 HIV 风险的实际情况采取暴露前预防用药。

4. 应将暴露前预防用药作为 HIV/STI 预防的一整套干预措施中的一部分。每个人根据自己的实际情况来决定是否进行暴露前预防用药。这些措施可能包括安全套和润滑剂、安全性行为的咨询、STI 检查和治疗和定期进行 HIV 检测。在适当情况下通过使用抗病毒药物进行暴露前或暴露后预防与治疗，以预防艾滋病病毒感染。

二、抗病毒治疗

新诊断的 HIV 感染者，应由受过适当培训且具有 HIV 专业知识的从业人员尽早进行全面评估，最好是在收到 HIV 阳性检测结果两周内。服务应该有机制确保所有 HIV 感染者能持续接受专业的关怀护理。

（一）治疗可及性

1. 新诊断的 HIV 感染者应按指南的推荐，接受初步调查和评估，并能在收到阳性检测结果后两周内获得心理支持和同伴支持。

2. 新诊断的 HIV 感染者应被告知其 CD4$^+$ T 细胞计数水平，并在初始评估后的 30 天内启动抗病毒治疗并开展机会性感染的预防与治疗。

3. HIV 感染者应该有机会接触经过适当培训的专业艾滋病医务人员，以便有机会讨论情绪、社会心理、伴侣告知以及在社区能否获得支持等问题，尤其是在刚被诊断出感染 HIV 的时候。

4. 艾滋病门诊应该有相应的途径让患者获得同伴支持。

（二）治疗维持

1. 艾滋病服务机构应该有机制来识别与跟进管理中的 HIV 感染者哪些脱失了，哪些没有按时复诊，哪些手上的药量已不足等。

2. 艾滋病服务机构应建立机制，针对重新找回的 HIV 感染者了解其脱失的原因，并在可能的情况下针对所发现的脱失原因采取相应的处理。

3. HIV 感染者应该在需要时获得同伴支持与心理支持，尤其是在面临人生重大事件时，例如，启动/变更治疗、患重大疾病、怀孕和更年期等。

4. 如果患者对个别临床医生提供的医疗服务不满意，应该在了解患者关注焦点的基础上进行相应跟进处置，然后再提供其他的选择（包括必要时转诊到其他诊疗中心）。

5. 需要将治疗管理转移到另一家治疗中心的患者，应由上一家负责治疗的机构向新接管治疗的机构出具一份完整的临床小结，上一家治疗中心在收到转移申请后必须在两周内完成。这份小结应至少包含指南中所概述的信息。转出机构应确保能为处于转移期内的患者提供足够的治疗药物。

6. 应按照国家关于 HIV 诊断、治疗、监测及其并发症的指南对到艾滋病专科门诊就诊的 HIV 感染者进行诊治。

7. HIV 感染者应在能确保隐私和保密性的指定适宜场所内接受诊治。

8. 艾滋病专科门诊服务应能够为患者提供便捷的多学科支持，尤其是专业的护理、性健康服务、专业的依从性支持、专业的艾滋病药房建议、配药服务、营养学、心理健康、心理咨询、同伴支持与倡导支持等。

9. 应与艾滋病专科以外的其他专业医疗团队合作，为 HIV 感染者提供管理合并症的服务。

10. 当抗病毒治疗方案的选择受到耐药、药物相互作用或合并症的影响时，应该请适宜级别的专家进行确认与研讨。专家会诊可以采取现场或远程线上的方式进行。

（三）药物处方

1. 抗病毒药物只能由有适当资质的医师开具。抗病毒治疗药物处方应依据国家指南和可用的最佳证据来开具,在共同决策的过程中会考虑患者的意愿和关注的问题。

2. HIV感染者在刚启动抗病毒治疗或更换治疗方案时应获得工作人员提供的依从性支持。任何时候只要出现病毒载量反弹或怀疑HIV感染者的治疗依从性较低,就应该为其提供依从性支持。

3. 有关HIV感染者以前使用的抗病毒治疗方案相关信息应该记录在其临床记录中。这些信息包括更换治疗方案的原因,应该尽可能准确。针对刚转入且纳入管理的HIV感染者,应有证据表明曾尝试从上一家治疗机构获取此信息,以及有关HIV感染者的基线数据和任何进一步耐药性检测的资料。

4. 每次开具抗病毒治疗药物处方时,都应考虑HIV感染者的用药史,并记录本次开具的处方情况。临床记录应包括来自艾滋病服务及任何其他专科服务开具的所有处方药的详细信息、药店购买的非处方药、中草药和消遣性药物等,包括药物间相互作用的评估。

5. 开具抗病毒治疗处方的人应该具备访问和使用基于网络的信息和治疗决策支持工具的能力,从而能够随时掌握最佳处方实践。

（四）实验室检测和监测

医务人员应保存HIV感染者的医疗记录,以便长期连贯地记录HIV感染者的疾病进展、实验室结果及药物的使用与调整情况。抗病毒治疗抑制病毒复制和改善免疫功能的效果可以通过定期检测HIV病毒载量和CD4$^+$T细胞计数来评价。

1. 监测病毒载量在治疗前进行病毒载量基线检测是必要的,便于观测抗病毒治疗后病毒抑制的效果。启动抗病毒治疗6个月、12个月时应进行病毒载量检测,以监测治疗效果。之后按每年至少检测一次的频率进行。病毒载量如未达到低于检测下限,应该仔细寻找可能的原因,包括依从性、药物的相互作用等,适时重复检测病毒载量,以观察是否仍高于检测下限。如复查后病毒载量还没有低于检测下限,应报告上级临床专家,以考虑治疗是否失败。

病毒载量检测对评价治疗效果至关重要,无论何种机构承担检测工作,检测单位都应于采样后30日内完成检测,并尽快通知门诊医生。对于发生病毒学失败的HIV感染者,应优化耐药检测程序(如利用病毒载量采样剩余样本直接进行耐药检测,或者尽快采集耐药检测所需样本),尽快完成耐药检测,以利于判断治疗失败的原因或指导换药。

2. 监测CD4$^+$T细胞计数抗病毒治疗后,每年至少复查一次CD4$^+$T细胞计数,监测治疗后的疗效。如感染者个体病情需要,可适当增加CD4$^+$T细胞计数检测频次。在不能检测病毒载量的情况下,可以根据CD4$^+$T细胞计数和临床反应(体重增加、HIV感染相关症状改善等)来评估治疗效果。如果CD4$^+$T细胞上升程度比预计缓慢,医生应该寻找造成治疗反应不好的原因。

3. 安全性评估抗病毒治疗药物的影响包括短期和长期药物不良反应,短期反应通常在服药后较快出现,患者经过对症处理,可能耐受或需要更换药物。有些不良反应会持续存在,因此,要定期检测血糖、血脂、肝功能、肾功能、骨密度等,并定期筛查、诊断和处理合并的疾病,延长患者寿命,提高生活质量。

三、性与生殖健康

应支持HIV感染者为自己(及其伴侣)建立和维持健康的性生活。应支持HIV感染者做好防护,保护自己(和他人)免于发生新的性传播感染,并获得定期筛查和预防干预措施。应该由有专业知识与能力的工作人员有针对性地向HIV感染者提供伴侣告知方面的支持。使存在感染HIV风险的密切接触者(包括其子女)能够在充分考虑保密性和安全性的情况下及时接受HIV检测。要及时发现HIV感染者是否存在使用与性相关的药品、传染性肝炎和性传播感染的风险,并为其提供相应的支持、建议和干预措施。

（一）HIV感染者的性健康

1. HIV感染者应该能够方便地获得性健康和生殖健康服务。其中包括依据指南提供的STI筛查、治疗和建议等。应至少每年对HIV感染者进行一次性健康评估。

2. 在初始HIV诊断时的基线调查中应包括梅毒血清学检查,并在此之后依据感染风险每隔一段时间做一次检测(3～6个月或每年一次,取决于风险程度)。

3. 在可及的情况下,HIV感染者应该能够依据国家指南接受甲型和乙型肝炎、人乳头瘤病毒(HPV)

及其他STI的预防性疫苗接种。

4. 应让HIV感染者了解并掌握一系列已被证明可降低HIV进一步传播风险的干预措施。

5. 应该使未接受有效抗病毒治疗（无论出于何种原因）或尚未达到"病毒载量检测不到"结果的HIV感染者意识到，暴露前预防用药（PrEP）和暴露后预防用药（PEP）能对HIV阴性性伴侣实施有效保护。

（二）存在HIV感染风险的接触者的性健康

1. 在HIV诊断阶段或当HIV病毒载量＞200拷贝/ml时，就应该评估HIV感染者是否需要伴侣告知方面的支持和指导。

2. 应通过书面与口头方式向HIV感染者提供关于预防HIV传播的信息，如伴侣如何获得PrEP和PEP的办法等。

3. 应该使HIV感染者意识到他们对STI更为易感。一旦被感染上，可能会使自己体内的HIV更具传染性，因此避免未来发生STI是很重要的。

4. HIV感染者应该能够获得关于各种避孕工具和怀孕选择的准确信息，包括有关药物间潜在相互作用的专家建议。HIV感染者应该能够获得有关安全受孕的准确信息和支持，包括在艾滋病专科内为HIV感染者及其伴侣提供孕前建议。HIV感染者应该在艾滋病专科内就能获得有关怀孕选择的准确信息和支持。

四、心理关怀

为HIV感染者提供的关怀与支持应包括评估、管理和调节患者情绪、心理和认知健康等。

1. HIV感染者会因患病与管理慢性疾病而产生潜在的心理负担，应该纳入常规的监测。

2. 所有HIV感染者都应获得同伴支持和社会心理支持，应与所有HIV感染者讨论同伴支持的话题，并使其能够获得同伴支持。

3. 应做到每年对HIV感染者的心理健康需求进行筛查，包括针对抑郁、焦虑、创伤后压力、睡眠困难、成瘾行为、自残和自杀想法等进行症状评估，并根据要求及时转介到适当的服务。

4. 应明确界定艾滋病服务与精神卫生服务（包括针对成瘾行为的干预服务）之间的转介路径，其中包括明确有效的协调沟通机制。

5. 应每年向HIV感染者询问是否有认知或记忆力减退的症状。如果患者报告出现了认知功能方面的症状，且排除了抑郁等其他可能原因，则应由有资质的从业者做进一步的筛查，以及尽可能全面的神经心理学评估。如果发现认知障碍，则应考虑进行详细的HIV神经病学检查，并应提供康复策略/服务。

（丁海波）

第三节   病情复杂的HIV感染者治疗与关怀

一、住院患者的关怀

经证实或疑似艾滋病并发症而需要住院治疗的HIV感染者，应该能平等且快速地享受到由经过适宜培训的人员提供的关怀，服务队伍由一名顾问领导的艾滋病多学科专家团队组成。

需要入院治疗的HIV感染者应该按照国家认可的针对所有患者的治疗指南及艾滋病与并发症治疗指南中所定义的最佳标准来接受治疗与关怀。HIV感染者因疑似或确诊与艾滋有关的机会性感染/癌症和/或严重的免疫抑制而住院时，应该能享受到由艾滋病住院治疗管理经验丰富的临床医生提供监护治疗，并参与病情讨论。

二、合并症的处理

1. 到艾滋病门诊的就诊者应按照指南规定开展定期筛查，以便发现患者是否存在心血管、肾脏、肝脏、骨骼和其他合并症的问题。

2. HIV 感染者应该能够及时获得检测合并症所需的诊断检测工具。

3. HIV 感染者的合并症应该得到安全有效的治疗,这项工作可以设在艾滋病服务机构内部来进行,若合适也可以通过艾滋病领域以外的专家团队来提供。

（一）结核

1. 新诊断的 HIV 感染者应接受全面的临床评估,对活动性结核病进行排查。

2. 来自结核病高等及中等发病率国家的 HIV 感染者应接受结核潜伏感染的检测。

3. HIV 感染者应该能够获得快速结核病诊断检测工具和接受药物敏感性检测。

4. 应该为 HIV 感染者提供密切的伴侣告知服务。

5. 要接受艾滋病和结核病双感治疗的 HIV 感染者应该由具有结核分枝杆菌/HIV 合并感染管理经验的多学科专家团队来照护。应该按照最佳实践的思路采取感染控制措施。

6. 应该协同具有管理耐药结核病患者专业知识的团队对利福平耐药/耐多药结核病感染者进行管理。

7. 合并感染结核的 HIV 感染者应依据成年人 HIV 与结核合并感染管理指南的要求实施管理。

（二）乙型肝炎与丙型肝炎

1. HIV 感染者(包括新确诊者)应依据指南进行乙型和丙型肝炎合并感染筛查。

2. 合并感染乙型或丙型肝炎者应依据国家指南进行管理。

3. 合并感染丙型肝炎者(HCV RNA 阳性)应转诊至病毒性肝炎专科治疗机构,进一步接受直接抗病毒药物(DAA)的检查和治疗。

4. 肝硬化患者应转诊至肝病专科接受长期的监测和管理。

（三）癌症

1. 被诊断出患有恶性肿瘤者应被转诊到具有专业管理能力的中心。

2. 对被诊断患有恶性肿瘤的 HIV 感染者的管理应与相关指南一致。

3. 应该考虑到抗病毒治疗、机会性感染的预防用药和癌症治疗之间会产生潜在的药物相互作用。

（丁海波）

第四节　不同生命周期阶段的 HIV 感染者

一、青少年与青年

这个阶段的感染者在从儿童艾滋病服务转向成人艾滋病服务时应该要有一个正式的过渡阶段,在这个阶段里,应考虑到他们的需要、生长发育情况、成熟度、是否存在认知上或身体上的缺陷、社会心理需求等。

1. 应教会青少年和青年如何保护自己和他人免受性传播感染,包括关于通过 ART 进行预防的话题讨论,如正在接受 ART 且至少有 6 个月血液中已检测不到病毒载量的 HIV 感染者是不会将 HIV 传播给其性伴侣的。

2. 应告知青少年和青年,在什么情况下性伴侣须采取暴露后预防(PEP)和暴露前预防(PrEP)。例如,在服药依从性不佳或仍可检测到病毒载量的情况下。

3. 抗病毒治疗管理。如果 HLA-B*5701 和耐药性测定允许,或遵照指南使用富马酸丙酚替诺福韦(TAF),则要求对感染 HIV 的青少年与青年进行维生素 D 检测,补充维生素,用阿巴卡韦替代 TAF 来优化骨骼健康。要求对感染 HIV 的青少年和青年进行心理健康优化,建议避免使用与中枢神经系统毒性相关的 ART 药物。

4. 感染 HIV 的青少年和青年要开始或重新开始抗病毒治疗的,应考虑有高耐药屏障的治疗方案。

5. 感染 HIV 的青少年和青年每次就诊时应进行依从性评估并获得依从性支持。

二、成年初期至中年

处于这些年龄段内的大多数 HIV 感染者都有工作并且身体状况良好。服务的设置应尽量减少因常规复诊而需要向工作单位请假的时间。针对病情稳定患者的随访包括以下一些重要特性：在可能的情况下可（通过互联网、电话等）远程访问，以进行复诊预约、取检测结果、对检测结果实施管理，以及紧急申请开处方药等。据报道，采用单片治疗药物方案在某些情境下有利于某些人的治疗依从性，包括那些需要频繁因公旅行的人，以及那些没有向同住者透露 HIV 感染状况者。如果有迹象表明采用个体化治疗方案有一定的好处，工作指南应允许有一定的灵活度，可以使用个体化治疗方案。

支持处于青年期到中年期的 HIV 感染者建立健康的生活方式尤为重要，且极有可能会对其后期的健康状况产生重大影响。关键性的要素涉及吸烟、吸毒和酗酒、性行为、饮食和锻炼等。应定期对这些因素进行评估，并支持人们为改善个人健康而改变自己的行为。

三、老年人

老年人是艾滋病关怀工作中需要考虑的重点人群。首先，受 ART 治疗疗效的直接影响，存活到老年的 HIV 感染者人数会增多。其次，越来越多的老年人被诊断出感染 HIV。

（一）艾滋病门诊关怀与治疗

门诊关怀要包括最优质的艾滋病诊疗服务及适合不同年龄段患者需求的最佳筛查和治疗服务，并能实现两者的整合，这种整合不能让 HIV 感染者或服务的提供者都感到不堪重负。针对正日益衰老的老年 HIV 感染者，重要的是要根据国家指南开展对潜在合并症的主动筛查和识别（例如心血管疾病的风险、骨质疏松症、糖尿病、乳腺癌和前列腺癌等），鼓励 HIV 感染者戒烟和促进其采用积极健康的生活方式，还要注意不能导致对 HIV 感染者的过度医疗。

（二）病情复杂的艾滋病治疗

老年 HIV 感染者病情复杂，很大程度上与合并症及机体衰老有关，特别是可能出现心血管疾病、骨质疏松症、更年期和老年期痴呆等。在可能的情况下，让具有 HIV 知识的老年病专科医生参与进来有助于加强对这一人群的服务提供。可以通过建立多学科协作机制或由指定的专家提供建议和指导来实现。

1. 随着我们对治疗 HIV 感染药物和用于治疗老年病药物可能产生的协同作用有更多的了解，需要更多关注药物之间的相互作用。

2. 要积极动员被确诊感染 HIV 的老年患者尽早接受抗病毒治疗，因为这可能对降低患病率和病死率至关重要。

3. 需要认识到，在面临日益老龄化的 HIV 感染者中，长期用药且用药复杂的治疗经历可能会对 HIV 感染者的健康产生重大影响。尤其是，一方面对老年人的治疗较为乐观，另一方面对治疗又存着较高的怀疑态度，这可能解释了为什么最终的治疗会选择次优的治疗方案。在考虑调整治疗方案时要尽可能为HIV 感染者后期的治疗留有余地。

（三）检测、诊断与预防

50 岁以上被诊断出感染 HIV 的人数和比例都有所增加，而这些人更可能是晚发现者。艾滋病预防工作通常重点关注年轻群体，艾滋病预防宣传活动还需要关注老年群体，找到能够确保老年人同样获得预防措施的最佳方法。

（四）性与生殖健康

对老年人的性活动和健康开展讨论是很必要的，在初级保健中尤其如此，因为老年人可能不太愿意接受性健康服务。年纪大的人由于不用担心怀孕问题，不太可能会使用安全套，并且他们可能之前处于一个长期稳定的性关系中，并没有使用过安全套。然而，围绝经期妇女仍可能有怀孕的风险，因此采取必要的避孕措施对老年群体来说仍很重要。

与其他群体一样，应该使所有性活跃的老年人意识到自己可以获得量身定制的、可提供多种艾滋病预防服务选择的综合关怀服务，并能保证这些服务的可及性。

（五）心理关怀

在确定提供心理关怀的最佳实践方案时，应考虑到面临老龄化的 HIV 感染者及在老龄阶段才被诊断出感染 HIV 的人这两个群体所存在的特殊性。

总之，由于我国各个地区的艾滋病防治情况存在很大差异，没有哪一种服务模式能适合全国的情况，需要通过本土化的布局与多部门协作来确保每一位 HIV 感染者都能平等享有达到适当标准的关怀服务。因此，想要获得最佳效果，重点是要实现关怀服务的整合与协作，才能提供更加全面、综合的 HIV 感染者关怀服务。

（丁海波）

参 考 文 献

［1］中国疾病预防控制中心，性病艾滋病预防控制中心. 国家免费艾滋病抗病毒药物治疗手册(第 5 版). 北京：人民卫生出版社，2023，141-146.

［2］World Health Organization. Consolidated guidelines on HIV prevention, testing, treatment, service delivery and monitoring：Recommendations for a public health approach. Geneva：WHO, 2021.

［3］World Health Organization.Standards for quality HIV care：Standards for quality HIV care：A tool for quality assessment, a tool for quality assessment, improvement, and accreditation. Geneva：World Health Organization, 2004.

［4］British HlV Association. BHIVA Standards of Care for People Living with HIV（2018 standards）.［2024-07-01］. https：//standards.bhiva.org/home.

第八章　艾滋病抗病毒治疗质量控制和管理

第一节　质量控制的概念

一、背景

质量控制(质控)最早提出和应用于制造业,目的是通过标准化工作过程和统计方法,实现产品质量的稳定性和一致性。通过控制和监测生产过程中的变异性,可以减少产品的缺陷率和,提高生产效率和客户满意度。同时为了确保质量控制的有效实施,持续改进和全员参与在其中也很重要。

艾滋病抗病毒治疗作为防控艾滋病的重要公共卫生手段之一,需要产生规模性的效果,因此,艾滋病抗病毒治疗也需要进行质量控制。提供艾滋病抗病毒治疗医疗服务的医疗机构,分布在省级、州市级、县区级、乡镇甚至村级,有综合性医院也有专科医院,拥有的医疗资源不一致。接受服务的患者也有不同的特征,感染途径、经济承受能力、对艾滋病治疗的认知以及对自身健康的关注都千差万别。抗病毒药物来源于不同渠道,有国家专项财政资金提供的免费药物,也有纳入基本医疗保险目录需要患者自负一定比例的医保药物,还有需要患者完全自己支付的自费药物。抗病毒治疗是终身治疗,在较长的周期内,保障政策、医疗服务提供以及患者状况都可能处于动态变化过程,加上上述种种不同因素,最终的服务质量和治疗效果可能会受影响。为了实现不同层级的定点医院都能为不同的个体提供规范的抗病毒治疗服务,质量控制在其中起到重要作用,能确保患者接受到有效的治疗并减少药物耐药的发生。

二、定义

质量控制是一种管理过程,旨在确保产品或服务符合特定的标准和要求,以满足客户的需求和期望。它通常涉及监测、测量和调整生产过程或服务过程中的变化,以确保产品或服务的质量始终处于可接受的水平。

艾滋病抗病毒治疗的质量控制,根据已经建立的抗病毒治疗指南和明确的质量标准,在治疗质量管理系统中通过监控和评估医疗服务的质量指标,包括患者的疗效,发现问题和改进机会,不断优化医疗流程和工作方式,以提高抗病毒服务的效率和患者治疗效果。

艾滋病抗病毒治疗的质量控制中要考虑到艾滋病患者终身治疗、社会接纳、法律伦理,以及医疗服务的公共卫生管理等特点,质量控制要纳入患者随访和病情监测的长期时序性、心理社会支持、隐私权(知情同意)、服务覆盖面以及医疗机构内部协作和垂直管理等内容。

三、同质化及其必要性

艾滋病抗病毒治疗质量控制的系统层面要有同质化的设计,是指在实施抗病毒治疗的过程中,保证各个定点治疗机构对患者的药物方案、治疗措施、监测评估等方面具有一致性和规范性,包括确保使用相同的治疗指南、药物标准、监测方法和评估标准等。为了实现同质化开展,需要建立统一的技术指南、制定标准化的治疗方案、搭建监测评估体系、培训医务管理人员、开展持续的指导监督和评估来确保执行和效果的一致性。另外,为了使得保证质控同质化的可操作性和可重复性,还包括搭建统一的质控平台,以便各层级的质控人员和医务人员在需要时都能在权限范围内获取统一的数据信息。

抗病毒治疗管理有了系统性和同质性的规范管理,才能最终在整个区域内实现提升患者健康水平和减少艾滋病病毒传播,解决散点管理引发的质量参差不齐。各级质控管理部门要推行同质化,加强督导检查,落实问题整改,这也是抗病毒治疗定点医院体系管理规范化的必经之路。同质化对于职能部门的管理能力提出更高的要求,尤其是高层级的质控部门,做进行顶层设计时要考虑到各层级医疗定点医院和管理部门的能力和基础条件,确保临床可执行,质控管理的可负担和可持久操作。

(劳云飞)

第二节　艾滋病抗病毒治疗质量控制的内容

为实现艾滋病抗病毒治疗质量控制的科学化、精准化、规范化和信息化,应该针对诊疗过程的关键环节,如检测、随访监测等医疗服务进行全过程动态质量控制管理。

一、检测质量控制

(一)实验室建设

定点医院应具备实施抗病毒治疗常规检测的实验室检测能力,如血常规、尿常规、肝功能、肾功能、血脂、血糖、$CD4^+$ T 细胞计数、HIV-1 核酸定量;逐步开展 HIV 相关特殊检测,如 HIV-1 基因型耐药检测等。检测应在满足生物安全和核酸检测要求的实验室进行。实验室检测人员应参加培训获得上岗证,并接受检测技术、质量控制、仪器设备及生物安全等相关培训,参与检测的管理人员和检测人员接受实验室生物安全责任人和实验室管理人员的监督。

在定点医院无法进行的以上特殊检测,应协调安排由何种机构负责承担,并做好按时按需检测,保障检测的时效性。

(二)实验室质量控制

实验室应对各项检测的不同检测方法做好室内质量控制(简称室内质控)和室间质量控制(也称外部质量控制,简称室间质控)。室内质控要求工作人员做好仪器质控和过程质控。室间质控是有组织地系统质控测量,是由具有外部考核经历,并且检测质量获得改进的实验室之间进行相互质量参比,从而提高实验室结果的可比性,确保在所有实验室都有良好的高度一致的结果。可参加中国疾病预防控制中心性病艾滋病预防控制中心参比实验室每年组织的实验室能力验证(PT)。有条件的实验室可参加国际认可机构组织的能力验证。

二、随访监测质量控制

(一)诊疗随访管理

定点医院艾滋病专科门诊应设置独立适宜的诊室及咨询室,做好 HIV 感染者的隐私保护,解除 HIV 感染者就诊顾虑。按照国家有关 HIV 诊断、治疗、监测及其并发症的指南对就诊的 HIV 感染者进行诊疗,并制定规范的抗病毒治疗流程。应对接受艾滋病抗病毒治疗的 HIV 感染者开展规范的 HIV 随访监测,包括临床随访和实验室检测。治疗中的随访监测是抗病毒治疗的重要组成部分,定期随访监测可以及时发现药物不良反应和治疗失败等问题。

艾滋病专科门诊为患者提供多学科综合服务支持,包括专业的依从性支持、护理、心理健康、性健康服务、个案管理、同伴支持等;为 HIV 感染者提供全程管理、合并症诊疗或转介的服务,尽量做到在当地就能处理合并症等问题,对于需要转介的疑难病例建立顺畅的双向转诊机制及路径。定点医院应设立艾滋病病房,收治因合并机会性感染、合并症等需要住院救治的患者。

(二)病历质量控制

HIV 感染者就诊的医疗记录能反映感染者的疾病进展、诊疗经过、药物方案使用、更换治疗方案情况和原因与实验室结果等,完善的抗病毒治疗史可以帮助了解 HIV 感染者可能存在的耐药状况,有助于准确更换新的抗病毒治疗方案,对确保诊疗服务的质量和连续性非常重要。医务人员应按照病历书写要求,真实详细地做好患者的病历记录,包括使用其他药物的信息(治疗共病使用的处方药、药店购买的非处方药、保健药品、中药等),评估各种药物间的相互作用。患者的医疗记录可以为抗病毒治疗工作的调查与评估提供重要的数据。定点医院有义务参与国家级、省级艾滋病诊疗管理指导机构针对抗病毒治疗开展的定期质控工作。

(三)抗病毒治疗质量控制

具有资质的临床医生依据《中国艾滋病诊疗指南》和《国家免费艾滋病抗病毒药物治疗手册》等指南推荐的抗病毒治疗方案开具处方,并充分尊重病人的意愿和关注的问题。医生或个案管理师在启动抗病毒治疗和更换治疗方案时应对患者和家属进行依从性教育。

1. 及时评估治疗效果   临床医师通过定期检测 HIV 病毒载量和 $CD4^+$ T 细胞计数评估患者启动抗病毒治疗后病毒学抑制和免疫功能改善情况。在启动抗病毒治疗前后应进行 HIV 病毒载量、$CD4^+$ T 细胞计数检测,并定期随访检测以监测评估治疗效果。艾滋病专科门诊应制定病毒学失败处置流程,在标本采集后 30 天内,完成 HIV 病毒载量、$CD4^+$ T 细胞计数,检测结果尽快通知门诊医生及时评估治疗效果,对于失败病例尽快完成 HIV 耐药检测,根据耐药检测结果,结合既往治疗情况判断治疗失败原因。

2. 治疗失败的评估和处置   对于新启动治疗病人在治疗初期及此后至少每半年评估一次依从性情况;对于多次治疗失败的病例,应组织艾滋病治疗专家、药剂师和个案管理师、检验师等方面专家开展多学科会诊,讨论治疗失败原因,并结合耐药检测结果、依从性情况制定有效的治疗方案。

3. 药物不良反应评估和处理   艾滋病专科门诊应制定抗病毒药物不良反应处置流程,对于在临床随访中发生皮疹、消化系统反应、中枢神经系统症状、肝毒性、肾功能损伤等药物不良反应时,按照指南指导意见进行诊疗处理。

三、诊疗服务全过程质量控制管理

各级质控中心对于辖区内的各类医疗机构及定点医院的诊疗服务进行全过程的动态管理。通过监测、预警、分析、评估、督导和反馈等工作,持续改进医疗质量。重点质控管理包括规范制定抗病毒治疗方案、及时处理发生药物不良反应和治疗失败的病例,保证临床病历与信息系统的数据一致性、录入及时性等。

(凌雪梅)

第三节 质量控制管理的措施

一、逐步完善质量控制系统建设

(一)设立各级质量控制中心

由各级卫生健康行政部门设立本级艾滋病治疗管理指导机构或质控中心。省级质控中心作为本省艾滋病治疗的权威机构,负责收集、统计、分析和评价艾滋病诊疗的医疗质量信息,负责省内技术培训及指导、治疗质量调研等工作。各级质控中心开展本行政区域内的艾滋病诊疗质控工作,促进本地区艾滋病专业水平的发展。

(二)完善艾滋病质量控制网络

省级质控中心主动与国家质控中心联系,做好国家级质控工作的承接,指导市、县(区)质控中心建设及开展工作。各级质控中心共同组成分级负责、逐级管理、专家参与、互相协作的医疗质量控制网络,覆盖全省各级各类医疗卫生机构,尤其是定点医院。各医疗机构按照要求,配合做好质控和数据填报工作。

二、成立艾滋病诊治专家组

县级以上卫生行政部门需要组织成立艾滋病诊治专家组,各级质控中心要组织成立专家委员会。专家组由临床医学、护理、预防医学和实验室检验等专业的专家组成,负责辖区内的技术指导,包括疾病诊断、机会性感染和抗病毒治疗的相关培训、会诊、咨询等;负责指导医疗机构的医务人员开展督导服药、随访和关怀工作;负责指导辖区内患者的诊断及治疗工作,指导制定或调整抗病毒治疗方案、疗效评估、严重机会性感染的处理、药物不良反应和并发症处理等。

三、建章立制并组织实施

(一)建立质量控制工作管理制度

各级艾滋病诊疗管理机构或质控中心建立质量控制工作管理制度,制定全省艾滋病抗病毒治疗质量控制流程、标准和计划,制定考核方案和质控指标,开展定点医院的专业质量评估工作。有上级质控标准和管理规范的,按上级质控要求开展工作,并制定实施方案。

(二)组织实施质量控制工作

各级质控中心应当负责对医疗机构及定点医院进行专业质量控制和质量评价,本着科学、公正、客观的原则,至少每两年开展一次艾滋病医疗质量的评估工作,撰写质控报告,及时将评估结果、质控报告和整改意见建议报本级卫生健康行政部门及上级质控中心。

(三)同质化培训

各级质控中心应拟订相关专业人才队伍的发展规划,组织对行政区域内相关专业人员的培训。培训内容包括贯彻执行医疗卫生有关法律法规、部门规章、技术规范、指南和标准;艾滋病治疗的心理社会支持、HIV 感染者教育、HIV 感染预防和健康促进等。并组织相应的质控培训,讲解艾滋病相关质控指标、标准和实施方案。

(四)开展调研督导

各级卫生行政部门定期组织调研评估。省级质控中心每年向省卫生健康管理部门报送本年度工作总结及下年度工作计划,包括培训、调研、督导计划,经审核后按计划开展年度质控工作。质控中心在调研和质量评估工作中,应对医疗机构进行科学、客观、公正、专业的质量评价,并对上报的质控信息真实性进行抽查复核。对于发现的问题,质控中心应保留客观证据,指导、督促医疗机构落实质控评估整改建议,并追踪复查整改落实情况。

（凌雪梅）

第四节　抗病毒治疗保障机制

一、防治经费和药品供应保障

艾滋病抗病毒治疗项目的经费保障由中央财政重大传染病防控经费及省、市级经费等构成。

(一)多种药品保障机制

目前我国抗 HIV 药品供应除重大传染病防控经费艾滋病防治项目资金采购的免费艾滋病抗病毒治疗药品外,还包括医保、自费等多种来源的药品。免费艾滋病抗病毒治疗药品是我国现阶段乃至今后一段时期内的主要药品保障方式,免费抗病毒治疗药物及预防母婴传播药品具有相对独立且完备的艾滋病抗病毒药品管理体系。医疗保障行政部门建立医保抗病毒药品动态调整机制,医保目录不断更新调整。自费抗病毒药品成为多种供应途径的方式之一。多种药品保障机制极大丰富了患者抗病毒治疗药物选择,保障高质量的艾滋病抗病毒治疗,可以满足不同人群日益增长的治疗需求。

(二)免费抗病毒药品管理的原则

1. **分级管理**　免费抗病毒药品的计划管理及分配使用实施分级与属地化管理原则。

2. **指定专业机构和实行专人管理** 在各级指定的药品管理机构或部门,由合格的药品管理人员负责药品管理相关工作。

3. **建立药品管理制度** 药品管理机构或部门要建立和完善药品管理的各项规章制度,明确职责分工。

4. **药品管理监督** 省级药品管理机构或部门每年至少组织两次药品管理的专项检查,市、县(区)级药品管理机构或部门每季度开展一次专项检查。

5. **药品质量控制内容** 包括药品的不间断供应保障、药品合理储存、药品的有效使用等。

二、抗病毒治疗相关检测

有能力开展抗病毒治疗的医疗机构应开展抗病毒治疗、机会性感染预防与治疗、关怀支持和干预服务的基础。有条件的提供实验室相关检测,主要包括 HIV 抗体检测、HIV 核酸定性和定量检测、CD4$^+$ T 细胞计数、HIV 耐药检测等。

三、HIV 转介治疗

建立医疗机构、疾病预防控制机构、妇幼保健机构等不同机构之间的协调工作机制,优化艾滋病检测、咨询、诊断、治疗等工作流程,以抗病毒治疗机构为平台,为新发现的感染者提供检测、咨询、转介治疗的"一站式服务"。

(凌雪梅)

第五节 信息化质控管理建设

一、信息平台

质量控制和管理来源于信息和数据,电子化和网络化的信息管理系统为实时开展质控提供了巨大助力。艾滋病抗病毒治疗质量控制信息平台的建设基于治疗管理体系和信息网络系统,按照工作流程和质量控制内容搭建功能模块,同时要考虑到艾滋病的特殊性。

（一）功能模块

1. **患者诊疗随访的电子病历模块** 用于记录患者的病历、诊断、治疗方案、药物处方和实验室结果等信息,这是质控最基本和必备的信息,要能实现信息共享、医疗协同和管理的相关工作。

2. **治疗计划和预警提醒功能模块** 帮助医务人员制定和跟进患者的治疗计划,并提供随访、药物方案和检测事项提醒,以及包括毒副反应分级和治疗失败等的预警提醒,确保治疗的及时性和连续性。

3. **电子处方模块** 用于生成、传递和管理药物处方和检测处方,包括药物选择、剂量、频次和持续时间,以及治疗期间的监测和检测项目等信息,减少处方错误和提高用药依从性。

4. **实验室检测信息模块** 用于管理患者的实验室检查和检验结果,包括 HIV 检测、CD4$^+$ T 淋巴细胞计数、病毒载量、耐药检测等监测治疗效果和疾病进展的检测项目,同时还有监测药物的毒性和不良反应,以及身体基本情况的检测项目。由于医疗机构的检测能力不同,部分检测标本需要送往上一级进行检测(例如病毒载量检测和耐药检测),实验室信息模块要考虑显示标本的采血、送检、检测和上报结果整个流程,便于环节追踪和质控。

5. **医患交互式医疗服务模块** 包括远程和在线的咨询诊疗,以及远程测试监测和心理支持等,提供便捷的医疗服务和支持,让患者"作为自己健康的第一责任人"主动参与治疗过程,增强治疗依从性,提高生活质量。

6. **实时数据分析和报告模块** 这一模块的设计对于增加质控频度和效率非常重要,通过实时自动生成多层次的患者治疗数据、监测疗效、体检指标和患者脱失情况的统计报告和趋势分析,为医疗决策和改进治疗管理提供依据。因为分析报告呈现的是整体数据,而整体数据与个体数据的链接,有助于医护人员快速和直接应对问题案例,比如报告分析了某治疗点按时序开展病毒载量检测的检测率到达了多少,又能链接到具体的未检测的患者名单,医护人员就可以对标问题,确认未在检测率分子中的患者是未采血检测还是采血后未出结果,又或者是未上报等原因,极大缩短了质控后期跟进的成本。

7. 其他模块 根据治疗和质量控制工作深入程度,在信息系统中不断补充其他模块,包括个案管理师模块,医保药物的备案模块,药物申请模块和试剂申领模块等。

(二)注意事项

1. 数据安全和隐私保护 确保艾滋病患者的个人健康信息安全,采取必要的措施保护数据的机密性、完整性和可用性,符合相关法律法规和标准。例如联网数据中可以用抗病毒治疗编码进行患者身份识别,系统使用人进行手机号码注册和每次使用前扫码登录等措施。

2. 信息交互和互操作性 通过数据抓取工具或者开发信息系统接口,信息平台能够与其他医疗信息系统[如医院信息系统(HIS)、实验室信息系统(LIS)等]进行对接,减少数据重复录入的工作负担,或者实现不同数据信息系统的数据源的一致性比对功能。

3. 数据采集和标准化 确保数据采集的准确性和完整性,采用标准化的数据格式和编码体系,以便数据的统一管理和分析。

4. 技术支持和维护 建立健全的技术支持和维护体系,专人负责相关问题的回应,及时处理系统故障和问题,确保信息平台的稳定运行和持续改进。

5. 风险管理和应急预案 制定系统的风险管理策略和应急预案,应对可能的安全漏洞、数据丢失或系统故障等风险,保障患者和医务人员的权益和安全。

6. 方便使用 开发手机应用和电脑版软件,以便相关人员对内容的查看不受时间和空间的限制。

二、数据应用

在抗病毒治疗质控管理中,对患者的个体和集体(某个治疗机构或者某个区域)数据进行回顾性或者横断面的分析,用于监控治疗进展、发现潜在问题并及时调整治疗和管理策略。

质控管理分不同的主题和侧重点,有日常质控与指令性的专题质控,可采用不同的数据和方法。日常质控的指标主要从整体上了解对患者的规范管理、治疗疗效和存在的问题,如果常规的指标发生了变化,比如某区域某一批次病毒载量检测的抑制率比平均水平下降,可采用系统追踪法,分析这一批次检测的患者特征、治疗方案、随访管理频次、检测仪器、采血时机和送检时长等数据是否与常规的情况不同,明确是临床诊治问题(比如方案不合理或者未及时换药),或者是患者管理问题(新入组或者换药未满3个月),或者是实验室检测(离心、冻融等)等不规范的问题。指令性的专题质控,如要了解某治疗点对患者的规范管理,除了通过集体数据,也可用个案追踪法,选择某特征的患者案例(例如治疗失败或者脱失),查看患者从HIV确认阳性、咨询告知、转介治疗、随访检测、合并症转介和处理、个案管理的整个流程的各重要时间节点中,用药方案、毒副反应处理、咨询教育、随访和检测及时性、检测结果等数据,加上现场的提问、观察以及查看信息的完整性和准确性,了解是否按照规范化治疗的要求开展治疗随访,明确未能实现规范化管理的环节和影响因素,找到可以改进的方向。

数据还可以用于进行区域性的治疗评估和指导公共卫生政策制定,数据驱动的临床管理有助于提高治疗和预防效果。例如,某省在开展"实现'三个90%'目标"的数据分析时,发现抗病毒治疗患者脱失率较高,从而开展了脱失患者找回行动,包括从政策实施、经费保障、部门协作、技术支持等方面进行促进,同时加强数据应用,回顾性分析脱失患者特征和脱失因素,实时在医院和疾控的信息平台上梳理和推送脱失名单和现场找回的结局和原因,以促进最终目标的实现。

(劳云飞)

第六节　质量控制指标和要求

一、质量控制数据指标

艾滋病抗病毒治疗的质量控制指标包括体现临床诊疗过程和结果的指标(个体数据和集体数据),以及影响临床工作和疗效的过程管理指标。

（一）诊疗的过程指标

1. **患者治疗和随访**　包括不同时间段的队列保持率、随访率、脱失率、脱失找回再入组率等指标。

2. **服药依从性**　患者按时按量服用抗病毒药物的比例,可通过个案管理师了解随访患者的药品剩余量、使用电子药盒、患者回忆漏服次数、使用依从性标尺等方式获取数据并计算指标。

3. **实验室监测**　患者定期进行实验室检查的比例,包括病毒载量、$CD4^+$ T 淋巴细胞计数、肝功能和肾功能等检测项目不同时间段的检测率。

4. **药物副作用以及更换药物情况**　患者出现各种药物副作用的比例和严重程度,以及更换药物的及时性。

5. **心理健康指标和社会功能情况**　心理量表的测试覆盖面和分类结果的比例。

（二）诊疗的结果指标

1. **治疗效果**　病毒载量、$CD4^+$ T 淋巴细胞计数、耐药,以及临床症状的改善情况,按照判断标准计算相应比例。

2. **治疗覆盖面**　某行政区域报告的存活感染者中正在接受抗病毒治疗的比例。

3. **治疗结局**　包括在治率、转出(入)率、脱失率、死亡率(分为艾滋病相关死亡率以及非艾滋病相关死亡率)。

（三）影响临床工作和疗效的过程管理指标

较好的疗效不仅与医务人员是否规范化开展诊疗工作相关,也与治疗机构协作、人员配置、后勤保障等过程管理指标相关,包括药物保障(含医保药物)、病毒载量和耐药检测开机频率,以及从采血到出结果的时间、工作人员数量、医务人员的专项培训、个案管理师的到岗、专项减免经费的使用等。根据这些内容再细化到不同指标,包括每年免费药品的中断供应天数、药房采购的医保目录中药物的品类、每百名患者的专职工作人员数、常规检测经费的使用率、每月病毒载量检测仪开机次数、耐药检测出结果天数、人均患者常规检测减免经额等等。

二、质量控制的管理要求

各行政区域质量控制指标的制定与落实,都需要具有丰富经验的临床一线人员参与,可以采用试点摸底再全面推广的方式。制定质量控制指标的目的是获得落实规范化治疗过程中的评价依据和改进方向。完善的质量控制指标体系不是一蹴而就,也不是越细越好,而是要与当地治疗工作开展的阶段和管理模式相关。质控指标的落实需要培训,内部与外部质量控制相结合,具有长期改进的要求。

（一）制定指标

1. **需要明确质控的指标定义**　说明起止时间和计算纳入的人群特征、分子和分母的含义等细节,让管理人员和医务人员在讲述同一术语时不至于发生概念错误,定义的内涵和外延与工作的重点有关。比如"某年的治疗有效率",定义要考虑具体的起止时间、涵盖人群、有效的具体数值标准等,要综合考虑世界卫生组织(WHO)对治疗有效率的计算规则及本土实际情况。

2. **指标随着工作要求而改变**　随着工作内容和重点难点的变化,质控指标会发生增减。例如抗病毒治疗工作开展的初期,普遍把初治患者不同频次要求的随访率作为质控的指标,从而促进规范随访工作,而现在按照 WHO 的抗病毒治疗患者差异化管理的策略,已不再把随访率作为过程指标进行质控;同时随着普遍性治疗和尽快治疗的要求,增加了 7 天内治率的指标,而我国根据实际情况,尽快治疗的评估指标则按照诊断后 30 天内启动治疗来计算。

（二）促进质量控制的实施

1. **定期开展质控管理培训**　结合抗病毒治疗的临床业务培训，把质控的实施要求、指标考核和日常管理穿插其中，让医务人员和管理人员既站在临床实践和管理需求自身的职能立场，也能考虑到对方的工作现状，理解质控的具体要求。

2. **内部、外部质量控制相结合**　质量控制的目的是促进规范治疗和保持较好的疗效，质量控制要求明确合理、信息平台数据的易得、后期跟进的实时提醒，以及质量控制结果与考核挂钩，这些因素都会促进外部质控的压力转换为内部质控或者是自我质控的动力，也容易形成内部质控的习惯，减轻外部质控的压力。

3. **把抗病毒治疗质量控制纳入医院的整体管理**　抗病毒治疗工作相对于医院的其他疾病诊疗有其公共卫生疾病管理模式的特殊性，例如患者的隐私性要求高、有专门的减免药品和检测经费、治疗的终身性等等，再加上本病是二十年前才开始治疗的"新"疾病，导致了部分医院未把抗病毒治疗门诊纳入医院的整体质量控制管理。为了促进抗病毒治疗规范管理，需要医院管理部门发挥已有质控部门的优势，具体分析抗病毒治疗的特点，将抗病毒治疗质量纳入医院的整体管理和评价。

4. **患者参与**　定期收集患者的反馈意见，并将其纳入质量改进的考虑范围。

（劳云飞）

参 考 文 献

［1］中国疾病预防控制中心性病艾滋病预防控制中心. 国家免费艾滋病抗病毒药物治疗手册. 5 版. 北京：人民卫生出版社，2023.

［2］World Health Organization. Consolidated guidelines on person-centred HIV strategic information: Strengthening routine data for impact. Geneva: World Health Organization，2022.

［3］中国疾病预防控制中心性病艾滋病预防控制中心. 国家艾滋病免费抗病毒药品供应管理技术指南（试行版）：中疾控办发〔2011〕524 号.（2011-12-14）［2024-12-30］. https://ncaids.chinacdc.cn/jb/fzdt/zxdd/201112/t20111214_1736268.htm

［4］中华医学会感染病学分会艾滋病学组，中国疾病预防控制中心. 中国艾滋病诊疗指南（2024 版）. 中华传染病杂志，2024，42（5）：257-284.

［5］中国疾病预防控制中心. 全国艾滋病检测技术规范（2020 年修订版）.（2020-05-18）［2024-12-30］. https://ncaids.chinacdc.cn/xxgx/jszl/202005/W020200522484711502629.pdf

［6］劳云飞，周曾全，李田舒. 云南省艾滋病抗病毒治疗质量控制手册. 昆明：云南科技出版社，2018.

［7］劳云飞，董兴齐，李惠琴，等. PDCA 循环 P 步骤在艾滋病抗病毒治疗管理中的应用. 卫生软科学，2018，32（3）：70-73.

［8］马艳玲，楼金成，劳云飞，等. 云南省实现艾滋病防治"3 个 90%"策略与成效. 中国艾滋病性病，2022，28（8）：884-887.

索 引

中文	英文全称英文缩写	页码
1, 3-β-*D*- 葡聚糖检测	G 试验	563
CKD-EPI 公式	Chronic Kidney Disease Epidemiology Collaboration	683
CMV 视网膜炎	cytomegalovirus retinitis, CMVR	568
HIV 相关神经认知障碍	HIV-associated neurocognitive disorders, HAND	581
HIV 相关肾病	HIV-associated nephropathy, HIVAN	683
HIV 相关性痴呆	HIV-associated dementia, HAD	581
HIV 相关隐球菌性脑膜炎	HIV-associated cryptococcal meningitis, HCM	553
IFN-γ 释放试验	IGRA	530
JC 病毒	JC virus, JCV	578
MDRD 公式	Modification of Diet in Renal Disease	683
Ras 相关蛋白 -7	Ras-associated protein 7, Rab7	13
Rev 应答元件	Rev response element, RRE	10
RNA 聚合酶	RNA polymerase, RNA Pol	14
Toll 样受体	Toll-like receptor, TLR	97
Toll 样受体 4	TLR4	610
γ- 干扰素	IFN-γ	529

	A	
艾尔巴韦 / 格拉瑞韦	elbasvir/grazoprevir, EBR/GZR	468

	B	
白念珠菌	*Candida albicans*	561
白细胞介素 -12	IL-12	529
半乳甘露聚糖	galactomannan, GM	550
包膜蛋白基因	envelop gene, *env*	8
暴露前预防	pre-exposure prophylaxis, PrEP	101
病毒蛋白 R 基因	virion protein R gene, *vpr*	8
病毒蛋白 U 基因	virion protein U gene, *vpu*	8
病毒蛋白 X 基因	virion protein X gene, *vpx*	8
病毒蛋白表达调节因子基因	regulator of expression of virion proteins, *rev*	8

中文	英文全称英文缩写	页码
病毒颗粒感染因子基因	virion infectivity factor gene, *vif*	8
病毒样颗粒	virus-like particle, VLP	10
伯基特淋巴瘤	Burkitt lymphoma, BL	598
泊沙康唑	posaconazole	552
布林西多福韦	brincidofovir	587

C

长末端重复序列	long terminal repeat, LTR	8
长期不进展者	long term non-progressor, LTNP	11
肠道相关淋巴组织	gut-associated lymphoid tissue, GALT	103
超级延伸复合物	super elongation complex, SEC	14
超敏结核分枝杆菌及利福平耐药基因检测	Xpert MTB/RIF Ultra	531
程序性死亡受体 -1	programmed death-1, PD-1	617
程序性死亡受体配体 -1	programmed death ligand-1, PD-L1	617
重组结核分枝杆菌融合蛋白皮肤试验	EC	530
初次免疫 / 加强联合免疫策略	prime/boost	110
磁共振成像	magnetic resonance imaging, MRI	576
错配修复缺陷	deficient mismatch repair, dMMR	617

D

达诺瑞韦	danoprevir, DNV	468
单光子发射计算机断层扫描	single photon emission computed tomography, SPECT	576
单核苷酸多态性	single nucleotide polymorphism, SNP	99
蛋白酶	protease, PR	10
等孢球虫病	isosporiasis	589
毒株特异性中和抗体	strain-specific neutralizing antibody, ssNAb	107
多聚酶基因	polymerase gene, *pol*	8

E

耳道念珠菌	*Candida auris*	561

F

反式激活因子基因	transactivator gene, *tat*	8
反式激活应答	trans-activation response, TAR	10
非艾滋病相关疾病	non-AIDS defining disease, NAD	631
非艾滋病相关肿瘤	non-AIDS-defining cancers, NADCs	598, 631, 688
非结核分枝杆菌	nontuberculous mycobacteria, NTM	530, 534
非结核分枝杆菌病	non-tuberculous mycobacteria disease, NTMD	622
非酒精性脂肪肝	non-alcoholic fatty liver, NAFL	677
非酒精性脂肪性肝病	non-alcoholic fatty liver disease, NAFLD	677

中文	英文全称英文缩写	页码
非酒精性脂肪性肝炎	non-alcoholic steatohepatitis, NASH	677
非人类灵长类动物	non-human primates, NHP	96
非小细胞肺癌		688
肺癌		690
肺孢子菌肺炎	*Pneumocystis carinii* pneumonia, PCP	540
伏立康唑	voriconazole, VOR	552, 559
氟胞嘧啶	flucytosine, 5-FC	559
氟康唑	fluconazole, Flu	558
负调节因子基因	negative regulatory factor gene, *nef*	8
复方磺胺甲噁唑	SMZ-TMP	577, 589

G		
肝脾念珠菌病	hepatosplenic candidiasis, HSC	563
肝细胞癌	HCC	688, 692
肛门癌		688
高级别鳞状上皮内病变	high-grade squamous intraepithelial lesion, HSIL	689
格特隐球菌	*Cryptococcus gattii*	553
弓形虫脑病	cerebral toxoplasmosis	574
骨坏死		666
骨软化		666
骨质疏松		666
骨质疏松症		666
光滑念珠菌	*C.glabrata*	561
广谱中和抗体	broadly neutralizing antibodies, bnAbs	108

H		
含 SAM 和 HD 结构域蛋白 1	SAM domain and HD domain-containing protein 1, SAMHD1	98
核孔蛋白	nucleoporin, NUP	13
核孔复合体	nuclear pore complex, NPC	13
宏基因组测序	mNGS	550
宏基因组二代测序	metagenomic next generation sequencing, mNGS	563
猴痘	Mpox	584
猴痘病毒	monkeypox virus, MPXV	584
猴空泡病毒 40	simian vacuolating virus 40, SV40	19
猴免疫缺陷病毒	simian immunodeficiency virus, SIV	97
环介导等温扩增技术	loop-mediated isothermal amplification, LAMP	531, 542, 575
缓慢生长型	slowly growing mycobacterium, SGM	534
磺胺嘧啶	sulfadiazine, SD	577
霍奇金淋巴瘤	Hodgkin lymphoma, HL	688, 694

中文	英文全称英文缩写	页码
J		
机会性感染	opportunistic infections, OIs	527
基质辅助激光解吸电离飞行时间质谱	MALDI-TOF MS	550
急性播散性念珠菌病	acute disseminated candidiasis	562
计算机断层扫描	computed tomography, CT	576
间接血细胞凝集试验	indirect hemagglutination assay, IHA	575
浆母细胞淋巴瘤	plasmablastic lymphoma, PL/PBL	598
杰迈布兰病病毒	Jembrana disease virus, JDV	18
结核病	tuberculosis, TB	528
结核病相关免疫重建炎症综合征	tuberculosis-associated immune reconstitution inflammatory syndrome, MTB-IRIS	621
结核分枝杆菌	*Mycobacterium tuberculosis*, MTB	528
结核分枝杆菌复合群	*Mycobacterium tuberculosis* complex, MTC	534
结核分枝杆菌核酸检测	Xpert MTB/RIF	531
结核菌素皮肤试验	TST	530
结核潜伏感染	latent tuberculosis infection, LTBI	528
解旋酶样转录因子	helicase-like transcription factor, HLTF	11
进行性多灶性白质脑病	progressive multifocal leukoencephalopathy, PML	578
近膜端外部区	membrane proximal external region, MPER	108
近平滑念珠菌	*C. parapsilosis*	561
精英控制者	elite controller, EC	11
巨细胞病毒	cytomegalovirus, CMV	567
巨细胞病毒病	cytomegalovirus disease, CMVD	567
聚合酶链式反应	polymerase chain reaction, PCR	569
K		
卡波西肉瘤	Kaposi sarcoma, KS	621
可洛派韦	coblopasvir, CLP	468
克柔念珠菌	*C. krusei*	561
口咽念珠菌病	oropharyngeal candidiasis, OPC	561
快速生长型	rapidly growing mycobacterium, RGM	534
L		
拉维达韦	ravidasvir, RDV	468
来迪派韦/索磷布韦	ledipasvir/sofosbuvir, LDV/SOF	468
两性霉素 B 去氧胆酸盐	AmBd	558
两性霉素 B 脂质复合体	ABLC	558
两性霉素 B 脂质体	L-AmB	558
六聚螺旋束	6-helix bundle, 6-HB	13
滤泡辅助 T 细胞	T follicular helper cells, Tfh	113
罗特斑	Roth spot	570

中文	英文全称英文缩写	页码
M		
马尔尼菲篮状菌	*Talaromyces marneffei*, TM	547
马尔尼菲篮状菌病	Talaromycosis marneffei, TSM	547
慢性播散性念珠菌病	chronic disseminated candidiasis	563
慢性肾脏病	chronic kidney disease, CKD	682
猫免疫缺陷病毒	feline immunodeficiency virus, FIV	18
酶联免疫吸附试验	enzyme linked immunosorbent assay, ELISA	569, 575
弥漫大 B 细胞淋巴瘤	diffuse large B-cell lymphoma, DLBCL	598
免疫重建炎症综合征	immune reconstitution inflammatory syndrome, IRIS	553, 579, 621, 711
N		
囊泡关联膜蛋白相关蛋白 A	vesicle-associated membrane protein-associated protein, VAP-A	13
脑脊液	cerebrospinal fluid, CSF	581
脑小血管病	small vessel disease, SVD	658
内体分选转运复合体	endosomal sorting complex required for transport, ESCRT	10
逆转录酶	reverse transcriptase, RT	10, 98
念珠菌病	candidiasis	561
念珠菌性食管炎	candida esophagitis, CE	561
鸟分枝杆菌复合群	*Mycobacterium avium* complex, MAC	534, 622
凝溶胶蛋白	gelsolin, GSN	11
牛免疫缺陷病毒	bovine immunodeficiency virus, BIV	18
Q		
嵌合型猴嗜性 HIV-1	simian-tropic HIV-1, stHIV-1	101
侵袭性真菌病	invasive fungal disease, IFD	561
轻微神经认知障碍	minor neurocognitive disorder, MND	581
R		
染色体区域维持蛋白 1	chromosomal region maintenance 1, CRM-1	11
热带念珠菌	*C. tropicalis*	561
人巨细胞病毒	human cytomegalovirus, HCMV	567
人类白细胞抗原	human leukocyte antigen, HLA	99
人类免疫缺陷病毒	human immunodeficiency virus, HIV	7
人类乳头瘤病毒	human papillomavirus, HPV	19
人类嗜 T 淋巴细胞病毒 -1	human T-cell lymphotropic virus-1, HTLV-1	19
人类造血干细胞	human hematopoietic stem cells, HSC	102
人疱疹病毒 5 型	human herpes virus-5, HHV-5	567
S		
三重基序蛋白 5α	tripartite motif-containing protein 5, TRIM5α	99
山羊关节炎脑炎病毒	caprine arthritis encephalitis virus, CAEV	18

中文	英文全称英文缩写	页码
肾小球滤过率	glomerular filtration rate, GFR	683
肾脏替代治疗	renal replacement therapy, RRT	682
实时荧光核酸恒温扩增检测技术	simultaneous amplification and testing, SAT	531
树突状细胞	dendritic cell, DC	115
双对比食管造影	double-contrast esophagography	563
苏木精 - 伊红	hematoxylin-eosin staining, HE	569
索磷布韦	sofosbuvir, SOF	468
索磷布韦 / 维帕他韦	sofosbuvir/velpatasvir, SOF/VEL	468
索磷布韦 / 维帕他韦 / 伏西瑞韦	sofosbuvir/velpatasvir/voxilaprevi, SOF/VEL/VOX	468

T

中文	英文全称英文缩写	页码
特考韦瑞	tecovirimat	587
体细胞高频突变	somatic hypermutation, SHM	107
调节基因反式激活因子基因	transactivator gene, *tat*	8

W

中文	英文全称英文缩写	页码
外周 T 细胞淋巴瘤	peripheral T-cell lymphoma, PTCL	598
外周血淋巴细胞	peripheral blood lymphocyte, PBL	103
微卫星高度不稳定	microsatellite instability-high, MSI-H	617
无症状的神经认知障碍	asymptomatic neurocognitive impairment, ANI	581

X

中文	英文全称英文缩写	页码
细胞毒性 T 细胞	cytotoxic T lymphocyte, CTL	108
细胞内环 4	intracellular loop 4, ICL4	21
细胞周期蛋白依赖性激酶 9	cyclin-dependent kinases 9, CDK9	14
腺相关病毒	adeno-associated virus, AAV	112
新型隐球菌	*Cryptococcus neoformans*	553
血脑屏障	blood-brain barrier, BBB	554
血乳酸脱氢酶	LDH	541
血药浓度监测	therapeutic drug monitoring, TDM	533

Y

中文	英文全称英文缩写	页码
严重联合免疫缺陷病	severe combined immunodeficiency disease, SCID	102
氧化固醇结合蛋白相关蛋白 -3	oxysterol-binding protein-related protein-3, ORP3	13
药物相互作用	drug-drug interaction, DDI	598
耶氏肺孢子菌肺炎	*Pneumocystis jirovecii* pneumonia, PJP	540
伊曲康唑	itraconazole, ITR	552
依赖抗体的细胞毒性	antibody-dependent cellular cytotoxicity, ADCC	108
依赖抗体的细胞吞噬作用	antibody-dependent cellular phagocytosis, ADCP	108
依米他韦	emitasvir, EMV	468
移植物抗宿主病	graft-versus-host disease, GVHD	104

中文	英文全称英文缩写	页码
乙胺嘧啶	pyrimethamine	577
乙型肝炎病毒	hepatitis B virus, HBV	19
隐孢子虫	cryptosporidium	587
隐孢子虫病	cryptosporidiosis	587
隐球菌病	cryptococcosis	553
原发性渗出性淋巴瘤	primary effusion lymphoma, PEL	598
原发性中枢神经系统淋巴瘤	primary central nervous system lymphoma, PCNSL	598
	Z	
整合酶	integrase, IN	10
整合前复合体	pre-integration complex, PIC	11
正向转录延伸因子b	positive transcription elongation factor b, P-TEFb	11
脂阿拉伯甘露聚糖	LAM	530
脂多糖	lipopolysaccharide, LPS	97
脂质纳米颗粒	lipid nanoparticle, LNP	113
中和抗体	neutralizing antibodies, nAbs	107
中枢神经系统	central nervous system, CNS	581
中枢渗透性	central nervous system penetration-effectiveness, CPE	580
终末期肾病	end stage renal disease, ESRD	682
肿瘤坏死因子 -α	TNF-α	529
肿瘤坏死因子	tumor necrosis factor, TNF	97, 574
主要组织相容性复合体	major histocompatibility complex, MHC	98
组抗原基因	group specific antigen gene, gag	8
组织胞浆菌病	histoplasmosis	565